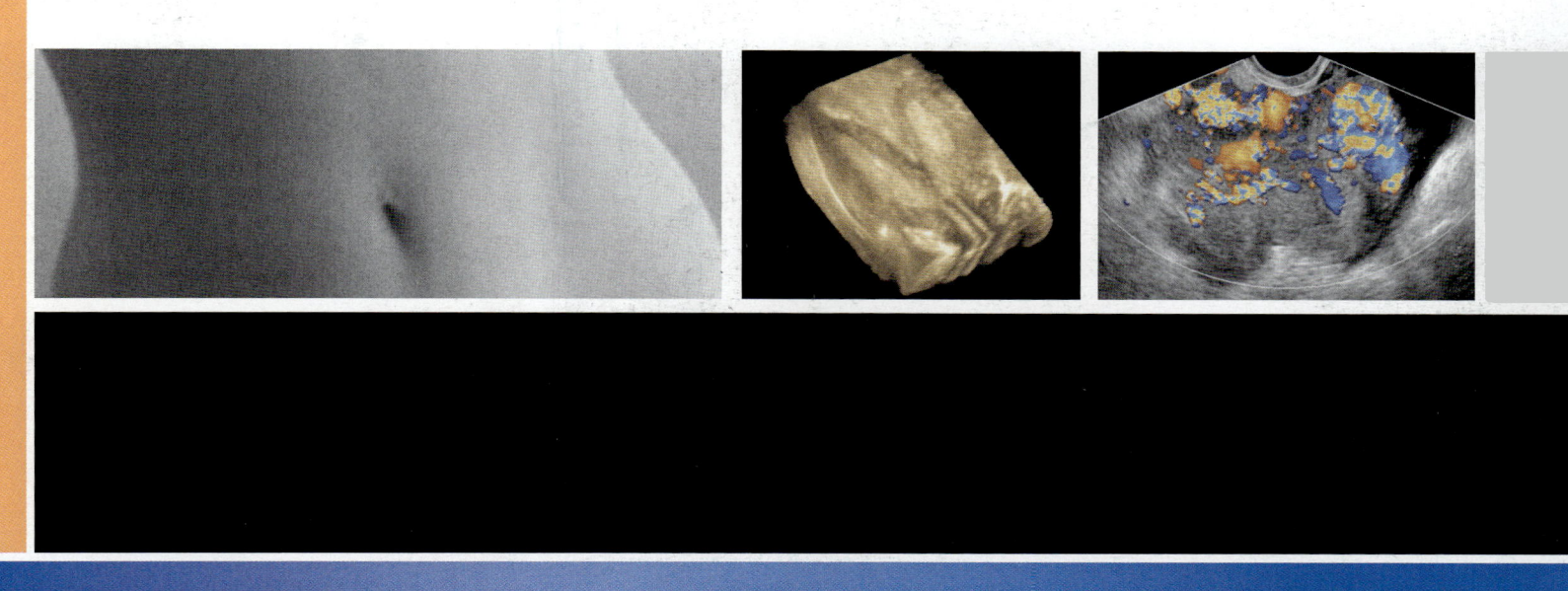

Diagnóstico Ultrassonográfico em Ginecologia

Dedicatória

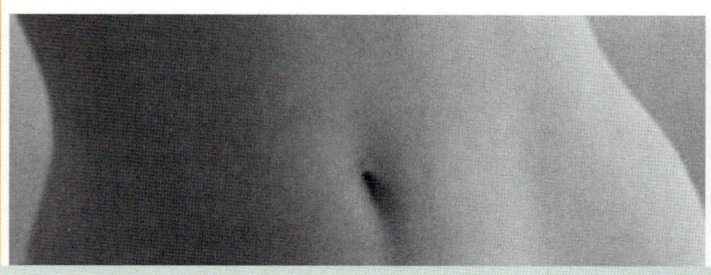 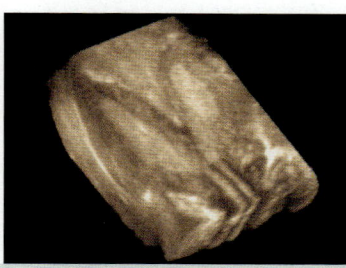 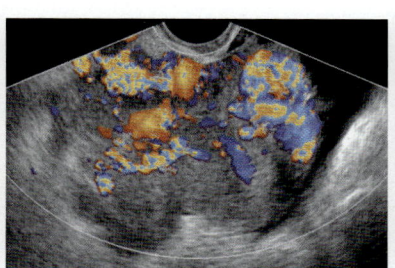

À Tuka (Teresa Cristina, como apenas sua mãe a chama), companheira dedicada e amorosa de todas as horas. Sem sua paciência, insistência, dedicação e apoio em tempo integral (8.760 horas por ano), além do grande conhecimento ultrassonográfico e dom artístico para elaborar todos os desenhos minuciosos, não teríamos a energia necessária para desenvolver esta obra.

Aos filhos Daniel, Gabriela, Mariana e André; aos netos Júlia, Gabriel e Sofia; companheiros gratificantes e estimulantes em nossa jornada de vida.

Ao caro Fernando Bonilla-Musoles, colaborador desta obra e de toda a nossa jornada na Ultrassonografia. Mestre, amigo e grande incentivador da nossa carreira.

Também dedicamos este livro aos saudosos (in memoriam):

ÍTALO BARUFFI

JOEL GRASSIOTO CASELLI

Ao Ítalo, agradecemos os ensinamentos de ginecologia geral, cirurgia, oncologia e culinária.

Ao Joel, agradecemos a amizade, o estímulo para evoluir na Ultrassonografia e os ensinamentos de vida.

Diagnóstico Ultrassonográfico em Ginecologia

Copyright © 2013 by Livraria e Editora Revinter Ltda.

ISBN 978-85-372-0533-4

Todos os direitos reservados.
É expressamente proibida a reprodução
deste livro, no seu todo ou em parte,
por quaisquer meios, sem o consentimento,
por escrito, da Editora.

Contato com o autor:
bailao47@uol.com.br

Desenhos:
TERESA CRISTINA ROSELINO SICCHIERI BAILÃO (TUKA)

CIP-BRASIL. CATALOGAÇÃO-NA-FONTE
SINDICATO NACIONAL DOS EDITORES DE LIVROS, RJ

B1384

Bailão, Luiz Antônio
  Diagnóstico ultrassonográfico em ginecologia / Luiz Antônio Bailão. - Rio de Janeiro :
Revinter, 2013.
  il.

Inclui bibliografia e índice
ISBN 978-85-372-0533-4

1. Ginecologia 2. Aparelho genital feminino - Ultrassonografia. I. Título.

13-1896.   CDD: 618.1
                    CDU: 618.1

A precisão das indicações, as reações adversas e as relações de dosagem para as drogas citadas
nesta obra podem sofrer alterações.
Solicitamos que o leitor reveja a farmacologia dos medicamentos aqui mencionados.
A responsabilidade civil e criminal, perante terceiros e perante a Editora Revinter, sobre o conteúdo
total desta obra, incluindo as ilustrações e autorizações/créditos correspondentes, é do(s) autor(es)
da mesma.

Livraria e Editora REVINTER Ltda.
Rua do Matoso, 170 – Tijuca
20270-135 – Rio de Janeiro – RJ
Tel.: (21) 2563-9700 – Fax: (21) 2563-9701
livraria@revinter.com.br – www.revinter.com.br

Diagnóstico Ultrassonográfico em Ginecologia

Luiz Antônio Bailão

Médico
Mestrado e Doutorado em Ginecologia e Obstetrícia pela Faculdade de Medicina de Ribeirão Preto da Universidade de São Paulo
Especialização em Ginecologia e Obstetrícia pela Federação Brasileira das Sociedades de Ginecologia e Obstetrícia
Especialização em Ultrassonografia pelo Colégio Brasileiro de Radiologia
Ex-Presidente da Federação Latino-Americana de Ultrassonografia (FLAUS)

REVINTER

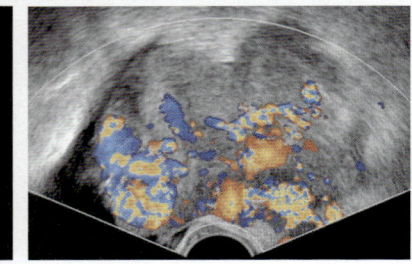
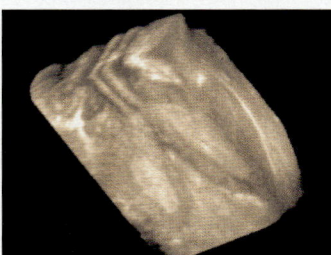
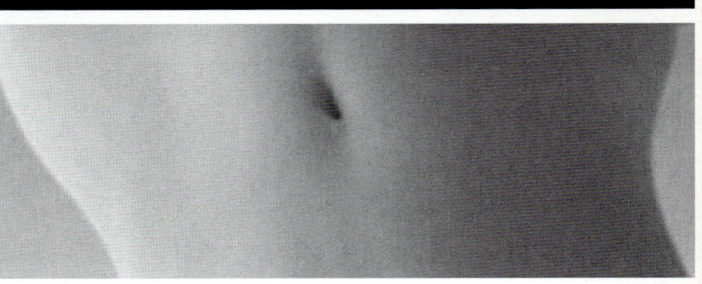

Agradecimentos

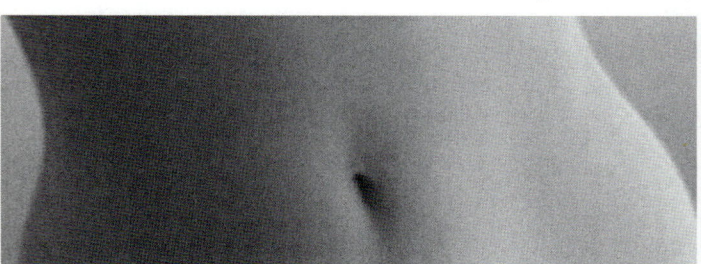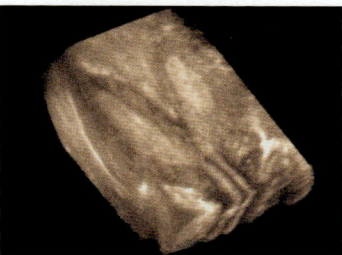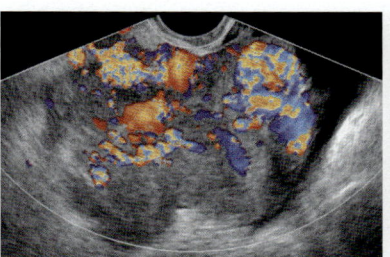

Agradecemos aos colegas que trabalharam ou trabalham conosco em nossa Clínica, o DIAGNOSIS – Centro de Diagnósticos em Medicina. Alguns foram ou são colaboradores, sem o exercício direto do diagnóstico ecográfico. Independente do tempo que durou a convivência, todos são importantes.

Assim, temos o prazer de citá-los, em ordem alfabética, pedindo antecipadamente desculpas pela provável omissão de algum nome: Alcindo Manzano Ferreira, Alexandre Vinicius Rodrigues Silva, Ana Cláudia da Silva Marchesini, Ana Elizabeth Gomes de M. T. Ferreira, Angélica Lemos Debs, Ataide Ademir da Câmara, Cláudia Lemos da Silva, Cláudio Rodrigues Pires, Elaine Verena Resener, Fábio Valiengo Valeri, Fabrício Matheus Moraes Neto, Fernanda Martinelli D'Agostini, Flávio Ribeiro Dib, Francisco Mauad Filho, Gláucio Oliveira Dutra, Gilberto Maggioni Filho, Hélio Rubens Machado, Helmer Heren, João Monteiro de Pina Neto, João Paulo Alves Guimarães, Joel Grassioto Caselli, José Antonio Aguiar Baracchini, José Cassiano Machado, José Eduardo Rimi, José Hermes do Prado Filho, Juliana Lambertini Medeiros, Lidia Zaudy de Figueiredo, Luiz Cláudio França, Marcelo Missiato, Marcos Felipe Silva de Sá, Maria Célia do Nascimento Cossi, Maria Christina dos Santos Rizzi, Mércia Maria Siqueira de Assumpção, Rogério Ximenes, Sérgio Pereira da Cunha e Verônica Graciela Gandulfo.

Agradecemos, ainda, a todos os médicos que fizeram treinamento extensivo conosco (um ano ou mais), pois, na lide diária, prestaram valiosa colaboração com os exames ecográficos e triagem dos casos interessantes, com as devidas desculpas pela omissão de algum nome: Alcindo Manzano Ferreira, Alda Garrido Guimarães Goulart, Alessandra Santos Gonçalves, Alexandre Magno Frediani, Alfredo Ehlke Moreira, Ali Yassin, Ana Carolina Takaoka, Ana Maria Ponte Teixeira, André Caniné de Oliveira Machado, Andréa Bueno Rodrigues, Andréa Kayoco Ponzoni, Beatriz Celestino, Bruna Batata Pivatto, Cassio Neves Gonçalves Dias, Cláudia Tanure Ferreira da Silva, Cristina Gelatti, Cynthia Klava Borges, Daniel Carvalho Dersi, Dante Diesel, Débora Machado Andrade, Dinandréa Mussolino, Dirlani Woltmann, Dulce Cristina Ferraz Sandoval, Ednilton Fernandes dos Anjos Júnior, Eduardo Enéas Dórea Coelho, Eduardo Henrique Olivo Martins, Eduardo Rocha Tomasi, Eliane Maria Poletto, Eliezer Zafani, Eveline Skaf Kalaf, Ézio Scaccia Júnior, Fabiana Lellis Valeri, Fábio Henrique Ferreira Teixeira, Fabrício David de Oliveira Jota, Fabrício Matheus Moraes Neto, Fabrizia Marra Guimarães, Fernando Milton de Almeida Costa, Frânya Freitas Bastos, Gabriela Weber da Silva, Gerson Cláudio Crotti, Giovanni Máximo Rafael, Gláucio Oliveira Dutra, Iany Carla Oliveira Moutela, Ivo Neruda Carvalho Nascimento, Janett Jane Liberalino, João Paulo Alves Guimarães, João Paulo Vasconcelos Motta Macieira, Jocinely Marlene Scharmitzel, José Augusto Assumpção Crespo Ribeiro, Juliana Lambertini Medeiros, Juliana Torres Alzuguir Snel Corrêa, Juliano Arenzon, Junia Beatriz Ferreira Rosa, Karina Sobral Ramon, Keilah Dall'Antonia Curi, Késia Flores Silveira, Liliane Silvestre, Luciano de Figueiredo, Lucio Borges Cruz, Luiz Francisco Cossi, Marcelo Junqueira Guimarães, Marcelo Pedrassani, Márcia Aires Rodrigues de Freitas, Marco Antonio Costa Campos de Santana, Marcos Ramos Tiago, Maria Beatriz Marques Furtado de Mendonça, Maria Cláudia Frigo Castaldi, Maurício Vannoni Pereira, Matheus Tunis Passos, Milena Furtado de Souza, Ônira Devay Torres Gomes, Osmar Seabra Costa, Patrícia Junqueira Leote, Paula Duarte do Nascimento, Paula Maria Macedo, Pedro Longo Bahia, Pollyanna Freitas Mundim, Raissa Silva Lopes, Raquel Fulgêncio Gazzoli, Rejane Flores Silveira, Renata Medina Coeli Caldas, Renata Nogueira Manoel, Renato Nakano, Renato Paula da Silva, Rodrigo Sérgio Oliveira, Rogério Gomes

Serôdio, Roseli Aparecida Diniz Marques, Rosimeire Moreira Pereira, Sabrina Giovanetti de Melo, Sanmary Magalhães Rezende, Sarai Zaffani, Sebastião José Saraiva Filho, Sílvia Kawabata, Sônia Maria Beltrão, Sônia Rocha Garcia, Taícia Malacarne, Tânia Regina Cardoso, Tatiana Maria Martins da Silva, Tatiana Meyer Tolentino, Vanuza Maria Lima Félix Marinho, Verônica Graciela Gandulfo, Vitor Hiroto Matsuzaki, Wagner José Marques e Yong Soo Kang.

Finalmente, agradecemos aos mais de sete mil ex-alunos, fonte constante de estímulo e intercâmbio de conhecimentos. Muitos outros virão, enquanto tivermos energia para continuar a nossa missão.

As imagens de videolaparoscopia constantes desta obra foram obtidas em exames realizados após as ultrassonografias. Assim, agradecemos aos colegas que realizaram as endoscopias: Carlos Roberto Missali, Davidson Valentim Alvarenga, Joel Calchichi Rigo, Júlio Cesar Rosa e Silva, Mário Luiz Rovery José, Nelson Hisamo Sato Junior e Pedro Sergio Magnani. Pedimos desculpas pela omissão de algum nome.

Introdução

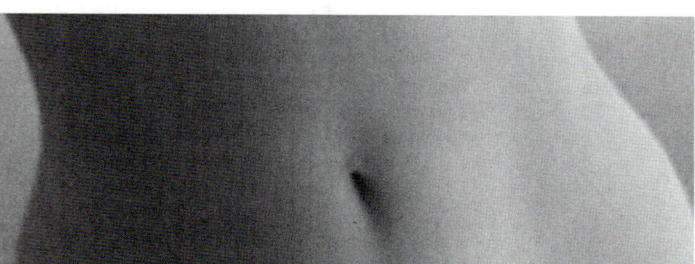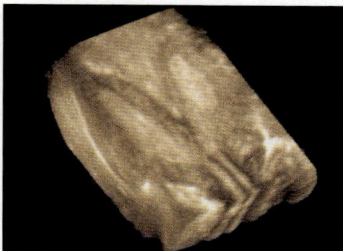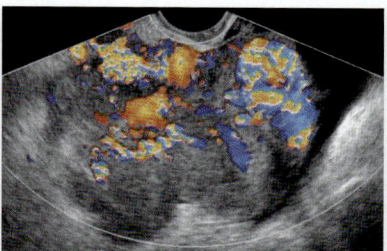

A ultrassonografia ginecológica é muito mais complexa do que parece à primeira vista. Não basta uma simples interpretação das imagens documentadas. Muitas enfermidades diferentes, mesmo graves, podem gerar imagens ecográficas semelhantes, induzindo erros de análise, os quais podem levar a condutas clínicas incorretas.

A qualidade do diagnóstico aumenta sensivelmente quando o ecografista realiza uma cuidadosa correlação entre as imagens obtidas, o quadro clínico, os achados do exame clínico, os demais exames subsidiários e a fisiopatologia.

Dentro desta linha de trabalho, produzimos o *Diagnóstico Ultrassonográfico em Ginecologia*. Representa 42 anos de estudo, trabalho e ensino na Medicina, dos quais, 36 anos na Ultrassonografia. Foi um trabalho árduo, mas pleno de amor e dedicação, em virtude da grande satisfação que temos com o nosso exercício profissional.

Em um arquivo imenso de casos clínicos, selecionamos o maior número possível de imagens, procurando ilustrar as doenças do Aparelho Genital Feminino, com todas as variantes que pudemos identificar. É impossível, com a própria experiência, exibir todas as possibilidades. Pudemos ampliar a nossa obra, graças à ajuda dos amigos, os quais cederam casos interessantes, devidamente citados.

Nosso objetivo foi o de apresentar o tema de modo prático. O texto é curto, procurando fazer uma revisão simples da Ginecologia. Não apresentamos levantamento bibliográfico, pois não quisemos produzir um texto extenso, mas um resumo teórico, utilizando algumas obras de referência citadas adiante. Caso necessário, a pesquisa bibliográfica de qualquer tópico é facilmente encontrada na Internet, com a devida atualização.

Em cada capítulo, apresentamos um grande número de imagens, minuciosamente descritas. Ao lado de cada imagem, um desenho simples, a bico de pena, contendo as informações úteis para a devida interpretação. Os desenhos são uma obra de arte, pois ilustram de forma clara os detalhes importantes de cada imagem, bem como permitem sua despoluição, eliminando a necessidade de superposição de palavras e símbolos nelas.

Sempre que necessário, inserimos textos curtos entre os casos clínicos, contendo comentários pertinentes sobre o quadro clínico, a fisiopatologia, o diagnóstico diferencial, pontos importantes para a interpretação das imagens, alertas para evitar erros, bem como nossa experiência pessoal sobre o tema.

Muitos amigos questionaram todo o tempo e esforço aplicados na elaboração deste livro, com o argumento óbvio: será mais um livro de Ultrassonografia em Ginecologia, entre tantos outros já publicados. Não acreditamos neste argumento, pois nunca vimos um livro com uma quantidade tão grande de casos, com a correlação entre o quadro clínico, as imagens ecográficas e outros exames subsidiários. Ainda mais: cada imagem pareada com o respectivo desenho artístico ilustrando os detalhes de interesse. Nos comentários práticos, dicas para o diagnóstico diferencial e opções de tratamento, tivemos a coragem de inserir opiniões pessoais, algumas vezes polêmicas, correndo o risco de sofrer contestações. Pedimos desculpas por eventuais falhas nas indicações propedêuticas e terapêuticas, pois, há vários anos, dedicamo-nos somente à ultrassonografia, com menos contato com as opções clinicocirúrgicas e farmacológicas, em constante mutação.

Acreditamos que esta obra será útil para todos os profissionais, dos principiantes aos maduros, pois todos sempre necessitaremos de suporte para o nosso trabalho diário, por mais experientes que nos tornemos.

Colaboradores

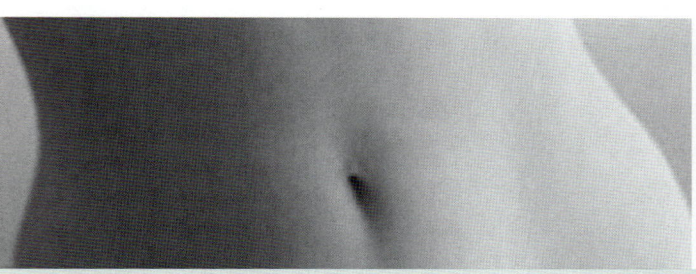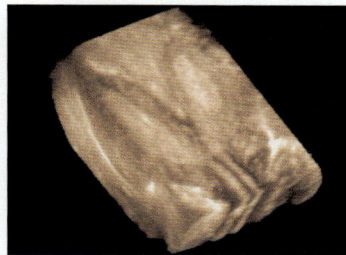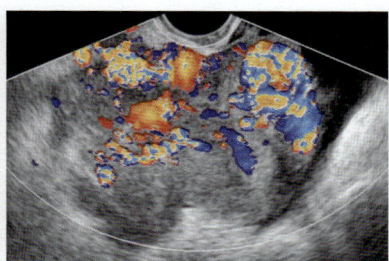

- **CLODOALDO CADETE**
  Médico. Especialização em Ginecologia e Obstetrícia pela Federação Brasileira das Sociedades de Ginecologia e Obstetrícia. Especialização em Ultrassonografia pelo Colégio Brasileiro de Radiologia.

- **EDSON ROSSINI IGLÉZIAS**
  Médico. Especialização em Radiologia pelo Colégio Brasileiro de Radiologia.

- **FERNANDO BONILLA-MUSOLES**
  Médico. Catedrático de Obstetrícia e Ginecologia do Departamento de Obstetrícia e Ginecologia da Faculdade de Medicina de Valência, Espanha.

- **JOSÉ HERMES DO PRADO FILHO**
  Médico. Artes Médicas e Telemedicina. Computação Gráfica. Centro de Educação e Aperfeiçoamento Profissional em Saúde do Hospital das Clínicas de Ribeirão Preto da Universidade de São Paulo.

- **KLEBER CHAGAS**
  Médico. Especialização em Ginecologia e Obstetrícia e em Ultrassonografia pela Federação Brasileira das Sociedades de Ginecologia e Obstetrícia.

- **LUIZ EDUARDO MACHADO**
  Médico. Doutorado em Obstetrícia e Ginecologia pela Faculdade de Medicina de Valência, Espanha. Especialização em Ginecologia e Obstetrícia pela Federação Brasileira das Sociedades de Ginecologia e Obstetrícia. Especialização em Ultrassonografia pelo Colégio Brasileiro de Radiologia.

- **NEWTON OSBORNE**
  Médico. Catedrático de Ginecologia e Obstetrícia da Howard University, Washington DC, USA.

- **MARIA CHRISTINA DOS SANTOS RIZZI**
  Médica. Mestrado em Obstetrícia pela Escola Paulista de Medicina da Universidade Federal de São Paulo. Especialização em Ginecologia e Obstetrícia pela Federação Brasileira das Sociedades de Ginecologia e Obstetrícia. Especialização em Ultrassonografia pelo Colégio Brasileiro de Radiologia.

- **TERESA CRISTINA ROSELINO SICCHIERI BAILÃO**
  Enfermeira Obstétrica. Desenhista. Escritora. Artes Médicas. Computação Gráfica.

Referências Bibliográficas

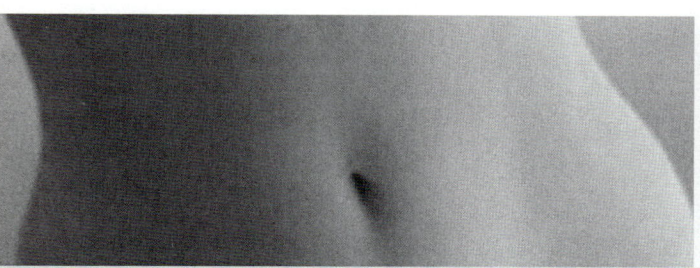
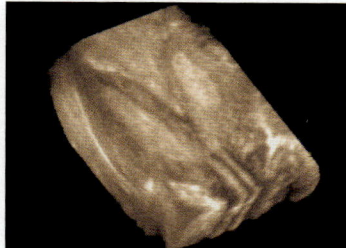
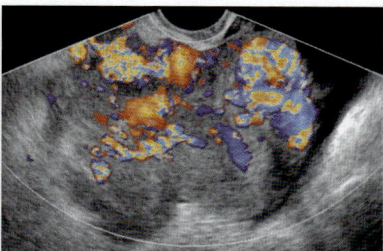

1. Cotran RS, Kumar V, Robbins SL et al. *Robbins. Patologia estrutural e funcional.* Rio de Janeiro: Guanabara Koogan, 1996.
2. Halbe HW. *Tratado de ginecologia.* São Paulo: Roca, 1990.
3. Bailão LA, Bonilla-Musoles F, Machado LE et al. *Ultrassonografia transvaginal.* São Paulo: Diagnosis, 1991.
4. Bonilla-Musoles F, Bailão LA, Machado LE et al. *Ultrassonografia transvaginal.* Porto Alegre: Artmed, 2004.
5. Merz E. *Ultrasound in gynecology and obstetrics.* Germani: Georg Thieme Verlag, 1991.
6. Callen PW. *Ultrassonografia em obstetrícia e ginecologia.* Rio de Janeiro: Guanabara Koogan, 2002.
7. Nyberg DA, Hill LM, Böhm-Vélez M et al. *Transvaginai ultrasound.* St Louis: Mosby-Year Book, 1992.
8. Fleicher AC, Javitt MC, Jeffrey Jr RB et al. *Jones III: clinical gynecologic imaging.* Philadelphia: Lippincott-Raven, 1997.
9. Mittelstaedt CA. *Ultrassonografia geral.* Rio de Janeiro: Revinter, 2000.
10. Goldstein SR, Timor-Tritsch JE. *Ultrasound in gynecology.* New York: Churchill Livingstone, 1995.
11. Pastore AR, Cerri GG. *Ultrassonografia em ginecologia e obstetrícia. Série ultrassonografia.* Rio de Janeiro: Revinter, 2003.
12. Rumack CM, Wilson SR, Charboneau JW et al. *Tratado de ultrassonografia diagnóstica.* Rio de Janeiro: Esevier, 2012.

Sumário

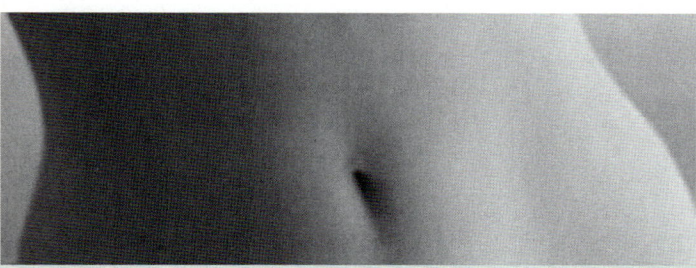
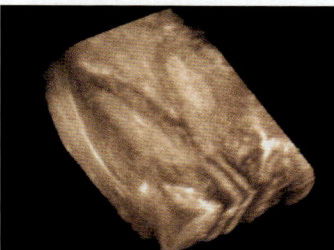
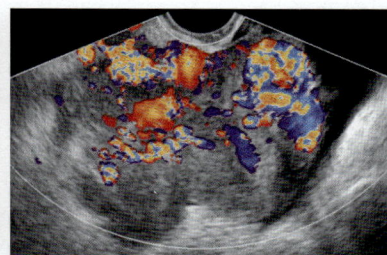

1 A VAGINA 1
  Anomalias congênitas 1
  Alterações benignas 1
  Alterações malignas 2
  Avaliação ultrassonográfica 2
  Apêndice 2

2 A URETRA 43
  Com a colaboração especial de Newton Osborne
  Anatomia ultrassonográfica 43
  Avaliação ultrassonográfica 44
  Disfunções da micção 44
  Incontinência urinária de esforço (IUE) 44
  Fisiopatologia 44
  Procedimento diagnóstico 45
  Outras anormalidades uretrais 45
    Varizes parauretrais 45
    Cistos de retenção da glândula de Skene 45
    Skenite 45
    Uretrite 45
    Divertículo uretral 46
    Cálculo uretral 46
    Avaliação pós-cirúrgica 46
    Pólipo uretral 46
    Neoplasia 46

3 O COLO UTERINO 73
  Anomalias congênitas 73
  Alterações benignas 73
  Alterações malignas 74

4 O MIOMÉTRIO 127
  Cicatriz de cesariana 128
  Adenomiose 128
  Alterações vasculares 129
    Veias calibrosas 129

Esterilidade sem causa aparente 129
Ação de medicamentos 129
Trombose 129
Malformações arteriovenosas e aneurismas arteriais 129
Angiomatose miometrial 129
Mioma 130
Sarcoma ou leiomiossarcoma 131

5 AS ANOMALIAS UTERINAS CONGÊNITAS 221
Classificação das malformações uterinas 222

6 O ENDOMÉTRIO: PARTE 1 315
Recém-nascida 315
Infância 315
Puberdade 316
Adolescência 316
Adulta no período reprodutivo 316
  Fase menstrual (tipo 1) 316
  Fase proliferativa precoce (tipo 2) 316
  Fase proliferativa periovulatória (tipo 3) 316
  Fase secretora ou pós-ovulatória (tipo 4) 316
    Ecotextura 317
    Espessura 317
    Mapa vascular e análise espectral 317
Adulta na pós-menopausa 317
  Climatério (pré-menopausa) 317
  Menopausa e pós-menopausa 317
Distúrbio funcional do endométrio 318
Hemorragia na pós-menopausa 318
Amenorreia 318
Endometrite 319
Sinequia 319
Metaplasia óssea 319
Dispositivo intrauterino, endoceptivo e outros corpos estranhos 319
Endometriose 320

7 O ENDOMÉTRIO: PARTE 2 389
Pólipo 389
Mioma 389
Hiperplasia 390
Ação do tamoxifeno ou similares 390
Alterações malignas do endométrio 390

8 AS TUBAS UTERINAS 471

9 A DOENÇA INFLAMATÓRIA PÉLVICA. A DOR PÉLVICA 515
Infecção pélvica 515
Dor pélvica 516

10 A ENDOMETRIOSE 567
Avaliação ultrassonográfica da endometriose 568
Diagnóstico diferencial 569
Avaliação com Doppler 569
Tratamento 569

11 OS OVÁRIOS: PARTE 1 647

Ciclo ovariano 648
Vascularização e avaliação Doppler 648
Indução da ovulação 649
Anomalias congênitas 650
Puberdade precoce 651
Doença inflamatória ovariana 651
Distúrbios da foliculogênese 651
    Folículo vazio 651
    Ruptura folicular sem liberação do ovócito 651
    Atresia folicular precoce 651
    Folículo retido 651
    Folículo hidrópico 652
    Folículo luteinizado não roto 652
    Múltiplos folículos retidos 652
    Ovários policísticos 652
    Reserva folicular baixa 653
Distúrbios da luteogênese 653
    Corpo lúteo insuficiente 653
    Corpo lúteo persistente 654
    Corpo Lúteo Cístico 654
    Cisto luteínico hemorrágico 654

12 OS OVÁRIOS: PARTE 2 793

Neoplasias 793
    Tumores de células epiteliais 793
        Tumores serosos 794
        Tumores mucinosos 794
        Tumor endometrioide 794
        Tumor de Brenner 794
        Tumor indiferenciado 794
    Tumores de células germinativas 794
        Disgerminomas 794
        Teratomas 795
        Tumores do seio endodérmico 795
        Coriocarcinomas 795
    Tumores do estroma gonadal ou do cordão sexual 795
        Tumores de células da granulosa e da teca 795
        Tumores das células de Sertoli-Leydig 795
        Fibromas 796
    Tumores metastáticos 796
        Avaliação ultrassonográfica das neoplasias ovarianas 796
        Quanto ao tamanho 797
        Período da vida 797
        Morfologia do tumor 797
        Vascularização 798
        Fatores de risco dos tumores ovarianos 798

13 A IATROGENIA 933

Com a colaboração especial de Clodoaldo Cadete
Hematoma 934
Seroma e linfocele 934
Infecção 935
Corpo estranho 935
Hérnia incisional 935
Cicatriz de cesárea 935
Outras complicações 935

ÍNDICE REMISSIVO 977

CAPÍTULO 1

A Vagina

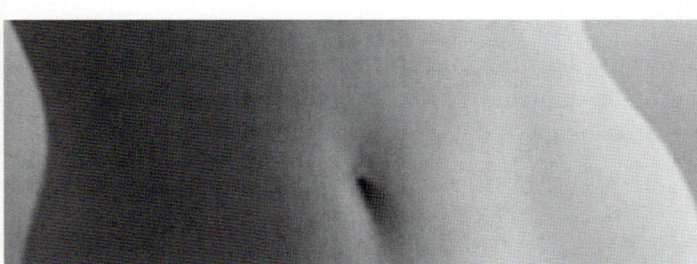
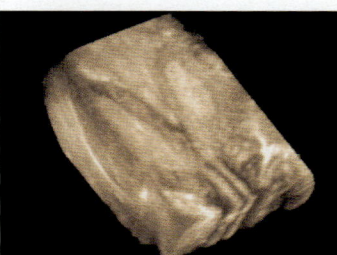
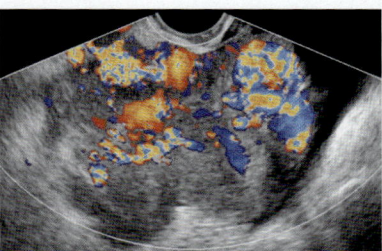

A vagina é um órgão tubular musculomembranoso, que mede de 6 a 10 cm de comprimento e, normalmente, é única, exceto nas malformações müllerianas.

Relaciona-se, anteriormente, com a bexiga e a uretra, e, posteriormente, no seu terço superior, com o fundo de saco posterior (Douglas), e, nos terços médio e inferior, com o reto.

ANOMALIAS CONGÊNITAS O sistema reprodutor feminino se forma a partir dos condutos mesonéfricos (de Müller), que, durante o desenvolvimento embrionário, se fundem inferiormente para formar o útero e o terço superior da vagina, mas, superiormente, permanecem separados, formando as tubas uterinas (trompas de Falópio). O terço inferior da vagina tem origem embrionária diferente e se forma a partir do seio urogenital, que se inicia na sexta semana de gestação e termina por volta da vigésima semana.

A **agenesia** pode ser total ou parcial e, geralmente, faltam os terços médio e superior da vagina, o que é acompanhado pela ausência do útero. Raramente o útero está presente quando ocorre agenesia vaginal total. Poderá existir a parte inferior da vagina, já que sua origem é distinta. A agenesia parcial pode ser pequena e formar um **septo transverso**, interrompendo a luz vaginal em qualquer ponto dos terços médio e superior.

Essa anomalia, na grande maioria dos casos, vem acompanhada de defeitos do trato urinário, como a ectopia ou a ausência de um dos rins.

O diagnóstico geralmente é feito após a puberdade, em decorrência da ausência do útero. A paciente apresenta desenvolvimento normal dos caracteres sexuais secundários, e a amenorreia primária levará à investigação etiológica. Se o útero estiver presente, ocorrerá a formação de coleções acima da obstrução, e o diagnóstico será mais precoce graças à tumoração pélvica formada pelo acúmulo de líquido acima da obstrução.

Na **vagina septada** ou **dupla**, é possível encontrar desde simples septos, que podem passar despercebidos, até septos mais grosseiros. A duplicação completa geralmente vem acompanhada de duplicação uterina. Pode-se ter desde uma das vaginas com desenvolvimento rudimentar (geralmente o útero correspondente também é rudimentar) até a duplicação total da vagina, terminando com duplicação uterina completa (útero didelfo com duas vaginas). Uma das vaginas poderá estar ocluída, podendo desenvolver coleção unilateral e, se faltar o rim do mesmo lado, ocorrerá a **Síndrome de Erlyn-Werner** (duplicação colpouterina completa, com um lado pouco desenvolvido e sem saída, com agenesia renal desse lado).

O **hímen imperfurado** é geralmente assintomático antes da puberdade, e, após os primeiros períodos menstruais, a vagina se distende em razão do acúmulo de sangue, ocorrendo dor menstrual intensa. Pode-se encontrar hematocolpo no início, seguido de hematométrio e, em quadros mais graves, hematossalpinge e hematoperitônio. Nos casos mais precoces, pode ocorrer o acúmulo de muco desde a vida fetal, provocando distensão vaginal.

ALTERAÇÕES BENIGNAS Os **cistos mucosos** derivados de restos paramesonéfricos situam-se na vagina proximal. Sua origem histológica poderá corresponder a qualquer um dos tecidos originários dos ductos de Müller (cervical, tubário, endometrial ou associado). Os **cistos de Gartner**, derivados dos vestígios do ducto de Wolff, são de aspecto aquoso e encontram-se na parede lateral da vagina. Ambos os tipos de cistos podem ser únicos ou múltiplos e, normalmente, de tamanho pequeno. Os **cistos endometriais** darão origem à endometriose vaginal. **Cistos de inclusão** estão localizados geralmente nas cicatrizes de episiorrafia ou no terço inferior da vagina.

Entre a vagina e o reto, há o septo ou tabique retovaginal. Nesse local, há, principalmente, coleções (abscesso ou endometriose), massa varicosa ou invasão neoplásica maligna (reto, colo uterino ou vagina).

Os tumores benignos da vagina são encontrados, geralmente, na idade reprodutiva da mulher. Os **pólipos** são os mais frequentes, seguidos pelos **rabdomiomas** e **hemangiomas**.

ALTERAÇÕES MALIGNAS

O **carcinoma epidermoide** da vagina tem um aparecimento tardio, após os 50 anos. O **adenocarcinoma** aparece em mulheres jovens e está relacionado com o uso de dietilestilbestrol pela mãe da enferma, durante a gravidez. Esse medicamento já foi retirado do mercado.

O **rabdomiossarcoma embrionário (sarcoma botrioide)** é um tumor volumoso, encontrado na recém-nascida ou criança menor do que cinco anos e pode acometer simultaneamente a vagina e o colo uterino. O diagnóstico ultrassonográfico é possível em virtude dos seus grandes volumes e a presença de secreção vaginal sanguinolenta.

AVALIAÇÃO ULTRASSONOGRÁFICA

A vagina é uma cavidade virtual e é vista à ultrassonografia como um tubo de pouca ecogenicidade (parede muscular), com uma linha ecogênica central ocasionada pela aposição de suas mucosas. Portanto, qualquer alteração que distenda a sua cavidade poderá ser notada na avaliação ultrassonográfica. Não serão observadas alterações focais da mucosa, sendo o exame clínico soberano para isso. As exceções serão os cistos e os nódulos sólidos volumosos.

Podem-se estudar à ultrassonografia a anatomia e o comprimento da vagina, além de identificar cistos, nódulos de endometriose, tumores, secreções e corpo estranho.

A vagina é observada à ultrassonografia tanto por via transabdominal (TA) como pelas vias transvaginal (TV) e transretal (TR). Antigamente, dava-se preferência à TA com a bexiga repleta, funcionando como janela acústica. Atualmente, com a alta resolução dos transdutores, é possível avaliá-la com nitidez pela via TV, iniciando o exame com o transdutor colocado na vulva, junto à entrada vaginal. Quando a paciente possuir hímen íntegro ou imperfurado, o exame será feito por via TA ou TR (se a paciente ou sua responsável autorizar esse exame). As duplicações deverão ser avaliadas por todas as vias. As outras alterações vaginais serão identificadas pela via TV.

Entre o terço superior de vagina e o lábio inferior do colo, avalia-se o fundo de saco posterior, o qual é inteiramente visível, delimitando-se a prega peritoneal, formando o espaço sacular posterior. Frequentemente, encontra-se pequeno conteúdo líquido livre no fundo de saco em mulheres na idade reprodutiva, sem nenhum significado patológico, se o exame for realizado no período periovulatório ou na fase secretora.

Somente deve-se fazer referência ao líquido presente no fundo de saco posterior quando associado à endometriose, tumores ovarianos, doença inflamatória pélvica ou outros problemas pélvicos visíveis.

As alterações malignas da vagina infelizmente não são diagnosticadas à ultrassonografia em sua fase inicial. Somente é possível identificar as formações nodulares já em estádio avançado, geralmente invadindo estruturas adjacentes.

APÊNDICE

Normalmente, a vulva não é objeto de avaliação ecográfica, pois a avaliação clínica, laboratorial, colposcópica e cito/histológica é suficiente para o diagnóstico das anomalias.

Eventualmente, o exame ultrassonográfico complementa o diagnóstico, observando a presença de cistos, abscessos, massas varicosas e nódulos sólidos. Frente ao carcinoma vulvar, a ecografia permite complementar o estadiamento. Serão apresentadas algumas imagens na seção iconográfica a seguir.

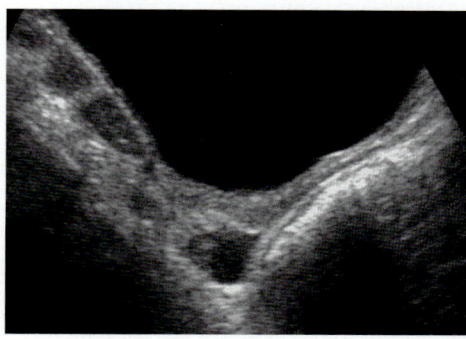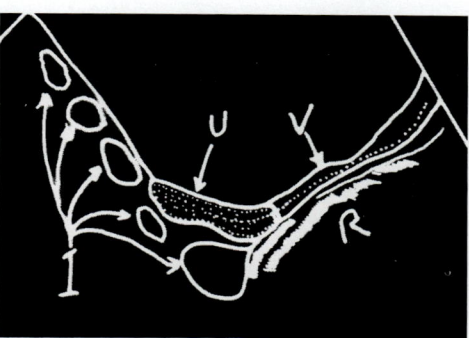

Figura 1.1. Anatomia. Exame transabdominal em criança de sete anos. Observe a vagina (V) e o útero (U) infantis. O intestino (I) contém líquido graças à ingestão de água. A ampola retal (R) contém fezes densas.

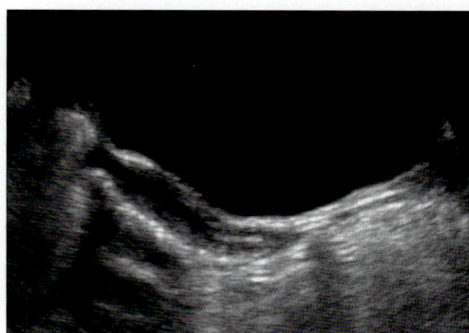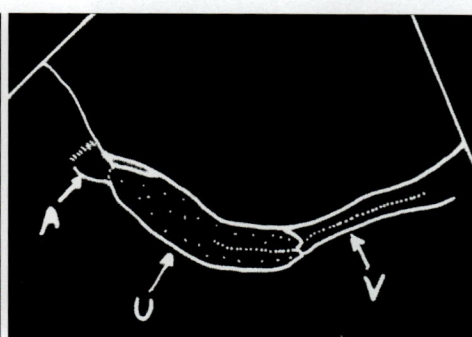

Figura 1.2. Anatomia. Exame transabdominal em criança de dez anos. A vagina (V) está bem evidente. Ver o útero (U) com sinais iniciais de desenvolvimento (corpo maior do que o colo). Junto ao fundo uterino, nota-se artefato da transmissão acústica (A).

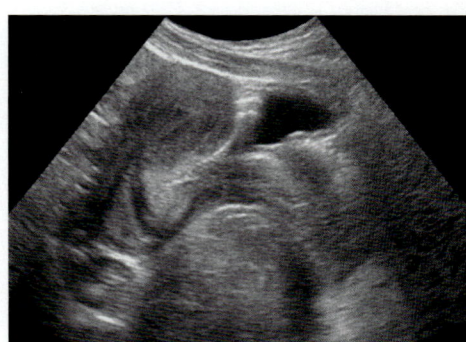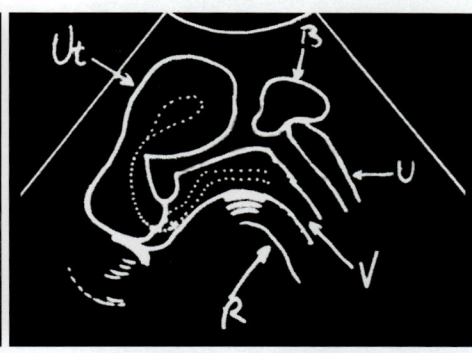

Figura 1.3. Anatomia. Exame transabdominal em adulta. A bexiga (B) está vazia. Observe a vagina (V), a uretra (U), a ampola retal (R) e o útero (Ut) em anteversão.

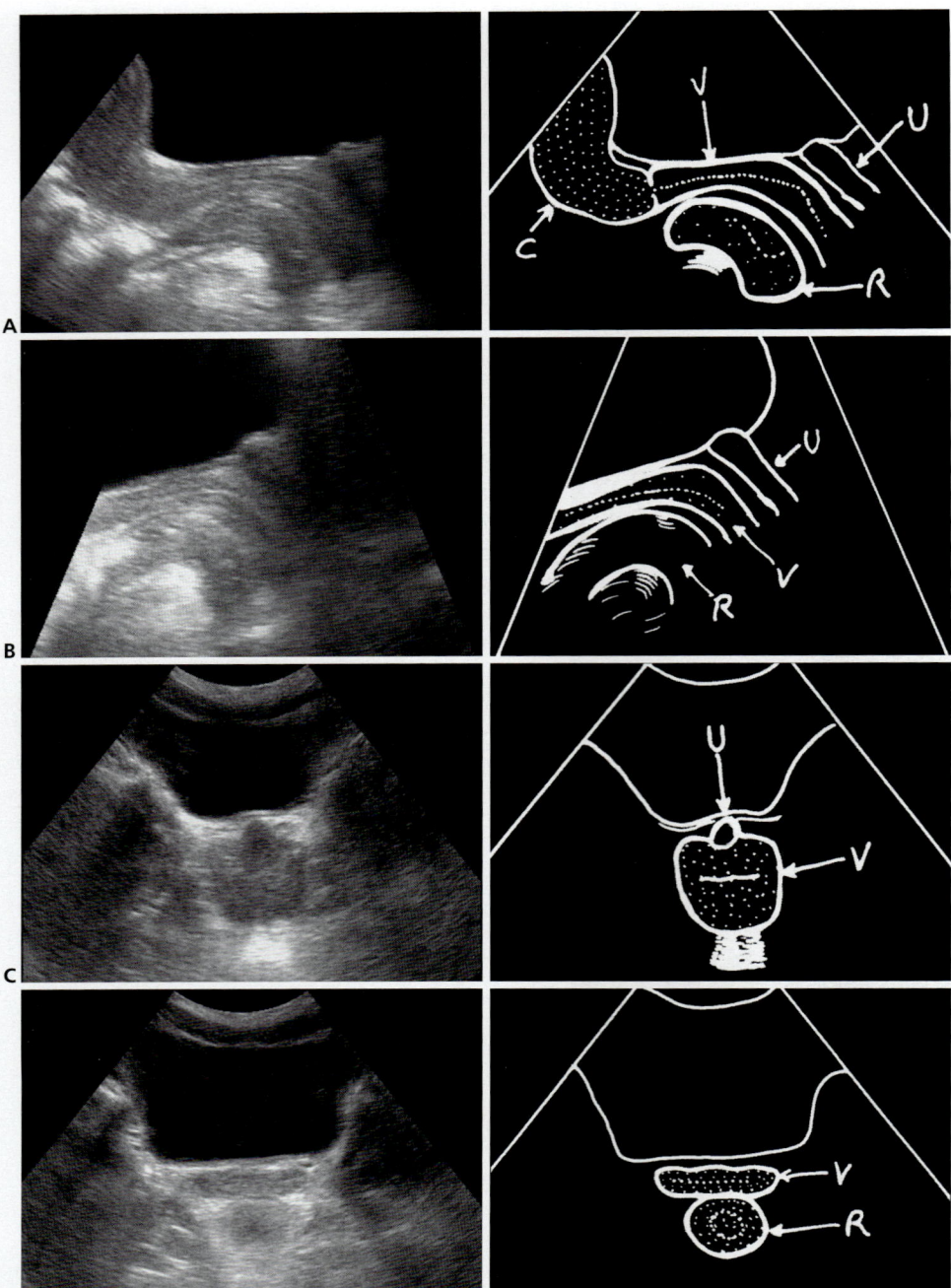

Figura 1.4. Anatomia. Exame transabdominal em adulta com bexiga repleta.
A: Colo uterino (C), vagina (V), uretra (U) e ampola retal (R).
B: *Zoom* mostrando uretra, vagina e ampola retal.
C: Corte transversal mostrando uretra (U) e vagina (V).
D: Corte transversal mostrando vagina (V) e reto (R).

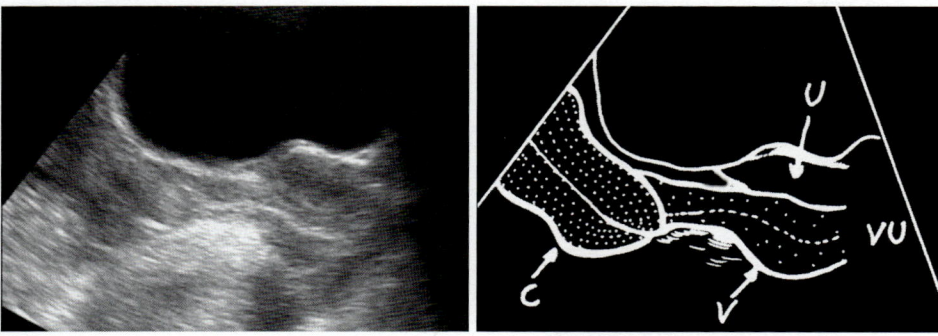

Figura 1.5. Anatomia. Exame transabdominal. Em algumas mulheres, a uretra (U) é bem calibrosa e faz saliência na parede vesical, podendo ser confundida com neoplasia. A vagina (V) está bem evidente em toda a sua extensão, desde o colo uterino (C) até a vulva (VU).

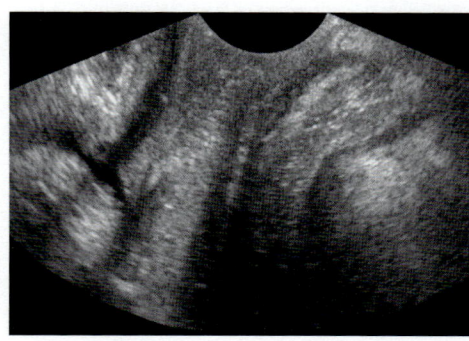 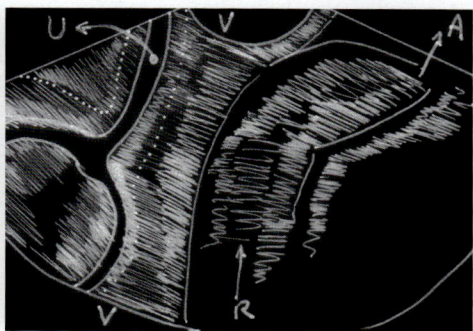

Figura 1.6. Anatomia. Transdutor transvaginal posicionado entre os lábios vulvares, na entrada vaginal (exame transvulvar, também chamado de translabial). Visão sagital dos três condutos paralelos (da esquerda para a direita): uretra (U), vagina (V) e canal anal (A) seguido pela ampola retal (R)

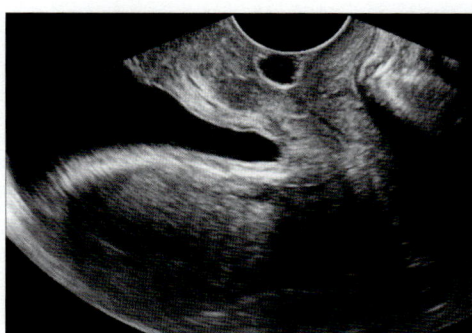 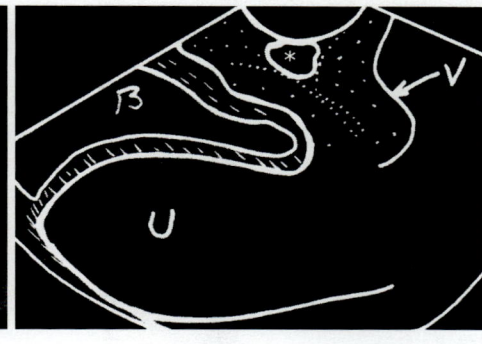

Figura 1.7. Anatomia. Transdutor transvaginal posicionado no terço médio da vagina, em plano sagital. Ver a vagina (V), a bexiga (B), o útero (U) e o reservatório distal (*) do preservativo contendo gel (simula cisto de parede vaginal).

> ! Não se esqueça de avaliar o conteúdo e a parede vesical, para diagnosticar enfermidades da bexiga (cálculo, divertículo, pólipo, espessamento etc.).

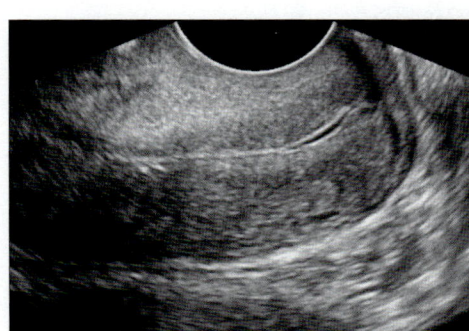 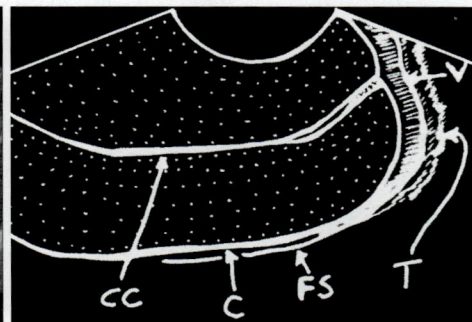

Figura 1.8. Anatomia. Transdutor vaginal, em corte longitudinal, posicionado no fundo vaginal anterior. Observe: colo (C), canal cervical (CC), parede vaginal posterior (V) rodeando o colo, tabique retovaginal (T) e fundo de saco peritoneal posterior (FS).

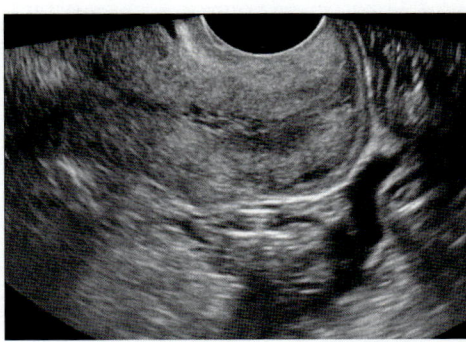 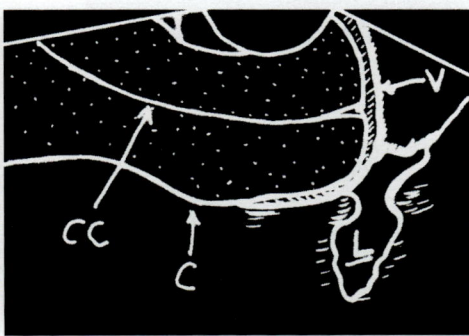

Figura 1.9. Anatomia. Imagem idêntica à da Figura 1.8, com exceção da presença de líquido no fundo de saco posterior (L). Procure recordar os detalhes anatômicos. C = colo uterino; CC = canal cervical; V = vagina.

> ! O líquido no fundo de saco só deve ser relatado se vier associado a enfermidades pélvicas (p. ex., tumor ovariano, endometriose, doença inflamatória pélvica, etc.). Descrever a presença de líquido no fundo de saco, sem achados adicionais, provoca ansiedade desnecessária na paciente, a qual perderá tempo procurando explicações para a descrição ecográfica inútil. Pacientes em idade reprodutiva terão fluido peritoneal funcional nas fases periovulatória e lútea, não sendo necessária sua descrição.

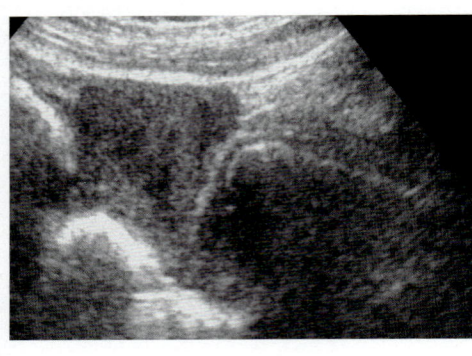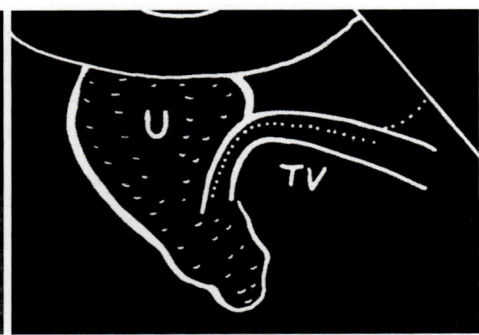

Figura 1.10. Anatomia. Exame transabdominal, com a bexiga vazia, mostrando transdutor transvaginal (TV) posicionado no fundo vaginal anterior em contato com o corpo uterino (U). Essa imagem mostra claramente a vantagem do exame transvaginal para o exame pélvico (ginecológico ou obstétrico), pois o transdutor está em contato direto com os órgãos a serem examinados.

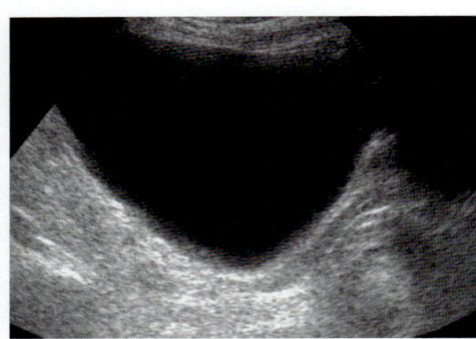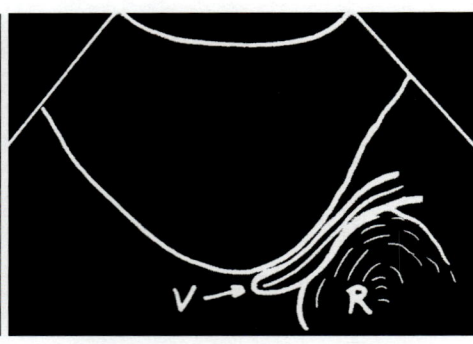

Figura 1.11. Anatomia. Paciente com antecedente de histerectomia. Exame transabdominal mostrando vagina (V) terminando em fundo cego. A ampola retal (R) contém fezes densas, simulando tumor posterior à vagina.

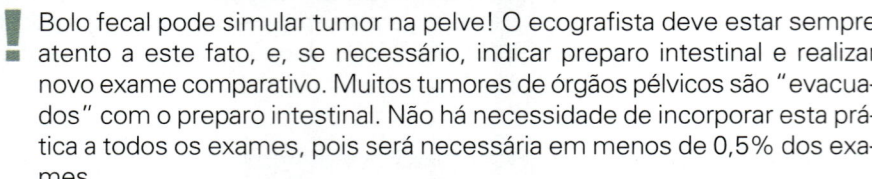

! Bolo fecal pode simular tumor na pelve! O ecografista deve estar sempre atento a este fato, e, se necessário, indicar preparo intestinal e realizar novo exame comparativo. Muitos tumores de órgãos pélvicos são "evacuados" com o preparo intestinal. Não há necessidade de incorporar esta prática a todos os exames, pois será necessária em menos de 0,5% dos exames.

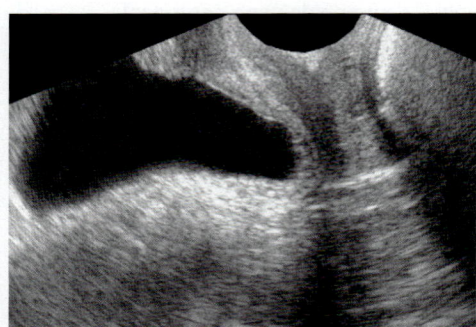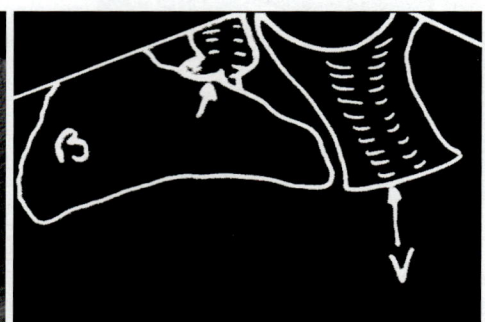

Figura 1.12. Anatomia. Transdutor transvaginal posicionado no terço médio da vagina, em corte sagital. Paciente com antecedente de histerectomia. Observe a vagina (V) em fundo cego, o orifício uretral interno (seta) e a bexiga (B).

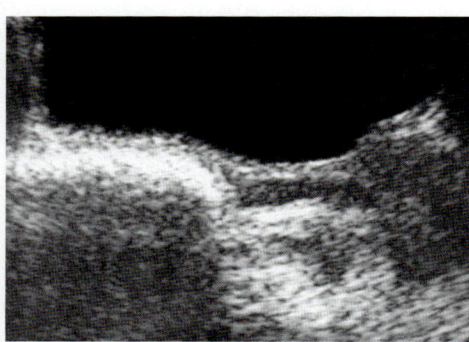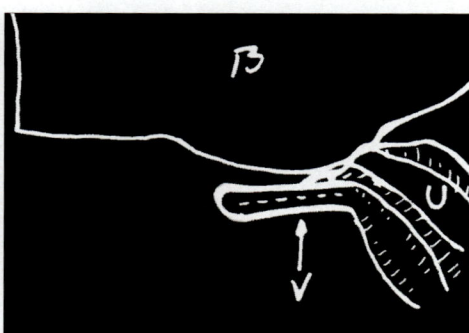

Figura 1.13. Exame transabdominal em paciente com amenorreia primária e desenvolvimento normal dos caracteres sexuais secundários. Agenesia do útero e da vagina endodérmica (mülleriana). Observe a vagina (V) ectodérmica (terço vaginal inferior), a bexiga (B) e a uretra (U).

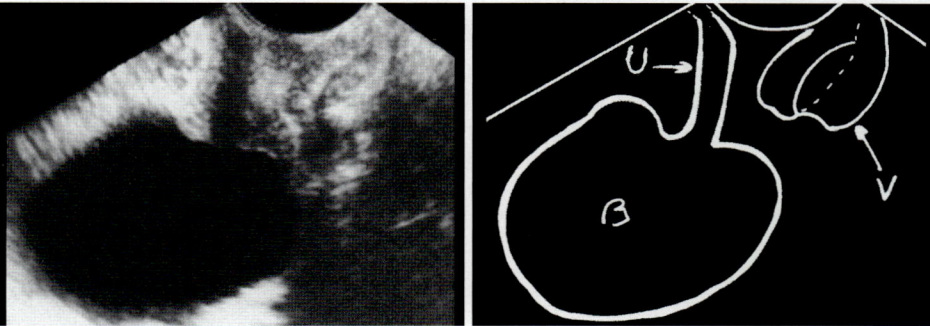

Figura 1.16. Agenesia da vagina e do útero. Exame transvulvar. Observe a uretra (U), a bexiga (B) e a vagina ectodérmica (V) curta e terminando em fundo cego.

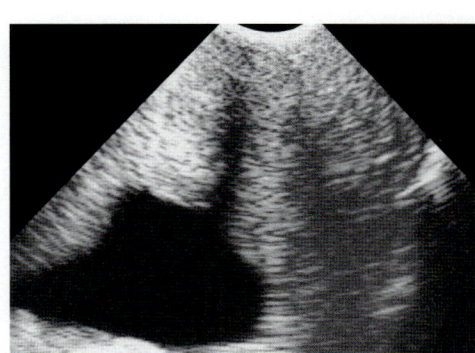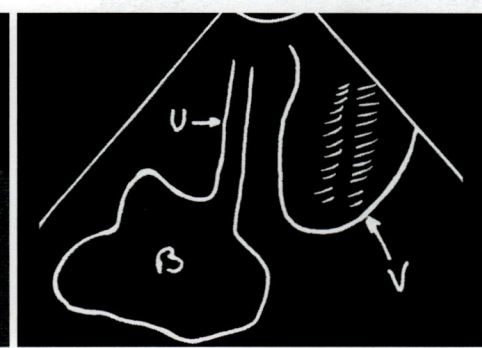

Figura 1.17. Agenesia da vagina e do útero. Paciente submetida à neovaginoplastia com retalho cutâneo. Exame transvulvar. Ver a uretra (U), a bexiga (B) e a neovagina (V) de aspecto normal, com 6,2 cm de comprimento. Finalmente, a agenesia da vagina e do útero é chamada de síndrome de Mayer-Rockitansky.

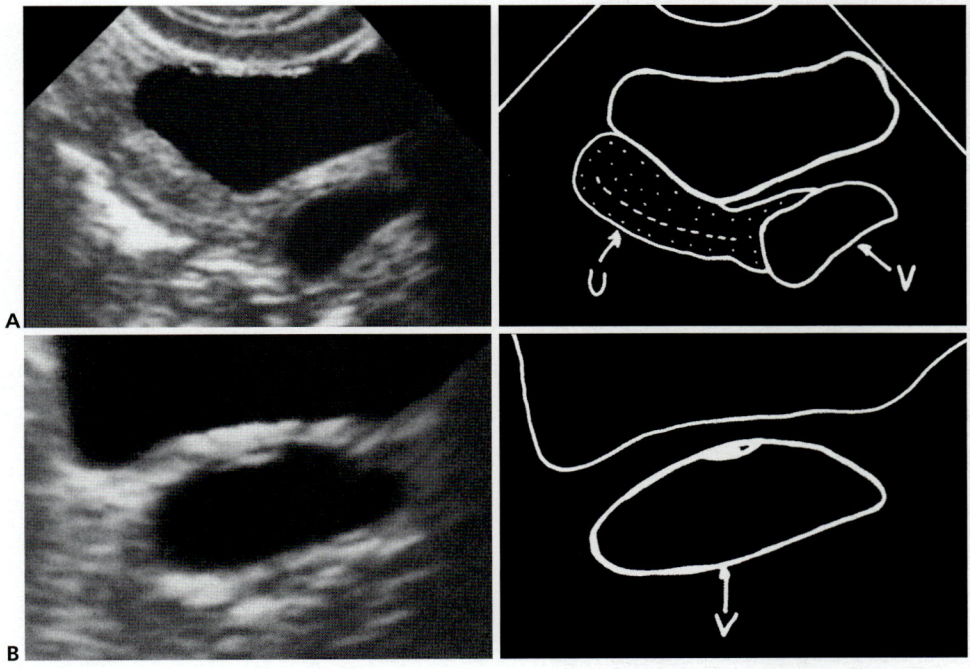

Figura 1.18. Lactente de 3 meses. Hímen imperfurado. Exame transabdominal. Vagina (V) com hidrocolpo. Útero (U) normal.
A e **B:** Cortes longitudinal e transversal, respectivamente.

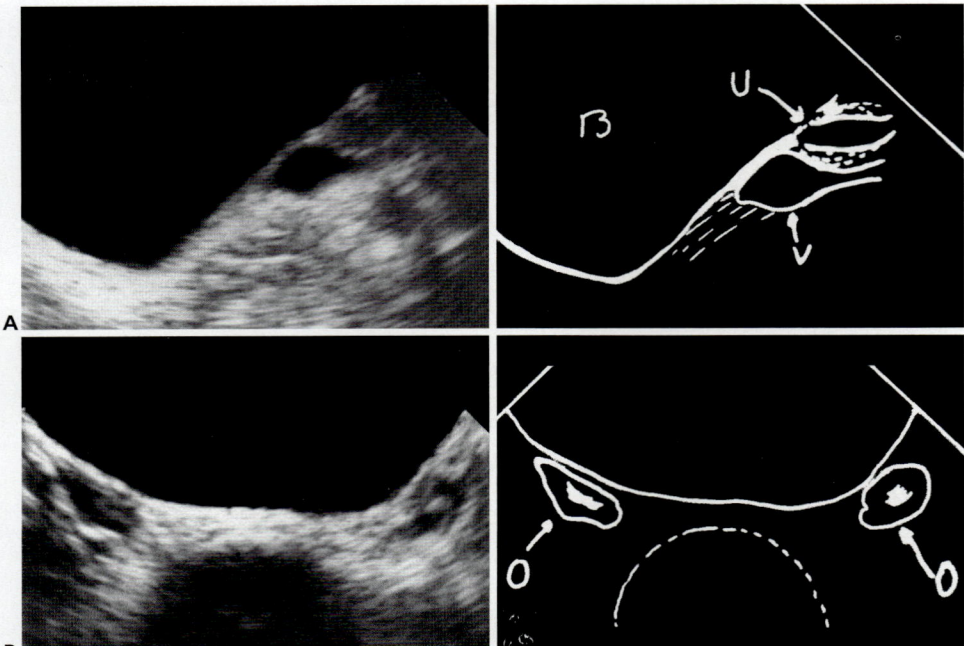

Figura 1.14. Agenesia do útero e da vagina endodérmica. Exame transabdominal.
A: Observe a bexiga (B), a vagina ectodérmica (V) e a uretra (U). A vagina residual apresenta distensão por muco, graças à presença de hímen imperfurado.
B: Observe os ovários (O) normais, os quais respondem pelo desenvolvimento sexual secundário normal dessas pacientes.

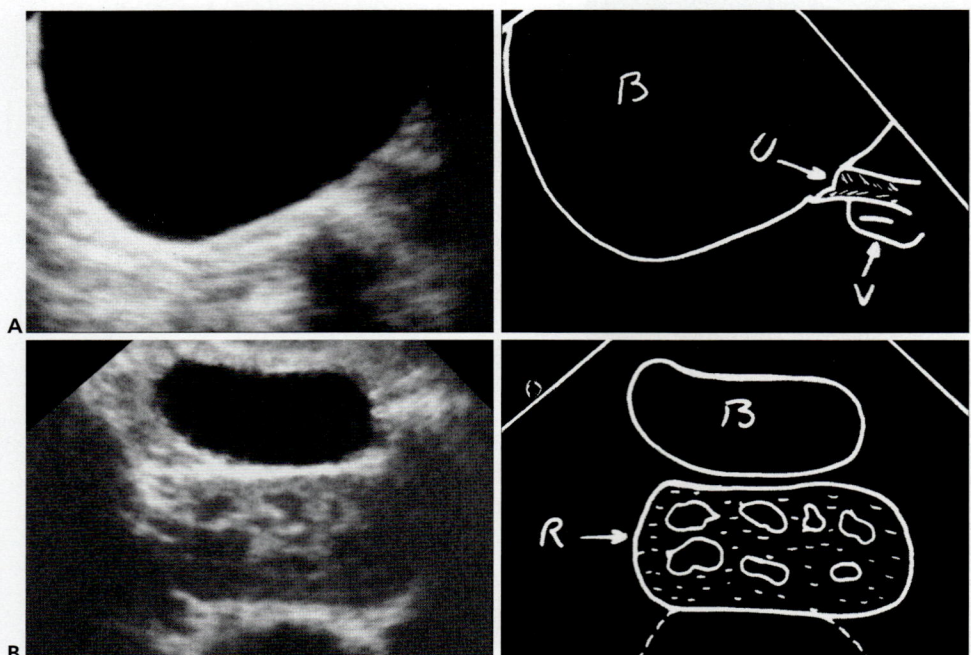

Figura 1.15. Agenesia da vagina endodérmica e do útero. Exame transabdominal.
A: Bexiga (B), uretra (U) e a vagina ectodérmica (V) muito curta.
B: Rim pélvico (R), com seu maior eixo em disposição transversal (rodado).

> **!** É frequente a associação entre anomalias do aparelho genital feminino e do aparelho urinário. Muito cuidado, pois o rim pélvico pode ser confundido com neoplasia ovariana ou de outros órgãos e levar a erros graves.

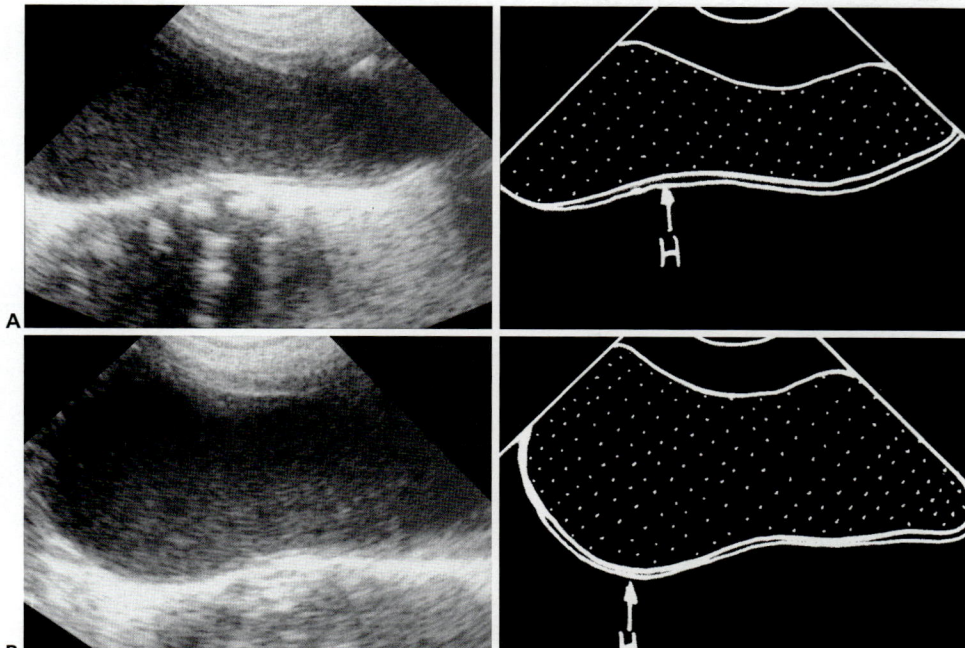

Figura 1.19. Recém-nascida com massa pélvica palpável e hímen imperfurado e abaulado na vulva. Exame transabdominal.
A e B: Cortes longitudinais do hidrometrocolpo gigante (H). Não foi possível fazer distinção entre o útero e a vagina, pois ambos formam uma grande cavidade cheia de muco.

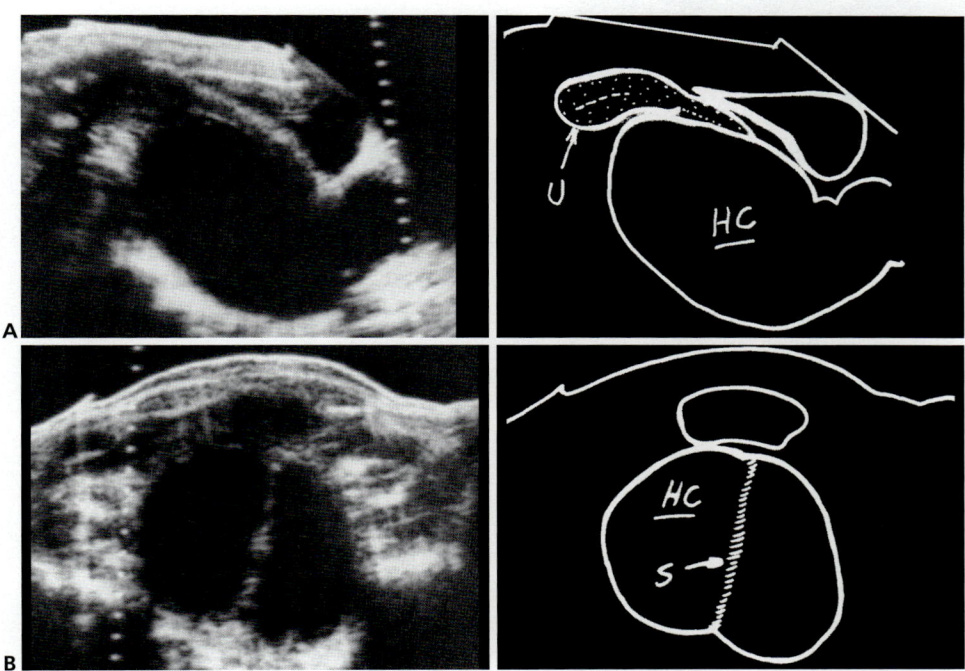

Figura 1.20. Adolescente com dor pélvica intensa e cíclica. Hímen imperfurado e vagina com septo longitudinal. Exame transabdominal realizado em 1978, com aparelho estático (transdutor com um único cristal de 3 MHz).
A: Corte longitudinal mostrando o hematocolpo gigante (HC) e o útero normal (U).
B: Corte transversal na altura da vagina, mostrando o hematocolpo (HC) e o septo vaginal longitudinal (S).

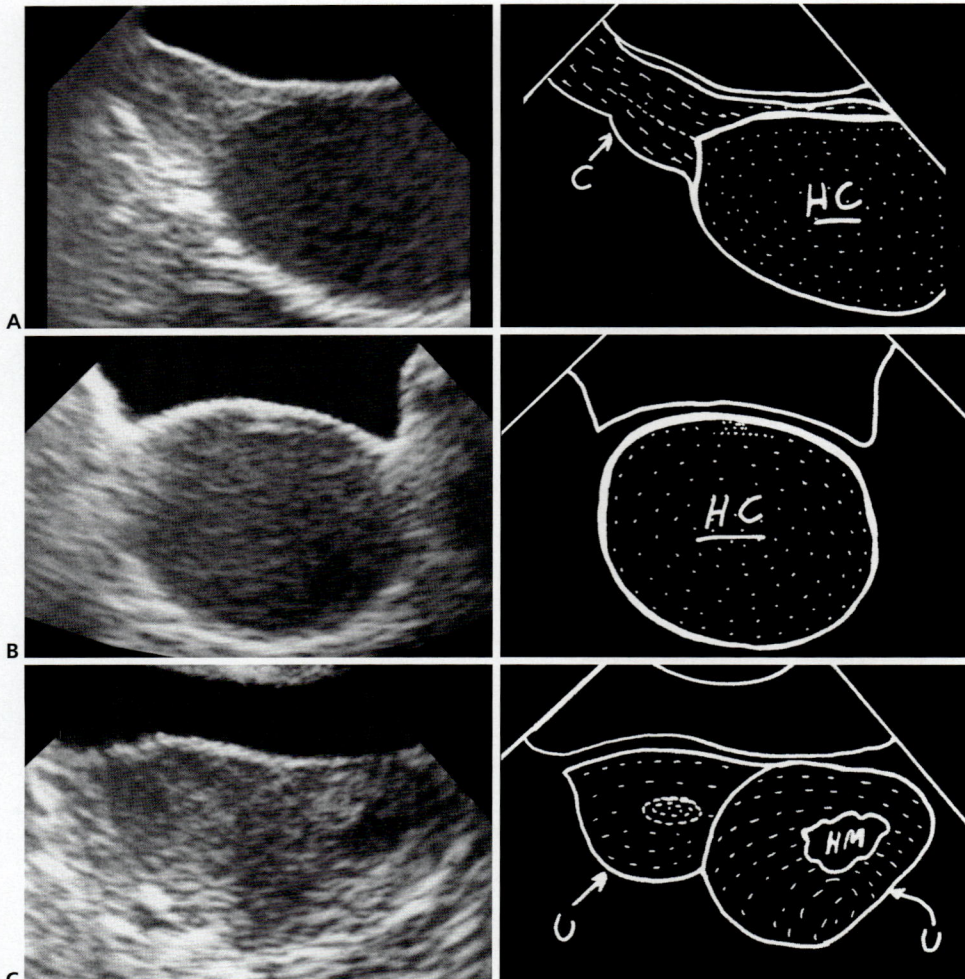

Figura 1.21. Adolescente de 12 anos com dor pélvica intensa. Hímen imperfurado. Exame transabdominal.
A: Corte longitudinal mostrando o hematocolpo (HC) e o colo uterino (C).
B: Corte transversal no hematocolpo (HC).
C: Corte transversal no corpo uterino (U) evidenciando duplicação da cavidade endometrial e hematométrio à esquerda (HM).

> ❕ O diagnóstico diferencial entre útero bicorne e útero septado só é possível com o plano coronal, obtido geralmente com exame tridimensional ou, ocasionalmente, por via abdominal, em pacientes magras com a bexiga vazia e o útero bem antevertido (o fundo aponta para a parede abdominal).

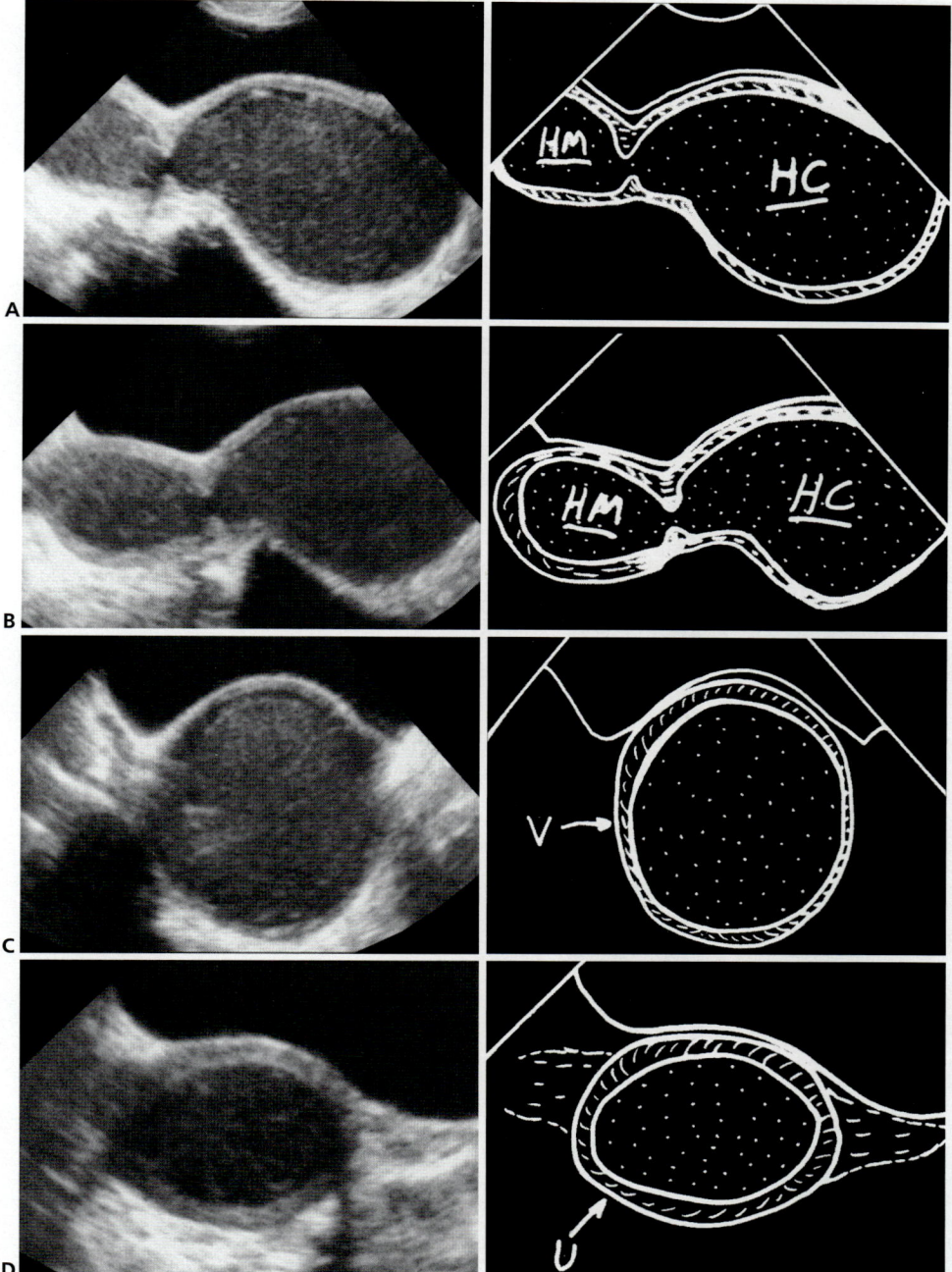

Figura 1.22. Adolescente de 12 anos. Dor pélvica cíclica intensa. Hímen imperfurado. Exame transabdominal.
A e B: Cortes longitudinais mostrando o hematocolpo (HC) e o hematométrio (HM) gigantes.
C e D: Cortes transversais na vagina (V) e no útero (U).

! Quando existe hematométrio, há risco de saída de sangue pelas tubas uterinas, podendo provocar processo aderencial tuboperitoneal, hematossalpinge e endometriose, complicações que levarão ao quadro de esterilidade no futuro.

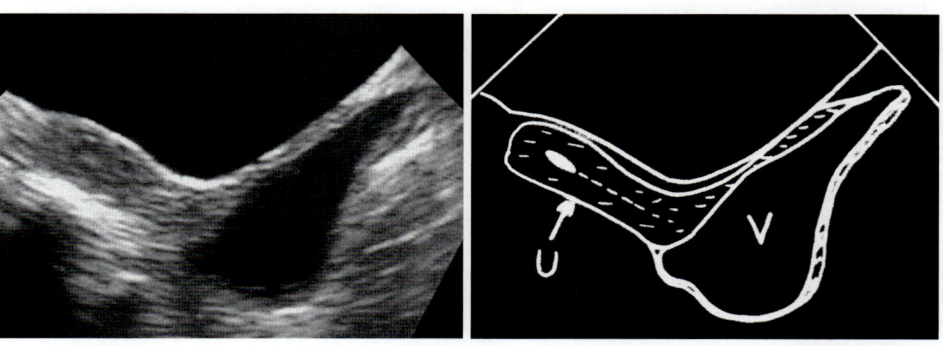

Figura 1.23. Pré-adolescente. Exame transabdominal. Septo vaginal transverso na transição do terço médio para o inferior. Vagina (V) distendida por muco (hidrocolpo). Útero (U) mostrando início do desenvolvimento (corpo um pouco maior do que o colo).

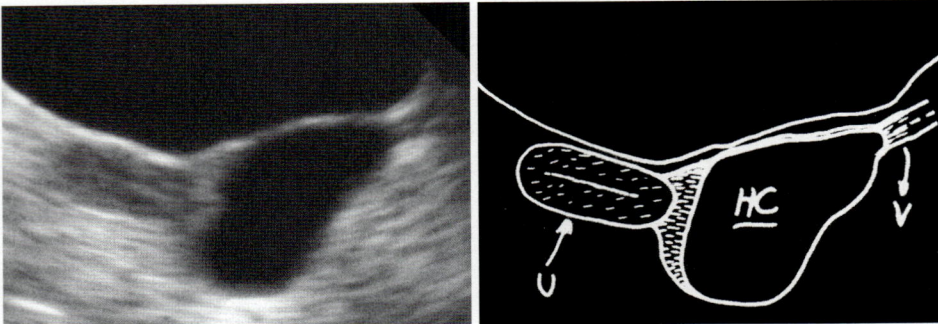

Figura 1.24. Adolescente com dor pélvica. Exame transabdominal. Observe o útero normal (U) e o hematocolpo (HC) provocado por um septo transverso. A vagina inferior (V) tem aspecto normal.

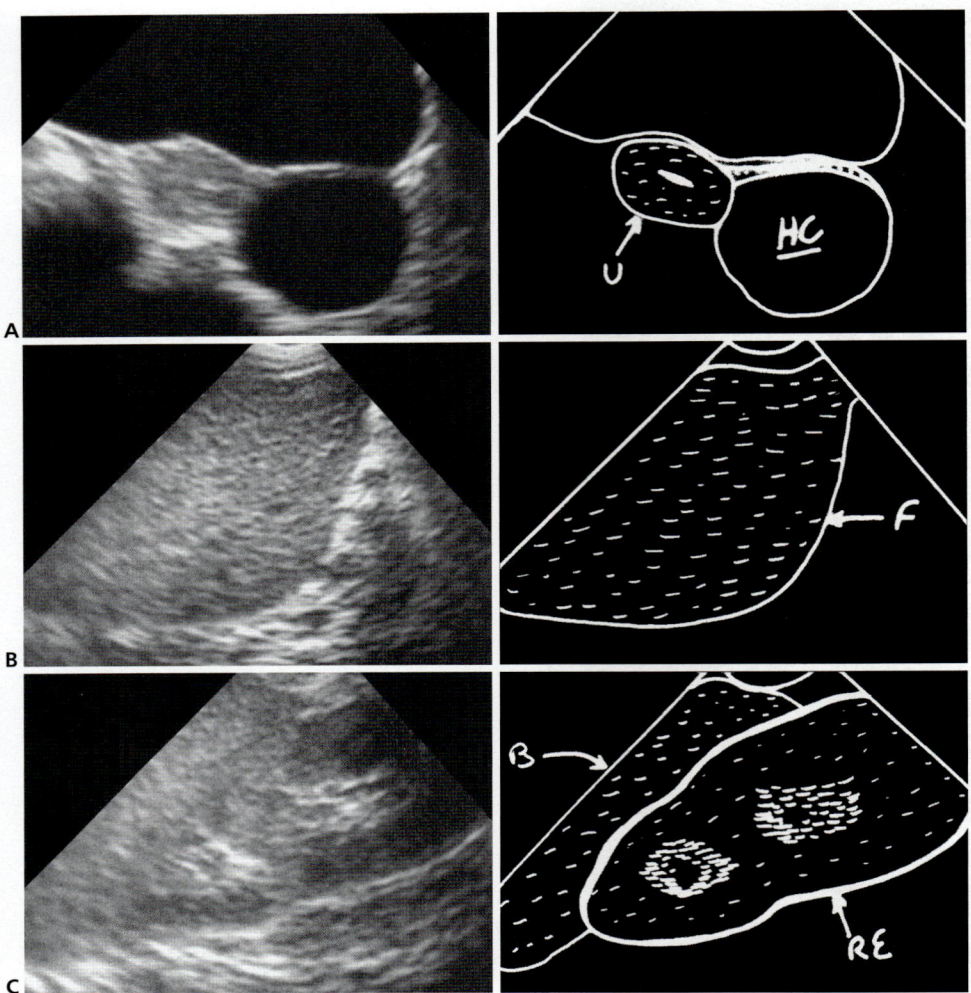

Figura 1.25. Paciente com 10 anos de idade e queixa de dor pélvica. Septo vaginal transverso e agenesia renal direita. Exame transabdominal.
A: Corte longitudinal mostrando o útero (U) e o hidrocolpo (HC).
B: Fígado (F) e loja renal vazia.
C: Baço (B) e rim esquerdo (RE) vicariante (hipertrofia funcional).

> Esse caso reforça a necessidade de avaliação do sistema urinário em toda a paciente com malformação genital e vice-versa.

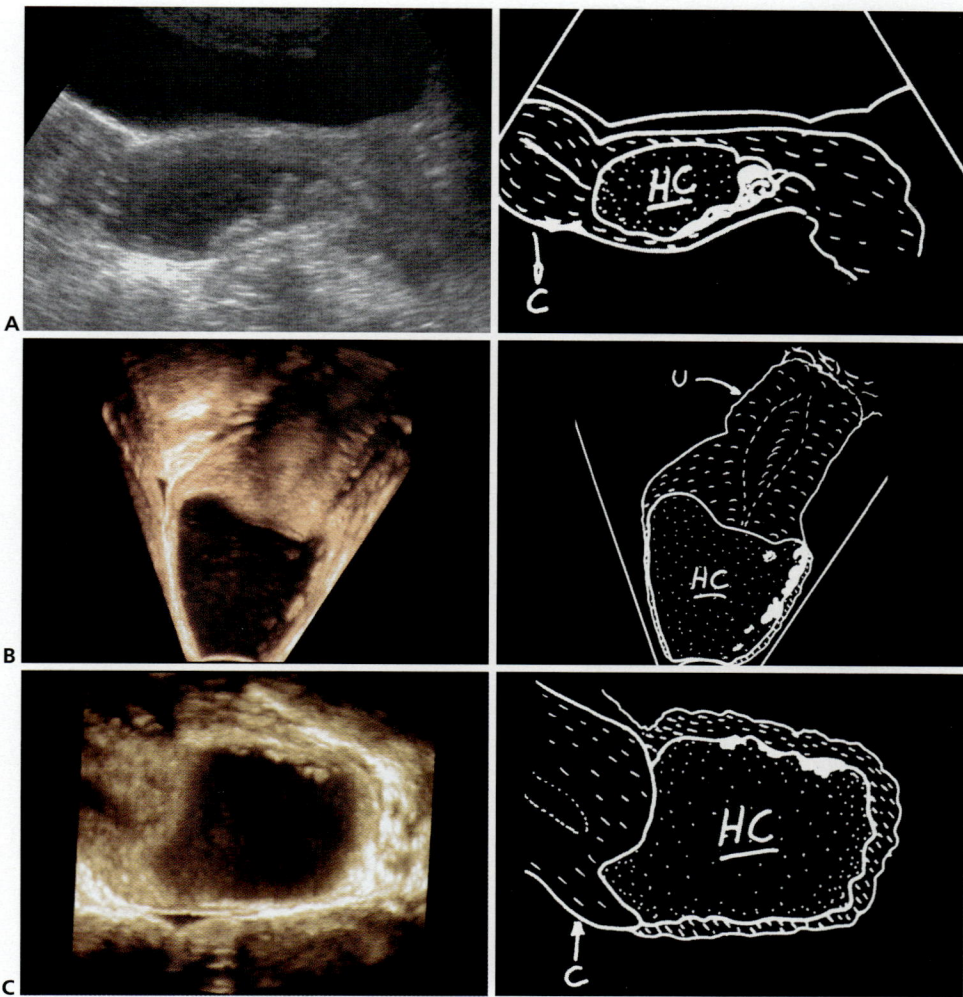

Figura 1.26. Septo vaginal transverso. Exame transabdominal.
A: Exame 2D mostrando o colo uterino (C) e o hematocolpo (HC).
B: Imagem volumétrica 3D, mostrando corte coronal do útero (U) e do hematocolpo (HC).
C: Imagem volumétrica 3D, mostrando corte longitudinal do colo uterino (C) e do hematocolpo (HC).

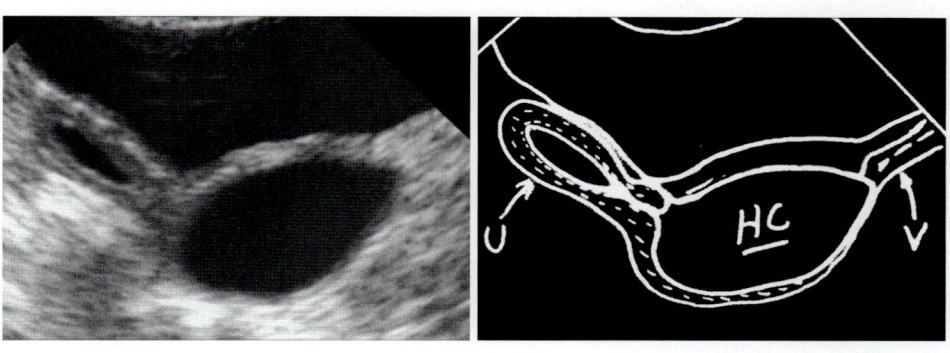

Figura 1.27. Paciente de 13 anos, sem desenvolvimento sexual secundário e assintomática. Septo vaginal transverso. Observe o útero (U) com hidrométrio, o hidrocolpo (HC) e a vagina inferior normal (V). Diagnóstico: septo vaginal transverso, impedindo a saída dos fluidos genitais.

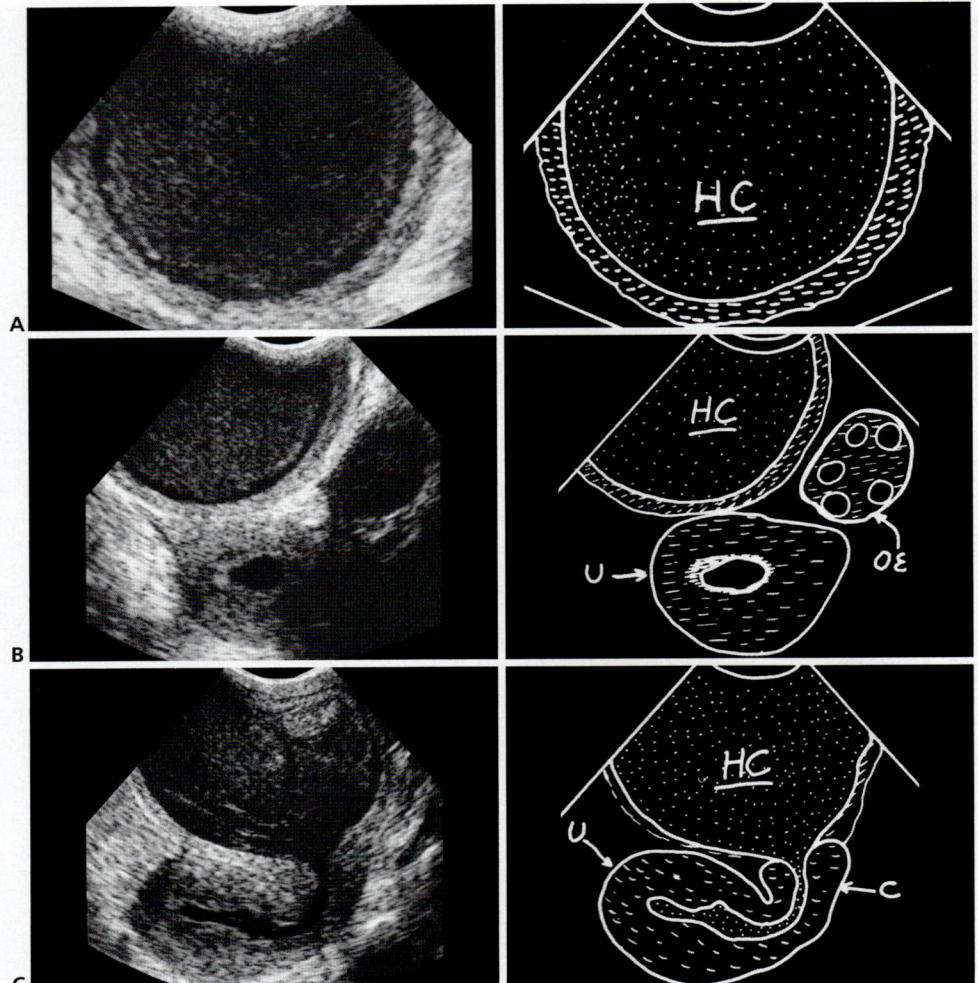

Figura 1.28. Paciente de 16 anos com desenvolvimento normal dos caracteres sexuais secundários e queixa de dor pélvica intensa e cíclica. Septo vaginal transverso. Exame transretal.
A: Corte transversal da vagina mostrando o grande hematocolpo (HC).
B: Corte transversal mostrando o hematocolpo (HC), o útero (U) com pequeno hematométrio e o ovário esquerdo normal (OE).
C: Corte longitudinal mostrando o hematocolpo (HC), o canal cervical aberto (C) e o útero (U) com o hematométrio inicial.

Capítulo 1 ■ A VAGINA | 15

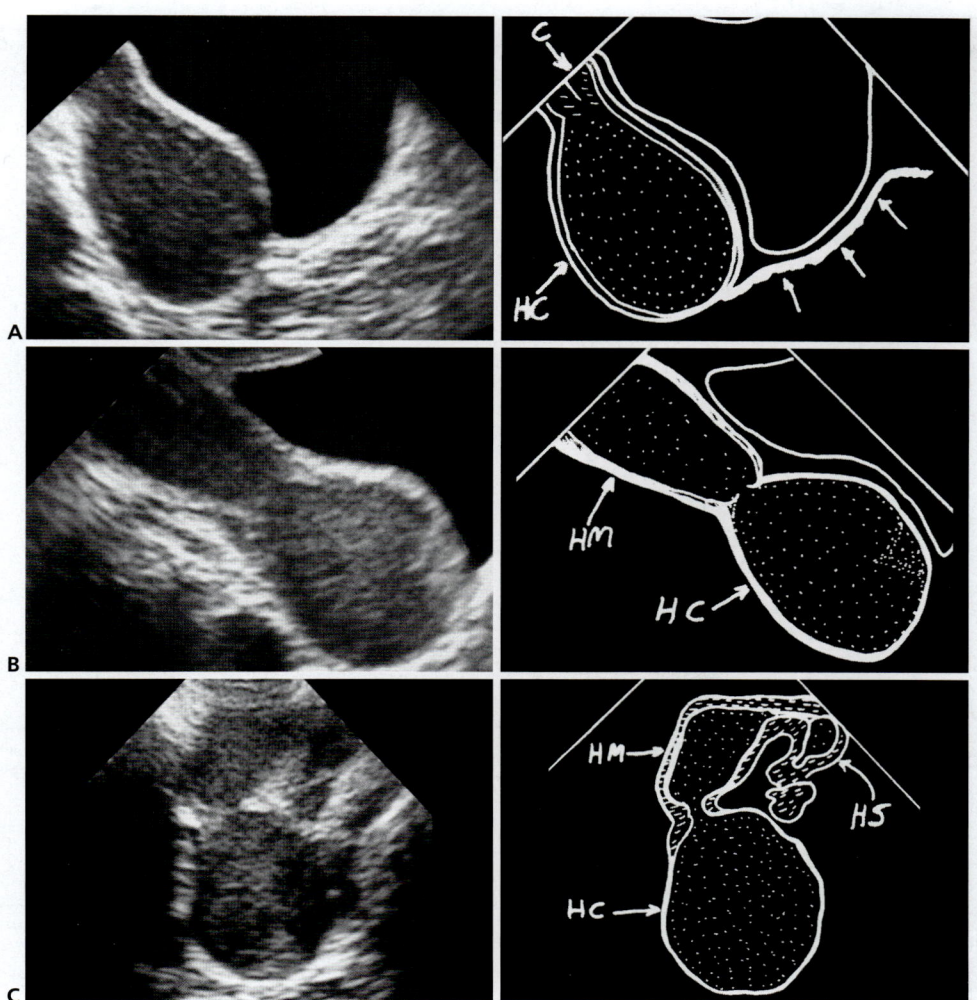

Figura 1.29. Adolescente de 14 anos, com queixa de dor pélvica cíclica intensa. Exame transabdominal. Agenesia da metade inferior da vagina endodérmica e útero unicorne.
A: Ausência da metade inferior da vagina (setas) e hematocolpo da metade superior (HC). C = colo uterino.
B: Hematocolpo (HC) e hematométrio (HM).
C: Corte coronal mostrando o hematocolpo (HC), o útero unicorne com hematométrio (HM) e hematossalpinge à esquerda (HS).

> Este corte coronal transabdominal foi possível graças aos três requisitos: paciente magra, útero antevertido e bexiga pouco repleta. O útero unicorne reduz à metade o sucesso reprodutivo, além de estar relacionado com abortos e partos prematuros. A hematossalpinge leva ao acréscimo do fator tuboperitoneal de esterilidade.

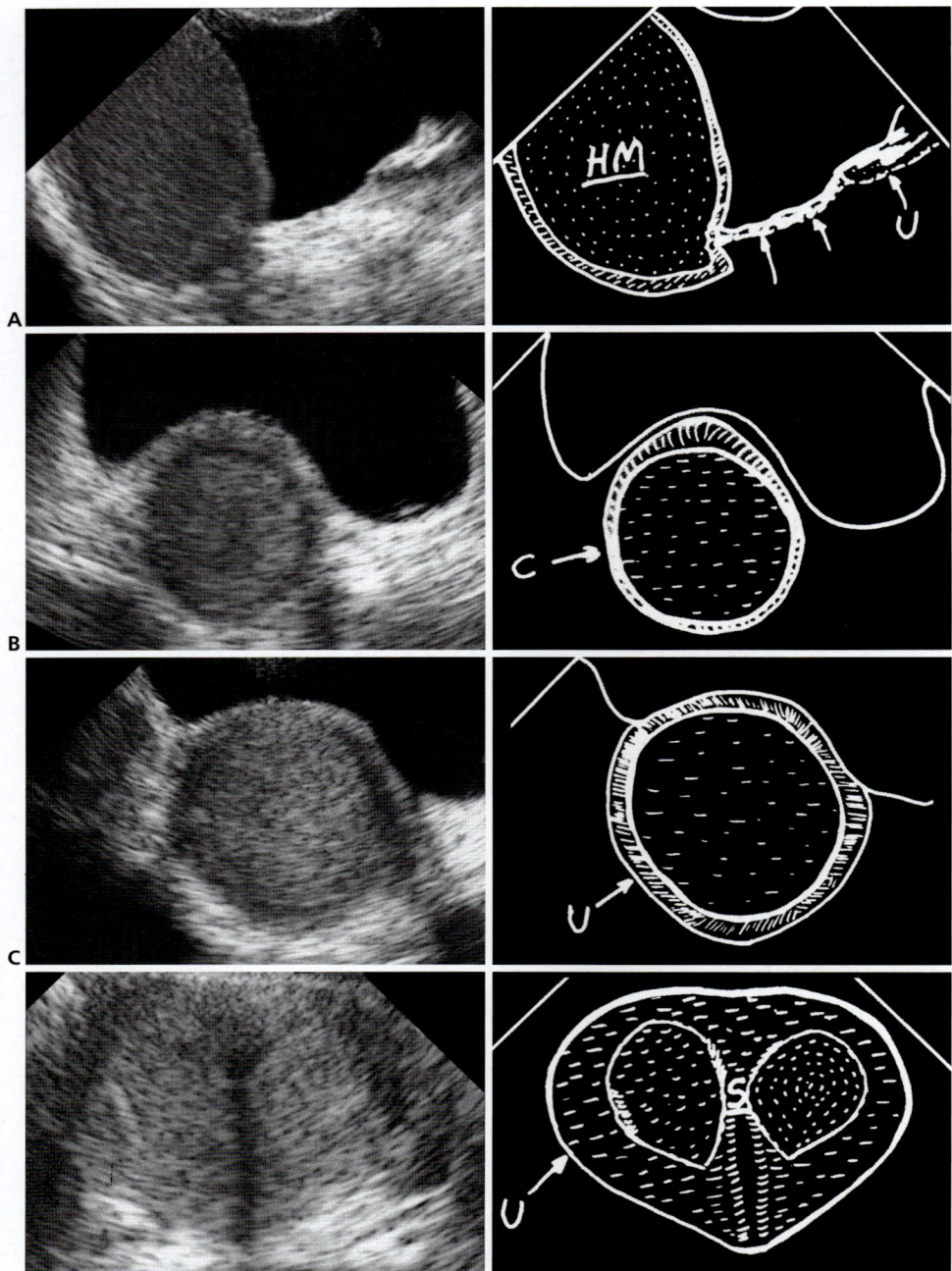

Figura 1.30. Agenesia da vagina com útero presente, portando septo parcial no terço superior. Exame transabdominal.
A: Observe a uretra (U), o cordão fibroso no local da vagina (setas) e o útero contendo grande hematométrio (HM).
B-D: Cortes transversais, respectivamente no colo (C), terço médio do útero (U) e terço superior do útero (U) onde se identifica o septo parcial (S).

> A agenesia da vagina mülleriana, com a presença do útero, é uma condição muito rara, e pode ser confundida com cisto de endometriose em paciente com agenesia do útero e da vagina endodérmica. Mesmo com a presença do útero, alguns consideram este caso como uma variante da S. Mayer-Rockitansky. Preste atenção na imagem sutil da parede uterina adelgaçada pela distensão e rodeando toda a coleção hemática (hematométrio), mais evidente no fundo (imagem D) onde está o septo.

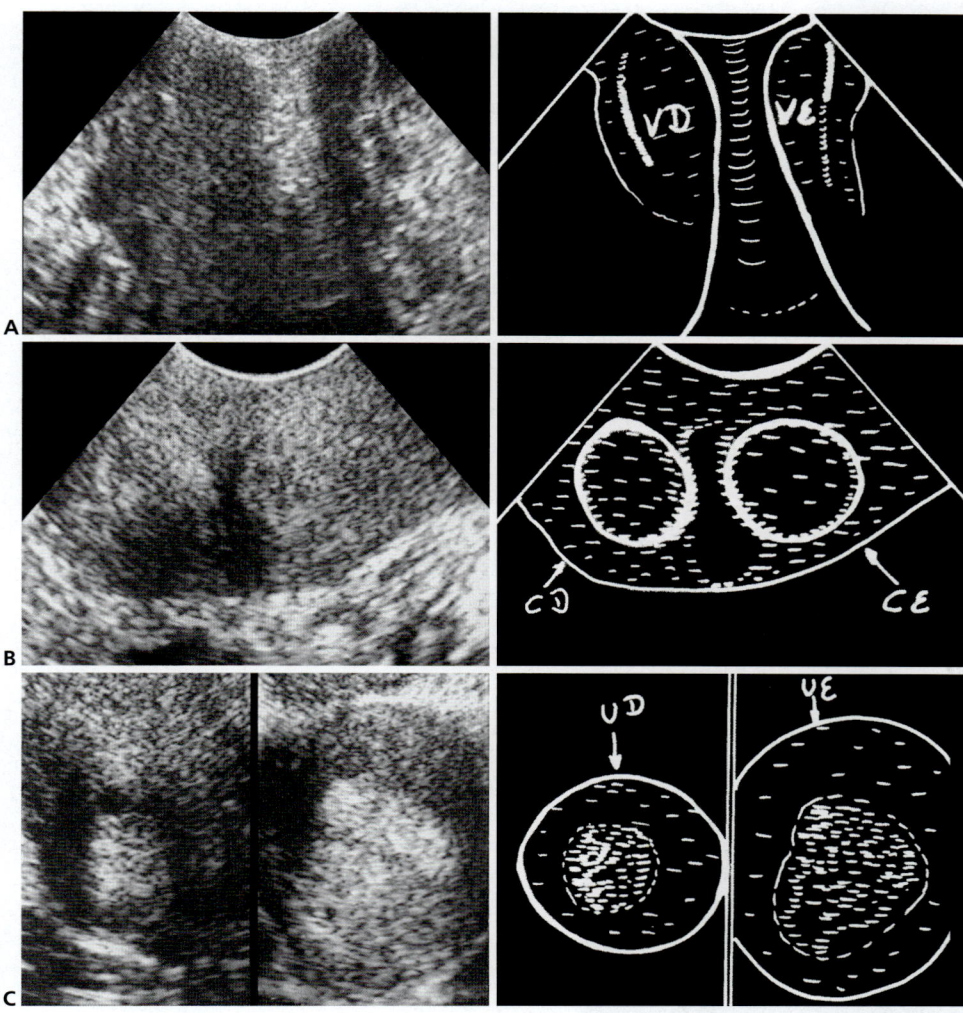

Figura 1.31. Útero didelfo e vagina dupla. Exame transvaginal.
A: Corte coronal transvulvar mostrando as duas vaginas (VD e VE).
B: Corte transversal, mostrando o colo uterino duplo (CD e CE).
C: Corte transversal, mostrando os dois corpos uterinos (UD e UE). O corpo uterino esquerdo (UE) é bem maior do que o direito graças a ter albergado três gestações normais.

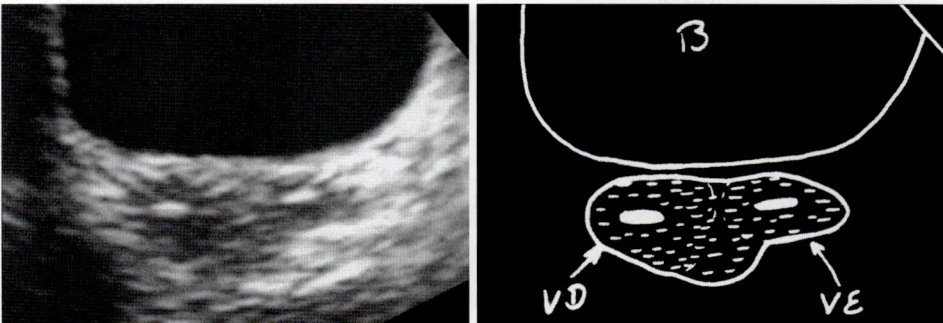

Figura 1.32. Corte transabdominal transversal, mostrando a bexiga (B) e vagina dupla (VD e VE), podendo-se identificar a luz ecogênica no centro de cada vagina.

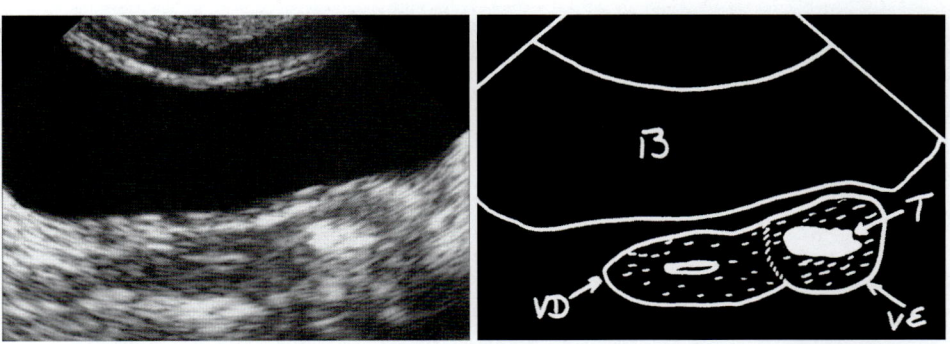

Figura 1.33. Corte transabdominal transversal, mostrando a bexiga (B) e vagina dupla (VD e VE). A luz da vagina esquerda está marcada pela introdução de transdutor transvaginal (T).

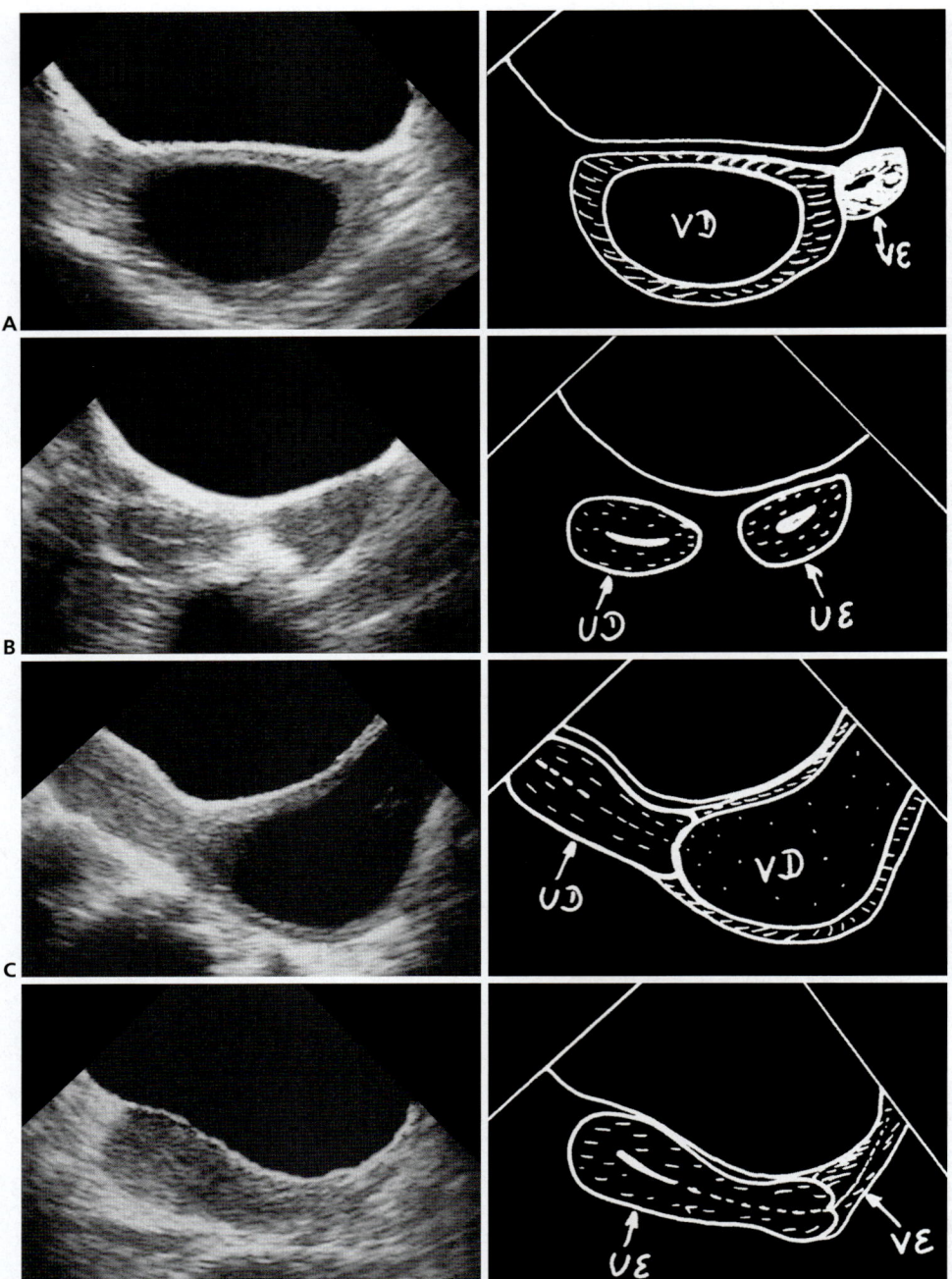

Figura 1.34. Paciente com dor pélvica cíclica. Exame transabdominal. Útero didelfo e vagina dupla. A vagina direita é imperfurada.
A: Corte transversal, mostrando a vagina direita (VD) distendida por sangue e a vagina esquerda (VE) normal.
B: Corte transversal, mostrando os dois corpos uterinos separados (UD e UE).
C: Corte longitudinal, mostrando o útero direito (UD) e a vagina direita (VD) distendida pelo hematocolpo.
D: Corte longitudinal, mostrando o útero esquerdo (UE) e a vagina esquerda normal (VE).

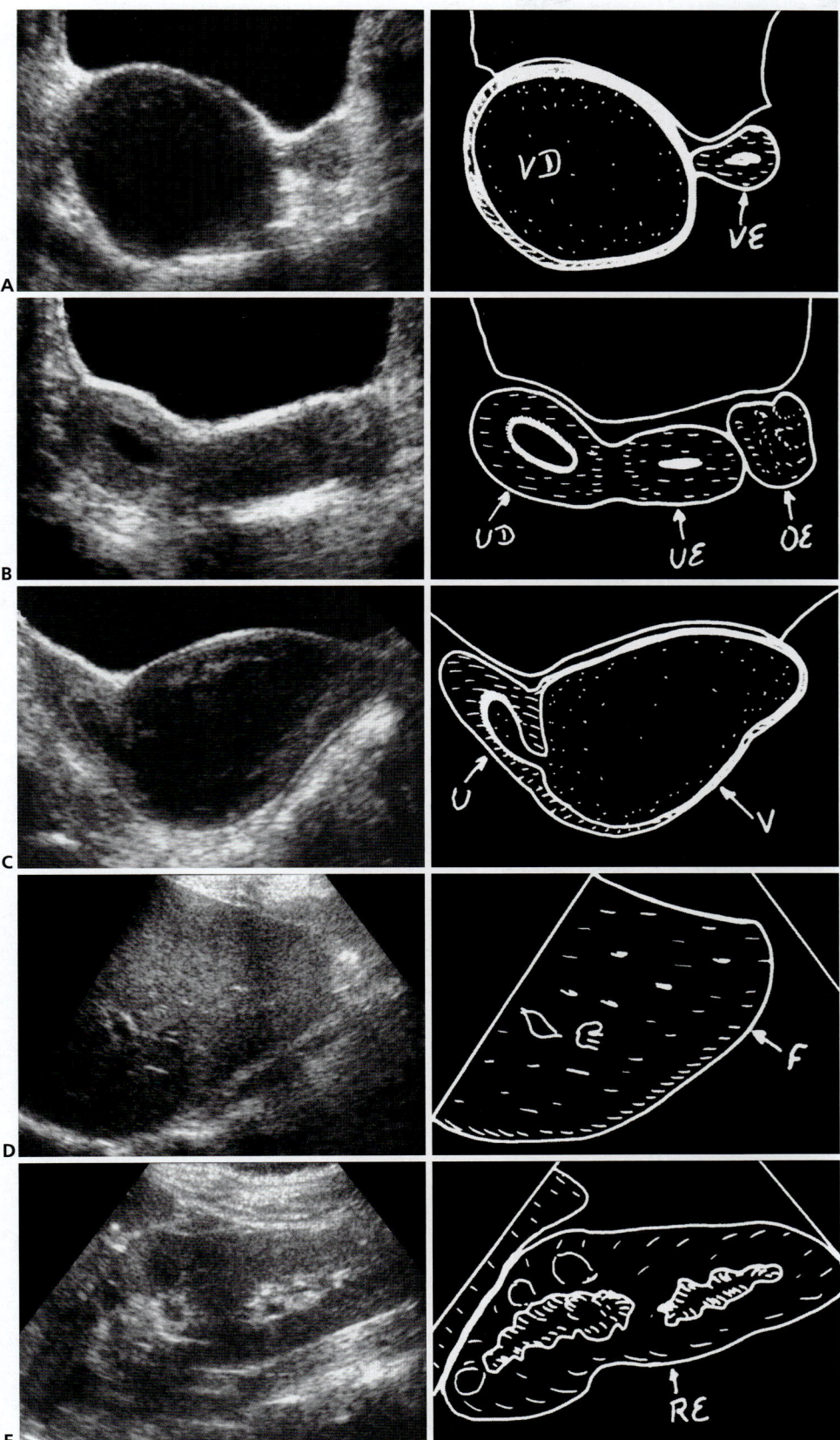

Figura 1.35. Síndrome de Erlyn-Werner: duplicações uterina e vaginal com imperfuração de um dos lados e agenesia renal do mesmo lado da vagina imperfurada. Exame transabdominal.
A: Corte transversal nas vaginas, notando-se vagina direita (VD) com grande coleção (imperfurada) e vagina esquerda (VE) normal.
B: Corte transversal nos corpos uterinos, com útero direito (UD) contendo pequeno hematométrio, útero esquerdo normal (UE) e ovário esquerdo normal (OE).
C: Corte longitudinal do útero (U) e vagina (V) direitos, mostrando a coleção decorrente da imperfuração vaginal.
D: Fígado (F) e loja renal direita vazia.
E: Rim esquerdo (RE) tópico e vicariante (hipertrofia funcional em virtude da agenesia renal direita).

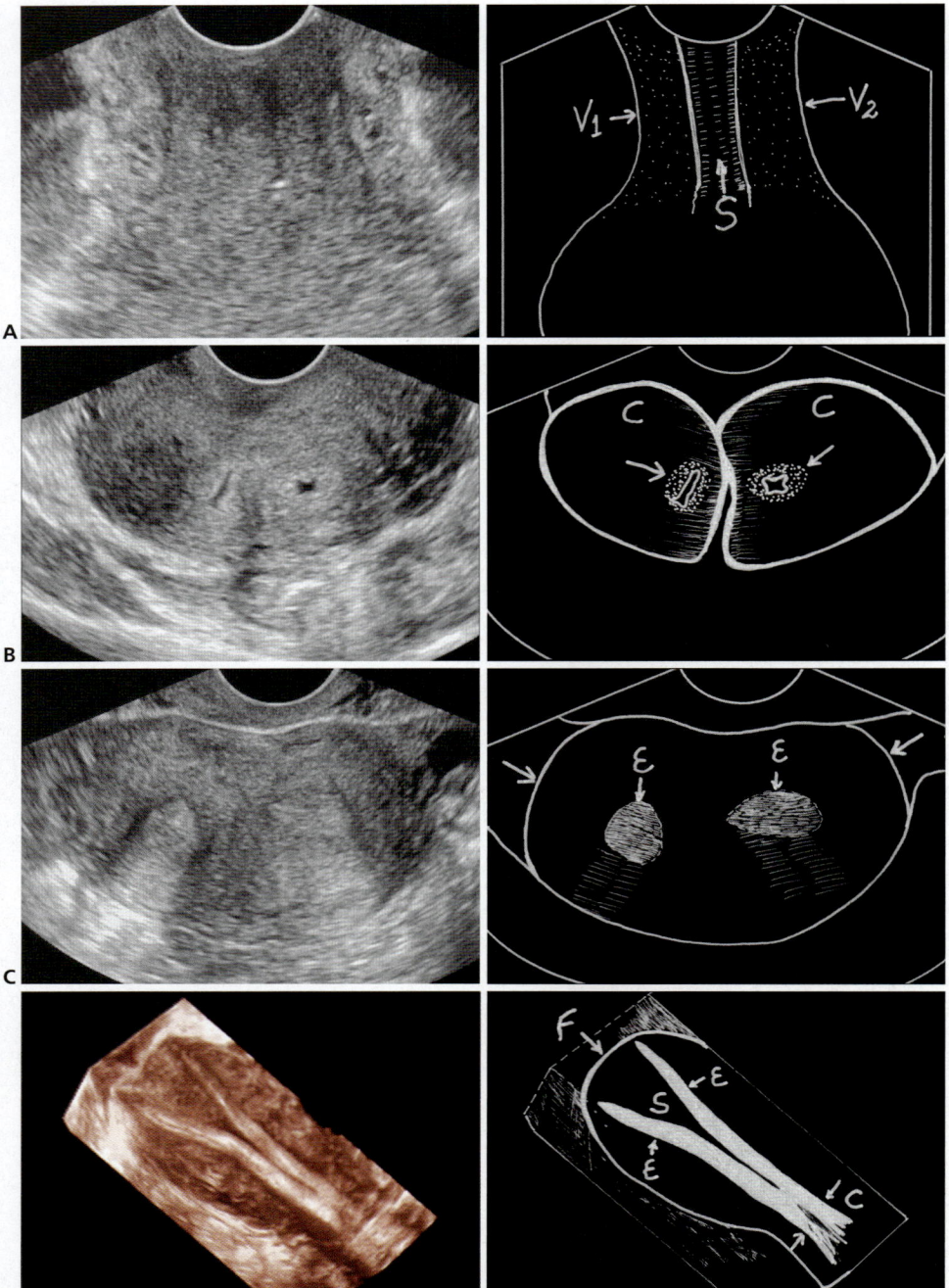

Figura 1.36. Paciente de 32 anos com esterilidade. Foi submetida à histerossalpingografia radiológica com diagnóstico de útero unicorne. Exames transvulvar e transvaginal.
A: Corte coronal transvulvar da vagina. Observe a duplicação vaginal (V₁ e V₂), graças à presença de um septo longitudinal (S).
B: Corte transversal do colo uterino (C). Observe os dois canais cervicais (setas).
C: Corte transversal do corpo uterino (setas). Observe os dois endométrios (E) separados e a aparente duplicação dos corpos uterinos (setas).
D: Imagem volumétrica 3D, com ênfase no plano coronal. Observe o septo longitudinal total (S) e a superfície serosa convexa do fundo uterino (F).

! O diagnóstico ecográfico é de um septo uterovaginal total e não de útero unicorne. O diagnóstico radiológico errado foi em razão da colocação do espéculo em uma das vaginas. Portanto, o contraste foi injetado em apenas uma das cavidades endometriais, o que levou à hipótese de útero unicorne. A ecografia 3D é o padrão ouro para o diagnóstico diferencial entre os tipos de malformações uterinas. O diagnóstico foi confirmado com exame clínico minucioso e videolaparoscopia.

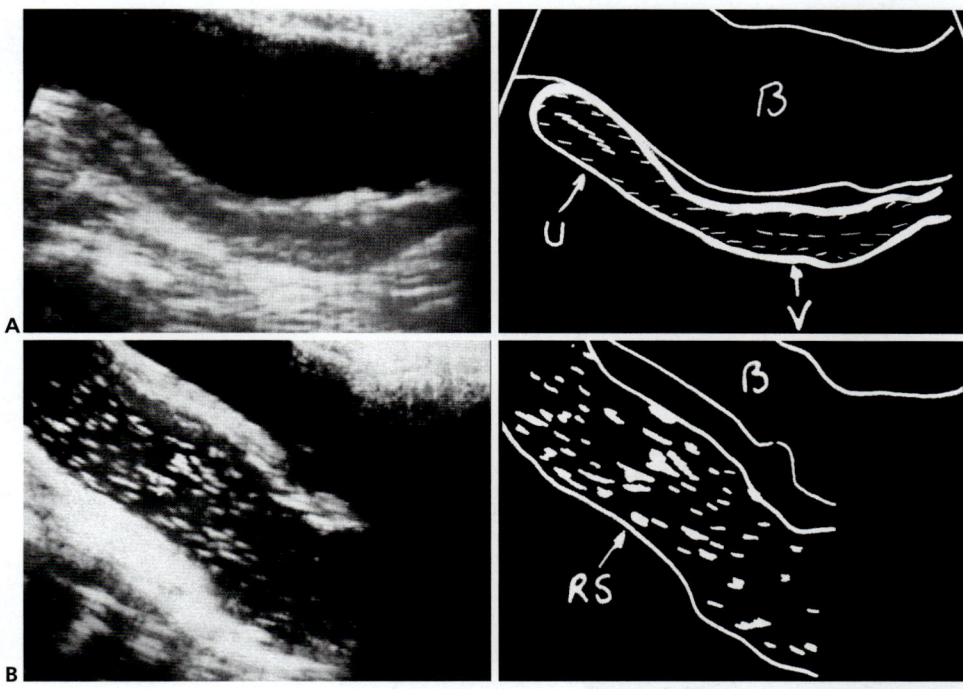

Figura 1.37. Recém-nascido com genitália ambígua. Exame transabdominal.
A: Corte longitudinal na pelve, com bexiga (B) e imagem sugestiva de útero (U) e vagina (V).
B: Mesmo corte, após a realização de enema com água, mostrando que a "vagina" e o "útero" eram, na realidade, o retossigmoide (RS) com conteúdo a simular genitais femininos. O que chamou a atenção nesse caso foi um "útero" muito longo, levando a se complementar a avaliação com enema de água.

> ! O diagnóstico correto do sexo, em recém-nascido portador de genitália externa ambígua, é considerado uma urgência, pois a identidade do gênero é necessária para a alta hospitalar e a obtenção da certidão de nascimento, além dos aspectos emocionais dos pais e demais familiares. A ecografia pélvica é importante para o diagnóstico da anatomia da genitália interna.

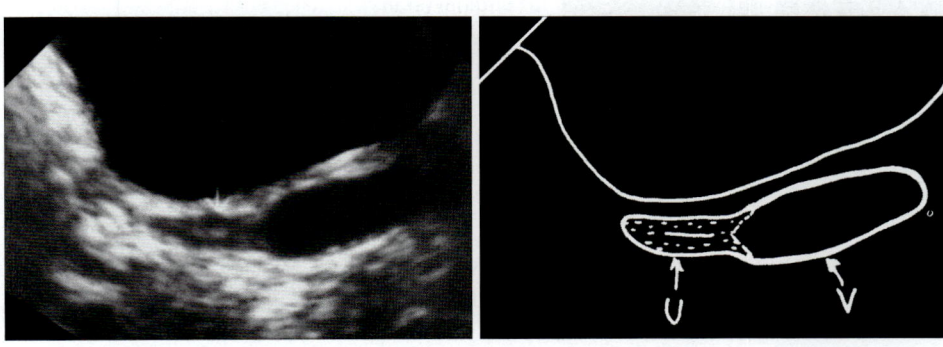

Figura 1.38. Criança de 8 anos, registrada e criada como sendo do sexo masculino. Genitália ambígua congênita. Somente agora a família procurou assistência médica. Corte transabdominal longitudinal mostrando útero infantil (U) e vagina distendida com muco (V). Realizado cariótipo: 46 XY/45 XO, um mosaico de células masculinas e células da S. de Turner, que gerou a ambiguidade genital.

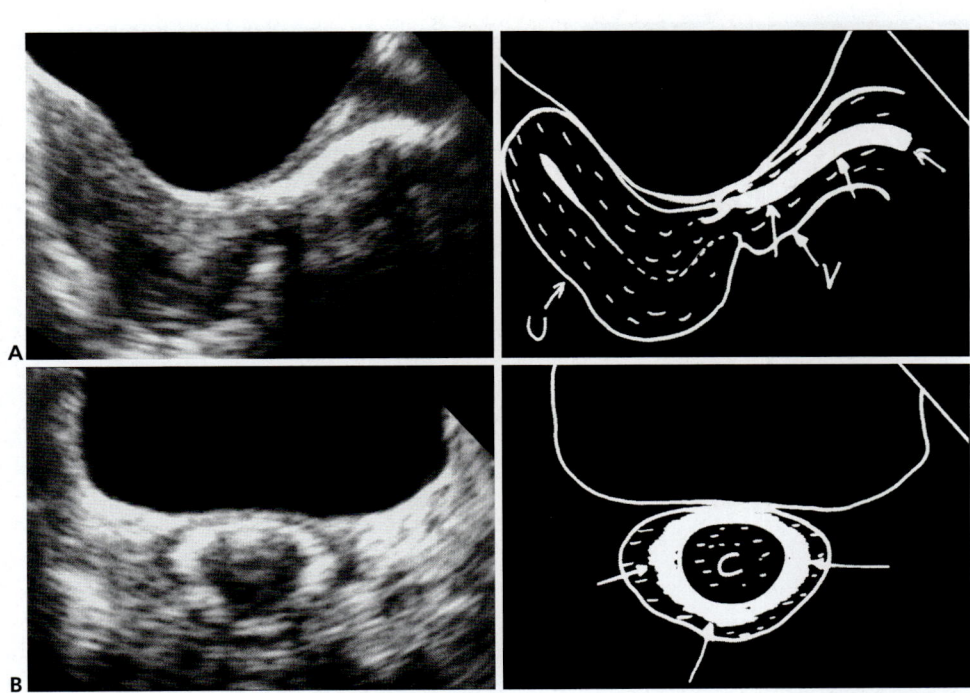

Figura 1.39. Colpite intensa. Exame transabdominal.
A: Corte longitudinal mostrando a vagina (V) e o útero (U). Ver a vagina com a luz contendo material hiperecogênico espesso (setas). O corrimento vaginal infeccioso pode provocar imagem de conteúdo vaginal ecogênico.
B: Corte transversal mostrando o colo uterino (C) envolvido pelo corrimento (setas).

22 | Capítulo 1 ■ A VAGINA

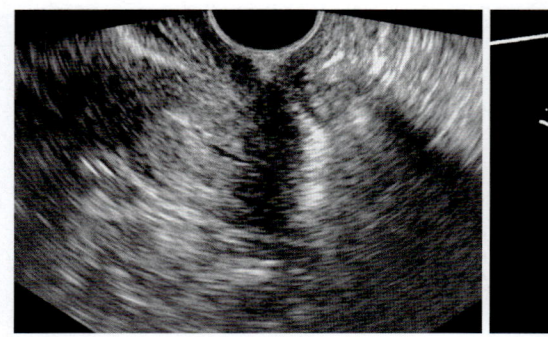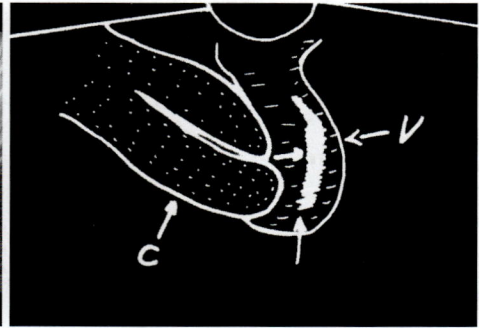

Figura 1.40. Colpite. Exame transvaginal mostrando o colo uterino (C) e a vagina (V), contendo material purulento ecogênico (setas).

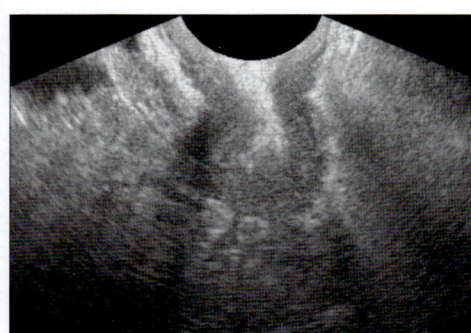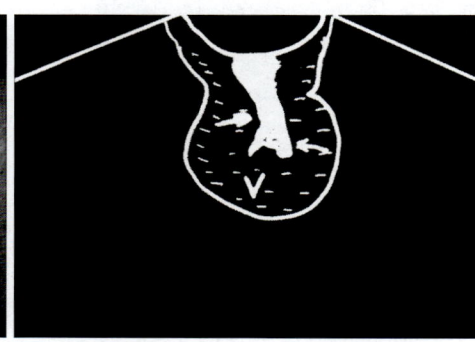

Figura 1.41. Paciente com antecedente de histerectomia. Queixa de corrimento intenso. Exame transvaginal. Ver a vagina (V) terminando em fundo cego, contendo material purulento ecogênico (setas).

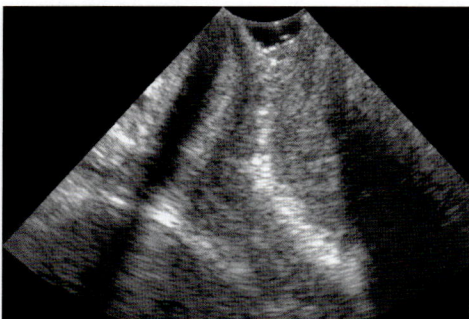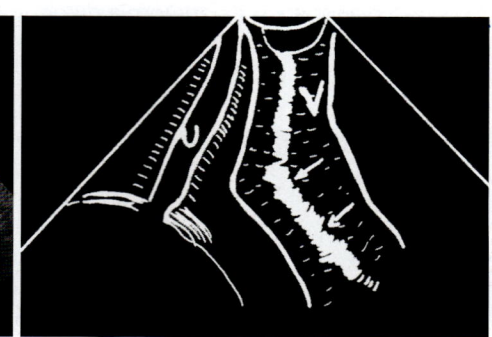

Figura 1.42. Paciente em tratamento de colpite. Exame transvulvar mostrando a uretra (U) e a vagina (V). Observe a presença de material ecogênico na luz vaginal (setas).

> ❗ O emprego de creme vaginal produz imagem idêntica à do corrimento, por isso é fundamental a anamnésia para o diagnóstico diferencial correto.

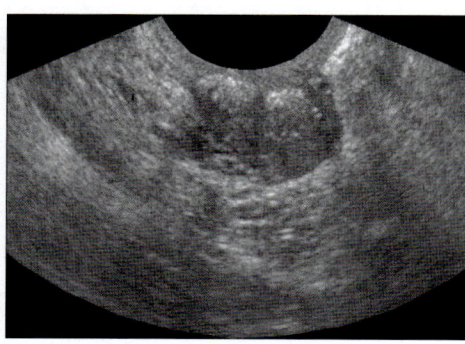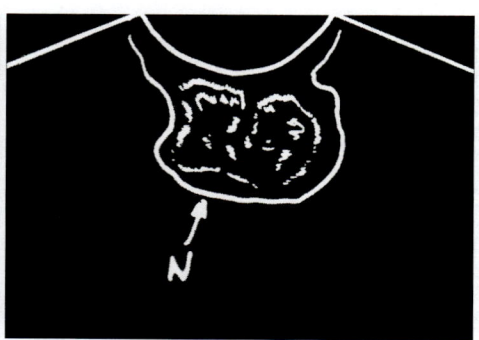

Figura 1.43. Paciente submetida à pan-histerectomia graças a carcinoma de endométrio. Exame transvaginal mostrando nódulo (N), situado no fundo vaginal, suspeito de recidiva da neoplasia. Biópsia: processo inflamatório.

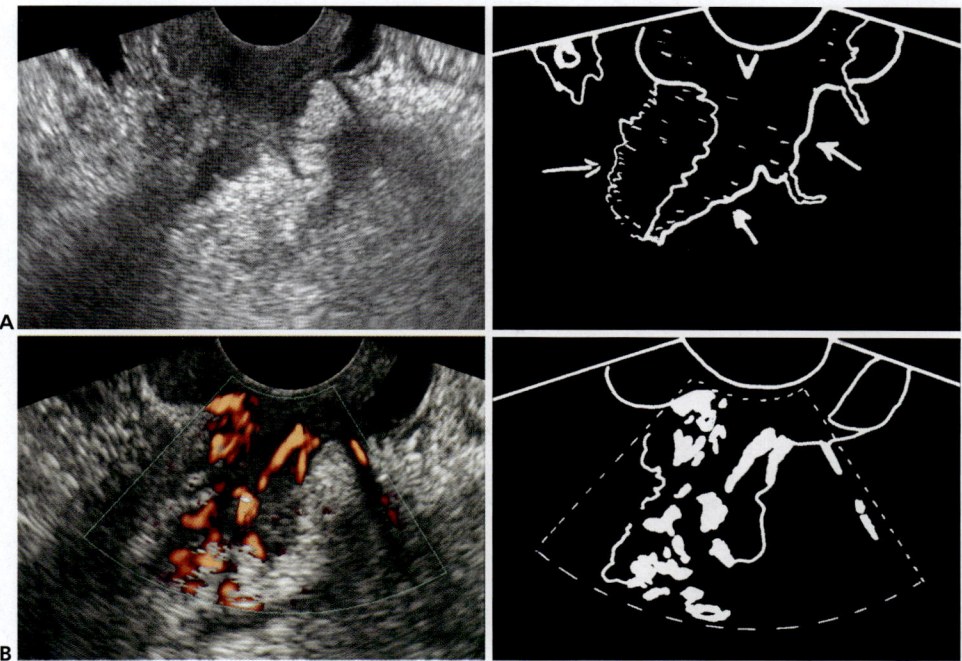

Figura 1.44. Paciente com antecedente de histerectomia. Dor pélvica aguda e febre. Exame transvaginal.
A: Fundo vaginal (V) com parede espessada e edemaciada. O fundo de saco peritoneal contém massa de limites imprecisos, com padrão misto (setas), fazendo corpo com a vagina e a bexiga (B).
B: Estudo Doppler mostrando vascularização acentuada.

! A correlação com o quadro clínico indica processo inflamatório agudo, mas não se pode excluir neoplasia. Achado cirúrgico: diverticulite aguda com abscesso pélvico e aderências às vísceras adjacentes. A diverticulite aguda, com perfuração, abscesso pélvico e aderências, simula neoplasia, e a correlação clínico-ecográfica é fundamental.

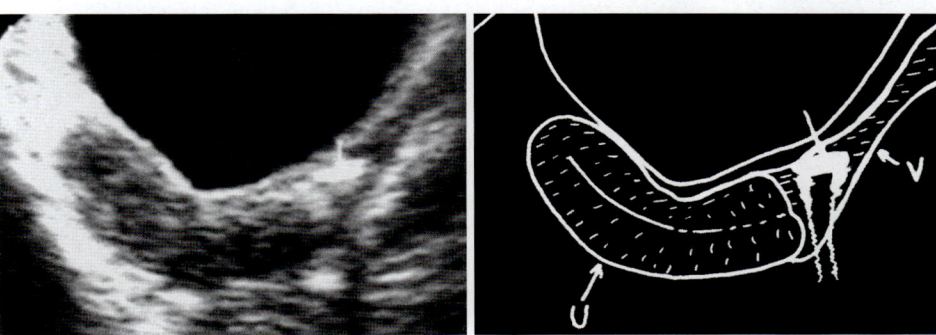

Figura 1.45. Pré-adolescente. Vagina (V) contendo corpo estranho (seta) fazendo sombra acústica posterior. O útero (U) mostra sinais de desenvolvimento inicial. Exame transabdominal.

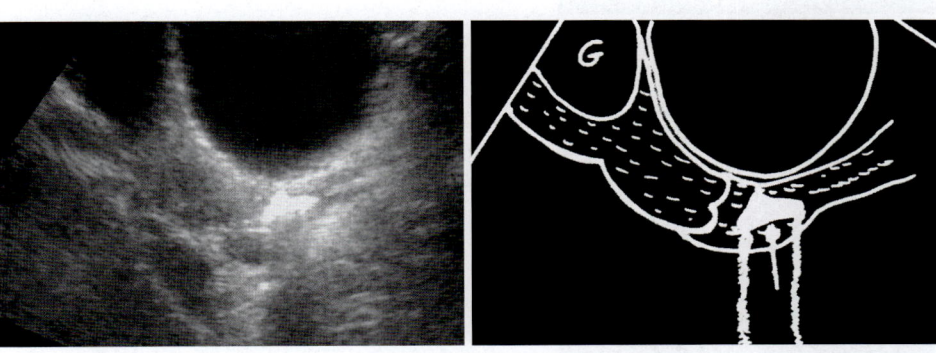

Figura 1.46. Exame transabdominal em paciente portadora de doença mental e com gestação inicial (G). Presença de corpo estranho no fundo vaginal (seta).

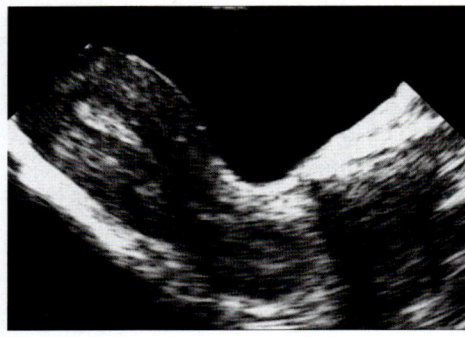
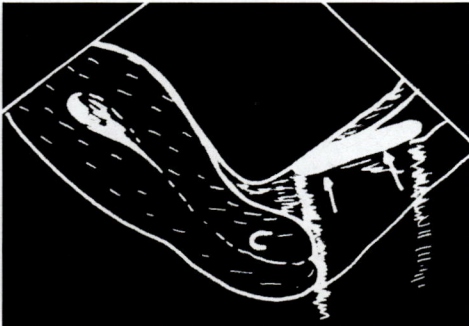

Figura 1.47. Paciente no primeiro dia menstrual utilizando absorvente intravaginal (setas). O dispositivo está junto ao colo uterino (C), levemente anteriorizado na vagina. Exame transabdominal.

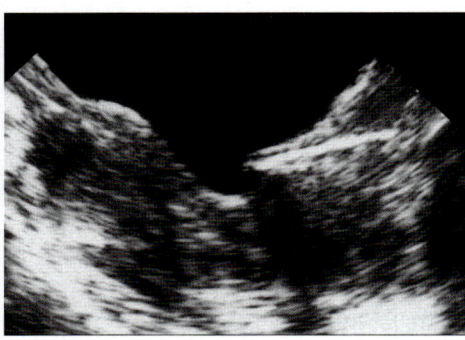
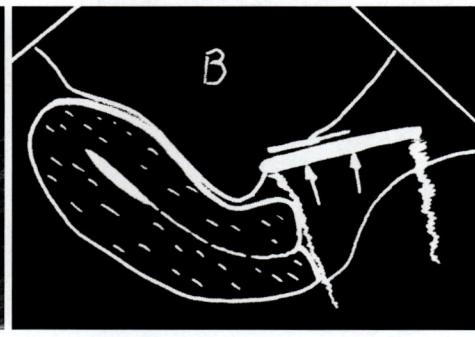

Figura 1.48. Paciente no período menstrual utilizando absorvente intravaginal (setas). Exame transabdominal. B = bexiga.

> ❗ O dispositivo está no fundo vaginal anterior, dando a impressão de perfuração para o interior da bexiga (B) graças ao fato de esta se apresentar muito cheia. Além disso, existe o artefato provocado pela velocidade do som (menor no líquido e maior no sólido), levando ao falso posicionamento mais anterior do dispositivo vaginal.

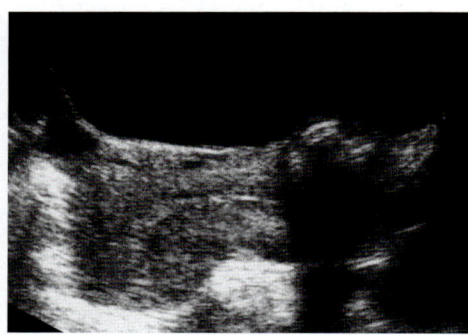
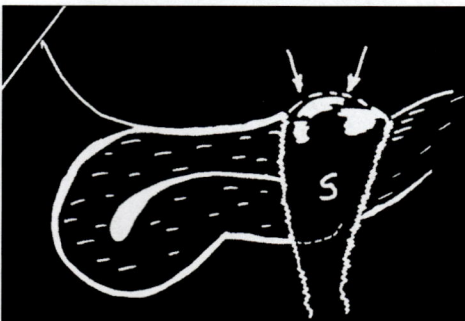

Figura 1.49. Paciente no período menstrual utilizando absorvente intravaginal (setas). O dispositivo provoca sombra acústica (S), mas está pouco visível graças ao fato de se encontrar muito cheio de sangue. Exame transabdominal.

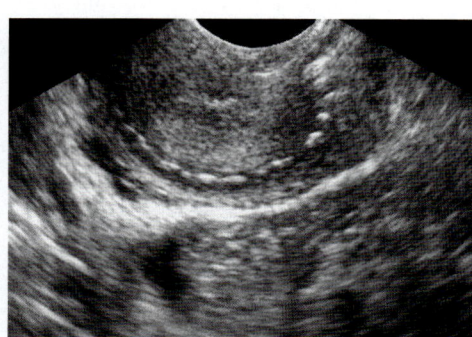
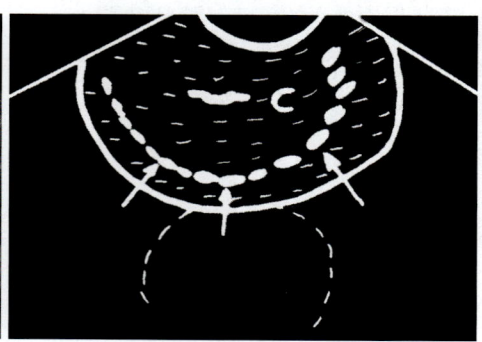

Figura 1.50. Exame transvaginal. Corte transversal do colo uterino (C), mostrando anel contraceptivo intravaginal (setas) rodeando o colo.

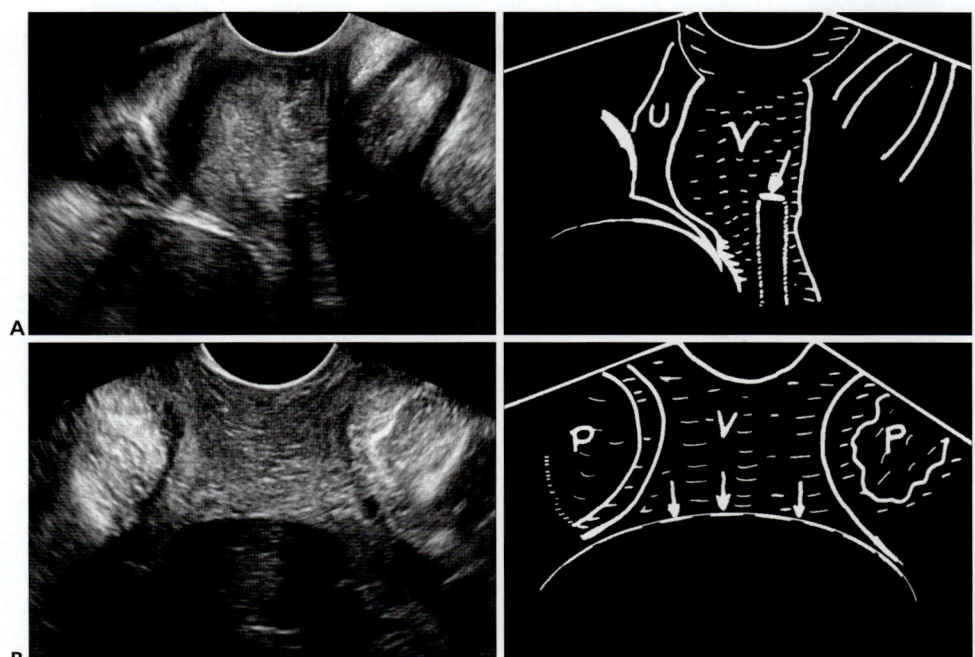

Figura 1.51. Paciente utilizando diafragma vaginal anticoncepcional.
(A) Corte sagital transvulvar mostrando a uretra (U), a vagina (V) e o ponto ecogênico com sombra acústica (seta) indicando o diafragma.
(B) Corte coronal transvulvar mostrando a vagina (V), os paracolpos (P) e o anel do diafragma provocando sombra total (setas).

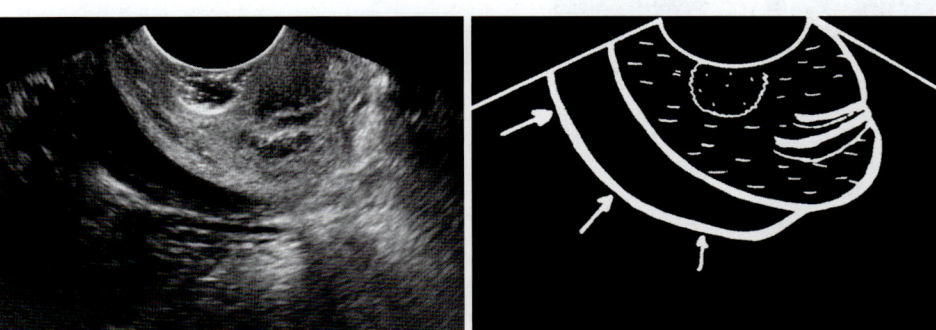

Figura 1.52. Paciente utilizando diafragma vaginal anticoncepcional. Corte oblíquo transvaginal mostrando parte do anel intravaginal (setas).

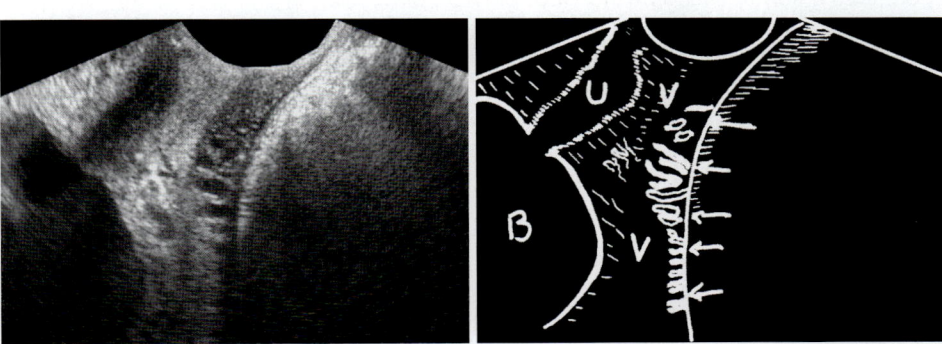

Figura 1.53. Exame transvulvar mostrando a uretra (U), a bexiga (B) e a vagina (V). Observe as dilatações venosas na parede vaginal posterior (setas), junto ao septo retovaginal.

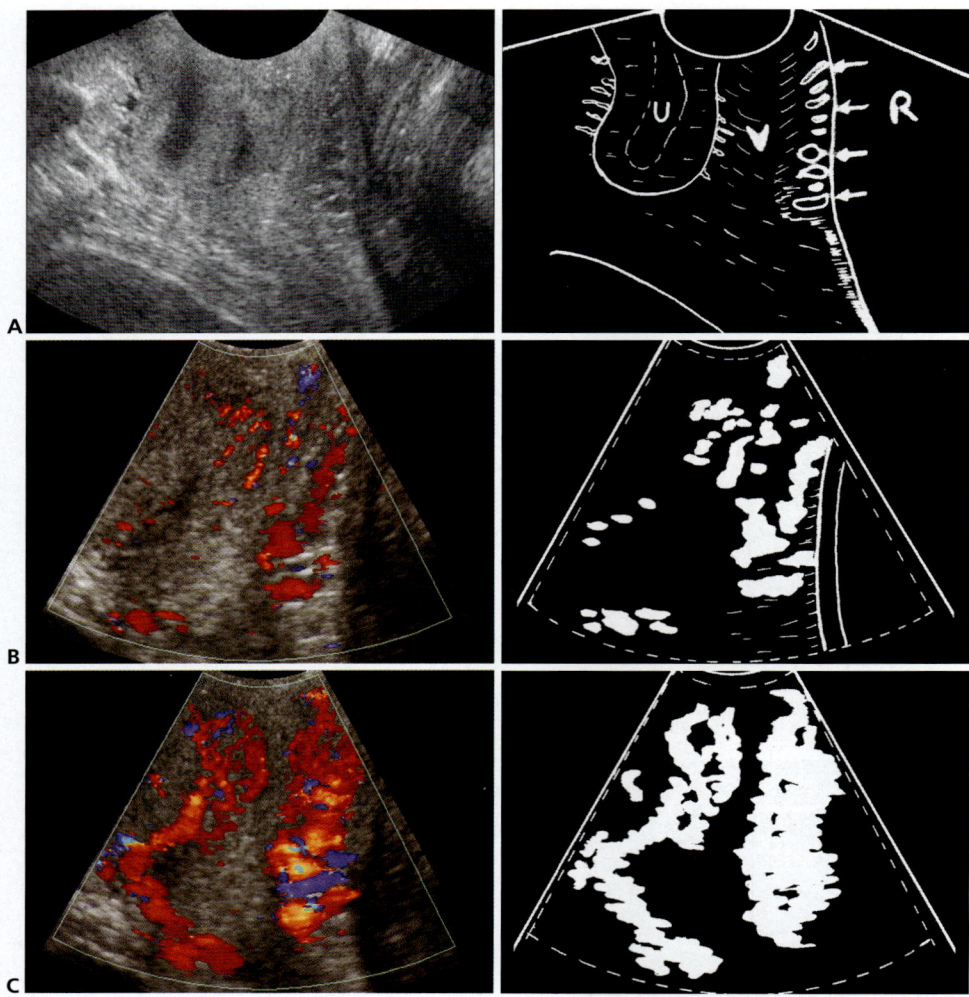

Figura 1.54. Exame transvulvar mostrando a uretra (U), o reto (R) e a vagina (V) contendo veias calibrosas em suas paredes (setas), notadamente no tabique retovaginal.
A: Escala de cinzas.
B: Doppler colorido por frequências.
C: Doppler colorido por frequências após manobra de Valsalva. Com essa manobra ocorreu um marcante aumento no número e no calibre das veias.

> ❗ Não se deve referir à presença de varizes (dilatações venosas tortuosas) em pacientes assintomáticas (a anamnésia é muito importante). Este diagnóstico fica reservado às raras mulheres com quadro clínico de congestão venosa pélvica. O diagnóstico inútil de varizes assintomáticas provoca estresse desnecessário e leva à somatização pélvica (dor pélvica, dismenorreia, dispareunia etc., antes inexistentes). Lembre que não se indica tratamento clínico ou cirúrgico para as "varizes" assintomáticas. Não crie doenças, deixe a mulher em paz.

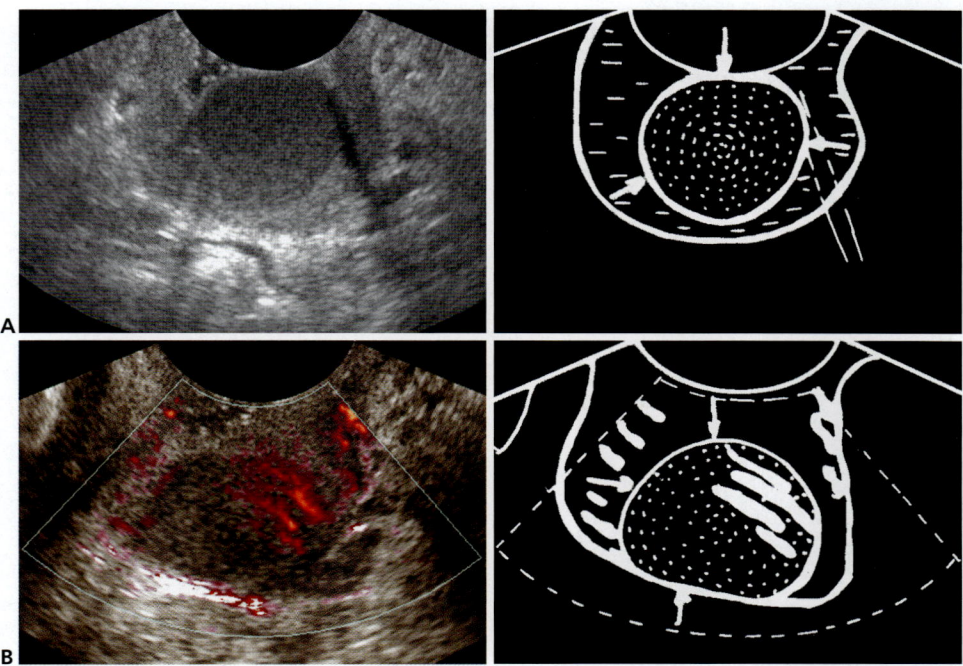

Figura 1.55. Paciente com dor vaginal e perineal durante as menstruações e dispareunia variável. Endometriose cística na parede vaginal (setas). Exame transvaginal.
A: Escala de cinzas.
B: Doppler colorido por amplitudes.

> A imagem ecográfica mais típica da endometriose é a de um cisto com conteúdo granulado fino, homogêneo e de moderada ecogenicidade. A vascularização da cápsula é escassa e irregular. Na imagem B, os vasos parecem estar no interior do cisto, falando contra essa hipótese; entretanto, ao se tangenciar a parede, os vasos se superpõem com o conteúdo. Muito cuidado com os artefatos de ângulo do feixe acústico e de mudança da velocidade do som em diferentes meios. A punção aspirativa confirmou o diagnóstico de endometriose.

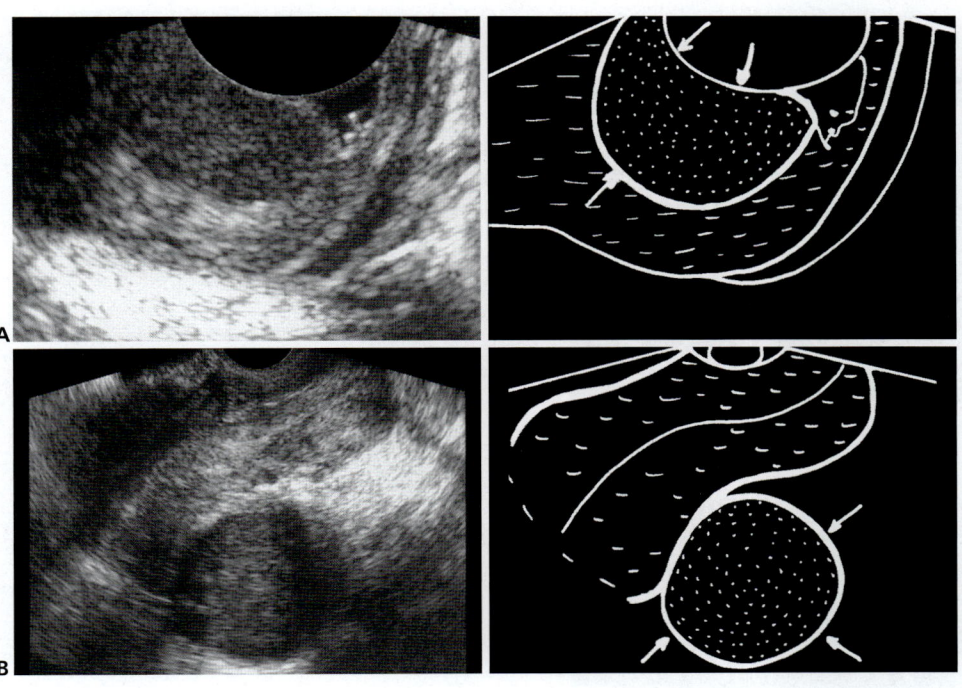

Figura 1.56. Endometriose grave acometendo o fundo de saco vaginal posterior (setas em **A**) e ovário retrouterino (setas em **B**). Exame transvaginal.

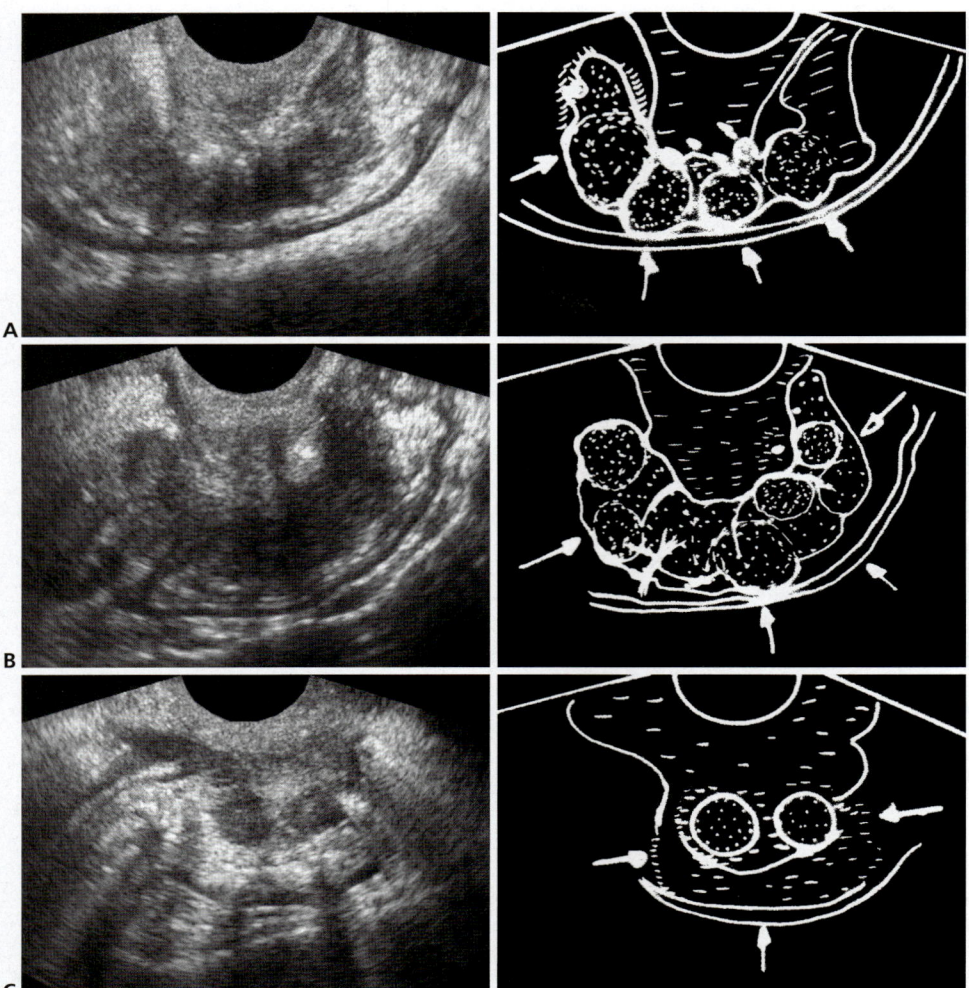

Figura 1.57. Paciente portadora de endometriose grave, com antecedente de histerectomia e ooforectomia à direita. Exame transvaginal. Observe os inúmeros focos peritoneais junto ao fundo vaginal (setas em **A** e **B**) e no ovário esquerdo (setas em **C**).

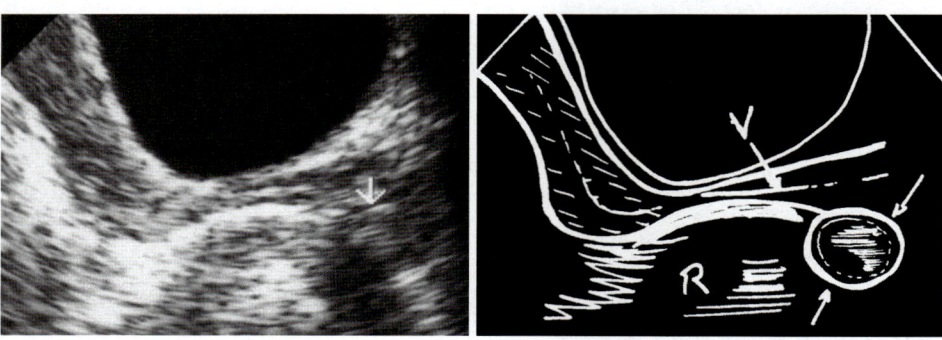

Figura 1.58. Paciente referindo dor retal e sangue nas fezes durante as menstruações. Exame transabdominal. Ver a vagina (V), um nódulo (setas) localizado no tabique retovaginal e a ampola retal com fezes (R). A biópsia revelou endometriose.

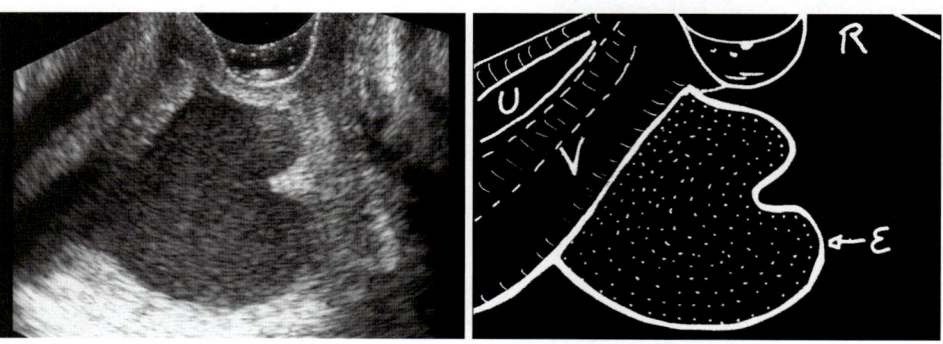

Figura 1.59. Exame transvaginal. Observe grande cisto de endometriose (E) localizado no septo retovaginal. U = uretra; V = vagina; R = reto.

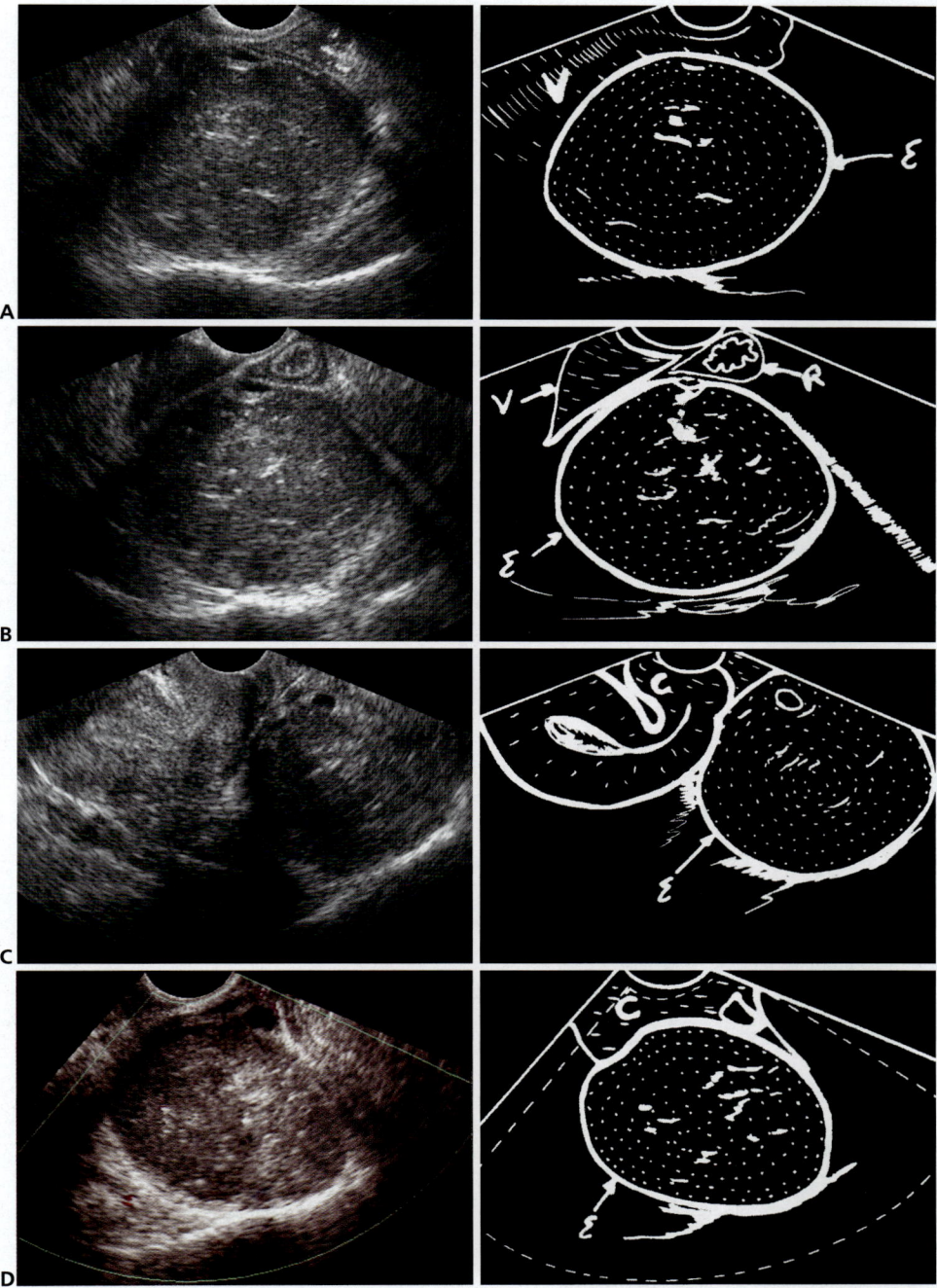

Figura 1.60. Exame transvaginal.
A-C: Grande cisto endometrioide (E) localizado no fundo de saco posterior e adentrando o septo retovaginal. V = vagina; R = reto; C = colo uterino. O aspecto é de nódulo sólido, pois a lesão é antiga.
D: O estudo com Doppler colorido não revelou vasos na cápsula ou no interior, indicando baixa atividade da lesão. O achado exclui tumor sólido.

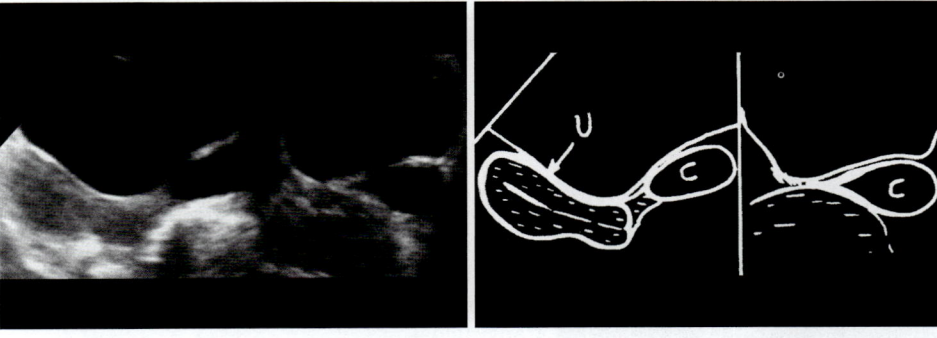

Figura 1.61. Cisto simples na parede vaginal (C) mostrado em cortes longitudinal (à esquerda) e transversal (à direita). U = útero. Exame transabdominal.

> ! Lembre que cistos relacionados com a vagina podem ter várias origens: resto embrionário (cisto de Gardner etc.), aderência cicatricial (cisto de inclusão), abscesso, cisto cervical de Naboth, endometriose, divertículo da uretra, divertículo da bexiga etc.

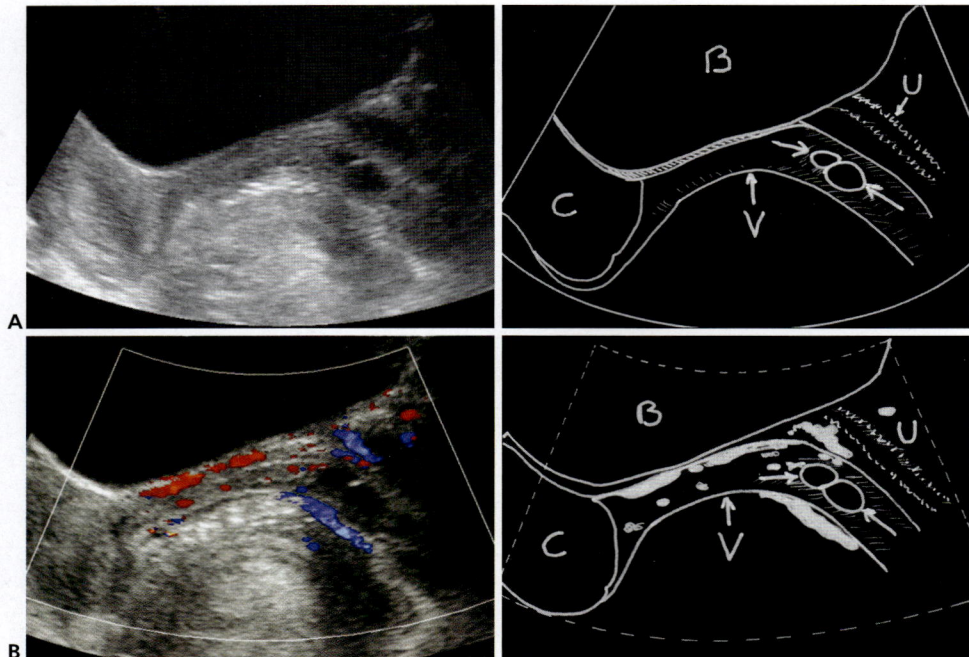

Figura 1.62. Exame transabdominal de rotina em paciente de 17 anos.
A: Corte longitudinal da vagina (V) mostrando dois pequenos cistos (setas) na parede vaginal posterior. C = colo uterino; U = uretra; B = bexiga.
B: Mapa vascular obtido com o Doppler colorido por frequências. Observe os vasos normais e os dois cistos. O Doppler permite o diagnóstico diferencial entre cistos verdadeiros e dilatações venosas.

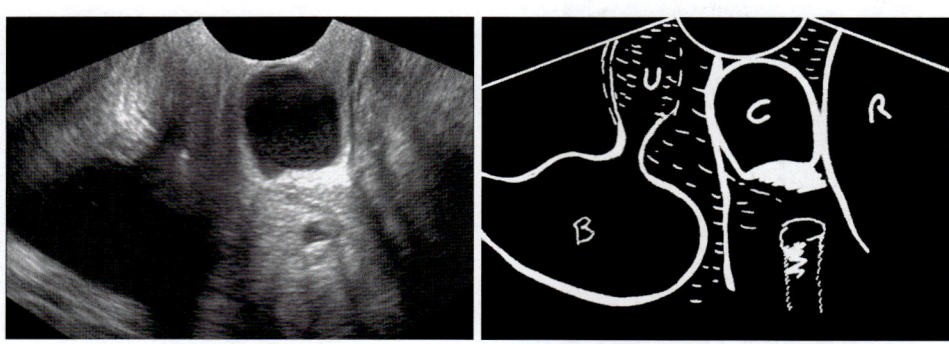

Figura 1.63. Corte sagital transvulvar mostrando cisto simples (C) na parede vaginal posterior. U = uretra; B = bexiga; R = reto.

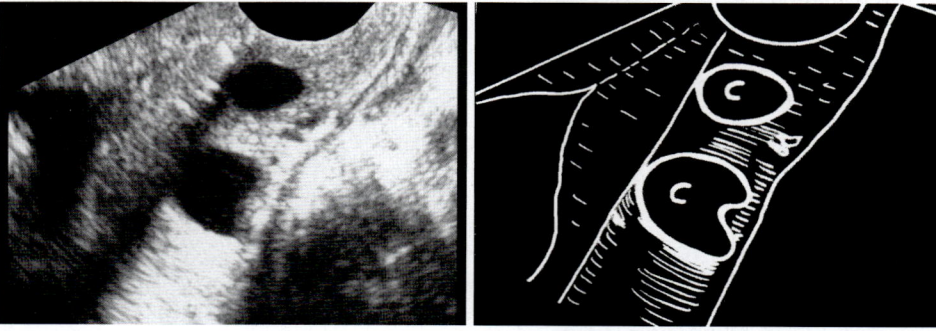

Figura 1.64. Exame transvaginal. Dois cistos simples (C) na parede vaginal.

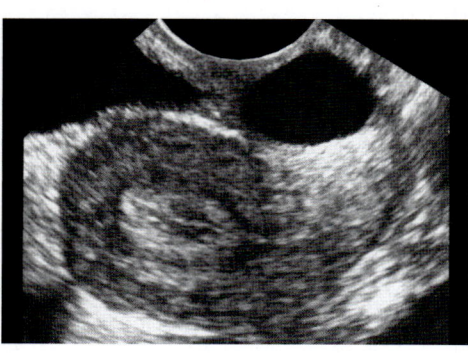
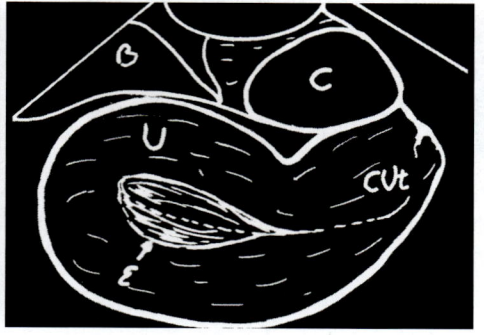

Figura 1.65. Cisto simples (C) localizado no fundo de saco anterior da vagina. O diagnóstico diferencial é com cisto cervical de Naboth ou, mais raramente, com divertículo da bexiga. B = bexiga; CUt = colo uterino; U = corpo uterino; E = endométrio. Exame transvaginal.

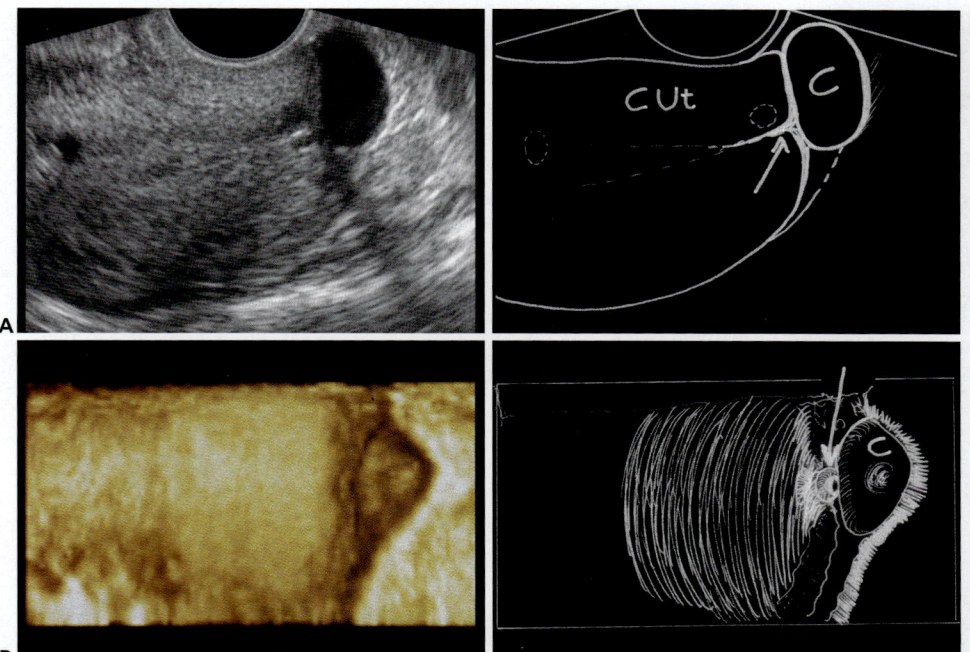

Figura 1.66. Exame transvaginal de rotina. (**A**) Corte longitudinal. Observe o cisto (C) na parede posterior da vagina, diante do orifício externo (seta) do colo uterino (CUt). O diagnóstico diferencial é com cisto de Naboth. O exame ginecológico confirmou a hipótese de cisto vaginal. (**B**) Imagem 3D mostrando a superfície interna do cisto e o orifício interno do colo.

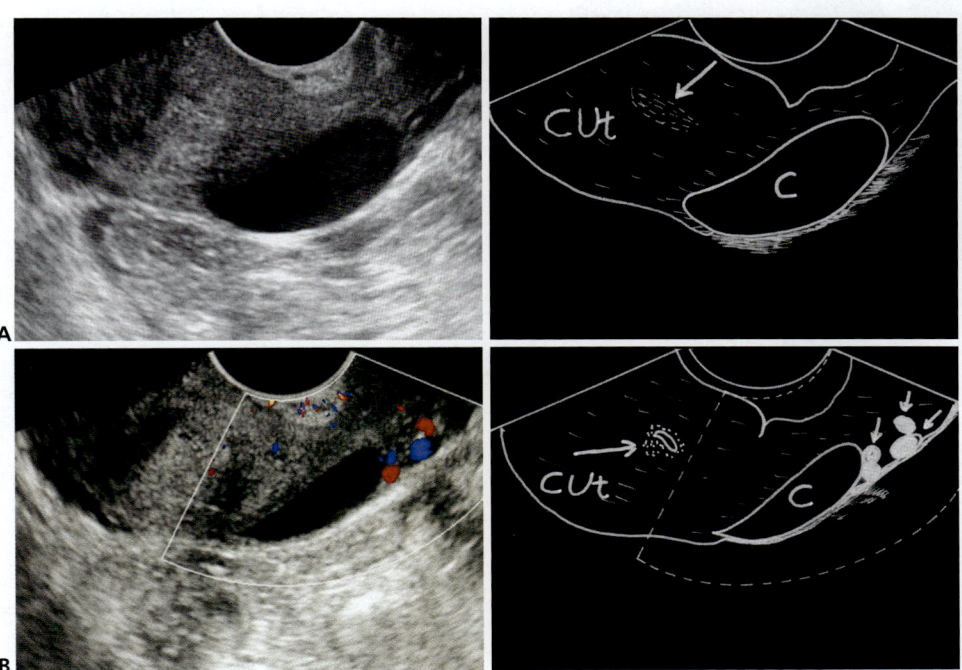

Figura 1.67. Paciente de 36 anos. Está no período puerperal e refere que, no final da gestação, aflorou um cisto no introito vaginal. O cisto foi puncionado e aspirado.
A e **B:** Cortes transversais oblíquos, na altura do orifício cervical externo (seta grande). Observe o cisto residual (C) na parede posterolateral esquerda da vagina. Em **B**, o Doppler colorido faz a diferenciação entre o cisto e os vasos adjacentes (setas pequenas). CUt = colo uterino.

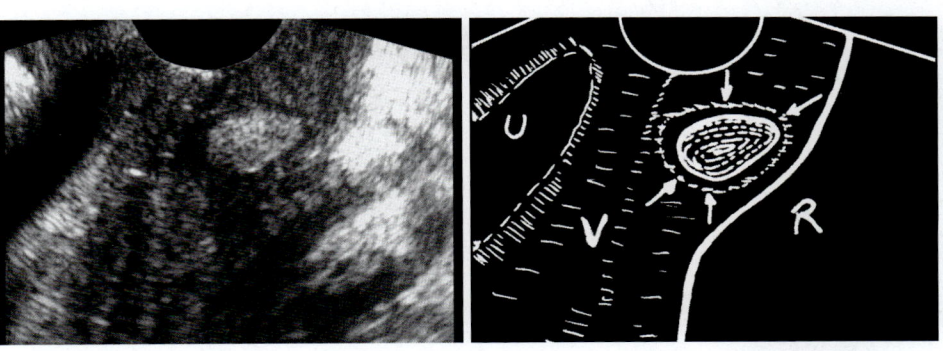

Figura 1.68. Exame transvulvar mostrando, em corte sagital, a uretra (U), a vagina (V) e o reto (R). Observe a presença de nódulo hiperecogênico no terço inferior da vagina, com limites bem definidos (setas). A biópsia revelou um hemangioma.

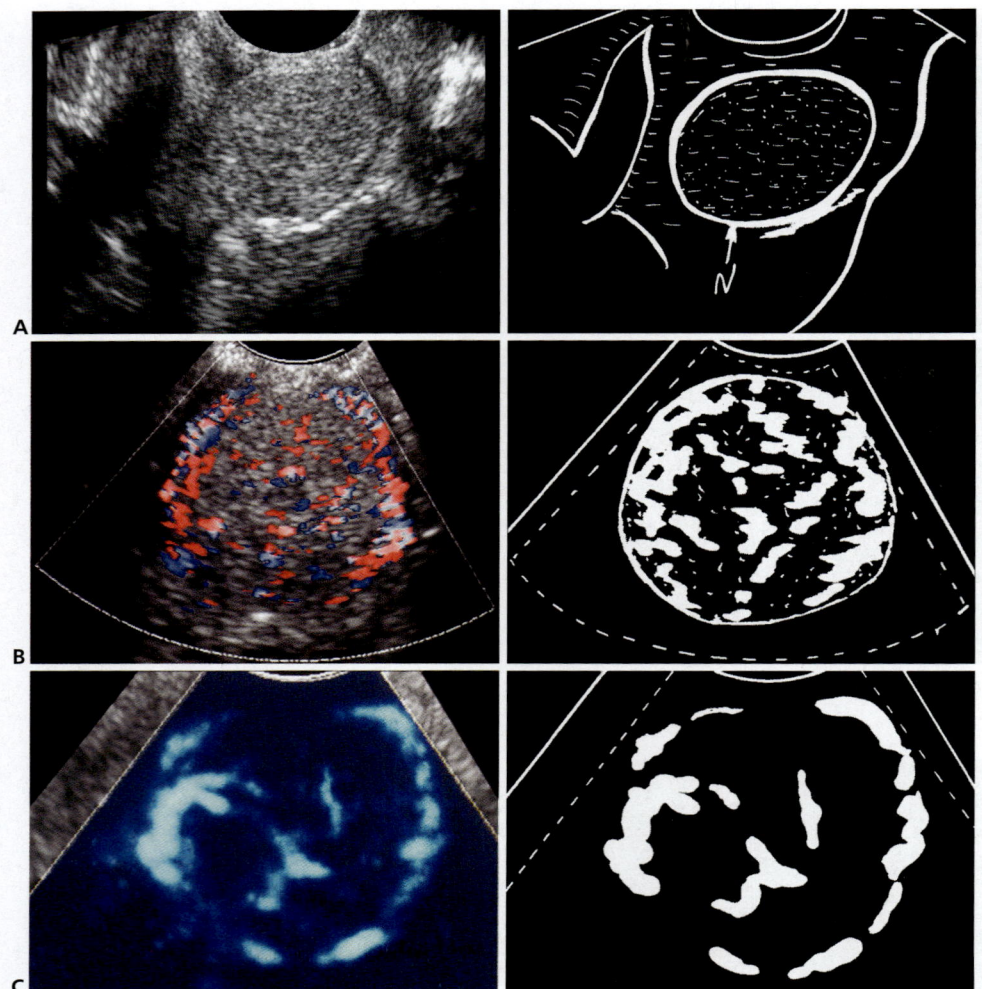

Figura 1.69. O ginecologista identificou nódulo na parede posterior da vagina, amolecido à palpação. Exame transvaginal.
A: Veja o nódulo (N) na parede posterior da vagina, levemente ecogênico, com limites definidos, e interior contendo granulado fino regular.
B: O estudo com Doppler colorido excluiu a hipótese de endometriose, pois identificou fluxos irregulares dispersos por todo o nódulo.
C: O estudo com Doppler de amplitudes, com subtração da escala de cinzas, mostrou vasos grossos com calibres variáveis. A biópsia revelou um hemangioma.

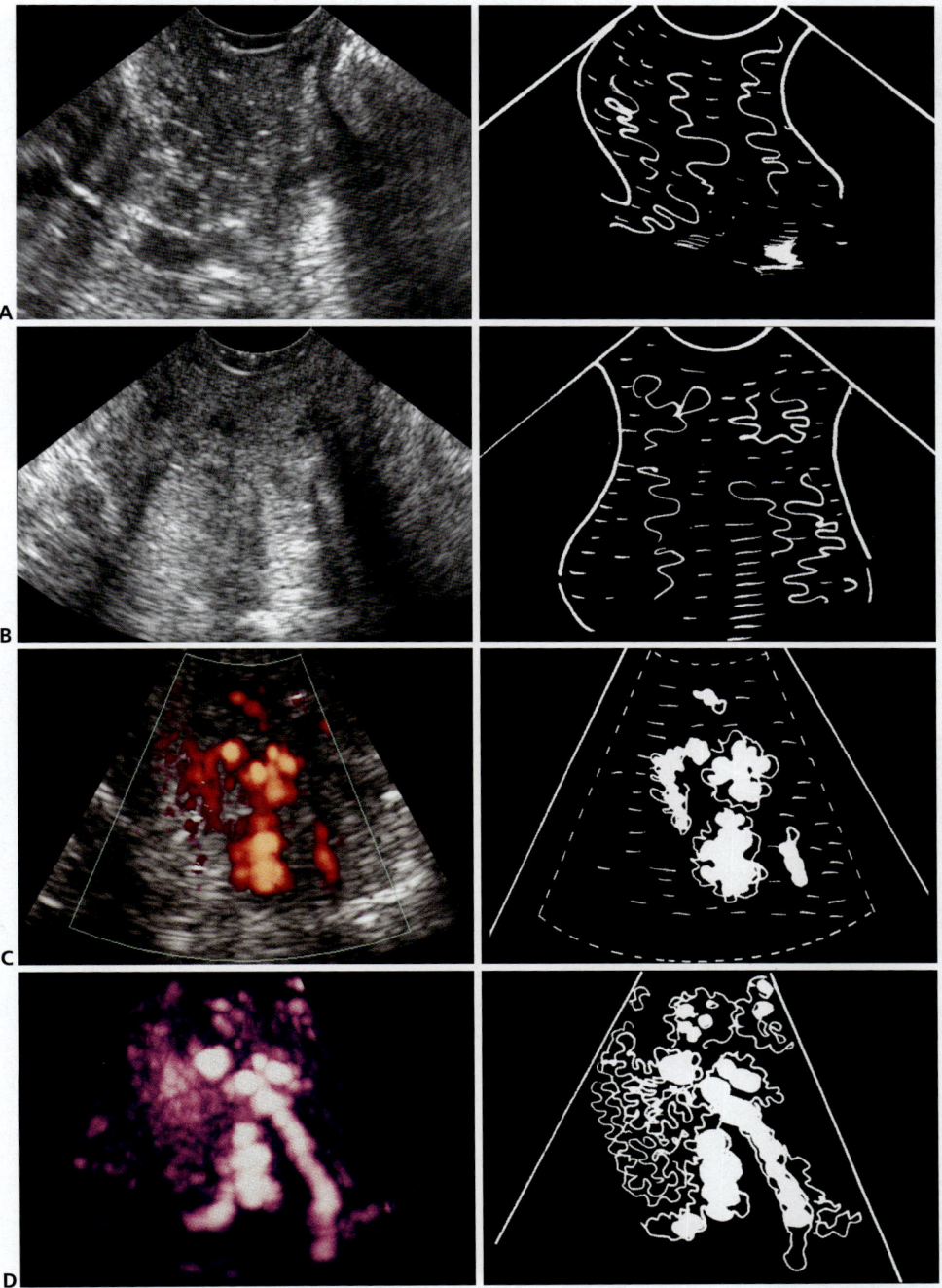

Figura 1.70. Paciente com queixa de dor vaginal às relações sexuais (dispareunia). Ao exame clínico nota-se massa violácea estendendo-se por grande parte da vagina. Exame transvaginal.
A e B: Observe o tecido irregular, heterogêneo, a ocupar quase toda a vagina, com limites irregulares e mal definidos.
C: O estudo com Doppler de amplitudes (*Power Doppler*) revelou fluxos irregulares em cavidades arredondadas.
D: Doppler tridimensional mostrando com mais clareza o padrão vascular da massa. A biópsia confirmou a hipótese de hemangioma.

! Alguns hemangiomas apresentam padrões invasivo e destrutivo, dificultando o tratamento, apesar de serem neoplasias benignas.

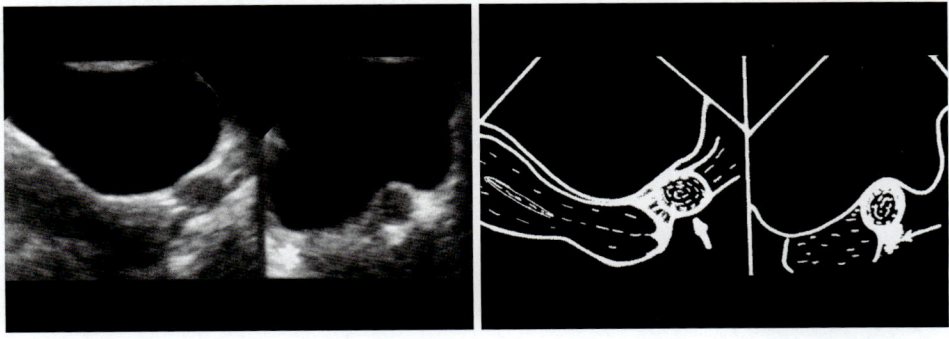

Figura 1.71. Exame transabdominal mostrando a presença de nódulo sólido (seta grossa) no terço médio da vagina. As neoplasias vaginais não são frequentes e, geralmente, são benignas (os miomas são as mais comuns). À esquerda, temos um corte longitudinal e, à direita, transversal. O reforço acústico posterior (seta fina) pode indicar um cisto com conteúdo denso, mas não exclui nódulo sólido. A biópsia revelou um mioma.

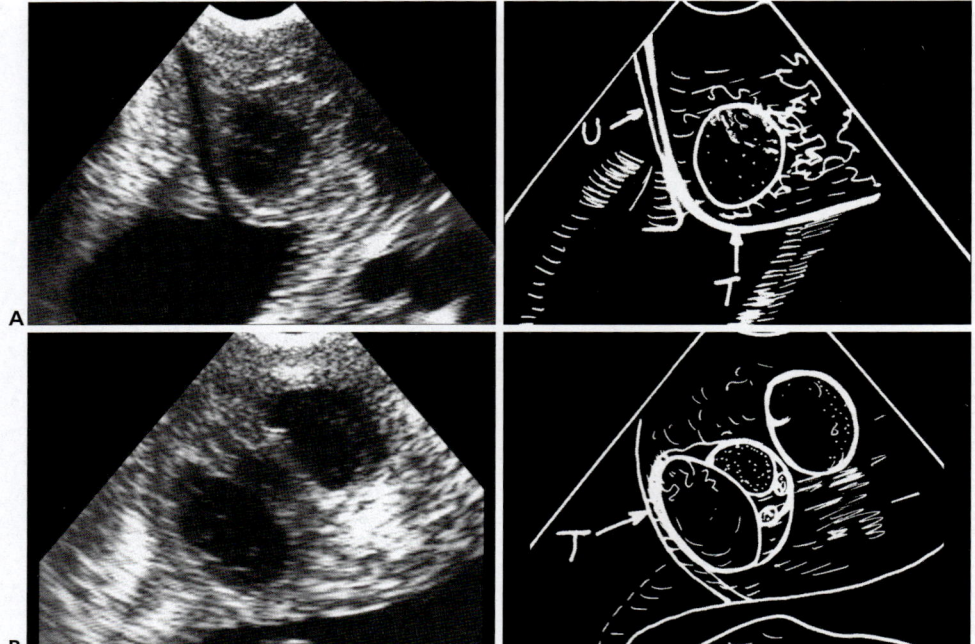

Figura 1.72. Paciente com queixa de peso e incômodo na região vaginal e dificuldade crescente para iniciar a micção.
A: Corte sagital transvulvar mostrando tumor misto (T) localizado no tabique uretrovaginal e deslocando a uretra (U).
B: Corte coronal mostrando, em maior aumento, o tumor misto com limites bem definidos. O diagnóstico diferencial deve ser feito com abscesso em divertículo de uretra, mas a queixa é diferente, com dor aguda e disúria. Infelizmente não tivemos acesso ao diagnóstico histológico da lesão.

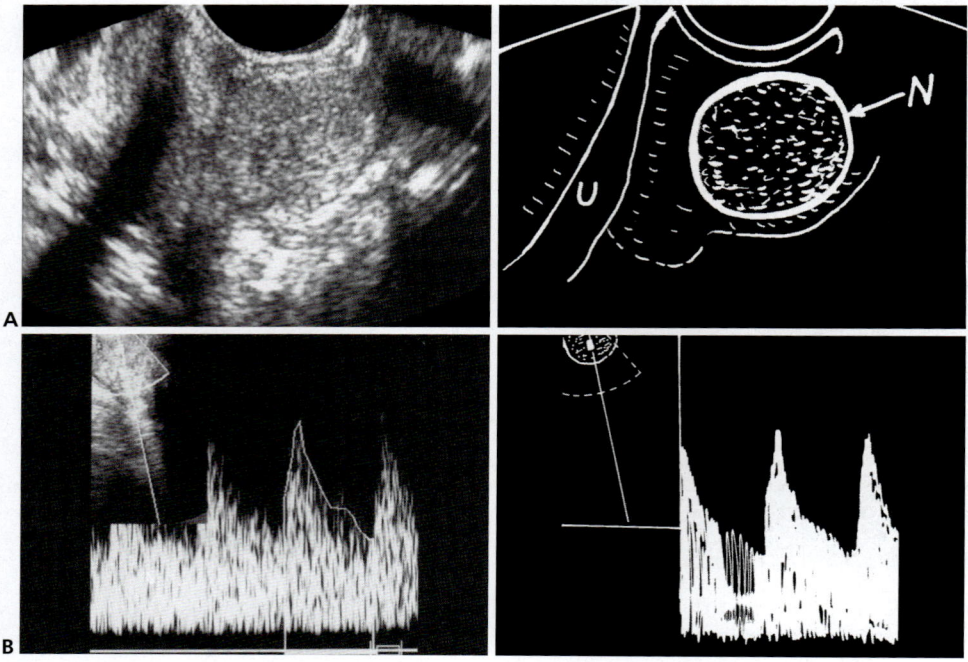

Figura 1.73. Paciente com nódulo vaginal posterior e duro ao toque. Exame transvaginal.
A: Corte sagital mostrando a uretra (U) e nódulo (N) na parede vaginal posterior, com limites definidos e ecotextura interna parecendo um cisto endometrioide ou um hemangioma.
B: O estudo Doppler revela vasos no interior do nódulo (descarta cisto de endometriose), com pulsos arteriais de resistividade moderada (fala contra hemangioma). A biópsia revelou um leiomioma.

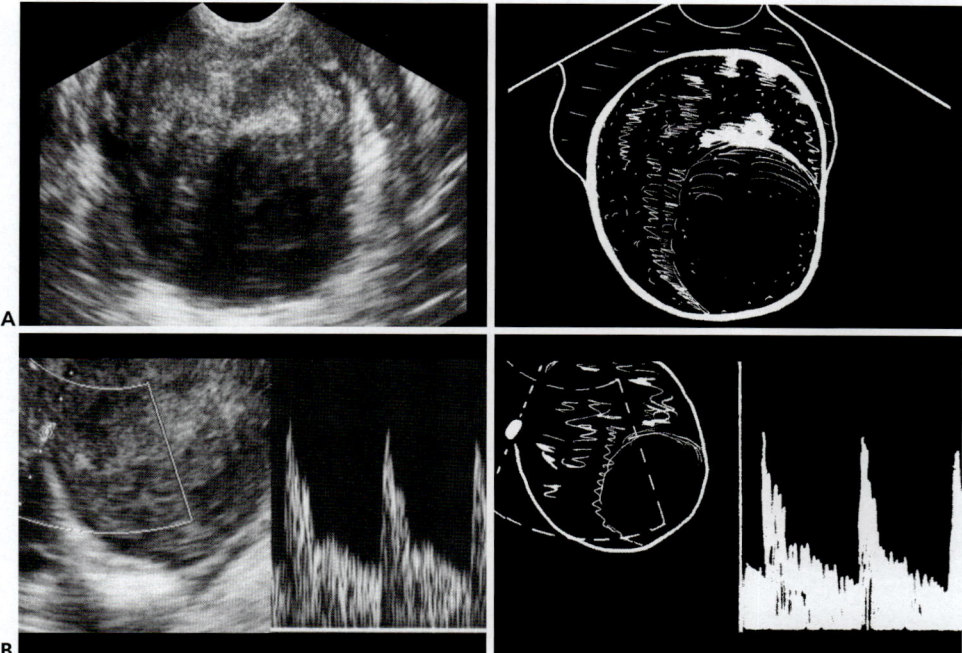

Figura 1.74. Grande tumor endurecido ao toque, em topografia vaginal. Exame transvaginal.
A: Neoplasia sólida heterogênea, com limites definidos e com volume de 47 cm³.
B: O estudo Doppler mostra vasos predominantes na periferia e com resistividade de moderada para alta. A biópsia revelou um leiomioma.

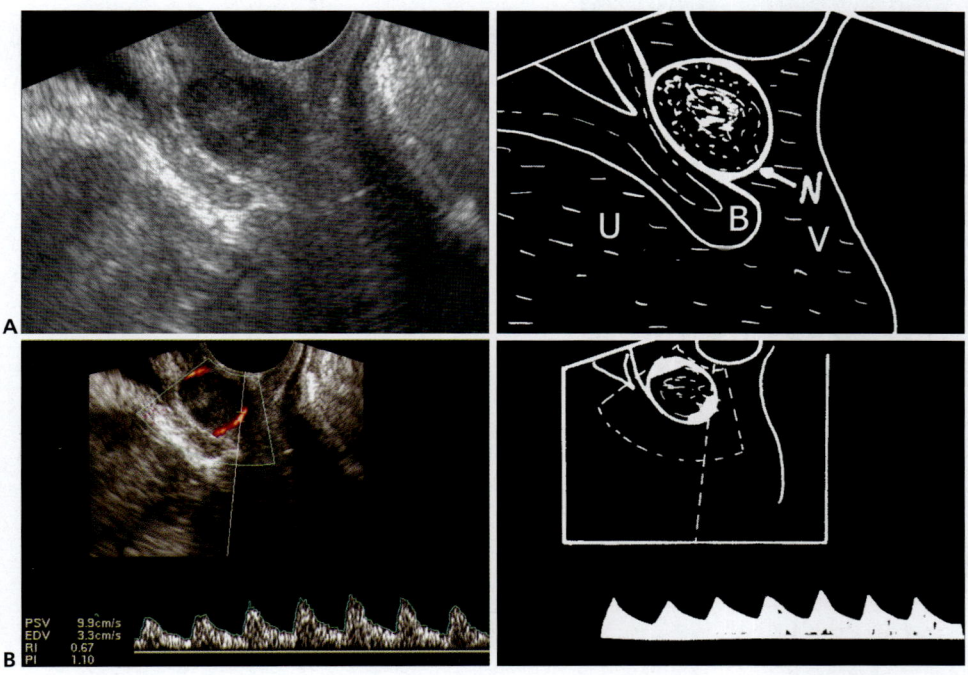

Figura 1.75. Exame transvaginal.
A: Corte sagital com o transdutor posicionado no terço médio da vagina, mostrando a parede vesical (B), o útero (U) e nódulo sólido hipoecogênico (N), localizado na parede anterior da vagina (V).
B: O estudo Doppler revela vasos na periferia do nódulo, com índices moderados de resistividade. A biópsia revelou um mioma.

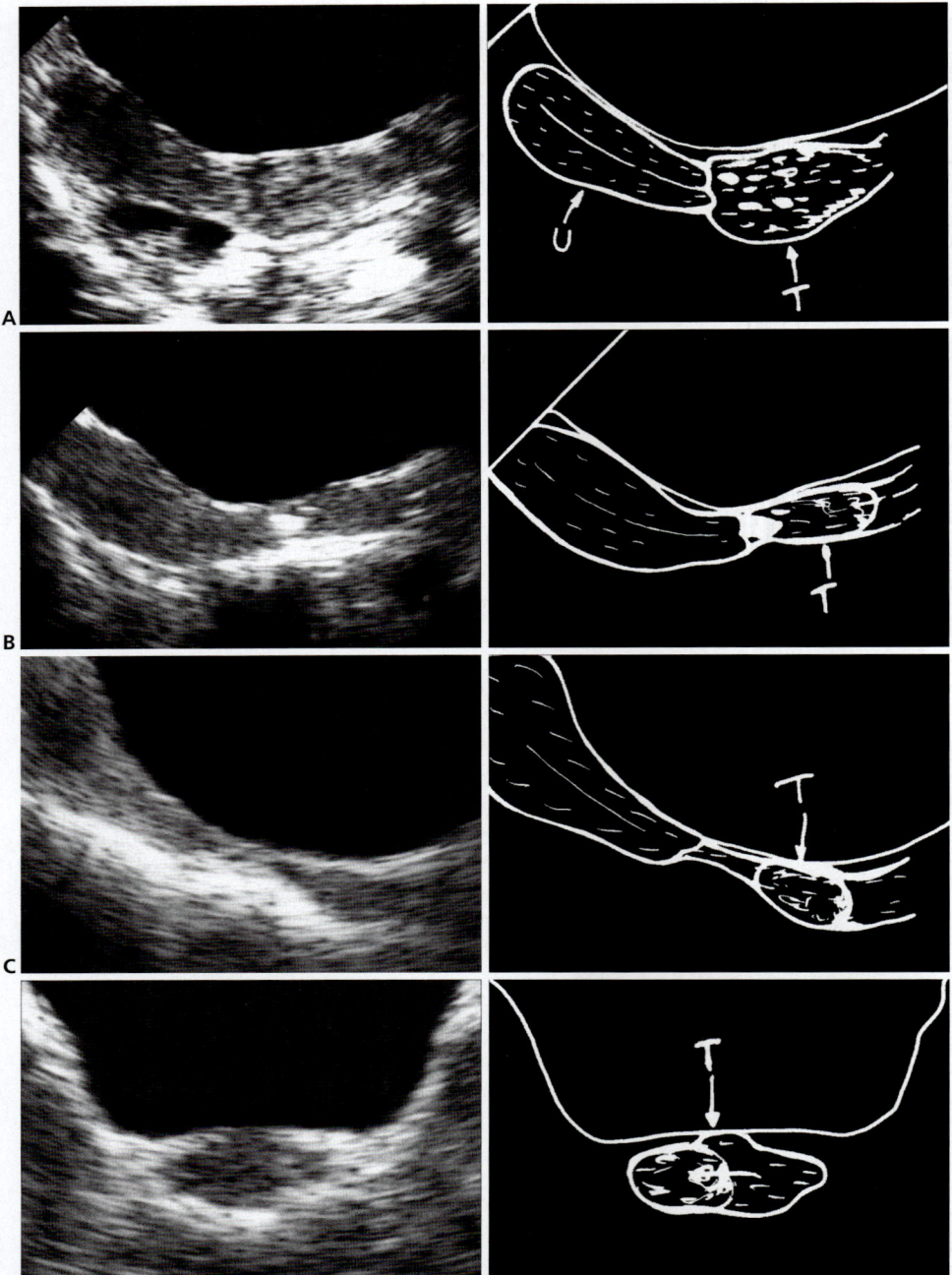

Figura 1.76. Adolescente de 14 anos, virgem, apresentando sangramento vaginal tipo "água de carne". Exame transabdominal.
A: Corte longitudinal mostrando o útero (U) e tumor sólido (T) ocupando os dois terços superiores da vagina. A biópsia revelou um carcinoma vaginal.
B: Avaliação durante a quimioterapia, mostrando redução significativa do tamanho do tumor.
C e D: Avaliação após o término da quimioterapia evidenciando tumor residual (T) em corte longitudinal (**C**) e em corte transversal (**D**). A paciente foi submetida à ressecção cirúrgica com bom resultado após cinco anos de evolução.

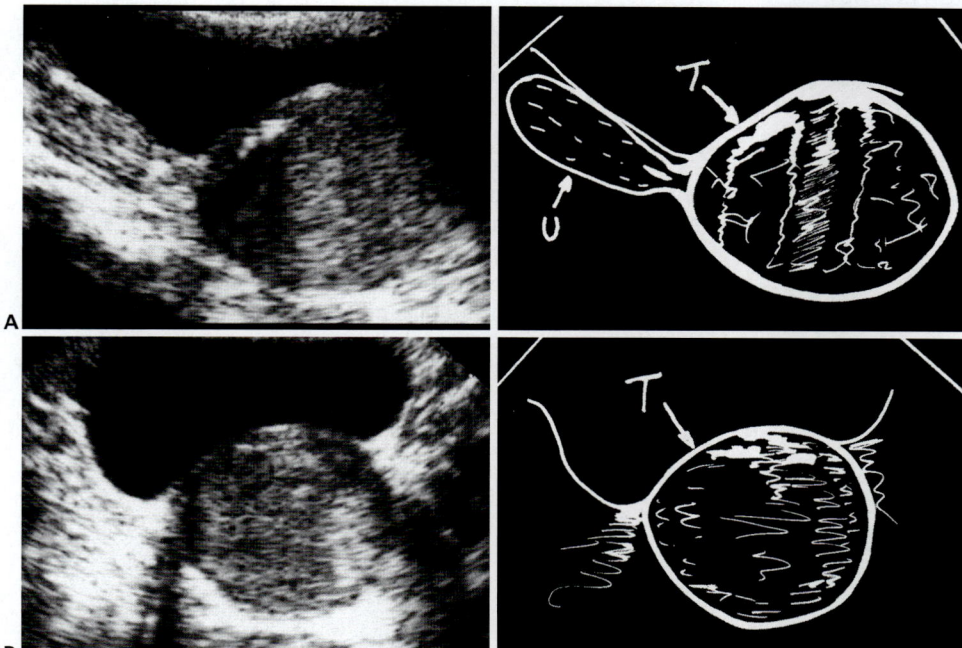

Figura 1.77. Lactente de 9 meses de idade, apresentando sangramento genital. Exame transabdominal.
A: Corte longitudinal mostrando o útero (U) e grande tumor sólido (T) em topografia da vagina.
B: Corte transversal do tumor. A biópsia revelou adenocarcinoma vaginal.

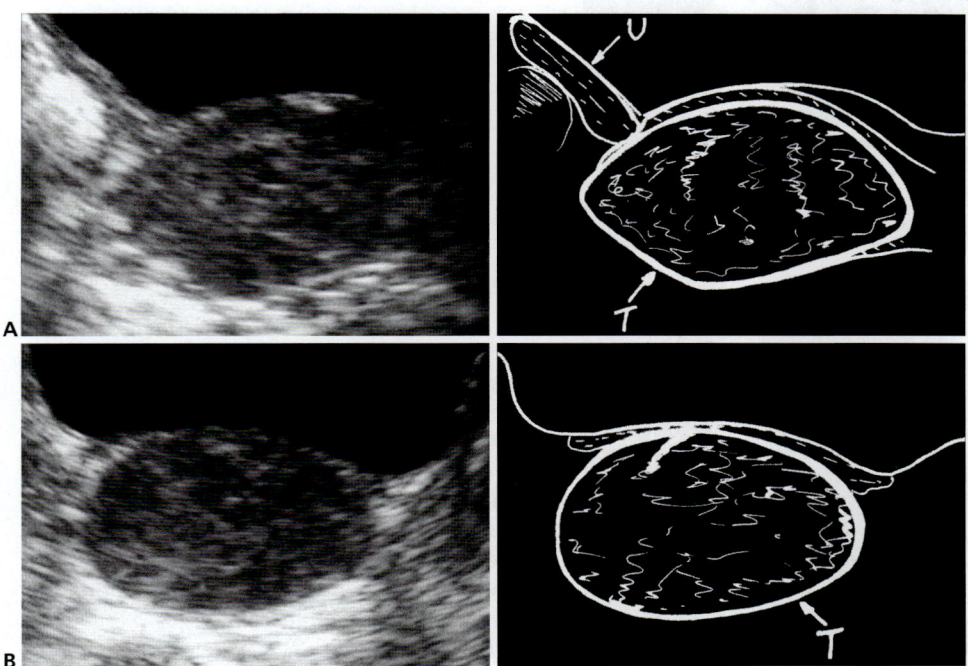

Figura 1.78. Exame transabdominal em criança de dois anos apresentando sangramento genital.
A: Corte longitudinal mostrando o útero infantil (U) e grande tumor sólido (T) em topografia da vagina.
B: Corte transversal do tumor. A biópsia revelou leiomiossarcoma vaginal.

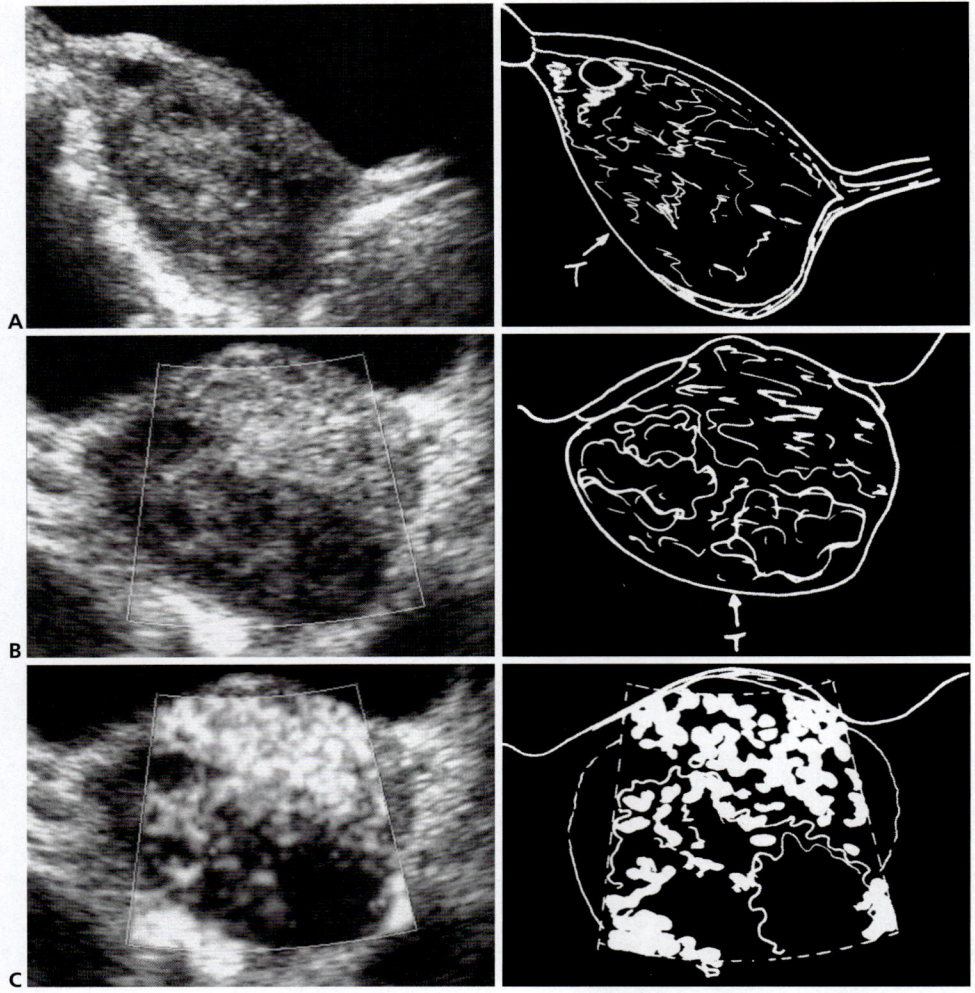

Figura 1.79. Criança de dois anos e três meses apresentando sangramento genital. Exame transabdominal.
A: Corte longitudinal mostrando grande tumor sólido (T) na metade superior da vagina.
B: Corte transversal do tumor.
C: Doppler colorido por amplitudes mostrando uma quantidade assombrosa de vasos irregulares (a imagem original estava em escalas de cinzas, com os vasos representados em branco). A biópsia revelou sarcoma botrioide.

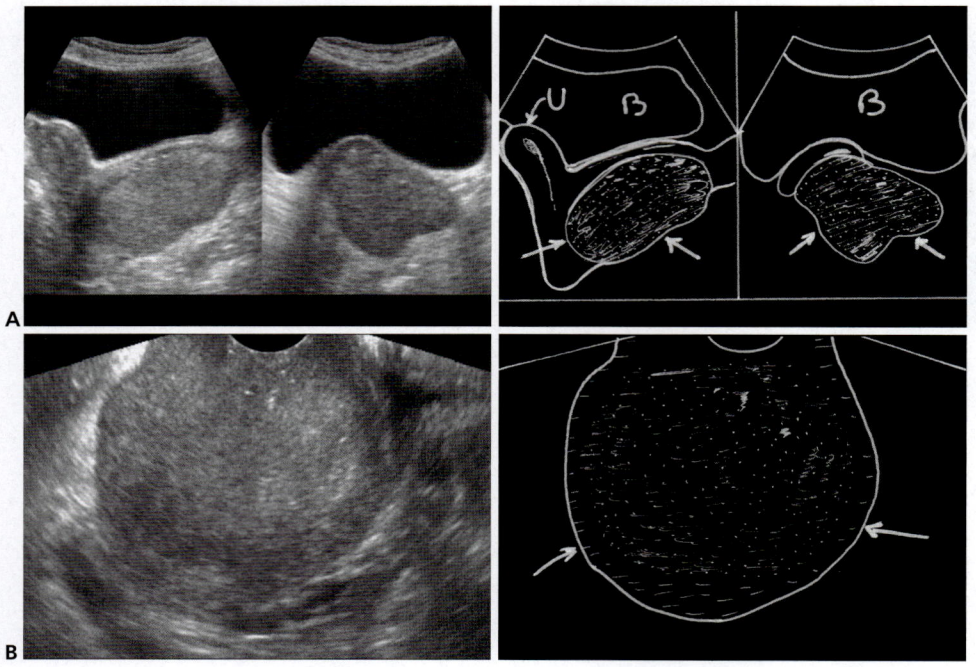

Figura 1.80. Paciente de 58 anos. Refere sangramento vaginal irregular, dificuldade para esvaziar a bexiga e dor pélvica, com irradiação para o períneo. Exame transabdominal e translabial. Cortesia: Dr. Kleber Chagas.
A: Corte longitudinal (à direita) e transversal (à esquerda), por via abdominal. Na imagem à direita, observe o grande tumor sólido homogêneo (setas), ocupando toda a vagina. Na imagem à esquerda, o tumor vaginal em corte transversal.
U = útero; B = bexiga.
B: Corte coronal translabial. O tumor vaginal é homogêneo e tem limites definidos. O diagnóstico histológico foi um carcinoma vaginal.

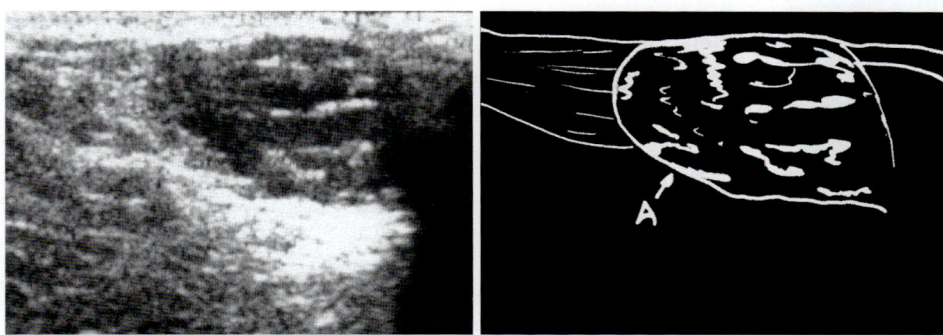

Figura 1.81. Exame da vulva com transdutor linear mostrando abscesso da glândula de Bartholin (A).

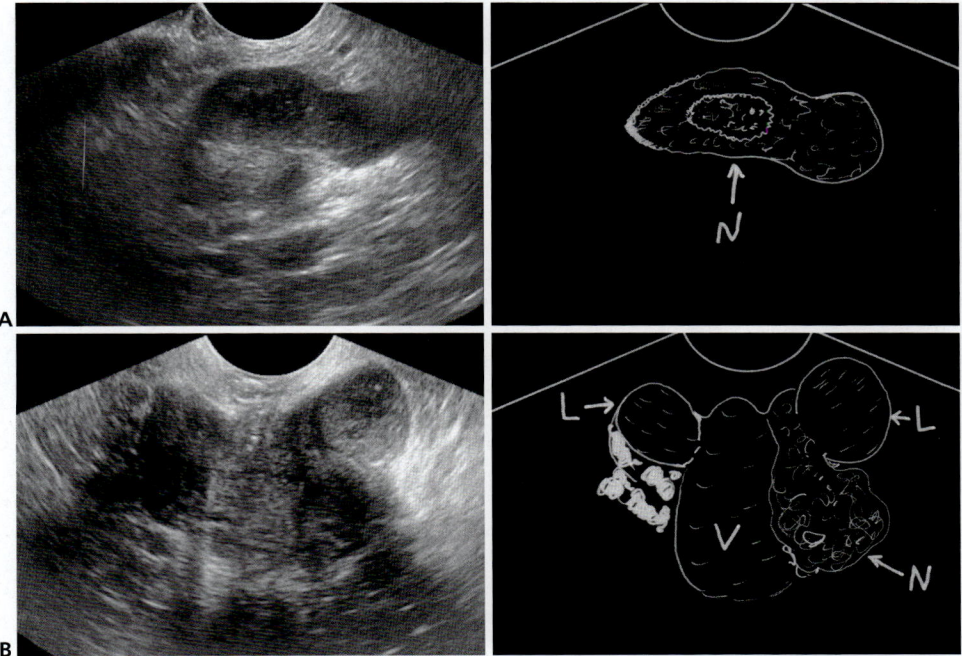

Figura 1.82. Paciente refere massa dolorosa aguda na base do grande lábio vulvar esquerdo.
A: Corte longitudinal mostrando o nódulo (N) hipoecogênico, o qual é doloroso à compressão com o transdutor.
B: Corte transversal da vulva. Observe os grandes lábios (L) e o nódulo posterior ao esquerdo.
V = vagina. O diagnóstico final foi um abscesso subcutâneo.

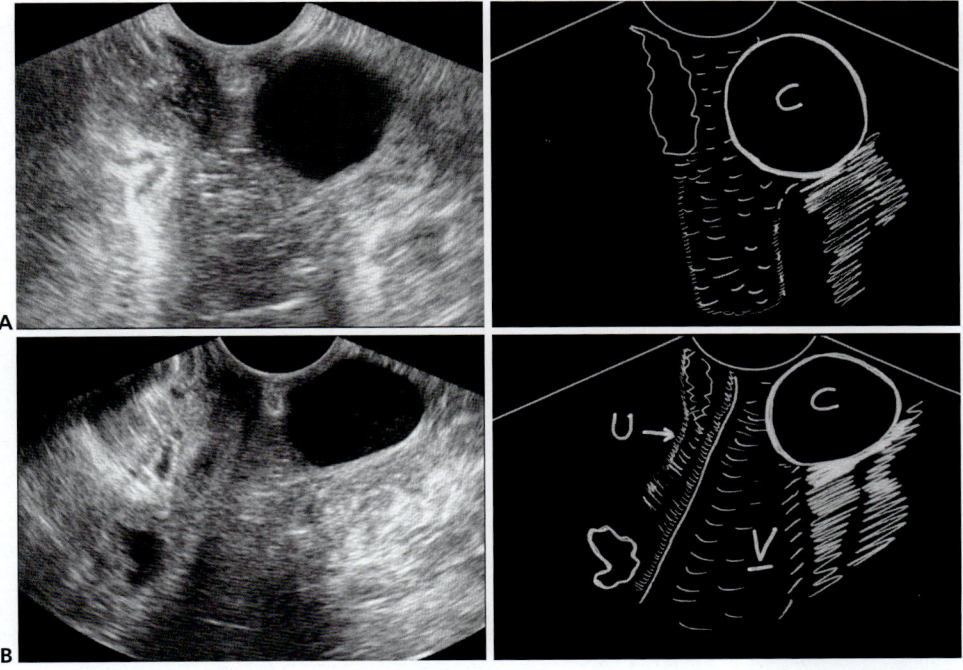

Figura 1.83. Exame da vulva mostrando um cisto recente de Bartholin (C).
A: Corte transversal oblíquo. Observe o cisto anecoide.
B: Corte longitudinal oblíquo. U = uretra; V = vagina.

40 | Capítulo 1 ■ A VAGINA

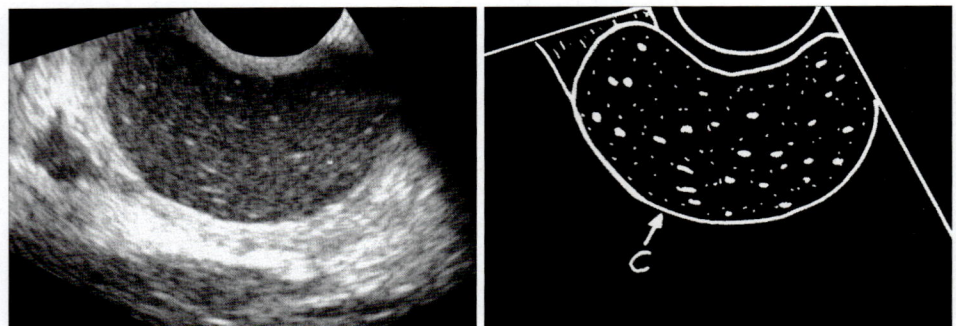

Figura 1.84. Exame da vulva com transdutor convexo de alta frequência mostrando cisto da glândula de Bartholin (C), com conteúdo denso (cisto crônico recorrente).

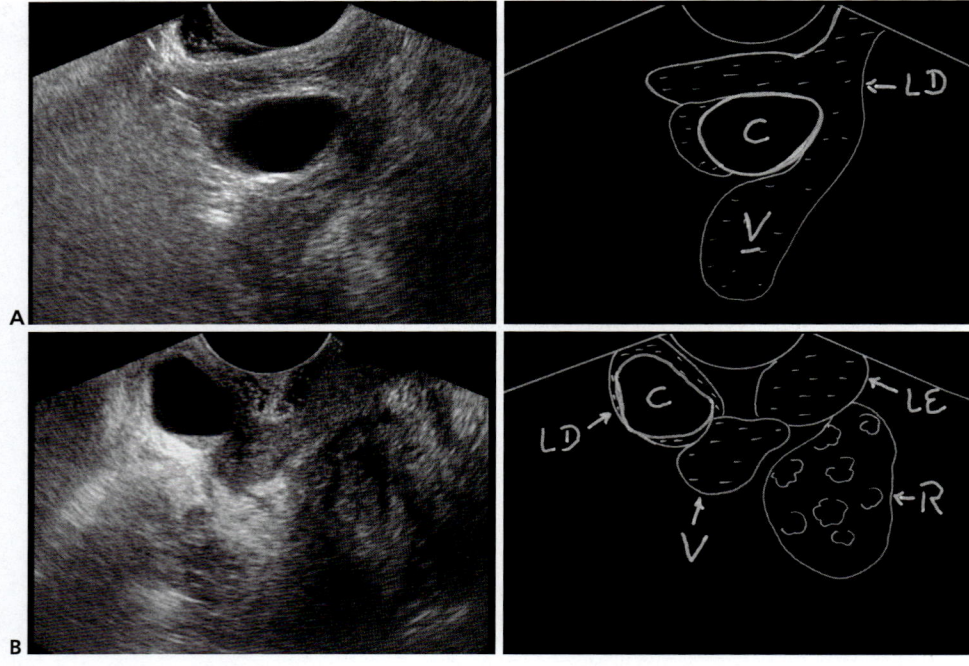

Figura 1.85. Exame da vulva em paciente a referir pequeno nódulo indolor no grande lábio direito.
A: Corte longitudinal. Observe o grande lábio direito (LD) e o cisto glandular simples em seu interior (C). V = parede lateral direita da vagina.
B: Corte transversal oblíquo nos grandes lábios. LE = lábio esquerdo; R = reto.

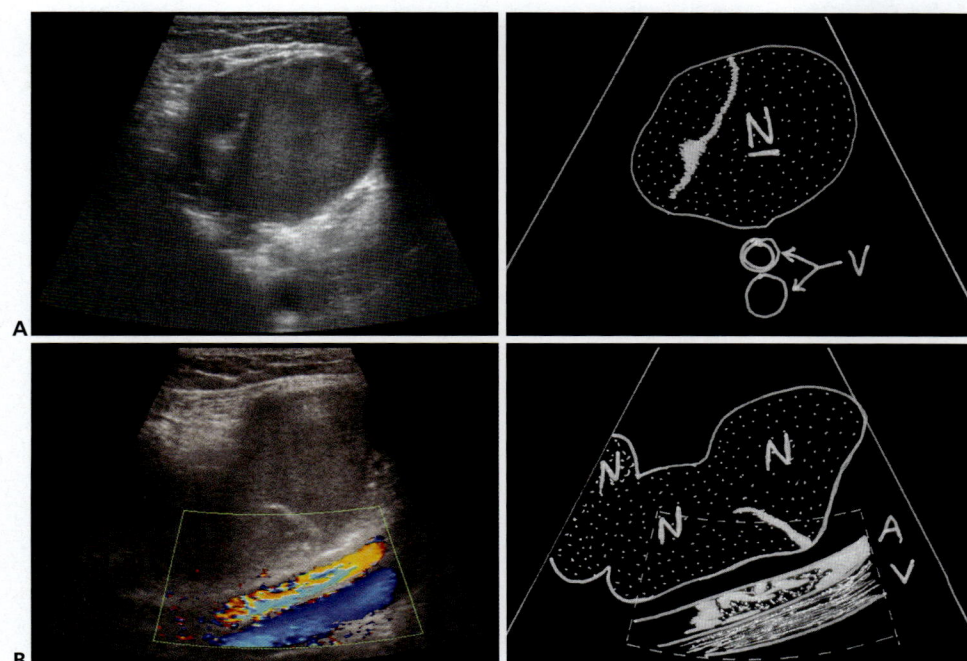

Figura 1.36. Paciente de 75 anos. Apresenta lesão ulcerada vulvar e grande nódulo duro na virilha direita.
A: Corte transversal na virilha direita, com transdutor linear. Observe o grande nódulo sólido (N), com limites regulares. V = vasos ilíacos externos.
B: Corte longitudinal na virilha direita. Observe os três nódulos sólidos homogêneos, com limites regulares, hipoecogênicos, com ecotextura homogênea. A = artéria ilíaca externa; V = veia ilíaca externa. O diagnóstico histológico foi carcinoma vulvar com invasão dos linfonodos inguinais.

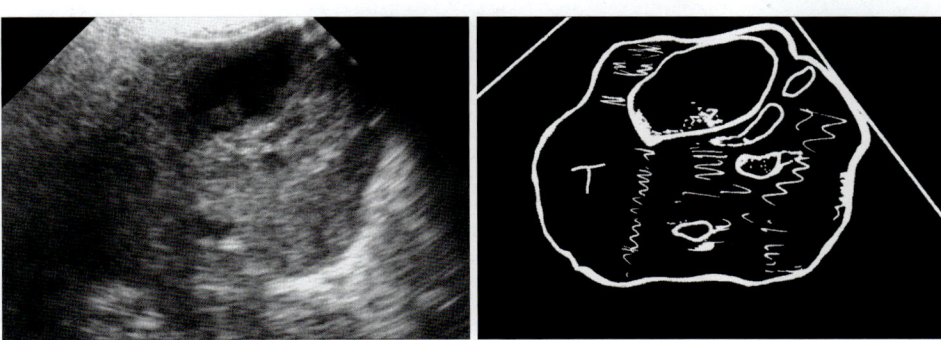

Figura 1.87. Paciente submetida à vulvectomia há 3 anos em razão de carcinoma vulvar. Apresenta dor pélvica. O exame transabdominal revelou um tumor (T) na fossa ilíaca direita. Biópsia: recidiva do carcinoma vulvar em massa de linfonodos.

CAPÍTULO 2

A Uretra

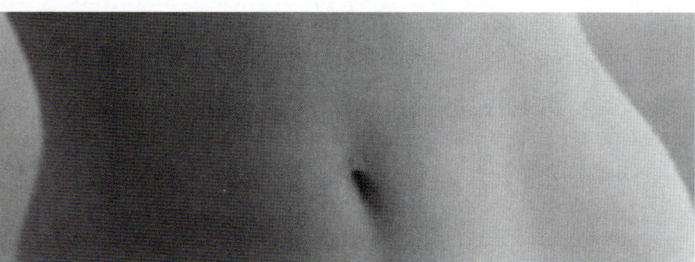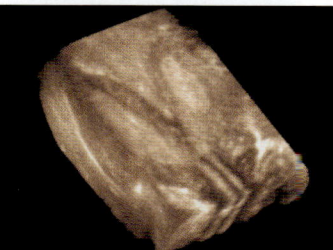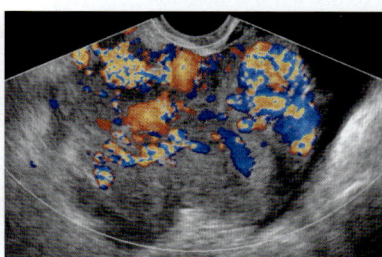

Com a colaboração especial de Newton Osborne

O exame uretral é de interesse a ginecologistas e urologistas. Há uma pesquisa corrente em ambos os grupos, para utilização de técnicas efetivas e não invasivas no exame uretral, já que os métodos tradicionalmente usados requerem intervenção cirúrgica, exposição à radiação ionizante e exame de contraste. A ultrassonografia da uretra vem sendo utilizada para uma melhor compreensão de certos tipos de incontinência urinária, assim como causas intrínsecas e extrínsecas para a obstrução do canal de saída da bexiga.

Com o aperfeiçoamento da tecnologia, aumenta-se a capacidade de observar o colo vesical e a uretra, em repouso, e, com manobra dinâmica, de avaliar a hipermobilidade da uretra e movimentos de sua base, tornando, portanto, a ultrassonografia o método escolhido para avaliar as funções e estruturas uretrais por muitos pesquisadores. Um número crescente de especialistas descobriu que a ultrassonografia oferece vantagens concretas. Providencia, por exemplo, informação exata, indolor, não invasiva, reprodutível e que está livre de radiação ionizante.

Há diversas técnicas descritas para os exames de ultrassonografia da uretra feminina, assim como para as avaliações de suas mudanças anatômicas em relação à bexiga e outros órgãos e regiões pélvicas. Exames transabdominal, transvaginal, transretal e transperineal vêm sendo utilizados para a avaliação ecográfica da uretra.

Existem dois problemas com o exame transabdominal que interferem em uma avaliação adequada da uretra. O primeiro é a dificuldade em visualizar toda a uretra graças à sombra acústica da sínfise púbica. O segundo é que, para observar sua relação anatômica ao fundo pélvico, a bexiga precisa estar completamente cheia, o que desloca e comprime as estruturas.

A ultrassonografia transretal oferece uma boa visualização da uretra em repouso, mas o movimento da uretra na base da bexiga pode parecer exagerado pela deslocação inevitável do transdutor que ocorre simultaneamente com a crescente pressão intra-abdominal. A avaliação transvaginal providencia uma boa visão da bexiga e da uretra, mas o movimento de partes moles é afetado diretamente no contato com o transdutor.

A avaliação transperineal ou, mais corretamente, o exame transvulvar (translabial) com transdutor convexo é preferível, já que apresenta uma observação completa da parte inferior da região urogenital, incluindo assoalho pélvico, sem as desvantagens apresentadas anteriormente por outros métodos.

ANATOMIA ULTRASSONOGRÁFICA

O comprimento médio da uretra em uma mulher adulta normal é de três centímetros, com um comprimento mínimo de dois centímetros e um máximo de quatro centímetros. O diâmetro médio (medido das bordas externas do músculo estriado) é de seis milímetros. O limite anterior da uretra feminina segue um curso oblíquo sob a sínfise púbica. Sua terça parte central está a uma distância de cinco a sete milímetros do periósteo do osso púbico. Essa distância não deve exceder dez milímetros. A distância do púbis ao orifício uretral interno é de cerca de quinze milímetros.

A camada interna da uretra consiste em mucosa transicional cercada por duas camadas hipoecogênicas de músculo liso. A camada muscular lisa interna é longitudinal, enquanto a camada muscular lisa externa é circular. Uma camada hiperecogênica de músculo estriado reveste as camadas de músculo liso. A distinção entre as camadas musculares torna-se menos evidente com o envelhecimento do paciente.

Imediatamente adjacente ao terço distal da uretra há algumas áreas hipoecoicas que correspondem às glândulas paramerais (de Skene). A uretra é sustentada pelos seguintes músculos: elevador do ânus, bulbocavernoso e perineais transversos. Os ligamentos pubouretrais posteriores sustentam a uretra e estão alinhados obliquamente. Sua porção visível é apenas um componente do complexo de feixes que providenciam a sustentação para toda a superfície anterior da uretra.

Alguns vasos sanguíneos são visíveis na parte anterior da uretra e nos músculos adjacentes. A vagina e o reto são observáveis posteriormente à uretra.

O ângulo vesicouretral posterior é formado pelo eixo central da uretra e a base da bexiga. O ângulo vesicouretral normal mede entre 90 e 110°. Não deve exceder 130° durante a manobra de Valsalva.

AVALIAÇÃO ULTRASSONOGRÁFICA

Inicialmente, transdutores lineares de 7,5 MHz foram utilizados para avaliar a uretra. Atualmente usam-se transdutores convexos de 5,0 ou 6,5 MHz, porque eles providenciam imagens de melhor definição. Podem ser usados os transdutores convexos transvaginais posicionados entre os lábios vulvares, dando-se preferência aos de banda larga graças à ampla variação de frequências.

A paciente é colocada em posição de litotomia, e o transdutor protegido com preservativo é aplicado em visão sagital entre os pequenos lábios. Com a exceção dos casos em que uma avaliação de cistocele é desejada, a bexiga não deve estar necessariamente cheia, mas um pequeno conteúdo é desejável. Enquanto a paciente está totalmente relaxada, são feitas varreduras sagitais simples com a vagina em uma posição vertical em relação ao transdutor. O ultrassonografista mede, então, o comprimento uretral, a distância do periósteo pubiano ao centro do terço médio da uretra e ao orifício uretral interno, a espessura do espaço de Retzius e o ângulo vesicouretral posterior. As medidas em visão sagital são repetidas, enquanto o paciente executa manobra de Valsalva.

A visão coronal no mesmo nível segue os procedimentos dos cortes sagitais. É possível, então, avaliar o clitóris, os músculos bulbocavernosos, a uretra e as glândulas e vasos parauretrais.

DISFUNÇÕES DA MICÇÃO

O problema urinário mais comum em mulheres adultas, relacionado com disfunção na bexiga e uretra, é a incontinência urinária. Há diversos tipos de incontinência. A maioria dos casos é encontrada com incontinência urinária por estresse. Incontinência de urgência (irritabilidade do músculo detrusor), de transbordamento, e outras formas de incontinência em virtude de anormalidades estruturais, como divertículo, cálculo, corpo estranho, fístula e nódulos hiperplásicos, são menos comuns. Ainda há disfunções nos sistemas nervosos central e periférico que afetam o funcionamento da bexiga e da uretra.

Pacientes com ferimentos na medula espinal ou lesão no sistema nervoso central frequentemente desenvolvem disfunções na bexiga.

Disfunções neuromusculares podem resultar em dissinergia detrusor/esfíncter, dissinergia detrusor/colo vesical, síndrome medular central ou síndrome medular anterior. A dissinergia detrusor/esfíncter aparece quando o esfíncter periuretral estriado falha em relaxar, enquanto o músculo detrusor contrai. Se o colo vesical não relaxar durante a contração do detrusor, então ocorre a dissinergia detrusor/colo vesical. Se uma lesão da cauda equina levar à perturbação dos nervos parassimpáticos pélvicos, e as raízes simpáticas altas permanecerem intactas, uma lesão neuromotora baixa leva à dissinergia detrusor/colo vesical. Na síndrome medular anterior, as fibras simpáticas dentre os cornos laterais ficam afetadas, levando o colo vesical a ficar dilatado.

Essas mudanças podem ser documentadas com a ultrassonografia.

Pacientes com lesões acima de T5 e, em alguns casos, entre os níveis T5 e T8, podem ter a disreflexia autonômica. Se a bexiga estiver repleta e contrair-se vigorosamente, o paciente pode desenvolver hipertensão, bradicardia, sudorese e dores de cabeça. Se a pressão sanguínea subir rapidamente e não for controlada, então uma hemorragia cerebral aguda pode tornar-se uma complicação catastrófica. Essa reação pode ser precipitada por pequenos volumes de urina ou por cateterização.

Cistossonografia transretal pode ajudar a indicar anormalidades de esvaziamento, especialmente em indivíduos sofrendo de problemas da medula espinal. Mais ainda, a cistossonografia vem sendo utilizada na avaliação dos agentes bloqueadores alfa-adrenérgicos, como fentolamina e fenoxibenzamina. Esses agentes bloqueiam a atividade excessiva dos receptores alfa-adrenérgicos no sistema nervoso central que participam da dissinergia detrusor/colo vesical. A ultrassonografia transretal foi utilizada para demonstrar obstrução mecânica criada por camadas teciduais curtas e longas no colo vesical desses pacientes.

INCONTINÊNCIA URINÁRIA DE ESFORÇO (IUE)

É a perda involuntária de urina através de uma uretra anatomicamente normal, subsequente a um aumento da pressão intra-abdominal, com ausência de contrações do detrusor.

Existem diversos relatos sobre a prevalência da IUE, variando de 8,5% a até 60%, dependendo da idade, virgindade e paridade. As diferenças de prevalência podem ser atribuídas a diferenças de definição, metodologia usada, grupos pré-selecionados para estudo e diferentes parâmetros para coletar dados.

FISIOPATOLOGIA

Em 1952, Jeffcoate e Robert sugeriram que a perda do ângulo posterior uretrovesical era um pré-requisito para a IUE. Técnicas de visualização diagnóstica subsequentes foram fundamentadas nesse conceito. Avaliações radiográficas propostas por Greene foram usadas para demonstrar uma mudança na inclinação do eixo uretral, a qual se supunha estar relacionada com o início da IUE.

Em 1960, Lapides *et al.* sugeriram que a diminuição do tamanho da uretra era a causa para a IUE. Embora outros autores não tenham podido conferir essa etiologia, a mensuração da uretra começou a ser realizada desde então. Hodgkinson especulou que a IUE era o resultado de um deslocamento da junção uretrovesical para uma posição inferior da bexiga sem rotação. Uma variedade de técnicas de radiografia foi proposta com base nesses conceitos. No entanto, Sanders *et al.* mostraram que eles tinham pouca valia.

O trabalho de Sanders *et al.* sugere que as paredes posterior e anterior da uretra movem-se desigualmente. Um mau posicionamento entre as duas é responsável pela abertura do terço proximal uretral, com subsequente incontinência. A parede uretral anterior é mantida parcialmente no lugar pelo complexo pubouretral, enquanto a parede uretral posterior desloca-se, quando há uma redução da sustentação vaginal. Essa interpretação anatômica promove a ideia de um defeito na sustentação paravaginal que leva à separação do tecido das paredes laterais da pélvis.

Com um aumento da pressão intra-abdominal, a vagina e o reto normalmente movem-se posteriormente em uma extensão maior que a da uretra. Observações em tempo real mostraram que, durante essa ocasião, há um movimento circular da uretra para longe da sínfise púbica. O deslocamento uretral aumenta com a diminuição da sustentação vaginal. A sequência seguinte é o aparecimento da IUE. Com a perda crescente da sustentação da musculatura pélvica, a vagina desce progressivamente para níveis mais baixos, causando os progressivos deslocamentos anterior e posterior da parede uretral.

A princípio, a ultrassonografia só pode detectar uma pequena área de dilatação do esfíncter uretral interno (imagem em funil) quando a paciente tosse ou faz qualquer manobra de esforço. Nesse ponto, a alteração só poderá ser demonstrada, enquanto a paciente estiver em pé. Com o enfraquecimento progressivo dos tecidos, esse afunilamento do terço uretral proximal torna-se evidente em repouso e torna-se muito pronunciado com um aumento da pressão intra-abdominal.

Uma segunda alteração que também pode ocorrer é o enfraquecimento dos ligamentos entre a sínfise e a uretra. Essa condição terá duas consequências visíveis: a distância entre o complexo muscular uretral e a sínfise púbica aumentará, e a massa muscular uretral mover-se-á para baixo durante repouso. Quando isso ocorre, a uretra move-se ainda mais para longe da sínfise, quando ocorre um aumento da pressão intra-abdominal a qual resulta em que ela pode apontar para frente ao invés de para baixo. A mudança da distância entre a sínfise e a uretra não é relacionada com incontinência, se a relação normal entre as partes anterior e posterior da uretra for mantida.

PROCEDIMENTO DIAGNÓSTICO

Avaliar a abertura uretral em descanso e com manobra de Valsalva. Checar a presença de cistocele.
Determinar se há alguma anormalidade:

- Distância do centro do terço uretral médio ao periósteo > 10 mm.
- Distância do orifício uretral interno ao osso púbico < 15 mm.
- Diâmetro transverso da uretra > 6 mm.
- Ângulo vesicouretral posterior > 130°.

Determinar se, com a manobra de Valsalva, há:

- Deslocamento maior que 5 mm da posição uretral para longe do periósteo.
- Um aumento do ângulo vesicouretral maior que 30°.

Em nossa experiência, os melhores elementos para a identificação da IUE, com a paciente em repouso e com a manobra de Valsalva, são: a abertura uretral (funil) e as distâncias alteradas (uretrocele) entre o osso púbico e o orifício uretral interno e o terço uretral médio. Não há necessidade de fazer avaliação com a paciente em pé ou medir do ângulo vesicouretral (não aumentam a eficiência do exame). Também não há necessidade da bexiga estar repleta.

OUTRAS ANORMALIDADES URETRAIS

Varizes parauretrais

Estruturas periuretrais tortuosas e anecoicas devem ser confirmadas com o mapa vascular obtido com o estudo Doppler.

Cistos de retenção da glândula de Skene

Estruturas periuretrais arredondadas e anecoicas.

Skenite

Paredes glandulares hiperecogênicas com contornos heterogênicos. Nos casos mais graves, podem ocorrer abscessos.

Uretrite

As paredes uretrais estão extremamente delimitadas e há limitação da movimentação uretral. A uretra se apresenta edemaciada, espessada e com pequenos cistos das glândulas periféricas.

Divertículo uretral	Pode ser único ou múltiplo. Está geralmente presente como estrutura anecoica situada entre as camadas musculares longitudinal e circular da uretra, na área do terço médio.
Cálculo uretral	Estrutura hiperecogênica com sombra acústica posterior dentro do canal uretral. O diagnóstico diferencial é com calcificações da mucosa uretral (sequelas cicatriciais).
Avaliação pós-cirúrgica	Checar se há constrição uretral ou acotovelamento do seu terço médio. Avaliar a posição da uretra e a presença de "sling".
Pólipo uretral	Estrutura hiperecogênica no canal uretral. Com o Doppler, pode-se observar o eixo vascular central.
Neoplasia	Massa geralmente hipoecogênica relacionada com a uretra. A neoplasia uretral é rara e pode originar-se de qualquer das suas linhagens celulares, sendo as mais frequentes o mioma e o carcinoma.

A ultrassonografia é um método efetivo para avaliar pacientes suspeitas de terem anormalidades uretrais. A informação é comparável àquela obtida com cistografia de contraste e é adquirida em um menor tempo, com um menor desconforto da paciente e com um custo menor do que os métodos que utilizam radiação ionizante.

A ultrassonografia já é rotineira na avaliação dinâmica do trato urinário inferior em muitas instituições. É simples, rápida e com um custo menor. Os exames ecográficos substituíram os cistouretrogramas radiológicos na avaliação das enfermidades uretrais e somam informações com os estudos urodinâmicos.

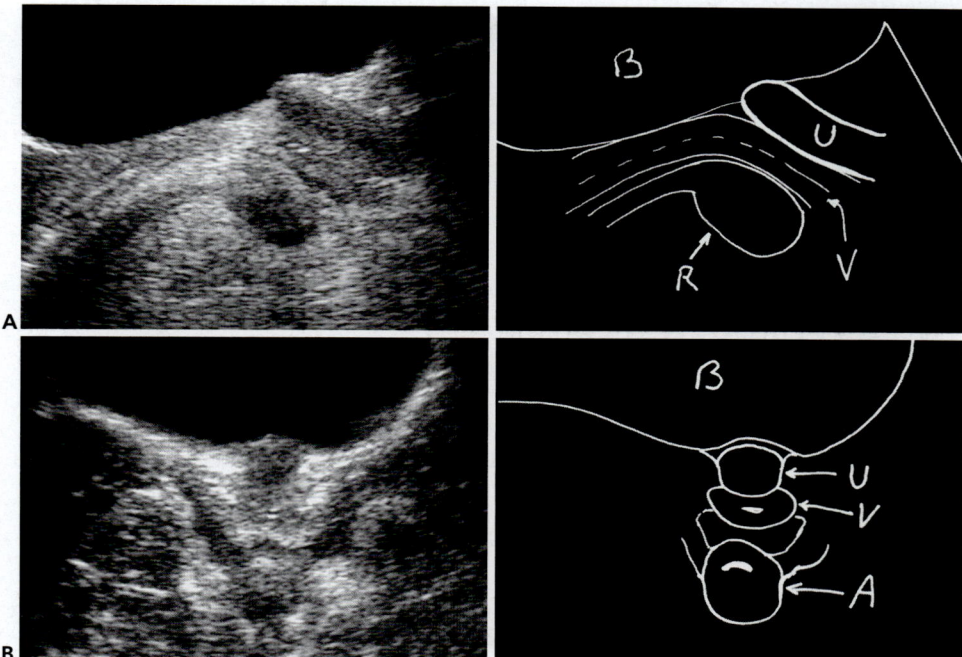

Figura 2.1. Exame transabdominal. Anatomia.
A: Corte longitudinal mostrando a bexiga (B), a uretra (U), a vagina (V) e o reto (R).
B: Corte transversal mostrando a bexiga, a uretra, a vagina e o canal anal (A).

! O exame transabdominal não é adequado para avaliar a uretra, pois não tem aproximação e resolução suficientes; a bexiga repleta desloca as estruturas e não é possível mostrar a relação da uretra com a sínfise púbica.

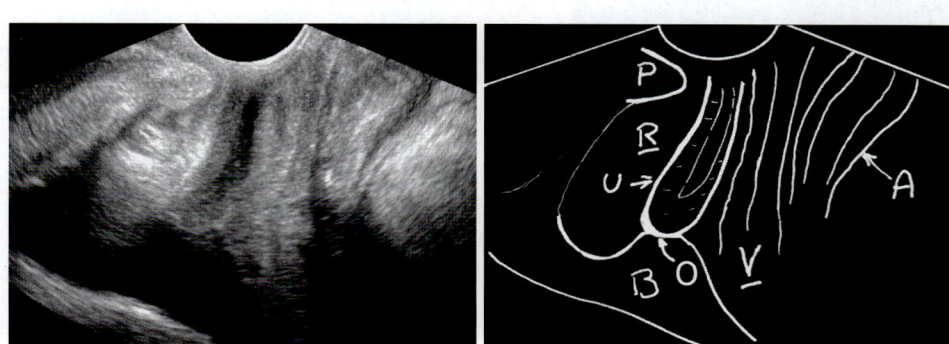

Figura 2.2. Exame transvulvar. Anatomia. O transdutor está posicionado em corte sagital, entre os lábios vulvares, e, por esse motivo, o exame também é denominado translabial. Observe a sínfise púbica (P), o espaço retropúbico (R = espaço de Retzius), a uretra (U), o orifício uretral interno (O), a bexiga (B), a vagina (V) e o canal anal (A).

! Note que a uretra e o orifício uretral interno mantêm distâncias normais do púbis (ver texto). A região central da uretra sempre se apresenta hipoecogênica graças à pequena reflexão do som pela sua musculatura lisa, e a região periférica é mais ecogênica em decorrência dos ecos originados na musculatura estriada.

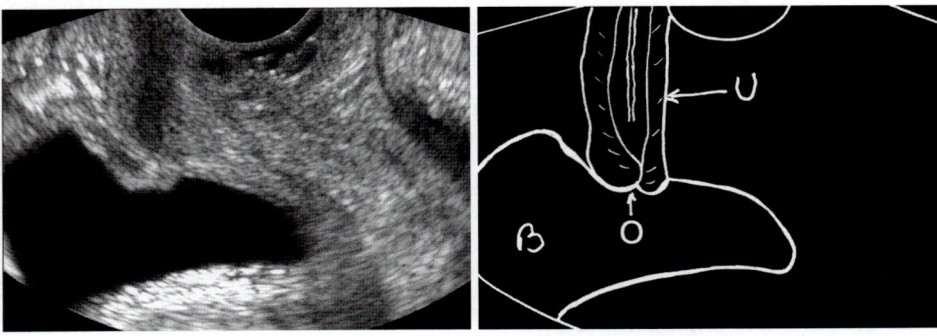

Figura 2.3. Anatomia. Corte longitudinal com o transdutor posicionado dentro do terço médio da vagina. Observe a uretra (U), a bexiga (B) e o orifício uretral interno (O) fechado.

> O esfíncter uretral interno mantém permanentemente o orifício fechado, impedindo a saída involuntária de urina. Na uretra, podemos distinguir a musculatura lisa hipoecogênica central e a estriada periférica moderadamente ecogênica. A continência urinária é complexa e envolve múltiplos elementos: a musculatura vesical, a posição espacial da uretra, o esfíncter uretral, a musculatura uretral, o diafragma muscular pélvico etc.

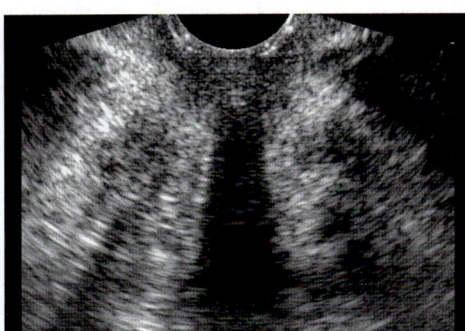
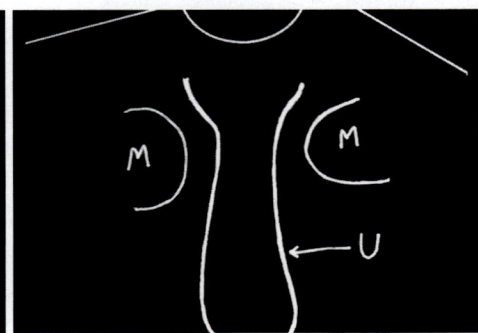

Figura 2.4. Anatomia. Corte coronal transvulvar (translabial). A uretra (U) está bem hipoecogênica, mas não contém urina, pois, caso isso ocorresse, a paciente referiria perda involuntária de urina durante o exame, molhando o lençol da mesa de exame. Observe a musculatura voluntária (M) do diafragma muscular pélvico (sua contração provoca retenção voluntária da urina).

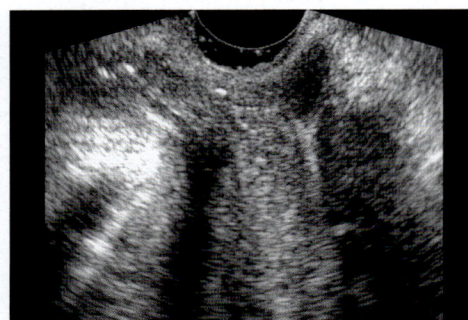
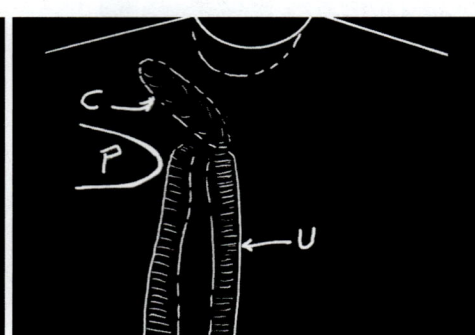

Figura 2.5. Anatomia. Corte longitudinal translabial. A uretra (U) está em posição normal, junto à sínfise púbica (P). Observe, junto ao púbis, o clitóris (C).

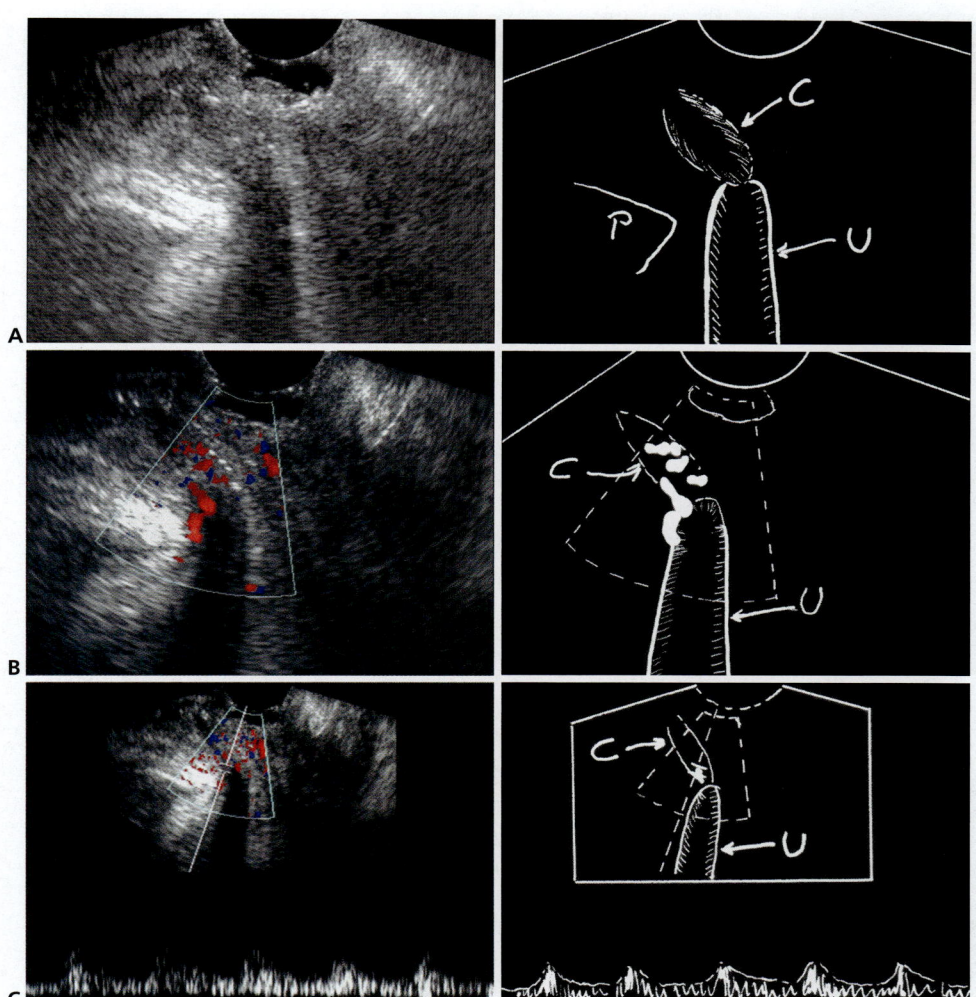

Figura 2.6. Anatomia. Corte longitudinal transvulvar.
A: Observe a sínfise púbica (P), a uretra (U) e o clitóris (C).
B: Doppler colorido por amplitudes mostrando os vasos do clitóris.
C: Doppler espectral da artéria dorsal do clitóris.

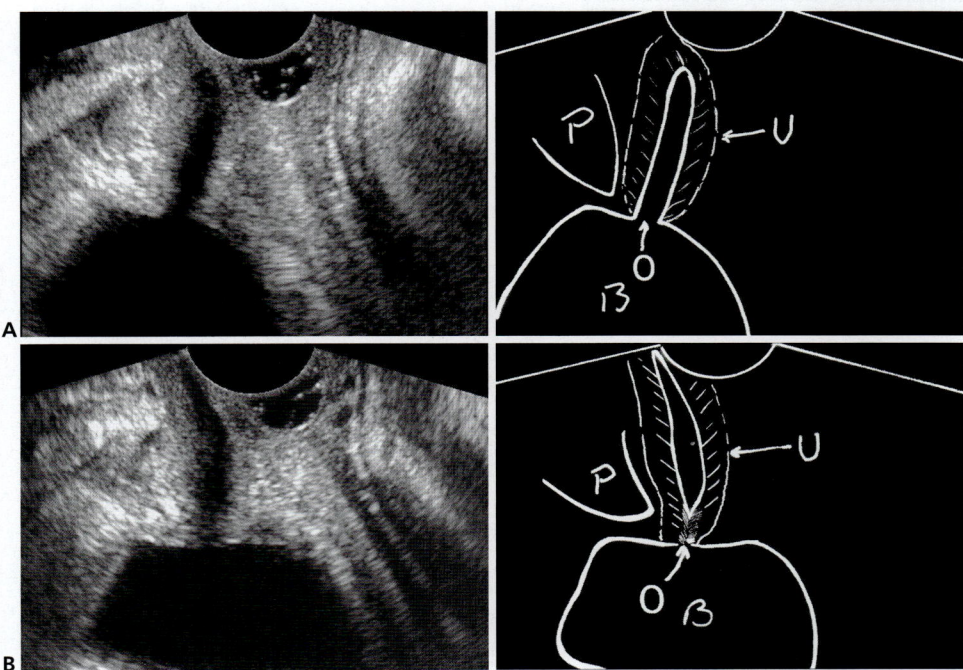

Figura 2.7. Anatomia. Corte longitudinal transvulvar.
A: Exame em repouso mostrando a uretra (U) e o seu orifício interno (O), bem posicionados em relação ao púbis (P).
B: Exame durante a manobra de esforço (Valsalva, o mais intenso possível). Observe que a uretra e o orifício não se deslocam, mantendo relação normal com o púbis. Nota-se apenas uma leve retificação da uretra e do assoalho da bexiga (B).

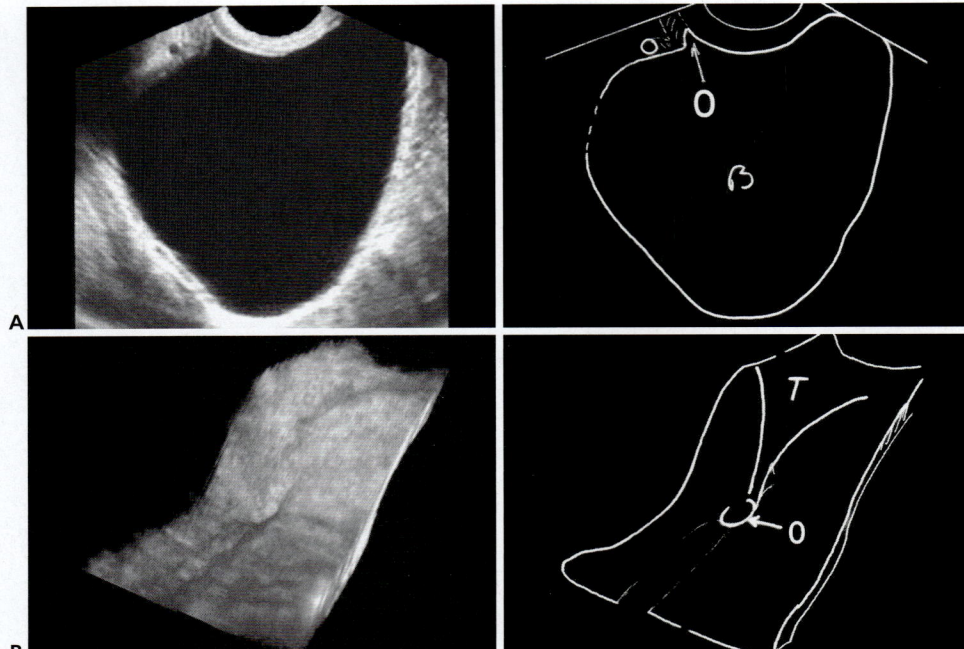

Figura 2.8. Anatomia. Exame transvaginal.
A: Corte longitudinal. O transdutor está dentro da vagina, mostrando a bexiga repleta (B) e o orifício uretral interno (O).
B: Ecografia 3D mostrando a superfície interna da bexiga (cistoscopia virtual). Observe o orifício uretral interno e a imagem triangular do trígono vesical (T). Na imagem, o trígono mostra orientação à direita (invertida, em direção caudal), graças à rotação em espelho que a imagem 3D normalmente se apresenta. Isso pode ser corrigido, rodando-se manualmente a imagem durante o estudo.

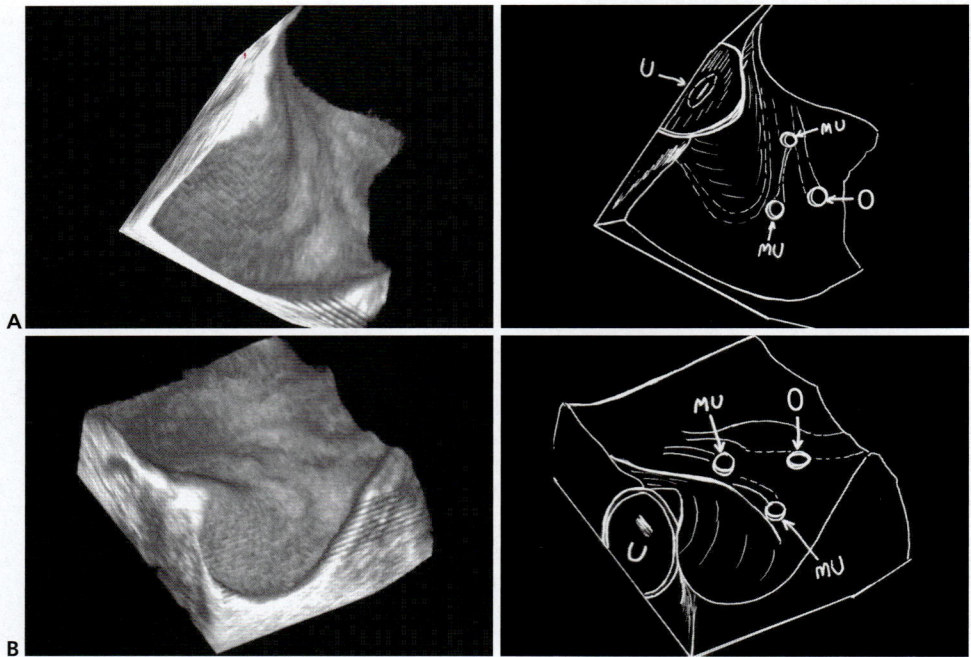

Figura 2.9. Cistoscopia virtual por ecografia 3D. Exame transabdominal com a bexiga repleta.
A: Observe a saliência que o útero (U) provoca sobre a bexiga graças ao fato de ela estar repleta, moldando-se ao útero. O orifício uretral interno (O) e os meatos ureterais (MU) formam o trígono vesical.
B: Rotação da mesma imagem em A, para mostrar com mais clareza o trígono.

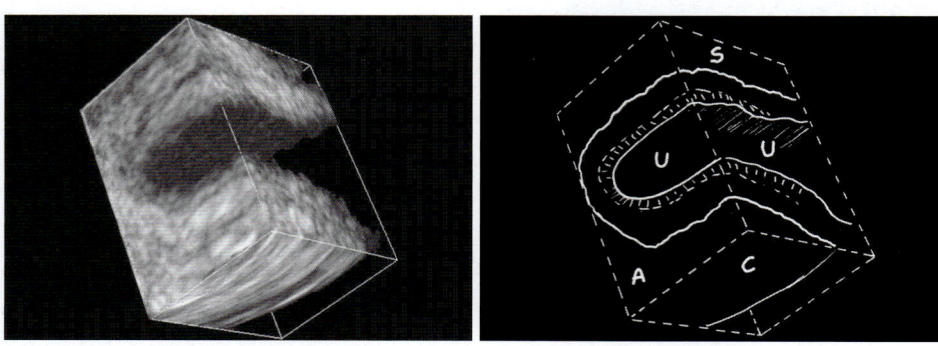

Figura 2.10. Imagem tridimensional do terço médio da uretra, obtida por via transvulvar. Observe o volume quadrangular limitado pelas linhas da caixa delimitadora. Esse tipo de imagem volumétrica mostra simultaneamente o plano sagital (S), o axial (A) e o coronal (C). O terço médio da uretra (U) é mostrado em corte axial (transversal) e sagital (longitudinal). A musculatura lisa da uretra é a área hipoecogênica interna, e a musculatura estriada é a área delimitada externa.

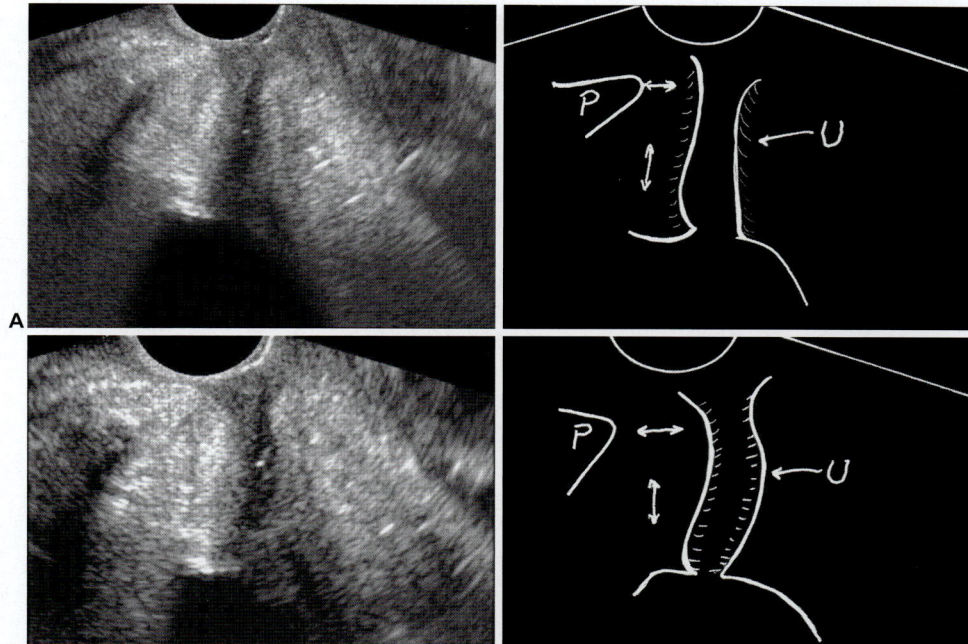

Figura 2.11. Exame translabial longitudinal em paciente **sem** queixa de incontinência urinária de esforço.
A: Imagem obtida em repouso mostrando aumento da distância (↔) entre a uretra (U) e o púbis (P).
↕: altura do orifício interno ao púbis.
B: Imagem obtida durante manobra de esforço mostrando deslocamento anormal da uretra, aumentando mais ainda sua distância do púbis. Apesar disso, não há queixa de incontinência urinária. A altura do orifício interno ao púbis está normal, e a paciente deve ter bom tônus muscular no diafragma pélvico e no esfíncter uretral interno, pois não apresenta incontinência.

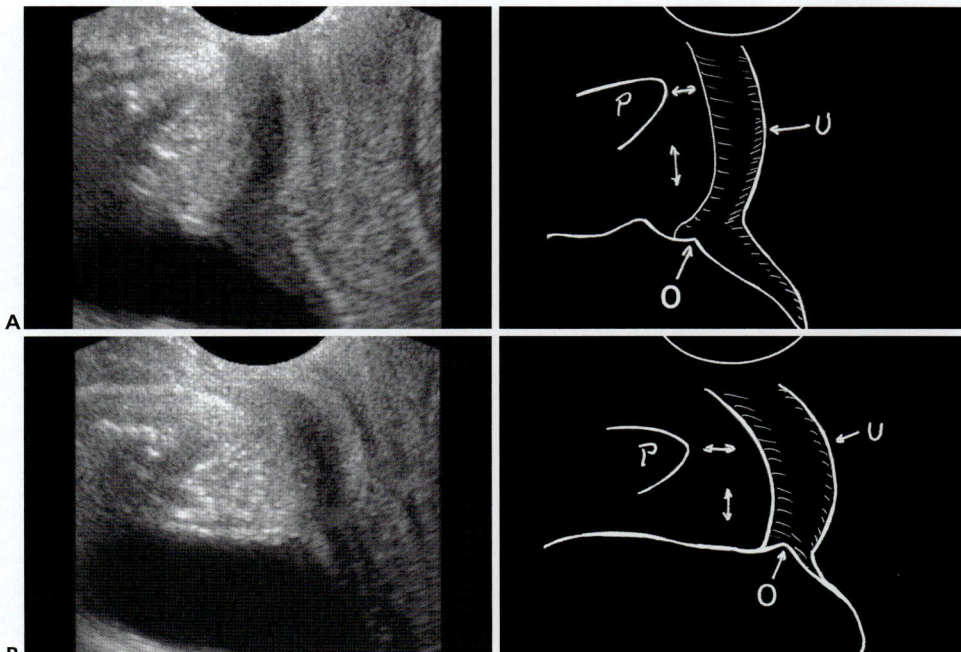

Figura 2.12. Exame transvulvar longitudinal em paciente **com** queixa de incontinência urinária de esforço.
A: Imagem obtida em repouso mostrando distância (↔) normal entre a uretra (U) e o púbis (P), e altura (↕) normal do orifício uretral interno (O) ao púbis.
B: Imagem obtida durante manobra de esforço mostrando deslocamento anormal da uretra, aumentando a sua distância do púbis (↔) e diminuindo a altura (↕) do orifício interno ao púbis (uretrocele). A uretrocele é uma das causas de incontinência urinária de esforço. Provavelmente, o tônus muscular do diafragma muscular pélvico não seja bom.

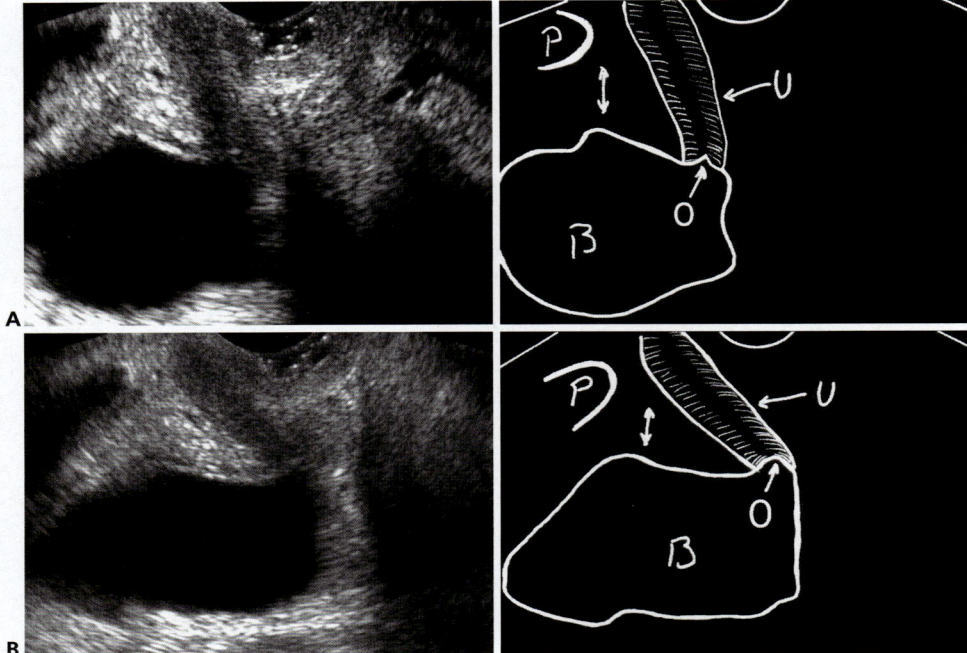

Figura 2.13. Exame translabial longitudinal em paciente **com** queixa de incontinência urinária de esforço.
A: Imagem obtida em repouso mostrando distância normal entre a uretra (U) e o púbis (P). Note que a uretra tem trajeto levemente oblíquo. B = bexiga; O = orifício uretral interno.
B: Imagem obtida durante manobra de esforço mostrando deslocamento anormal da uretra, aumentando significativamente o seu trajeto oblíquo, graças à diminuição da altura (↕) do orifício interno ao púbis (uretrocele). Esse tipo de deslocamento do orifício uretral interno é reforçado pelo deslocamento concomitante da bexiga (cistocele leve).

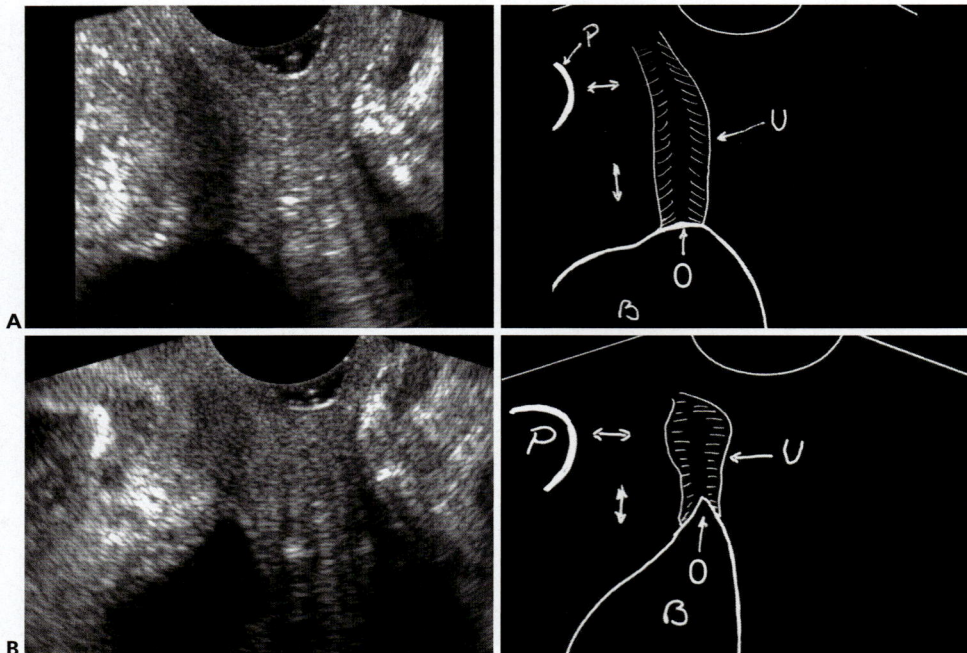

Figura 2.14. Exame translabial longitudinal em paciente **com** queixa de incontinência urinária de esforço.
A: Imagem obtida em repouso mostrando distância aumentada (↔) entre a uretra (U) e o púbis (P) e altura normal (↕) do orifício uretral interno (O) ao púbis. B = bexiga.
B: Imagem obtida durante manobra de esforço mostrando deslocamento anormal da uretra, com aumento da distância ao púbis e diminuição da altura do orifício uretral interno (uretrocele). Além disso, o esforço provocou a abertura do orifício interno da uretra, com a urina forçando passagem formando a imagem chamada em "funil".

> A uretrocele e o funil são os sinais ecográficos mais específicos para o diagnóstico anatômico da incontinência urinária de esforço. Indicam perda da uretropexia e hipotonia do esfíncter uretral interno. O diagnóstico funcional é realizado pelo exame urodinâmico.

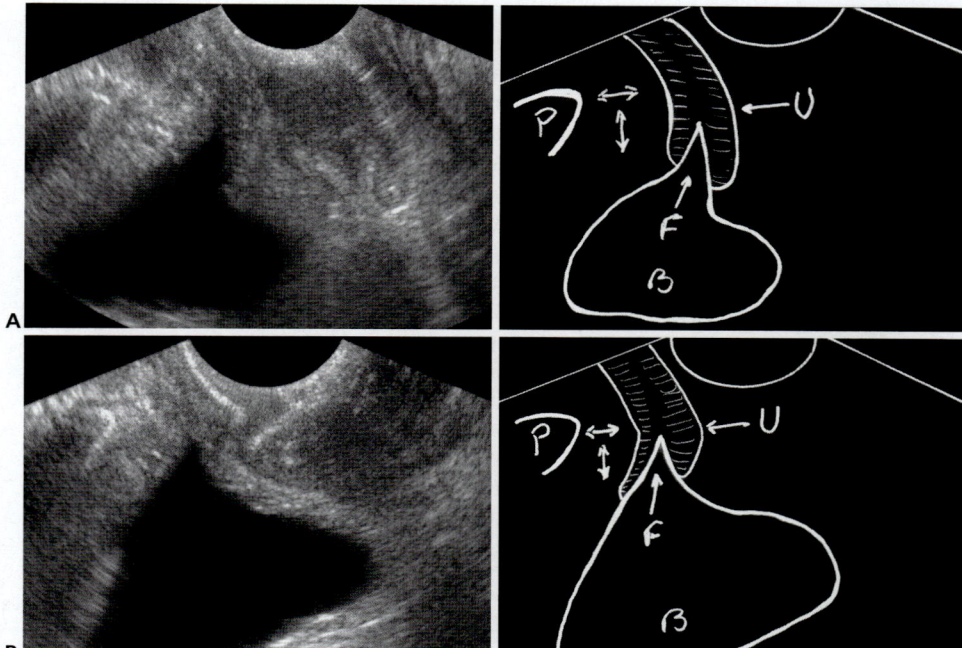

Figura 2.15. Exame transvulvar longitudinal em paciente **com** queixa de incontinência urinária de esforço.
A: Imagem obtida em repouso mostrando distâncias (↔ e ↕) anormais entre a uretra (U) e o púbis (P) e a imagem em funil (F), já presente. B = bexiga.
B: Imagem obtida durante manobra de esforço mostrando deslocamento grave da uretra em direção à vulva (uretrocele), com aumento e alargamento do funil.

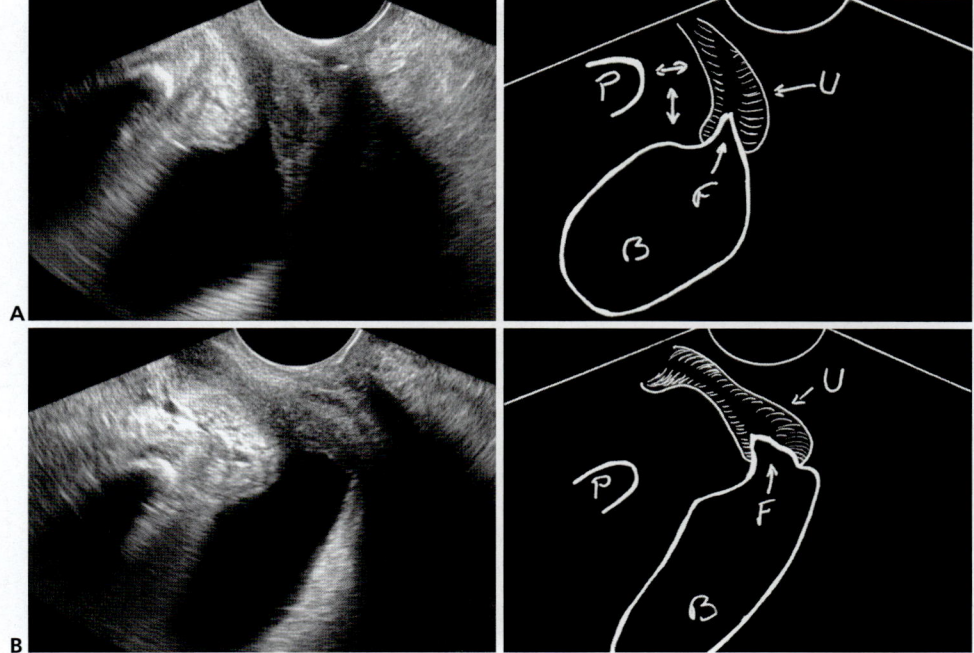

Figura 2.16. Exame transvulvar longitudinal em paciente **com** queixa de incontinência urinária de esforço.
A: Imagem obtida em repouso mostrando distâncias (↔ e ↕) anormais entre a uretra (U) e o púbis (P) e a imagem em funil (F), já presente. B = bexiga.
B: Imagem obtida durante manobra de esforço mostrando deslocamento grave da uretra, a qual mostra trajetória oblíqua em direção à vulva (uretrocele), com aumento e alargamento do funil. Note que a uretra está quase horizontal em relação ao transdutor. A bexiga também se desloca com o esforço (cistocele).

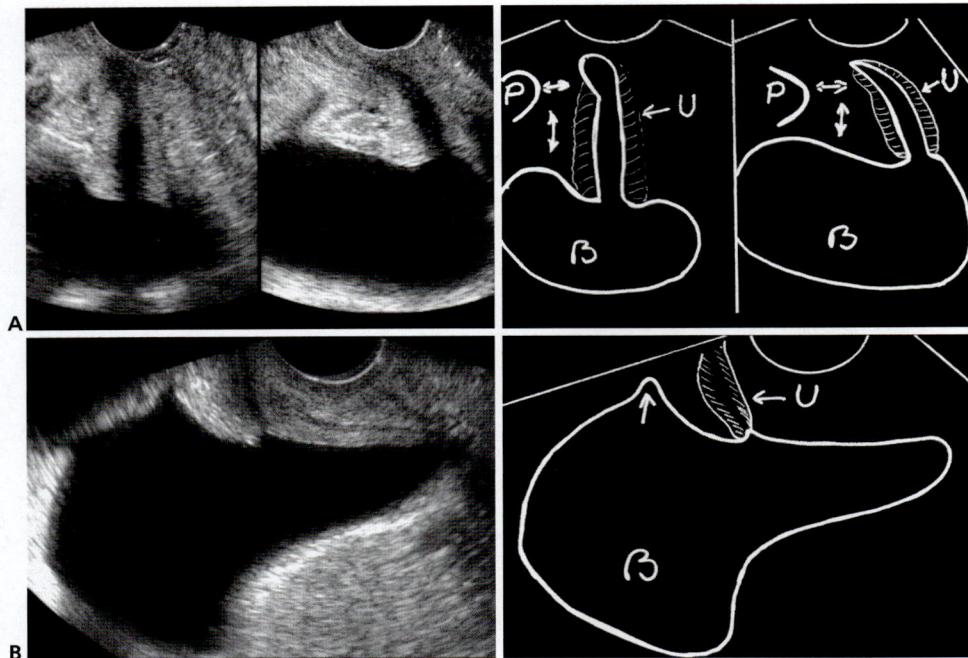

Figura 2.17. Paciente com queixa de bexiga "caída" e dificuldade para seu esvaziamento, sem apresentar incontinência urinária de esforço. Exame longitudinal transvulvar.
A: À esquerda, vê-se imagem obtida em repouso mostrando aumento da distância (↔) da uretra (U) ao púbis (P), mas com trajeto vertical (↕), e a bexiga (B) aparentemente bem posicionada. À direita, vê-se imagem obtida durante manobra de esforço mostrando deslocamento grande da uretra e menor da bexiga (uretrocistocele).
B: Imagem obtida após tentativa de esvaziamento vesical espontâneo e durante nova manobra de esforço. Persiste a bexiga repleta, confirmando a retenção urinária. Além disso, a bexiga mostra insinuação no espaço retropúbico (seta) e aumento da cistocele. Os achados indicam grande alteração da sustentação do assoalho pélvico. Além disso, é necessário avaliar os aspectos funcionais com outros métodos urodinâmicos.

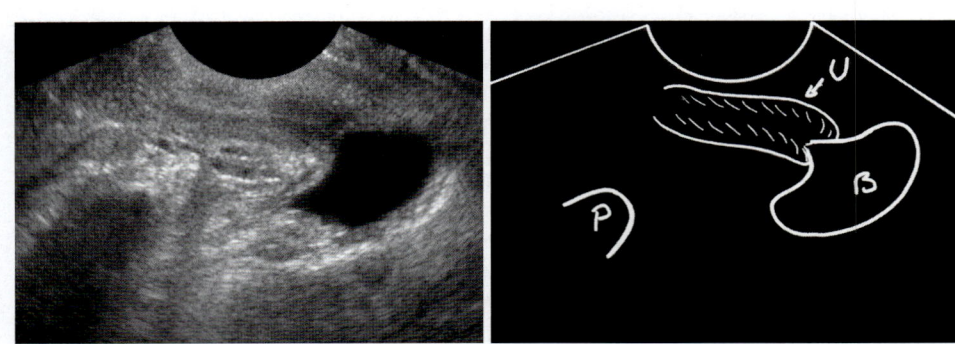

Figura 2.18. Exame longitudinal translabial. A bexiga (B) está vazia, com pequeno volume de urina residual. Durante a manobra de esforço, a bexiga e a uretra (U) descem abaixo do púbis (P). Note que a uretra assume trajeto horizontal, paralelo à vulva e quase entre os seus lábios (uretrocele grave).

> Para o exame transvulvar (translabial) e transvaginal não há necessidade de encher a bexiga. Ao contrário, se estiver cheia, solicita-se à paciente para esvaziá-la. Para avaliar a uretra e o trígono vesical, basta a urina residual na bexiga. Em pacientes com incontinência urinária, haverá perda urinária durante a manobra de esforço, se a bexiga estiver repleta.
> O diagnóstico ecográfico é anatômico: uretrocele, funil no orifício uretral interno, cistocele, etc. A bexiga repleta atrapalhará esse tipo de avaliação, pois deslocará as estruturas. Somente nos exames transabdominais é necessário o enchimento vesical.

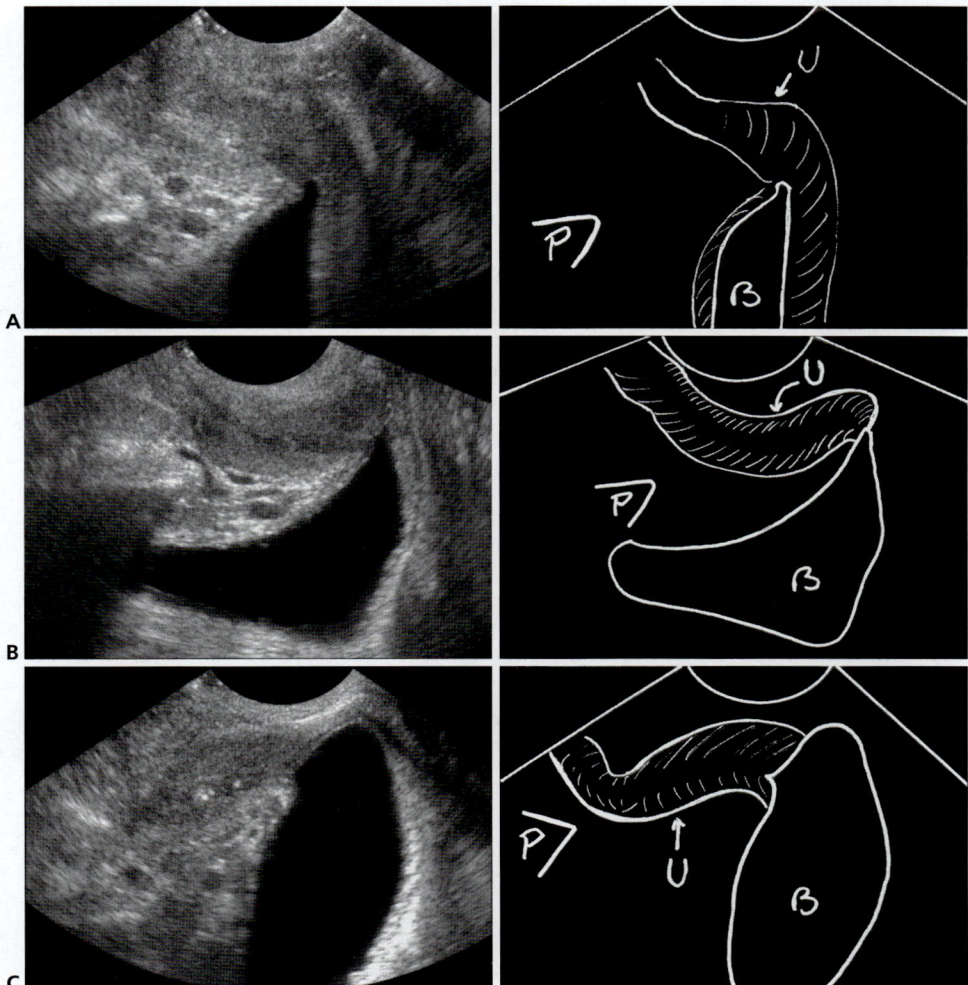

Figura 2.19. Exame transvulvar em cortes longitudinais. Uretrocistocele mais grave do que na Figura 2.18.
A: Imagem em repouso, com a uretra (U) abaixo do púbis (P), quase horizontal.
B: Durante o esforço, a bexiga (B) desce, e a uretra se torna horizontal.
C: Ao final do esforço, a bexiga aflora na vulva, e a uretra assume trajeto oblíquo invertido (orifício interno mais baixo que o externo).

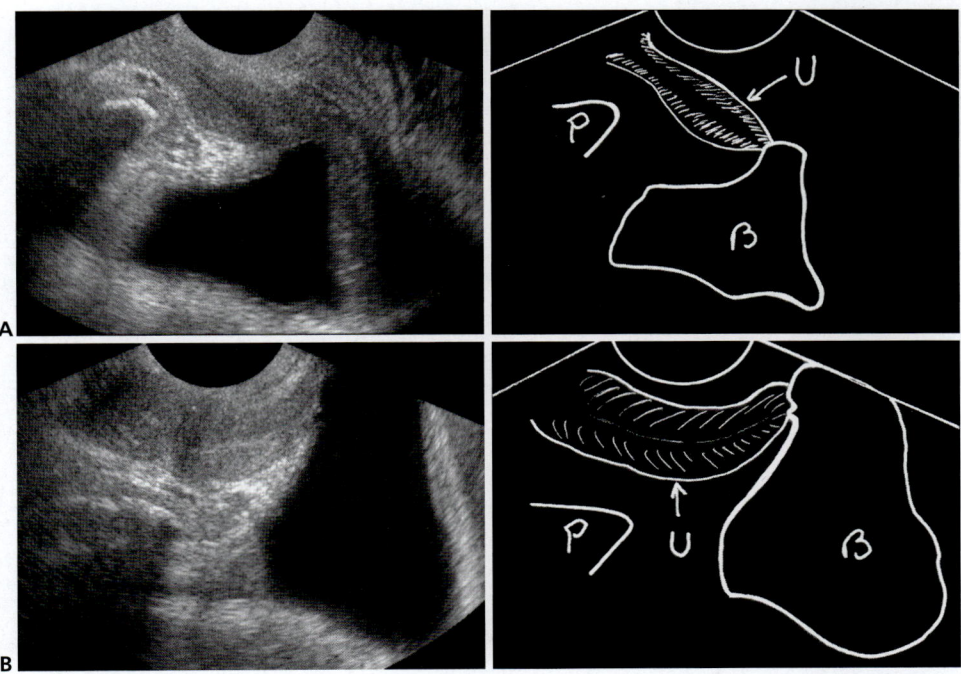

Figura 2.20. Uretrocistocele mais grave do que na Figura 2.19.
A: Imagem obtida em repouso. Uretra (U) e bexiga (B) deslocadas em direção à vulva. P = púbis.
B: Imagem obtida durante a manobra de esforço. A bexiga sai pela vulva, e a uretra assume trajeto oblíquo invertido.

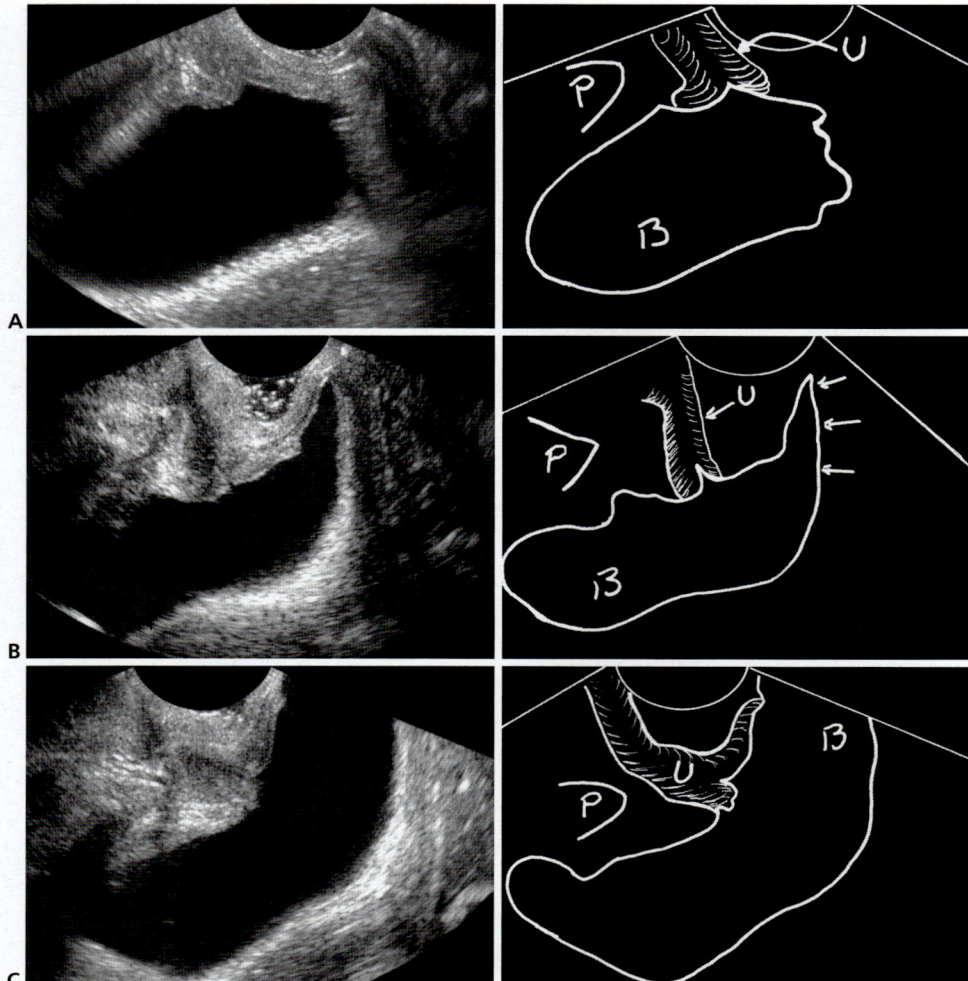

Figura 2.21. Exame translabial em cortes longitudinais. Cistocele grave com uretrocele menos grave do que nas Figuras 2.19 e 2.20.
A: Imagem obtida em repouso. A uretra (U) está baixa, e a bexiga (B) mostra cistocele aparentemente leve. P = púbis.
B: Durante o início da manobra de esforço, a uretra ainda está vertical, e a bexiga desce rapidamente (setas).
C: Ao final do esforço, a uretra desce abaixo do púbis, ficando quase horizontal. A bexiga desce para fora da vulva, passando por baixo do transdutor.

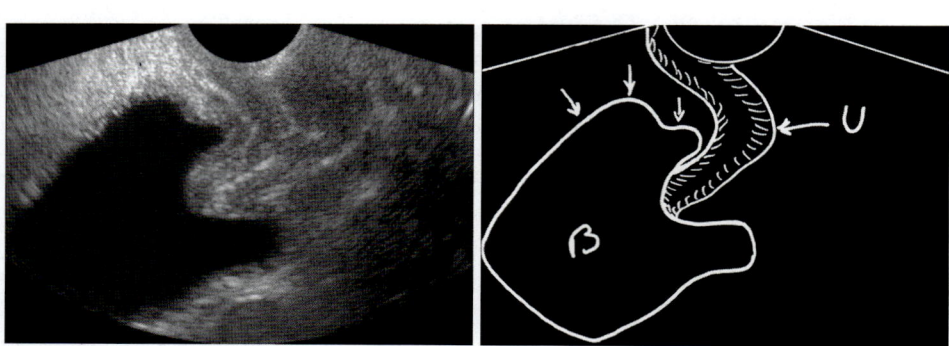

Figura 2.22. Grande flacidez do assoalho pélvico. A bexiga (B) está insinuada (setas) dentro do espaço retropúbico (espaço de Retzius), e a uretra (U) está dobrada ventralmente. Corte longitudinal transvulvar.

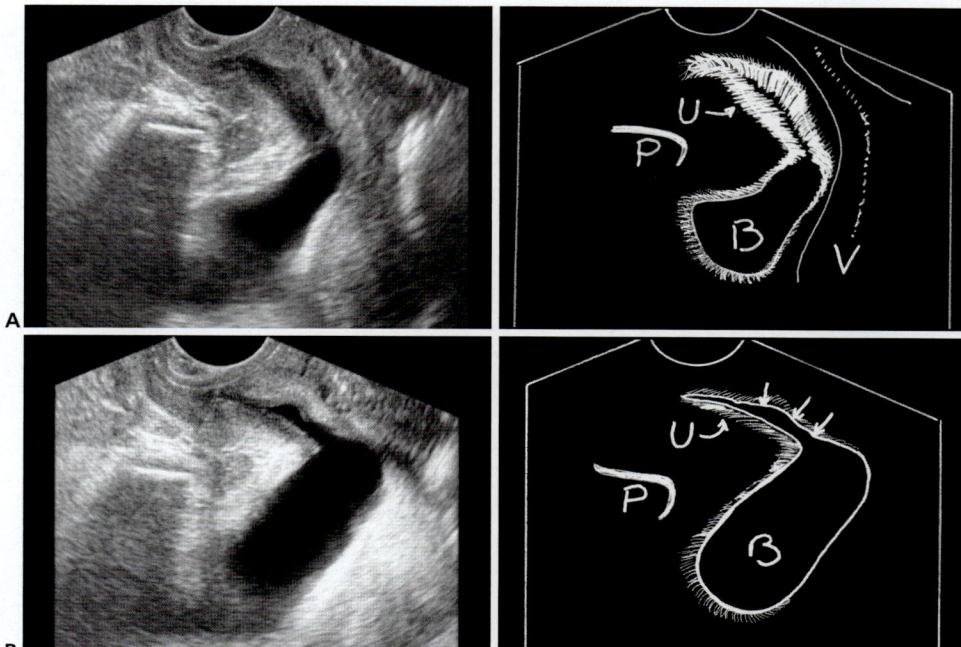

Figura 2.23. Paciente de 46 anos. Queixa de incontinência urinária aos mínimos esforços, inclusive durante o coito e mesmo sem sentir repleção vesical.
A: Corte longitudinal translabial em repouso. A uretra (U) está baixa, e a bexiga (B) mostra cistocele leve. P = púbis; V = vagina.
B: Corte longitudinal durante esforço. Observe a uretra aberta, com urina (setas) fluindo através dela. Ocorreu perda urinária, mesmo com o pequeno conteúdo vesical. Trata-se de uma associação de uretrocele à hipotonia uretral.

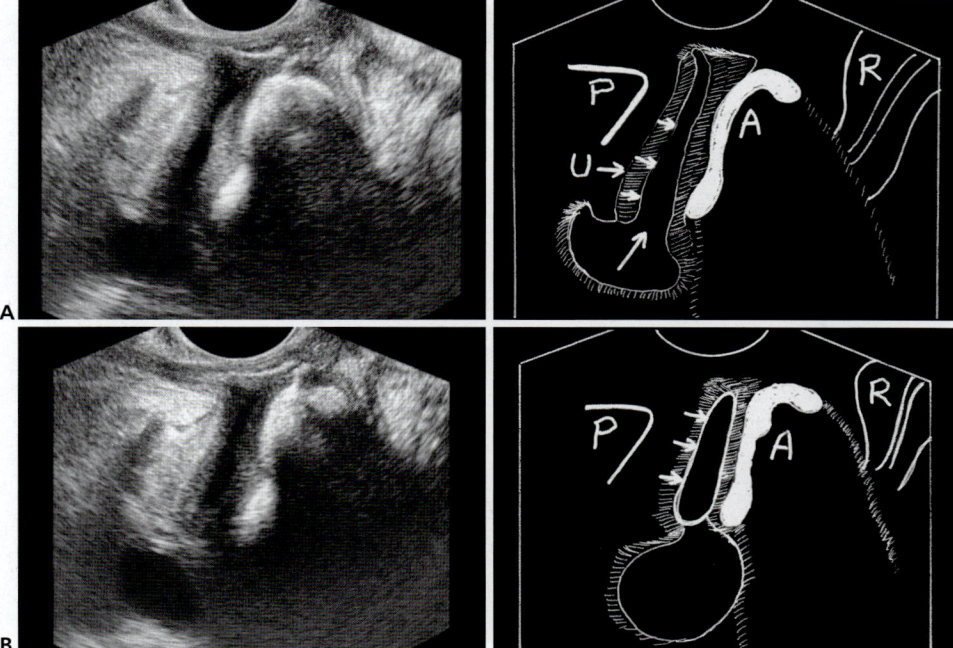

Figura 2.24. Paciente de 17 anos, virgem, com queixa de incontinência urinária durante as menstruações. Refere uso rotineiro de absorvente intravaginal durante todas as menstruações. Após a menstruação, cessa a incontinência urinária. Exame translabial no segundo dia menstrual.
A: Corte longitudinal em repouso. Observe o absorvente (A) dentro da vagina. A uretra (U) está bem posicionada em relação ao púbis (P). Entretanto, note o orifício uretral interno aberto (seta grande) e o pequeno conteúdo urinário intrauretral (setas pequenas). R = reto.
B: Corte longitudinal durante manobra de esforço. A uretra mantém-se bem posicionada e aumentou o conteúdo urinário intrauretral (setas). A paciente passou a utilizar absorvente vulvar e a fazer exercícios para reforçar o diafragma muscular pélvico. A incontinência urinária desapareceu. A conclusão: desestabilização uretral provocada pela presença do corpo estranho intravaginal associado à flacidez do diafragma muscular.

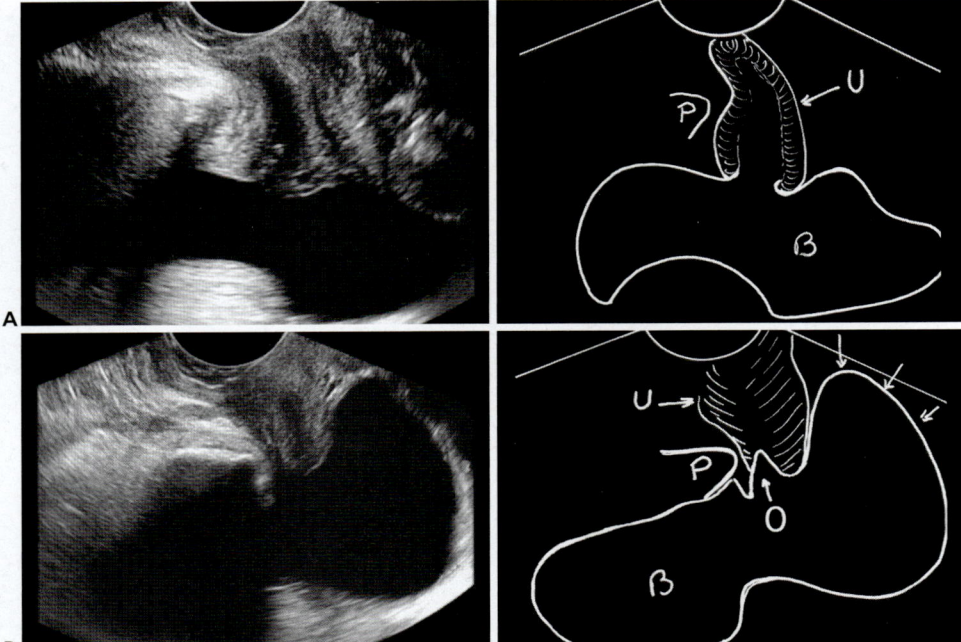

Figura 2.25. Paciente com antecedente de histerectomia e queixa de incontinência urinária aos esforços.
A: Imagem obtida em repouso. A uretra (U) e a bexiga (B) estão bem posicionadas em relação ao púbis (P).
B: Imagem obtida durante a manobra de esforço. Observe a cistocele (setas) atingindo quase a vulva. A uretra (U) desceu abaixo do púbis e apresenta o orifício interno (O) aberto (funil).

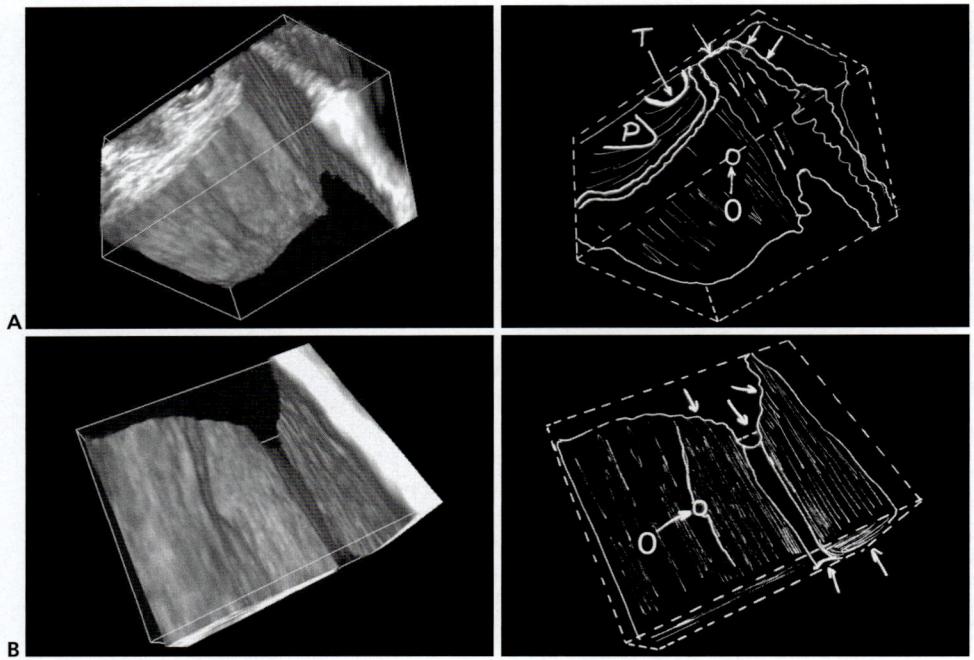

Figura 2.26. Cistoscopia virtual por ecografia tridimensional em paciente com cistocele grave.
A: Imagem volumétrica mostrando a mucosa vesical e a cistocele (setas), com a bexiga descendo para fora da vulva, passando por baixo do transdutor (T), locado próximo ao púbis (P). O = orifício uretral interno.
B: Rotação da mesma imagem em A. Observe o orifício uretral interno e o interior da cistocele (setas). O volume 3D pode ser rodado em qualquer direção para evidenciar detalhes da anatomia.

Capítulo 2 ▪ A URETRA | 59

Figura 2.27. Paciente com antecedente de colpoperineoplastia anterior e posterior, sem queixa de incontinência.
A: Imagem obtida em repouso, mostrando a uretra (U) com aumento da distância ao púbis (↔) e a bexiga (B) bem posicionada. P = púbis.
B: Imagem obtida durante a manobra de esforço. A bexiga se mantém bem posicionada, e a uretra sofre pequeno deslocamento (↔).

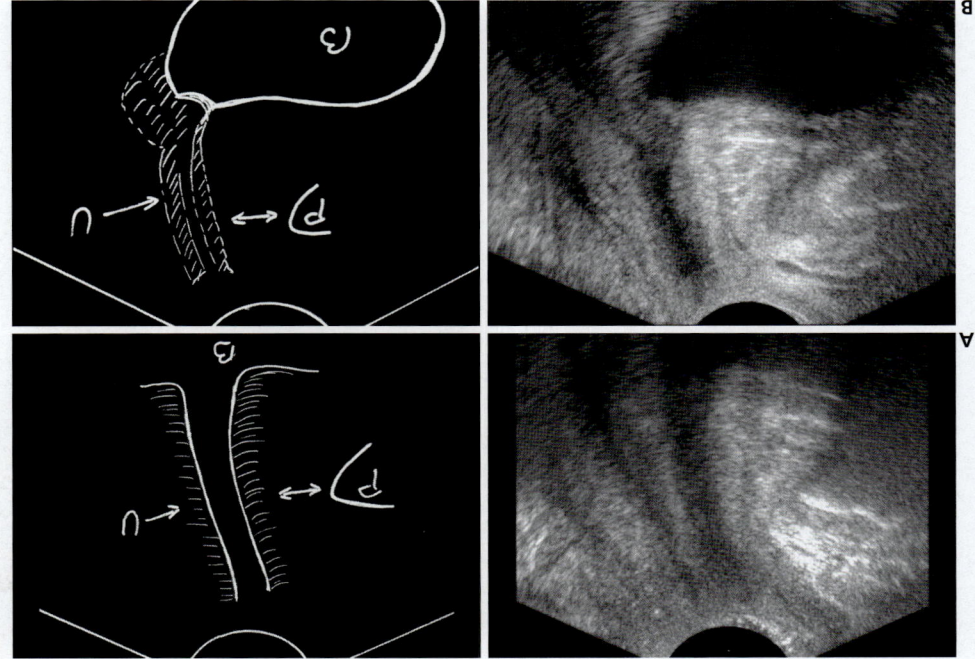

Figura 2.28. Paciente com queixa de dificuldade miccional após colpoperineoplastia para corrigir uma cistocele. Observe a uretra (U) tortuosa e com provável estenose em seu terço médio (setas), evidenciada pela maior ecogenicidade da musculatura do local. P = púbis.

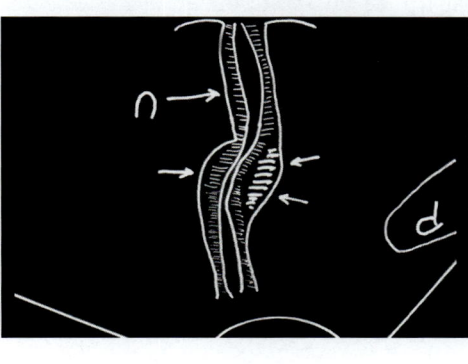 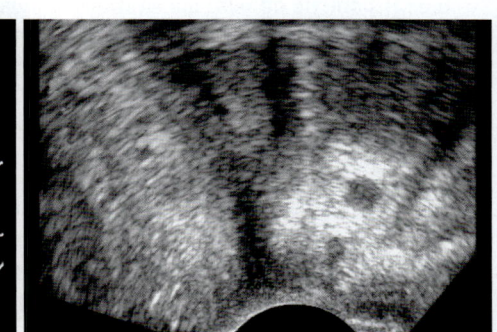

Figura 2.29. Exame transabdominal em paciente com antecedente de incontinência urinária aos esforços, e submetida à correção com a técnica de colocação de *sling* (tipoia), com inserção de fita plástica de ancoragem. Refere sucesso com a correção. Corte transversal a mostrar a bexiga (B), na altura do orifício uretral interno. Observe o *sling* (setas) ancorando o colo vesical.

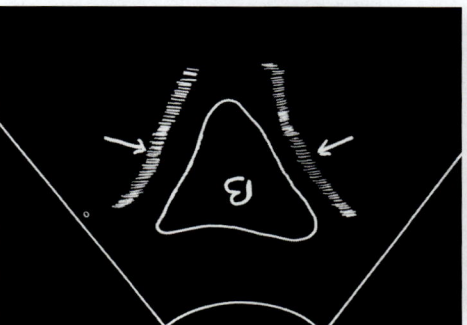 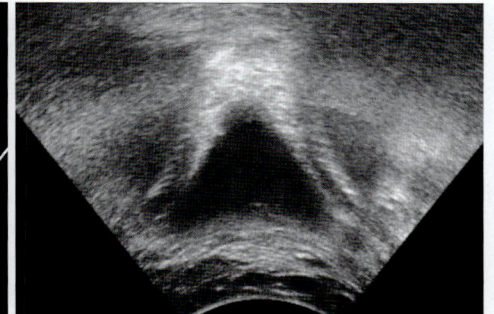

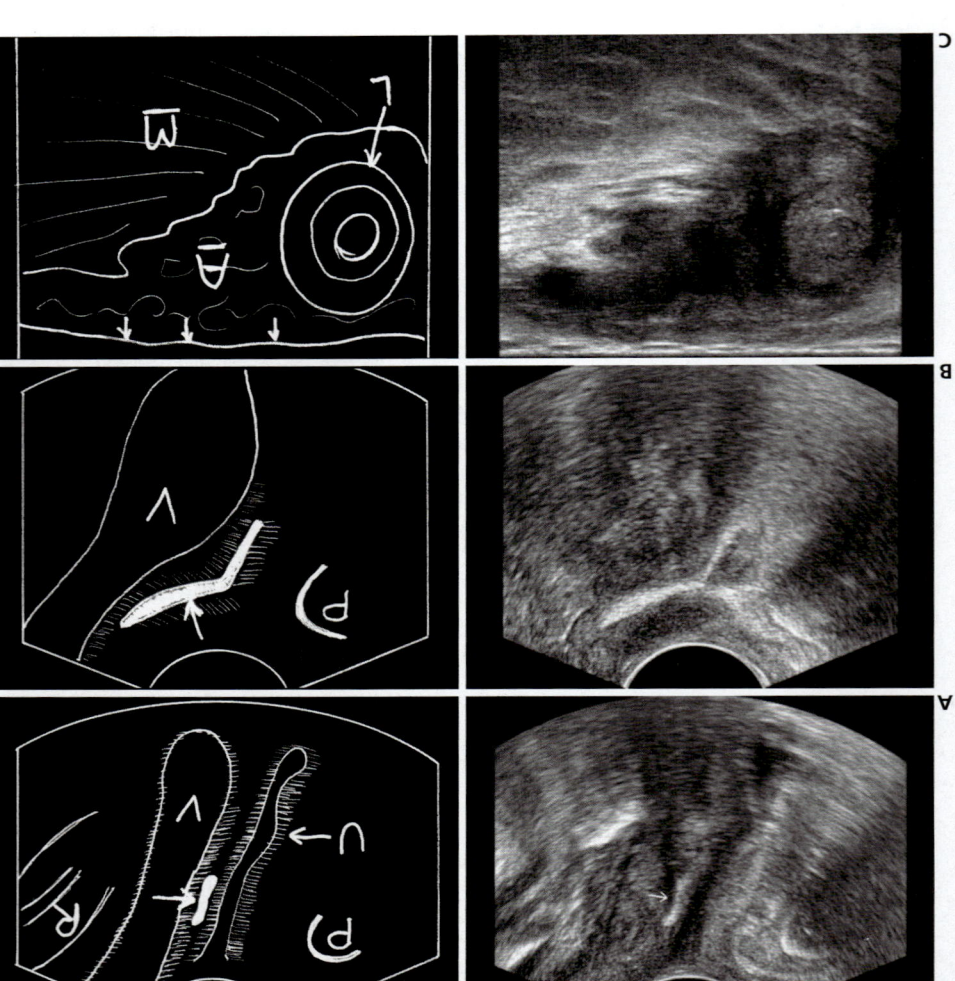

Figura 2.31. Paciente de 52 anos, na pós-menopausa e sem terapia hormonal. Há dois anos realizou colocação de *sling* para correção de incontinência urinária. Desenvolveu reação alérgica ao material, com formação de fístula na virilha esquerda. Foi submetida à drenagem da fístula e remoção da banda esquerda do *sling*. Refere que a banda direita faz saliência na parede vaginal e que apresenta incômodo no grande lábio vulvar esquerdo e uma área endurecida abaixo do mesmo.
A: Corte longitudinal transvulvar. Observe a uretra (U) bem posicionada em relação ao púbis (P) e o *sling* (seta) junto à parede anterior da vagina (V).
B: Corte longitudinal oblíquo à direita. Observe a parede lateral da vagina e o *sling* a fazer saliência sobre a mesma. R = reto.
C: Corte transversal no grande lábio vulvar esquerdo e na raiz da coxa, com transdutor linear. Observe o grande lábio (L) edemaciado e área (A) inflamatória hipoecogênica, sobre o músculo adutor (M) e infiltrando a pele (setas). Persiste o processo inflamatório alérgico, agora acometendo o grande lábio e os tecidos superficiais da face medial da coxa, com tendência à fistulização cutânea.

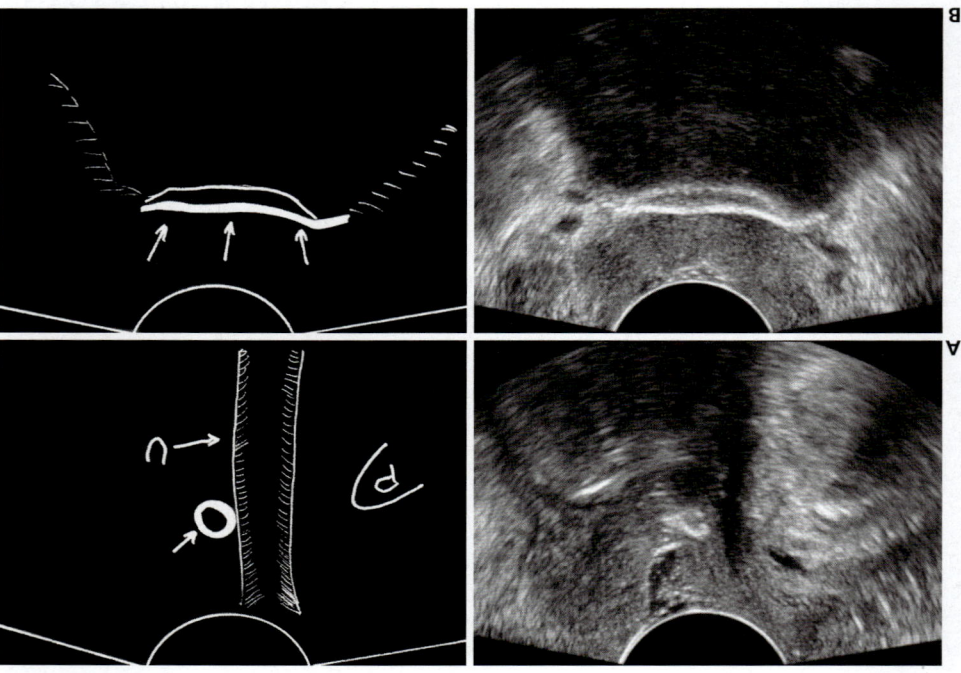

Figura 2.30. Exame transvaginal em paciente com antecedente de incontinência urinária aos esforços e submetida à correção com a técnica de colocação de *sling*, com inserção de fita plástica de ancoragem. Refere sucesso com a correção.
A: Corte longitudinal mostrando a uretra (U) bem posicionada em relação ao púbis (P) e à tipoia (seta).
B: Corte coronal evidenciando a tipoia (setas).

Capítulo 2 ■ A URETRA | 61

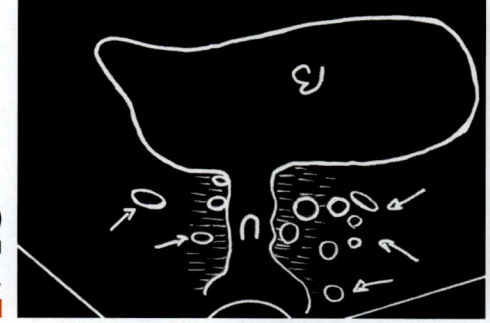
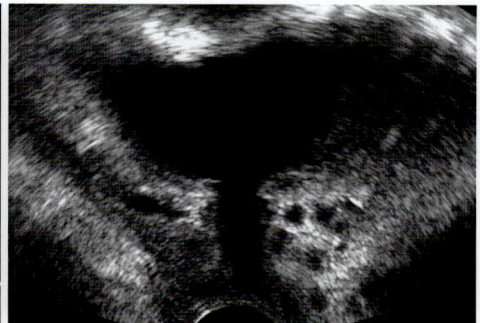

Figura 2.32. Paciente com antecedente de histerectomia. Observe a uretra (U) bem posicionada em relação ao púbis (P) e a bexiga bem posicionada (B). A uretra apresenta, em seu terço médio, um ponto hiperecogênico que corresponde a uma calcificação cicatricial em sua parede (seta).

> A sondagem vesical prolongada graças a cirurgias provoca, frequentemente, erosões na mucosa uretral e calcificações cicatriciais posteriores, as quais podem ser confundidas com pólipos mucosos.

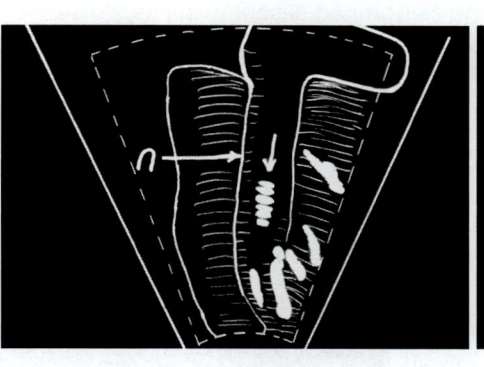
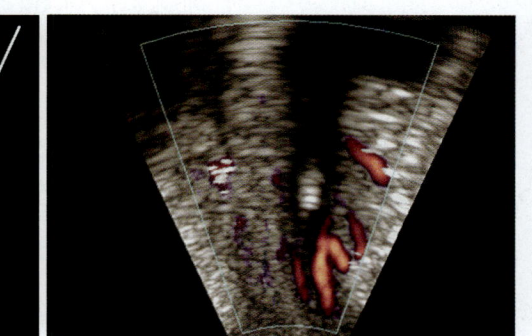

Figura 2.33. Observe a uretra (U) com pequeno nódulo ecogênico em seu terço médio (seta). B = bexiga. O diagnóstico diferencial é entre cicatriz calcificada e pólipo na mucosa uretral. A primeira hipótese é mais correta em virtude do fato de a paciente ter antecedente de cirurgia com sondagem vesical prolongada e estar assintomática. Os pólipos geralmente levam à queixa de urgência miccional e incômodo uretral durante a micção.

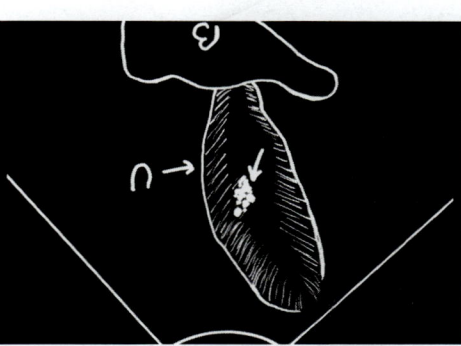
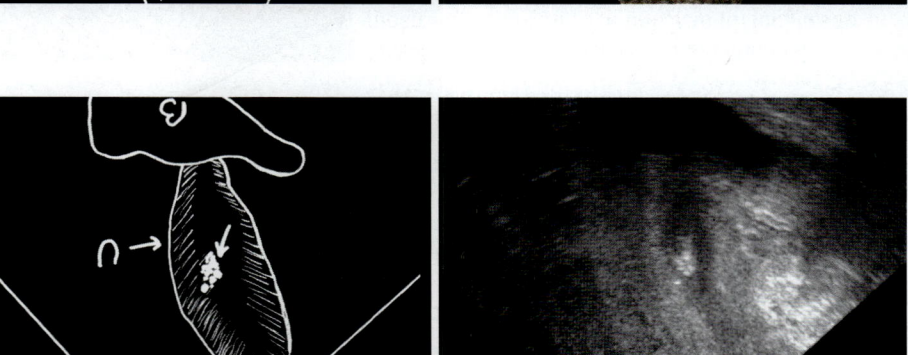

Figura 2.34. Presença de pequeno nódulo ecogênico (seta) no terço médio da uretra (U). O estudo com Doppler colorido, codificado por amplitudes, não revelou vaso central no nódulo, apenas vasos uretrais normais. Trata-se de nódulo cicatricial calcificado e não de pólipo.

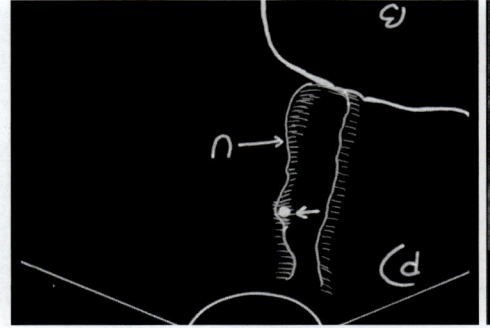
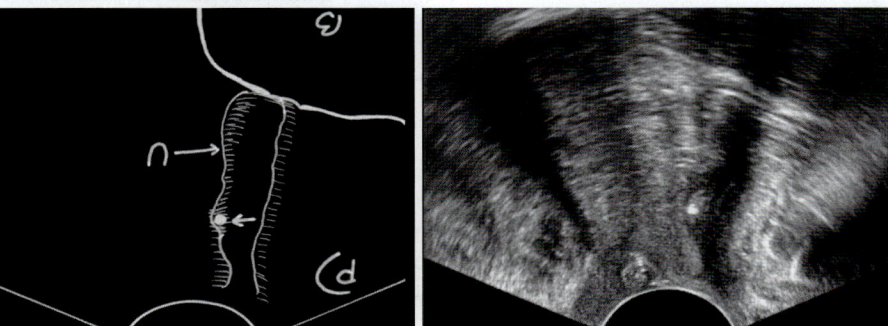

Figura 2.35. Paciente com queixa indefinida de "incômodo" uretral. Corte coronal da uretra (U) mostrando a presença de varizes ao seu redor (setas). B = bexiga.

62 | Capítulo 2 ■ A URETRA

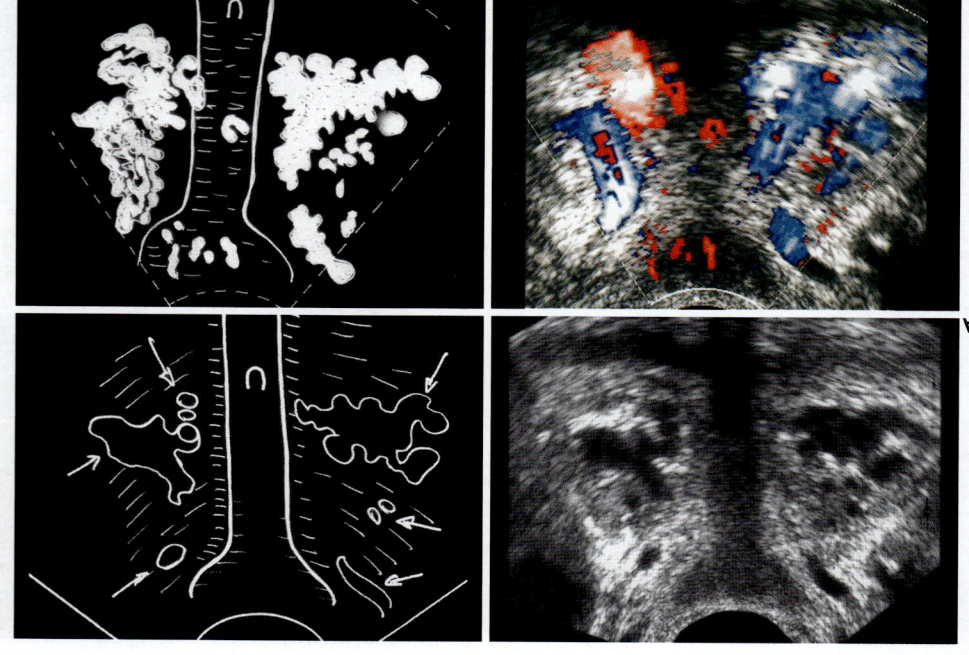

Figura 2.36. Paciente com queixa de urgência miccional, "peso" e "incômodo" uretral.
A: Corte coronal da uretra (U) mostrando grandes novelos de varizes periuretrais (setas).
B: O Doppler colorido por frequências confirmou o diagnóstico.

Como já mencionado no capítulo anterior, o diagnóstico ecográfico de varizes está condicionado ao quadro clínico. Veias calibrosas assintomáticas, mesmo formando bolo, não merecem menção por não terem significado clínico. Não estresse gratuitamente a mulher, deixe-a em paz.

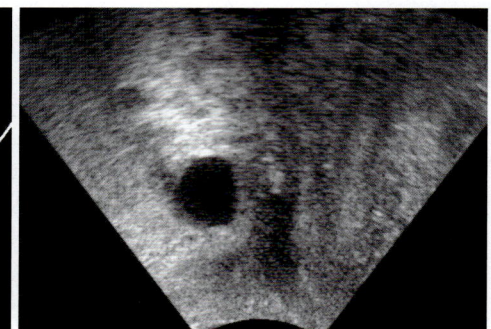 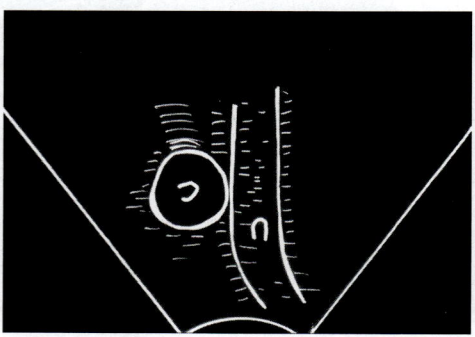

Figura 2.37. Exame transvulvar longitudinal mostrando a uretra (U) e um cisto (C) localizado entre esta e a vagina.

Esses cistos podem ser de origem vaginal (ver Capítulo 1) ou uretral. Na uretra são originados das glândulas mucosas periuretrais ou de divertículo da mucosa uretral. Nem sempre é possível o diagnóstico diferencial com a ecografia. Os divertículos são mais bem demonstrados com uretrografia radiológica contrastada.

Capítulo 2 ■ A URETRA | 63

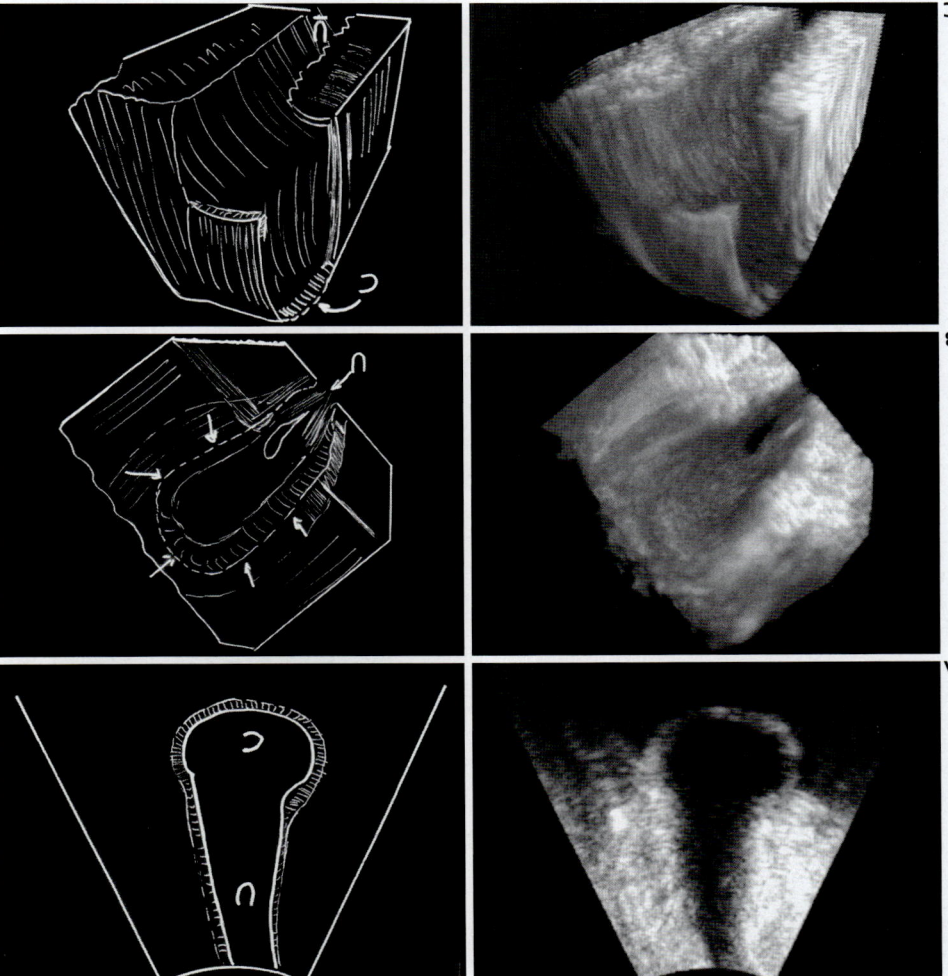

Figura 2.38. Em **A**, observe imagem panorâmica mostrando a uretra (U), a bexiga (B) e um cisto (C) junto à parede posterior da uretra. A imagem ampliada em **B** mostra que o cisto tem formato em gota a partir da parede uretral (provável divertículo uretral).

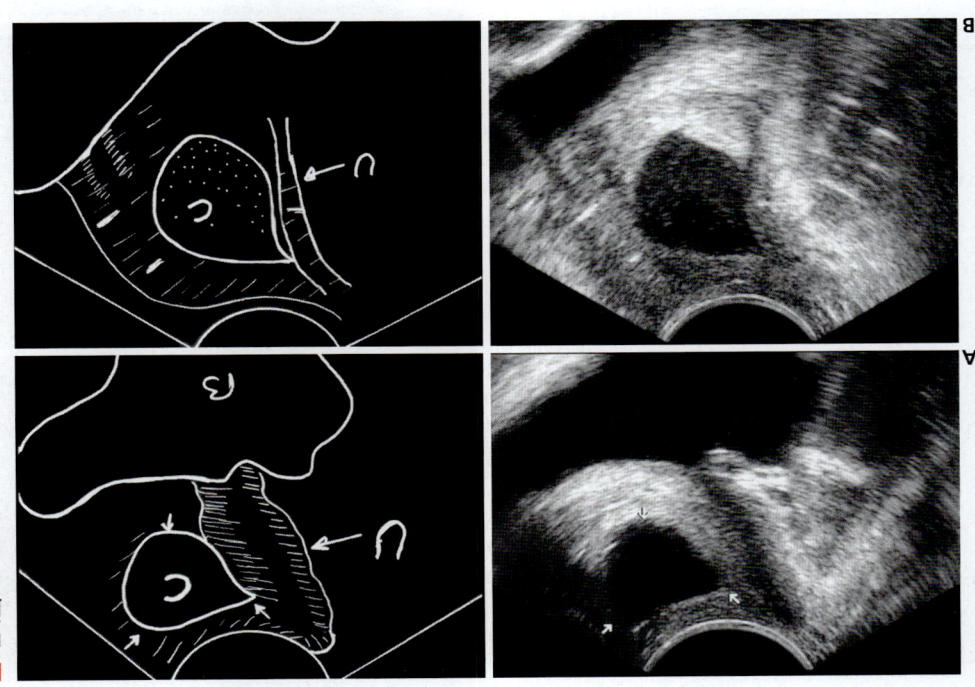

Figura 2.39. Paciente com queixa de urgência miccional, instabilidade uretral e dificuldade de esvaziamento da bexiga.
A: Corte longitudinal 2D da uretra (U) mostrando alargamento do terço proximal e cisto (C) no orifício interno (provável uretrocele intravesical). A origem deve ser inflamatória, pois a paciente tem infecção urinária recorrente.
B: Imagem volumétrica 3D mostrando o alargamento do terço superior da uretra. A imagem foi rodada, mostrando o orifício interno para cima (setas).
C: Imagem volumétrica 3D rodada, mostrando o cisto do orifício interno na parte superior e a luz da uretra em trajeto oblíquo para baixo.

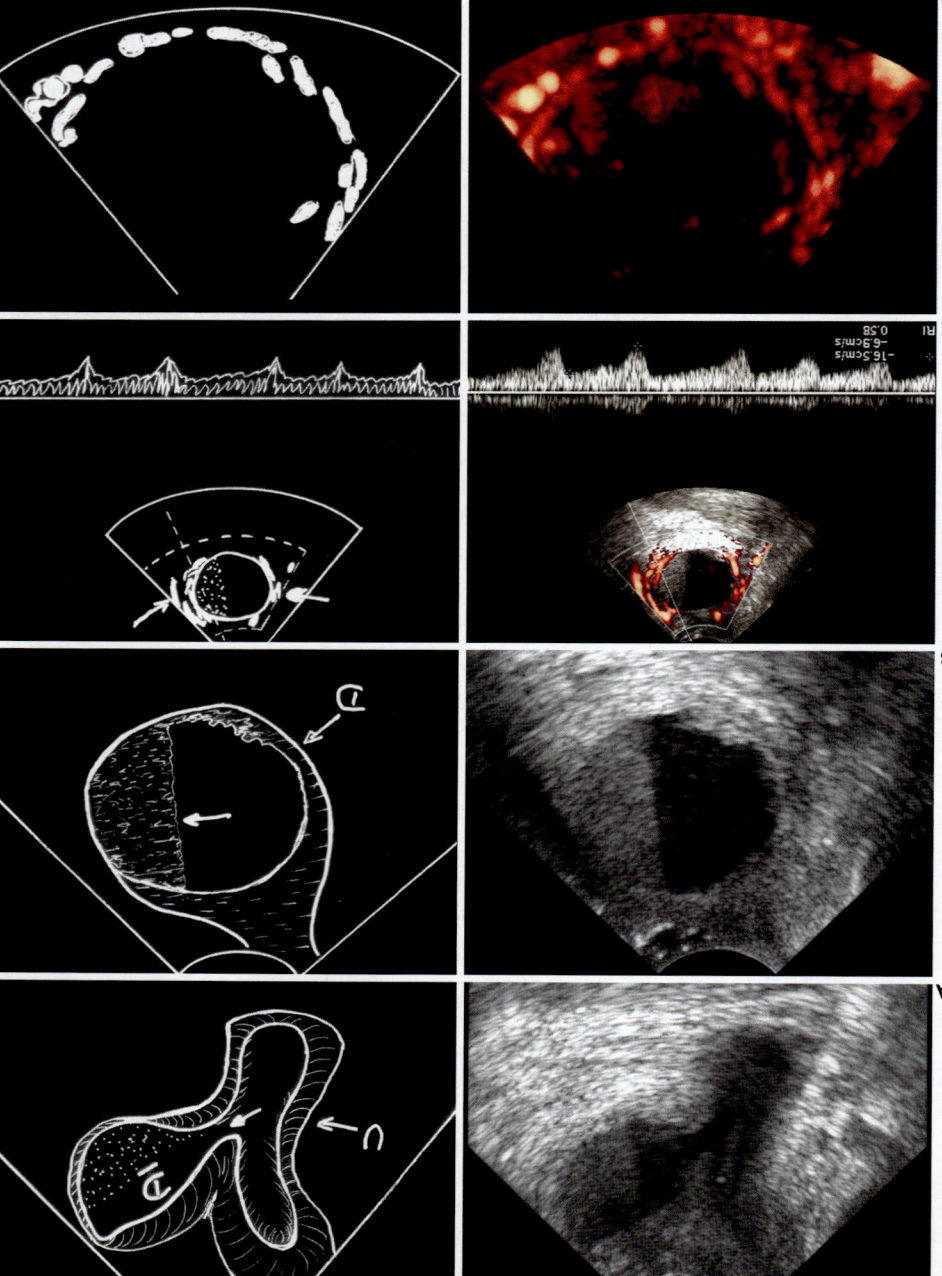

Figura 2.40. Paciente com infecção urinária aguda e dor intensa à micção.
A: Corte longitudinal da uretra (U), a qual está edemaciada e espessada. Nota-se a presença de divertículo (D) comunicante com a luz uretral (seta).
B: Imagem ampliada do divertículo infeccionado contendo pus em seu interior, evidenciado pelo nível (seta) separando líquido anecoide de material denso. Observem que o nível está vertical na imagem, pois a paciente está em decúbito dorsal, e o transdutor, mostrando a uretra na vertical.
C: O Doppler colorido por amplitudes mostra a vascularização aumentada ao redor do divertículo (setas). A análise espectral demonstra fluxo arterial na parede do divertículo, com diástoles altas graças ao processo inflamatório.
D: O Doppler 3D colorido por amplitudes demonstra a vascularização aumentada ao redor do divertículo infeccionado.

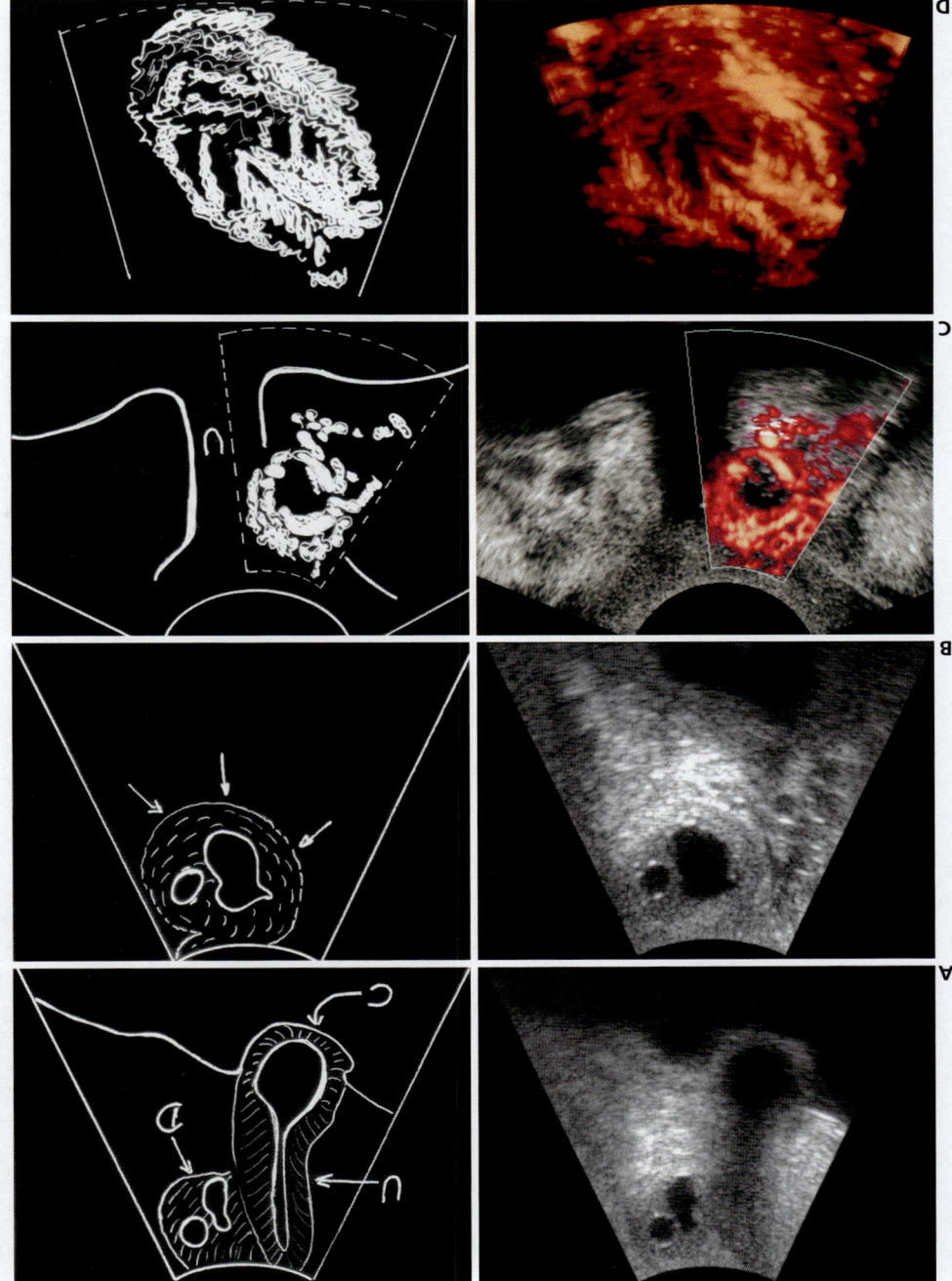

Figura 2.41. Infecção crônica na uretra e em divertículo.
A: A uretra (U) está espessada, edemaciada e apresenta cisto (C) em seu orifício interno (uretrocele intravesical). Observe o divertículo (D) junto à uretra, com duas cavidades e espessamento de suas paredes.
B: Imagem ampliada do divertículo (setas).
C: O Doppler 2D colorido por amplitudes mostra a hipervascularização na parede do divertículo, em razão do processo inflamatório.
D: Doppler 3D colorido por amplitudes (*3D color power angiography*). A vascularização relacionada com o divertículo é monumental.

Capítulo 2 ▪ A URETRA

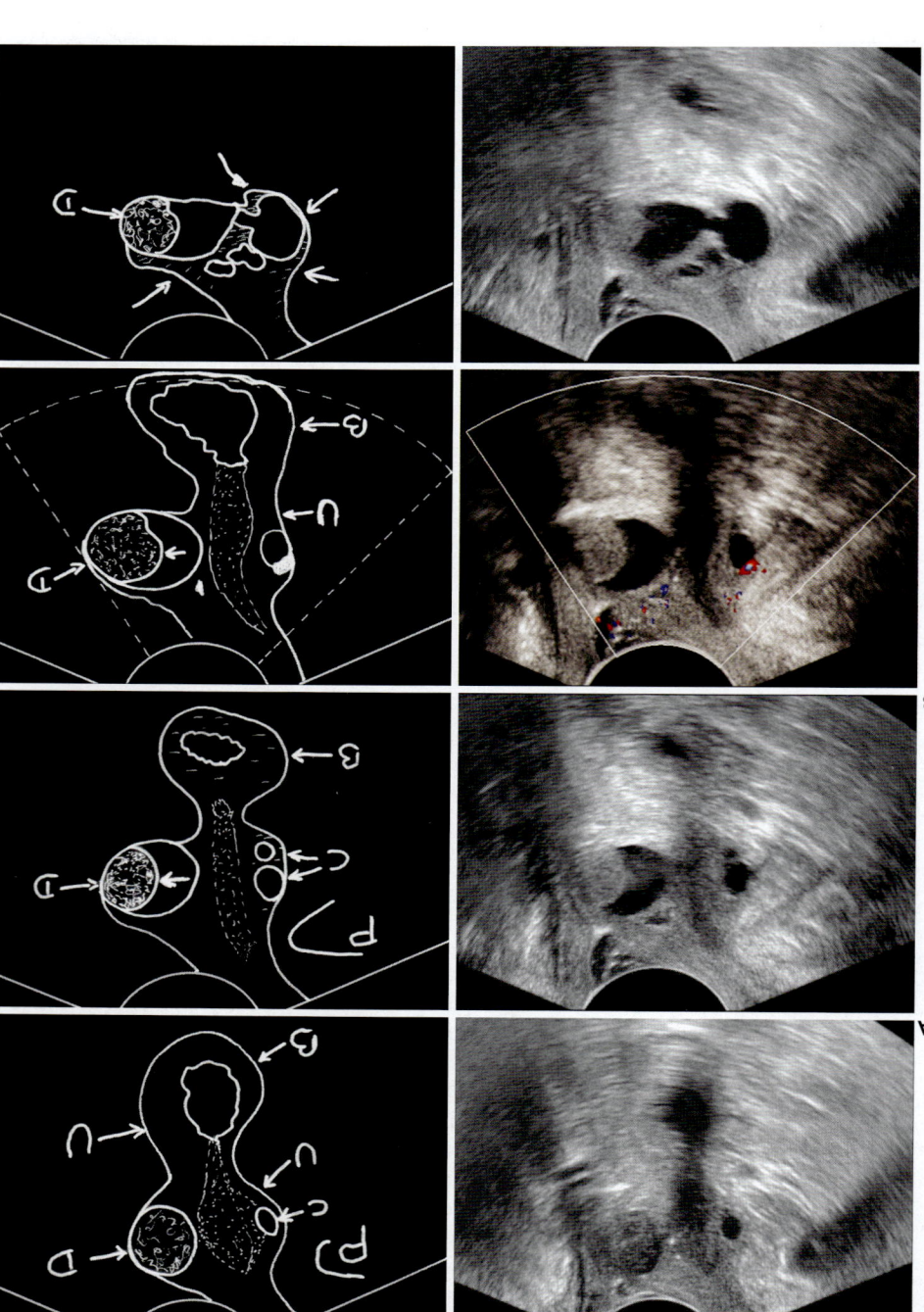

Figura 2.42. Infecção crônica na uretra e em divertículo.

A: A uretra (U) está espessada, edemaciada e apresenta pequeno cisto (C) em sua parede anterior (P = púbis). Observe o divertículo (D) junto à uretra, com conteúdo denso. A bexiga (B) está vazia e com pequeno volume residual.

B: Mesmo plano da foto anterior, com ligeira inclinação do transdutor. O divertículo infeccionado apresenta o típico nível (seta) separando líquido anecoide de material denso. Os cistos pertencem às glândulas de Skene.

C: O Doppler colorido por frequências mostra vascularização escassa, o que indica processo antigo maduro, pouco vascularizado. Esta técnica permite também a diferenciação entre cistos e varizes.

D: Imagem ampliada do divertículo fazendo parte de massa inflamatória (setas), e com vários cistos no interior.

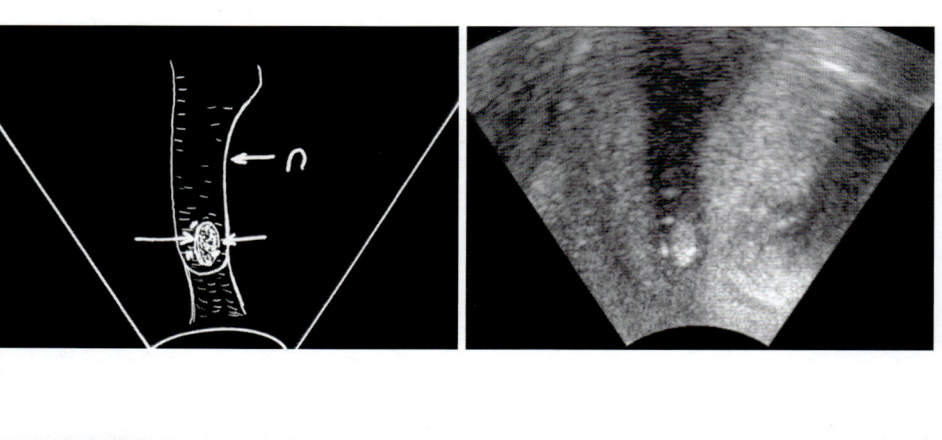

Figura 2.43. Paciente com queixa de urgência miccional e instabilidade uretral, com frequentes perdas de pequena quantidade de urina. Nódulo ecogênico (setas) no terço médio da uretra (U). A endoscopia revelou a presença de pólipo.

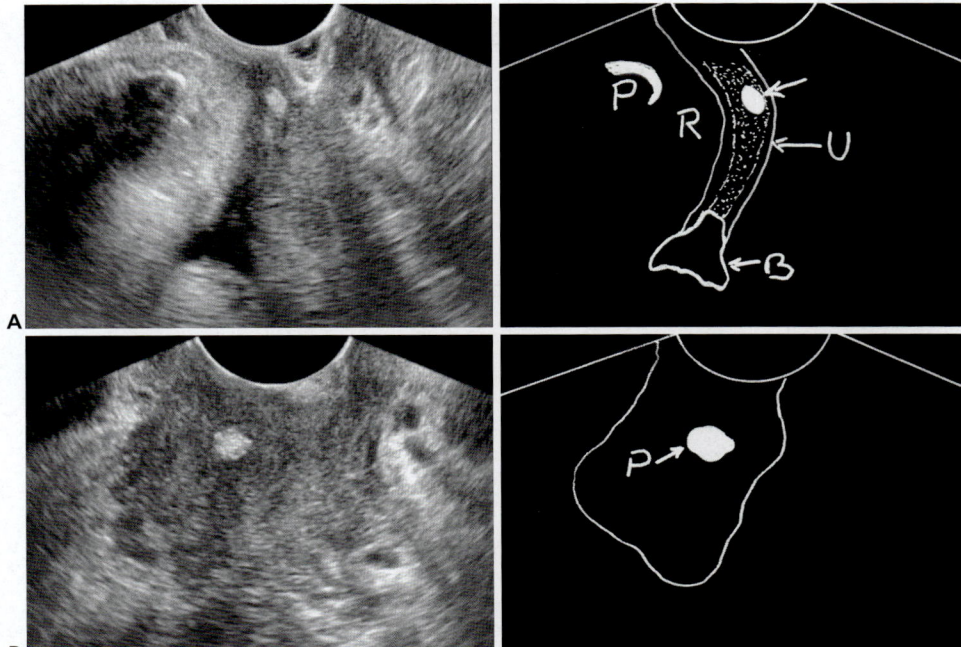

Figura 2.44. Pólipo no terço inferior da uretra.
A: Corte longitudinal. Observe o nódulo ecogênico (seta) no terço distal da uretra (U). P = púbis; B = bexiga vazia, com pequeno volume de urina residual; R = espaço retropúbico (Retzius).
B: Corte transversal da uretra. A imagem está ampliada para dar ênfase ao pólipo (P).

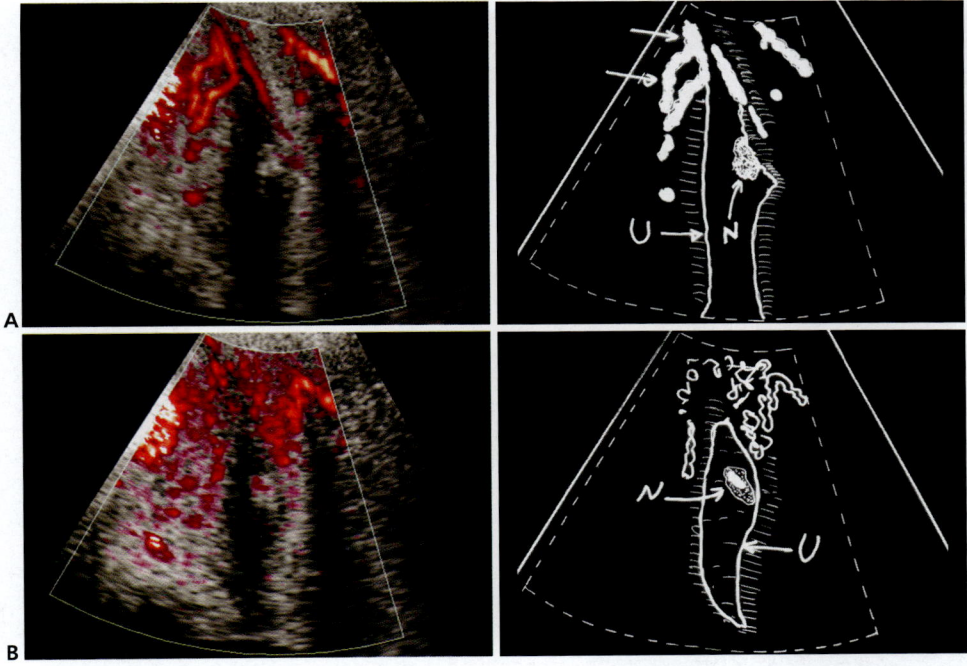

Figura 2.45. Pólipo no terço médio da uretra.
A: Doppler colorido por amplitudes mostrando os vasos (setas) que se dirigem ao clitóris. A uretra (U) contém nódulo ecogênico (N).
B: Doppler colorido por amplitudes mostrando a vascularização uretral e um vaso reto central no nódulo, característico de pólipo.

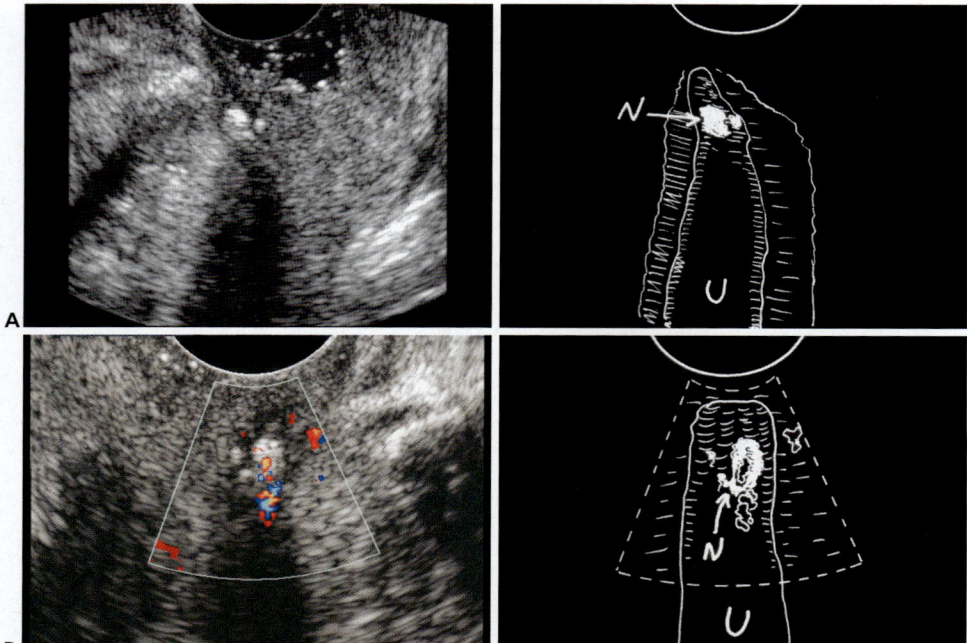

Figura 2.46. Pólipo no terço inferior da uretra.
A: A uretra (U) apresenta nódulo ecogênico (N) em sua luz.
B: O Doppler colorido por frequências mostra vaso reto central no nódulo, característico de pólipo.

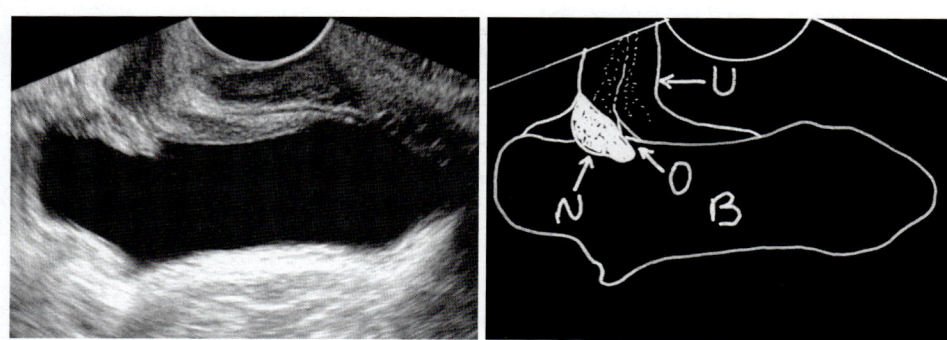

Figura 2.47. Exame transvaginal em paciente com queixa de "incômodo" durante a micção e dor ao final desta. Exame transvaginal com a bexiga (B) parcialmente repleta. Observe o terço superior da uretra (U), o orifício uretral interno (O) e a presença de pequeno nódulo ecogênico (N) junto ao orifício uretral. O diagnóstico final foi de um pólipo.

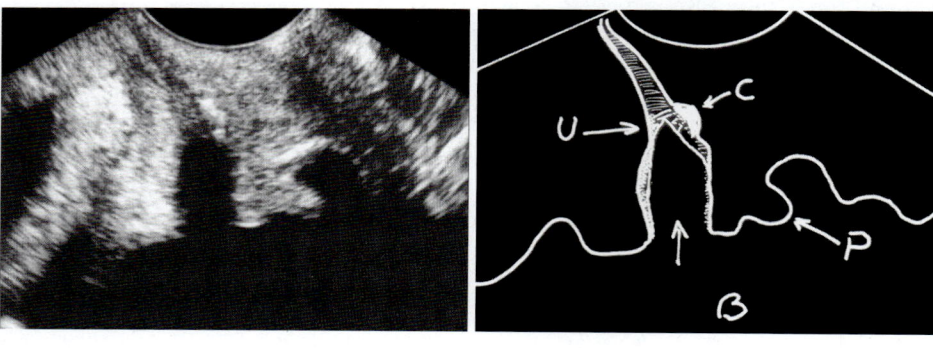

Figura 2.48. Paciente com incontinência urinária de esforço. A uretra (U) apresenta dilatação de seu orifício interno, com a imagem em funil (seta), típico da incontinência urinária. A parede da uretra mostra um aglomerado (C) de pontos ecogênicos (C = calcificações). Além disso, note a presença de pólipo (P) na mucosa vesical junto ao orifício uretral interno. Os pólipos vesicais não serão discutidos na presente obra, mas deve-se lembrar que oferecem risco de malignidade e deve-se indicar cistoscopia para biópsia e estudo histológico. B = bexiga.

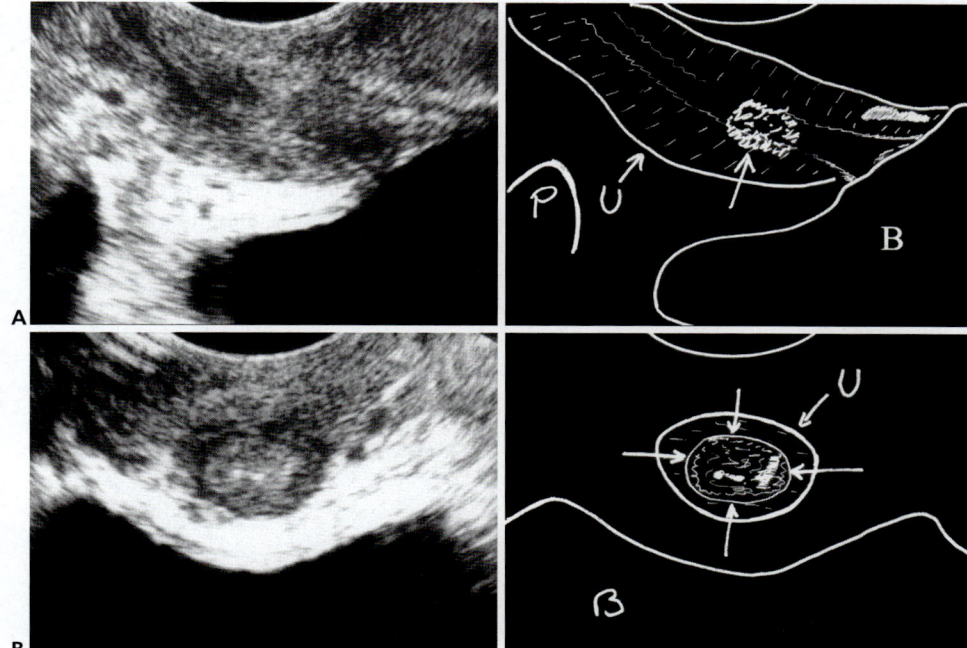

Figura 2.49. Paciente com cistocele e queixa de dificuldade para esvaziar a bexiga, além de "incômodo" indefinido na uretra. Exame realizado após tentativa voluntária de esvaziar a bexiga.
A: A bexiga (B) persiste repleta após a micção voluntária (retenção urinária) e apresenta cistocele com a uretra (U) abaixo do púbis (P) e quase horizontal (uretrocele grave). Note, em seu terço superior e próximo ao orifício interno, a presença de área mal definida (seta) de maior ecogenicidade em sua mucosa.
B: O corte transversal da uretra mostra com maior clareza o nódulo ecogênico na luz uretral (setas). A cistoscopia revelou a presença de pólipo.

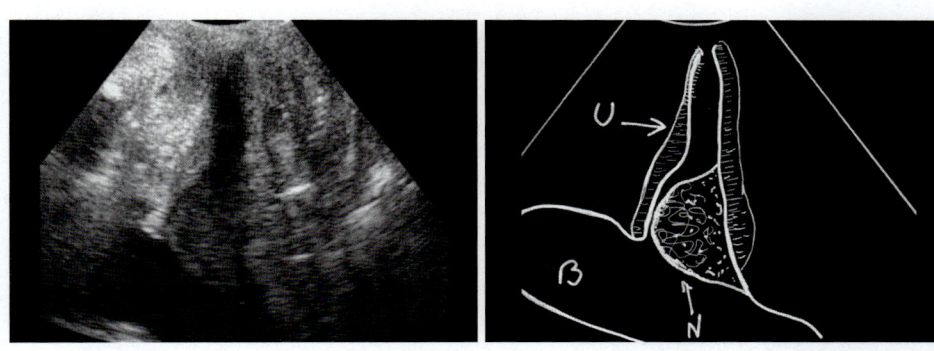

Figura 2.50. Paciente com queixa de jato urinário fino e lento e sensação de peso na uretra. Corte longitudinal da uretra (U) mostrando nódulo (N) hipoecogênico desviando e estreitando a luz em seu terço superior. B = bexiga. A cistoscopia com biópsia revelou um mioma.

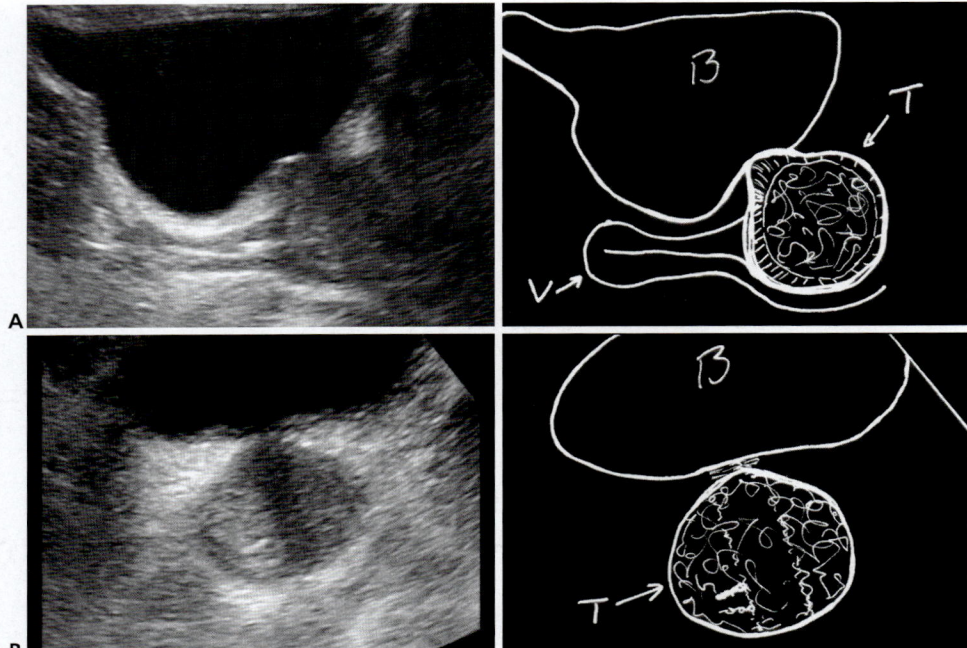

Figura 2.51. Paciente de 71 anos com antecedente de pan-histerectomia. Refere dificuldade para esvaziar a bexiga. O ginecologista tocou um nódulo endurecido anterior à vagina. Exame transabdominal.
A: Corte longitudinal mostrando a bexiga repleta (B) e a vagina (V) terminando em fundo cego. Observe a presença de grande tumor (T), anterior à vagina, no trajeto da uretra.
B: Corte transversal mostrando a bexiga e o tumor junto à sua parede. A biópsia revelou carcinoma de células claras da uretra. Foi realizada a remoção cirúrgica da uretra e radioterapia em janeiro de 2003.

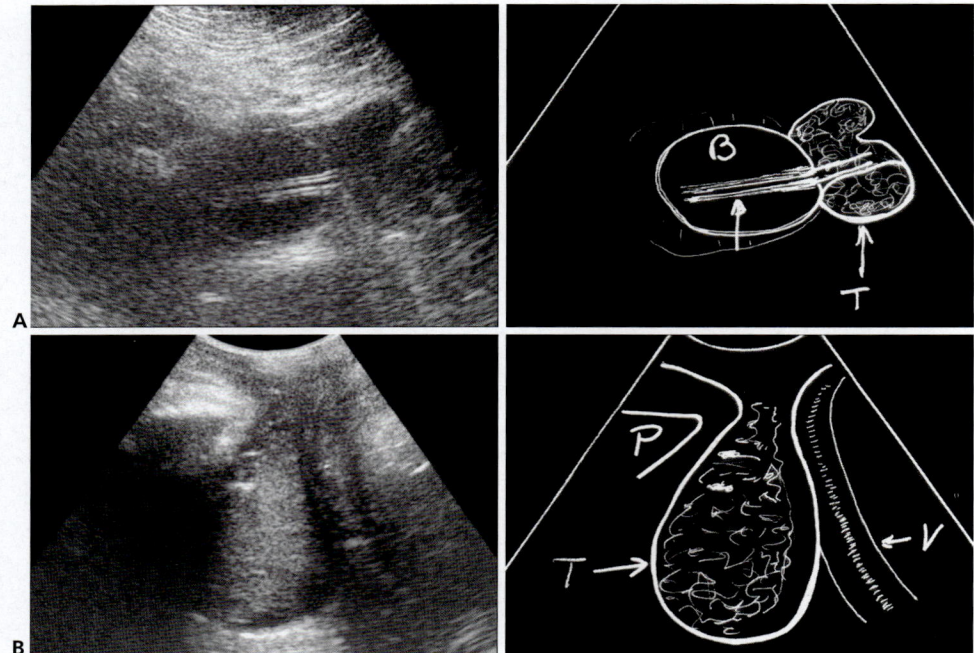

Figura 2.52. A paciente da Figura 2.51 retornou para controle ecográfico da pélvis.
A: Exame transabdominal em fevereiro de 2005. Note a presença de tumor (T) hipoecogênico. A bexiga está vazia graças à presença de cateter (seta) em seu interior. B = balão do cateter de Foley.
B: Exame transvulvar mostrando a recidiva pélvis do tumor uretral. P = púbis; V = vagina.

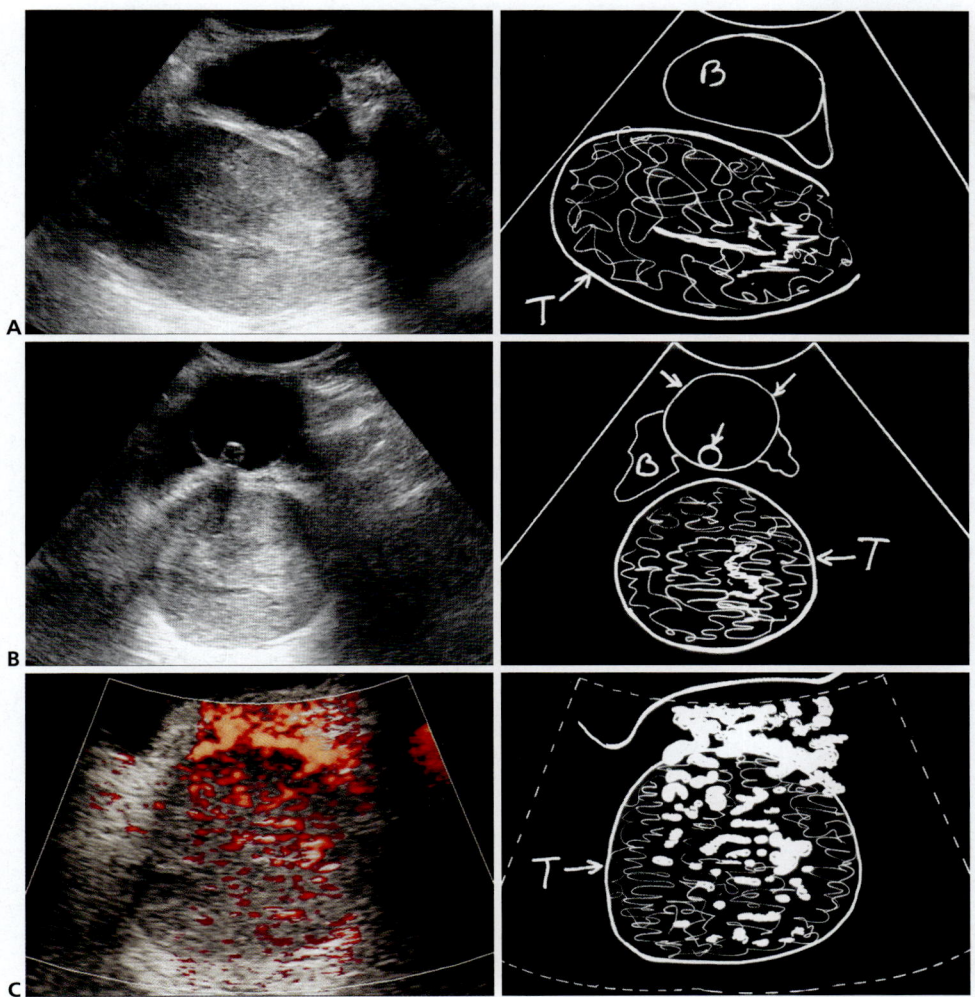

Figura 2.53. Retorno em outubro de 2005 da mesma paciente das Figuras 2.51 e 2.52. Não foi submetida a tratamento em fevereiro de 2005, pois a equipe do setor de oncologia do hospital não encontrou opções viáveis. Exame transabdominal para verificar a evolução da recidiva pélvica do carcinoma uretral.
A: Corte longitudinal mostrando grande tumor pélvico (T) posterior à bexiga, a qual contém balão do cateter (B).
B: Corte transversal da bexiga (B) contendo cateter e seu balão (setas), e do grande tumor pélvico.
C: O Doppler colorido por amplitudes mostra a grande vascularização do tumor.

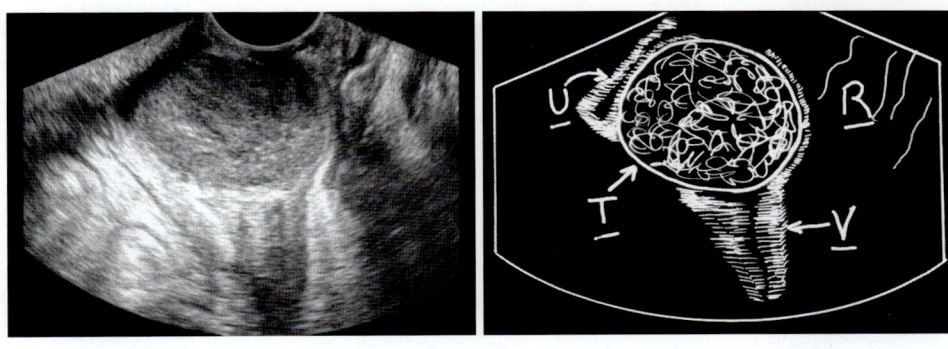

Figura 2.54. Paciente tratada de carcinoma de ovário há dois anos. Refere dor perineal e dificuldade para esvaziar a bexiga, com jato uretral fino. O exame ginecológico revela nódulo duro na parede vaginal anterior. Corte longitudinal translabial. Observe o grande tumor sólido (T) localizado na metade inferior do tabique uretrovaginal. U = uretra; V = vagina; R = reto. A biópsia revelou metástase de carcinoma ovariano.

CAPÍTULO 3

O Colo Uterino

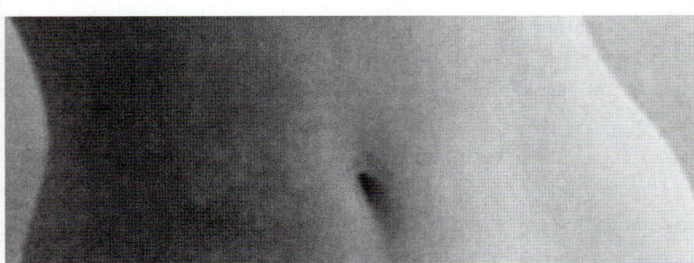
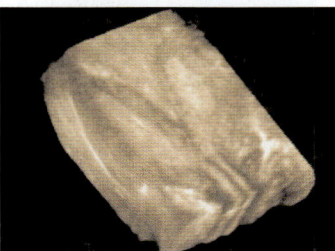
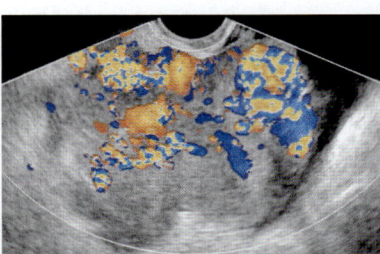

O colo uterino é uma estrutura cilíndrica que constitui o terço inferior do útero e com comprimento de 2,5 a 3,0 cm em mulheres nuligestas, aumentando na paridade e diminuindo após a menopausa. A relação entre o seu comprimento e o do corpo uterino varia ao longo da vida. No feto e na recém-nascida essa relação é de 3/1, atingindo 1/3 na maturidade. Em úteros infantis, é de 2/1 e, em úteros hipoplásticos, essa relação é mantida em 1/3, porém o tamanho do útero é pequeno.

O canal cervical possui dois orifícios: o interno e o externo. O orifício interno é a zona de transição entre o epitélio glandular que reveste o canal cervical (endocérvice) e o endométrio. O orifício externo possui uma forma circular variável, dependendo da paridade, e é visto ao exame clínico, com espéculo.

O colo é constituído predominantemente de tecidos conectivo e muscular liso e é revestido por duas mucosas: escamosa e glandular. A mucosa escamosa reveste a exocérvice, parte externa do colo, com localização intravaginal e visualizado ao exame especular. A mucosa glandular reveste a endocérvice, parte interna do colo, supravaginal, não visualizada ao exame clínico. O diâmetro interno do canal endocervical pode ter de 6 a 8 mm.

ANOMALIAS CONGÊNITAS As malformações do colo, como já citado anteriormente no capítulo da vagina, são decorrentes de anomalias que acontecem nos ductos de Müller durante a embriogênese.

A **agenesia** é a ausência total do colo uterino, podendo ou não ocorrer comunicação entre o útero e a vagina, e é uma anomalia extremamente rara. Caso tenha comunicação, a sintomatologia é mais suave, e o achado ecográfico será a vagina terminando em fundo cego e ausência do colo. Caso não tenha comunicação, o sintoma é exacerbado pela ausência da menstruação (criptomenorreia) e o consequente hematométrio.

A **atresia** geralmente é acompanhada de útero hipoplástico e também é muito rara.

A **hipertrofia** como anomalia congênita é rara e apresenta-se como um colo extremamente longo em relação ao próprio corpo uterino e à vagina. A hipertrofia desenvolvida ao longo da vida reprodutiva ou pela paridade é de etiologia desconhecida.

A **duplicidade** pode apresentar-se de formas distintas. A forma total apresenta dois colos, cada um com seu orifício externo e com duplicação uterina acompanhada ou não de vagina dupla. A forma parcial apresenta colo único com duplicidade da endocérvice (septo longitudinal), terminando em dois orifícios externos e, acima, em uma única cavidade uterina (essa forma é raríssima) ou, em duas cavidades uterinas (septo uterino total, forma mais frequente).

Os **septos** decorrem de hipertrofia das pregas endocervicais e se dispõem em formas variadas, ocluindo ou não o canal cervical.

ALTERAÇÕES BENIGNAS Os **cistos** mucosos de retenção (cistos de Naboth) são ocasionados pelo crescimento excessivo do epitélio escamoso sobre o glandular, obstruindo a abertura das criptas glandulares e provocando um acúmulo de muco nas criptas mais profundas, formando, assim, os cistos, que são de número e tamanho variados. Podem-se encontrar, também, alterações estruturais da mucosa, causadas por **traumatismos** ao longo da vida reprodutora da mulher.

A **cervicite aguda** manifesta-se como edema irregular da mucosa e pela presença de muco e pus na luz cervical. A presença de pontos hiperecogênicos enfileirados ou dispersos pelo canal e áreas de fibrose, decorrentes de sequelas inflamatórias, indicam **cervicite crônica**. Esta pode evoluir para uma **metaplasia óssea**.

Outras alterações passíveis de diagnóstico ecográfico são as **estenoses**, que podem ser causadas por manobras cirúrgicas, como cauterizações, conizações e amputações planas ou causadas pela atrofia progressiva durante o climatério. Podem aparecer de forma total ou parcial, ambas provocando retenção de fluido ou sangue.

A **incompetência istmocervical**, que é a permeabilidade anormal do orifício interno, não é passível de diagnóstico ecográfico fora da gestação, devendo ser investigada com outros métodos.

Dentre os tumores benignos do colo encontram-se os **pólipos**, que são formações tumorais sésseis ou pedunculadas na mucosa endocervical. São de causa desconhecida e, do ponto de vista histológico, contêm todos os elementos da endocérvice. São tumores inflamatórios geralmente inócuos e que podem causar alterações clínicas, como sangramento irregular, e raramente causam hemorragia. Apresentam diferentes tamanhos, números ou formas, mas sua base quase sempre é pequena. Aparecem geralmente após os 30 anos ou no climatério, raramente sendo encontrados na idade jovem.

Apresentam uma certa dificuldade para serem identificados na ecografia, a não ser que exista muco no canal cervical ou se forem de grandes dimensões. O muco contrasta o pólipo e devemos utilizar o Doppler colorido para demonstrar com facilidade o eixo vascular central, característico do pólipo. O Doppler colorido localiza a origem do pólipo, se endometrial parido ou endocervical, e essa informação é muito importante para o clínico, pois a origem do pedículo vascular orienta a conduta. Os pólipos endocervicais paridos são difíceis de detectar ao exame ecográfico transvaginal em virtude da proximidade do transdutor com o colo no fundo vaginal.

Mesmo sendo considerado como patologia benigna, ao se retirar um pólipo cervical, este deve ser sempre avaliado à histologia para descartar transformações malignas. Apesar de raros, já foram descritos carcinomas originados de pólipos.

Os **miomas** são facilmente detectados à ecografia graças à típica nodulação arredondada hipoecogênica. O Doppler colorido pode auxiliar na diferenciação de um pólipo, pois os miomas apresentam vascularização periférica irregular, e os pólipos não.

ALTERAÇÕES MALIGNAS

Dentre as enfermidades malignas, o carcinoma do colo é um dos cânceres mais frequentes do trato genital feminino e responde por cerca de 30% das mortes por câncer em mulheres. O colo uterino é alvo frequente tanto de infecções como de carcinógenos virais ou químicos que podem causar o carcinoma invasivo. O exame clínico do colo mais o esfregaço de Papanicolaou são soberanos para a investigação dessa patologia.

Assim como na vagina, o achado de um carcinoma de colo ao exame ultrassonográfico significa já uma fase avançada da doença, pois não é possível detectar o carcinoma *in situ* ou no estádio I. É passível de diagnóstico ultrassonográfico quando o tumor atinge o estádio II, onde o comprometimento vai além do colo, acometendo parte da vagina e/ou do paramétrio, e o tumor tem volume maior.

O carcinoma cervical avançado cresce por continuidade direta, indo acometer todas as estruturas contíguas, incluindo o peritônio, a bexiga, os ureteres, o reto e a vagina. Ocorre metástase a distância para fígado, pulmões e medula óssea. Os linfonodos pélvicos, retroperitoneais altos e supraclaviculares também podem ficar comprometidos.

A avaliação ecográfica transvaginal dos carcinomas de colo e vagina deve ser cuidadosa, pois os tumores podem ser hipervascularizados e friáveis, e sua manipulação mecânica pode causar grande hemorragia. Neste caso, o exame deverá ser realizado por via transretal ou transabdominal.

O colo pode ser sede de outros tumores malignos, como o adenocarcinoma endocervical, os sarcomas e o carcinossarcoma. São mais raros, e a ecografia apenas demonstra massas de natureza a esclarecer por meio de biópsia e exame histológico. Na ecografia, infelizmente, os sarcomas podem ser confundidos com os miomas e provocar um retardo na indicação da biópsia.

Capítulo 3 ■ O COLO UTERINO | 75

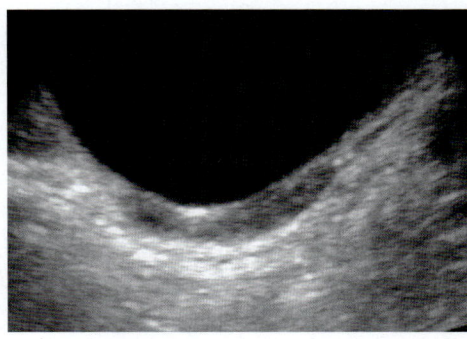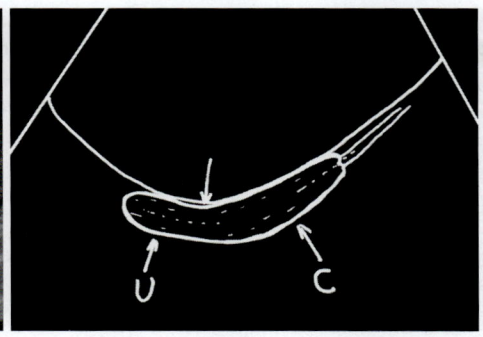

Figura 3.1. Anatomia. Corte longitudinal transabdominal em útero infantil. Observe o colo (C) com o dobro do comprimento do corpo uterino (U). A transição do corpo para o colo está assinalada com a seta

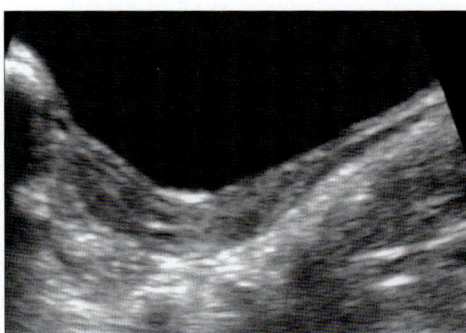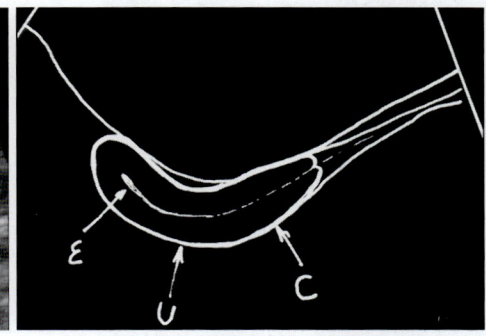

Figura 3.2. Anatomia. Puberdade inicial. Corte longitudinal transabdominal mostrando o útero (U) com algum desenvolvimento. O colo (C) tem comprimento semelhante ao do corpo. O endométrio (E) está fino, sem sinais de estimulação hormonal. A paciente ainda não teve a menarca.

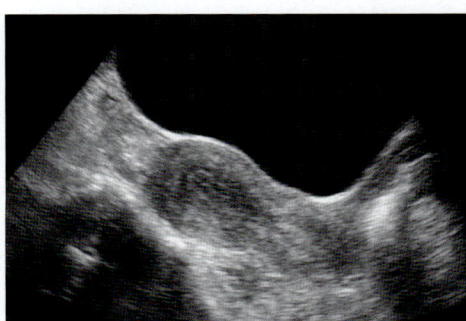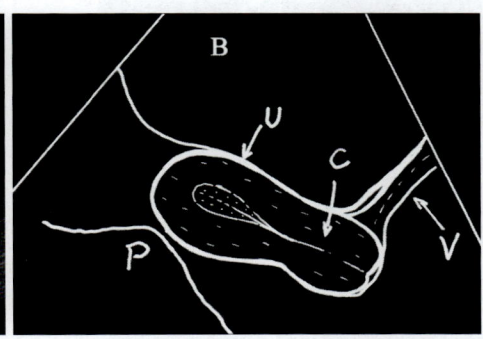

Figura 3.3 Anatomia. Útero de mulher adulta. Corte longitudinal transabdominal mostrando o colo normal (C) com metade do comprimento do corpo uterino (U). Bexiga (B), vagina (V) e promontório (P).

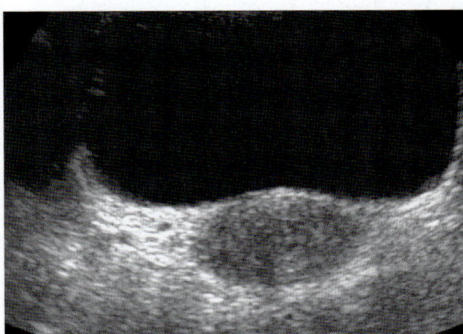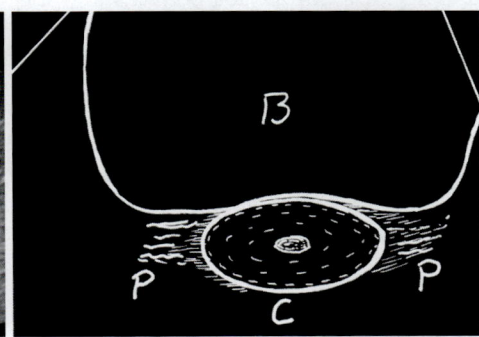

Figura 3.4. Anatomia. Exame transabdominal. Corte transversal mostrando a bexiga (B), o colo uterino (C) e os paramétrios (P).

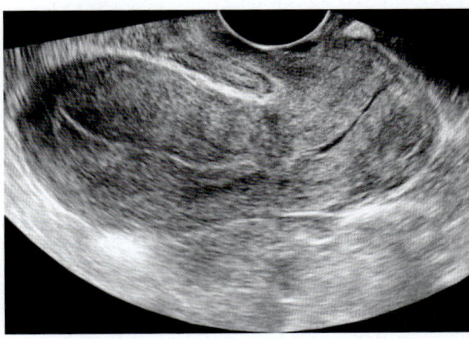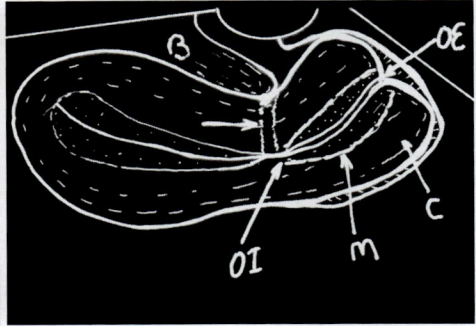

Figura 3.5. Anatomia. Exame transvaginal. Corte longitudinal. Observe o colo uterino (C) com a mucosa bem desenvolvida (M) e pequena quantidade de muco no canal cervical, separando as paredes da mucosa endocervical. A imagem evidencia o orifício cervical externo (OE) e o interno (OI), a parede vesical (B) sobre a face anterior do útero e a cicatriz de cesariana (seta) no istmo uterino.

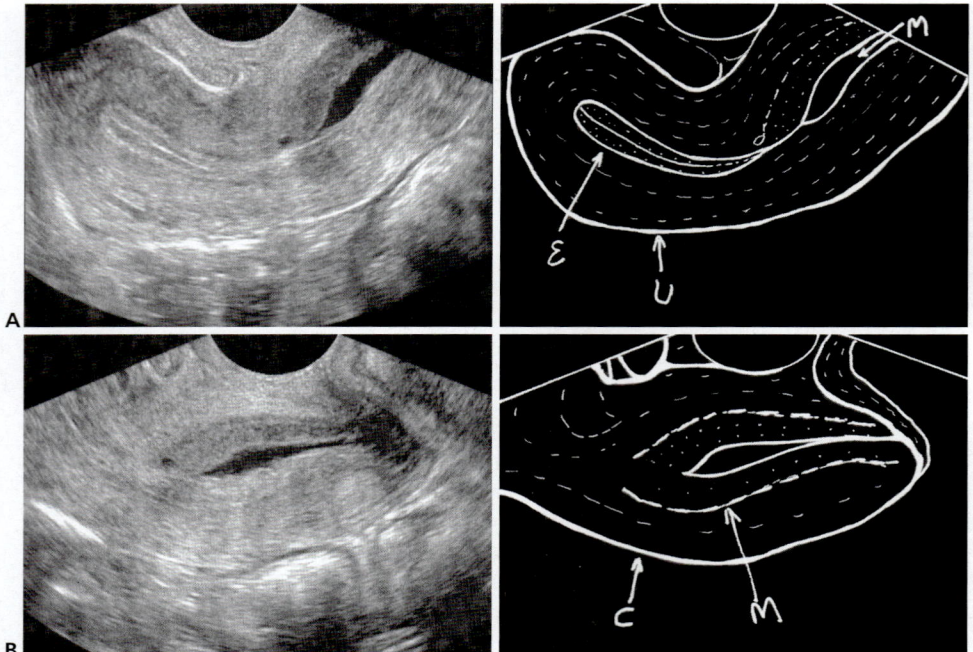

Figura 3.6. Anatomia. Exame transvaginal no período periovulatório.
A: Corte longitudinal mostrando todo o útero (U). Observe a presença de muco (M) no canal cervical e o endométrio trilaminar (E).
B: Corte longitudinal mostrando imagem ampliada do colo uterino (C). Observe a mucosa endocervical normal (M), com ecotextura uniforme e bem destacada da parede cervical. O muco anecoide separa as paredes da mucosa cervical.

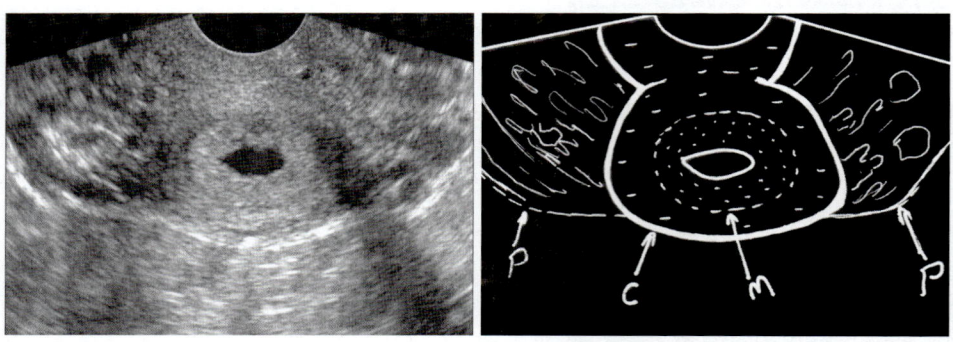

Figura 3.7. Anatomia. Exame transvaginal. Corte transversal do colo uterino (C) mostrando a mucosa normal (M) contendo muco anecoide em sua luz e os paramétrios (P) contendo vasos sanguíneos.

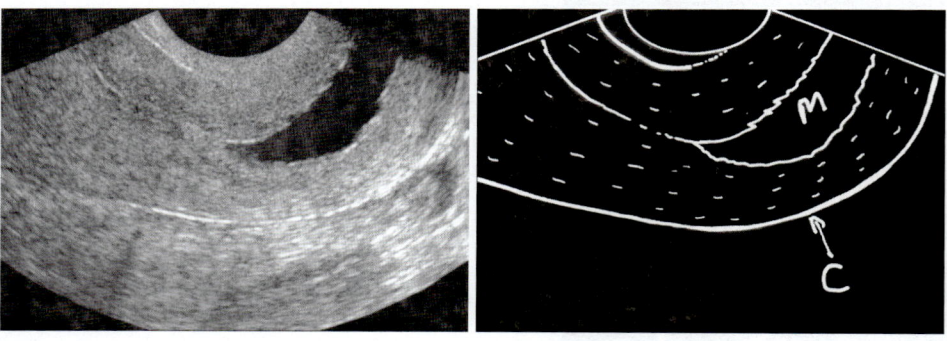

Figura 3.8. Anatomia. Exame transvaginal. Corte longitudinal do colo uterino (C) contendo grande quantidade de muco (M) homogêneo e anecoide. Tal achado leva à hipótese de estenose do orifício cervical externo. Entretanto, a paciente tem menstruações regulares, sem dismenorreia ou modificações do fluxo menstrual. O exame clínico está normal, o que indica variação normal da quantidade de muco endocervical, mais abundante do que o usual.

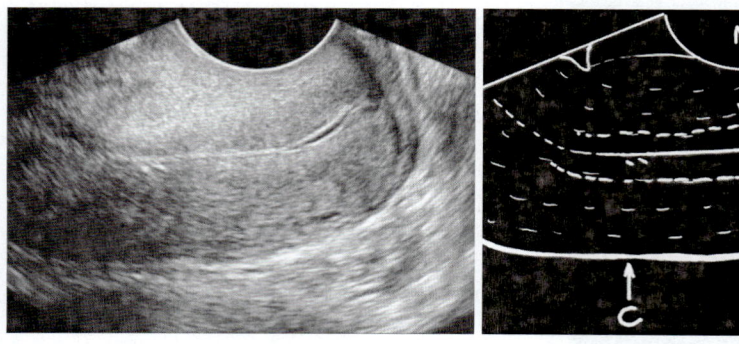

Figura 3.9. Anatomia. Exame transvaginal. Corte longitudinal ampliado do colo uterino (C). Observe a mucosa endocervical (M) normal, com ecotextura delicada e homogênea.

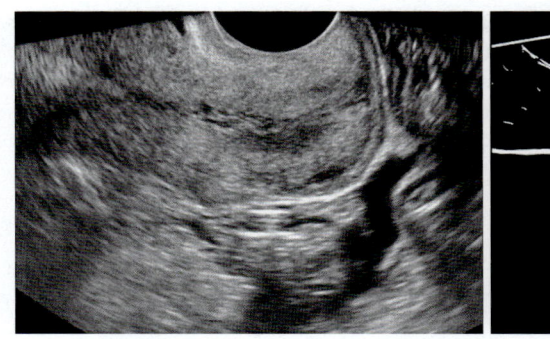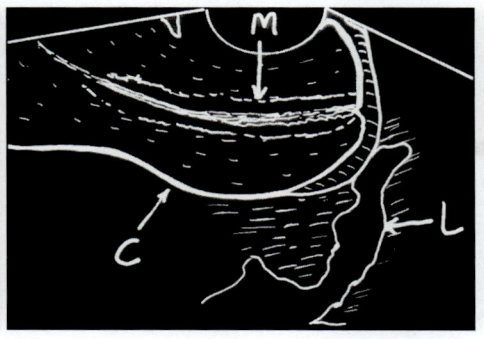

Figura 3.10. Anatomia. Exame transvaginal na fase lútea. Corte longitudinal do colo uterino (C). Observe a mucosa endocervical (M) e a presença de líquido (L) no fundo de saco posterior (normal para o período pós-ovulatório).

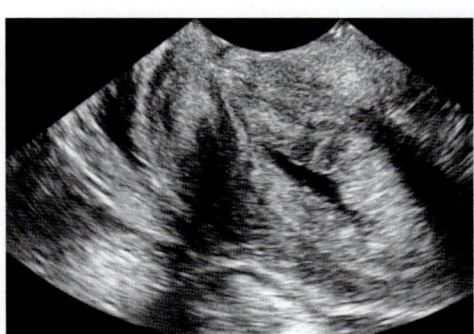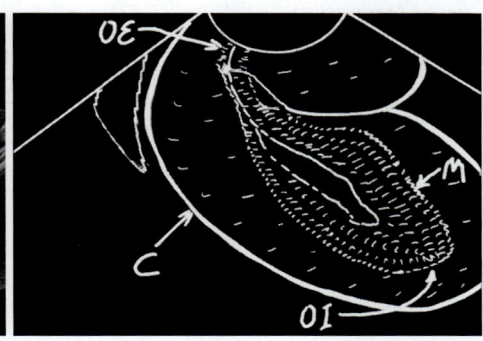

Figura 3.11. Anatomia. Exame transvaginal. Corte longitudinal com grande ampliação do colo uterino (C). O útero é retrovertido, levando à inversão da direção do canal cervical. O orifício externo (OE) está superior à esquerda, e o orifício interno (OI) está inferior à direita. A mucosa endocervical (M) está exuberante e com muco em sua luz.

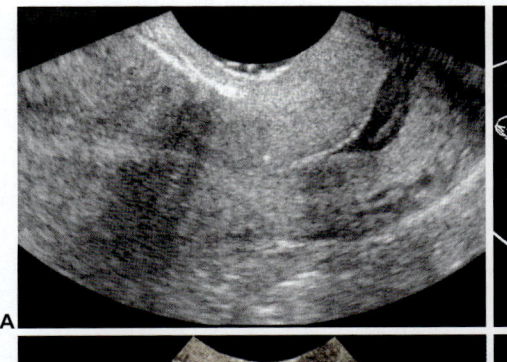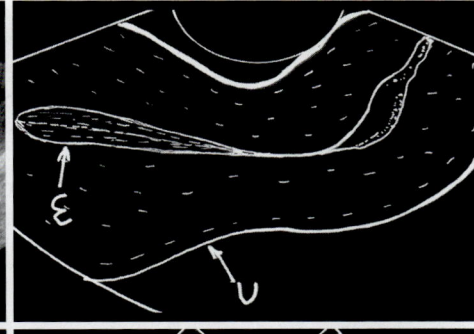
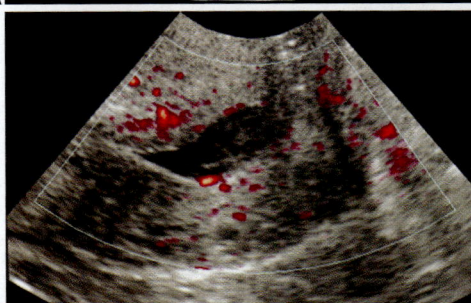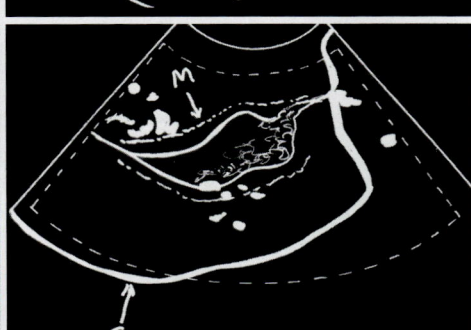

Figura 3.12. Anatomia. Exame transvaginal. Paciente de 54 anos, com reposição hormonal cíclica desde antes da menopausa. Nessas condições, não ocorre a atrofia do útero, e o endométrio mantém sua proliferação normal.
A: Corte longitudinal mostrando todo o útero (U), com o endométrio proliferado (E).
B: Corte longitudinal ampliado do colo (C), mostrando o canal cervical com mucosa (M) normal contendo muco em sua luz. Observe que o muco contém ecos e utilizou-se o Doppler de amplitudes para excluir um pólipo (não se identifica o pedúnculo vascular central).

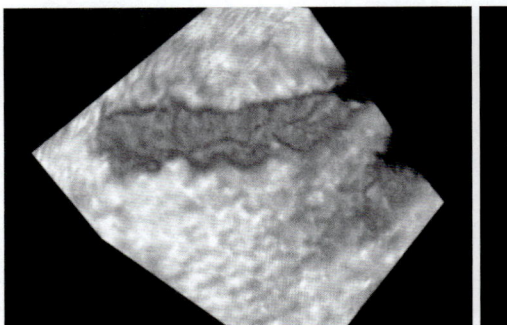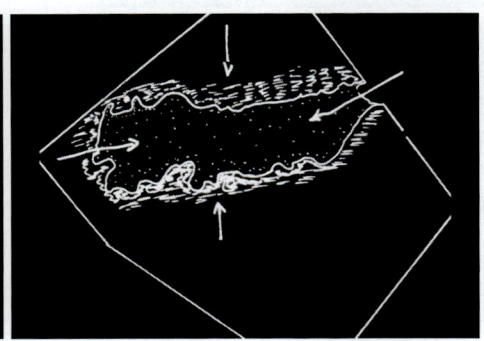

Figura 3.13. Anatomia. Exame transvaginal tridimensional. Observe o relevo interno da mucosa endocervical (setas) contrastado pela presença de muco.

78 | Capítulo 3 ■ O COLO UTERINO

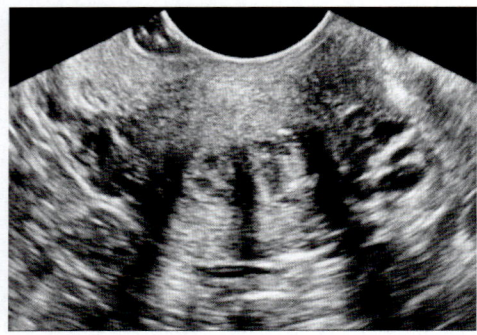 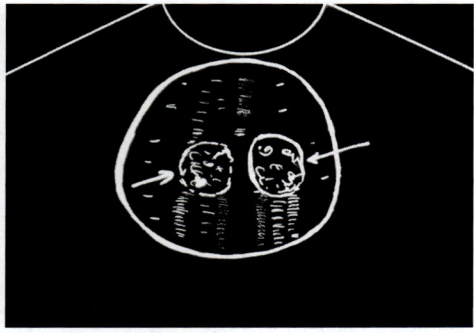

Figura 3.14. Paciente portadora de útero com septo total. Corte transversal transvaginal mostrando o colo com dois canais (setas) em decorrência da presença do septo endocervical.

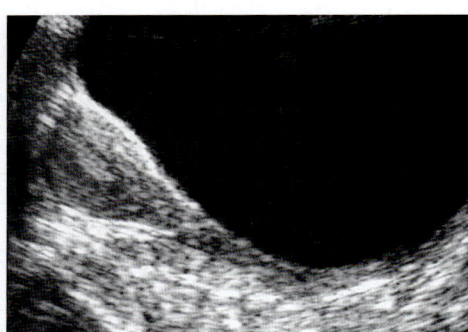 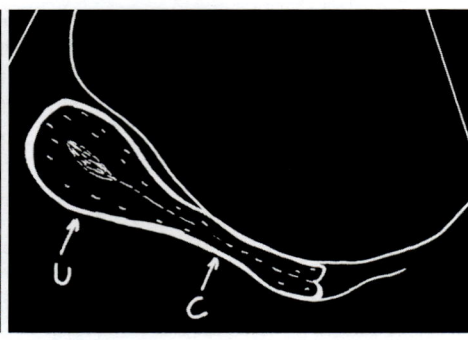

Figura 3.15. Paciente de 19 anos com queixa de dismenorreia intensa. Exame transabdominal. Corte longitudinal do útero (U) mostrando colo (C) muito fino. O diagnóstico final foi de hipoplasia grave do colo uterino.

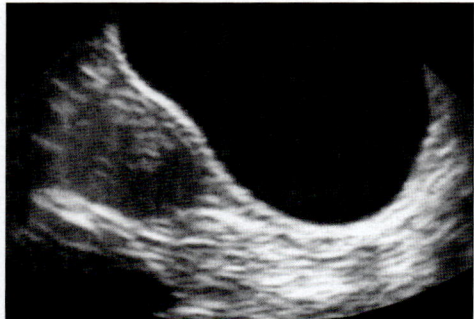 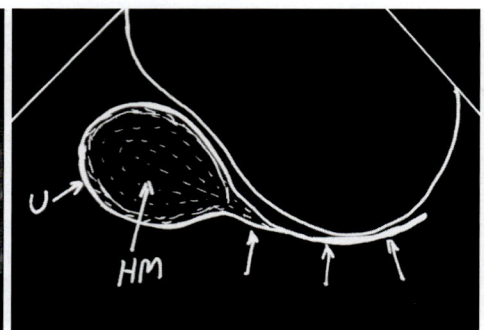

Figura 3.16. Paciente de 41 anos, portadora de deficiência mental. Amenorreia primária com caracteres sexuais secundários normais. Corte longitudinal transabdominal. Agenesia da vagina e do colo uterino, os quais estão substituídos por cordão fibroso (setas). Corpo uterino presente (U) contendo hematométrio (HM). Este caso pode ser considerado como uma variante da síndrome de Mayer-Rockitansky.

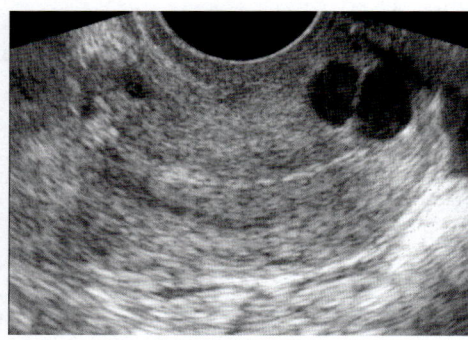 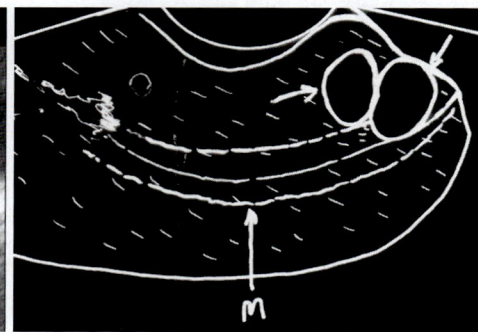

Figura 3.17. Corte longitudinal transvaginal do colo uterino, mostrando mucosa normal (M) e a presença de dois cistos de retenção (setas) no lábio anterior, junto ao orifício externo.

> ❗ Os cistos cervicais (de Naboth) podem estar localizados em qualquer local relacionado com a mucosa. São cistos de inclusão, secundários aos fenômenos de reparação da mucosa cervical. O ginecologista identifica aqueles localizados na ectocérvice e não faz menção dos mesmos à paciente. O ecografista identifica todos, na ecto e na endocérvice, e deve manter a mesma postura do clínico. Portanto, não mencione a presença de cistos simples no colo uterino. Mais uma vez: deixe a mulher em paz, não provoque estresse inútil.

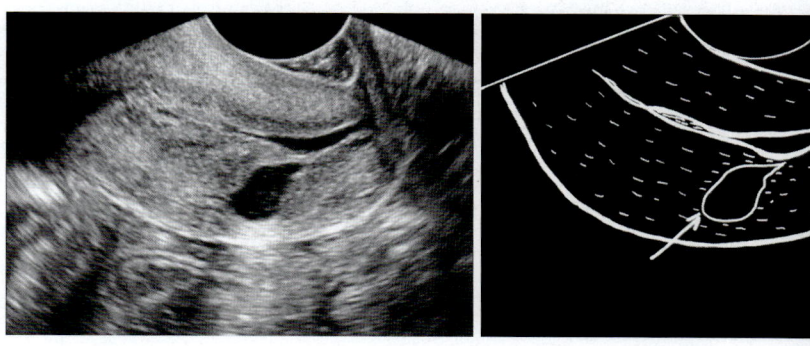

Figura 3.18. Corte longitudinal transvaginal do colo uterino, mostrando mucosa normal com muco (M) e a presença de cisto de retenção no terço médio do lábio posterior (seta).

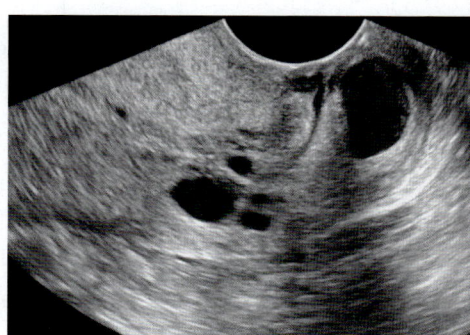 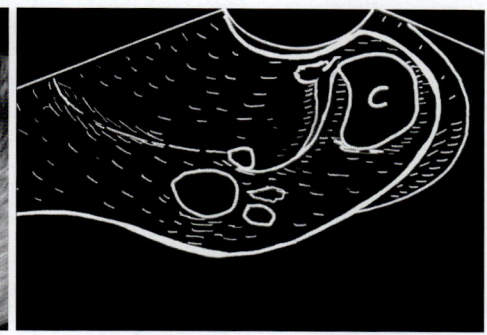

Figura 3.19. Corte longitudinal transvaginal do colo uterino, mostrando vários cistos de retenção em toda a sua extensão, sendo o maior (C) localizado no lábio posterior, junto ao orifício externo.

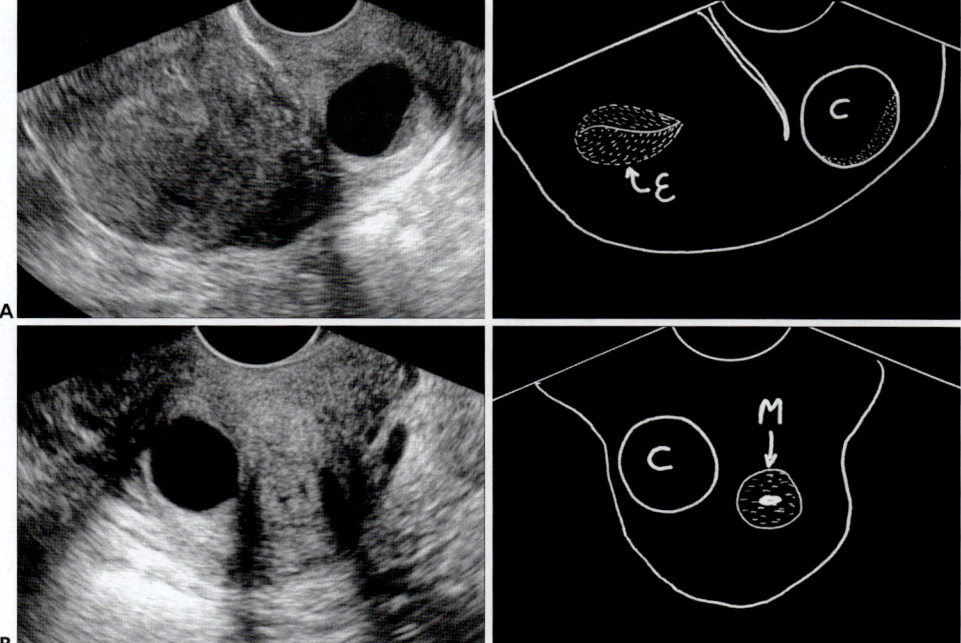

Figura 3.20. Exame transvaginal de rotina.
A: Corte longitudinal transvaginal do útero. Observe o grande cisto de retenção (C) no terço médio do colo. E = endométrio.
B: Corte transversal do colo. O cisto está localizado na parede lateral direita. A mucosa (M) está normal.

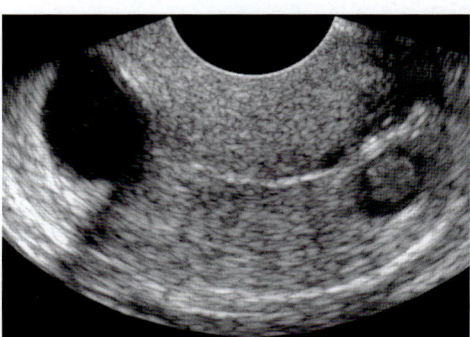 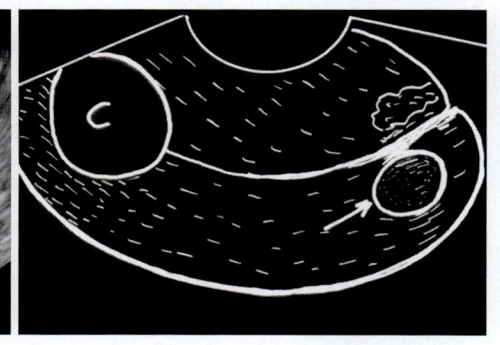

Figura 3.21. Corte longitudinal transvaginal do colo uterino, mostrando grande cisto de retenção (C) na altura do orifício interno. Junto ao orifício externo, nota-se cisto com conteúdo denso (seta), que pode ser confundido com endometriose (a anamnésia e o exame clínico são fundamentais).

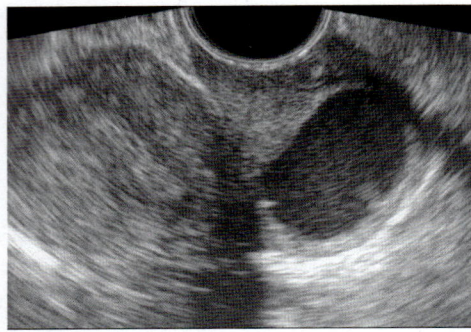 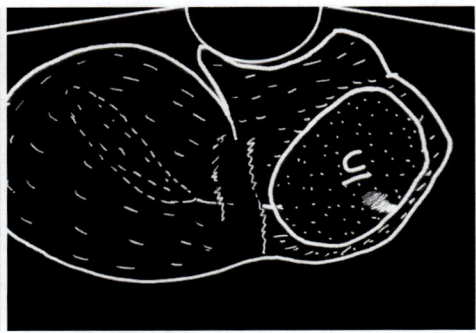

Figura 3.22. Corte longitudinal transvaginal do útero, mostrando cisto enorme de retenção (C), ocupando toda a parede posterior do colo e contendo material denso (provável cisto velho). O diagnóstico diferencial deve ser com cisto de endometriose e, se necessário, uma punção por agulha deverá confirmar a hipótese.

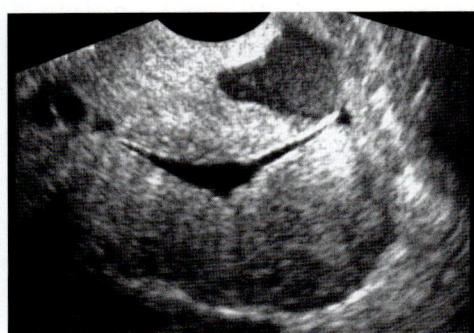 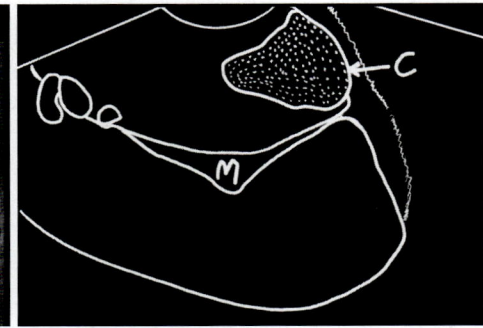

Figura 3.23. Corte longitudinal do colo uterino. Observe o cisto (C) com conteúdo denso, localizado na ectocérvice anterior. A paciente está assintomática, e o exame clínico revelou um cisto simples, excluindo a hipótese de endometriose. O canal cervical está normal e contém pequena quantidade de muco (M).

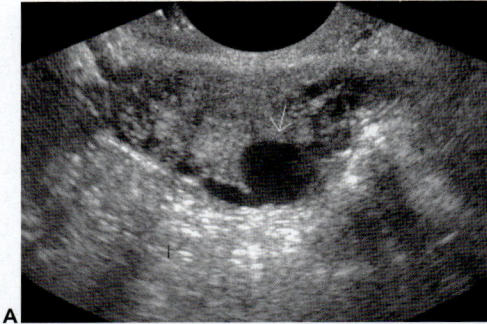 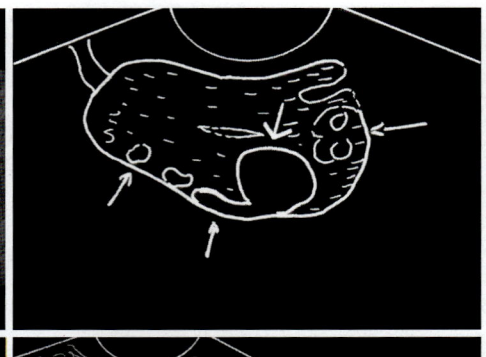

Figura 3.24. Corte transversal transvaginal do colo uterino.
A: Colo apresentando vários cistos em colar de contas (setas).
B: O estudo Doppler mostra que os "cistos" são, na realidade, vasos abundantes na região cervical e não cistos de retenção. A análise espectral mostra um dos vasos com fluxo arterial.

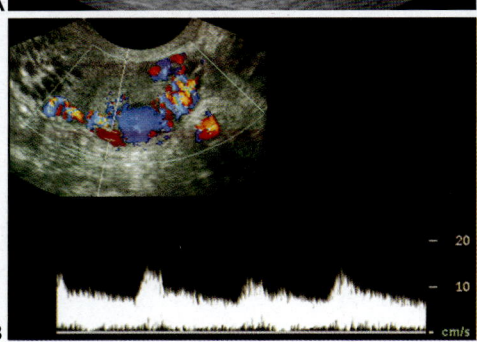 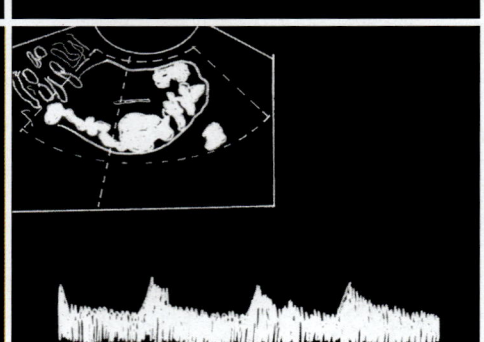

> As dilatações vasculares são muito frequentes no aparelho genital feminino. Podem simular várias condições anormais, induzindo o ecografista a erros de diagnóstico. A utilização do mapa vascular, obtido com o Doppler colorido (por frequências ou por amplitudes), é muito útil para o diagnóstico diferencial. Neste livro, podem-se observar vários exemplos de imagens vasculares sendo confundidas com outros problemas.

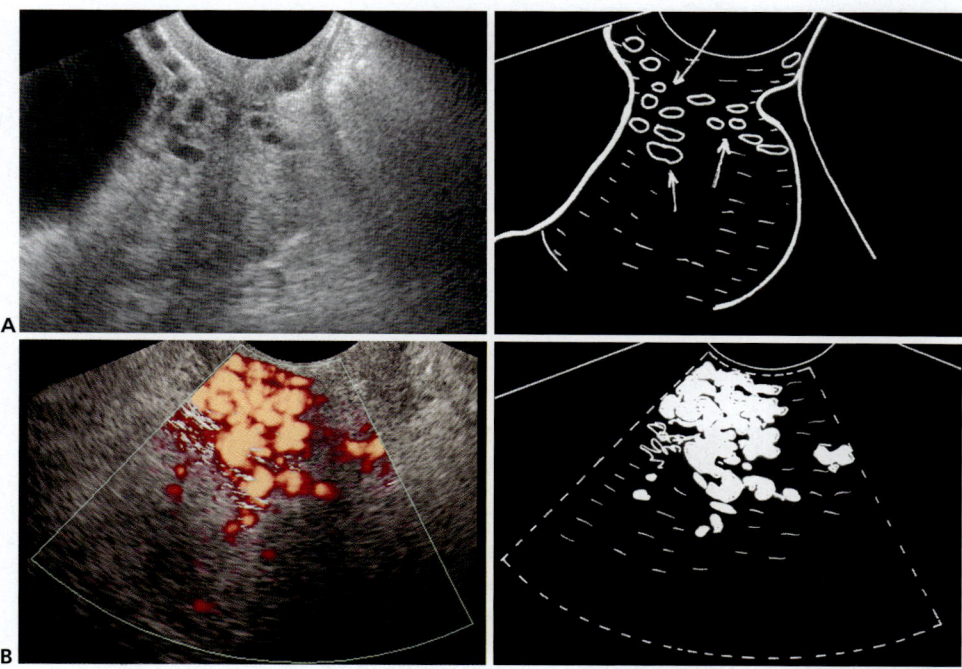

Figura 3.25. Exame transvaginal.
A: Corte longitudinal do colo uterino mostrando inúmeros pequenos cistos agrupados (setas).
B: O Doppler codificado por amplitudes (*Power Doppler*) mostra que os "cistos" correspondem a bolo de veias dilatadas.

> Lembre-se que, se a paciente estiver assintomática, não se deve concluir o relatório como varizes, pois induzirá preocupação desnecessária e condutas intempestivas e iatrogênicas. Nenhuma mulher tolera receber notícia de que possui varizes, ainda mais em local onde não pode realizar autoexame visual.

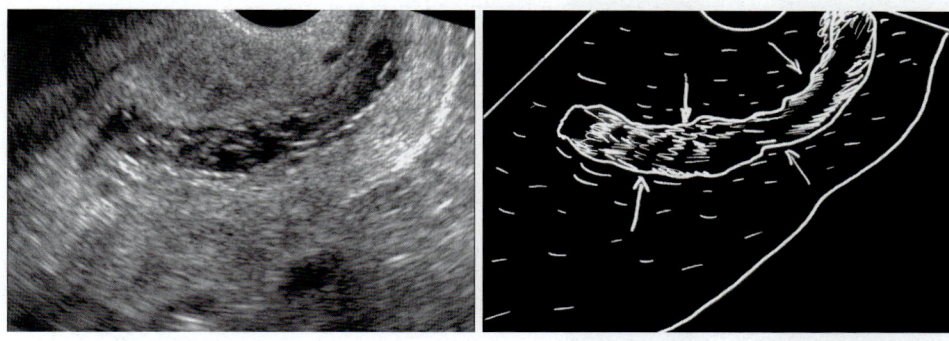

Figura 3.26. Endocervicite aguda. Paciente com queixa de corrimento vaginal de padrão infeccioso. Toque ginecológico com dor à mobilização do colo. Corte longitudinal transvaginal do colo mostrando mucosa irregular (setas), hipoecogênica (edema) e com muco em sua luz (ao exame especular, notava-se muco amarelado).

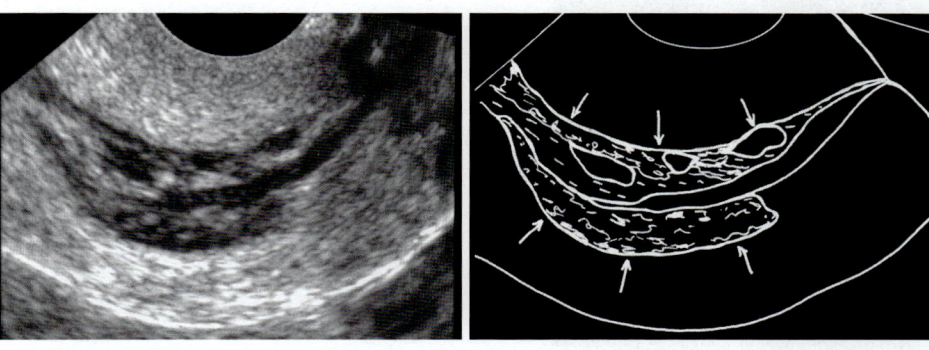

Figura 3.27. Endocervicite aguda. Paciente com queixa de corrimento vaginal purulento e dispareunia. Corte longitudinal do colo mostrando a mucosa fortemente edemaciada (setas), com focos de liquefação (pequenas áreas anecoides) e líquido em sua luz. O exame ginecológico confirmou a hipótese ecográfica.

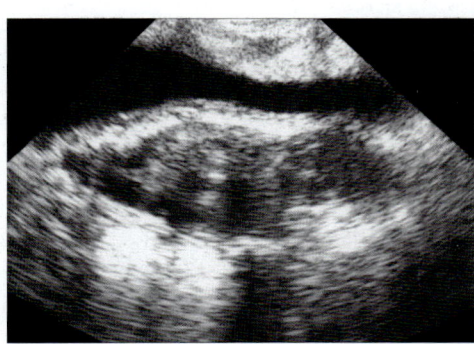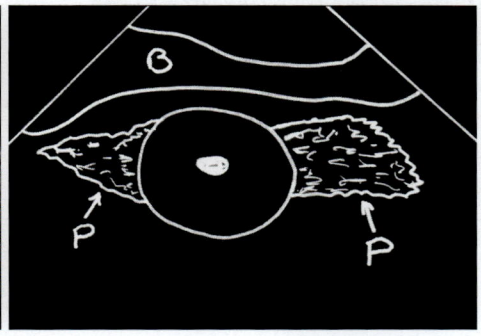

Figura 3.28. Paciente com queixa de dor pélvica e dispareunia. Exame transabdominal. Corte transversal do colo uterino. Observe os paramétrios (P) edemaciados, mais intensamente à esquerda. Ao toque ginecológico, a paciente sentia dor intensa à mobilização do colo uterino. A conclusão foi de parametrite aguda. Houve remissão do quadro com tratamento medicamentoso. B = bexiga.

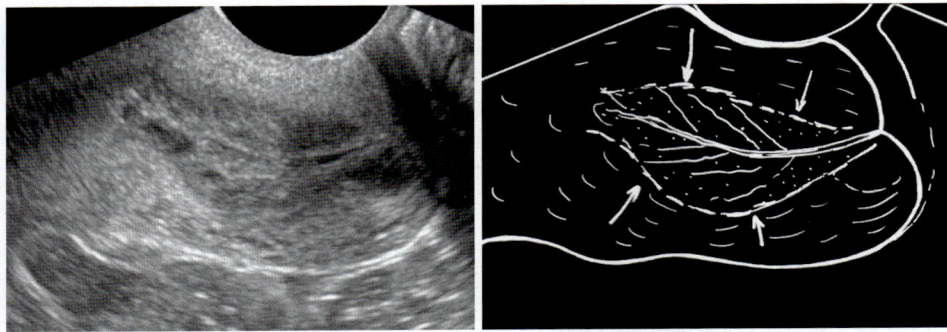

Figura 3.29. Endocervicite recorrente. Exame transvaginal. O corte longitudinal do colo uterino mostra mucosa espessada (setas), com ecotextura irregular e focos de edema hipoecogênico.

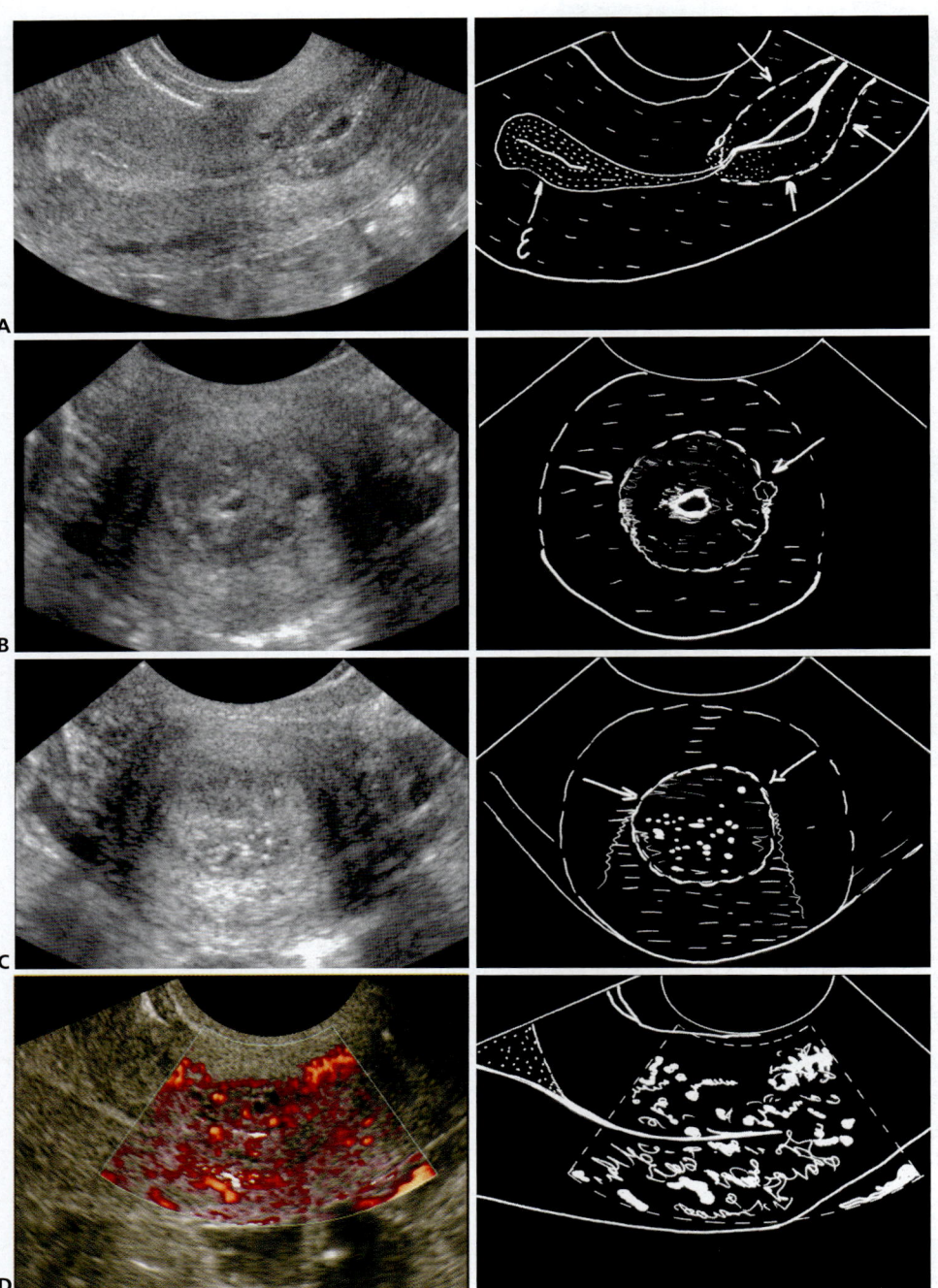

Figura 3.30. Endocervicite recorrente. Paciente com dor à mobilização cervical e dispareunia profunda. Exame transvaginal.
A: Corte longitudinal do útero mostrando mucosa endocervical edemaciada e irregular (setas). O endométrio está normal e com padrão secretor (E).
B: Corte transversal no terço médio do colo, mostrando mucosa endocervical edemaciada e irregular (setas).
C: Corte transversal no terço superior do colo, mostrando mucosa endocervical (setas) com inúmeras microcalcificações (pontos hiperecogênicos).
D: Estudo longitudinal com Doppler por amplitudes mostrando hipervascularização na região da mucosa endocervical.

> Pontos hiperecogênicos dentro das mucosas (cervical e/ou endometrial) podem ter os seguintes significados:
> - Microabscessos durante uma infecção aguda.
> - Microcalcificações cicatriciais no processo de reparação da infecção.
> - Focos de metaplasia (cartilaginosa ou óssea), geralmente desencadeados por inflamação crônica.

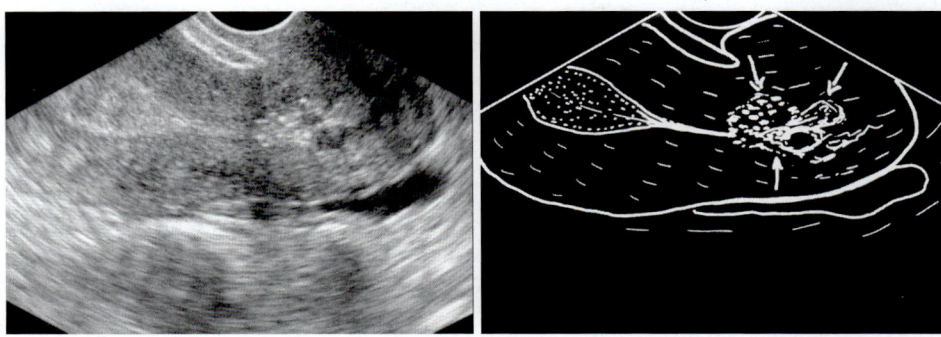

Figura 3.31. Endocervicite crônica, com a mucosa grosseira (setas), irregular e com microcalcificações (pontos hiperecogênicos). Exame transvaginal.

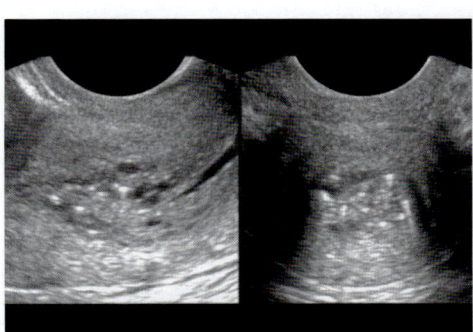 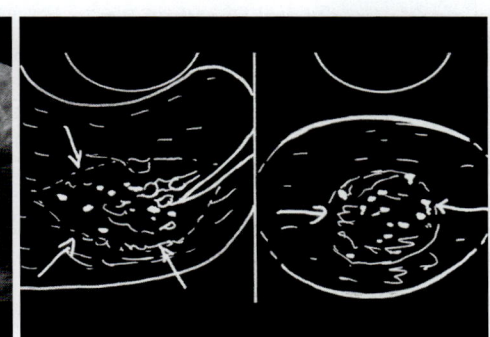

Figura 3.32. Endocervicite crônica. Exame transvaginal mostrando a mucosa endocervical (setas) com limites mal definidos, heterogênea e com microcalcificações em sua metade superior. Corte longitudinal à direita e transversal à esquerda.

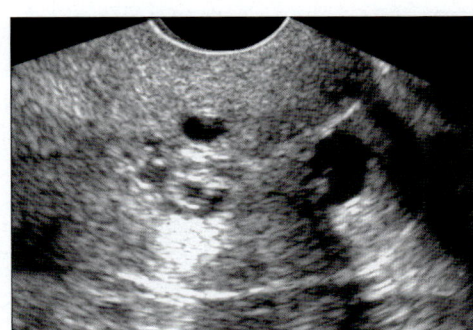 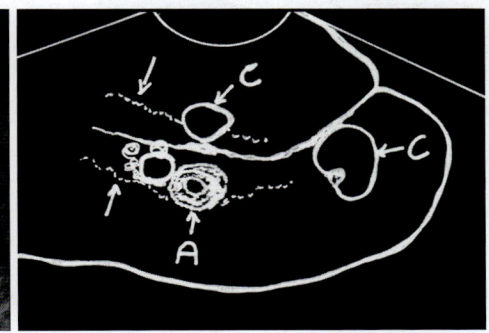

Figura 3.33. Endocervicite crônica. Exame transvaginal. A metade superior da mucosa endocervical apresenta limites irregulares (setas), microcalcificações e pequeno anel de parede ecogênica (A = provável granuloma). C = cistos de retenção.

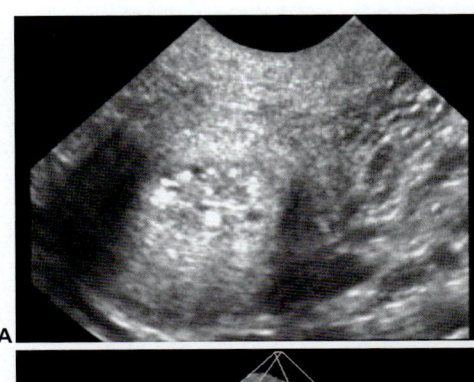 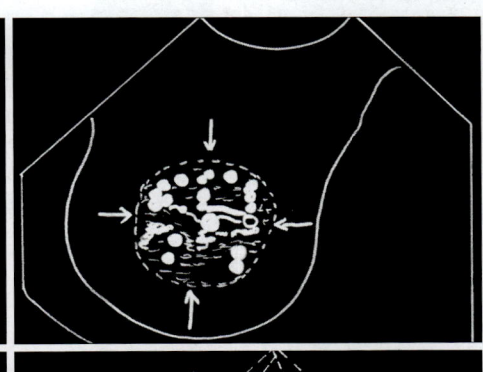

Figura 3.34. Endocervicite crônica. Exame transvaginal.
A: Corte transversal mostrando a mucosa cervical espessada (setas) e com inúmeras microcalcificações.
B: Imagem volumétrica 3D. Pode-se obter plano coronal oblíquo da mucosa endocervical (setas) e mostrar uma visão espacial multiplanar das lesões.

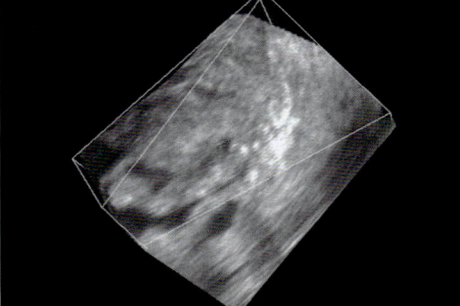 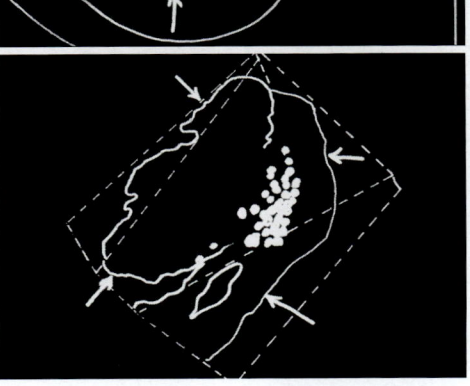

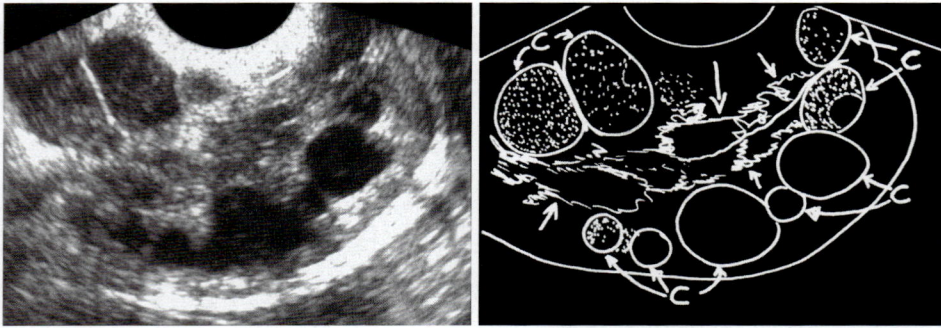

Figura 3.35. Exame transvaginal em paciente com quadro de infecção genital baixa recorrente. Corte longitudinal do colo uterino mostrando o grave acometimento pelo processo inflamatório. A mucosa (setas) está edemaciada, espessada e com limites mal definidos. Note os vários cistos de retenção (C) com conteúdo de densidade variável, desde anecoide até denso compacto. O diagnóstico diferencial: processo inflamatório, endometriose grave ou neoplasma.

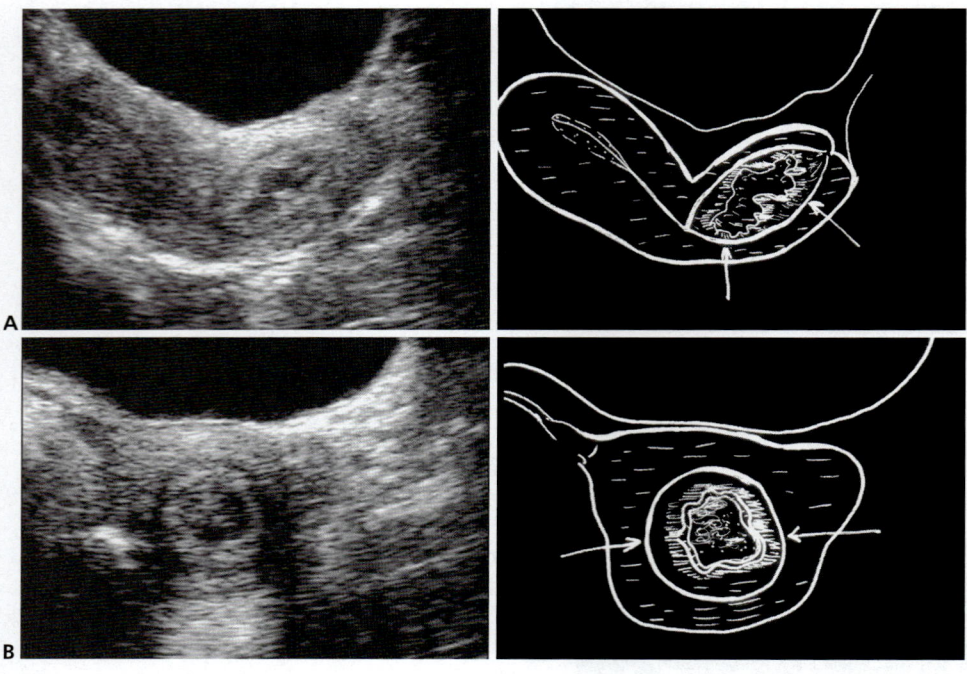

Figura 3.36. Endocervicite crônica ativa. Exame transabdominal. (**A** e **B**) Cortes longitudinal e transversal, respectivamente. Observe a mucosa cervical com ecogenicidade grosseira e irregular, contendo muco denso (setas).

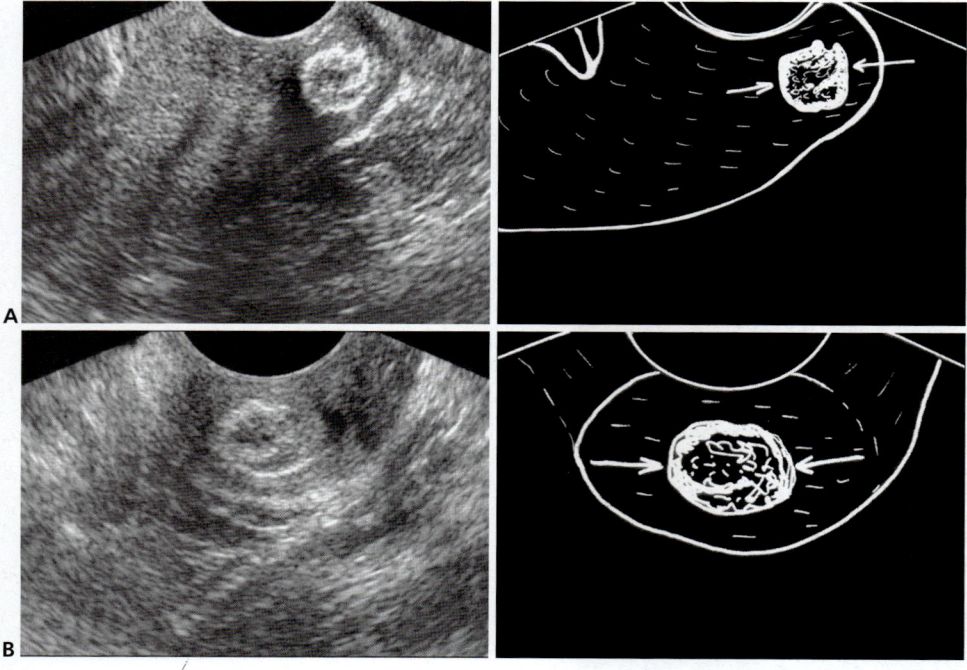

Figura 3.37. Paciente de 59 anos com área endurecida ao toque ginecológico do colo uterino. Exame transvaginal, em cortes longitudinal (**A**) e transversal (**B**). Observe o nódulo (setas) com anel ecogênico periférico e centro hipoecogênico, sugestivo de granuloma inflamatório. O diagnóstico diferencial é com neoplasma; portanto, deve-se prosseguir a investigação com biópsia. O estudo anatomopatológico revelou um granuloma antigo com calcificações.

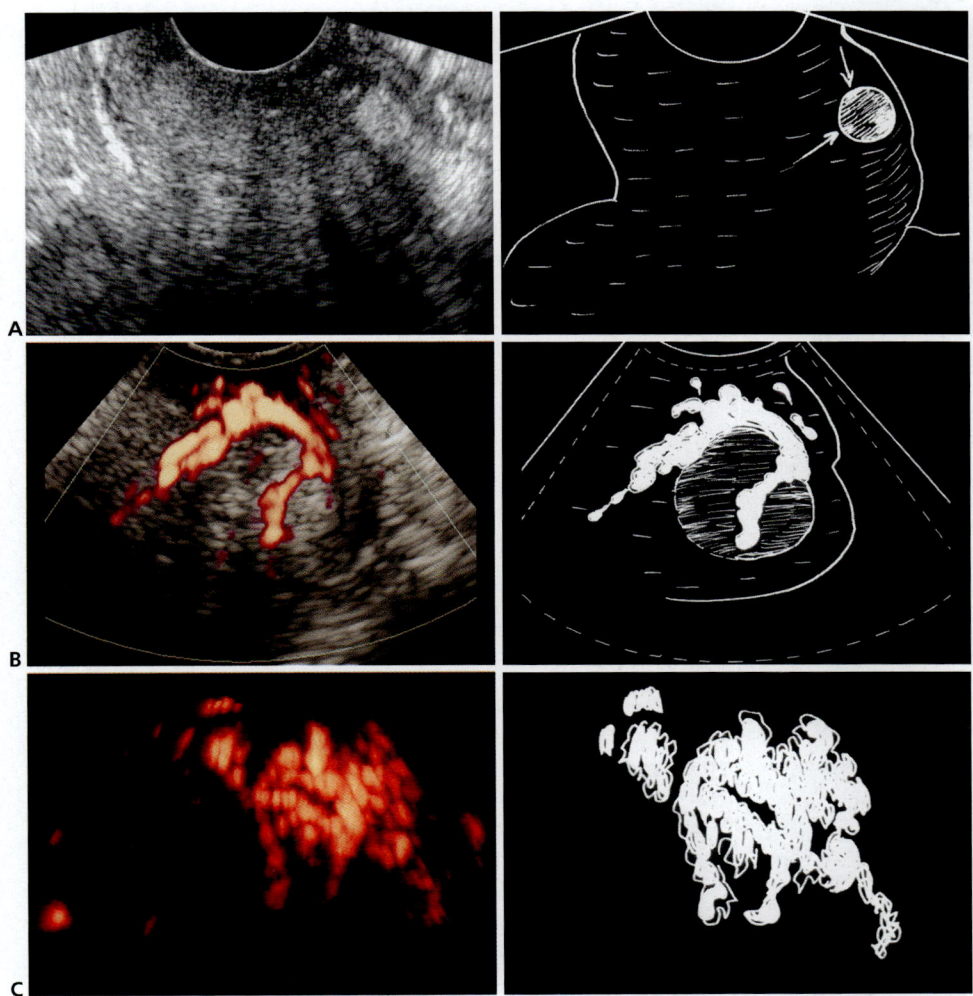

Figura 3.38. Exame transvaginal de rotina.
A: Colo uterino apresentando nódulo hiperecogênico no lábio posterior (setas).
B: Doppler por amplitudes mostrando vasos calibrosos periféricos e penetrando no interior do nódulo.
C: Doppler 3D por amplitudes mostrando grande concentração de vasos no nódulo em questão. Realizada biópsia, o resultado foi um granuloma inflamatório inespecífico.

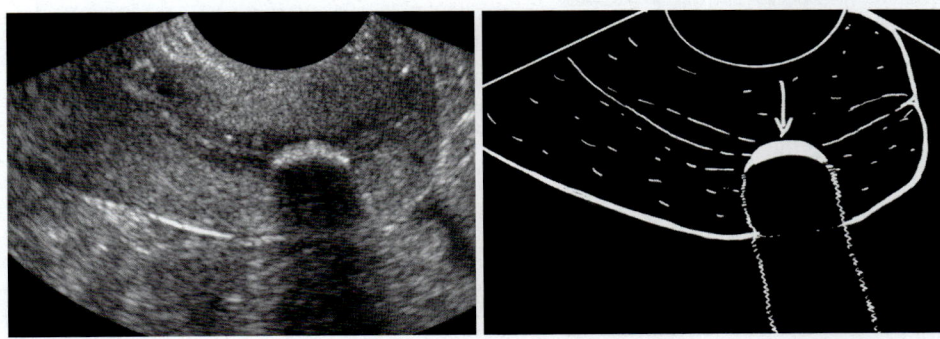

Figura 3.39. Corte longitudinal transvaginal mostrando grande calcificação no terço médio da mucosa endocervical (seta). A origem mais provável é processo cicatricial de granuloma inflamatório. Sugere-se complementação com exame radiológico, pois o diagnóstico diferencial é com corpo estranho (p.ex., pedaço de agulha cirúrgica). O diagnóstico final foi endocervicite crônica com área de ossificação da mucosa (metaplasia).

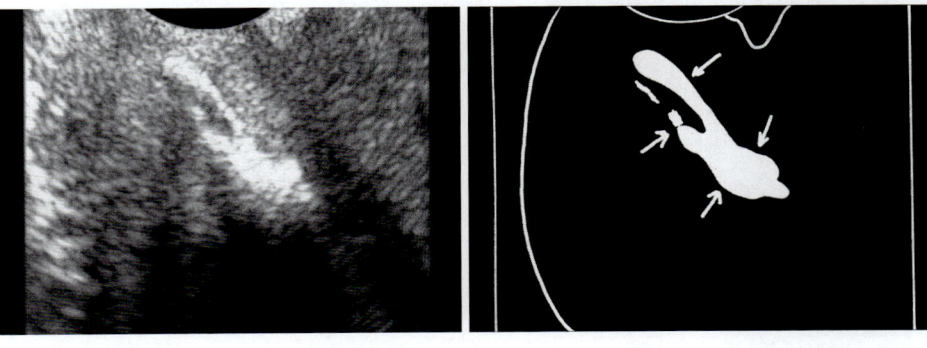

Figura 3.40. Corte longitudinal transvaginal do colo uterino, com grande ampliação. O útero é retrovertido, daí a orientação espacial da imagem. Observe a grande calcificação de aspecto tubular (setas), tomando a maior parte da mucosa endocervical. A hipótese é de endocervicite crônica ossificante. O diagnóstico histológico foi de metaplasia óssea da mucosa.

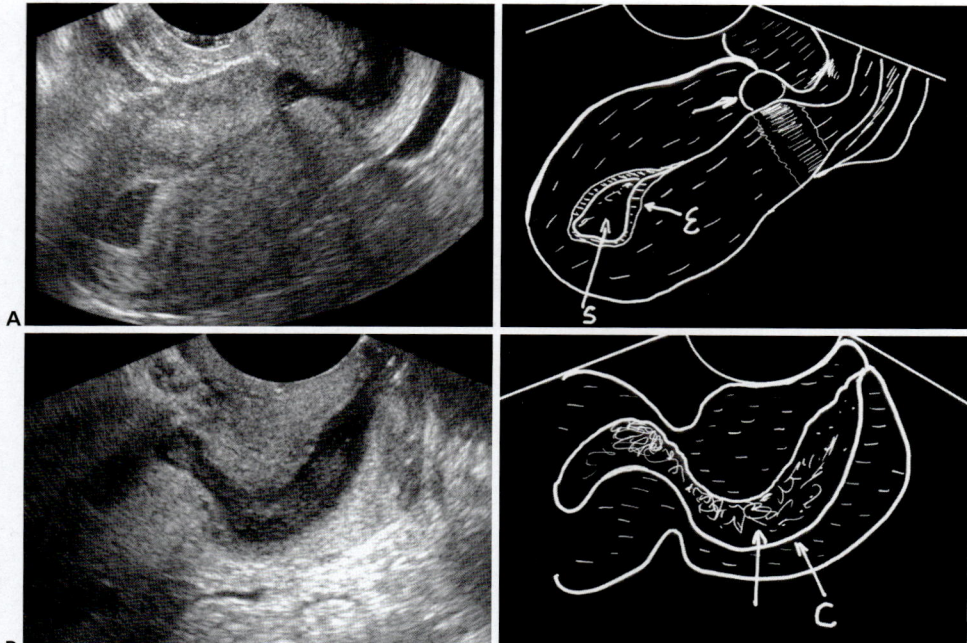

Figura 3.41. Paciente com hemorragia disfuncional intensa. Exame transvaginal.
A: Corte longitudinal do útero mostrando a presença de sangue (S) distendendo a cavidade endometrial e o canal cervical. O endométrio (E) está proliferado apesar da hemorragia, o que indica investigação histológica. Observe a cicatriz de cesariana (seta) com invaginação da mucosa para dentro dela (aspecto cístico).
B: Corte longitudinal ampliado do colo mostrando o canal cervical (C) dilatado e contendo sangue parcialmente coagulado. Coágulos no canal cervical (seta) podem simular pólipo ou mesmo neoplasia mais grave.

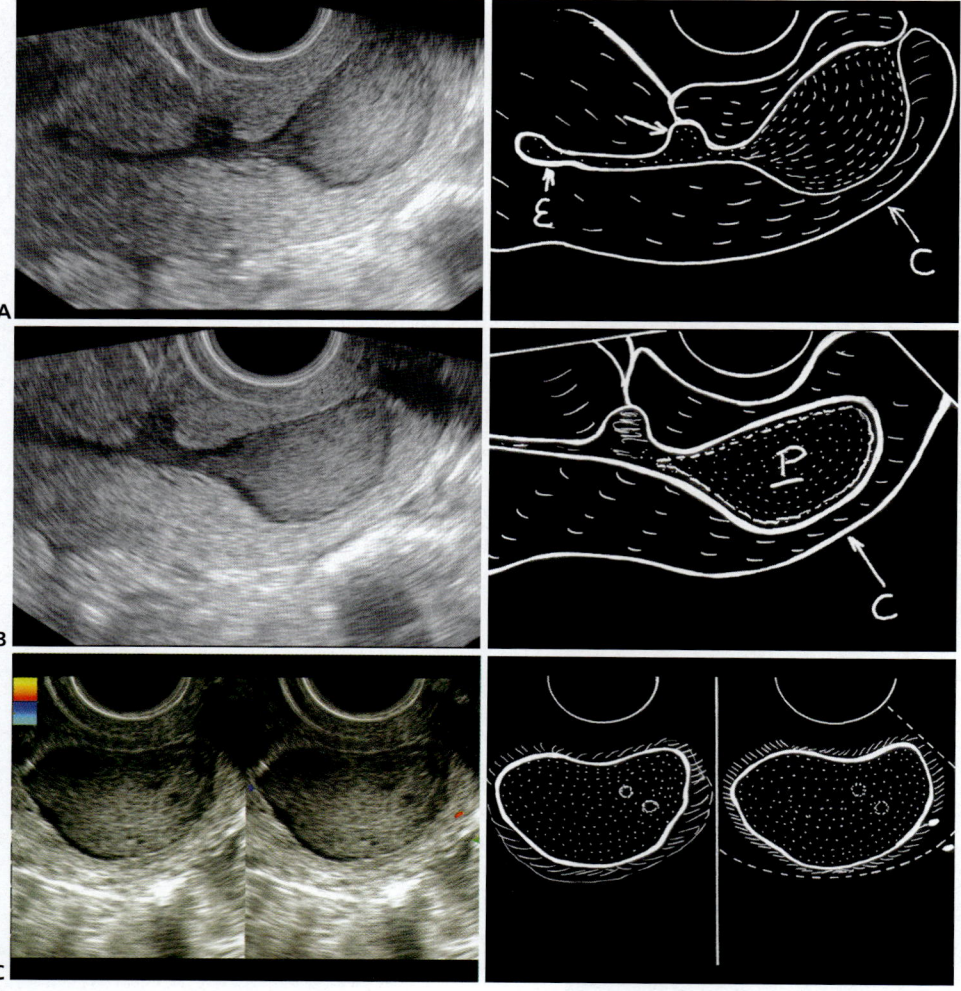

Figura 3.42. Exame transvaginal em paciente com dor pélvica graças à estenose do orifício cervical externo. Exame transvaginal.
A: Corte longitudinal do útero mostrando cavidade endometrial (E) dilatada por fluido, a qual continua com grande dilatação do canal cervical (C). Note a cicatriz de cesariana com invaginação da mucosa, graças à retração cicatricial, dando a impressão de estar "aberta" (seta).
B: Corte longitudinal centrado no colo uterino mostrando a grande dilatação do canal cervical (C) e a presença de coágulo caprichoso simulando pólipo (P) com pedúnculo e tudo.
C: O Doppler colorido por frequências não demonstrou vasos no suposto pólipo, o que torna mais provável a hipótese de coágulo sanguíneo.

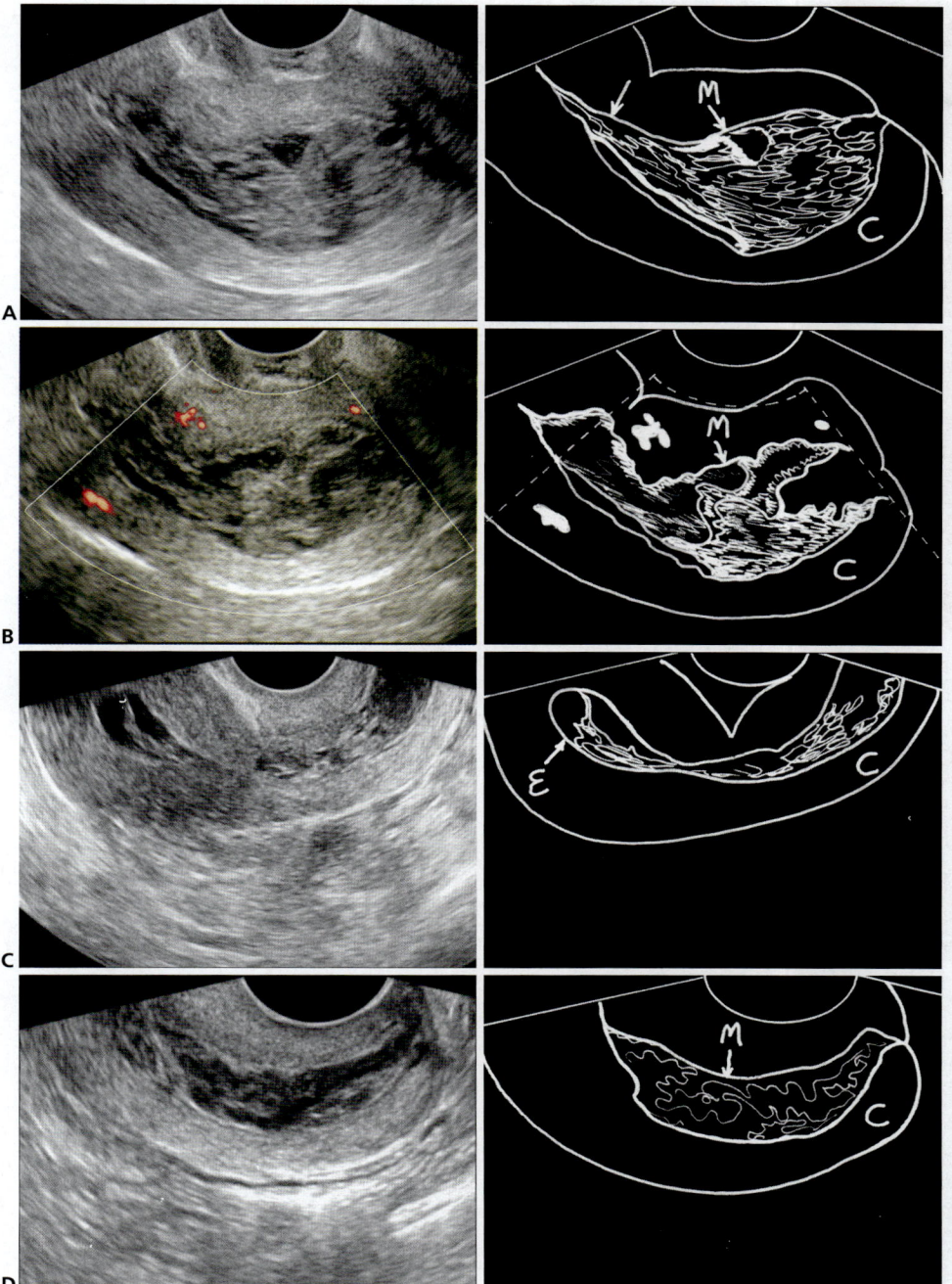

Figura 3.43. Paciente de 48 anos com queixa de sangramento irregular e cólica no baixo ventre. Exame transvaginal.
A: Corte longitudinal do colo uterino (C). Observe a grande massa alongada (M) e pedunculada (seta) a dilatar o canal cervical. A primeira impressão é a de um pólipo.
B: Estudo com Doppler colorido por amplitudes. Não se identifica o eixo vascular do suposto pólipo e tampouco vasos no interior da massa.
C: Corte longitudinal do útero, exercendo compressão com transdutor. Observe o refluxo de material e dilatação da cavidade endometrial (E).
D: Visão do colo durante a compressão. A "massa" diminuiu de volume e mudou o aspecto interno, para mais fluido do que sólido. A conclusão: estenose parcial do orifício externo do colo uterino, com retenção de coágulos no canal cervical, a simular neoplasma endocervical.

> Cuidado com as pacientes apresentando sangramento uterino agudo. Os coágulos presentes dentro do canal uterino (cervical ou endometrial) podem simular neoplasmas (pólipos ou outros tipos). Utilize o Doppler para mapear vasos ou faça controle comparativo alguns dias após. Não esqueça de fazer compressão com o transdutor, para o diagnóstico diferencial de coágulos e neoplasia. Os coágulos são móveis e mudam de forma com a compressão mecânica.

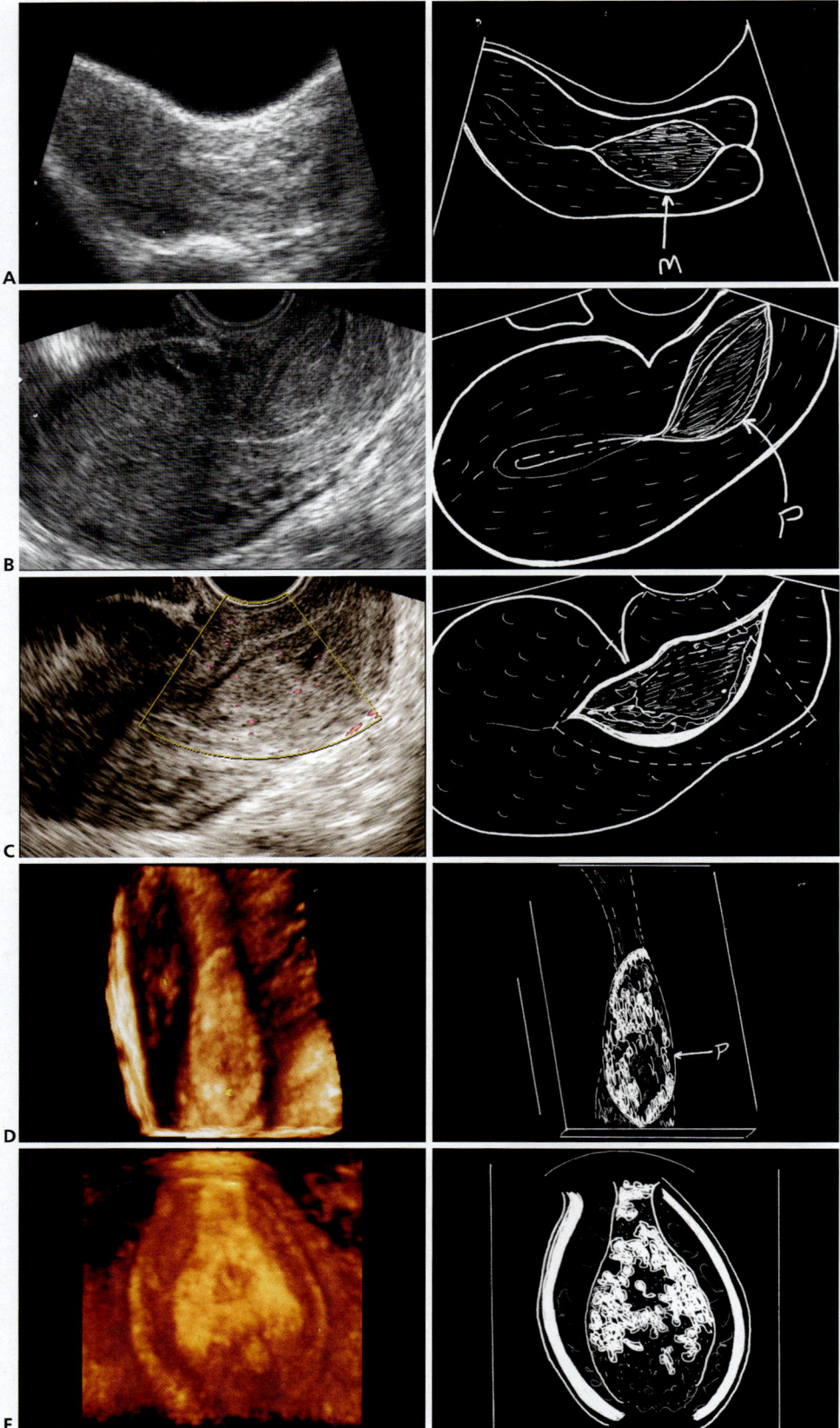

Figura 3.44. Paciente com hemorragia.
A: Exame longitudinal transabdominal mostrando a presença de massa (M) ecogênica heterogênea no canal cervical.
B: Exame longitudinal transvaginal mostrando imagem sugestiva de grande pólipo (P) no canal cervical.
C: O Doppler colorido não demonstrou a presença de vasos na massa cervical, o que contraria a hipótese de pólipo ou de outro tipo de neoplasia.
D e **E:** Estudos tridimensionais mostrando imagem fortemente sugestiva de grande pólipo no canal cervical. Tratava-se, na verdade, de coágulo organizado dentro do canal cervical (estudo posterior mostrou colo normal).

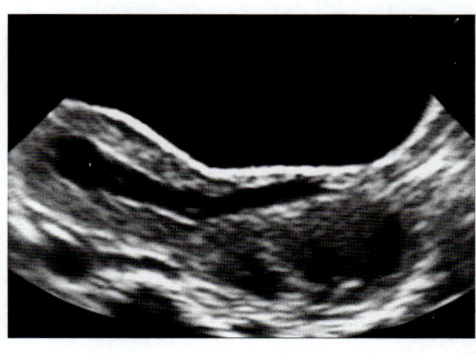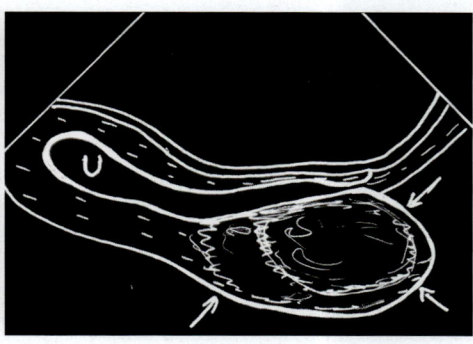

Figura 3.45. Paciente de 38 anos submetida a uma curetagem há 50 dias em razão de aborto retido. Apresenta dor pélvica intensa. Dilatação da cavidade uterina (U) em razão da obstrução do colo por um hematoma (setas) na parede posterior (trauma cervical durante o procedimento de dilatação para a curetagem).

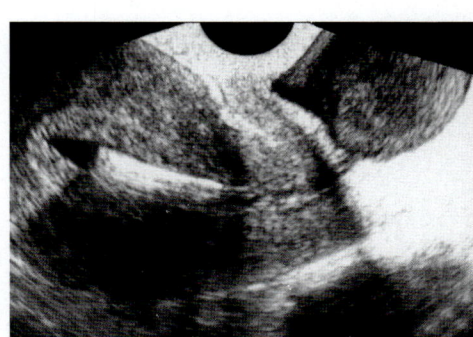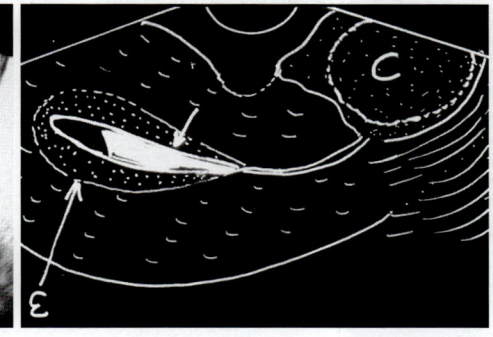

Figura 3.46. Paciente usuária de dispositivo intrauterino (DIU) e submetida à eletrocauterização recente do ectocérvice. Apresenta dor pélvica intensa. Exame transvaginal. Estenose cicatricial do orifício cervical externo. A cavidade endometrial (E) está distendida por líquido e apresenta o DIU (seta). Observe o grande coágulo (C) distendendo o canal cervical.

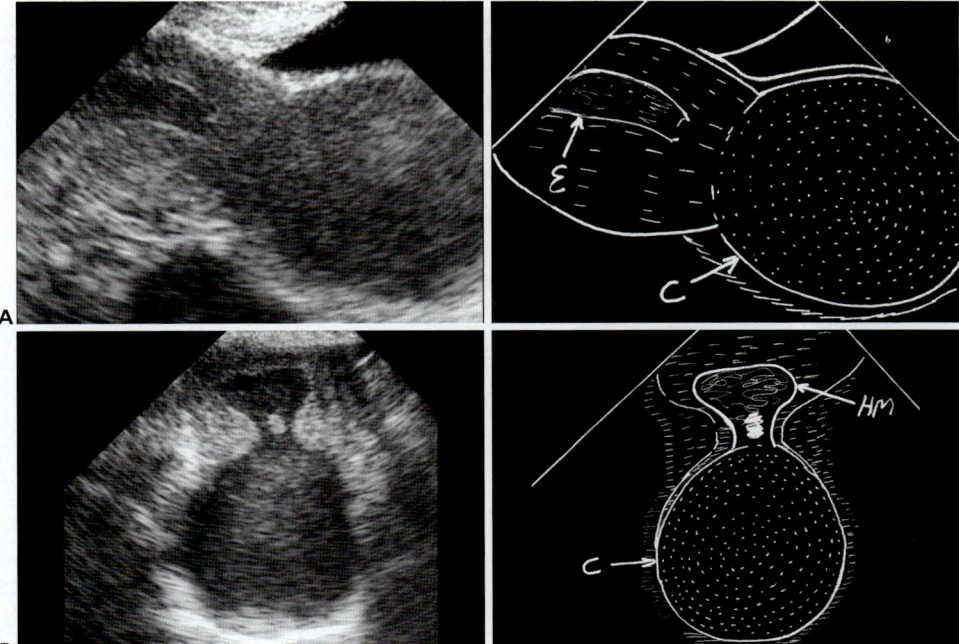

Figura 3.47. Paciente com dor pélvica e dispareunia. Ao exame ginecológico constatou-se a presença de massa cervical achocolatada e dolorosa. Exame transabdominal.
A: O corte longitudinal do útero revela grande massa arredondada, com padrão cístico denso (C), localizada no colo uterino e dificultando o escoamento da cavidade endometrial (E), a qual está dilatada.
B: Corte coronal obtido por via transabdominal devido ao útero antevertido e à bexiga pouco repleta. Observe o hematométrio (HM) com aparente continuidade com o interior do cisto (artefato de ângulo de insonação). A punção aspirativa revelou um cisto endometrioide.

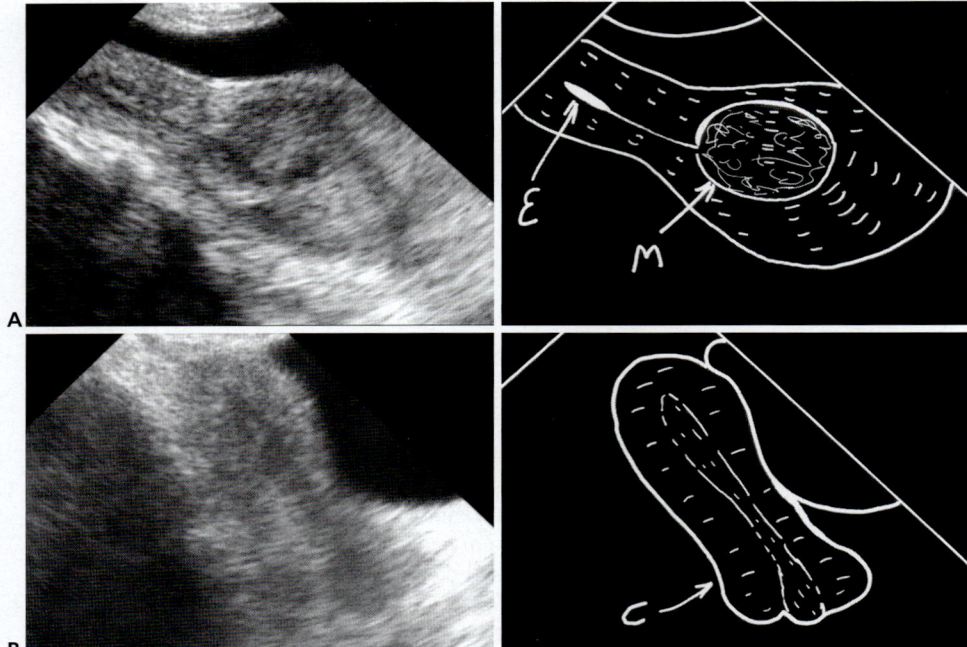

Figura 3.48. Paciente na pós-menopausa, utilizando terapia hormonal e apresentando sangramento vivo. Exame transabdominal.
A: Massa heterogênea no colo uterino (M). O endométrio está fino (E), o que exclui neoplasia. A massa cervical implica risco para carcinoma do colo uterino.
B: Controle realizado três dias após, quando o sangramento cessou, mostrando colo de aspecto normal (C). A "massa" era, na verdade, coágulo organizado retido no canal cervical, simulando neoplasia.

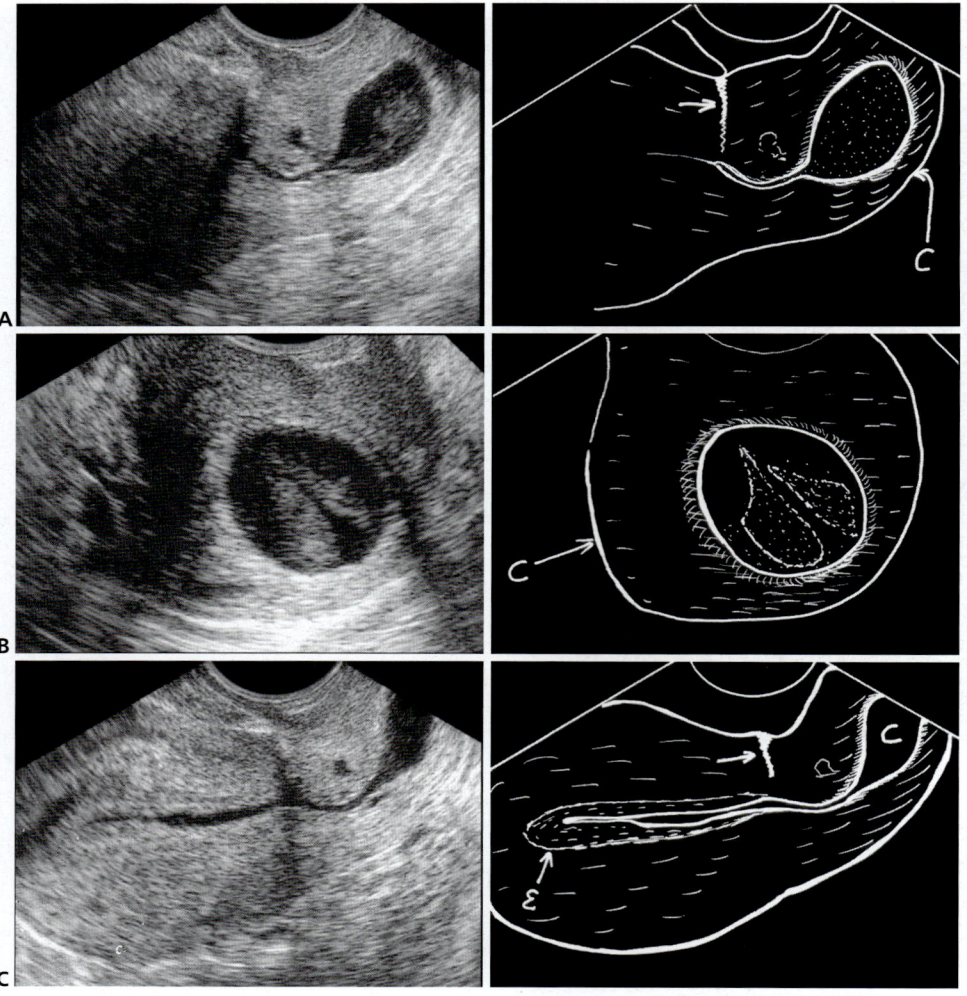

Figura 3.49. Paciente na pós-menopausa. Iniciou terapia hormonal e passou a ter cólicas pélvicas. Estenose do orifício cervical externo. Exame transvaginal.
A: Corte longitudinal mostrando o canal cervical (C) dilatado por líquido denso. Observe a presença de cicatriz normal de cesariana (seta).
B: Corte transversal mostrando o canal cervical (C) dilatado por coágulos. Coágulos organizados podem simular pólipos, e deve-se utilizar Doppler colorido para o diagnóstico diferencial (coágulos não têm vasos no interior).
C: Corte longitudinal do útero mostrando o endométrio (E) proliferado ocasionado por tratamento hormonal e contendo pequena quantidade de fluido comunicando com o canal cervical (C).

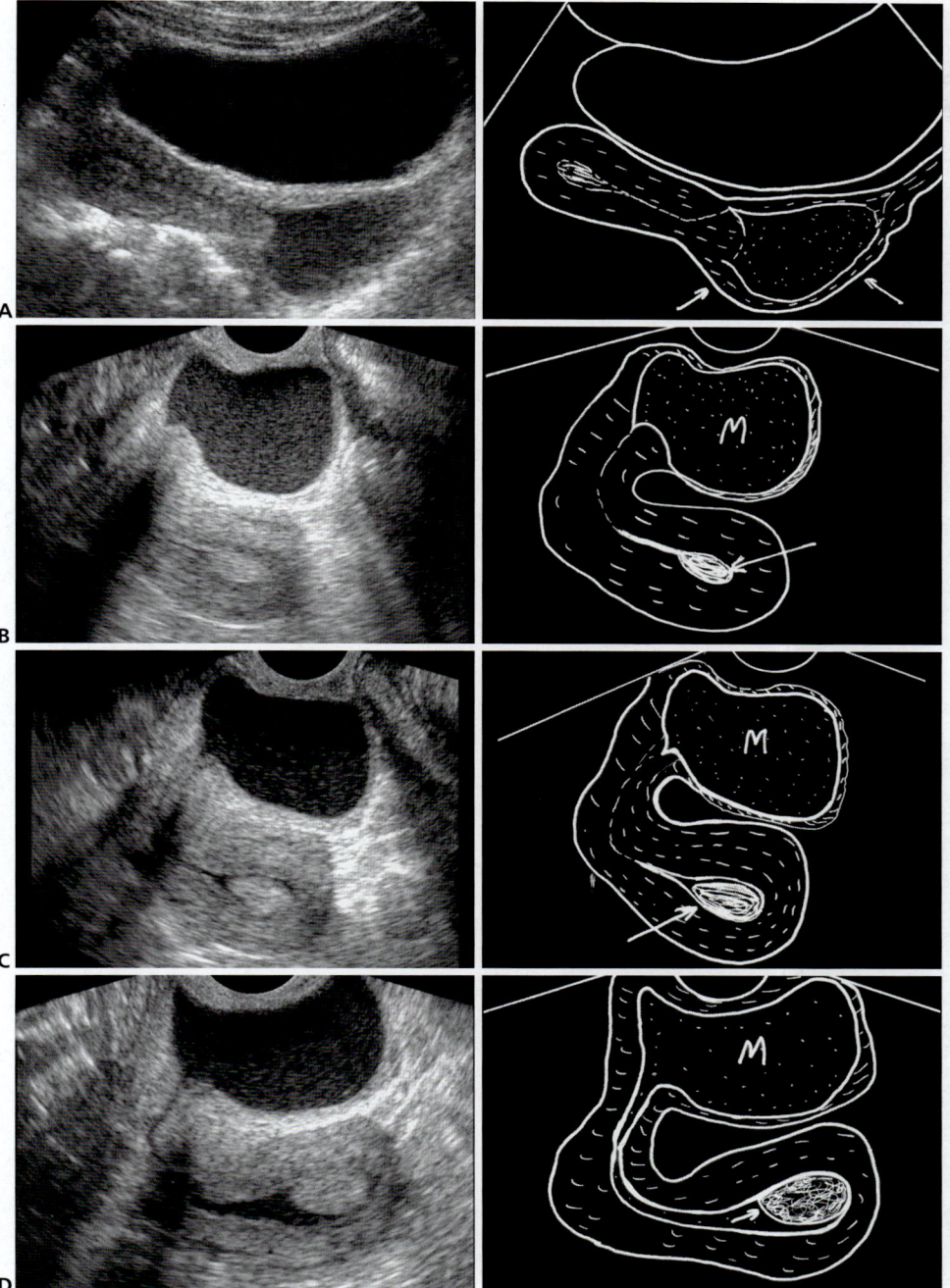

Figura 3.50. Paciente de 55 anos, na pós-menopausa e sem terapia hormonal. Estenose do orifício cervical externo.
A: Corte longitudinal transabdominal mostrando imagem cística no colo uterino (setas).
B: Corte longitudinal transvaginal mostrando útero retroversofletido. Observe o canal cervical dilatado por grande quantidade de muco (M) e a presença de espessamento focal ecogênico no endométrio (seta: pólipo?).
C: Exercendo pressão com o transdutor sobre o colo, nota-se refluxo de pequena quantidade de muco para a cavidade endometrial, permitindo caracterizar o pólipo (seta).
D: Mantendo-se a pressão sobre o colo, ocorreu maior refluxo de fluido contrastando com clareza o pólipo (histerossonografia natural).

> ❗ Uma questão curiosa: porque o útero está antevertido no exame transabdominal e retroversofletido no transvaginal?
> Resposta: porque não é fixo, e a pressão do enchimento vesical provocou a redução da retroversoflexão.

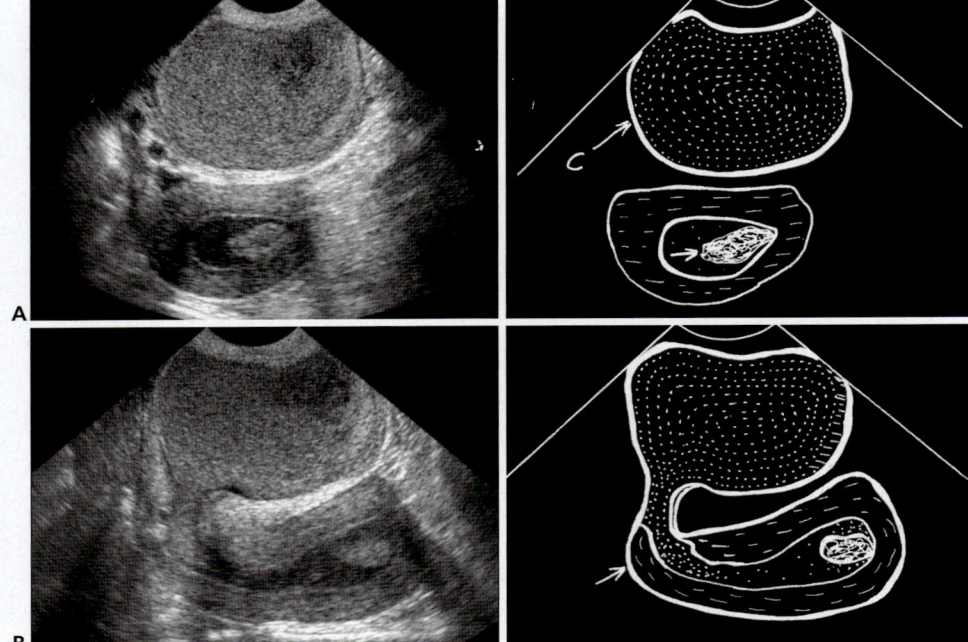

Figura 3.51. Exame transvaginal de controle da mesma paciente da Figura 3.50, seis meses após.
A: Corte transversal mostrando o colo (C) fortemente dilatado por fluido denso homogêneo. Posteriormente ao colo, nota-se o corpo uterino com cavidade endometrial dilatada e o fluido contrastando o pólipo (seta).
B: Corte longitudinal, sem exercer pressão com transdutor. Observe a dilatação total das cavidades cervical e endometrial, bem como o pólipo no fundo endometrial. O orifício interno está permanentemente aberto (seta). A paciente foi submetida à histerectomia, e o estudo anatomopatológico demonstrou a atrofia da ectocérvice com estenose do orifício cervical externo, a atrofia endometrial, a grande quantidade de muco no canal uterino e o pólipo endometrial benigno.

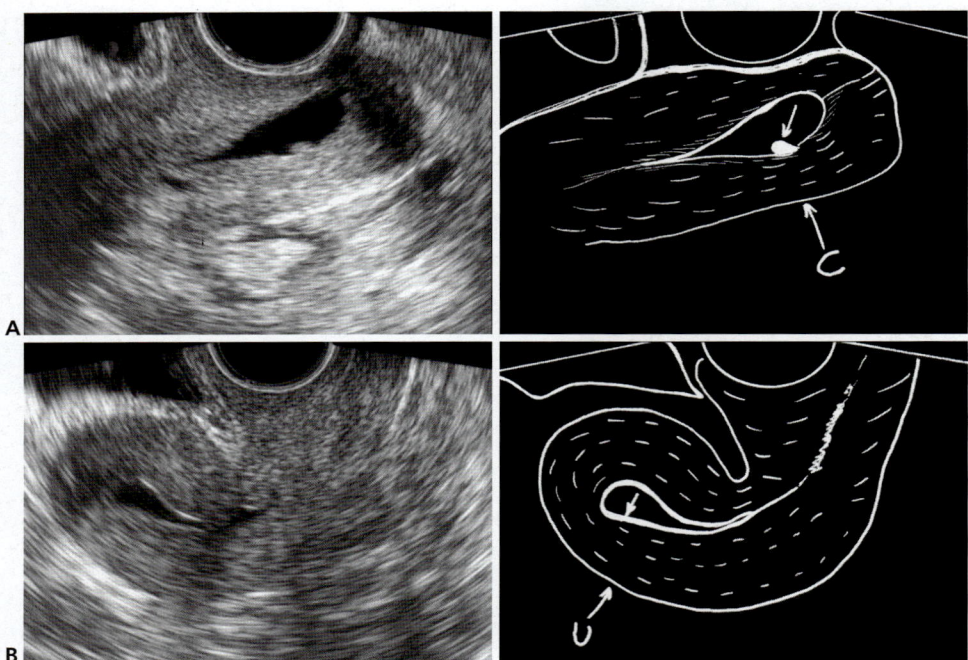

Figura 3.52. Exame transvaginal em paciente idosa, sem tratamento hormonal e com estenose do orifício cervical externo.
A: Corte longitudinal do colo (C) dilatado pela presença de muco anecoide. O muco serviu como contraste para evidenciar pequeno pólipo endocervical (seta).
B: Corte longitudinal mostrando o útero atrofiado (U). A compressão cervical com o transdutor provocou refluxo do muco acumulado no canal cervical, o qual agora está na cavidade endometrial (histerossonografia natural), contrastando endométrio fino normal (seta).

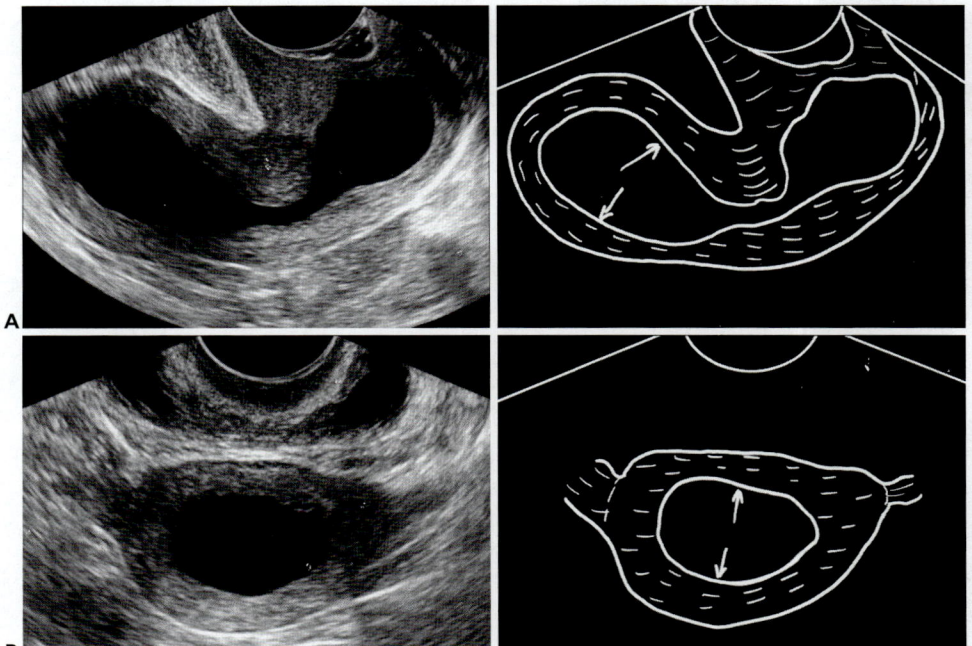

Figura 3.53. Paciente de 72 anos. Nunca utilizou reposição hormonal. Estenose do orifício cervical externo em exame transvaginal. Observe a enorme dilatação da luz uterina pelo acúmulo crônico progressivo de muco (**A:** corte longitudinal e **B:** corte transversal do corpo uterino). A histerossonografia natural mostra claramente toda a mucosa uterina fina e atrofiada (setas).

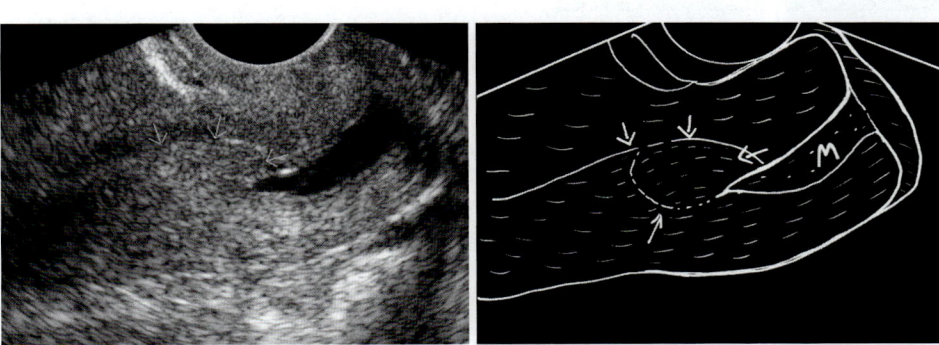

Figura 3.54. Corte longitudinal transvaginal do colo uterino. Ver a presença de muco (M) na metade inferior do canal cervical e, na metade superior, a presença de pólipo pouco evidente (setas) em decorrência da ausência de muco ao seu redor (contraste natural). Se possível, devemos utilizar Doppler para evidenciar os vasos retos centrais, característicos dos pólipos (ver figuras adiante). A presença do pólipo foi confirmada com histeroscopia.

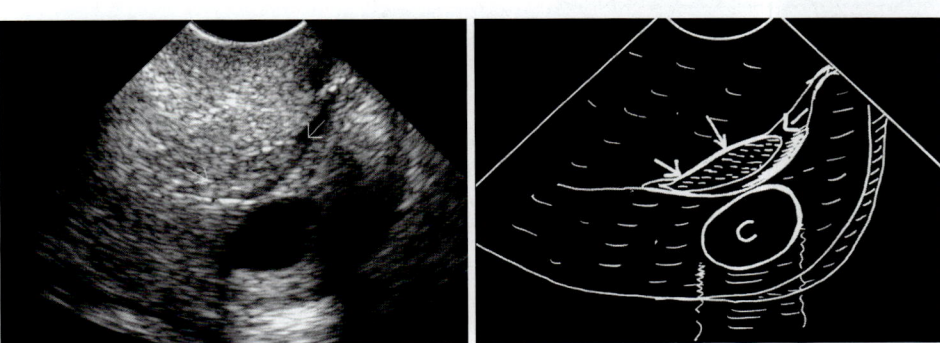

Figura 3.55. Corte longitudinal transvaginal do colo uterino. Observe a presença de pólipo (setas) um pouco mais visível que o da figura anterior, em virtude da presença de um delicado filme líquido ao seu redor. A parede posterior do colo contém um cisto (C).

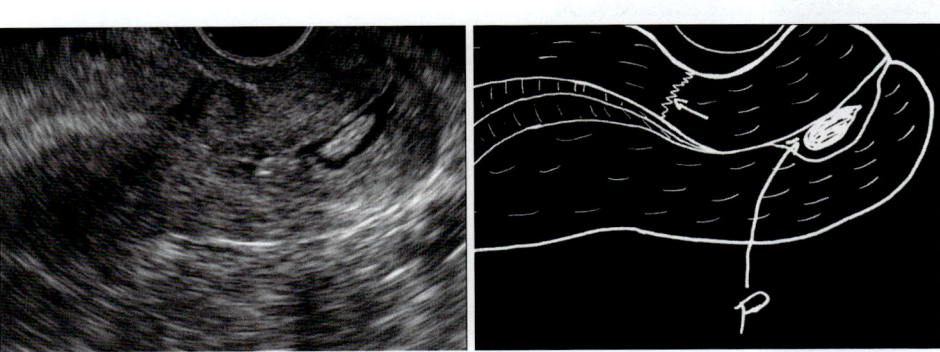

Figura 3.56. Corte longitudinal transvaginal do colo uterino. O pólipo (P) está muito bem contrastado por muco ao seu redor. Observe a cicatriz normal de cesariana (seta).

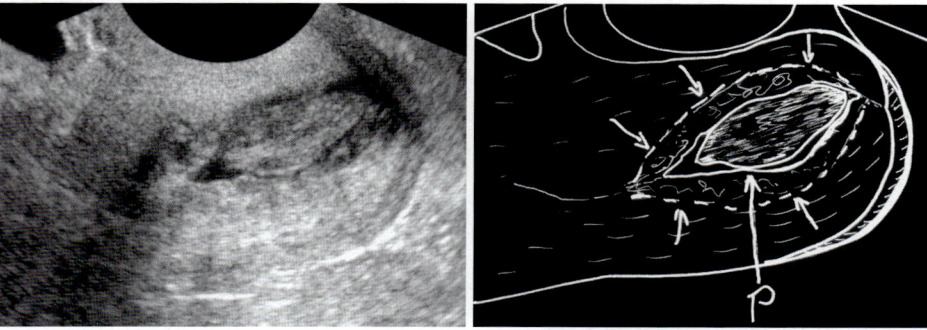

Figura 3.57. Corte longitudinal transvaginal do colo uterino. Observe grande pólipo (P) contrastado por pequena quantidade de muco periférico. A mucosa cervical (setas) está heterogênea e com focos de edema (endocervicite).

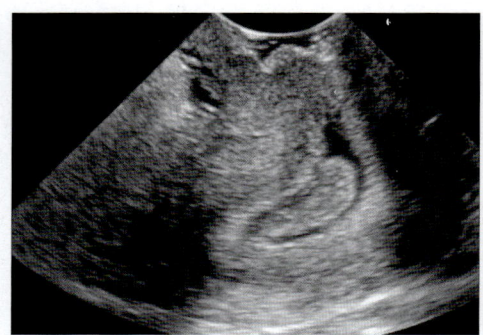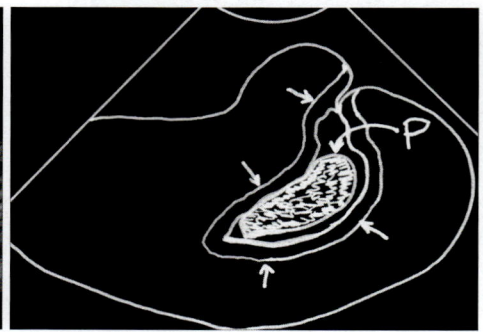

Figura 3.58. Corte longitudinal do colo uterino. O pólipo (P), localizado na metade superior do canal cervical, tem formato típico e está bem delimitado pelo delicado filme de muco. A mucosa endocervical (setas) está normal.

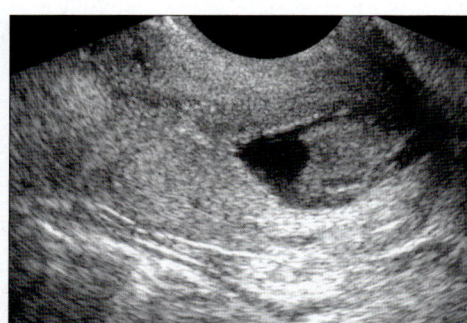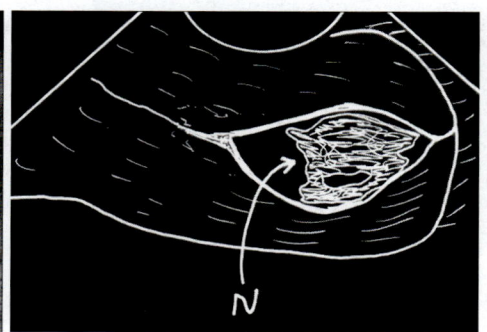

Figura 3.59. Corte longitudinal transvaginal do colo uterino mostrando grande quantidade de muco ao redor de nódulo de formato irregular (N). A paciente de 46 anos de idade não apresenta sangramento, o que afasta a hipótese de coágulo. Foi submetida à histeroscopia, revelando megapólipo endocervical benigno.

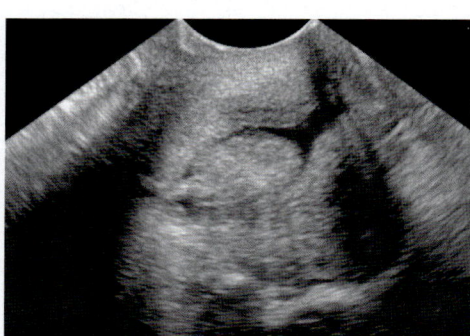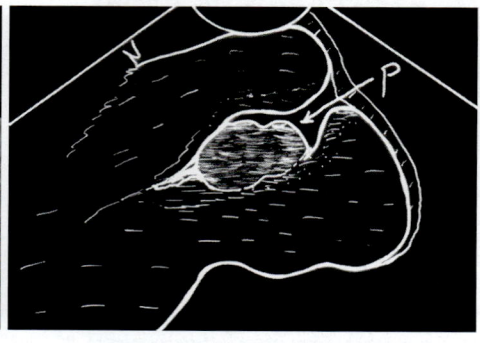

Figura 3.60. Corte longitudinal transvaginal do colo uterino. Megapólipo (P) benigno, contrastado por muco. O diagnóstico diferencial é com mioma. O seu pedúnculo parece ter origem na endocérvice, mas, para esse diagnóstico, é necessária a utilização do Doppler como se verá nas figuras a seguir.

Capítulo 3 ▪ O COLO UTERINO

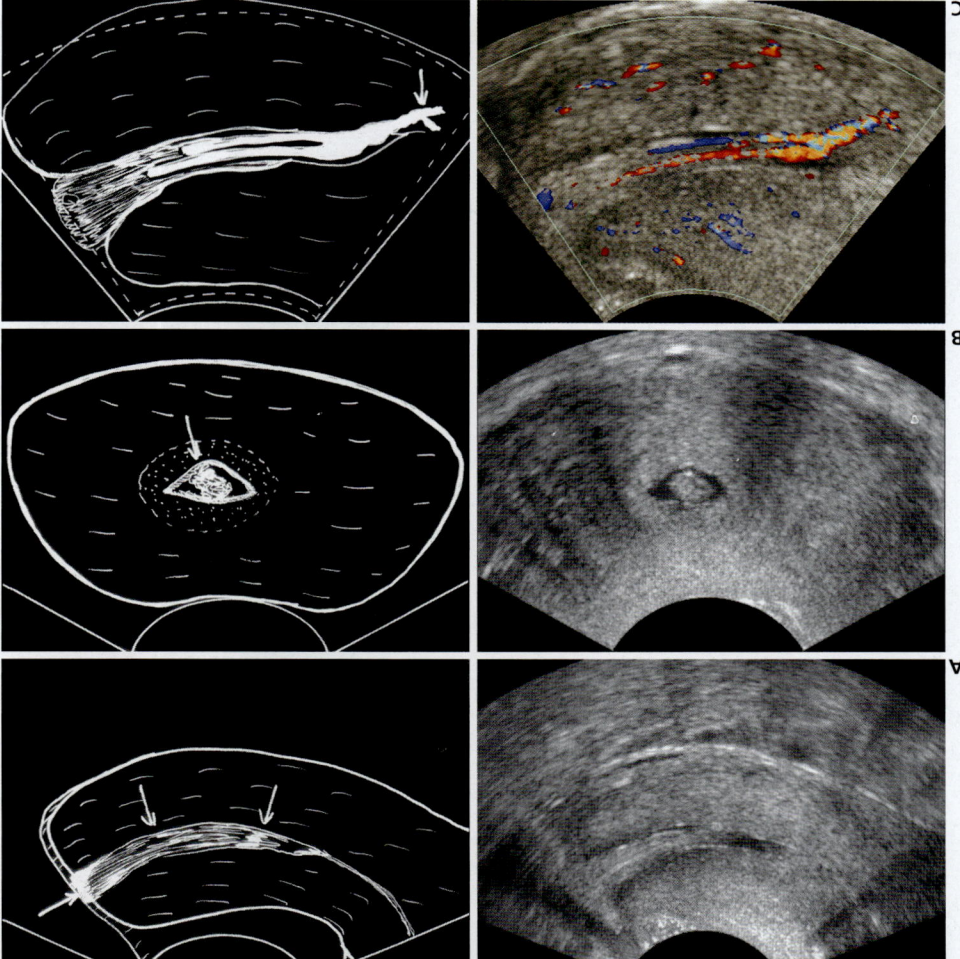

Figura 3.61. Exame transvaginal do colo uterino.
A: Provável pólipo (seta) enluvado pela mucosa, pouco visível por falta de muco contrastante.
B: O Doppler colorido por frequências mostra o vaso reto central (setas). Esse vaso define o diagnóstico do pólipo e mostra a origem de seu pedúnculo, nesse caso, junto ao orifício cervical interno.

> O mapa vascular com o Doppler colorido (codificado por frequências ou por amplitudes) é muito importante para firmar o diagnóstico de pólipos e identificar a sua origem (endocervicais ou endometriais).

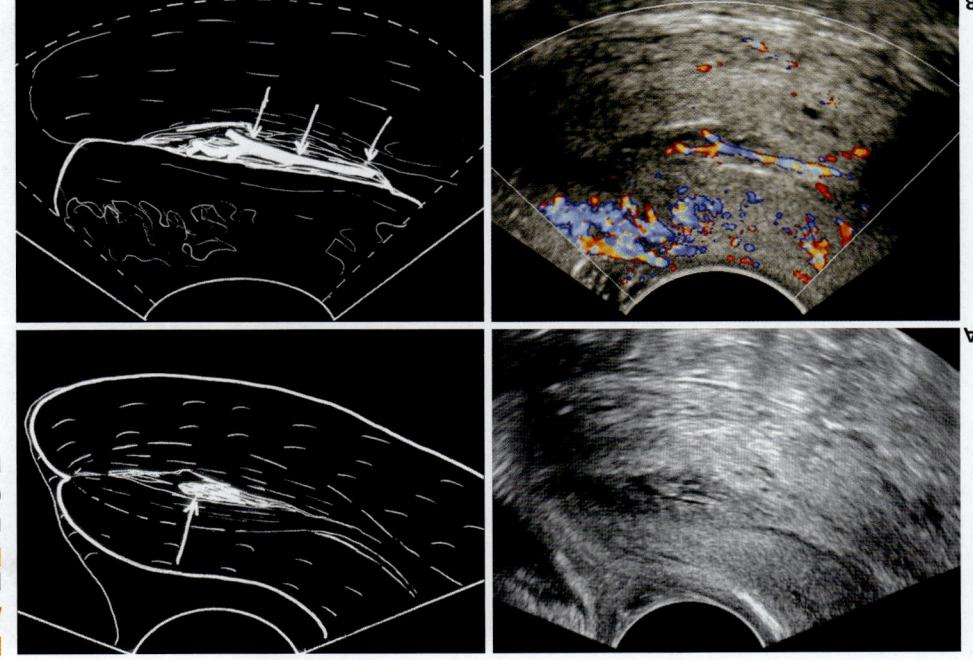

Figura 3.62. Exame ginecológico evidenciou pólipo exteriorizando pelo orifício externo do colo. Exame transvaginal.
A: Corte longitudinal mostrando pólipo (setas) levemente contrastado por pequena quantidade de muco.
B: Corte transversal do pólipo com muco ao redor (seta).
C: O Doppler colorido por frequências revela com clareza os vasos centrais retos (artéria e veia), característicos do pólipo. O pedúnculo é longo e se origina no orifício cervical interno (seta). O pólipo está sendo parido para fora do colo.

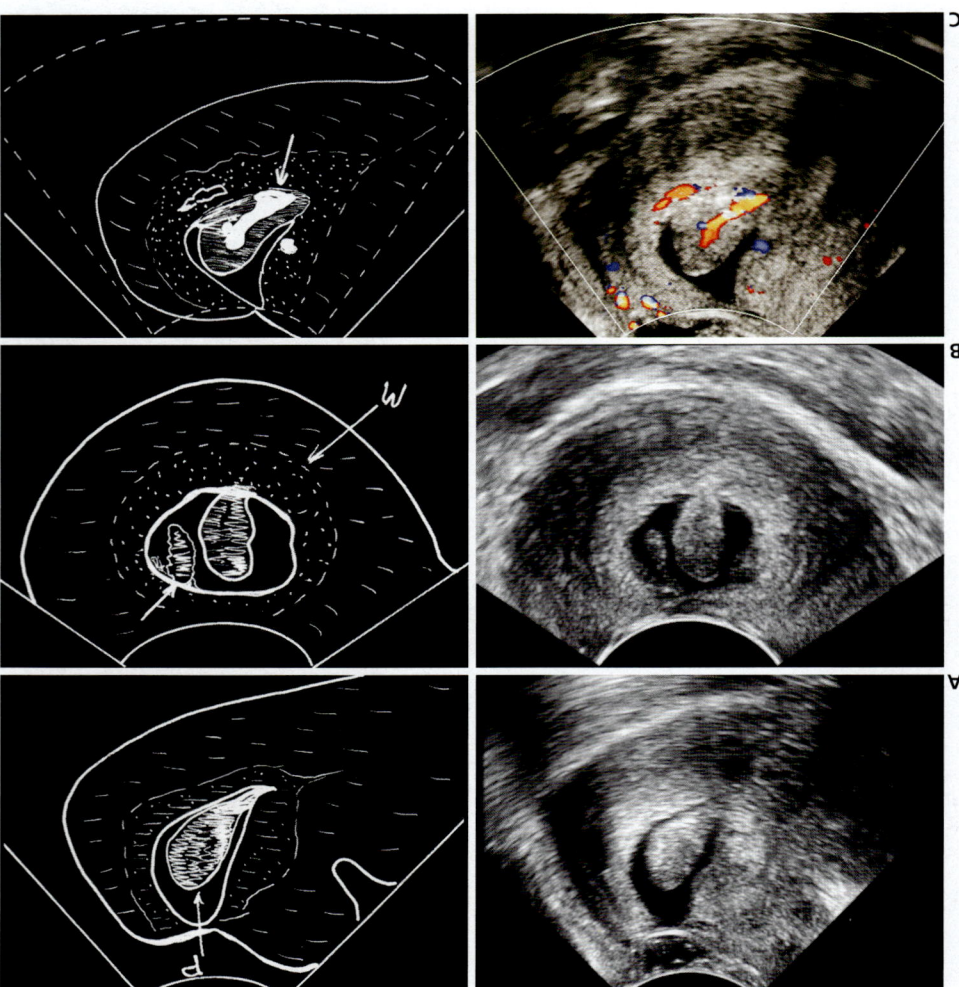

Figura 3.63. Exame transvaginal do colo uterino.
A: Pólipo endocervical (seta) contrastado por muco. A mucosa cervical está normal. Note a cicatriz de cesariana (C), "aberta" e preenchida por muco.
B: O Doppler colorido por frequências confirma a hipótese de pólipo e mostra pedúnculo curto com a artéria central (seta).

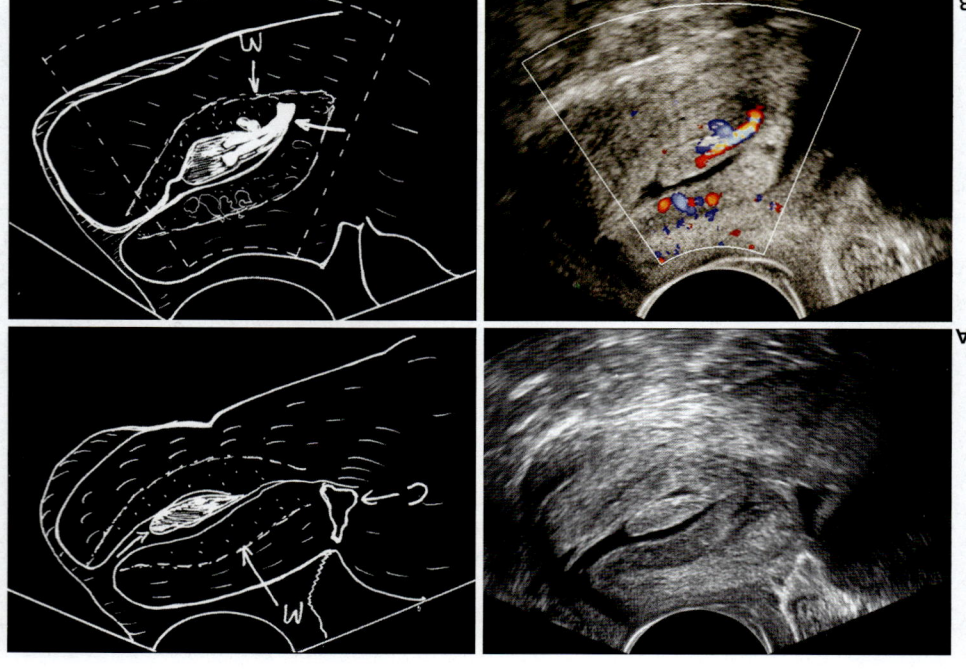

Figura 3.64. Exame transvaginal do colo uterino.
A: Grande pólipo (P) contrastado pelo muco, em corte longitudinal.
B: O corte transversal revela um segundo pólipo (seta), pequeno e visível, graças ao muco endocervical abundante. A mucosa endocervical está magnífica (M).
C: O Doppler colorido revela o pedúnculo curto do pólipo maior, com o vaso reto central (seta).

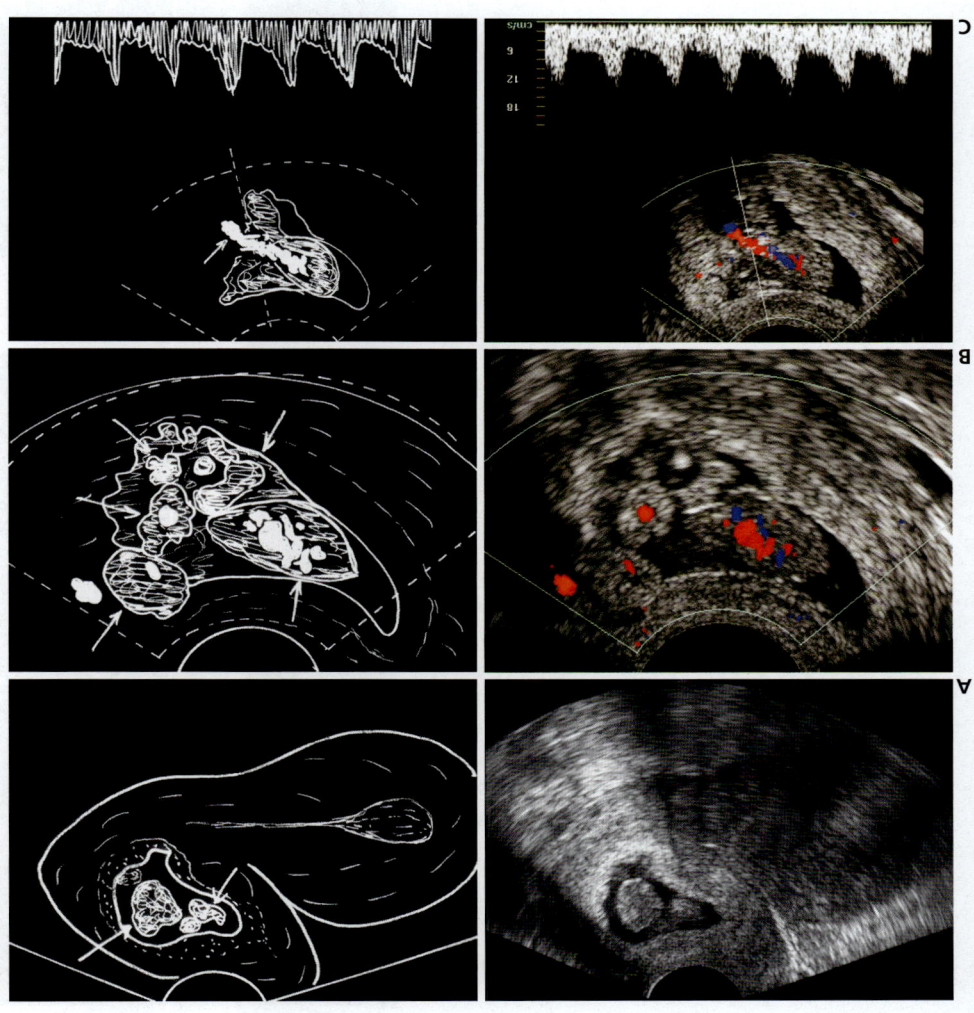

Figura 3.66. Exame transvaginal do colo uterino. Polipose múltipla do canal cervical (setas), contrastada pelo muco e evidenciada pelo Doppler colorido (A-C). O estudo da artéria central do pólipo (seta), com o Doppler espectral (C), mostra curvas de velocidades com resistividades médias, mas não permite o diagnóstico diferencial benigno/maligno; portanto, não tem aplicação prática.

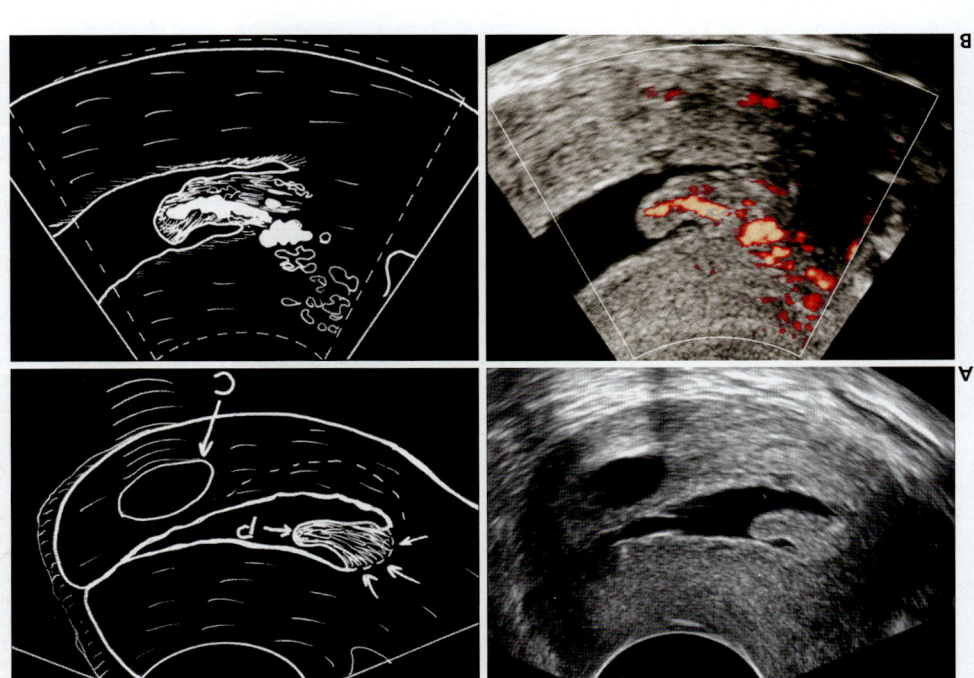

Figura 3.65. Exame transvaginal do colo uterino. **A:** Corte longitudinal mostrando pólipo (P) no terço superior do canal cervical, contrastado pela presença de muco, bem como um cisto de retenção no lábio posterior (C). Note que a base de implantação do pólipo é larga (setas). **B:** O Doppler colorido por amplitudes confirma o pólipo séssil e evidencia vasos irregulares em sua base ampla (risco de malignidade). A histeroscopia confirmou os achados, e o estudo histológico revelou pólipo benigno.

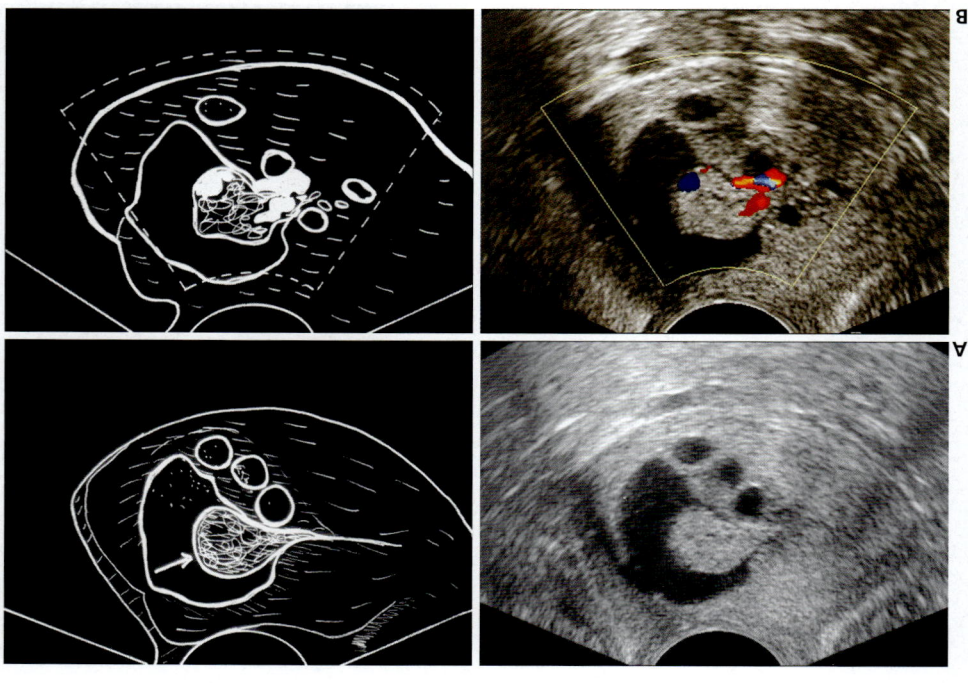

Figura 3.67. Exame transvaginal do colo uterino. Cortes transversais mostrando grande quantidade de muco endocervical, pequenos cistos submucosos e o grande pólipo (seta). O muco e o estudo com Doppler colorido demonstram que o pólipo tem pedúnculo curto e fino (A e B).

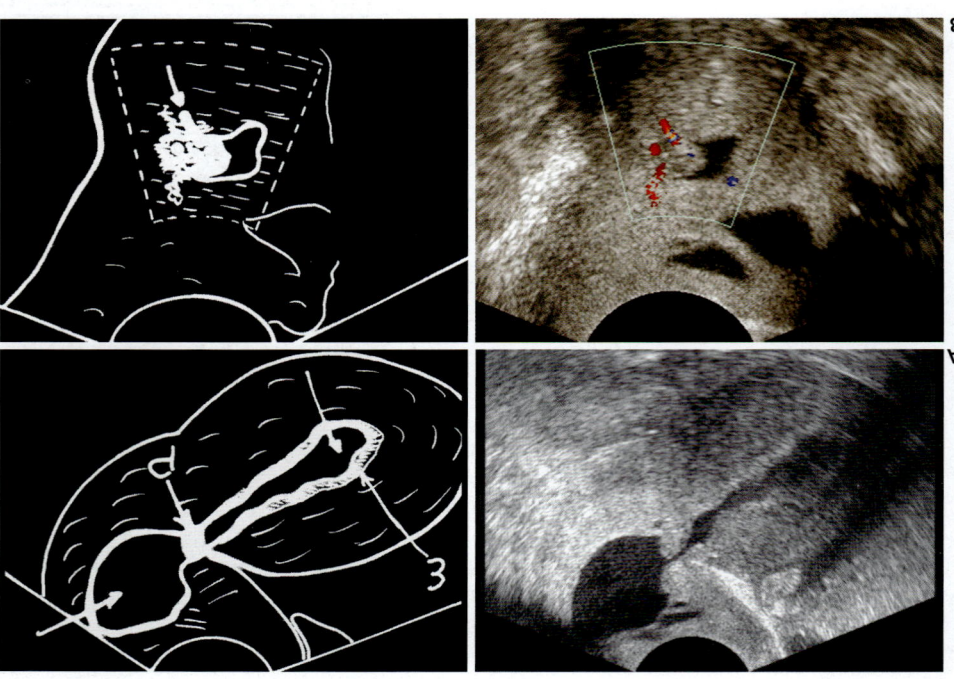

Figura 3.68. Paciente de 72 anos. Começou tratamento hormonal há seis meses em razão da atrofia genital grave. Está com dor pélvica. Exame transvaginal.
A: Corte longitudinal do útero mostrando a cavidade endometrial e a endocervical dilatadas por muco (setas) graças à atrofia e estenose do orifício cervical externo. O endométrio (E) mostra proliferação homogênea (ação hormonal). Observe a presença de pólipo (P) no orifício cervical interno.
B: Corte transversal na altura do orifício cervical interno. O Doppler colorido mostra o vaso reto central caracterizando o pólipo (seta).

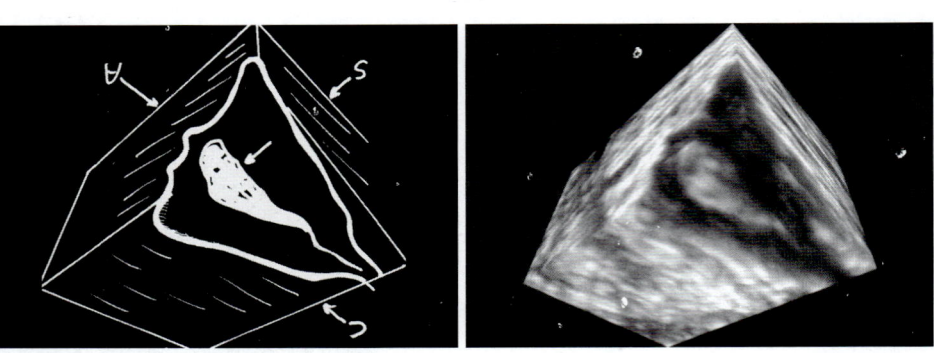

Figura 3.69. Exame transvaginal tridimensional. Observe o bloco tecidual 3D do colo, com os três planos ortogonais: sagital (S), axial (A) e coronal (C). O canal cervical contém pólipo boiando em muco (seta).

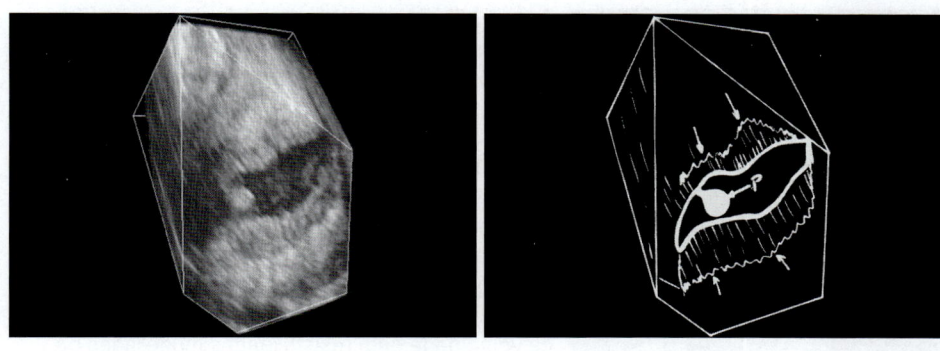

Figura 3.70. Exame transvaginal 3D. Observe o bloco tecidual 3D obtido com planos oblíquos. O canal cervical está repleto de muco e contém pequeno pólipo (P). A mucosa endocervical está evidenciada de forma magnífica (setas).

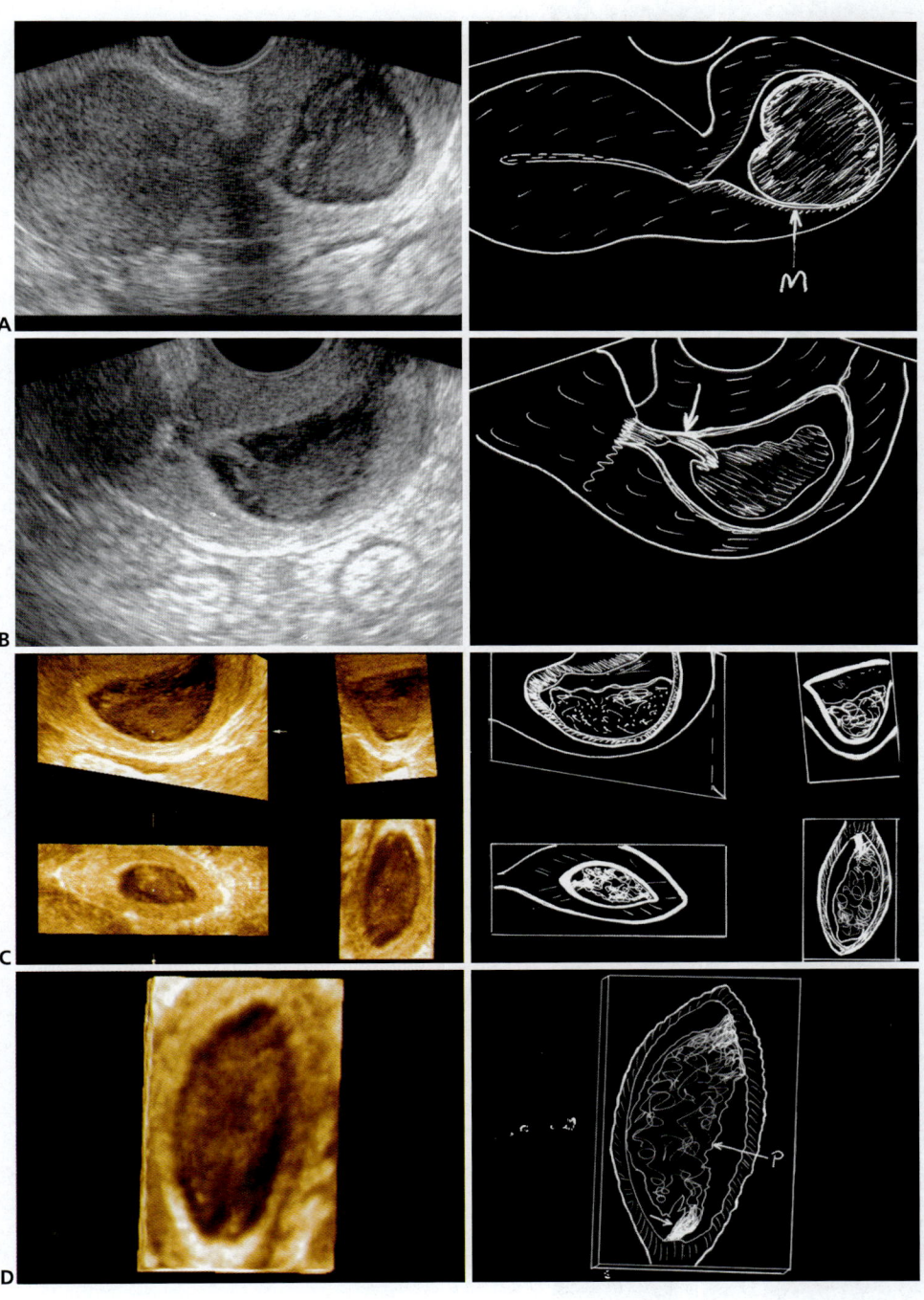

Figura 3.71. Exame transvaginal em paciente com queixa de aumento do muco vaginal.
A: Corte longitudinal do útero mostrando o canal cervical distendido pela presença de grande massa (M) com muco separando-a das paredes cervicais.
B: Corte longitudinal do colo mostrando que a massa tem um pedúnculo de fixação na parede cervical anterior (seta). A paciente não tem sangramento, o que exclui coágulos no canal cervical. A presença do pedúnculo torna improvável a hipótese de carcinoma cervical, restando a possibilidade de pólipo ou mioma (mais comuns). A histeroscopia confirmou um megapólipo.
C: Estudo 3D mostrando os três planos ortogonais (plano sagital: superior esquerdo; plano axial: superior direito e plano coronal: inferior esquerdo) e a imagem volumétrica do pólipo (inferior direita).
D: Ampliação da imagem volumétrica mostrando o megapólipo (P) e o seu pedúnculo de fixação (seta), rodeados pelo muco endocervical.

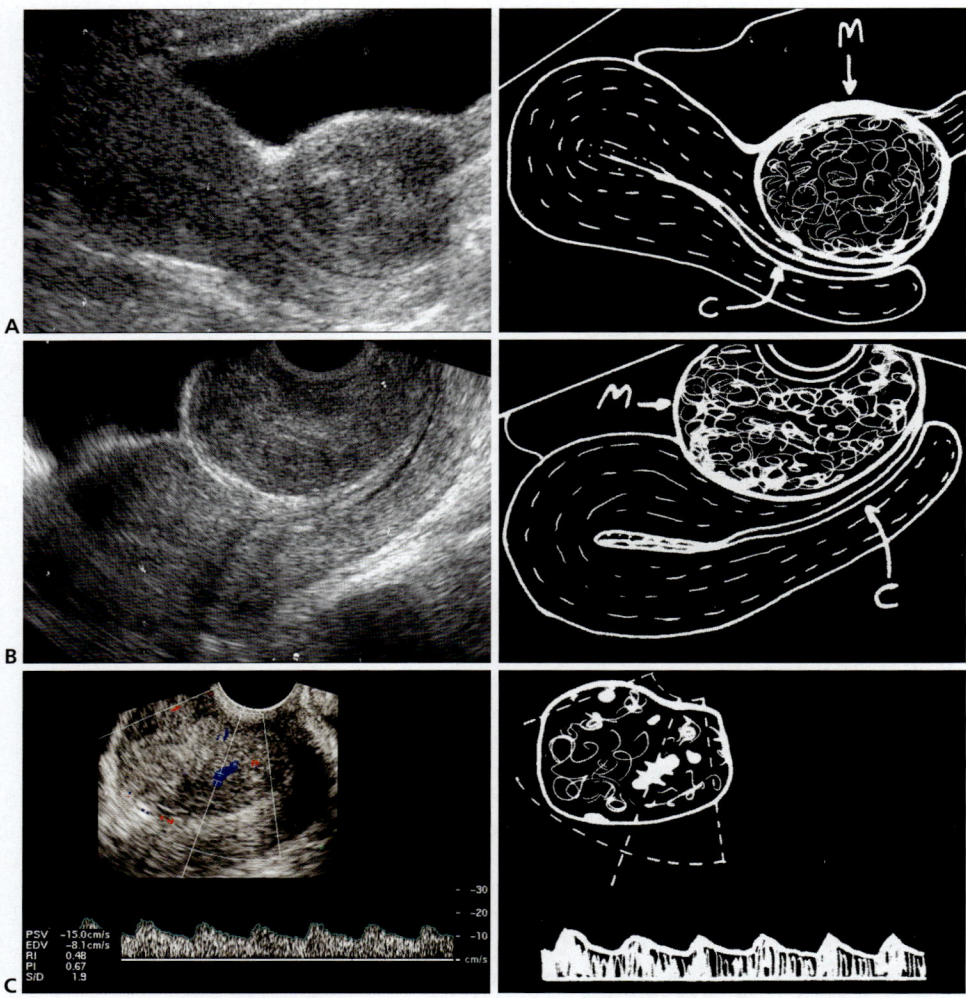

Figura 3.72. Exame transabdominal e transvaginal. Grande mioma na parede cervical anterior.
A: Corte longitudinal transabdominal mostrando o mioma (M) na parede cervical anterior, deslocando o canal cervical (C), mas sem obstruí-lo.
B: Idem, em exame transvaginal. O canal cervical apresenta pequena quantidade de muco.
C: O Doppler colorido por frequências mostra pouca vascularização, indicando menor atividade metabólica e, portanto, crescimento mais lento do mioma. A análise espectral sempre mostra curvas de velocidade com resistividades moderadas ou baixas e não tem valor para o diagnóstico diferencial com tumor maligno, sendo, portanto, dispensável.

! Mioma cervical volumoso oferece um grande dilema ao ginecologista:
- Responde mal ao bloqueio com análogos ou a uma embolização vascular.
- A cirurgia conservadora é pouco provável, pois a forte hemorragia cervical quase sempre leva à histerectomia.
- Comprime as estruturas vizinhas (canal cervical, paramétrio, ureter etc.).
- Pode provocar dor pélvica, dispareunia, dificuldade para engravidar etc.

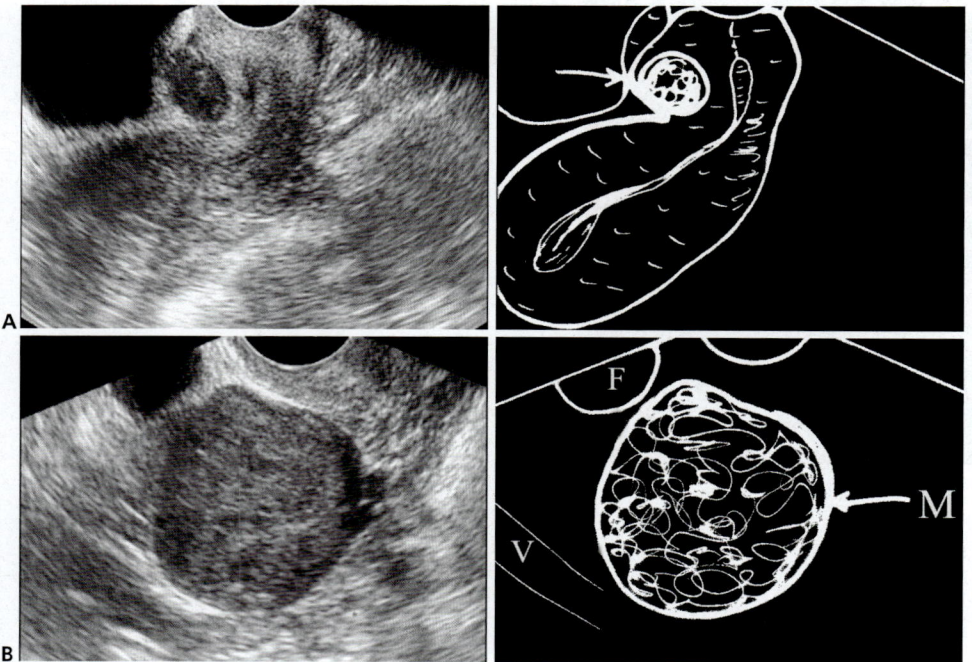

Figura 3.73. Exame transvaginal mostrando miomas cervicais.
A: Corte longitudinal: pequeno mioma (seta) subseroso anterior.
B: Corte transversal: mioma (M) subseroso posterior lateral direito. V = veia ilíaca interna direita. F = folículo no ovário direito.

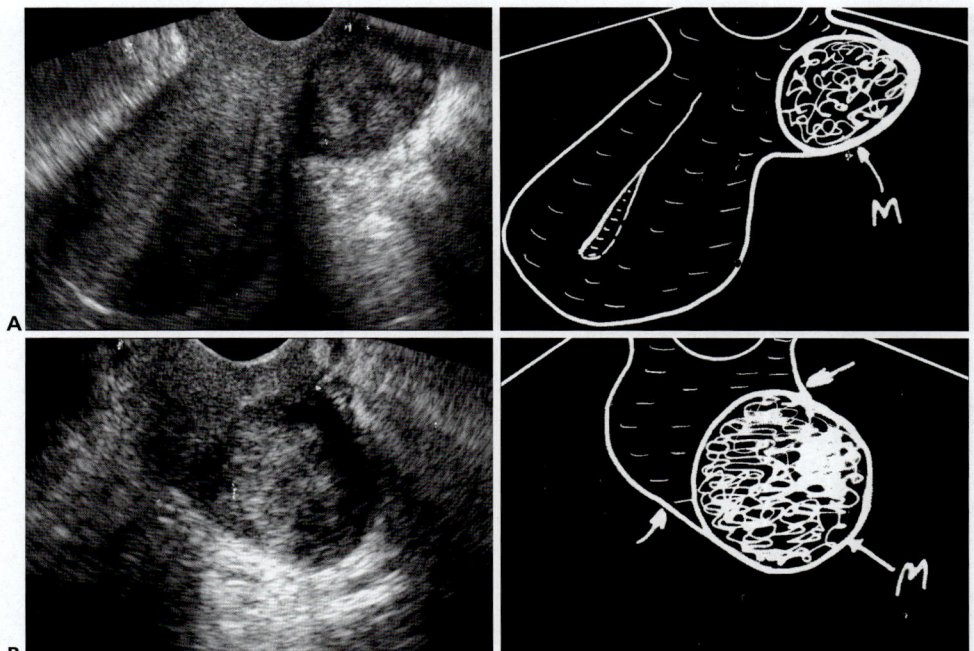

Figura 3.74. Exame transvaginal mostrando mioma (M) subseroso posterior, preenchendo o fundo de saco posterior, em cortes longitudinal (**A**) e transversal (**B**). Setas = colo uterino.

> Esses miomas podem ser confundidos com tumor ovariano sólido no fundo de saco posterior. Para o diagnóstico diferencial, é necessário localizar os ovários com clareza. Outra possibilidade é a de patologia intestinal nessa localização (neoplasma ou diverticulite abscedida crônica). Na imagem B, observe o parênquima cervical abraçando parcialmente o mioma (setas), o que facilita o diagnóstico.

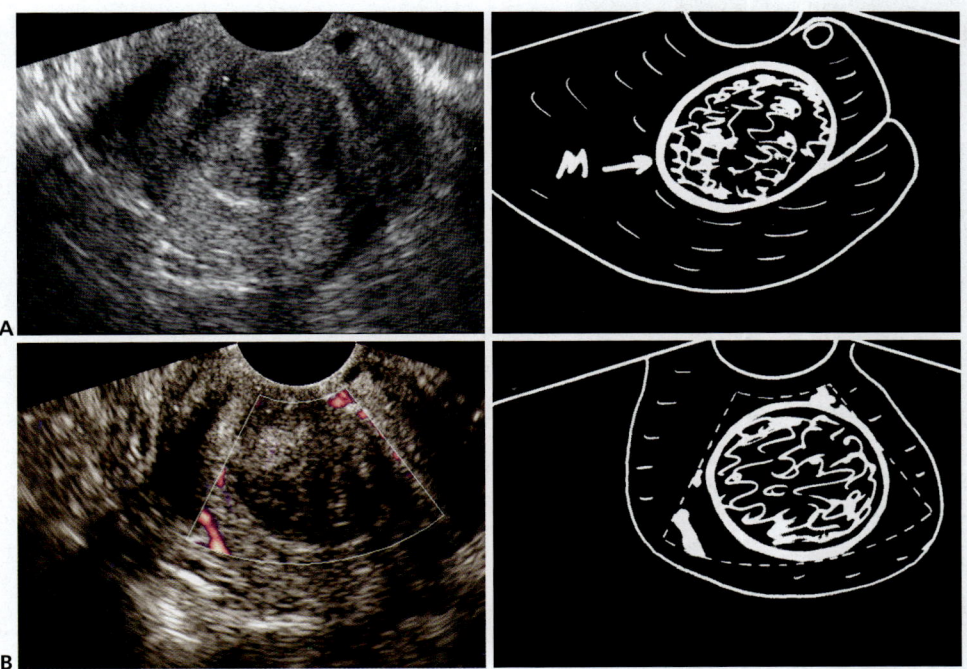

Figura 3.75. Exame transvaginal (**A**) mostrando mioma (M) localizado dentro do canal cervical (intramucoso). O Doppler colorido por amplitudes (**B**) mostra raros vasos periféricos (baixa atividade).

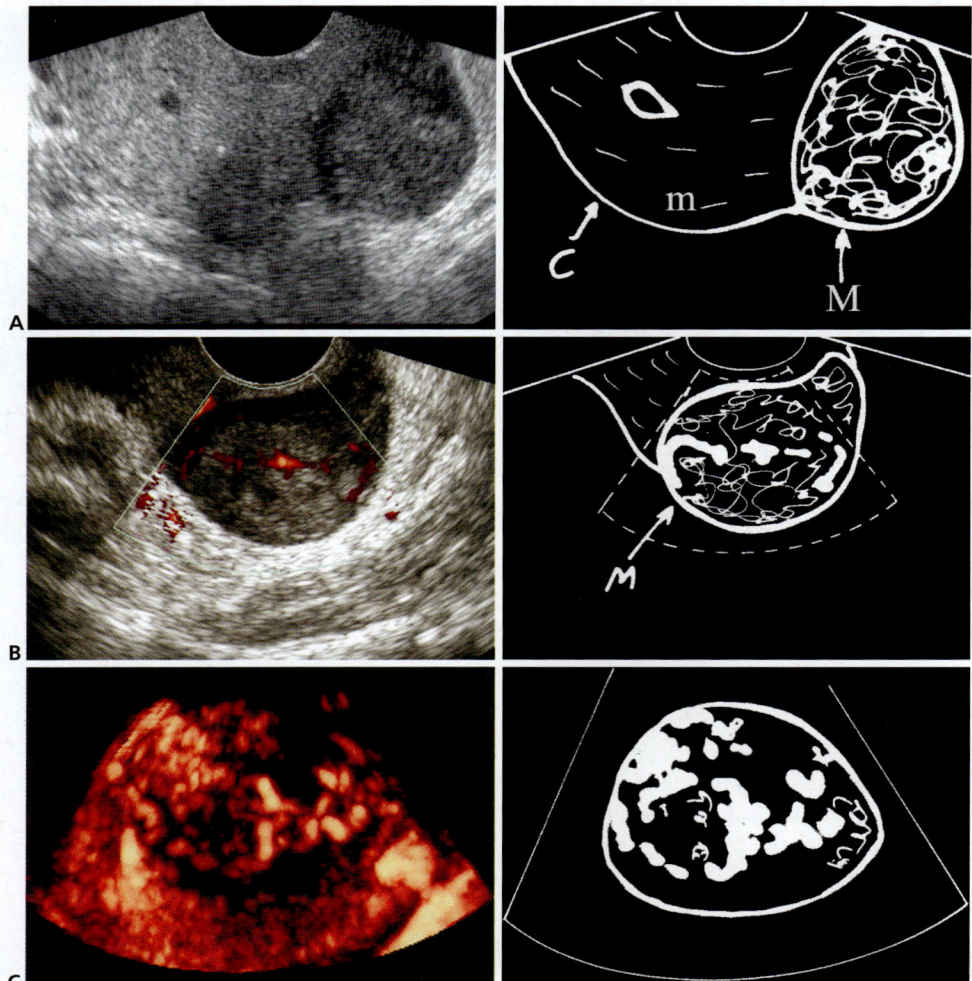

Figura 3.76. Exame transvaginal.
A: Mioma (M) paracervical esquerdo intraparametrial. Na parede posterior, note outro mioma pequeno (m).
B: O Doppler colorido por amplitudes mostra alguns vasos centrais (moderada atividade).
C: *3D Color Power Angiography*. O Doppler 3D evidencia com melhor clareza a população de vasos centrais, indicando alta atividade metabólica do mioma. Esse achado não tem relação com malignidade, mas com risco para crescimento rápido do mioma.

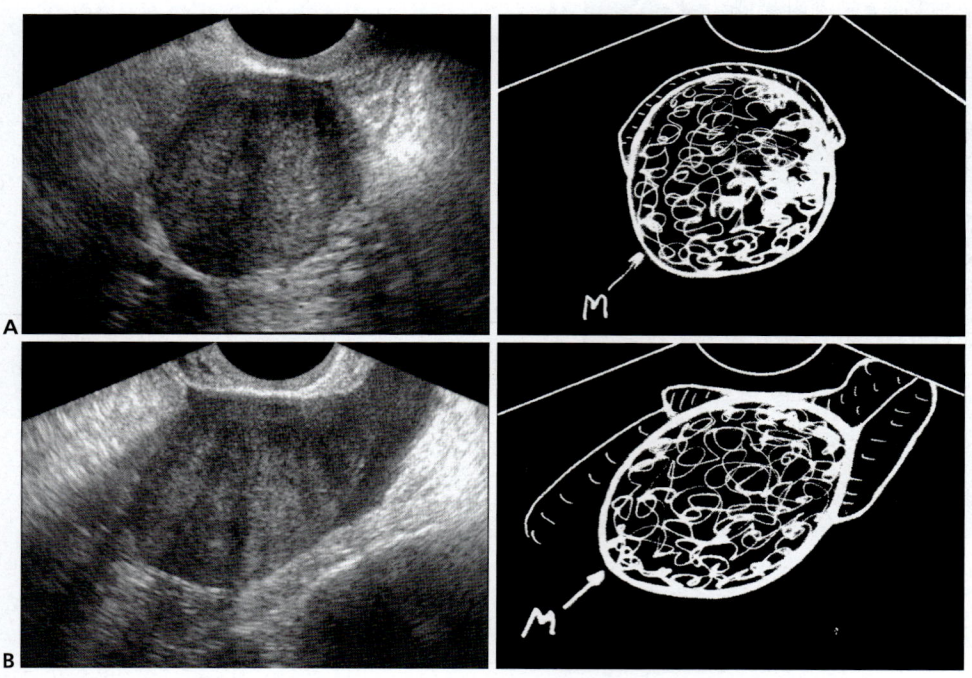

Figura 3.77. Exame transvaginal em cortes transversal (**A**) e longitudinal (**B**) mostrando mioma (M) paracervical intraligamentar. Nessa localização, podem-se ter outros tipos de tumores, e o diagnóstico diferencial costuma ser difícil, mesmo com o emprego de Doppler, necessitando de biópsia. A ressonância magnética deve ser considerada para ampliar a investigação.

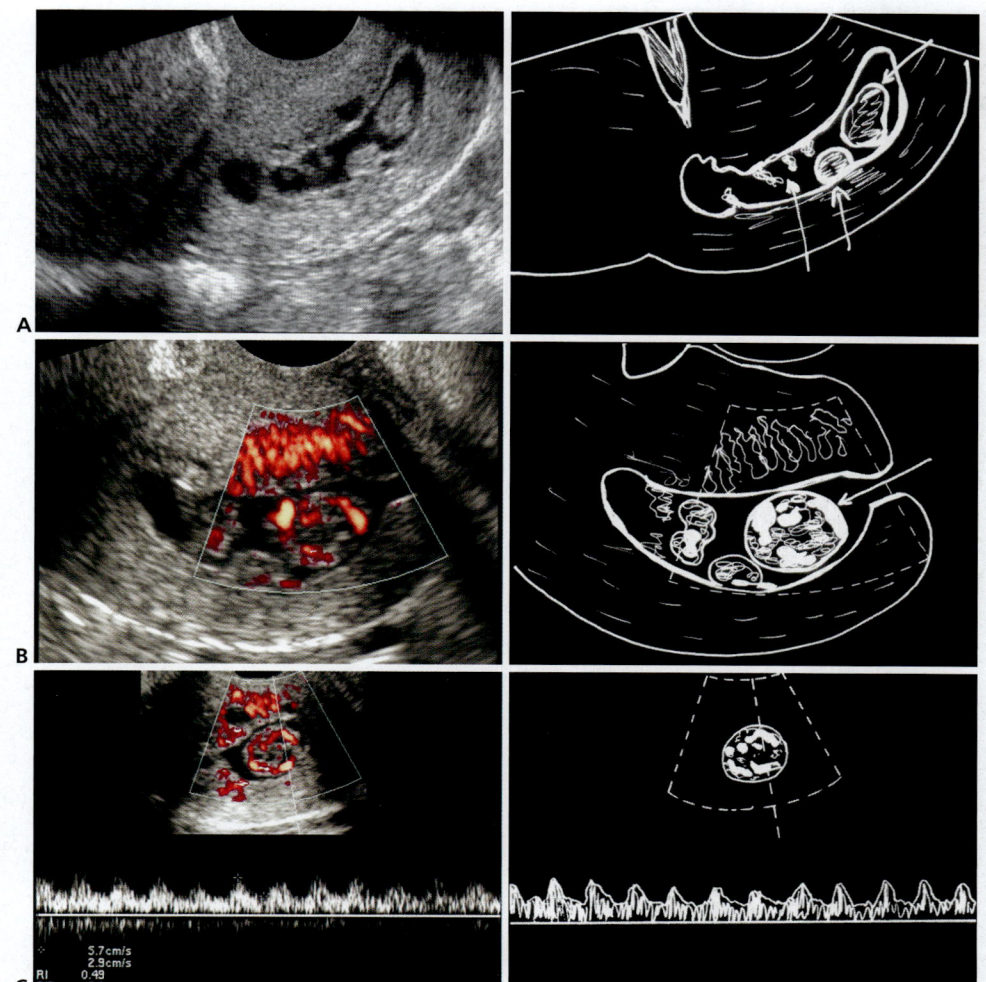

Figura 3.78. Exame transvaginal do colo uterino.
A: O canal cervical está cheio de muco e contém várias formações polipoides, sugerindo polipose endocervical (setas).
B: O Doppler colorido por amplitudes mostra vasos característicos de pólipos, mas um deles apresenta vasos em bolo (seta) indicando a hipótese de mioma endocervical e não pólipo.
C: A análise espectral de artéria dentro do mioma mostra resistividade baixa (diástole cheia), mas não muda a hipótese diagnóstica, como já comentamos anteriormente.

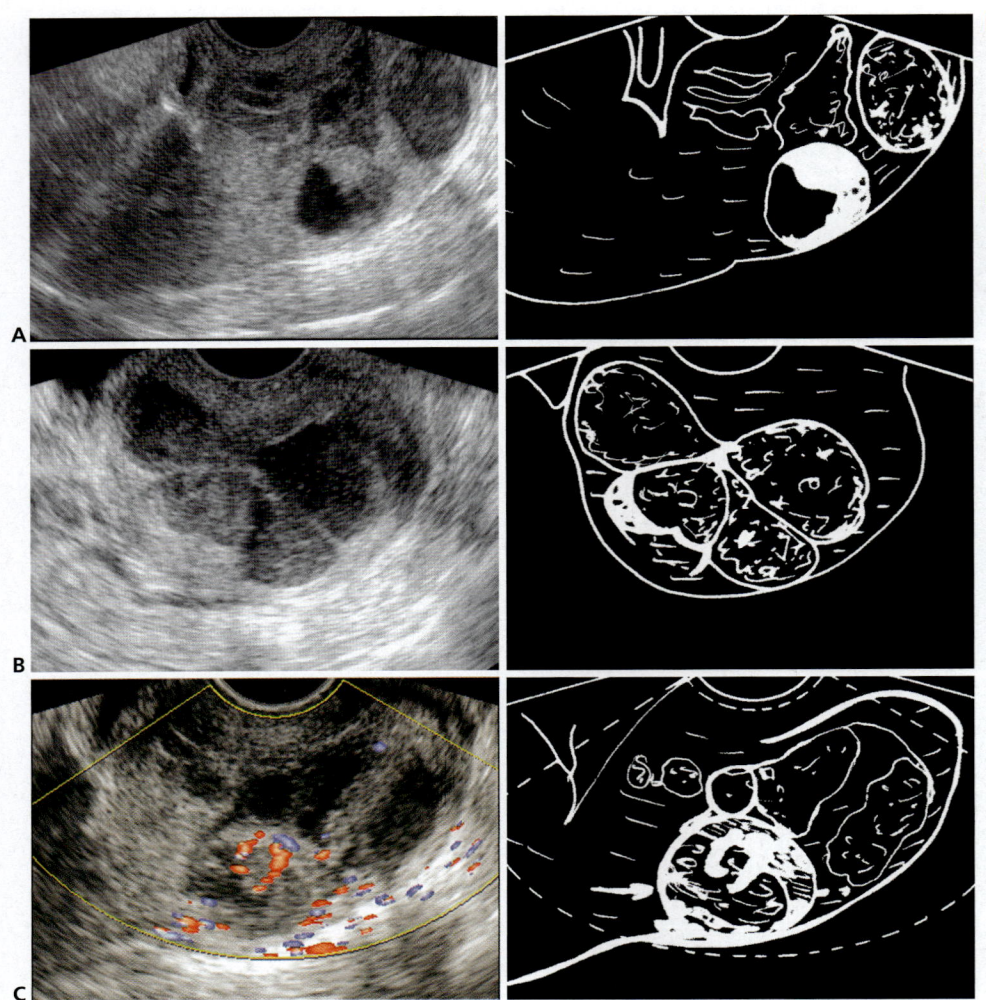

Figura 3.79. Exame transvaginal de colo com todo o tecido desorganizado pela presença de inúmeros cistos de retenção com conteúdo denso (processo inflamatório).
A: Corte longitudinal.
B: Corte transversal.
C: O Doppler colorido por frequências mostra um nódulo (seta) que estava pouco visível nas imagens em escala de cinzas, o qual apresenta vasos em bolo, sugerindo pequeno mioma cervical.

! O mapa vascular com o Doppler é importante para o diagnóstico diferencial entre pólipo e mioma. O pólipo tem o vaso reto central, originário do sítio de implantação. O mioma tem vasos desorganizados periféricos e/ou centrais.

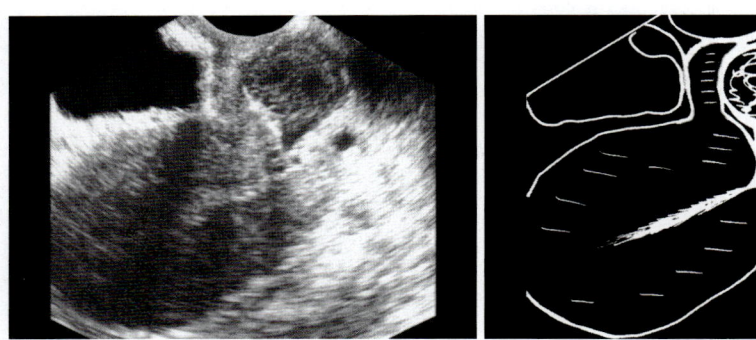

Figura 3.80. Estudo transvaginal mostrando corte longitudinal do útero. Observe um mioma parido (M) aflorando pelo orifício cervical externo.

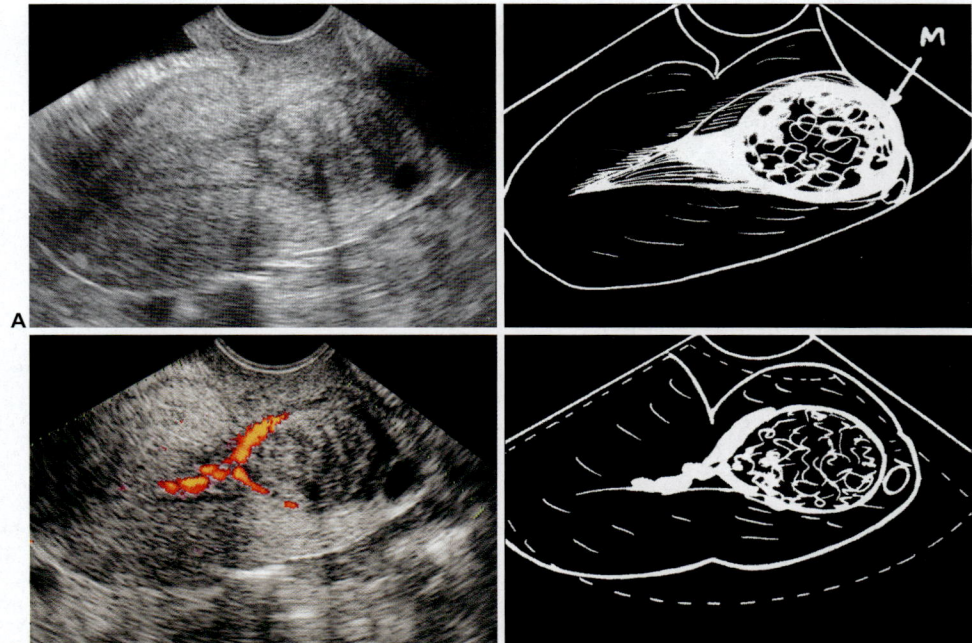

Figura 3.81. Exame transvaginal.
A: Mioma parido (M) aflorando pelo orifício cervical externo.
B: O Doppler colorido por amplitudes confirma a hipótese, pois revela vaso no interior do pedúnculo do nódulo e que se bifurca e rodeia-o perifericamente. Um pólipo teria vaso reto central.

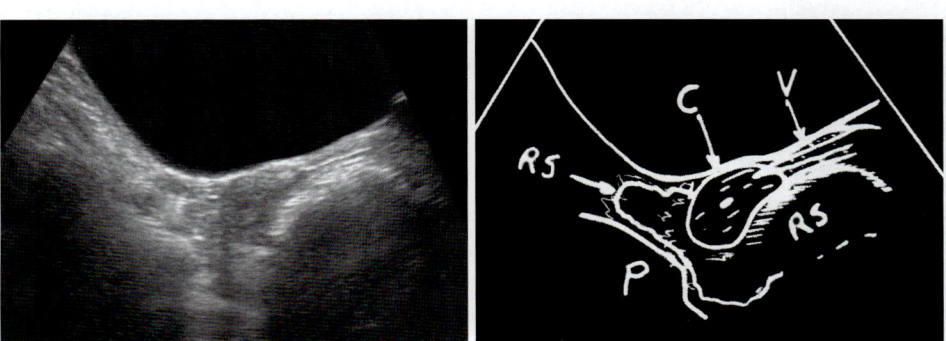

Figura 3.82. Paciente com antecedente de histerectomia parcial. Exame transabdominal mostra a vagina (V), o colo uterino residual (C), o promontório (P) e o retossigmoide (RS) contendo fezes e fazendo corpo com o colo.

> Deve-se lembrar que conteúdo fecal no retossigmoide pode simular neoplasia pélvica e induzir a erros diagnósticos, às vezes graves, levando a condutas invasivas desnecessárias. Deve-se estar atento a essa questão e realizar preparo intestinal sempre que houver dúvida. Além disso, uma anamnésia é fundamental, principalmente para saber dos antecedentes cirúrgicos da paciente. Inclusive já se receberam pacientes para revisão ecográfica com antecedente de histerectomia total e diagnóstico ecográfico de útero miomatoso, quando, na verdade, era o sigmoide repleto de fezes sólidas graças à constipação intestinal crônica (erros lamentáveis).

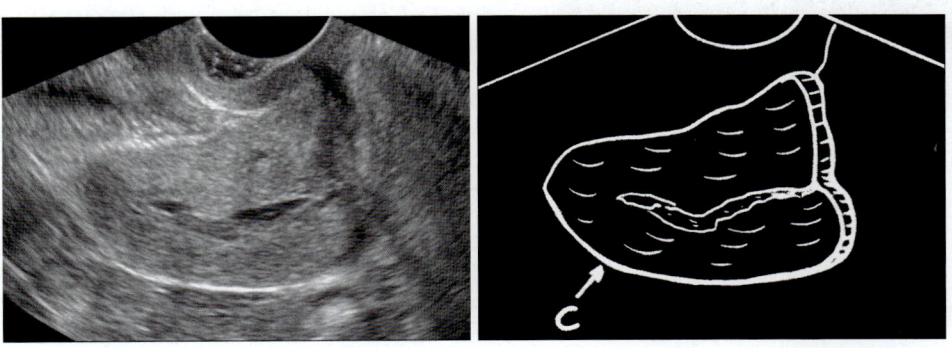

Figura 3.83. Exame transvaginal mostrando colo residual normal (C), em paciente com antecedente de histerectomia parcial.

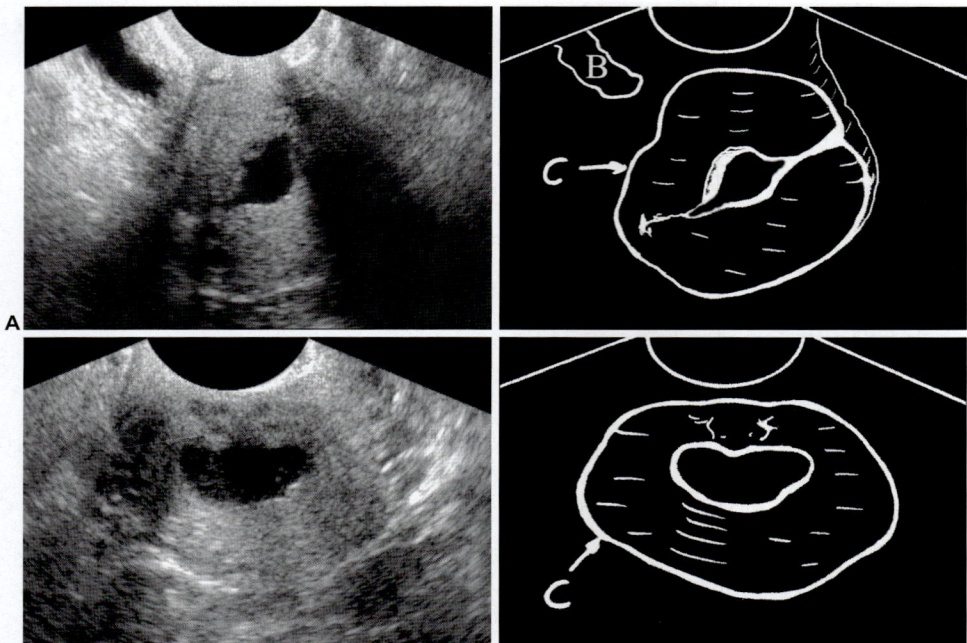

Figura 3.84. Exame transvaginal mostrando colo residual (C). O canal cervical está dilatado pela presença de muco (conteúdo anecoide), visto em cortes longitudinal (A) e transversal (B). B = bexiga.

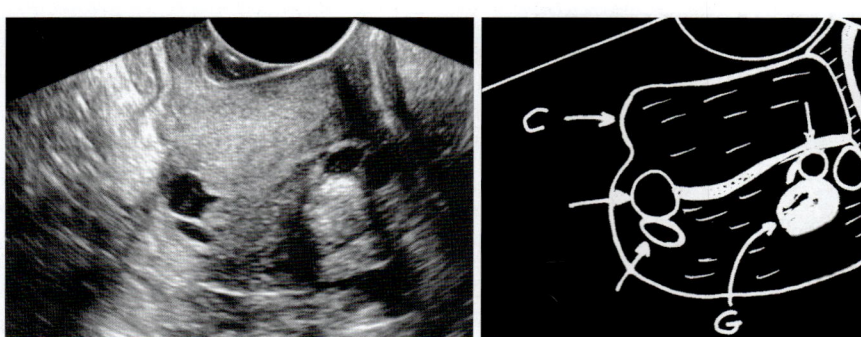

Figura 3.85. Exame transvaginal mostrando colo residual (C) contendo cistos de retenção (setas) e um granuloma inflamatório (G).

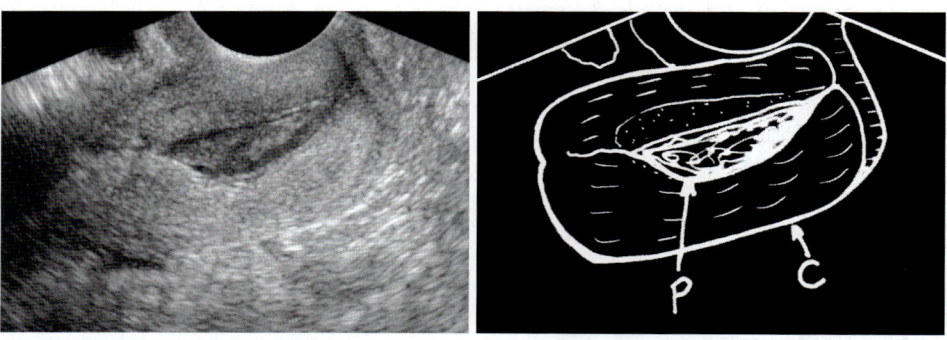

Figura 3.86. Exame transvaginal mostrando colo residual (C) contendo um pólipo (P) em sua luz.

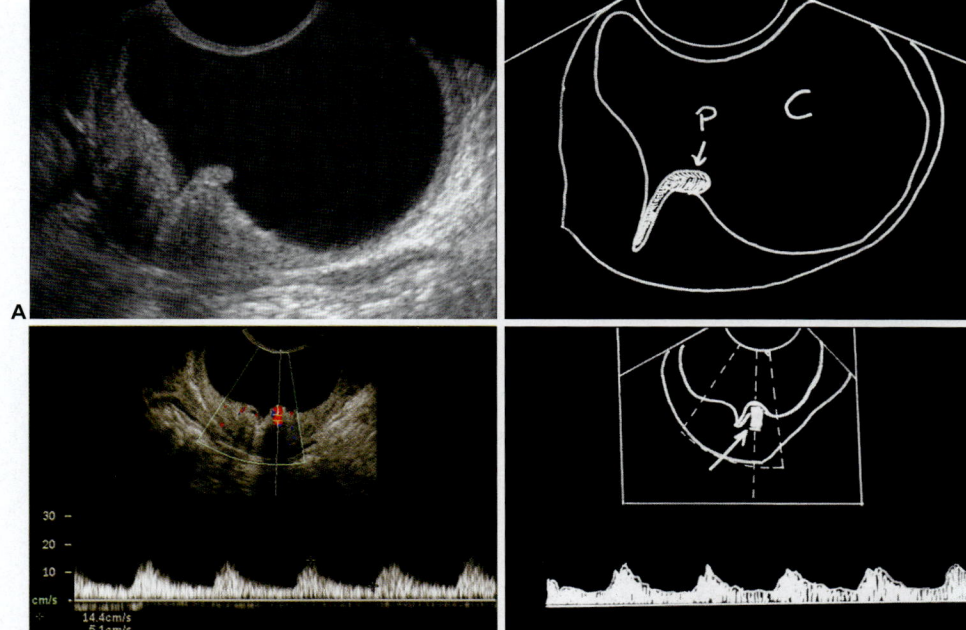

Figura 3.87. Exame transvaginal em paciente de 65 anos com antecedente de histerectomia subtotal. Corte longitudinal do colo residual.
A: Observe o grande cisto (C) na ectocérvice. Dentro do cisto, note a formação polipoide (P).
B: O Doppler colorido mostra o vaso reto central (seta), o qual é típico de pólipo. A análise espectral demonstra artéria com resistividade moderada (IR = 0,65). Em vista do achado, o colo foi removido. O diagnóstico final foi de estenose do orifício cervical externo, com grande acúmulo de muco (colo flácido) e um pólipo benigno.

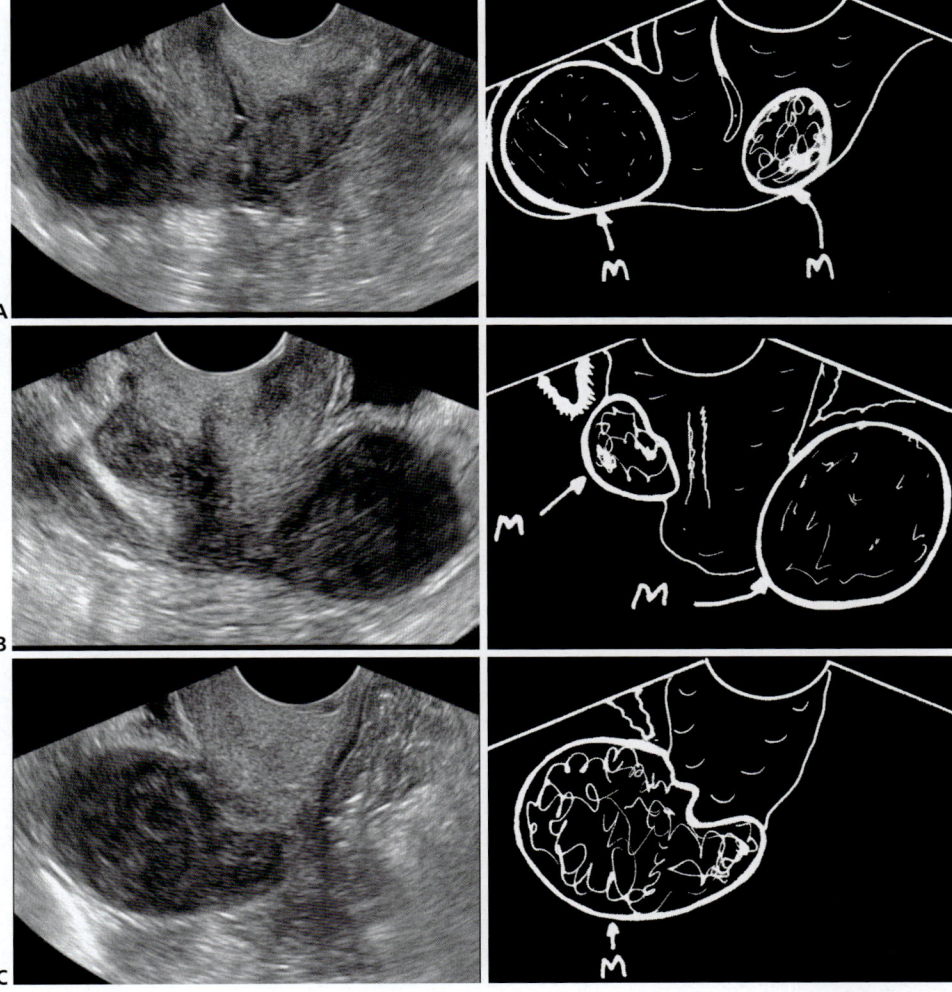

Figura 3.88. Exame transvaginal mostrando colo residual contendo miomas (M), evidentes nas três imagens. Um dos miomas, em corte longitudinal na imagem C, está cranial ao colo e pode simular um corpo uterino. Esse tipo de erro criará muita confusão, até do ponto de vista jurídico.

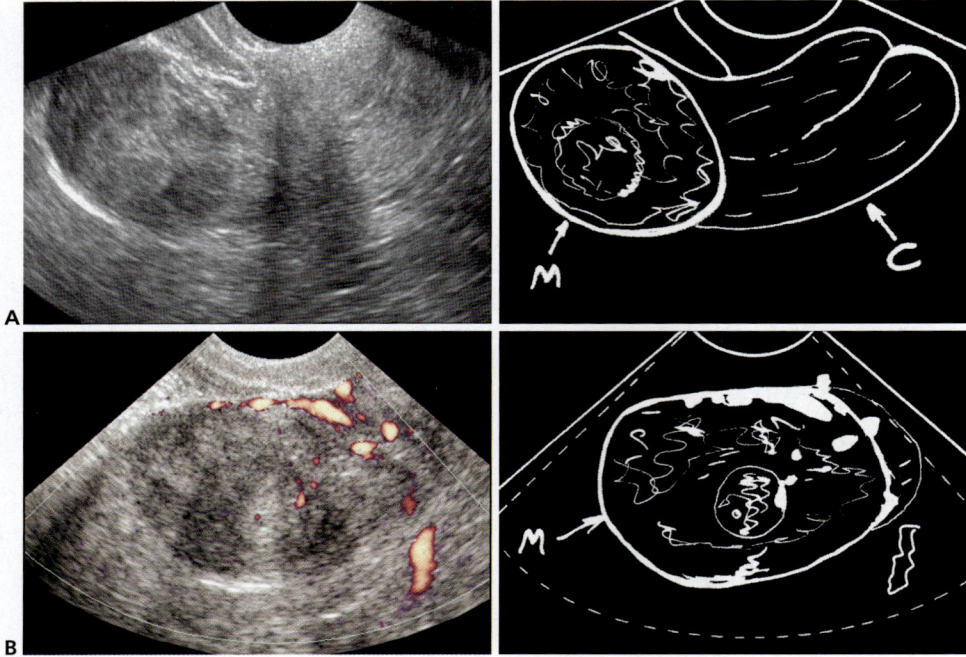

Figura 3.89. Exame transvaginal em paciente com antecedente de histerectomia parcial.
A: Corte longitudinal no colo. Ver um mioma (M) em posição cranial ao colo (C), simulando, quase à perfeição, um útero completo com colo e corpo normais. Um erro ecográfico, nessa situação, levará a sérias complicações na relação da paciente com seu ginecologista.
B: O Doppler colorido não é de muita valia para dirimir esse tipo de dúvida.

> ! Somente uma boa anamnésia com conhecimento adequado dos antecedentes clínico-cirúrgicos da paciente e, se possível, acesso a exames anatomopatológicos evitará esses erros grosseiros de interpretação das imagens ecográficas.

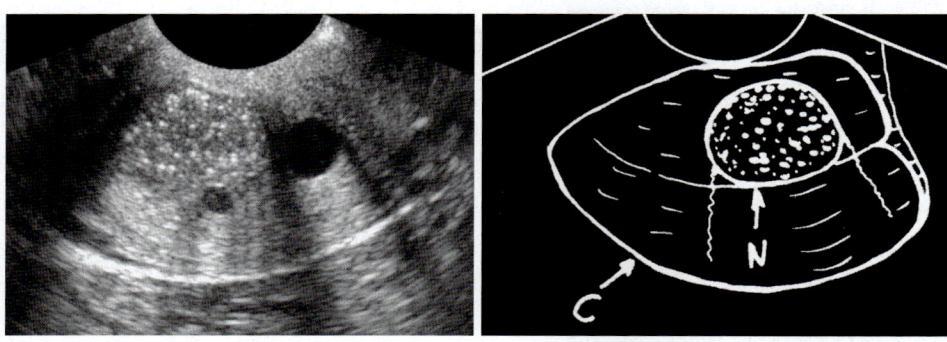

Figura 3.90. Exame transvaginal em colo residual (C). Observe a presença de nódulo (N) com limites definidos e conteúdo denso com inúmeros pontos hiperecogênicos. A biópsia revelou foco velho de endometriose. Os pontos hiperecogênicos são pequenos siderólitos (de hemossiderina).

> ! Deve-se lembrar que colo uterino residual é vantajoso para evitar prolapso de cúpula vaginal em histerectomia total. Mas não se deve esquecer que o colo residual continuará um tecido sujeito a todas as doenças possíveis, inclusive neoplasia maligna.

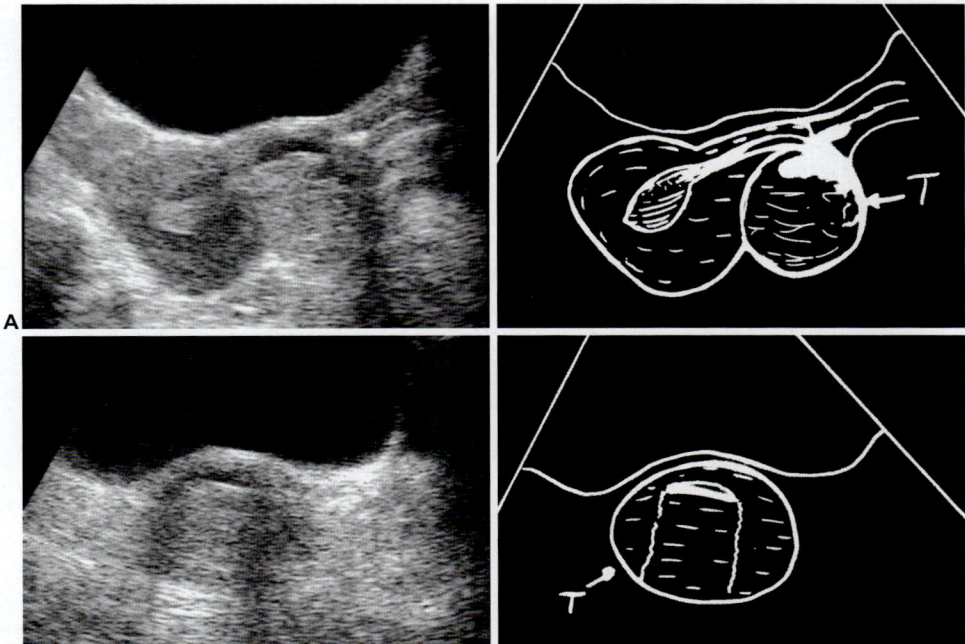

Figura 3.91. Exame transabdominal em paciente com queixa de corrimento vaginal tipo "água de carne". Cortes longitudinal (**A**) e transversal (**B**) mostrando colo uterino contendo tumor sólido (T). A biópsia revelou carcinoma cervical, e o estádio clínico foi **2**.

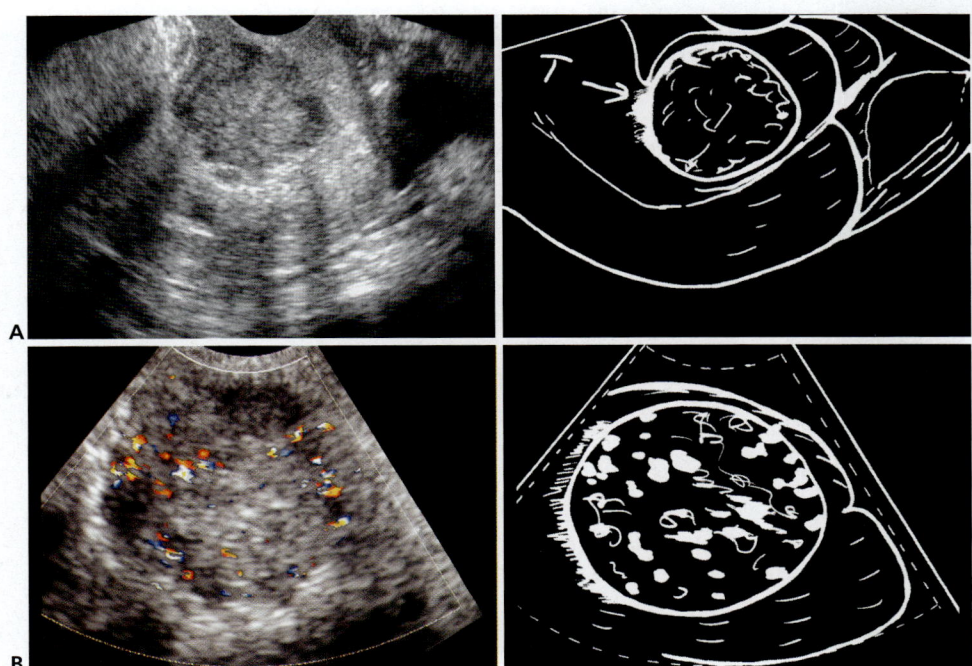

Figura 3.92. Exame transvaginal de rotina.
A: Corte longitudinal do colo uterino mostrando tumor (T) heterogêneo e com limites irregulares.
B: O Doppler colorido codificado por frequências mostra vascularização irregular com padrão puntiforme. A biópsia revelou carcinoma cervical, e o estádio final foi **1**.

> ! Os carcinomas cervicais estádio 1 são pouco visíveis à ecografia, mesmo a transvaginal. Esse caso fugiu à regra em razão de se apresentar com ecotextura nitidamente diferente do tecido normal adjacente. Normalmente, a ultrassonografia é empregada para aferir estádios mais avançados do carcinoma cervical (estádios 2 ou acima).

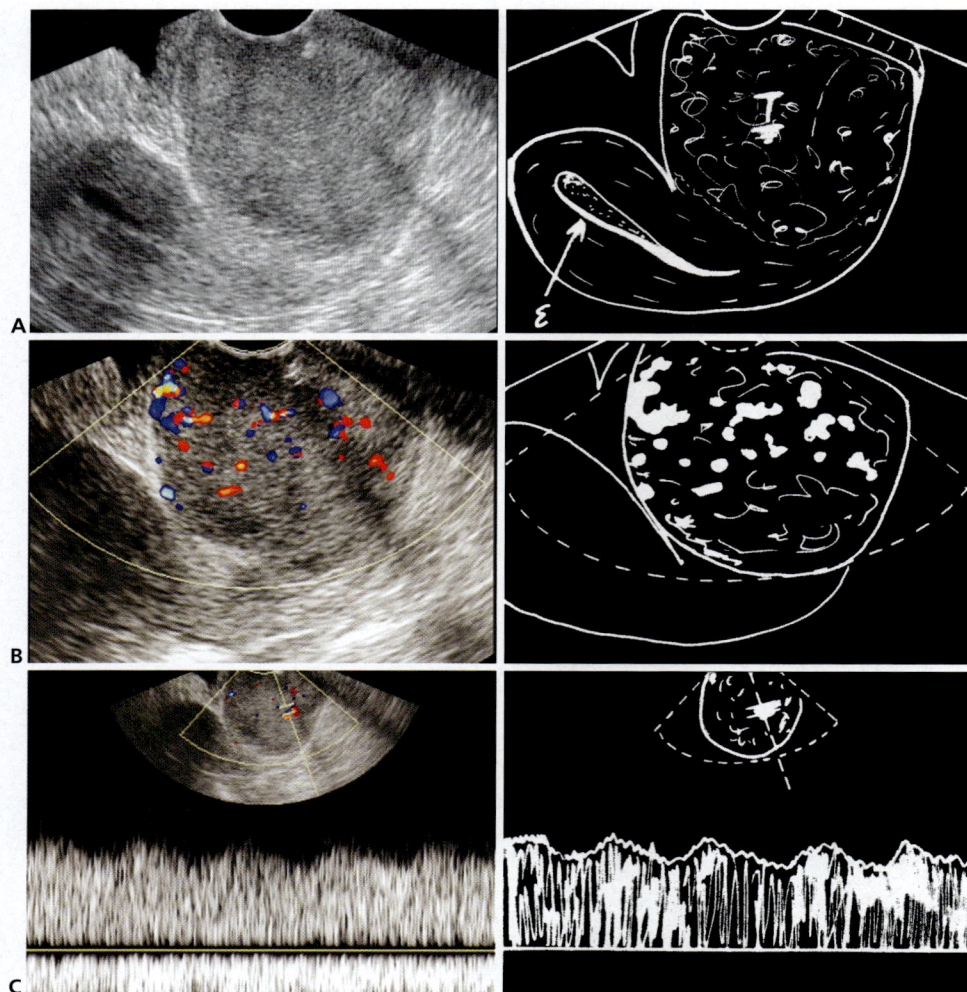

Figura 3.93. Paciente de 64 anos com queixa de sangramento irregular, tipo "água de carne". Não fez exame clínico ou laboratorial. Exame transvaginal.
A: Corte longitudinal mostrando grande tumor (T) no colo uterino. O endométrio (E) está fino e com pequena quantidade de muco.
B: O Doppler colorido por frequências revela grande vascularização irregular com padrão puntiforme.
C: A análise espectral identificou artérias no interior do tumor com resistividades muito baixas (entre 0,20 e 0,30). O diagnóstico final foi carcinoma cervical estádio **2**.

! Deve-se lembrar que a manipulação do transdutor vaginal em casos de carcinoma cervical invasor deve ser muito delicada, pois esses tumores são friáveis e muito vascularizados, e uma pressão mecânica inadequada poderá desencadear hemorragia grave. Prefere-se a via transretal ou a transabdominal (com a bexiga bem repleta).

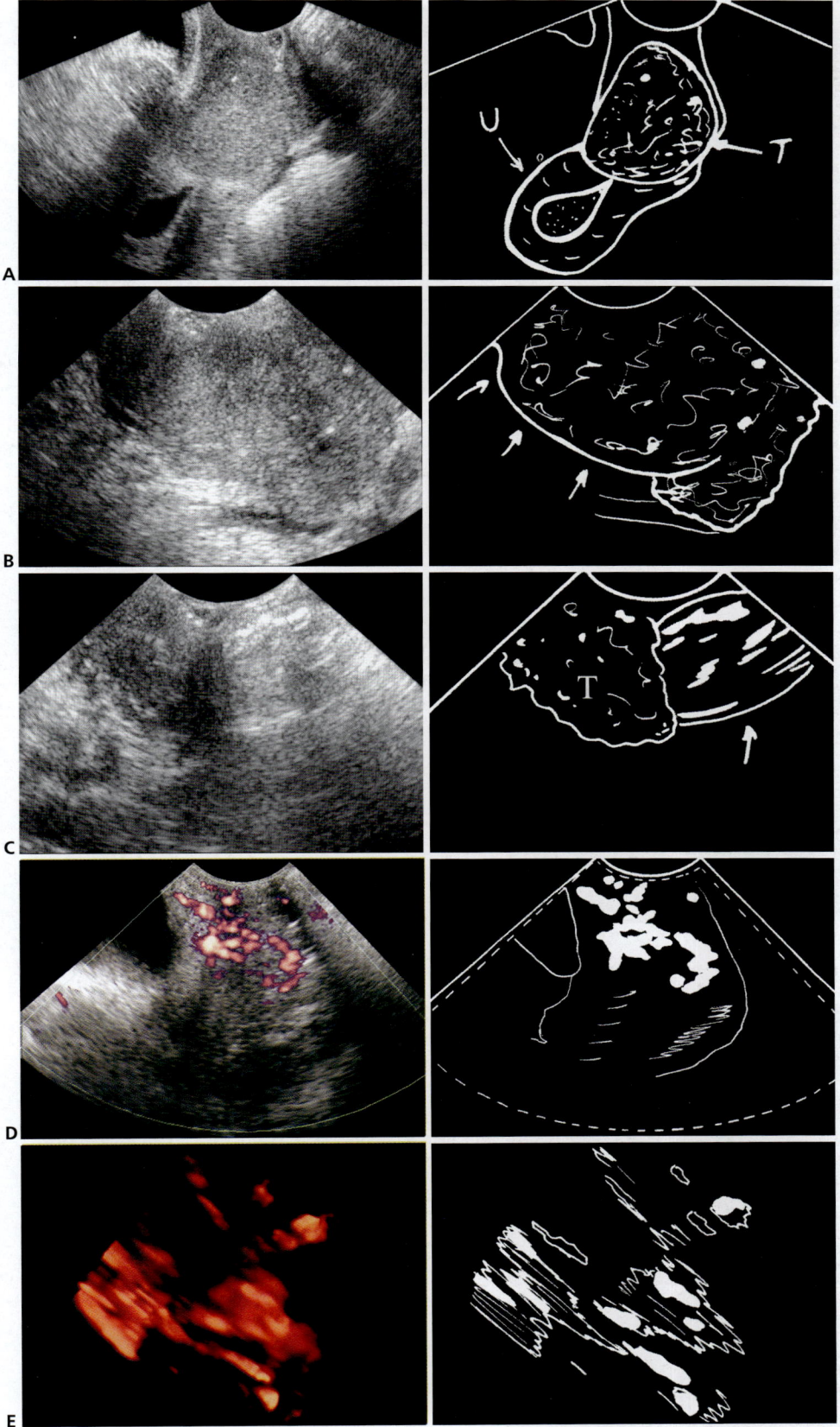

Figura 3.94. Exame transvaginal em paciente idosa com carcinoma do colo uterino, com invasão dos paramétrios.
A: Corte longitudinal mostrando corpo uterino atrofiado (U) e o grande tumor cervical (T).
B: Corte transversal do tumor com invasão total do paramétrio direito (setas).
C: Corte transversal mostrando invasão parcial do paramétrio esquerdo (seta). A área tumoral é hipoecogênica (T).
D e **E:** Doppler colorido por amplitudes e Doppler 3D mostrando a vascularização com padrão atípico, característico dos carcinomas.

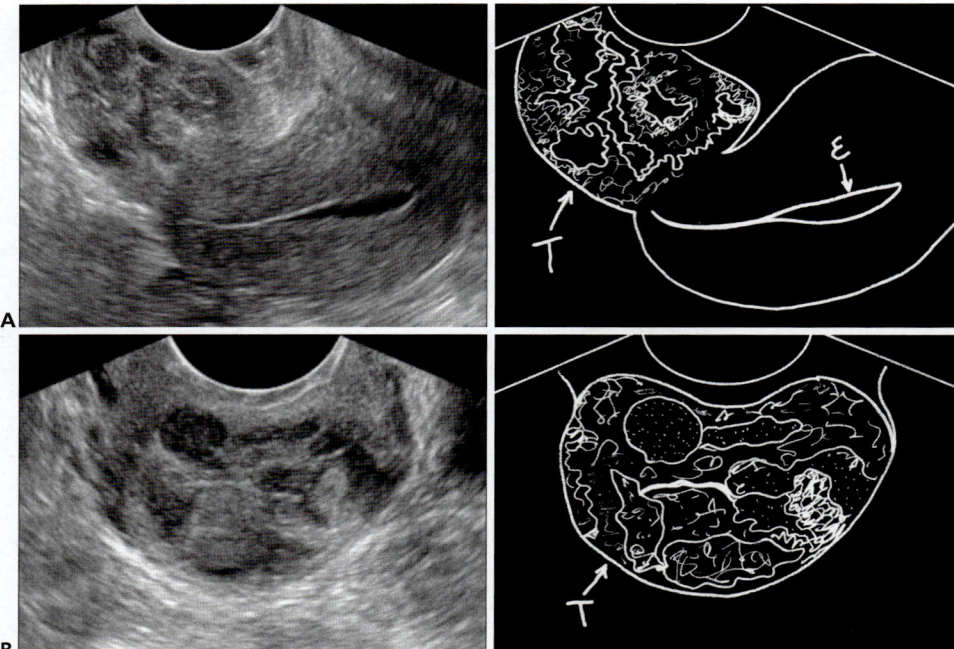

Figura 3.95. Paciente assintomática de 52 anos, na pós-menopausa e sem terapia hormonal. Exame transvaginal de rotina.
A: Corte longitudinal do útero retrovertido. O colo apresenta tumor (T) de natureza a esclarecer. O endométrio (E) está fino e apresenta pequena quantidade de muco em sua cavidade.
B: Corte transversal do colo com o tumor em seu parênquima. O fato de a paciente estar assintomática fala contra a hipótese de carcinoma, pois este, geralmente, produz corrimento sanguinolento (tipo água de carne). Lembre que os carcinomas visíveis à ecografia são sempre invasores. O diagnóstico histológico foi um mioma com focos de degeneração.

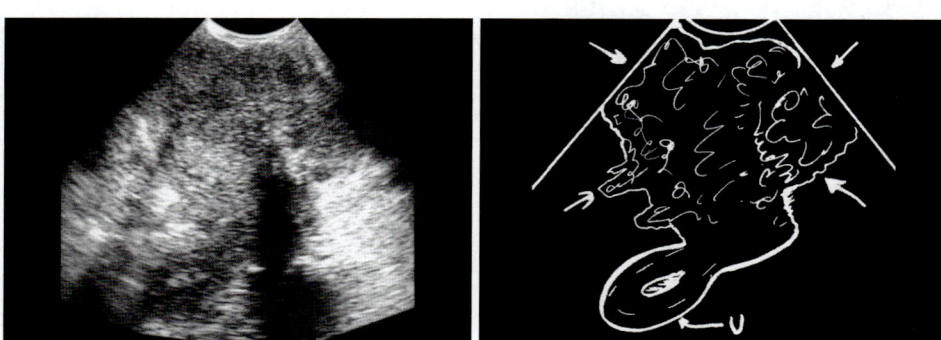

Figura 3.96. Paciente de 59 anos, com sangramento irregular. Corte longitudinal transvaginal em grande carcinoma invasor do colo uterino (setas). O corpo uterino está atrofiado (U). O estadiamento final foi **2**.

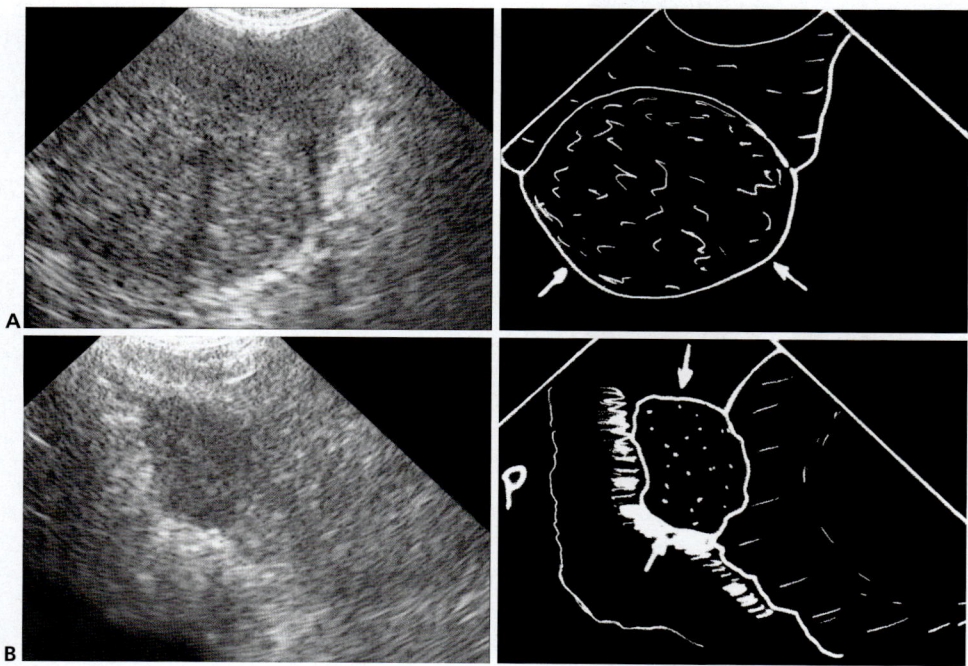

Figura 3.97. Exame transvaginal em paciente com carcinoma cervical.
A: Corte longitudinal. O tumor (setas), localizado no lábio posterior, mostra-se homogêneo e hiperecogênico (sem áreas de necrose).
B: Corte transversal. Invasão parcial do paramétrio direito (setas). O componente normal do paramétrio é hiperecogênico, situado entre o tumor e a parede pélvica (P).

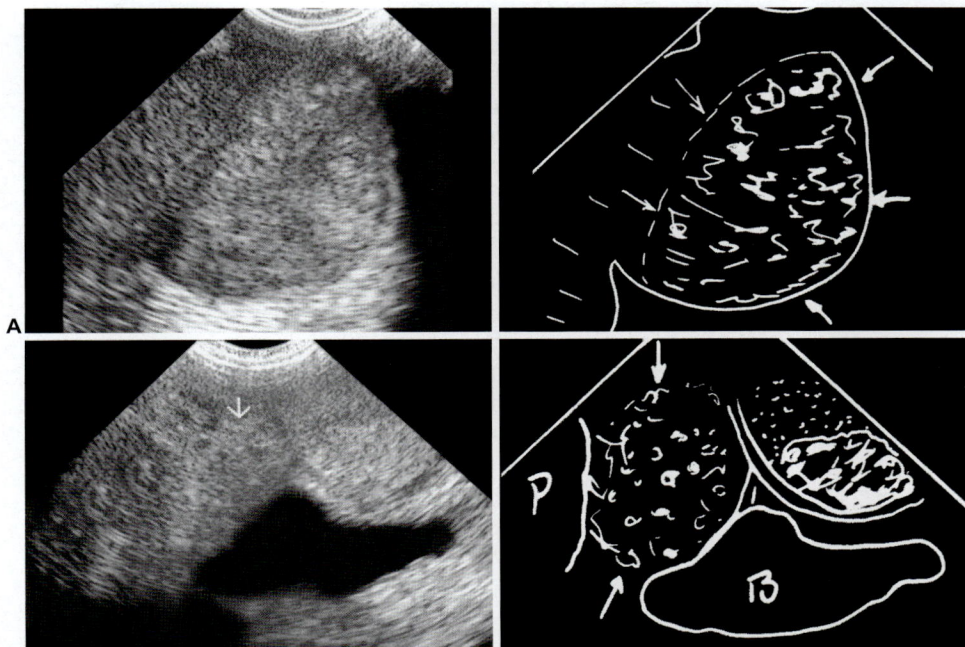

Figura 3.98. Exame transretal em paciente com carcinoma cervical.
A: O tumor (setas) está homogêneo e hiperecogênico.
B: O parâmetrio direito está totalmente invadido (setas), até a parede pélvica (P). Em posição distal ao transdutor (exame transretal) está a bexiga (B).

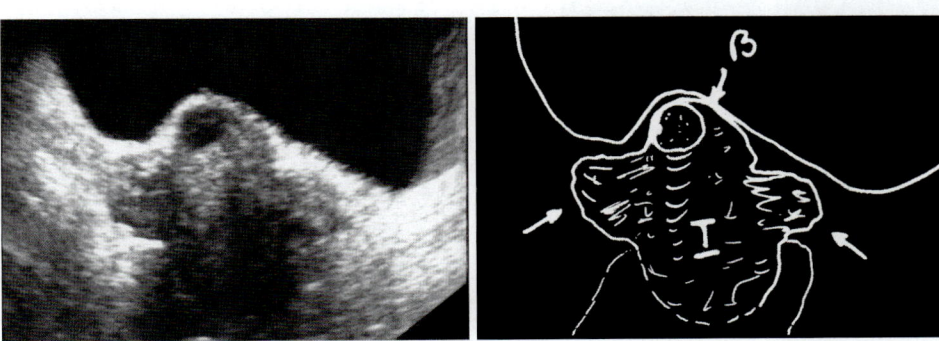

Figura 3.99. Exame transabdominal de paciente com carcinoma cervical. O tumor (T) está invadindo parcialmente ambos os parâmetrios (setas). Provavelmente já exista invasão da muscular vesical (B), ainda não visível em exame cistoscópico, pois a mucosa vesical está íntegra. Esse fato explica a ocorrência de recidiva pélvica e/ou na parede vesical, após o tratamento.

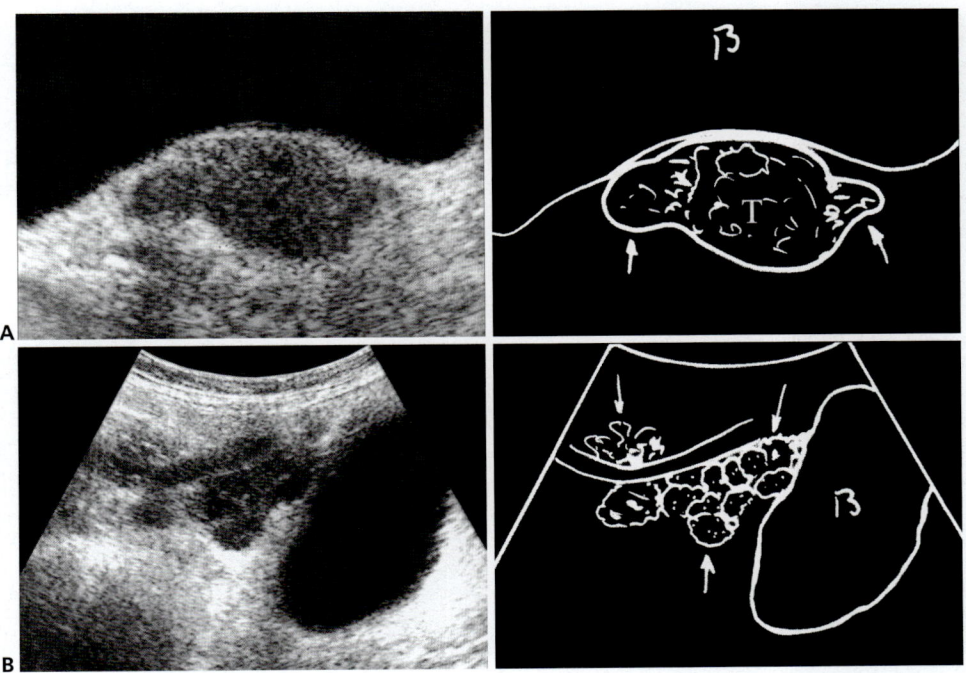

Figura 3.100. Exame transabdominal de paciente com carcinoma do colo uterino. B = bexiga.
A: O tumor (T) está invadindo parcialmente ambos os parâmetrios (setas).
B: Observe a invasão dos linfonodos ilíacos, formando bolo em cacho de uvas (setas). O estádio clínico inicial foi considerado como **2**, mas a invasão dos linfonodos muda o estádio e a conduta.

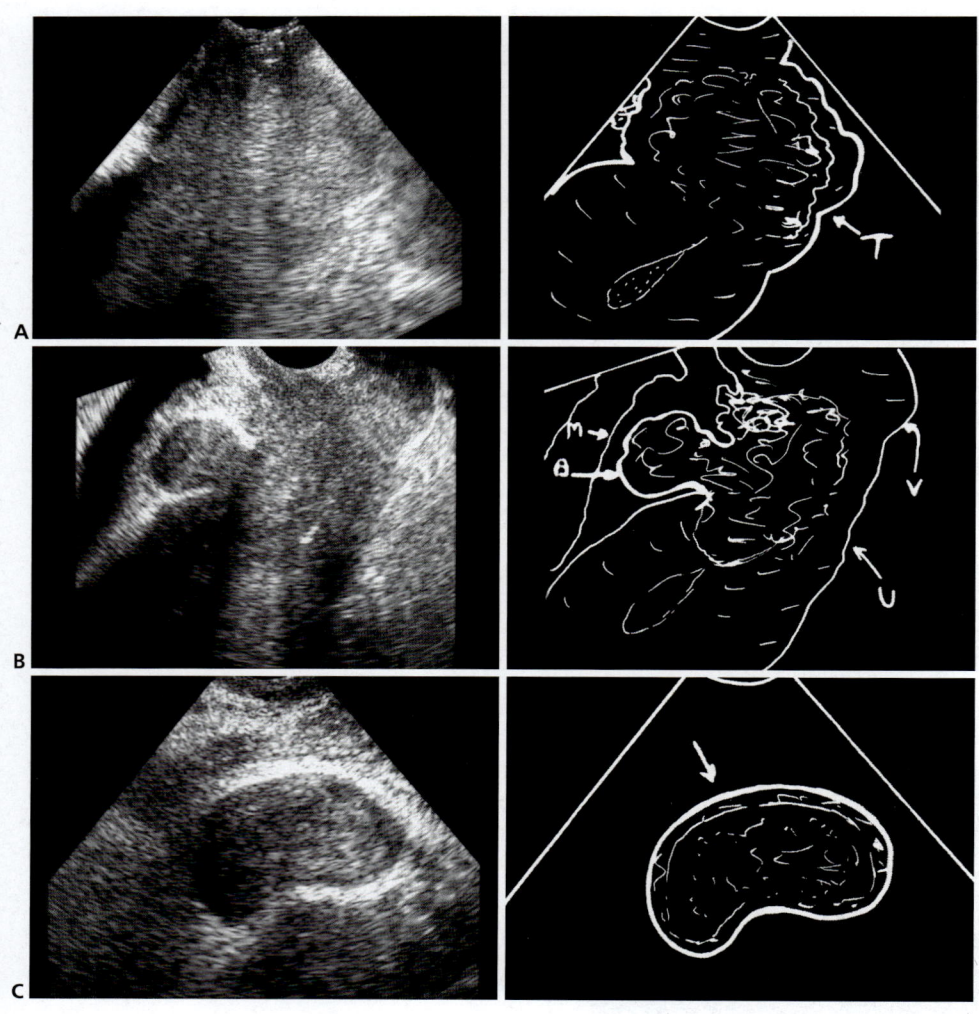

Figura 3.101. Exame transvaginal em paciente com carcinoma do colo uterino estádio **2** pelo exame clínico.
A: Corte longitudinal mostrando o tumor cervical (T), heterogêneo e com limites irregulares.
B: Corte longitudinal identificando invasão da parede da vagina (V), do istmo uterino (U) e da parede da bexiga (B). Observe que a mucosa vesical (M) está íntegra. A paciente tinha cistoscopia negativa há 5 dias, e a ecografia identificou precocemente a invasão da parede vesical.
C: A ecografia identificou também um linfonodo comprometido na fossa obturadora (seta). Com os achados ecográficos, o estádio tumoral passou para **4**, levando a uma modificação radical do planejamento terapêutico.

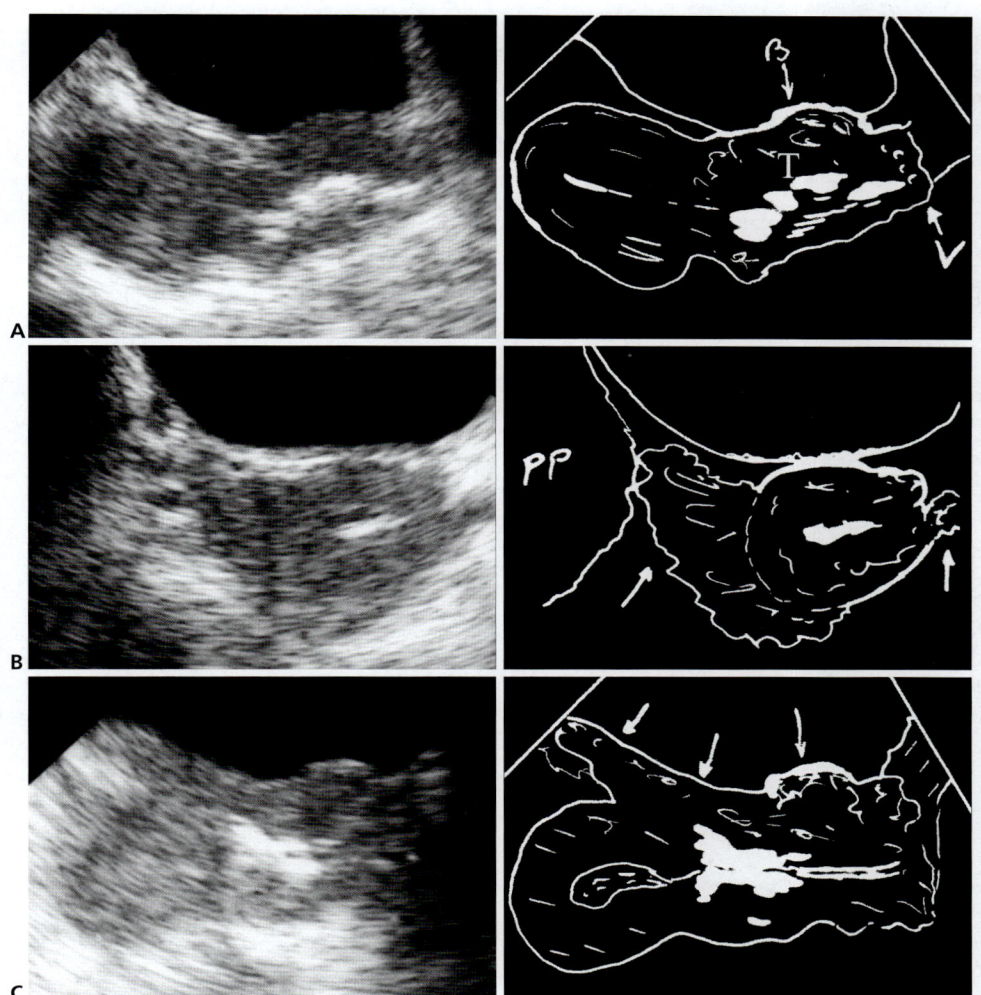

Figura 3.102. Paciente com carcinoma do colo uterino, estádio **4**. Exame transabdominal.
A: Corte longitudinal mostrando o tumor (T), a invasão da bexiga (B) e a invasão do terço superior da vagina (V).
B: Corte transversal demonstrando a invasão bilateral dos paramétrios, sendo total à direita (setas). PP = parede pélvica.
C: Corte longitudinal paramediano mostrando a extensa invasão da parede vesical (setas).

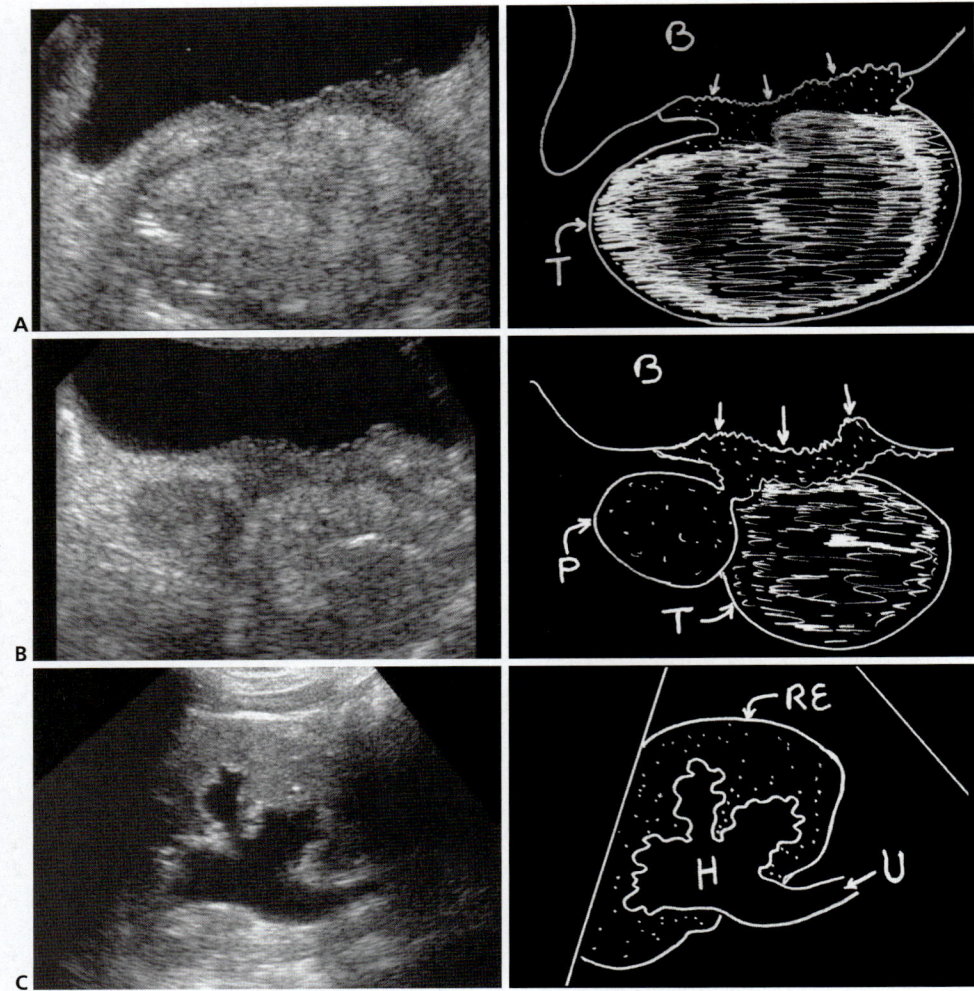

Figura 3.103. Exame transabdominal em paciente com carcinoma do colo uterino, clinicamente estádio **3**. Refere dor lombar à esquerda.
A: Corte transversal do colo. Observe o grande tumor (T) e a invasão vesical (setas). B = bexiga.
B: Corte transversal. Observe a invasão parcial do paramétrio direito (P), e a extensa invasão vesical (setas).
C: Corte longitudinal no rim esquerdo (RE). Observe a hidronefrose (H) e o ureter dilatado (U), indicando invasão da junção ureterovesical esquerda. Com os achados ecográficos, o tumor passou a estádio **4**.

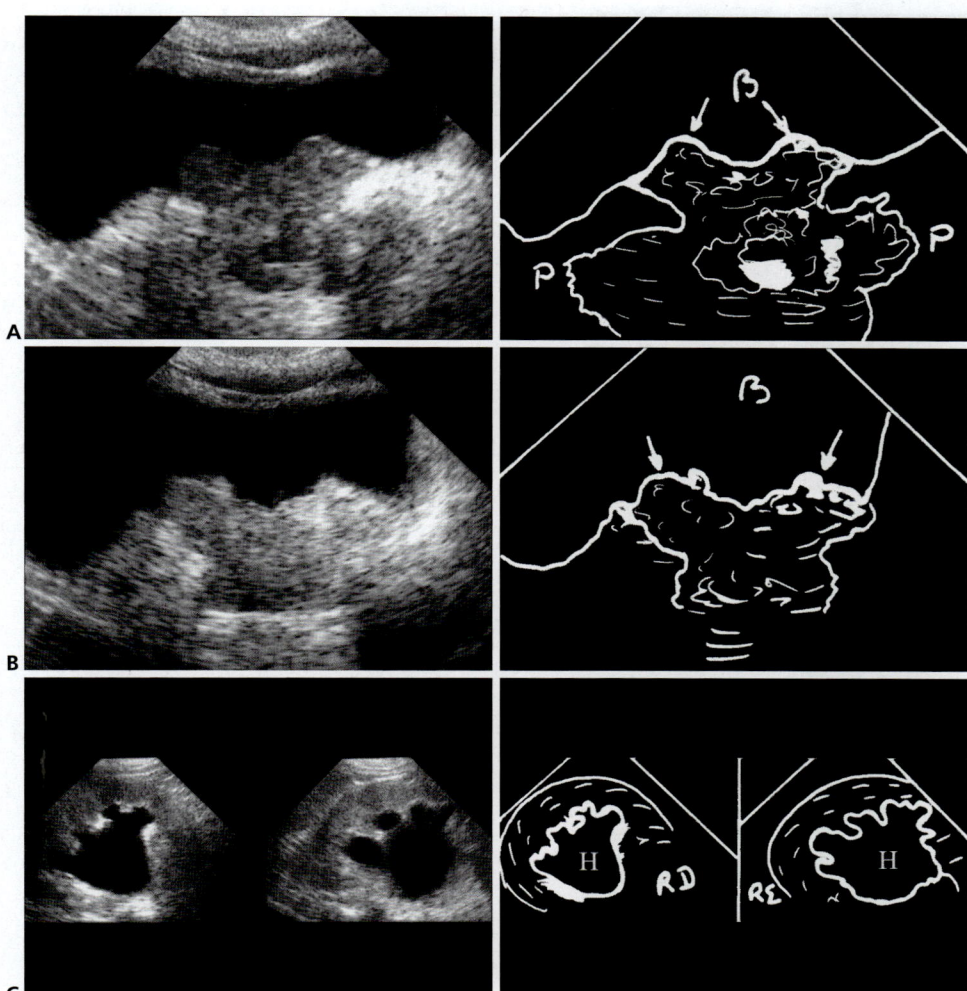

Figura 3.104. Carcinoma do colo uterino invadindo gravemente a bexiga. Exame transabdominal.
A: Corte transversal mostrando a invasão bilateral dos paramétrios (P) e da bexiga (setas). B = bexiga.
B: Corte transversal mostrando a invasão grave do trígono vesical, comprometendo os meatos ureterais (setas).
C: Avaliação do abdome superior identificando hidronefrose bilateral (H). RD = rim direito; RE = rim esquerdo.

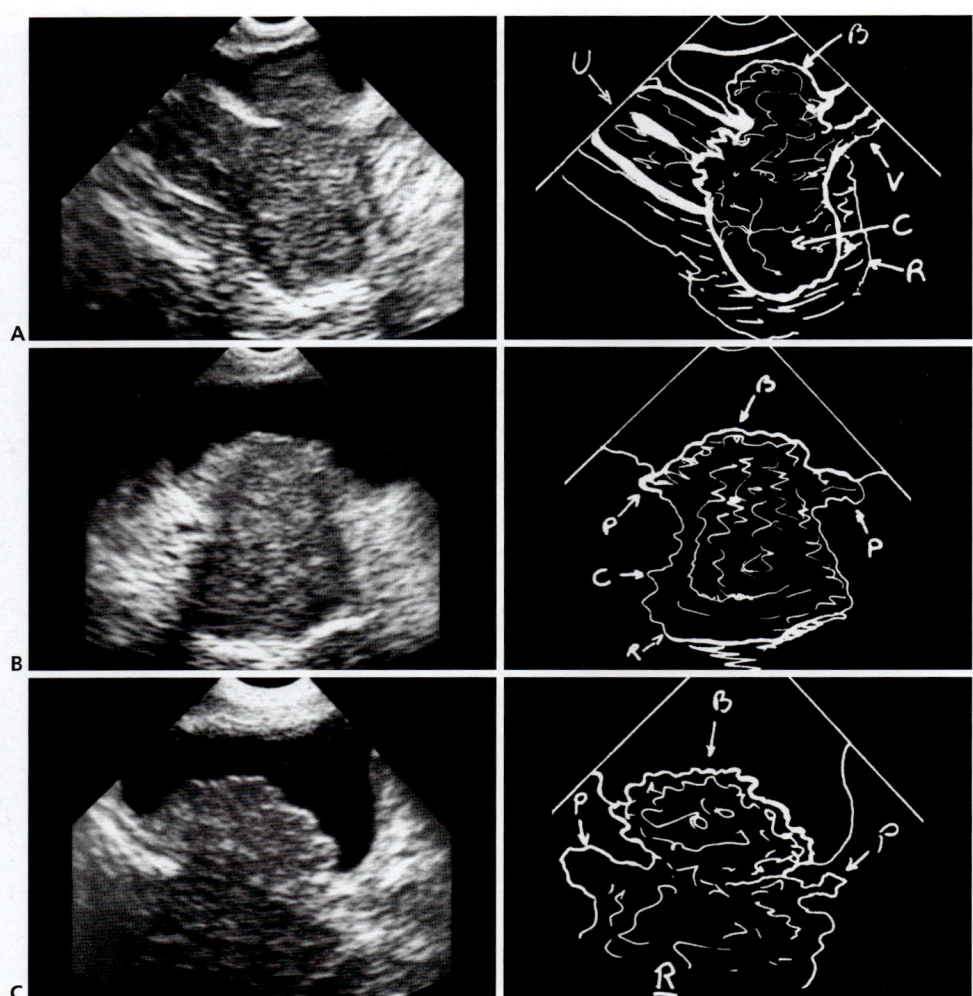

Figura 3.105. Carcinoma estádio **4** do colo uterino (C) invadindo a vagina (V), os paramétrios (P), o corpo uterino (U), a bexiga (B) e o reto (R). A invasão vesical é bem identificada por via abdominal, e a invasão retal, por via transretal. Não esquecer que tumores avançados sangram facilmente com a manipulação mecânica.
A: Corte longitudinal.
B e **C:** Cortes transversais.

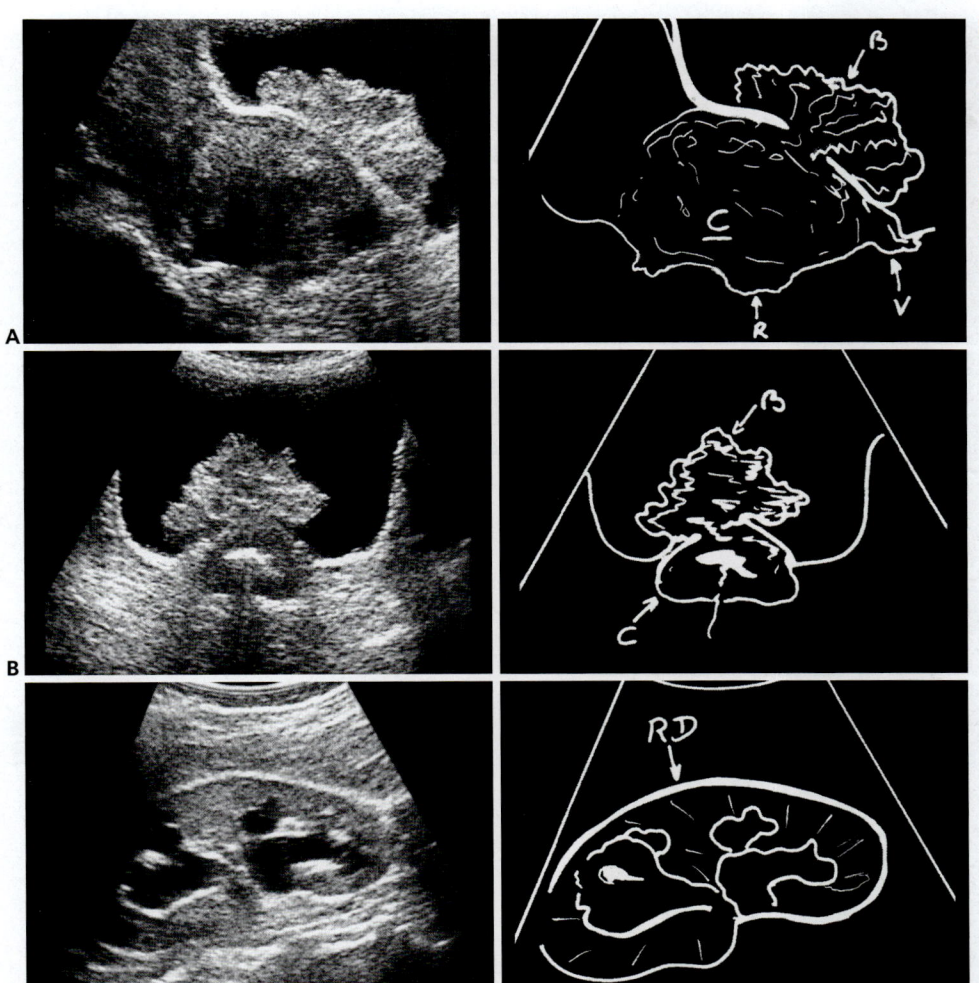

Figura 3.106. Paciente de 40 anos, com dor pélvica irradiando para o quadril e períneo e apresentando sangramento vaginal e hematúria. Carcinoma do colo uterino (C) invadindo a vagina (V), o corpo uterino, a bexiga (B) e o reto (R).
A: Corte longitudinal.
B: Corte transversal.
C: Hidronefrose à direita (RD), indicando obstrução do ureter direito.

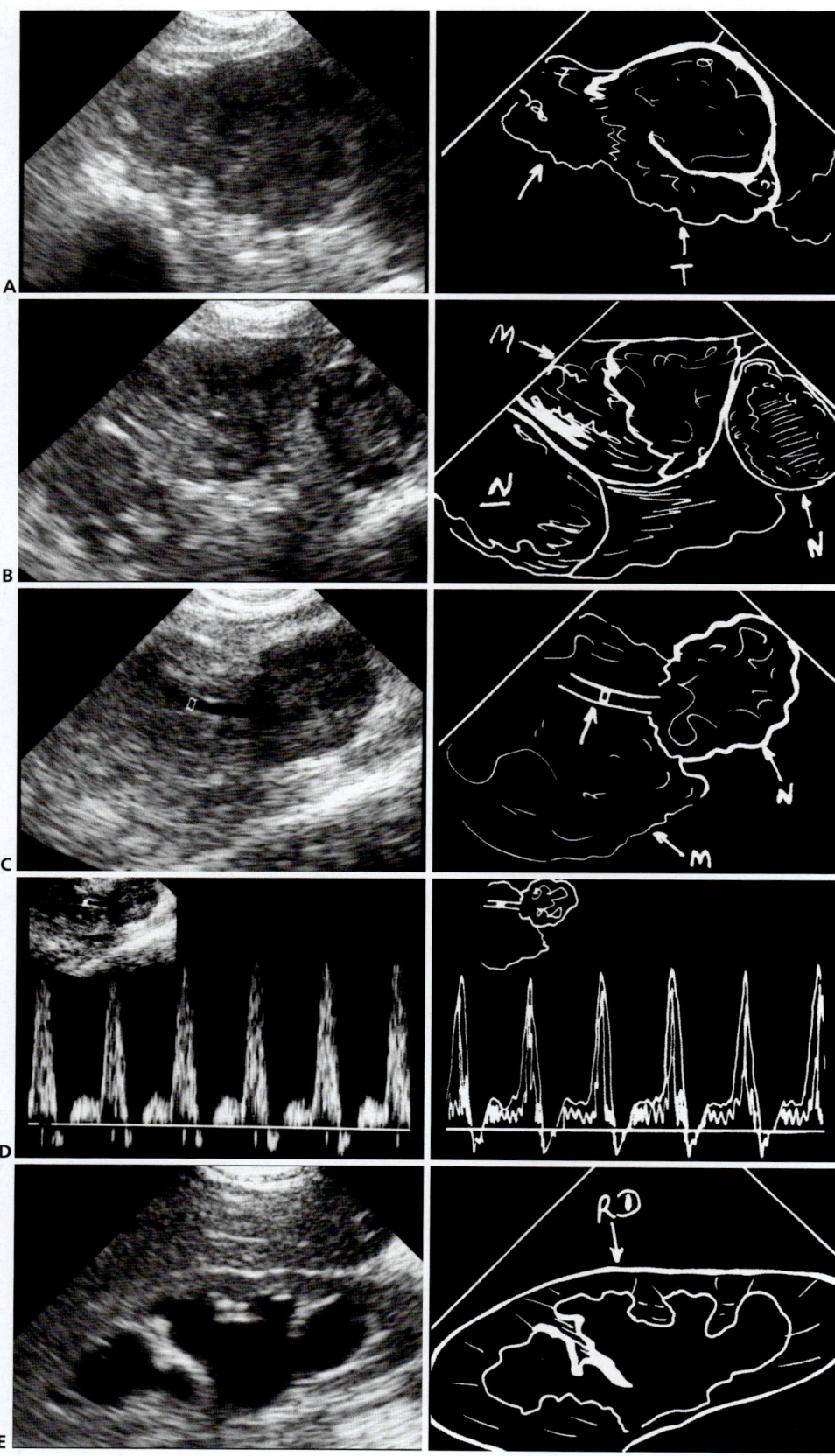

Figura 3.107. Paciente com adenocarcinoma do colo uterino (fez biópsia).
A: Corte transversal do tumor (T), notando-se invasão do paramétrio direito (seta).
B: Corte transversal da fossa ilíaca direita, notando-se grande massa no local (M) e comprometimento de linfonodos (N).
C: Corte longitudinal na massa da fossa ilíaca direita, a qual apresenta em seu interior uma estrutura tubular (seta).
D: Doppler espectral mostrando que a estrutura tubular é a artéria ilíaca interna envolvida pela massa.
E: Hidronefrose à direita (RD) indicando que o ureter direito está obstruído pela massa na fossa ilíaca.

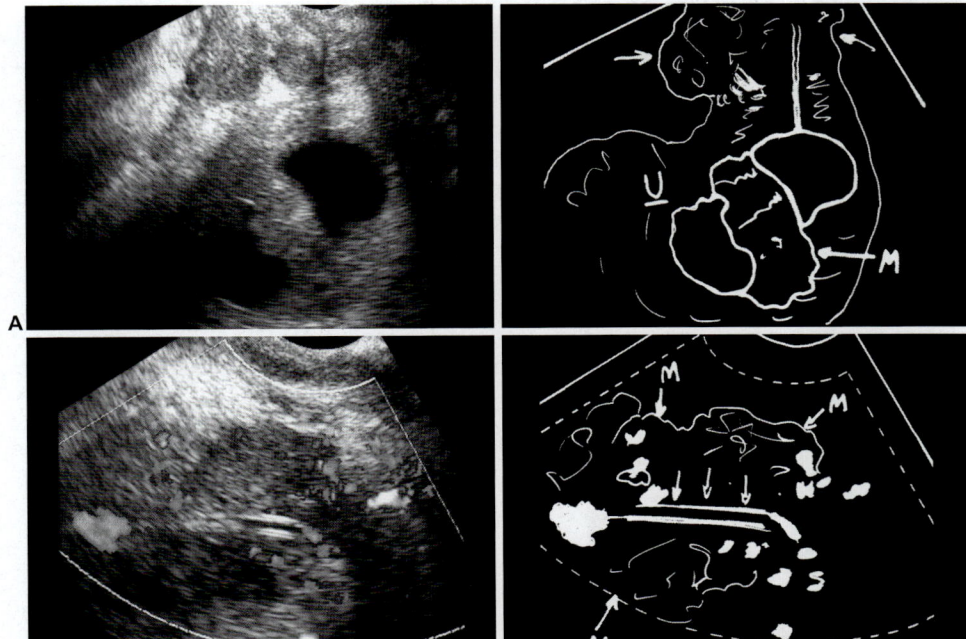

Figura 3.108. Carcinoma do colo uterino. Invasão do corpo uterino e da pelve. Exame transvaginal.
A: Corte longitudinal mostrando o carcinoma cervical (setas) e a invasão do corpo uterino (U), o qual apresenta muco distendendo a cavidade e massa em seu interior (M).
B: Grande massa (M) em fossa ilíaca envolvendo o ureter, o qual apresenta cateter em sua luz (setas) em decorrência de sua obstrução.

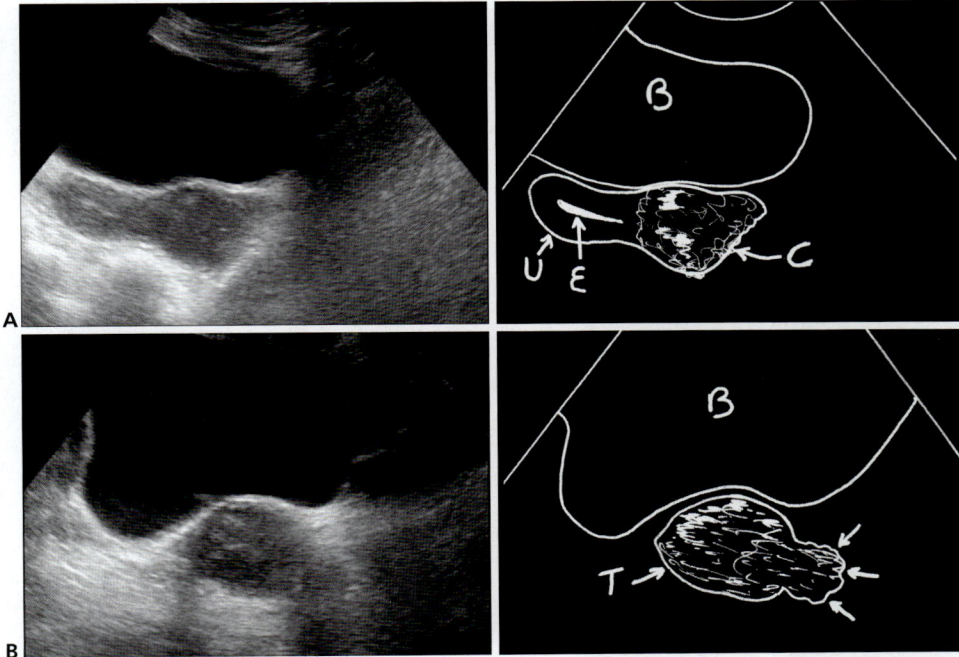

Figura 3.109. Paciente de 56 anos, virgem, 5 anos de pós-menopausa, com queixa de sangramento genital. Exame transabdominal.
A: Corte longitudinal do útero. Observe o colo uterino (C), aumentado em comparação ao corpo (U). A impressão é a de um mioma cervical. Entretanto, na pós-menopausa sem terapia hormonal, um mioma não seria responsável pelo sangramento genital. O endométrio (E) está fino, normal para a idade. B = bexiga.
B: Corte transversal do colo uterino. O tumor (T) mostra sinais de invasão periférica (setas). A hipótese mais provável é a de um carcinoma cervical. O diagnóstico histológico foi um surpreendente sarcoma do estroma cervical.

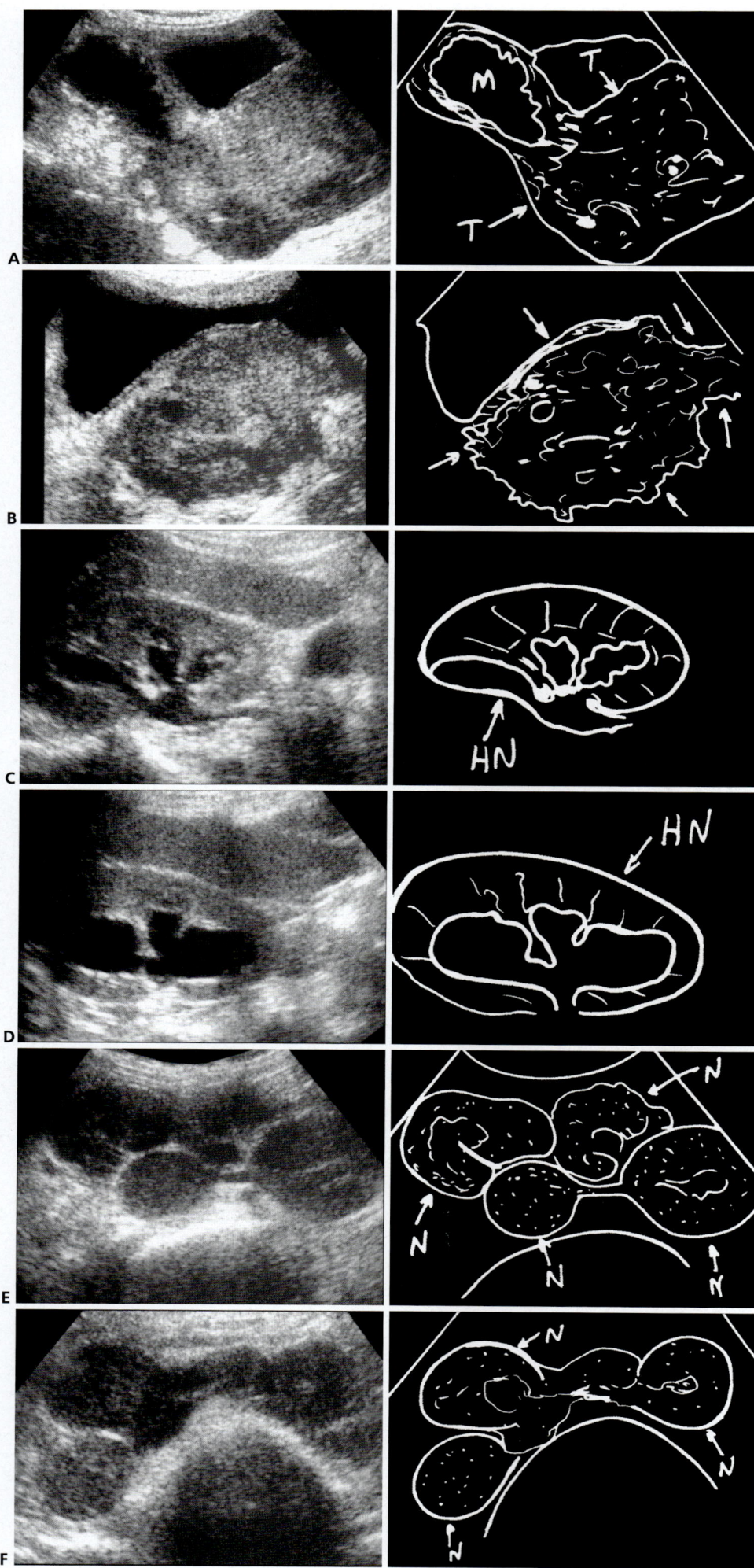

Figura 3.110. Paciente de 82 anos com sangramento genital. Exame transabdominal.
A: Corte longitudinal mostrando grande tumor do colo uterino (T). O canal cervical está obstruído, provocando dilatação da cavidade endometrial com muco (M).
B: Corte transversal mostrando a invasão neoplásica pélvica extensa (setas).
C e **D:** Hidronefrose bilateral (HN).
E e **F:** Invasão ampla dos linfonodos retroperitoneais ilíacos, mesentéricos e celíacos, formando grandes massas ovoides confluentes (N). A biópsia do tumor revelou fibrossarcoma do colo uterino.

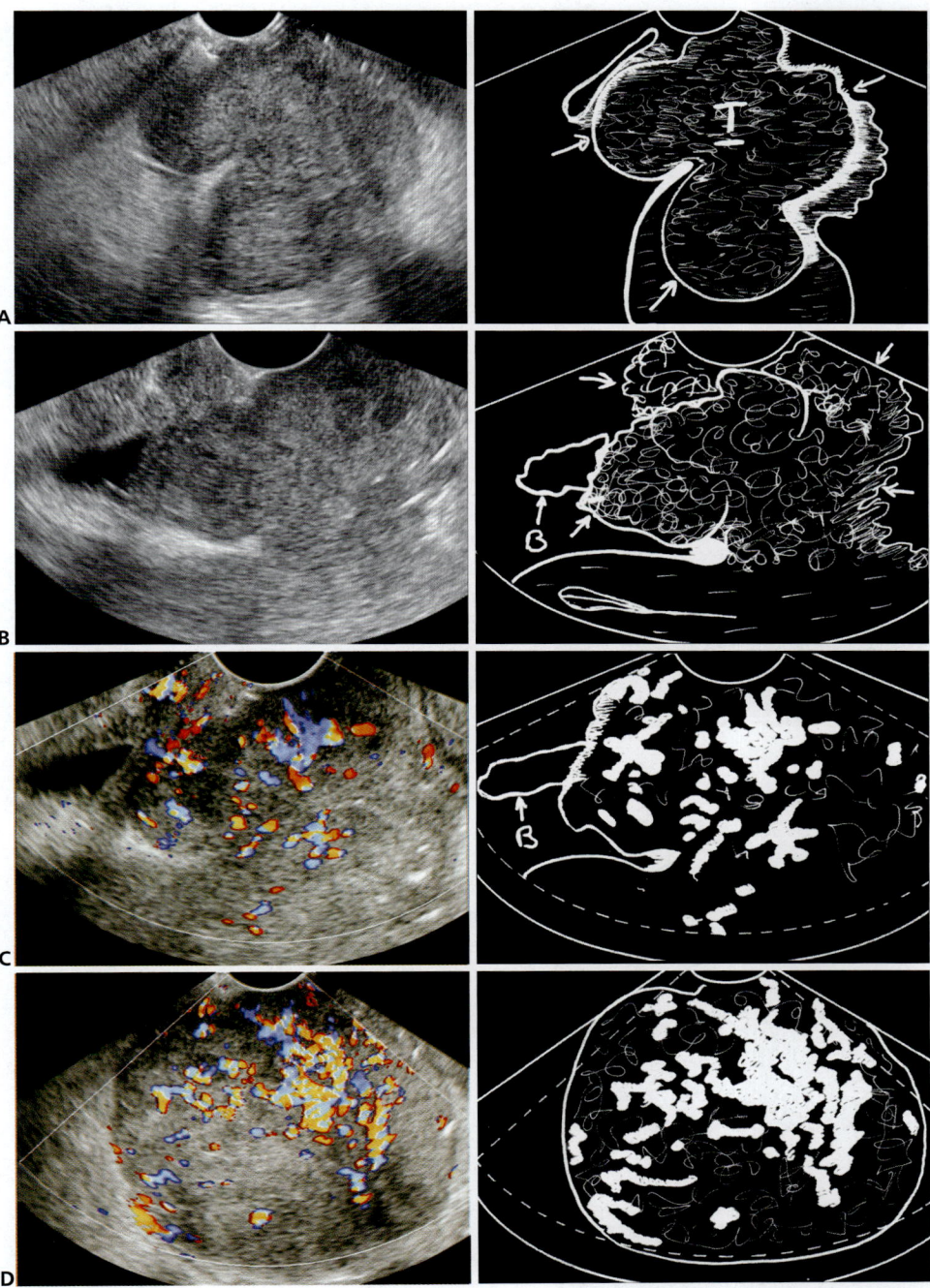

Figura 3.111. Paciente de 58 anos com dor pélvica e sangramento genital. Exame transvaginal.
A: Corte longitudinal do útero. Observe o tumor (T) do colo uterino, com limites irregulares, com sinais de propagação para o corpo uterino e para a bexiga (setas).
B: Corte longitudinal oblíquo do colo uterino. O tumor invade gravemente a pelve (setas) e a parede vesical (B).
C: Mesmo corte da figura B. O Doppler colorido mostra a vascularização atípica no interior do tumor e na invasão vesical.
D: Corte transversal do colo uterino. O mapa vascular com o Doppler colorido revela grande quantidade de vasos atípicos. O diagnóstico histológico foi o de carcinossarcoma do colo uterino, um tumor muito raro.

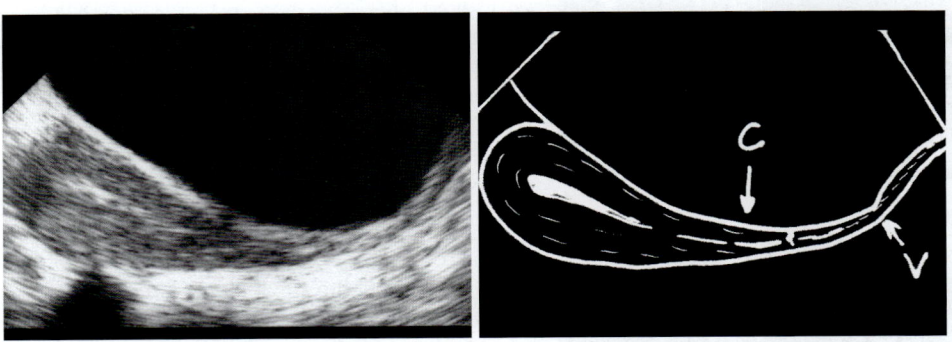

Figura 3.112. Paciente com antecedente de ressecção em cone do colo uterino causado pelo carcinoma *in situ*. Corte longitudinal transabdominal mostrando o colo uterino (C) afilado e a vagina (V).

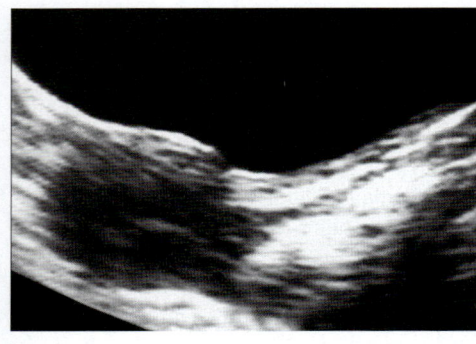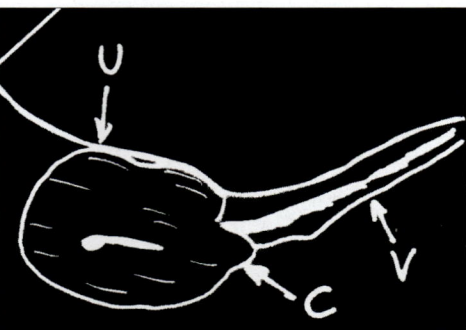

Figura 3.113. Paciente com antecedente de amputação plana do colo uterino em razão de carcinoma *in situ*. Corte longitudinal transabdominal mostrando o corpo uterino (U), o terço superior do colo (C) e a vagina (V). Note o grande encurtamento cervical devido à amputação plana.

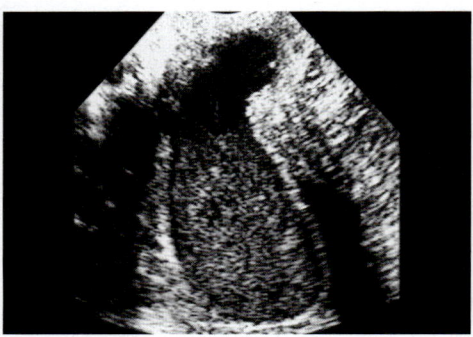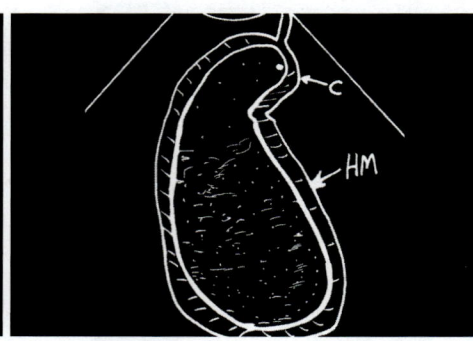

Figura 3.114. Paciente com antecedente de amputação plana do colo uterino há 4 anos, graças a carcinoma *in situ*. Estenose cicatricial do colo restante. Corte longitudinal transvaginal do útero mostrando grande hematométrio (HM). Note que o útero está disposto verticalmente na imagem, com o colo acima (C) e o fundo abaixo. Essa posição espacial do útero decorre de o mesmo estar horizontal na pelve da paciente (útero mediovertido).

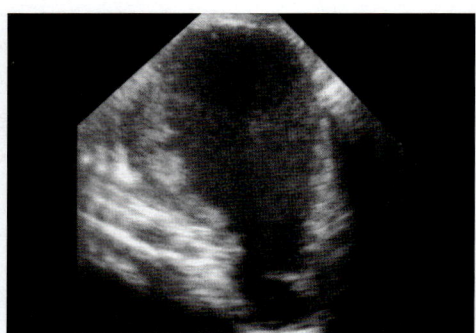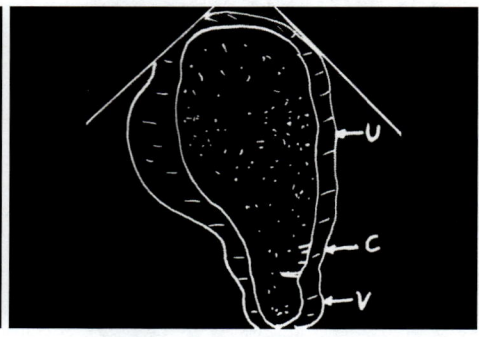

Figura 3.115. Paciente de 76 anos com carcinoma do colo uterino. Foi submetida à radioterapia. Está com dor pélvica intensa e febre. Exame transabdominal com bexiga vazia. Observe o útero aumentado de volume e contendo grande coleção líquida que distende o corpo (U), o colo (C) e o terço superior da vagina (V). Laparotomia: grande piométrio até o terço vaginal superior e estenose actínica do terço médio da vagina.

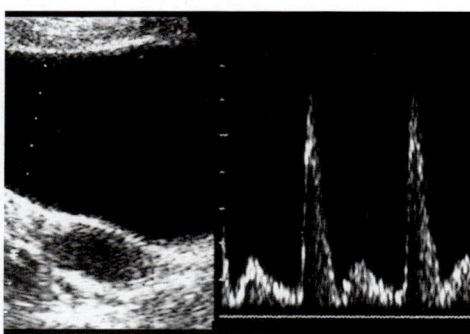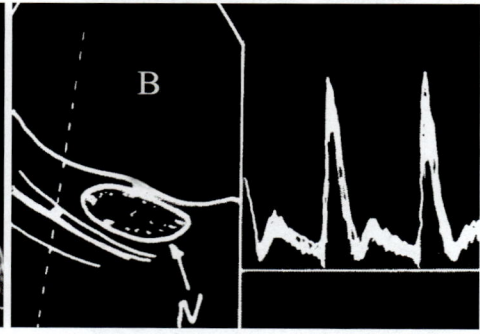

Figura 3.116. Exame transabdominal em paciente com antecedente de cirurgia radical para carcinoma do colo uterino (Wertheim-Meigs). Corte longitudinal paramediano mostrando recidiva do tumor em linfonodo (N) junto à artéria ilíaca interna, a qual está evidenciada pelo Doppler espectral registrado no lado direito da imagem. B = bexiga.

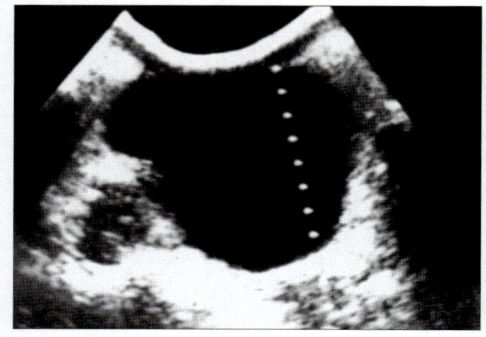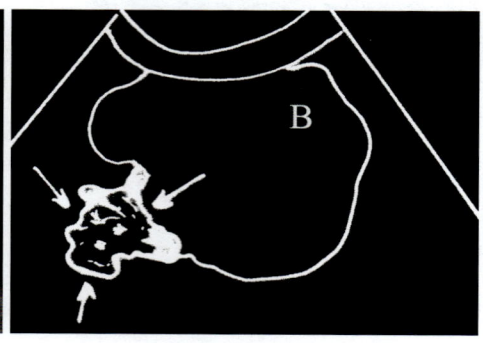

Figura 3.117. Paciente submetida à cirurgia de Wertheim-Meigs há dois anos em decorrência de carcinoma do colo uterino. Recidiva com invasão da parede vesical (setas). Trata-se de foco neoplásico residual na muscular da bexiga, não identificado no estadiamento pré-operatório. Exame transabdominal com transdutor monocristal de 3 MHz em equipamento modo B estático (imagem histórica de exame realizado em 1978). B = bexiga.

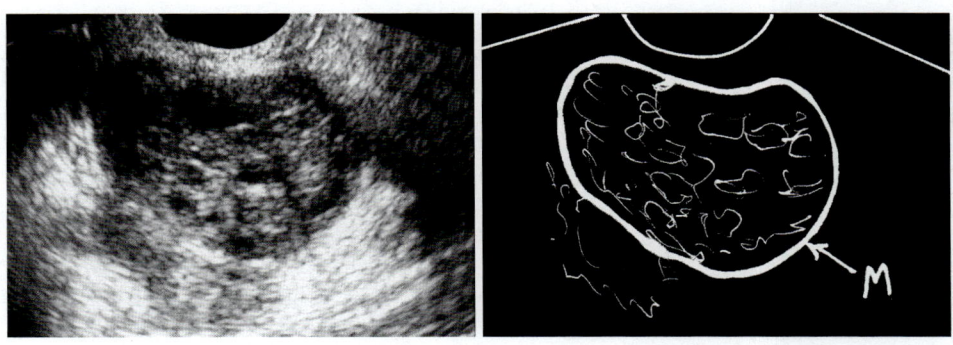

Figura 3.118. Exame transvaginal em paciente com antecedente de cirurgia radical para carcinoma do colo uterino (Wertheim-Meigs). Grande massa (M) no fundo da vagina residual. Biópsia: recidiva do carcinoma cervical.

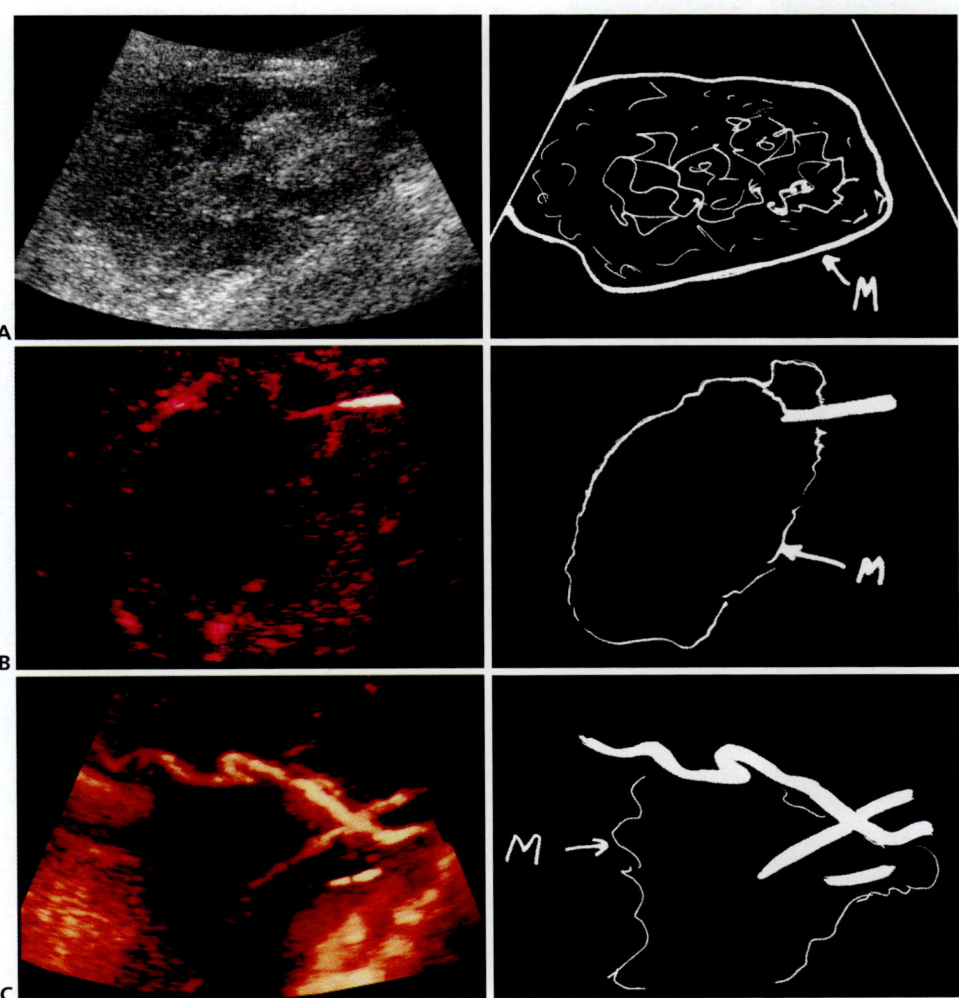

Figura 3.119. Paciente com carcinoma de colo e invasão pélvica à direita. Foi submetida à radioterapia. Exame transabdominal de controle.
A: Massa em fossa ilíaca direita (M).
B: Doppler tridimensional codificado por amplitudes. Não se identificam vasos no interior do tumor ou penetrantes em sua periferia.
C: Fez-se uso de eco-realçador endovenoso. O eco-realçador aumenta em cerca de 250 vezes a ecogenicidade do sangue. Mesmo assim, não se identificam vasos no interior do tumor, indicando que ele está inerte.

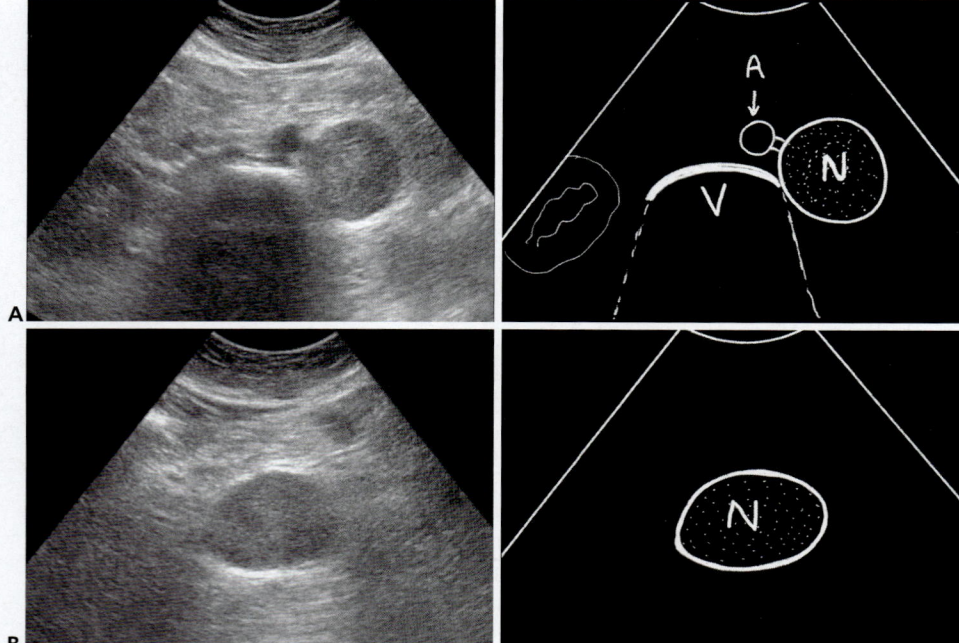

Figura 3.120. Paciente de 52 anos tratada há seis anos de carcinoma do colo uterino (pan-histerectomia, radioterapia e quimioterapia). Exame abdominal de rotina.
A: Corte transversal. Observe o grande linfonodo (N) junto à aorta (A), na altura da emergência da artéria renal esquerda. V = corpo vertebral.
B: Corte longitudinal no linfonodo. A imagem hipoecogênica ovoide no retroperitônio é típica de linfonodo ativado. O diagnóstico histológico foi de recidiva do carcinoma cervical. O carcinoma do colo uterino pode invadir linfonodos distantes (p. ex., abdome superior ou fossa supraclavicular).

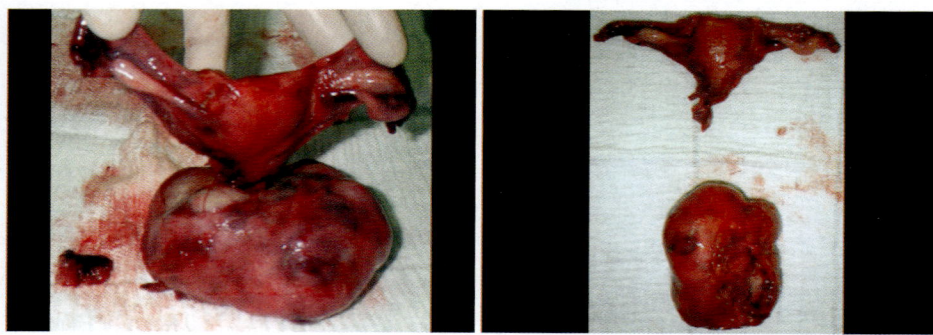

Figura 3.121. Peça cirúrgica. Pan-histerectomia causada por um carcinossarcoma do colo uterino. Cortesia: Dr. Francisco Ciro R. C. Prado Filho.
A: O cirurgião está segurando a peça cirúrgica em posição semelhante à que se encontrava na pelve da paciente. Observe o colo uterino, enorme em comparação ao corpo uterino.
B: O tumor foi separado do corpo uterino e está rodado, para demonstrar as invasões periféricas.

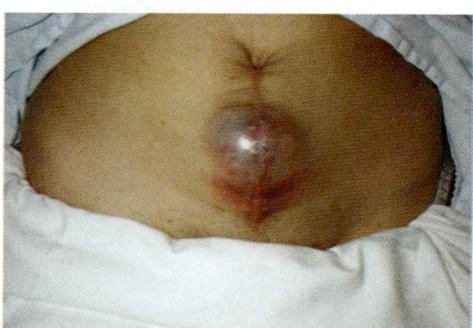

Figura 3.122. Paciente tratada de carcinoma do colo uterino há 3 anos (radioterapia e cirurgia de Wertheim-Meigs). Recidiva inusitada na cicatriz da parede abdominal. Cortesia: Dr. Francisco Ciro R. C. Prado Filho.

CAPÍTULO 4

O Miométrio

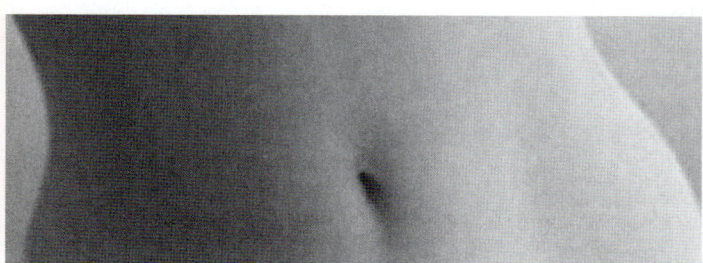
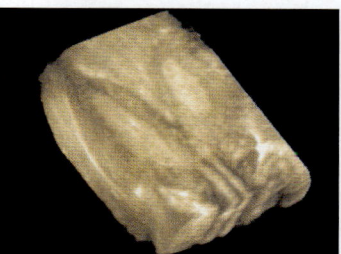
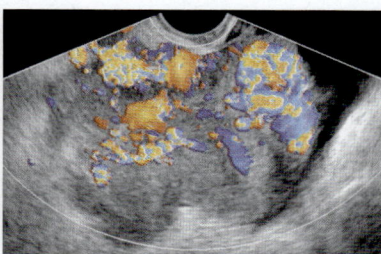

O útero é um órgão oco, com forma triangular, achatado, encontrado na pelve, entre a bexiga (pela frente) e o reto (por detrás), suspenso por três pares de ligamentos principais (redondos, cardinais e uterossacros). Lateralmente, encontram-se os ligamentos largos, que o fixam na bacia. Apresenta-se mais frequentemente na região central e em posição anteroposterior, mas possui grande mobilidade tanto para frente como para trás, para cima ou para baixo e para os lados. A falta de tonicidade da parede muscular ou a retração de algum dos seus ligamentos podem dar origem a uma curvatura do órgão sobre si próprio ou a uma inclinação permanente dele para frente, para trás ou para o lado.

O corpo uterino está separado do colo por meio de uma pequena constrição, denominada istmo. A cavidade uterina tem forma triangular e, nos cornos uterinos, desembocam as tubas.

A parede uterina é constituída por fibras musculares, a cavidade é revestida pelo endométrio (mucosa), e a superfície uterina é revestida pelo peritônio (serosa).

O útero no feto tem um crescimento normal em relação aos outros órgãos até o sétimo mês de vida intrauterina e, a partir daí, tem um crescimento acelerado ocasionado pelo aumento do estrógeno materno no final da gravidez. Após o parto, passa por uma desaceleração graças à retirada brusca do hormônio materno e pode ocorrer, em alguns casos, sangramento uterino na recém-nascida. O útero mantém-se dormente até cerca de um a dois anos antes da menarca, quando os hormônios ovarianos iniciam sua atividade. Em mais da metade das jovens de 15 anos, o útero já alcançou seu volume normal adulto. A proporção entre o colo e o corpo uterino é de 2:1 na infância, passando a 1:1 na adolescência e terminando em 2:1 na mulher adulta.

O volume uterino depende da fase da vida da mulher (infância, menacme e pós-menopausa). Durante o período reprodutivo, o volume uterino sofrerá variações com a idade e com a ocorrência de gestações. Devemos lembrar enfaticamente que um útero volumoso que não tenha nenhuma alteração ecográfica visível (miometrial ou endometrial) não pode ser considerado anormal. Portanto, o diagnóstico de "hipertrofia uterina difusa", utilizado por muitos ecografistas, não está correto, pois essa condição não é uma enfermidade e devemos evitar o emprego desses termos.

Após a menopausa, o útero sofre diminuição progressiva do volume, tornando-se muito pequeno em mulheres idosas. Lembramos que a terapia hormonal provoca crescimento do útero na pós-menopausa. Se a mulher iniciar a terapia hormonal antes da menopausa, o útero não sofrerá o processo regressivo e permanecerá com seu volume pregresso enquanto for mantida a terapia hormonal.

Os volumes uterinos normais são:

- *Infância:* menor do que 10 cm^3.
- *Adolescência:* 10 a 40 cm^3.
- *Adulta nulípara:* 25 a 90 cm^3.
- *Paridade 1 e 2:* até 140 cm^3.
- *Paridade 3:* até 160 cm^3.
- *Paridade 4 ou mais:* até 180 cm^3.
- *Pós-menopausa sem terapia hormonal:* 20 a 70 cm^3.
- *Pós-menopausa com terapia hormonal:* semelhante à menacme.

O útero é irrigado pelas artérias uterinas (direita e esquerda), procedentes dos ramos anteriores das artérias ilíacas internas. As artérias arqueadas procedem das artérias uterinas e encontram-se logo abaixo da serosa, rodeando o corpo uterino anterior e posteriormente. Das artérias arqueadas, originam-se as artérias radiais, que penetram perpendicularmente o corpo uterino. As artérias radiais dão origem a dois tipos de artérias: as espirais, que se encontram no interior do endométrio e que respondem às mudanças hormonais no decorrer do ciclo menstrual; e as retas ou basais, que também irrigam o endométrio em sua base, mas não sofrem ação hormonal.

Um lembrete: a artéria e a veia ilíaca interna são comumente denominadas hipogástricas, o que é errado, pois o hipogástrio é a região do abdome inferior, acima da pelve maior (epigástrio, mesogástrio, hipogástrio e pelve).

CICATRIZ DE CESARIANA

A incisão cirúrgica da cesariana é transversal na região ístmica do útero, próxima ao orifício cervical interno. Em condições de cicatrização adequada, ocorre a formação de linha ecogênica de fibrose com espessura variável, geralmente com pequena área hipoecogênica periférica. A ecografia transvaginal identifica, com clareza, a cicatriz de cesariana.

Muitas pacientes, após uma cesariana, passam a ter quadro clínico de sangramento leve e irregular desde o final da menstruação até a ovulação. Uma das causas dessa perda sanguínea é facilmente identificada pela ecografia transvaginal.

Nesses casos, a cicatrização da incisão cirúrgica ocorreu parcialmente, apenas na metade externa da parede uterina. A metade interna não sofreu cicatrização adequada das bordas e formou uma cavidade aberta, comunicante com a luz uterina. Durante a regeneração da mucosa uterina no período puerperal, o endométrio prolifera e forra a superfície interna dessa cavidade. A partir daí, persiste uma cavidade preenchida por muco, com sua superfície interna atapetada pelo endométrio, comunicando com a luz uterina. Durante a menstruação, esse endométrio heterotópico não sofre boa hemóstase e fica "pingando" sangue durante a maior parte da fase proliferativa, só cessando com o amadurecimento endometrial, no meio do ciclo.

Caso ocorra uma nova gestação, essa cavidade na região ístmica oferece dois tipos de risco:

- Com a distensão do segmento uterino durante a segunda metade da gravidez, poderá ocorrer uma ruptura silenciosa do útero. Isso explica o achado, na nova cesariana, da ausência de musculatura no local e a bolsa amniótica abaulando a serosa uterina.
- Em casos raros, o ovo poderá implantar-se no endométrio, dentro da cavidade ístmica. Nessa condição, ocorrerá uma situação trágica, pois a placenta não encontra leito vascular materno adequado e perfura a parede uterina, configurando um acretismo grave, podendo até mesmo penetrar a parede vesical adjacente (placenta percreta invadindo a bexiga).

Mesmo que a cicatrização da cesariana seja normal, a implantação placentária prévia nesse local oferece um risco alto de acretismo (cerca de um terço dos casos), mas raramente perfura a parede uterina.

ADENOMIOSE

A adenomiose, embora seja uma alteração do endométrio, será tratada neste capítulo, pois é no miométrio que ela se instala.

Geralmente a interface endometrial é bem diferenciada e bem delimitada da musculatura, formando uma linha ecogênica uniforme, a membrana basal endometrial, circundada pelo miométrio profundo (hipoecogênico). Mas, por algumas condições ainda não bem conhecidas, esta interface é perdida, e algumas glândulas endometriais penetram no miométrio, formando ninhos, dando origem a uma condição conhecida como adenomiose. Os fatores predisponentes são gestações e miomas, o que originou a hipótese de etiologia mecânica, mas ela pode ser encontrada em nuligestas, sem a presença de mioma.

A adenomiose pode ser considerada como uma espécie de doença diverticular do útero e manifesta-se como pequenos cistos dispostos dentro do miométrio e separados da camada basal por dois a três milímetros. A adenomiose é encontrada em aproximadamente 20% dos úteros e provoca um aumento do volume uterino e sintomatologia desagradável, como dismenorreia, menorragia e dor pélvica durante o ciclo menstrual, por consequência da descamação endometrial durante a menstruação, pois provoca hemorragia no interior desses cistos intramiometriais.

Vale salientar que esses cistos apresentam vasos ao redor, em virtude do processo inflamatório miometrial que provocam. O diagnóstico diferencial será entre cistos de adenomiose e vasos miometriais calibrosos. O uso do Doppler colorido permite essa diferenciação de forma rápida e fácil, mas a ausência desse recurso pode ser compensada com manobras múltiplas do transdutor, procurando identificar os trajetos vasculares e diferenciá-los dos cistos.

Os cistos podem ser únicos ou múltiplos, associados ou não a miomas uterinos. Os focos antigos de adenomiose sofrem fibrose e podem apresentar-se como áreas hiper-refringentes, dispersas ou aglomeradas, provocando uma desestruturação miometrial de maneira diferente das formações nodulares dos miomas.

A ecografia transvaginal com Doppler colorido é a melhor opção para o diagnóstico da adenomiose. São sinais sugestivos dessa condição:

- Basal endometrial irregular e com falhas, penetrando o miométrio.
- Cistos no interior do músculo adjacente ao endométrio (sinal mais típico).
- Áreas irregulares, mal definidas, grosseiras, com limites imprecisos e com focos ecogênicos no músculo adjacente ao endométrio.
- Assimetria da espessura das paredes uterinas.

ALTERAÇÕES VASCULARES

O útero é sede frequente de alterações vasculares, e o estudo Doppler torna-se importante ferramenta adicional à escala de cinzas. Podemos citar as seguintes:

Veias calibrosas

Na maioria das vezes, surgem em mulheres com gravidez prévia, mas podem ser vistas em jovens nuligestas e geralmente são assintomáticas.

As veias apresentam calibre e trajeto variáveis e predominam no terço miometrial externo. Algumas partem da musculatura profunda, junto à basal endometrial e são confundidas com focos de adenomiose, exigindo o emprego de Doppler colorido para o diagnóstico diferencial. O trajeto costuma ser arqueado, saindo pelo ligamento largo em direção ao ovário.

Quando saem pelo corno uterino simulam hidrossalpinge e, quando formam bolo no ligamento largo e ao redor do ovário, tumores anexiais mistos. Por isso, o emprego do Doppler colorido é essencial para o diagnóstico diferencial correto.

Devemos fazer referência, no relatório ecográfico, somente quando essas veias são muito calibrosas. Só nomeá-las como varizes pélvicas, se a paciente tiver quadro clínico típico de congestão venosa pélvica. Nessa situação, a queixa é de dor pélvica difusa, com padrão surdo mal definido, que surge ao longo do dia e está mais intensa à noite e que piora aos esforços físicos que aumentem a pressão intra-abdominal.

O diagnóstico superficial e indiscriminado de varizes pélvicas, pelos ecografistas, leva a alterações emocionais desnecessárias nas mulheres, bem como atrapalha a atividade clínica do ginecologista. Não há necessidade de tratamento para as veias pélvicas dilatadas, pois, quase sempre, são assintomáticas e não provocam complicações.

Esterilidade sem causa aparente

A análise espectral das artérias uterinas ascendentes, na altura do orifício interno do colo, é um parâmetro importante. Utilizamos o índice de pulsatilidade como referência. O valor de corte é 3,00, e índices maiores indicam menor probabilidade de gestação clínica ou maior probabilidade de trombofilia, doença autoimune, abortos, partos prematuros, pequenos para a idade, óbitos perinatais e hipertensão na gestação.

O mapa vascular é outro elemento interessante. Os úteros normais, entre o 12º e o 22º dia do ciclo, mostram artérias radiais, basais e espirais atingindo pelo menos a camada funcional da capa endometrial proximal ao transdutor. Um mapa vascular pobre, somente com artérias radiais visíveis, indica menor probabilidade de gestação.

Ação de medicamentos

Vários medicamentos atuam sobre a perfusão sanguínea do útero, podendo diminuí-la ou aumentá-la e devemos levar essas possibilidades em conta quando realizamos estudos Doppler da circulação uterina. Podemos citar, entre outros: estrogênios, progestogênios, drogas bloqueadoras para mioma ou endometriose, drogas coadjuvantes em tratamento de câncer de mama, vasodilatadores, drogas anti-hipertensivas etc.

Trombose

A trombose pélvica é uma condição incomum, sendo a venosa mais frequente, e a arterial, muito rara.

A trombose venosa pode ocorrer nas seguintes situações: trombose venosa profunda do membro inferior, quando acomete até acima da bifurcação da ilíaca comum (não será possível discutir as causas, pois não diz respeito aos objetivos desta obra), complicações de cirurgias pélvicas, infecção, trauma e invasão neoplásica da pelve entre outras.

A trombose arterial está relacionada com trauma ou doenças arteriais crônicas.

Malformações arteriovenosas e aneurismas arteriais

Aparecem como cistos confluentes e nódulos heterogêneos grosseiros, principalmente nas laterais da região ístmica uterina. O estudo Doppler colorido mostra a origem vascular dessas estruturas, e a análise espectral revela fluxos turbilhonados e mistos nas malformações arteriovenosas e fluxos arteriais nos aneurismas.

Angiomatose miometrial

Na maioria das vezes, são degenerações vasculares originadas no sítio de implantação placentária, as quais surgem após aborto espontâneo ou parto. Formam grandes massas ecogênicas mistas, comprometendo parcial ou totalmente o miométrio.

O Doppler colorido revela grande número de vasos tortuosos formando bolos gigantes. A análise espectral mostra fluxos intensos, com baixas resistividades arteriais, levando à suspeita de neoplasia.

Em decorrência do antecedente de gestação recente, o diagnóstico diferencial será com neoplasia trofoblástica invasiva (benigna ou maligna, pois ambas são semelhantes ao estudo ecográfico com Doppler). A dosagem de beta-HCG no plasma será negativa na angiomatose miometrial e positiva na mola invasiva. Outras neoplasias (mioma, carcinoma endometrial invasivo ou sarcoma) geralmente mostram mapas vasculares distintos do padrão tumultuado em bolo da angiomatose (existem exceções).

Lembramos, finalmente, que a angiomatose miometrial pós-gestacional tende a involuir espontaneamente, desaparecendo totalmente dentro de três meses a um ano.

MIOMA

As lesões do corpo uterino juntamente com as do colo e do endométrio respondem por grande parte da clínica ginecológica. O miométrio é muito resistente a infecções, diferentemente do colo uterino, que funciona como barreira às infecções ascendentes.

As alterações miometriais mais frequentes que podemos encontrar são os miomas ou leiomiomas, que consistem em massas de fibras musculares lisas (*leio* do grego = liso), de origem desconhecida e que apresentam uma incidência populacional de 4 a 11%, sendo mais comum na população negra e nas nuligestas. São os tumores mais comuns que afetam a pelve feminina.

Podem ser únicos ou múltiplos e têm formato arredondado. São bem delimitados, e seus tamanhos podem variar desde bem pequenos, quase imperceptíveis, até tumores bem volumosos, ocupando toda a pelve.

Considerando que aparecem após a menarca, e que se mantêm em crescimento durante todo o período reprodutivo, estacionando ou diminuindo seu volume após a menopausa, é possível dizer que sofrem ação de algum tipo de desequilíbrio hormonal (o estrógeno).

São classificados, pela localização, em:

- *Intramurais*, os que estão localizados dentro do miométrio.
- *Submucosos*, os que se encontram junto do endométrio.
- *Subserosos*, os localizados abaixo da serosa. Os subserosos podem crescer dentro do ligamento largo (**intraligamentares**) e ser confundidos com tumores ovarianos.

Geralmente os miomas que provocam maior quadro clínico são os submucosos, pois causam sangramento anormal e infertilidade, assim como os localizados nos cornos uterinos (**miomas cornuais**), pois podem obstruir a porção intersticial da tuba.

O aspecto ecográfico mais comum do mioma é o de nódulo sólido levemente heterogêneo, bem delimitado e hipoecogênico, quando comparado ao miométrio normal.

Os **miomas pedunculados** podem ser subserosos e submucosos. Os subserosos crescem dentro da pelve, afastados do útero, e podem ser confundidos com tumores ovarianos. Os submucosos crescem dentro da cavidade uterina e podem exteriorizar-se para o orifício cervical externo e até adentrar a vagina (**miomas paridos**). Com o Doppler colorido, podemos conseguir a visualização dos vasos no pedúnculo, caso não tenha ocorrido sua torção, quando, então, haverá um quadro doloroso e necrose do mioma.

Em alguns casos, o crescimento dos miomas é muito rápido, e pode não ser acompanhado da devida vascularização, provocando uma degeneração cística em sua região central (**miomas degenerados**), a qual se manifesta como um material amorfo e gelatinoso, pela perda da irrigação, apresentando um aspecto ultrassonográfico grosseiro. Esse aspecto causado pela degeneração cística muitas vezes nos leva a pensar em uma transformação maligna, mas os sarcomas ou leiomiossarcomas são raros e geralmente apresentam aspecto sólido.

A degeneração cística em miomas pedunculados simula com maior veemência os tumores ovarianos císticos septados.

Os miomas podem apresentar também áreas de calcificações, mais frequentes após a menopausa (**mioma calcificado**). Durante o período reprodutivo, pode ocorrer calcificação periférica em anel, e a imagem ecográfica parece um corte axial de uma cabeça fetal.

Os miomas, durante o período reprodutivo, apresentam predomínio de fibras musculares lisas (**leiomiomas**). Em alguns casos podem predominar fibroblastos (**fibromiomas**) e, raramente, predominam células do tecido adiposo (**lipomiomas**). Os fibromiomas são um pouco mais ecogênicos e heterogêneos que os leiomiomas. Os lipomiomas são hiperecogênicos.

Após a menopausa, os miomas tendem a diminuir de tamanho e sofrer fibrose, calcificação irregular e infiltração adiposa. A terapia hormonal pode manter o mioma em atividade por tempo indeterminado e, quando iniciada após a menopausa, pode induzir o crescimento de miomas já inativos e aumentar a sua vascularização, levando à confusão diagnóstica com possíveis sarcomas miometriais.

Ao Doppler colorido, os miomas apresentam vascularização abundante e com predomínio na periferia. Quanto maior a sua vascularização, maior e melhor será a resposta a um tratamento clínico hormonal de bloqueio, facilitando sua retirada cirúrgica. Os miomas bem vascularizados são também os que oferecem um melhor resultado à embolização arterial. A análise espectral não acrescenta informações de utilidade clínica e também não permite o diagnóstico diferencial entre o mioma e o sarcoma.

SARCOMA OU LEIOMIOSSARCOMA

São tumores malignos do miométrio, extremamente raros. Aparecem, como forma primária, em 3 a 3,5% das neoplasias malignas do trato genital feminino e, como degeneração sarcomatosa de um mioma preexistente, em menos de 1% dos casos.

Os sarcomas aparecem em qualquer idade, desde o feto até a pós-menopausa. Crescem com muita rapidez, são muito agressivos e alcançam grandes volumes, podendo aparecer em qualquer zona do útero. Uma forma particular é o sarcoma cervical na infância precoce, chamado **sarcoma botrioide**.

É muito difícil estabelecer um diagnóstico diferencial ultrassonográfico entre um sarcoma e um mioma benigno. O diagnóstico definitivo só pode ser firmado cirurgicamente e com estudo anatomopatológico. Do ponto de vista da genética molecular, todos os miomas benignos são, na verdade, sarcomas de baixo grau, com comportamento benigno.

A suspeita do sarcoma agressivo deve ser feita quando o suposto mioma apresenta um crescimento muito rápido em curto espaço de tempo e, ao estudo Doppler, um grande aumento da vascularização com vasos aberrantes, os quais apresentam baixos índices de resistência. Observamos, também, baixos índices de resistência nas artérias uterinas, com perda da incisura protodiastólica. Mesmo assim, o estudo Doppler não é conclusivo para o diagnóstico diferencial, pois alguns miomas benignos também podem apresentar esses padrões vasculares.

A disseminação do sarcoma é precoce e se faz por vias linfática e sanguínea. Na via linfática, podemos identificar linfonodos ativados e aumentados, localizados desde a pelve até a região celíaca. Por via sanguínea, as metástases predominam nos pulmões, mas também podemos identificá-las no fígado.

132 | Capítulo 4 ■ O MIOMÉTRIO

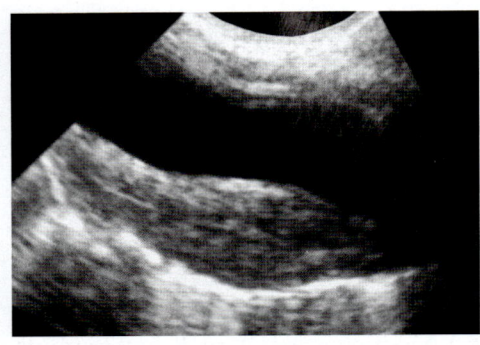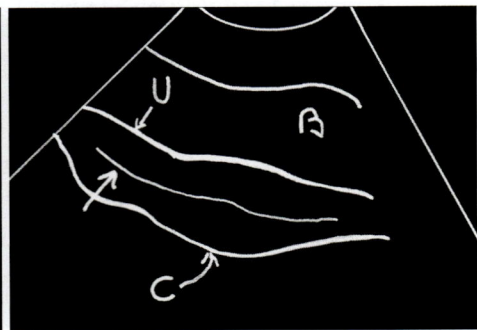

Figura 4.1. Anatomia. Corte longitudinal transabdominal. Útero de recém-nascida (U). O colo (C) tem volume maior do que o corpo. O endométrio (seta) está fino. B = bexiga.

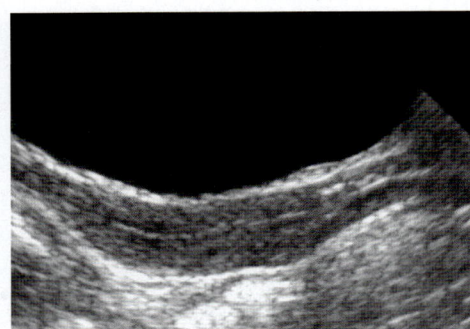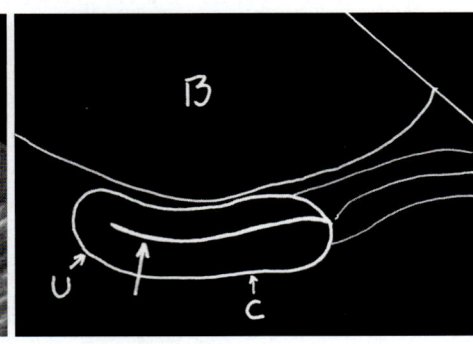

Figura 4.2. Anatomia. Corte longitudinal transabdominal. Útero (U) de criança de quatro anos. O colo (C) tem a mesma espessura que o corpo, mas é mais longo. O endométrio (seta) está fino. B = bexiga.

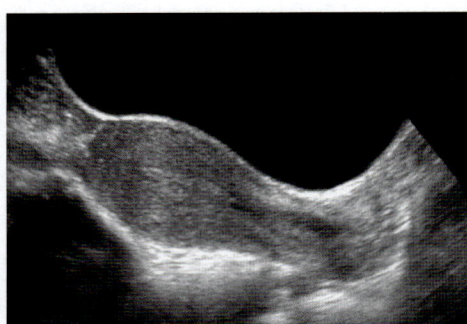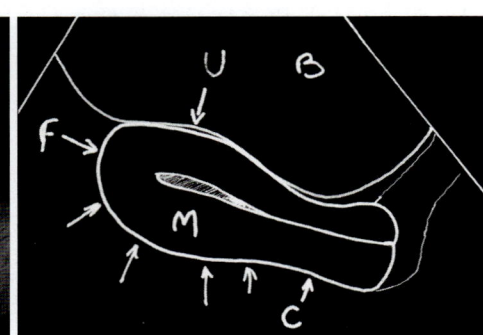

Figura 4.3. Anatomia. Corte longitudinal transabdominal. Útero (U) de mulher adulta nulípara. O corpo (setas) tem o dobro de tamanho do colo (C). Observe o miométrio homogêneo (M). O útero está antevertido, com o fundo (F) em direção cranial. B = bexiga.

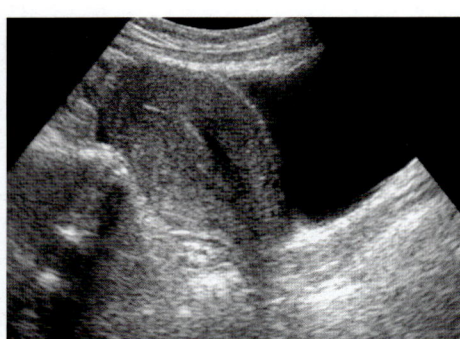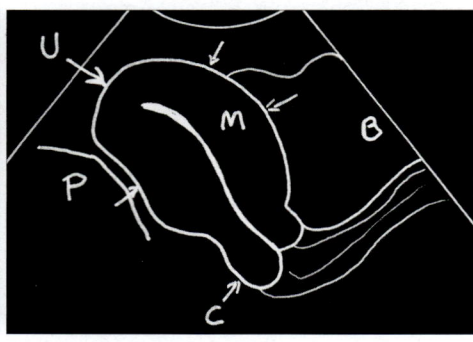

Figura 4.4. Anatomia. Corte longitudinal transabdominal. Útero (U) de multípara assintomática. Exame de rotina. O corpo (setas) está muito maior do que o colo (C) graças à hipertrofia funcional decorrente das gestações. Observe o miométrio homogêneo (M) e a compressão provocada pelo promontório (P). B = bexiga.

> ❗ Hipertrofia funcional não é doença e, portanto, não se deve indicar histerectomia apenas porque o útero é grande. Doença miometrial provoca alteração da ecotextura e do contorno. Se o útero mostrar aumento uniforme do tamanho, não há porque assinalar isso como uma doença.

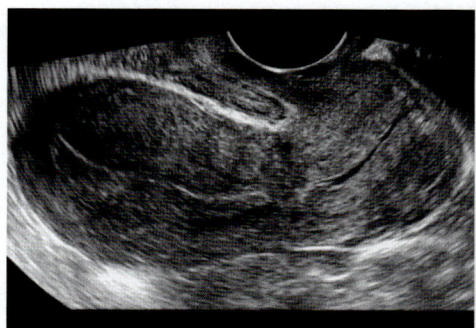 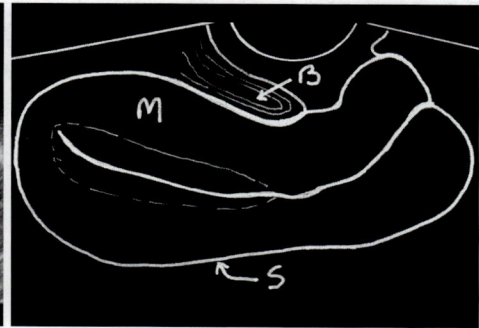

Figura 4.5. Anatomia. Corte longitudinal transvaginal. Útero de mulher primípara. Observe a proporção típica entre o colo e corpo. O miométrio (M) está homogêneo, e a serosa recobre-o, formando fina linha ecogênica (S). A bexiga (B) está vazia e insinuada entre as paredes da vagina e do útero, no fundo de saco anterior.

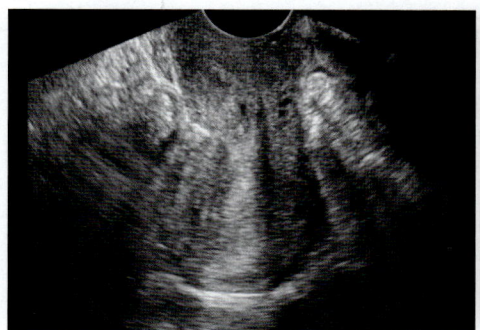 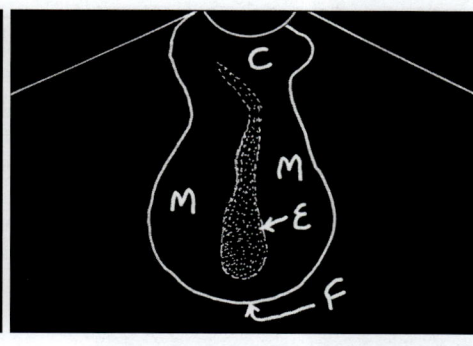

Figura 4.6. Anatomia. Corte longitudinal transvaginal. O útero está em medioversão. Nessa posição espacial, o útero está horizontal na pelve e fica alinhado com o transdutor. Na imagem, a disposição espacial do útero é vertical, com o colo (C) em contato com o transdutor, e o fundo (F) aponta para baixo (o órgão fica de ponta-cabeça na imagem). M = miométrio; E = endométrio.

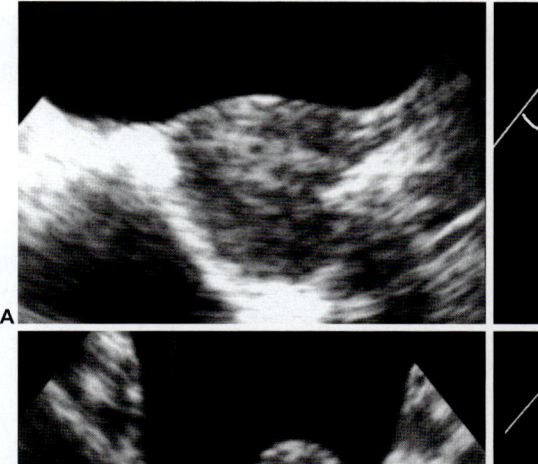 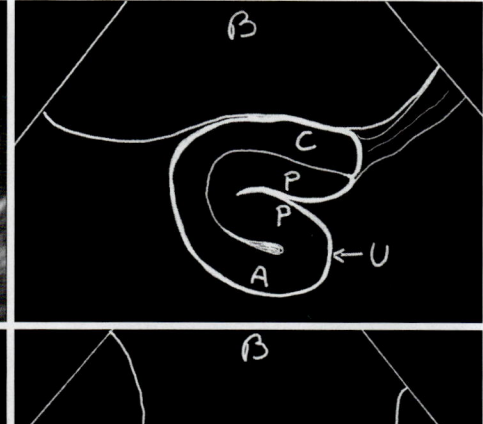

Figura 4.7. Anatomia. Exame transabdominal. O útero é retroversofletido, com o corpo (U) dobrado por detrás do colo (C). B = bexiga.
A: Corte longitudinal. A flexão posterior faz com que as paredes posteriores (P) do colo e do corpo fiquem em contato. A parede anterior do corpo uterino (A) fica distal em relação ao transdutor.
B: Corte transversal. O corpo uterino está posterior ao colo e simula tumor no fundo de saco posterior.

> ❗ A retroversoflexão uterina máxima é fonte de erro no diagnóstico ecográfico. O fundo uterino fica invertido por trás do colo, ocupando o fundo de saco posterior (de Douglas). Uma ecografia apressada pode interpretar o fundo uterino, como um tumor sólido, e provocar estresse desnecessário.

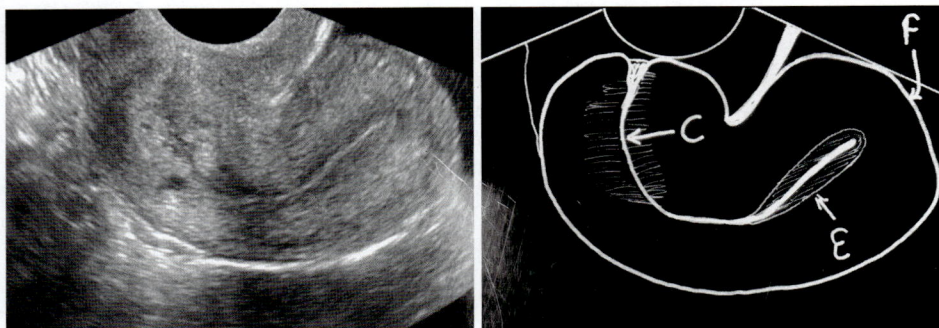

Figura 4.8. Anatomia. Exame longitudinal transvaginal. O útero está em retroversoflexão moderada. O canal cervical (C) está vertical, e o endométrio (E) está quase horizontal, formando ângulo de 90° entre si. O fundo uterino (F) aponta em direção caudal.

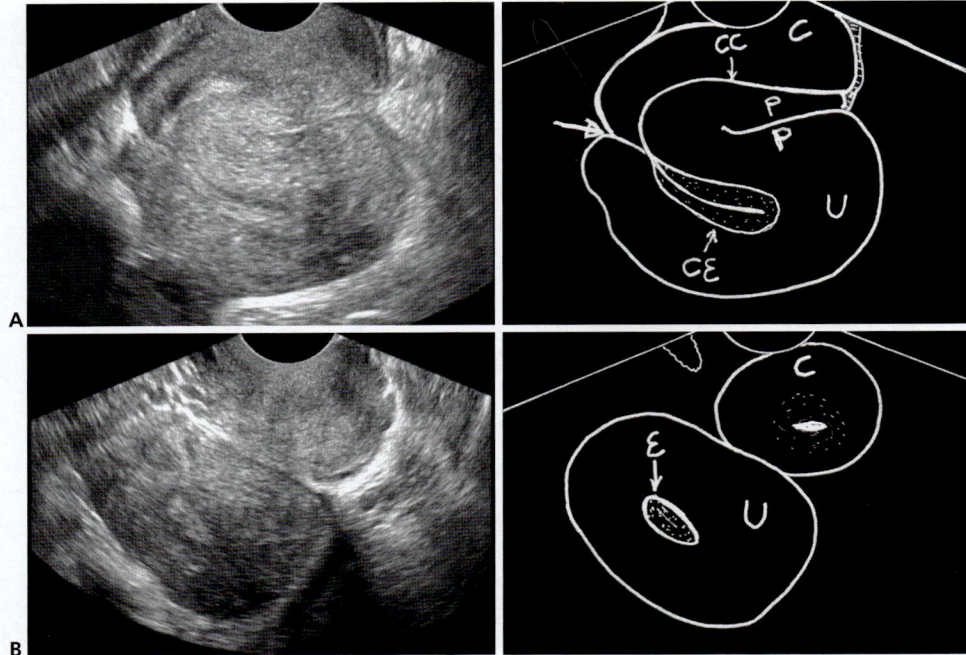

Figura 4.9. Anatomia. Exame transvaginal. O útero está em retroversoflexão máxima.
A: Corte longitudinal. As paredes posteriores (P) do colo (C) e do corpo (U) estão em contato. O canal cervical (CC) e o endometrial (CE) estão horizontais e quase paralelos. Observe a cicatriz de cesárea (seta).
B: Corte transversal. O corpo uterino, com o endométrio no centro (E), está posterior ao colo e mostra desvio lateral à direita.

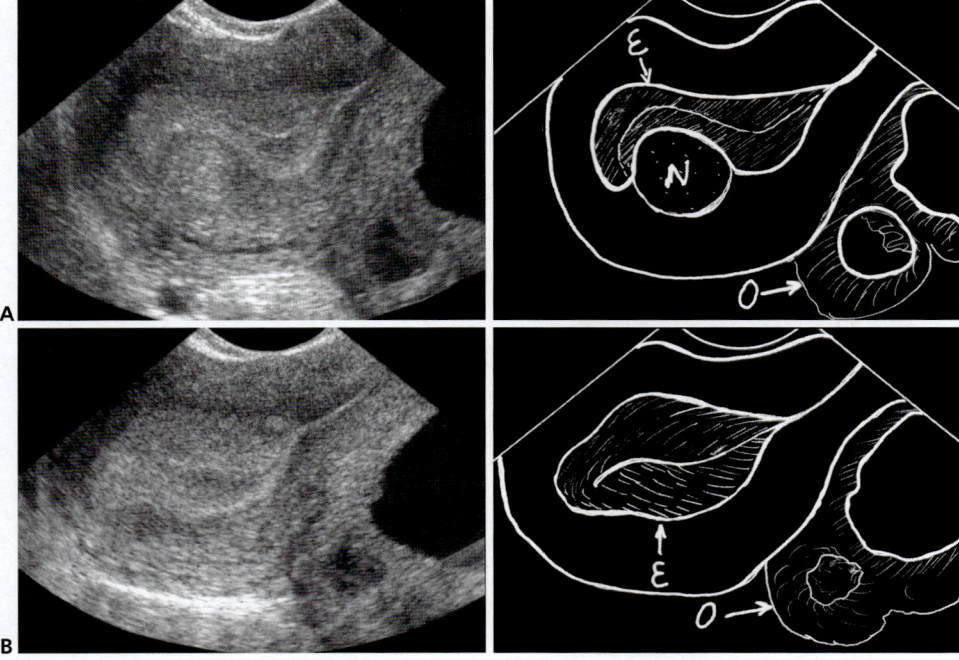

Figura 4.10. Anatomia. Paciente submetida à indução da ovulação e fertilização *in vitro*. Exame longitudinal transvaginal no quinto dia após a transferência de embriões.
A: Observe um "nódulo" (N) comprimindo parcialmente o endométrio (E). Nota-se, no fundo de saco posterior, parte de um dos ovários (O) com sinais residuais da indução.
B: Cerca de 5 minutos após, o "nódulo" desapareceu totalmente, e o endométrio secretor está com aspecto normal. Tratava-se de contração miometrial focal transitória.

> O exame ecográfico transvaginal deve ser minucioso e realizado com tempo adequado, difícil de ser estipulado, mas com bom-senso. Um exame realizado às pressas ("vapt-vupt") poderá levar a erros, como o diagnóstico falso de mioma nesse caso. Essas contrações miometriais anormais indicam uma discinesia uterina, a qual pode participar do quadro de esterilidade.

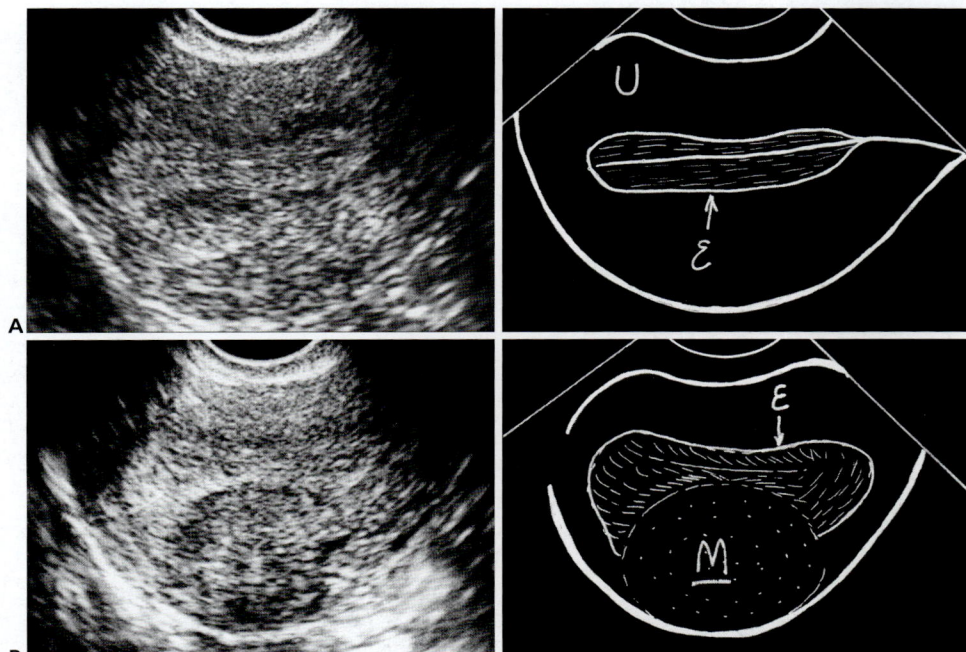

Figura 4.11. Anatomia. Paciente com queixa de dispareunia profunda. Exame longitudinal transvaginal.
A: O corpo uterino (U) e o endométrio (E) mostram características normais no início do exame.
B: Observe o "mioma" (M) na parede posterior, provocando compressão no endométrio. O falso mioma surgiu depois de alguns minutos de exame, secundário à manipulação uterina com o transdutor (contração focal induzida). Nesse momento, a paciente passou a referir sensação dolorosa à manipulação uterina. O achado indica útero hipersensível à manipulação mecânica e justifica a queixa da dispareunia. Essa discinesia uterina pode produzir diagnósticos errados de mioma.

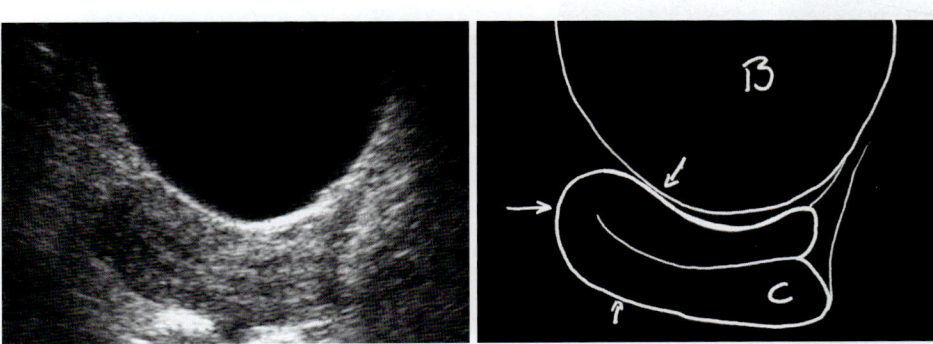

Figura 4.12. Anatomia. Corte longitudinal transabdominal. Útero na pós-menopausa, sem reposição hormonal. Observe a atrofia uterina, mais intensa no corpo (setas), o qual tem o mesmo tamanho do colo (C). Caso a paciente faça terapia hormonal, principalmente se iniciada antes da menopausa, o útero não sofrerá atrofia. B = bexiga.

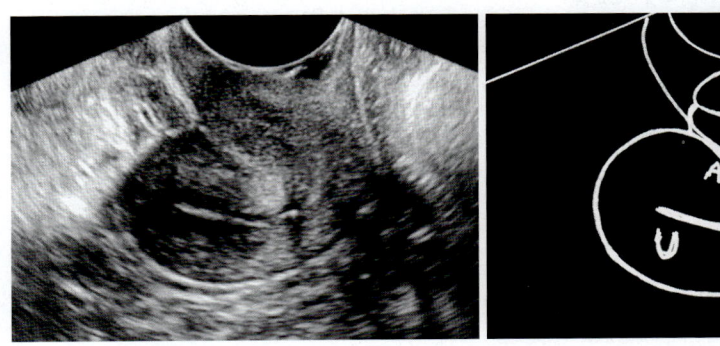

Figura 4.13. Anatomia. Corte longitudinal transvaginal. Útero na pós-menopausa, sem reposição hormonal. Observe a anteversoflexão uterina, com o colo (C) dobrado sobre a face anterior do corpo (U). A flexão anterior faz com que as paredes anteriores (A) do colo e do corpo fiquem em contato.

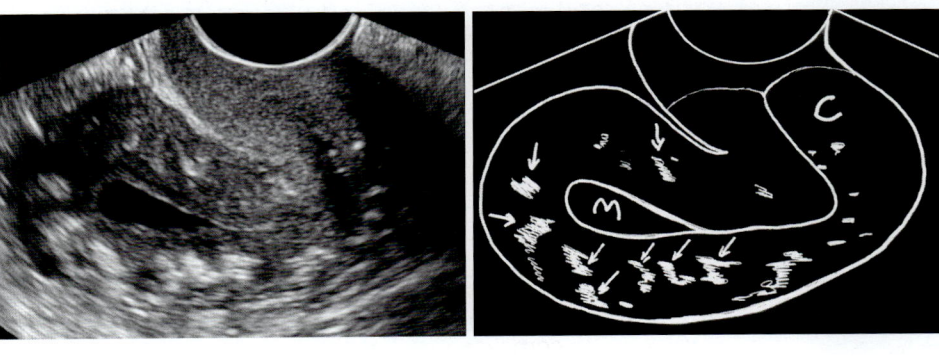

Figura 4.14. Anatomia. Corte longitudinal transvaginal. Útero na pós-menopausa, sem reposição hormonal e em anteversoflexão. A paciente é idosa, o que levou à ocorrência de dois fenômenos: a atrofia cervical (C), provocando acúmulo de muco (M) na cavidade endometrial, e a atrofia miometrial provocando a obstrução das veias periféricas e formando flebólitos em cadeia (setas).

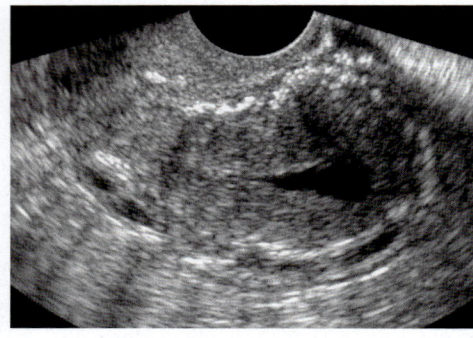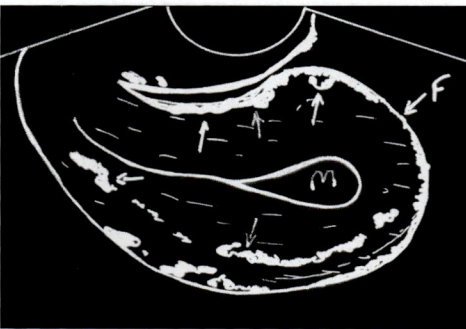

Figura 4.15. Anatomia. Corte longitudinal transvaginal. Útero na pós-menopausa, sem reposição hormonal e em retroversão. Observe o fundo uterino (F) invertido, apontando em direção caudal. O colar de flebólitos (setas) e o muco na cavidade uterina (M) indicam atrofia uterina avançada (ver Figura 4.14).

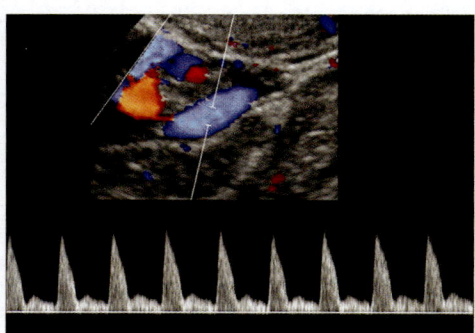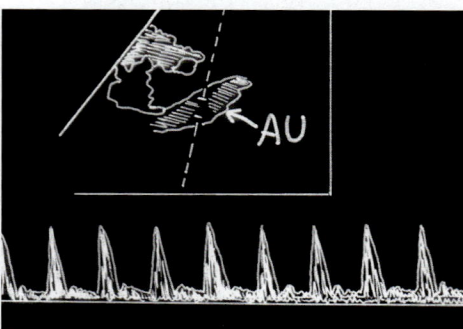

Figura 4.16. Anatomia. Estudo transvaginal. O Doppler colorido por frequências mostra a artéria uterina (AU) com a cor azul (sangue "fugindo" do transdutor). O Doppler espectral mostra curvas de velocidades com padrão normal. As curvas estão acima da linha de base em razão de o operador ter invertido a escala. A escala indicadora da direção do fluxo consta dos dados técnicos que são apresentados nas laterais das imagens de Doppler, nos monitores dos aparelhos.

> O Doppler espectral das artérias uterinas mostra se a perfusão sanguínea uterina está adequada à situação clínica. Utilizamos o Índice de Pulsatilidade (IP) para verificar a perfusão uterina. Mulheres em idade reprodutiva, com úteros normais, a faixa normal para o IP é de 1,50 a 3,00.

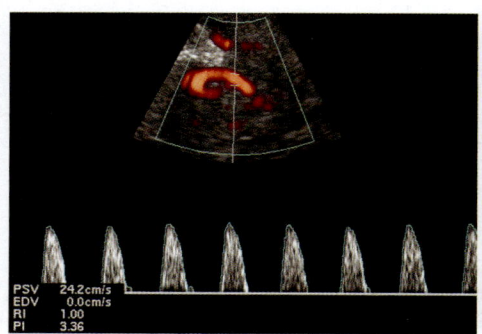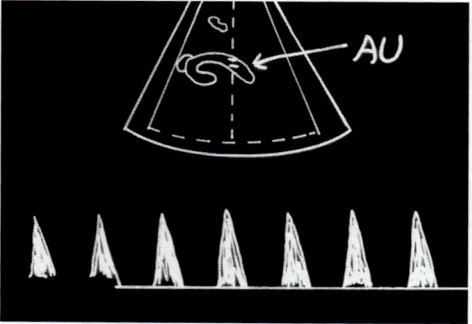

Figura 4.17. Anatomia. Estudo transvaginal em mulher de 62 anos, sem terapia hormonal. O Doppler colorido por amplitudes mostra a artéria uterina (AU) com a cor vermelha. A cor nesse tipo de Doppler não revela a direção do fluxo sanguíneo. A análise espectral mostra diástole "zero", normal para essa situação. O IP é de 3,36 (canto inferior esquerdo da figura).

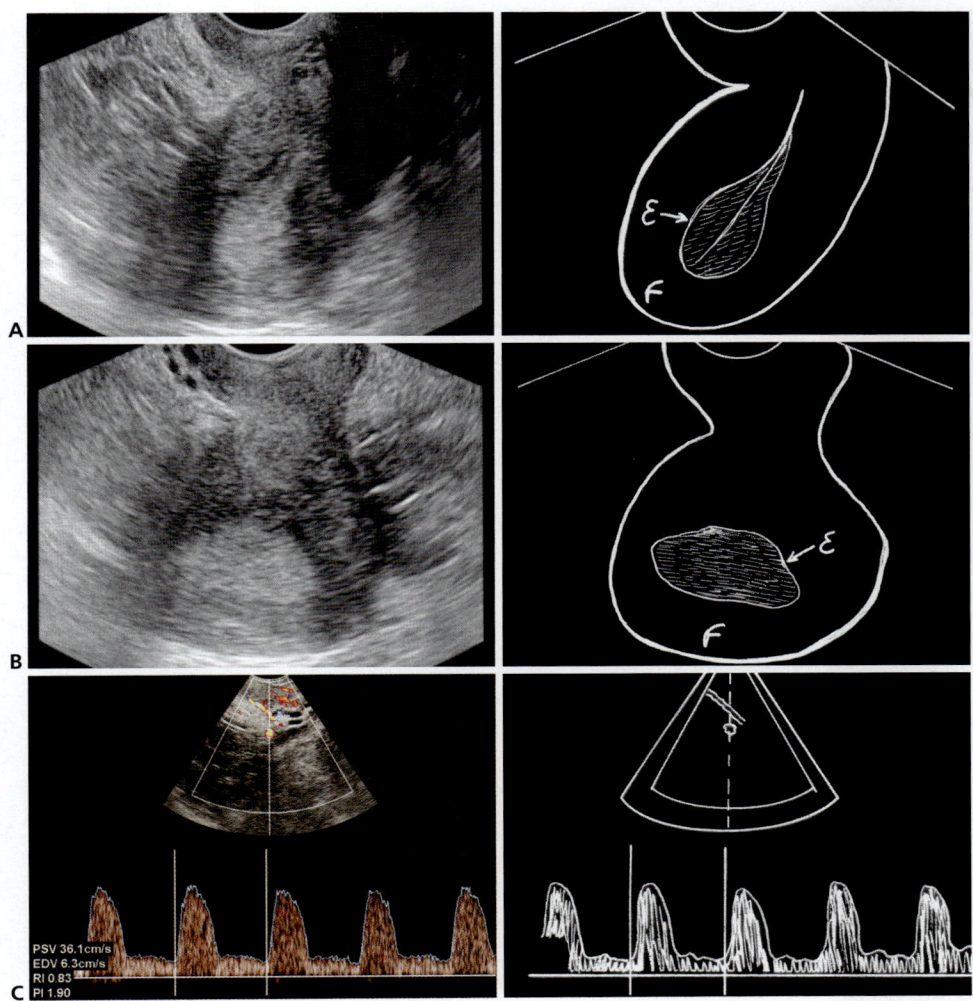

Figura 4.18. Anatomia. Estudo transvaginal em mulher na pós-menopausa submetida à terapia hormonal cíclica, com menstruações normais (!) aos 56 anos (a paciente diz que "gosta de menstruar").
A: Corte longitudinal. O útero está mediovertido (horizontal na pelve), portanto fica verticalizado em relação ao transdutor, com o fundo (F) apontando para baixo. Observe o endométrio (E) proliferado em virtude do tipo de tratamento hormonal.
B: Corte transversal. Em decorrência da posição espacial do útero, o corte "transversal" torna-se coronal (veja o endométrio e o fundo uterino).
C: O estudo Doppler mostra curva espectral com diástole cheia e IP de 1,90. O achado está relacionado com a ação hormonal sobre o útero.

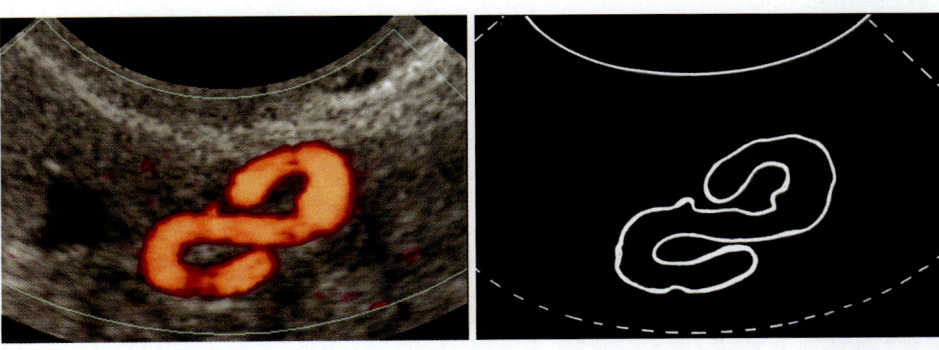

Figura 4.19. Anatomia. Estudo transvaginal com Doppler colorido por amplitudes. A trajetória normal da artéria uterina é totalmente sinuosa e, neste caso, tem o capricho de desenhar um perfeito "oito".

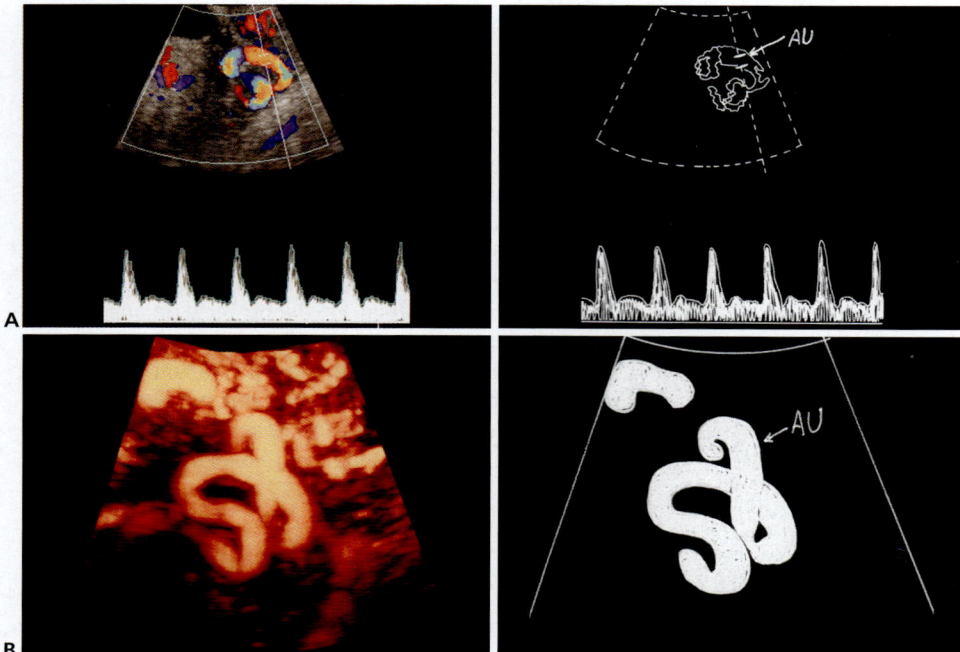

Figura 4.20. Anatomia. Estudo transvaginal com Doppler em paciente em idade reprodutiva.
A: O Doppler colorido por frequências mostra a artéria uterina (AU) com trajeto sinuoso formando bolo. A análise espectral mostra perfusão sanguínea normal, com IP de 1,87.
B: O Doppler tridimensional colorido por amplitudes mostra a trajetória espacial da artéria uterina, que realiza acrobacia espetacular.

> O Doppler espectral apresenta um gráfico de velocidades. Na horizontal é mostrada a contagem de tempo, e, na vertical, a variação da velocidade do sangue dentro do vaso em questão. É necessário, para medir corretamente as velocidades, realizar a calibração cuidadosa do ângulo de incidência do feixe acústico no vaso. Isso é impossível num vaso tortuoso, como a artéria uterina, e as velocidades apresentadas não são reais. Utilizar velocidade (cm/s), em qualquer vaso de trajeto tortuoso, como referência de normalidade ou não, é errôneo.
> Calibrando ou não o ângulo de incidência, o formato do gráfico é o mesmo. Por esse motivo, utilizam-se os índices de impedância (resistividade, pulsatilidade etc.), os quais dependem apenas do desenho da onda de velocidades de fluxo. Os índices de impedância exprimem, de forma confiável, a qualidade do fluxo sanguíneo.

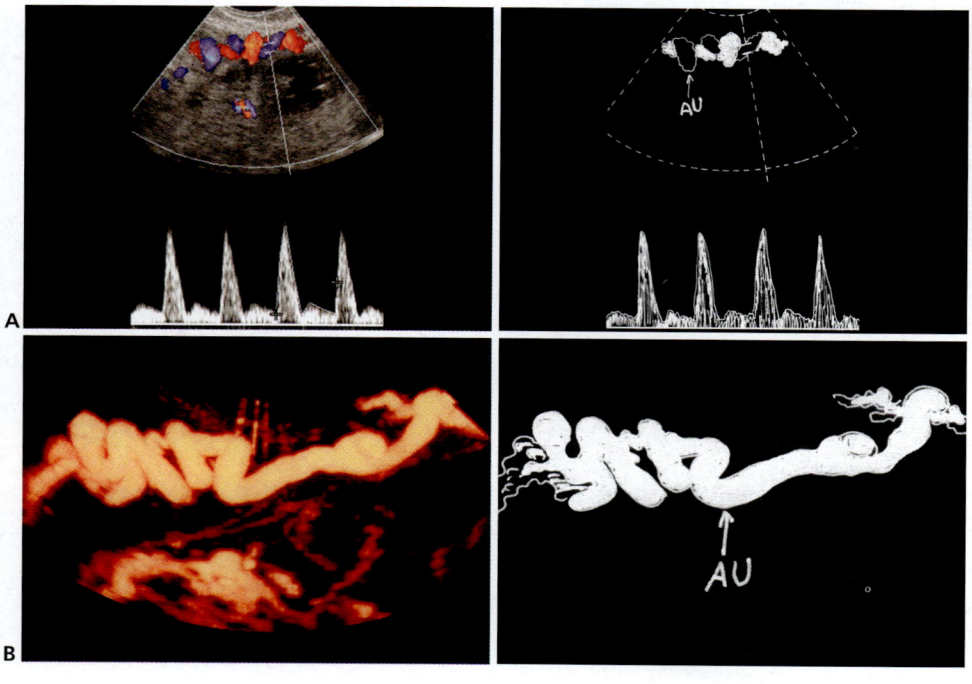

Figura 4.21. Anatomia. Estudo transvaginal com Doppler em paciente com esterilidade.
A: O Doppler colorido por frequências mostra a artéria uterina (AU) com trajeto espiralado, com a cor alternando vermelho e azul sucessivamente (parece a artéria umbilical). A análise espectral mostra perfusão sanguínea normal, com IP de 2,68.
B: O Doppler tridimensional colorido por amplitudes mostra a trajetória espacial da artéria uterina, a qual mostra segmentos retilíneo e espiralado.

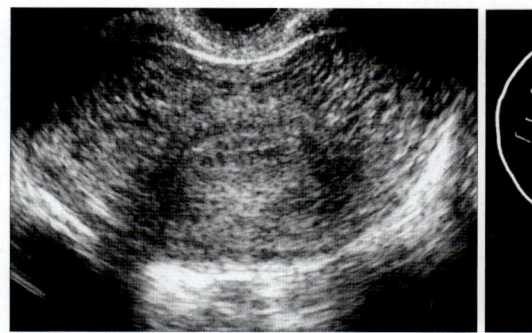
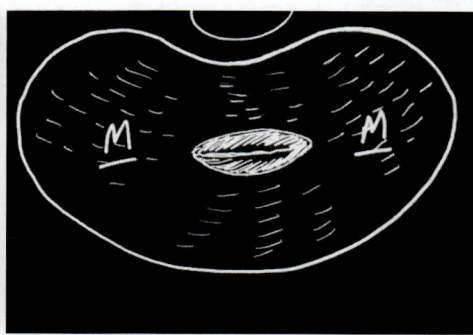

Figura 4.22. Paciente de 20 anos, nuligesta, com queixa de dismenorreia. O útero está aumentado de volume, com 125 cm³, e o miométrio (M) mostra-se finamente heterogêneo, sem outras alterações. Trata-se de mio-hipertrofia difusa, sem causa aparente. Corte transversal transvaginal.

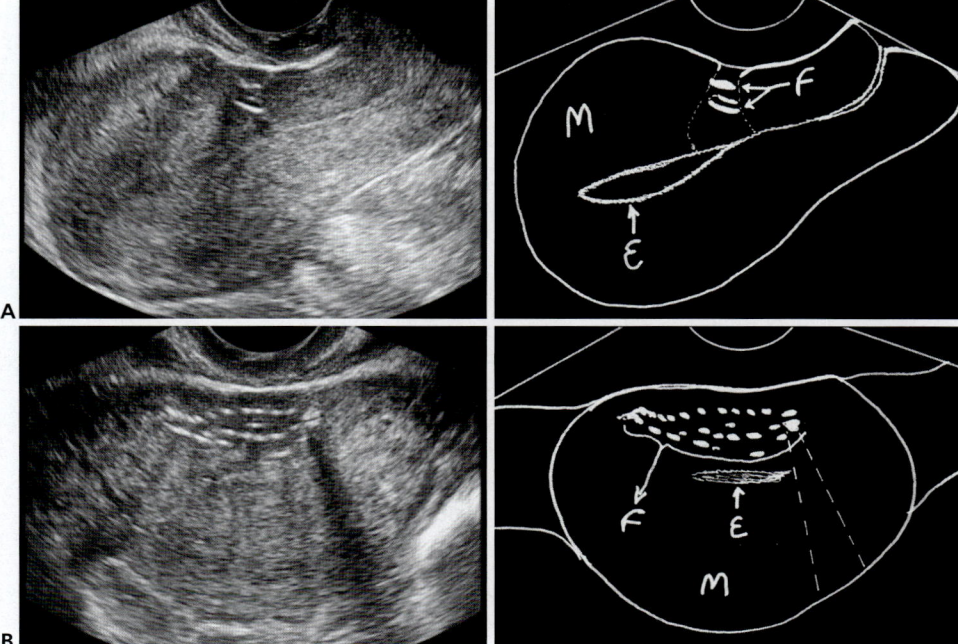

Figura 4.23. Exame transvaginal em paciente no 31º dia após cesariana, com queixa de dor pélvica. Exame normal.
A: Corte longitudinal do útero. O miométrio (M) está homogêneo, e o endométrio (E) está pouco evidente (ainda não apresenta proliferação). Observe o fio (F) na sutura cirúrgica.
B: Corte transversal. Observe o trajeto helicoidal do fio de sutura (pontos ecogênicos em fila).

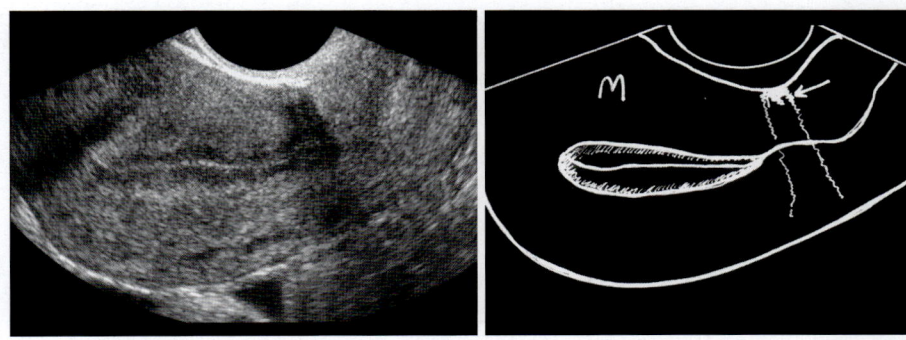

Figura 4.24. Corte longitudinal transvaginal de útero normal. O miométrio (M) está homogêneo e normoecogênico. Observe a cicatriz adequada de cesariana, na região ístmica (seta).

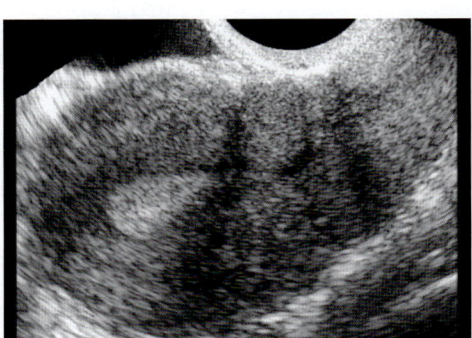
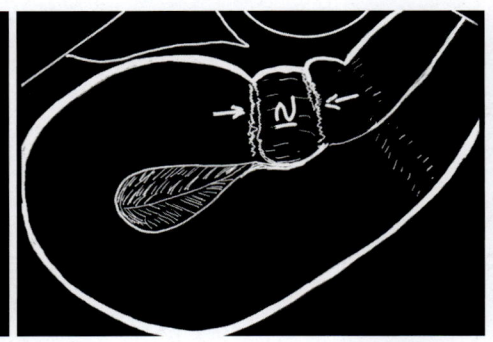

Figura 4.25. Corte longitudinal transvaginal de útero normal. A paciente tem antecedente de duas cesarianas. Observe as duas cicatrizes separadas, localizadas na região ístmica (setas). A retração das duas cicatrizes provoca um falso nódulo (N) no local, podendo induzir a erro de diagnóstico.

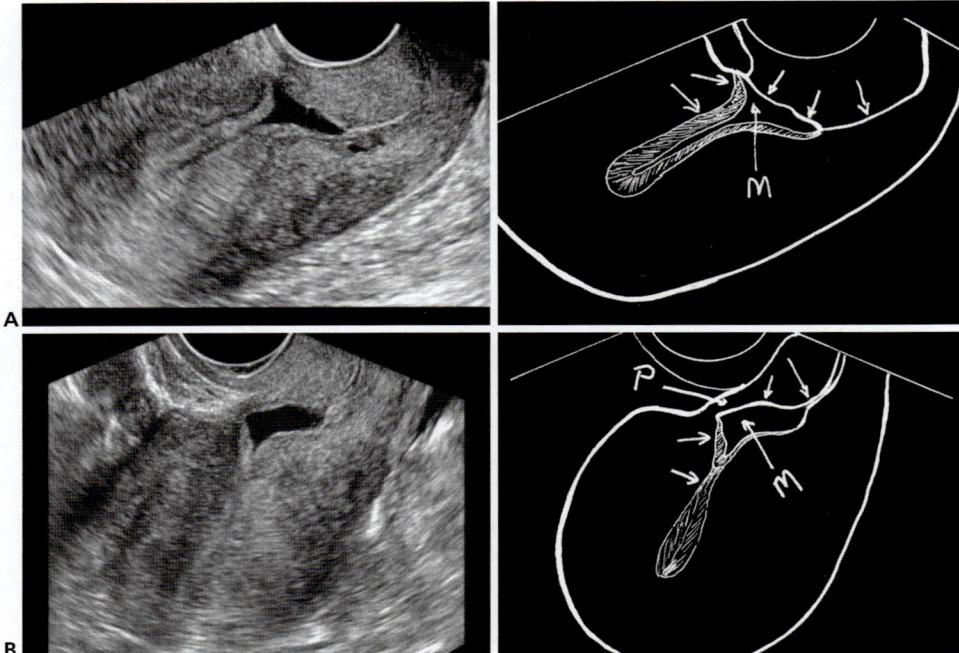

Figura 4.26. Exame longitudinal transvaginal do útero. A cicatriz de cesariana está retraída em direção à serosa, formando cavidade comunicante com a luz uterina.
A: O muco natural (M) está preenchendo a luz uterina e continuando para dentro da cavidade na cicatriz. Observe o endométrio (setas) atapetando a superfície interna da cavitação e continuando com a mucosa endocervical.
B: Fazendo pressão suave com o transdutor, o muco se deslocou para dentro da cavidade, permitindo uma melhor visão dela. Observe o endométrio continuando com a mucosa cervical (setas). A parede uterina (P) está muito fina nesse local.

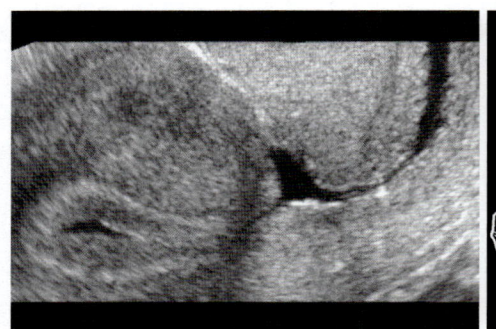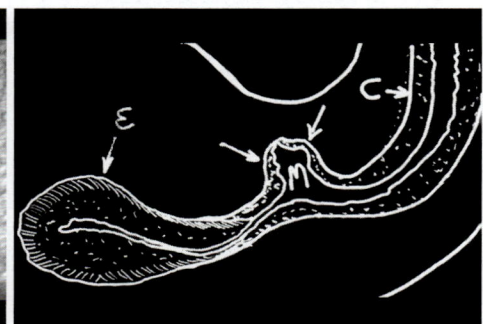

Figura 4.27. Exame longitudinal transvaginal do útero. Presença de muco (M) definindo a cavidade endometrial, a cavitação dentro da cicatriz de cesariana (setas) e o canal endocervical. Imagem magnífica mostrando todo o endométrio (E), desde o fundo até dentro da cavidade na cicatriz e continuando com a mucosa cervical (C).

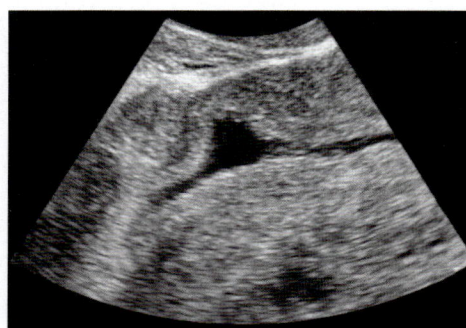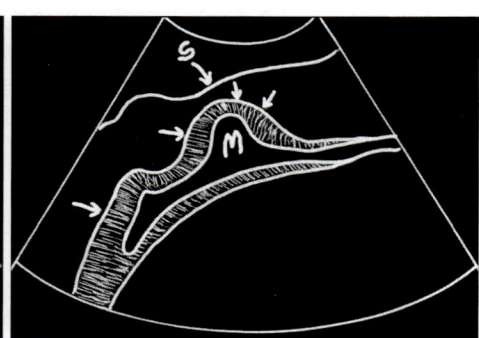

Figura 4.28. Exame transvaginal do útero. Corte longitudinal ampliado da região ístmica uterina. Observe a cavitação dentro da cicatriz da cesariana, preenchida por muco (M). O endométrio (setas) está atapetando o interior da cavitação. O miométrio desse local está muito fino entre a serosa (S) e o endométrio.

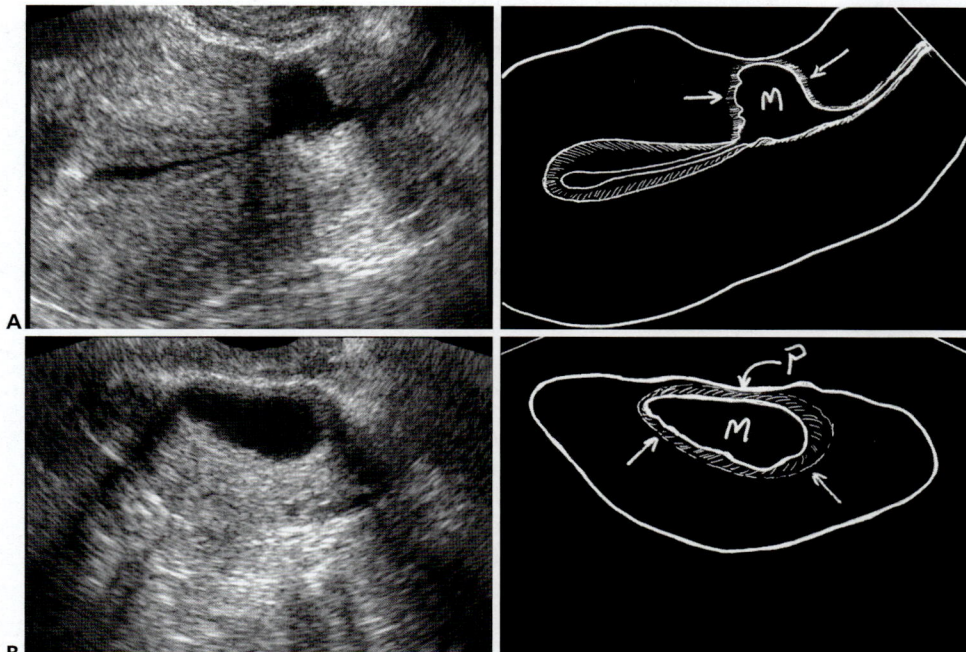

Figura 4.29. Exame transvaginal do útero.
A: Corte longitudinal. Observe a cavidade (setas) dentro da cicatriz de cesariana, aberta para o canal uterino e cheia de muco (M).
B: Corte transversal. A imagem mostra com clareza a fina parede uterina residual (P) anterior à cavidade dentro da cicatriz.

> A retração da cicatriz de cesariana é incidental. Está relacionada com deficiência da reparação natural da incisão cirúrgica na profundidade do miométrio. Provoca um grande afinamento da parede uterina, formando uma cavidade no istmo, com aproximação entre a mucosa e a serosa. Podemos entender o risco de ruptura silenciosa do útero em gestação futura e a gravidade que o caso assume se ocorrer implantação do ovo dentro desse local (acretismo placentário grave, o qual pode perfurar o útero e penetrar na parede vesical). Para mais informações, acesse o texto no início do capítulo.

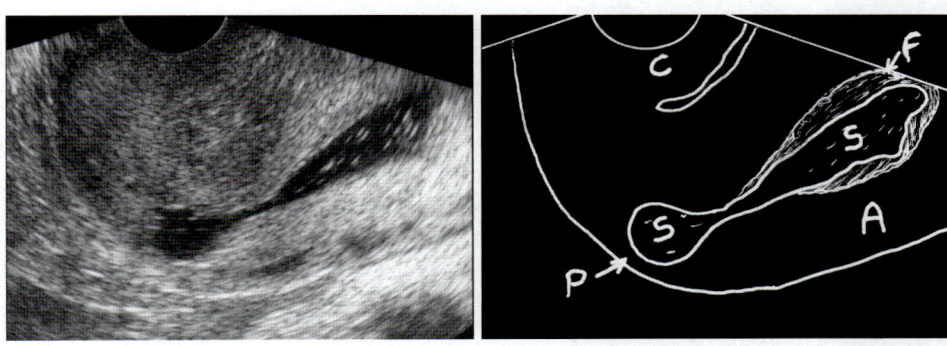

Figura 4.30. Exame transvaginal durante a menstruação. O útero está retroversofletido, com o corpo dobrado por detrás do colo (C) e o fundo (F) em direção caudal. Observe o sangue (S) dentro da cavidade uterina e da cavitação na cicatriz da cesariana. A parede uterina (P) está muito fina nesse local (2,8 mm, quando o normal é maior do que 5 mm). Note que a parede anterior (A) do útero é distal em relação ao transdutor.

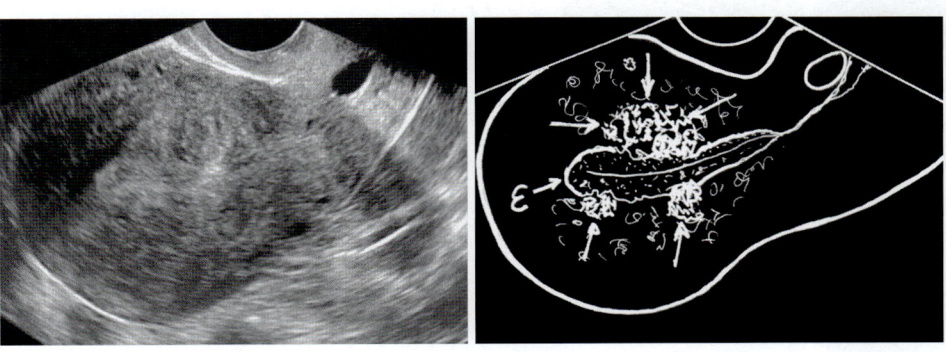

Figura 4.31. Paciente de 39 anos, duas gestações a termo e com queixa de dismenorreia há alguns anos. Corte longitudinal transvaginal do útero. O miométrio profundo, periendometrial, está heterogêneo e grosseiro (setas). O endométrio (E) está proliferado, e a camada basal mostra pontos em que não está definida, e a mucosa parece penetrar o músculo adjacente. Os achados são fortemente sugestivos de adenomiose.

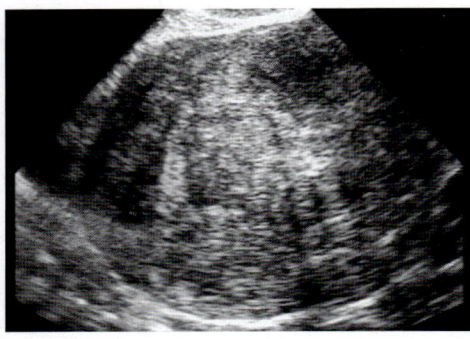 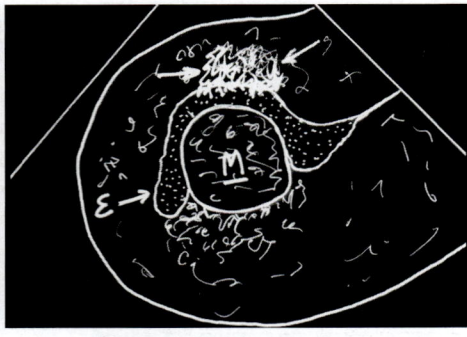

Figura 4.32. Paciente de 47 anos com queixa de dismenorreia intensa e hipermenorreia. Corte transvaginal longitudinal. Observe a presença de mioma (M) na parede posterior, comprimindo a cavidade endometrial. O endométrio (E) está "vazando" literal e irregularmente para dentro do miométrio adjacente (setas). O diagnóstico é de mioma submucoso associado à adenomiose.

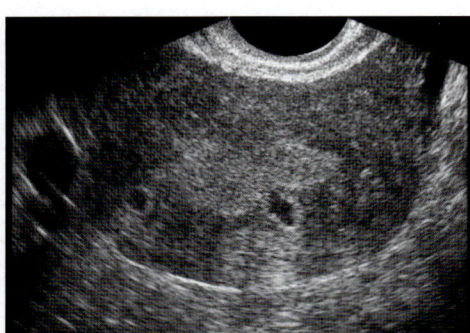 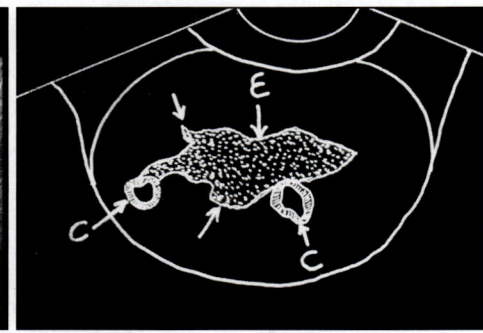

Figura 4.33. Paciente de 41 anos, três gestações a termo e com queixa de dismenorreia. Toque ginecológico: útero aumentado e doloroso. Exame transvaginal. Corte transversal do útero. Observe o endométrio (E) com irregularidades da camada basal (setas). Na parede posterior, o endométrio "vazou" para dentro do miométrio e formou cistos de retenção (C). A correlação clínico-ecográfica é típica de adenomiose.

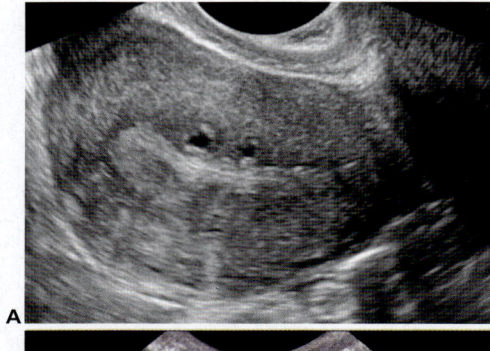 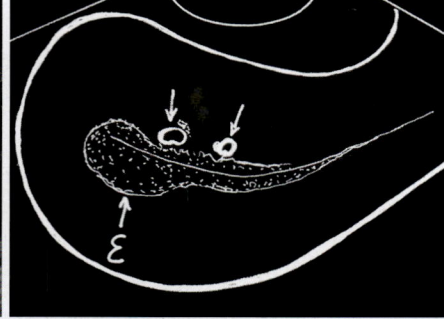
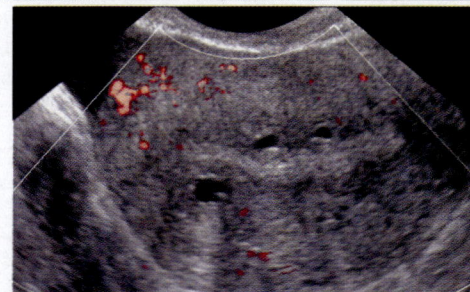 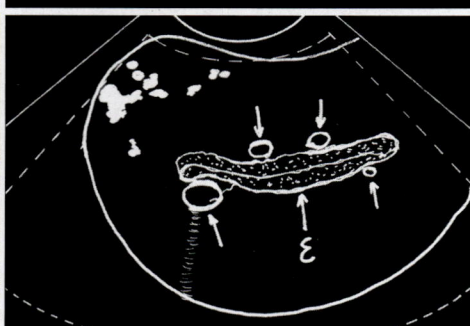

Figura 4.34. Paciente com antecedente de aborto espontâneo de 17 semanas. Necessitou de curetagem graças à retenção placentária. Evoluiu para quadro de sinequia, a qual foi diagnosticada e tratada com histeroscopia. Apresenta ciclos menstruais normais e dismenorreia progressiva. Exame transvaginal.
A: Corte longitudinal. Observe o endométrio (E) com falhas na camada basal anterior e a presença de pequenos cistos adjacentes (setas).
B: Corte transversal. Observe as mesmas alterações identificadas na foto anterior. O Doppler colorido por amplitudes revela que os cistos no miométrio adjacente ao endométrio são verdadeiros (diagnóstico diferencial de vasos sanguíneos). As imagens são típicas de adenomiose, e os cistos são de origem endometrial (glândulas encarceradas dentro do miométrio).

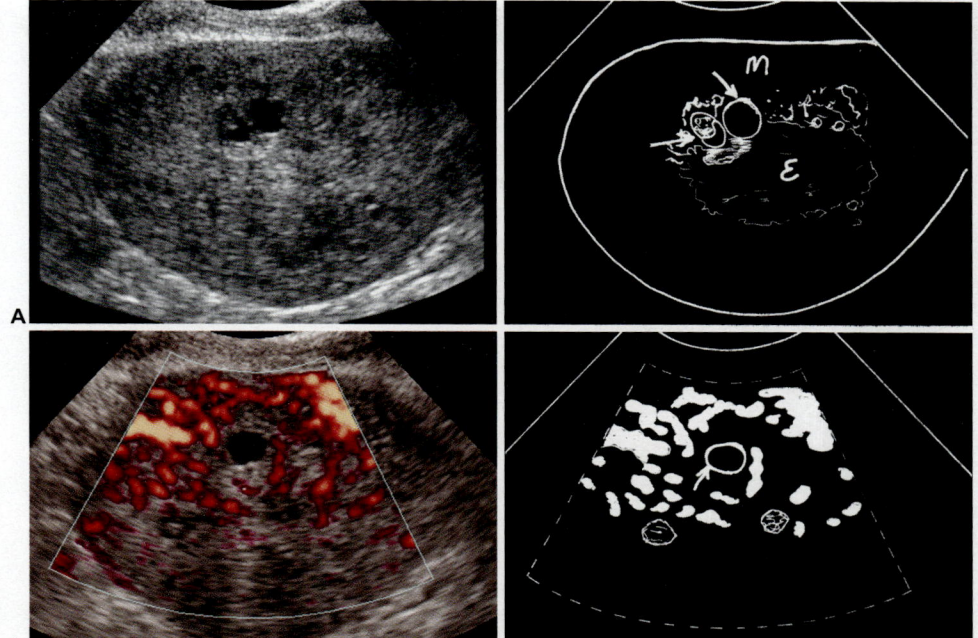

Figura 4.35. Adenomiose típica. Paciente com hipermenorreia, dismenorreia e útero doloroso ao toque ginecológico. Exame transvaginal.
A: Corte transversal. O endométrio (E) não tem limites com o miométrio (M) e este está heterogêneo e com cistos (setas).
B: Mesmo plano, estudado com Doppler colorido por amplitudes, confirmando o diagnóstico de adenomiose (cistos verdadeiros adjacentes ao endométrio).

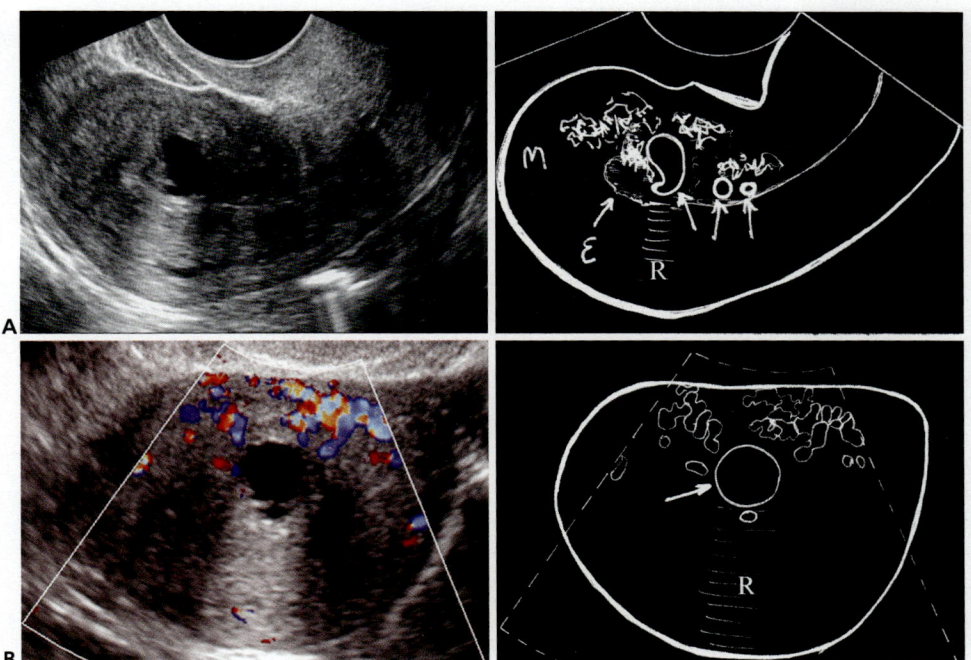

Figura 4.36. Exame transvaginal em caso de adenomiose.
A: Corte longitudinal. O endométrio (E) tem limites irregulares, o miométrio (M) está heterogêneo e contém cistos (setas) adjacentes à mucosa. Observe o reforço acústico (R) posterior aos cistos (artefato que comprova o conteúdo líquido).
B: Corte transversal. O Doppler colorido por frequências confirma a identidade dos cistos.

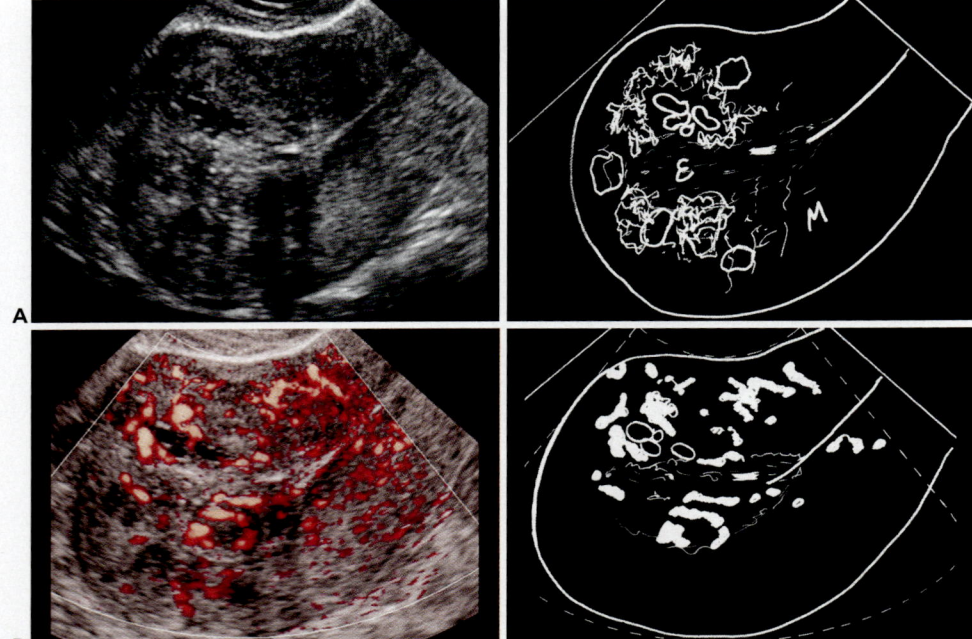

Figura 4.37. Útero apresentando miomas e adenomiose. Exame transvaginal.
A: Corte longitudinal. O miométrio (M) está fortemente alterado pela presença de pequenos miomas e muitos focos de adenomiose (microcistos e fibrose irregular). Não se identifica a basal do endométrio (E) em quase toda a extensão.
B: Corte longitudinal. O Doppler colorido por amplitudes confirma os microcistos e mostra a grande desorganização dos tecidos na área central do útero (vasos irregulares).

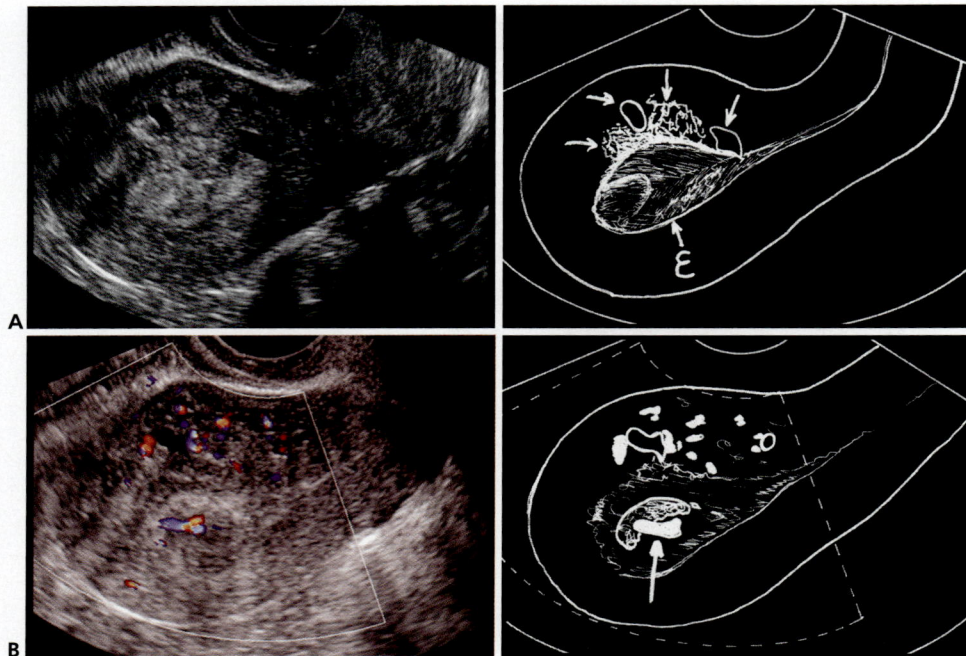

Figura 4.38. Exame transvaginal em paciente de 38 anos, com queixa de dismenorreia e hipermenorreia.
A: Corte longitudinal do útero. Grande área de adenomiose (setas) na parede anterior do útero (perda dos limites da basal endometrial, focos de fibrose e microcistos no miométrio adjacente). O endométrio (E) está heterogêneo, de natureza a esclarecer.
B: O mapa vascular com o Doppler colorido por frequências confirma o cisto de adenomiose e revela vaso reto horizontal (seta) dentro do endométrio, esclarecendo o motivo da ecotextura alterada: um pólipo com seu pedúnculo vascular típico (vaso reto central).

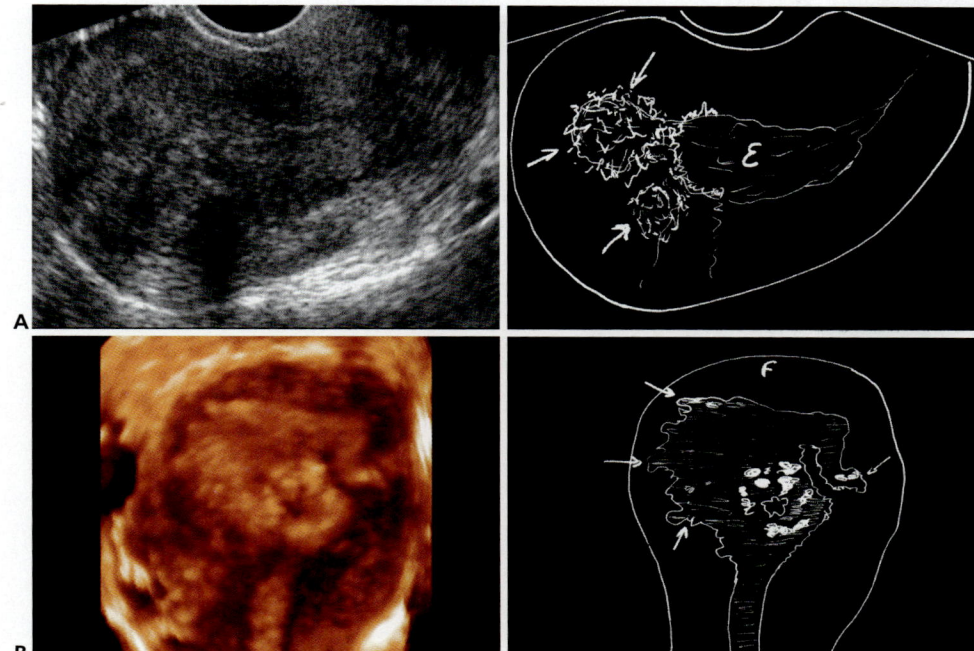

Figura 4.39. Útero apresentando adenomiose. Exame transvaginal.
A: Corte longitudinal. Observe o endométrio (E) proliferado e com a basal mostrando irregularidades. O miométrio profundo está heterogêneo (setas).
B: Corte coronal obtido com estudo tridimensional. Essa imagem mostra o útero em plano frontal, e é possível delimitar com clareza o fundo uterino (F). Observe que o endométrio apresenta pontos em que penetra para dentro do miométrio (setas), e este está heterogêneo, com áreas ecogênicas irregulares.

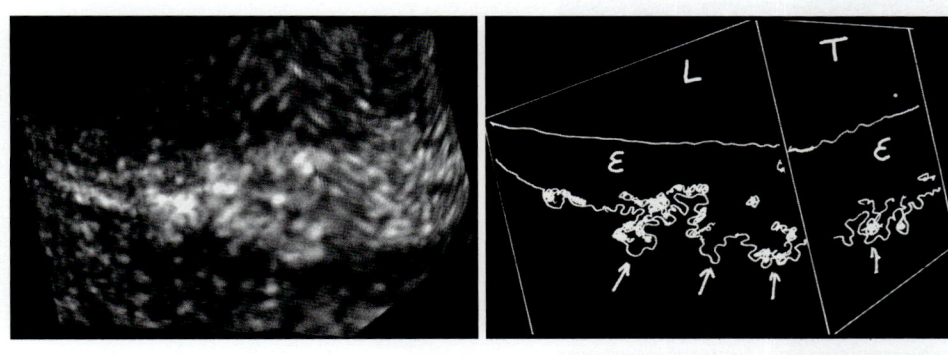

Figura 4.40. Imagem tridimensional volumétrica do corpo uterino. Observe, simultaneamente, o plano longitudinal (L) e o transversal (T). O endométrio (E) está proliferado e mostra pontos em que "invade" o miométrio adjacente (setas). A adenomiose é uma doença diverticular do útero, e a mucosa "vaza" para dentro da muscular. Essa imagem fornece uma visão espacial muito interessante dessa enfermidade.

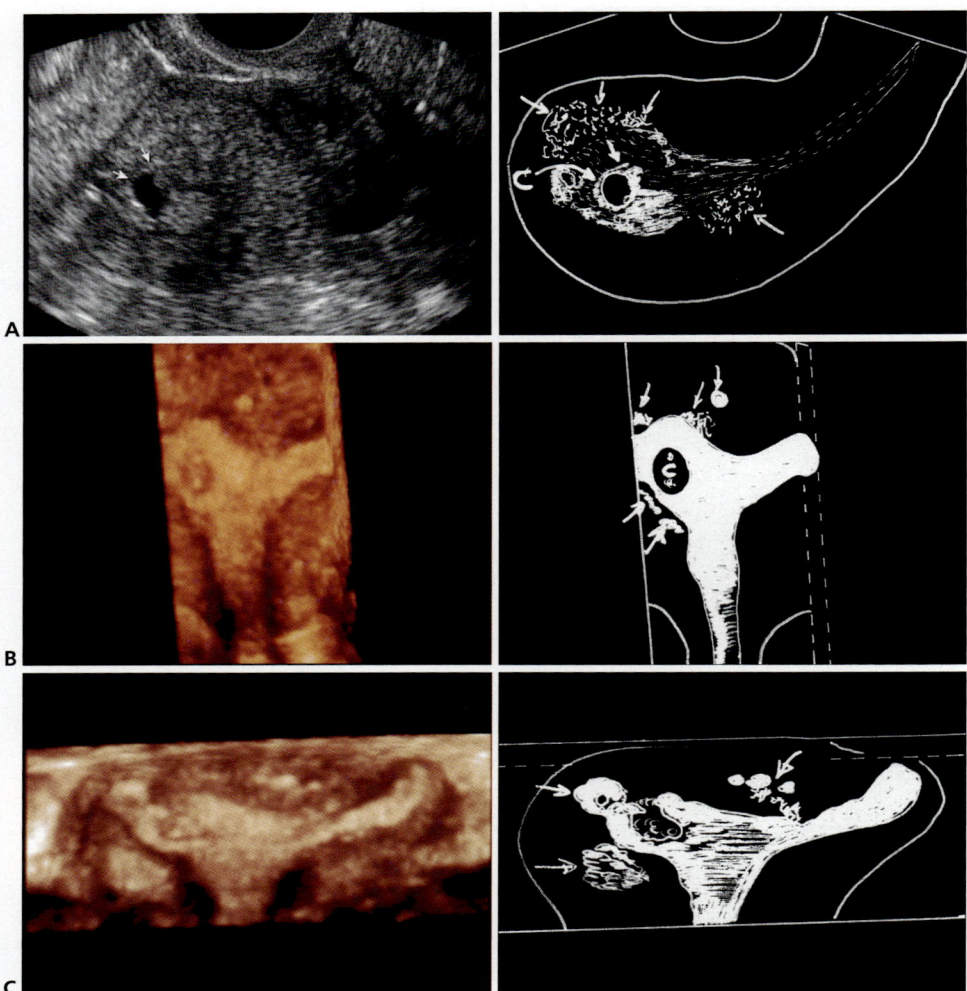

Figura 4.41. Caso típico de adenomiose.
A: Corte longitudinal do útero. Observe a grande "invasão" do endométrio para dentro do miométrio (setas) e o típico cisto de retenção (C). A paciente refere dismenorreia e hipermenorreia, e o diagnóstico diferencial é de carcinoma endometrial.
B: Imagem 3D volumétrica, com o plano coronal em evidência. Observe o cisto e a "invasão" miometrial.
C: Volume do útero, com o plano coronal em evidência. Os focos de adenomiose (setas) estão evidentes. O diagnóstico histológico pós-histerectomia foi de adenomiose grave.

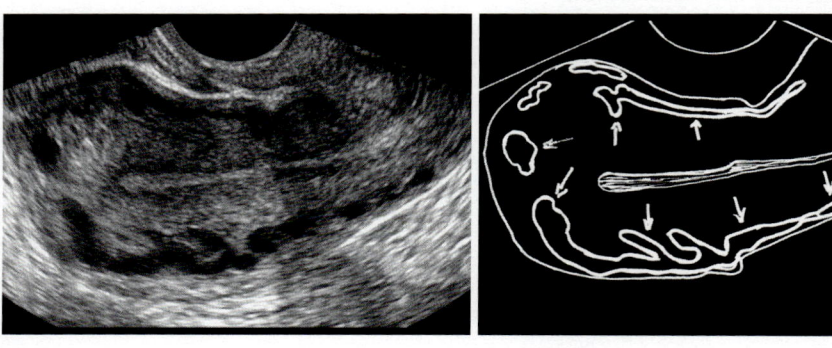

Figura 4.42. Imagem longitudinal transvaginal do útero. Observe as veias calibrosas e tortuosas distribuídas por todo o terço miometrial externo (setas). Esse achado é comum em mulheres que já tiveram gestações.

> ! Na maioria dos casos, as veias são identificadas por acaso em exames de rotina de mulheres assintomáticas e não devemos descrevê-las ou, pior ainda, chamá-las de varizes. Essas veias são resíduos normais das dilatações vasculares ocorridas durante a gestação. Referir varizes provoca ansiedade crônica inútil, pois o ginecologista não indica tratamento clínico ou cirúrgico, e a paciente perde a paz. Novamente: preserve a saúde mental da mulher, deixe-a em paz, não faça diagnósticos inúteis ou falsos.

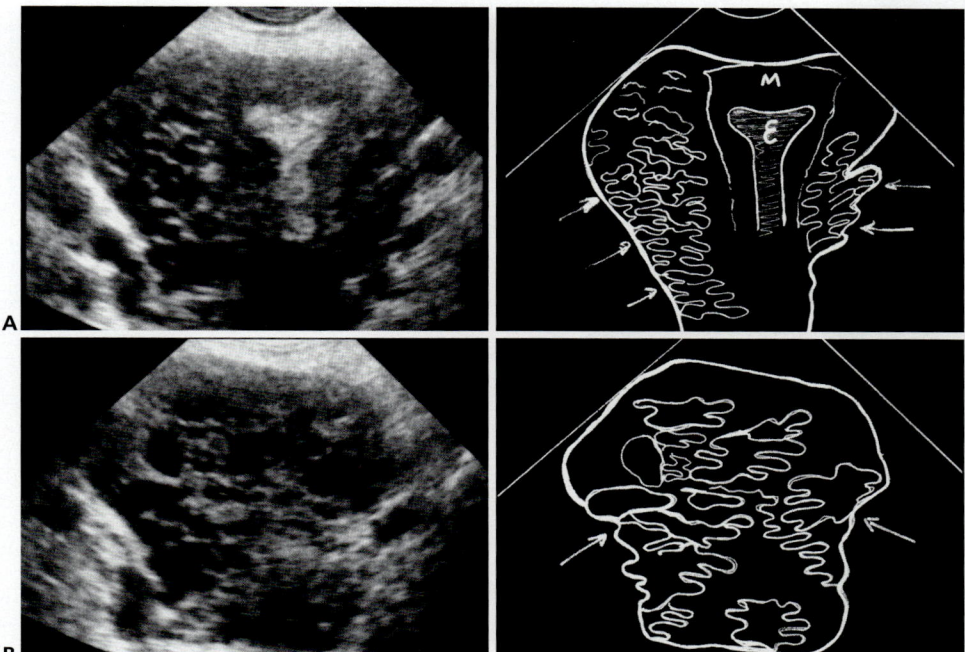

Figura 4.43. Paciente de 22 anos, nuligesta, com queixa de dor pélvica crônica, com padrão clínico sugestivo de congestão venosa pélvica. Exame transabdominal do útero.
A: Corte coronal do útero, obtido em plano transversal com a bexiga vazia. Os ligamentos largos apresentam grande quantidade de veias calibrosas e tortuosas, formando bolo varicoso (setas), maior à direita. O endométrio apresenta padrão secretor (E). M = miométrio.
B: Corte coronal na região do ligamento largo mostrando o bolo de varizes (setas). Esse caso é uma exceção, pois se trata de nuligesta jovem, com quadro clínico de congestão venosa pélvica, e devemos fazer referência às varizes pélvicas como causa do problema.

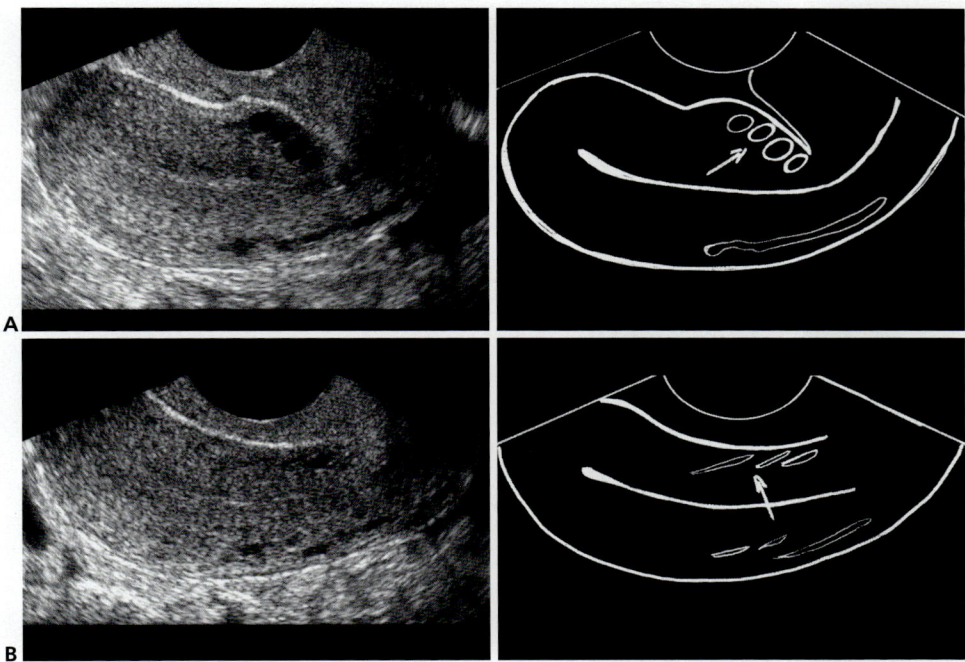

Figura 4.44. Corte longitudinal transvaginal do útero.
A: Observe, na região ístmica anterior, área com pequenas cavidades cheias de líquido (seta), a qual pode corresponder a bolo de veias, cistos de retenção ou cicatriz anormal de cesariana.
B: Fazendo compressão com o transdutor, houve desaparecimento das cavidades de líquido (seta), demonstrando que eram veias calibrosas. As outras alterações possíveis não desaparecem com a manobra de compressão. O Doppler colorido é uma alternativa mais confiável e elegante para demonstrar a presença de vasos sanguíneos.

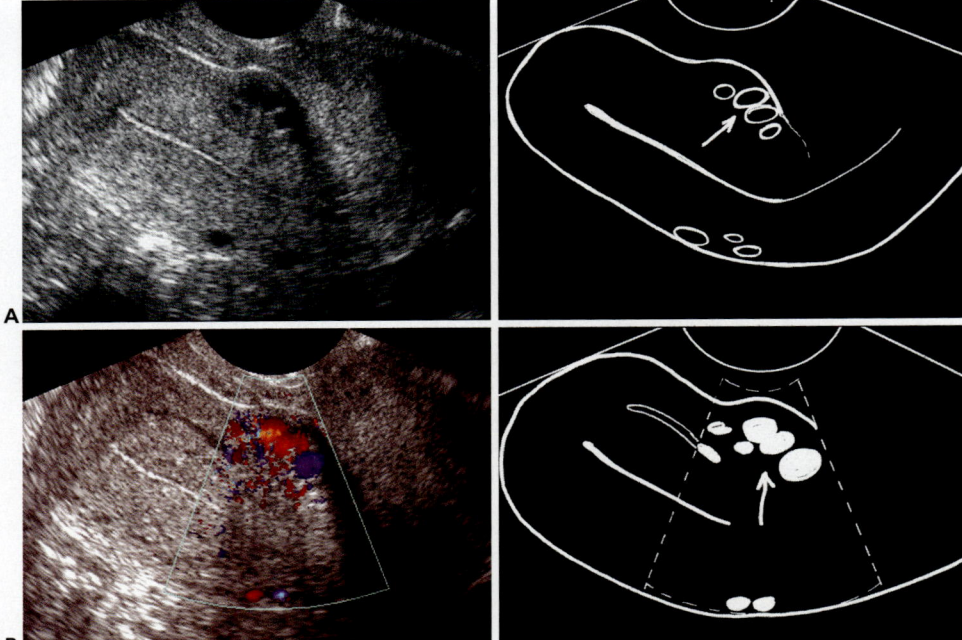

Figura 4.45. Corte longitudinal transvaginal do útero.
A: Observe, na região ístmica anterior, área com pequenas cavidades cheias de líquido (seta), a qual pode corresponder a bolo de veias, cistos de retenção ou cicatriz anormal de cesariana.
B: O Doppler colorido por frequências demonstra, com clareza, a presença de veias calibrosas na área em questão (seta).

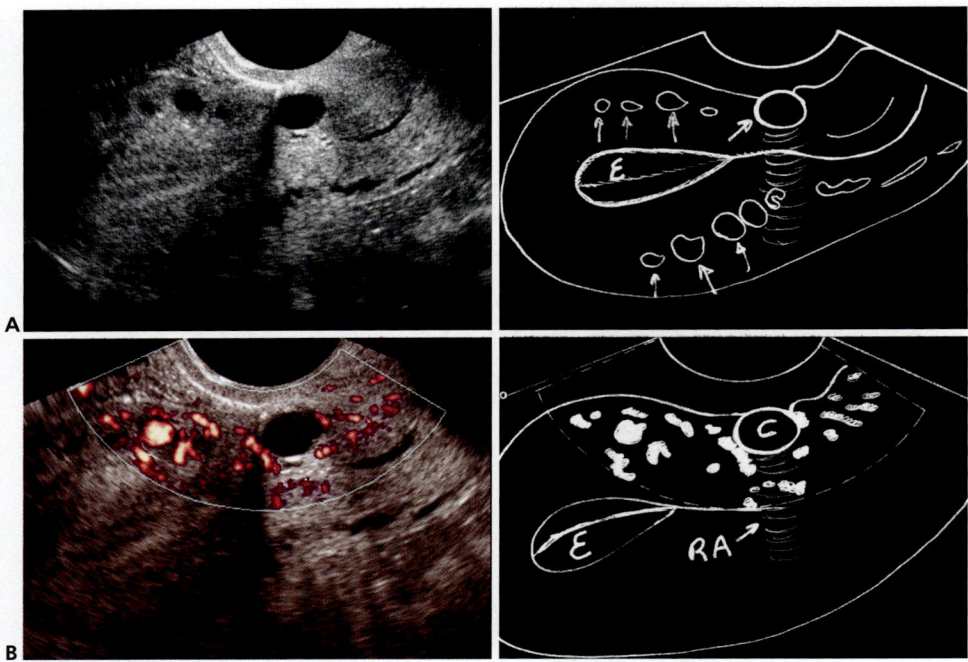

Figura 4.46. Estudo longitudinal transvaginal do útero.
A: Observe a presença de veias calibrosas distribuídas por todo o terço miometrial externo (setas). E = endométrio.
B: O Doppler colorido por amplitudes confirmou as veias e demonstrou a presença de um cisto de retenção na região ístmica (C), com o típico reforço acústico posterior (RA), visível em ambas as fotos.

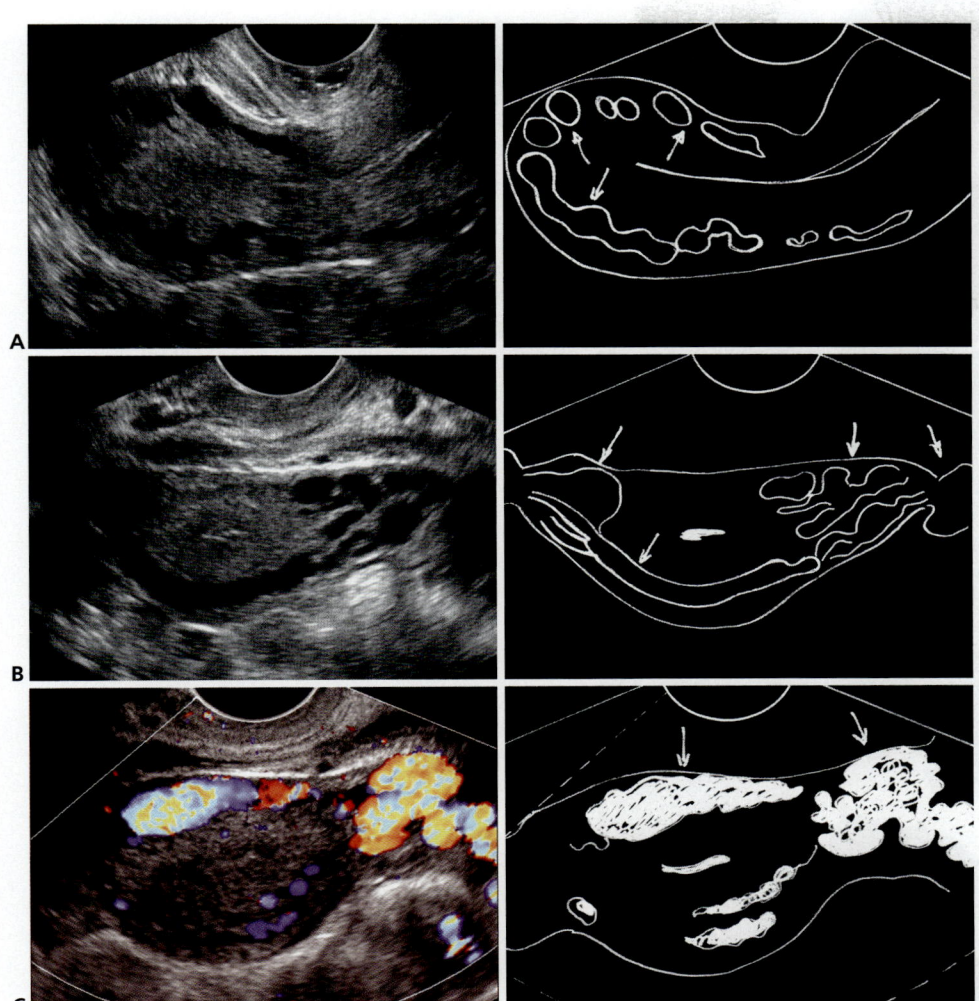

Figura 4.47. Estudo transvaginal do útero.
A: Corte longitudinal, mostrando veias calibrosas na periferia do útero (setas).
B: Corte transversal, mostrando o trajeto das veias em direção ao ligamento largo.
C: O Doppler colorido por frequências confirma o diagnóstico de veias calibrosas. A paciente está assintomática, e, portanto, a descrição não fez referência a varizes pélvicas, somente a algumas veias calibrosas.

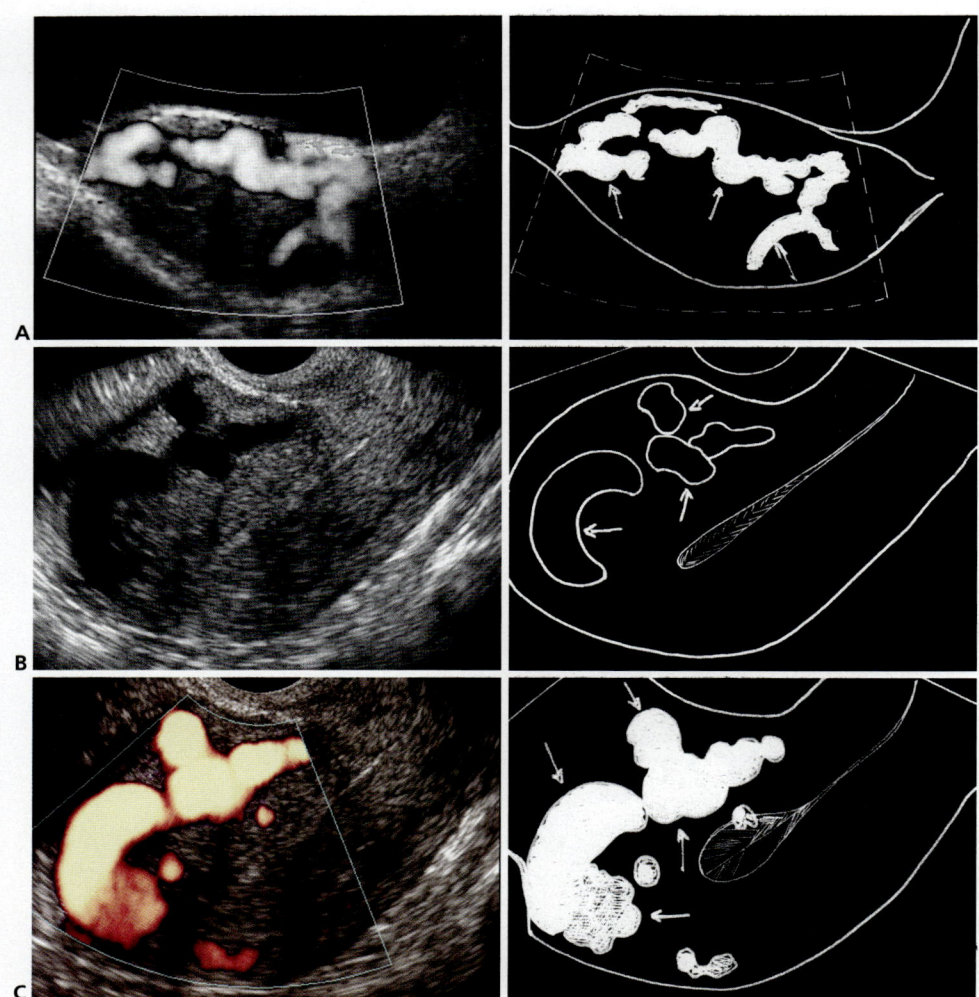

Figura 4.48. Paciente com quadro clínico sugestivo de congestão venosa pélvica e dispareunia profunda.
A: Corte transversal transabdominal, utilizando Doppler colorido por amplitudes. Observe a presença de grandes varizes uterinas (setas). Nem mesmo a pressão da bexiga cheia conseguiu colabar as veias.
B: Corte longitudinal transvaginal, mostrando as veias enormes presentes no miométrio (setas).
C: O Doppler colorido por amplitudes confirma o grande calibre das varizes uterinas (setas). Nesse caso, o diagnóstico efetivo de varizes condiz com o quadro clínico.

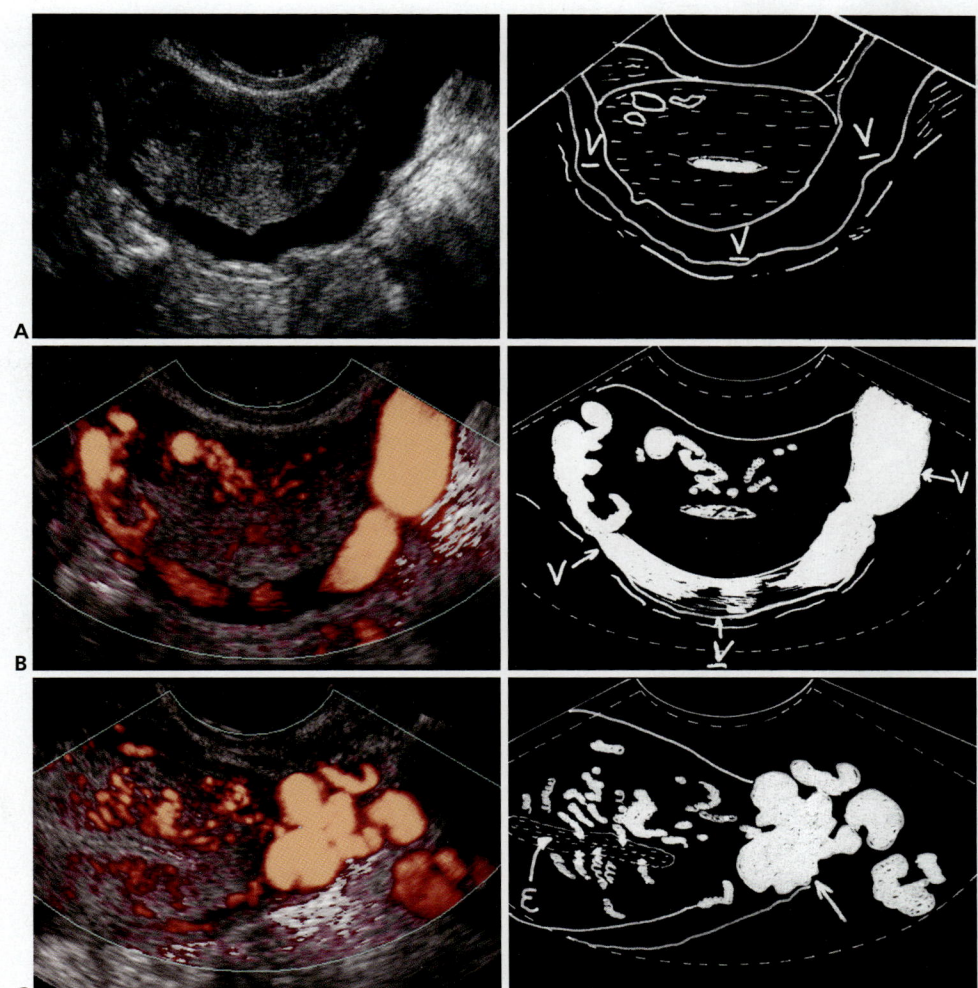

Figura 4.49. Exame transvaginal de rotina em paciente com três gestações anteriores.
A: Corte transversal no terço inferior do corpo uterino. Observe a veia imensa na subserosa do útero (V), transitando do ligamento largo direito ao esquerdo.
B: O mapa vascular, com o Doppler colorido por amplitudes, mostra a grande vascularização uterina.
C: Corte transversal do terço médio do corpo uterino. Observe o mapa vascular endometrial normal (E), com os vasos penetrando a camada funcional. No ligamento largo esquerdo, note o grande bolo venoso todo enrodilhado (seta). A paciente apresenta ciclos normais e não tem queixa alguma. Deve-se referir apenas a algumas veias calibrosas na pelve, sem citar a presença de varizes pélvicas.

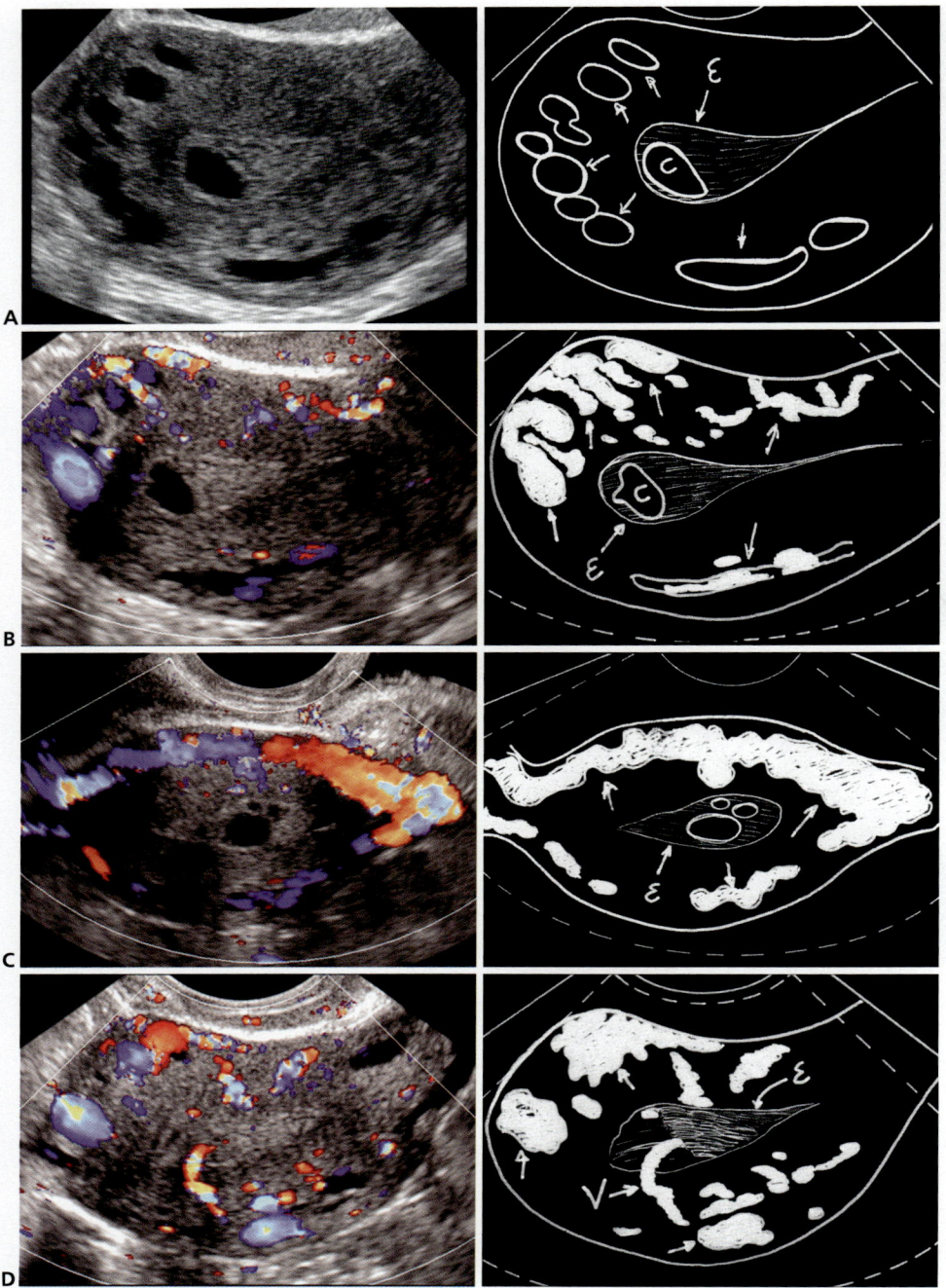

Figura 4.50. Estudo transvaginal do útero de paciente de 55 anos, sem terapia hormonal e assintomática.
A: Corte longitudinal. Observe as veias calibrosas no terço miometrial externo (setas). O endométrio (E) está espessado, medindo oito mm e apresenta cisto (C).
B: Corte longitudinal. O Doppler colorido por frequências confirma a presença das veias miometriais e do cisto endometrial.
C: Corte transversal a mostrar as mesmas estruturas da imagem B.
D: Manobrando delicadamente o transdutor, foi possível demonstrar um pedúnculo vascular reto (V) penetrando o endométrio. Esse achado indica que o espessamento endometrial era na realidade um pólipo endometrial enluvado pela cavidade uterina, e o endométrio, na verdade, estava fino.

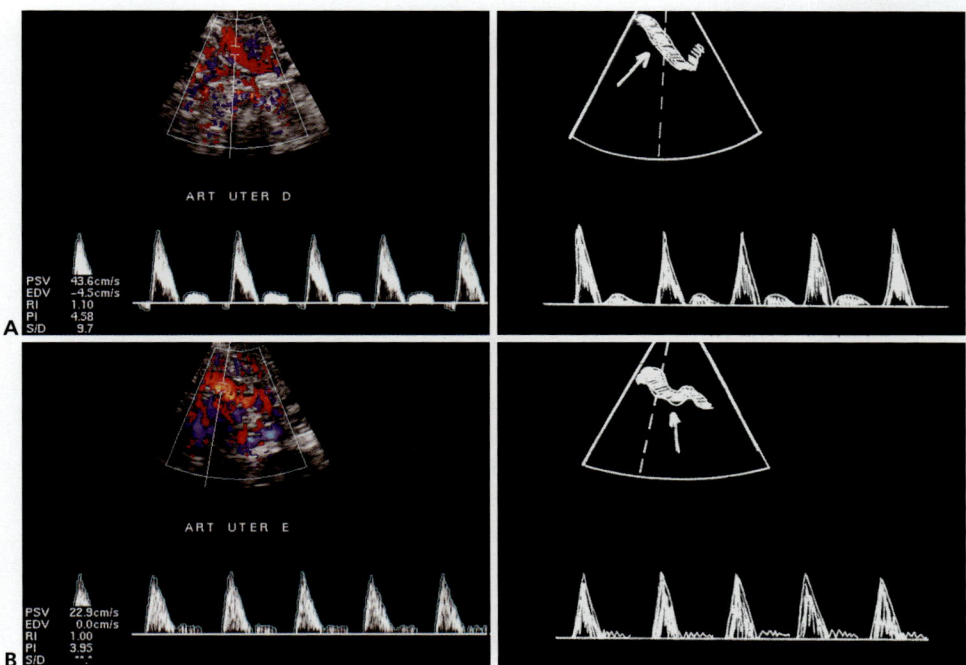

Figura 4.51. Paciente de 25 anos com abortamento habitual, sem causa aparente. O estudo transvaginal com Doppler colorido e pulsátil das artérias uterinas (setas) mostra diminuição da perfusão uterina (fluxos diastólicos muito baixos), com índice de pulsatilidade de 4,58 na artéria uterina direita (**A**) e de 3,95 na artéria esquerda (**B**).

> Nesses casos, o emprego de ácido acetilsalicílico de baixa dosagem, para uso continuado, aumenta a probabilidade de gestação normal. O tratamento deve iniciar-se antes de uma gravidez e prosseguir até o final do segundo trimestre. Esses casos têm causa provável em fatores trombofílicos e/ou autoimunes, e, se possível, é importante a investigação laboratorial. Caso positiva, outros medicamentos serão administrados.

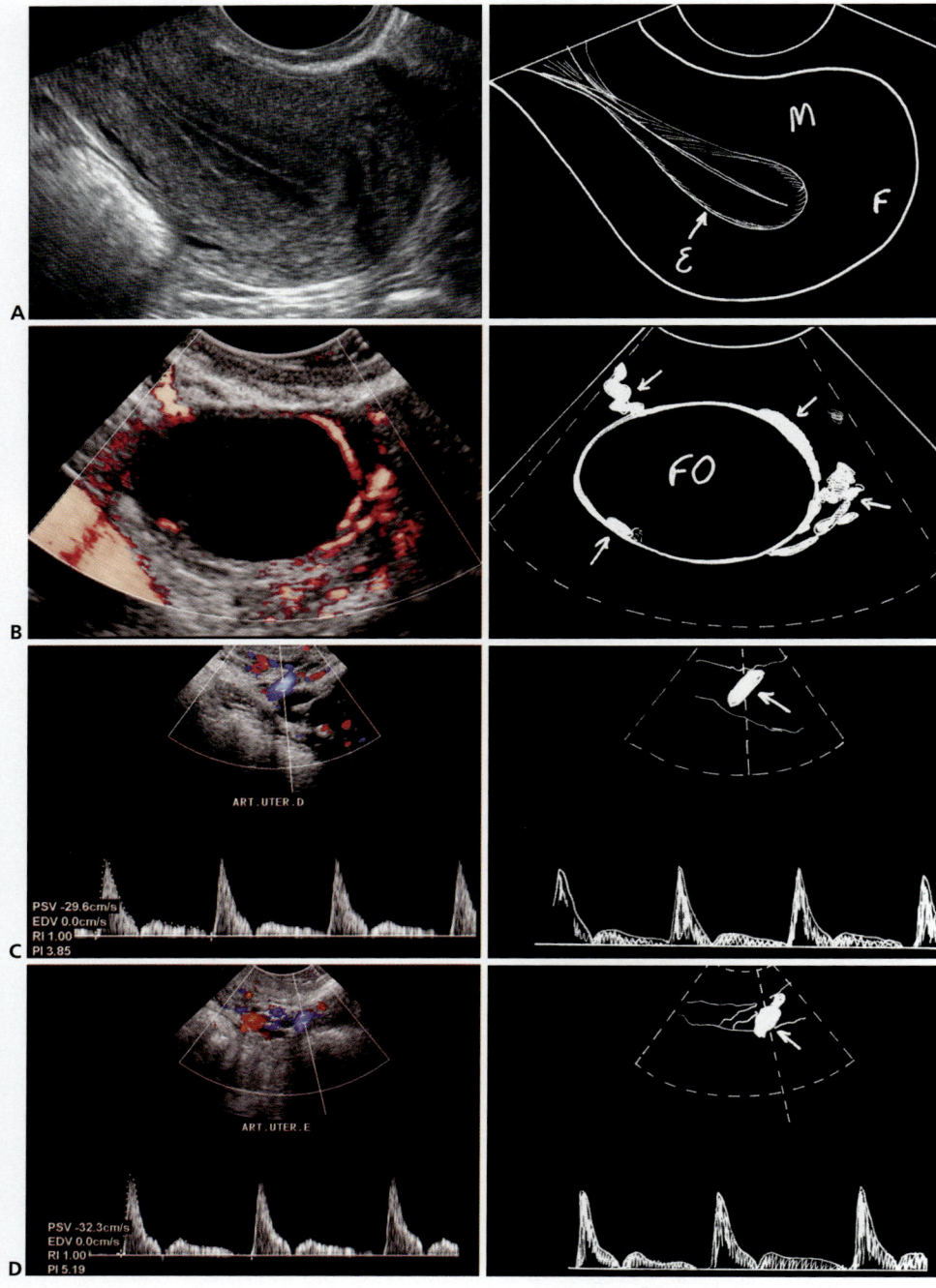

Figura 4.52. Estudo transvaginal em paciente com esterilidade, sem causa aparente.
A: Corte longitudinal, mostrando útero retrovertido, com o fundo (F) apontado em direção caudal. A anatomia uterina não mostra alteração que explique a esterilidade. O miométrio (M) está normal. O endométrio (E) está homogêneo, com aspecto trilaminar e adequado para a fase ovariana.
B: Ovário direito apresentando folículo maduro (FO). O Doppler colorido por amplitudes mostra vascularização normal na parede folicular (setas).
C e **D:** O estudo com Doppler colorido e pulsátil das artérias uterinas (setas) mostra diminuição da perfusão uterina (diástoles vazias), com índice de pulsatilidade de 3,85 na artéria uterina direita (**C**) e de 5,19 na artéria esquerda (**D**), indicando alto risco para trombofilia etc.

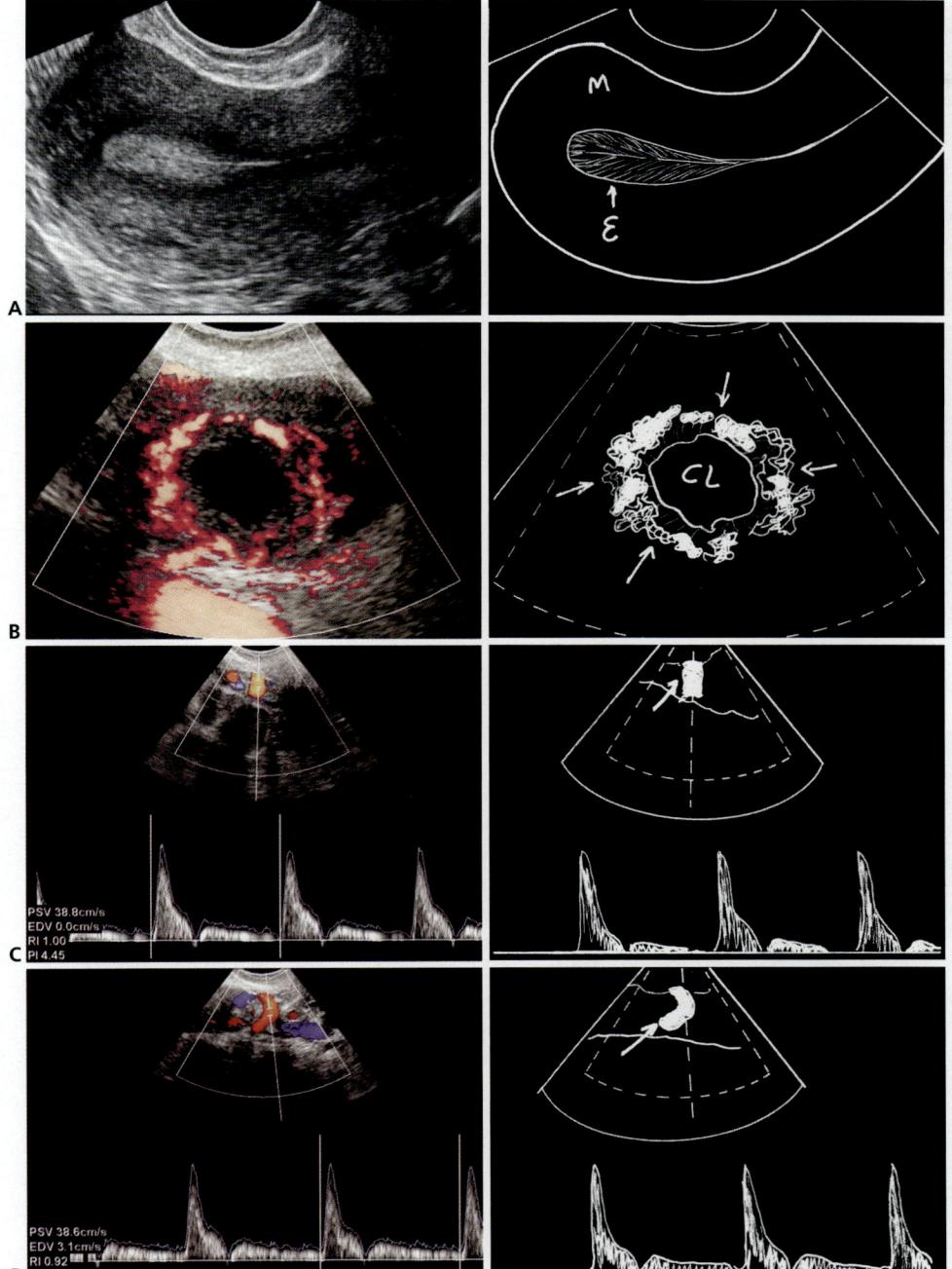

Figura 4.53. Estudo transvaginal em paciente de 32 anos com esterilidade sem causa aparente. A paciente refere três anos de tentativas, incluindo indução da ovulação e fertilização *in vitro* sem sucesso.
A: Corte longitudinal. O miométrio (M) apresenta características ecográficas normais. O endométrio (E) está homogêneo e adequado para a fase lútea.
B: Ovário direito mostrando corpo lúteo (CL) com anatomia e vascularização normais (setas).
C e D: O estudo com Doppler colorido (setas) e pulsátil das artérias uterinas mostra diminuição da perfusão uterina, com índice de pulsatilidade de 4,45 na artéria uterina direita (**C**) e de 4,11 na artéria esquerda (**D**). A paciente passou a utilizar ácido acetilsalicílico diariamente e, após três meses, engravidou espontaneamente. Utilizou progesterona até a 13ª semana e o ácido acetilsalicílico até a 28ª semana. Deu à luz um feto normal a termo.

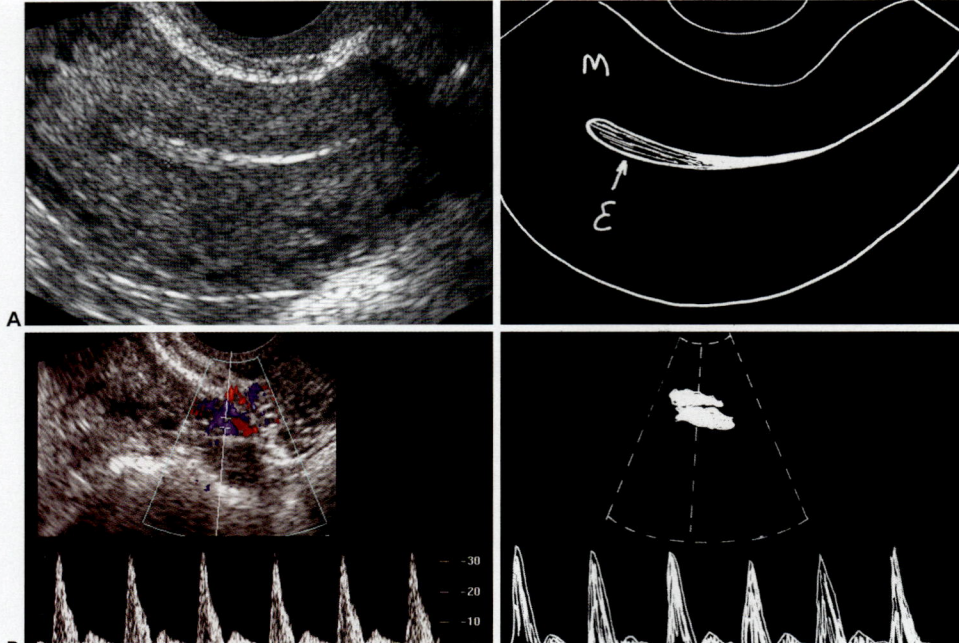

Figura 4.54. Paciente utilizou anticoncepcional oral por cinco anos, sem ciclos espontâneos para descanso. Suspendeu o produto em virtude da hipomenorreia. Exame transvaginal realizado no 14º dia do primeiro ciclo espontâneo.
A: Corte longitudinal do útero, mostrando endométrio fino (4 mm), amorfo e sem sinais de proliferação (E). O miométrio (M) está normal.
B: O Doppler pulsátil das artérias uterinas revela índices elevados de pulsatilidade, acima de 3,00. Os achados indicam bloqueio do eixo hipotálamo-hipófise-gonadal, graças ao uso prolongado do anticoncepcional. Esse bloqueio costuma ser temporário, logo retornando aos ciclos espontâneos normais.

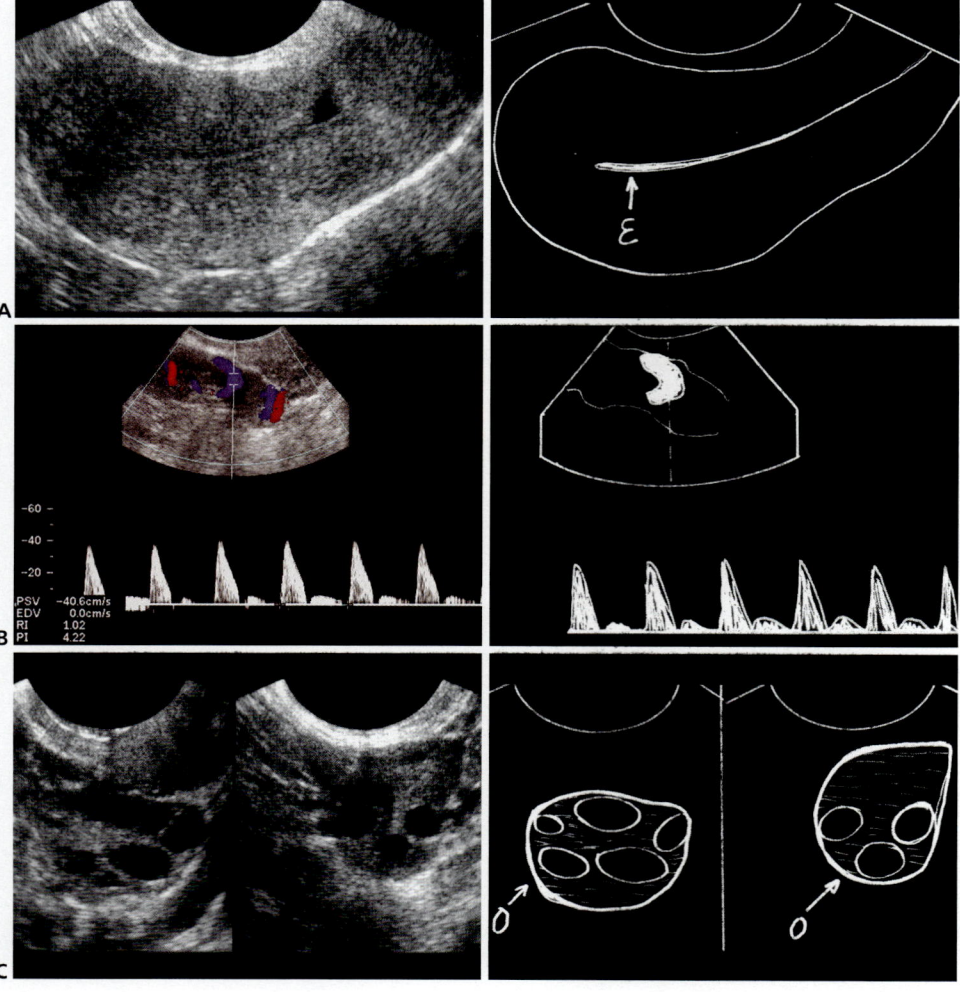

Figura 4.55. Estudo transvaginal em paciente que utilizou progesterona de depósito por três meses. Está em amenorreia há sete meses depois de suspender o produto.
A: Corte longitudinal do útero, mostrando endométrio fino (3 mm), sem sinais de proliferação (E).
B: O Doppler pulsátil das artérias uterinas revela índices elevados de pulsatilidade. Nesta foto, vemos a artéria uterina direita com IP de 4,22.
C: Os ovários (O) mostram folículos retidos (setas). Os achados indicam bloqueio do eixo hipotálamo-hipófise-gonadal.

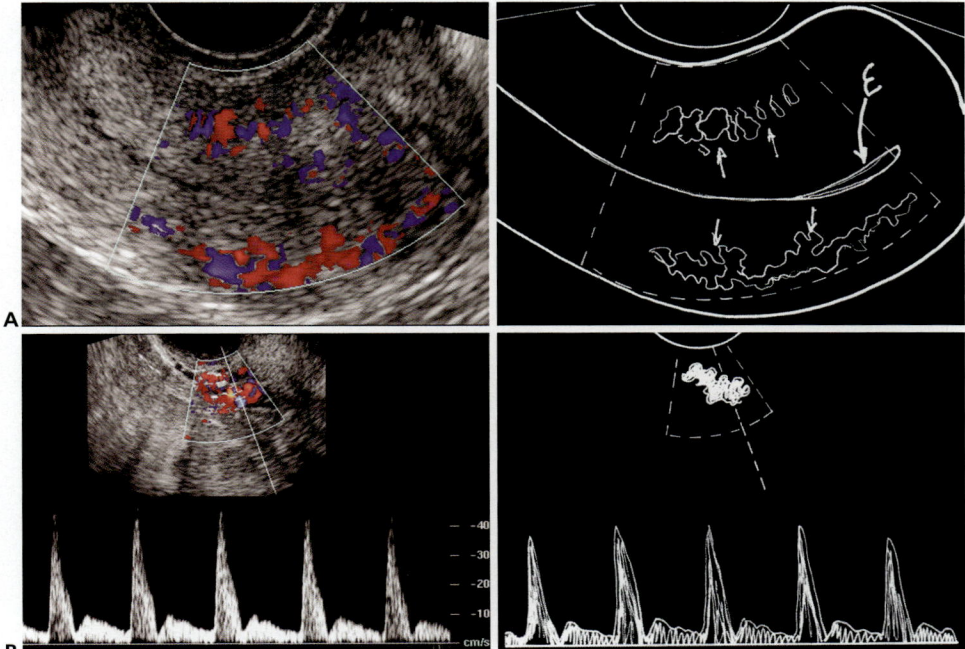

Figura 4.56. Estudo transvaginal em paciente realizando bloqueio de endometriose com análogo de GnRH há sete meses.
A: Corte longitudinal do útero retrovertido. O endométrio (E) está fino (2 mm), sem sinais de proliferação. O Doppler colorido por frequências revela apenas vascularização periférica (setas), sem vasos na região central do útero.
B: O Doppler pulsátil das artérias uterinas revela índices elevados de pulsatilidade. Os achados indicam bloqueio central do eixo gonadal.

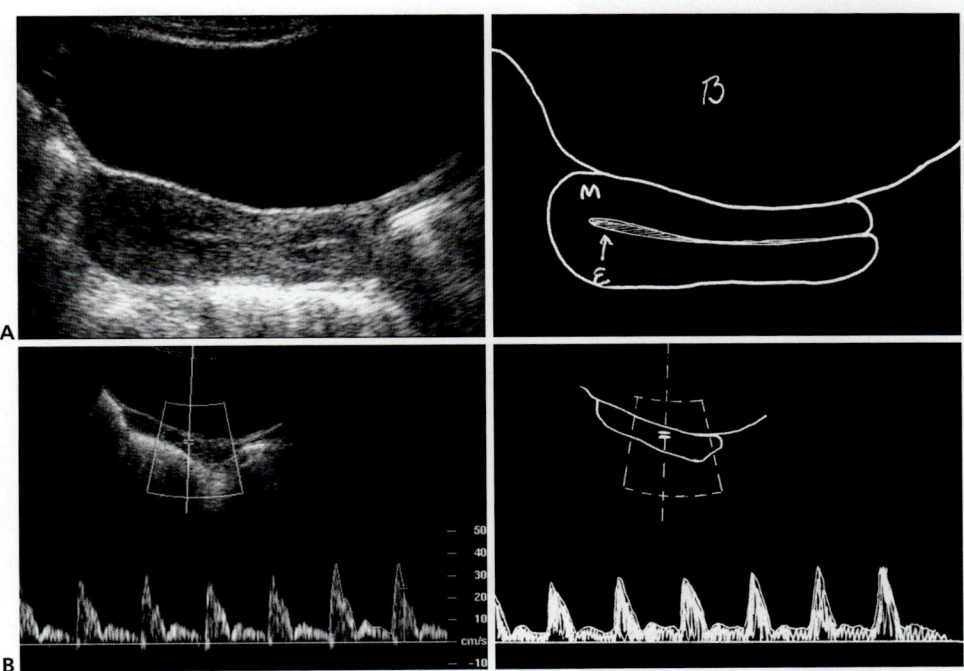

Figura 4.57. Estudo transabdominal em paciente nuligesta de 35 anos. Está utilizando análogos há 90 dias, para bloquear o útero. Nesse intervalo de tempo, o volume uterino caiu de 126 cm³ para 58 cm³, indicando bloqueio eficiente do eixo gonadal.
A: Corte longitudinal do útero com miométrio (M) de aspecto normal e contendo endométrio fino (E), sem sinais de proliferação. B = bexiga.
B: O Doppler pulsátil das artérias uterinas mostra índices de pulsatilidade normais, abaixo de 3,00. O emprego de análogos provoca bloqueio rápido do eixo endócrino, mas a perfusão uterina demora mais de três meses para diminuir.

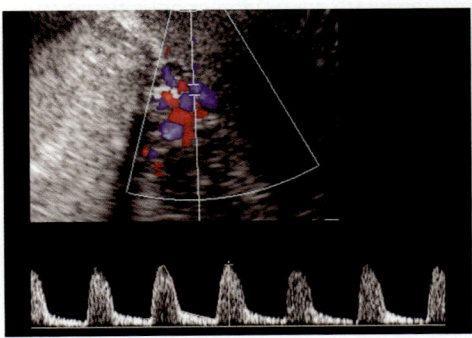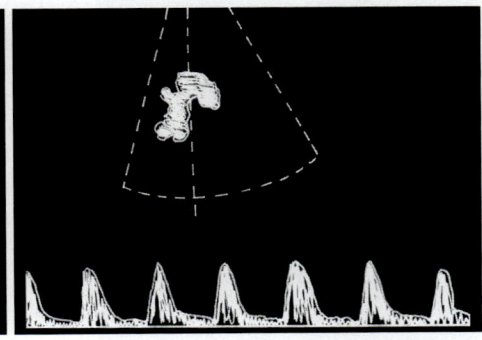

Figura 4.58. Paciente na pós-menopausa empregando terapia hormonal. Esse tema será mais bem discutido no capítulo sobre o endométrio. A imagem mostra estudo com Doppler pulsátil da artéria uterina com IP normal, indicando ação positiva do hormônio sobre a perfusão sanguínea uterina.

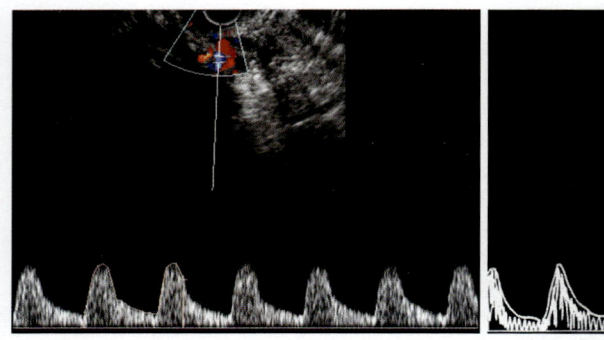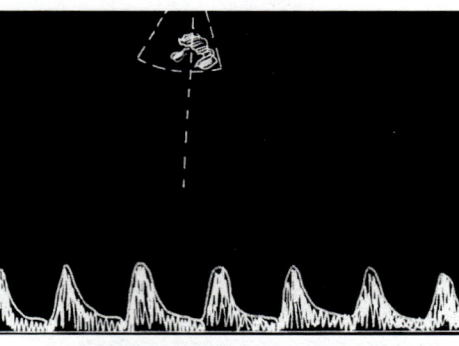

Figura 4.59. Paciente na pós-menopausa. Está utilizando medicação anti-hipertensiva. O estudo com Doppler pulsátil da artéria uterina mostra curvas com diástoles cheias e com IP diminuído, com padrão típico de mulher em idade reprodutiva.

! Antes de interpretar curvas espectrais das artérias uterinas, devemos perguntar à paciente que tipos de medicamentos está utilizando, pois muitos produtos podem alterar a perfusão uterina e provocar conclusões errôneas.

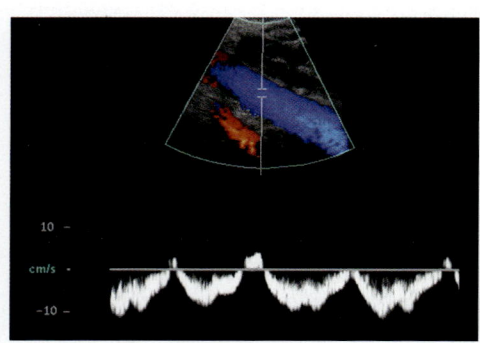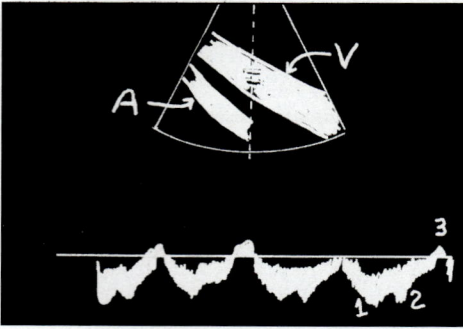

Figura 4.60. Exame transvaginal de rotina, com Doppler colorido e espectral. Observe o mapa vascular na parte superior da figura. A veia ilíaca interna (V) está normal e apresenta paredes paralelas, com a luz uniforme. A análise espectral (parte inferior da figura) revela onda de velocidades com padrão normal. A = artéria ilíaca interna.

! A veia ilíaca interna, erradamente denominada veia hipogástrica, apresenta onda de velocidades com perfil trifásico. A onda 1, com fluxo em direção ao coração, corresponde à diástole do átrio direito, somada com a sístole do ventrículo esquerdo. A onda 2, com fluxo em direção ao coração, corresponde à diástole passiva do ventrículo direito. A onda 3, com fluxo reverso, retornando aos tecidos, corresponde à sístole do átrio direito (fase ativa do enchimento diastólico ventricular). A onda 3 é reversa, em virtude de não haver valvas venosas entre o átrio direito e as veias ilíacas, com parte do conteúdo atrial a refluir para a pelve, através da veia cava inferior, durante a sístole atrial.

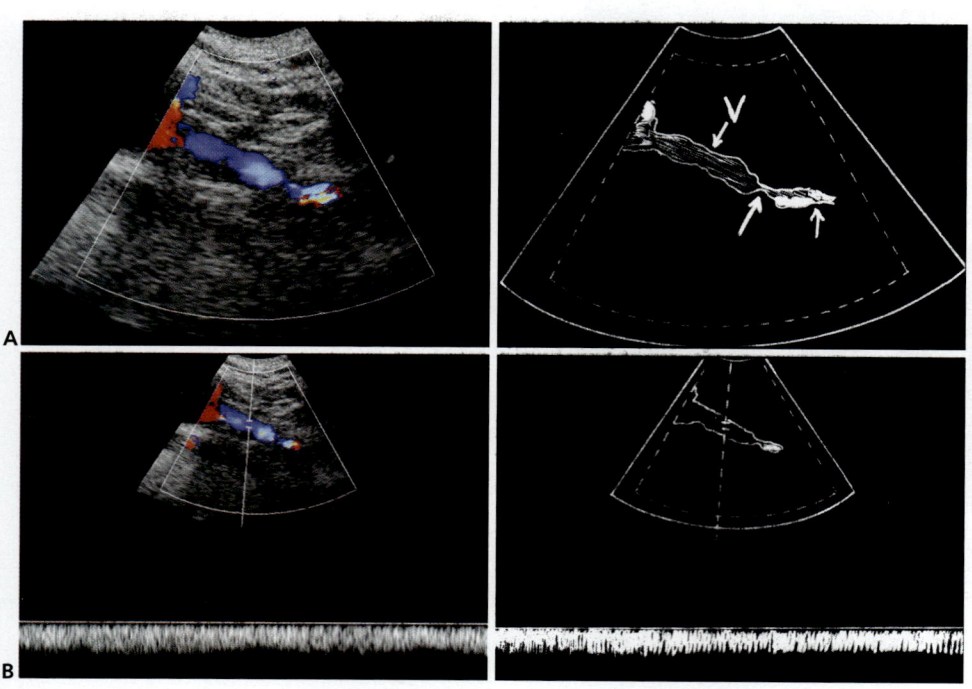

Figura 4.61. Exame transvaginal de rotina em paciente com antecedente de trombose venosa profunda no membro inferior esquerdo. O estudo Doppler vascular demonstrou que a trombose havia atingido a veia ilíaca comum esquerda, indicando risco de comprometimento pélvico. Está em tratamento com anticoagulante.
A: O mapa vascular com o Doppler colorido mostra a veia ilíaca interna (V) esquerda com sinais de trombose parcial. Observe a luz venosa com pontos de estreitamento (setas).
B: A curva espectral da veia ilíaca interna mostra perfil plano, o qual confirma a trombose parcial dessa veia e também a jusante (ilíaca comum). O perfil espectral normal das veias ilíacas é trifásico, conforme mostrado na Figura 4.60.

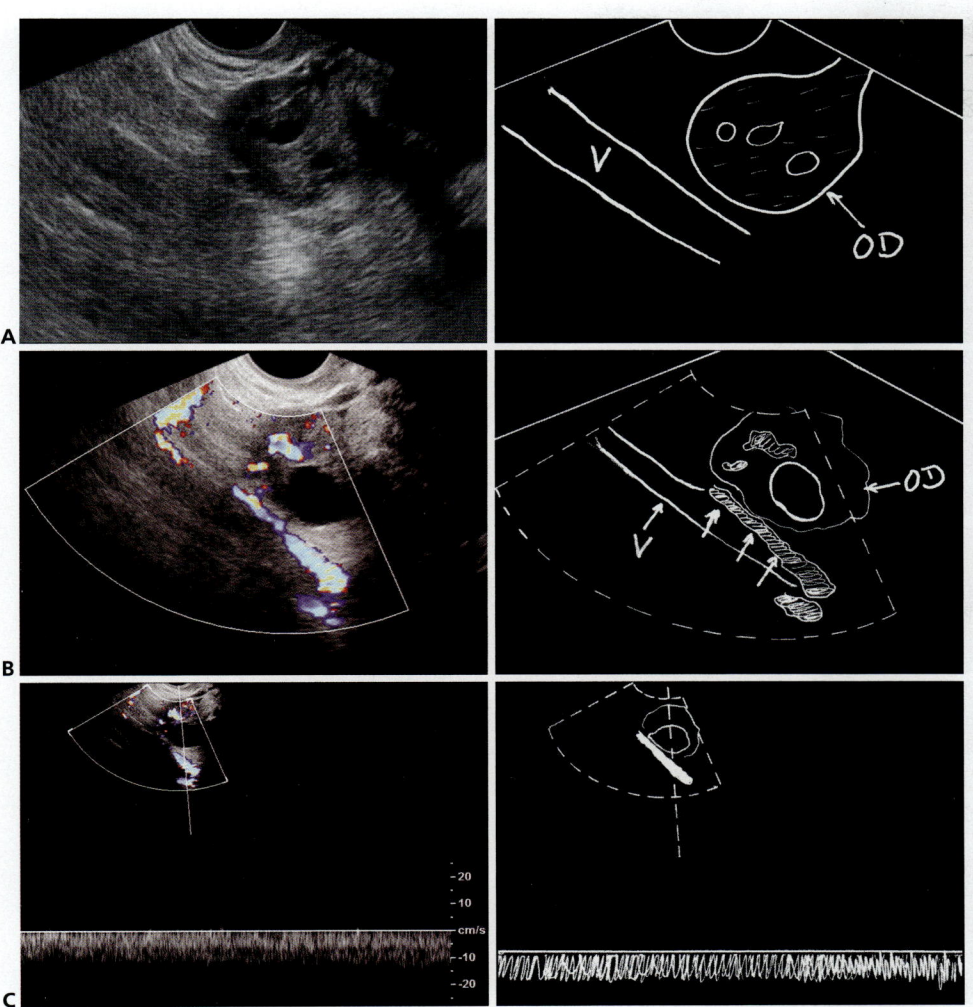

Figura 4.62. Exame transvaginal em paciente de 28 anos com sangramento uterino irregular. Está no terceiro dia de tratamento de trombose venosa profunda no membro inferior direito, que atingiu até a veia ilíaca externa de acordo com estudo vascular há um dia.
A: Ovário direito (OD) com características normais. Observe a veia ilíaca interna (V), com calibre normal no estudo com escala de cinzas. A veia ilíaca interna muitas vezes é denominada de veia hipogástrica, nome impróprio, pois o hipogástrio não fica na pelve menor.
B: O Doppler colorido por frequências mostra a trombose na veia ilíaca interna direita. Note a luz hipoecogênica com apenas um estreito filete irregular de cor (setas), indicando trombose quase total.
C: O Doppler espectral mostra onda de velocidades de fluxo com perfil plano, com velocidades baixas (entre 10 e 12 cm/s), confirmando a trombose parcial.

> Devemos lembrar que o Doppler espectral da veia ilíaca interna normal mostra perfil pulsátil trifásico, idêntico ao da veia cava inferior, com onda reversa na contração atrial e com velocidades altas nas diástoles, atrial e ventricular (ver Figura 4.60). O perfil espectral plano indica obstrução parcial do vaso, que abole a pulsatilidade. Na obstrução total não existe fluxo. O quadro de trombose pélvica aguda, mesmo unilateral, pode estar relacionado com o sangramento uterino (congestão venosa pélvica aguda), além do tratamento com anticoagulante, que aumenta o risco de hemorragia em qualquer órgão. A trombose venosa aguda não é visível na imagem em escala de cinzas, pois o coágulo recente é hipoecogênico e se confunde com a luz venosa normal.

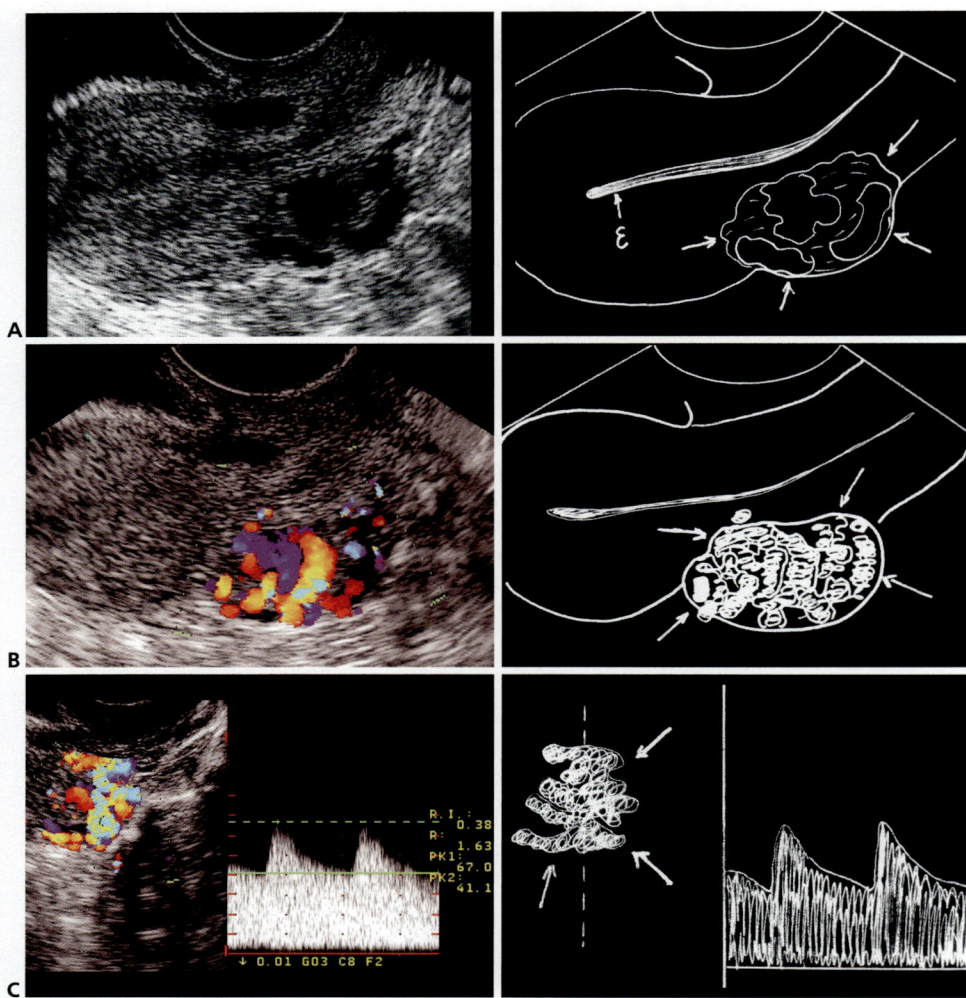

Figura 4.63. Paciente de 42 anos com queixa de hipermenorreia. Exame transvaginal.
A: Corte longitudinal do útero evidenciando nódulo com padrão misto (setas) na parede posterior da região ístmica. O endométrio (E) está homogêneo, sem alterações visíveis.
B: O Doppler colorido por frequências mostra que o nódulo é um bolo de vasos com fluxos multidirecionais (mescla de cores).
C: O Doppler espectral detectou artéria com fluxo diastólico muito alto, com índice de resistividade (IR) de 0,38.

> IR arterial abaixo de 0,40 dentro do útero pode estar relacionado com: gravidez, mioma, neoplasia maligna, malformação arteriovenosa etc. O padrão anatômico da escala de cinzas (nódulo misto predominante cístico) e do Doppler colorido (bolo de vasos calibrosos com fluxos multidirecionais) indica duas hipóteses principais: malformação arteriovenosa ou neoplasia trofoblástica invasiva. Carcinoma endometrial invasivo está excluído graças ao aspecto normal do endométrio. A dosagem de beta-HCG no plasma foi negativa, e ficamos com a primeira hipótese.

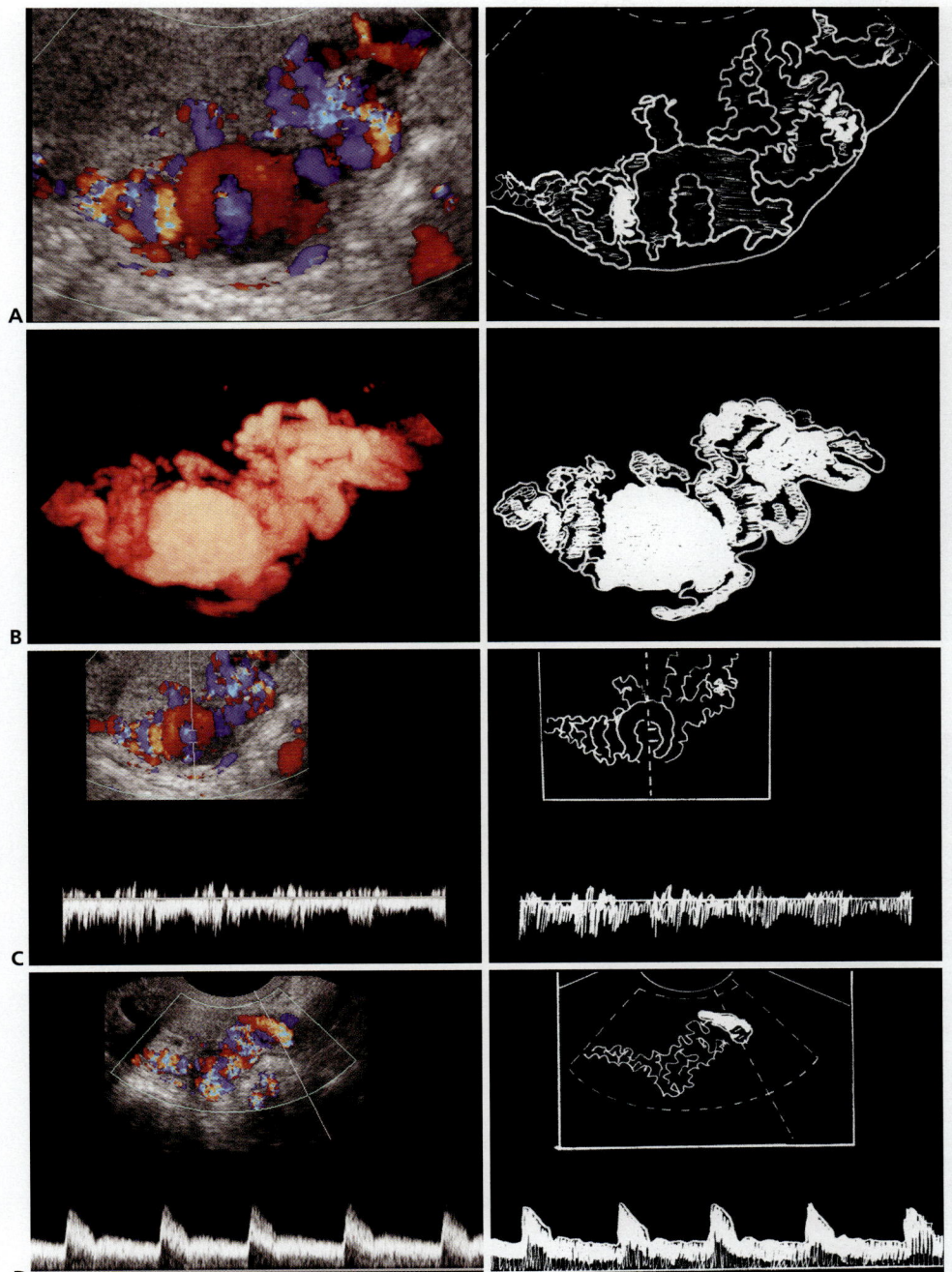

Figura 4.64. Exame transvaginal em paciente de 25 anos, com queixa de dor pélvica e hipermenorreia. Nuligesta.
A: Corte longitudinal do útero, com mapa vascular obtido por meio do Doppler colorido por frequências. Observe o grande bolo de vasos, com fluxos multidirecionais, localizado na subserosa da parede posterior do terço médio do útero.
B: O estudo com o *power* Doppler tridimensional, com exclusão da escala de cinzas, mostra, de forma espetacular, a malformação arteriovenosa.
C: A análise espectral revela fluxos irregulares no núcleo da MAV.
D: A análise espectral das artérias uterinas mostra resistividade baixa (IR = 0,50), indicando alteração hemodinâmica secundária aos altos fluxos da MAV. A opção terapêutica é a embolização da MAV por meio de arteriografia. A opção radical seria uma histerectomia.

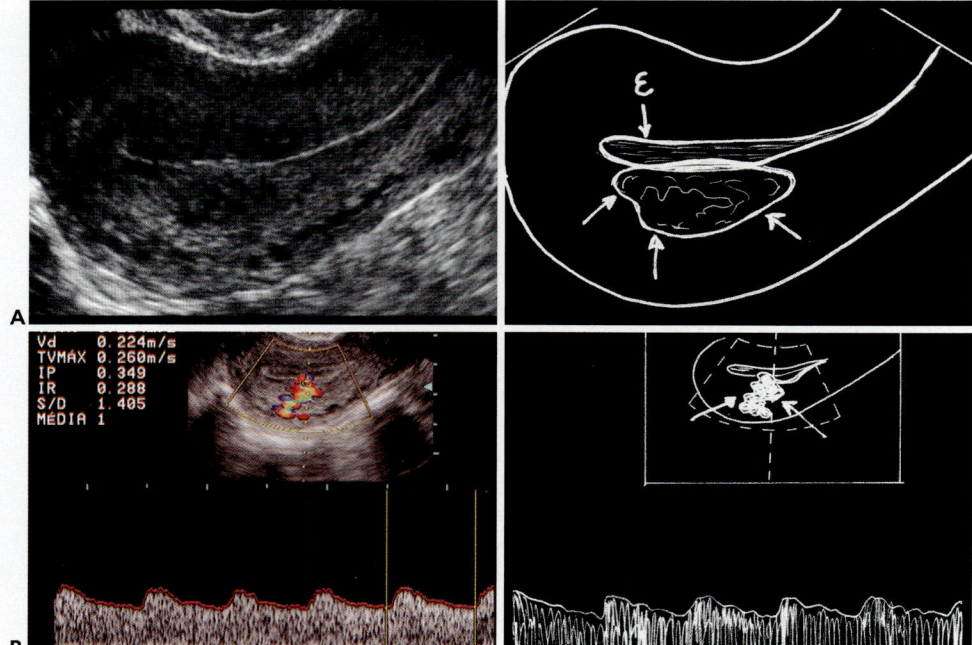

Figura 4.65. Exame transvaginal em paciente de 23 anos. Foi submetida a uma curetagem uterina em decorrência de aborto incompleto há dois meses.
A: Corte longitudinal do útero. Observe área heterogênea (setas) no miométrio profundo da parede posterior, provocando compressão do endométrio (E).
B: O Doppler colorido por frequências mostra bolo de vasos calibrosos e irregulares (setas). A análise espectral mostra a presença de artéria no bolo vascular com fluxo diastólico muito alto, com IR de 0,288. Solicitamos dosagem de beta-HCG plasmático que resultou negativa. A paciente foi submetida à histeroscopia com biópsia no local indicado pela ecografia, e o diagnóstico histológico foi de endometrite sincicial, com proliferação vascular intensa. O nódulo desapareceu após seis meses, e a conclusão deste caso foi de angiomatose em sítio placentário.

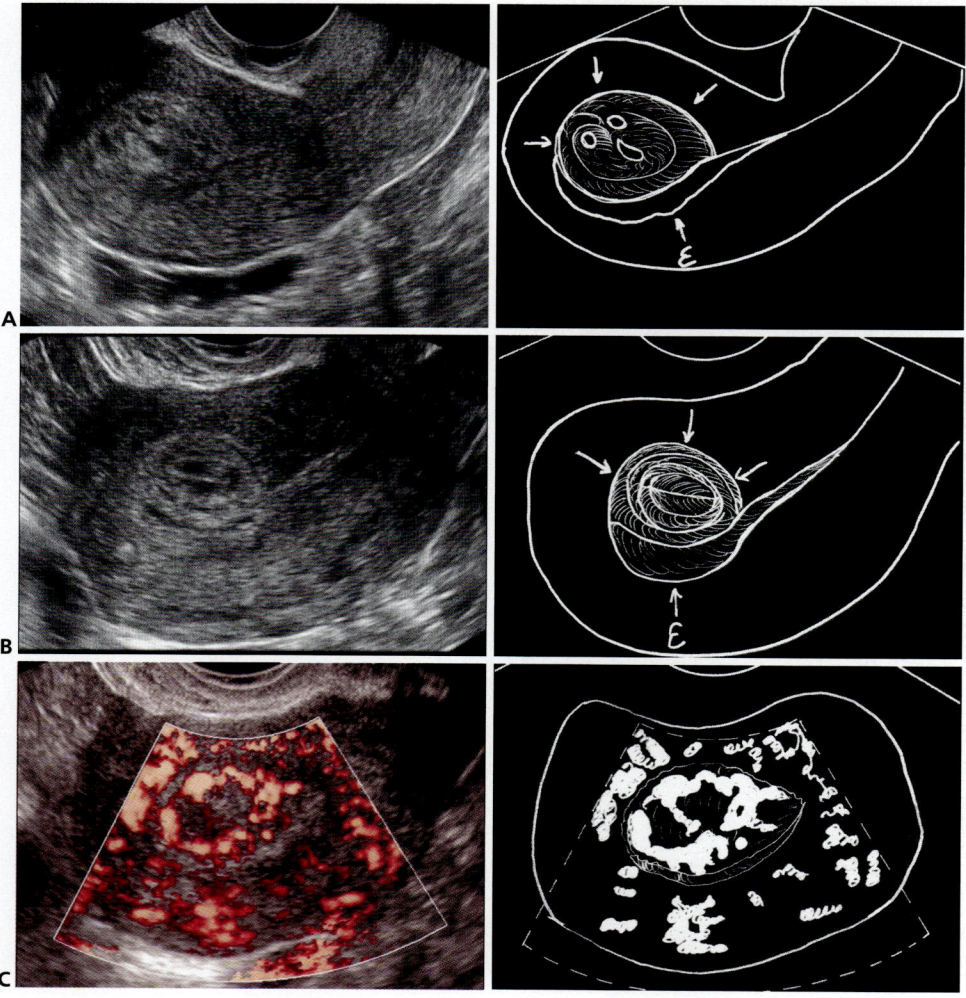

Figura 4.66. Exame transvaginal em paciente com história de aborto espontâneo incompleto na 10ª semana. Foi submetida à curetagem uterina há duas semanas. Persistiu com sangramento moderado, e ecografia realizada em outro serviço indicou persistência de restos vilositários. Nova curetagem há uma semana, durante a qual não se retirou material algum (histologia: pequena quantidade de endométrio decidual, sem vilosidades coriais).
A e **B:** Cortes longitudinais do útero. Observe a presença de nódulo ecogênico (setas) deslocando o endométrio (E). Esse nódulo foi interpretado anteriormente como restos vilositários, o que não foi confirmado pela segunda curetagem.
C: O Doppler colorido por amplitudes revela que o nódulo é hipervascularizado. As hipóteses mais frequentes são: mioma, adenomiose focal e mola invadindo o miométrio. A paciente é jovem e tem exame ecográfico pré-gestacional, mostrando endométrio e miométrio normais, o que exclui as duas primeiras hipóteses. A dosagem de beta-HCG plasmática foi negativa, excluindo a terceira hipótese. Sugerimos controle ecográfico seriado, e o nódulo desapareceu espontaneamente, em seis meses, e o útero mostrou-se normal, com ciclos menstruais normais. A conclusão final foi: angiomatose nodular do sítio placentário, com regressão espontânea.

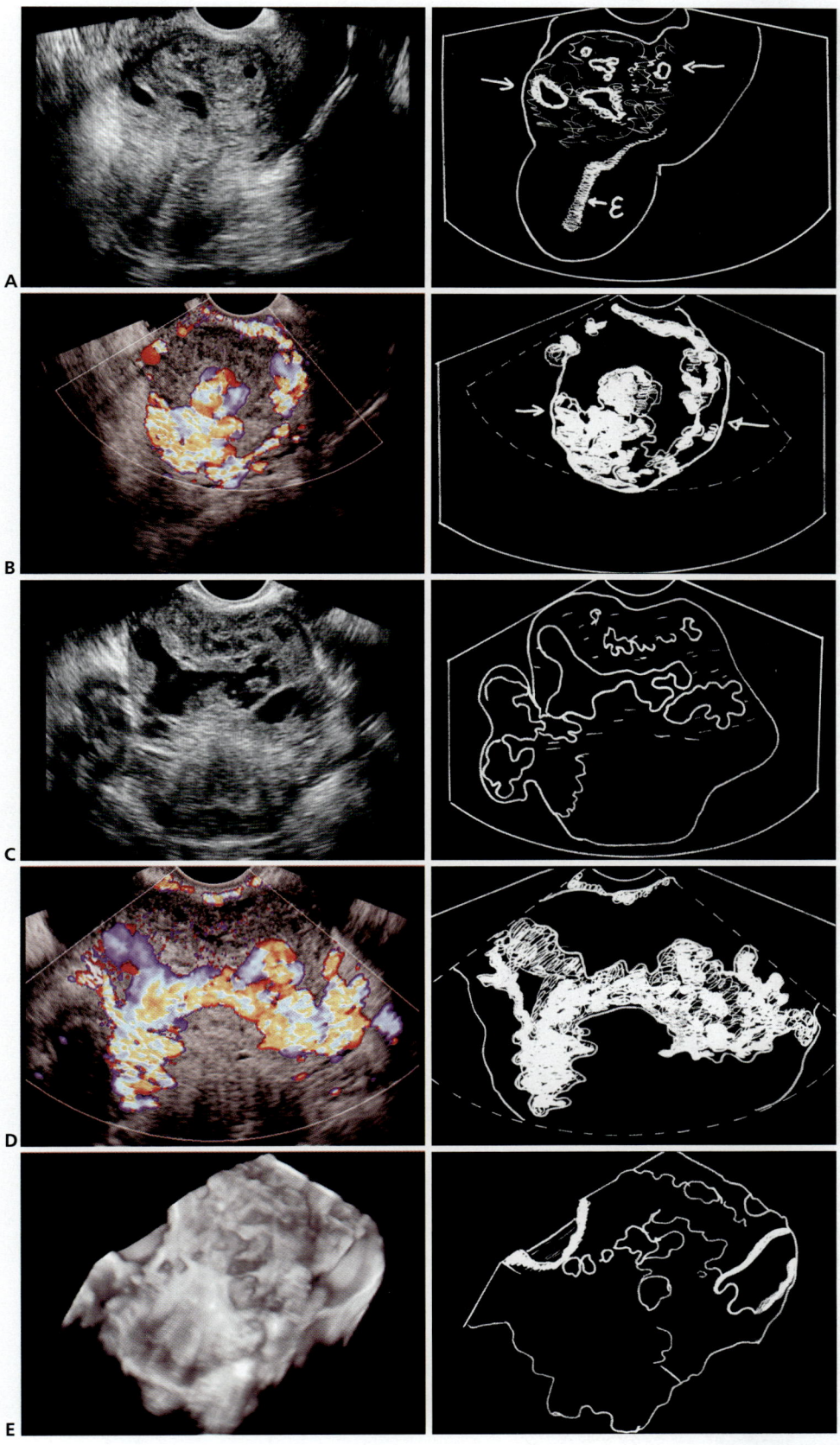

Figura 4.67. Paciente apresentou aborto espontâneo incompleto há 3 meses. Fez curetagem. Exame transvaginal de controle.
A e B: Cortes longitudinais do útero, em escala de cinzas e com Doppler colorido. Observe a grande massa hipervascularizada (setas) na parede anterior da metade inferior do corpo uterino. A massa desloca o endométrio (E) e abaula a serosa uterina.
C e D: Cortes transversais do útero, em escala de cinzas e com Doppler colorido, a demonstrar a massa em outra incidência.
E: Imagem 3D volumétrica. A massa simula uma mola hidatiforme invasiva, com as cavidades vasculares simulando as vesículas. As dosagens, no plasma, do beta-HCG e do hormônio lactogênio placentário apresentaram-se negativas. Após um ano de controles seriados, a massa desapareceu espontaneamente. A conclusão é de grande angiomatose nodular do sítio placentário.

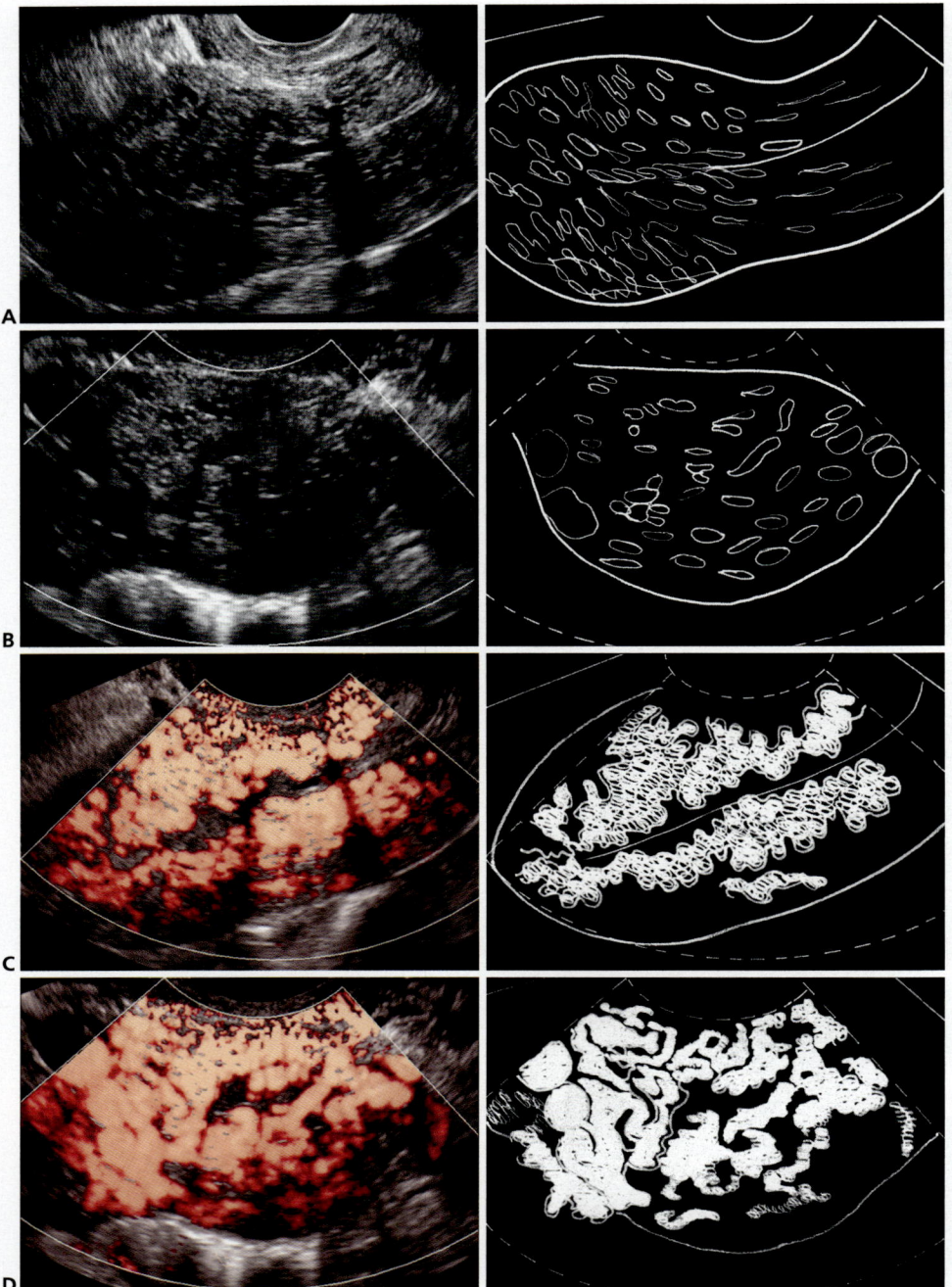

Figura 4.68. Exame transvaginal de rotina em paciente assintomática de 38 anos. Teve parto vaginal há um ano, sem intercorrências.
A e B: Cortes, longitudinal e transversal, do útero. Observe o miométrio completamente tomado por incontáveis pequenos "cistos" irregulares.
C e D: Mesmos planos estudados com o Doppler codificado por amplitudes. Os "cistos" são incontáveis vasos sanguíneos tomando todo o miométrio. A dosagem de beta-HCG plasmática foi negativa. Exame de controle após seis meses mostrou útero exatamente igual. A conclusão é de uma angiomatose miometrial difusa, benigna, induzida pela gestação. O interessante desse caso é o tempo decorrido desde o parto e o processo ainda estar tão intenso e assintomático, com a paciente referindo ciclos menstruais regulares.

! A angiomatose miometrial induzida pela placentação, também denominada de malformação arteriovenosa de sítio placentário, pode provocar erros na interpretação da imagem ecográfica. O diagnóstico diferencial é de restos vilositários retidos, mioma hipervascular, neoplasia trofoblástica invasiva, malformação arteriovenosa primária (MAV) e carcinoma endometrial invasor.
O quadro clínico, o antecedente de gravidez recente (aborto, parto prematuro ou parto a termo), as dosagens hormonais, a ecografia seriada, e, se necessário, a biópsia endometrial levam ao diagnóstico correto. Muito cuidado! A informação chave é o antecedente de gravidez recente e a dosagem negativa da beta-HCG.
Esses casos são benignos e, geralmente, a evolução é para o desaparecimento espontâneo da lesão, não havendo necessidade de conduta cirúrgica (iatrogenia).

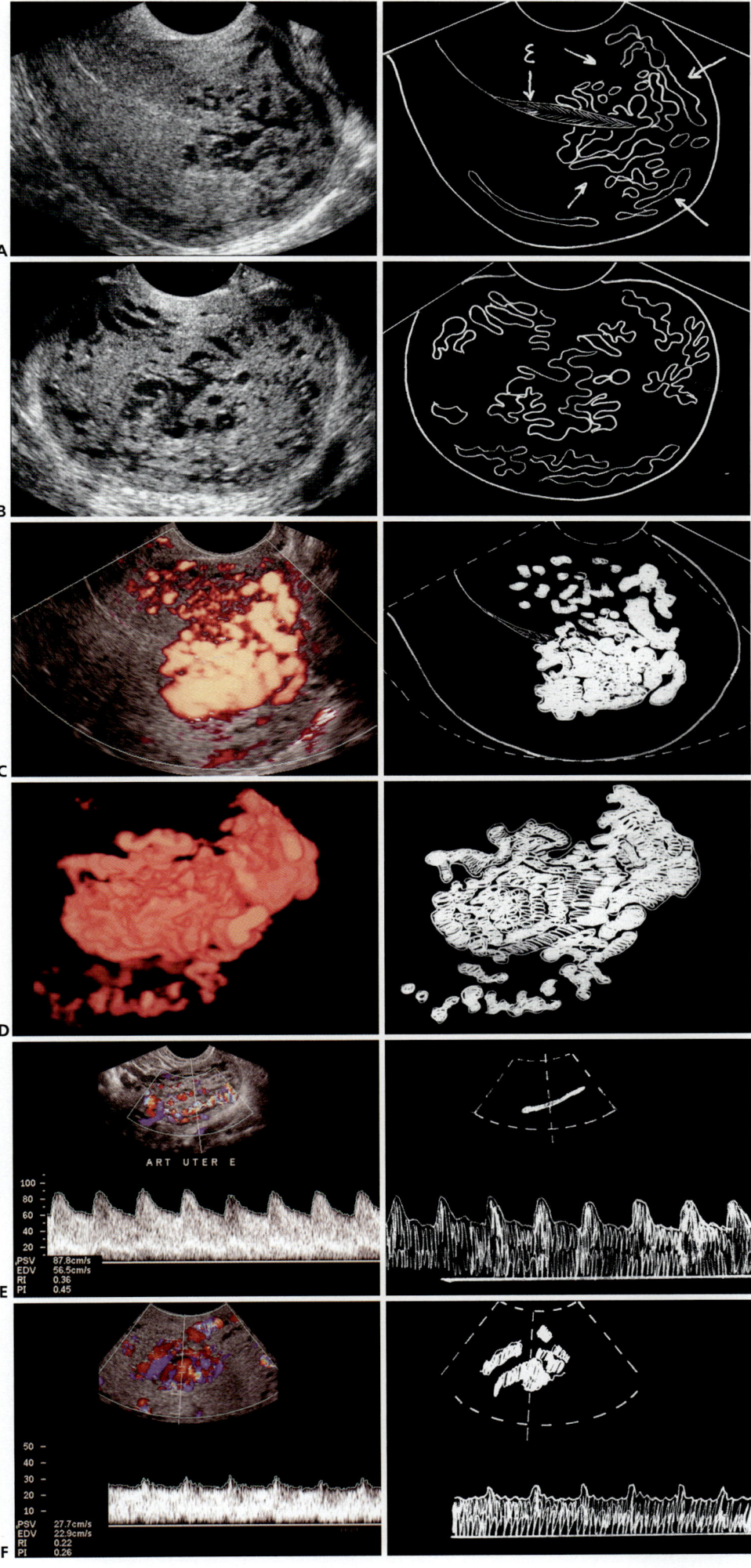

Figura 4.69. Exame transvaginal em paciente de 21 anos. Teve parto prematuro de 24 semanas há 15 dias. O recém-nascido foi a óbito. O estudo anatomopatológico da placenta foi normal. Está com sangramento anormal persistente.
A: Corte longitudinal do útero mostrando grande área heterogênea repleta de "cistos" irregulares, ocupando a metade superior do útero (setas). O volume uterino está aumentado, com 193 cm³. O endométrio (E) está fino.
B: Corte transversal da mesma área da imagem A.
C: O Doppler codificado por amplitudes mostra que os "cistos" são, na realidade, uma enorme quantidade de vasos em bolo.
D: O Doppler tridimensional mostra, de forma magnífica, o bolo monumental de vasos na metade superior do útero.
E: A análise espectral das artérias uterinas mostra perfusão sanguínea elevada, com IRs menores do que 0,40 (suspeito de malignidade).
F: A análise espectral arterial no bolo vascular miometrial mostra IRs entre 0,22 e 0,28 (fortemente suspeito de malignidade). A dosagem de beta-HCG plasmática foi negativa. A conduta clínica foi conservadora, com administração de uterotônicos. O sangramento diminuiu progressivamente e desapareceu em cerca de 15 dias. O controle ecográfico seriado mostrou diminuição lenta do volume uterino e, após um ano, o útero estava normal, e a massa vascular desapareceu totalmente. A conclusão foi de uma angiomatose miometrial induzida pela placentação. No ano seguinte, a paciente engravidou espontaneamente e teve parto a termo sem intercorrências.

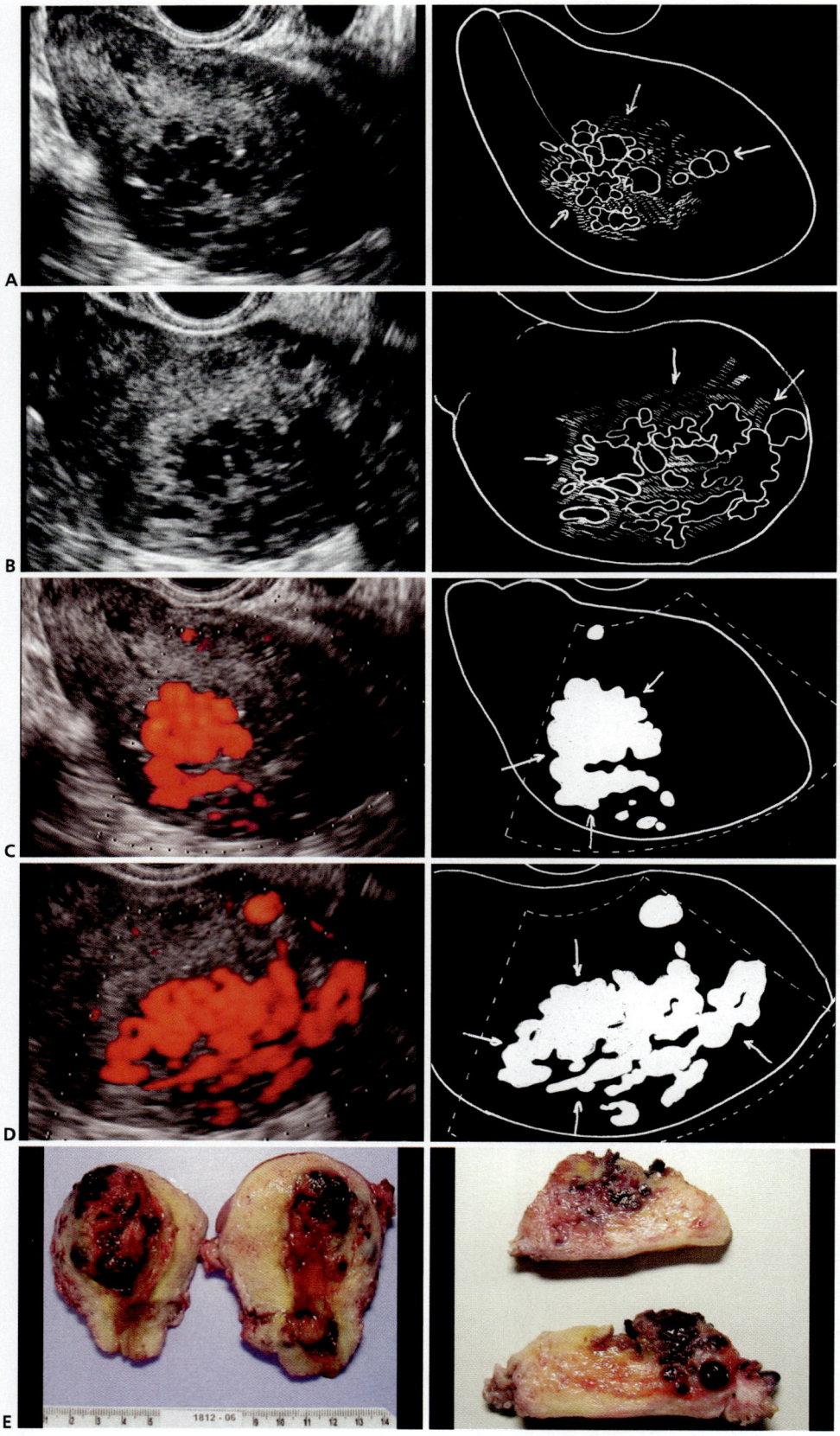

Figura 4.70. A paciente foi submetida à reprodução assistida, e foram transferidos dois embriões. Implantaram-se os dois, e um deles se dividiu em dois. A gravidez evoluiu com três fetos, sendo dois deles idênticos. Foi realizada uma cesariana na 34ª semana, e os recém-nascidos tiveram boa evolução. Exame transvaginal de rotina 60 dias após a cesariana. Cortesia: Prof. Luiz Eduardo Machado (Salvador, Bahia).
A e B: O útero retrovertido apresenta grande massa na parede posterior (setas), com limites irregulares e contendo vários pequenos cistos.
C e D: O Doppler colorido por amplitudes revela que os cistos correspondem a um bolo de vasos tortuosos e com grande calibre irregular. A hipótese provável é de angiomatose no leito placentário. No dia seguinte, à noite, a paciente foi levada à emergência do hospital, em razão de grande hemorragia. Apresentou hipovolemia e foi submetida a uma histerectomia de urgência.
E e F: A macroscopia do útero mostra a grande massa em sua parede, com as cavidades vasculares. A impressão é de um coriocarcinoma em leito placentário. O estudo histológico concluiu que se tratava de acretismo placentário e excluiu o corioma. Esse caso é muito interessante, pois a dequitação placentária foi normal, sem suspeita do acretismo, e que a evolução após o parto foi totalmente normal. A hemorragia grave aconteceu dois meses após e quase matou a paciente.

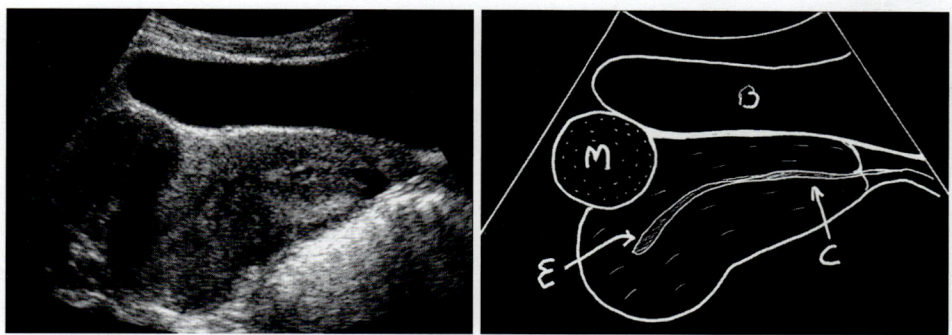

Figura 4.71. Corte longitudinal transabdominal. Útero mediovertido, contendo mioma (M) subseroso. B = bexiga; C = canal cervical; E = endométrio. A imagem mais comum do mioma é a de um nódulo hipoecogênico com limites regulares.

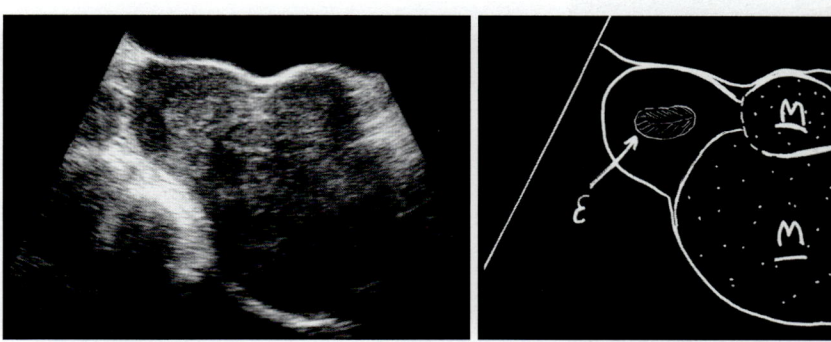

Figura 4.72. Corte transversal transabdominal. Útero miomatoso. Mioma (M) subseroso posterior e, outro, intraligamentar esquerdo. E = endométrio.

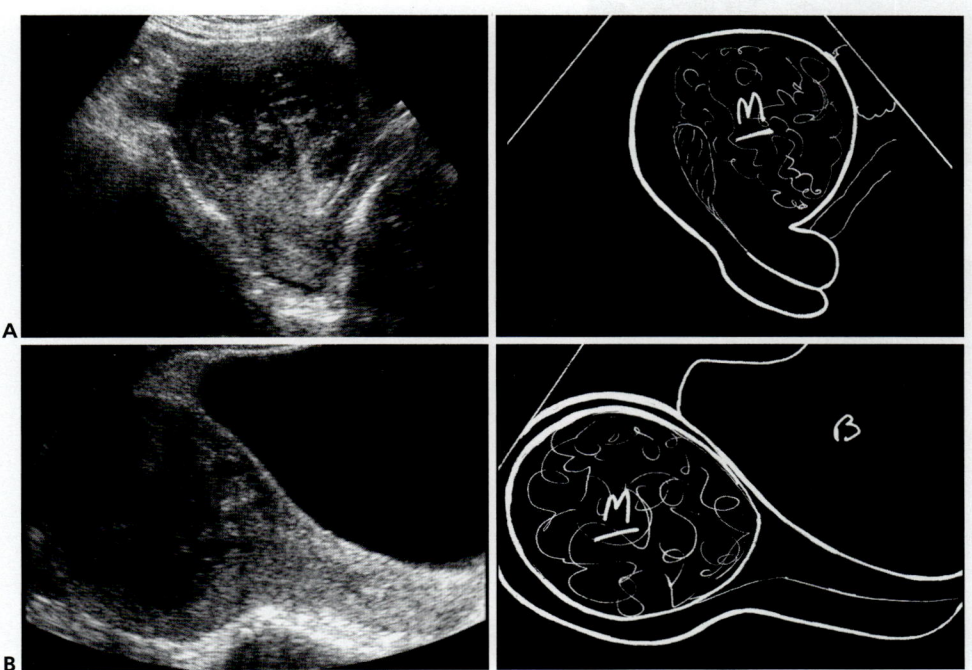

Figura 4.73. Exame transabdominal em útero contendo um grande mioma (M) parietal no fundo uterino.
A: Corte longitudinal com a bexiga vazia. O útero está antevertido, o que dificulta a penetração do feixe acústico. Mesmo com a bexiga vazia, já é possível identificar o grande nódulo com ecotextura heterogênea.
B: Corte longitudinal com a bexiga cheia (B). Ao retificar o útero, a bexiga cheia melhora a visualização do mioma, pois o útero fica horizontal, e o feixe acústico o penetra a 90°.

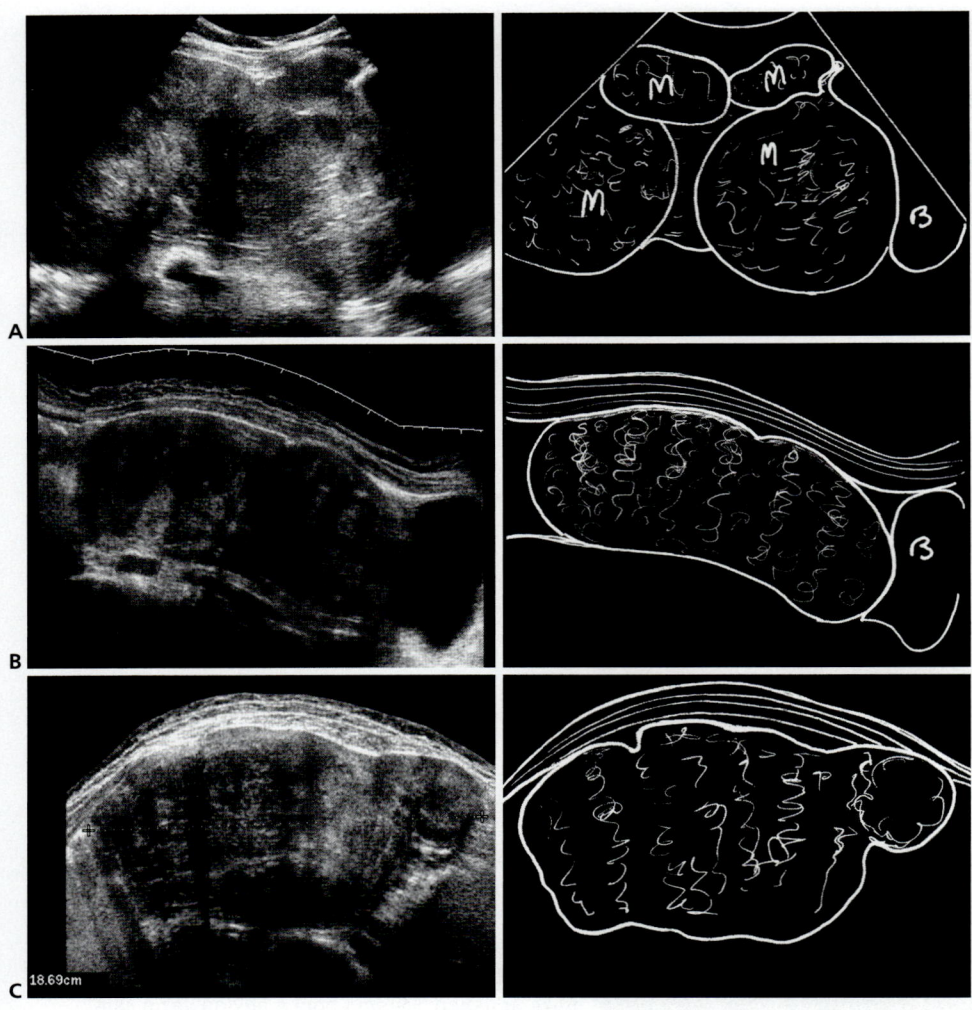

Figura 4.74. Exame transabdominal em útero miomatoso. B = bexiga.
A: Corte longitudinal. O útero apresenta contorno lobulado, o miométrio está heterogêneo e contém inúmeros miomas (M). A imagem convencional não permite a visão total do útero muito aumentado.
B e C: Cortes longitudinal e transversal utilizando a imagem panorâmica. Com essa técnica podemos ter a visão total de órgãos que, por suas dimensões normais ou aumentadas, não cabem no campo de visão da imagem convencional. Observe que, no corte transversal (**C**), o útero tem diâmetro de 18,69 cm.

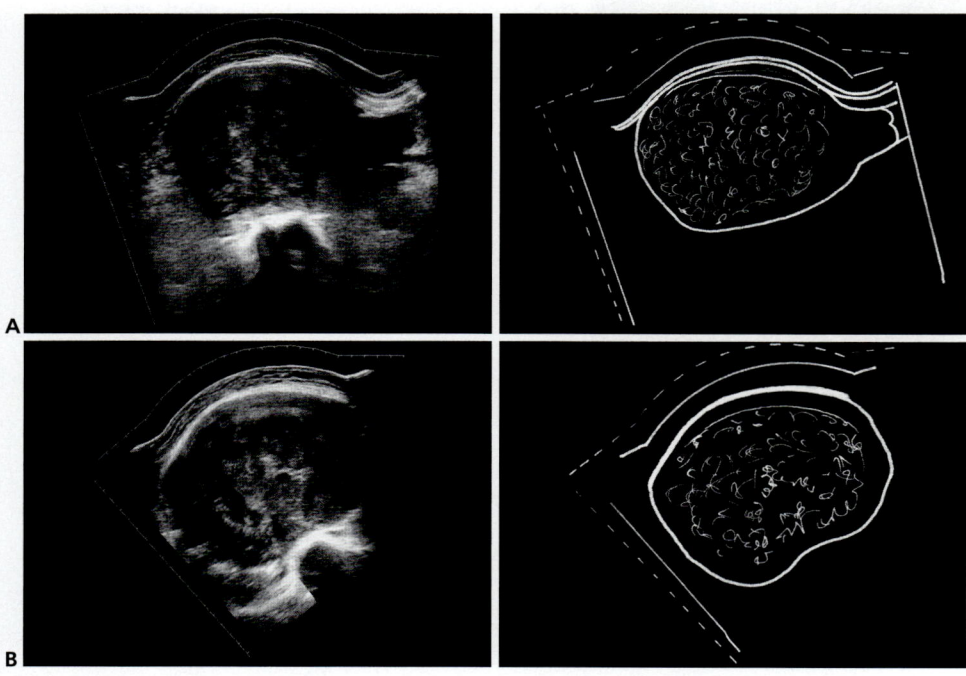

Figura 4.75. Exame transabdominal em paciente de 47 anos, portadora de útero miomatoso, com queixa de dor pélvica e de pouca capacidade vesical.
A e B: Cortes, longitudinal e transversal, do útero. Utilizamos a imagem panorâmica, pois o útero está muito grande, com volume total de 2.396 cm³, o que desloca e comprime os órgãos pélvicos.

Capítulo 4 ■ O MIOMÉTRIO | 169

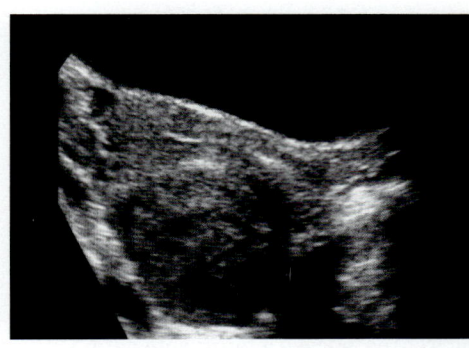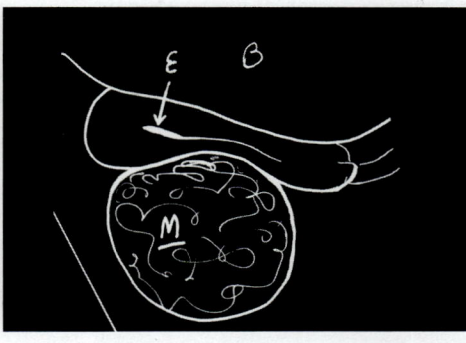

Figura 4.76. Exame transabdominal longitudinal do útero. Paciente de 13 anos de idade, com queixa de dor pélvica. Observe o grande mioma (M) na parede posterior do útero. B = bexiga; E = endométrio.

! A presença de grandes miomas, em adolescentes e adultas jovens, indica forte dependência hormonal desses tumores e mau prognóstico para a preservação do útero.

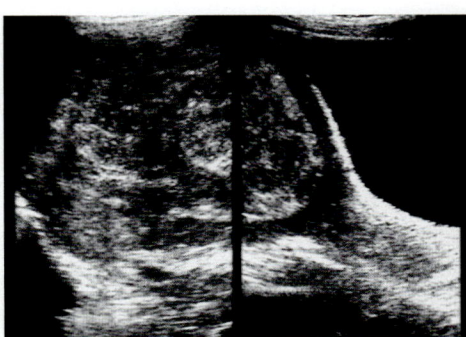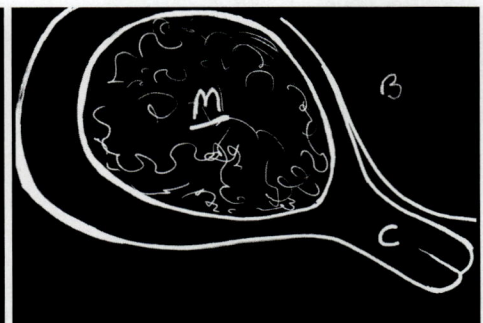

Figura 4.77. Paciente de 23 anos, com hipermenorragia e anemia grave. Corte longitudinal transabdominal do útero, mostrando imenso mioma parietal (M) corporal. B = bexiga; C = colo uterino. Na época desse exame, não existiam os recursos de bloqueio hormonal central ou de embolização do mioma, e não foi possível preservar o útero.

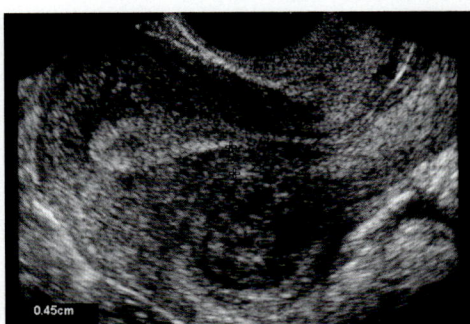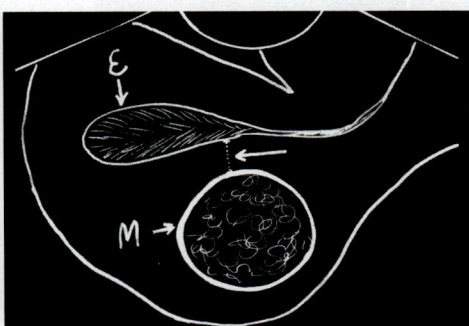

Figura 4.78. Corte longitudinal transvaginal do útero, mostrando mioma (M) parietal posterior. O endométrio (E) tem padrão secretor normal. A distância do mioma à basal do endométrio é de 4,5 mm (seta). Note que o mioma está abaulando a serosa, mas não tem relação com ela, portanto é totalmente parietal.

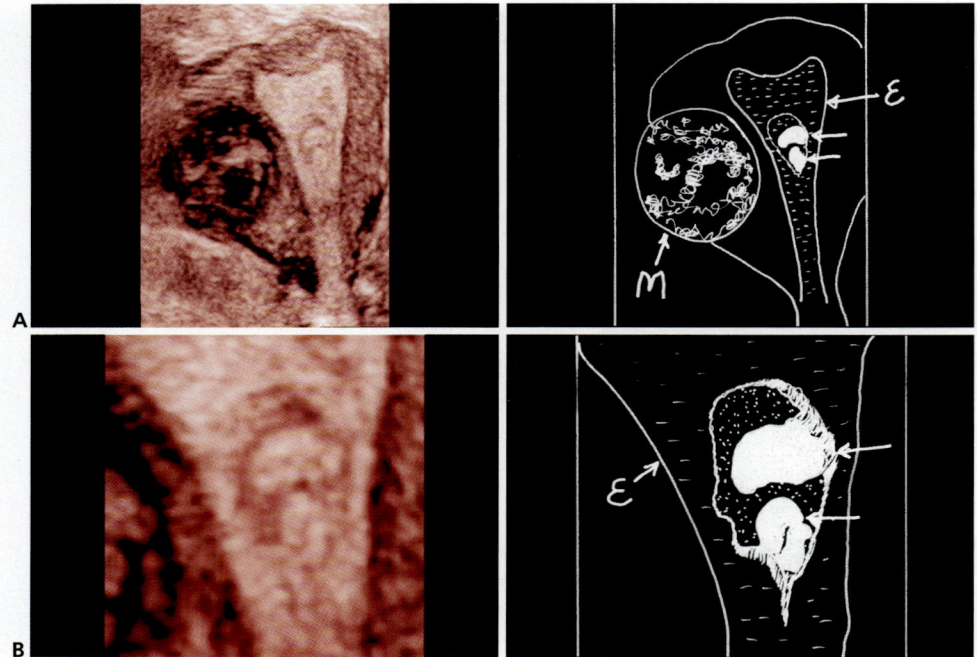

Figura 4.79. Exame transvaginal do útero em paciente com esterilidade e queixa de aumento do fluxo menstrual.
A: Corte coronal do útero, obtido com ecografia 3D. Observe o mioma parietal lateral (M), próximo ao endométrio (E) e deslocando a serosa intraligamentar. O endométrio está heterogêneo e contém dois nódulos ecogênicos (setas).
B: Ampliação da região dos nódulos endometriais, com aplicação de transparência para destacá-los. A histeroscopia revelou dois pólipos endometriais. O recurso da transparência é interessante para destacar os pólipos endometriais, pois são mais ecogênicos do que a mucosa e apagam menos.

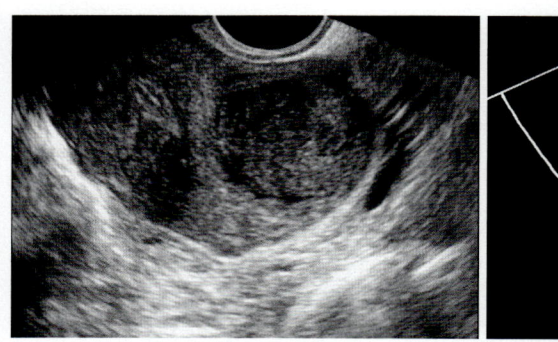 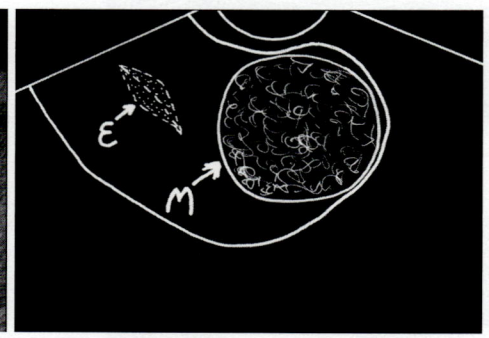

Figura 4.80. Exame transvaginal de rotina em paciente de 41 anos, assintomática e com duas gestações normais a termo. Corte transversal do útero: observe a presença de mioma (M) parietal lateral à esquerda, com grande abaulamento uterino. O endométrio (E) tem padrão normal trilaminar e não está relacionado com o mioma.

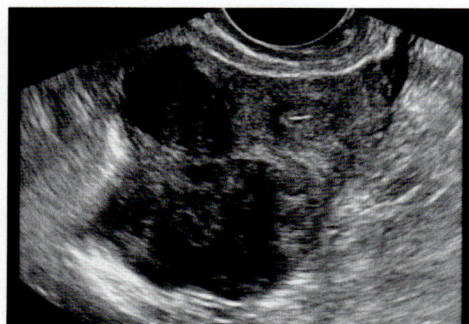 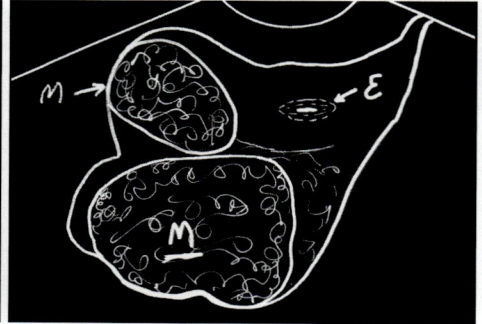

Figura 4.81. Corte transversal transvaginal. Útero apresentando miomas (M) parietais, lateral à direita e posterior. O endométrio (E) está normal.

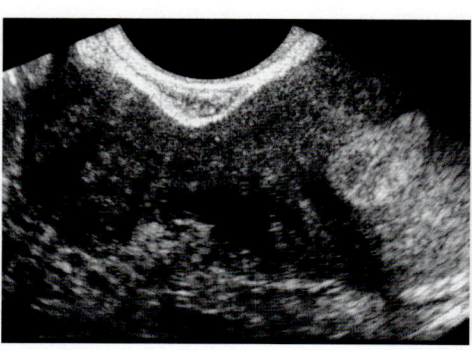 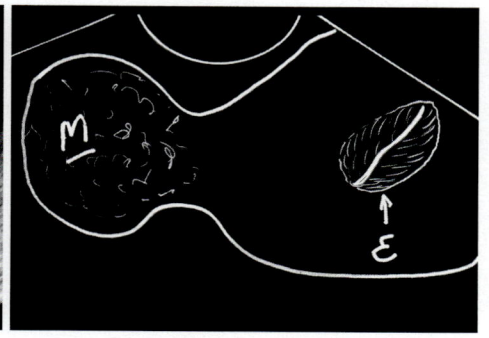

Figura 4.82. Corte longitudinal transvaginal do útero. Observe o mioma (M) pedunculado subseroso, no fundo uterino. O endométrio (E) tem padrão secretor normal, em fase inicial (ecogênico, mas ainda trilaminar).

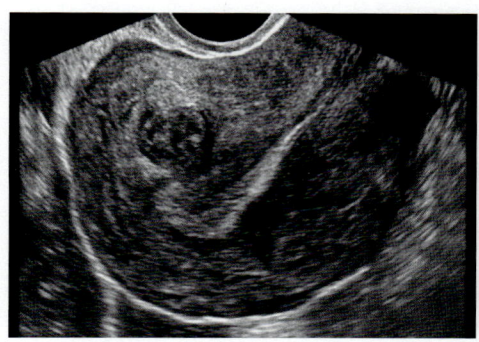 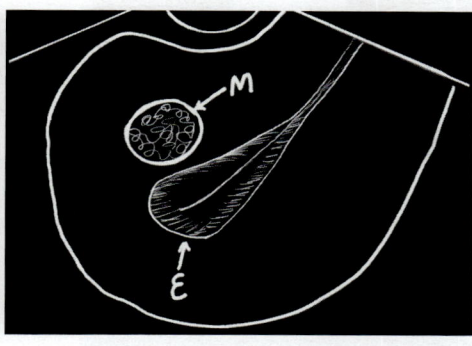

Figura 4.83. Corte longitudinal transvaginal do útero. Observe o pequeno mioma (M) parietal anterior, bem próximo à mucosa. O endométrio (E) está normal, sem sinais de compressão pelo mioma.

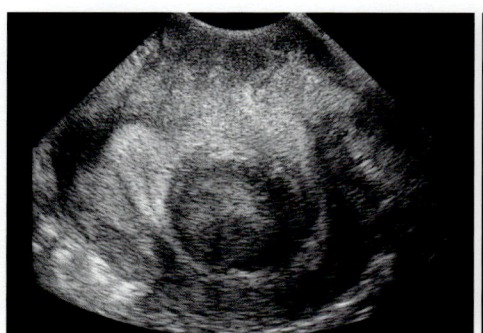 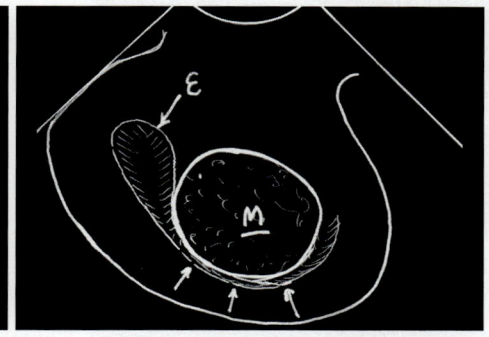

Figura 4.84. Corte transversal transvaginal do útero. Observe o mioma (M) submucoso. O endométrio (E) apresenta grande compressão pelo mioma (setas).

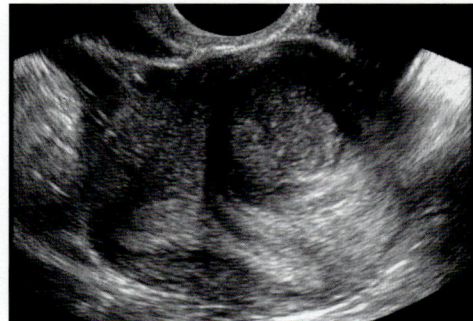 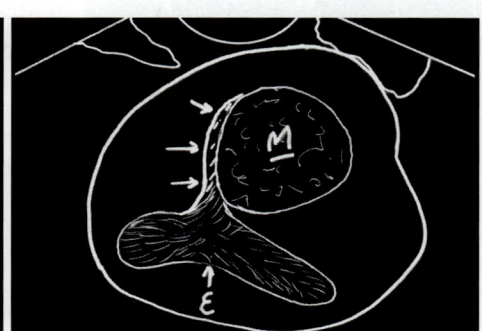

Figura 4.85. Corte transversal transvaginal de útero medioverdito. Observe o endométrio (E) em corte coronal, apresentando grande compressão (setas) por mioma (M) submucoso lateral esquerdo. No exame transvaginal de útero em medioversão, o fundo uterino aponta para baixo, e o endométrio aparece em plano coronal no corte transversal (observe o fundo endometrial).

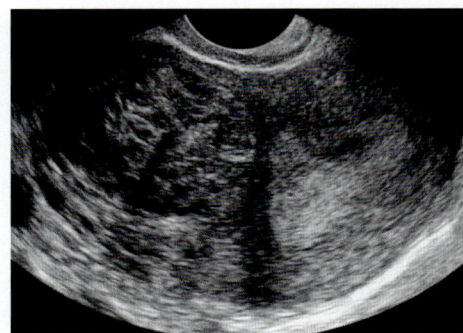 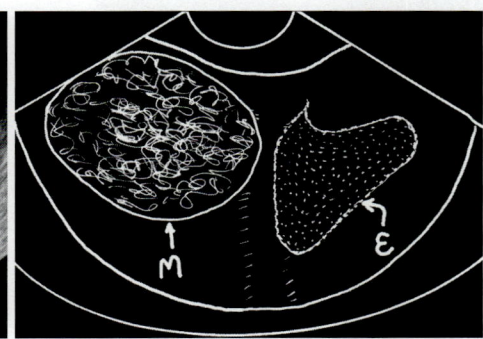

Figura 4.86. Paciente de 34 anos com queixa de aumento do fluxo menstrual e anemia ao exame laboratorial. Exame transvaginal. Observe o fundo endometrial (E) apontando para baixo (útero medioverdito) e deslocado para a esquerda, em virtude da presença de grande mioma (M) parietal lateral à direita.

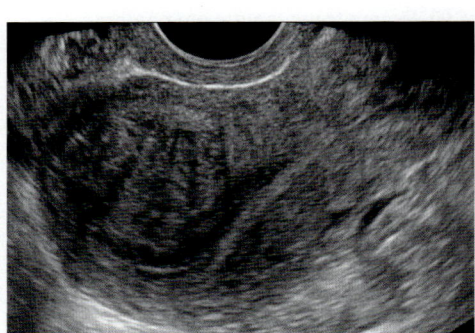 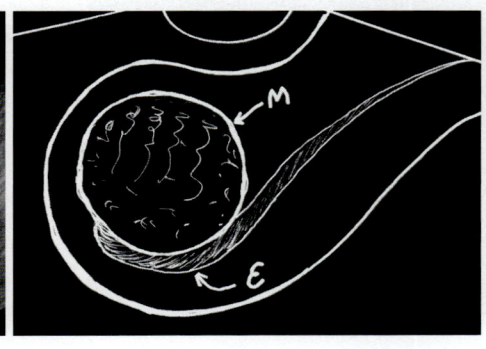

Figura 4.87. Paciente com queixa de esterilidade e dismenorreia. Presença de grande mioma (M) submucoso, comprimindo e deslocando o endométrio (E). Corte longitudinal transvaginal.

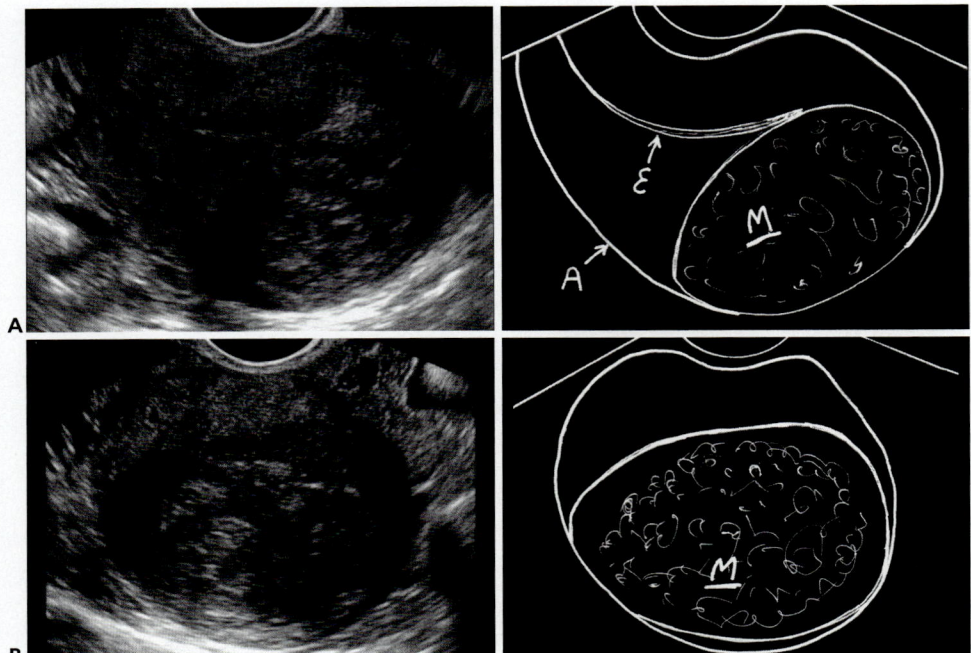

Figura 4.88. Paciente assintomática, apresentando útero retrovertido e grande mioma (M) parietal na parede anterior. O endométrio (E) está fino, normal para o período pós-menstrual. Devemos lembrar que a parede anterior (A) do útero retrovertido se torna distal ao transdutor, graças à inversão espacial do corpo uterino. Exame transvaginal.
A: Corte longitudinal.
B: Corte transversal.

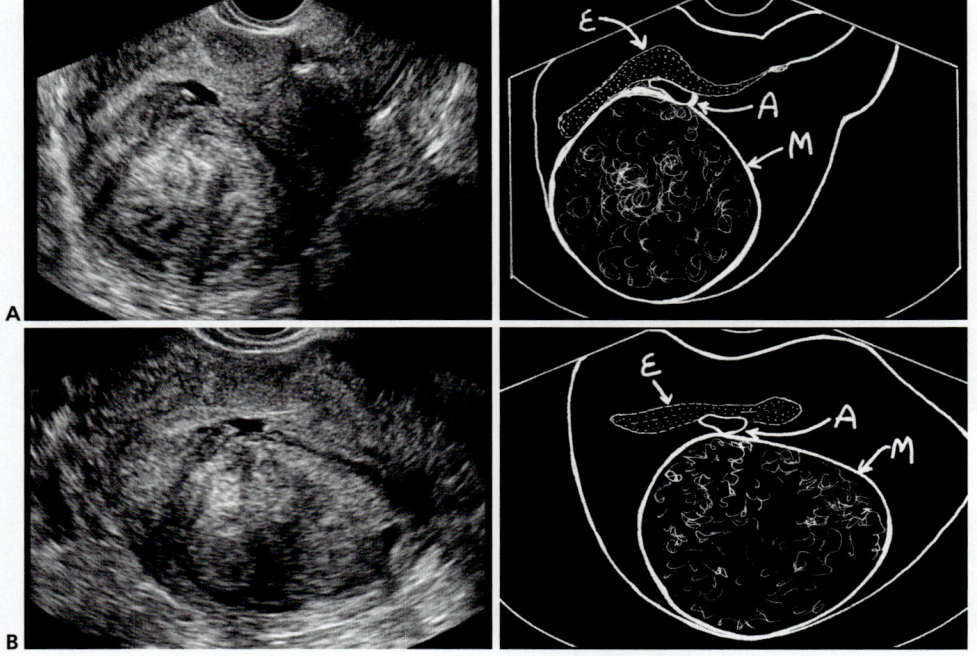

Figura 4.89. Exame transvaginal de rotina. Paciente de 46 anos, assintomática, com ciclos menstruais regulares. Observe o grande mioma (M) parietal posterior e submucoso. O endométrio (E) está deslocado anteriormente pelo mioma, e nota-se um cisto de adenomiose (A) entre a basal posterior do endométrio e o mioma.
A: Corte longitudinal.
B: Corte transversal.

> Os achados clínicos e anatômicos dos miomas são muito variáveis. Não existe uma relação óbvia entre a as alterações provocadas pelos miomas e o quadro clínico, como tampouco com a esterilidade. Nesse caso, observam-se alterações graves na anatomia uterina, mas a paciente não apresenta quadro clínico algum.

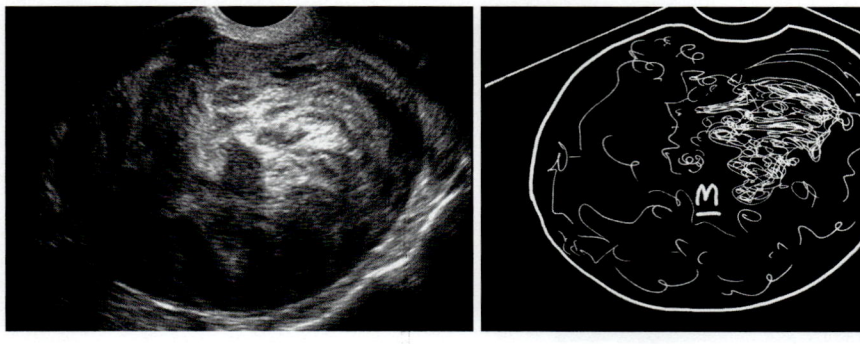

Figura 4.90. Exame transvaginal em paciente apresentando dor pélvica, dispareunia e aumento do fluxo menstrual. Grande mioma (M) parietal posterior ocupando toda a pelve.

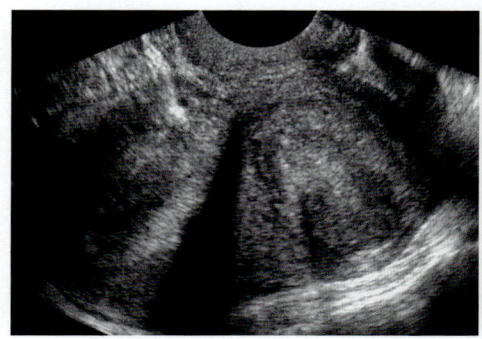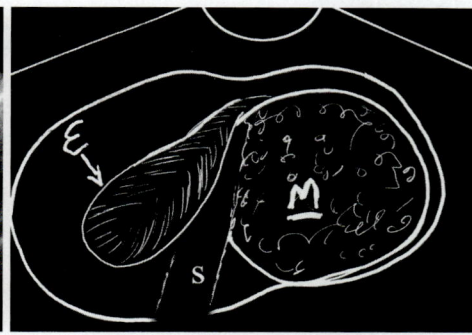

Figura 4.91. Exame transvaginal em paciente assintomática. Corte longitudinal oblíquo do útero. Mioma (M) parietal posterior, deslocando o endométrio (E). A sombra acústica (S) é um artefato provocado na transmissão acústica, quando o feixe acústico tangencia na borda do mioma.

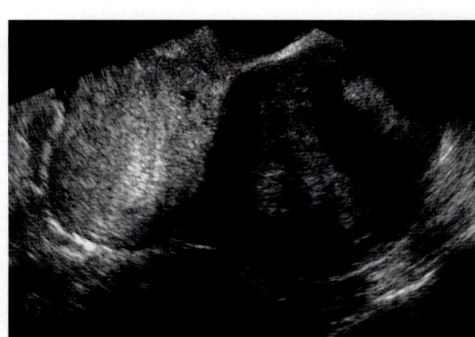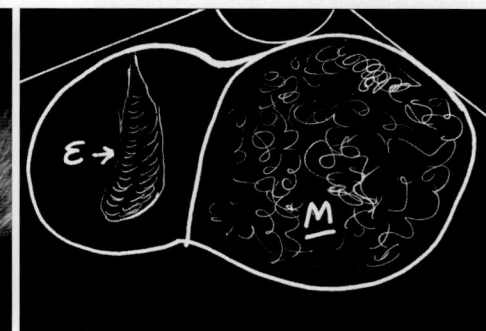

Figura 4.92. Exame transvaginal de grande mioma (M) posterior subseroso, ocupando o fundo de saco posterior. E = endométrio. A paciente tem queixa de dificuldade com as evacuações intestinais.

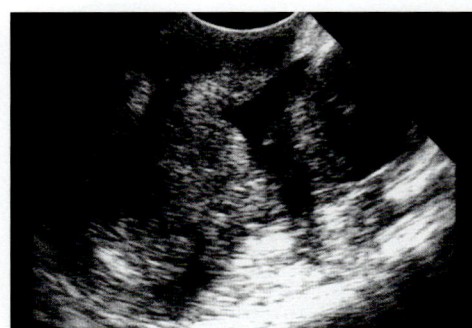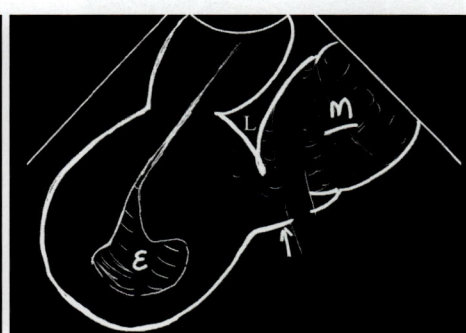

Figura 4.93. Corte longitudinal transvaginal de útero mediovertido apresentando mioma (M) pedunculado posterior. O mioma ocupa o fundo de saco e pode ser confundido com tumor ovariano sólido, caso não se identifique o pedúnculo de conexão ao útero (seta). E = endométrio; L = líquido no fundo de saco posterior.

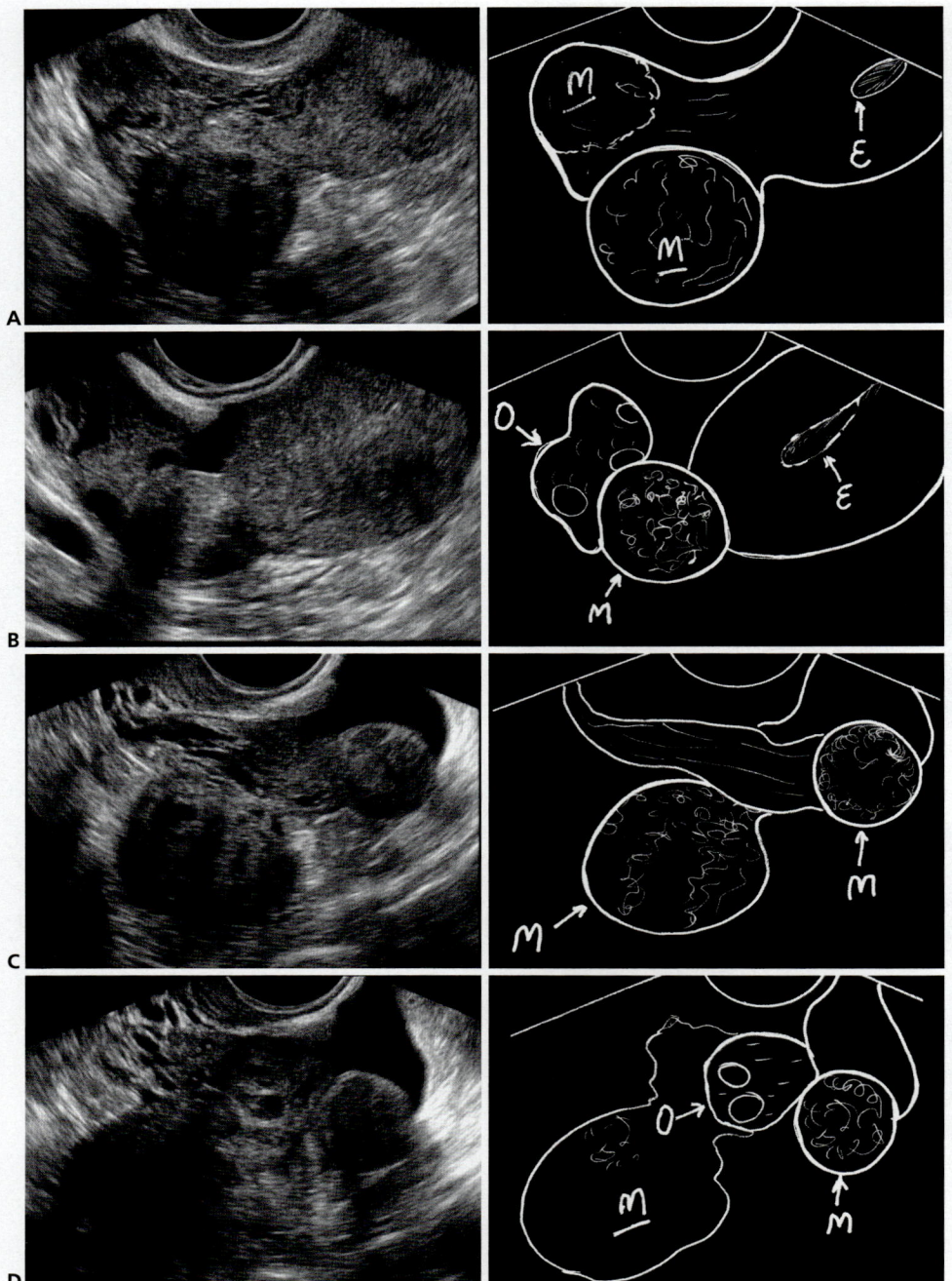

Figura 4.94. Exame transvaginal de útero contendo dois miomas (M) intraligamentares à direita.
E = endométrio; O = ovário direito.
A: Corte transversal.
B: Corte transversal. O ovário está fazendo corpo com o mioma.
C: Corte longitudinal parauterino mostrando os dois miomas.
D: Corte longitudinal parauterino mostrando os miomas e o ovário.

> ! Lembre-se que os miomas intraligamentares e os subserosos pedunculados podem induzir ao diagnóstico errado de neoplasia ovariana.

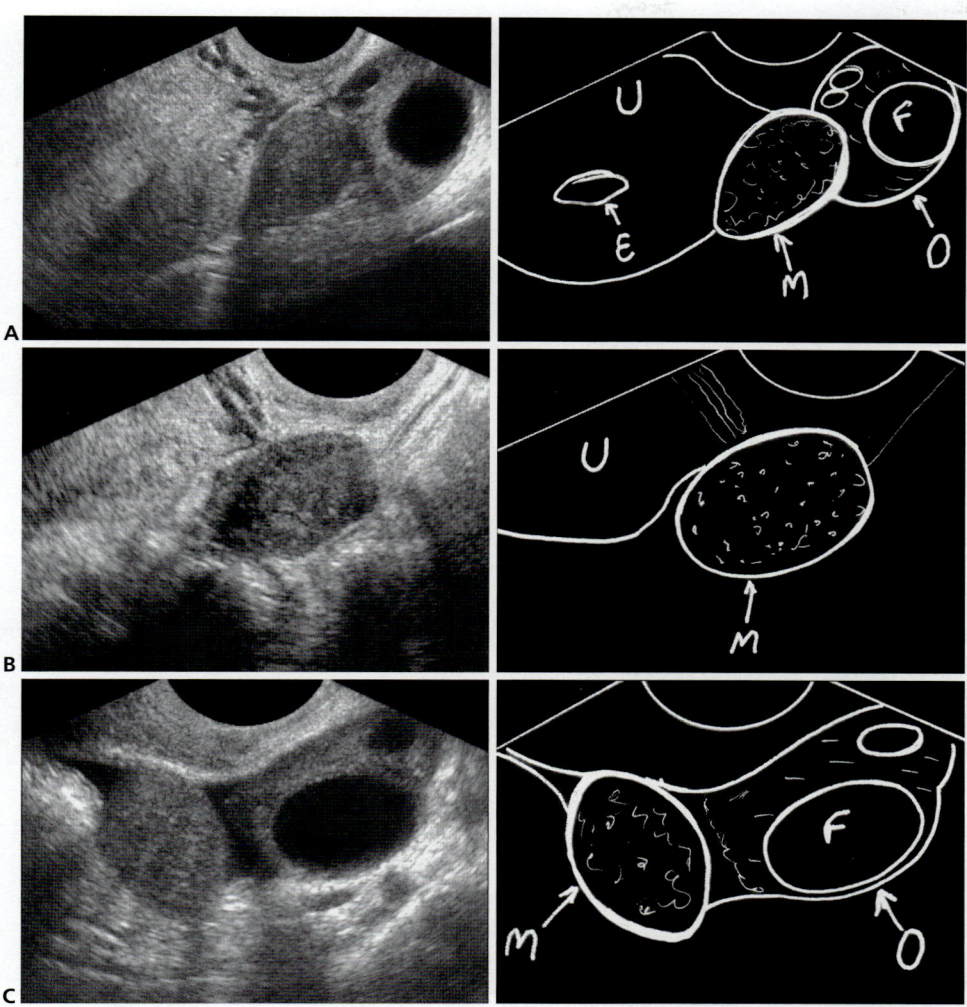

Figura 4.95. Exame transvaginal mostrando mioma intraligamentar à esquerda.
A: Corte transversal mostrando o útero (U), o mioma (M) e o ovário esquerdo (O), que contém um folículo (F). E = endométrio.
B: Corte longitudinal parauterino, mostrando o mioma, que pode ser confundido com um tumor sólido de ovário.
C: Corte longitudinal oblíquo mostrando o mioma e o ovário. O folículo favorece a correta identificação do ovário.

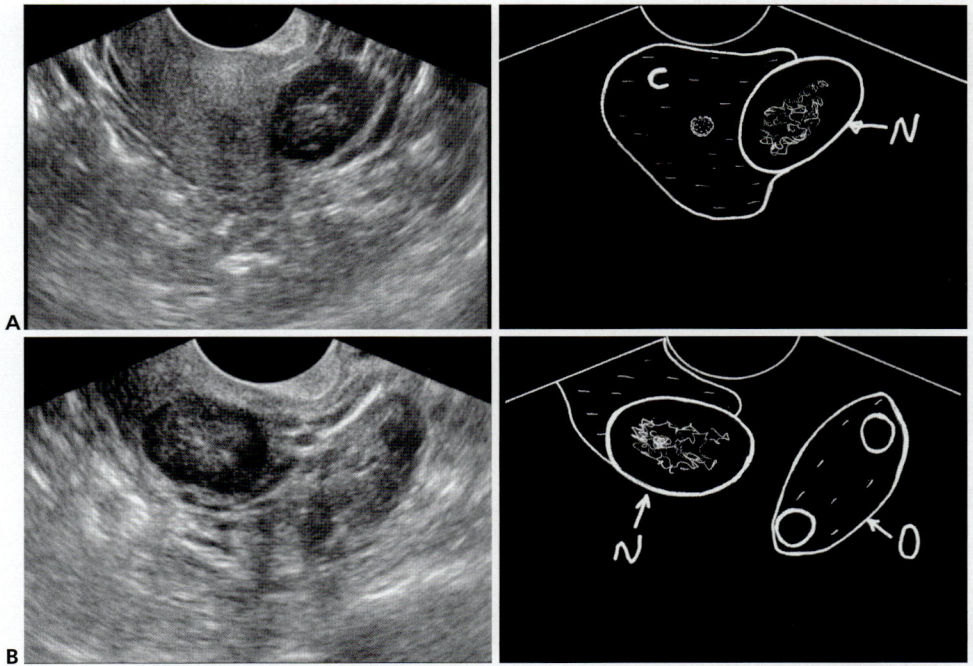

Figura 4.96. Exame transvaginal em paciente com dispareunia profunda.
A: Corte transversal no colo uterino. Observe o nódulo ovoide (N) ao lado esquerdo do colo (C), intraparametrial.
B: Corte oblíquo a mostrar o nódulo e o ovário esquerdo (O) independentes.

> Os miomas cervicais são de difícil manejo, pois o acesso cirúrgico é sujeito a complicações, e a resposta a medicamentos de bloqueio é pobre. Se o quadro clínico exigir tratamento, uma histerectomia deve ser ponderada. O diagnóstico diferencial é com outras classes de tumores e exige complementação com outros métodos de diagnóstico por imagem (p. ex., ressonância magnética).

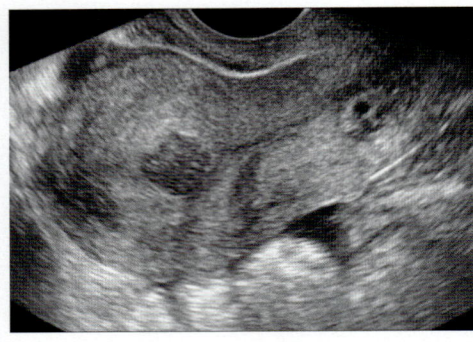 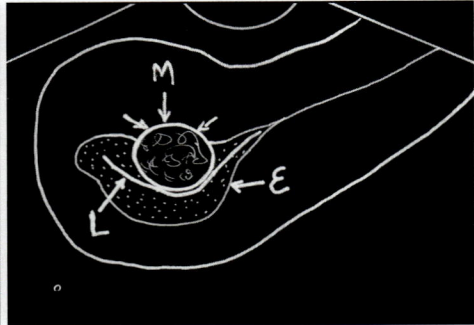

Figura 4.97. Exame transvaginal em paciente com queixa de aumento do fluxo menstrual. Corte longitudinal. Observe o mioma (M) no centro do endométrio (E). A linha central (L) está deslocada para posterior, e o mioma apresenta mais de dois terços de seu volume intramucoso; portanto o componente miometrial da base do mioma (setas) é pequeno, o que permite a remoção por histeroscopia.

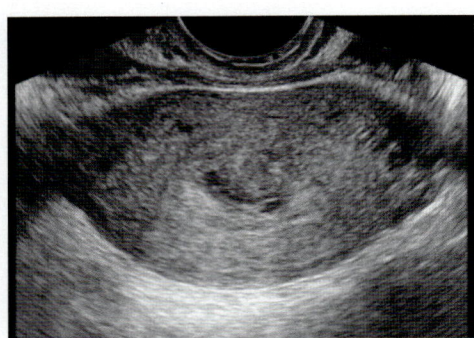 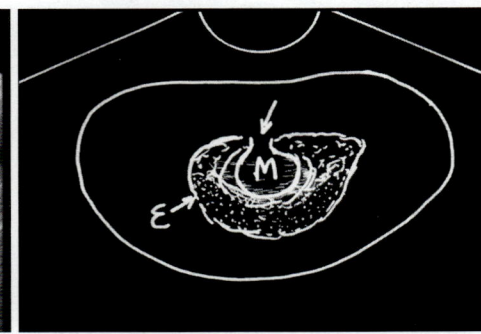

Figura 4.98. Exame transvaginal em paciente de 38 anos com queixa de aumento do fluxo menstrual, muitos coágulos e dismenorreia tardia. Corte transversal. Observe o mioma (M) intramucoso. O endométrio (E) está envolvendo quase todo o mioma, com exceção do pedúnculo miometrial na parede anterior (seta).

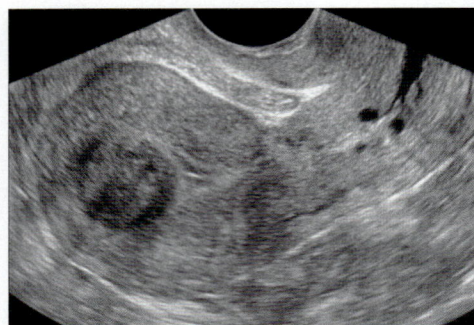 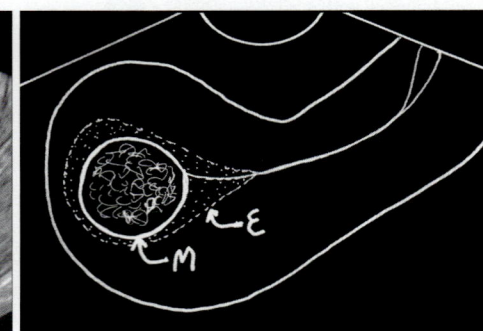

Figura 4.99. Paciente com queixa de dismenorreia e hipermenorreia. Corte longitudinal do útero por via transvaginal. Observe o grande mioma (M) intramucoso central, com o endométrio (E) bipartido a rodear o mioma pelos dois lados. Esses miomas, quando pedunculados, podem ser paridos.

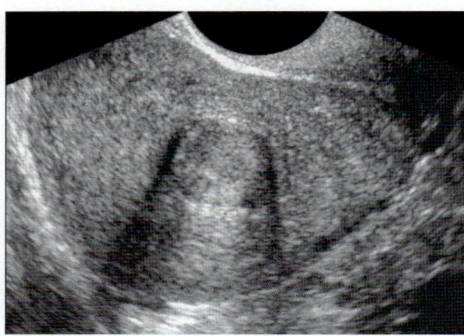 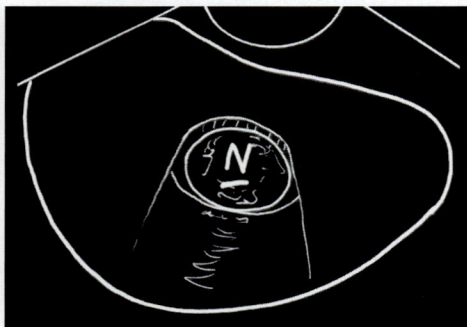

Figura 4.100. Exame transvaginal em paciente com queixa de dismenorreia. Corte transversal do útero mostrando a presença de nódulo hipoecogênico (N) dentro da cavidade endometrial. A histeroscopia revelou um mioma. O diagnóstico diferencial é com pólipo endometrial. O mioma geralmente é hipoecogênico, e o pólipo, hiperecogênico. O Doppler é de grande auxílio para o diagnóstico diferencial ao revelar o mapa vascular desses nódulos.

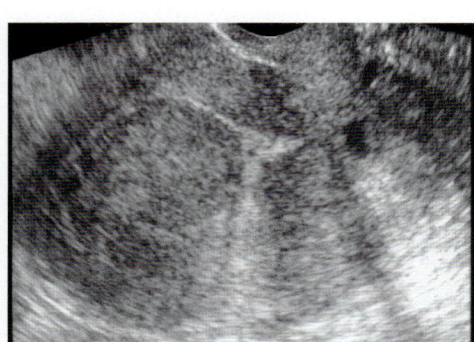 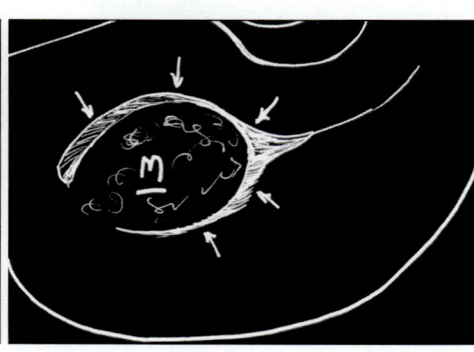

Figura 4.101. Exame transvaginal em paciente com queixa de dismenorreia e hipermenorreia. Corte longitudinal do útero mostrando um grande mioma (M) dentro da cavidade uterina (intramucoso), rodeado pelo endométrio (setas).

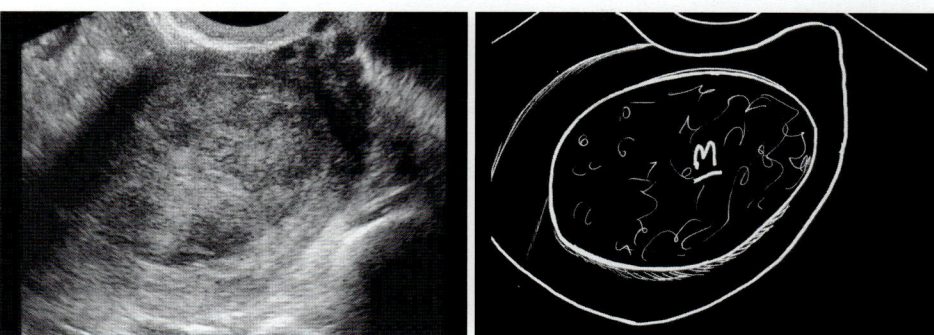

Figura 4.102. Paciente com queixa de dor pélvica e hipermenorragia, que provocou anemia importante. Exame transvaginal mostrando grande mioma (M) intramucoso. Foi submetida a uma histerectomia.

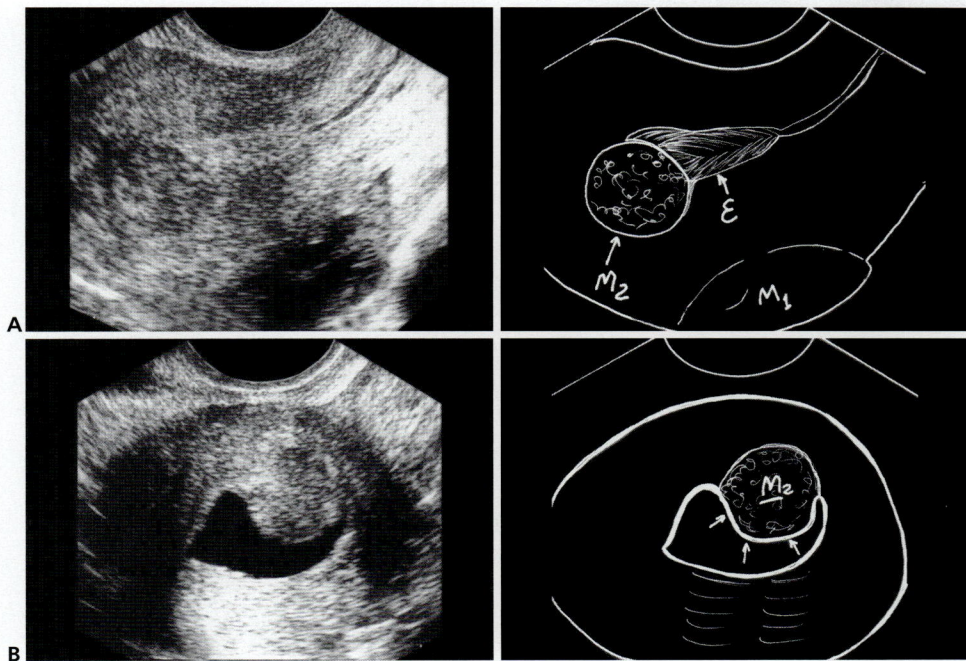

Figura 4.103. Exame transvaginal em paciente com queixa de aumento do fluxo menstrual.
A: Corte longitudinal do útero. Observe um mioma (M₁) subseroso e outro (M₂) em topografia endometrial (E). Temos dois tipos de mioma que provocam apagamento do eco endometrial: o submucoso séssil e o intramucoso pedunculado. O pedunculado pode ser parido, mas o submucoso séssil não. O diagnóstico diferencial pode ser realizado com histerossonografia ou com histeroscopia.
B: Corte transversal do útero após a introdução de 5 mL de solução salina na cavidade endometrial (histerossonografia). O mioma é submucoso séssil e está coberto pelo endométrio (setas). Note que mais de 50% do mioma está dentro do miométrio, o que torna difícil a remoção por histeroscopia.

> ❗ O mioma submucoso séssil pode ser removido por meio da histeroscopia cirúrgica. Para uma indicação mais segura, é necessário avaliar a proporção miometrial/endometrial do mioma. Existe uma classificação em três graus para esta proporção, mas é irrelevante para um profissional bem treinado. Interessa, na verdade, saber se o mioma predomina dentro da cavidade mucosa ou não.

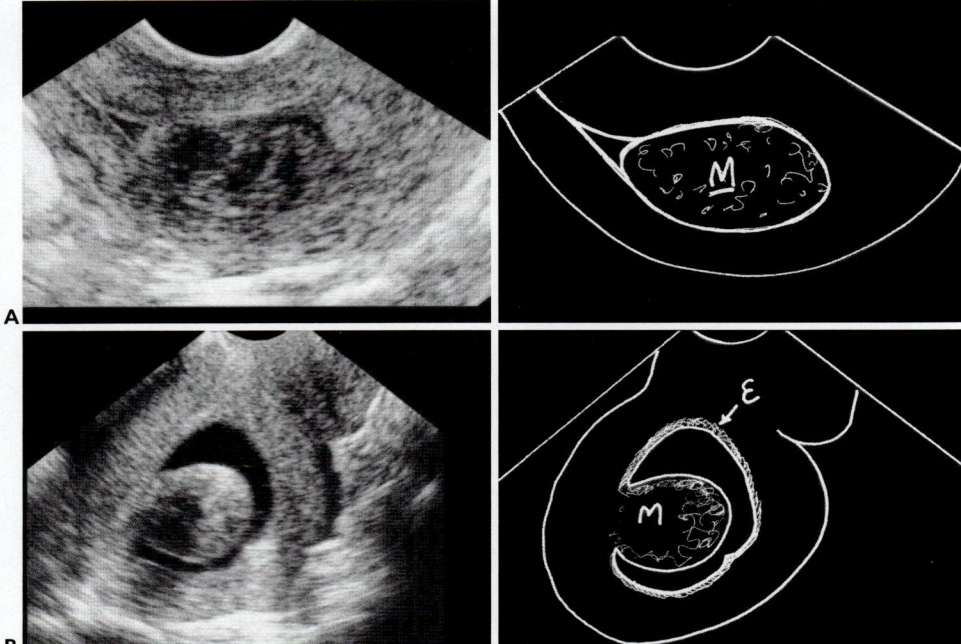

Figura 4.104. Exame transvaginal de rotina.
A: Corte longitudinal do útero retrovertido, apresentando mioma (M) na cavidade endometrial.
B: Histerossonografia mostrando que o mioma está dentro da cavidade endometrial (intramucoso). E = endométrio. Esse mioma pode ser facilmente removido por histeroscopia.

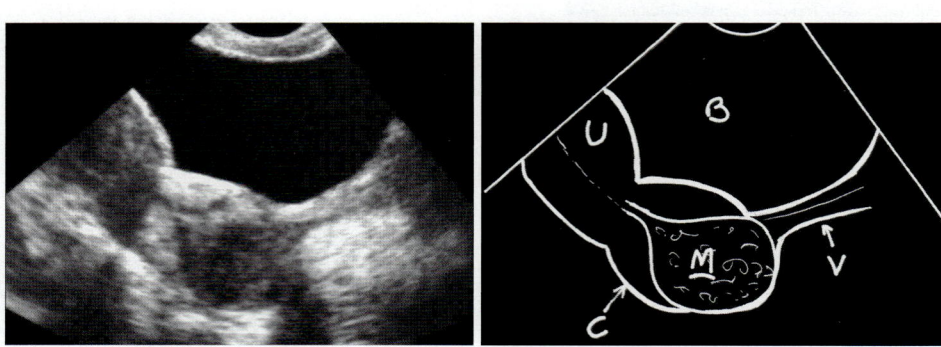

Figura 4.105. Paciente com queixa de cólicas e sangramento escuro. Exame transabdominal. Observe o mioma (M) dentro do canal cervical, a aflorar no orifício cervical externo (mioma parido). Somente os miomas pedunculados intramucosos podem ser paridos, pois os submucosos sésseis são fixos. B = bexiga; U = útero; C = colo; V = vagina.

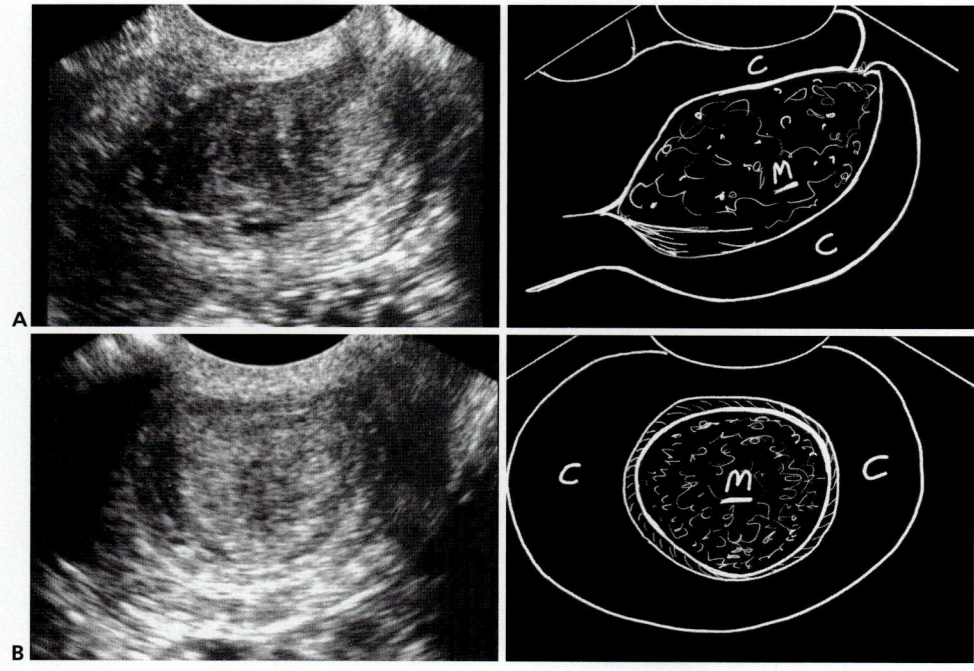

Figura 4.106. Paciente com cólicas intensas e sangramento irregular. Exame transvaginal.
A: Corte longitudinal ampliado do colo uterino (C). Observe a presença de mioma (M) dentro do canal cervical, em processo de parturição.
B: Corte transversal do terço médio do colo mostrando o mioma dentro do canal cervical.

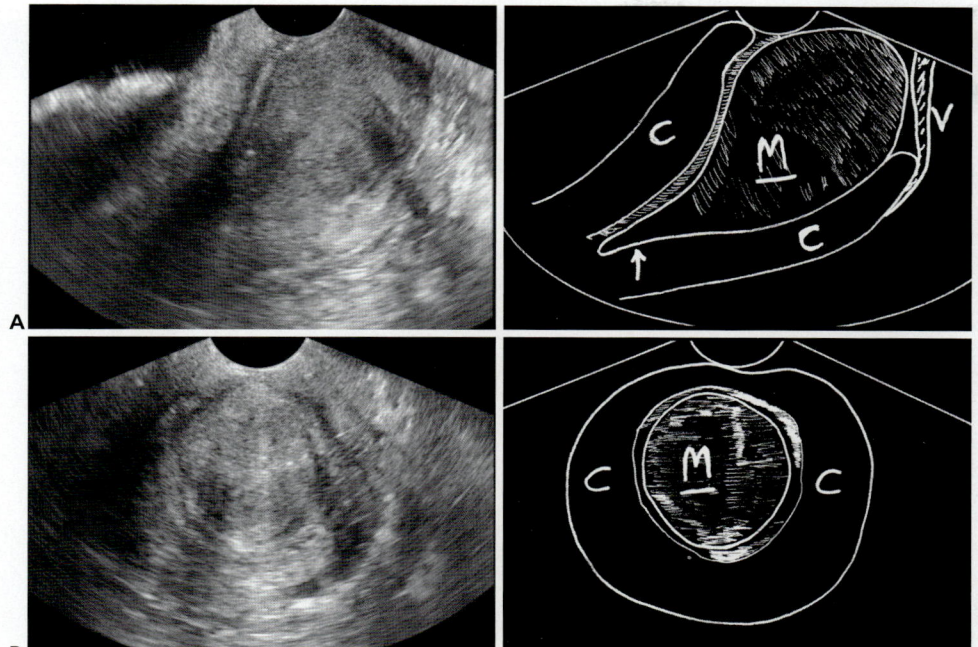

Figura 4.107. Paciente com cólicas intensas e sangramento irregular. Exame transvaginal.
A: Corte longitudinal ampliado do colo uterino (C). Observe a presença de mioma (M), parcialmente no canal cervical, a aflorar dentro da vagina (V). O pedúnculo do mioma parido (seta) vem de dentro do útero.
B: Corte transversal do terço distal do colo mostrando o mioma dentro do canal cervical.

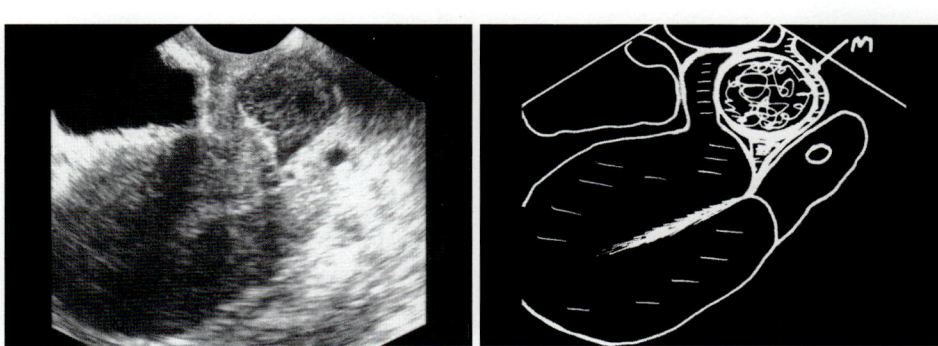

Figura 4.108. Estudo transvaginal mostrando corte longitudinal do útero. O mioma parido (M) está aflorando pelo orifício cervical externo.

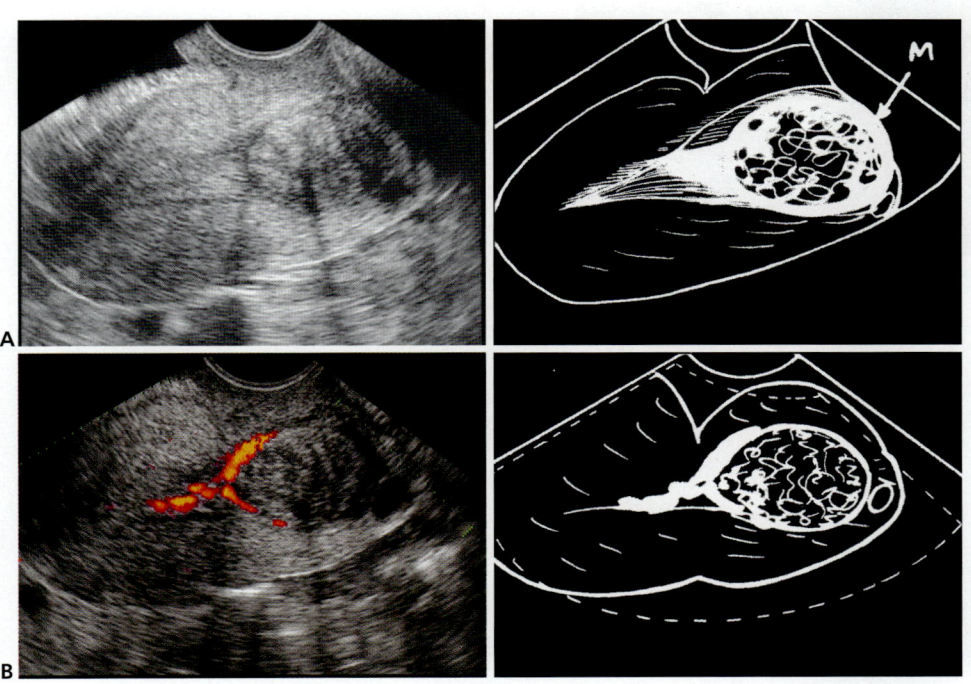

Figura 4.109. Exame transvaginal.
A: Mioma parido (M) aflorando pelo orifício cervical externo. O diagnóstico diferencial é com pólipo endometrial parido, pois o nódulo está moderadamente ecogênico.
B: O Doppler colorido por amplitudes confirma a primeira hipótese, pois revela vaso no interior do pedúnculo do nódulo, que se bifurca e o rodeia perifericamente. Um pólipo teria vaso reto central.

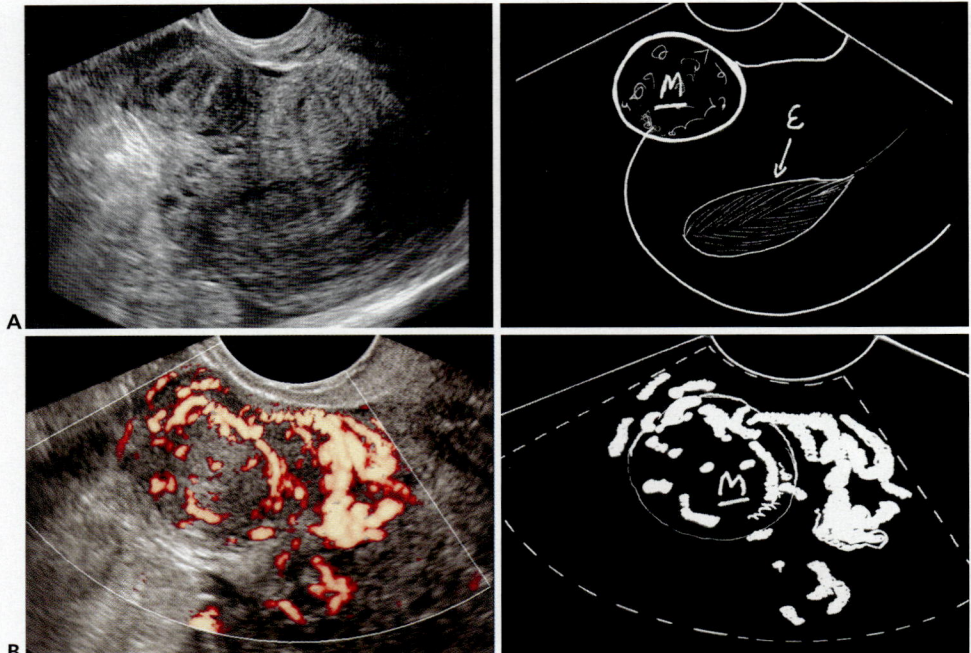

Figura 4.110. Exame transvaginal de rotina.
A: Corte longitudinal do útero. Observe o mioma (M) subseroso na face anterior. E = endométrio.
B: O Doppler colorido por amplitudes revela mapa vascular típico com vasos predominantes na periferia, e alguns penetrando para dentro (padrão em "chuveiro").

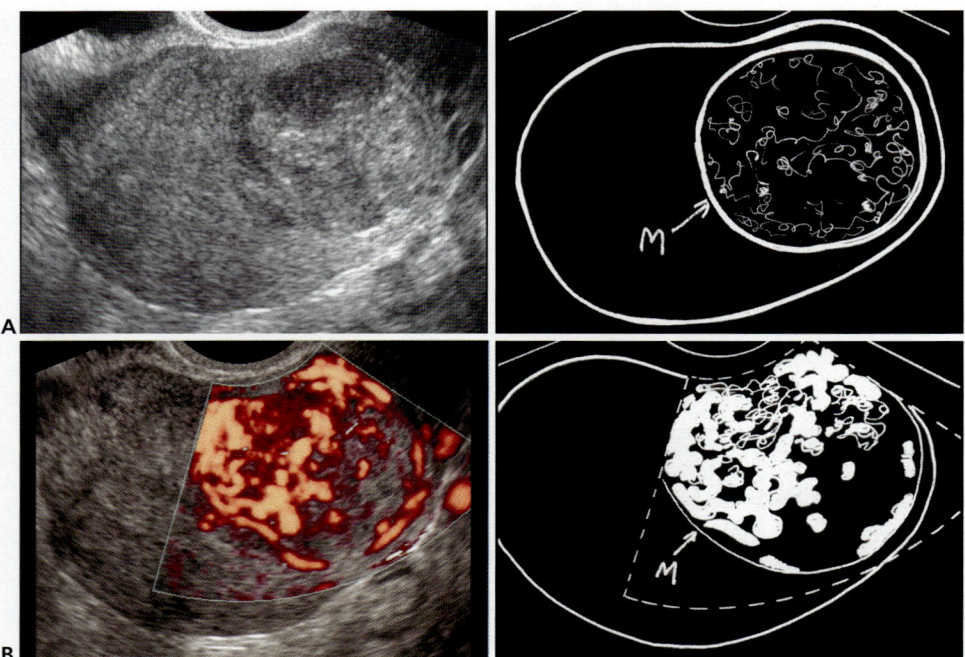

Figura 4.111. Exame transvaginal para controle de crescimento de mioma.
A: Corte transversal do útero, mostrando mioma parietal lateral esquerdo (M). As medidas revelam crescimento significativo em relação ao exame anterior.
B: O mapa vascular com o Doppler colorido por amplitudes mostra o padrão periférico em chuveiro, mas com uma abundância exagerada de vasos centrais indicando grande atividade do mioma, o que está em acordo com a evolução.

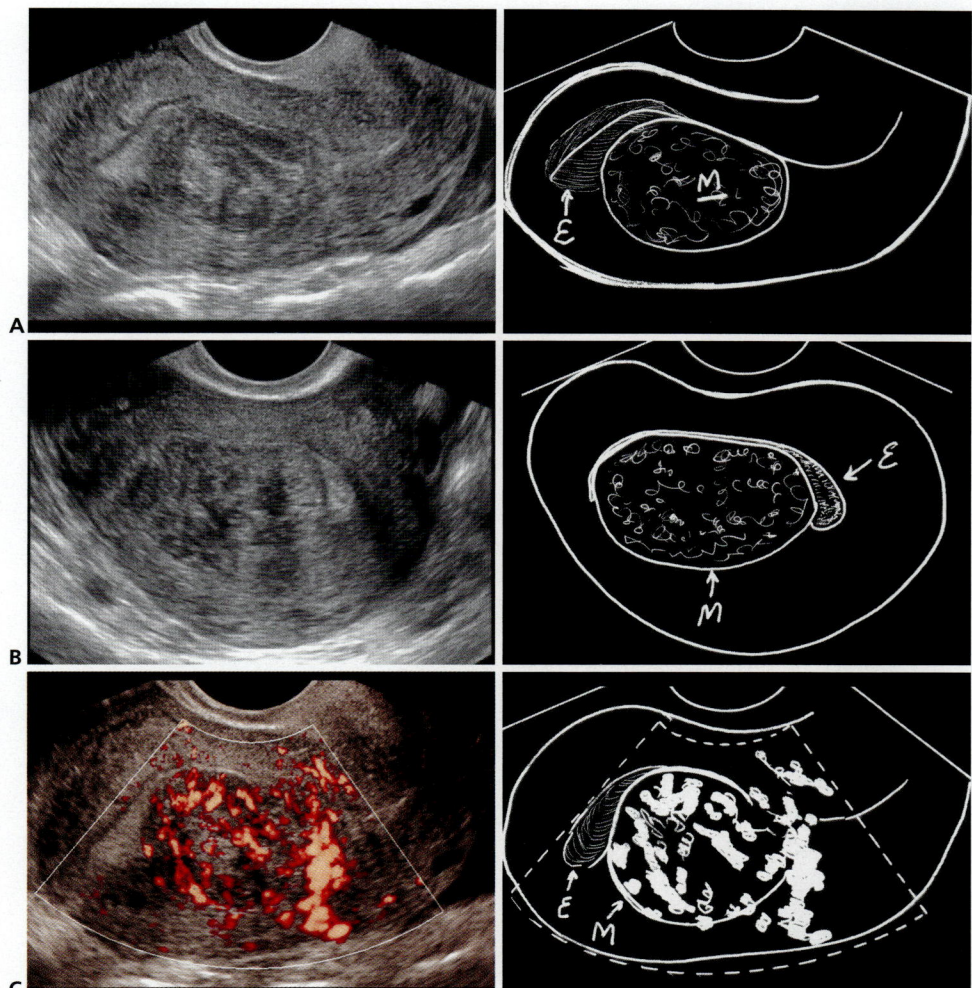

Figura 4.112. Paciente de 23 anos com metrorragia intensa. Exame transvaginal.
A e **B:** Cortes longitudinal e transversal, evidenciando grande mioma (M) na cavidade endometrial. O endométrio (E) está deslocado e comprimido.
C: O Doppler colorido por amplitudes mostra mapa vascular típico de mioma, o que é importante para o diagnóstico diferencial com pólipo. Entretanto, o Doppler não permite o diagnóstico entre mioma e sarcoma (ambos são idênticos). A histeroscopia cirúrgica removeu o nódulo, e o estudo histológico confirmou o mioma. Durante a cirurgia, houve hemorragia, pois o nódulo predominava no miométrio.

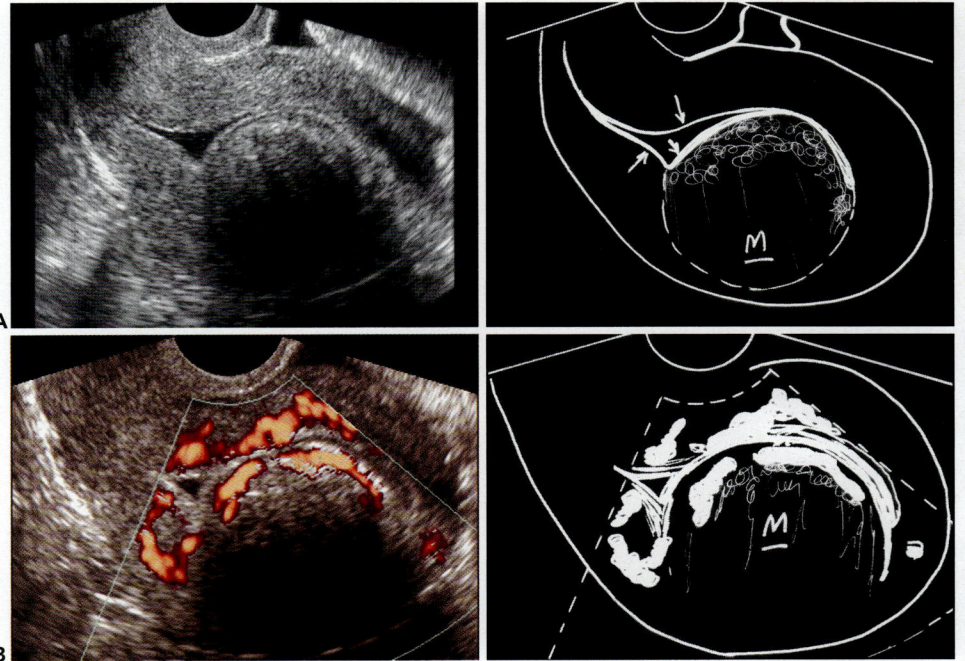

Figura 4.113. Paciente com queixa de dismenorreia e aumento do fluxo menstrual. Exame transvaginal no final da menstruação.
A: Corte longitudinal do útero retrovertido. Observe o mioma (M) submucoso. O endométrio (setas) está fino e contém pequena quantidade de fluido, o que produziu contraste para identificar com clareza a deflexão da mucosa sobre o mioma (histerossonografia natural).
B: O Doppler colorido por amplitudes mostra poucos vasos na periferia do mioma (baixa atividade metabólica).

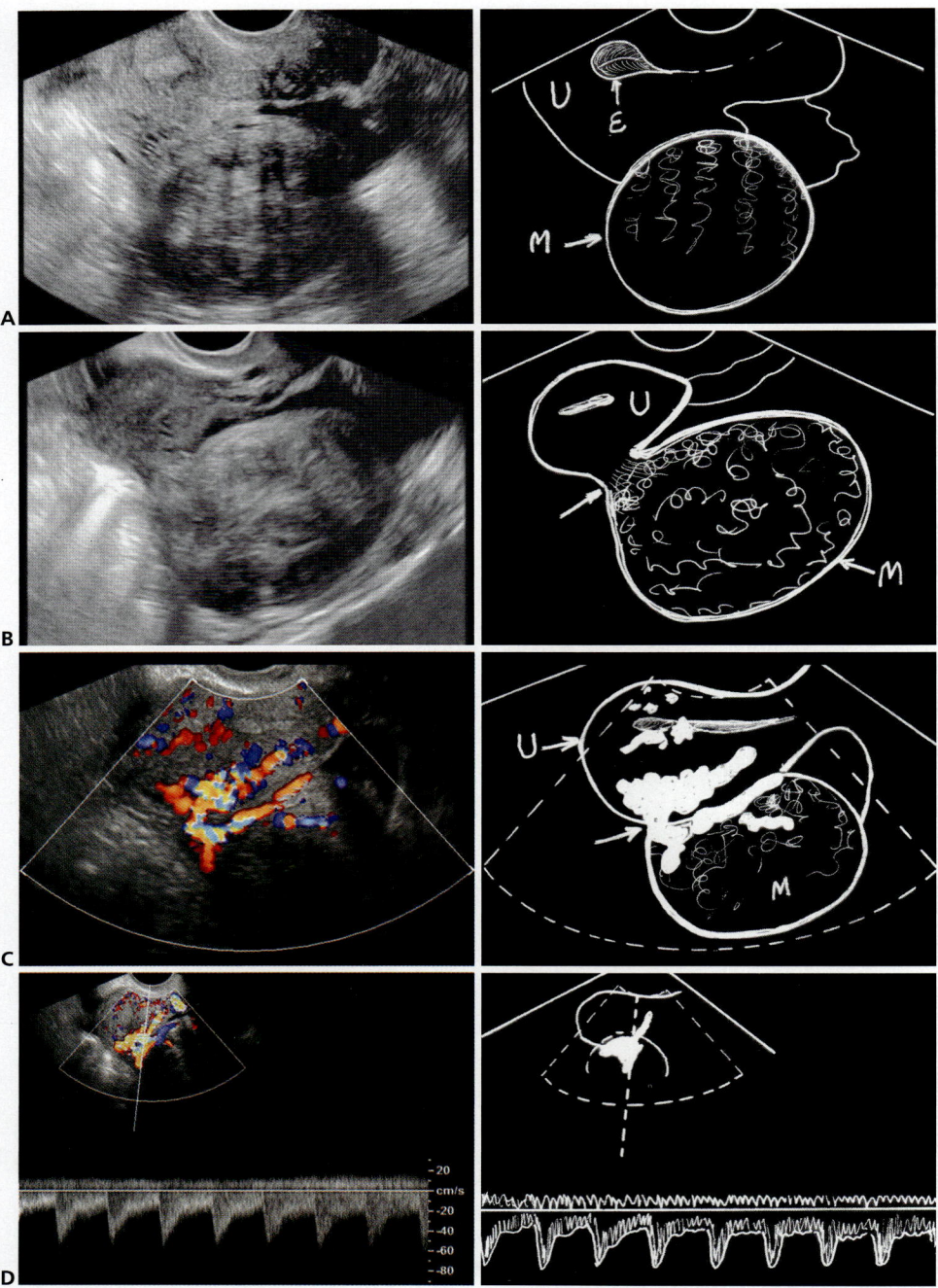

Figura 4.114. Paciente com dor pélvica. Exame transvaginal.
A: Corte longitudinal do útero com mioma (M) subseroso posterior no fundo de saco. U = útero; E = endométrio.
B: Corte transversal, mostrando que o mioma é pedunculado (seta).
C: O Doppler colorido mostra os vasos comunicando o útero ao mioma por meio do pedúnculo (seta), e sua distribuição periférica no tumor.
D: O Doppler espectral apresenta a curva de velocidades sanguíneas da artéria nutrícia no pedúnculo do tumor. A análise espectral é meramente estética, pois não permite diagnóstico diferencial do tipo histológico dos tumores miometriais.

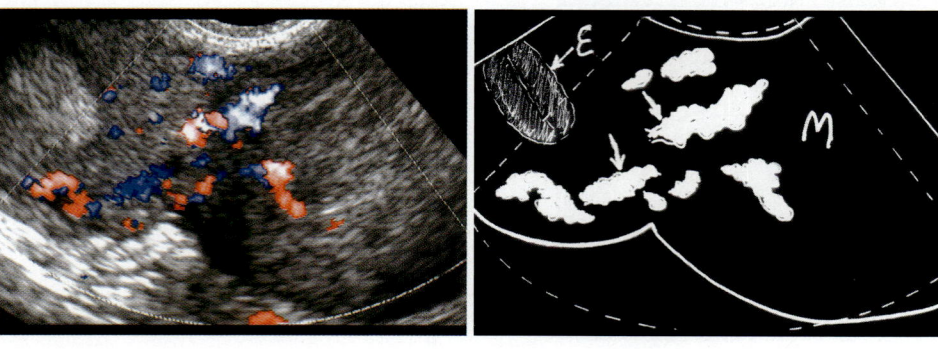

Figura 4.115. Corte transversal transvaginal do útero. Observe o grande mioma intraligamentar (M). Esses miomas podem ser confundidos com neoplasia sólida de ovário. O Doppler colorido revela os vasos a comunicar o mioma ao útero (setas), o que exclui a hipótese de tumor ovariano. E = endométrio.

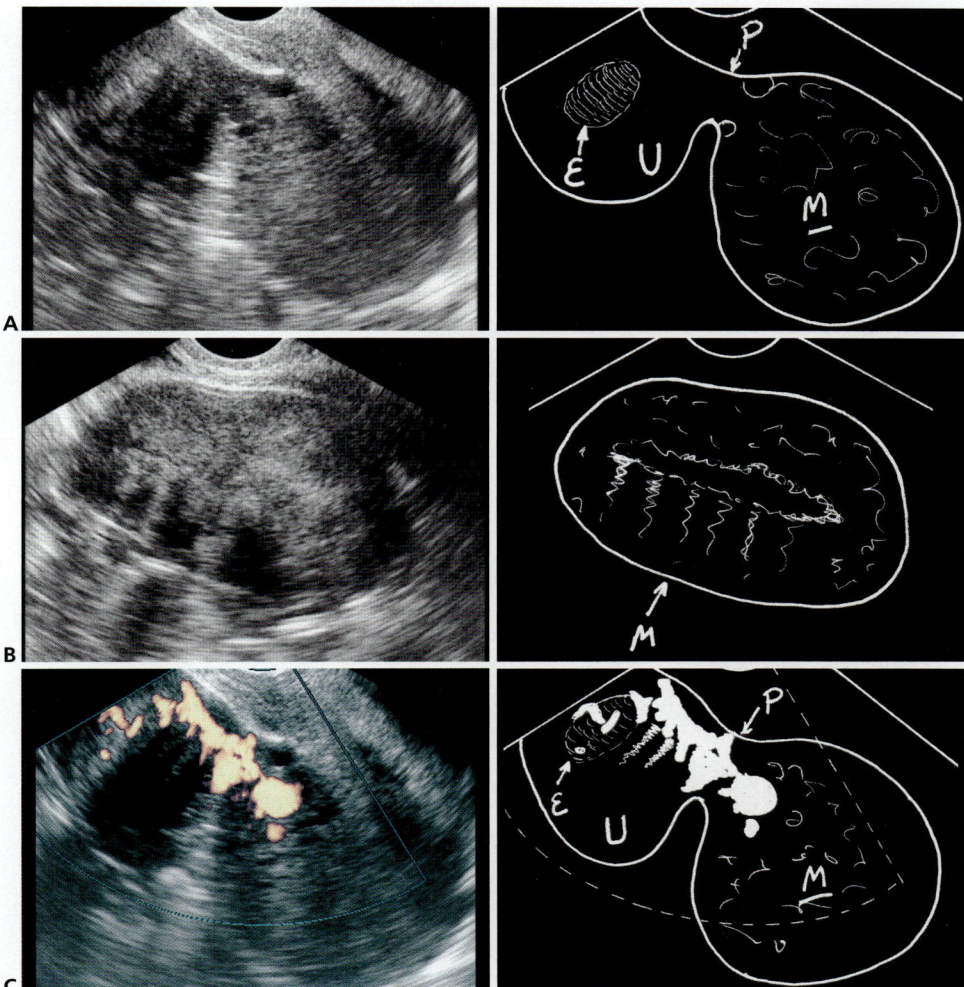

Figura 4.116. Exame transvaginal em mioma muito especial, o qual pode enganar facilmente o ecografista, principalmente em exame transabdominal.
A: Corte transversal, mostrando mioma (M) pedunculado lateral esquerdo, em topografia anexial. U = útero; E = endométrio; P = pedúnculo do mioma.
B: Corte longitudinal do mioma (parauterino), mostrando arquitetura semelhante a um rim, o que pode induzir a esse erro de interpretação (falso rim pélvico).
C: O Doppler colorido mostra os vasos de conexão do mioma ao útero, por meio do pedúnculo. Um rim apresentaria um mapa vascular sem conexão com o útero, pois a artéria renal viria da artéria ilíaca, e os vasos intrarrenais apresentariam imagem típica em leque.

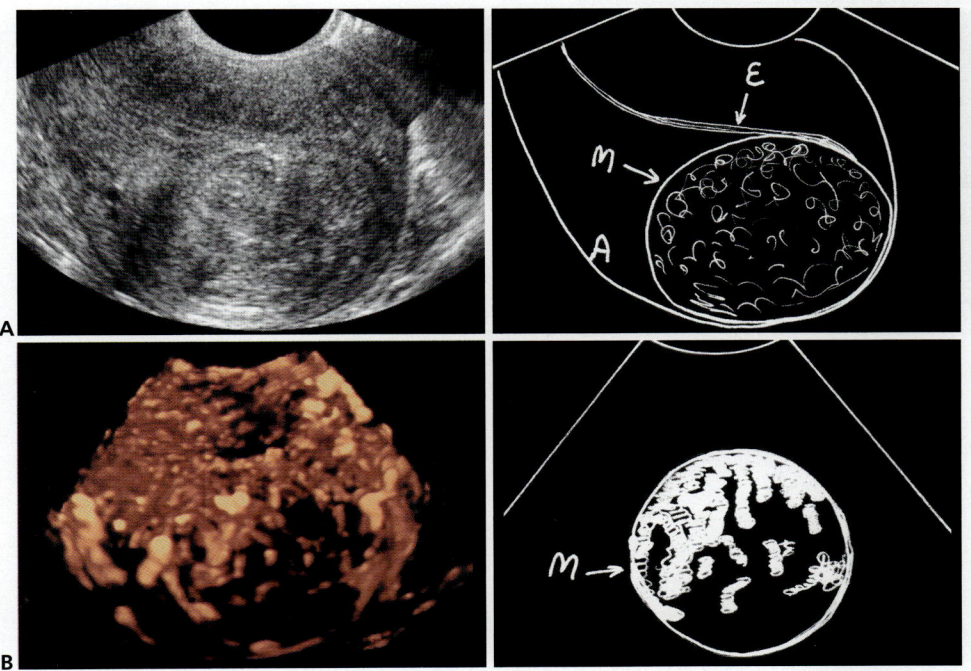

Figura 4.117. Exame transvaginal para controle de mioma.
A: Corte longitudinal do útero retrovertido. Observe o grande mioma (M) parietal anterior comprimindo o endométrio (E). Não esqueça que a parede anterior (A) do útero retrovertido é a distal ao transdutor.
B: O Doppler tridimensional mostra com mais clareza o mapa vascular. O mioma apresenta a distribuição periférica em chuveiro, com número moderado de vasos (atividade metabólica padrão).

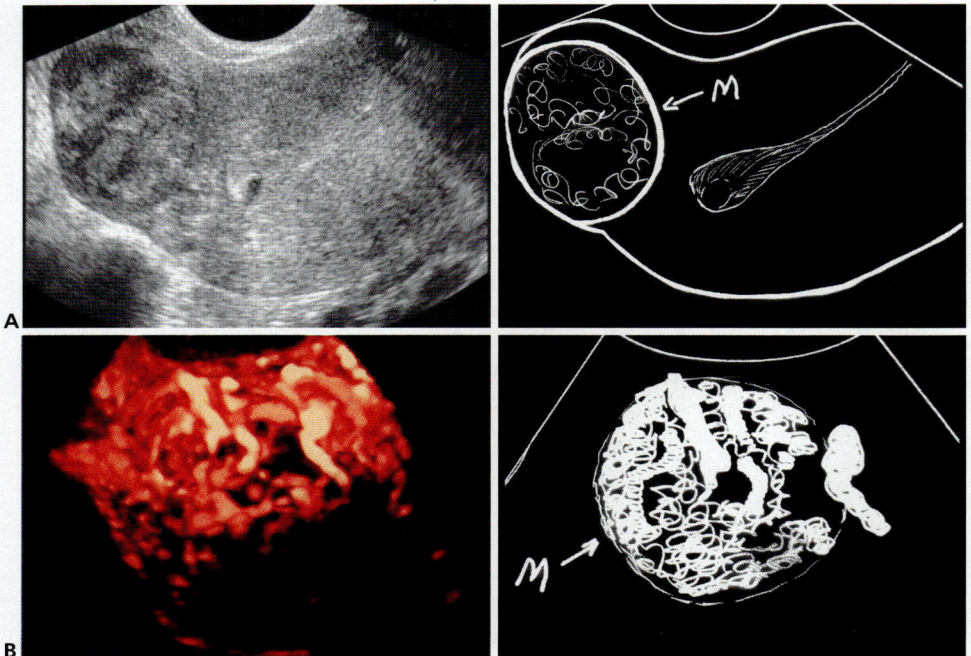

Figura 4.118. Exame transvaginal de mioma com crescimento rápido.
A: Corte longitudinal do útero com o mioma (M) parietal no fundo.
B: O Doppler 3D revela grande quantidade de vasos ocupando todo o mioma (grande atividade metabólica).

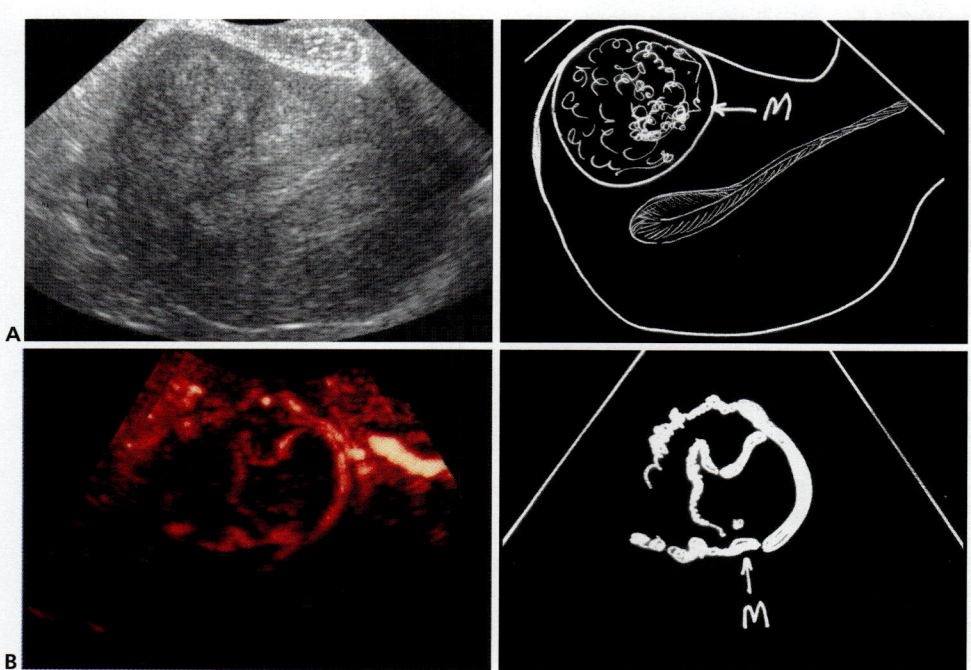

Figura 4.119. Exame transvaginal para controle de mioma. Não houve crescimento do tumor no intervalo de seis meses.
A: Corte longitudinal do útero com o mioma (M) parietal anterior.
B: O Doppler 3D mostra pequena quantidade de vasos periféricos e apenas um vaso interno (baixa atividade metabólica).

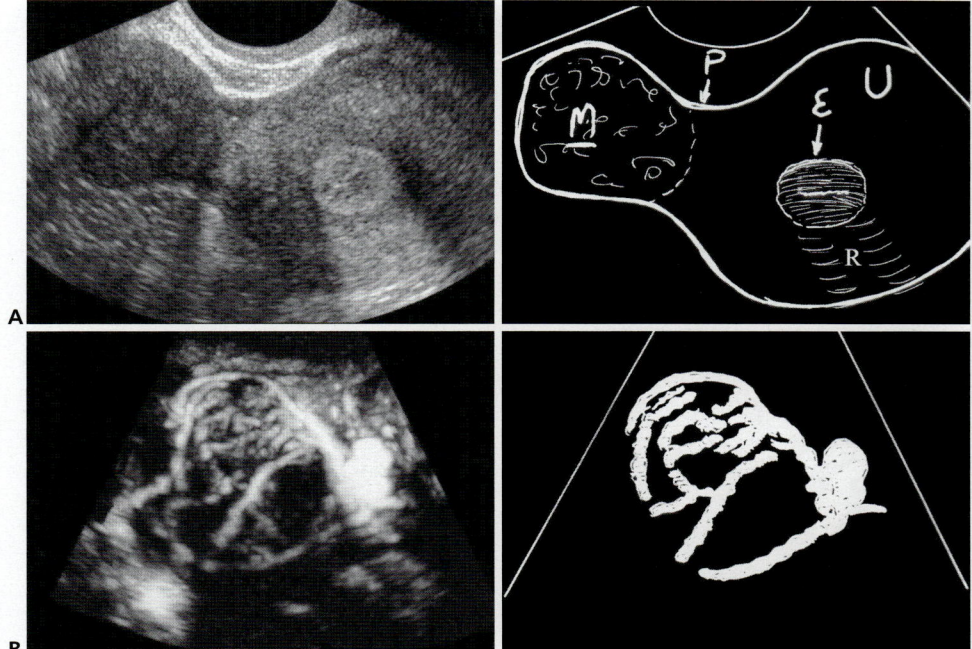

Figura 4.120. Exame transvaginal de mioma.
A: Corte transversal, mostrando mioma (M) subseroso anterolateral direito. U = útero. O endométrio (E) apresenta padrão secretor (ecogênico), e o muco contido em suas glândulas provoca o reforço acústico posterior (R).
P = pedúnculo do mioma.
B: O Doppler 3D mostra, de modo magnífico, o padrão vascular típico em chuveiro, da periferia para dentro do mioma.

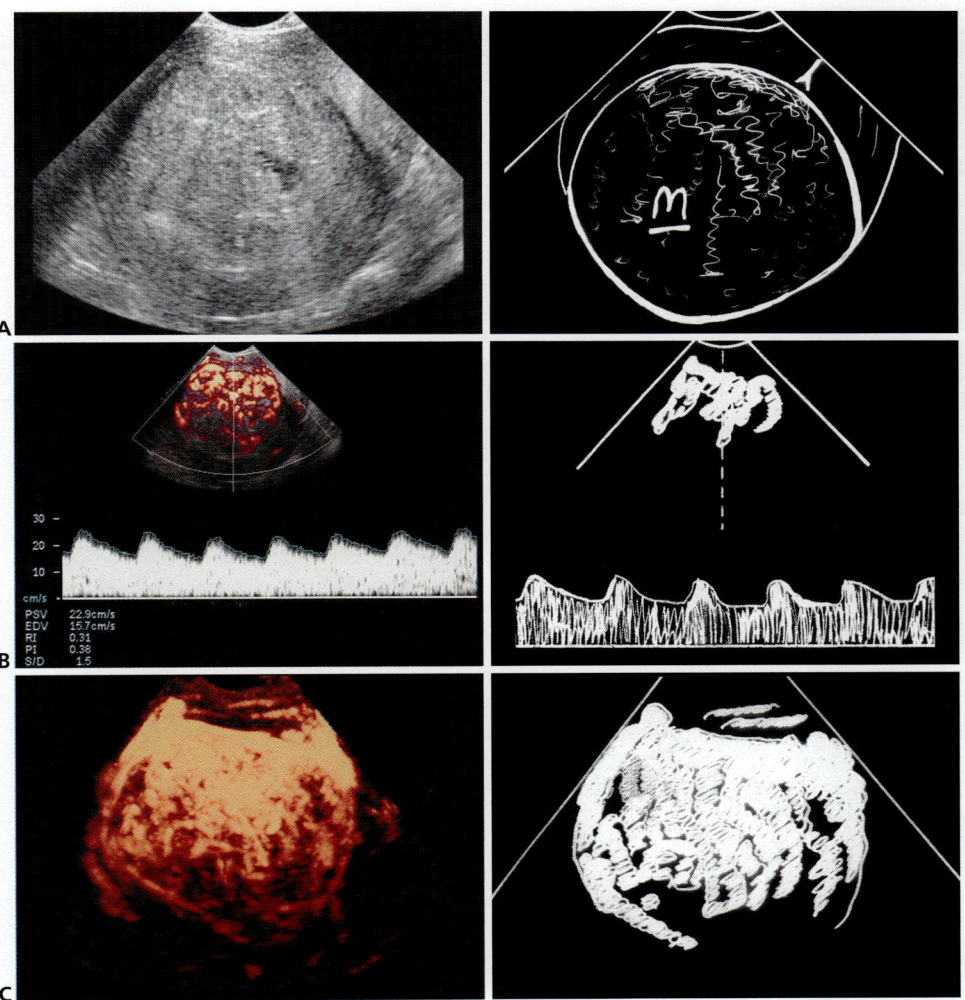

Figura 4.121. Exame transvaginal em paciente com hipermenorreia.
A: Corte longitudinal, revelando grande mioma (M) na área central do útero.
B: O Doppler espectral de artéria no interior do mioma mostra diástole cheia e IR baixo (0,31).
C: O Doppler 3D mostra enorme quantidade de vasos por todo o mioma (mioma hipervascularizado). Devemos lembrar que os miomas de grande atividade são muito vascularizados e com índices baixos de resistividade. Isso indica que o tratamento com bloqueio hormonal ou com embolização do mioma pode dar bons resultados.

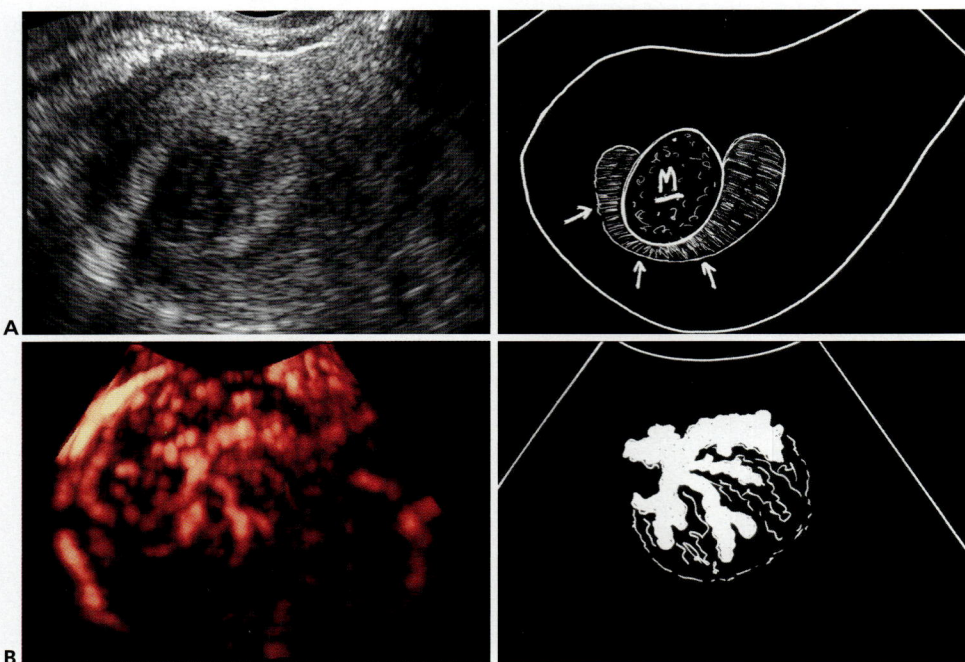

Figura 4.122. Paciente com dismenorreia e aumento do fluxo menstrual. Exame transvaginal.
A: Corte longitudinal do útero. Observe o mioma (M) subseroso a comprimir fortemente o endométrio (setas).
B: O Doppler 3D revela vasos calibrosos originando-se da base do mioma e com a distribuição típica em chuveiro, para dentro do nódulo.

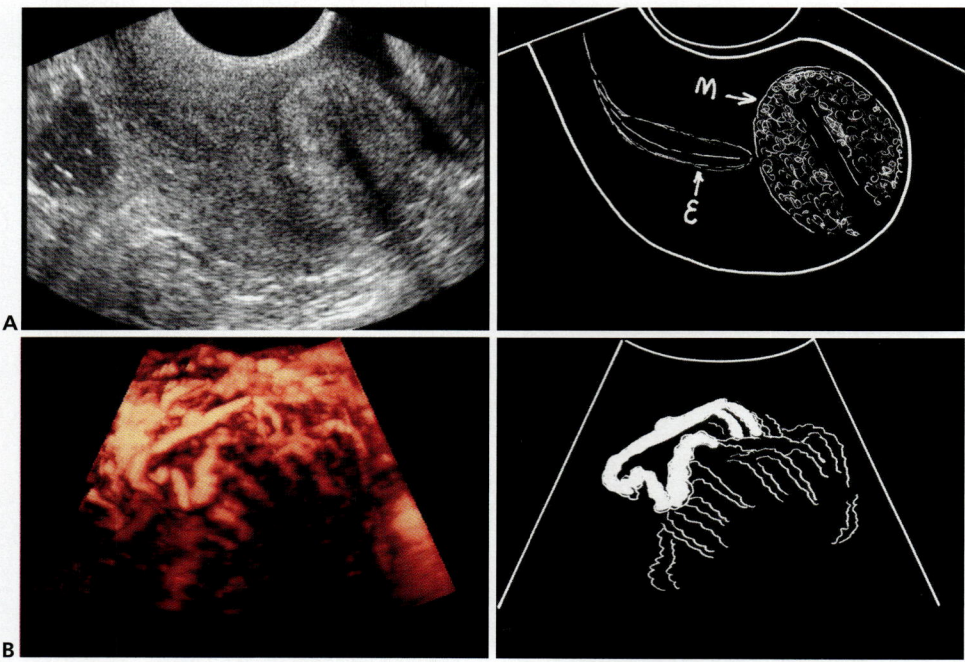

Figura 4.123. Paciente de 22 anos com dismenorreia. Exame transvaginal.
A: Corte longitudinal transvaginal do útero retrovertido. Note a presença do mioma (M) parietal no fundo uterino, apresentando-se como nódulo ecogênico. E = endométrio.
B: O Doppler 3D mostra vascularização em chuveiro, sem sinais de hiperatividade do mioma (poucos vasos uniformes).

> Observe que os miomas apresentam grande variação na ecogenicidade interna, desde hipo até hiperecogênicos. Esses achados dependem das proporções entre os tecidos que compõem esses tumores: muscular, fibroso, adiposo, vascular etc. Podem, ainda, apresentar processos degenerativos, como cístico, hialino, fibroadiposo, cálcico, sarcomatoso etc.

Capítulo 4 ■ O MIOMÉTRIO | 187

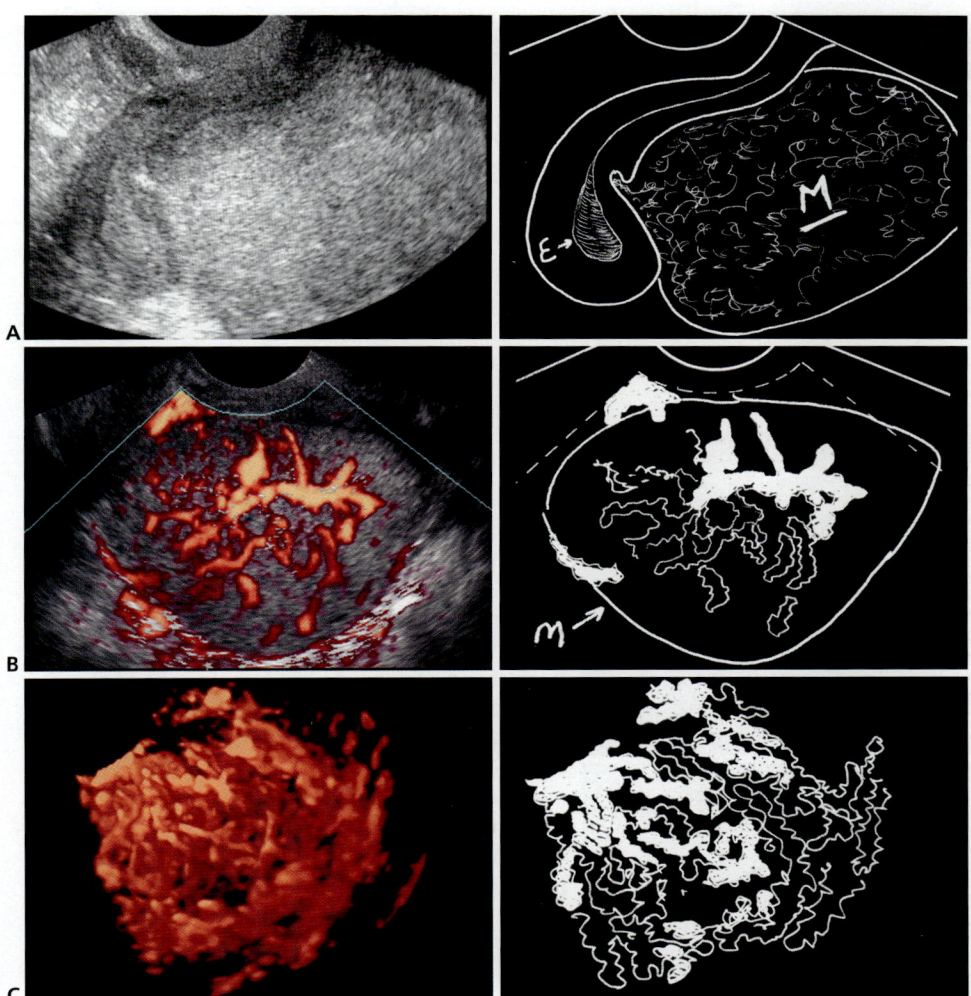

Figura 4.124. Paciente com queixa de dor pélvica, constipação intestinal e dor para evacuar o intestino. Exame transvaginal.
A: Corte longitudinal em útero retrovertido. O endométrio (E) tem padrão secretor normal (ver capítulo sobre endométrio). Observe a presença de grande mioma parietal posterior (M), preenchendo todo o fundo de saco. O tecido do mioma é homogêneo e moderadamente ecogênico (padrão sugestivo de maior conteúdo fibroso).
B: O Doppler colorido mostra vasos abundantes na região central do mioma.
C: O Doppler 3D mostra hipervascularização com bolo formidável de vasos (alta atividade metabólica). O diagnóstico histológico foi fibromioma.

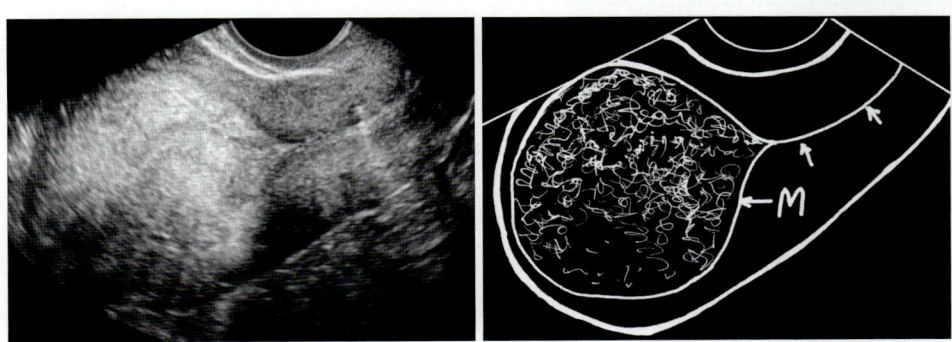

Figura 4.125. Paciente de 38 anos, nuligesta, com queixa de dismenorreia e dispareunia. Exame transvaginal. Corte longitudinal oblíquo à direita do útero. Nota-se a cavidade uterina inferior (setas), no colo e istmo. O endométrio está à esquerda desse plano e não aparece na imagem. Note o grande nódulo hiperecogênico ovoide, provável lipomioma (M).

> **!** Esses tumores podem ser confundidos com massa endometrial, mas o quadro clínico (ciclos regulares sem aumento do fluxo) colabora com o diagnóstico ecográfico correto. Houve gestação espontânea alguns meses após, com evolução normal e cesariana na 37ª semana, com recém-nascido normal. O tumor mostrou grande redução de tamanho durante a gravidez (!), provavelmente graças à compressão de sua irrigação arterial, além do fato de esses lipomiomas serem pouco sensíveis aos estrogênios. A imagem é muito semelhante aos grandes angiomiolipomas renais.

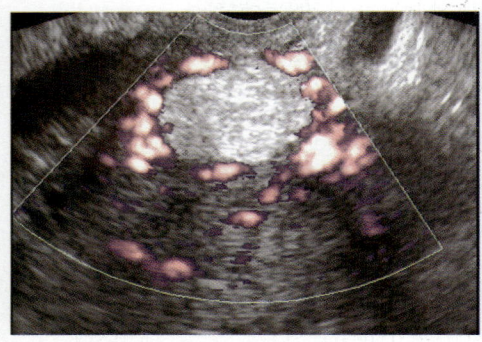
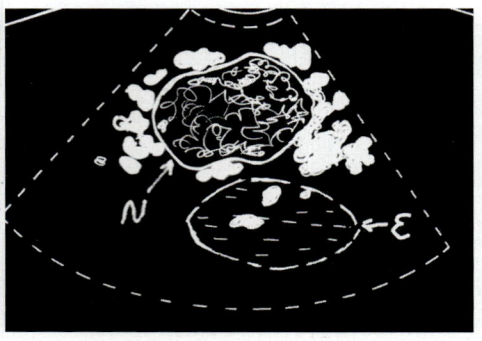

Figura 4.126. Corte transversal transvaginal do útero. Mapa vascular com Doppler colorido por amplitudes. Observe nódulo (N) hiperecogênico, situado na parede anterior e com vasos exclusivamente periféricos. Trata-se de mioma com infiltração adiposa (lipomioma). E = endométrio.

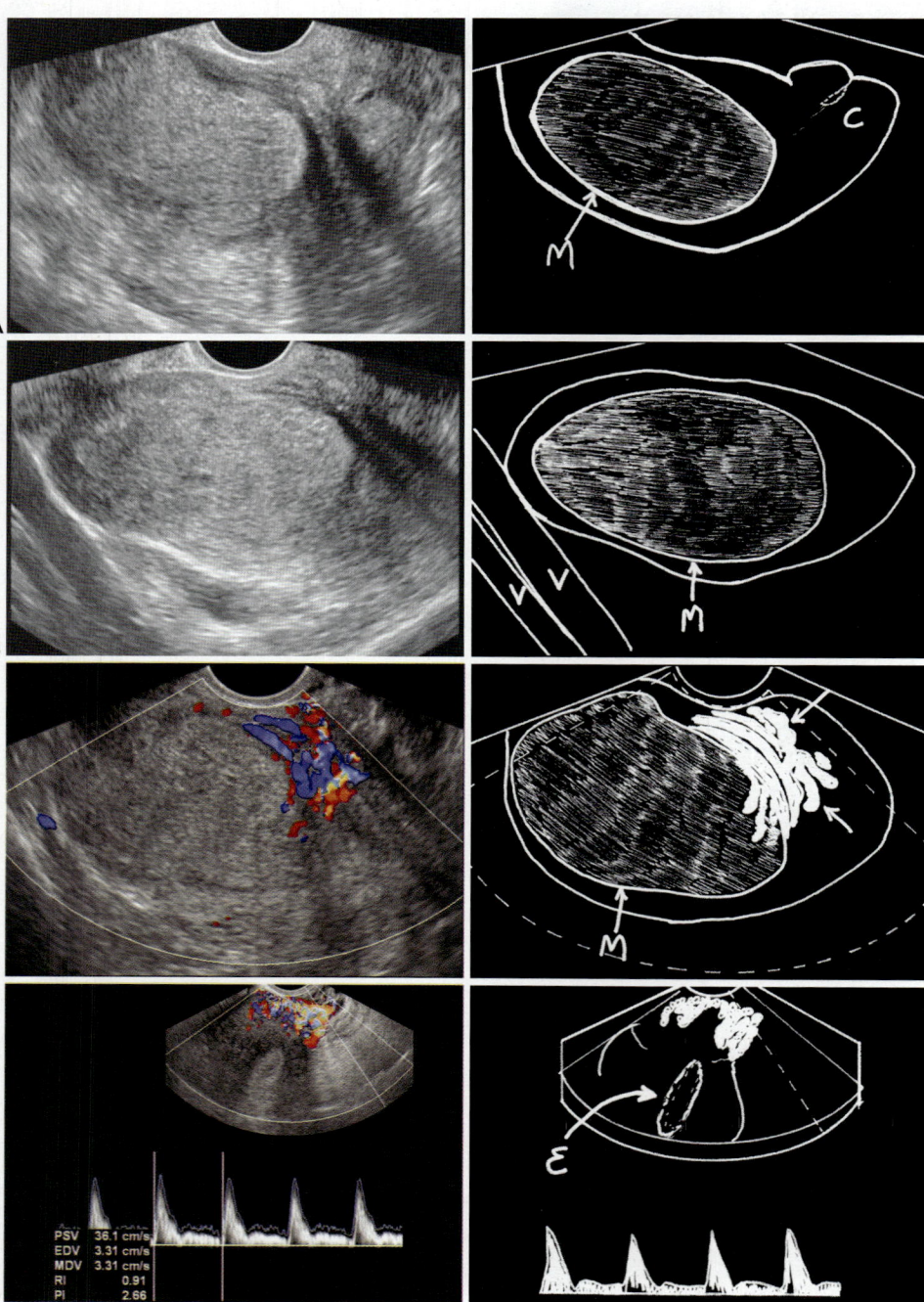

Figura 4.127. Paciente de 32 anos, nuligesta, assintomática e com ciclos menstruais normais. Exame ginecológico de rotina mostrou massa na lateral direita do útero. Exame transvaginal.
A: Corte longitudinal oblíquo à direita. Observe o colo uterino (C) e o mioma (M), com parênquima ecogênico homogêneo.
B: Corte transversal. Observe o grande mioma, adentrando o ligamento largo, junto aos vasos ilíacos (V).
C: Mapa vascular com Doppler colorido. O mioma apresenta apenas poucos vasos periféricos (baixa atividade metabólica). Note os vasos de conexão com o corpo uterino (setas).
D: A análise espectral das artérias uterinas revela pulsatilidade normal (IP = 2,66). E = endométrio secretor normal.

! Trata-se de provável lipomioma, com baixa atividade metabólica e crescimento intraligamentar lento. Não há interferência com as menstruações e, tampouco, com a perfusão sanguínea uterina. A paciente não deseja gestação, e não quer submeter-se a qualquer tipo de intervenção, pois não sente nada e tem atividade sexual normal.

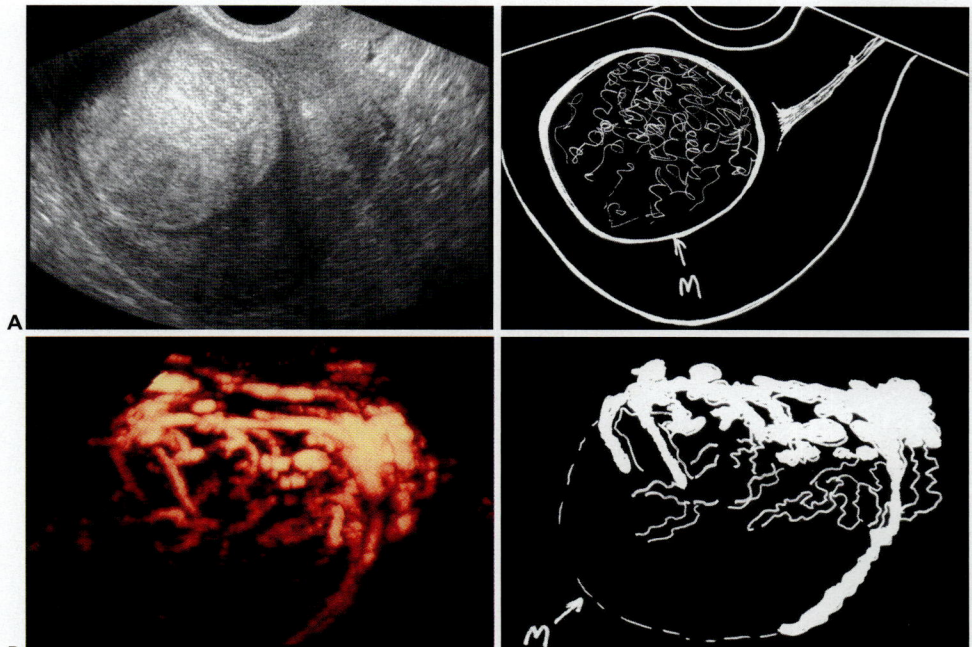

Figura 4.128. Exame transvaginal em paciente com hipermenorreia.
A: Corte longitudinal do útero. Observe o mioma hiperecogênico (M), com limites bem regulares, padrão este fortemente sugestivo de lipomioma.
B: O Doppler 3D mostra mapa vascular pobre, com padrão em chuveiro. Conforme já referido, o lipomioma costuma ter crescimento lento, com baixa atividade metabólica.

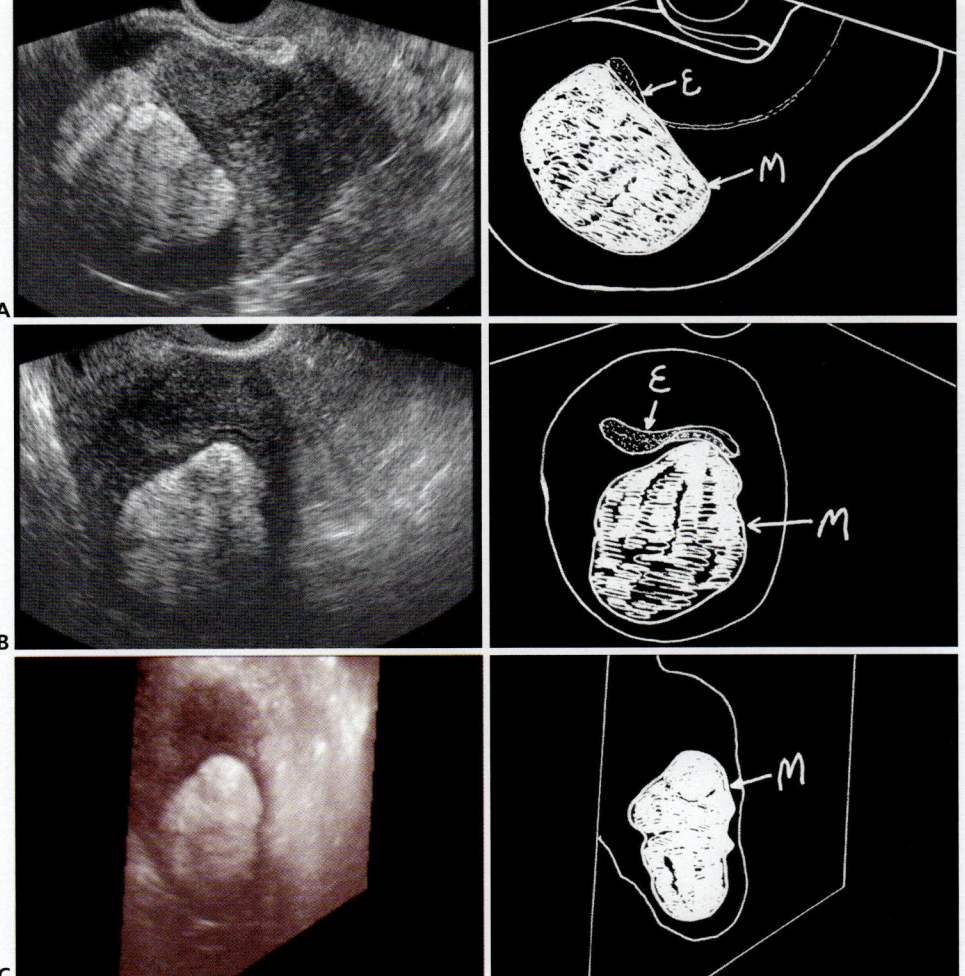

Figura 4.129. Exame transvaginal em paciente com queixa de dismenorreia e hipermenorreia.
A: Corte longitudinal do útero. Observe o lipomioma (M) parietal no fundo, a comprimir a região central do útero. E = endométrio.
B: Corte transversal. O endométrio está deslocado pelo tumor.
C: A imagem volumétrica 3D dá um destaque especial ao lipomioma.

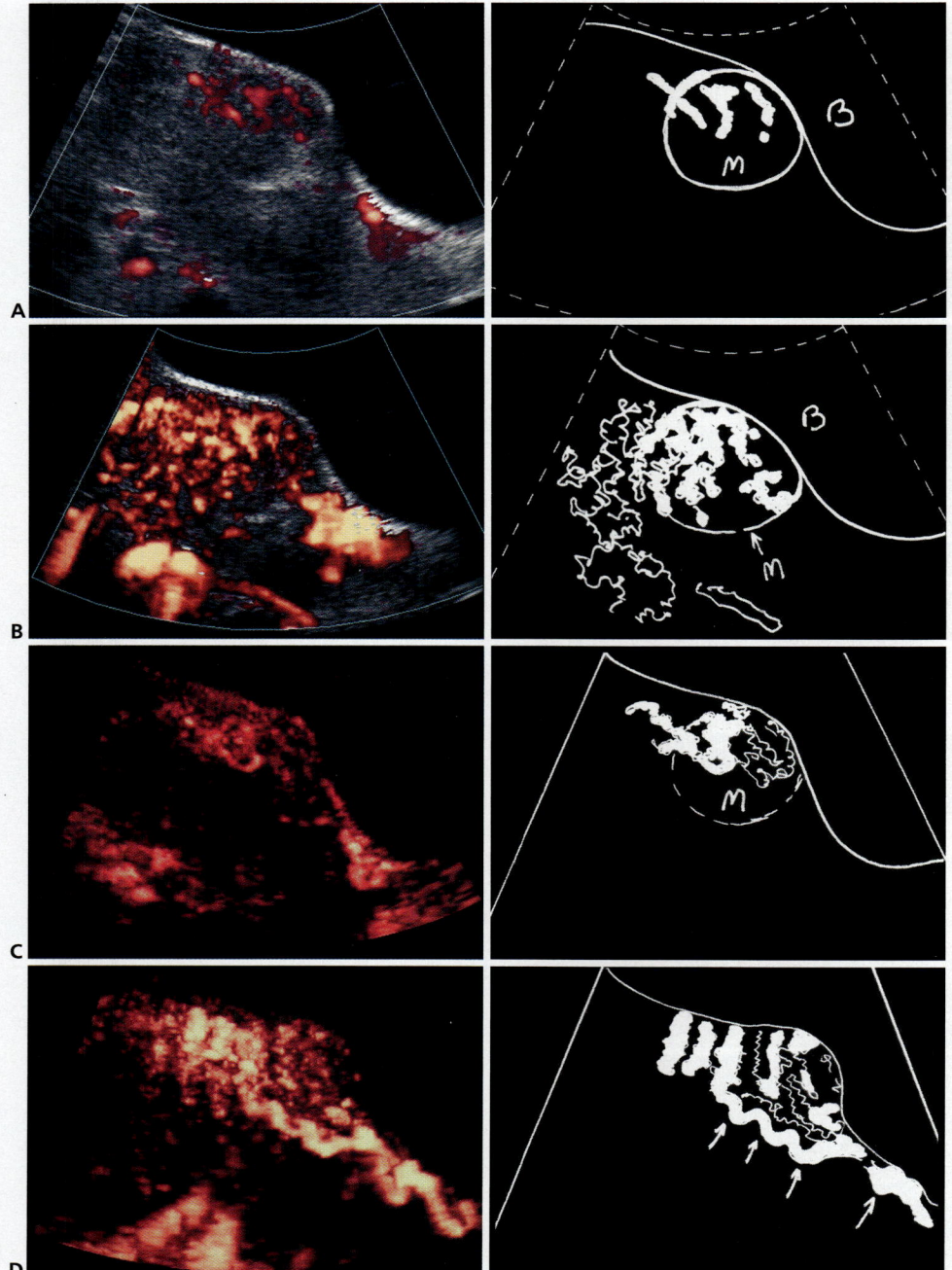

Figura 4.130. Exame transabdominal em paciente virgem, portadora de mioma. Foi utilizado eco-realçador endovenoso (Levovist®), para estudar a vascularização do mioma.
A: Corte longitudinal do útero. O Doppler colorido mostra poucos vasos no interior do mioma (M). B = bexiga.
B: Mapa vascular após a injeção do eco-realçador. Observe o grande incremento da vascularização do mioma graças à presença das microbolhas na corrente sanguínea.
C e **D:** Doppler 3D antes (**C**) e após a injeção das microbolhas (**D**). Houve aumento substancial na visualização da rede vascular do mioma. Note que o contraste tornou evidente a artéria uterina, com seu trajeto espiralado (setas).

Capítulo 4 ▪ O MIOMÉTRIO | 191

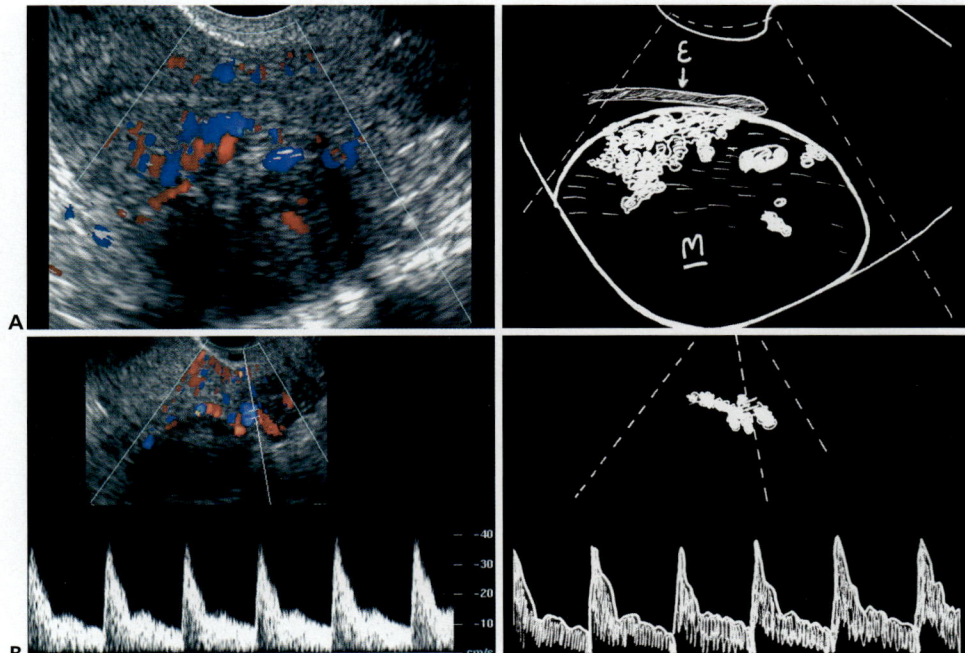

Figura 4.131. Paciente portadora de mioma em tratamento de bloqueio, usando danazol há 75 dias.
A: Corte longitudinal transvaginal do útero. Observe o endométrio (E) fino, sem sinais de proliferação. O mioma (M) está hipoecogênico e apresenta raros vasos periféricos (ação do medicamento).
B: A análise espectral da artéria uterina está normal e ainda não mostra sinais do bloqueio em razão do curto espaço de tempo de utilização do medicamento.

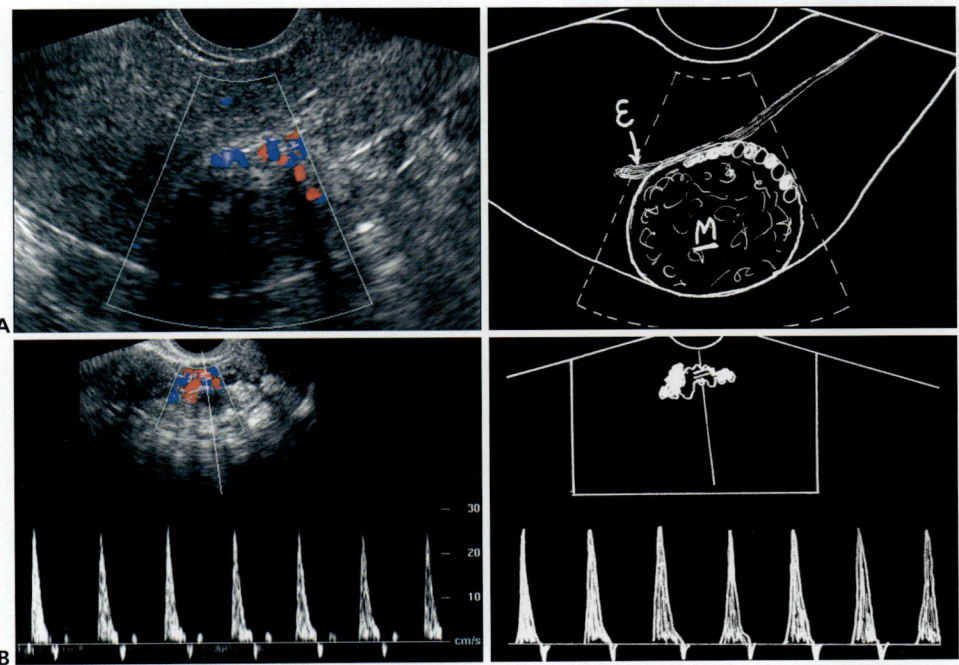

Figura 4.132. Paciente portadora de mioma em tratamento de bloqueio, usando danazol há nove meses.
A: Corte longitudinal transvaginal do útero. Observe o endométrio (E) fino, sem sinais de proliferação. O mioma (M) está hipoecogênico, diminuiu dois terços do tamanho inicial e apresenta raros vasos periféricos (ação do medicamento).
B: A análise espectral da artéria uterina mostra sinais do bloqueio, com fluxo telediastólico ausente, indicando natividade uterina (padrão de pós-menopausa sem terapia hormonal). Se houver indicação clínica, este é o momento ideal para a remoção do mioma (menor e sem vasos ativos).

> Lembre-se que o tratamento do mioma, com medicamentos bloqueadores, não promove a cura. O objetivo é diminuir sua atividade e seu tamanho, promovendo a diminuição do quadro clínico, permitindo a remoção cirúrgica com menos invasão.

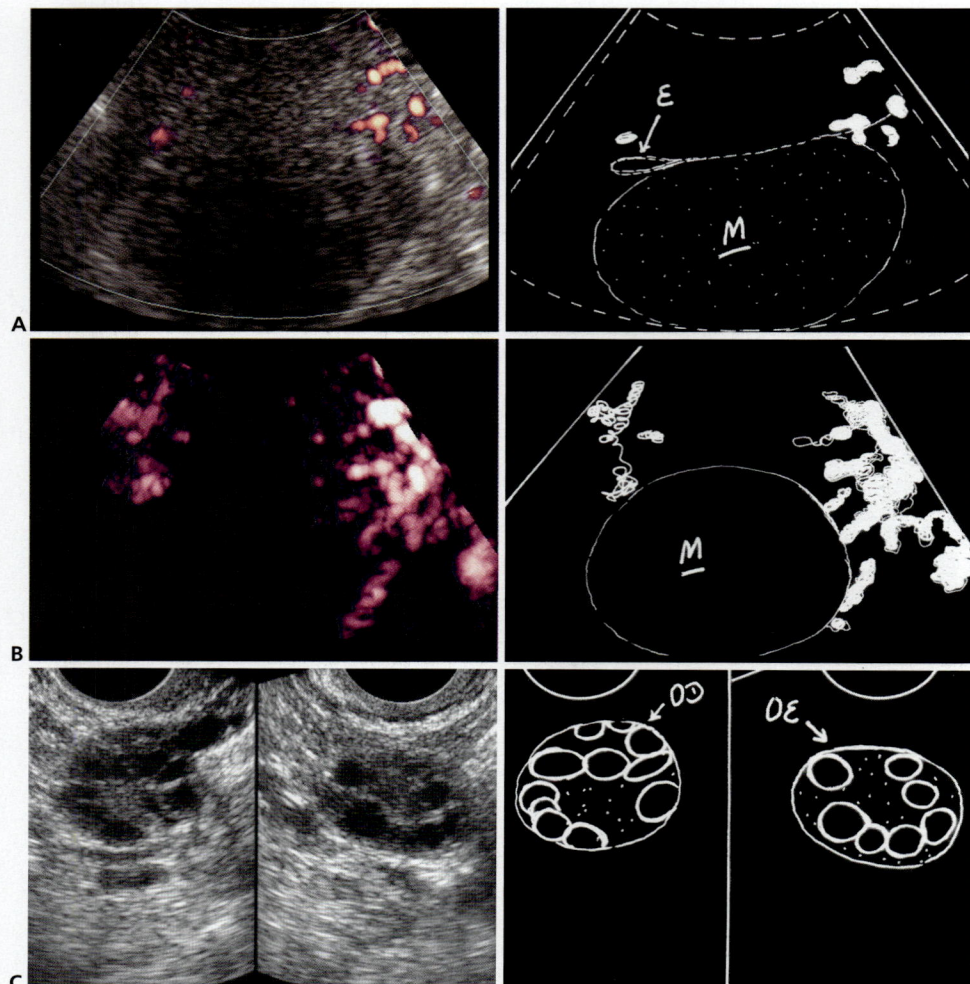

Figura 4.133. Paciente portadora de mioma em tratamento de bloqueio, usando danazol há seis meses.
A: Corte longitudinal transvaginal do útero. Observe o endométrio (E) fino, sem sinais de proliferação. O mioma (M) está hipoecogênico e apresenta raros vasos periféricos (ação do medicamento).
B: O Doppler 3D mostra a área do mioma isenta de vasos (bloqueio eficaz).
C: Os ovários (OD e OE) apresentam vários pequenos folículos retidos graças ao bloqueio medicamentoso.

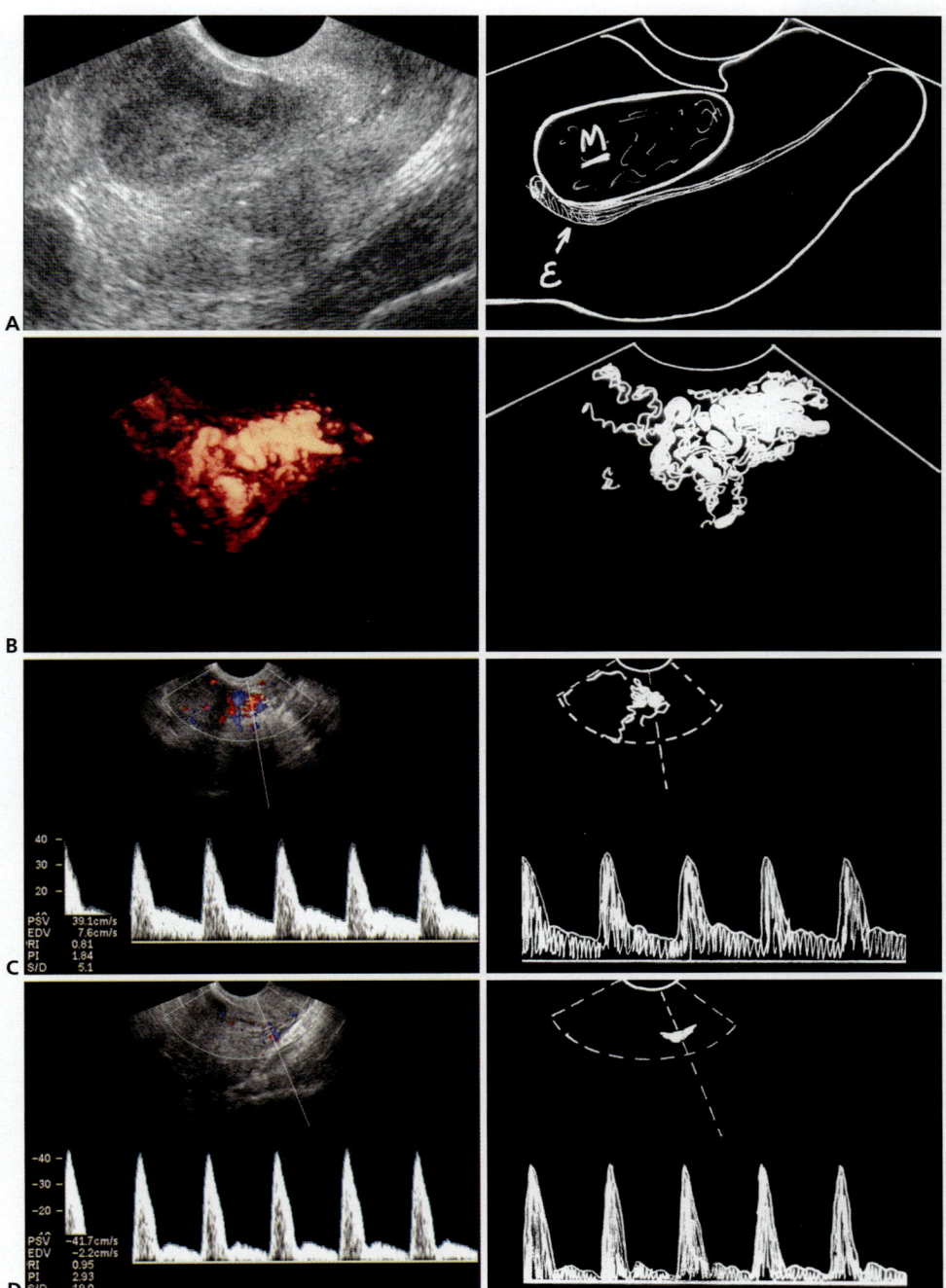

Figura 4.134. Paciente de 41 anos portadora de mioma submucoso, com predominância no miométrio, o que impossibilita a remoção cirúrgica do tumor. Tem apresentado hipermenorreia e anemia, mas recusa a proposta de histerectomia. Está utilizando análogo de GnRH para bloquear o útero há 90 dias.
A: Corte longitudinal transvaginal do útero, mostrando o mioma (M) na parede anterior, a deslocar o endométrio (parietal submucoso). E = endométrio.
B: O Doppler 3D revela intensa vascularização em bolo dentro do mioma (sem sinais de inibição até o momento).
C e D: O Doppler espectral das artérias uterinas mostra curvas com resistividade normal (ausência de bloqueio até o momento). Alguns miomas não respondem ao bloqueio medicamentoso.

> As seguintes opções estão disponíveis para o tratamento dos miomas:
> - Remoção cirúrgica do mioma (endoscopia ou laparotomia).
> - Histerectomia.
> - Medicamentos de bloqueio (periférico ou central).
> - Punção do mioma e alcoolização do mesmo (opção abandonada graças às complicações).
> - Arteriografia e embolização do mioma.
> - Coagulação térmica do mioma, através de ultrassonografia terapêutica guiada por ressonância magnética (técnica em desenvolvimento).

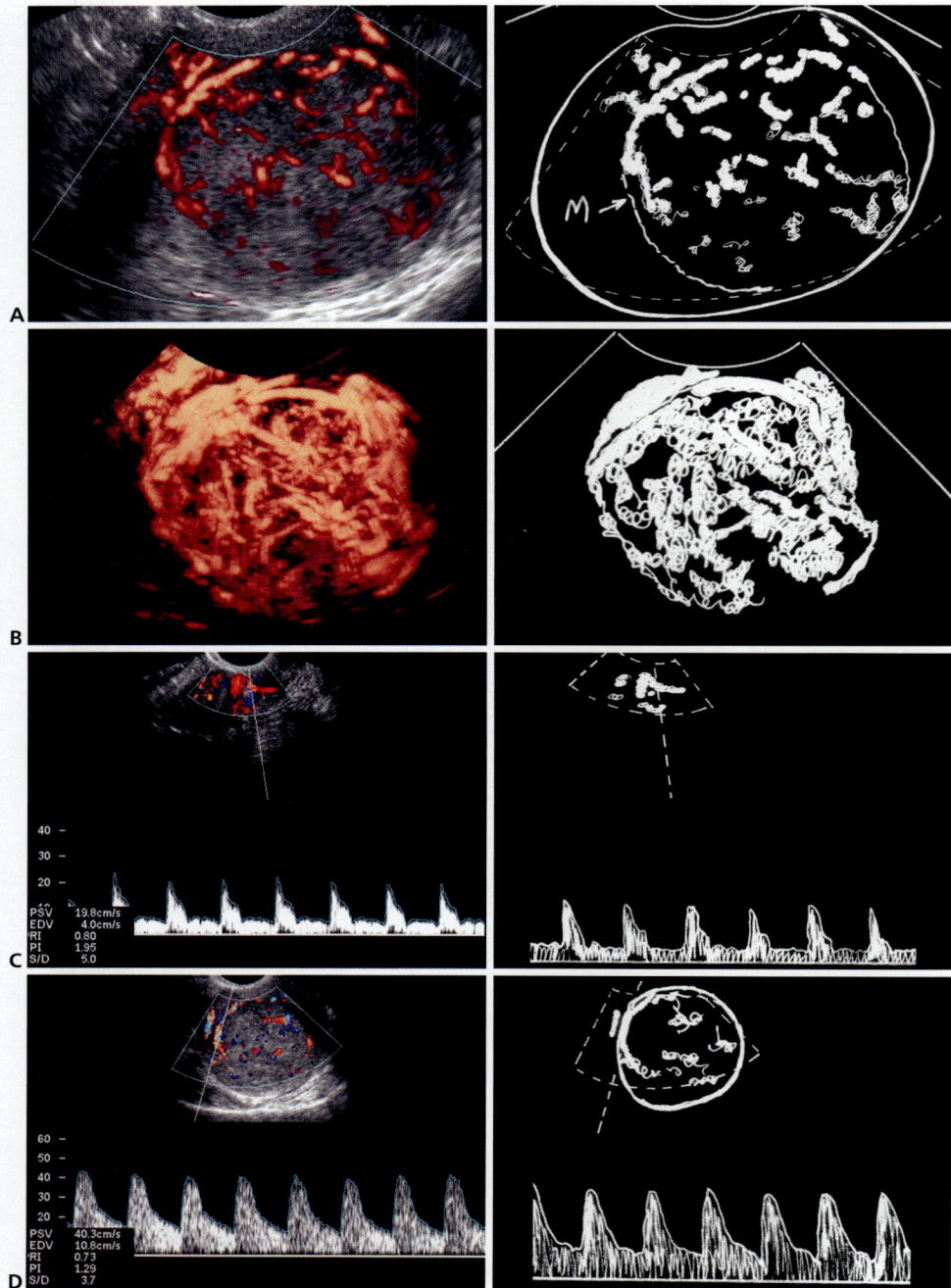

Figura 4.135. Paciente nuligesta portadora de grande mioma. Está usando análogo de GnRH há quatro meses, em amenorreia desde então. Exame transvaginal.
A: Corte transversal mostrando o mioma (M) sem diminuição de tamanho. O Doppler colorido por amplitudes mostra vascularização abundante.
B: O Doppler 3D mostra vascularização monumental (imagem belíssima) no mioma.
C e D: O Doppler espectral da artéria uterina (**C**) e de artéria na periferia do mioma mostra índices de resistividade normais (diástoles cheias). Os achados indicam ausência total de resposta ao bloqueio, inexplicável, graças à amenorreia de quatro meses. Alguns miomas não respondem ao bloqueio medicamentoso.

! Uma opção alternativa nesse caso é a embolização do mioma por arteriografia, que pode dar bons resultados. Por outro lado, já tivemos casos em que a paciente utilizou medicação criminosamente adulterada, com dose real menor do que a especificada na embalagem e, portanto, com ação fraca. Tivemos paciente cujo mioma, após um ano de bloqueio com análogo de GnRH, apresentou aumento do volume e, quando trocou a medicação por marca de primeira linha, ele reduziu o volume para um terço em apenas seis meses.

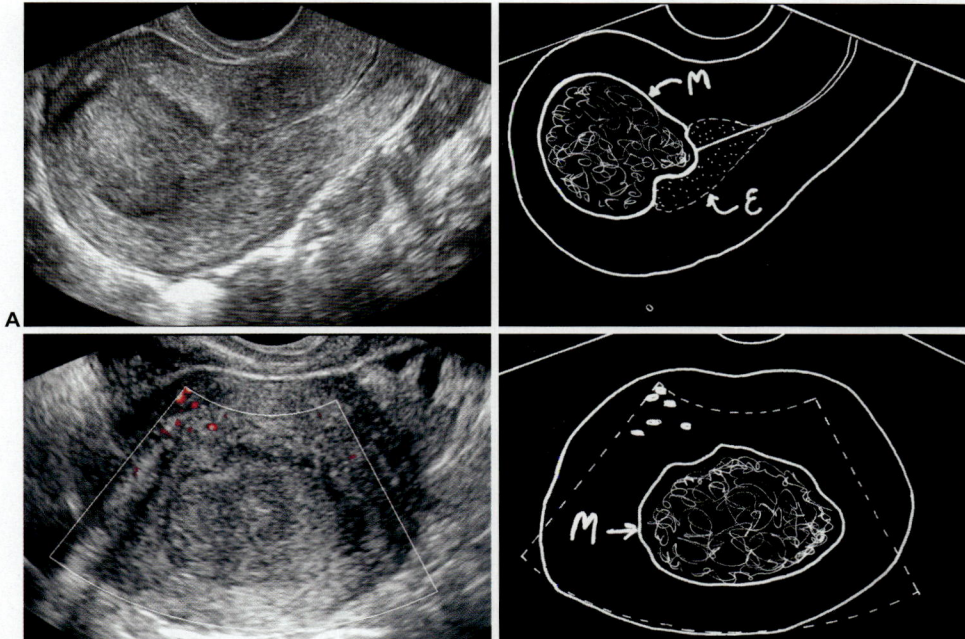

Figura 4.136. Paciente de 27 anos, nuligesta, com queixa de dismenorreia e aumento do fluxo menstrual. Fez diagnóstico ecográfico em sua cidade de um mioma parietal submucoso anterior, com 4,0 cm de diâmetro médio. Realizou arteriografia para embolização do mioma em 20 de outubro. Exame transvaginal de controle em 6 de dezembro (47 dias após a embolização endoarterial).
A: Corte longitudinal do útero. Observe o mioma (M) parietal submucoso, a deslocar o endométrio (E). O diâmetro médio é de 2,8 cm. Houve redução de 30% do tamanho do mioma, o que é muito pouco para um procedimento invasivo dessa monta.
B: O mapa vascular com Doppler de amplitudes não revela vascularização no mioma, o que indica baixa atividade metabólica. No exame inicial, não foi obtido o mapa vascular e, portanto, não é possível uma comparação para concluir se houve redução da rede arterial do mioma. De qualquer forma, o procedimento não mostrou resultado adequado.

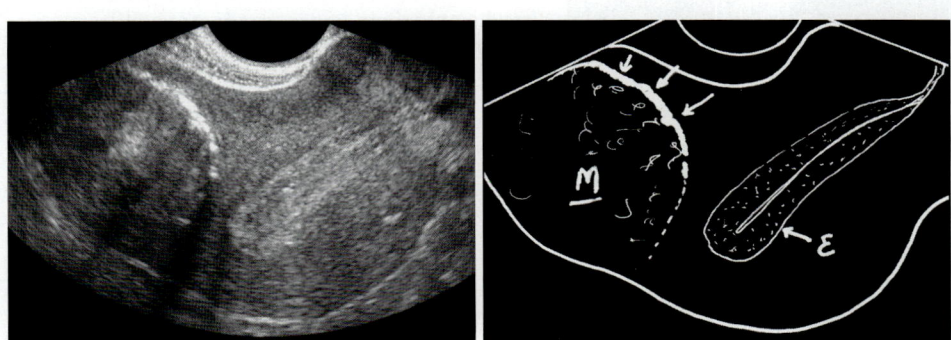

Figura 4.137. Exame transvaginal em paciente sem queixa ginecológica. Corte longitudinal mostrando um mioma parietal (M) no fundo uterino, com degeneração cálcica (setas: depósito circular na periferia do tumor). E = endométrio.

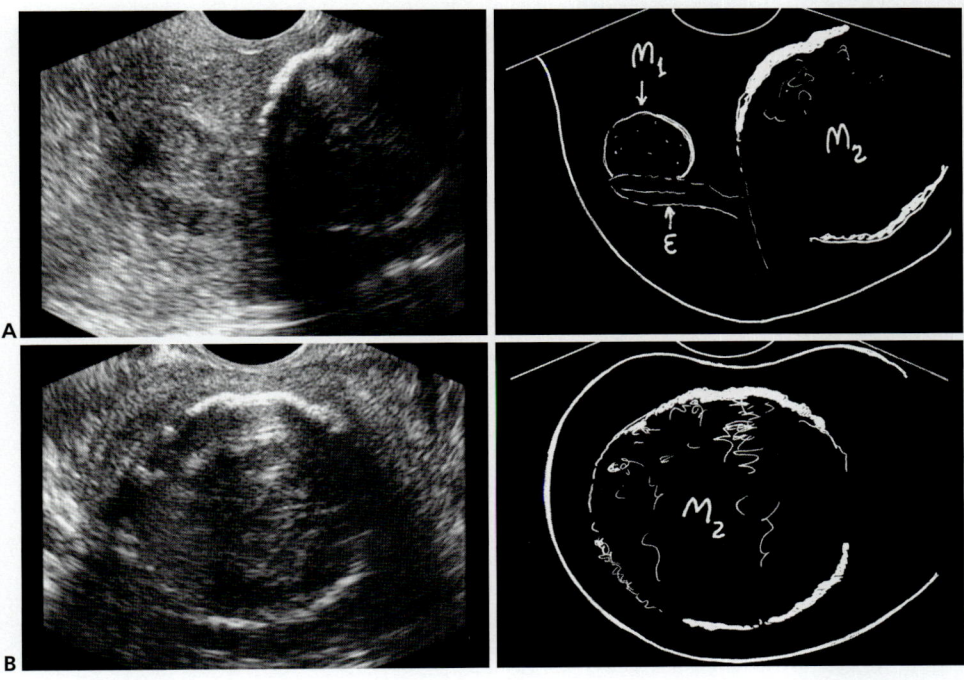

Figura 4.138. Paciente portadora de miomas. Exame transvaginal de controle.
A: Corte oblíquo do útero. Observe um mioma (M_1) pequeno levemente heterogêneo e outro maior (M_2), com degeneração cálcica periférica. E = endométrio.
B: Imagem centrada no mioma com degeneração cálcica periférica. Esse tipo de mioma imita um corte axial da cabeça de um feto.

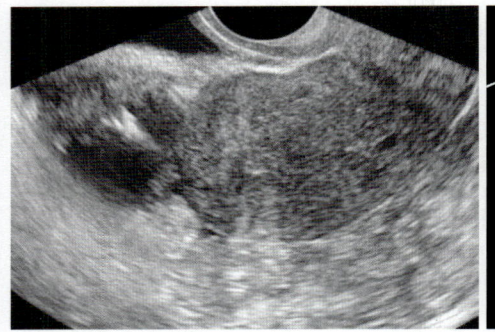 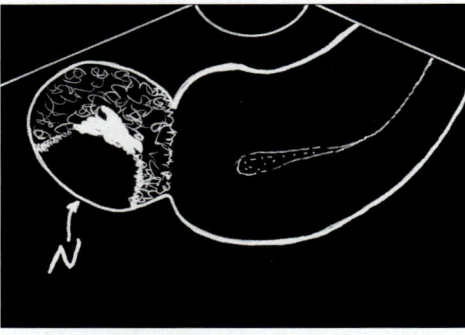

Figura 4.139. Exame transvaginal em paciente assintomática. Corte longitudinal do útero. Observe o nódulo sólido (N) junto à serosa do fundo uterino, com calcificação interna.

> ! O diagnóstico diferencial é entre mioma e tumor ovariano. Uma dica prática simples é usar a mão esquerda para palpar o ventre e mobilizar as vísceras. Se o nódulo mover em monobloco com o útero, deve ser um mioma. Se houver separação, persiste a dúvida, pois pode ser um mioma pedunculado x tumor de ovário.

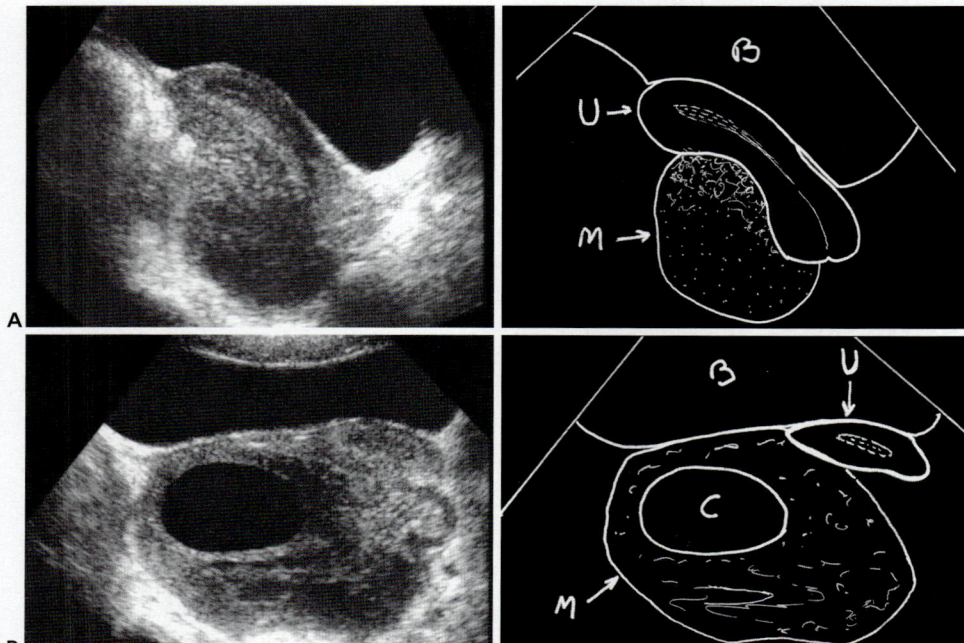

Figura 4.140. Exame transabdominal.
A: Corte longitudinal. Observe o mioma (M) subseroso posterior, ocupando o fundo de saco. U = útero; B = bexiga.
B: Corte transversal. O mioma é posterolateral direito e apresenta degeneração cística (C).

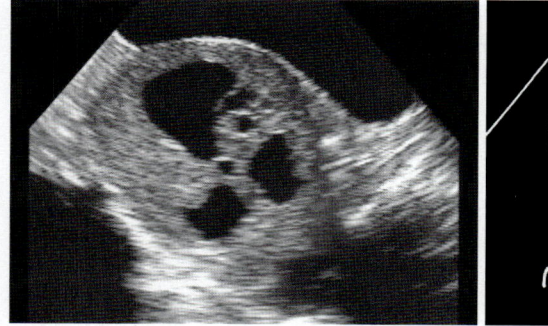 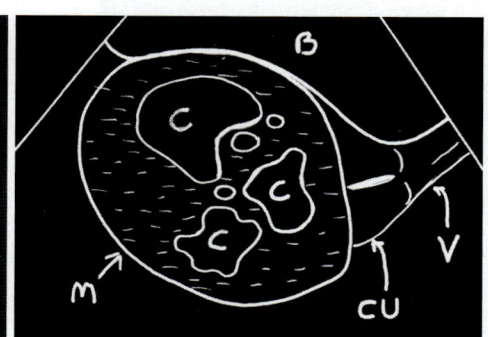

Figura 4.141. Exame transabdominal. Corte longitudinal de grande mioma (M) com degeneração cística, notando-se vários cistos na massa do tumor (C). Esse tipo de mioma pode ser confundido com tumor ovariano misto. B = bexiga; CU = colo uterino; V = vagina.

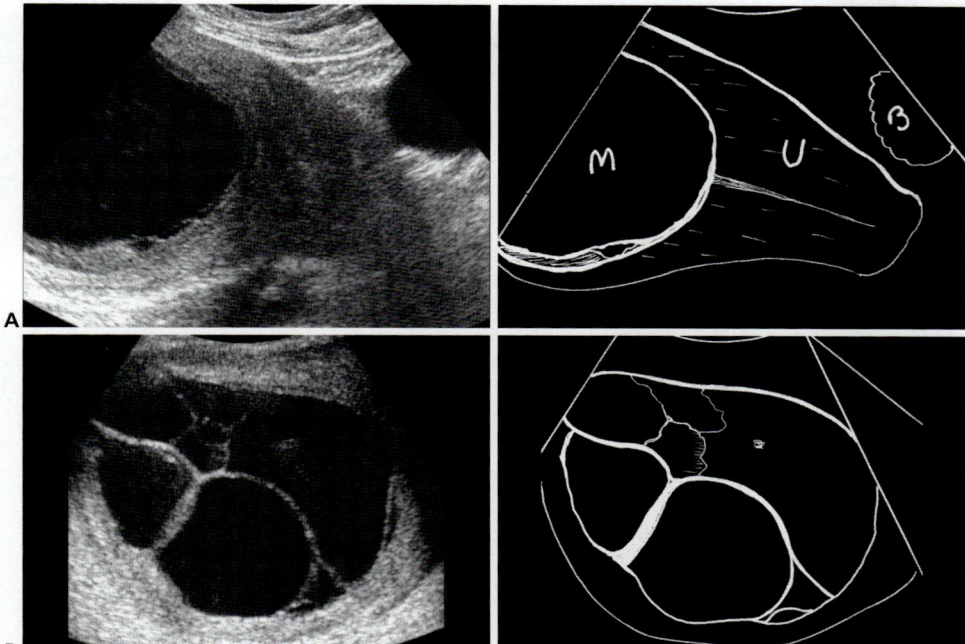

Figura 4.142. Exame transabdominal em útero miomatoso
A: Corte longitudinal. Observe o útero contendo grande mioma corporal com degeneração cística. M = mioma; U = útero; B = bexiga.
B: Corte transversal do mioma. A degeneração cística é trabeculada e idêntica a um cisto ovariano septado. Nesse exame é importante observar a continuidade do colo ao fundo uterino para ter certeza de que se trata de um mioma. A dica prática é observar o contorno da serosa uterina por fora do mioma.

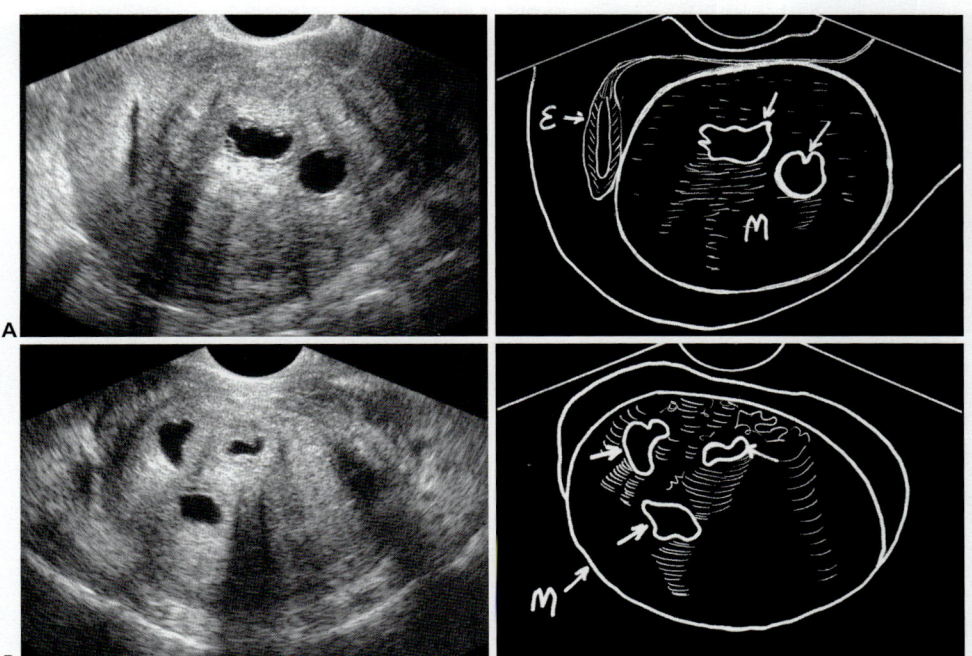

Figura 4.143. Exame transvaginal de útero miomatoso.
A: Corte longitudinal. Observe o mioma (M) subseroso posterior, ocupando o fundo de saco e com degeneração cística (setas). O endométrio (E) contém muco em sua cavidade.
B: Corte oblíquo centrado no mioma, que contém pequenos cistos em seu parênquima (setas).

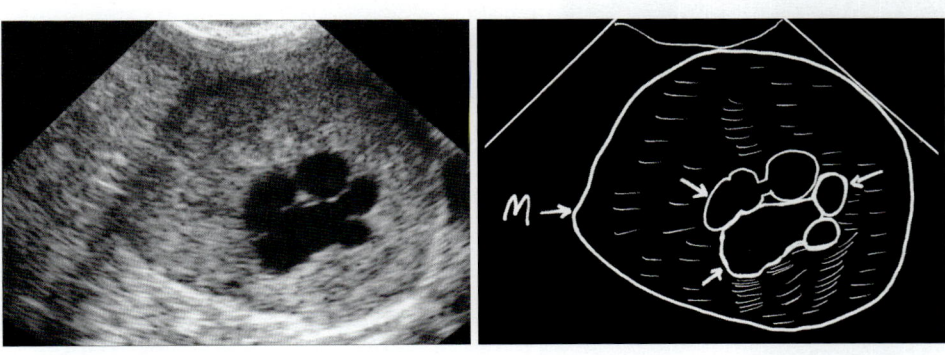

Figura 4.144. Exame transvaginal evidenciando mioma (M) subseroso. Observe a degeneração cística central (setas) com septos finos.

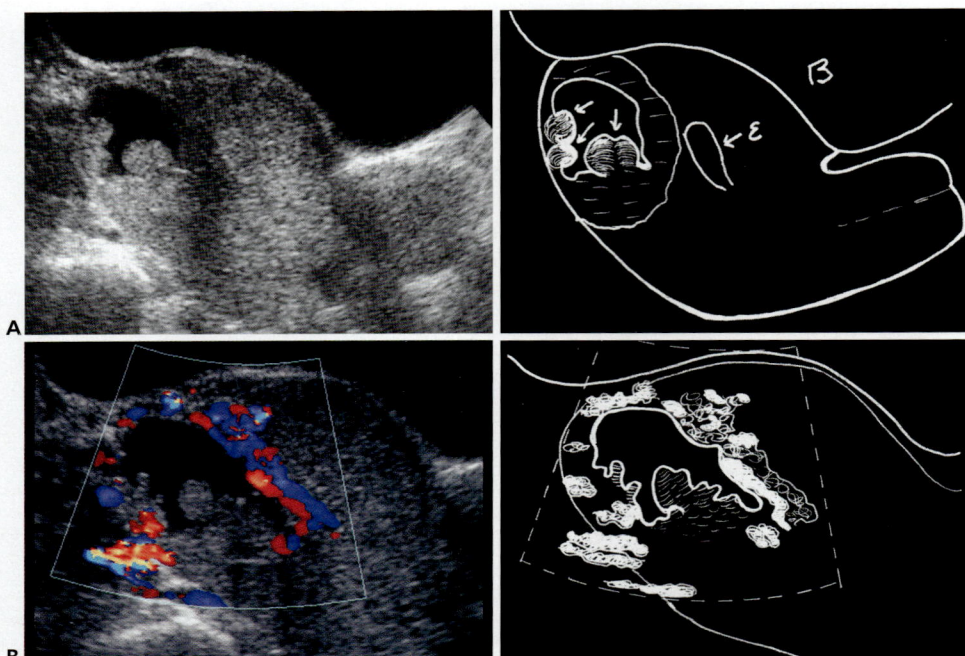

Figura 4.145. Exame transabdominal para controle de mioma.
A: Corte longitudinal. Observe o mioma no fundo uterino, contendo área de degeneração cística, com formações polipoides no interior (setas).
E = endométrio; B = bexiga.
B: O Doppler colorido mostra grande quantidade de vasos na periferia da degeneração, mas não nos "pólipos". O estudo histológico revelou mioma degenerado sem sinais de malignidade. As vegetações dentro da área cística eram secundárias à necrose irregular com hialinização.

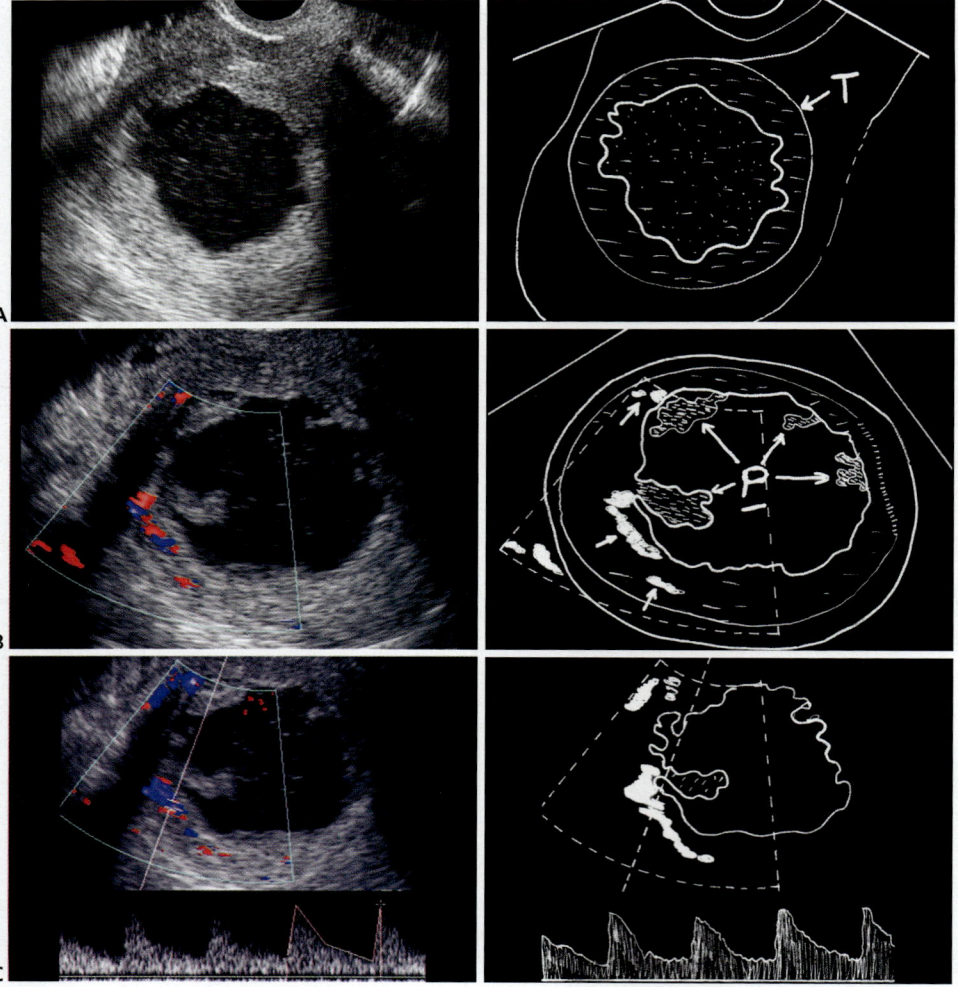

Figura 4.146. Exame transvaginal em paciente com queixa de dismenorreia e aumento do fluxo menstrual.
A: Corte longitudinal do útero. Observe o tumor (T) parietal na região central do útero, com limites regulares e área central cística com limites irregulares e *debris* dispersos no interior (a tradução de *debris* é detritos, os flocos boiando no fluido).
B: Corte transversal. A área cística contém papilas (P). O mapa vascular, obtido com o Doppler colorido por frequências, mostra poucos vasos periféricos à área cística (setas), e não se identificam vasos nas papilas.
C: A análise espectral dos vasos da parede do "cisto" mostra resistividade elevada (IR = 0,78 e IP = 1,58), o que indica baixo risco para malignidade. O diagnóstico histológico foi de mioma com degeneração cística central.

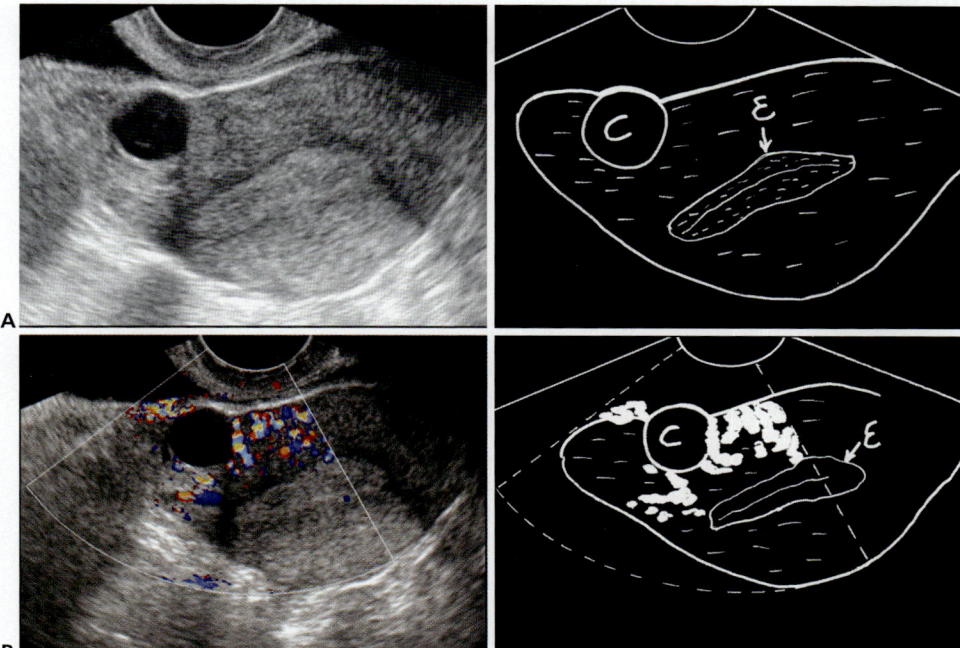

Figura 4.147. Exame transvaginal de rotina em paciente de 41 anos, assintomática, com ciclos menstruais normais.
A: Corte transversal no terço superior do útero. Observe o cisto (C) subseroso anterolateral à direita, com parede regular e conteúdo anecoico homogêneo. E = endométrio.
B: O mapa vascular revela vasos miometriais e exclui anomalia vascular. O cisto não apresenta relação com o endométrio, o qual está normal com padrão secretor. A paciente tem antecedente de duas gestações normais a termo. A hipótese mais provável é de mioma com degeneração cística, pois está dentro do miométrio e não tem relação com a mucosa (adenomiose) ou com a tuba (hidrossalpinge), e o mapa vascular excluiu a hipótese de anomalia vascular. Um exame transvaginal de controle, seis meses após, não mostrou modificações da estrutura, mantendo-se a hipótese de mioma degenerado.

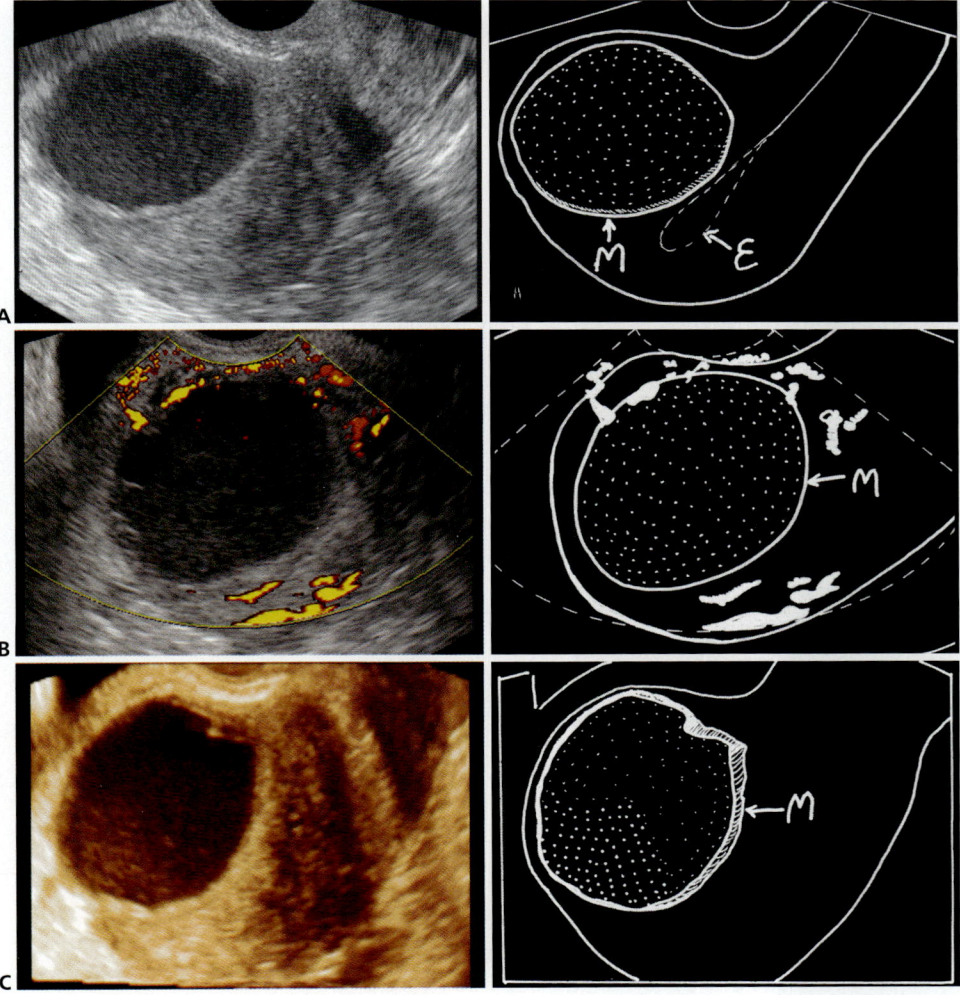

Figura 4.148. Exame transvaginal em paciente de 48 anos, com queixa de aumento do fluxo menstrual e dor pélvica mal definida.
A: Corte longitudinal do útero. Observe o grande mioma (M), parietal anterior, com degeneração cística central, repleta de grumos finos (*debris* finos). E = endométrio.
B: O mapa vascular, obtido com o Doppler colorido por amplitudes, revela poucos vasos finos periféricos (baixa atividade metabólica).
C: Imagem volumétrica 3D, a dar destaque à parede do mioma e aos finos *debris* internos.

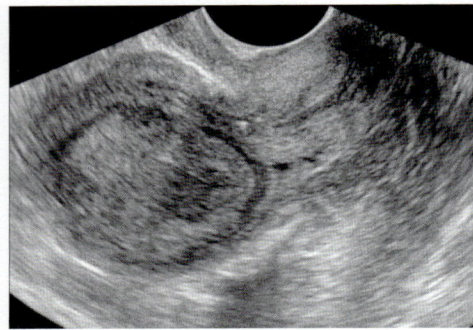 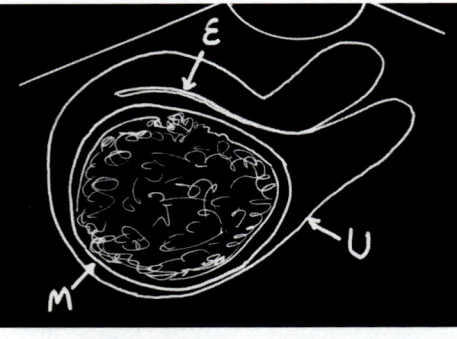

Figura 4.149. Exame transvaginal do útero de paciente na pós-menopausa e sem terapia hormonal. O útero (U) está pequeno e apresenta endométrio fino (E). Observe o mioma parietal posterior (M).

> Na pós-menopausa, sem terapia hormonal, os miomas podem ter a seguinte evolução: permanecerem iguais por tempo indeterminado, diminuírem de tamanho ou sofrerem processos degenerativos (calcificações, fibrose ou infiltração adiposa). Raramente ocorre degeneração para sarcoma. Esse mioma está levemente ecogênico, o que sugere fibrose.

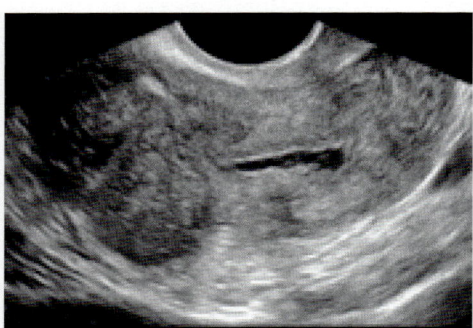 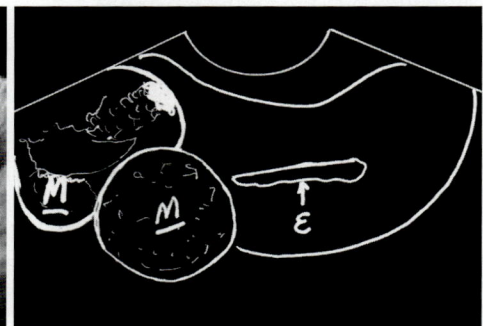

Figura 4.150. Exame transvaginal de rotina em paciente de 71 anos sem terapia hormonal. Corte transversal oblíquo do útero: observe dois miomas parietais laterais à direita (M). O endométrio (E) está fino e contém muco em sua cavidade. Esses miomas estão mantendo o aspecto original típico (hipoecogênico).

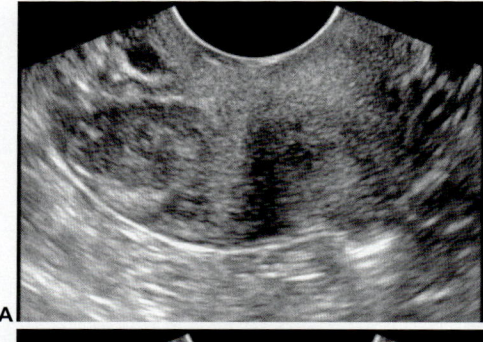 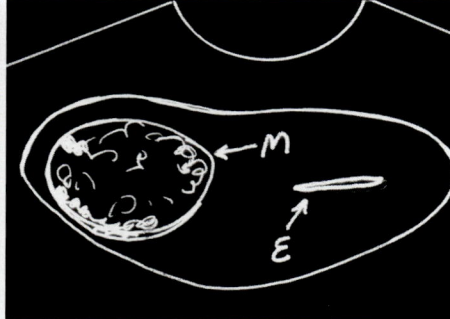
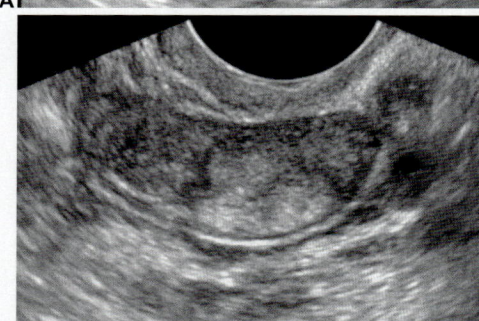 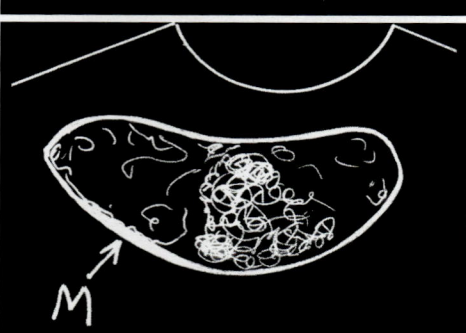

Figura 4.151. Exame transvaginal em paciente na pós-menopausa sem terapia hormonal.
A: Corte transversal mostrando mioma intraligamentar (M) à direita. O endométrio (E) está fino.
B: Corte longitudinal parauterino à direita mostrando o mioma isoladamente.

> Essa situação oferece algumas dificuldades para o ecografista:
> - O útero e o mioma sofrem atrofia, o que os torna mais separados entre si.
> - O ovário torna-se muito atrofiado, o que dificulta a sua localização. Fica difícil não considerar a hipótese de tumor sólido do ovário. O Doppler colorido presta algum auxílio se conseguir identificar os vasos de conexão entre o útero e o mioma.

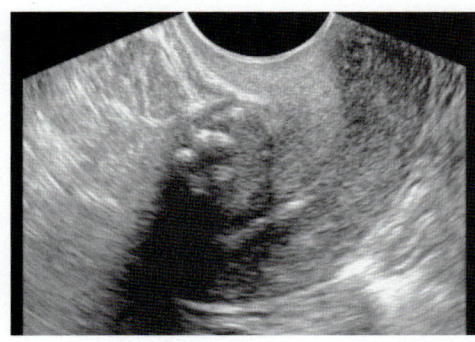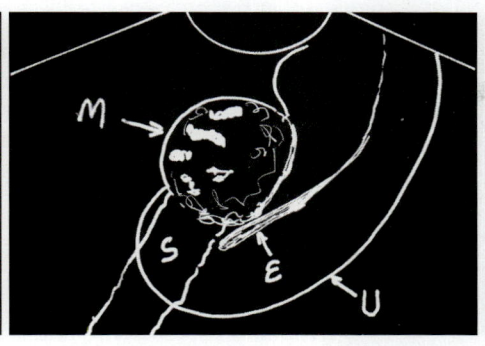

Figura 4.152. Exame transvaginal de rotina em paciente de 77 anos. O útero (U) está atrofiado, o endométrio (E) está fino, e o mioma (M) parietal anterior apresenta bolo de calcificações com sombra acústica posterior (S).

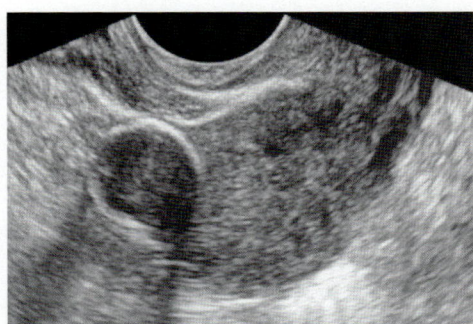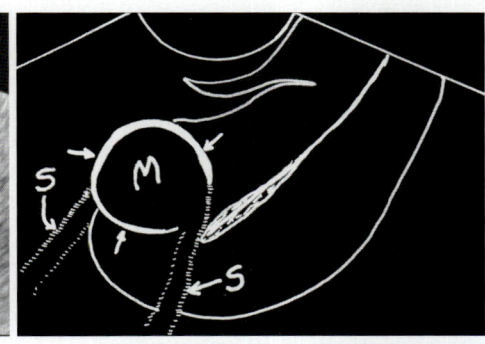

Figura 4.153. Exame transvaginal de rotina em paciente de 68 anos, sem terapia hormonal. Corte oblíquo do útero. Observe o mioma (M) com calcificação periférica fina (em casca de ovo). A calcificação é tão homogênea e delicada (setas), que o nódulo apresenta apenas sombra lateral (S).

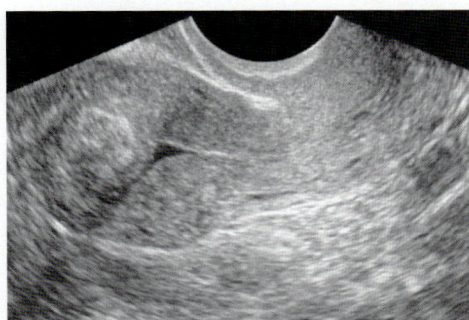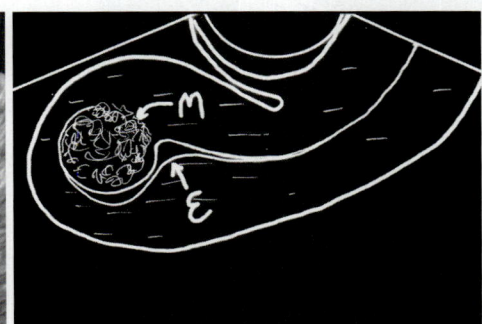

Figura 4.154. Exame transvaginal de rotina em paciente de 77 anos. Corte longitudinal do útero. Observe o mioma (M) parietal submucoso, levemente ecogênico (fibrose). O endométrio (E) está fino, deslocado pelo mioma, e contém pequena quantidade de muco.

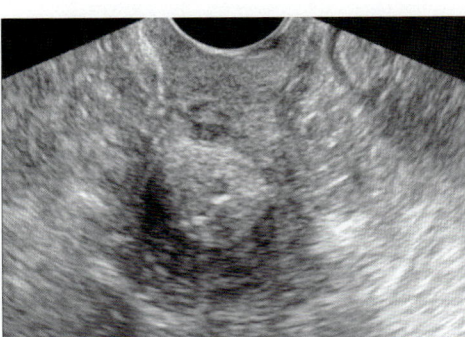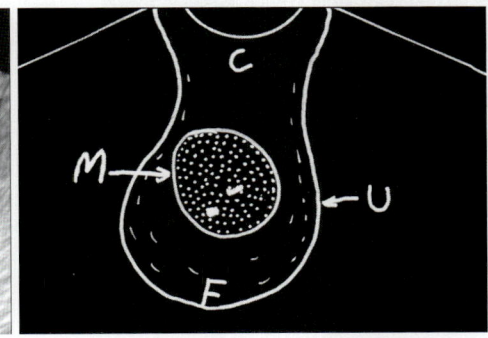

Figura 4.155. Paciente de 62 anos, sem terapia hormonal e assintomática. Exame transvaginal de rotina. Corte longitudinal do útero (U), o qual tem disposição vertical na imagem, por apresentar-se em medioversão. O colo (C) está acima, junto ao transdutor, e o fundo uterino (F) está abaixo, distal ao transdutor. Observe o mioma (M) com textura homogênea e hiperecogênica (degeneração adiposa ou fibrosa com fina deposição cálcica interna).

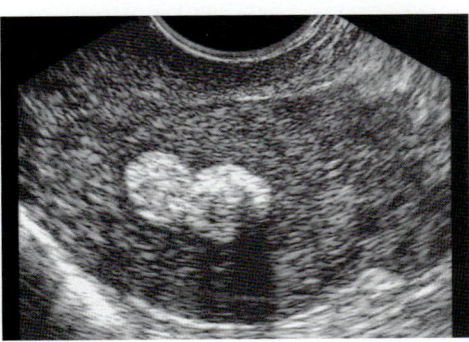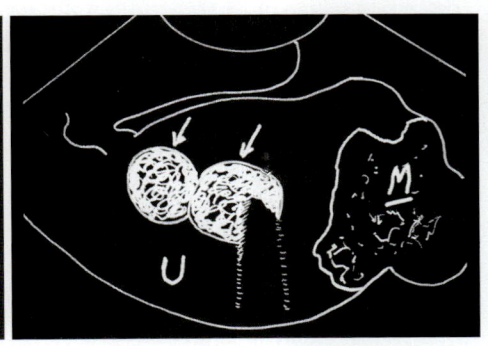

Figura 4.156. Exame transvaginal de rotina em paciente idosa. Observe dois lipomiomas (setas) hiperecogênicos, bem como um terceiro (M) com ecotextura suave, localizado no fundo uterino. O útero (U) está em retroversão.

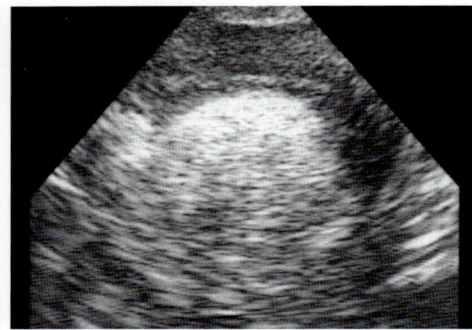
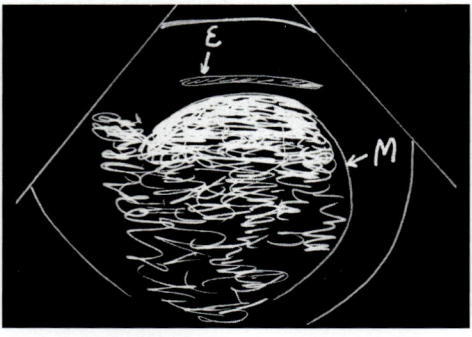

Figura 4.157. Exame transvaginal de rotina em paciente idosa. Observe o grande mioma (M) parietal posterior, com degeneração lipomatosa (hiperecogenicidade grosseira). O endométrio (E) está fino.

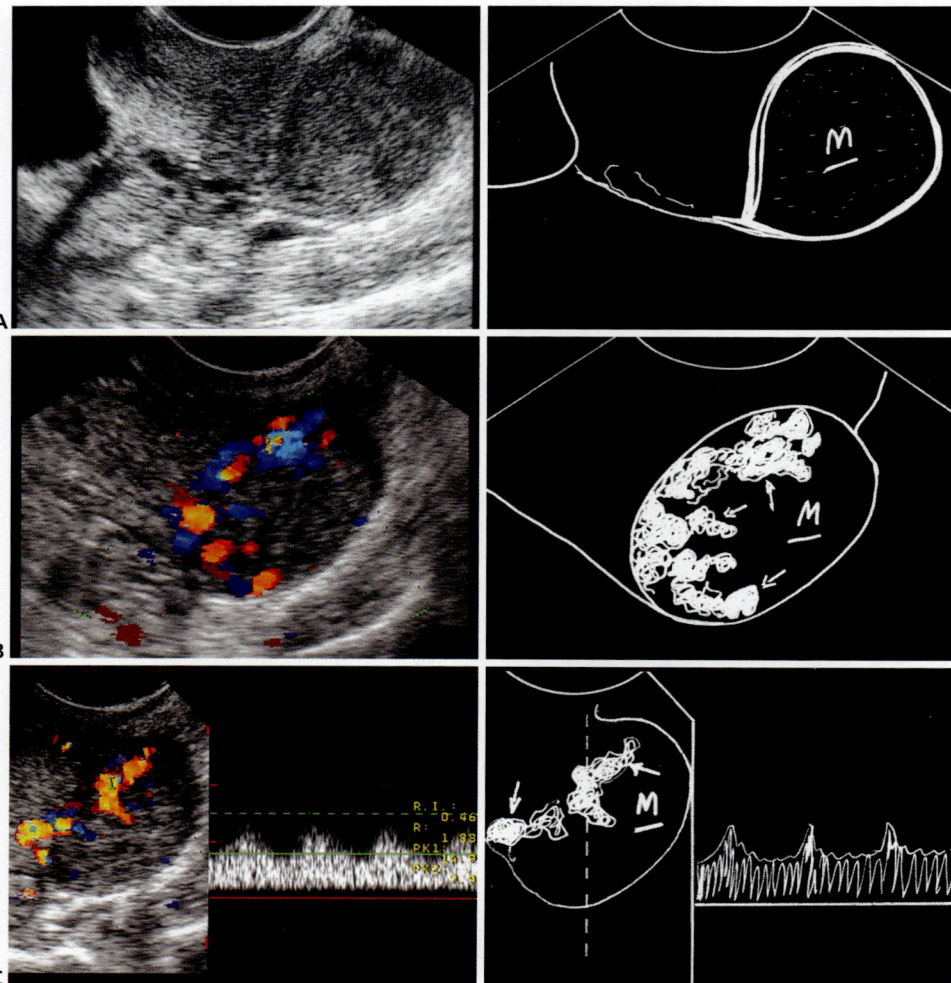

Figura 4.158. Exame transvaginal em paciente de 72 anos. Não utiliza qualquer tipo de medicamento.
A: Mioma (M) subseroso posterior.
B: O Doppler colorido revela grande número de vasos calibrosos relacionados com o mioma (setas).
C: A análise espectral mostra artérias com fluxos diastólicos altos (IR = 0,46) para a idade da paciente (resistividade baixa). Em decorrência da grande atividade vascular do mioma, foi realizada histerectomia com resultado histológico de mioma benigno.

> ! Inexplicavelmente, alguns miomas persistem por muitos anos, após a menopausa, com grande atividade vascular, mesmo na ausência de qualquer medicação (hormonal ou de ação vascular). Atualmente, somente consideramos a indicação de remoção do útero quando o mioma apresenta crescimento na ausência de tratamento hormonal.

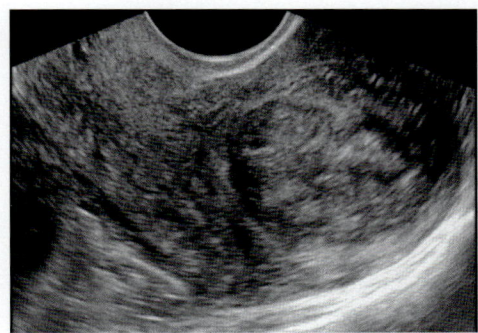 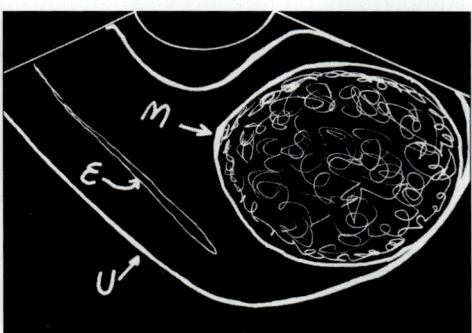

Figura 4.159. Exame transvaginal em paciente de 55 anos, sob terapia hormonal. O útero (U) está retrovertido, e o endométrio (E) está fino. Observe o grande mioma (M) parietal posterior (lembre-se que o útero é retrovertido). A terapia hormonal estimula o mioma e impede que ocorra a atrofia usual.

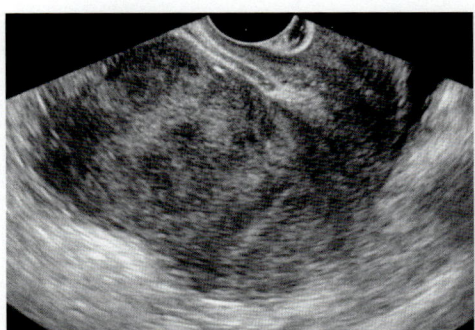 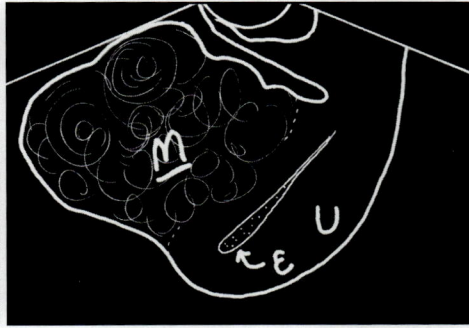

Figura 4.160. Exame transvaginal em paciente de 54 anos, sob terapia hormonal. O útero (U) está pequeno e atrofiado. O endométrio (E) está fino, sem sinais de ação hormonal. Observe o grande mioma (M) parietal anterior, sem sinais regressivos, pois não apresenta sinais degenerativos típicos da atrofia (fibrose, lipomatose ou calcificações).

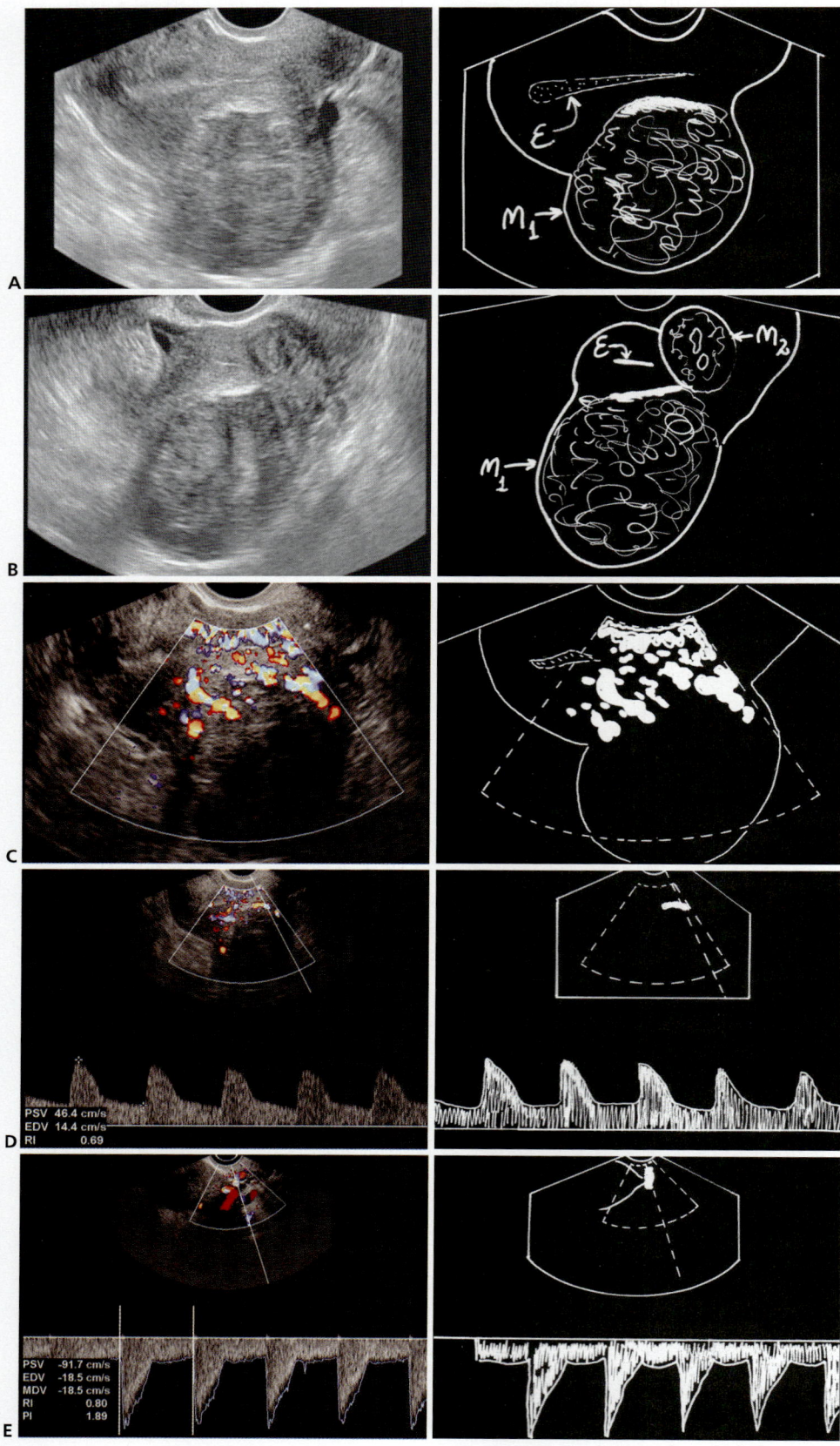

Figura 4.161. Paciente na pós-menopausa, sob terapia hormonal. Tem queixa de dor pélvica. Exame transvaginal.
A: Corte longitudinal do útero. Observe o grande mioma (M_1) subseroso posterior, a provocar compressão dos tecidos posteriores ao útero, o que pode provocar dor. O endométrio (E) está fino, sem sinais de proliferação.
B: Corte transversal do útero. Note o segundo mioma (M_2) parietal lateral esquerdo. A ecotextura, heterogênea, com áreas hipoecoicas, indica proliferação dos miomas em resposta à terapia hormonal. Além disso, a paciente portava exame antigo, onde os miomas estavam com diâmetros bem menores do que os atuais.
C: Mapa vascular com o Doppler colorido por frequências. Observe a grande quantidade de vasos calibrosos e tortuosos, conectando o grande mioma ao útero.
D: A análise espectral revela artéria grossa, conectando o útero ao mioma, com fluxos diastólicos intensos e resistividade moderada.
E: A análise espectral da artéria uterina mostra padrão de mulher em idade reprodutiva (IP = 1,89 e IR = 0,80), o que indica grande ação vascular uterina pela terapia hormonal. Os achados indicam grande ativação do útero e dos miomas, problemas indesejados com a terapia hormonal.

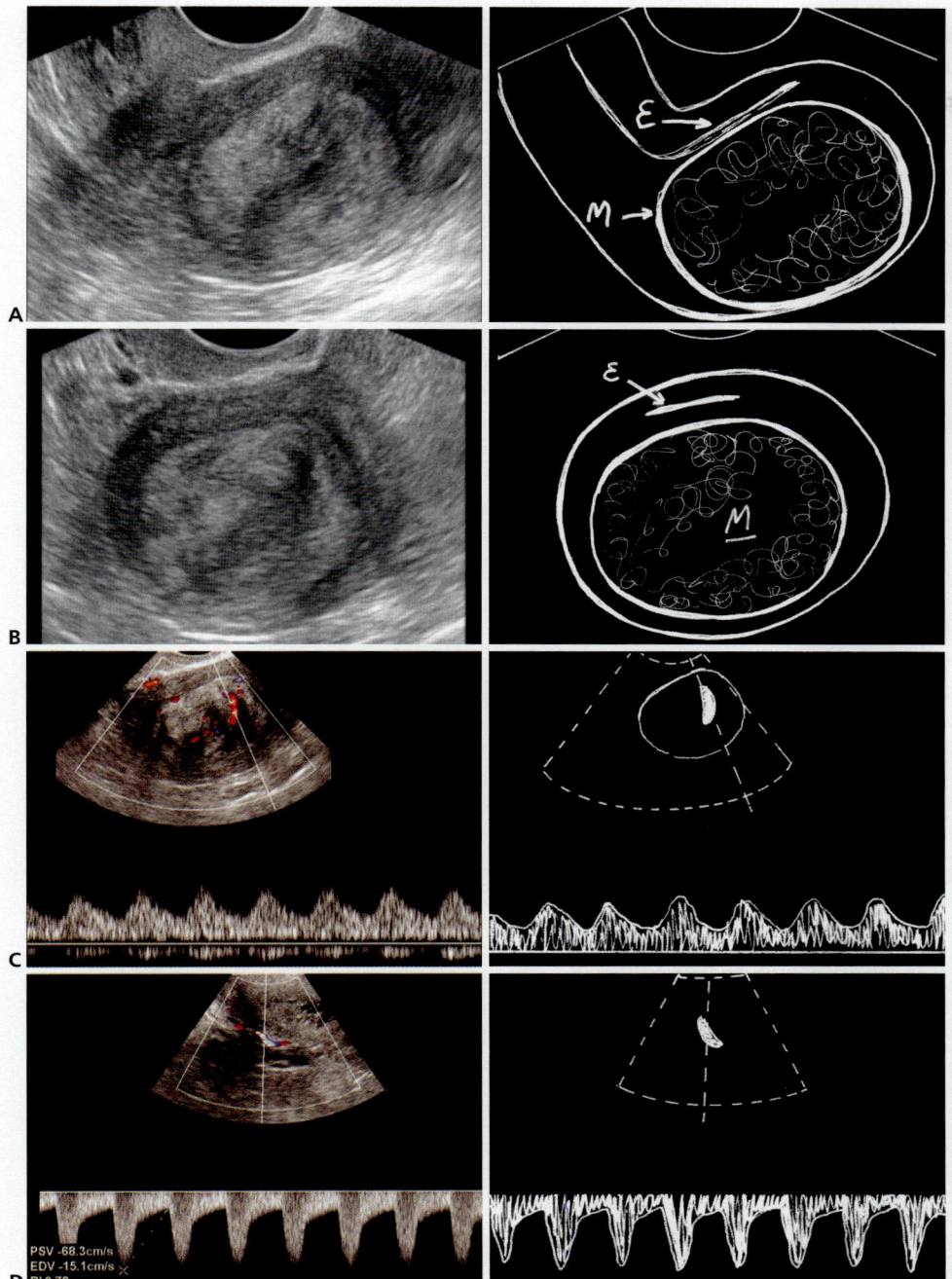

Figura 4.162. Paciente de 70 anos submetida a tratamento com medicação para hipertensão arterial. Exame transvaginal.
A: Corte longitudinal do útero retrovertido. O mioma (M) na parede anterior do útero está, há 15 anos, com as mesmas características e dimensões. O endométrio está fino (E).
B: Corte transversal com maior aumento, mostrando o mioma.
C e D: O Doppler espectral das artérias do mioma (**C**) e das uterinas (**D**) revela curvas com diástoles cheias e resistividades diminuídas. Esse achado está relacionado com o emprego de medicamentos de ação vascular e, portanto, deixa de ter valor para diagnóstico diferencial de tumores.

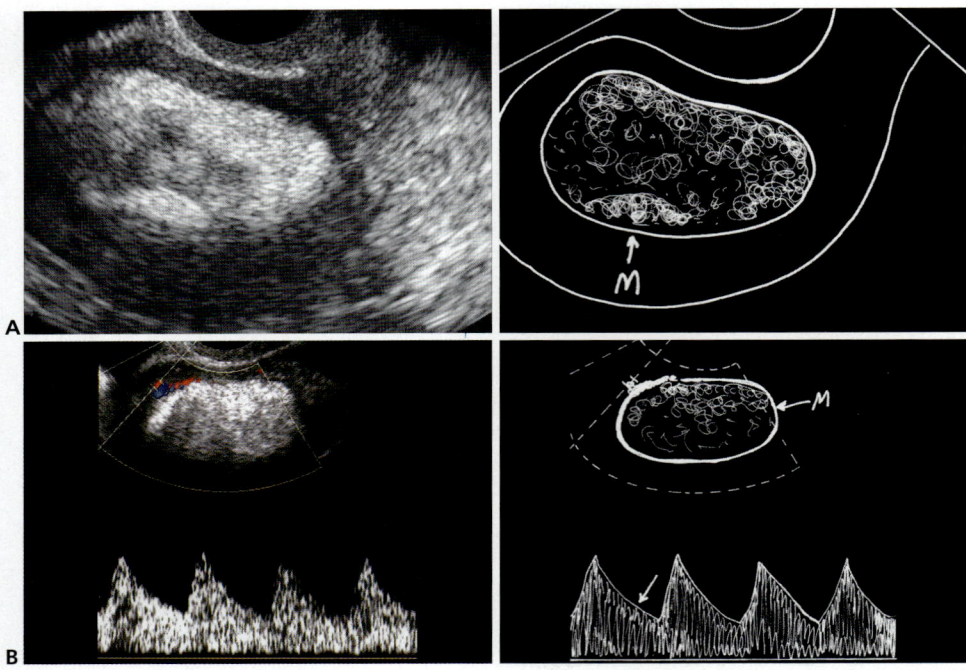

Figura 4.163. Exame transvaginal em paciente de 78 anos submetida a tratamento com medicação para hipertensão arterial.
A: Corte longitudinal do útero. Observe o mioma (M) heterogêneo e hiperecogênico, situado na região central do útero. Esse tipo de ecotextura corresponde, geralmente, a um misto de degeneração fibrosa e adiposa: fibrolipomioma. Nessa localização, o mioma pode simular um espessamento endometrial. Entretanto, o útero é pequeno, e a paciente não apresenta sangramento uterino (usual quando o endométrio apresenta grande proliferação). Na dúvida, sugerimos prosseguir a investigação com outros métodos de diagnóstico.
B: O Doppler espectral mostra curvas com fluxos diastólicos altos (seta). Lembrem-se que a paciente utiliza medicamento com ação vascular, o que torna inválida qualquer interpretação das curvas espectrais.

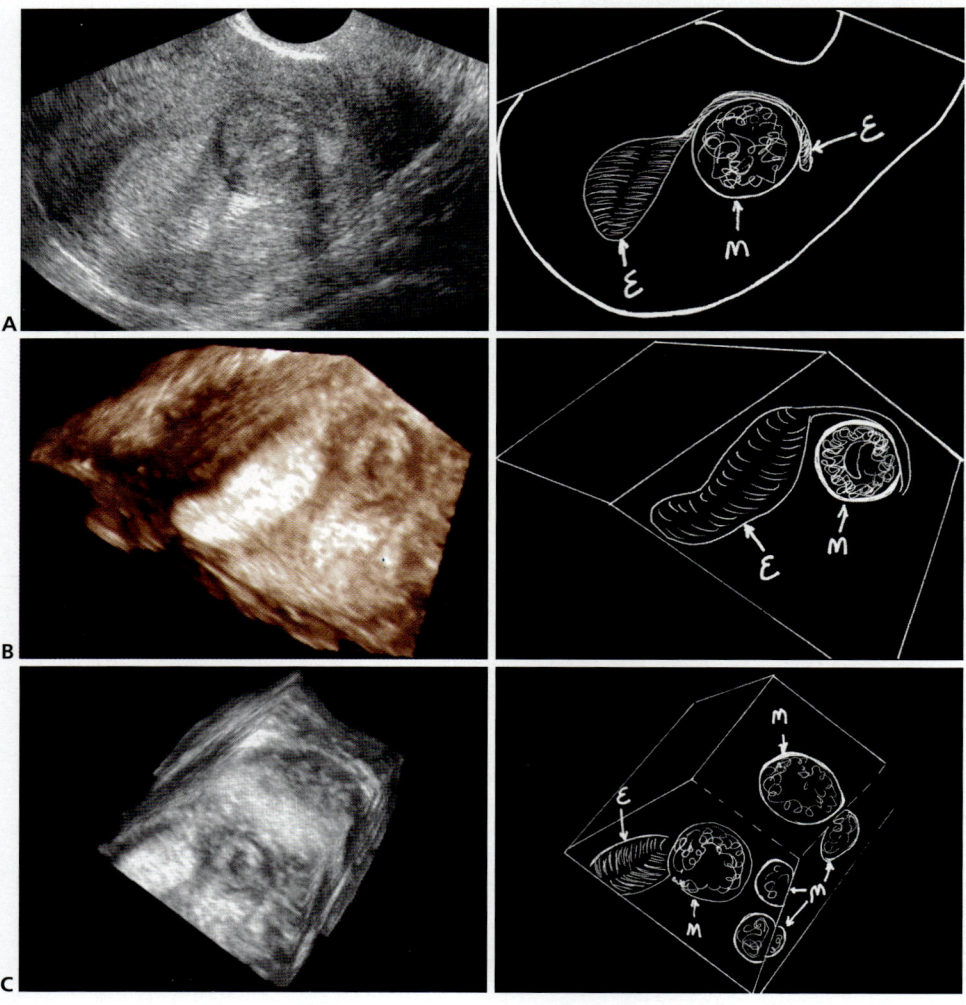

Figura 4.164. Exame transvaginal em paciente com esterilidade e queixa de aumento do fluxo menstrual.
A: Corte longitudinal do útero, mostrando mioma (M) comprimindo o endométrio (E).
B: Avaliação tridimensional. A imagem corresponde ao volume do corpo uterino, com os três planos ortogonais. Observe o endométrio e a área de compressão provocada pelo mioma.
C: Ao construirmos o volume centrado na área de compressão endometrial, podemos identificar simultaneamente vários miomas.

! Os miomas podem estar relacionados com a esterilidade referida pela paciente. Entretanto, não existe comprovação formal vinculando o mioma e a esterilidade feminina.

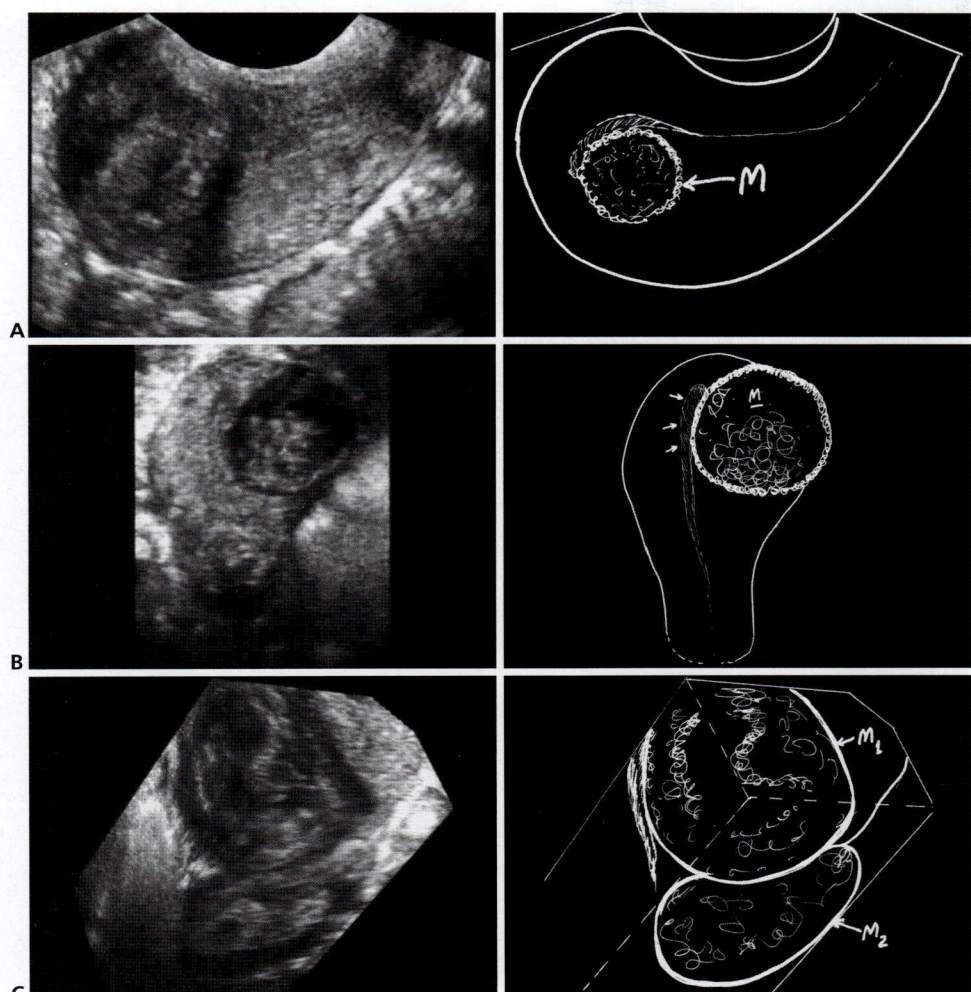

Figura 4.155. Exame transvaginal em paciente portadora de miomas.
A: Corte longitudinal do útero. Observe o mioma (M) parietal posterior no fundo uterino.
B: Corte coronal do útero obtido por meio da ecografia 3D. O mioma fica evidenciado com maior clareza, e podemos notar o deslocamento do eco endometrial (setas).
C: A imagem 3D volumétrica mostra o mioma do fundo (M_1) e um segundo logo abaixo (M_2). Devemos lembrar que o estudo 2D desse caso identificou os dois miomas em planos distintos. O estudo 3D acrescenta uma visão espacial do volume, evidenciando, com clareza, o conjunto de alterações numa única imagem.

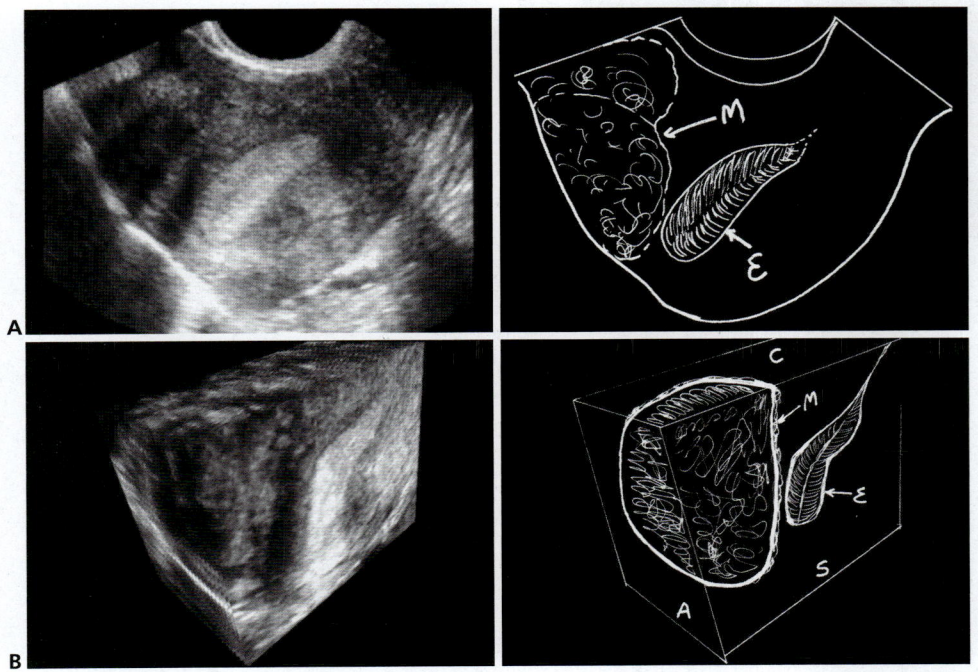

Figura 4.156. Solicitado exame transvaginal em decorrência de mioma percebido ao toque vaginal.
A: Corte longitudinal, mostrando o mioma (M) parietal anterior no fundo uterino. E = endométrio.
B: Imagem 3D volumétrica, mostrando os três planos ortogonais: sagital (S), axial (A) e coronal (C). Observe a maior clareza da imagem tridimensional para mostrar o mioma e o deslocamento do endométrio.

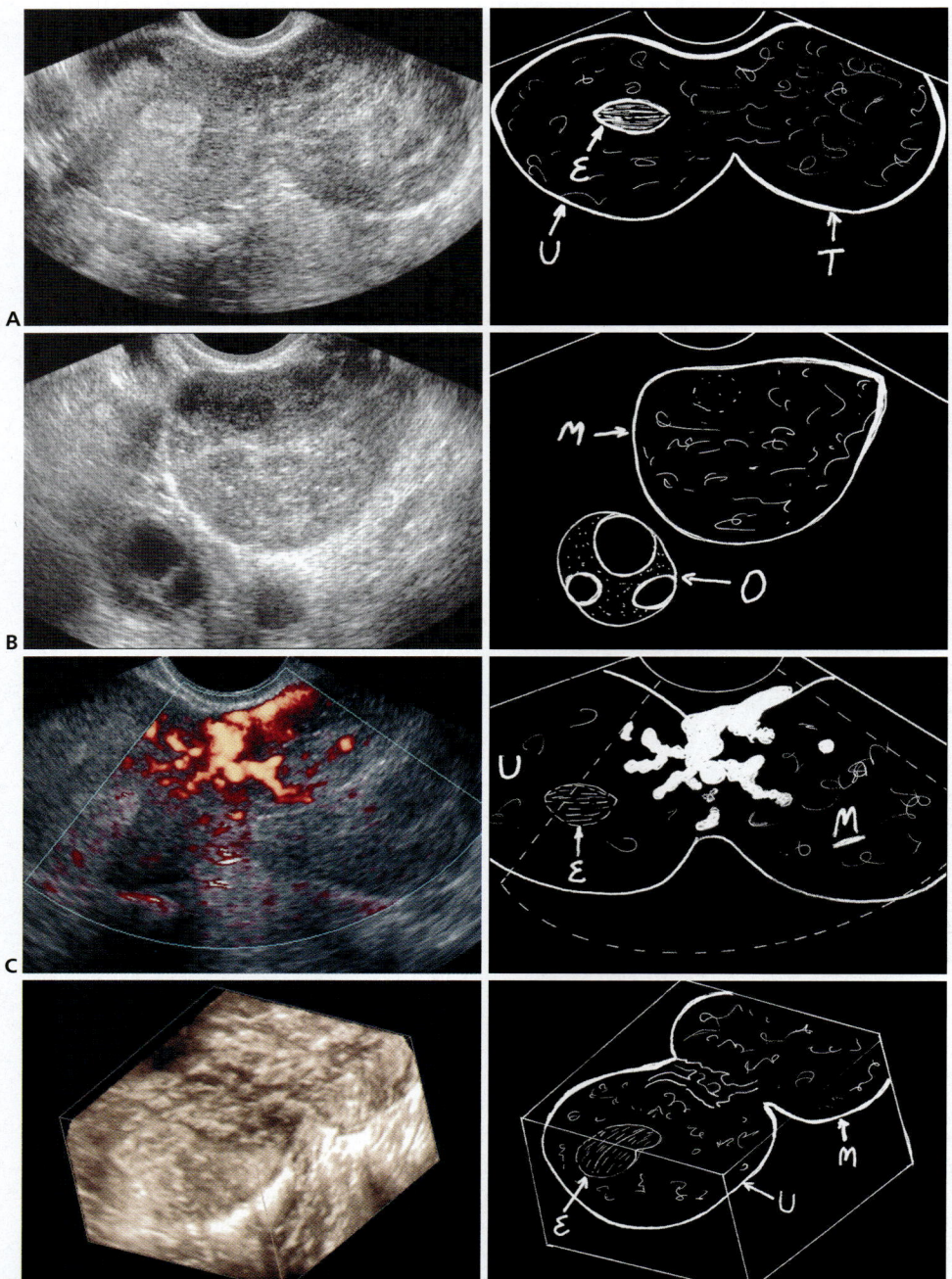

Figura 4.167. Paciente encaminhada para exame transvaginal graças a tumor anexial esquerdo, percebido em toque vaginal.
A: Corte transversal. Observe o útero (U) e o tumor sólido à esquerda (T), com o mesmo tamanho do corpo uterino. E = endométrio.
B: Corte longitudinal parauterino à esquerda. Posteriormente ao tumor, percebe-se o ovário esquerdo (O) contendo folículos. A hipótese é de um grande mioma intraligamentar (M).
C: Corte transversal com Doppler colorido. Observe os vasos de conexão entre o útero e o mioma, o que comprova a origem uterina do tumor.
D: Imagem 3D volumétrica, mostrando, de forma elegante, o corpo uterino, o endométrio, o mioma intraligamentar e a conexão deste com o útero.

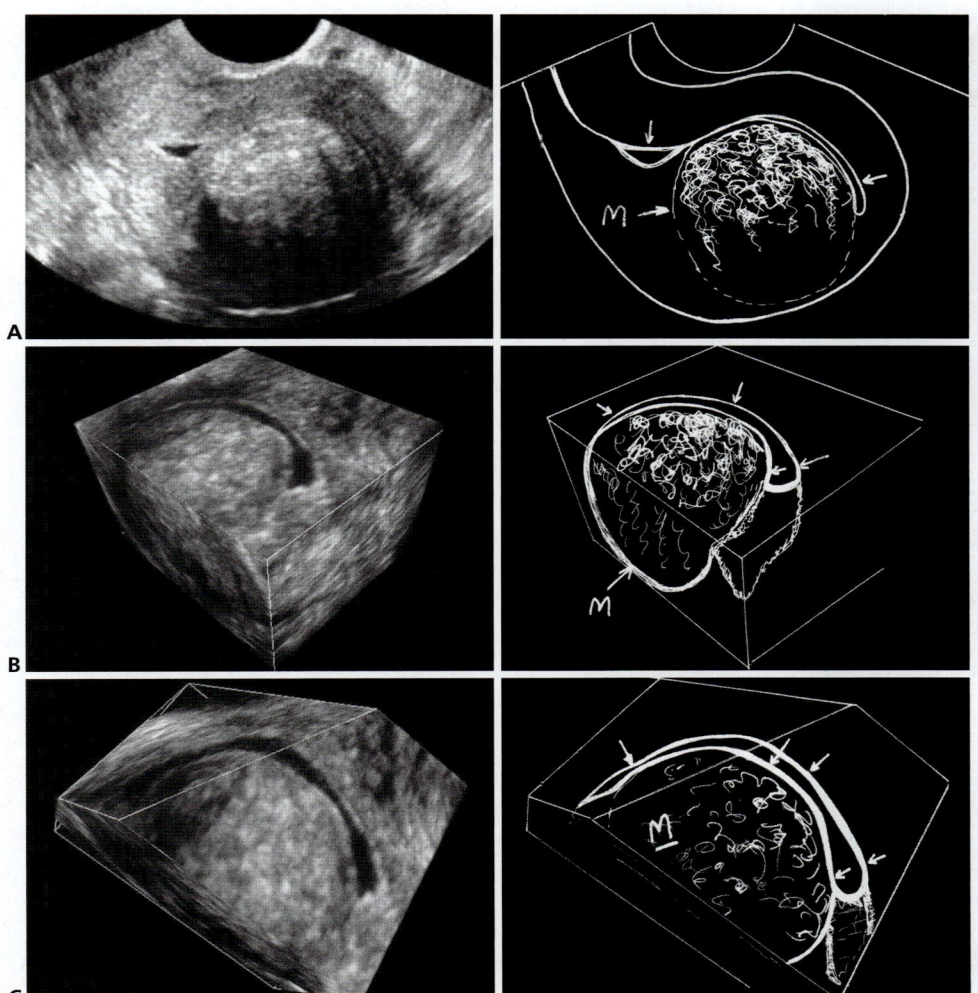

Figura 4.168. Exame transvaginal em paciente com hipermenorreia.
A: Corte longitudinal. O útero está retrovertido. Observe o mioma (M) submucoso na parede anterior do útero. O endométrio está fino (pós-menstrual) e contém pequena quantidade de fluido (setas).
B e C: Duas imagens tridimensionais volumétricas, com rotação para estudar melhor a relação do mioma com o endométrio. Essas imagens mostram, com clareza impressionante, o mioma submucoso (M), o endométrio com sua deflexão sobre o mioma (setas) e o fluido anecoide na cavidade endometrial, separando as paredes (histerossonografia natural).

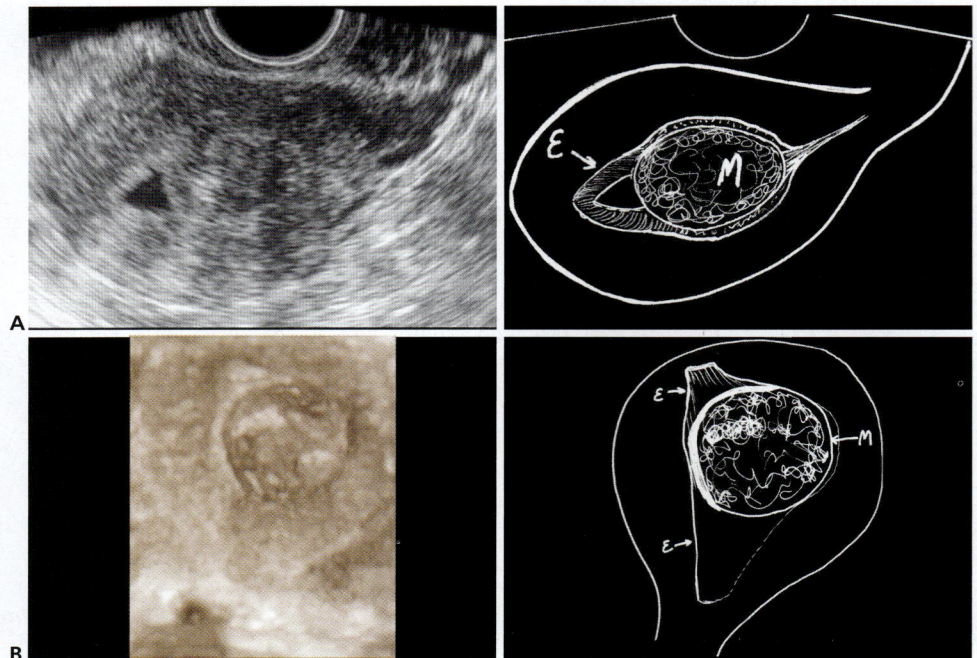

Figura 4.169. Exame transvaginal em paciente com distúrbio menstrual.
A: Corte longitudinal do útero. Observe o mioma (M) intramucoso e o endométrio (E) com pequena quantidade de muco, a rodear o nódulo.
B: Corte coronal volumétrico, com transparência, mostrando o endométrio e o mioma em profundidade (visão espacial 3D).

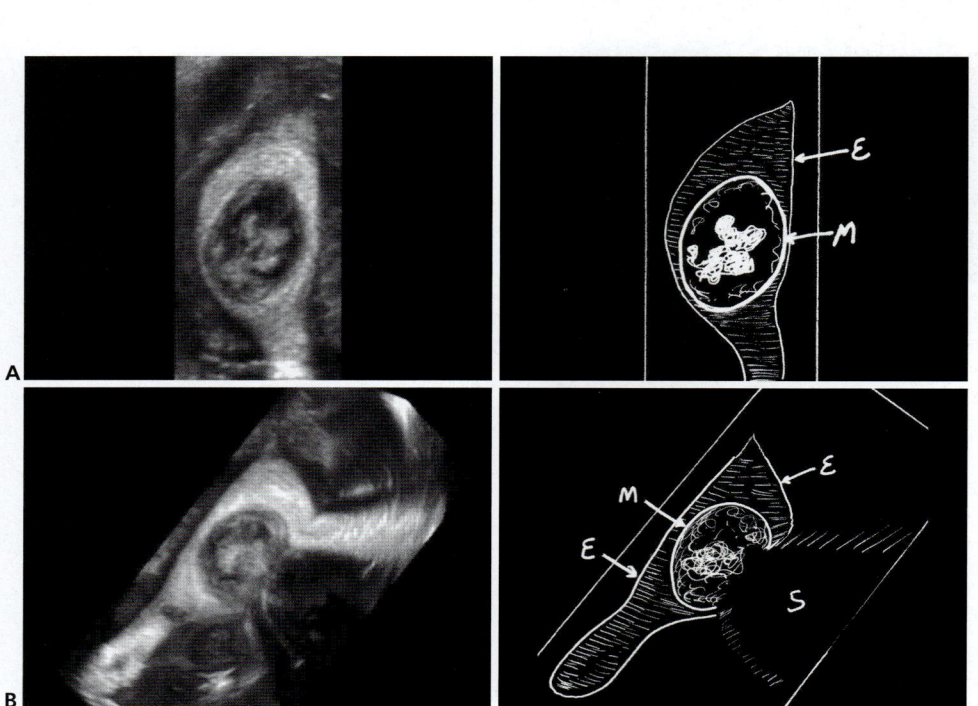

Figura 4.170. Exame tridimensional transvaginal de paciente com hipermenorreia.
A: Corte coronal oblíquo, mostrando o endométrio ecogênico (E) e um mioma intramucoso (M), provocando grande compressão endometrial.
B: Imagem volumétrica, mostrando todo o endométrio e o mioma com sombra acústica posterior (S). A visão espacial das imagens tridimensionais mostra, com clareza, a relação do mioma com a mucosa uterina.

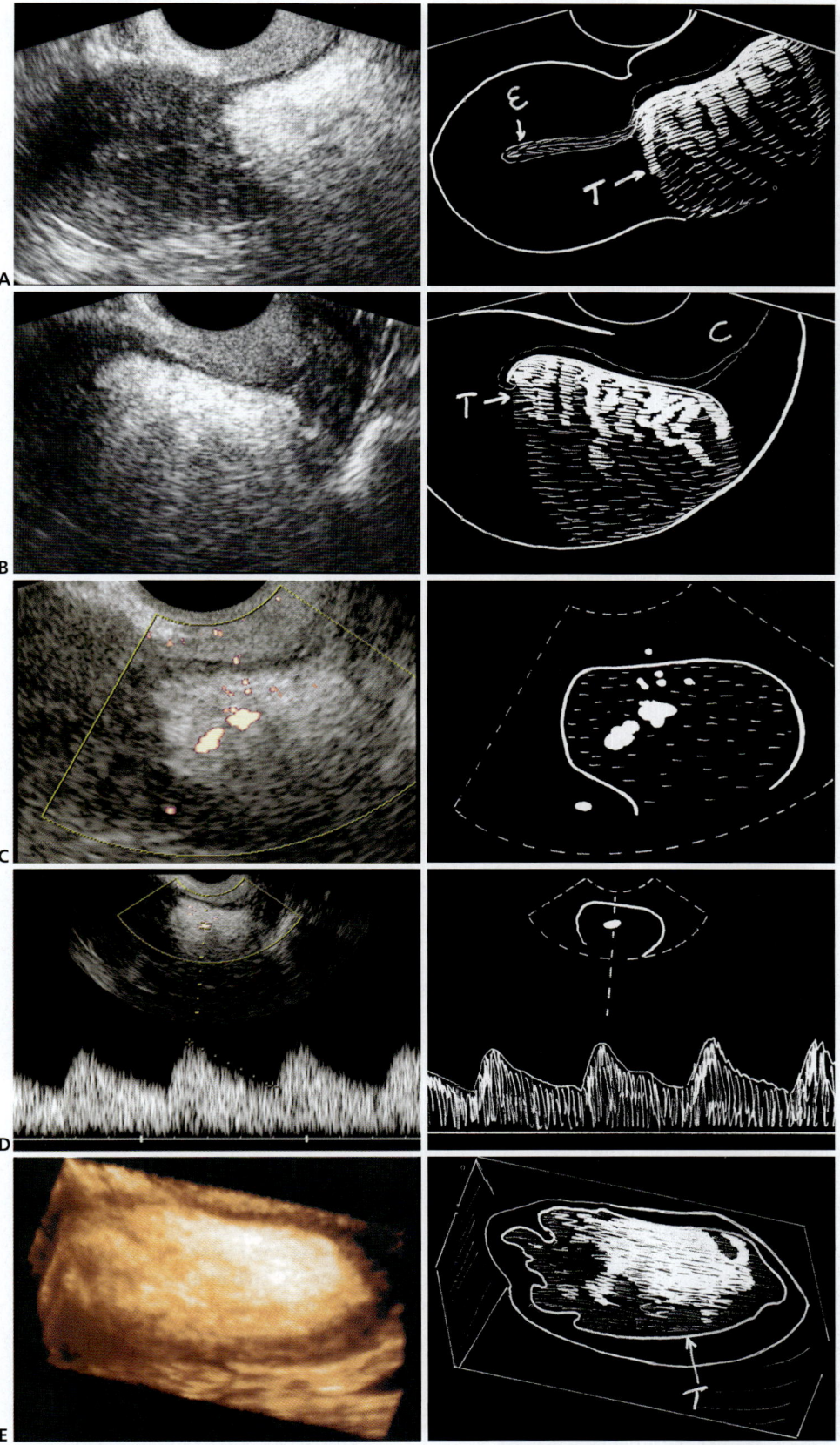

Figura 4.171. Exame transvaginal em paciente de 52 anos, com dor pélvica.
A: Corte longitudinal do útero. Observe o grande tumor hiperecogênico na região istmocervical (T). E = endométrio.
B: Corte longitudinal do colo uterino (C), centrado sobre o tumor.
C e D: O tumor tem poucos vasos ao Doppler colorido. A análise espectral mostra fluxos com impedância moderada (IR = 0,46).
E: A imagem tridimensional mostra que o tumor é ovoide e levemente heterogêneo e tem limites regulares. O diagnóstico final foi mioma com degeneração lipomatosa (lipomioma).

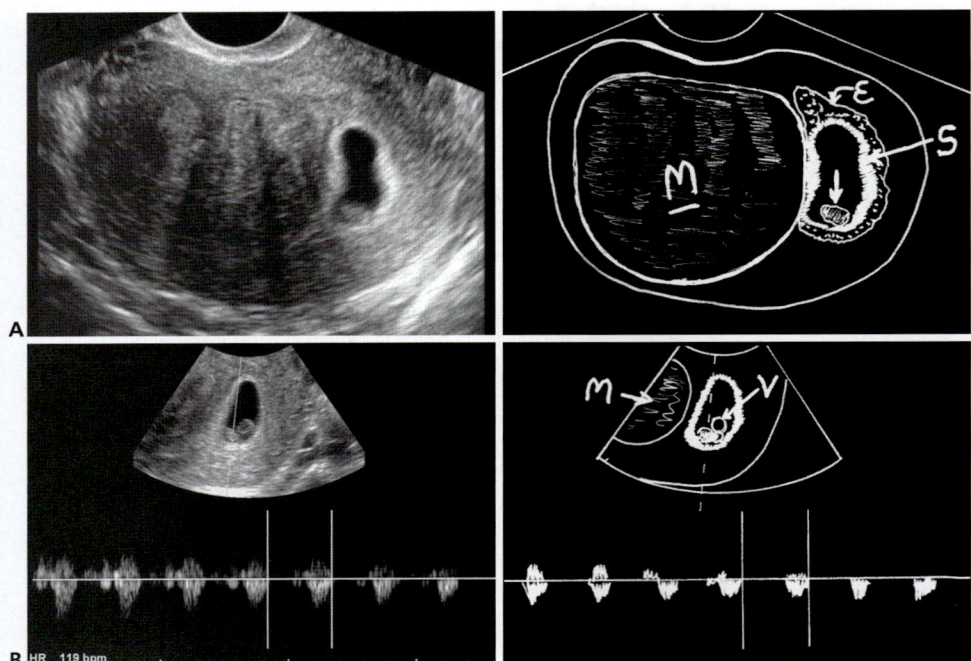

Figura 4.172. Exame transvaginal em paciente com diagnóstico prévio de mioma. Refere amenorreia de sete semanas.
A: Corte transversal do útero. Observe o grande mioma (M) parietal lateral à direita. No endométrio (E), note o saco gestacional (S) e um embrião de oito milímetros no interior (seta).
B: Análise espectral, registrando a frequência cardíaca embrionária (119 bpm). Note a vesícula vitelina (V) junto ao embrião. A gravidez teve boa evolução, terminando em parto prematuro de 34 semanas. O recém-nascido não teve complicações.

! O Colégio Americano de Obstetrícia e Ginecologia (ACOG) proíbe a realização de estudo Doppler espectral no primeiro trimestre da gestação. Baseia-se no fato de que, na janela de registro, os índices térmicos e mecânicos são maiores, e isso poderia provocar anomalias congênitas (causa ambiental). Na verdade, a postura é preventiva contra queixas judiciais, muito comuns naquele país.
Não existe um único relato confiável, mostrando a relação entre o Doppler espectral e anomalias congênitas.
A elevação da temperatura no tecido embrionário é menor do que um décimo de grau centígrado, insignificante em comparação a qualquer gestante com quadro clínico febril. A S. Möebius (anomalias congênitas relacionadas com hipertermia embrionária) é rara, e os poucos casos relatados ocorreram com quadros febris maternos graves e prolongados.
O índice mecânico do Doppler espectral é maior do que o da imagem convencional, mas insuficiente para provocar vacuolização citoplasmática celular intensa, potencialmente teratogênica.
No caso de utilização do Doppler espectral para registrar e auscultar a função cardíaca embrionária, a regra é ter bom-senso e registrar por apenas alguns segundos. A ausculta cardíaca embrionária provoca forte impacto emocional positivo sobre a gestante, e é mais valiosa do que qualquer outro tipo de ansiolítico.

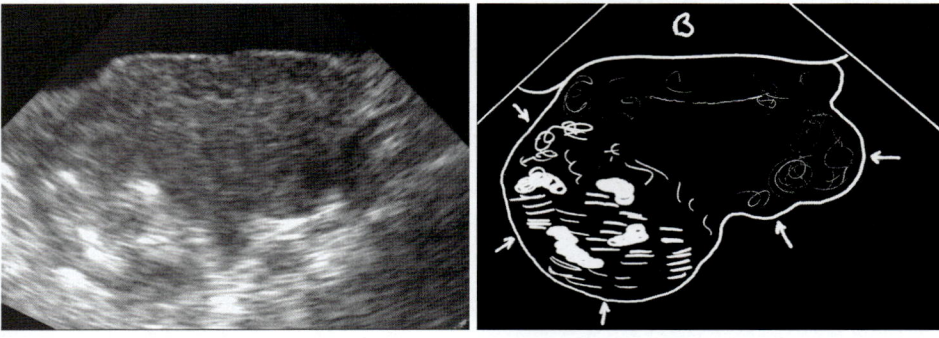

Figura 4.173. Paciente de 67 anos com sangramento tipo "água de carne". O colo uterino estava normal, e o toque vaginal revelou útero aumentado e amolecido. Corte transversal transabdominal. O útero está aumentado, com contornos lobulados (setas), e o miométrio apresenta padrão sólido misto. O diagnóstico histológico foi de sarcoma miometrial. B = bexiga.

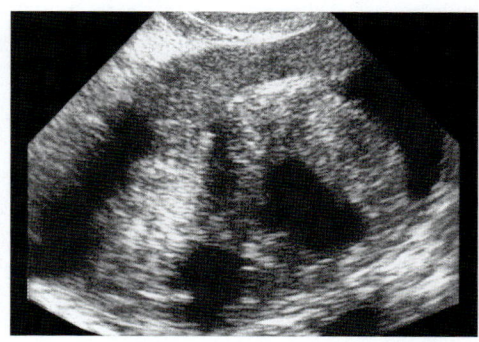
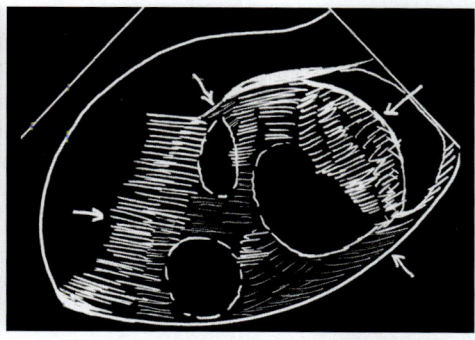

Figura 4.174. Paciente de 70 anos, com queixa de sangramento irregular. O toque vaginal revelou útero aumentado e amolecido. Corte longitudinal transabdominal do útero, apresentando grande massa heterogênea ecogênica (setas), com áreas de degeneração cística (necrose tumoral). A hipótese inicial foi carcinoma do endométrio, invadindo o miométrio. O diagnóstico histológico foi de sarcoma miometrial.

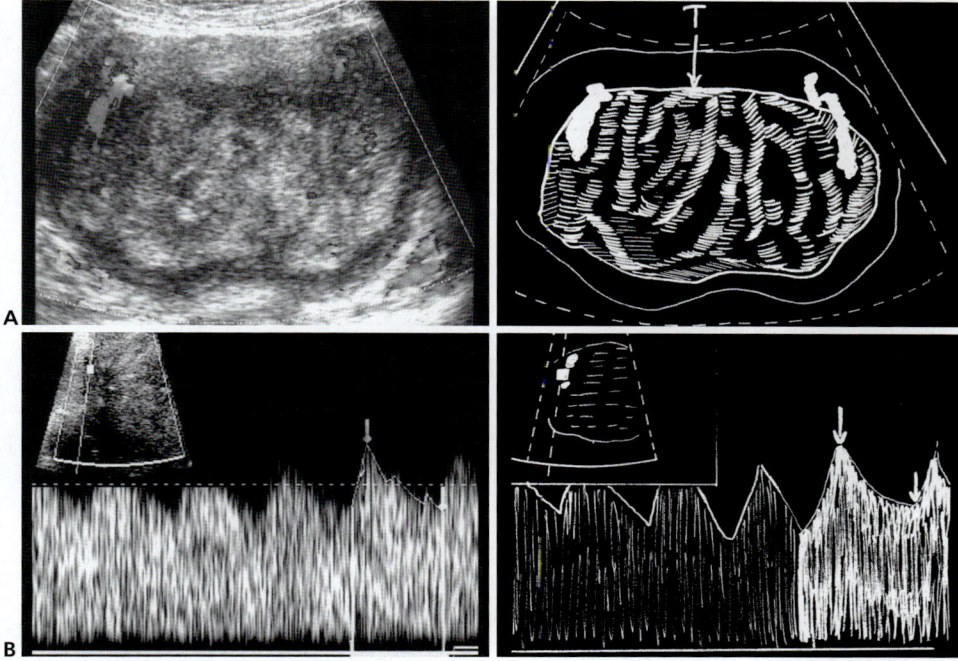

Figura 4.175. Paciente de 73 anos, apresentando grande aumento uterino.
A: Corte transversal transabdominal do útero. Observe o grande tumor (T) heterogêneo, ecogênico e ocupando todo o útero, preservando apenas o terço miometrial externo.
B: A análise espectral de artéria dentro do tumor mostra curvas com alto fluxo diastólico, com índices de impedância muito baixos (IR = 0,31 e IP = 0,39). O diagnóstico final foi de um sarcoma miometrial.

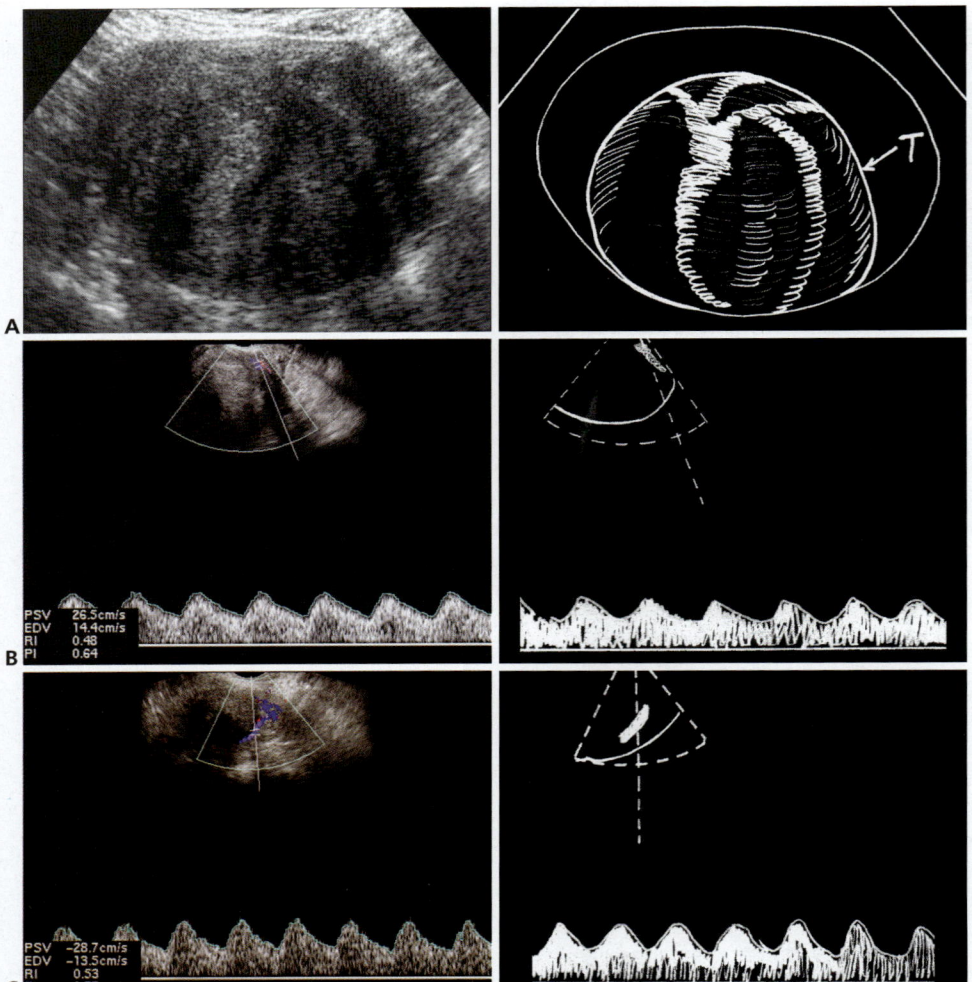

Figura 4.176. Paciente de 64 anos, apresentando sangramento uterino. Não utiliza terapia hormonal ou qualquer tipo de medicação vasoativa. Exame transvaginal.
A: Corte transversal, mostrando útero contendo grande tumor (T), invadindo quase todo o miométrio.
B e C: A análise espectral das artérias uterinas mostra alto fluxo diastólico, com baixas impedâncias para a idade (IRD = 0,48 e IRE = 0,53). O diagnóstico histológico foi de sarcoma miometrial.

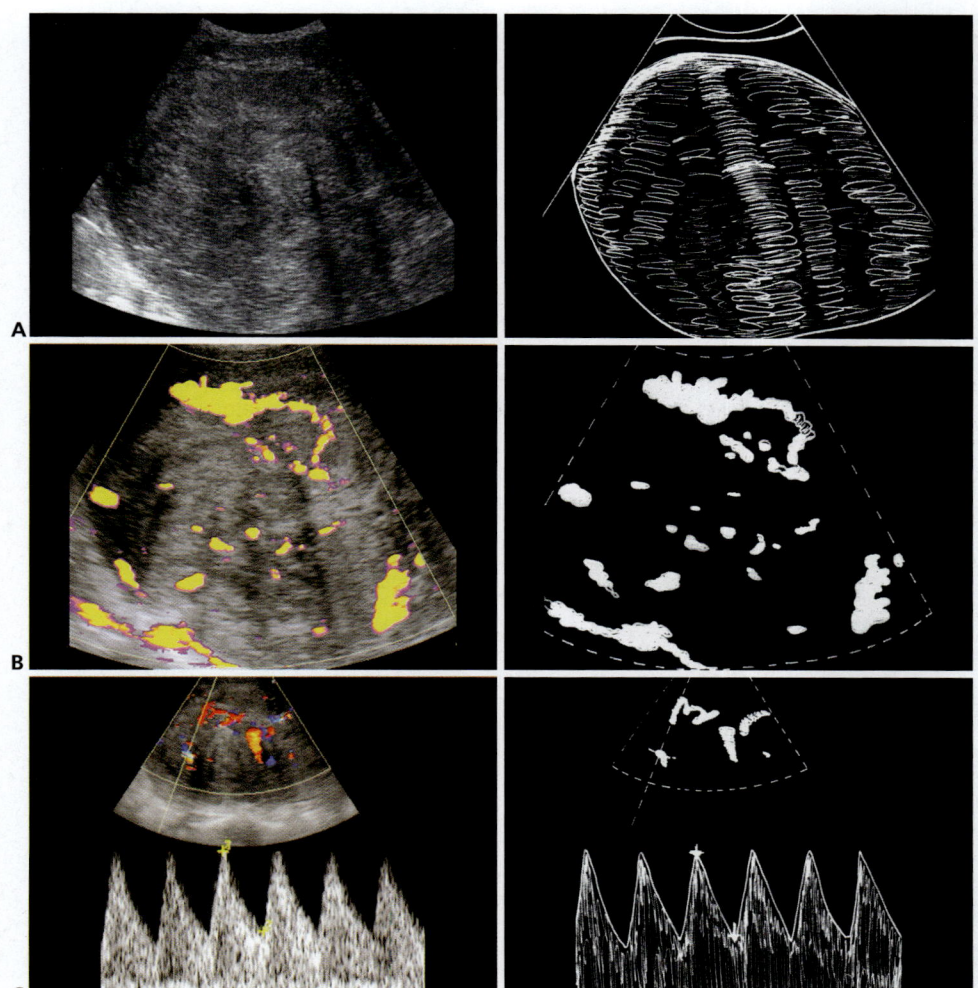

Figura 4.177. Paciente de 47 anos, com hemorragia e anemia. Teve crescimento muito rápido do útero em dois exames comparativos. Exame transvaginal.
A: Corte longitudinal do útero, mostrando grande tumor heterogêneo, sem limites definidos, atingindo até a serosa.
B: O estudo Doppler mostra vasos calibrosos, irregulares e com padrão atípico.
C: A análise espectral identifica artéria intratumoral com baixa resistividade. Foi submetida à histerectomia, e o resultado histológico foi um fibrossarcoma de alto grau.

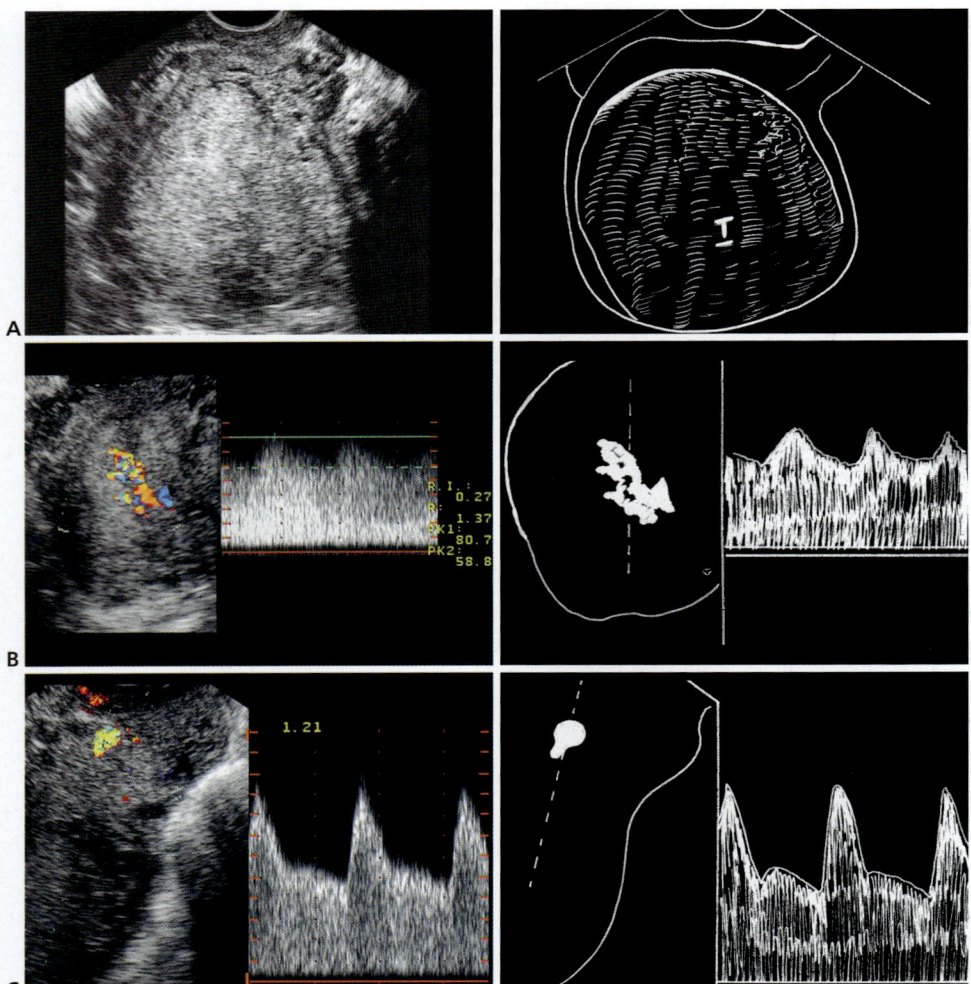

Figura 4.178. Paciente na pós-menopausa, com hemorragia, e útero com grande aumento de tamanho. Não utiliza medicação alguma.
A: Corte longitudinal transvaginal do útero, contendo grande tumor invasivo (T), atingindo até a serosa.
B: O tumor contém abundantes vasos no interior, e a análise espectral de artéria intratumoral mostra índice de resistividade baixíssimo, de 0,27 (alto risco para malignidade).
C: A análise espectral da artéria uterina revela resistividade muito baixa, indicando alta perfusão sanguínea uterina (semelhante à gestação). O diagnóstico histológico foi um leiomiossarcoma.

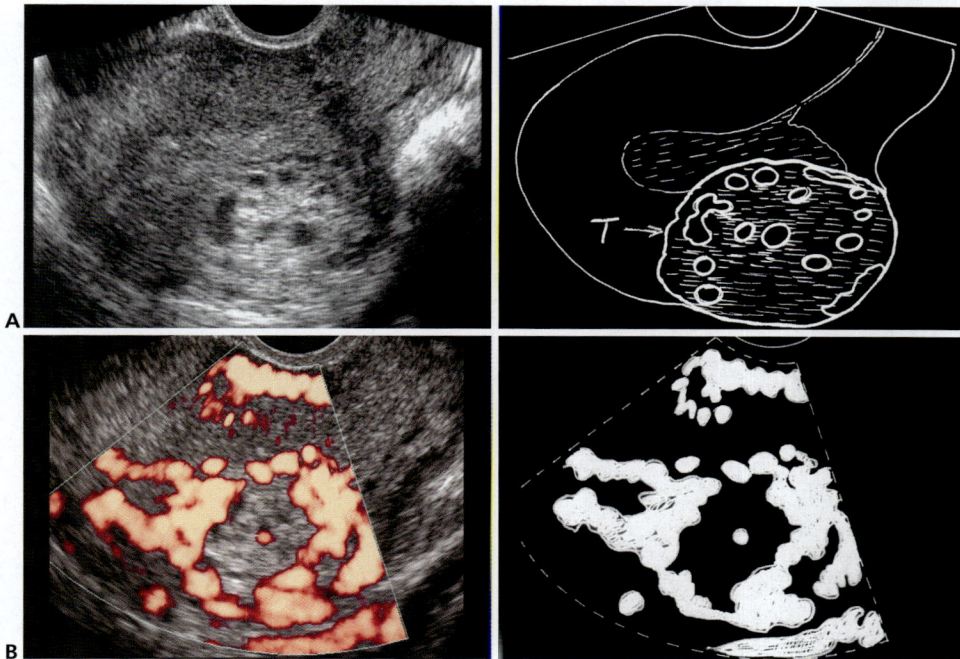

Figura 4.179. Exame transvaginal em paciente com sangramento uterino anormal. Refere antecedente de mola.
A: Corte longitudinal do útero. Observe tumor (T) heterogêneo, com padrão misto, com limites irregulares e com localização parietal posterior.
B: O Doppler colorido por amplitudes mostra grande número de vasos calibrosos, tortuosos e com dilatações focais. Solicitado dosagem do beta-HCG plasmático, com resultado muito elevado. O diagnóstico histológico foi de coriocarcinoma.

> Deve-se sempre solicitar a dosagem do beta-HCG plasmático a pacientes em idade reprodutiva com massas miometriais de padrão invasivo, mesmo sem antecedente de neoplasia trofoblástica. O coriocarcinoma uterino, e mesmo o pulmonar, pode surgir anos após uma gestação normal ou um aborto espontâneo, graças à persistência de células vilositárias em latência.

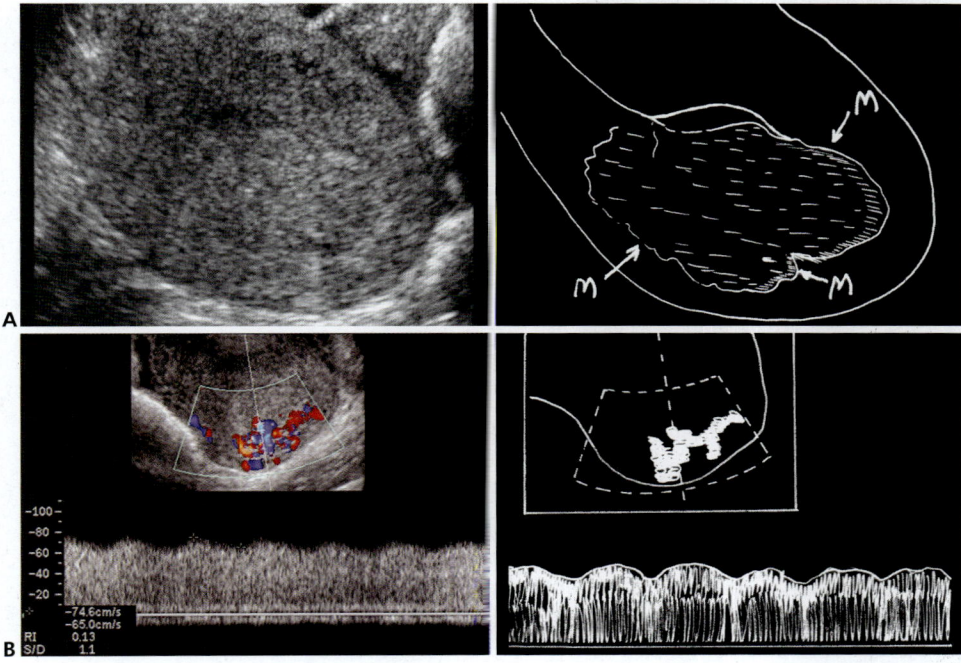

Figura 4.180. Paciente de 27 anos, com sangramento irregular. Foi submetida à curetagem uterina há dois meses, graças a um aborto incompleto de nove semanas. Exame transvaginal.
A: Corte longitudinal do útero retrovertido. Observe a presença de massa (M) pouco evidente, preenchendo a cavidade uterina e com sinais de invasão da parede uterina anterior.
B: O Doppler colorido revelou muitos vasos anômalos. O Doppler espectral de artéria no interior do tumor mostrou fluxos altíssimos e com IR de 0,13 (baixíssimo para uma artéria). A dosagem do beta-HCG plasmático resultou elevada. O diagnóstico histológico foi de mola invasora.

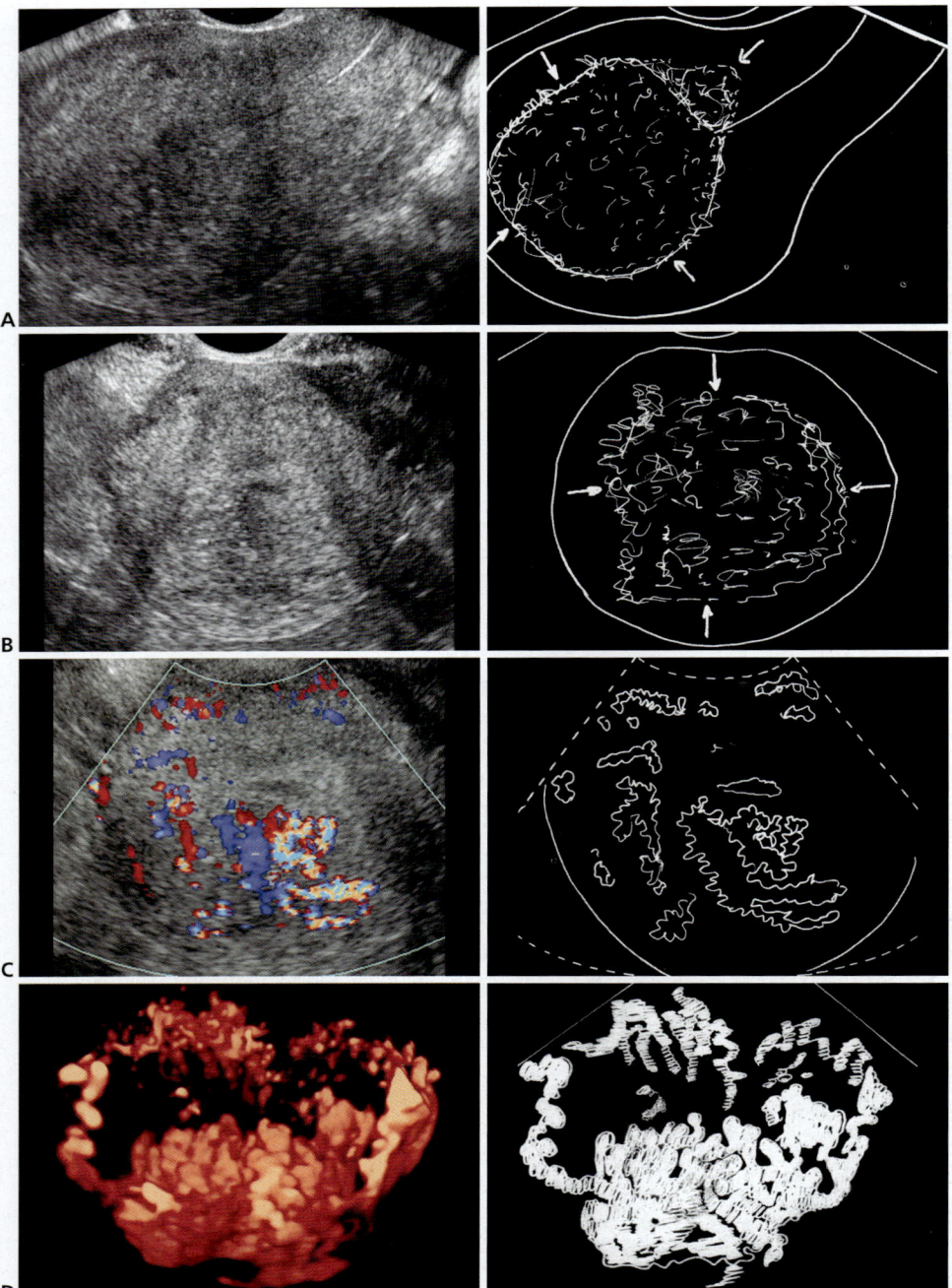

Figura 4.181. Paciente de 35 anos, com queixa de sangramento uterino irregular, com períodos abundantes. Está com anemia. Tem antecedente de três gestações a termo sem intercorrências.
A: Corte longitudinal do útero. Observe a presença de massa com limites irregulares, localizada no terço superior do útero (setas). Atenção: a massa é pouco visível, e sua ecotextura é sutil.
B: Corte transversal, mostrando a massa invadindo seriamente o miométrio até a serosa.
C: O Doppler colorido por frequências mostra vasos anômalos, formando bolo no interior da massa.
D: O Doppler tridimensional revela bolo magnífico de vasos com inúmeras dilatações focais.

> Nesse caso, deve-se pensar: carcinoma do endométrio, invadindo as paredes do útero; mioma hipervascularizado; sarcoma miometrial ou neoplasia trofoblástica. A dosagem do beta-HCG plasmático resultou elevada. O diagnóstico histológico foi de coriocarcinoma. A origem do tumor foi a partir de foco residual de tecido placentário, cronicamente implantado na camada basal do endométrio. Apesar de raro, uma gestação sem intercorrências pode deixar foco residual de vilosidade no útero e/ou no pulmão e, anos após, dar origem a um coriocarcinoma.

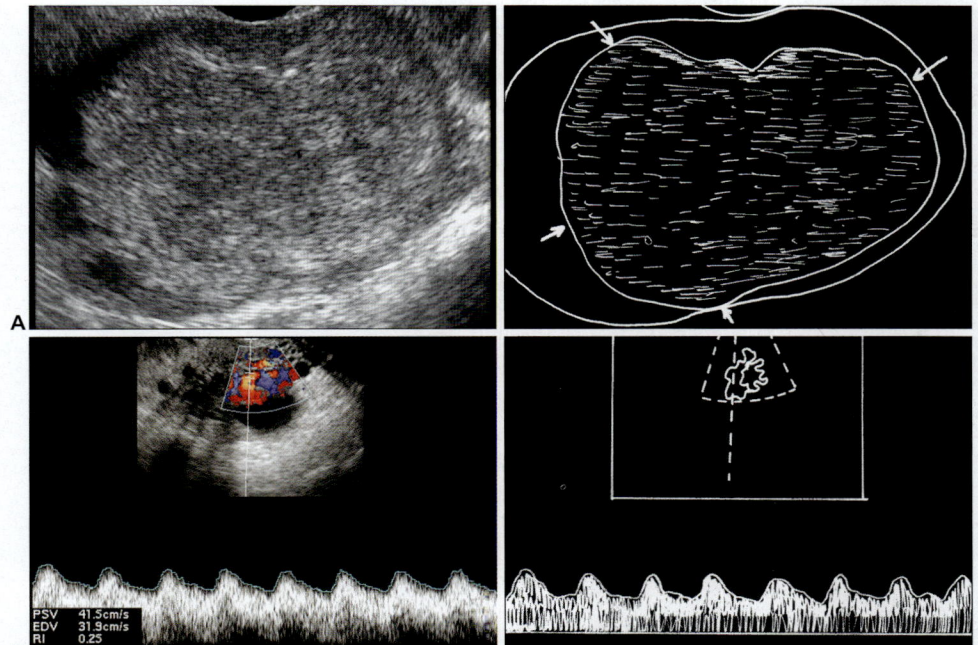

Figura 4.182. Paciente com hemorragia uterina. Tem antecedente de mola hidatiforme. Exame transvaginal.
A: Corte transversal do útero, revelando grande massa (setas), ocupando quase todo o corpo uterino e invadindo até próximo à serosa.
B: O Doppler espectral das artérias uterinas mostra fluxos elevados, com resistividade de 0,25. A dosagem do beta-HCG plasmático resultou elevada. O diagnóstico histológico foi de coriocarcinoma. Note que a imagem é semelhante à de um sarcoma invadindo o miométrio, e o beta-HCG torna-se fundamental para o diagnóstico diferencial.

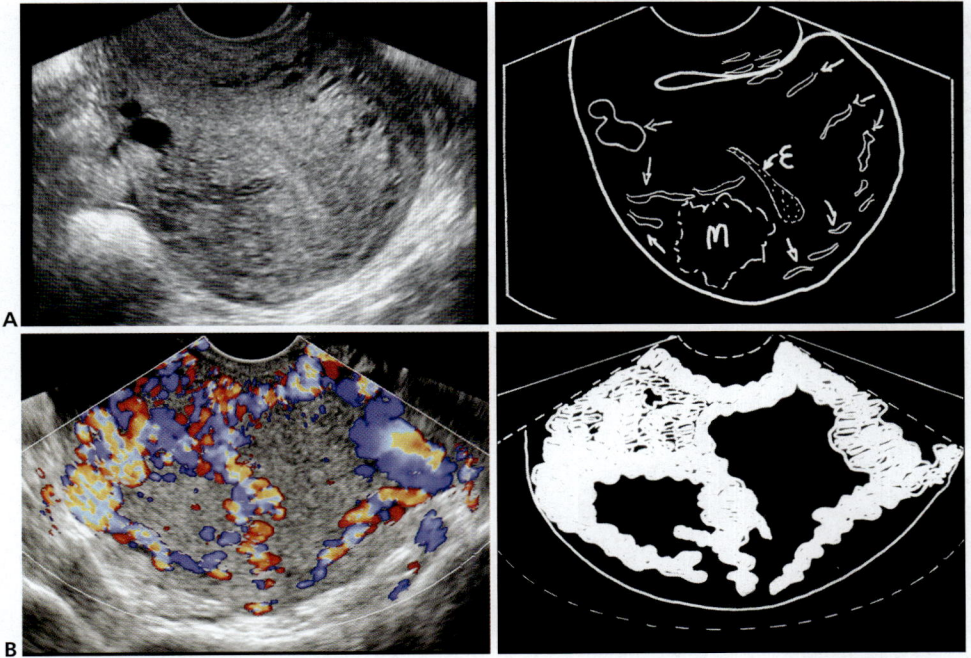

Figura 4.183. Paciente de 31 anos. Tem antecedente de apenas uma gravidez molar tratada há dois anos. Realizou ecografia transvaginal em outro serviço, com diagnóstico de recidiva da mola e invasão miometrial. A dosagem plasmática do beta-HCG resultou negativa. Exame transvaginal.
A: Corte longitudinal no útero retrovertido. O endométrio (E) está fino. Observe a vascularização típica no terço miometrial externo (setas). Na parede anterior do terço superior, nota-se área heterogênea, a simular massa (M), a qual levou à interpretação de mola invasiva.
B: O mapa vascular, com o Doppler colorido por frequências, mostra que o tumor é falso. As dilatações vasculares, comuns nos úteros após gestações, mais ainda quando molares, formam desenhos caprichosos e podem induzir a erro na interpretação da imagem básica, em escala de cinzas. Controles posteriores, com beta-HCG e ecografia, resultaram normais.

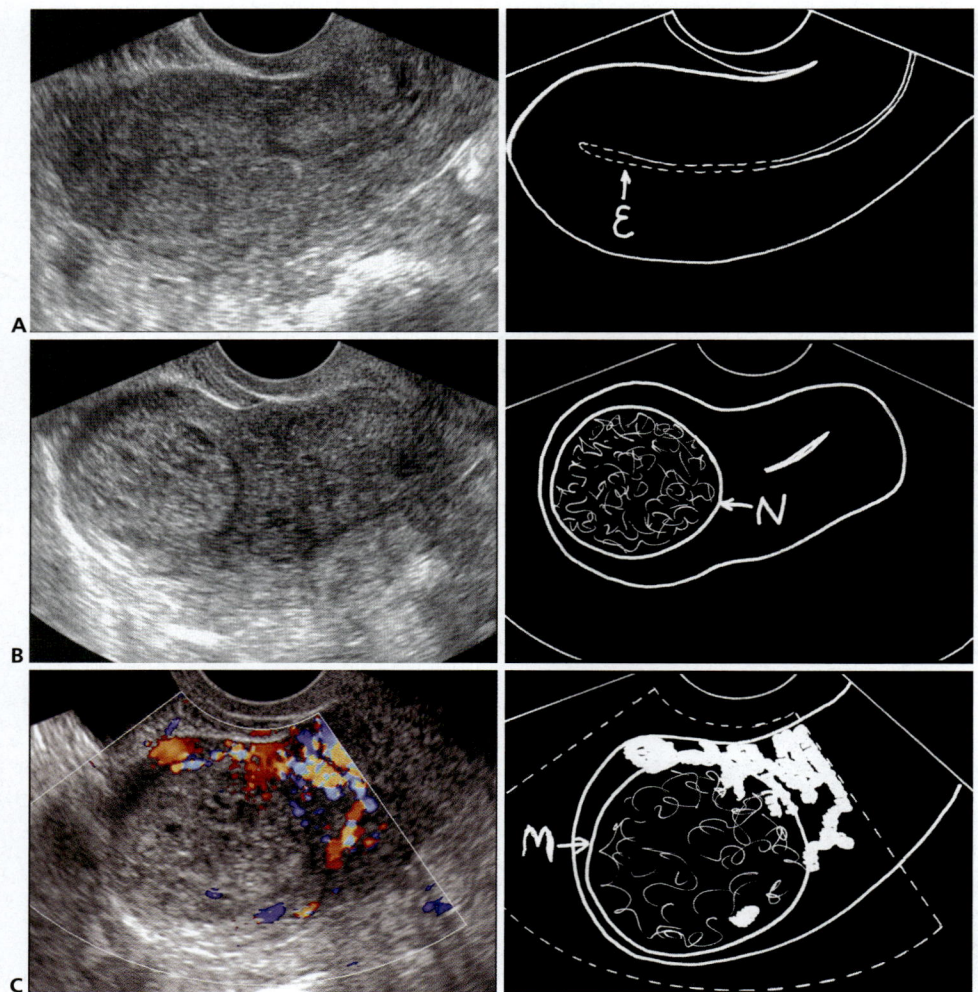

Figura 4.184. Paciente submetida à curetagem uterina há 60 dias, graças a aborto espontâneo. Apresenta pequeno sangramento. Dosagem do beta-HCG no plasma: 190 mUI/mL. Exame transvaginal.
A: Corte longitudinal do útero. O endométrio (E) está fino, e não se identificam restos vilositários.
B: Corte transversal oblíquo do útero. Observe o nódulo (N) bem delimitado e levemente ecogênico, localizado na parede lateral direita.
C: O mapa vascular mostra vasos uniformes periféricos. O padrão sugere mioma (M). O beta-HCG negativou em 90 dias, e o nódulo permaneceu igual no controle ecográfico. A hipótese provável é de pequena quantidade de vilosidade residual na cavidade endometrial, a qual foi eliminada espontaneamente, nas menstruações. O mioma pode atrapalhar o raciocínio fisiopatológico e levar a diagnóstico errado de tumor de origem placentária.

CAPÍTULO 5

As Anomalias Uterinas Congênitas

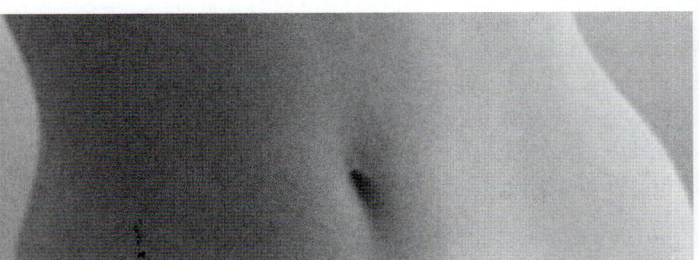
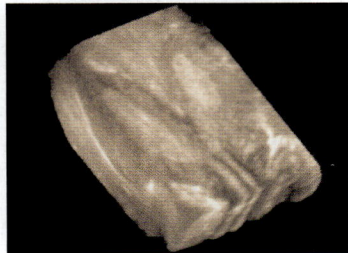
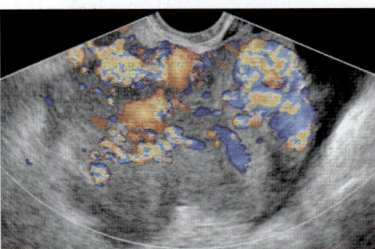

O sistema reprodutor feminino forma-se a partir dos ductos müllerianos, como já foi citado no Capítulo 1. Durante o desenvolvimento embrionário, eles se fundem, dando origem ao útero e aos dois terços superiores da vagina. Esse processo inicia-se na sexta semana embrionária e termina na vigésima semana de gestação. As extremidades superiores dos ductos de Müller não se fundem e formam as tubas uterinas (de Falópio).

Muitos casos de malformação uterina são detectados casualmente em exame ecográfico rotineiro, pois as pacientes são geralmente assintomáticas ou apresentam dismenorreia leve, sem que isso leve o ginecologista a pensar em malformação. Por outro lado, muitas pacientes em fase reprodutiva apresentam esterilidade, abortos recorrentes e partos prematuros e são investigadas objetivamente. Já os casos com obstrução do trato genital inferior são rapidamente descobertos em virtude do quadro clínico exuberante ao se iniciarem as menstruações ou mesmo antes. Finalmente, algumas pacientes serão investigadas por apresentarem amenorreia primária, com ou sem desenvolvimento sexual secundário.

Até pouco tempo atrás, o diagnóstico exato do tipo de anomalia era difícil de ser feito ao exame ecográfico, com exceção dos úteros didelfos. Podíamos dizer que havia uma duplicação da cavidade uterina sem conseguir detalhes, principalmente do fundo uterino, onde é feito o diagnóstico diferencial. Muitos diagnósticos foram feitos erroneamente, confundindo-se úteros septados com bicornes.

Um dos maiores benefícios da ultrassonografia transvaginal associada à tridimensional (US-3D) foi, sem dúvida, o diagnóstico diferencial das malformações uterinas. A US-3D permite a obtenção do plano coronal do útero (frontal), o único que evidencia com clareza o tipo de duplicação, pois mostra o contorno externo do fundo uterino. Antes da US-3D, o único recurso disponível para se observar o fundo uterino era a laparoscopia.

Quando existe impedimento para o exame transvaginal (p. ex., paciente virgem) podemos utilizar a via transretal com os mesmos resultados.

Não devemos esquecer que o diagnóstico completo das anomalias estruturais do aparelho genital feminino necessita da associação com a ecografia por via transabdominal, com o objetivo de se avaliar desde a pelve (visão panorâmica da cavidade pélvica, principalmente das anomalias com obstrução) até o abdome superior para estudar o aparelho urinário. É frequente a associação com anomalias congênitas renais, notadamente a agenesia e a ectopia renal.

A frequência populacional dessas malformações não é bem definida por dois motivos óbvios. Primeiro, como já citamos, foi até há pouco tempo um diagnóstico ecográfico impreciso e, para ser feito com exatidão, a paciente deveria ser submetida a exames radiológicos contrastados e laparoscópicos nem sempre de acesso fácil e a um custo bem mais alto. Segundo, que até hoje existe um desconhecimento por parte dos imagenologistas sobre as distintas formas de malformações, levando a um diagnóstico errôneo. Além disso, muitas pacientes são assintomáticas e não serão examinadas por diversos motivos (falta de assistência ginecológica, nunca tentaram engravidar etc.).

Como já dissemos, outros métodos são utilizados para auxiliar no diagnóstico das malformações uterinas. Alguns, além do diagnóstico, servem também para tratar a anomalia como a histeroscopia cirúrgica dos septos uterinos. Assim, utilizam-se a endoscopia (histeroscopia e laparoscopia), histerossalpingografia radiológica, tomografia axial e, atualmente, um método excelente que é a ressonância magnética (limitada pelo alto custo do exame).

CLASSIFICAÇÃO DAS MALFORMAÇÕES UTERINAS

A classificação básica e antiga das anomalias era dividida em três grandes grupos: as agenesias, os defeitos de fusão vertical (canalização) e os defeitos de fusão lateral. As duas últimas eram subdivididas em obstrutivas e não obstrutivas. Essa divisão simples causava muita confusão e foi alterada por duas vezes, sendo que, desde 1983, a classificação das malformações está dividida em sete grupos, segundo a Sociedade Americana de Medicina Reprodutiva. Mas devemos salientar que essa classificação também não é perfeita, nem ideal, pois, na prática, encontramos variações não descritas dentro dessa classificação, a qual se restringe apenas aos defeitos de fusão lateral.

Os defeitos de fusão lateral podem apresentar uma duplicação parcial ou total do útero, causando as malformações uterovaginais simétricas que são as mais frequentes.

Quando a falha de migração é bilateral, surgem as agenesias totais ou parciais (**grupo I**). Dentre as formas mais comuns, está a **malformação de Mayer-Rockitansky**, conhecida, também, como **Síndrome de Rockitansky** ou de **Mayer-Rockitansky** ou de **Rockitansky-Kuster-Hauser**. Na verdade, não é uma síndrome, pois não se enquadra dentro da definição genética de síndromes. São diversas possibilidades:

- Útero normal, com agenesia de vagina. Nesse caso, o diagnóstico é feito quando a paciente começa a menstruar e provoca o hematométrio com fortes cólicas.
- Útero normal, vagina normal e agenesia parcial ou total do colo uterino, provocando o hematométrio.
- Útero rudimentar, sem endométrio e vagina normal. Haverá amenorreia primária.
- Útero rudimentar e agenesia vaginal.
- Agenesia do corpo e do colo com vagina normal.
- Agenesia do corpo, do colo e da vagina.
- Agenesia das tubas, com a presença de corpo, colo e vagina.

Nas apresentações anteriores, as tubas poderão estar presentes ou ausentes.

As anomalias assimétricas são consequentes de uma falha de migração dos ductos de Müller, dando origem ao **útero unicorne** (**grupo II**). Essa forma pode apresentar quatro variações:

- Um corno rudimentar comunicante com o corno normal, com uma tuba para cada corno.
- Um corno rudimentar não comunicante com o corno normal, com uma tuba para cada corno.
- Um corno normal sem corno rudimentar, com duas tubas: uma comunicante com o corno normal, e a outra, não comunicante.
- Um corno normal sem corno rudimentar e com apenas uma tuba, comunicante com o corno normal.

O caso mais extremo de defeito de fusão lateral é o **útero didelfo** (**grupo III**), pois a duplicação é total. Observamos dois corpos uterinos separados com cavidades distintas, dois colos, e é frequente, nessa forma, a duplicação completa de vagina. Lembrar sempre que cada corpo vem acompanhado de apenas uma tuba. Não existe a possibilidade de quatro tubas, duas para cada corpo uterino.

Uma situação especial é a chamada **associação de Erlyn-Werner** (também chamada de síndrome, apesar de não se enquadrar na definição genética desta), a qual consiste em útero didelfo ou bicorne bicolo, com vagina dupla, sendo uma delas imperfurada, obstruída, associado à agenesia renal ipsolateral, do lado obstruído. A vagina imperfurada provoca a formação de hematocolpo e, a seguir, de hematométrio, caso não haja diagnóstico precoce da anomalia.

Quando a fusão dos ductos é parcial, surge o **útero bicorne** (**grupo IV**). Apresenta dois corpos uterinos que se fundem em nível caudal, em um único corpo. Também se apresenta de duas formas: a completa e a incompleta. Difere do útero septado, pois deve sempre apresentar uma depressão no fundo uterino em qualquer das formas.

Na forma completa, essa depressão é bem pronunciada, e as cavidades são distintas com um ou dois colos e com uma ou duas vaginas. Quando existe um colo, esse terá dois canais. Quando existem duas vaginas, uma pode ser imperfurada, dando origem a um hematocolpo e, a seguir, a um hematométrio.

A forma incompleta apresenta colo único com apenas um canal, e dois corpos uterinos unidos parcialmente. A vagina é única, raramente dupla parcial e, mais raramente, dupla com uma imperfurada.

Quando o septo original entre os ductos de Müller não é absorvido, surge o **útero septado** (**grupo V**). O septo pode ser completo, inclusive com dois canais cervicais e duplicação vaginal, ou incompleto, quando a duplicação da cavidade ocorre apenas um pouco acima do istmo uterino, ou na metade superior do corpo uterino. O útero septado apresenta corpo único e, em plano coronal, o seu fundo é de um útero normal.

É raro, mas pode-se ter um septo apenas no colo, com dois canais cervicais, o qual pode atingir o terço inferior do corpo uterino.

No **grupo VI**, a forma mais leve, surge o **útero arqueado**. Observamos, apenas no fundo do endométrio, uma leve separação da cavidade uterina. Com o útero em plano coronal, vemos um "arqueamento" do miométrio sobre o fundo do endométrio. É um tipo discutível de anomalia, pois, enquanto, para alguns autores, é uma forma de útero que causa mau prognóstico reprodutivo, para outros, é considerado uma variação da normalidade. Podemos ter a impressão de um pequeno septo parcial no fundo, mas que não atinge mais de um terço da cavidade uterina, e a superfície do fundo endometrial apresenta ângulo aberto (maior do que 90°) com os cornos endometriais.

No **grupo VII**, encontram-se as alterações uterinas causadas em fetos femininos pelo efeito de medicamento dietilestilbestrol, usado durante a gravidez. O produto causa **hipoplasia uterina**, malformação estrutural (**endométrio em forma de T**), associadas à adenose vaginal e anomalias da cérvice. Também existem casos de endométrio em "T" sem a exposição, na vida fetal, ao medicamento. Esta anomalia estrutural é mais leve, mas pode levar a problemas reprodutivos.

Além desses sete grupos de anomalias da fusão lateral, teremos as pacientes com obstrução vaginal graças a defeito da canalização (defeito da fusão vertical), como o **hímen imperfurado** e o **septo vaginal transverso**. Nesses casos, teremos o acúmulo de fluidos desde a vida fetal, culminando com as cólicas fortes mensais, desde a menarca. O defeito da canalização foi tratado no Capítulo 1: Vagina.

Devemos, ainda, esclarecer as diferenças entre os três tipos de úteros pequenos encontrados na mulher adulta: rudimentar, hipoplástico e infantil.

O **útero rudimentar** apresenta:

- Volume pequeno, geralmente menor do que 10 cm³.
- Dificuldade em se diferenciar o colo do corpo.
- Não existe endométrio.
- Amenorreia primária.
- Caracteres sexuais secundários normais.
- Ovários normais.
- Esse útero nunca irá se desenvolver, mesmo com o emprego de estimulação hormonal exógena.

Está enquadrado dentro das variantes da **malformação de Mayer-Rockitansky (grupo I)**.

O útero **hipoplástico (hipoplásico)** apresenta:

- Volume adolescente, geralmente entre 10 e 25 cm³.
- Relação colo/corpo: 1:1 a 1:2.
- Ciclos menstruais normais ou hipomenorreicos.
- Caracteres sexuais secundários normais.
- Ovários normais.
- O útero não crescerá com a função ovariana normal, mas alguns casos apresentam crescimento uterino com a utilização de estimulação exógena. Está relacionado com perdas gestacionais ou partos prematuros.

O **útero infantil** apresenta:

- Volume infantil, geralmente menor do que 10 cm³.
- Relação colo/corpo: 2:1.
- Endométrio presente, sem sinais de estimulação.
- Amenorreia primária.
- Infantilismo sexual.
- Ovários ausentes, disgenesia gonadal, ovários infantis (FSH baixo) etc. Todos os casos estão relacionados com ausência da função ovariana.

Esse útero poderá desenvolver-se mediante estimulação exógena e atingir tamanho e características normais de mulher adulta, podendo, inclusive, receber transferência de embriões doados. Com o emprego de ciclos substitutivos, ocorrerá o desenvolvimento dos caracteres sexuais secundários e menstruações regulares.

Finalmente, teremos as questões do desenvolvimento genital (externo e/ou interno), relacionadas com os casos de pseudo-hermafroditismo (masculino ou feminino) ou de hermafroditismo. A ecografia (transabdominal e transvaginal) faz parte do arsenal de diagnóstico, com a finalidade de avaliar a anatomia perineal, inguinal e pélvica.

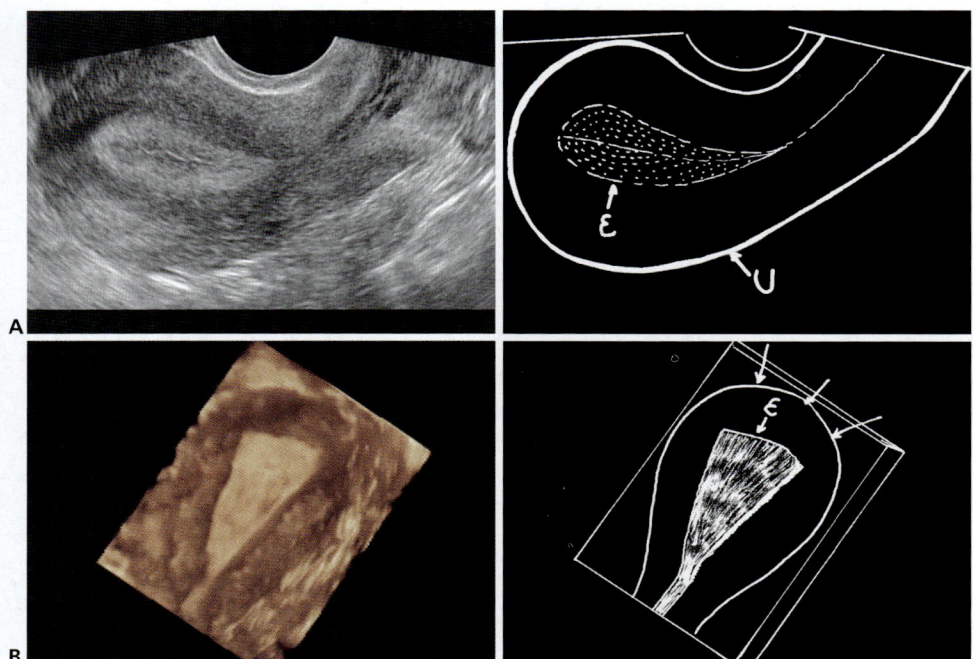

Figura 5.1. Anatomia. Exame transvaginal em paciente no segundo dia após a ovulação.
A: Corte longitudinal do útero (U), mostrando o endométrio (E) com padrão secretor (mais ecogênico do que o miométrio).
B: Imagem volumétrica 3D, em plano coronal, mostrando o fundo uterino normal, com perfil convexo (setas), e o fundo endometrial normal, com perfil plano (E).

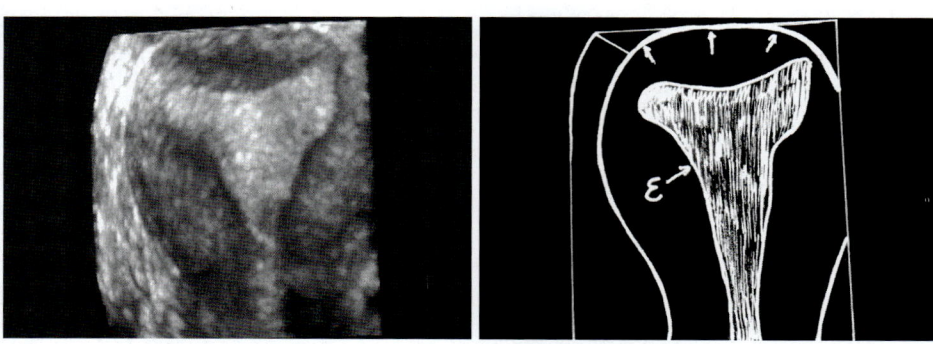

Figura 5.2. Anatomia. Exame transvaginal, mostrando imagem volumétrica 3D do útero. Observe o plano coronal, mostrando o fundo uterino normal, com perfil convexo (setas), e o fundo endometrial normal, com perfil levemente côncavo (E).

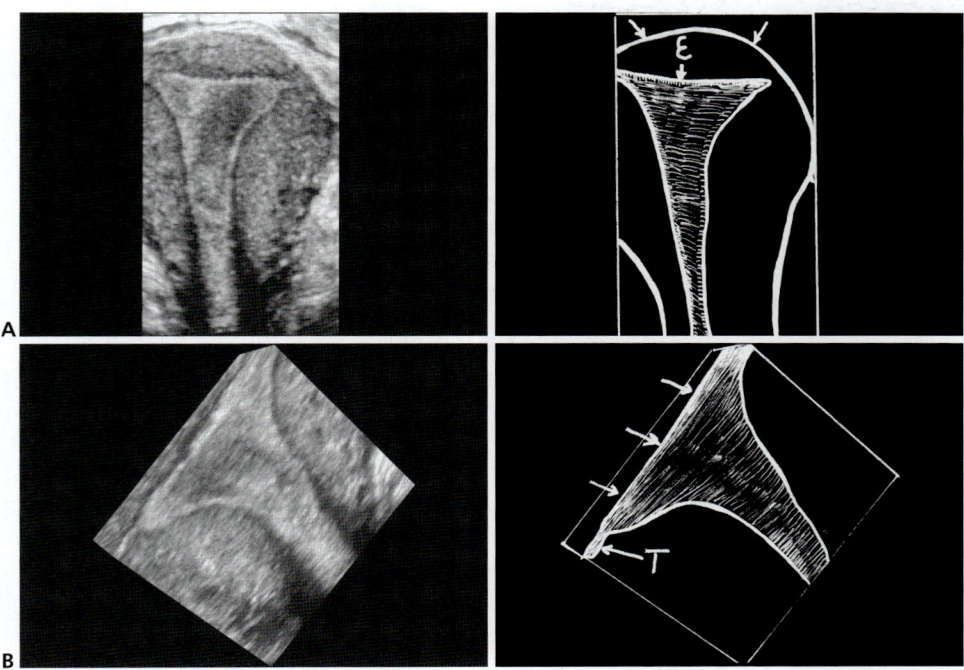

Figura 5.3. Anatomia. Exame 3D transvaginal do útero.
A: Plano coronal, mostrando o fundo uterino convexo (setas) e o fundo endometrial plano (E), ambos normais.
B: Imagem coronal volumétrica, a qual foi cortada transversalmente, na altura do fundo endometrial (setas). Observe o corno uterino, com a tuba intramural (T) partindo do endométrio.

> O volume 3D permite rotação e cortes sucessivos nos vários planos anatômicos, para estudar, em detalhes, a anatomia do órgão. Observam-se, de imediato, os três planos ortogonais clássicos: sagital (plano A ou X ou longitudinal), axial (plano B ou Y ou transversal) e coronal (plano C ou Z ou frontal). Em seguida, pode-se rodar o volume e, em cortes sucessivos, obter planos oblíquos em qualquer direção. Existem inúmeros recursos de pós-processamento, úteis para destacar detalhes auxiliares no diagnóstico. A ultrassonografia tridimensional é absolutamente necessária para o estudo das malformações congênitas do útero.

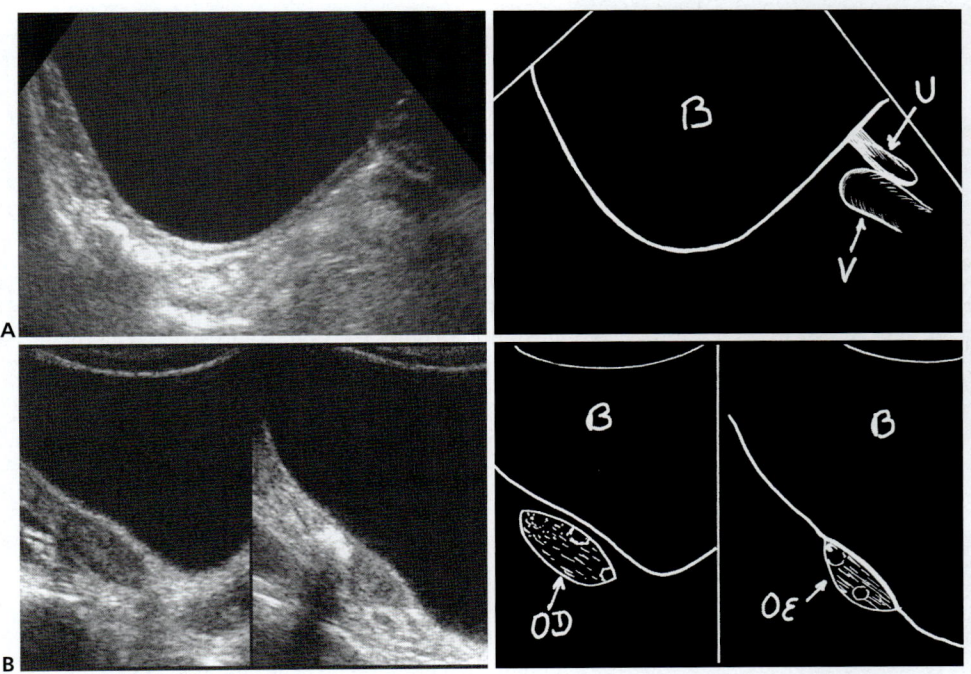

Figura 5.4. Paciente com 16 anos, com desenvolvimento sexual secundário normal desde os 12 anos e amenorreia primária. Exame transabdominal.
A: Corte longitudinal na linha média. Observe a bexiga repleta (B), a uretra (U) e a vagina distal curta (V = vagina ectodérmica). Não identificamos o útero e a vagina endodérmica (vagina mülleriana).
B: Imagem dupla, mostrando corte longitudinal em ambos os ovários (OD e OE), os quais apresentam características normais. O diagnóstico é de Síndrome de Mayer-Rockitansky, com agenesia da vagina e do útero. Não é possível avaliar com ecografia se há agenesia tubária. O termo Síndrome é inadequado de acordo com as definições da genética, mas foi consagrado pelo uso.

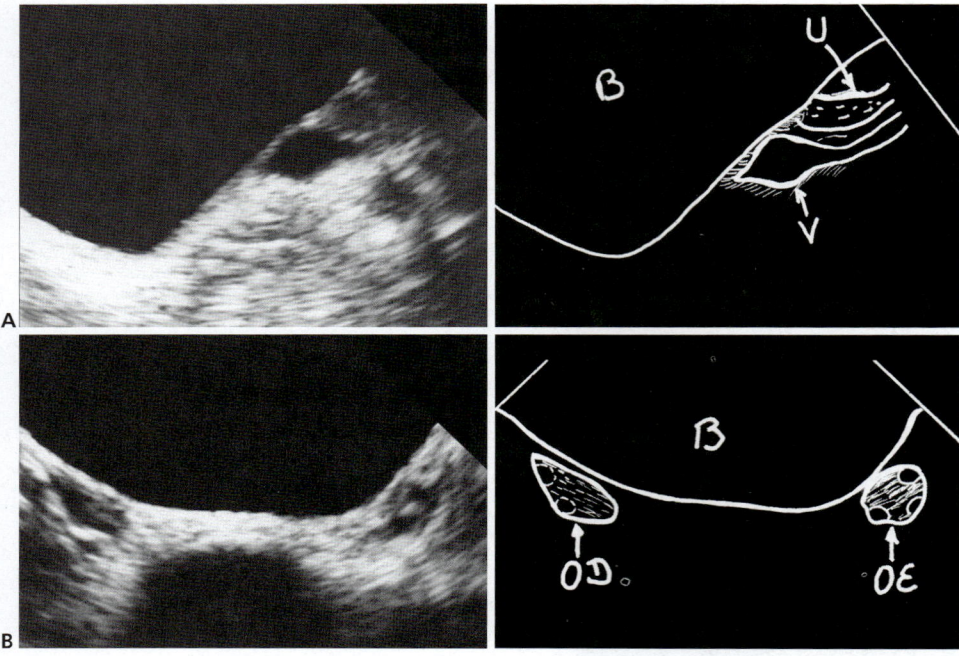

Figura 5.5. Exame transabdominal em paciente com amenorreia primária e desenvolvimento sexual normal.
A: Corte longitudinal na linha média, mostrando a vaginal distal curta (V) e distendida por líquido. Não identificamos o útero e a vagina endodérmica. O diagnóstico é de S. Mayer-Rockitansky. A vagina distal está distendida por muco, graças a um diagnóstico adicional de hímen imperfurado (ainda mais essa!). B = bexiga; U = uretra.
B: Corte transversal identificando os dois ovários normais (OD e OE).

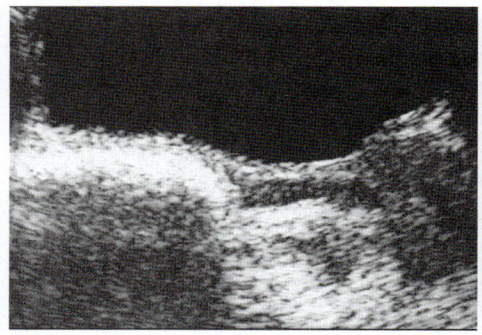 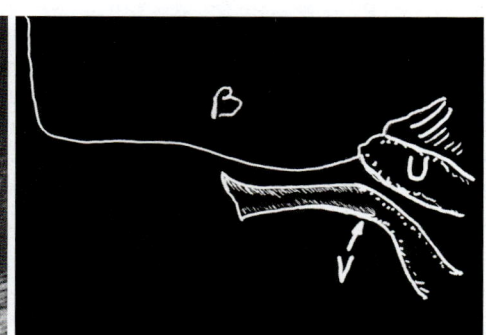

Figura 5.6. Exame transabdominal em paciente com S. Mayer-Rockitansky. Observe a presença de vagina normal (V), medindo oito centímetros de comprimento. O útero está ausente. Devemos lembrar que essa "síndrome" engloba sete variantes (ver texto no início do capítulo). B = bexiga; U = uretra.

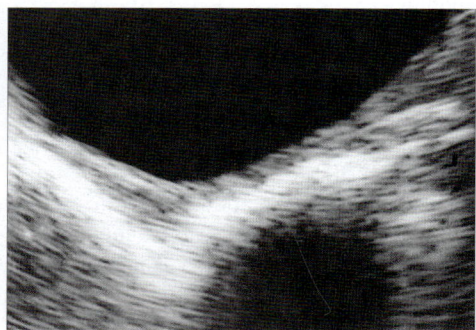 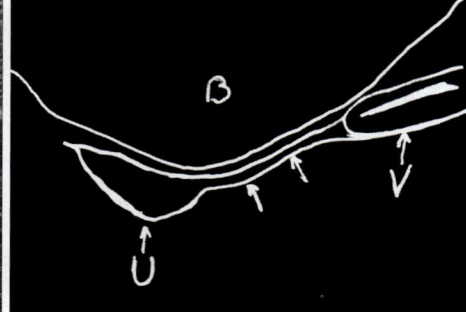

Figura 5.7. Paciente com S. Mayer-Rockinsky. Observe a vagina distal curta (V), com a luz ecogênica graças à presença de corrimento purulento (correlação com a queixa clínica). O útero (U) é rudimentar, representado por pequena massa amorfa de tecido e está unido ao fundo da vagina por um septo fibroso (setas). A faixa hiperecogênica posterior ao útero e ao septo fibroso é a superfície intestinal. B = bexiga.

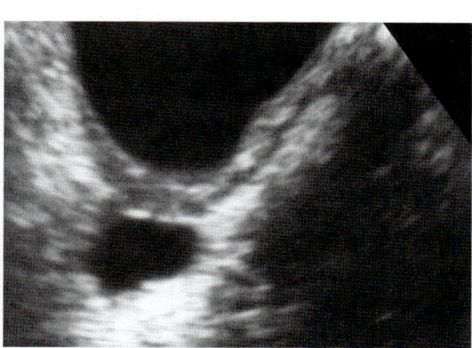 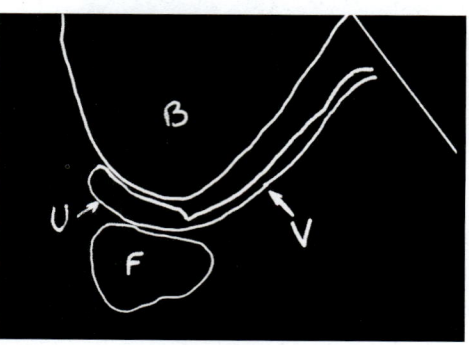

Figura 5.8. Paciente de 35 anos de idade, com a seguinte história: desenvolvimento sexual normal na adolescência, amenorreia primária, casada e com atividade sexual normal. Nunca investigou a amenorreia primária ou se preocupou com o fato de não ter tido gestações. Exame transabdominal, revelando vagina normal (V) e útero rudimentar (U). O fundo de saco posterior contém fluido normal (F) decorrente de ovulação recente. Síndrome de Mayer-Rockitansky. B = bexiga.

Capítulo 5 ■ AS ANOMALIAS UTERINAS CONGÊNITAS

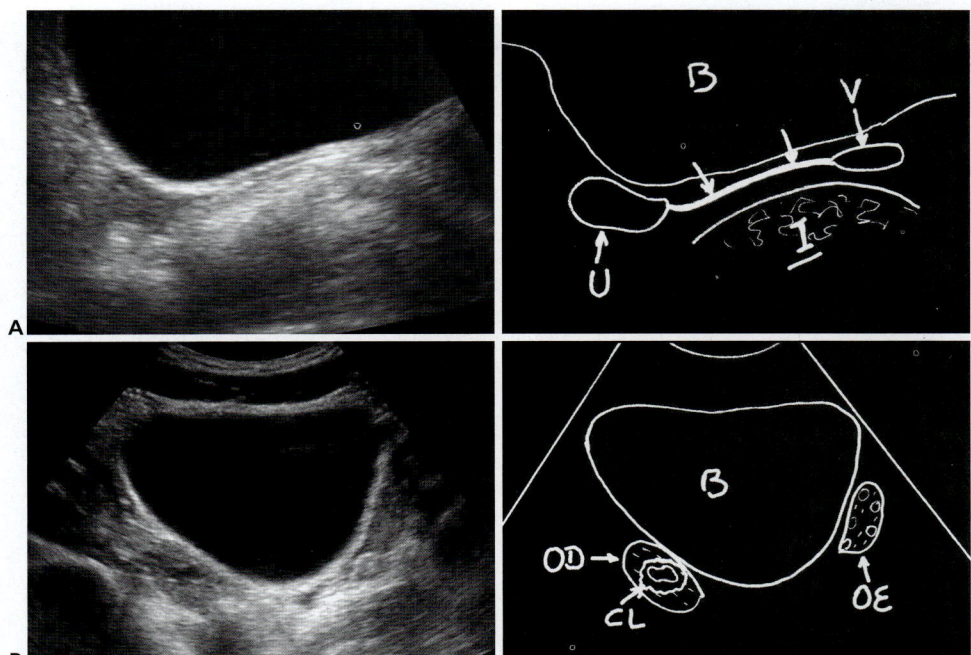

Figura 5.9. Paciente com desenvolvimento sexual normal e amenorreia primária.
A: Corte longitudinal. Observe a vagina distal curta (V) conectada ao útero (U) pequeno por um septo fibroso (setas). O intestino (I) mostra conteúdo fecal. Diagnóstico final: S. Mayer-Rockitansky, com vagina curta e útero rudimentar sólido. B = bexiga.
B: Corte transversal, a mostrar os dois ovários (OD e OE). O ovário direito apresenta imagem de corpo lúteo (CL), o que indica ovulação normal. Essas pacientes podem doar óvulos para fertilização *in vitro* e transferir os embriões para o útero de outra mulher (geralmente a mãe ou a irmã da paciente).

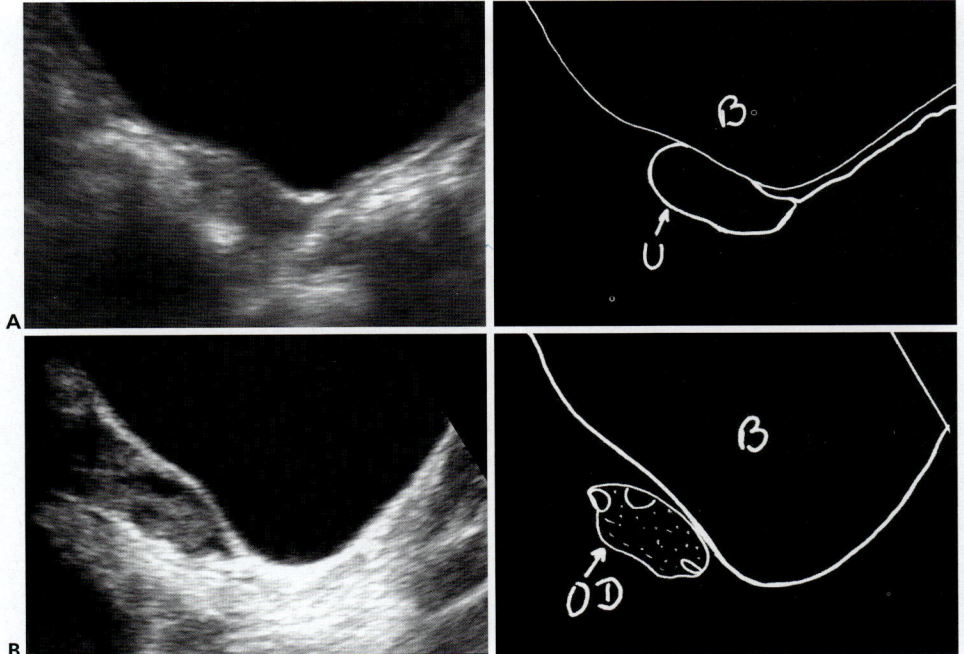

Figura 5.10. Paciente de 17 anos, com história de desenvolvimento sexual normal aos 12 anos e amenorreia primária. Exame transabdominal. S. Mayer-Rockitansky.
A: Corte longitudinal, mostrando útero rudimentar sólido (U). A vagina endodérmica está ausente. B = bexiga.
B: Corte longitudinal, mostrando ovário direito (OD) normal.

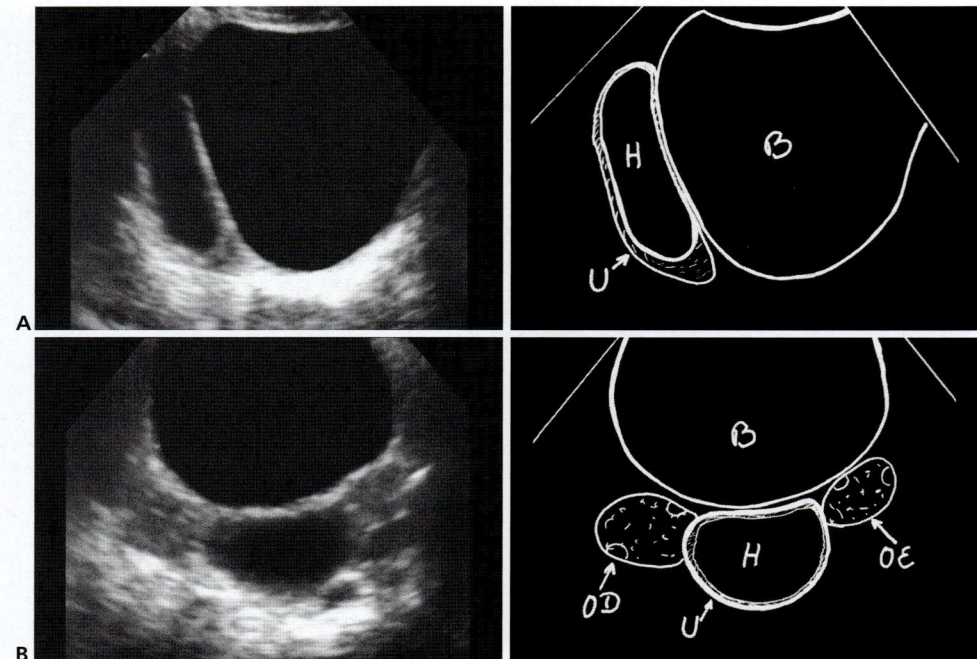

Figura 5.11. Exame transabdominal em paciente com amenorreia primária e desenvolvimento sexual normal. Refere dor pélvica intensa, cíclica, mensal.
A: Corte longitudinal, mostrando a presença de útero hipoplásico (U), distendido por conteúdo líquido (H = hematométrio). A vagina está ausente (S. Mayer-Rockitansky). B = bexiga.
B: Corte transversal, revelando o útero com o hematométrio e os ovários normais (OD e OE). A paciente foi submetida à histerectomia e à neovaginoplastia. O hematométrio indica a presença de endométrio, o que exclui a hipótese de útero rudimentar (não tem endométrio).

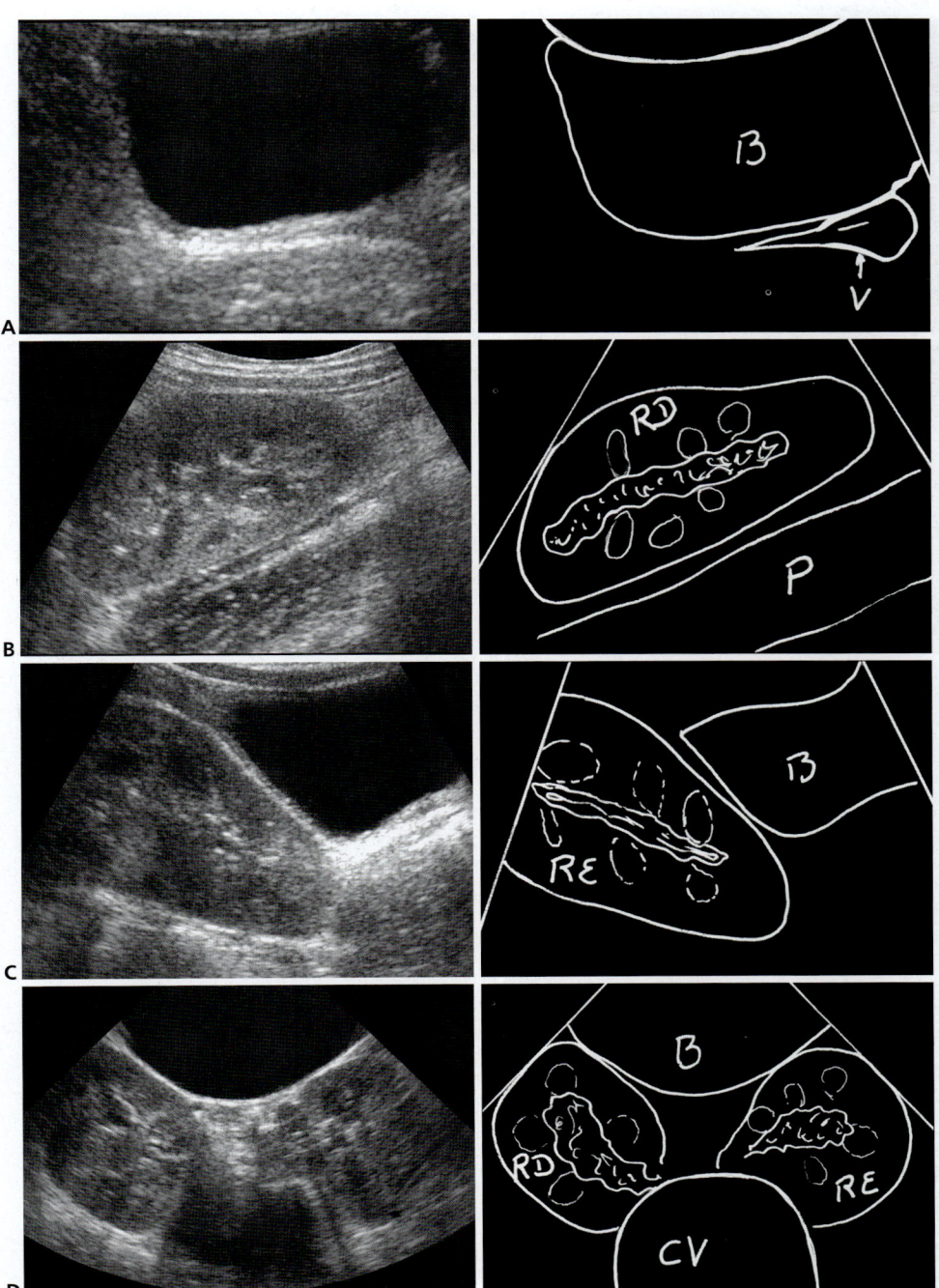

Figura 5.12. Exame transabdominal em criança de dois anos e oito meses. O pediatra solicitou o exame graças à palpação de tumor na pelve.
A: Corte longitudinal, mostrando a vagina ectodérmica distal (V). A vagina endodérmica e o útero estão ausentes.
B: O rim direito (RD) está na pelve maior, sobre o músculo psoas (P).
C: O rim esquerdo (RE) está na pelve menor, atrás da bexiga (B).
D: Corte transversal, mostrando a bexiga sobre os dois rins. Trata-se de S. Mayer-Rockitansky, com ectopia renal pélvica bilateral. CV = coluna vertebral.

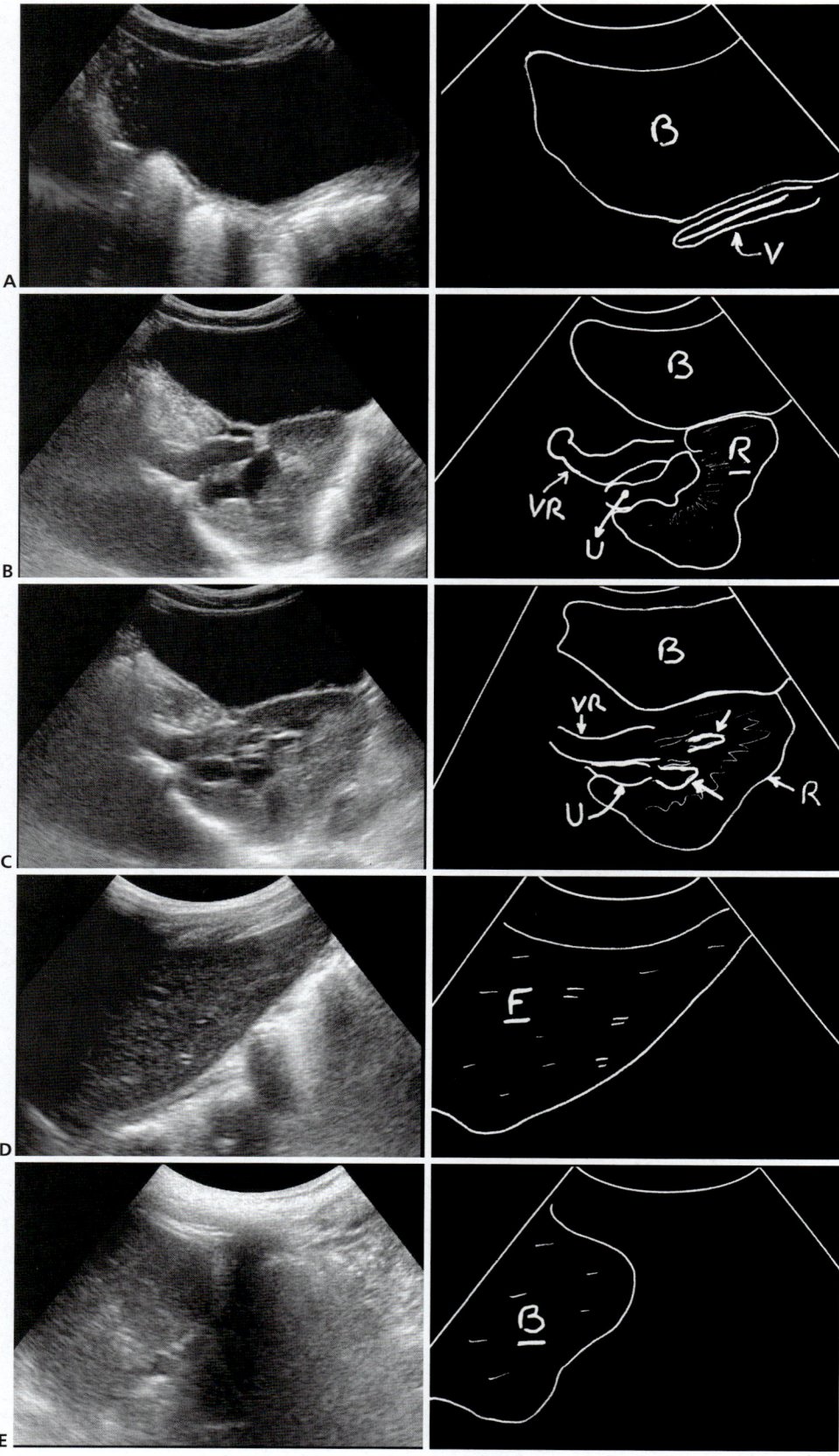

Figura 5.13. Paciente de 15 anos, com desenvolvimento sexual normal e amenorreia primária. Exame transabdominal.
A: Corte longitudinal, a mostrar vagina normal (V), terminando em fundo cego, sem imagem uterina. B = bexiga.
B: Na cavidade pélvica à direita, observe a presença de imagem sugestiva de rim (R). Note que o corte é longitudinal, e o rim está rodado. As duas imagens tubulares com líquido correspondem à veia renal (VR), a qual se dirige para a veia ilíaca interna e ao ureter (U), que está dilatado.
C: Corte oblíquo do rim pélvico. Note a dilatação calicinal leve (setas).
D: Loja renal direita vazia. F = fígado.
E: Loja renal esquerda vazia. B = baço. A paciente foi submetida à urografia excretora, que confirmou a presença de rim único na pelve direita e a dilatação pielocalicinal-ureteral. O diagnóstico final foi de S. Mayer-Rockitansky, rim pélvico único e refluxo vesicoureteral grau 3.

! **Atenção!** O rim pélvico pode ser confundido com tumor ovariano sólido e induzir o ginecologista a cometer atos invasivos desastrosos. Já vimos uma paciente jovem sendo submetida à hemodiálise e aguardando cirurgia para transplante renal, em razão da remoção desastrosa de rim pélvico único por ginecologista, induzido por diagnóstico ecográfico errado, de que o rim era um tumor sólido ovariano. Nem ao constatar que os ovários estavam normais e que o tumor era retroperitoneal, o cirurgião encerrou o ato cirúrgico para melhor avaliação posterior (como se diz: estava possuído pela fúria operatória). A detecção de tumor sólido na pelve exige avaliação complementar do aparelho urinário com dupla finalidade: observar a relação do ureter com o tumor e excluir anomalia congênita.

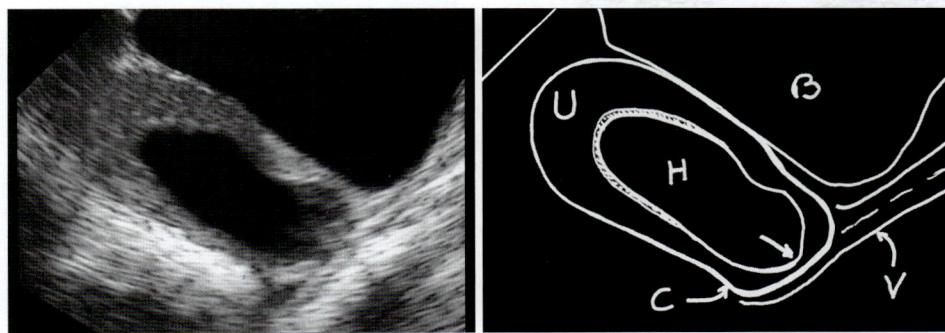

Figura 5.14. Paciente de 14 anos, apresentando desenvolvimento sexual secundário normal e com queixa de cólicas cíclicas intensas. Corte longitudinal transabdominal, revelando útero (U) com hematométrio (H). O colo (C) está dilatado e termina em fundo cego (seta). A vagina (V) está presente e com comprimento normal. O diagnóstico final foi de agenesia apenas do ectocérvice (uma das variantes da S. Mayer-Rockitansky).

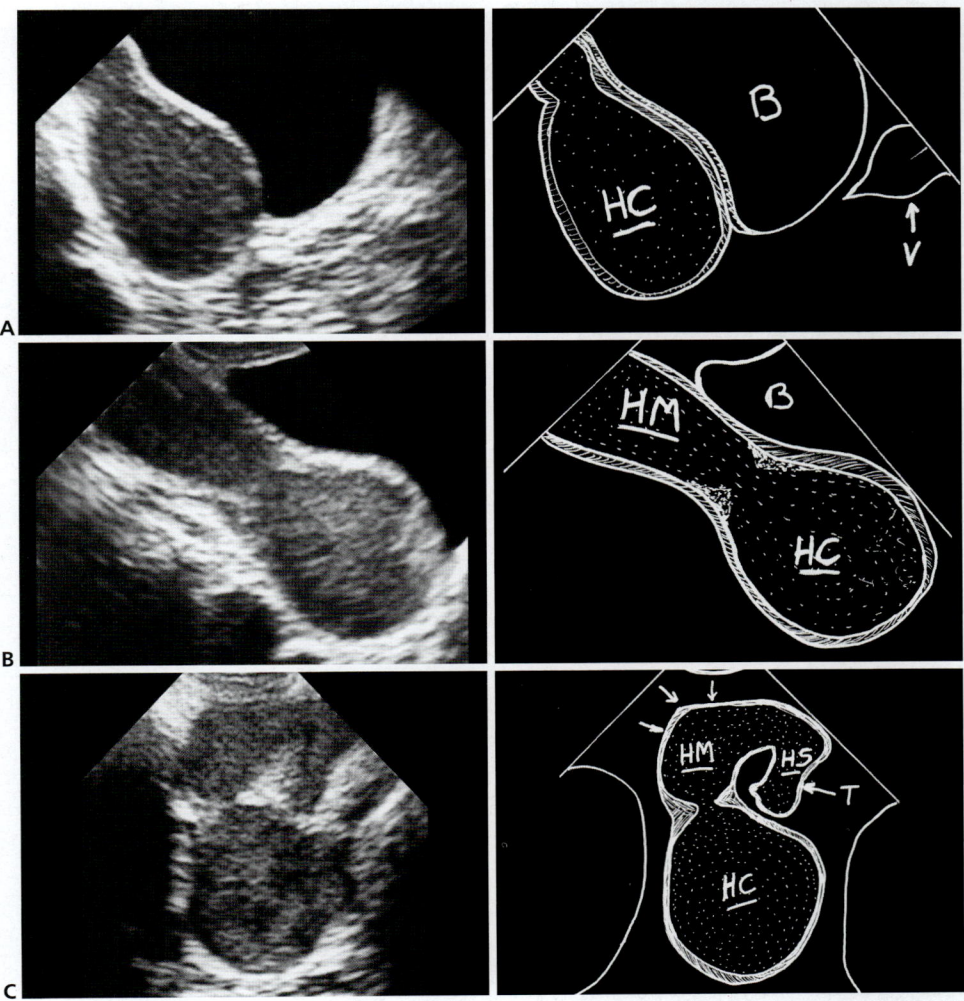

Figura 5.15. Exame transabdominal em paciente com dor pélvica cíclica intensa.
A: Corte longitudinal, mostrando o colo uterino (C) com grande hematocérvice (HC). A vagina endodérmica está ausente, notando-se apenas a vagina inferior (V) curta. B = bexiga.
B: Corte longitudinal, mostrando o útero (U) com grande hematométrio (HM).
C: Em virtude da pequena repleção da bexiga e de o útero estar antevertido, foi possível realizar o corte coronal transabdominal. Observe a hematocérvice, o hematométrio e o útero apresentando apenas um corno (unicorne evidenciado pelas setas), o qual continua com tuba (T) uterina distendida por líquido (HS = hematossalpinge). Esse caso corresponde a outra variante da S. Mayer-Rockitansky.

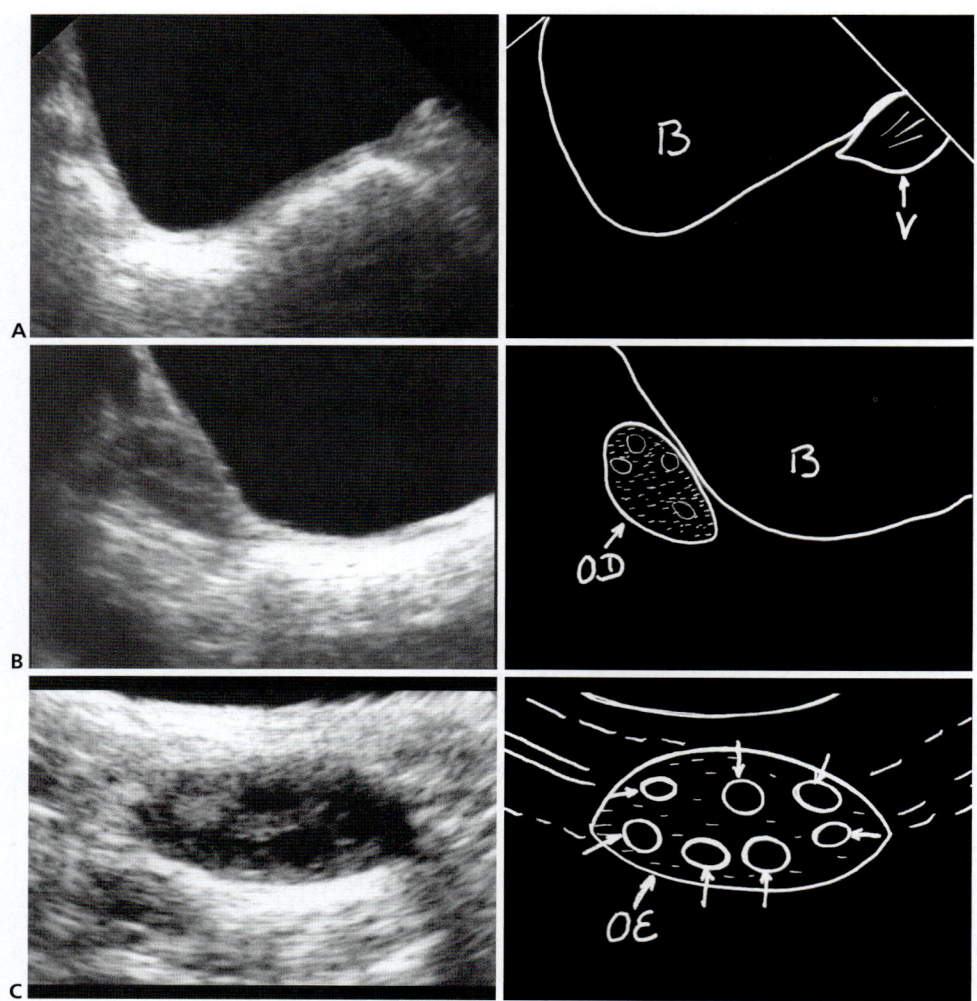

Figura 5.16. Exame transabdominal em paciente portadora da forma clássica da S. Mayer-Rockitansky. Refere a presença de nódulo na virilha esquerda.
A: Corte longitudinal, mostrando apenas a vagina distal curta (V). Ausência da vagina endodérmica e do útero. B = bexiga.
B: O ovário direito (OD) está com localização normal dentro da pelve e não identificamos o ovário esquerdo.
C: O nódulo palpável na virilha esquerda corresponde ao ovário esquerdo (OE), localizado no canal inguinal. Observe a presença de folículos recrutados (setas), confirmando tratar-se de tecido ovariano.

> A presença de gônada no canal inguinal impõe a realização de um cariótipo, pois podemos estar frente a um caso de intersexo. O cariótipo resultou feminino normal (46XX). Como não podemos excluir, com certeza absoluta, um mosaico de cromossomos sexuais e uma gônada mista (*ovotestis*), ela foi retirada, e o estudo histológico resultou em ovário normal. Esse é um caso raro de hérnia ovariana inguinal, pois, geralmente, uma gônada no canal inguinal corresponde a testículo ou a *ovotestis*.

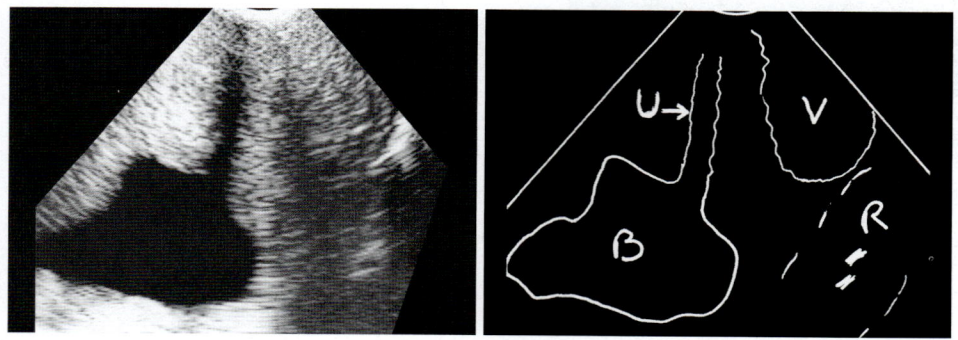

Figura 5.17. Exame transvulvar (translabial) de paciente portadora de S. Mayer-Rockitansky, submetida à neovaginoplastia com retalho de pele da região glútea. Observe a uretra (U), a neovagina (V), a bexiga (B) e o reto (R).

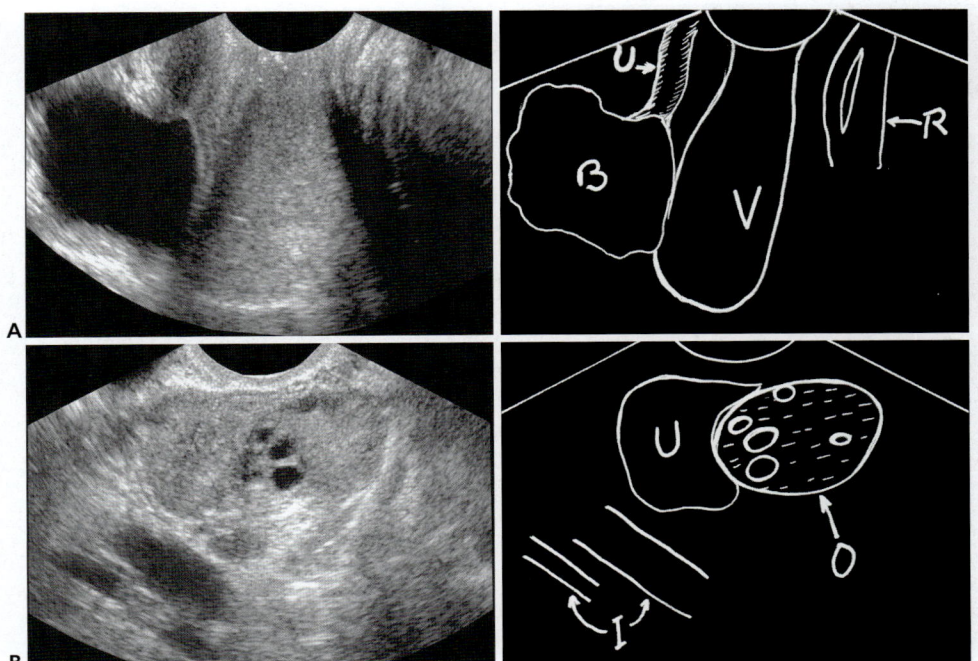

Figura 5.18. Paciente de 17 anos, portadora de S. Mayer-Rockitansky e submetida à neovaginoplastia com retalho de âmnio há dois anos.
A: Exame transvulvar, mostrando a uretra (U), a bexiga (B), a neovagina (V) e o reto (R). Foi realizada biópsia, que mostrou histologia de vagina normal. O emprego de âmnio é preferível à pele, pois ele é um tecido embrionário totipotente, o qual, submetido ao estímulo hormonal local, se transforma em tecido vaginal normal.
B: Corte transvaginal transversal evidenciando o ovário esquerdo (O) e pequeno útero rudimentar (U).
I: vasos ilíacos internos.

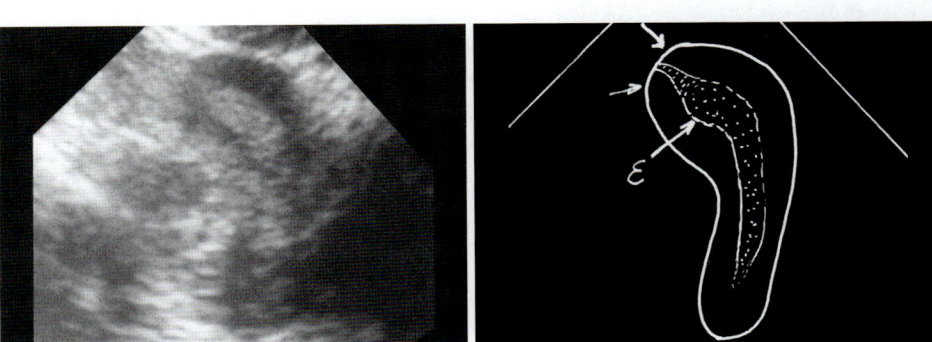

Figura 5.19. Exame transabdominal, com a bexiga vazia. Corte coronal. Útero unicorne clássico. O endométrio (E) está na fase secretora, ecogênico, facilitando o exame. Observe o único corno endometrial à direita (setas).

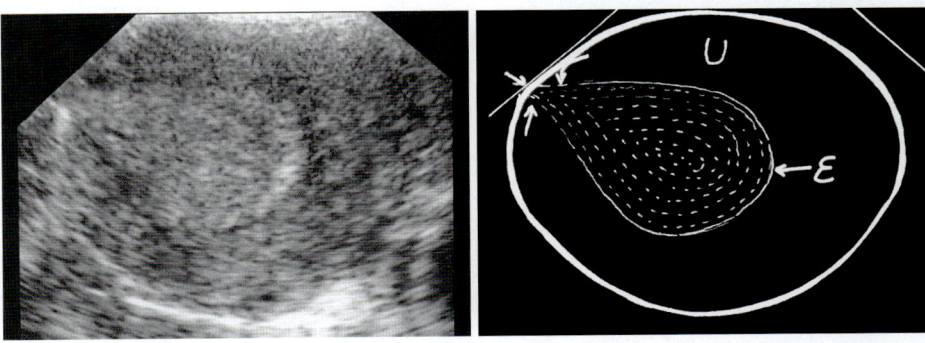

Figura 5.20. Exame transvaginal. Corte transversal de útero unicorne (U). Observe o corno endometrial único, saindo pela direita (setas). O lado esquerdo do endométrio (E) está arredondado, não se identificando a imagem típica em ponta, que indicaria o corno esquerdo, o qual está ausente.

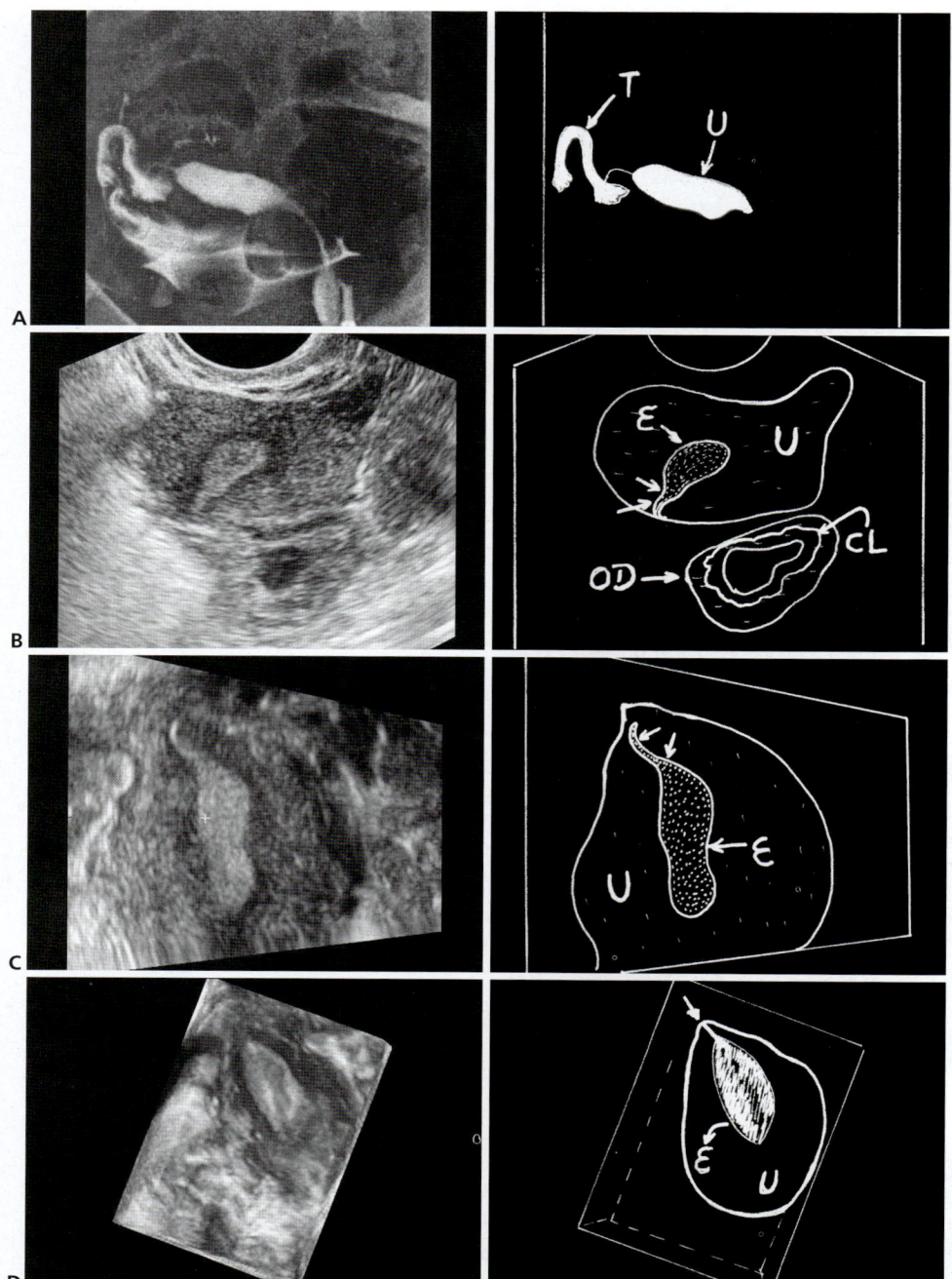

Figura 5.21. Exame transvaginal em paciente com esterilidade.
A: Histerossalpingografia radiológica realizada em sua cidade de origem. A injeção do contraste revela útero unicorne (U) e apenas uma tuba (T).
B: Corte transversal. O útero está lateralizado à direita e rodado posteriormente. O ovário direito (OD) está posterior ao útero e apresenta corpo lúteo (CL). O endométrio (E) está na fase secretora. Observe o único corno endometrial à direita (setas), com trajeto posterior graças à rotação uterina.
C: Imagem coronal obtida no exame 3D. O método permite o recurso de rotação omnidirecional, possibilitando a obtenção do plano coronal, em visão frontal. O endométrio apresenta apenas o corno direito, saindo através do miométrio.
D: Imagem 3D volumétrica. Fica nítido o diagnóstico de útero unicorne (seta).

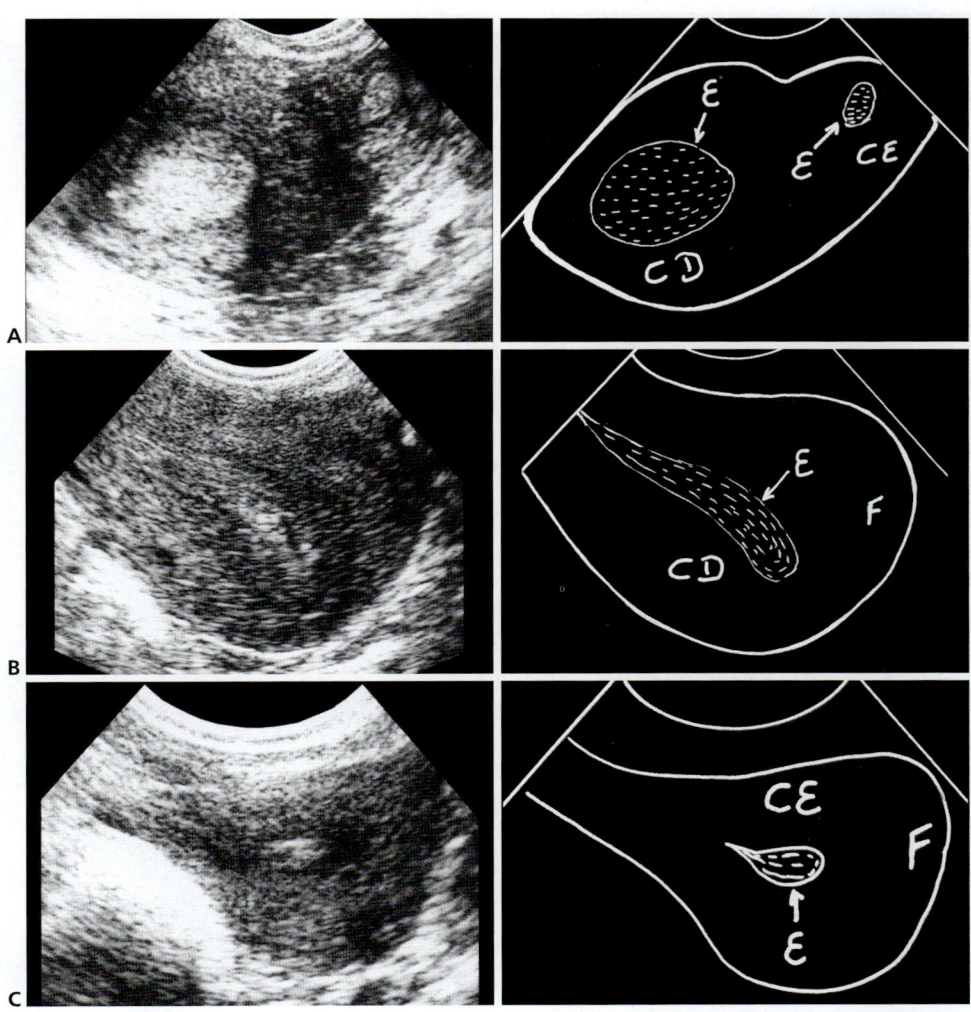

Figura 5.22. Paciente nuligesta, com queixa de dismenorreia. Exame transvaginal.
A: Corte transversal, mostrando dois cornos uterinos. O corno direito (CD) tem tamanho normal, e o corno esquerdo (CE) está hipoplástico. Os endométrios (E) estão evidentes graças à fase secretora do ciclo. A fase secretora é a ideal para examinar as malformações uterinas.
B: Corte longitudinal no corno direito normal. O útero é retrovertido, portanto, o fundo (F) está voltado para o períneo da paciente.
C: Corte longitudinal no corno esquerdo hipoplástico. Na classificação antiga, esse seria um útero bicorne, mas na atual (ver texto no início do capítulo) esse útero é considerado uma variante do útero unicorne (um corno normal e outro hipoplástico, comunicante com o normal).

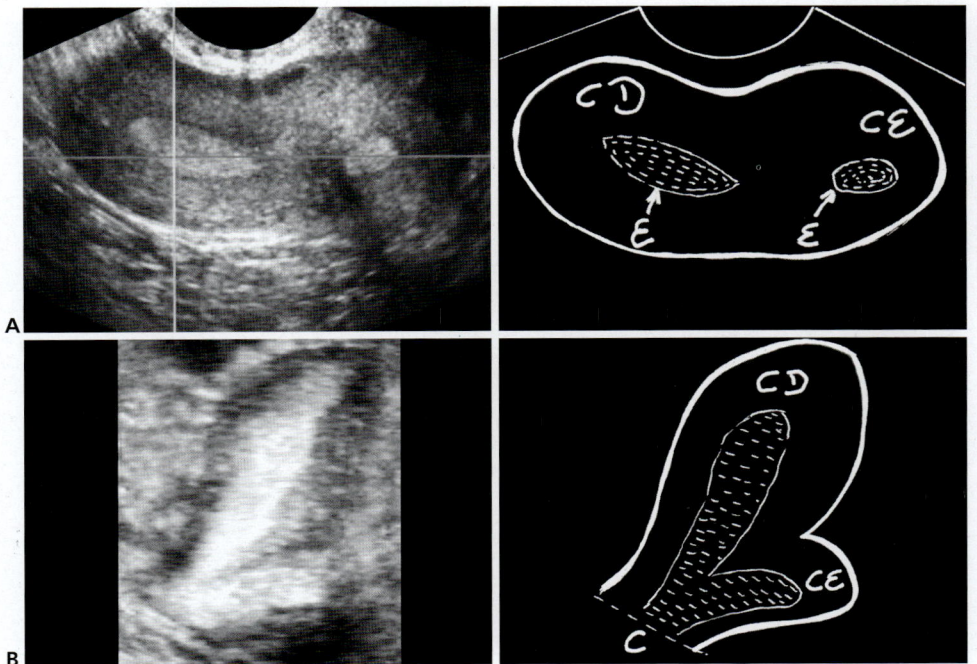

Figura 5.23. Exame transvaginal de útero unicorne, com um corno normal, e o outro hipoplástico, comunicante com o normal.
A: Corte transversal, mostrando o corno direito normal (CD), e o esquerdo com hipoplasia (CE). O endométrio (E) tem padrão secretor normal.
B: Corte coronal obtido com ecografia 3D. Observe o corno direito normal, e o esquerdo, pequeno e comunicante com o direito. O colo (C) é único.

236 | Capítulo 5 ▪ AS ANOMALIAS UTERINAS CONGÊNITAS

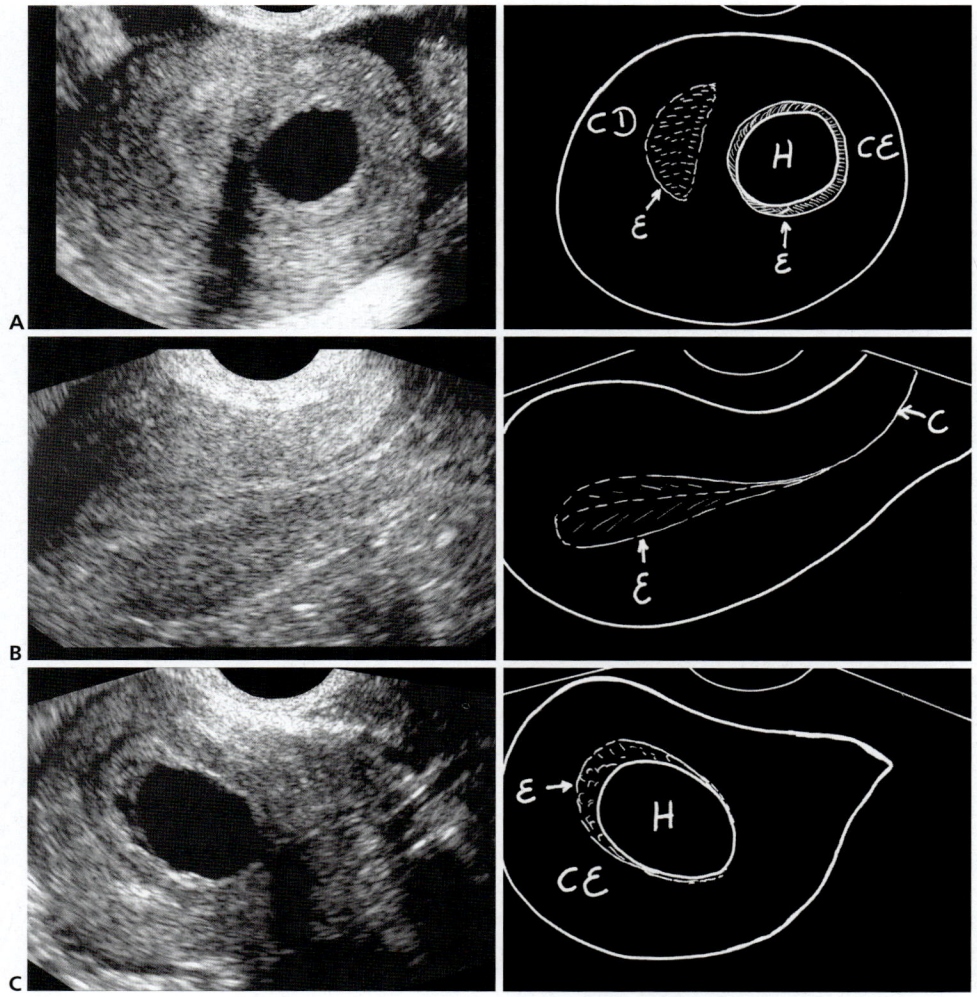

Figura 5.24. Exame transvaginal de útero unicorne, com um corno normal, e o outro não comunicante. Paciente de 15 anos, com queixa de dismenorreia intensa.
A: Corte transversal, mostrando o corno direito (CD) com o endométrio (E) normal, e o corno esquerdo (CE), com a cavidade distendida pelo hematométrio (H), graças a este corno não se comunicar com o outro (sem saída).
B: Corte longitudinal do corno direito, mostrando o endométrio normal comunicando-se com o canal cervical (C).
C: Corte longitudinal do corno esquerdo, mostrando o hematométrio, graças à falta de comunicação com o canal cervical. Esse caso corresponde a mais uma variante do útero unicorne.

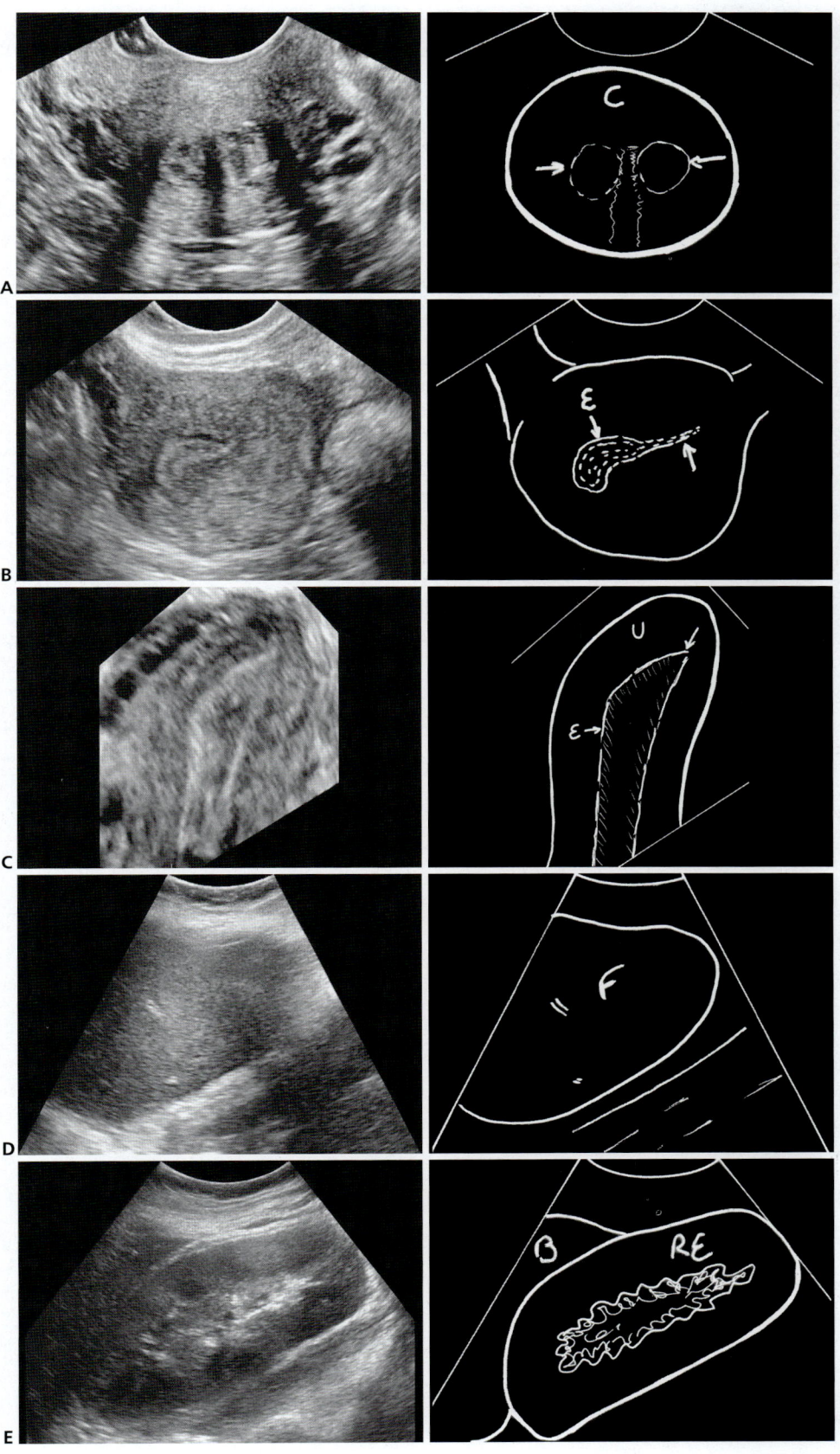

Figura 5.25. Paciente com antecedente de útero unicorne, com um corno não comunicante. Foi submetida à laparotomia para remoção do corno direito sem saída e está assintomática, com menstruações normais. Exame transvaginal.
A: Corte transversal do colo único (C), com dois canais cervicais (setas). Apesar de o colo apresentar dois canais, não havia comunicação do corno direito com o canal cervical. Mais uma variante do útero unicorne.
B: Corte transversal do corno restante, mostrando o endométrio (E), com corno de saída para a esquerda (seta).
C: Corte coronal do útero (U) obtido com o exame tridimensional. Observe o endométrio (E), com o corno de saída para a esquerda (seta).
D: Corte longitudinal, mostrando o fígado (F) e a loja renal direita vazia.
E: Corte longitudinal, mostrando o baço (B) e o rim esquerdo (RE) tópico e com aumento do tamanho (vicariante). Essa associação, de útero duplo com um corno sem saída e agenesia renal do lado sem saída, pode também ser considerada uma variante da S. Erlyn-Werner (ver texto).

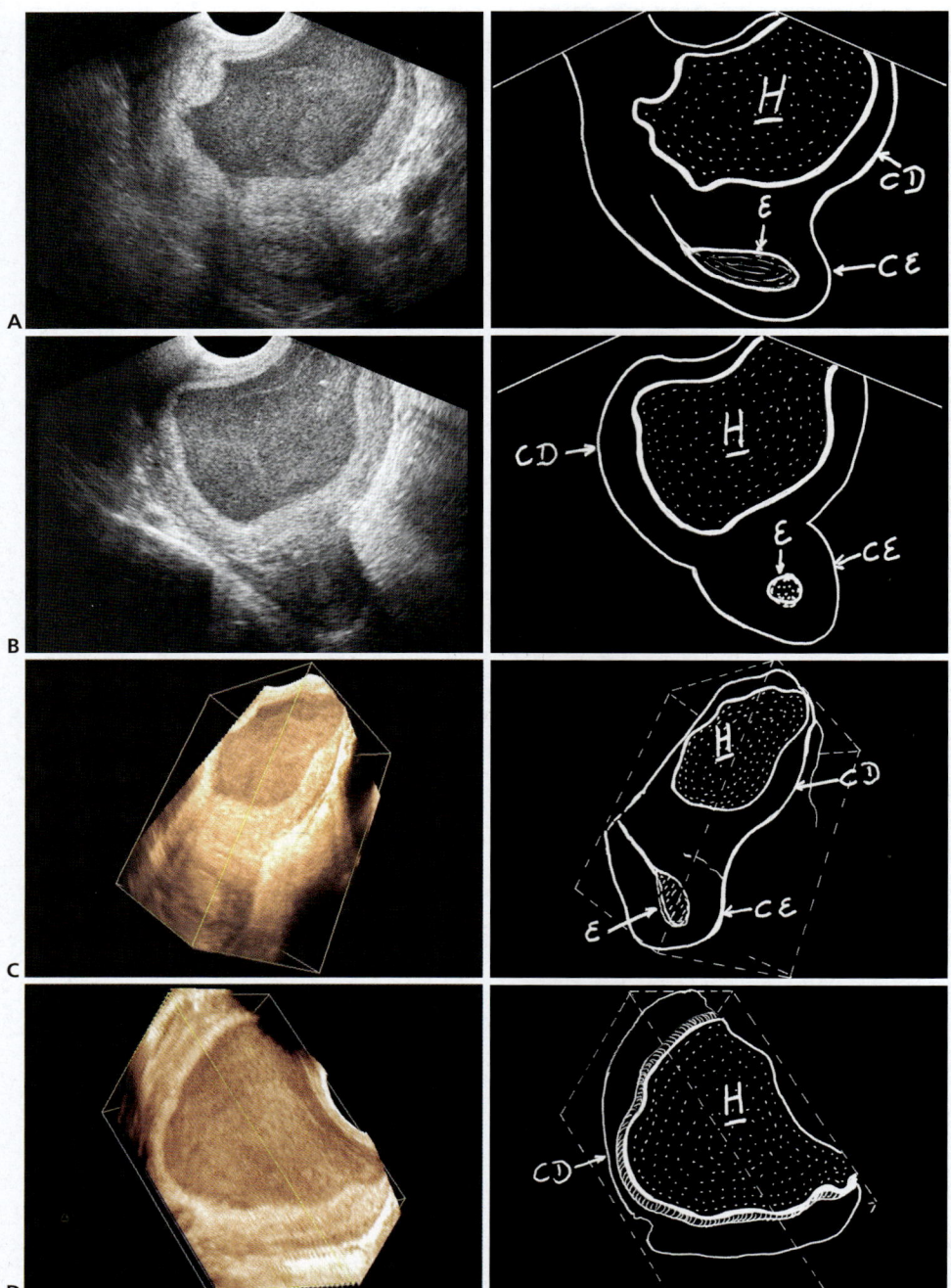

Figura 5.26. Paciente com dismenorreia intensa. Útero unicorne, com o corno direito sem saída. Exame transvaginal.
A: Corte longitudinal, mostrando que o útero está retrovertido e com rotação laterolateral de seu eixo, de tal forma que o corno direito (CD) está anterior ao corno esquerdo (CE), em sentido sagital. Observe o hematométrio (H) do corno direito e o endométrio normal (E) do corno esquerdo.
B: Corte transversal, mostrando o corno direito anterior ao corno esquerdo, graças à rotação do eixo uterino. O normal seria um corno ao lado do outro.
C: Corte longitudinal tridimensional, mostrando a mesma topografia da foto A, mas com a profundidade da imagem 3D volumétrica.
D: Imagem volumétrica em plano oblíquo do corno direito, mostrando o hematométrio.

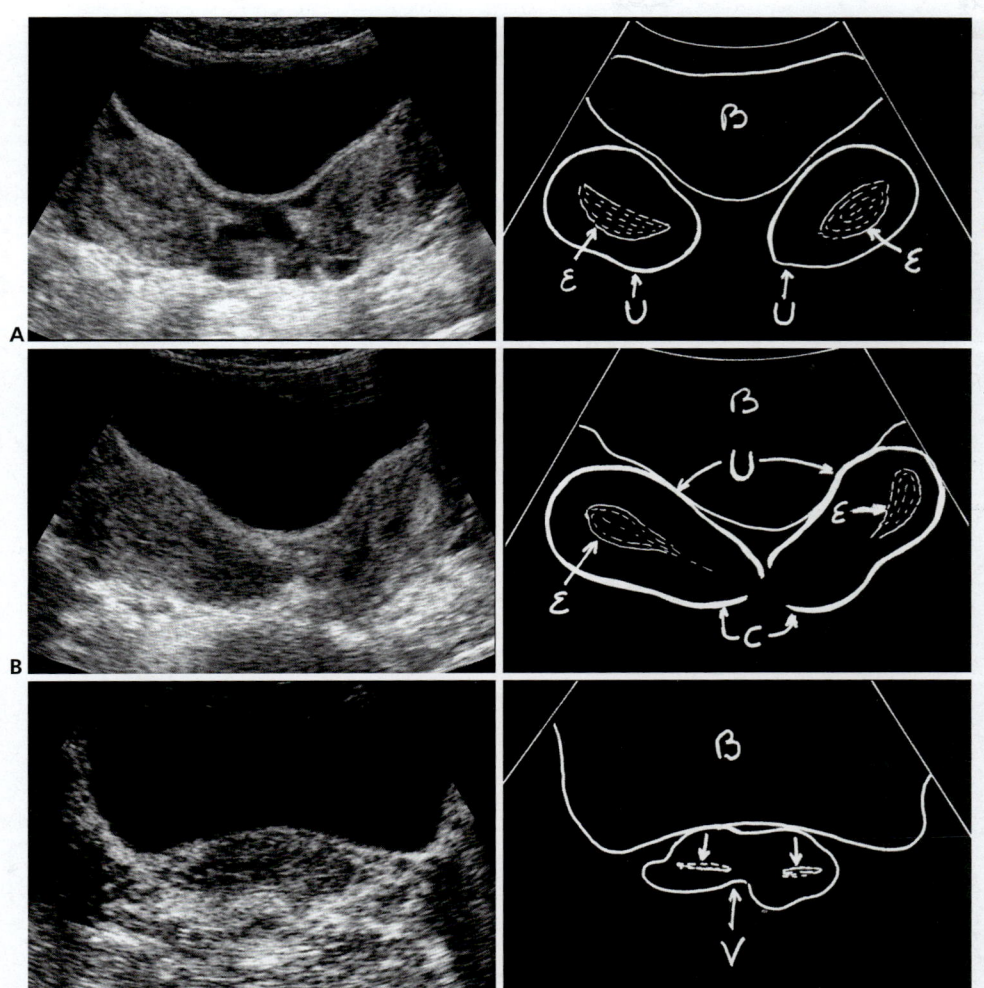

Figura 5.27. Exame transabdominal de paciente com útero didelfo.
A: Corte transversal, mostrando a grande separação entre os corpos uterinos (U). Os endométrios (E) estão bem visíveis. B = bexiga.
B: Corte transversal (quase coronal), mostrando os corpos uterinos e os dois colos (C).
C: Corte transversal da vagina (V) com luz dupla (setas). Muitos úteros didelfos se acompanham de duplicação vaginal.

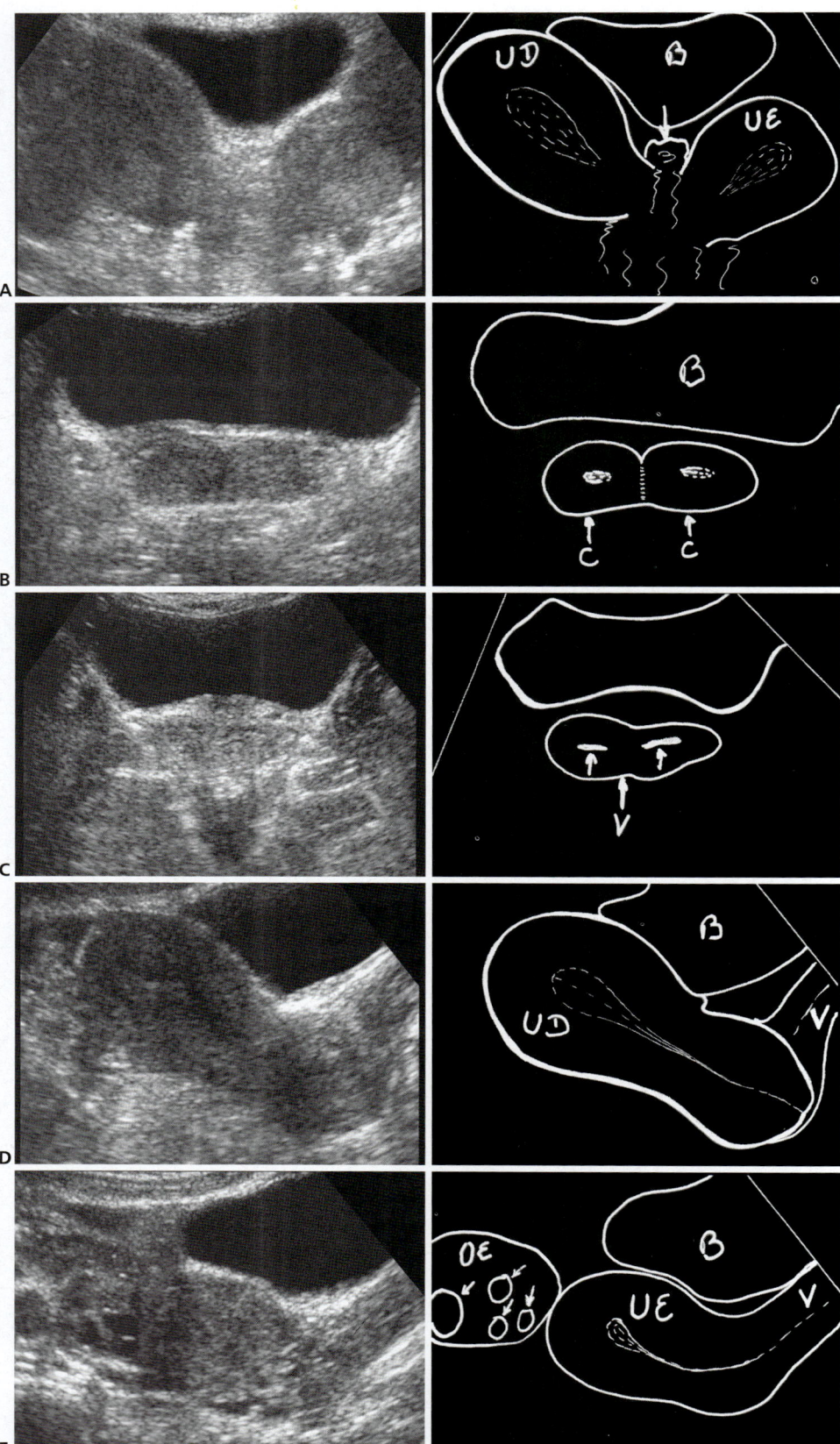

Figura 5.28. Exame transabdominal de paciente com útero didelfo.
A: Corte transversal. Observe os corpos uterinos (UD e UE) bem separados e alças intestinais interpostas entre eles (seta). O corpo uterino à direita é bem maior do que o da esquerda. B = bexiga.
B: Corte transversal dos dois colos uterinos (C).
C: Corte transversal da vagina (V) com luz dupla (setas).
D: Corte longitudinal do útero direito, com volume normal, e da vagina direita.
E: Corte longitudinal do útero esquerdo, com volume diminuído, (hipoplasia) e da vagina esquerda. O ovário esquerdo (OE) contém alguns folículos recrutados (setas) e está junto ao fundo uterino.

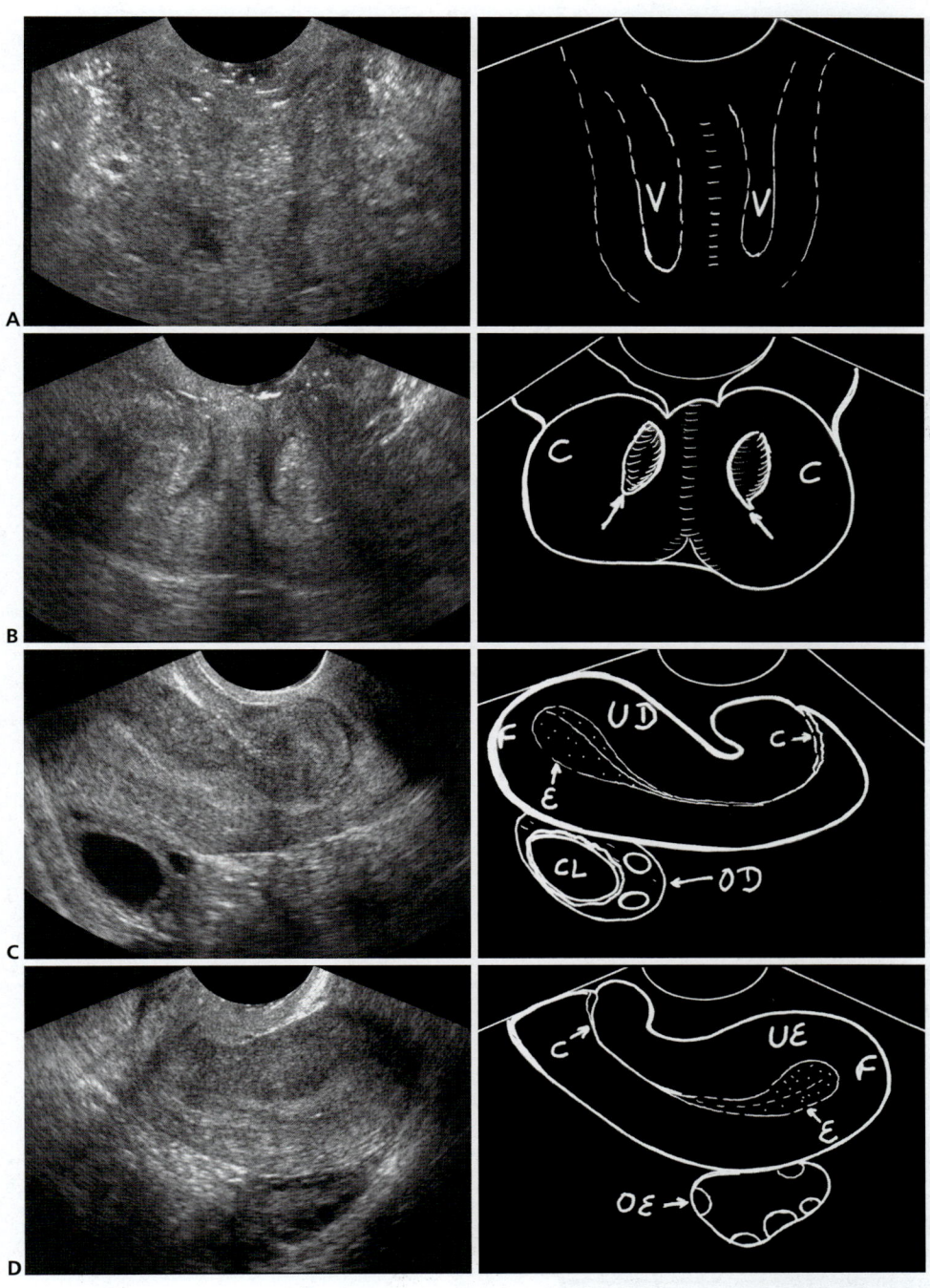

Figura 5.29. Exame transabdominal em paciente com vagina dupla e útero didelfo.
A: Corte coronal transvulvar, mostrando as duas vaginas (V).
B: Corte transversal dos dois colos uterinos (C). Os canais cervicais apresentam muco (setas).
C: Corte longitudinal, mostrando o útero direito (UD) em anteversoflexão, com o fundo (F) em sentido cranial. O endométrio (E) e o canal cervical (C) estão normais. O ovário direito (OD) apresenta um corpo lúteo (CL), com cavidade líquida.
D: Corte longitudinal, mostrando o útero esquerdo (UE) em retroversoflexão, com o fundo em sentido caudal. O endométrio e o canal cervical estão normais. O ovário esquerdo (OE) está normal.

! Essa é uma situação inusitada, pois o útero direito está em AVF, e o esquerdo está em RVF. Os endométrios mostram padrão secretor.

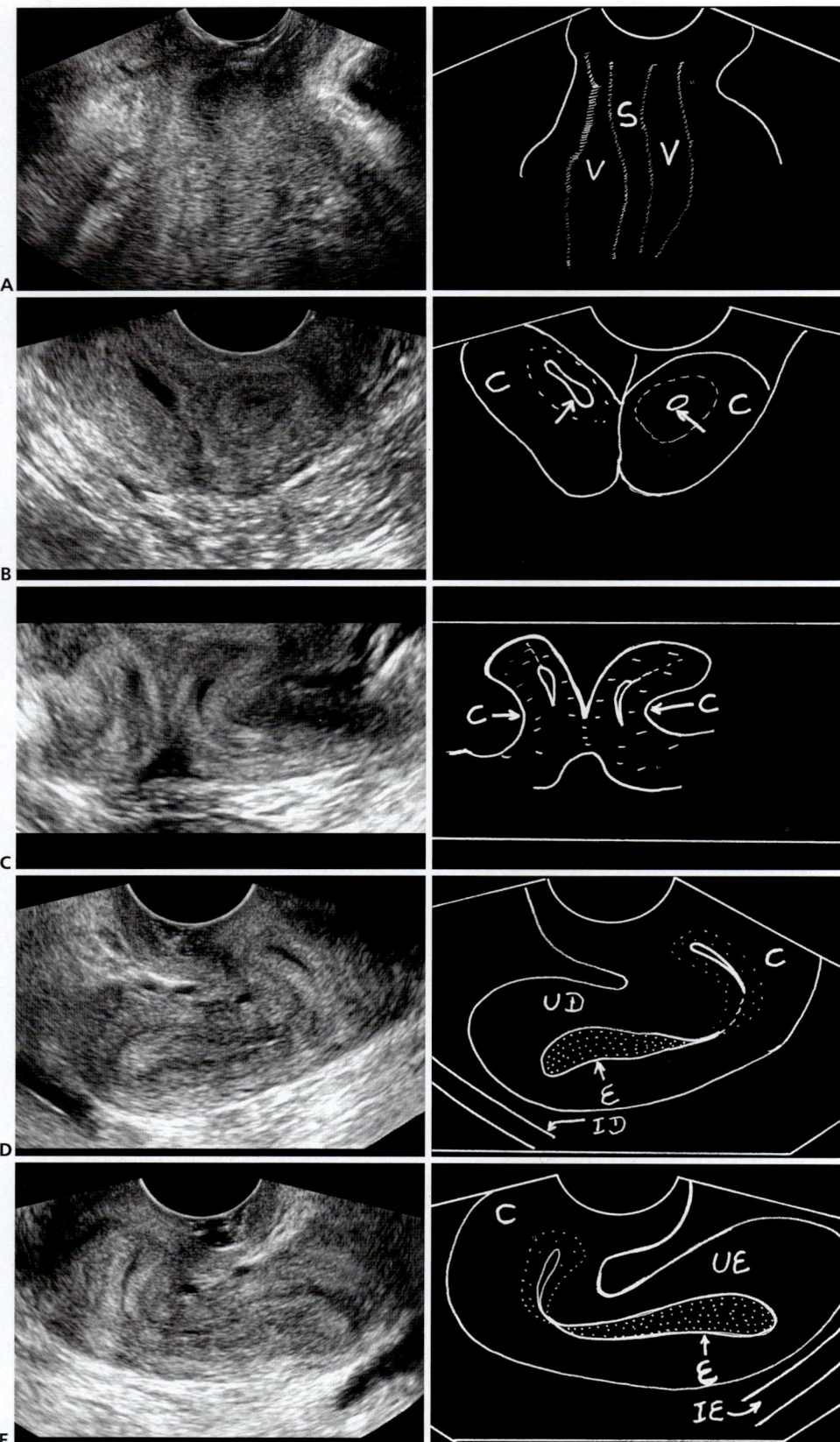

Figura 5.30. Paciente de 27 anos, nuligesta, assintomática, tentando engravidar há seis meses. Exame transvaginal de rotina.
A: Corte coronal transvulvar. Observe as duas vaginas (V) e o septo entre elas (S).
B: Corte transversal, mostrando dois colos uterinos (C). Os canais cervicais contêm muco (setas).
C: Corte coronal dos colos, obtido por meio do exame 3D. Observe que os canais apresentam trajeto para posterior e com forte desvio para cada lado, o que sugere úteros retroversofletidos e com forte desvio lateral.
D: Corte oblíquo para a direita. Observe o corpo uterino direito (UD) em retroversoflexão, com o fundo apontando para a veia ilíaca direita (ID). E = endométrio.
E: Corte oblíquo para a esquerda. Observe o corpo uterino esquerdo (UE) em retroversoflexão, com o fundo apontando para a veia ilíaca esquerda (IE).

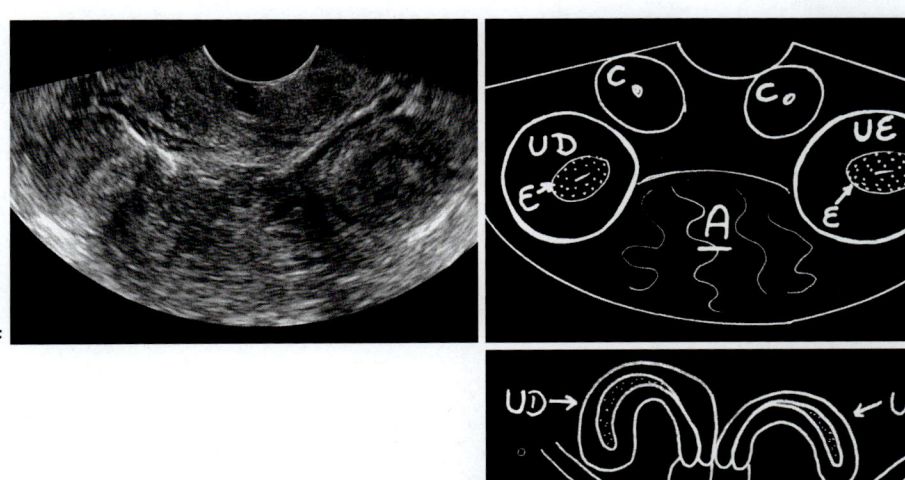

Figura 5.30. *(Continuação)*
F: Corte transversal. Observe os corpos uterinos muito lateralizados, posterolaterais aos respectivos colos, graças à retroversoflexão. A = alças intestinais entre os corpos uterinos e posteriores aos colos. Os úteros são hipoplásticos, com volumes de 21 e 23 cm³ (UD e EU).
G: Esquema, tentando mostrar uma visão frontal da malformação mülleriana complexa: vagina dupla, útero didelfo, hipoplasia uterina bilateral e úteros retroversofletidos com forte desvio lateral bilateral.

> O ginecologista refere exame especular prévio, por meio do qual identificou apenas um colo uterino, o que comprova a duplicação vaginal. Novo exame clínico minucioso mostrou que a vagina direita é estreita e abre-se na lateral da esquerda, acima do introito vaginal. Portanto, a paciente tem coito apenas à esquerda, o que reduz a possibilidade de gestação, pois fica na dependência apenas da ovulação à esquerda, além da questão uterina (ambos os úteros com hipoplasia, retroversoflexão e forte desvio lateral). Um observador atento, ao examinar a imagem D, argumentará que o fundo uterino está apontando para cranial, o que indica útero anteversofletido à direita. Lembre-se que o forte desvio lateral obriga manobra exagerada com o transdutor, para enquadrar todo o útero, dando a falsa impressão de anteversão. A imagem C mostra os canais cervicais apontando para posterior, e a imagem F mostra os corpos uterinos posteriores aos colos, firmando o diagnóstico de que ambos os úteros são retroversofletidos. São os caprichos da manipulação espacial das imagens. Fique atento a estes pequenos detalhes. Este é um caso muito complexo, exigindo paciência e habilidade do ecografista.

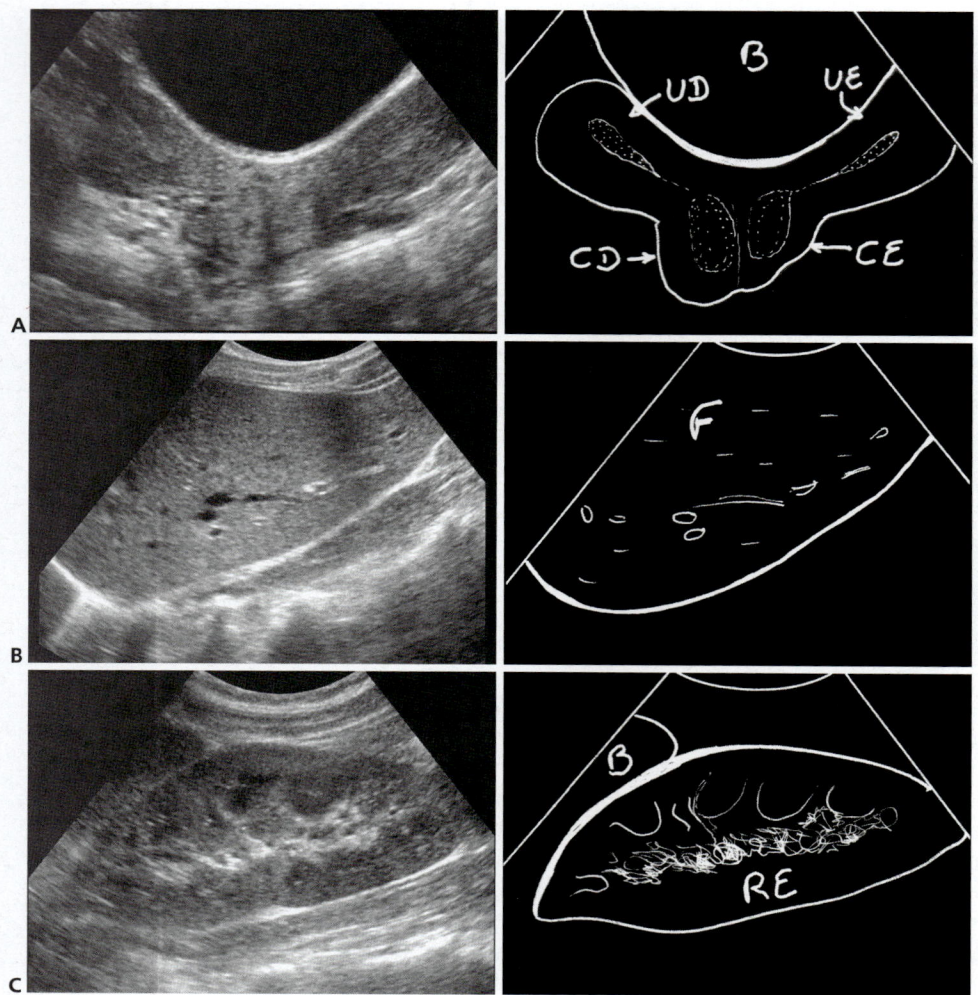

Figura 5.31. Exame transabdominal em paciente com queixa de dismenorreia.
A: Corte transversal, quase coronal. Observe os dois corpos uterinos (UD e UE) e os dois colos (CD e CE). B = bexiga.
B: Loja renal direita vazia. F = fígado.
C: Rim esquerdo (RE) vicariante. B = baço.
Diagnóstico: útero didelfo com agenesia renal à direita.

> A diferença entre o útero didelfo e o bicorne bicolo é que, naquele, a separação entre os corpos uterinos é total e, nesse, a separação é parcial. Os colos do útero didelfo ficam juntos graças à anatomia ligamentar cervical.

Capítulo 5 ■ AS ANOMALIAS UTERINAS CONGÊNITAS

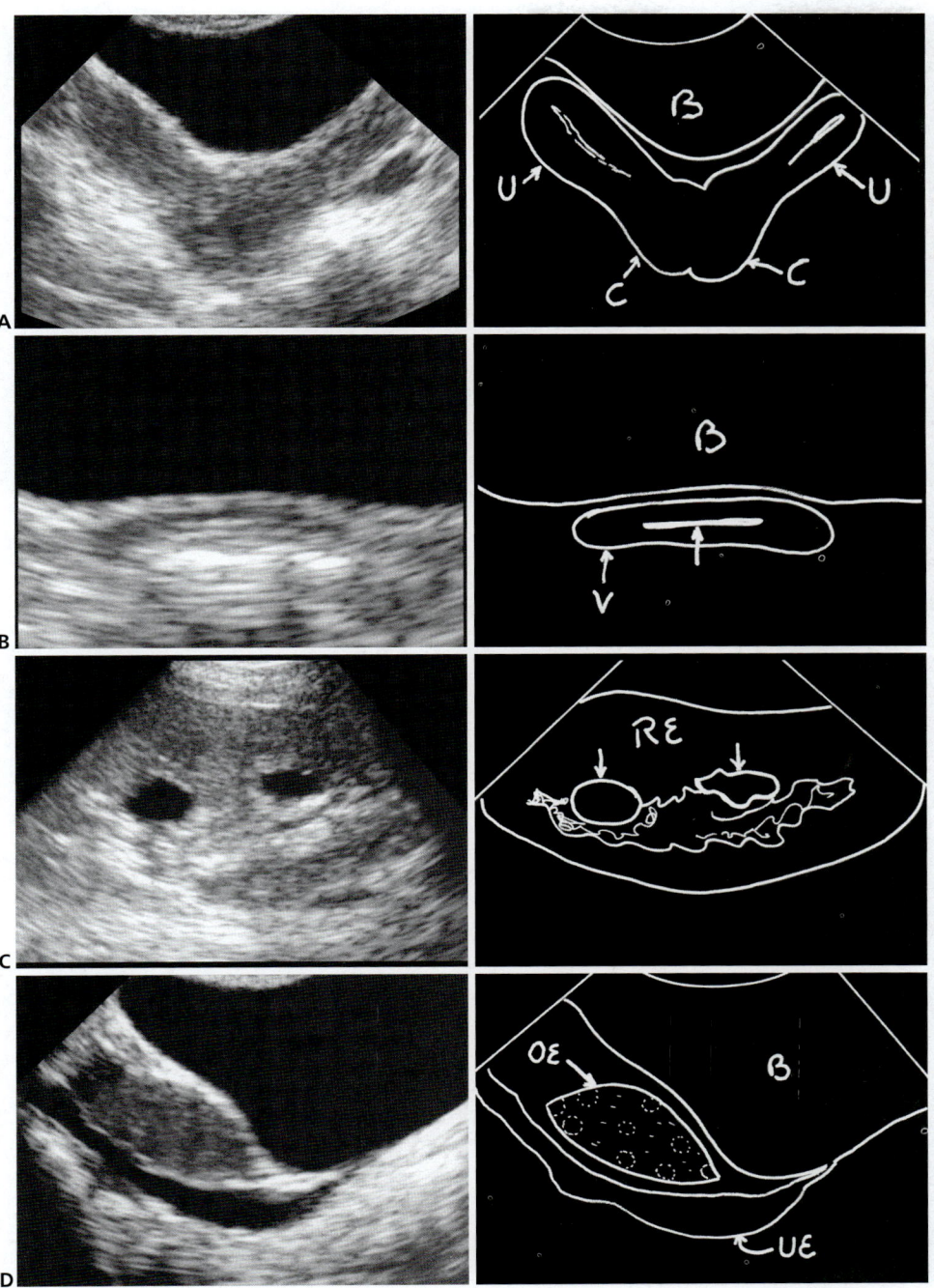

Figura 5.32. Exame transabdominal em paciente com dismenorreia. Refere antecedente de alguns episódios de infecção urinária, tratados clinicamente, mas sem investigação da causa.
A: Corte transversal (quase coronal), evidenciando os dois úteros (U) e seus colos (C). B = bexiga.
B: Corte transversal da vagina (V) com luz única (seta).
C: O rim direito não foi identificado, e o rim esquerdo (RE) está vicariante (agenesia renal direita) e com cálices dilatados (setas), sem compressão das pirâmides (hidronefrose leve).
D: O ureter esquerdo (UE) apresenta conteúdo urinário em seu terço inferior, o que caracteriza a hipótese de refluxo grau dois (conteúdo urinário no ureter inferior e hidronefrose leve). OE = ovário esquerdo. A infecção urinária recorrente deve estar relacionada com o refluxo vesicoureteral. A paciente foi submetida a exame radiológico contrastado adequado, com confirmação do refluxo e da agenesia renal direita.

O diagnóstico final: útero didelfo, agenesia renal direita, rim esquerdo vicariante e refluxo vesicoureteral grau dois à esquerda. Esse é um caso importante, que exemplifica a necessidade de diagnóstico correto. A ecografia deveria ter sido solicitada na primeira infecção urinária. A infecção, na presença de refluxo, pode evoluir para uma pielonefrite grave e, com rim único, terminar em insuficiência renal crônica, hemodiálise e necessidade de transplante renal. Quanto risco desnecessário!

Lembre-se que a hipótese ecográfica de agenesia renal é provisória. O diagnóstico deve ser confirmado com estudo radiológico contrastado. Existe a possibilidade de rim hipoplástico ectópico, às vezes de difícil identificação pela ecografia.

Outra questão: o ureter com fluido em sua luz é visível à ecografia, mas, quando vazio, muitas vezes é invisível, podendo-se apenas identificar seu jato vesical indicativo de sua função (quando presente). Conteúdo ureteral sempre indica anormalidade. São várias possibilidades: refluxo vesicoureteral, obstrução intrínseca (defeito da junção vesicoureteral, implantação anormal, válvula, cálculo, neoplasma etc.), obstrução extrínseca (fibrose retroperitoneal, neoplasma, iatrogenia etc.) e dilatação sem refluxo e sem obstrução (neurogênica).

É óbvio que, quanto mais experiência e mais atenção, mais detalhes serão identificados pelo ecografista.

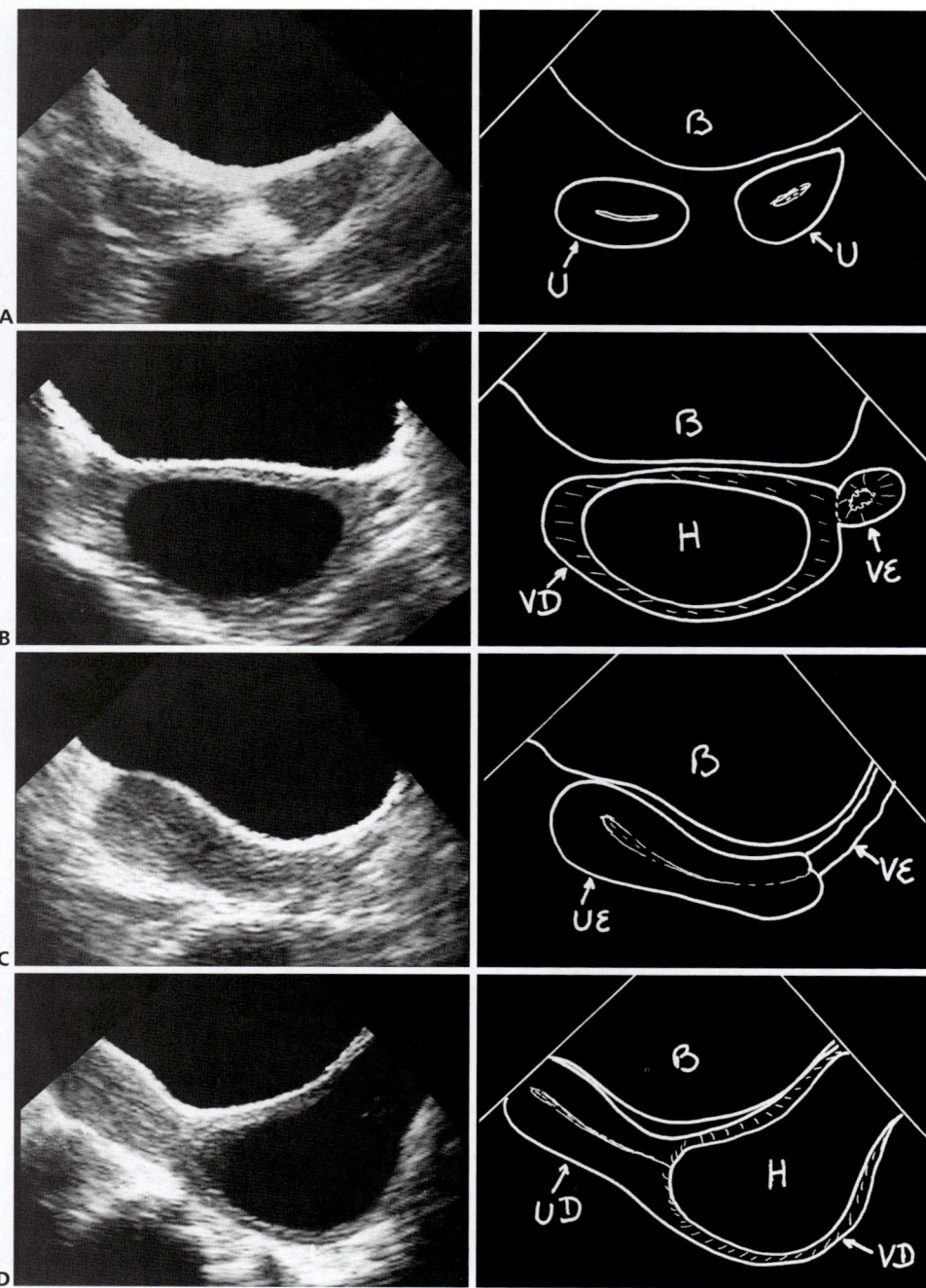

Figura 5.33. Exame transabdominal em adolescente com queixa de dismenorreia intensa.
A: Corte transversal, identificando dois corpos uterinos (U) separados. B = bexiga.
B: Corte transversal, mostrando duas vaginas. A vagina direita (VD) apresenta grande distensão por líquido (H = hematocolpo). A vagina esquerda (VE) está normal.
C: Corte longitudinal, apresentando o útero esquerdo (UE) e sua vagina.
D: Corte longitudinal, apresentando o útero direito (UD) e sua vagina, com o grande hematocolpo. Trata-se de útero didelfo, com vagina dupla, sendo que a direita está imperfurada e distendida pelo hematocolpo.

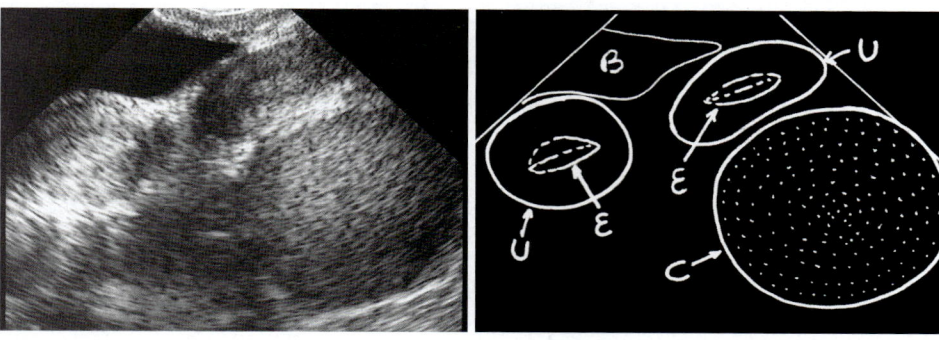

Figura 5.34. Exame transabdominal em paciente com queixa de dismenorreia grave e esterilidade. O corte transversal evidencia dois úteros (U) bem separados. Os endométrios (E) apresentam características secretoras. Observe a presença de grande cisto (C) com conteúdo denso homogêneo, localizado atrás do útero esquerdo. O diagnóstico final foi de útero didelfo e cisto de endometriose. B = bexiga.

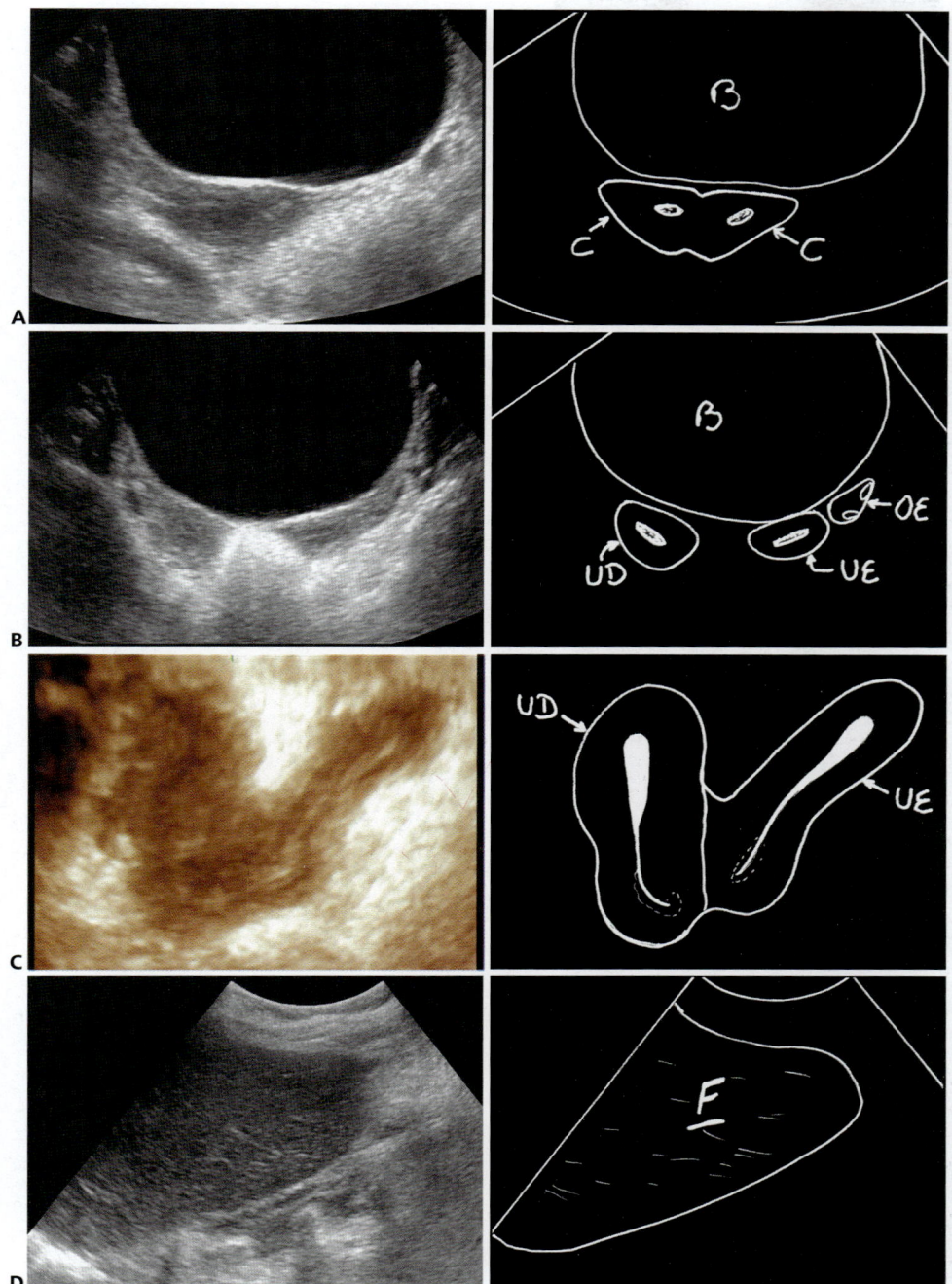

Figura 5.35. Adolescente de 13 anos. Teve dor pélvica aguda e realizou ecografia em outro serviço, com diagnóstico de tumor do ovário direito. Foi submetida à ooforectomia, e a histologia revelou cisto endometrioide. O ginecologista refere ter encontrado um útero duplo. Exame transabdominal.
A: Corte transversal. Observe os colos uterinos (C) e os canais cervicais (setas). B = bexiga.
B: Corte transversal. Observe os dois corpos uterinos (UD e UE) e o ovário esquerdo (OE).
C: Imagem 3D, em plano coronal, a mostrar o útero didelfo.
D: Loja renal direita vazia. F = fígado. O rim esquerdo estava tópico e vicariante (agenesia renal direita).

248 | Capítulo 5 ▪ AS ANOMALIAS UTERINAS CONGÊNITAS

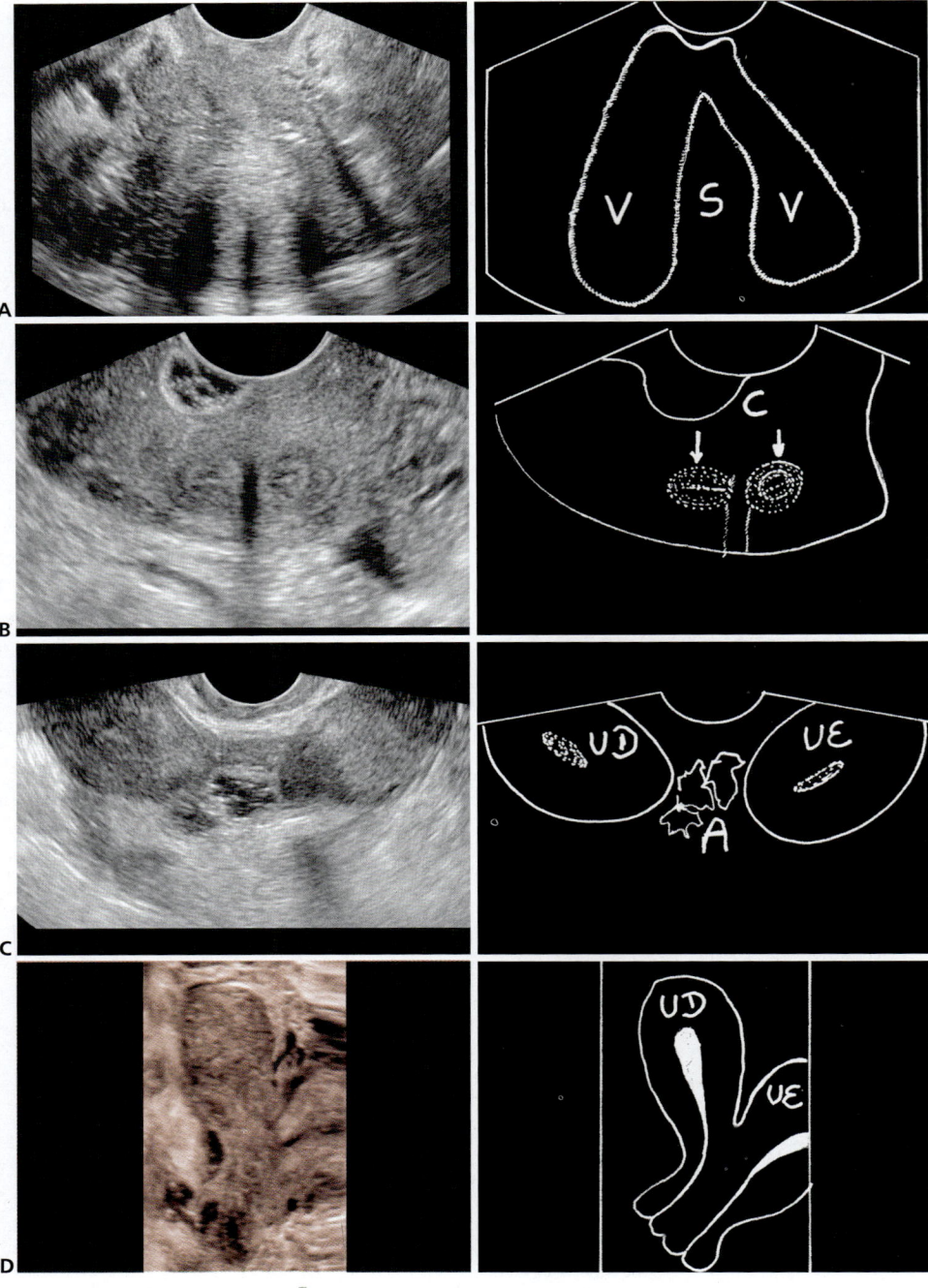

Figura 5.36. Exame transvaginal de rotina em paciente assintomática.
A: Corte coronal transvulvar. Observe a vagina única, na metade inferior, e dupla, na metade superior. Trata-se de septo vaginal longitudinal, parcial. V = vagina; S = septo.
B: Corte transversal no colo (C), evidenciando dois canais cervicais (setas).
C: Corte transversal. Observe os dois corpos uterinos (UD e UE) e alças intestinais interpostas (A).
D: Corte coronal a mostrar os colos bem juntos e os corpos uterinos bem afastados. O diagnóstico foi de útero didelfo, com septo vaginal parcial. Graças à fusão cervical quase completa, com dois canais cervicais, devemos considerar a situação intermediária entre útero didelfo e útero bicorne bicolo. Essa questão não tem importância clínica, pois não muda a conduta terapêutica, qual seja: nenhuma.

> ❗ O diagnóstico ecográfico do septo vaginal longitudinal (vagina dupla) é muito difícil. Quase sempre a lesão fica sem diagnóstico, mesmo na ecografia transvaginal. Dicas importantes para errar menos:
> - Procure começar o exame pela avaliação transvulvar (translabial), em corte sagital (uretra, vagina e reto), e em corte coronal (vagina e paracolpos).
> - Ao encontrar dois canais cervicais (mais fácil de identificar), volte para a avaliação transvulvar, obtenha o plano coronal e examine cuidadosamente.
>
> Se não encontrar a duplicação vaginal, deixe uma observação no relatório: a duplicação do colo uterino pode vir acompanhada de duplicação vaginal, não identificada no presente xame, mas não podemos excluir essa possibilidade.

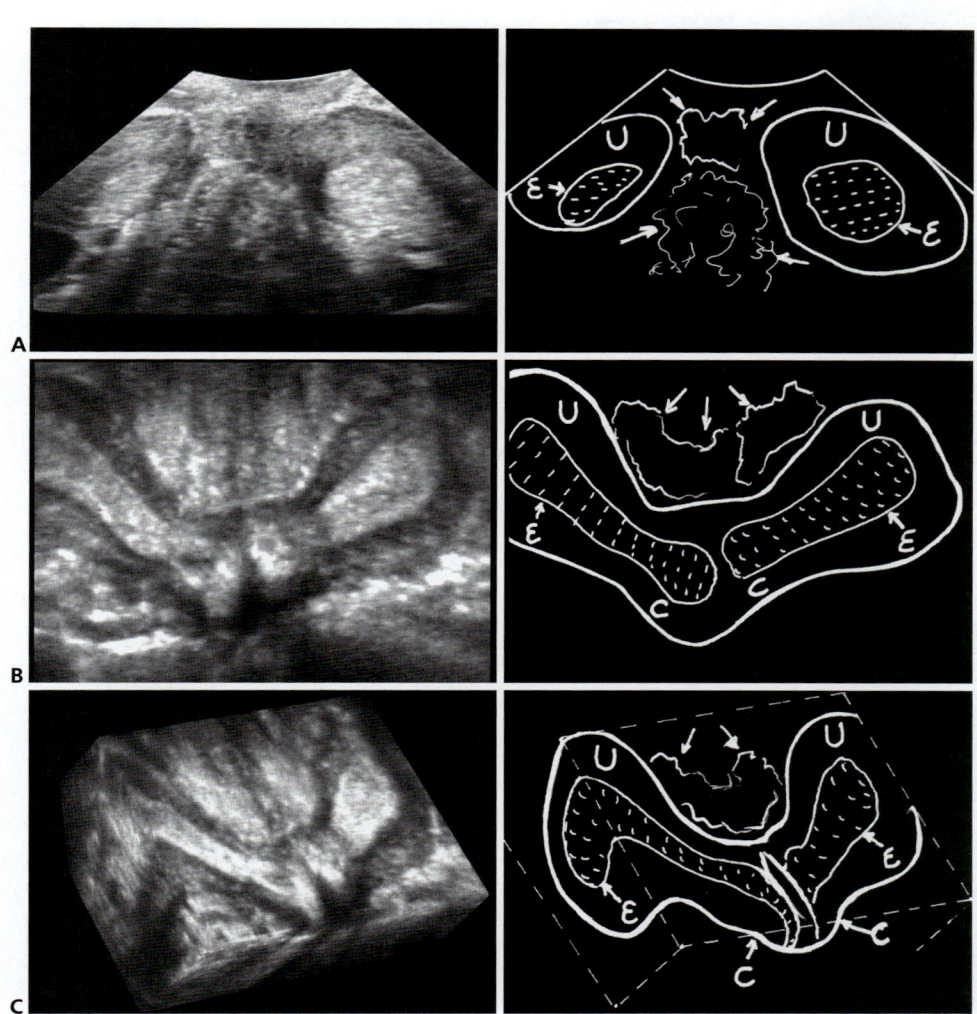

Figura 5.37. Exame transvaginal tridimensional em paciente portadora de útero didelfo.
A: Corte transversal, evidenciando os dois úteros (U) bem separados, com alças intestinais (setas) interpostas. Os endométrios (E) mostram padrão secretor e estão bem visíveis (momento ideal para estudar as malformações uterinas).
B: Corte coronal obtido com o exame 3D. Os úteros estão bem separados, os colos (C) são distintos, os endométrios estão ecogênicos (padrão secretor), e as alças intestinais estão interpostas entre os úteros.
C: Imagem volumétrica multiplanar, mostrando os detalhes em maior profundidade.

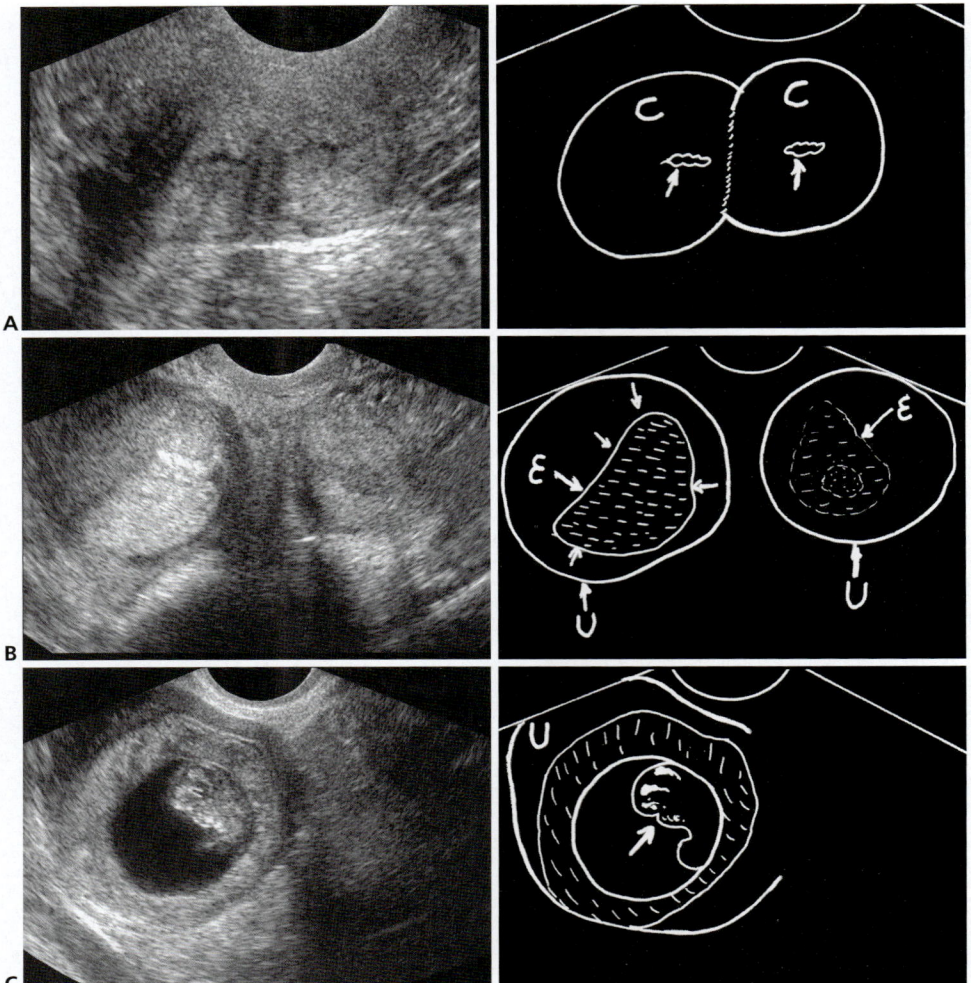

Figura 5.38. Exame transvaginal em paciente portadora de útero didelfo e com amenorreia de nove semanas.
A: Corte transversal dos dois colos (C), com muco nos canais cervicais (setas).
B: Corte transversal dos dois corpos uterinos (U), com os endométrios secretores (E). O direito (setas) mostra padrão decidual, mais ecogênico e grosseiro do que o esquerdo.
C: Corte transversal do corpo uterino direito. Observe a gestação normal de nove semanas. seta: embrião.

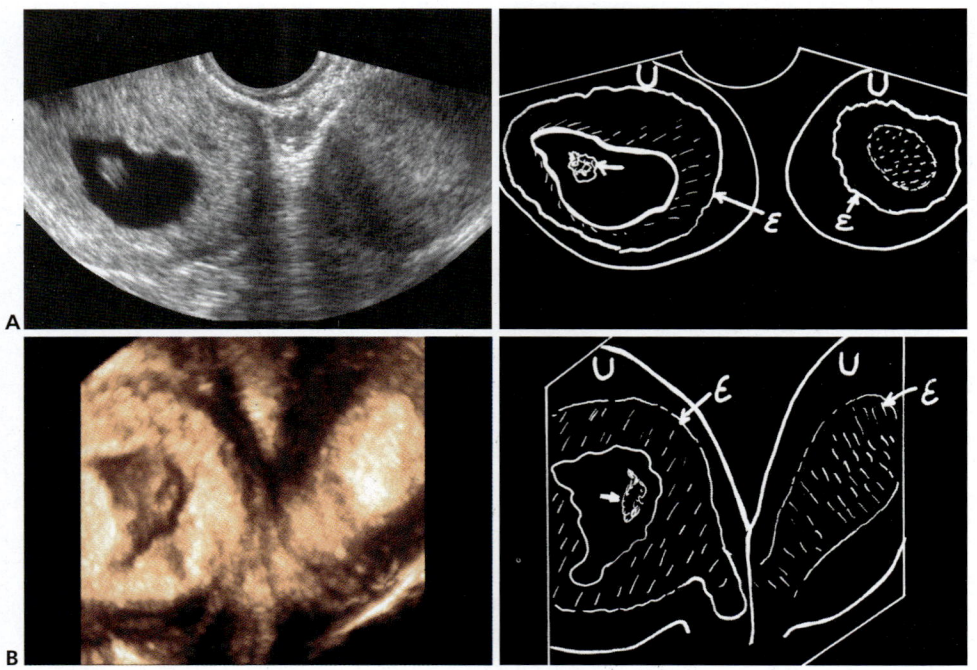

Figura 5.39. Exame transvaginal em paciente com amenorreia de sete semanas.
A: Corte transversal identificando dois úteros separados (U). O corpo uterino direito mostra gravidez com embrião de cinco milímetros (seta).
B: Imagem volumétrica tridimensional, mostrando os dois úteros independentes (didelfo) e a gravidez à direita.

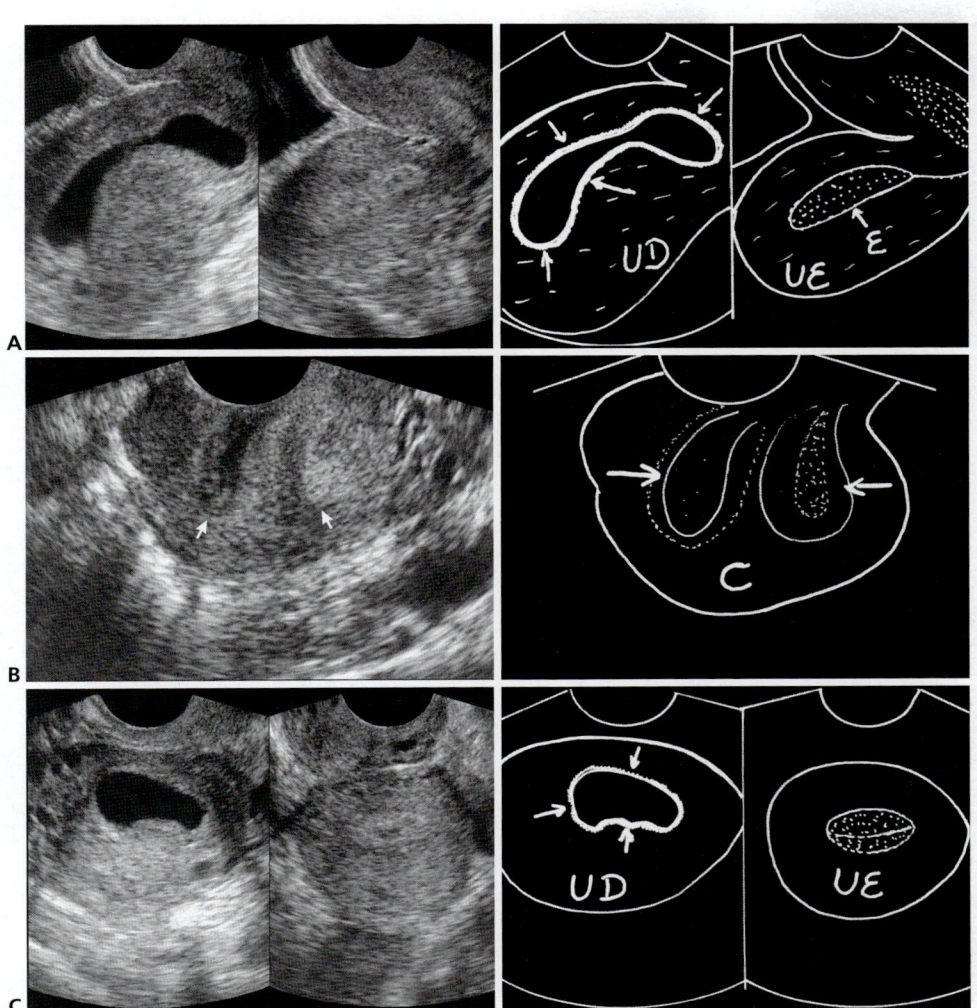

Figura 5.40. Exame transvaginal em paciente com amenorreia de oito semanas.
A: Corte longitudinal. Imagem dupla. À direita, nota-se útero (UD), com saco gestacional anembrionado (setas). À esquerda, nota-se segundo útero (UE), com endométrio (E) secretor (ecogênico).
B: Corte transversal. Observe os dois colos uterinos (C), com seus respectivos canais (setas).
C: Corte transversal. Imagem dupla, com os dois corpos uterinos. Trata-se de útero didelfo, com ovo anembrionado à direita.

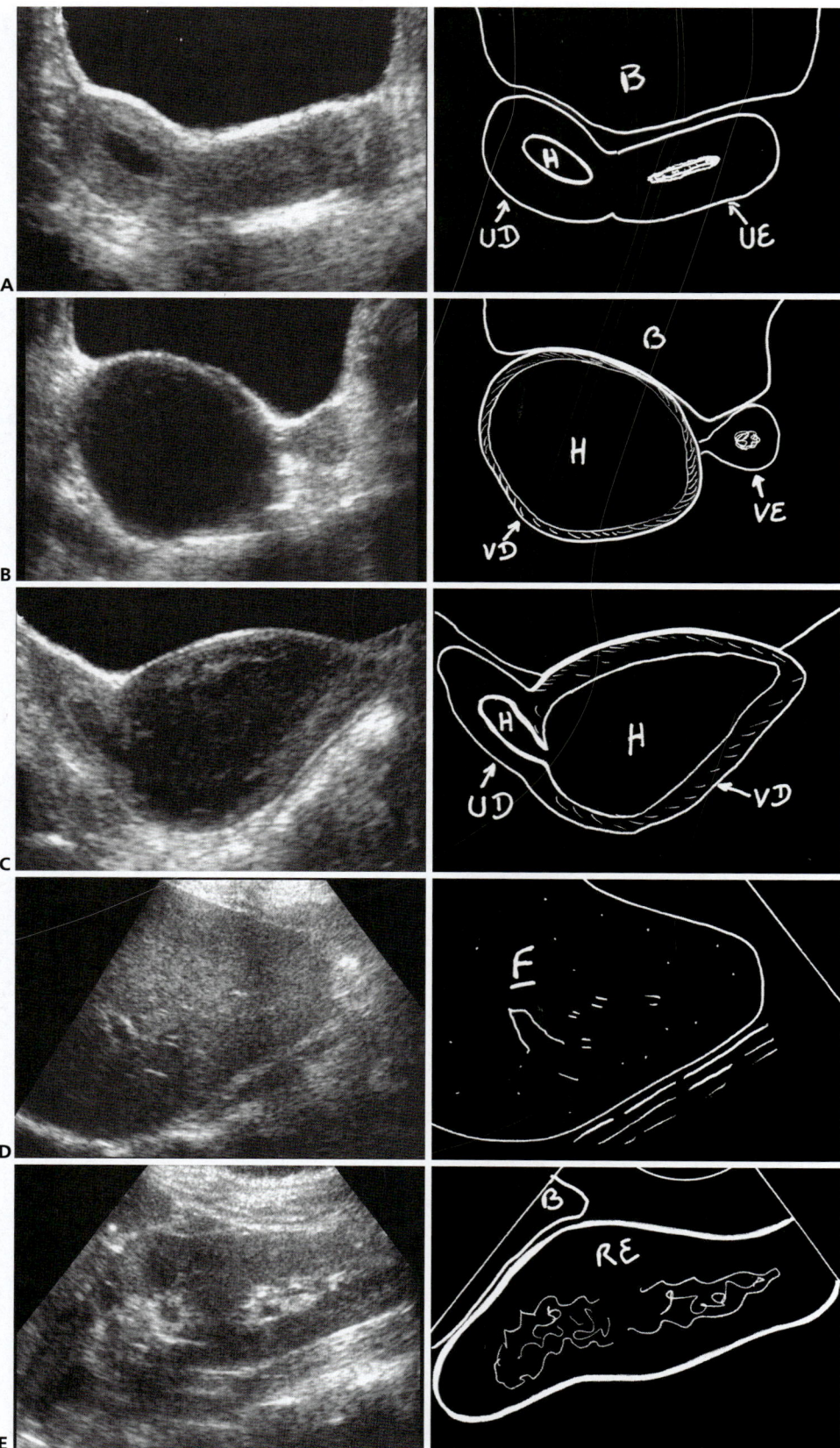

Figura 5.41. Exame transabdominal em adolescente com queixa de dismenorreia intensa.
A: Corte transversal. Observe dois corpos uterinos unidos. O útero direito (UD) apresenta pequeno hematométrio (H). B = bexiga; UE = útero esquerdo.
B: Corte transversal. Observe a presença de duas vaginas, sendo que a direita (VD) apresenta grande hematocolpo (H), e a esquerda (VE) está normal.
C: Corte longitudinal à direita, mostrando o útero e a vagina, distendidos pelo conteúdo hemático.
D: Corte longitudinal, mostrando o fígado (F) e a loja renal vazia (setas).
E: Corte longitudinal, mostrando o baço (B) e o rim esquerdo (RE) vicariante (agenesia renal à direita). Os achados são típicos da Síndrome de Erlyn-Werner.

> Características da S. Erlyn-Werner: duplicação uterina (pode ser didelfo ou bicorne bicolo), duplicação vaginal, com uma delas sem saída (imperfurada), e agenesia renal do mesmo lado da imperfuração vaginal (ipsolateral ou homolateral).

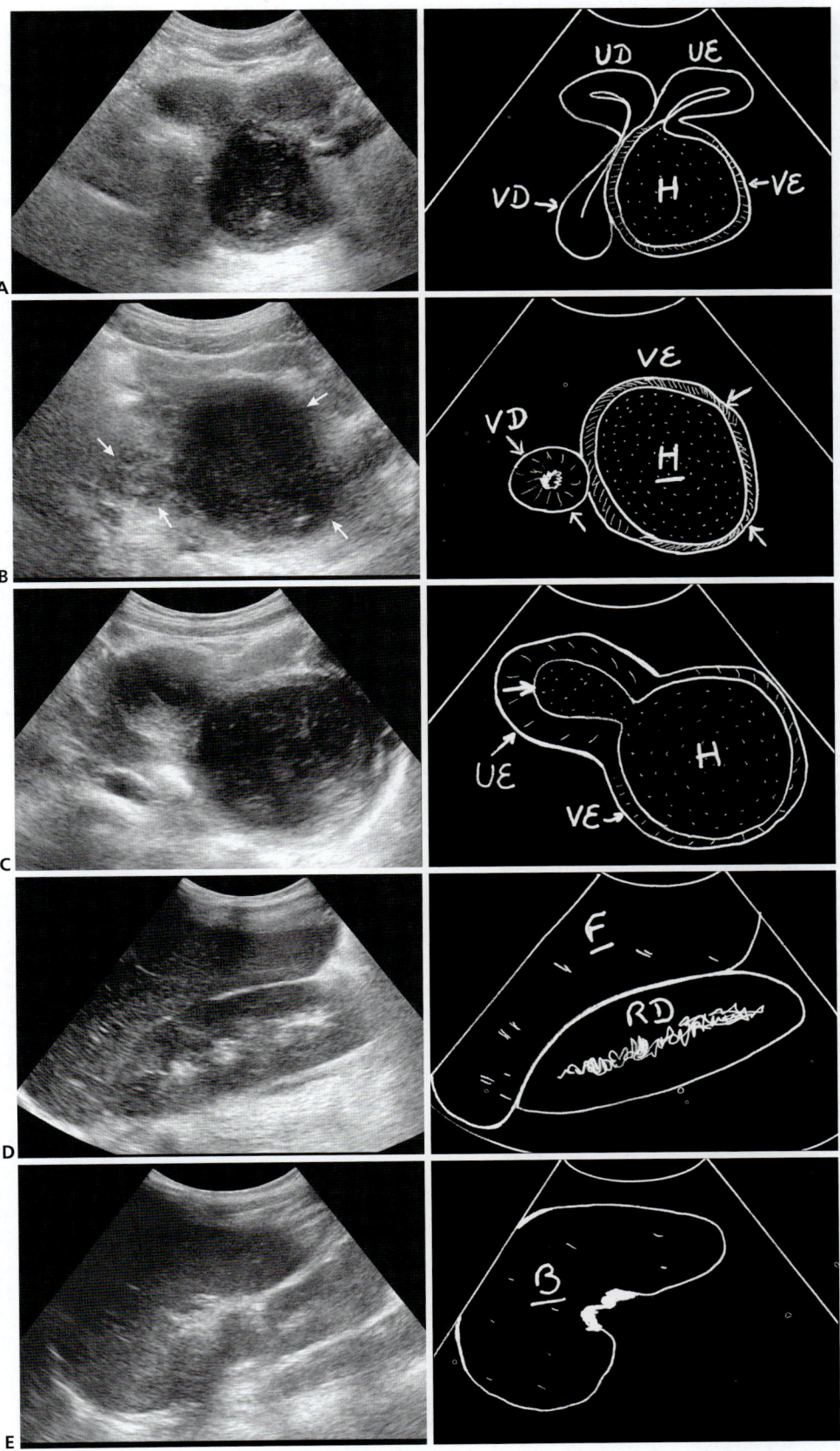

Figura 5.42. Adolescente de 11 anos. Menarca há seis meses. Apresenta dor pélvica. Exame transabdominal.
A: A bexiga estava pouco repleta, o que permitiu o corte coronal transabdominal. Observe os dois úteros (UD e UE) e as duas vaginas (VD e VE). A vagina esquerda apresenta hematocolpo (H).
B: Corte transversal sobre as duas vaginas (VD e VE).
C: Corte longitudinal à esquerda. O útero apresenta pequena quantidade de fluido (seta) em sua cavidade. A vagina apresenta grande distensão por sangue.
D: Corte longitudinal na loja renal direita. RD = rim direito vicariante; F = fígado.
E: Loja renal esquerda vazia. B = baço. O diagnóstico é de S. Erlyn-Werner.

! Aspecto prático importante: se a paciente tiver menstruação clínica, a vagina está aberta na vulva. Ao encontrar uma vagina distendida por fluido (facilmente visível), lembre-se que existe uma segunda vagina normal, difícil de identificar, pois está vazia, deslocada e comprimida pela outra dilatada.
Outra questão importante: a loja renal vazia (provável agenesia renal, merecendo confirmação radiológica contrastada) fica ocupada pelo ângulo do cólon, o qual pode imitar um rim e induzir falso diagnóstico de rim presente pequeno (hipoplástico). Lembre-se que o rim contralateral vicariante (comprimento aumentado) é o marcador para o ecografista ficar mais atento. O cólon, ao longo do tempo, acaba mudando de forma e tamanho (peristaltismo normal, mais lento do que o íleo). Volte à imagem E: o ângulo do cólon esquerdo (não assinalado de propósito) imita um rim pequeno.

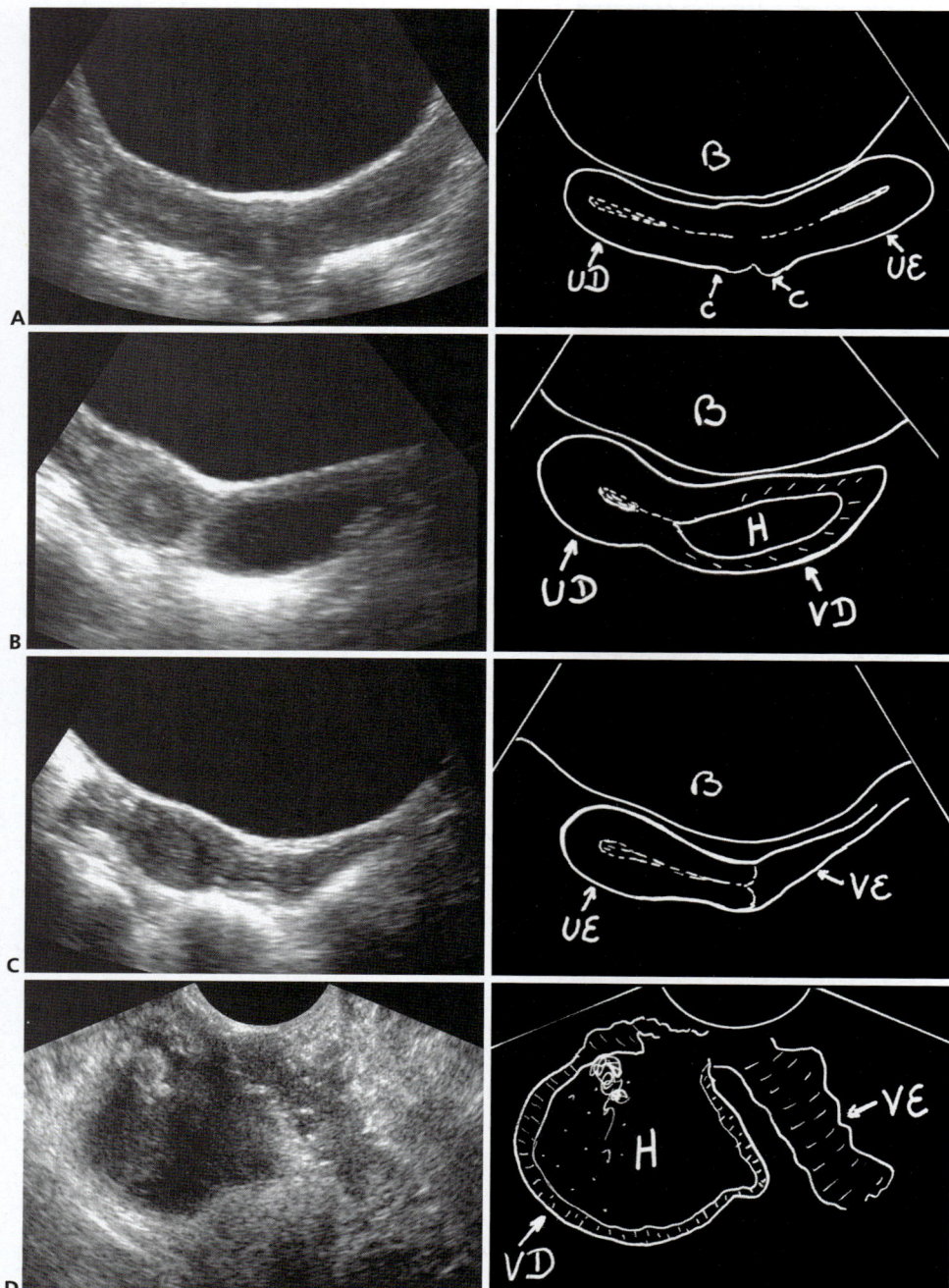

Figura 5.43. Exame transabdominal em jovem com crises cíclicas de dor pélvica intensa.
A: Corte transversal (quase coronal). Observe o útero didelfo, com os corpos muito separados (UD e UE) e os dois colos (C) juntos. B = bexiga.
B: Corte longitudinal à direita, mostrando o útero e a vagina (VD) imperfurada, apresentando hematocolpo (H).
C: Corte longitudinal à esquerda, mostrando o útero e a vagina normal (VE).
D: Corte coronal translabial, evidenciando a vagina direita distendida pelo hematocolpo e a vagina esquerda normal.

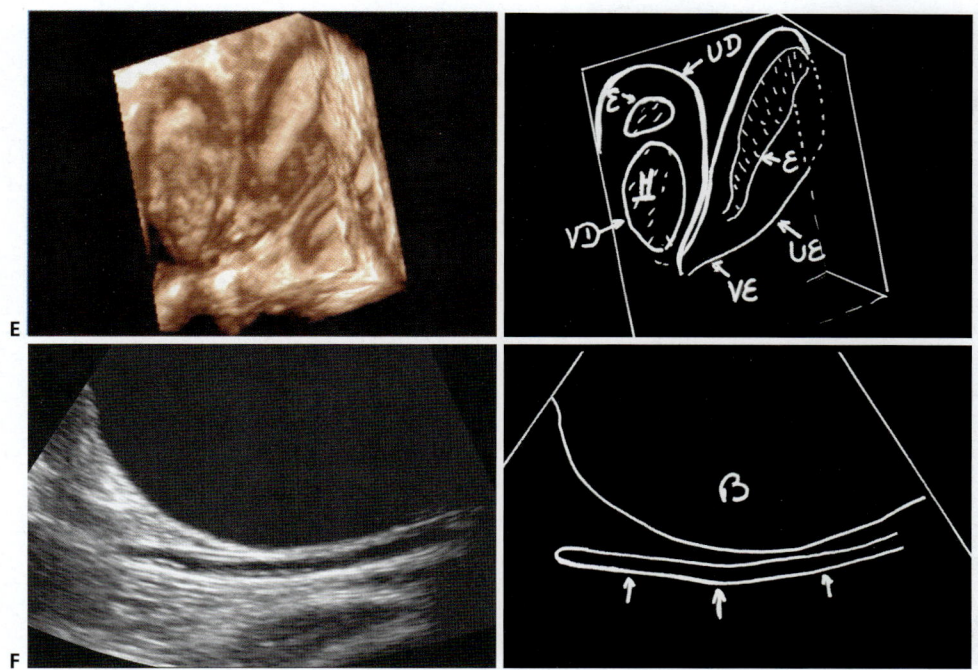

Figura 5.43. *(Continuação)*
E: Imagem volumétrica 3D, mostrando os achados em visão espacial. E = endométrio.
F: O rim direito estava ausente (agenesia ipsolateral). Corte longitudinal na pelve onde podemos identificar coto ureteral direito residual (setas) com conteúdo urinário (refluxo vesicoureteral). Trata-se de variante da S. Erlyn-Werner.

> ❗ Nem sempre a agenesia renal é acompanhada da agenesia ureteral total. Pode haver coto ureteral residual, terminando em fundo cego, como nesse caso, e, mais ainda, complicado, com refluxo vesicoureteral e eventual quadro de infecção urinária recorrente.

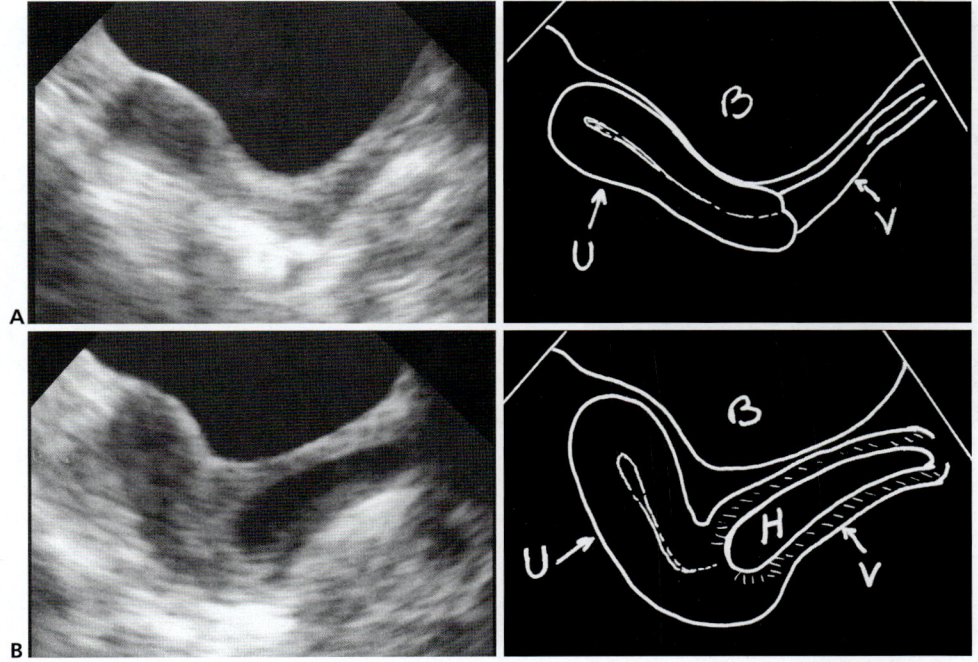

Figura 5.44. Adolescente de 13 anos, com queixa de dismenorreia. O exame transabdominal revelou S. Erlyn-Werner. Foi indicada cirurgia por via vaginal, para remoção do septo intervaginal. Avaliação pré-operatória.
A: Corte longitudinal no útero (U) e vagina (V) normais. B = bexiga.
B: Corte longitudinal no útero e vagina imperfurada contendo pequena quantidade de líquido. H = hematocolpo.

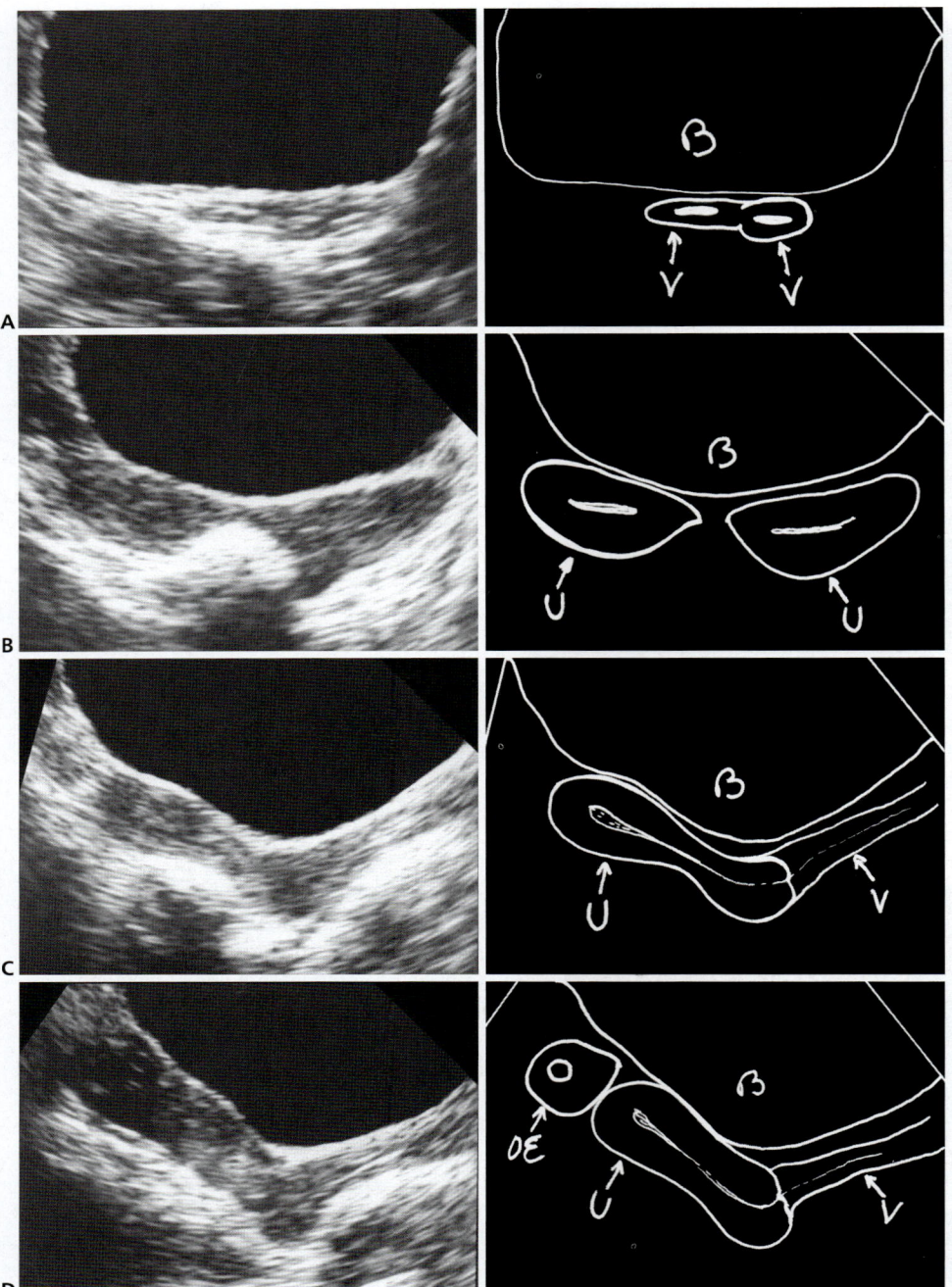

Figura 5.45. Exame transabdominal da paciente da Figura 5.44, realizado após a cirurgia de remoção do septo intervaginal. Refere menstruações normais, sem dismenorreia.
A: Corte transversal. Observe as duas vaginas (V) com aspecto normal, indicando a resolução da obstrução. B = bexiga.
B: Corte transversal nos dois úteros (U) separados (didelfo).
C: Corte longitudinal à direita. O útero e a vagina estão normais.
D: Corte longitudinal à esquerda. O útero e a vagina estão normais. OE = ovário esquerdo.

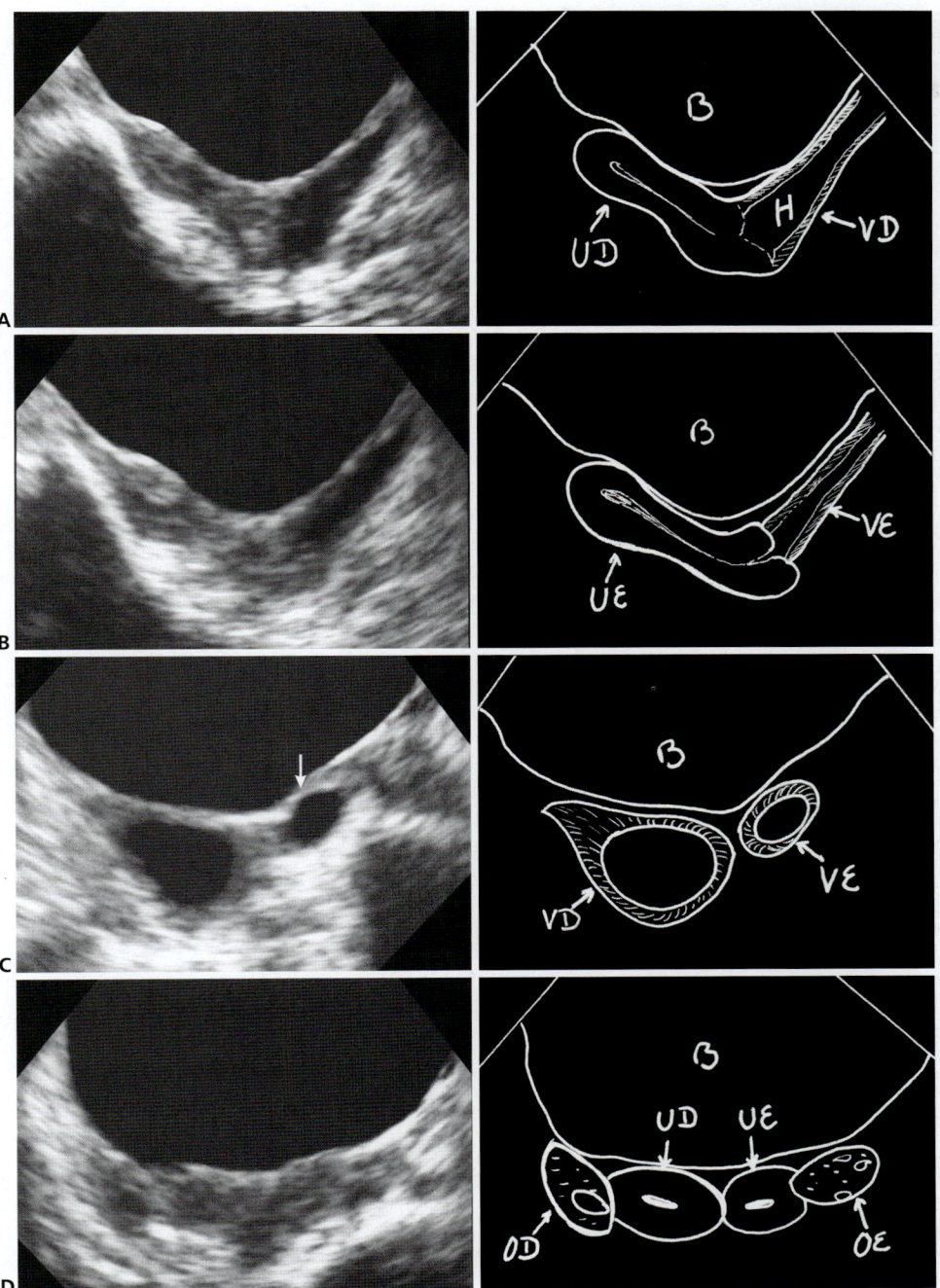

Figura 5.46. Paciente de 17 anos. Dismenorreia intensa. Crises de dor após as menstruações, com eliminação de pus sanguinolento, fétido, pela vagina. Exame transabdominal.
A: Corte longitudinal paramediano à direita. Observe o útero (UD) normal e a vagina (VD) distendida por líquido. B = bexiga; H = hematocolpo.
B: Corte longitudinal paramediano à esquerda. Observe o segundo útero (UE) e a segunda vagina (VE), contendo pequena quantidade de líquido.
C: Corte transversal nas duas vaginas. A vagina direita (VD) está distendida por quantidade significativa de líquido. A vagina esquerda (VE) contém pequena quantidade de fluido.
D: Corte transversal. Observe o ovário direito (OD), os dois corpos uterinos e o ovário esquerdo (OE). Realizou-se ecografia do aparelho urinário, que revelou agenesia renal direita e rim esquerdo vicariante.

! A vagina esquerda apresentava hímen complacente, e o seu exame clínico-laboratorial revelou corrimento abundante, sanguinolento, infectado por coliformes. Realizou-se cirurgia para remoção do septo intervaginal, o qual continha fístula entre as duas vaginas. A vagina direita estava repleta de sangue fétido infectado, com a mesma bactéria. O diagnóstico final foi de S. Erlyn-Werner, com infecção do hematocolpo direito e fístula para a vagina esquerda.

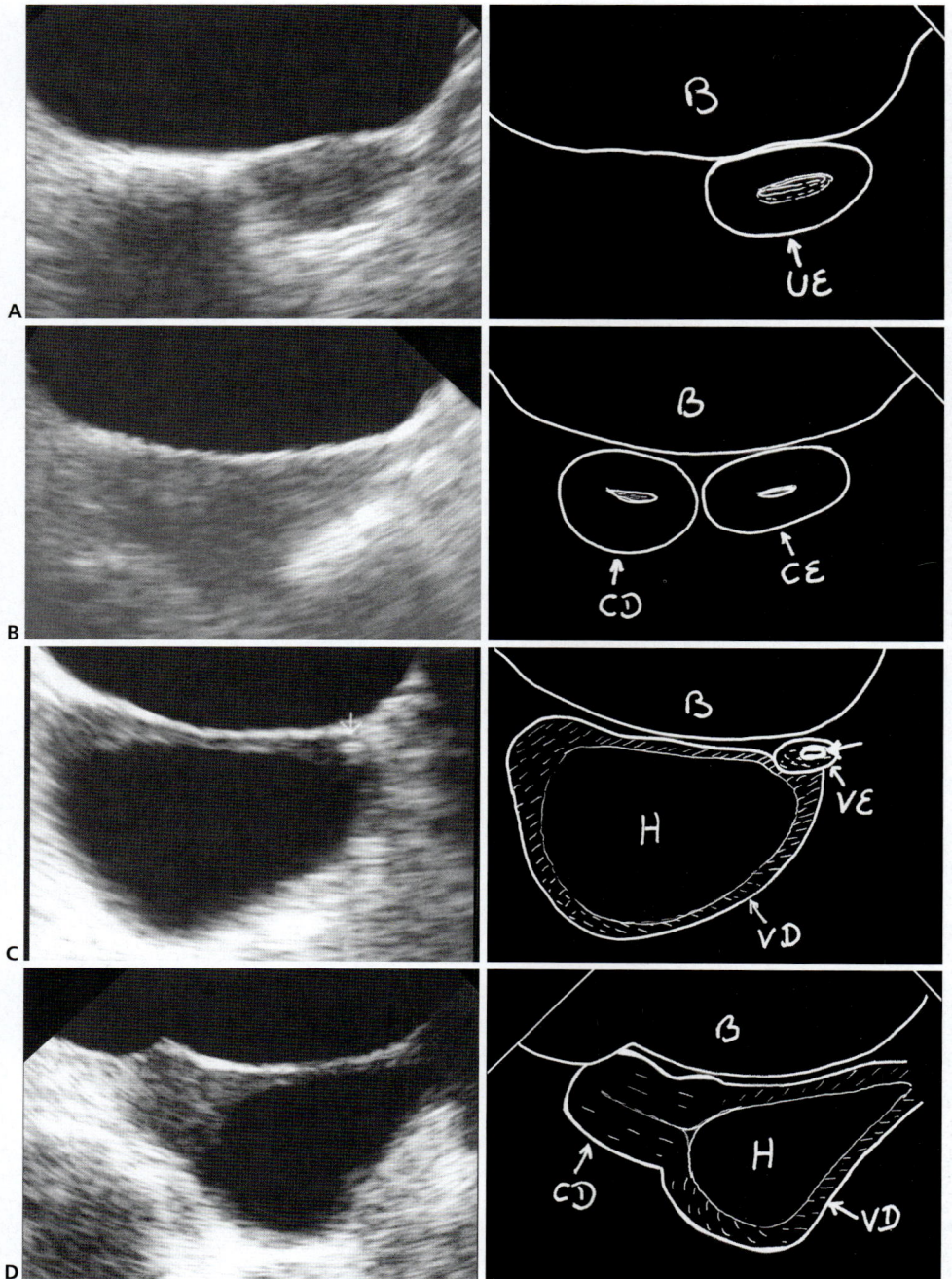

Figura 5.47. Paciente de 14 anos. Refere a seguinte história: apresentava dor pélvica intensa e foi submetida à laparotomia em sua cidade, há um ano, com diagnóstico pré-operatório de abscesso pélvico. Achado cirúrgico: útero duplo com "abscesso" tubo-ovariano direito. Realizada histerectomia subtotal à direita e salpingooforectomia direita. Persiste com crises mensais de dor. Exame ecográfico transabdominal: S. Erlyn-Werner com imperfuração à direita. Colocado cateter na vagina esquerda para contrastá-la.
A: Corte transversal. Observe apenas o corpo uterino esquerdo (UE), pois o direito tinha sido removido. B = bexiga.
B: Corte transversal. Observe os dois colos uterinos (CD e CE).
C: Corte transversal. Observe a vagina direita (VD) contendo grande hematocolpo (H), e a vagina esquerda (VE), a qual está deslocada e comprimida pelo hematocolpo direito, mas visível graças à presença do cateter (seta).
D: Corte longitudinal no colo residual direito e na vagina direita distendida pelo hematocolpo.

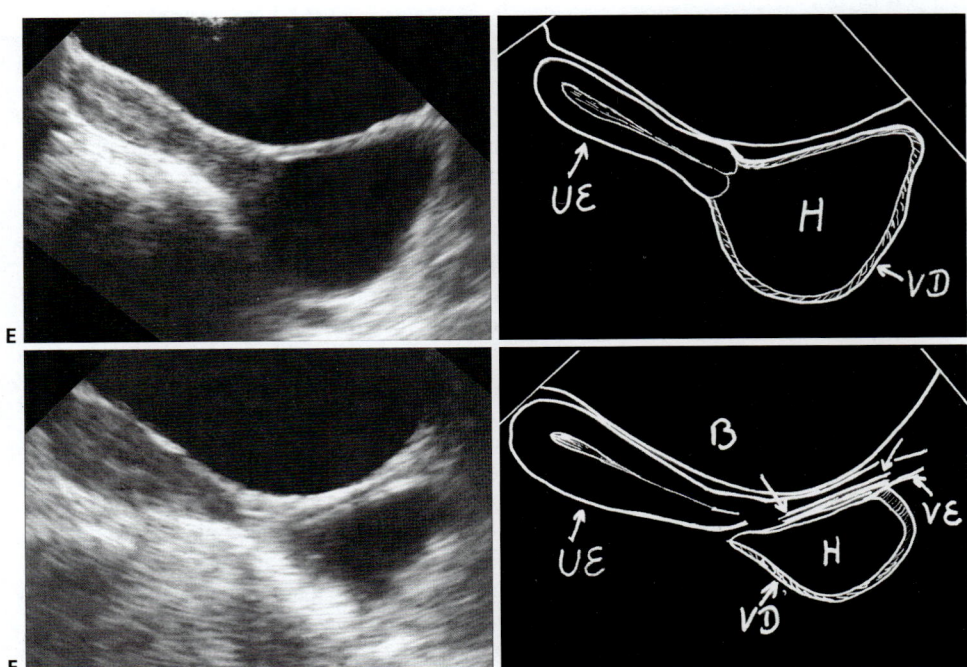

Figura 5.47. *(Continuação)*
E: Corte longitudinal, mostrando o útero esquerdo e a vagina direita, a qual está dominante, graças ao grande hematocolpo.
F: Corte longitudinal oblíquo à esquerda. Observe o útero esquerdo, a vagina esquerda evidenciada pelo cateter (setas) e parte da vagina direita.

> No abdome superior, evidenciou-se agenesia renal direita e rim esquerdo vicariante (fotos não mostradas aqui). Esse caso revela claramente que um diagnóstico errado induz condutas intempestivas trágicas. O "abscesso" em fossa ilíaca direita era um hematométrio no útero direito, com hematossalpinge direita e aderências ao ovário. Não havia necessidade de remoção do corpo uterino direito e da salpingooforectomia direita.

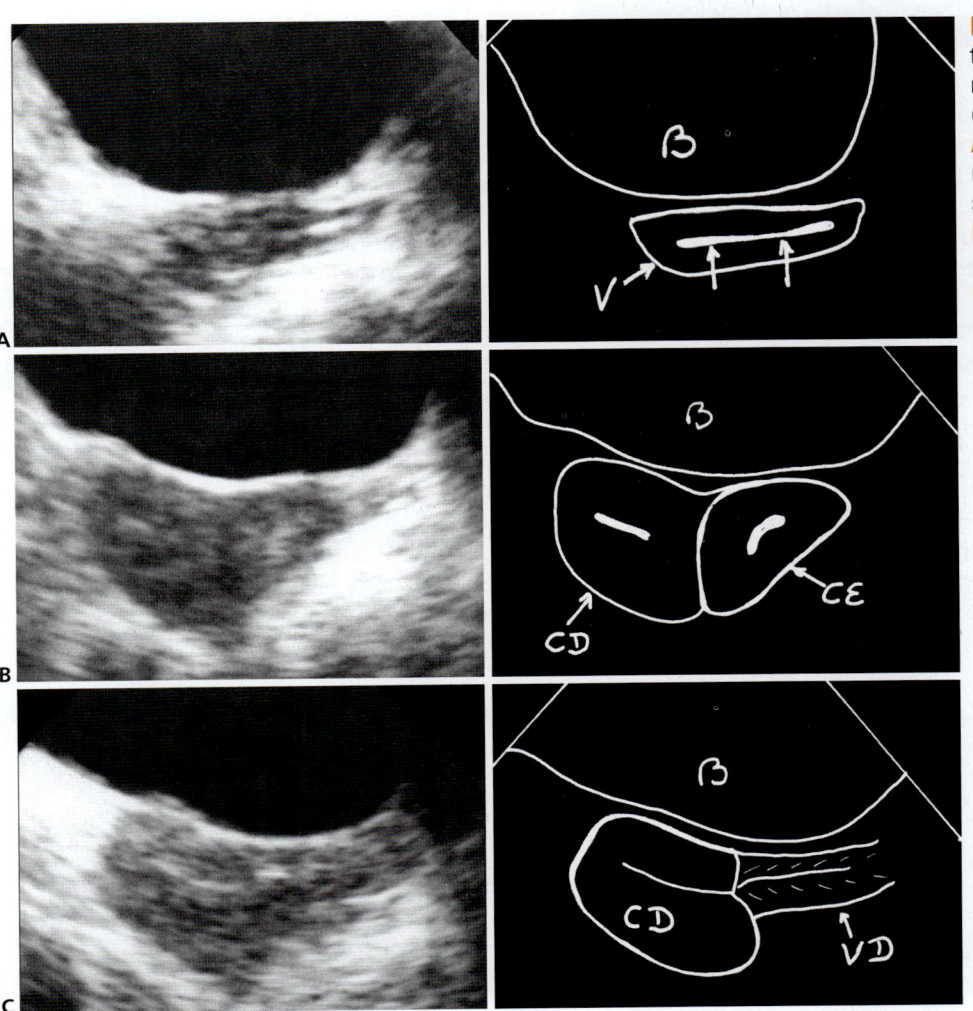

Figura 5.48. Mesma paciente da Figura 5.47. Exame transabdominal realizado seis meses após a simples remoção do septo intervaginal. A paciente refere ciclos menstruais normais, sem dismenorreia.
A: Corte transversal das vaginas (V). Observe a luz única normal (setas), obtida após a remoção do septo intervaginal. B = bexiga.
B: Corte transversal dos dois colos (CD e CE), com aspecto normal.
C: Corte longitudinal à direita. Observe o colo residual (CD) e a vagina direita (VD), com aspecto normal (desapareceu o hematocolpo).

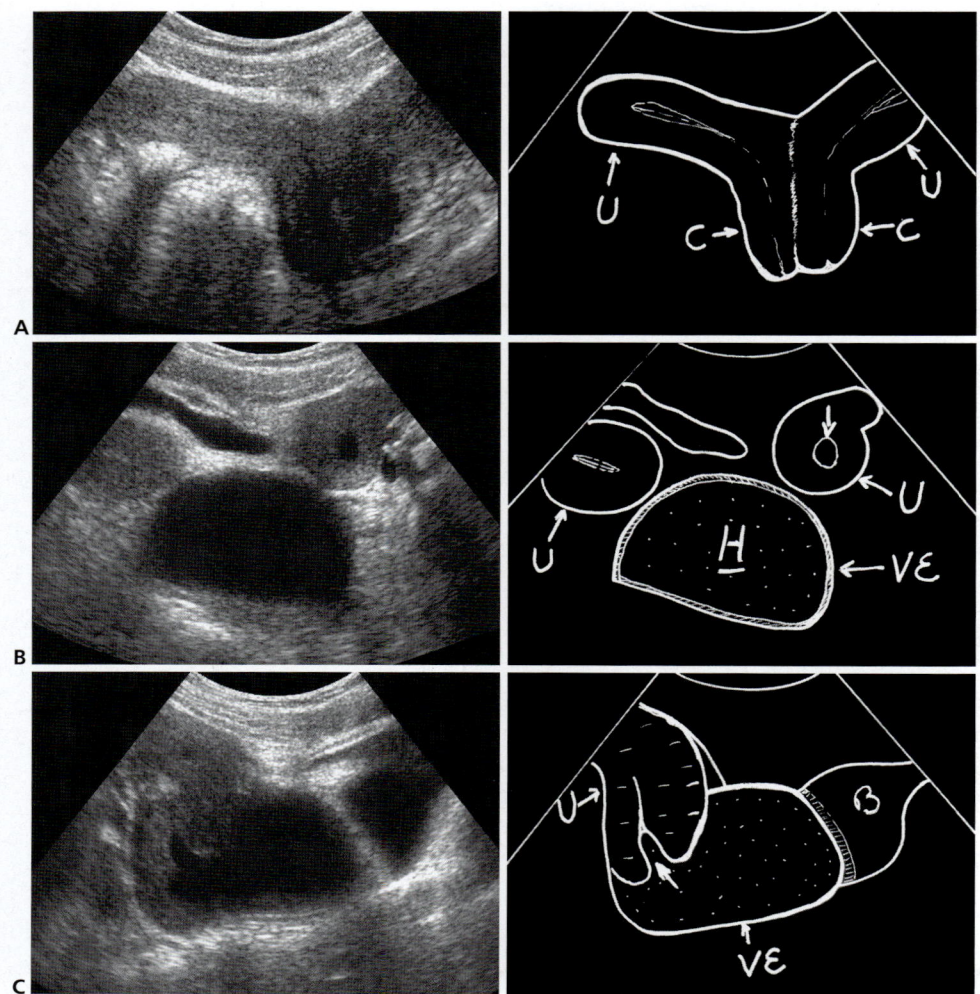

Figura 5.49. Paciente de 14 anos. Menarca aos 12 anos. Passou a apresentar dismenorreia intensa com crises de dor aguda insuportável. Exames realizados em sua cidade: ultrassonografia revelou "cisto ovariano misto" à esquerda → urografia excretora revelou agenesia renal esquerda e rim direito vicariante → tomografia axial confirmou os diagnósticos. Foi submetida à laparotomia para remoção do tumor ovariano. Exame realizado no oitavo dia pós-operatório.
A: Corte coronal com a bexiga vazia, pois, em decorrência da cirurgia recente, a paciente não conseguiu a repleção vesical. Observe o útero didelfo, com os dois corpos uterinos (U) e os dois colos uterinos (C).
B: Corte coronal oblíquo em direção à vulva. Observe os dois corpos uterinos bem separados e a vagina esquerda (VE) distendida pelo hematocolpo (H). Não foi possível identificar com clareza a vagina direita graças à grande distensão da esquerda. Observe o pequeno conteúdo de líquido na cavidade uterina esquerda (seta).
C: Corte longitudinal oblíquo à esquerda. Observe o colo uterino esquerdo, com os lábios entreabertos (seta), e o hematocolpo esquerdo. B = bexiga com pequeno conteúdo urinário. Conclusão: S. Erlyn-Werner com imperfuração à esquerda.

> ❗ O clínico deveria ter parado para analisar cuidadosamente o caso, pois a malformação do aparelho urinário indicava a possibilidade de que o "cisto ovariano misto" pudesse ser produto de malformação genital associada e não uma neoplasia ovariana. Não o fez e indicou imediatamente uma laparotomia. Achado cirúrgico: duplicação uterina com distensão do útero esquerdo e hematossalpinge esquerda. Foram realizadas salpingectomia esquerda e drenagem do útero esquerdo (hematométrio), totalmente desnecessárias.
> É óbvio que a causa primária do desastre foi a ultrassonografia, o que diminui a responsabilidade do clínico, mas não o isenta. O ecografista não deve ter feito anamnésia, deve ter realizado exame superficial (*vapt-vupt*) e, por isso, deixou de fazer a correlação clínico-ecográfica. A primeira coisa que se deve excluir, quando se examina adolescente com dismenorreia intensa ou com amenorreia primária associada à dor pélvica cíclica, é uma malformação genital. Excluindo-a, prossegue-se o diagnóstico de outras causas possíveis (gestação ectópica, cisto endometrioide, neoplasia etc.).
> Foi realizada a remoção do septo intervaginal, com resolução da obstrução. A paciente passou a ter ciclos menstruais sem o quadro doloroso.

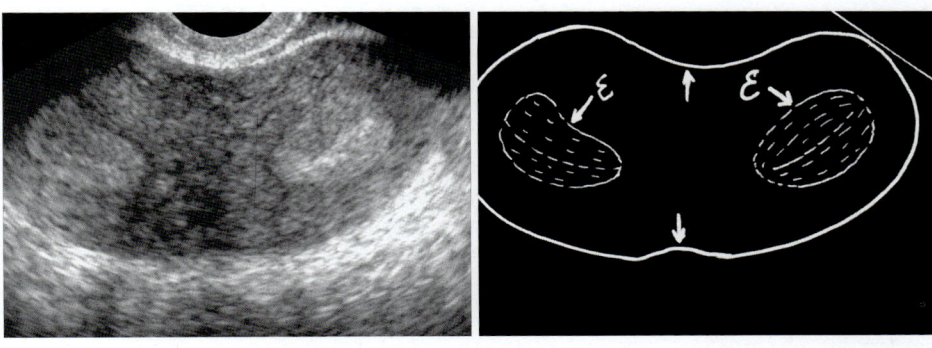

Figura 5.50. Corte transversal transvaginal do corpo uterino. Observe a duplicação com alargamento laterolateral do corpo uterino, com ligeira inflexão na linha média (setas). Os endométrios (E) estão ecogênicos, com padrão secretor (ideal para identificar as duplicações uterinas).

! A hipótese principal é a de útero bicorne, mas não podemos excluir a de um septo grosso. Para tal, torna-se necessário obter o corte coronal do útero, para verificar o fundo uterino e fazer o diagnóstico diferencial. Fundo uterino côncavo indica bicorne, e convexo ou plano, septado.

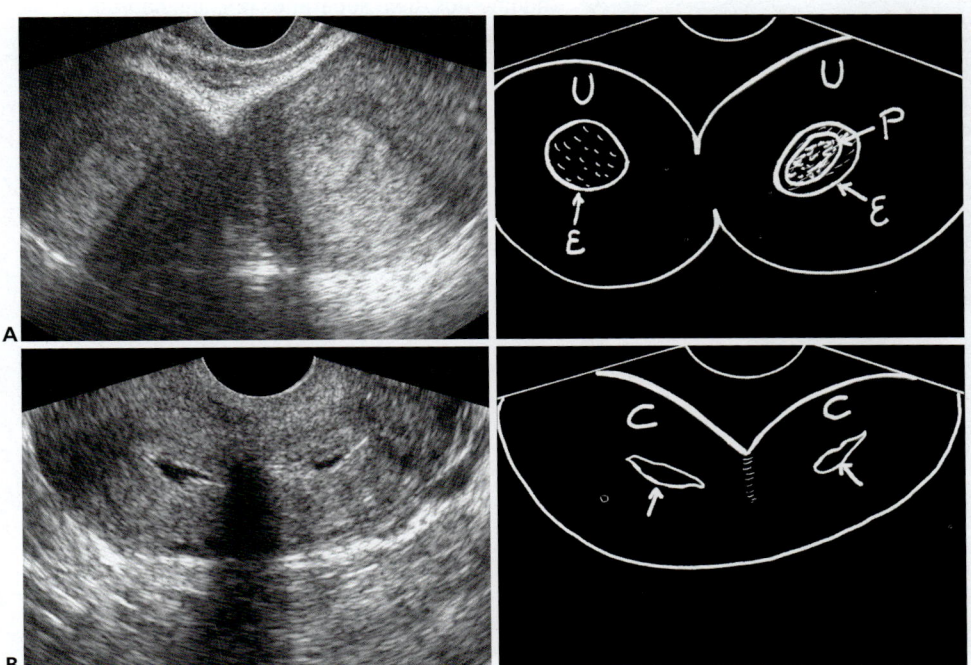

Figura 5.51. Paciente de 34 anos, com queixa de dismenorreia e aumento do fluxo menstrual. Exame transvaginal.
A: Corte transversal. Observe dois corpos uterinos (U) quase separados, unidos apenas por pequena faixa de tecido (útero bicorne). Os endométrios (E) apresentam padrão secretor, e o esquerdo mostra pequena formação nodular ecogênica, sugestiva de pólipo (P).
B: Corte transversal. Observe dois colos (C), com seus canais evidentes, graças à presença de muco (setas).

! Nesse caso, mesmo sem o plano coronal do útero, o diagnóstico é de útero bicorne bicolo. Esse útero também pode ser considerado como didelfo, graças à presença dos dois colos. Geralmente, o útero bicorne bicolo apresenta colo único, com dois canais, e o didelfo apresenta dois colos, mas com separação completa dos corpos uterinos. Como não há separação total dos corpos uterinos, considerou-se como bicorne bicolo (dois colos, uma variante menos frequente do útero bicorne).

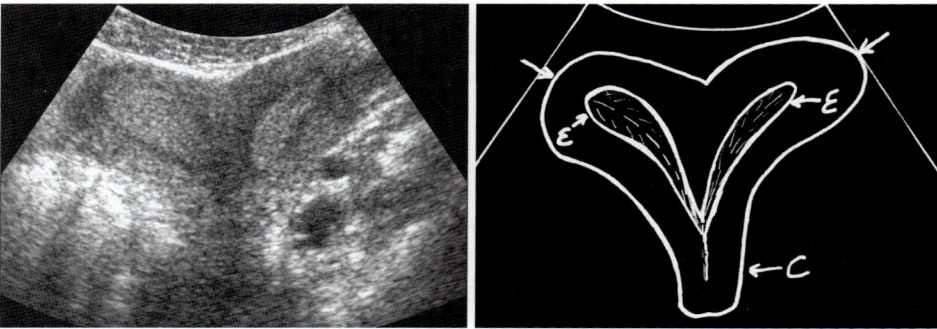

Figura 5.52. Exame transabdominal, com a bexiga vazia. O útero está antevertido, o que permitiu obter o plano coronal sem necessidade da ecografia 3D. Observe a duplicação uterina, com separação dos corpos uterinos no terço superior (setas), onde se identificam dois fundos (fundo côncavo). Os endométrios (E) apresentam padrão secretor. O colo (C) é único. Útero bicorne unicolo.

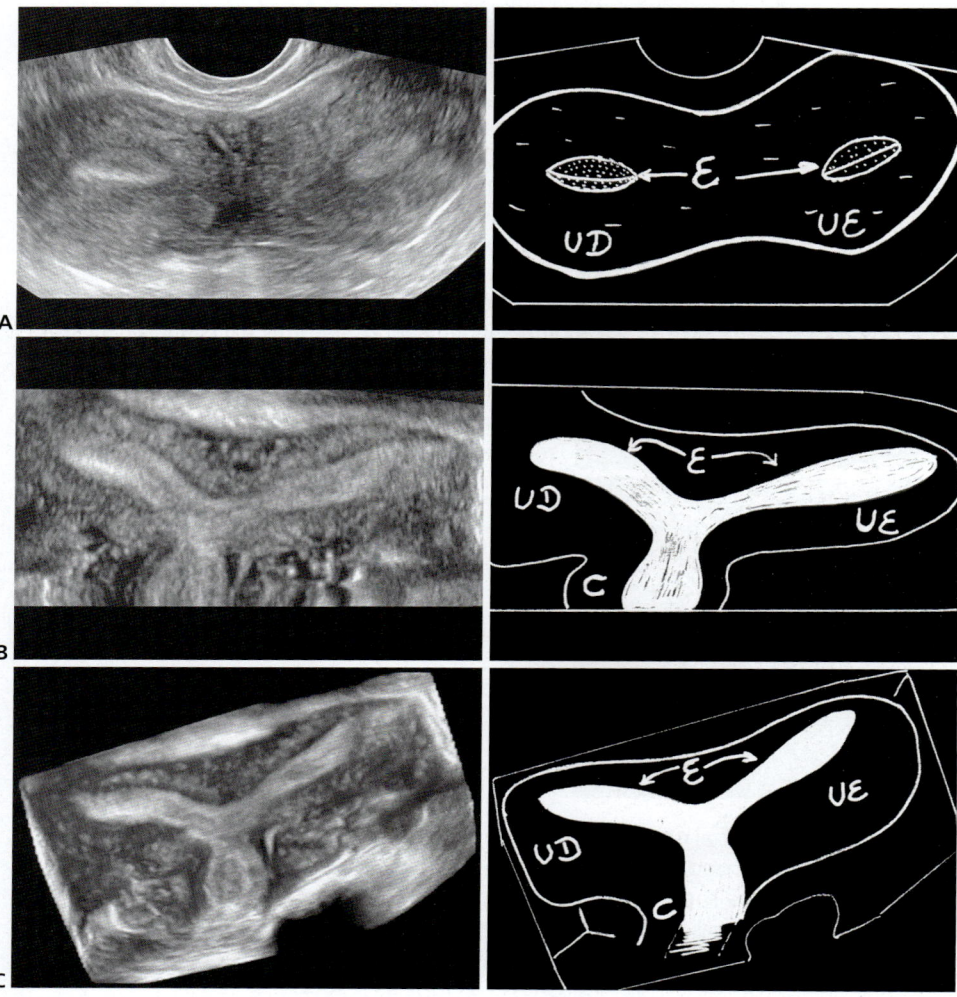

Figura 5.53. Exame transvaginal em paciente com diagnóstico prévio de útero bicorne.
A: Corte transversal. Observe os dois corpos uterinos (UD e UE), unidos entre si, e os dois endométrios, bem separados (E), com padrão secretor.
B: Plano coronal obtido com a ecografia 3D. O padrão é de útero bicorne, com grande separação entre os cornos. O endométrio desenha um Y com suas hastes bem abertas, quase um T. Observe o colo (C) único, com um canal. O diagnóstico é de útero bicorne unicolo.
C: Imagem volumétrica maravilhosa, com os três planos ortogonais, a mostrar uma visão espacial desse útero, com desenho caprichoso.

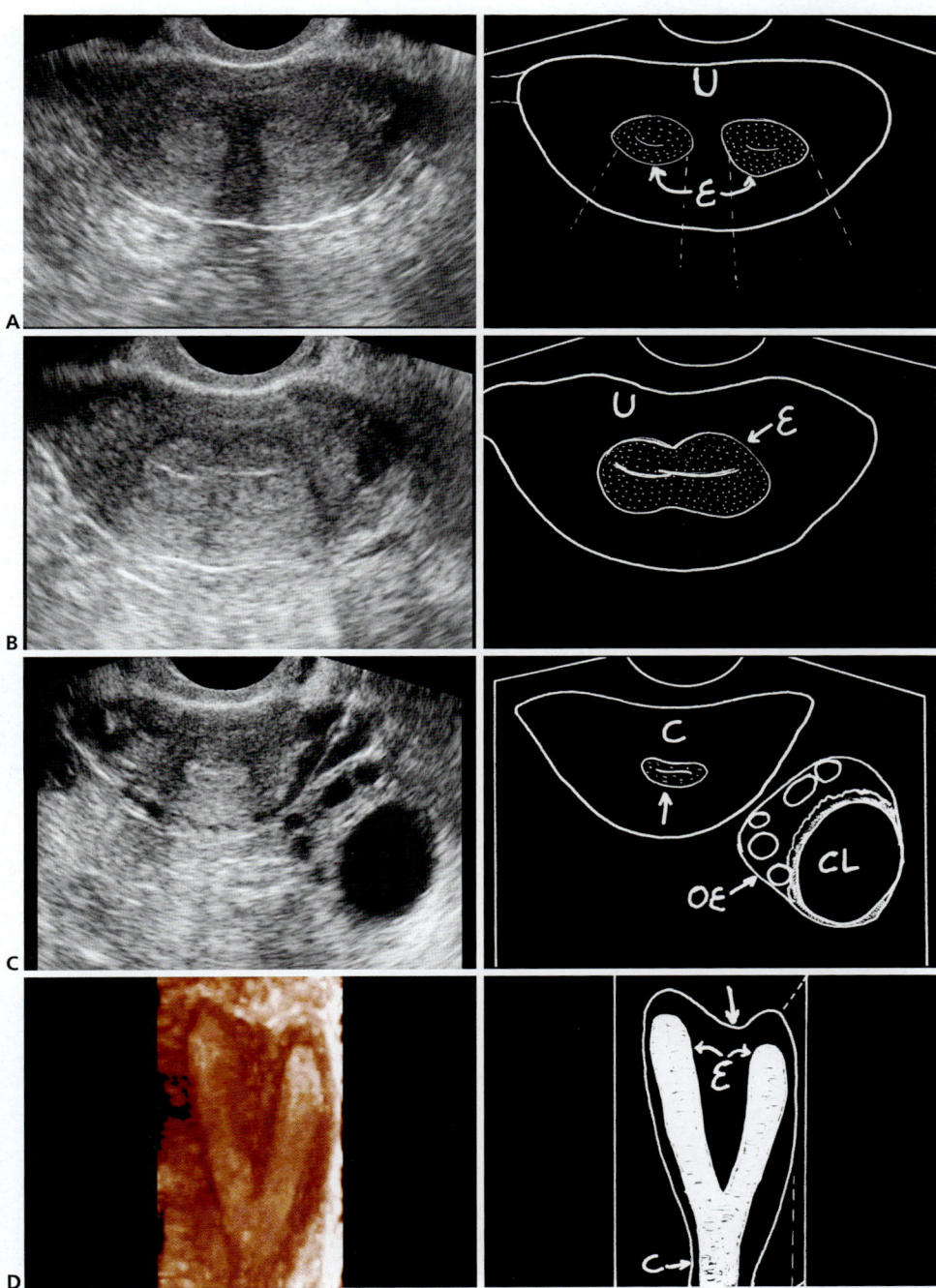

Figura 5.54. Exame transvaginal em paciente com esterilidade e exame prévio (em sua cidade) de útero septado.
A: Corte transversal no terço superior do útero. A impressão é a de um corpo uterino único (U), com dois endométrios (E). O padrão endometrial é secretor inicial (ecogênico, mas com a linha média ainda visível).
B: Corte transversal no terço inferior do útero. Observe o endométrio único.
C: Corte transversal no colo uterino (C). Observe o colo único com apenas um canal (seta). A impressão a é de um útero parcialmente septado. O ovário esquerdo (OE) está no fundo de saco posterior e contém um corpo lúteo (CL). Não é folículo, pois a parede é grossa e, além disso, o endométrio já mostra luteinização.
D: Corte coronal obtido com a ecografia 3D. A superfície serosa do fundo uterino apresenta uma inflexão, mostrando leve concavidade (seta). A conclusão foi a de útero bicorne unicolo, quase um septado parcial. Sem a técnica tridimensional, teríamos que realizar uma laparoscopia para obter o diagnóstico correto.

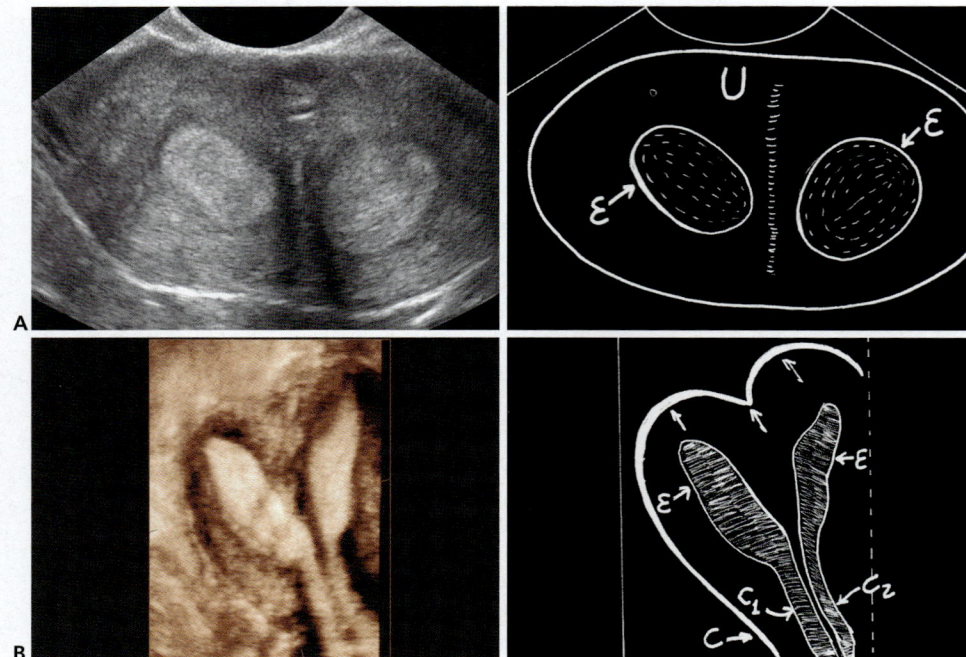

Figura 5.55. Exame transvaginal em paciente com diagnóstico prévio de útero septado.
A: Corte transversal. Observe o corpo uterino aparentemente único (U), contendo dois endométrios (E), com padrão secretor. O diagnóstico provável é o de útero septado.
B: Corte coronal obtido com ecografia transvaginal 3D. Observe que o fundo uterino é duplo (setas) e com contorno côncavo bilobado. O colo (C) é único e apresenta dois canais (C_1 e C_2). O diagnóstico definitivo é útero bicorne unicolo, com canal cervical duplo (colo septado). Pode-se, também, classificá-lo como bicorne bicolo, pois apesar de o colo ser único, o canal é duplo. Fica patente que é difícil fazer uma classificação completa das malformações uterinas.

Capítulo 5 ■ AS ANOMALIAS UTERINAS CONGÊNITAS | 265

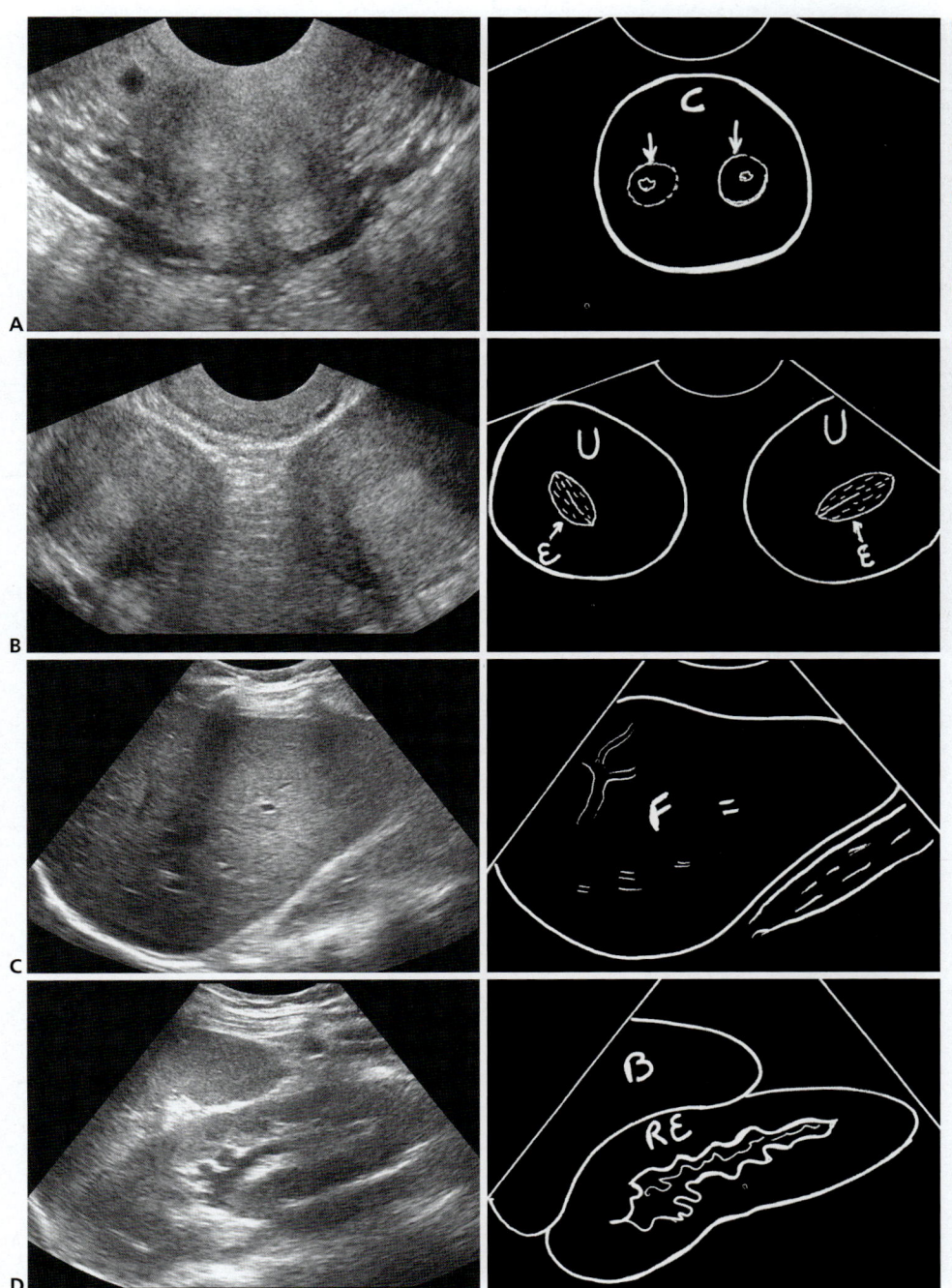

Figura 5.56. Exame transvaginal em paciente com dificuldade para engravidar. Trouxe exame ecográfico anterior, realizado em outro serviço, com diagnóstico de útero didelfo.
A: Corte transversal. Observe o colo uterino (C) único, com dois canais (setas).
B: Corte transversal, mostrando dois corpos uterinos (U) bem separados, com os endométrios (E) bem evidentes.
C: Corte longitudinal. Observe o fígado (F) e a loja renal vazia.
D: Corte longitudinal. Observe o baço (B) e o rim esquerdo (RE), com 15,3 cm de comprimento, portanto, vicariante (agenesia renal à direita).
(Continua.)

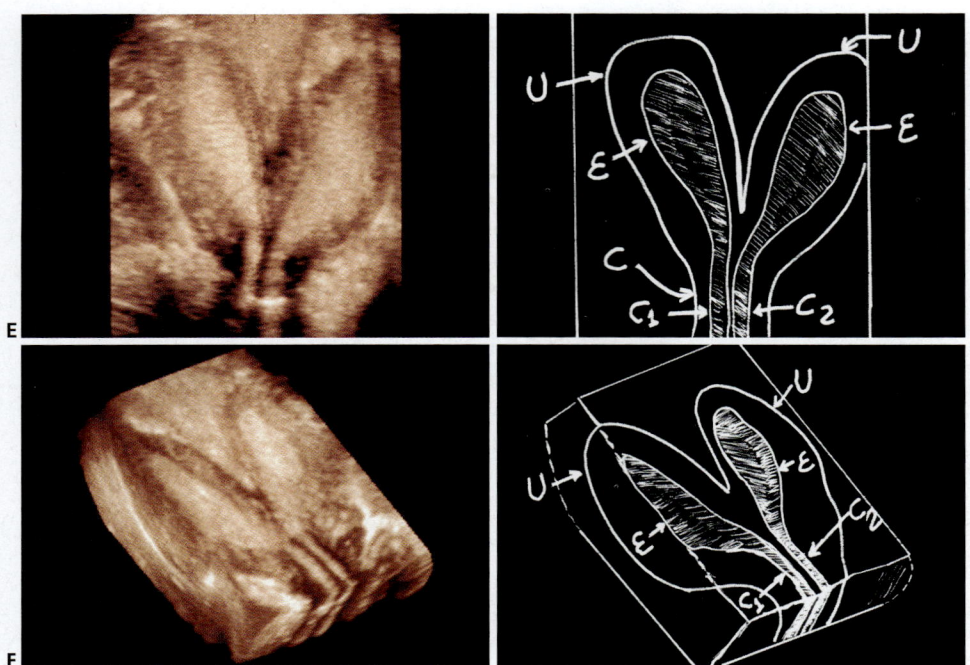

Figura 5.56. *(Continuação)*
E: Corte coronal 3D. Observe os dois corpos uterinos separados e o colo único, com dois canais (C_1 e C_2).
F: Imagem 3D volumétrica triplanar sensacional, com o plano coronal em evidência.

! Está mais claro o diagnóstico de útero bicorne unicolo, com canal cervical duplo (colo septado). Esse útero é quase didelfo, mas faltam os dois colos. Nunca se esquecer do aparelho urinário. Essa paciente apresenta agenesia renal à direita, não identificada no exame realizado em outro serviço.

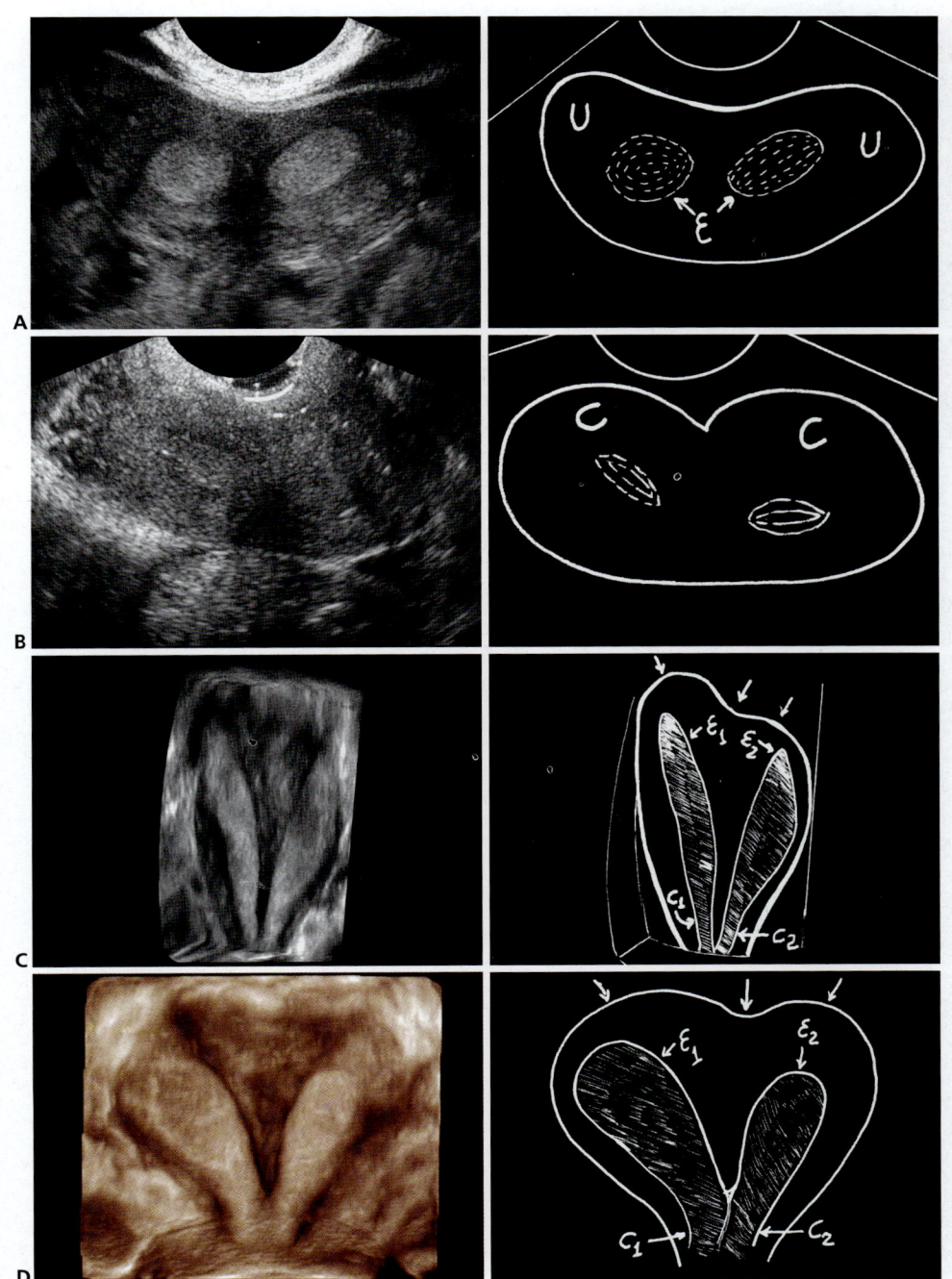

Figura 5.57. Exame transvaginal em paciente estéril.
A: Corte transversal. Observe os dois corpos uterinos (U), com os endométrios (E) secretores. Existe dúvida entre um útero bicorne e um septado.
B: Corte transversal. Observe os dois colos uterinos (C). Esse achado fala a favor de útero bicorne bicolo.
C: Imagem 3D volumétrica multiplanar, com o plano coronal em evidência. Observe a pequena concavidade no fundo do útero (setas), os dois endométrios (E_1 e E_2) e os dois canais cervicais (C_1 e C_2).
D: Corte coronal 3D. Observe o grande alargamento laterolateral do útero e a concavidade suave no fundo uterino, bem como os dois colos.

> O diagnóstico foi de útero bicorne bicolo. O aparelho urinário estava normal. A paciente foi submetida à laparoscopia complementar, para verificar toda a cavidade pélvica, com confirmação do útero bicorne, sem achados adicionais. Lembre-se que a laparoscopia não avalia o colo uterino ou o interior do útero.

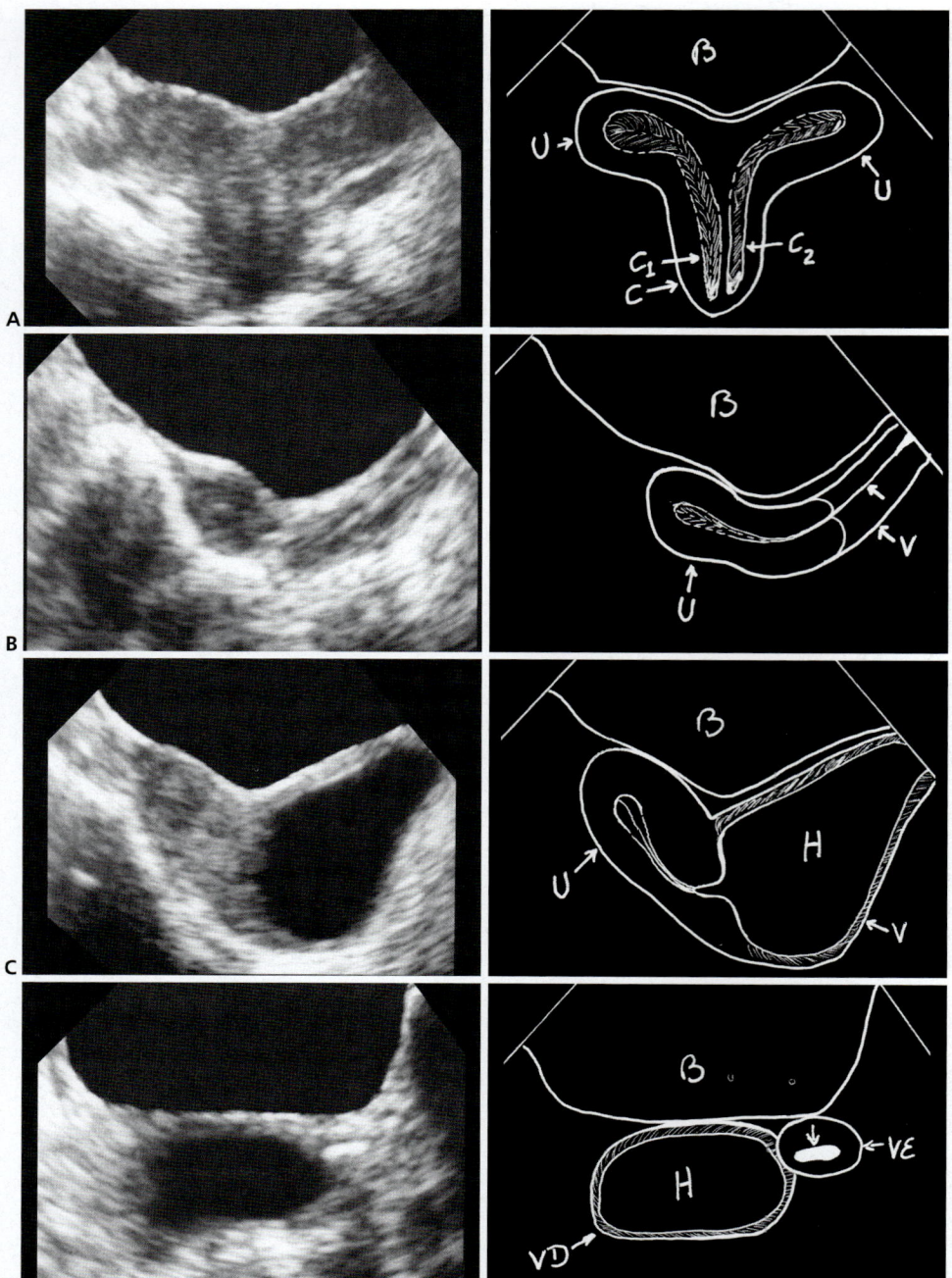

Figura 5.58. Paciente de 15 anos, com dor pélvica intensa durante as menstruações. Exame transabdominal.
A: Corte semicoronal. Observe os dois corpos uterinos (U) e o colo único (C), com dois canais (C_1 e C_2: colo septado). B = bexiga.
B: Corte longitudinal à esquerda. Observe o útero e a vagina (V) normais, com eco central bem evidente (seta).
C: Corte longitudinal à direita. Observe o útero normal e a vagina, com grande hematocolpo (H).
D: Corte transversal. Observe a vagina direita (VD) distendida pelo hematocolpo e a vagina esquerda (VE) com seu forte eco central. O aparelho urinário estava normal, o que exclui a hipótese de S. Erlyn-Werner. O diagnóstico final foi de útero bicorne bicolo e vagina dupla com imperfuração à direita.

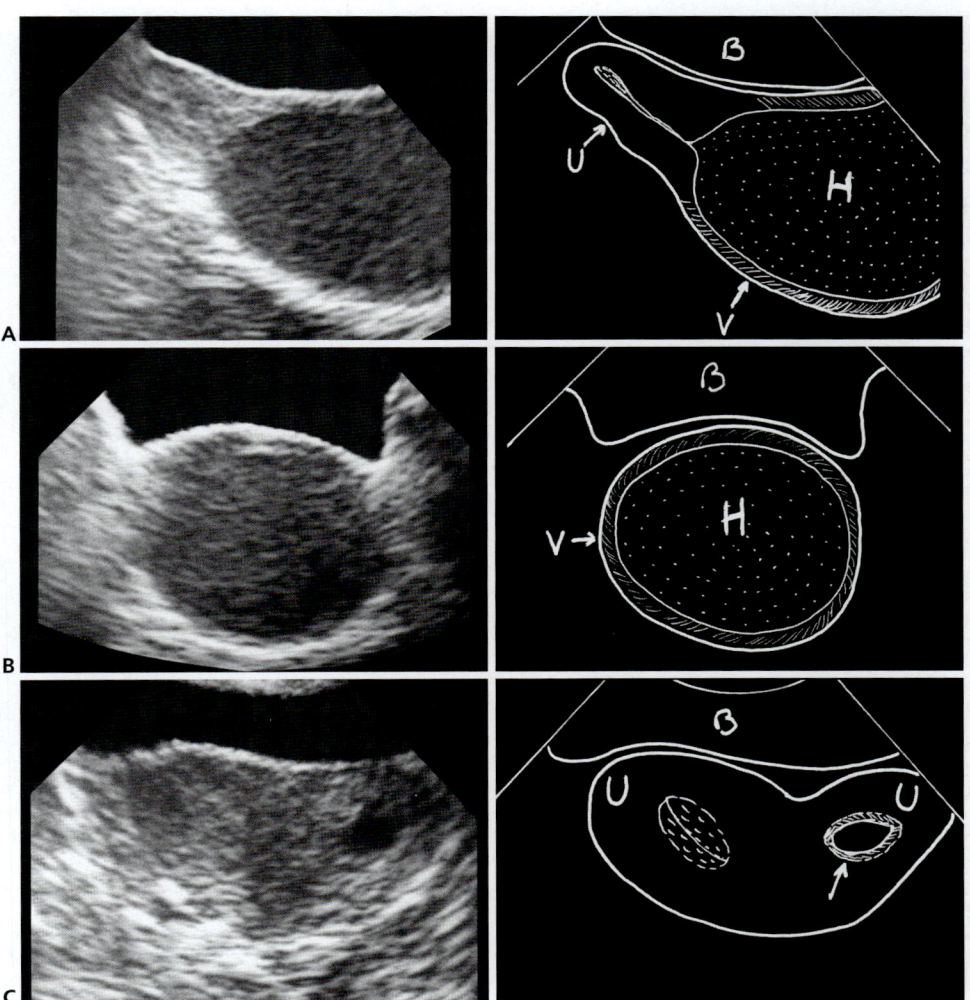

Figura 5.59. Paciente com 12 anos. Apresenta caracteres sexuais secundários normais e não teve a menarca. Refere dor pélvica intensa. Exame transabdominal.
A: Corte longitudinal. Observe o útero (U) ligado à vagina (V), com grande hematocolpo. B = bexiga.
B: Corte transversal no hematocolpo. A vagina é única, pois não houve a menarca.
C: Corte transversal no corpo uterino. Observe a duplicação uterina, aparentemente bicorne. O corno esquerdo apresenta pequeno hematométrio (seta).

> O exame clínico revelou hímen imperfurado, o qual foi removido. O diagnóstico final foi o de útero bicorne unicolo, com hímen imperfurado. A avaliação do aparelho urinário revelou agenesia renal esquerda. Não é S. Erlyn-Werner, pois a vagina é única. É uma associação sem nome próprio: hímen imperfurado, vagina única, colo único com um canal cervical, útero bicorne e agenesia renal esquerda.

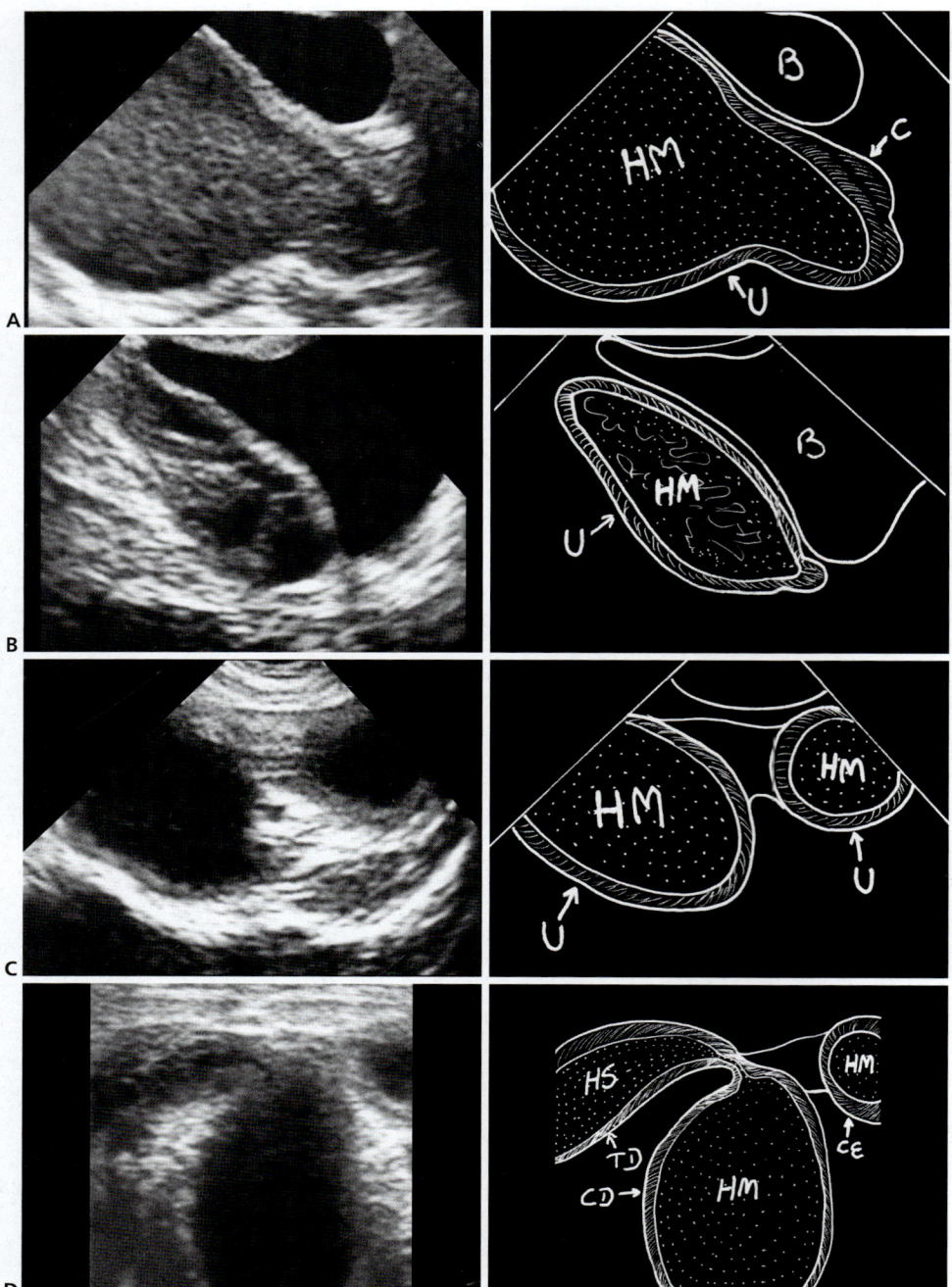

Figura 5.60. Adolescente de 14 anos, com desenvolvimento sexual normal. Não teve a menarca e refere dor pélvica intensa. Exame transabdominal. Esse é um caso muito complexo, que exigiu bastante paciência para se esclarecer.
A: Corte longitudinal na linha média. Não identificamos a vagina. Observe a presença de útero (U), com grande hematométrio (HM), e o colo (C) terminando em fundo cego. B = bexiga.
B: Corte longitudinal à esquerda. Observe o corno uterino esquerdo (U) bem menor, com hematométrio e sem comunicação com o corno direito.
C: Corte transversal nos dois cornos uterinos.
D: Corte coronal com transdutor linear. Observe o corno direito (CD) distendido pelo hematométrio, parte do corno esquerdo (CE) ao lado e a tuba direita (TD) dilatada por grande hematossalpinge (HS).

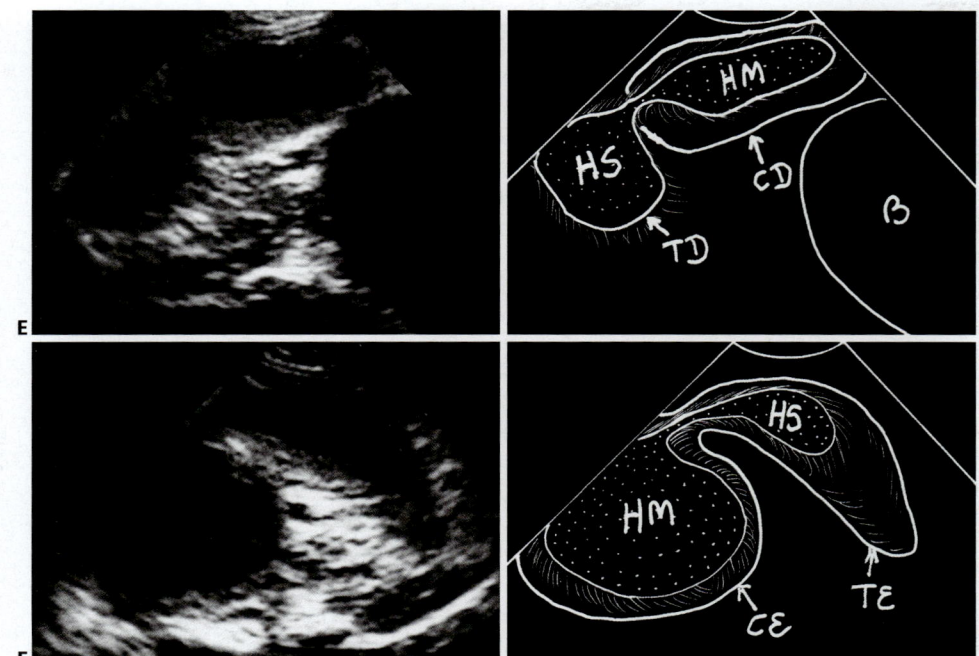

Figura 5.60. *(Continuação)*
E: Corte oblíquo da tuba direita, parte do corno direito e da bexiga (B).
F: Corte coronal oblíquo do corno esquerdo e da tuba esquerda (TE) dilatada pela hematossalpinge. O diagnóstico final foi: agenesia da vagina, útero unicorne, com corno direito dominante, corno esquerdo sem comunicação com o direito, hematométrio bilateral e hematossalpinge bilateral.

> Esse caso é uma combinação da Síndrome de Mayer-Rockitansky (agenesia da vagina) com variante do útero unicorne (dois cornos: corno direito dominante sem saída, graças à agenesia vaginal, e corno esquerdo menor, não comunicante). Foi submetida à laparotomia, com remoção dos úteros e das tubas, e planejou-se, para o futuro, uma neovaginoplastia. A variação anatômica, nas malformações congênitas, é infinita. O ecografista deve conhecer a fundo: embriologia, anatomia, fisiologia, patologia, clínica, cirurgia, imagenologia etc. e, além disso, deve ser um bom enxadrista ou gostar de brincar com quebra-cabeças. Em resumo: o ecografista deve ser portador de transtorno obsessivo compulsivo, sob controle.

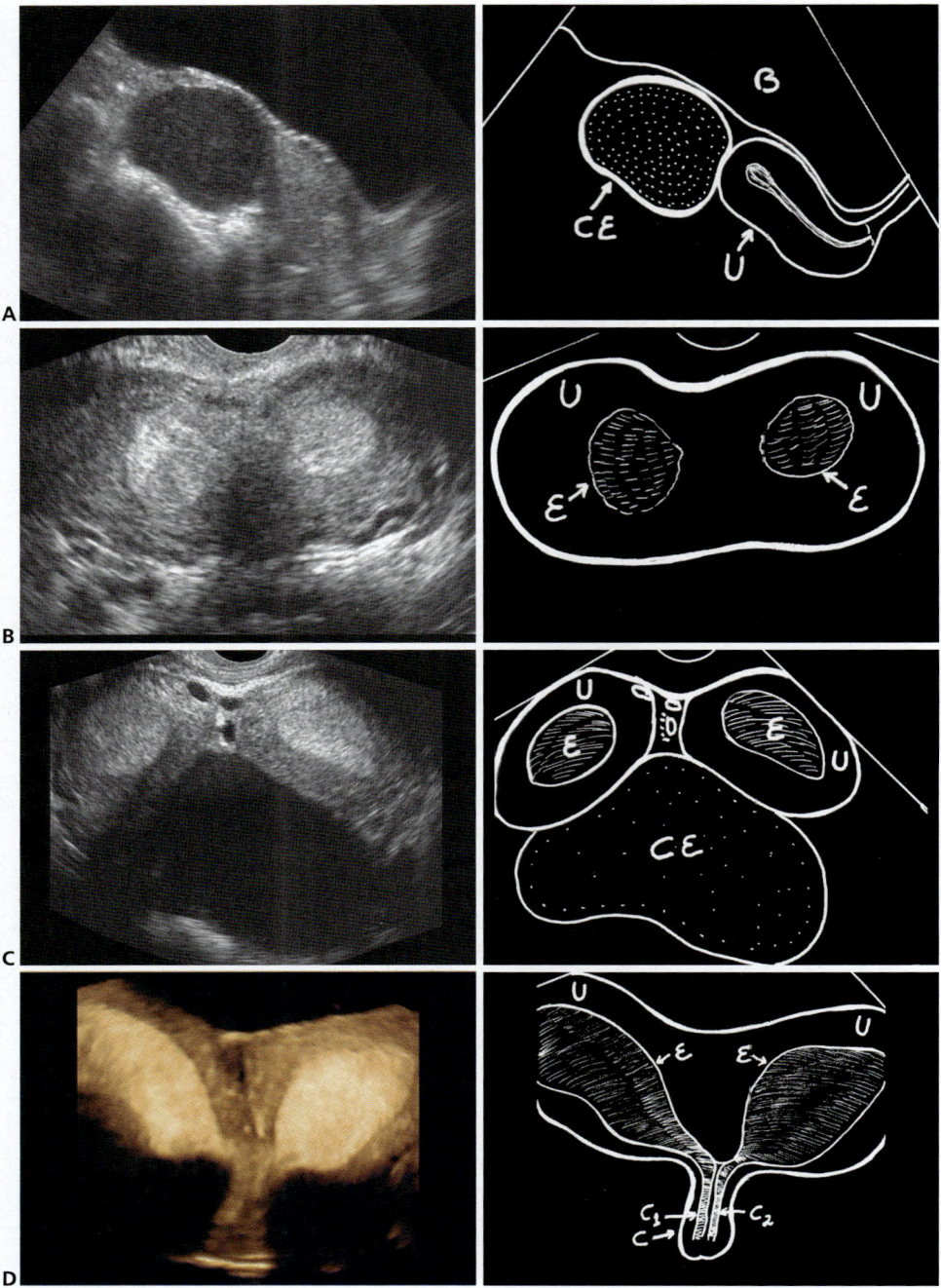

Figura 5.61. Paciente com dismenorreia progressiva. Exames transabdominal e transvaginal.
A: Corte longitudinal transabdominal. Observe a presença de cisto, com conteúdo denso, sugestivo de endometriose (CE), junto ao fundo uterino.
U = útero; B = bexiga.
B: Corte transversal transvaginal. Observe o útero duplo e os endométrios com padrão secretor (E).
C: Corte transversal no terço superior do corpo uterino. Observe o afastamento entre os corpos uterinos e o cisto insinuando entre eles.
D: Imagem 3D volumétrica em plano coronal. O útero é bicorne bicolo, mas com colo único e dois canais cervicais (colo septado). O exame do aparelho urinário revelou agenesia renal à direita.
C = colo uterino. C_1 e C_2 = canais cervicais.

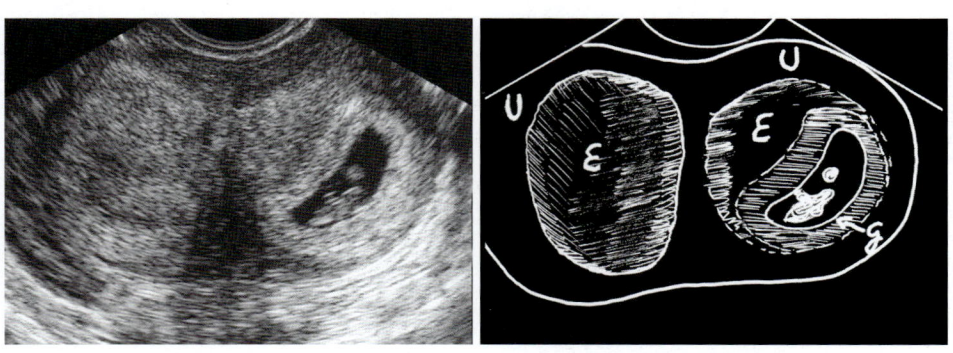

Figura 5.62. Exame transvaginal em paciente com diagnóstico prévio de útero bicorne unicolo e com amenorreia de 6,5 semanas. Observe o útero duplo (U), os endométrios com padrão decidual (E) e a gestação tópica no corno esquerdo (G).

Capítulo 5 ■ AS ANOMALIAS UTERINAS CONGÊNITAS

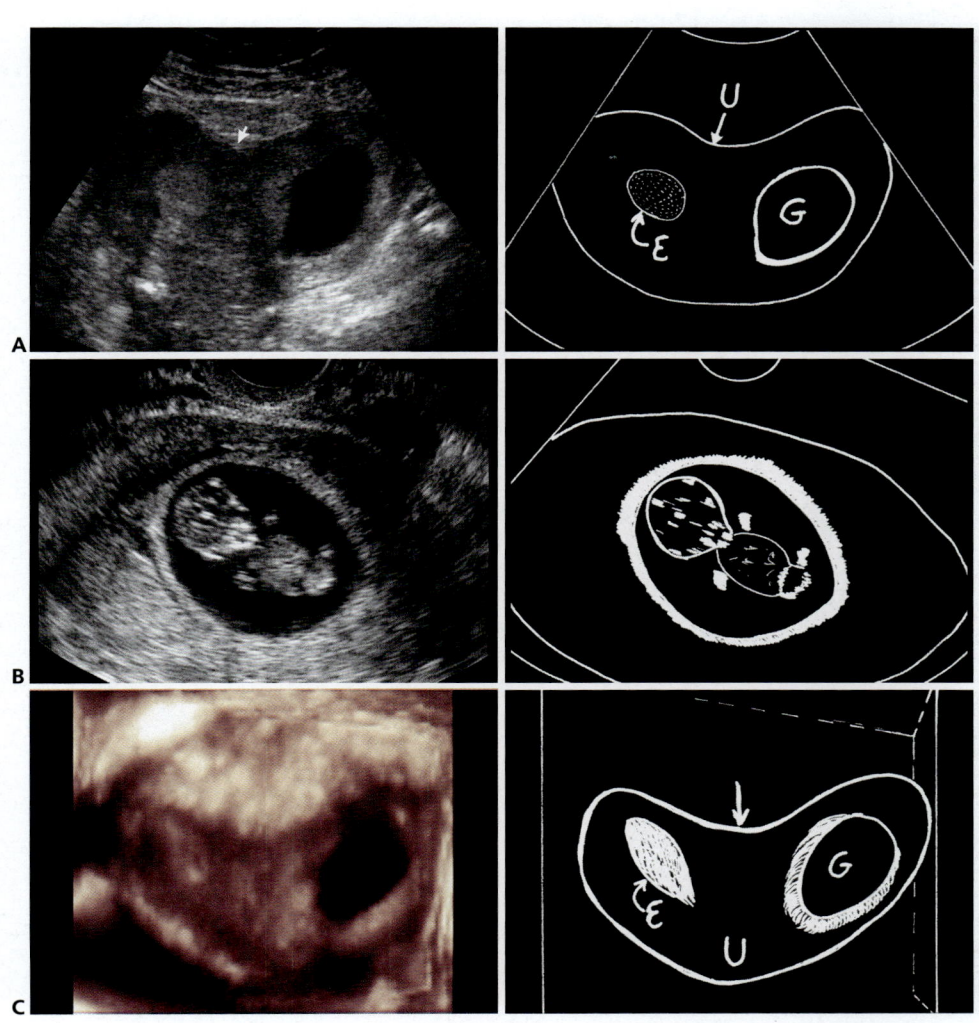

Figura 5.63. Exame transvaginal de rotina em paciente de 18 anos, com amenorreia de 10 semanas e sintomas clínicos de gravidez. Refere que é a primeira vez que se submete a exame ecográfico e que não tem antecedentes ginecológicos.
A: Corte transversal. Observe o útero duplo (U), o endométrio (E), com padrão secretor, e o saco gestacional (G) no corno esquerdo.
B: Corte oblíquo no corno esquerdo, com o saco gestacional apresentando concepto vivo, medindo 26 mm de comprimento (9,5 semanas).
C: Imagem volumétrica 3D. Observe o perfil côncavo do fundo uterino (seta), o que firma o diagnóstico de útero bicorne. O colo é único, com apenas um canal cervical (imagem não mostrada nesse caso).

> ! Temos três variantes do útero bicorne:
> - Colo único, com um canal: bicorne unicolo (forma incompleta).
> - Colo único, com dois canais: bicorne bicolo (forma completa).
> - Colo duplo, com um canal cada: bicorne bicolo (forma completa).
>
> Como já se referiu anteriormente, a terceira variante do útero bicorne (dois colos) se diferencia do útero didelfo, apenas pela fusão parcial dos corpos uterinos.

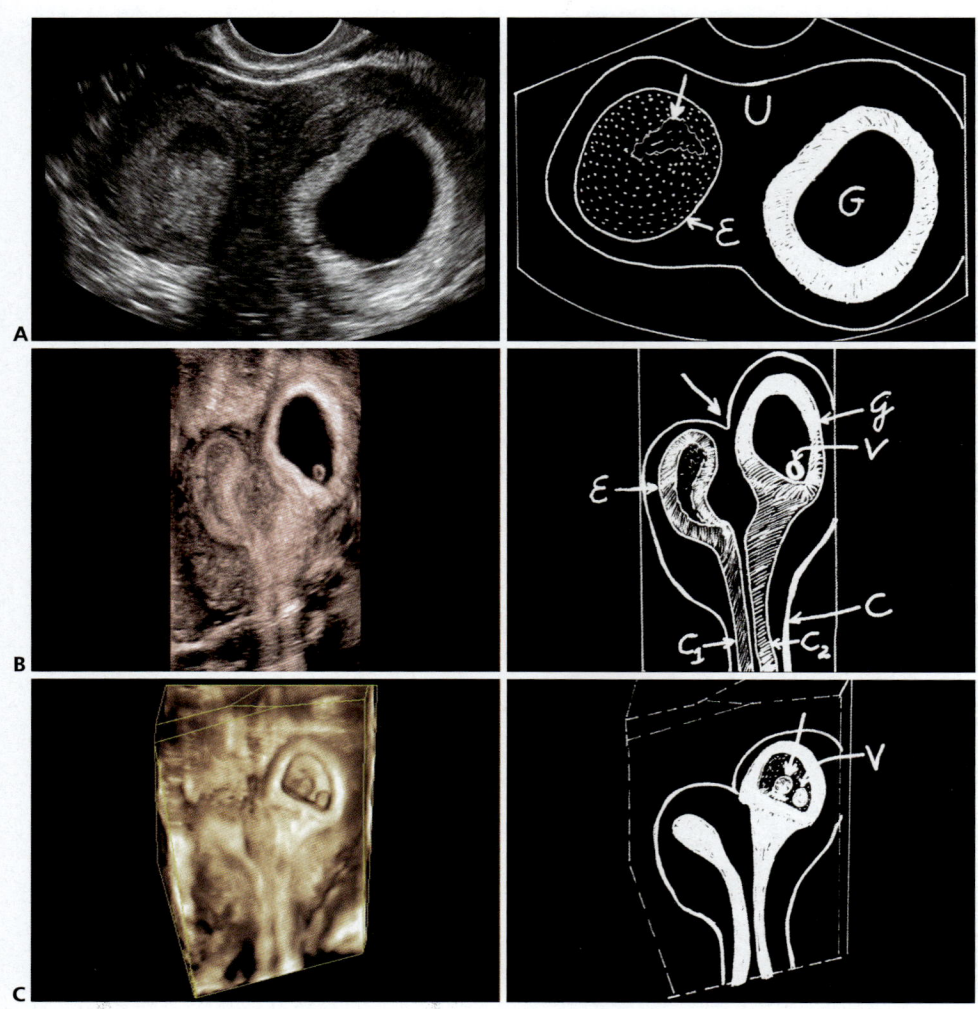

Figura 5.64. Exame transvaginal em paciente com gestação de sete semanas. Tem diagnóstico prévio de útero bicorne bicolo, com colo único e dois canais cervicais. A vagina é única.
A: Corte transversal. Observe o útero duplo (U) e o saco gestacional (G) no corno esquerdo. O endométrio do corno direito (E) tem padrão decidual e mostra pequena quantidade de muco (seta) em sua cavidade.
B: Corte coronal obtido com a técnica 3D. Observe o contorno côncavo (seta) do fundo uterino (típico do útero bicorne) e o colo (C) com os dois canais cervicais (C_1 e C_2). A vesícula vitelina (V) está em evidência no saco gestacional.
C: Imagem volumétrica 3D, com o plano coronal em evidência. A endoscopia virtual, obtida na imagem volumétrica, mostra a superfície interna do saco gestacional, o embrião (seta) e a superfície externa da vesícula vitelina. O embrião e a vesícula se apresentam como sólidos, em virtude da renderização 3D de suas superfícies.

Capítulo 5 ■ AS ANOMALIAS UTERINAS CONGÊNITAS | 275

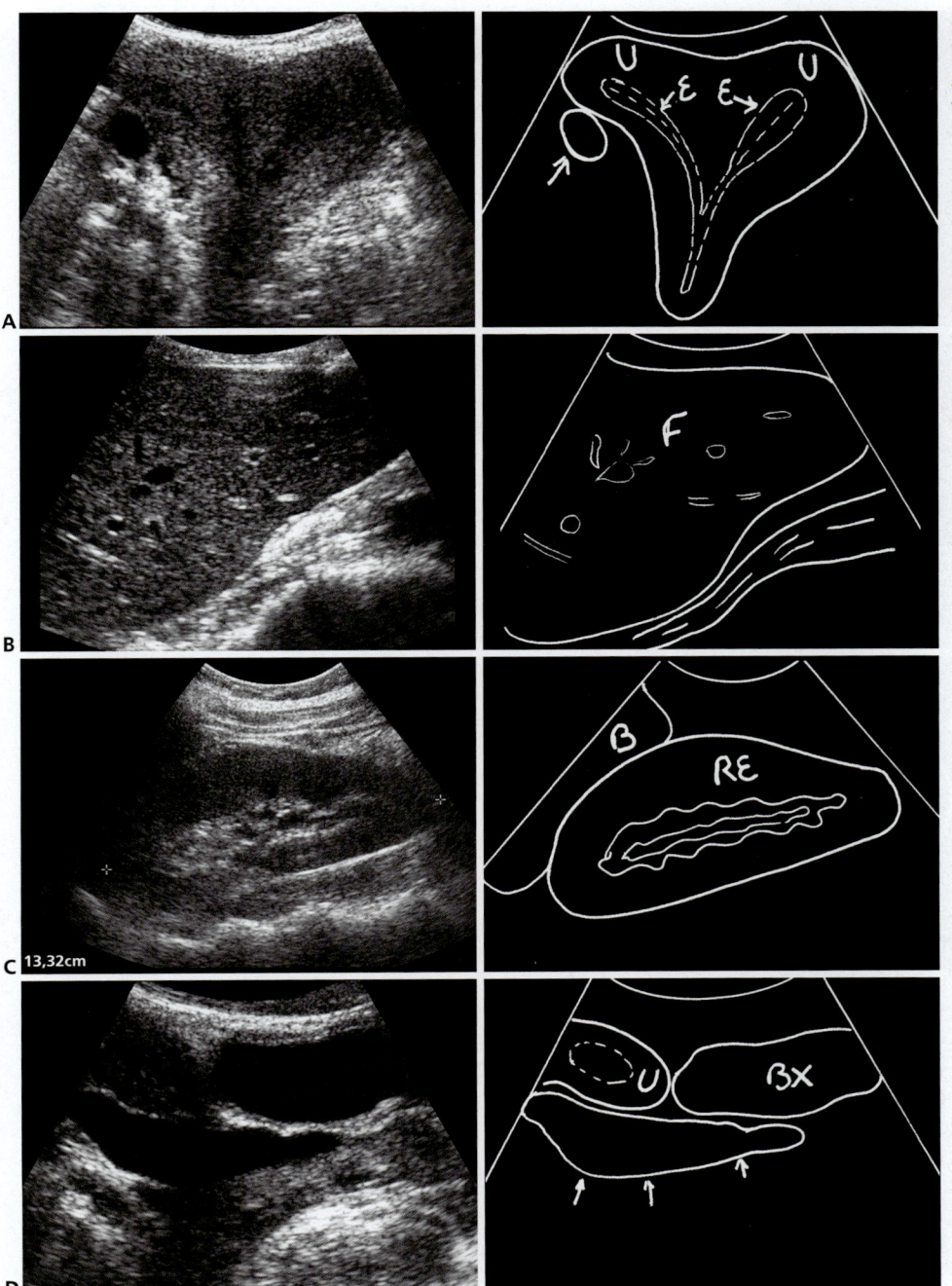

Figura 5.65. Exame transabdominal em paciente de 16 anos, com queixa de dismenorreia.
A: A bexiga vazia permitiu obter o plano coronal transabdominal. Observe o útero duplo (U) com colo único (apenas um canal cervical). O fundo uterino é côncavo, o que caracteriza útero bicorne unicolo (forma incompleta). Ao lado da face lateral direita do útero, nota-se pequena cavidade com conteúdo líquido (seta), independente do ovário, o qual não está mostrado na foto. E = endométrio.
B: Corte longitudinal, com o fígado (F) e a loja renal vazia.
C: Corte longitudinal, com o baço (B) e o rim esquerdo (RE) vicariante (agenesia renal à direita).
D: Corte longitudinal na pelve, à direita. Observe o coto residual do ureter direito (setas), distendido por urina, graças a refluxo, e terminando superiormente em fundo cego. Acima do ureter, está o corno uterino direito. BX = bexiga.

! A cavidade com conteúdo líquido, descrita na imagem A, corresponde ao corte transversal do ureter direito. Pacientes com agenesia renal podem possuir coto ureteral residual na pelve e, frequentemente, com refluxo, o que pode favorecer a ocorrência de infecção urinária.

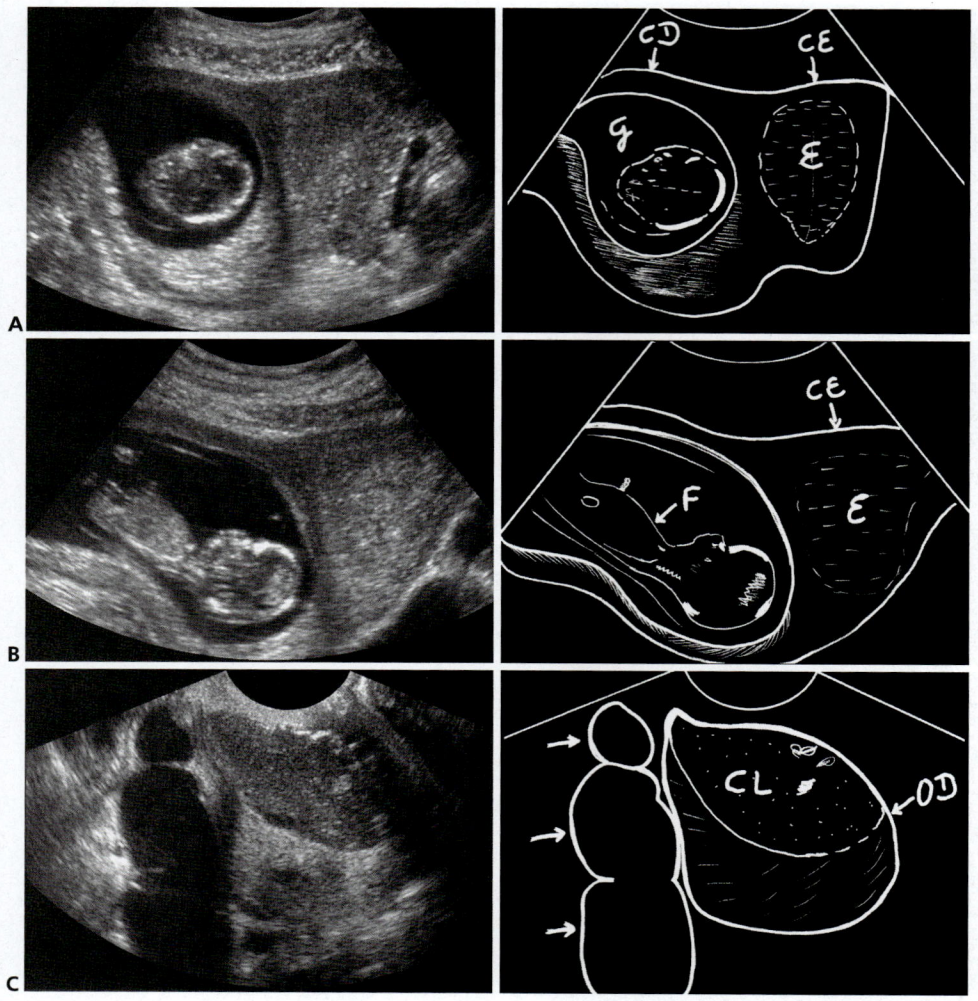

Figura 5.66. Mesma paciente da Figura 5.65. Agora, ela está com 22 anos e grávida de 10 semanas. Exames transabdominal e transvaginal.
A: Corte transversal transabdominal. Observe a gestação (G) no corno direito (CD). O corno esquerdo (CE) está vazio e apresenta endométrio (E) normal.
B: Corte transversal oblíquo à direita (transabdominal). Observe o corte longitudinal do feto de 10 semanas (F) e o corno esquerdo.
C: Corte longitudinal parauterino à direita (transvaginal). Observe o coto ureteral direito residual (setas), com conteúdo urinário graças ao refluxo. OD = ovário direito com o corpo lúteo (CL) com padrão sólido sutil (variante anatômica).

> Felizmente, não ocorreu infecção urinária, e a gestação terminou em trabalho de parto prematuro com 36 semanas. O recém-nascido teve evolução normal. O útero bicorne costuma oferecer melhor prognóstico para a evolução da gravidez do que o útero septado. Posteriormente, seguimos mais duas gestações normais a termo.

Capítulo 5 ■ AS ANOMALIAS UTERINAS CONGÊNITAS

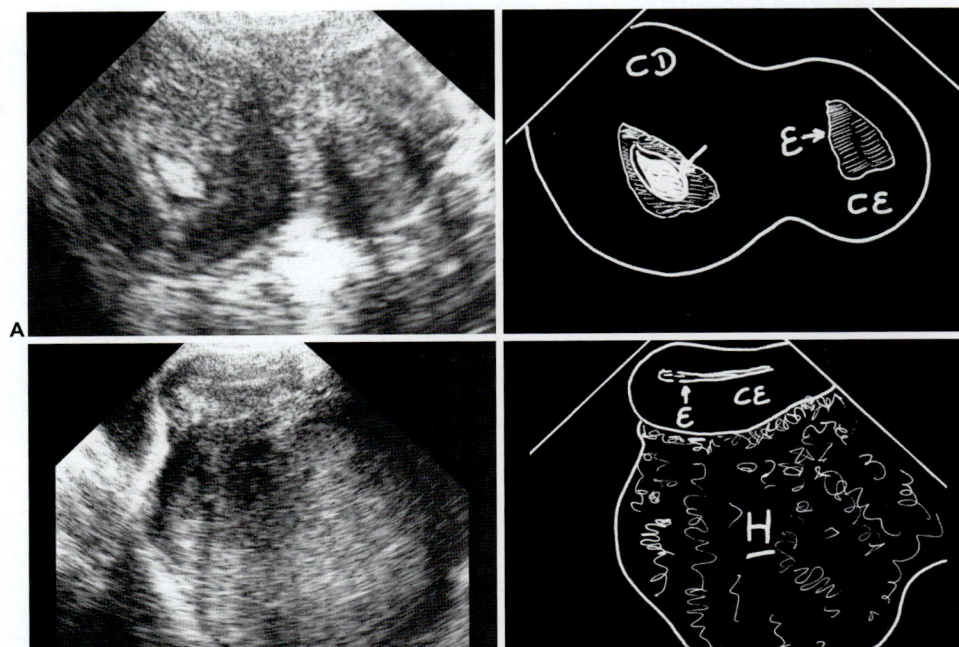

Figura 5.67. Paciente portadora de útero bicorne unicolo. Teve gestação implantada no corno direito, que terminou em aborto incompleto. Foi submetida à curetagem uterina e está com dor pélvica intensa. Exame transvaginal.
A: Corte transversal. Observe os dois corpos uterinos. O corno direito (CD) é maior e contém tecido hiperecogênico (seta) na cavidade endometrial (prováveis restos de vilosidades). O corno esquerdo (CE) é menor e apresenta endométrio homogêneo (E).
B: Corte longitudinal no corno esquerdo. Observe a enorme coleção densa, fazendo corpo com a face posterior do útero, que se mostrava muito doloroso à mobilização com transdutor. Foi realizada laparotomia, e o achado foi perfuração do corno esquerdo e grande hematoma subseroso compartimentalizado (H). A curetagem havia sido realizada no corno menor, não grávido, e ocorreu o acidente. A curetagem às cegas não permite saber com segurança qual corno uterino está sendo manipulado.

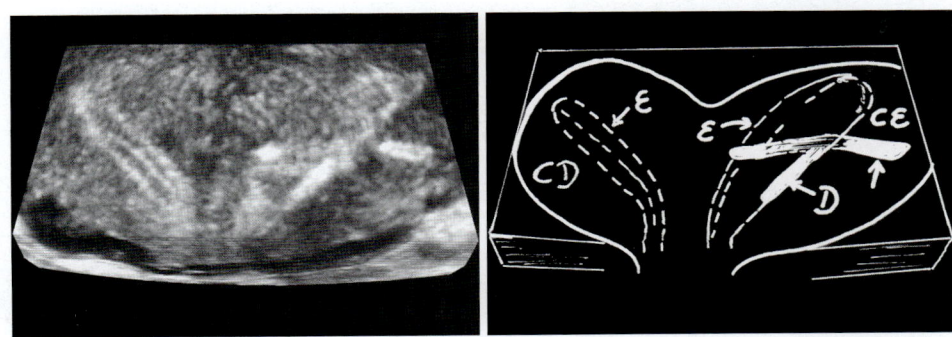

Figura 5.68. Exame transvaginal em paciente portadora de dispositivo intrauterino (DIU) e que apresenta dores de intensidade variável fora do período menstrual. Observe a imagem 3D volumétrica, em plano coronal. O útero é bicorne e apresenta DIU (D) no corno esquerdo (CE). Note alça do DIU perfurando o miométrio (seta), o que justifica o quadro clínico. E = endométrio.
CD = corno direito. Não havia conhecimento prévio da duplicação uterina, e o DIU foi inserido às cegas.

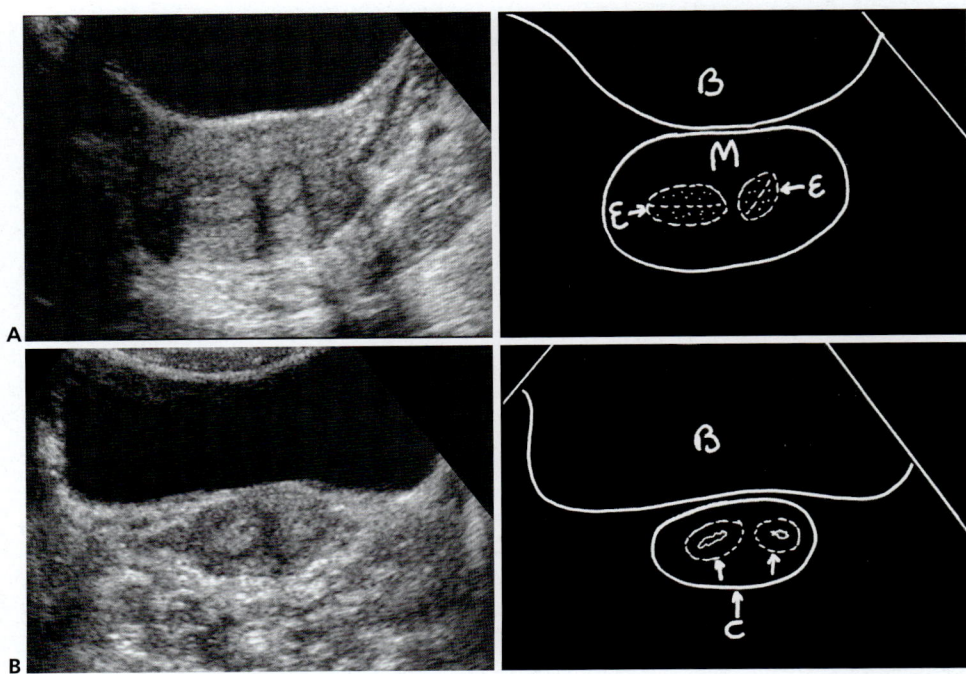

Figura 5.69. Exame transabdominal de rotina, em paciente jovem e assintomática.
A: Corte transversal no corpo uterino. Observe que o miométrio (M) parece ser único, sem sinais de duplicação, e o endométrio (E) é duplo. B = bexiga.
B: Corte transversal no colo uterino. Observe que o colo (C) é único, e existem duas mucosas (setas). A hipótese mais provável é a de presença de septo uterino total, e o diagnóstico diferencial é com útero bicorne. Para a confirmação, necessitamos do plano coronal do útero para avaliar se o fundo uterino é convexo (septado) ou côncavo (bicorne).

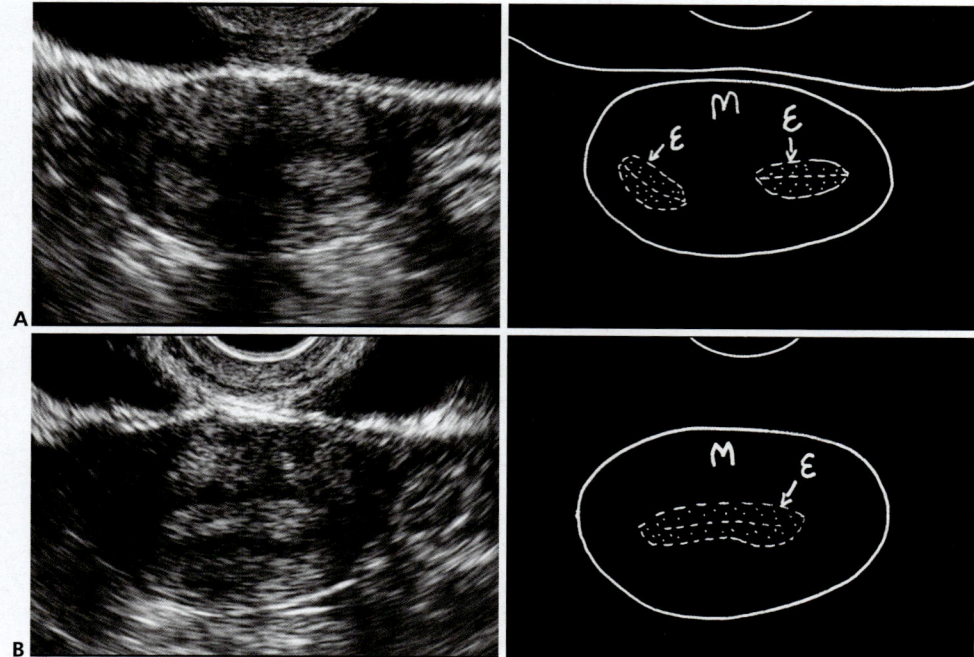

Figura 5.70. Exame transvaginal de rotina em jovem assintomática.
A: Corte transversal no terço superior do corpo uterino. Observe que o miométrio (M) parece ser único, sem sinais de duplicação, e o endométrio (E) é duplo.
B: Corte transversal na altura da metade da cavidade uterina. Observe que o miométrio e o endométrio são únicos. A hipótese mais provável é a da presença de septo parcial, somente na metade superior do útero. O ideal seria obter o plano coronal para observar o contorno do fundo uterino.

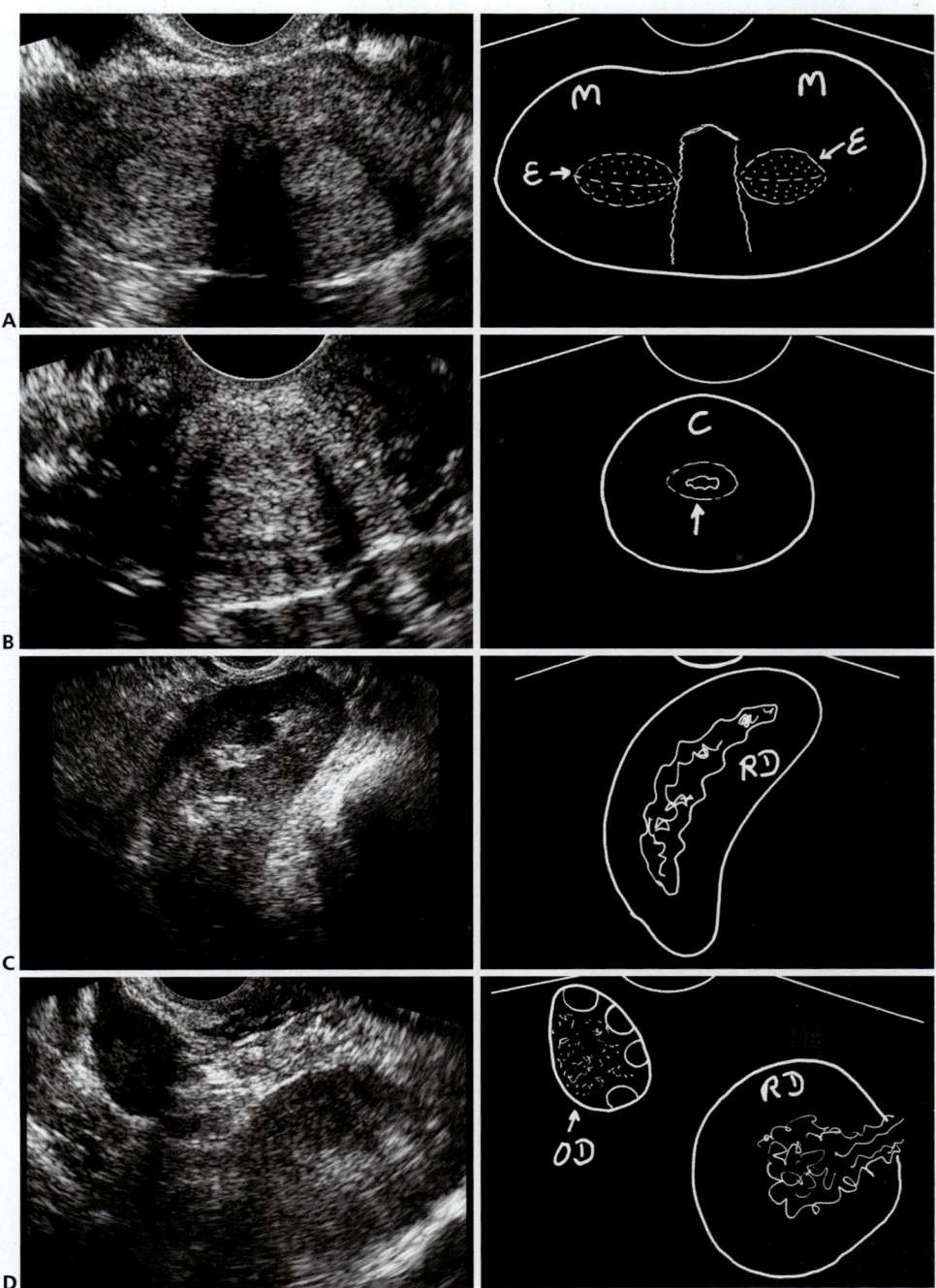

Figura 5.71. Exame transvaginal em paciente com antecedente de abortamento espontâneo.
A: Corte transversal do corpo uterino. Observe que o útero mostra alargamento laterolateral, que o miométrio (M) parece ser duplo e que existem duas cavidades endometriais (E).
B: Corte transversal do colo uterino. Observe que o colo (C) é único e que existe apenas um canal cervical (seta).
C: Observe a presença de rim (RD) na fossa ilíaca direita. No abdome superior, havia apenas o rim esquerdo tópico.
D: Observe, em plano oblíquo, o ovário direito (OD) próximo ao rim direito retroperitoneal.

> O diagnóstico provável é de útero bicorne unicolo, com ectopia renal direita. Necessitamos do plano coronal! O ginecologista realizou uma videolaparoscopia, e o achado foi de útero único com fundo normal. O diagnóstico final foi de septo uterino parcial. Sem o plano coronal uterino, não podemos fazer o diagnóstico diferencial entre útero septado ou bicorne.
> Muito cuidado com o rim pélvico, pois pode ser confundido com tumor ovariano sólido (sempre examine o aparelho urinário). O útero septado apresenta uma incidência maior de perda gestacional do que o útero bicorne.

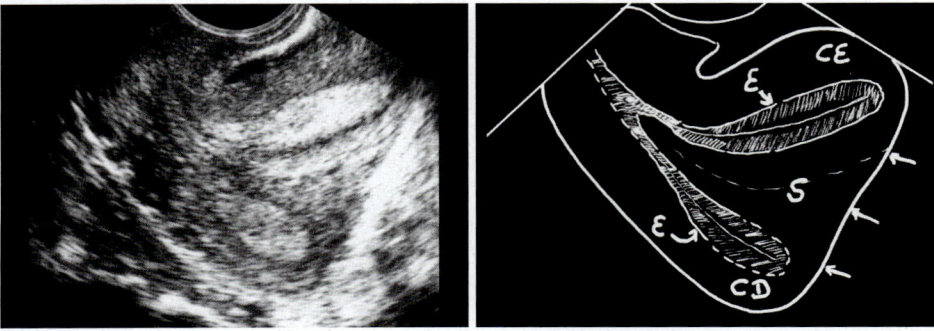

Figura 5.72. Exame transvaginal em paciente com antecedente de dois abortos espontâneos. O útero está retrovertido e com rotação laterolateral. Dessa forma, foi possível obter o plano coronal com o exame 2D. O fundo uterino (setas) é plano. Observe os dois endométrios (E) separados por septo grosso (S). Em decorrência da rotação, o corno esquerdo (CE) está anterior ao corno direito (CD).

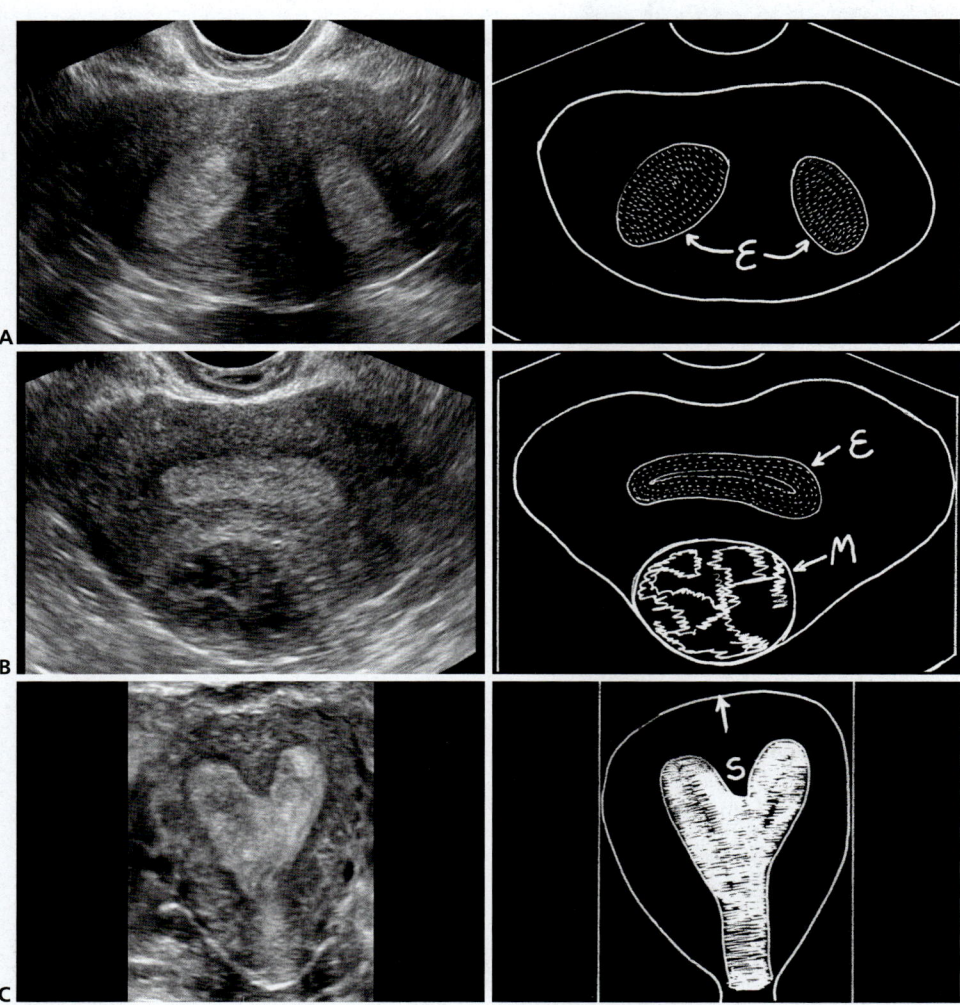

Figura 5.73. Exame transvaginal de rotina em paciente assintomática.
A: Corte transversal no terço superior do corpo uterino. Observe os dois endométrios (E). Não é possível o diagnóstico diferencial entre septado e bicorne.
B: Corte transversal no terço médio do corpo uterino. Observe o endométrio único e um mioma (M) parietal/subseroso posterior. O fato de o endométrio ser único no terço médio indica a hipótese de septo parcial como a mais provável.
C: Corte coronal obtido com a técnica 3D. Observe o fundo uterino convexo único (seta) e o septo parcial (S) no terço superior da mucosa. O septo é pequeno, ocupando somente o terço superior do total da altura endometrial. Por pouco não é um útero arqueado.

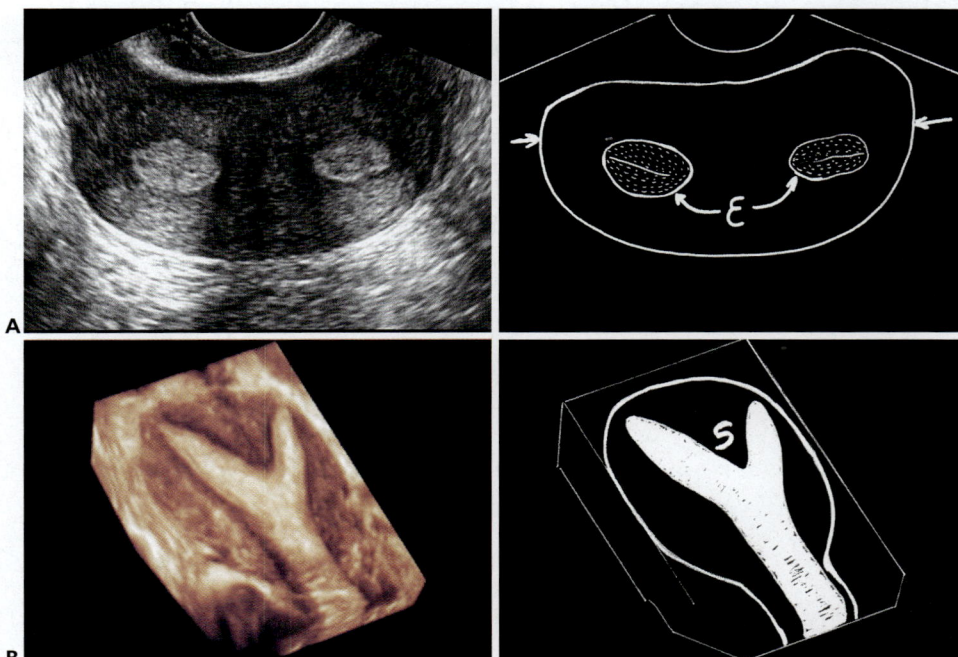

Figura 5.74. Exame transvaginal em paciente com queixa de esterilidade. Realizou ecografia transvaginal convencional e histerossalpingografia em sua cidade, ambas com diagnóstico de útero bicorne.
A: Corte transversal no terço superior do corpo uterino. Observe os dois endométrios (E), com grande separação entre ambos. O corpo uterino apresenta grande diâmetro transverso (setas). Esses achados sugerem um útero bicorne. Todavia, a metade inferior do corpo uterino apresenta apenas uma cavidade endometrial (imagem não disponível), o que fala contra a hipótese de bicorne.
B: Imagem volumétrica tridimensional. O plano coronal mostra, de forma inequívoca, o septo grosso (S) na metade superior. A técnica 3D é fundamental para o diagnóstico correto das malformações uterinas.

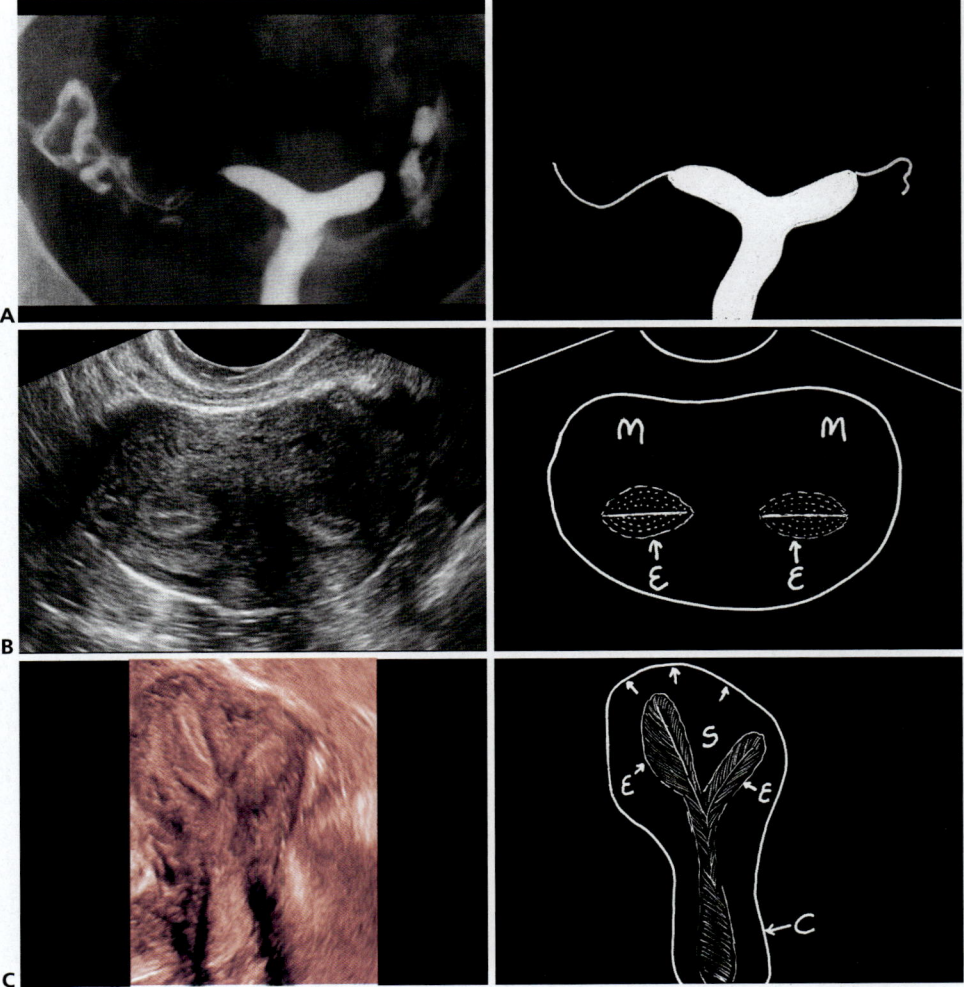

Figura 5.75. Paciente com esterilidade. Realizou histerossalpingografia em sua cidade, com diagnóstico de útero bicorne unicolo. Exame transvaginal.
A: Histerossalpingografia, mostrando dois cornos endometriais, com grande afastamento, canal cervical único e tubas normais. O diagnóstico radiológico foi de útero bicorne unicolo (conclusão categórica).
B: Corte transversal do corpo uterino. Observe que o útero mostra alargamento laterolateral, que o miométrio (M) parece ser duplo (bicorne?) e que existem duas cavidades endometriais (E).
C: Imagem 3D em plano coronal do útero. O fundo uterino é convexo (setas). Observe o septo uterino grosso (S) dividindo os dois terços superiores do corpo uterino. O colo (C) é único e apresenta apenas um canal cervical. O diagnóstico final foi de septo uterino parcial e não de útero bicorne.

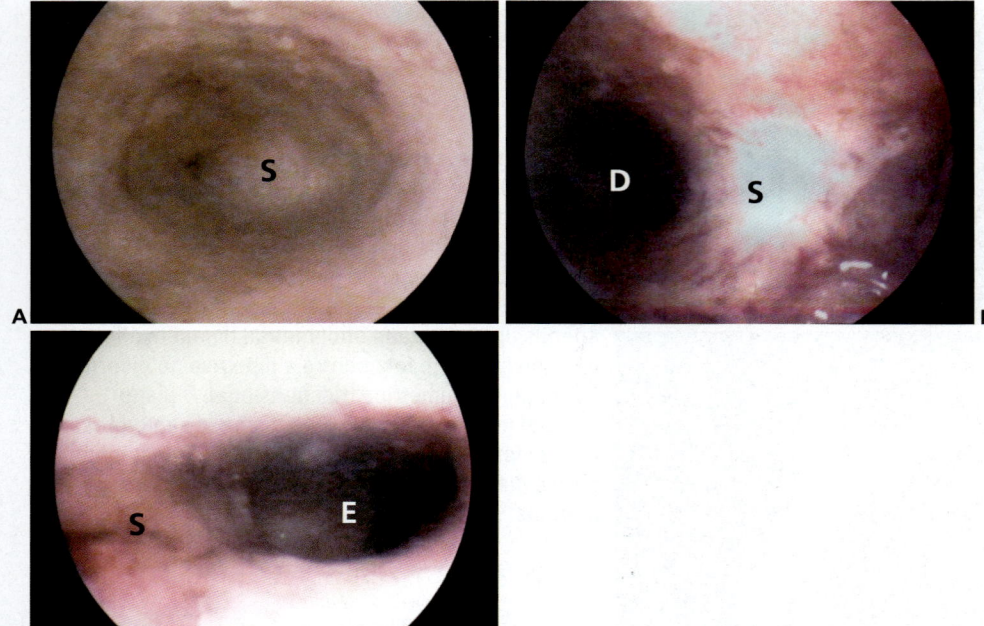

Figura 5.76. Vídeo-histeroscopia em paciente portadora de septo uterino parcial, diagnosticado com ecografia 3D.
A: Imagem obtida no terço inferior do útero. Observe a extremidade inferior do septo (S) a dividir a cavidade uterina.
B: Imagem do septo e da cavidade uterina direita (D).
C: Imagem do septo e da cavidade uterina esquerda (E).

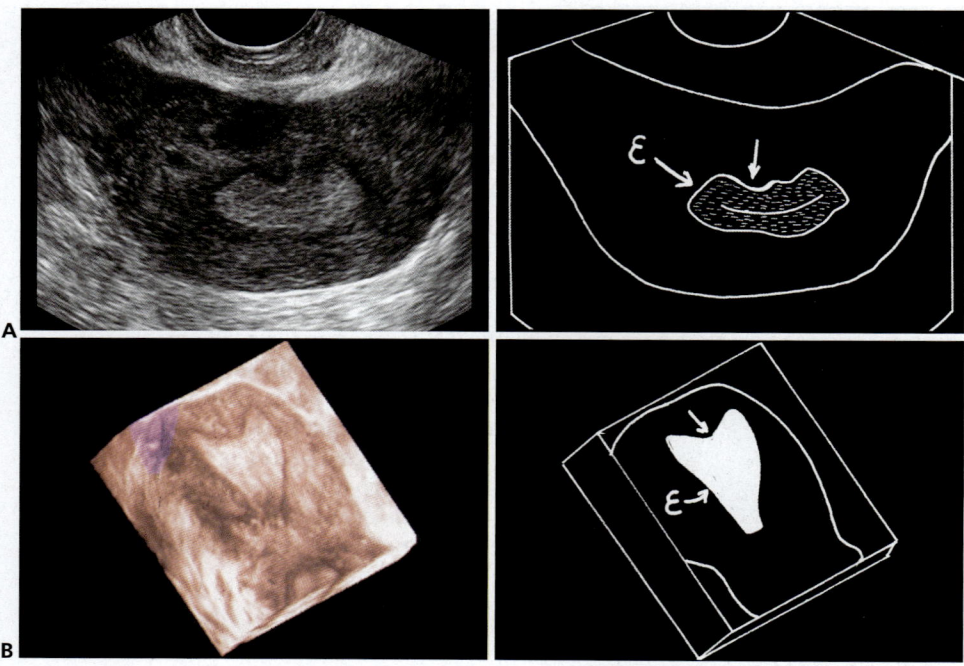

Figura 5.77. Paciente com um aborto espontâneo. Na ecografia transvaginal tridimensional, foi detectado um septo uterino em quase todo o corpo uterino. Foi submetida à ressecção do septo por meio de vídeo-histeroscopia. Exame transvaginal seis meses após a cirurgia.
A: Corte transversal. Observe o endométrio único (E) e pequeno resíduo do septo na parede anterior (seta), a simular um nódulo.
B: Imagem volumétrica 3D. O plano coronal mostra o endométrio único, notando-se apenas um arqueamento no fundo (seta). A cirurgia foi bem-sucedida, pois a gravidez seguinte evoluiu sem problemas, com cesariana na 37ª semana.

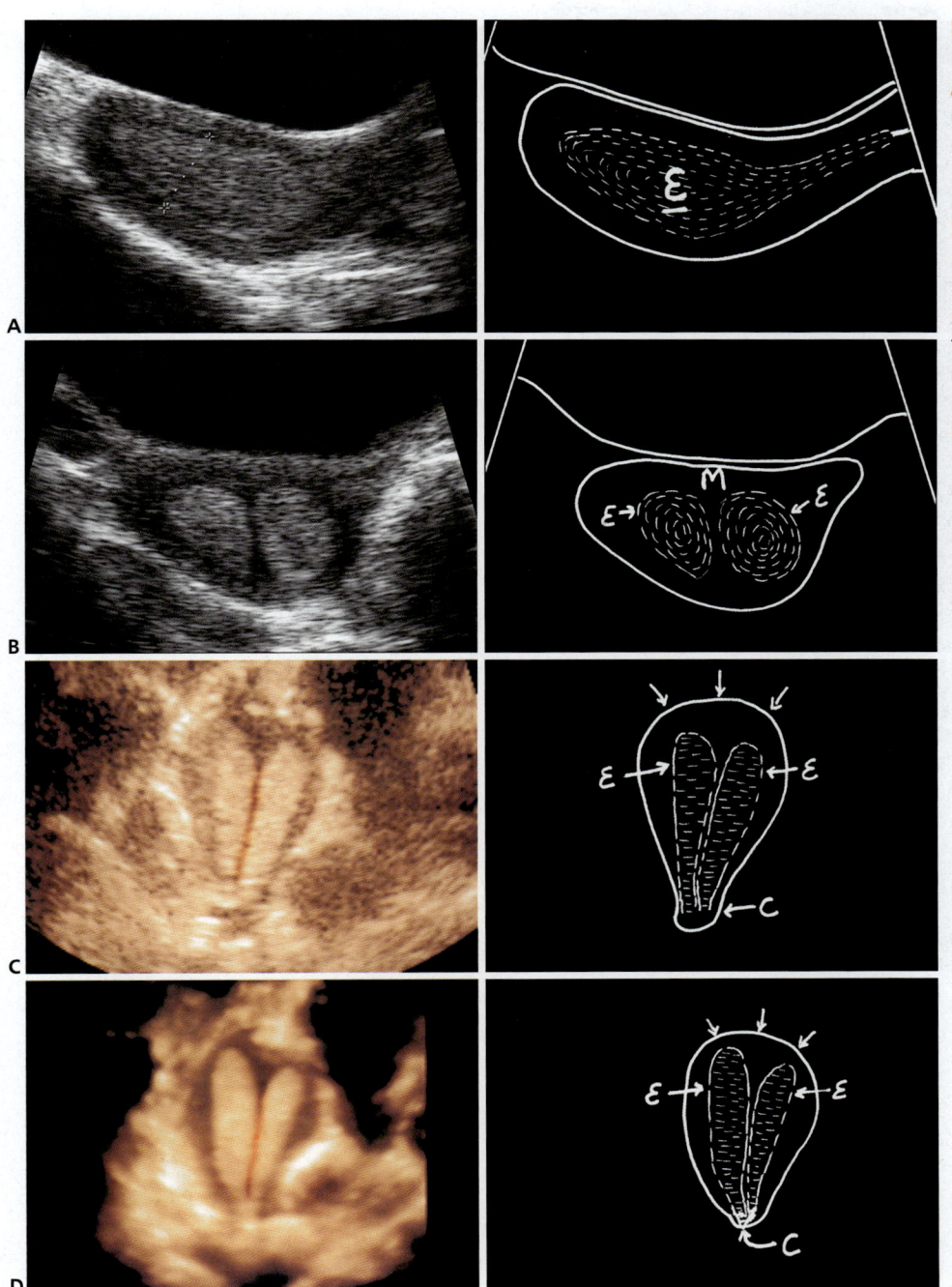

Figura 5.78. Adolescente de 13 anos, com quadro de hemorragia genital. Exame transabdominal.
A: Corte longitudinal do útero. Observe o endométrio (E) com grande espessamento homogêneo (19 mm de espessura), apesar da hemorragia. Trata-se de provável hiperplasia simples por ciclos monofásicos hiperestrogênicos, comuns na faixa etária.
B: Corte transversal do corpo uterino. Observe a duplicação endometrial com separação muito fina. O miométrio (M) é único (provável septo uterino).
C: Imagem 3D, em plano coronal do útero. Observe o fundo uterino convexo (setas) e o fino septo total (linha escura separando as mucosas ecogênicas), percorrendo do fundo até o canal cervical.
D: Imagem 3D volumétrica, em plano coronal do útero. Pode-se identificar, com mais clareza, o fino septo uterino total. Observe a extremidade inferior do colo (C) onde parece haver pequena porção do canal sem septo. A virgoscopia com cânula de histeroscópio revelou ectovérvice normal, com orifício central único.

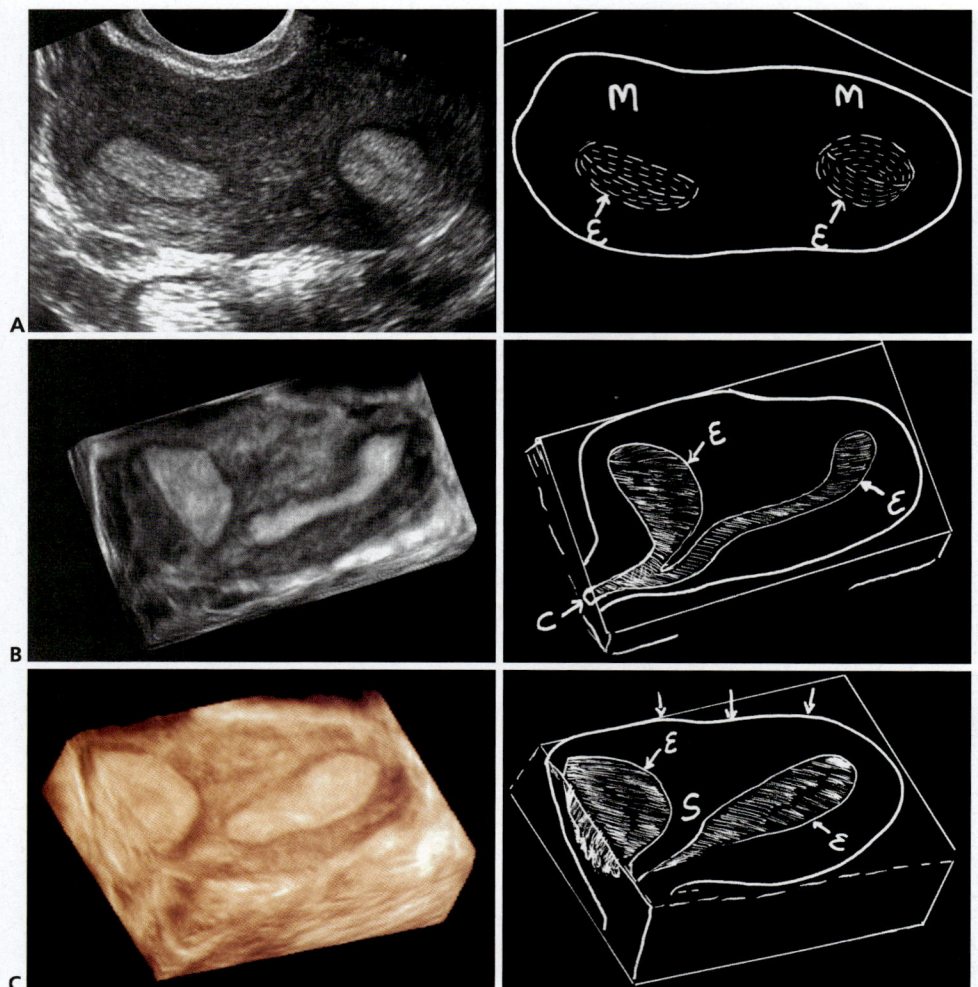

Figura 5.79. Exame transvaginal de rotina em paciente com história de aborto espontâneo na primeira gravidez e feto prematuro na segunda, com evolução neonatal normal.
A: Corte transversal do corpo uterino. Observe o grande alargamento laterolateral, o miométrio (M) aparentemente duplo e a duplicação endometrial (E).
B: Imagem 3D volumétrica, em plano coronal. Observe o grande afastamento entre os endométrios e o canal cervical único (C).
C: Imagem 3D volumétrica, em plano coronal, privilegiando o fundo uterino, o qual é plano (setas). O diagnóstico final foi septo corporal grosso, com colo normal. S = septo.

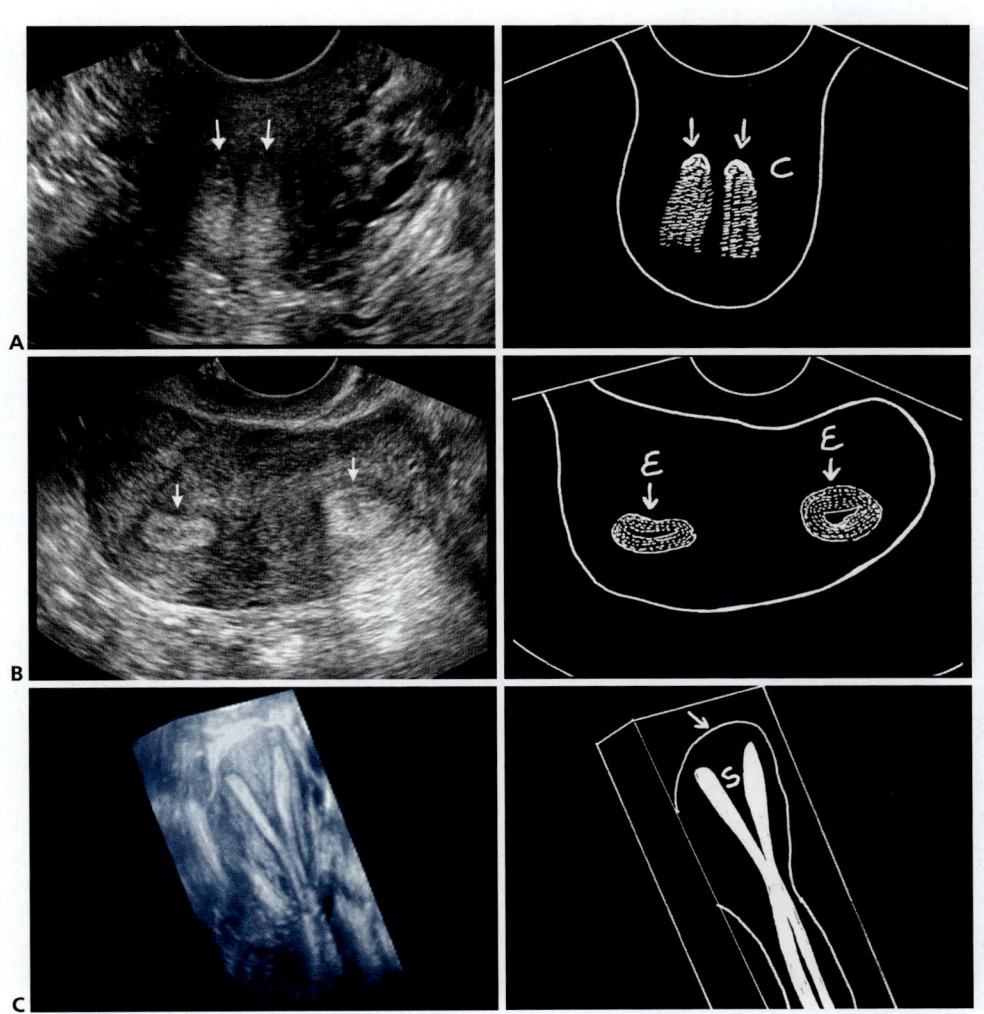

Figura 5.80. Paciente nuligesta de 35 anos, com ciclos menstruais normais. Exame transvaginal de rotina.
A: Corte transversal no colo uterino. Observe o colo único (C), com dois canais (setas).
B: Corte transversal no terço superior do corpo uterino. Observe os dois endométrios (E) com separação ampla.
C: Imagem 3D volumétrica, em plano coronal, para o diagnóstico diferencial. Observe o fundo uterino único (seta) e o septo uterino total (S), endometrial e endocervical (imagem linda!).

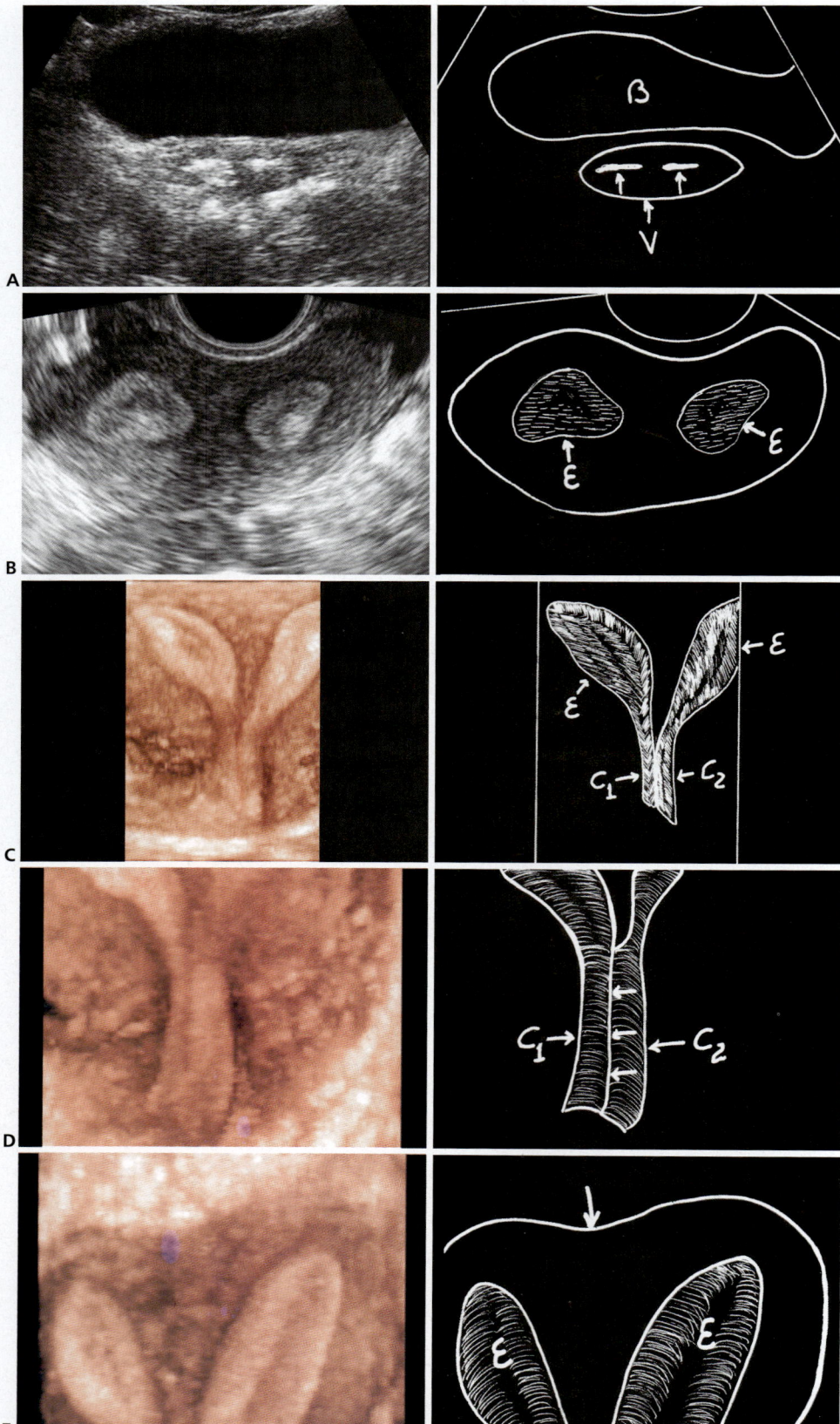

Figura 5.81. Exames transabdominal e transvaginal de rotina.
A: Corte transversal no terço superior da vagina (V). Observe a duplicação da luz vaginal (setas). B = bexiga.
B: Corte transversal no terço médio do corpo uterino. Observe a duplicação com os dois endométrios (E) secretores.
C: Imagem 3D, em plano coronal do útero. Observe os dois endométrios e os dois canais cervicais (C_1 e C_2).
D: Imagem 3D em plano coronal focada no colo. Observe com maior nitidez o septo fino (setas), separando os dois canais cervicais.
E: Imagem 3D, em plano coronal focada no fundo uterino, que mostra leve arqueamento (seta). O diagnóstico provável é de septo uterino e vaginal total. A dúvida provocada pelo fundo uterino torna necessária a videolaparoscopia, caso seja imperioso um tratamento cirúrgico da malformação, como, p. ex., em caso de abortamento de repetição.

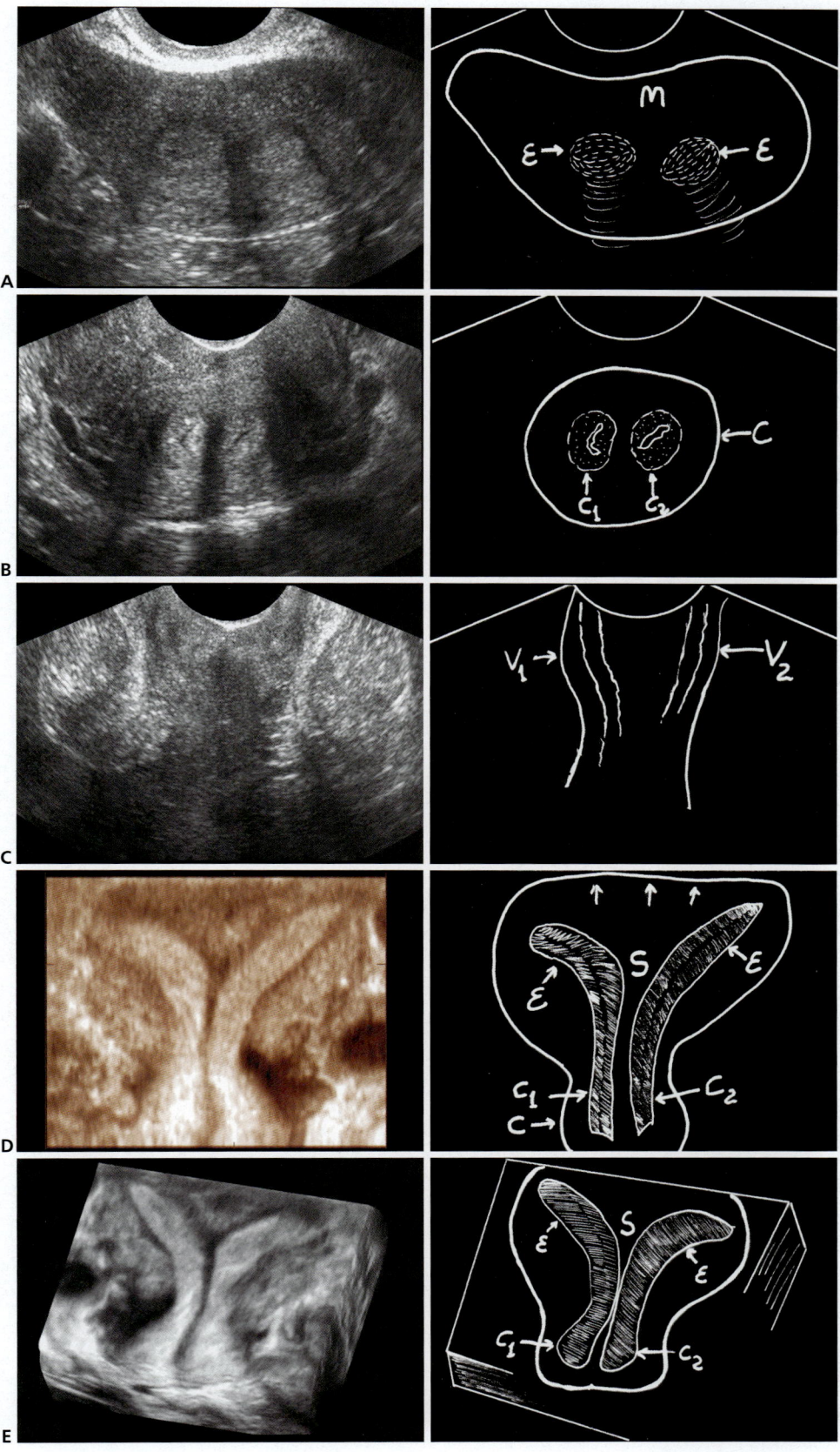

Figura 5.82. Exame transvaginal em paciente nuligesta de 37 anos, com esterilidade. Tem diagnóstico ecográfico prévio, em outro serviço, de útero bicorne.
A: Corte transversal no corpo uterino. Observe a duplicação do eco endometrial (E) e o miométrio aparentemente único (M).
B: Corte transversal no colo uterino. Observe a duplicação do canal cervical (C_1 e C_2), em colo aparentemente único (C).
C: Corte coronal transvulvar. Observe a presença de duas vaginas (V_1 e V_2).
D: Imagem 3D, em plano coronal. Observe o fundo uterino plano (setas) e o septo uterino total (S), dividindo longitudinalmente o endométrio e a endocérvice.
E: Imagem volumétrica 3D, em plano coronal. Observe, com maior nitidez, o septo uterino total. O diagnóstico final foi septo uterovaginal total.

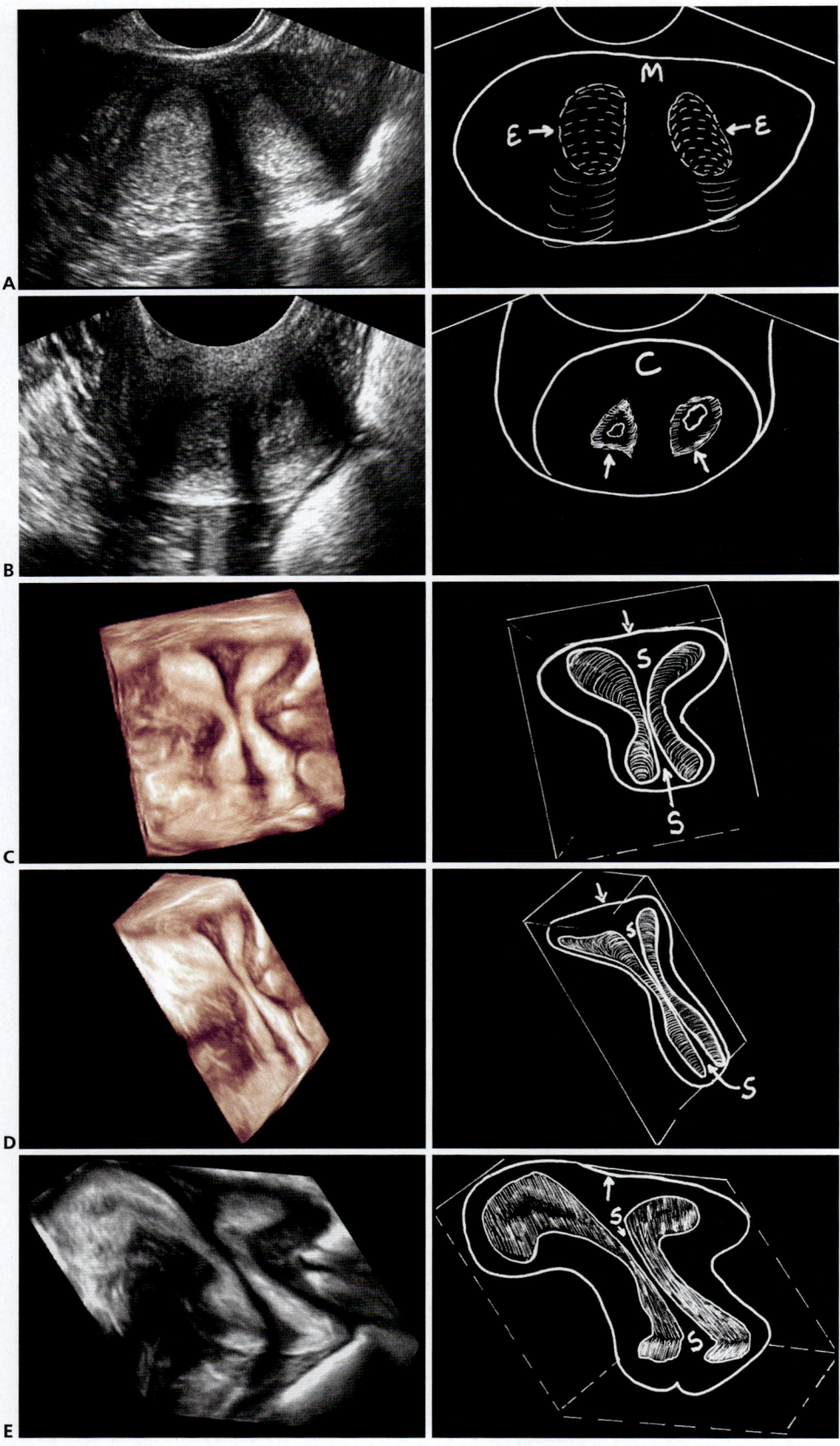

Figura 5.83. Exame transvaginal em paciente com dois abortos espontâneos.
A: Corte transversal no corpo uterino. Miométrio único (M) e duplicação endometrial (E).
B: Corte transversal no colo uterino (C). Colo único com duplicação do canal endocervical (setas).
C-E: Imagens volumétricas 3D do útero, em ângulos distintos do plano coronal. Observe o septo uterino total (S), com espessura variável, sendo espesso nas extremidades e fino na região ístmica. O fundo uterino é levemente convexo, mais evidente na imagem C (seta).

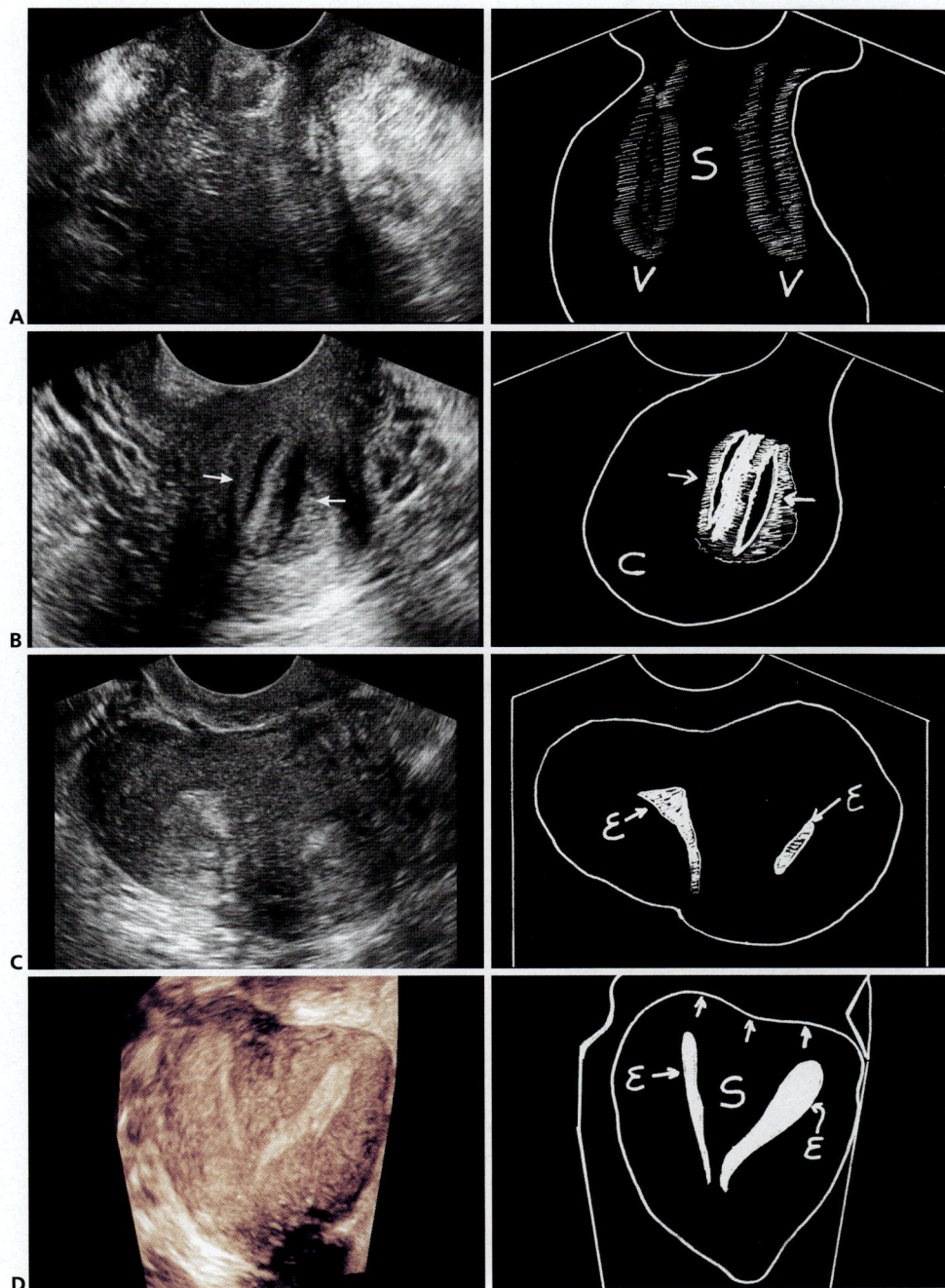

Figura 5.84. Este caso é um bom exemplo sobre a dificuldade que muitos profissionais têm em interpretar corretamente as anomalias congênitas do útero. Paciente de 19 anos, assintomática, com ciclos menstruais regulares (usa anticoncepcional oral) e com atividade sexual normal. Vive em outra cidade e foi submetida à seguinte sequência de exames:
1. **Ultrassonografia transvaginal de rotina:** duplicação uterina (bicorne? – a interrogação é do ecografista). O ginecologista indicou uma videolaparoscopia (?) em vez de uma ecografia 3D não invasiva.
2. **Videolaparoscopia:** útero duplo? Na foto que a paciente trouxe, o fundo uterino é único!!! A conclusão óbvia: útero septado. Na dúvida, o ginecologista indicou uma vídeo-histeroscopia (??).
3. **Vídeo-histeroscopia:** útero unicorne? (assim mesmo: interrogação, pois o profissional só identificou um orifício tubário).
   A conclusão duplamente óbvia: vagina e útero septados, pois, na videolaparoscopia, foram identificadas as duas tubas uterinas e os dois ovários, todos normais. Na vídeo-histeroscopia, examinou-se apenas uma metade do canal genital, graças ao septo vaginal longitudinal. O ginecologista não juntou as informações obtidas com os três exames e, ainda insatisfeito, solicitou um exame de ressonância magnética (???).
4. **Ressonância magnética:** útero didelfo!!!!!!! (que espanto!).

Isso é incrível: quatro exames → quatro diagnósticos diferentes. Ninguém juntou as informações para a conclusão correta: septo uterovaginal total. O diagnóstico de útero didelfo está completamente fora de cogitação.
A família trouxe a paciente, sem pedido médico, para avaliação ecográfica transvaginal. Não permitiram cópia dos exames anteriores (lamentável!).
A: Corte coronal transvulvar (translabial). Observe as duas vaginas (V) separadas pelo septo (S).
B: Corte coronal do colo uterino. O colo (C) estava bem fletido para anterior, o que permitiu o corte coronal. Observe os dois canais cervicais (setas), contendo muco.
C: Corte transversal no terço médio do corpo uterino. Observe os dois endométrios (E), pouco visíveis, graças ao uso da pílula anticoncepcional. O endométrio à direita está mais proliferado.
D: Corte coronal do corpo uterino, obtido com a ecografia 3D. Observe o fundo uterino plano (setas), com um sutil arqueamento. Os endométrios estão separados por um septo grosso, o qual será de difícil remoção cirúrgica (muita invasão). Observe que o endométrio mais proliferado mudou de lado. Lembre que a imagem volumétrica é em espelho, portanto, os lados direito e esquerdo aparecem invertidos.
Conclusão: septo uterovaginal total!
Conduta: nenhuma. Deve-se aguardar o resultado reprodutivo espontâneo no futuro, quando a paciente desejar uma gestação, lembrando que o septo vaginal longitudinal reduz a possibilidade de fecundação (coito unilateral).

Capítulo 5 ■ AS ANOMALIAS UTERINAS CONGÊNITAS

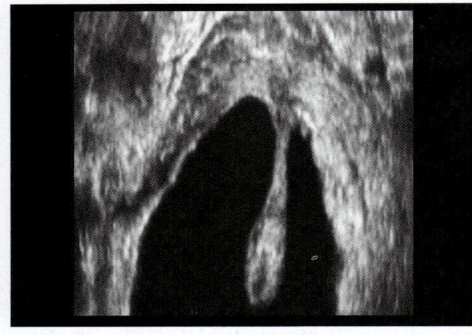
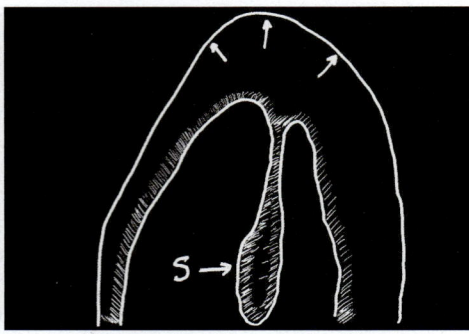

Figura 5.85. Exame transvaginal 3D, mostrando o plano coronal do útero e com realização simultânea de histerossonografia. A cavidade uterina está distendida pela solução salina. Note o septo uterino parcial (S), contrastado pelo fluido ao redor. O contorno do fundo uterino é convexo (setas). Lembre-se que convexo (para fora) indica útero septado, e côncavo (para dentro) indica útero bicorne.

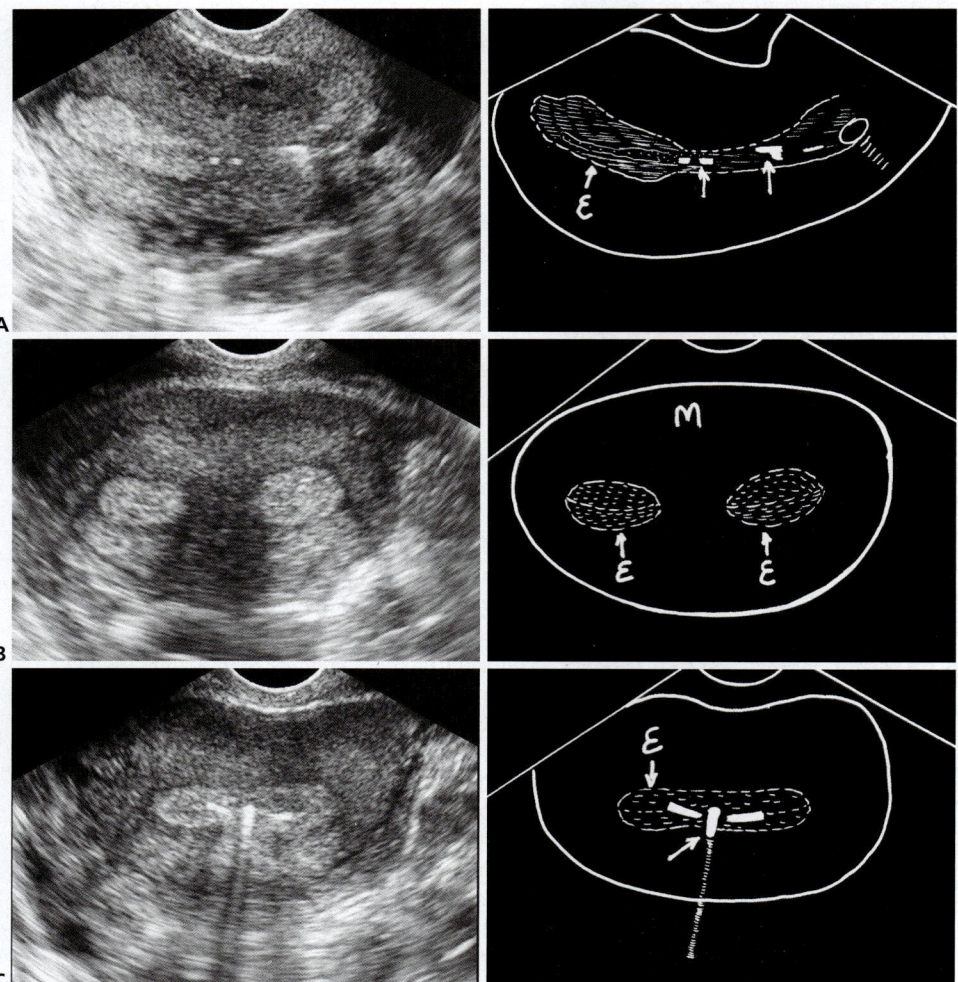

Figura 5.86. Exame transvaginal em paciente portadora de dispositivo intrauterino (DIU).
A: Corte longitudinal do útero. O endométrio (E) tem padrão secretor. Observe o DIU, com localização na metade inferior da cavidade uterina (setas), adentrando o orifício interno do colo, indicando situação baixa.
B: Corte transversal do terço superior do útero. Observe o miométrio único (M) e a duplicação endometrial.
C: Corte transversal na altura do terço médio para o inferior do útero. Observe o endométrio único e as abas laterais do DIU em T.

> ! O DIU está baixo graças à presença do septo uterino parcial na metade superior, o que pode diminuir a eficácia na prevenção de gestação. Novamente uma questão básica: o DIU foi inserido sem avaliação ecográfica prévia do útero e, portanto, desconhecendo-se a presença do septo. A incidência populacional de malformação uterina é alta, além da questão da associação com malformação do aparelho urinário. Antes de qualquer intervenção, por mais simples que seja (aplicação de DIU, por exemplo), deve-se avaliar a pelve com exame ecográfico (baixo custo e alto benefício).

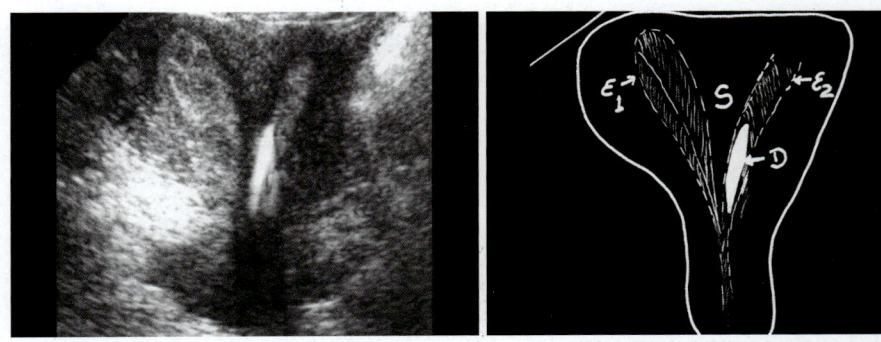

Figura 5.87. Exame transabdominal de rotina em paciente portadora de DIU. A bexiga pouco repleta e o útero em AVF permitiram obter o plano coronal no exame 2D. Observe a presença de septo uterino (S) e do DIU (D), com localização baixa na cavidade endometrial esquerda (E_2). Nessa situação, a eficácia do DIU é menor ainda do que no caso da Figura 5.86, pois a cavidade endometrial à direita (E_1) está totalmente livre.

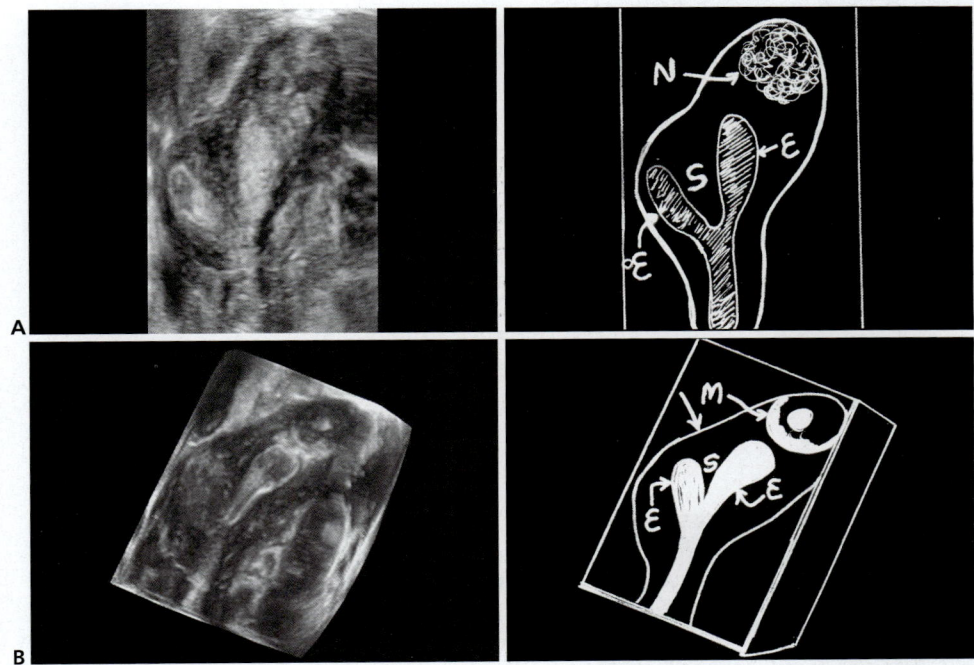

Figura 5.88. Exame transvaginal de rotina em paciente com ciclos normais.
A: Após a identificação de duplicação da cavidade uterina e de nódulo no corno direito, foi indicação o exame 3D. Plano coronal do útero obtido com a técnica tridimensional, que produz imagens em espelho e, portanto, com inversão de lado. Observe o septo parcial (S) e o nódulo (N) a provocar um alongamento do corno uterino direito. Essa distorção anatômica pode induzir a um falso diagnóstico de útero bicorne. E = endométrio.
B: Imagem volumétrica do plano coronal, com maior evidência para o mioma cornual (M). Agora, o fundo uterino (seta) está mais visível e plano, o que confirma a hipótese de útero com septo parcial e, de quebra, o caprichoso mioma cornual.

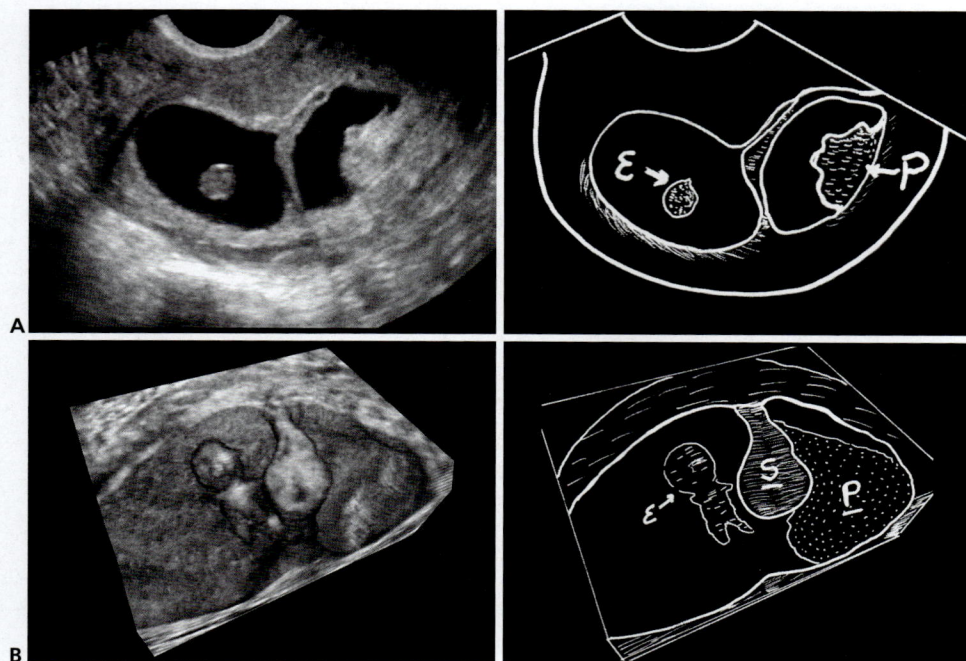

Figura 5.89. Gestante de nove semanas. Exame transvaginal de rotina.
A: Corte transversal no corpo uterino. Observe a presença de duas cavidades, sugestivas de gestação gemelar. Na cavidade direita, nota-se corte transversal no embrião (E), e, na cavidade esquerda, nota-se a placenta (P).
B: Imagem volumétrica 3D em plano coronal. Observe a presença de septo uterino parcial (S). O saco gestacional é único, ocupa toda a cavidade uterina e preenche os dois lados do septo. Trata-se de gravidez única; o embrião está do lado direito do septo, e a placenta inserida na face posterior do lado esquerdo do septo.

! Gestações, em úteros portadores de septo parcial, na metade superior da cavidade endometrial, levam a essa situação inusitada, em que ocorre a ocupação de toda a cavidade uterina, e o septo fica literalmente pendurado no meio do saco gestacional. Esse fato não oferece maior risco de perda gestacional do que o usual para úteros septados.

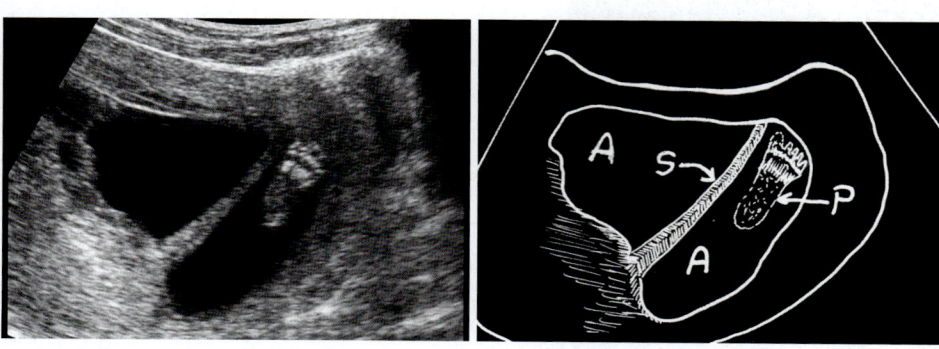

Figura 5.90. Gestante de 16 semanas. Corte transversal transabdominal. Observe o septo uterino parcial (S), com a cavidade amniótica (A) ocupando os dois lados do septo. Um dos pés do feto (P) está posicionado no lado esquerdo da cavidade.

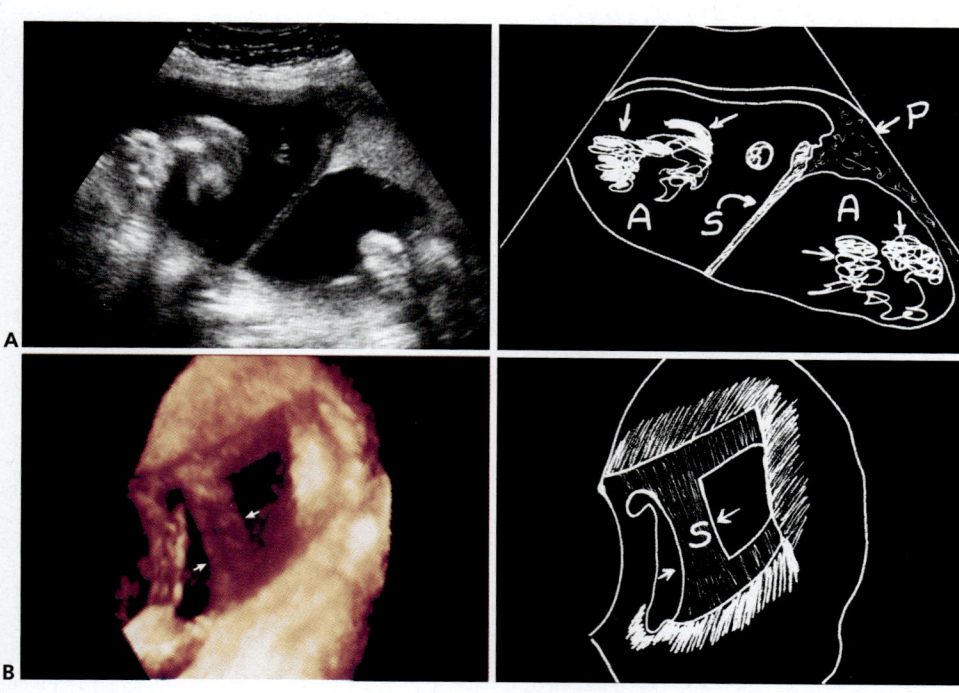

Figura 5.91. Exame transabdominal em gestante de 18 semanas. É a sétima gestação e apresenta histórico obstétrico ruim, com quatro abortos e dois partos prematuros (os recém-nascidos evoluíram bem).
A: Corte transversal. Observe o septo uterino parcial (S), com a cavidade amniótica (A) ocupando os dois lados do septo e partes fetais também dos dois lados (setas). A placenta (P) está à esquerda do septo.
B: Imagem volumétrica 3D, exibindo o septo em perspectiva.

Capítulo 5 ■ AS ANOMALIAS UTERINAS CONGÊNITAS

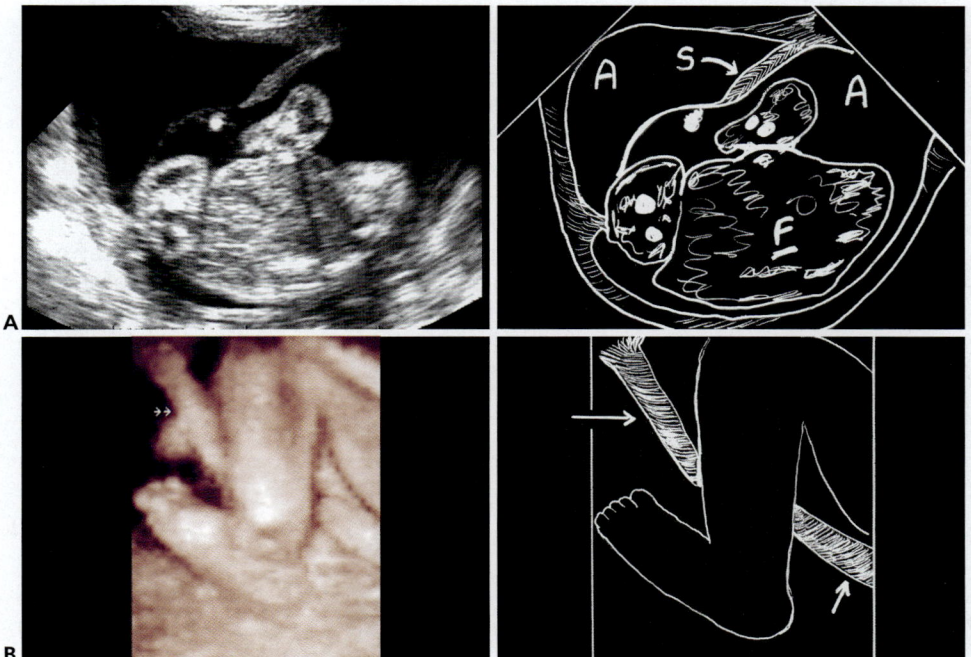

Figura 5.92. Gestante de 24 semanas.
A: Observe o septo uterino parcial (S), com a cavidade amniótica (A) ocupando os dois lados do septo, e o feto (F) posicionado no lado esquerdo do septo.
B: Imagem volumétrica 3D. Observe o septo uterino interposto entre as pernas do feto (setas).

! Os septos uterinos parciais podem levar a vários diagnósticos errados durante a gestação: gemelar, descolamento, sinequia parcial e banda amniótica, por exemplo.

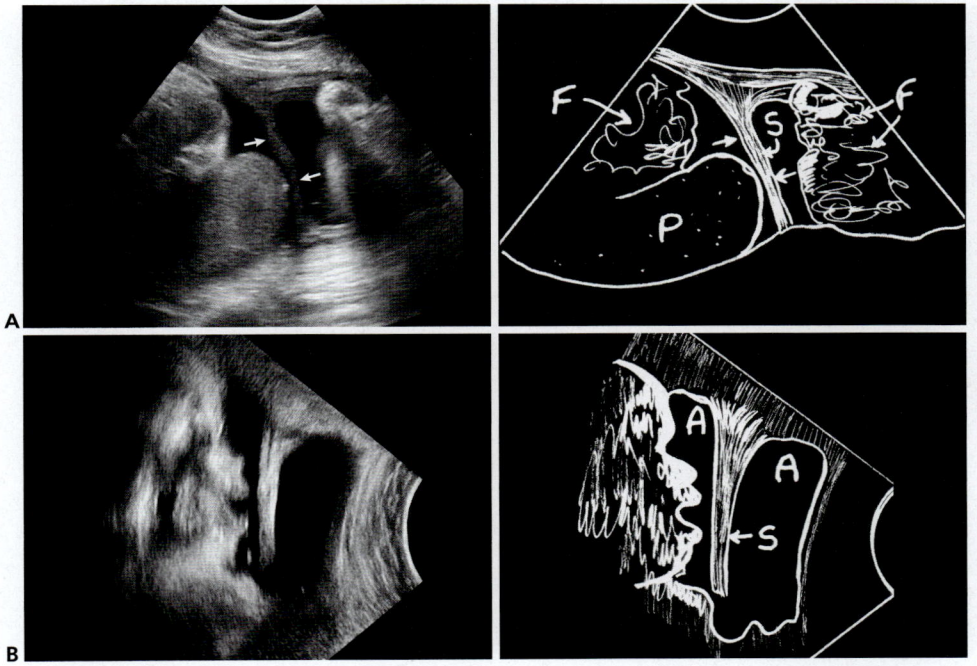

Figura 5.93. Exame de rotina em gestante de 35 semanas.
A: Corte transversal no terço superior do útero. Observe o septo uterino parcial (S) e, de ambos os lados, partes fetais (F) a simular uma gestação gemelar dicoriônica. P = placenta.
B: Corte coronal, obtido com o transdutor transabdominal posicionado pela lateral do útero, para obter o plano coronal (com o útero volumoso, este corte é factível). A imagem foi rodada 90° para mostrar, na vertical, o fundo uterino em plano coronal. Observe o septo, a cavidade amniótica (A) dos dois lados e o perfil facial do feto, com a boca aberta e a olhar o "perigoso" septo, o qual pode fazê-lo nascer prematuramente.

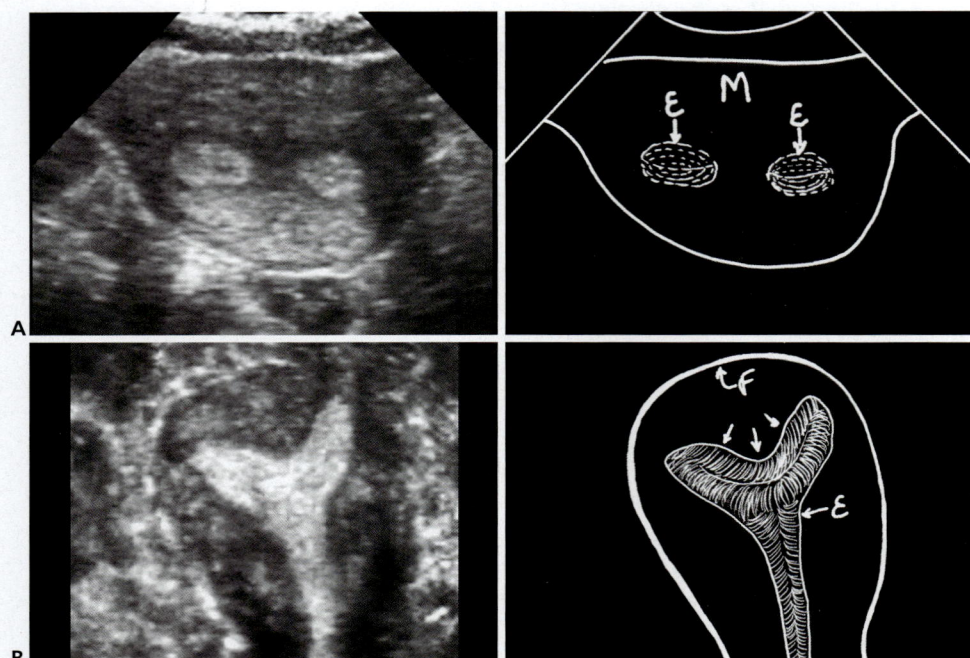

Figura 5.94. Exame transvaginal em paciente com diagnóstico ecográfico, em outro serviço, de útero com septo parcial.
A: Corte transversal no terço superior do útero. Observe o miométrio único (M) e a duplicação endometrial (E). A impressão inicial é de um septo uterino. O endométrio está ecogênico (padrão secretor).
B: Plano coronal do útero obtido com 3D. Observe o fundo uterino convexo normal (F) e o arqueamento do miométrio sobre o fundo endometrial (setas), não se caracterizando um septo. O diagnóstico final é de útero arqueado.

> Geralmente, o septo parcial parte do fundo e separa pelo menos um terço da cavidade uterina, formando um ângulo fechado com os cornos endometriais. Existem septos parciais na metade inferior do útero, mas são muito raros.
> No plano coronal, o perfil do fundo endometrial normal é convexo ou plano. Se o perfil for côncavo, observe o ângulo formado entre os cornos endometriais e o fundo endometrial na linha média. Teremos duas possibilidades:
> - Ângulo aberto (obtuso ou maior do que 90°): o diagnóstico é de útero arqueado (as setas no desenho da imagem B mostram o ângulo aberto).
> - Ângulo fechado (agudo ou menor do que 90°): o diagnóstico é de útero septado (ver a Figura 5.74B para comparação).

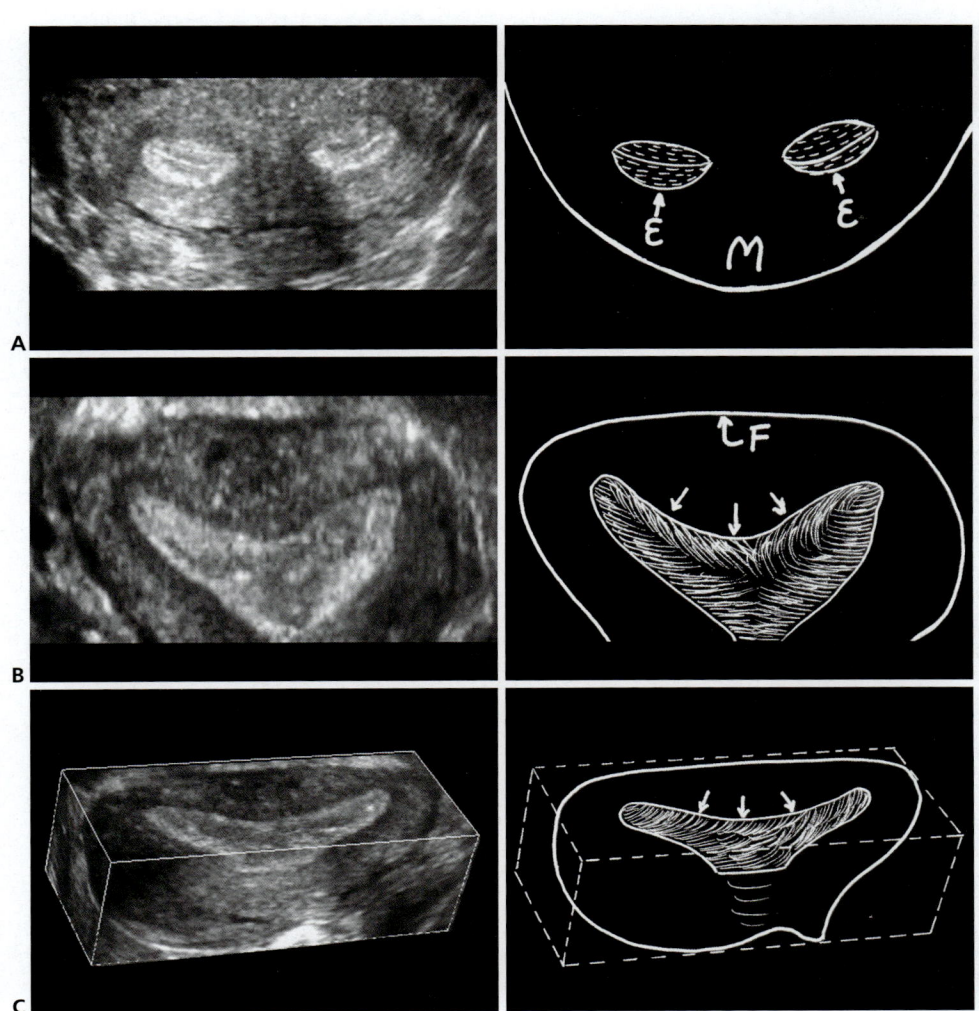

Figura 5.95. Exame transvaginal de rotina em paciente assintomática.
A: Corte transversal do terço superior do útero. Observe o alargamento transversal do útero, o miométrio (M) aparentemente único e a duplicação endometrial (E). A impressão inicial é de útero bicorne ou septo grosso.
B: Plano coronal 3D do útero. O fundo uterino é convexo normal (F), e o miométrio está arqueado sobre o fundo endometrial (setas → ângulo aberto). O diagnóstico final é de útero arqueado.
C: Imagem volumétrica 3D, com os três planos ortogonais do útero. O plano coronal mostra, com clareza, o útero arqueado.

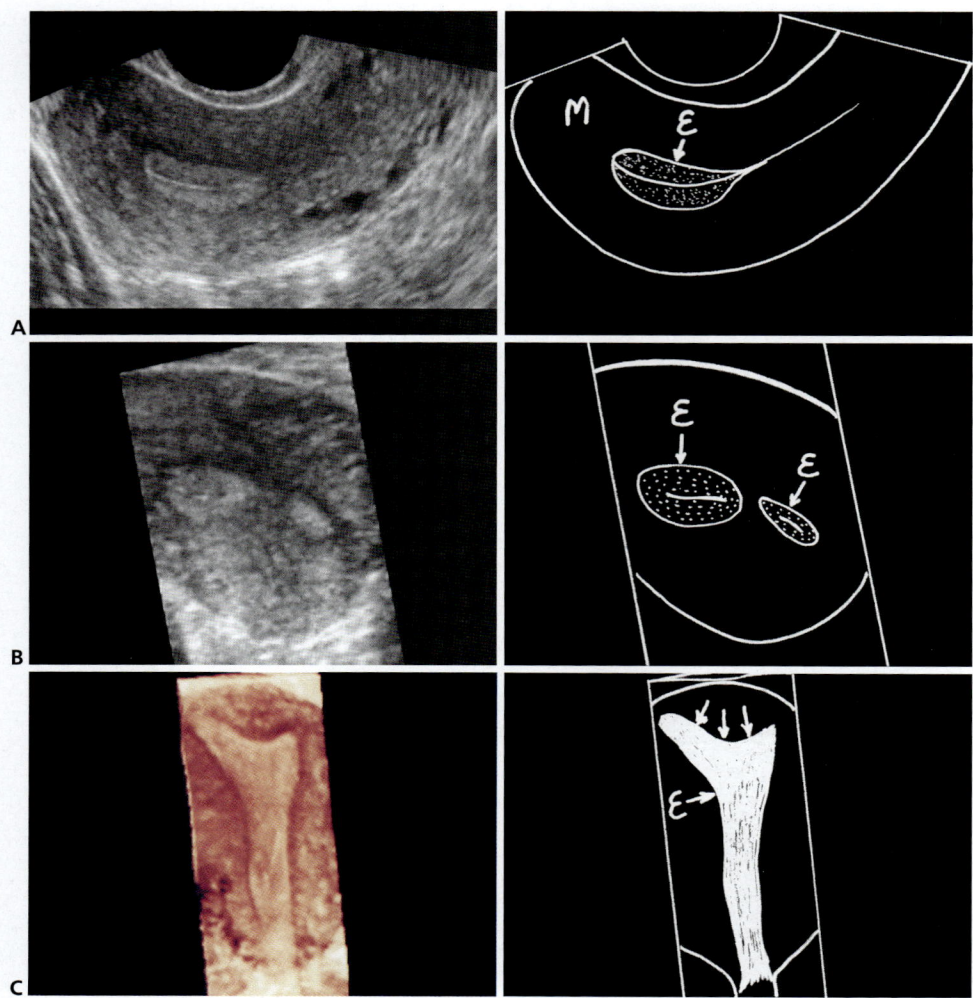

Figura 5.96. Exame transvaginal em paciente assintomática, com queixa de esterilidade primária.
A: Corte longitudinal do útero. O endométrio (E) tem espessura e ecotextura normais, com padrão trilaminar ecogênico (fase lútea inicial). O miométrio (M) está homogêneo, sem alterações.
B: Corte transversal do útero. Observe a duplicação endometrial, o que impõe a necessidade do diagnóstico diferencial do tipo de anomalia.
C: Plano coronal 3D. O fundo uterino é convexo normal, e o miométrio está arqueado sobre o fundo endometrial (setas). O diagnóstico final é de útero arqueado. O útero arqueado é uma variante normal e não é responsável pela esterilidade da paciente.

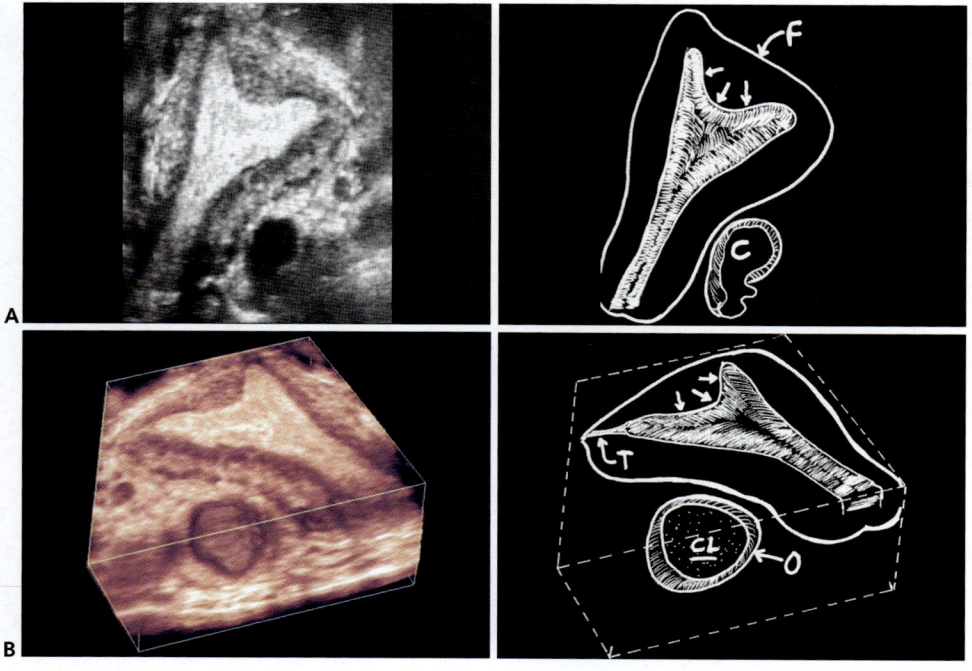

Figura 5.97. Exame transvaginal de rotina.
A: Plano coronal 3D do útero. O fundo uterino é plano (F), e o miométrio está arqueado sobre o fundo endometrial (setas), caracterizando o útero arqueado. Note pequena cavidade líquida (C) junto ao útero, à esquerda.
B: Imagem volumétrica 3D, com os três planos ortogonais. Observe o plano coronal magnífico, mostrando o útero arqueado e, inclusive, a tuba intramural (T). O plano coronal e o axial mostram que a cavidade líquida corresponde a um corpo lúteo (CL) dentro do ovário (O). Note que o ovário mudou de lado. Não esqueça que o volume apresenta imagem em espelho.

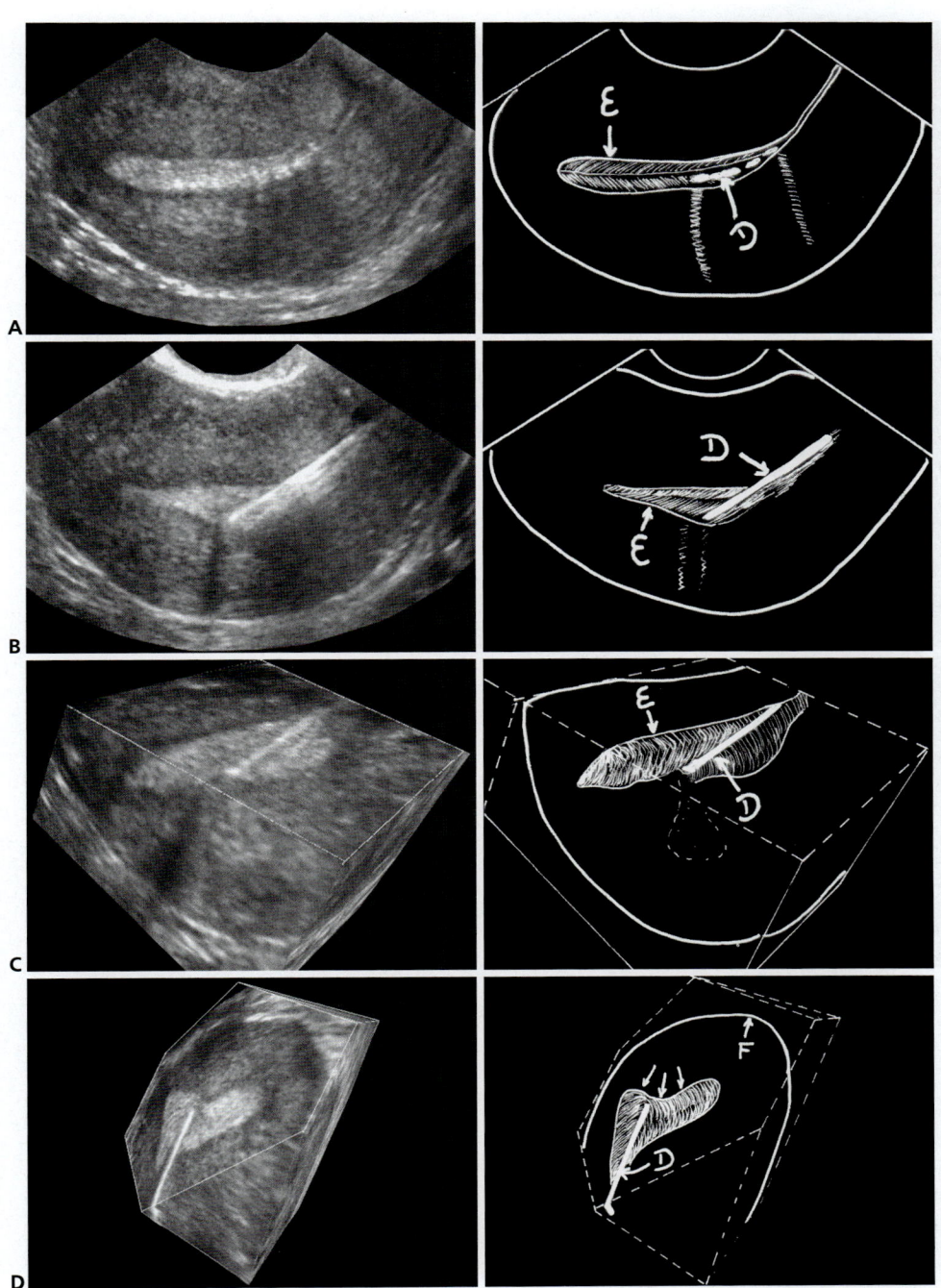

Figura 5.98. Exame transvaginal de rotina alguns dias após a inserção de DIU.
A: Corte longitudinal do útero. Observe o endométrio (E) com padrão secretor e o DIU (D) na metade inferior da cavidade uterina (baixo?).
B: Corte longitudinal oblíquo do útero. Observe o DIU na metade inferior da cavidade uterina. O plano oblíquo revela a haste longitudinal do DIU (rodado?). A dúvida é que o útero também parecia rodado em seu eixo longitudinal.
C: Imagem volumétrica 3D, com os três planos ortogonais do útero. Sem dúvida, existe rotação uterina, pois o plano coronal mostra o endométrio oblíquo e parcial.
D: Imagem volumétrica 3D, com o útero cortado em planos oblíquos e não nos três planos ortogonais. A técnica 3D permite rodar o volume e cortar em qualquer direção. Observe o plano coronal verdadeiro, indicando que o útero realmente tinha rotação em seu eixo longitudinal. O fundo uterino (F) está convexo normal, e o miométrio está arqueado sobre o endométrio (setas). Agora, o DIU está bem visível e normoposicionado, tocando o fundo do endométrio. A impressão final: útero arqueado com rotação em seu eixo longitudinal e DIU normoposicionado. Esse caso demonstra, claramente, a utilidade da ecografia tridimensional.

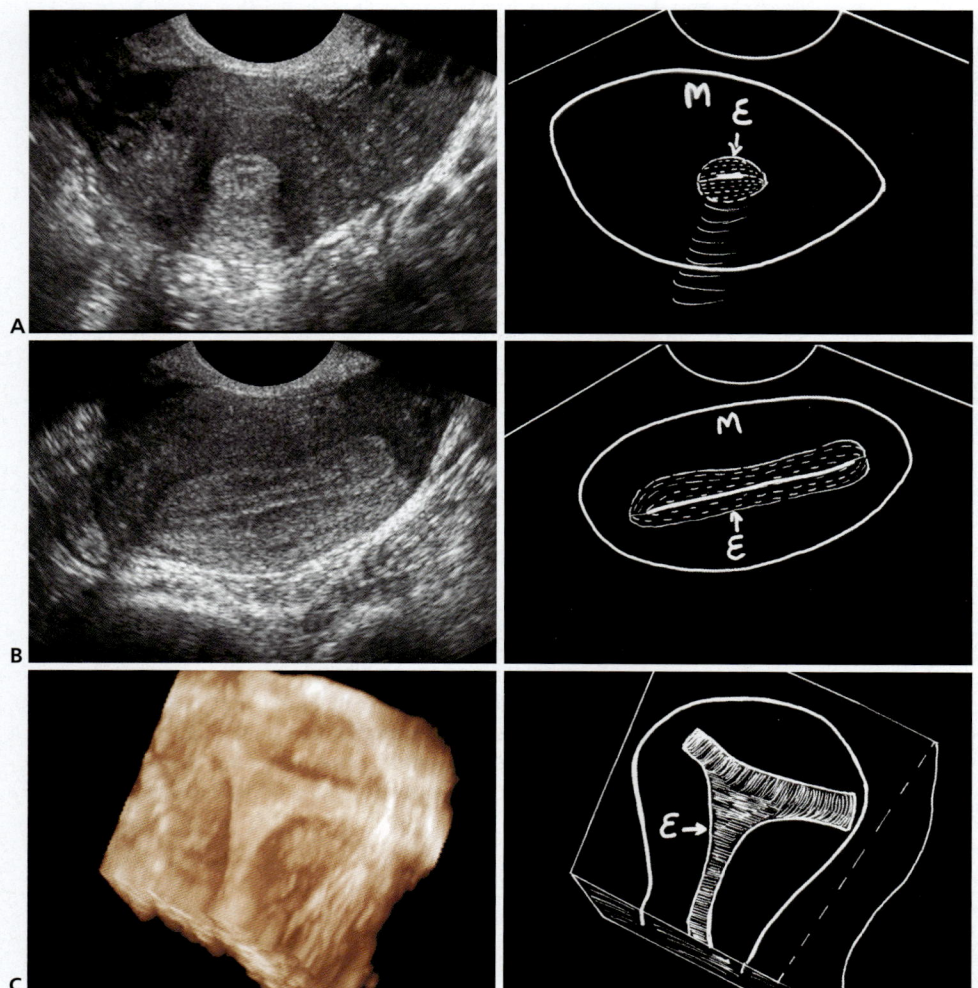

Figura 5.99. Exame transvaginal de rotina.
A: Corte transversal no terço médio do útero. Observe o miométrio (M) normal e o endométrio (E) normal para a fase do ciclo (periovulatório trilaminar), mas este tem área muito pequena e com formato esférico.
B: Corte transversal no terço superior do útero. Observe que o endométrio agora está muito alargado no sentido transversal.
C: Imagem volumétrica 3D do útero em plano coronal. Observe o endométrio com formato de "T" no plano coronal, padrão do "dietilestilbestrol". Esse tipo de endométrio pode estar relacionado com abortos espontâneos ou com partos prematuros.

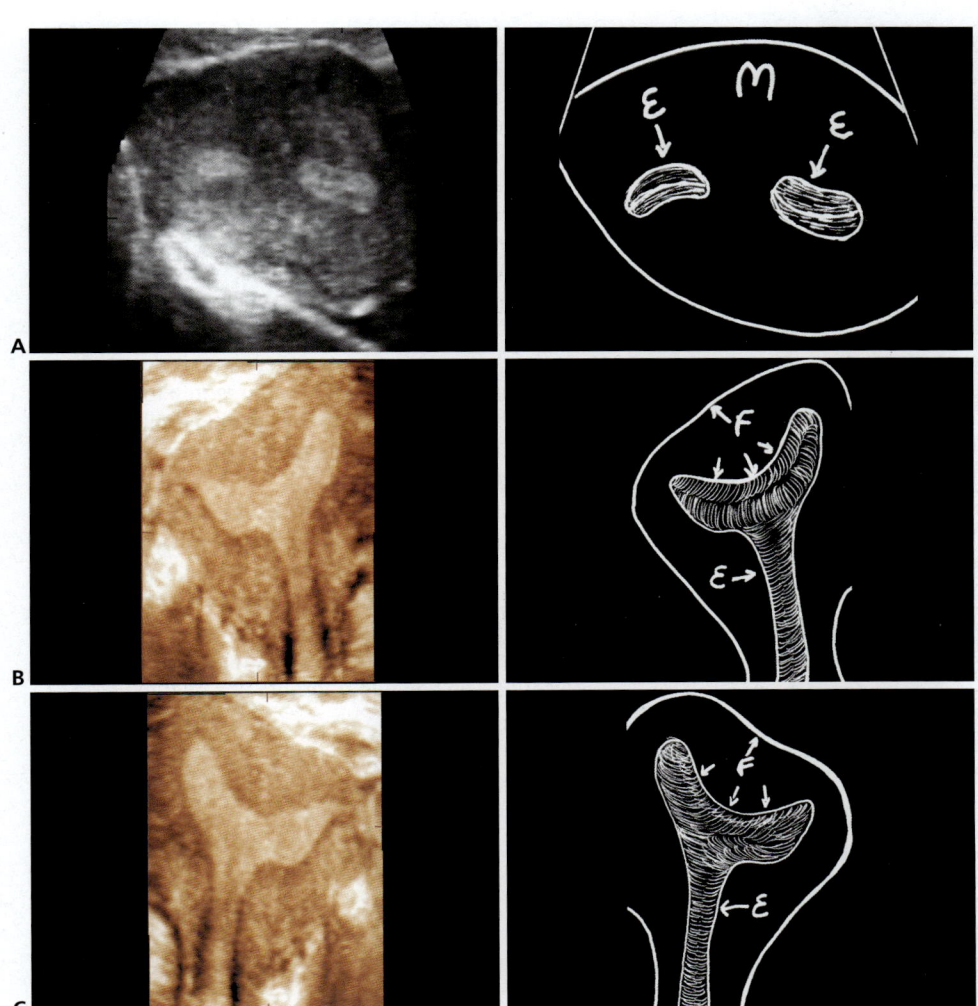

Figura 5.100. Exame transvaginal em paciente com antecedente de dois abortos espontâneos.
A: Corte transversal no terço superior do útero. Observe o miométrio único (M) e a duplicação endometrial (E). A hipótese inicial é de septo uterino parcial.
B e C: Imagens 3D em plano coronal do útero. O fundo uterino (F) é normal, e o miométrio está arqueando sobre o endométrio (setas). Observe que o endométrio é muito largo no fundo e muito estreito para baixo. O diagnóstico é de útero arqueado com endométrio em "T". Esse achado pode justificar os abortos espontâneos.

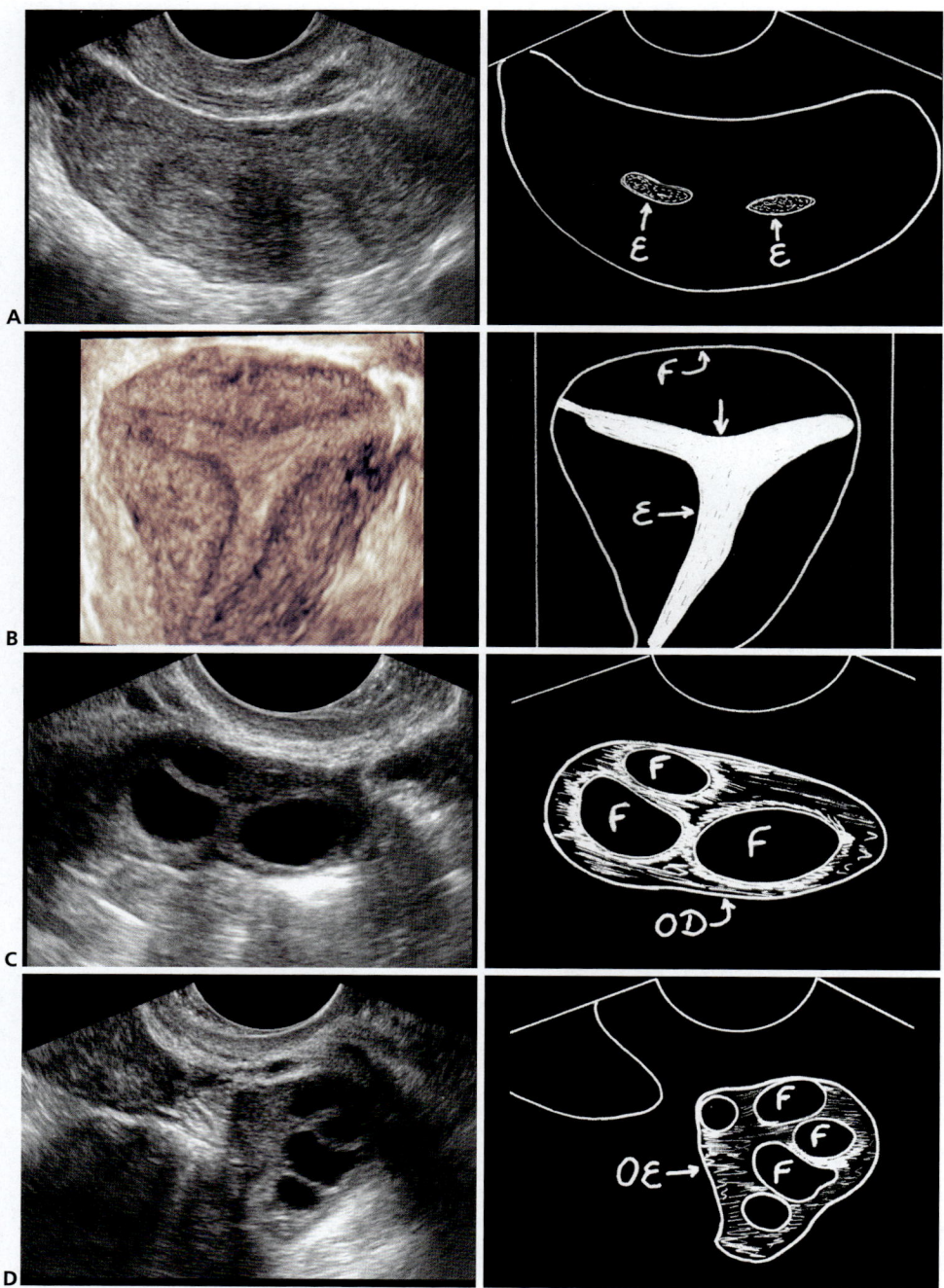

Figura 5.101. Exame transvaginal em paciente de 39 anos, com histórico de dois abortos espontâneos. Está no quinto dia do ciclo. Trouxe dois exames realizados em sua cidade:
- Ultrassonografia transvaginal: útero bicorne.
- Histerossalpingografia: útero septado.

A: Corte transversal no fundo do endométrio. Observe os dois endométrios finos graças à fase do ciclo (E).
B: Plano coronal obtido com a técnica 3D. O fundo uterino é convexo normal (F) e, o fundo endometrial (seta), levemente arqueado (explica os dois ecos endometriais). O endométrio apresenta formato típico em "T" (padrão do dietilestilbestrol). Os achados excluem as hipóteses de útero bicorne ou de septado.
C e D: Ovários direito (OD) e esquerdo (OE). Observe a presença de grandes folículos bilaterais (F), incompatíveis com o quinto dia do ciclo. A paciente não faz uso de qualquer medicação e nunca fez indução da ovulação, o que leva à conclusão de reserva folicular baixa nos ovários (esse tema será discutido no capítulo referente aos ovários).

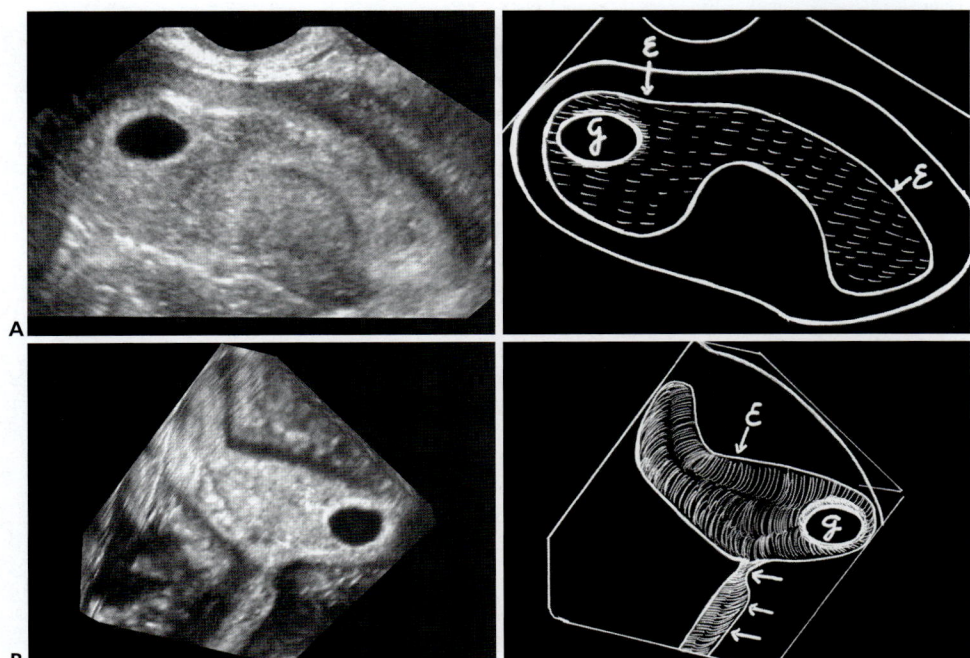

Figura 5.102. Exame transvaginal em paciente com gestação inicial e antecedente de aborto espontâneo.
A: Corte transversal no terço superior do útero. Observe o grande alargamento laterolateral do endométrio (E) e um pequeno saco gestacional (G) no lado direito.
B: Imagem volumétrica 3D do útero. Observe o endométrio em típico formato de "T". Os dois terços inferiores do endométrio (setas) estão bem delgados, notando-se grande estreitamento na transição do terço médio para o superior. O volume está oblíquo graças ao útero apresentar alguma rotação em seu eixo longitudinal. A gestação não evoluiu, terminando em aborto. Observe que o saco gestacional mudou de lado na imagem volumétrica! Atentem que o volume pode ser rodado à vontade para todas as direções e que também podemos obter imagem em espelho em relação ao 2D.

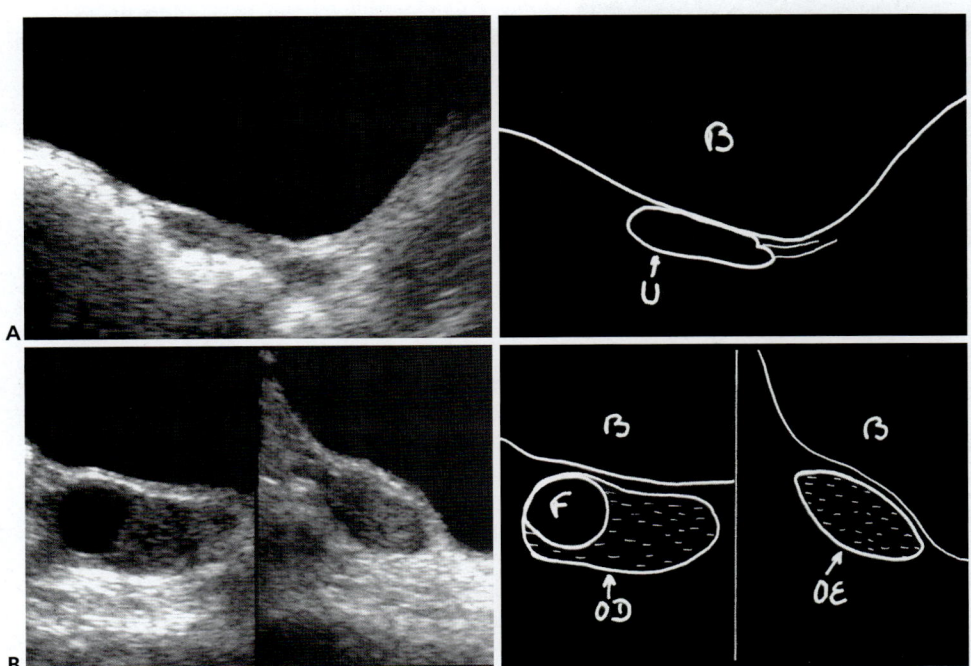

Figura 5.103. Paciente de 16 anos, com desenvolvimento normal dos caracteres sexuais desde os 12 anos. Apresenta amenorreia primária. Exame transabdominal.
A: Corte longitudinal. Observe o útero (U) muito pequeno (3,8 cm³), sem eco endometrial visível. B = bexiga.
B: O ovário direito (OD) e o ovário esquerdo (OE) estão normais, notando-se folículo maduro (F) à direita. Todas as dosagens hormonais estão normais. O diagnóstico é de útero rudimentar primário (variante da S. Mayer-Rockitansky).

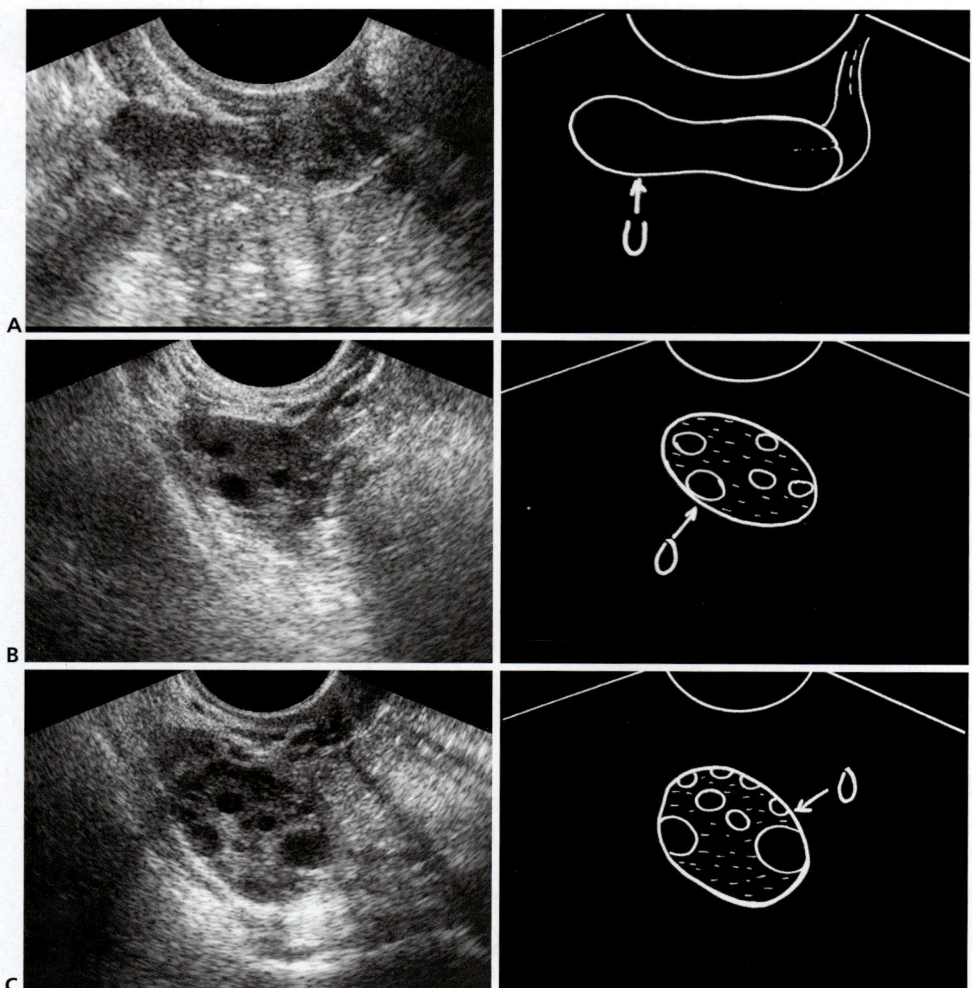

Figura 5.104. Paciente de 20 anos com desenvolvimento sexual normal. Apresenta amenorreia primária. Está casada e refere atividade sexual normal, sem dificuldades. Dosagens hormonais normais. Exame transvaginal.
A: Corte longitudinal. O útero (U) está diminuto, medindo 1,8 cm³ de volume; o corpo uterino é muito fino (0,8 cm de espessura) e não se identifica eco endometrial.
B e **C:** Os ovários (O) mostram características normais e apresentam alguns pequenos folículos retidos, mas sem padrão de ovários policísticos. O diagnóstico é de útero rudimentar primário (variante da S. Mayer-Rockitansky).

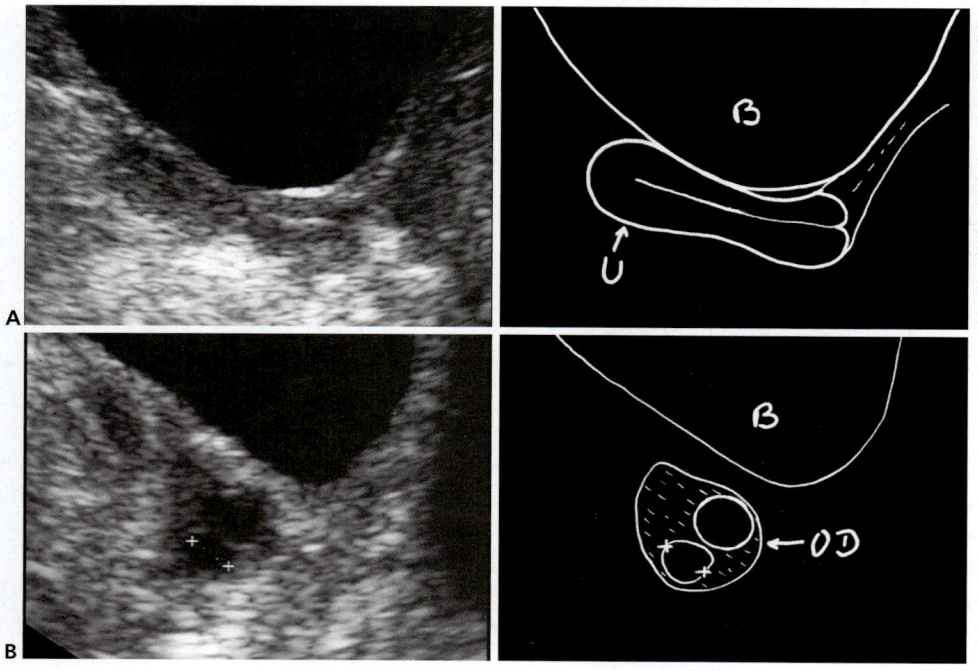

Figura 5.105. Paciente de 17 anos, com desenvolvimento sexual normal e ciclos hipomenorreicos. Exame transabdominal.
A: Corte longitudinal do útero (U), que é pequeno (11 cm³) e apresenta mucosa fina (final de menstruação). B = bexiga.
B: Ovários normais; na foto, o direito (OD), com folículos recrutados. As dosagens hormonais foram normais. O diagnóstico é de hipoplasia uterina primária.

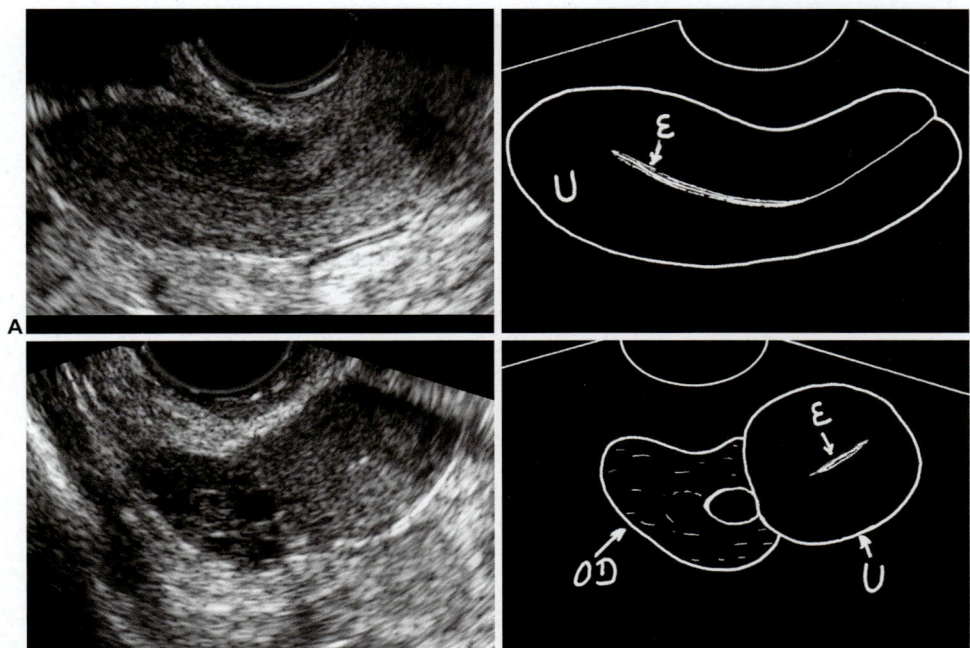

Figura 5.106. Exame transvaginal em paciente com desenvolvimento sexual normal e ciclos hipomenorreicos. Casada e com antecedente de aborto espontâneo.
A: Corte longitudinal. O útero (U) está pequeno, com volume de 21 cm³, e a relação colo/corpo é de 1 × 1,5 (N = 1 × 2 a 1 × 3). O endométrio (E) está fino.
B: Corte transversal. O ovário direito (OD) está junto ao útero, com características normais. Observe a desproporção entre o tamanho do ovário e o do útero (este está pequeno). A avaliação hormonal está normal. O diagnóstico é de hipoplasia uterina primária.

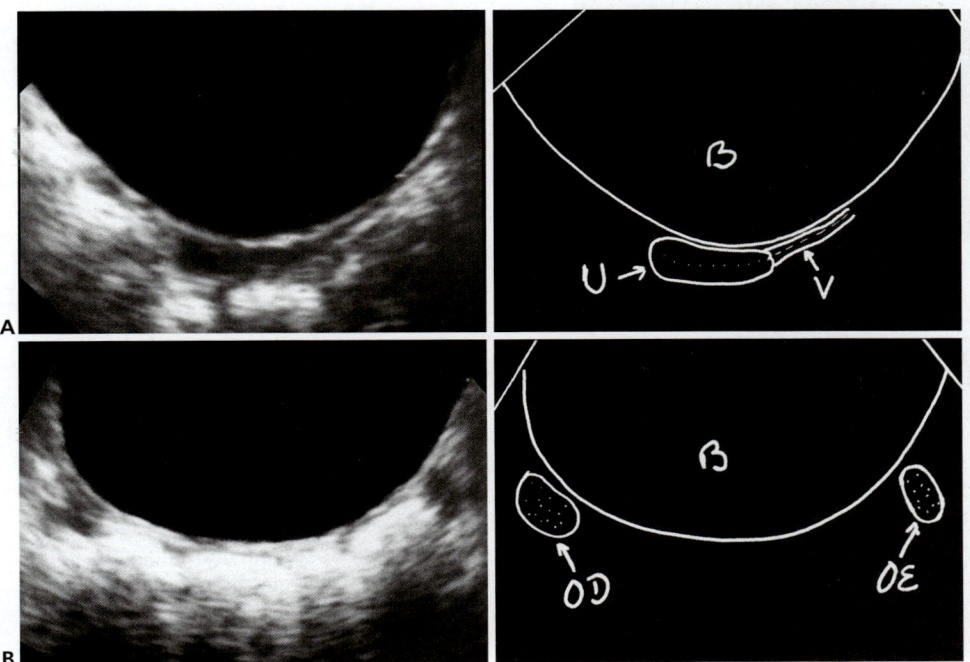

Figura 5.107. Paciente de 21 anos, com infantilismo sexual e amenorreia primária. Exame transabdominal.
A: Corte longitudinal. Observe a vagina (V) e o útero (U), com características infantis. A relação colo/corpo é infantil (2 × 1). B = bexiga.
B: Corte transversal. Os ovários (OD e OE) estão pequenos (menores do que 2 cm³), e não se identificam folículos recrutados. Os achados ecográficos indicam pelve feminina normal, com padrão infantil. A avaliação endocrinológica mostrou quadro de deficiência primária de gonadotrofinas.

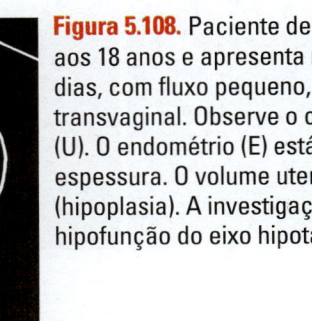

Figura 5.108. Paciente de 21 anos. Teve menarca aos 18 anos e apresenta menstruações a cada 90 dias, com fluxo pequeno, por apenas um dia. Exame transvaginal. Observe o corte longitudinal do útero (U). O endométrio (E) está fino, com 3 mm de espessura. O volume uterino é de 19 cm³ (hipoplasia). A investigação endocrinológica revelou hipofunção do eixo hipotálamo-hipófise-gonadal.

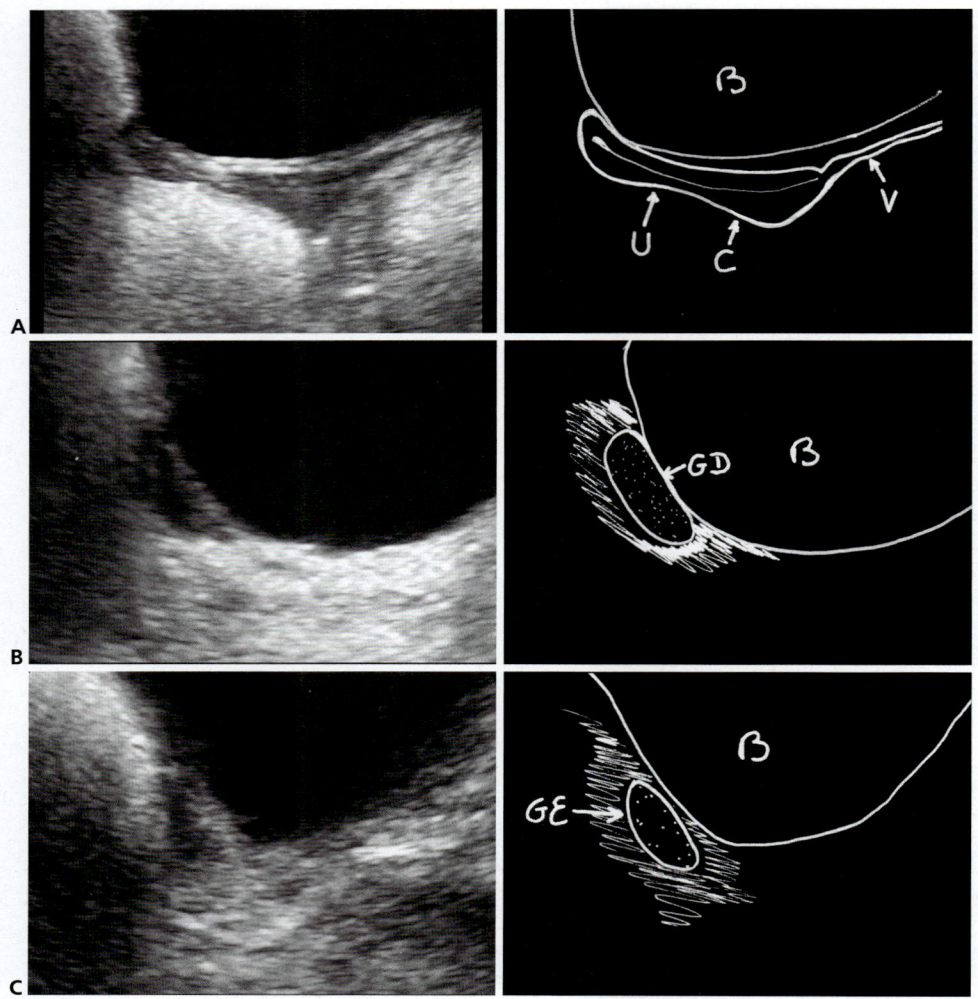

Figura 5.109. Paciente de 12 anos, com S. Turner, diagnosticada após o nascimento. Está utilizando hormônio do crescimento e tem estatura normal. Apresenta infantilismo sexual, pois ainda não iniciou tratamento específico para induzir o desenvolvimento e iniciar os ciclos menstruais. Exame transabdominal.
A: Corte longitudinal. Observe o útero infantil (U) com o colo (C) mais longo e mais calibroso do que o corpo uterino. A vagina (V) está normal para a infância (fina e suave). B = bexiga.
B e C: Gônadas direita (GD) e esquerda (GE), com grande ampliação, pois são minúsculas (menores do que 0,5 cm³). Nos casos de disgenesia gonadal, as gônadas têm formato alongado, em fita, e são minúsculas, pois apresentam apenas tecido amorfo, sem folículos. Existem exceções, onde as gônadas podem apresentar pequena reserva folicular, e as pacientes apresentam algum desenvolvimento sexual.

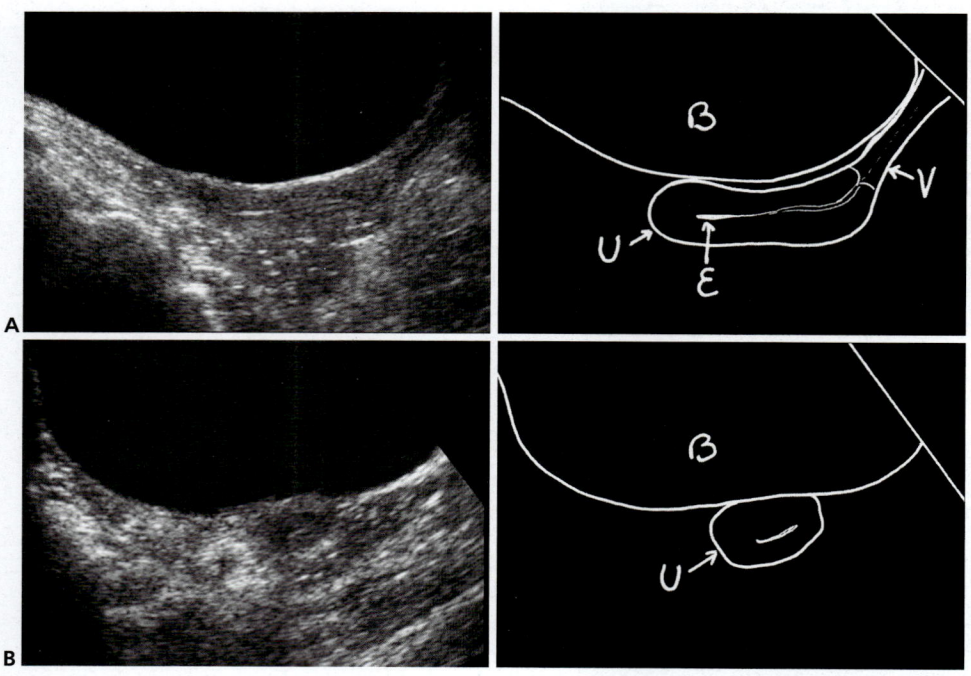

Figura 5.110. Paciente de 18 anos, com baixa estatura, infantilismo sexual e amenorreia primária. Exame transabdominal.
A: Corte longitudinal. Observe o útero pequeno (U), com padrão infantil (volume de 8 cm³ e relação colo/corpo de 2 × 1). O endométrio (E) está fino, sem sinais de desenvolvimento. V = vagina; B = bexiga.
B: Corte transversal. Observe o útero no meio, e não identificamos os ovários. Realizado cariótipo com resultado 45X (S. Turner).

Capítulo 5 ■ AS ANOMALIAS UTERINAS CONGÊNITAS | 305

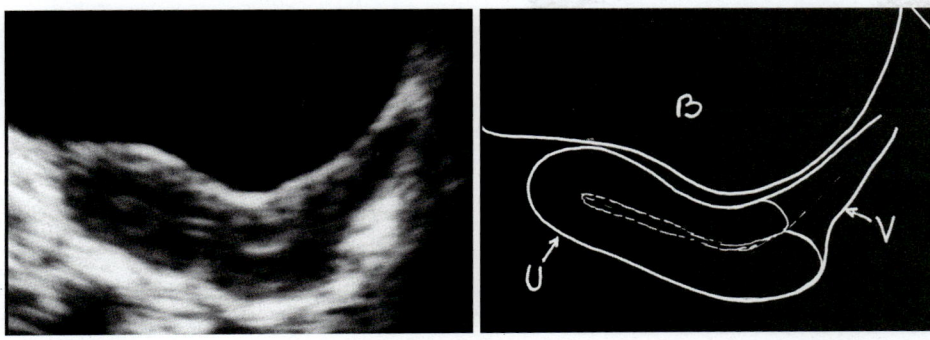

Figura 5.111. Paciente portadora de Síndrome de Turner. Está utilizando ciclo substitutivo. Refere ciclos regulares com fluxo pequeno. Exame transabdominal. O útero (U) apresenta volume de 21 cm³ e relação colo/corpo de 1 × 1,5 (hipoplástico). V = vagina; B = bexiga.

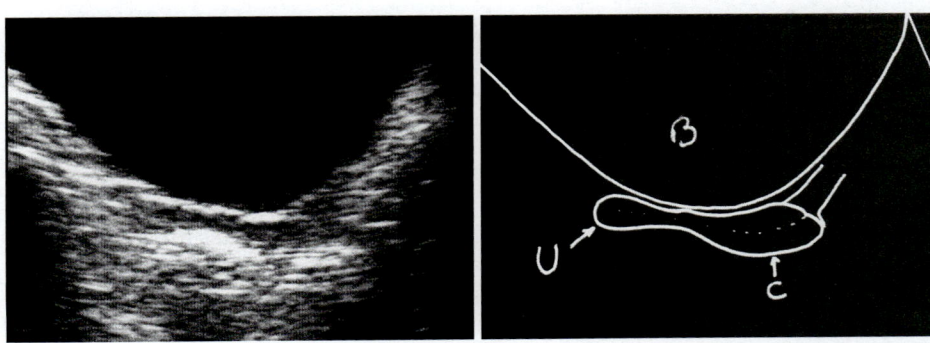

Figura 5.112. Paciente de 17 anos, com infantilismo sexual e amenorreia primária. Exame transabdominal. Observe o útero infantil (U), com volume de 2,8 cm³ e relação colo/corpo de 2 × 1. C = colo uterino; B = bexiga. Os exames laboratoriais mostraram aumento das gonadotrofinas e diminuição dos hormônios ovarianos (ausência de função ovariana). Realizado cariótipo, que resultou 46XX (feminino normal). Realizada laparoscopia, com achado de gônadas em fita. O diagnóstico final foi de disgenesia gonadal pura XX.

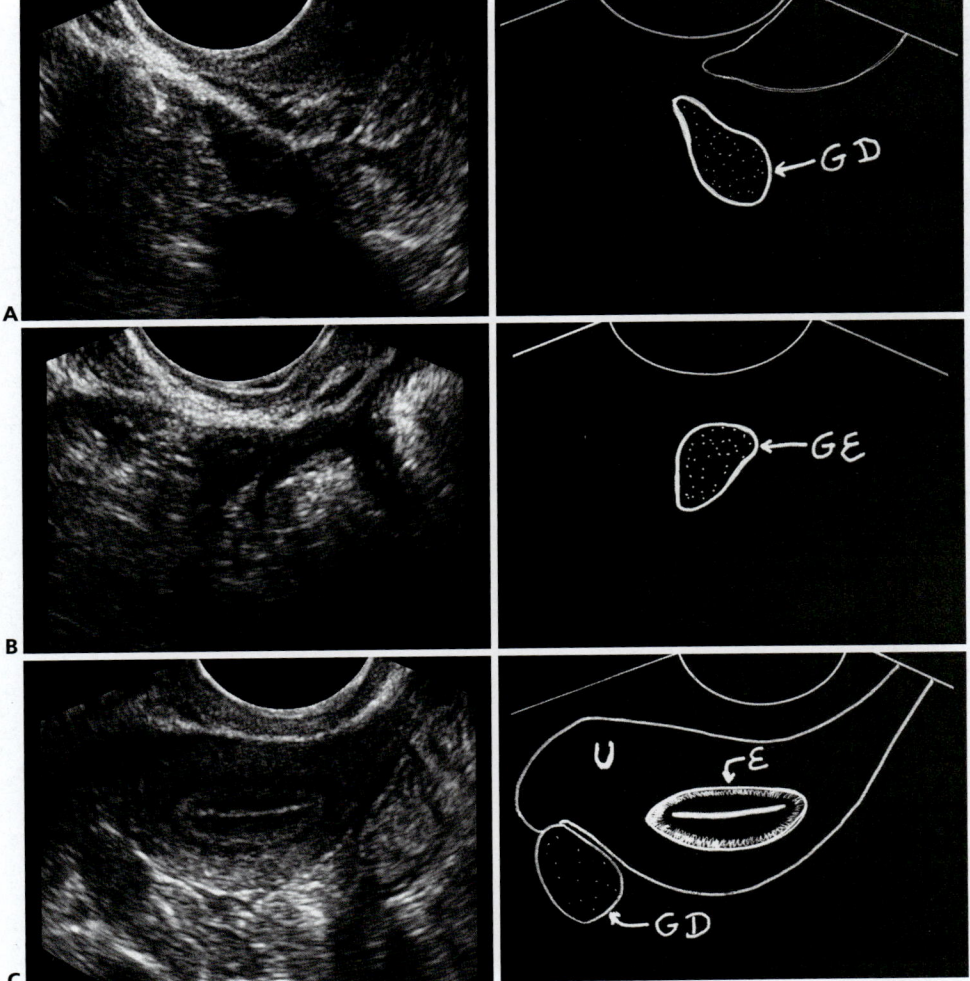

Figura 5.113. Exame transvaginal em paciente de 23 anos. Teve amenorreia primária, com infantilismo sexual. Na investigação, foi diagnosticada disgenesia gonadal pura 46XX. Obteve desenvolvimento sexual com ciclos substitutivos. Tem vida sexual ativa.
A e **B:** Gônada direita (GD) e gônada esquerda (GE), pequenas e amorfas.
C: Corte transversal. Observe o útero normal (U), com endométrio trilaminar (E).

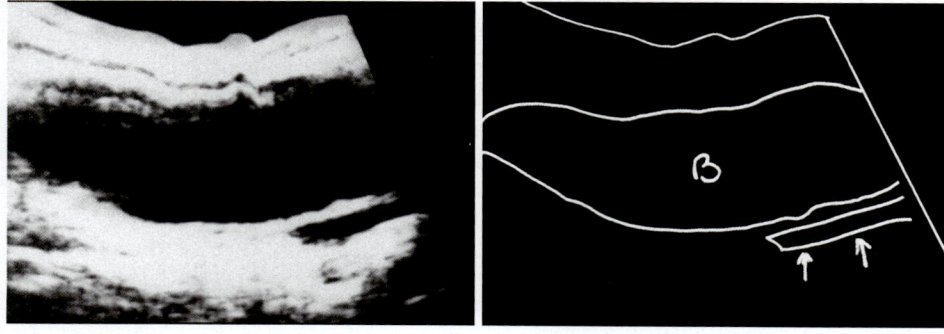

Figura 5.114. Criança de oito meses com genitália ambígua. O padrão anatômico é de hipospádias perineoescrotal pseudovaginal. Exame histórico realizado nos anos 1970, com equipamento modo B estático, transabdominal, com transdutor monocristal de 7 MHz. Corte longitudinal. Observe a bexiga (B) e imagem tubular (setas), com 2,5 cm de comprimento (vagina ectodérmica?). No exame físico, abaixo da uretra, foi identificado orifício, que foi cateterizado e mediu 2,8 cm de comprimento. O cariótipo revelou 46XY normal. O diagnóstico final foi de sexo masculino com hipospádia grave e vagina ectodérmica residual.

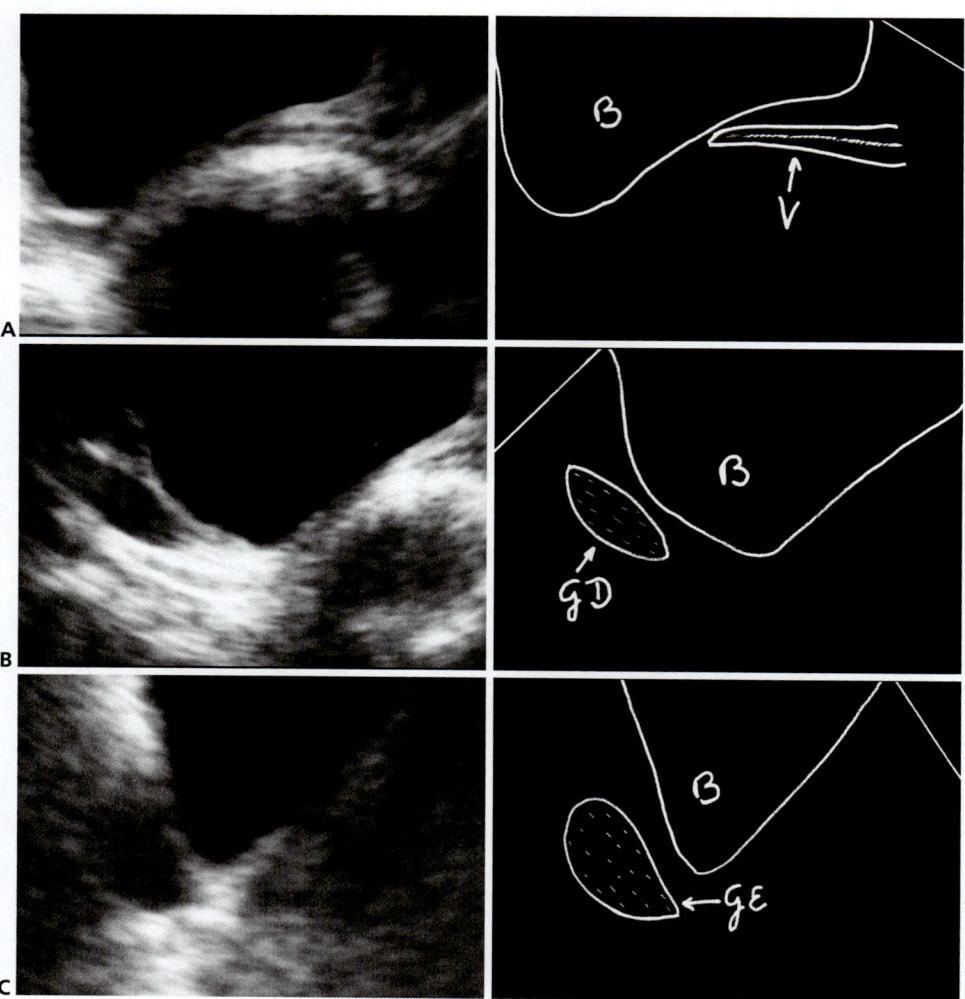

Figura 5.115. Paciente com desenvolvimento sexual secundário feminino e amenorreia primária. Exame transabdominal.
A: Corte longitudinal. Observe a vagina curta (V), terminando em fundo cego. Não identificamos o útero. A primeira impressão é de S. Mayer-Rockitansky. B = bexiga.
B e C: Observem as duas gônadas (GD e GE) em topografia ovariana habitual, mas não se identifica recrutamento folicular. Em vista do achado foi solicitada avaliação endocrinológica, resultando em esteroides femininos baixos e masculinos elevados. Foi solicitado cariótipo que resultou em 46XY. A biópsia de ambas as gônadas revelou testículos sem sinais de tecidos ovarianos. O diagnóstico final foi de Síndrome da Feminização Testicular, sem sinais de virilização. Nesse caso, foi fundamental a observação ecográfica de ausência de recrutamento folicular, o que evitou o diagnóstico errado de S. Mayer-Rockitansky.

Capítulo 5 ■ AS ANOMALIAS UTERINAS CONGÊNITAS | **307**

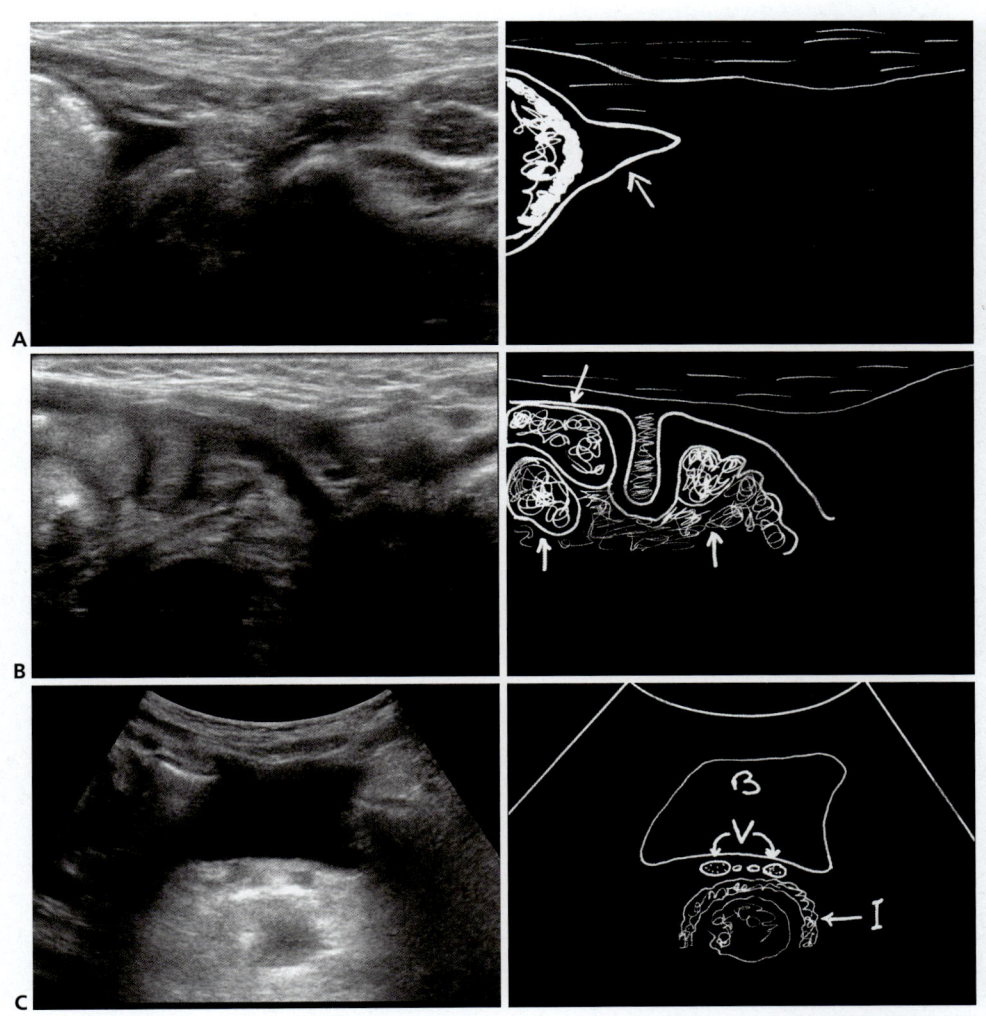

Figura 5.116. Lactente de seis meses. Ao exame clínico, a genitália externa tem padrão masculino, mas não foram identificados os testículos (criptorquia bilateral), e o pênis é minúsculo (micropênis). Realizado cariótipo: 46XY.
A e B: Regiões inguinais D e E, examinadas com transdutor linear. Não identificamos os testículos e nota-se hérnia bilateral, com alça intestinal insinuando no anel inguinal interno à direita (seta) e dentro do canal inguinal esquerdo (setas).
C: Corte transversal transabdominal. Não identificamos os testículos, e a pelve tem padrão masculino. B = bexiga; I = intestino; V = vesículas seminais.

! É quase impossível identificar testículo intra-abdominal com ecografia. O método mais indicado é a videolaparoscopia para procurá-lo no retroperitônio, por transiluminação.

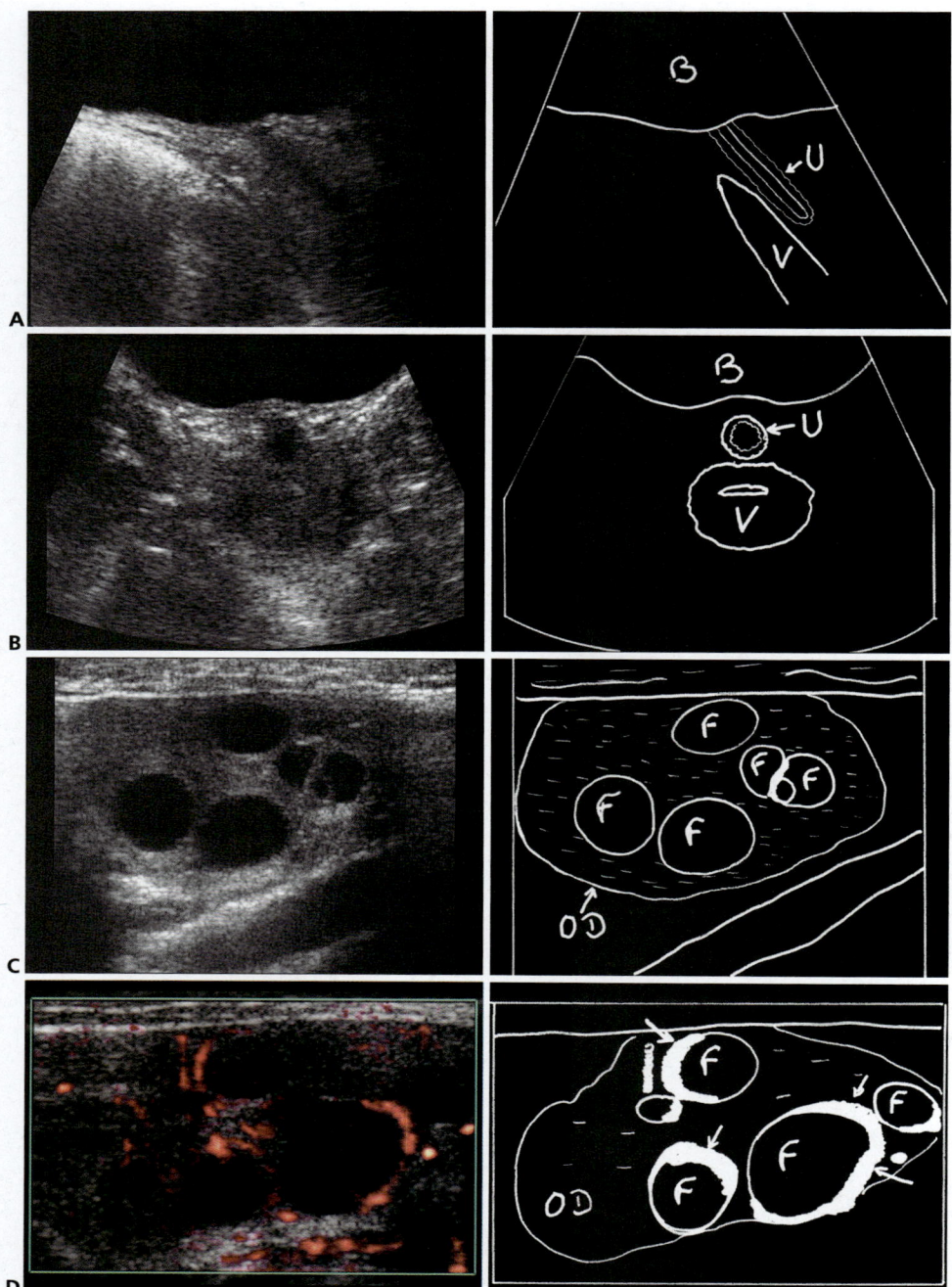

Figura 5.117. Paciente de 15 anos, com desenvolvimento sexual secundário normal desde os 12 anos. Refere que ainda não menstruou (amenorreia primária) e apresenta nódulo inguinal bilateral, com aumento cíclico de tamanho. Exames pélvicos transabdominal e inguinal, com transdutor linear.
A: Corte longitudinal. Observe a vagina curta (V). Não identificamos o útero ou gônadas na pelve. B = bexiga; U = uretra.
B: Corte transversal sobre a uretra. Observe a bexiga, a uretra e a vagina.
C e D: Canal inguinal direito. Observe o ovário direito (OD), com vários folículos (F) e o mapa vascular com Doppler de amplitudes, mostrando vasos nas paredes foliculares (setas), o que indica folículos em crescimento.

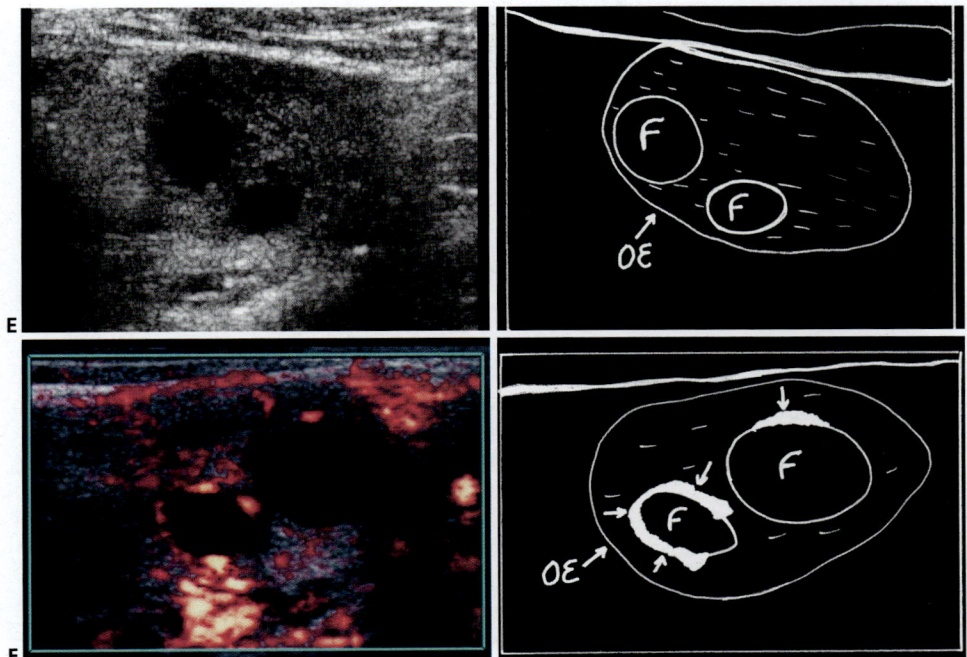

Figura 5.117. *(Continuação)*
E e **F**: Canal inguinal esquerdo. Observe o ovário esquerdo (OE), com vários folículos e o mapa vascular com Doppler de amplitudes, mostrando vasos nas paredes foliculares, o que indica folículos em crescimento.

> ❗ Este caso é muito interessante, pois hérnia ovariana inguinal é raríssima, ainda mais quando bilateral. Necessita de investigação ampla, em razão de risco de hermafroditismo. Cariótipo: 46XX. Dosagens hormonais: padrão feminino normal, sem alteração dos androgênios. Foi proposto ato cirúrgico para correção da hérnia e exame direto dos ovários para exclusão de eventual *ovotestis*. A conclusão final foi de S. Mayer-Rokitansky, com hérnia ovariana inguinal bilateral (raríssimo). Imagine as ovulações no canal inguinal e, mesmo, a possibilidade de cisto luteínico hemorrágico na virilha (roto no canal inguinal, então, seria um desastre).

310 | Capítulo 5 ■ AS ANOMALIAS UTERINAS CONGÊNITAS

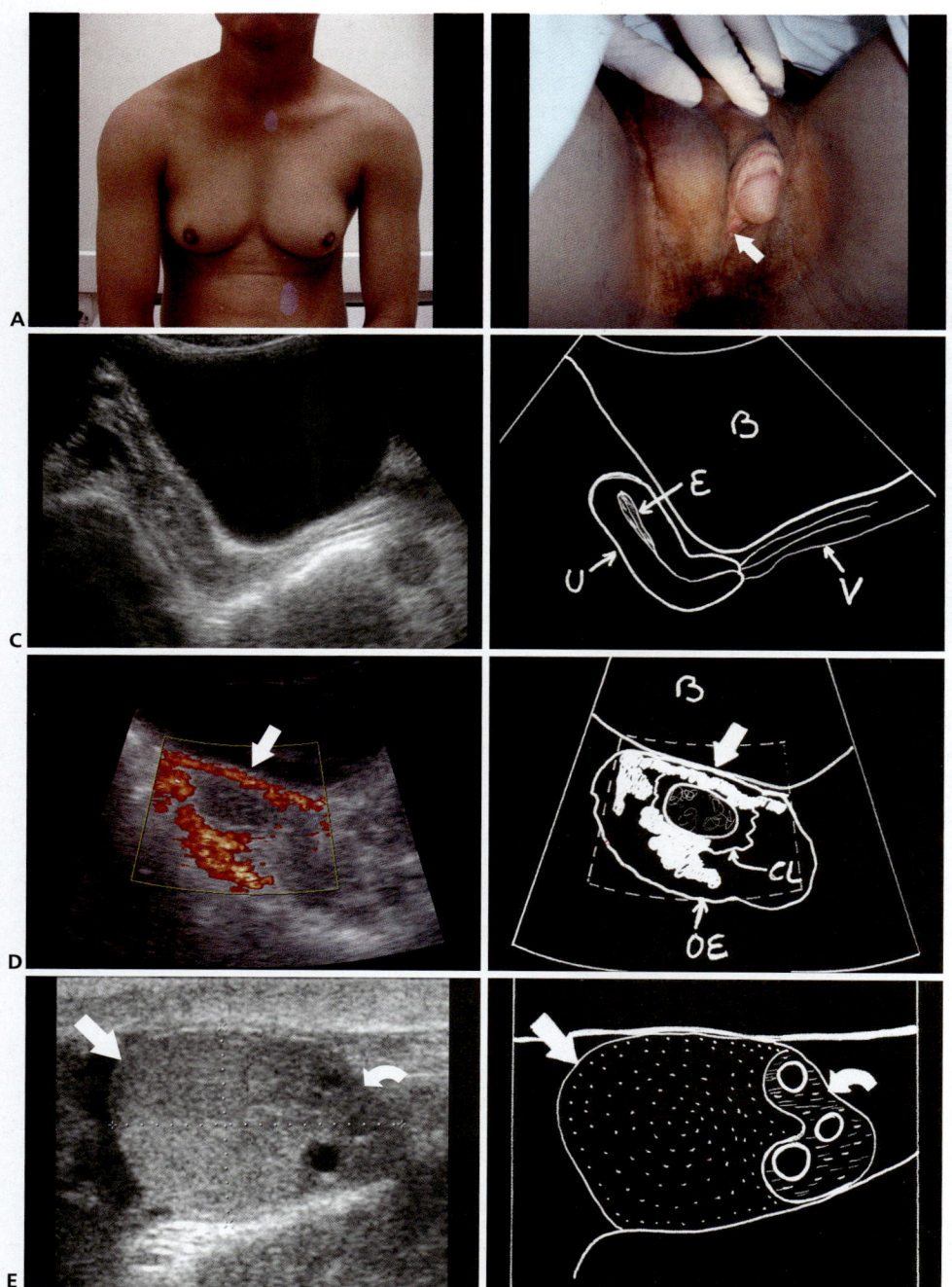

Figura 5.118. Avaliação de paciente com 21 anos, portador de genitália externa ambígua. Registrado, ao nascimento, como homem. Durante a puberdade, ocorreu desenvolvimento mamário com padrão feminino e de falo com padrão masculino. Posteriormente, começou a apresentar menstruações cíclicas. Ao exame clínico:
- Mamas com padrão feminino.
- Genitália externa: falo com padrão masculino, notando-se glande, prepúcio e hipospádia perineoescrotal. Logo abaixo do meato uretral, na linha média, apresenta orifício correspondente à abertura vaginal.
- Escroto com gônada à direita e vazio à esquerda.

A: Fotografia das mamas.
B: Fotografia da genitália externa. Note o pênis, o escroto fendido pela hipospádia, a gônada na bolsa testicular direita, a bolsa esquerda vazia e a abertura vaginal (seta).
C: Ecografia transabdominal, corte sagital. Observe o útero (U), o endométrio (E) e a vagina (V). B = bexiga.
D: Corte parassagital esquerdo com mapa vascular ao Doppler de amplitudes. Observe o ovário esquerdo (OE) e o corpo lúteo (CL), com anel vascular periférico típico (seta).
E: Bolsa testicular direita avaliada com transdutor linear. Observe a gônada com padrão misto: parte do parênquima, com ecotextura sugestiva de testículo (seta reta), e outra parte, com padrão de parênquima ovariano com folículos (seta curva).

! Foi submetido à gonadectomia bilateral, com anatomopatológico revelando: *ovotestis* à direita e ovário à esquerda. O cariótipo revelou 46XX, sem alterações no bandeamento G. O diagnóstico final: hermafrodita verdadeiro. Cortesia: Dr. Cláudio Rodrigues Pires (*Ultrasound Obstet Gynecol* 2005;26:86-88 – © 2005 ISUOG, published by John Wiley & Sons, Ltda).

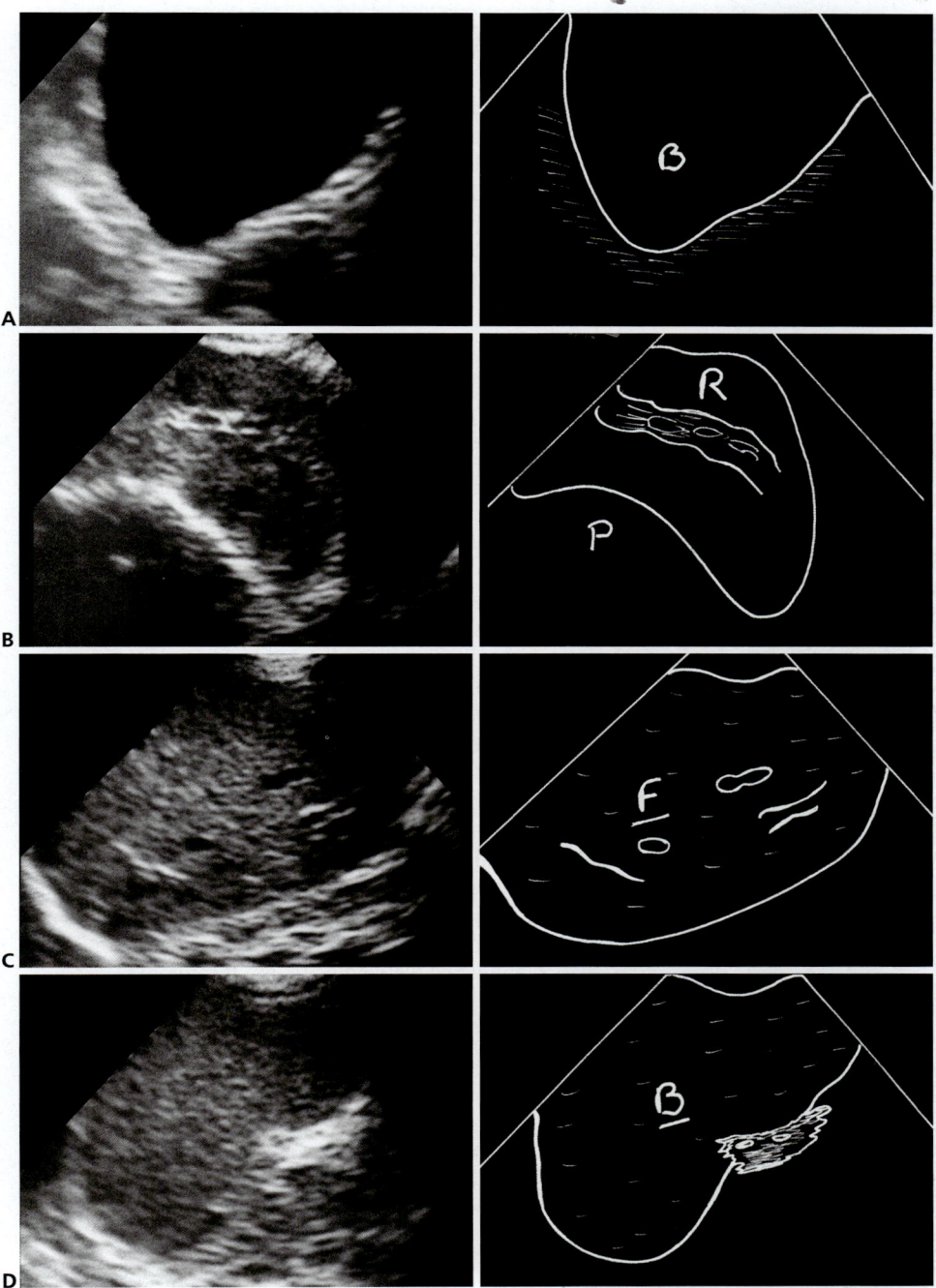

Figura 5.119. Exame transabdominal em paciente com desenvolvimento sexual feminino normal e amenorreia primária. Os exames laboratoriais revelaram hormônios femininos normais.
A: Corte longitudinal. Observe a bexiga (B) e a ausência da vagina e do útero, caracterizando a S. Mayer-Rockitansky.
B: Observe o rim vicariante (R), com 14,5 cm de comprimento, localizado na linha média da pelve, sobre o promontório (P).
C: Corte longitudinal, mostrando o fígado (F) e a loja renal direita vazia.
D: Corte longitudinal, mostrando o baço (B) e a loja renal esquerda vazia. O diagnóstico final foi de Síndrome de Mayer-Rockitansky, com rim pélvico único vicariante, com localização incomum na linha média.

> Já comentamos que o rim pélvico pode ser confundido com tumor e também pode provocar erros de conduta. No caso do rim pélvico único, o diagnóstico errado pode terminar em tragédia. Já tivemos caso de adolescente com diagnóstico ecográfico, em outra cidade, de tumor pélvico sólido, e o cirurgião removeu rim pélvico único. Posteriormente, examinamos a paciente na unidade de hemodiálise, pois o rim não pode ser recuperado para reimplante. O caso foi um "prato cheio" para o advogado da família. Lembre-se: em todas as pacientes com tumor pélvico sólido, é obrigatório avaliar as lojas renais.

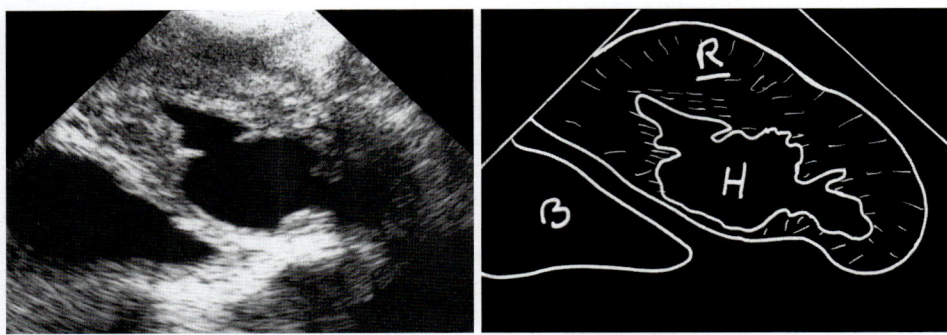

Figura 5.120. Exame transvaginal em paciente com rim pélvico. A bexiga (B) está "posterior" ao rim, graças à posição espacial do corte. O rim (R) apresenta dilatação pielocalicinal leve (H = hidronefrose leve), em razão do refluxo vesicoureteral. Novamente estamos diante de uma confusão em potencial. Esse rim pode ser confundido com tumor ovariano misto e induzir conduta cirúrgica trágica.

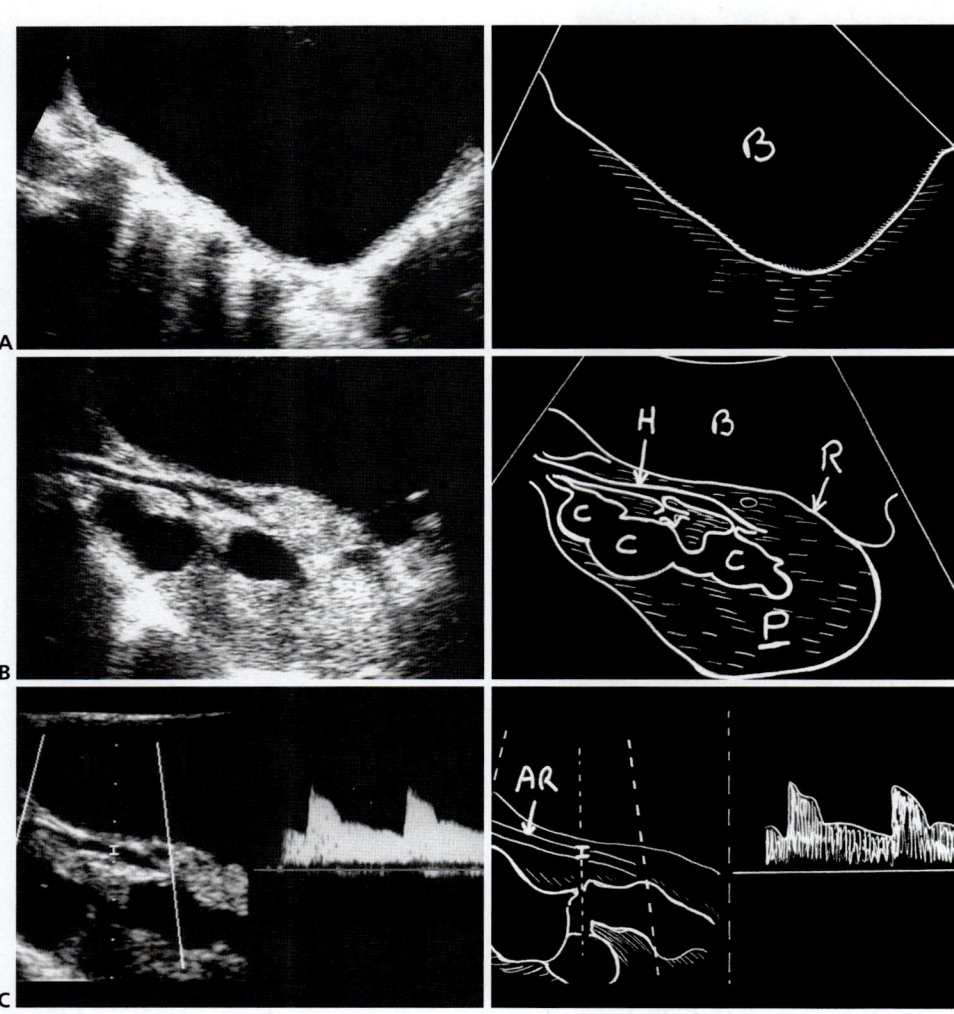

Figura 5.121. Paciente com diagnóstico prévio de S. Mayer-Rockitansky e rim direito pélvico. Apresenta crises repetidas de infecção urinária e dor pélvica à direita. Exame transabdominal.
A: Corte longitudinal. Observe a bexiga repleta (B). A vagina e o útero não estão presentes.
B: Corte longitudinal à direita. Observe o rim pélvico (R). Esse rim apresenta as seguintes alterações: dilatação de cálices (C), caracterizando hidronefrose, parênquima (P) hiperecogênico e grosseiro (processo inflamatório difuso crônico) e o hilo vascular (H) cavalgando o rim, indicando defeito de rotação.
C: O estudo Doppler espectral do vaso que cavalga o rim mostra fluxo da artéria renal (AR). Os achados ecográficos indicam prognóstico reservado para a manutenção da função renal. Além disso, um exame ecográfico apressado pode confundir esse rim com tumor ovariano e até chegar à ousadia de diagnóstico histológico (p. ex., teratoma).

Capítulo 5 ■ AS ANOMALIAS UTERINAS CONGÊNITAS | 313

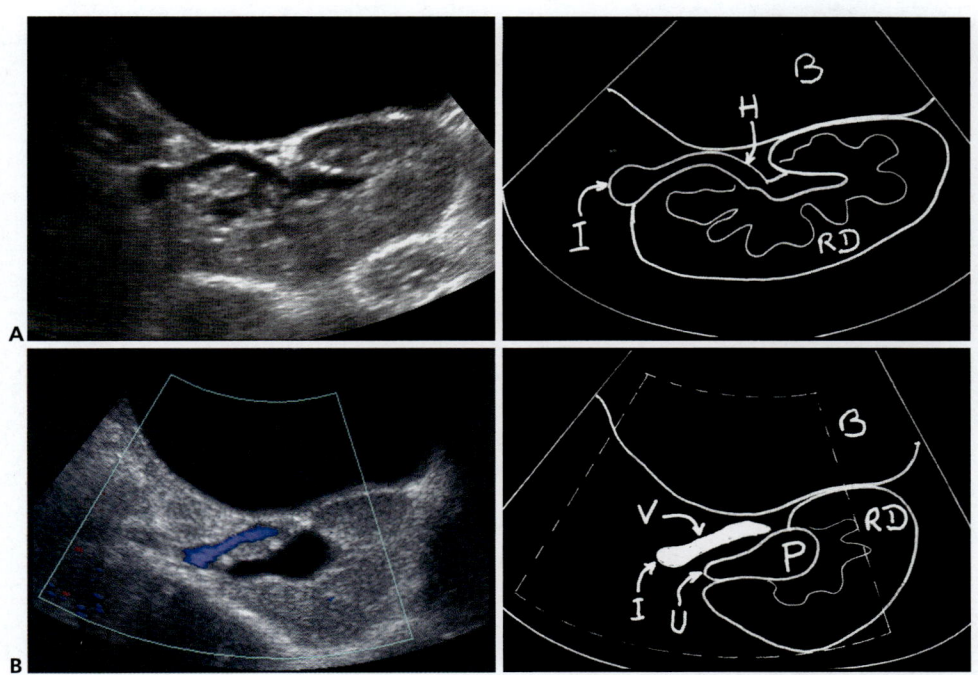

Figura 5.122. Exame rotineiro do aparelho urinário de paciente com infecção urinária recorrente. No abdome superior, somente foi identificado o rim esquerdo, com aspecto normal.
A: Corte longitudinal oblíquo na pelve direita. Observe o rim direito (RD) na pelve, com o hilo vascular (H) em posição ventral (rotação anterior). B = bexiga; I = veia ilíaca interna.
B: Mapa vascular com o Doppler colorido por frequências. Observe a veia renal em azul (V), cavalgando o rim e penetrando na veia ilíaca interna. Note o ureter dilatado (U), partindo de pelve ectasiada (P). Posteriormente, foi confirmado o refluxo vesicoureteral no rim ectópico.

> ❗ Para finalizar: não esqueça que o aparelho urinário existe e que ele também faz parte do corpo da mulher!

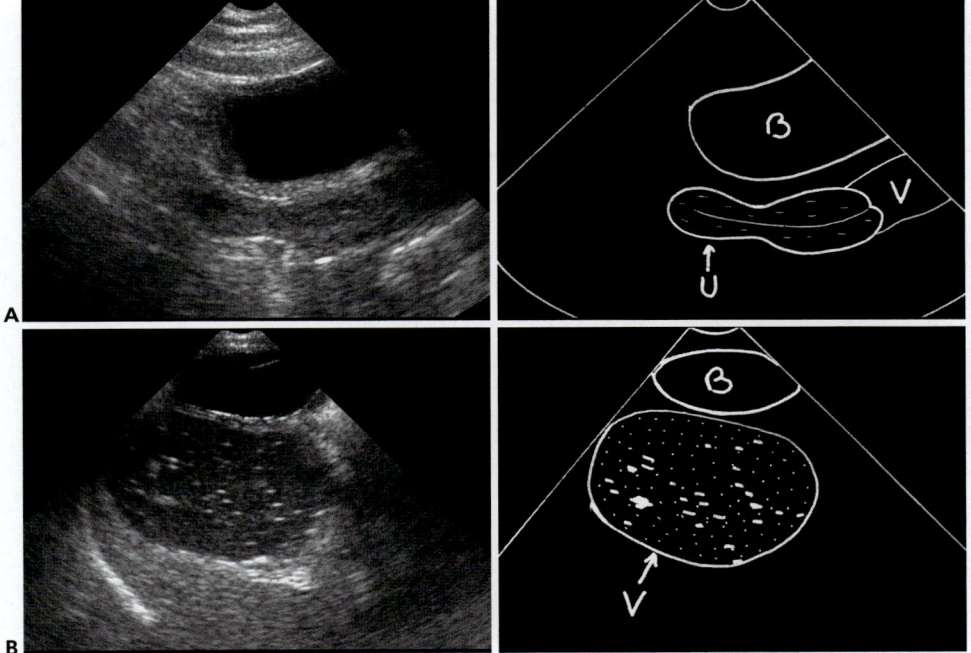

Figura 5.123. Exame transabdominal em lactente de quatro meses. Ao examinar a vulva, o pediatra fez a hipótese de hímen imperfurado, mas não se pode excluir S. Mayer-Rockitansky ou outra anomalia congênita da genitália interna.
A: Corte longitudinal. Observe o útero normal (U), com padrão infantil (colo mais grosso e mais longo do que o corpo) e conectado à vagina distendida por fluido (V), o que confirma simples hímen imperfurado. B = bexiga.
B: Corte transversal no terço médio da vagina. Observe a grande dilação pelo fluido acumulado, graças ao hímen imperfurado. Os grumos dentro do fluido vaginal correspondem ao muco crônico, contendo partículas decorrentes da descamação celular das mucosas genitais internas.

CAPÍTULO 6

O Endométrio: Parte 1

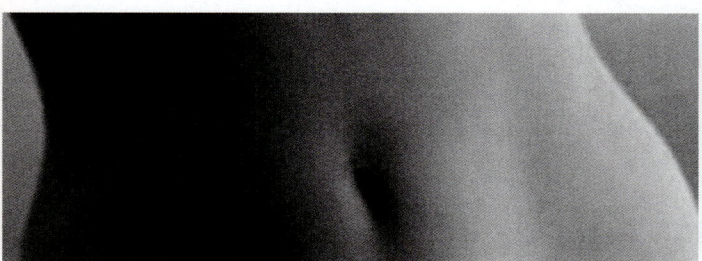 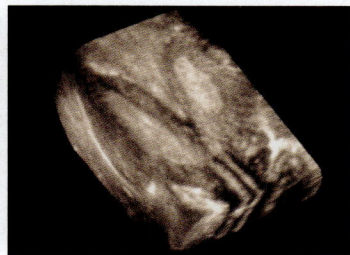 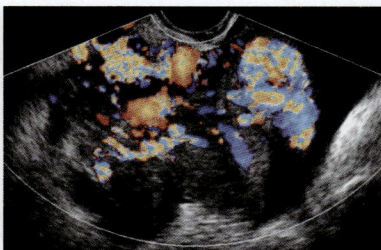

O endométrio é a membrana mucosa que reveste o interior da cavidade uterina, e que, durante o ciclo menstrual, sofre a ação dos hormônios ovarianos. Sua espessura e ecogenicidade variam de acordo com a fase do ciclo.

Como já foi citado anteriormente, o endométrio recebe irrigação de duas artérias:

- As **espirais**, que sofrem ação hormonal e irrigam as glândulas e o estroma.
- As **retas ou basais**, que não sofrem ação hormonal e são responsáveis pela irrigação do terço mais profundo do endométrio.

Ao estudo histológico, o endométrio possui três camadas distintas:

- *Profunda ou basal:* não responde à ação dos hormônios ovarianos e está situada junto ao miométrio. Possui 1 mm de espessura e responde pelo desenvolvimento estromal e glandular do endométrio, após cada menstruação, pois não é eliminada.
- *Média ou esponjosa (camada funcional):* responde intensamente à ação hormonal e ocupa a maior parte da espessura do endométrio.
- *Superficial ou compacta:* essa camada inclui, também, a mucosa do colo uterino, não apresenta as mesmas variações cíclicas, como a camada esponjosa, mas sofre descamação juntamente com esta, durante a fase menstrual.

Dois tipos de hormônios atuam basicamente no endométrio: os estrogênios e a progesterona, os quais respondem pelas modificações cíclicas dele.

O endométrio funciona diretamente ligado à atividade ovariana. Embora utilizemos por base um ciclo padrão de 28 dias, devemos individualizar cada caso, pois é importante saber as diferenças pessoais para poder interpretar o endométrio e "datá-lo" corretamente.

Se considerarmos um ciclo padrão de 28 dias, em mulheres com função ovariana adequada, a fase progestacional (secretora) dura 14 dias ± 1 dia, seguida de ± 3 dias de menstruação, e ± 11 dias da fase proliferativa. Quando há variação da duração do ciclo, essa se faz principalmente na fase proliferativa, pois a fase secretora é quase sempre constante.

O endométrio é avaliado quanto à sua espessura e ao seu aspecto (ecotextura), sempre em relação à fase do ciclo, pois sofre modificações contínuas quanto a sua morfologia e função, em virtude da ação hormonal. Essas modificações são perfeitamente identificadas ao exame ecográfico.

O estudo ecográfico do endométrio é sempre feito em comparação ao miométrio, podendo ser classificado em 10 fases, incluindo a recém-nascida, a infância, a puberdade, a adolescência, a adulta em idade reprodutiva e a adulta na pós-menopausa.

RECÉM-NASCIDA

Ainda por ação hormonal materna residual, a recém-nascida pode apresentar uma proliferação endometrial, seguida de sangramento vaginal, pela diminuição rápida da ação do hormônio materno. Esse achado é transitório, devendo normalizar-se em aproximadamente duas semanas.

INFÂNCIA

O eco endometrial é fino, e é visto ao ultrassom com muita dificuldade. Qualquer sangramento ou espessamento endometrial, nessa fase, é considerado anormal.

PUBERDADE

Período que vai entre a infância e a adolescência, essa fase ocorre por volta dos 14 anos, com variação entre 10 a 18 anos, dependendo da raça, do clima, dos hábitos e da condição de saúde do indivíduo. Graças a isso, não é possível estabelecer um padrão de achado ecográfico nessa fase. Portanto, qualquer alteração deve ser associada à história clínica e aos caracteres sexuais secundários, como o aparecimento das mamas (**telarca**) e dos pelos pubianos (**pubarca**). Esses surgem aproximadamente 6 meses antes da primeira menstruação (**menarca**). Apesar de controverso, o final da puberdade pode ser considerado em torno de um a dois anos após a menarca.

ADOLESCÊNCIA

É o período entre o final da puberdade e o completo desenvolvimento físico, isto é, a maturidade, embora o fim da maturidade fisiológica termine por volta dos 20 aos 25 anos.

É fixada sua transição ultrassonográfica quando a menina tem a menarca e apresenta ciclos menstruais por um a dois anos. A partir daí, consideramos toda avaliação uterina, endometrial e ovariana, quanto ao aspecto e à biometria, com critérios de adulta.

ADULTA NO PERÍODO REPRODUTIVO

Na vida adulta (período reprodutivo), o estudo ecográfico do endométrio, durante o ciclo menstrual, pode ser classificado em 4 tipos:

Fase menstrual (tipo 1)

As glândulas são fragmentadas e colabadas, e a mucosa apresenta uma desorganização da arquitetura. Descamam-se as camadas esponjosas e compactas, e acredita-se que esse processo se dá pela queda brusca dos hormônios, em razão da involução do corpo lúteo.

É visto ao ultrassom como uma linha ecogênica fina e irregular, medindo de 1 a 5 mm de espessura.

Fase proliferativa precoce (tipo 2)

Cerca de 4 dias após o início da menstruação, começa a regeneração endometrial, a partir da camada basal e das regiões ístmica e cornual. Nessa fase, o endométrio cresce rapidamente, em resposta aos estrogênios circulantes.

Ao ultrassom, a camada funcional do endométrio encontra-se hipoecogênica, isto é, de menor ecogenicidade que o miométrio, pois as glândulas são pequenas, com pouco conteúdo de muco, e não produzem ecos. As camadas basal e superficial apresentam-se como linhas ecogênicas. É o início do chamado **endométrio trilaminar**. No início da fase proliferativa, a espessura varia de 4 a 7 mm e, ao final, de 6 a 13 mm.

Fase proliferativa periovulatória (tipo 3)

Nessa fase, chamada de proliferativa tardia ou periovulatória, aumenta o edema estromal, e a camada funcional é vista ao ultrassom com aparência isoecogênica, isto é, com ecogenicidade semelhante ao miométrio, pois as glândulas já apresentam tamanho e conteúdo de muco suficientes para produzirem moderada quantidade de ecos, bem como de reforço acústico posterior.

A camada basal mantém-se como uma linha fortemente ecogênica, assim como a linha central, produto da interface entre as duas capas endometriais (camadas superficiais). Esse endométrio é chamado de trilaminar, graças à presença das três linhas ecogênicas (as basais anterior e posterior e a central). A espessura varia de 7 a 15 mm.

Fase secretora ou pós-ovulatória (tipo 4)

Nessa fase, o endométrio apresenta grandes modificações, pois sofre a ação da progesterona secretada pelo corpo lúteo. Levando-se em consideração que a ovulação ocorreu no 14° dia, as modificações iniciam-se após 48 horas, sendo mais intensas a partir do dia +5, quando as alterações do estroma são grandes, aumenta o edema, e as glândulas estão maduras e em plena secreção. O endométrio alcança sua maior espessura por volta do segundo dia após a ovulação e, durante a fase lútea, fica estável, com espessura ligeiramente menor.

Ao estudo ecográfico, apresenta-se hiperecogênico em relação ao miométrio, pois as glândulas apresentam tamanho e conteúdo de muco suficientes para produzirem muitos ecos (grande número de interfaces ecogênicas somadas aos reforços acústicos posteriores às glândulas).

As camadas basal e intermediária são indistintas, pois apresentam-se com a mesma ecogenicidade. A região central torna-se menos ecogênica, graças à ausência de glândulas na camada superficial e à presença de muco na cavidade endometrial. O endométrio perde a característica trilaminar, e a espessura varia de 8 a 17 mm, na fase lútea precoce, e de 7 a 14 mm, na tardia.

Portanto, a evolução da ecogenicidade endometrial durante o ciclo (hipo, iso e hiperecogênico) deve-se ao desenvolvimento glandular. São as glândulas da camada intermediária (funcional) que, ao aumentarem, em número e tamanho, e acumularem secreção luminal, irão provocar a ecogenicidade progressiva do endométrio.

O estudo endometrial é importantíssimo no campo da esterilidade, tanto para o diagnóstico básico, quanto para monitorar um ciclo espontâneo ou induzido.

A qualidade endometrial está diretamente ligada à qualidade reprodutiva da mulher. Alterações dos parâmetros endometriais podem diminuir significativamente o sucesso reprodutivo. São utilizados três parâmetros.

Ecotextura

Deve ser homogênea e seguir os padrões dos quatro tipos descritos anteriormente. A ecotextura alterada pode estar relacionada com sinequia, inflamação, adenomiose e nódulos, por exemplo. Na sequência investigativa, devemos indicar uma histerossonografia ou, melhor ainda, uma histeroscopia.

A histeroscopia é o padrão ouro para avaliar a cavidade uterina, pois, além do alcance diagnóstico, ainda permite realizar o tratamento de vários tipos de lesões.

A histerossonografia é indicada somente para o diagnóstico, mas tem a vantagem de ser uma técnica simples e acessível a qualquer profissional. É uma boa alternativa em centros que não dispõem da histeroscopia.

Utiliza-se um cateter de Foley nº 8 (pediátrico), com guia metálico para evitar seu dobramento. Infla-se o balão para ocluir o orifício interno do colo e introduz-se, vagarosamente, 5 a 10 mL de solução salina. Os cuidados gerais são os mesmos preconizados para a histerossalpingografia radiológica.

Espessura

A medida da espessura deve ser tomada da basal proximal até a basal distal, isto é, a soma das duas paredes juntas, onde o endométrio for mais grosso, geralmente entre o terço médio e o superior. Interessa a espessura mínima, a qual deve medir pelo menos 6 mm na fase trilaminar, para garantir a correta implantação do ovo.

A espessura diminuída está relacionada com mau desenvolvimento da camada funcional, local onde ocorre a implantação gestacional.

Mapa vascular e análise espectral

Obtido com o Doppler colorido por frequências ou por amplitudes. O mapa normal mostra a rede vascular (artérias espiraladas) na camada esponjosa, podendo atingir a camada superficial.

O exame deve ser realizado de preferência no período periovulatório. A rede vascular relacionada com o endométrio pode ser classificada em três níveis:

1. Vasos exclusivamente no miométrio, não se identificando vasos endometriais.
2. Vascularização miometrial com alguns vasos perfurando a basal do endométrio, sem atingir a camada funcional.
3. Inúmeros vasos que atingem a camada funcional até próximo à camada superficial.

Os três níveis supracitados estão em ordem crescente de normalidade e de bons resultados na Reprodução Assistida. O mapa vascular pobre, sem vasos visíveis na mucosa, indica camada funcional de baixa qualidade.

A análise espectral das artérias uterinas (ver Capítulo 4) indica a perfusão arterial uterina global. O mapa vascular do endométrio indica a angiogênese que ocorre durante o crescimento e maturação da mucosa uterina.

Portanto, resultados anormais no estudo Doppler do útero estão relacionados com vários problemas: esterilidade sem causa aparente, abortamento habitual, pré-eclâmpsia, feto pequeno para a idade, prematuridade, óbito perinatal e sequela pós-natal. Muitos desses casos estão ligados a fatores trombofílicos e autoimunes.

ADULTA NA PÓS-MENOPAUSA

Podem-se considerar três fases: climatério (pré-menopausa), menopausa e pós-menopausa.

Climatério (pré-menopausa)

O climatério é uma fase com período variável de mulher para mulher, mas surge, em geral, por volta dos 45-50 anos, apresenta-se como um período longo e termina com a menopausa. Acontecem as modificações hormonais, a menstruação é irregular, e os demais sintomas são também variáveis e pessoais.

Os achados ultrassonográficos são variáveis, mas, em geral, o endométrio não tem padrões definidos, devendo ser associado às informações clínicas da mulher.

Menopausa e pós-menopausa

A menopausa é a última menstruação. Nessa fase, cessam as menstruações, e o endométrio sofre atrofia, causada pela falta da produção hormonal ovariana. Só é considerada a menopausa quando a mulher não apresenta menstruação há um ano e então poderemos considerar o início da fase de pós-menopausa.

Os achados ecográficos são mais definidos, pois o endométrio deverá estar fino e regular como duas linhas ecogênicas quase sobrepostas que correspondem às camadas basais. Sua espessura varia de 1 a 4 mm, sem o emprego da terapia hormonal (TH).

É frequente, após vários anos de pós-menopausa, encontrarmos uma pequena quantidade de muco no interior da cavidade uterina, o que facilita a avaliação endometrial, funcionando como uma histerossonografia natural. Esse acúmulo de muco se deve à atrofia progressiva do colo e à estenose de seu canal.

Quando a mulher está em TH, podemos encontrar um endométrio ecogênico com espessura variável que não deve ultrapassar a 10 mm. A ecotextura e a espessura endometriais são muito variáveis durante a reposição hormonal, pois dependem do esquema utilizado (cíclico, contínuo, tipo de hormônio empregado etc.). Frente ao achado de endométrio com espessura acima do esperado, devemos suspender a reposição hormonal por 45 dias e reexaminar a paciente.

Quando a menopausa se dá antes dos 40 anos, chamamos de precoce, e, após os 52 anos, de tardia.

DISTÚRBIO FUNCIONAL DO ENDOMÉTRIO

Hemorragia uterina disfuncional é o sangramento uterino anormal, causado por um distúrbio funcional hormonal. É um desvio menstrual que se apresenta mais comumente como uma hemorragia (durante ou fora do período menstrual), podendo aparecer como um único episódio, mas com importância clínica quando é repetitivo, pois poderá produzir uma anemia grave.

Obviamente, devem ser descartados nesses casos: gravidez, mioma, pólipo endometrial, hiperplasia ou adenocarcinoma, que são considerados distúrbios orgânicos. Devemos lembrar que distúrbios emocionais também podem causar hemorragia uterina disfuncional.

A hemorragia uterina na pós-menopausa pode estar associada à hiperplasia endometrial e ao carcinoma, e devem-se excluir prontamente essas possibilidades.

A hemorragia uterina disfuncional aparece sem causa aparente e pode ser classificada como uma condição graças a grande número de fatores.

Tem uma incidência de aproximadamente 5% e aparece em qualquer fase da vida da mulher. Quando se apresenta na jovem, é quase sempre de origem funcional hormonal, mas, quando aparece no climatério, deve-se descartar, a princípio, uma doença orgânica. Aparece na jovem, quando se iniciam as menstruações, com uma frequência de ± 6%, e, em mulheres no período reprodutivo, de ± 30%. A grande maioria aparece no climatério, em virtude da atrofia das mucosas ou resposta inadequada à TH, e corresponde a ± 70% dos casos de hemorragia.

As principais causas funcionais da hipermenorreia são: a insuficiência lútea, causando uma descamação irregular do endométrio; a insuficiência folicular, que causa uma proliferação inadequada e tardia do endométrio; e o ciclo anovulatório hiperestrogênico, que causa uma proliferação exagerada do endométrio.

HEMORRAGIA NA PÓS-MENOPAUSA

A hemorragia na pós-menopausa é sempre preocupante quando a paciente não está submetida à terapia hormonal. Inúmeros trabalhos mostram que 10% dessas mulheres apresentam adenocarcinoma do endométrio. A probabilidade aumenta com a idade: em mulheres com 50 anos é de, aproximadamente, 2,5%, chegando a 50% em mulheres com idade igual ou superior a 70 anos.

Um achado ecográfico, em mulheres na pós-menopausa sem TH, de endométrio com espessura superior a 4 mm, deve ser sempre investigado, mesmo que não tenha irregularidade aparente, pois o carcinoma inicial pode ter medida inferior a 3 mm, sem que tenha imagem suspeita à ecografia (3 ou mais milímetros, somados à espessura normal, fornecerão medidas superiores ao limite normal de 4 mm). A detecção precoce, antecipando o tratamento, oferece uma chance de cura de quase 100%. A maioria dos carcinomas endometriais serão diagnosticados com mais de 8 mm de espessura. Com mais do que 14 mm, a probabilidade de invasão miometrial é muito alta.

AMENORREIA

Amenorreia é a ausência da menstruação entre a menarca e a menopausa. Pode ser classificada em primária ou secundária.

Amenorreia primária é a ausência da menstruação espontânea, ao redor dos 15 anos de idade, com estatura adequada e caracteres sexuais secundários presentes, ou ausência de menstruação e ausência de caracteres sexuais secundários aos 13 anos.

Amenorreia secundária é definida por pacientes que já tiveram menstruações espontâneas e estão em amenorreia por, no mínimo, 3 ciclos. Atraso menstrual é a ausência da menstruação por período inferior a três ciclos.

Amenorreia fisiológica é a decorrente do ciclo grávido-puerperal. Amenorreia patológica é a causada por distúrbio neuroendócrino, como, por exemplo, a síndrome dos ovários policísticos. Dentre as causadas por malformação genital, nem sempre existe a amenorreia, mas sim, a não exteriorização da menstruação por malformação canalicular (criptomenorreia).

A amenorreia psicogênica pode ser classificada como aguda ou crônica. A aguda aparece com uma causa definida após um trauma emocional conhecido. A crônica geralmente aparece na adolescência ou com idade inferior aos 25 anos, e a mais comum delas é a anorexia nervosa. A segunda causa mais frequente é a pseudociese, em que todos os sintomas de gravidez podem estar presentes.

O endométrio tem expressão variável, desde aspecto atrofiado idêntico à pós-menopausa, até uma proliferação homogênea não muito grande.

Nos casos de criptomenorreia, pode-se observar desde o hematocolpo com endométrio de padrão normal para a fase do ciclo até os casos com hematométrio, dependendo do tempo decorrido entre a menarca e o diagnóstico.

A utilização prolongada de pílula anticoncepcional, sem ciclos espontâneos de permeio, também pode levar à amenorreia.

A amenorreia secundária também pode ser produzida por medicamentos variados, como progesterona, tratamentos para endometriose, quimioterapia oncológica etc.

ENDOMETRITE

O endométrio geralmente é resistente à infecção, pois a endocérvice funciona como barreira às infecções. Mas, quando presente no endométrio, é preocupante. As causas que levam a esse tipo de infecção, chamadas de endometrite, são as decorrentes de infecções crônicas e mal tratadas do colo uterino. Outra condição que pode levar as pacientes à histerectomia ou ao óbito é a infecção causada por retenção de restos gestacionais (abortos ou partos). Os dispositivos intrauterinos (DIU) são outra causa de endometrite.

O achado ecográfico deve ser associado à clínica da paciente, que geralmente apresenta quadro de infecção colpocervical ou tem suspeita de retenção de restos gestacionais. Nos casos agudos, encontra-se um endométrio heterogêneo e irregular com líquido em sua cavidade. A presença de gás dentro da cavidade uterina é sinal de infecção mais grave. Nos quadros graves de infecção por restos gestacionais, além das alterações endometriais, podem-se identificar alterações miometriais com bolhas de gás dentro do músculo (endomiometrite).

Na endometrite crônica, o sinal mais comum é a identificação de pequenas calcificações em colar de contas, na camada basal endometrial. As calcificações não se encontram nas outras camadas, pois elas descamam com as menstruações.

SINEQUIA

A aderência entre as paredes uterinas, denominada síndrome de Asherman, surge após curetagem uterina, graças à retenção de restos gestacionais após um aborto ou um parto, mas pode ocorrer também após cesárea ou revisão manual da cavidade uterina por retenção placentária.

Em decorrência da aderência entre as paredes uterinas, apresenta-se como uma falha da cavidade uterina de forma parcial ou total. A sintomatologia depende do grau de comprometimento, podendo não apresentar nenhum sintoma. Amenorreia, dismenorreia, esterilidade e parto prematuro são alguns achados. A utilização do termo "síndrome" é totalmente inadequada, pois não se trata de síndrome na concepção da genética. Deve-se chamá-la de sinequia uterina ou aderência intrauterina ou anomalia de Asherman (se quisermos homenagear o autor de sua descoberta). Além disso, deve-se escrever e pronunciar corretamente a palavra (não tem acento), pois, na maioria dos textos, a palavra é grafada com acento (sinequia).

Na forma total, as pacientes estão em amenorreia e referem antecedente de curetagem. Ao exame ecográfico transvaginal, encontra-se um endométrio fino, ecogênico e algumas vezes com calcificações. Nas formas parciais, observam-se irregularidades da cavidade e do endométrio, com pequena retenção de muco de maneira descontínua.

Muitos casos de sinequia parcial não são identificados com a ecografia transvaginal básica. Nos casos suspeitos, o diagnóstico ecográfico pode ser realizado por meio da histerossonografia, notando-se dificuldade ou impedimento para introduzir o cateter intrauterino, bem como para injetar a solução salina. Podem-se identificar desde pequenas traves de aderência até endométrios grosseiros e irregulares, com penetração parcial da solução salina na cavidade uterina. Em alguns casos, será necessária a complementação com exame radiológico contrastado ou com a histeroscopia.

METAPLASIA ÓSSEA

Metaplasia é a substituição de um tecido adulto por outro, com a finalidade de permuta. Caracteriza-se por áreas de tecido ósseo ou cartilaginoso, que crescem no interior do endométrio. É uma alteração benigna e um achado casual em exame de rotina de mulheres adultas. Observam-se áreas fortemente ecogênicas, de tamanhos variados, que podem apresentar ou não sombra acústica posterior. Algumas adquirem formas caprichosas, podendo ser confundidas com dispositivo intrauterino. Não necessita de tratamento.

DISPOSITIVO INTRAUTERINO, ENDOCEPTIVO E OUTROS CORPOS ESTRANHOS

O dispositivo intrauterino (DIU) é um dispositivo de plástico que, colocado no interior da cavidade uterina, impede a implantação de uma gravidez em aproximadamente 99%, e a implantação tubária em ± 95%. Portanto há um aumento de gravidez ectópica em relação à tópica.

Existem, no mercado, tipos, modelos e tamanhos diferentes. Alguns possuem ação medicamentosa, e outros não. Os tipos mais frequentes são os T de cobre, T de progesterona, 7 de cobre, alça de Lippes e Multiload.

O mais recente, chamado de endoceptivo, é uma combinação de um dispositivo intrauterino com contraceptivo de ação hormonal. O único no mercado tem o nome comercial de Mirena®. Possui um corpo cilíndrico revestido de polietileno, onde está depositado o hormônio Levonogestrel, e a haste em forma de T.

O endoceptivo tem ação no endométrio, no colo uterino e nas tubas, diminuindo, também, a incidência de gravidez ectópica.

O DIU provoca, em algumas pacientes, um aumento do fluxo menstrual e cólicas nos primeiros meses de uso. Já o endoceptivo diminui o fluxo menstrual, chegando à amenorreia, e diminui, também, as cólicas menstruais.

Os dispositivos podem ser colocados em qualquer faixa etária em que a mulher não deseja engravidar, e o endoceptivo pode ser colocado também em mulheres que estão fazendo terapia de reposição hormonal no climatério. Todos possuem algumas restrições absolutas e relativas, que devem ser abordadas pelo ginecologista. Devem ser colocados logo após a menstruação, e é aconselhável a avaliação ultrassonográfica antes da inserção, ou que tenha um exame recente para descartar qualquer alteração pélvica. Deve-se realizar outra avaliação ecográfica após a sua colocação, para conferir sua posição dentro da cavidade uterina.

Todo DIU é bem visível ao ultrassom, produzindo uma forte ecogenicidade em sua haste longitudinal, um pouco menor em sua haste transversal, muitas vezes com reverberação posterior, principalmente os medicamentados com cobre.

Graças ao tipo diferente de construção do corpo do endoceptivo (cilindro plástico poroso, contendo o hormônio), o som penetra no mesmo, sendo absorvido, e por esse motivo ele não é ecogênico. Assim, esse tipo de dispositivo é pouco visível à ecografia, e o que se observa é a sombra posterior, somente se notando ecogenicidade em suas extremidades.

A técnica mais precisa para avaliação dos dispositivos intrauterinos é a histeroscopia, mas é um método invasivo, de custo mais elevado e inacessível à maioria das pacientes. Os dispositivos podem ser perfeitamente avaliados pela ecografia e, atualmente, além do exame transvaginal convencional (2D), uma nova metodologia vem revolucionando o seu estudo, que é o ultrassom tridimensional (3D).

Algumas intercorrências são observadas quanto à localização, sendo a mais comum o DIU fora de seu local ideal. Em nosso serviço, tomamos como referência a camada basal endometrial do fundo da cavidade uterina, e não o fundo do útero (serosa uterina). A espessura do miométrio é bastante variável, havendo grandes diferenças entre essas medidas, ou até mesmo em razão da presença de mioma localizado no fundo uterino. O endométrio tem espessura mais estável, e o topo do corpo do dispositivo deve estar no máximo a 10 mm da basal endometrial do fundo uterino. Se o DIU for medicado com cobre ou progesterona, não há necessidade dessa medida, exigindo-se apenas que o dispositivo esteja dentro da cavidade endometrial, nunca penetrando o orifício cervical interno.

As perfurações uterinas, com localizações intraparietal, intraligamentar ou no fundo de saco posterior e os dispositivos colocados em úteros duplos são outros achados. Menos frequentes são as rotações dos dispositivos, que podem ser no sentido horizontal ou vertical (raras), e nelas o dispositivo se encontra literalmente de "ponta-cabeça" na cavidade uterina.

É interessante referir que o endoceptivo, mesmo perfurando a parede uterina e adentrando a pelve, mantém sua ação hormonal, e a mulher pode encontrar-se em amenorreia.

Outros corpos estranhos podem ser detectados na cavidade endometrial, como: pedaços de plástico, metal ou de madeira, ossos fetais residuais de abortos tardios traumáticos, fetos mumificados (litopédio) etc.

ENDOMETRIOSE

Será tratada em um capítulo à parte, em razão de sua grande incidência populacional e importância clínica. A adenomiose está incluída no capítulo do miométrio.

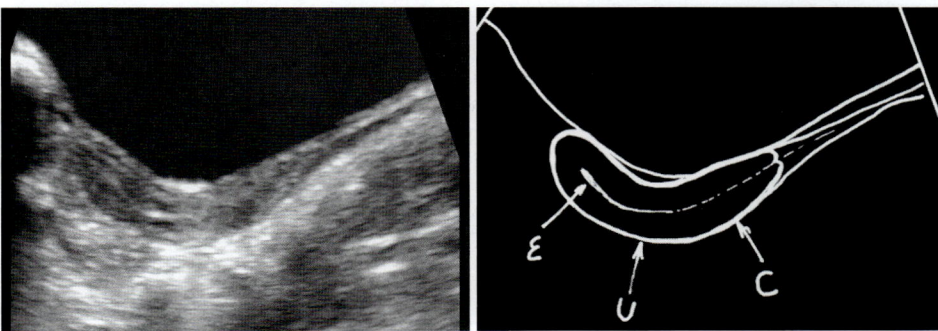

Figura 6.1. Anatomia. Criança de 6 anos. Corte longitudinal transabdominal. Observe o útero (U) infantil. O colo (C) tem comprimento maior do que o corpo. O endométrio (E) está fino, sem sinais de estimulação hormonal.

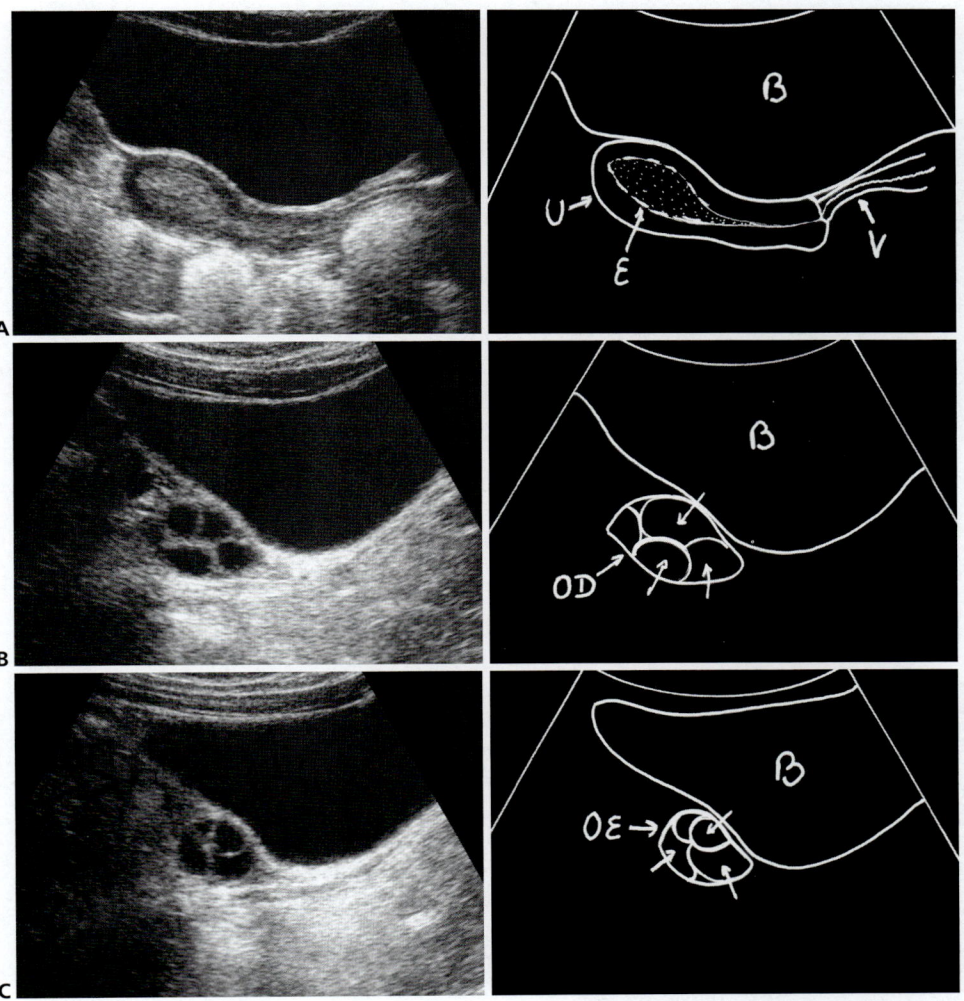

Figura 6.2. Anatomia. Adolescente de 12 anos. Menarca há 10 dias. Exame transabdominal.
A: Corte longitudinal do útero (U), com padrão da puberdade (proporção colo/corpo de 1:1). Observe o endométrio (E), desenvolvido além do esperado (10º dia do ciclo). B = bexiga; V = vagina.
B e C: Os ovários (OD e OE) apresentam vários folículos recrutados (setas).

> Na puberdade, podem ocorrer ciclos monofásicos hiperestrogênicos, podendo ocorrer espessamento endometrial (hiperplasia simples), distúrbios ovarianos funcionais e hemorragia disfuncional.

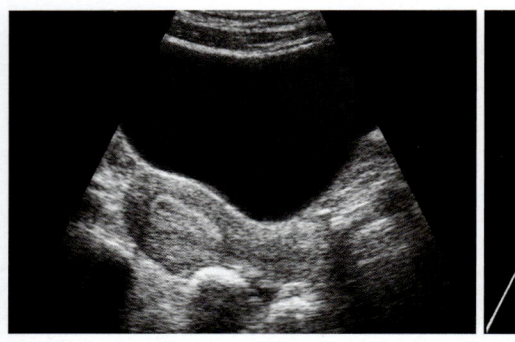
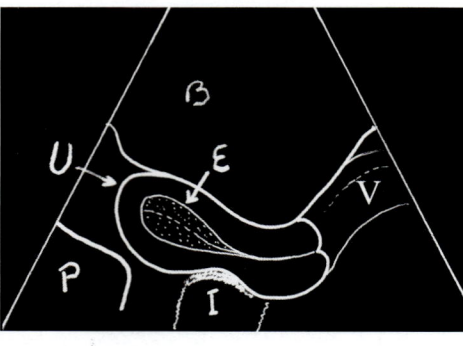

Figura 6.3. Anatomia. Adulta com ciclos menstruais normais. Corte longitudinal transabdominal do útero (U). Observe o endométrio (E) homogêneo e hiperecogênico, típico da fase lútea. B = bexiga; V = vagina; I = intestino distal; P = promontório.

! O exame transabdominal apresenta limitações para avaliar o endométrio. A resolução é menor, e a bexiga repleta comprime os tecidos, alterando a espessura do endométrio.

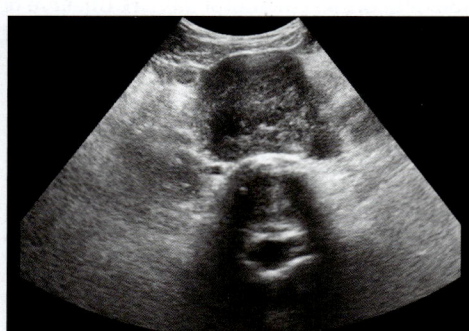
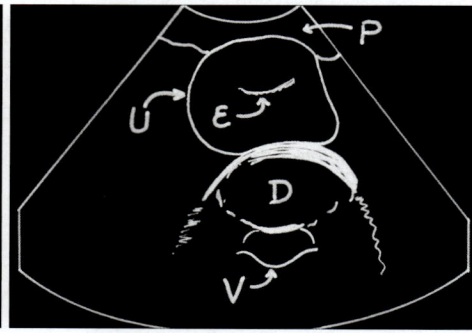

Figura 6.4. Anatomia. Adulta na pós-menopausa, sem terapia hormonal. Corte transversal do corpo uterino. A paciente é muito magra, o que permitiu o exame com a bexiga vazia. Observe a parede abdominal (P), o corpo uterino (U), o endométrio fino (E), o disco intervertebral (D) e o canal vertebral (V).

! No corte transversal da coluna vertebral, o feixe acústico pode penetrar através do disco (tecido mole) e identificar o canal vertebral dentro da coluna. Essa imagem é caprichosa e pode induzir a erro de interpretação (por exemplo, tumor retrouterino).

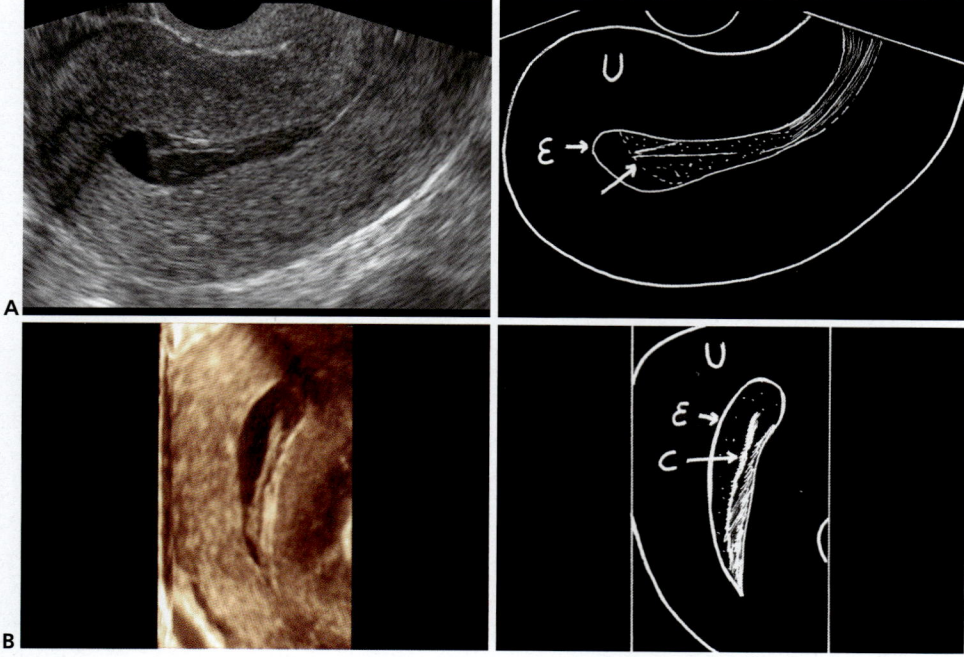

Figura 6.5. Anatomia. Exame transvaginal no quarto dia menstrual.
A: Corte longitudinal do útero (U). Observe o endométrio fino (E) e a cavidade distendida por líquido com *debris* (seta). Ao final da menstruação, o endométrio está descamado e reduzido a uma fina linha ecogênica (camada basal).
B: Imagem tridimensional no plano sagital. Note que ficaram mais evidentes a camada basal do endométrio e o coágulo retraído (C) dentro do fluido da cavidade uterina.

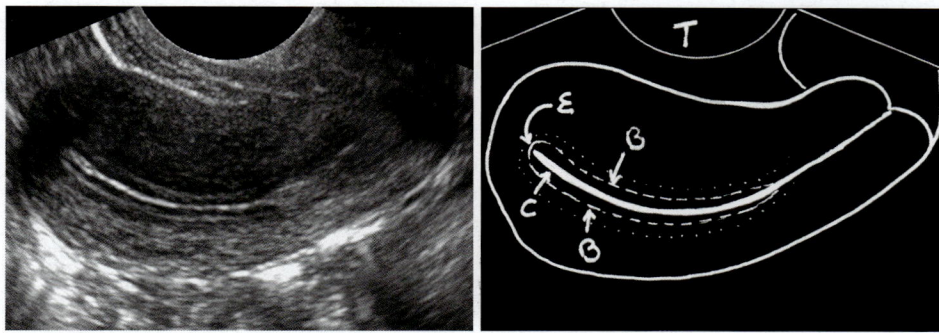

Figura 6.6. Anatomia. Exame transvaginal no sétimo dia do ciclo. Corte longitudinal do útero. Observe o endométrio (E) com padrão proliferativo inicial. A linha central ecogênica (C) corresponde à cavidade uterina sem conteúdo (virtual). As duas linhas ecogênicas tênues correspondem às camadas basais (B), proximal e distal ao transdutor (T). As camadas funcionais das duas capas endometriais são as faixas delgadas hipoecogênicas entre as basais.

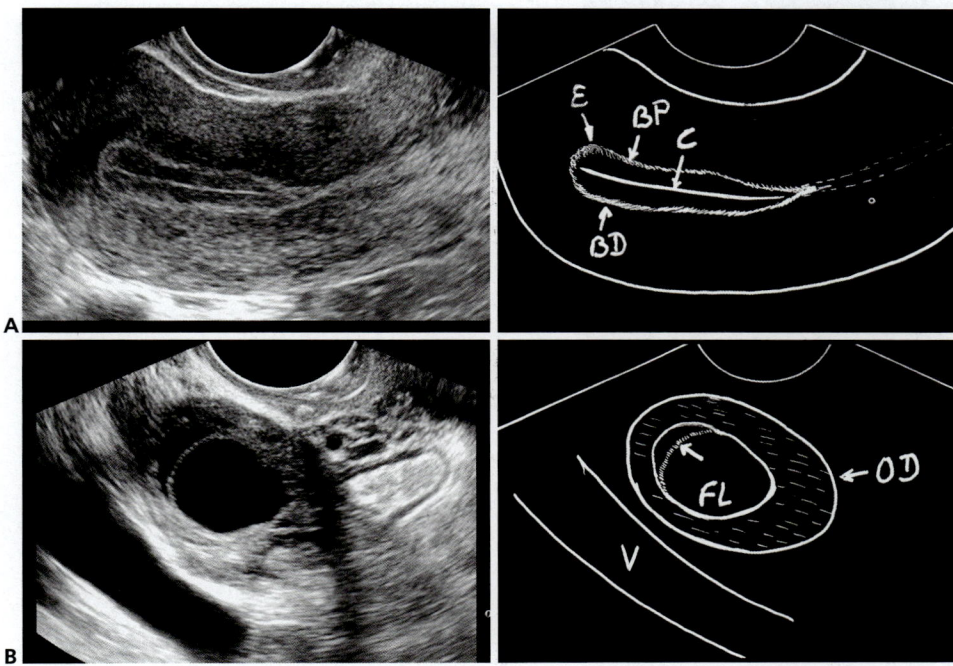

Figura 6.7. Anatomia. Exame transvaginal no décimo segundo dia do ciclo.
A: Corte longitudinal do útero. Observe o endométrio (E) com padrão proliferativo avançado. As três linhas ecogênicas correspondem à basal proximal (BP), à cavidade uterina virtual (C) e à basal distal (BD). É o chamado endométrio trilaminar. Observe que as camadas funcionais (entre as linhas basais e a central) estão mais grossas que na imagem da Figura 6.6 e que apresentam alguns ecos finos, indicando desenvolvimento glandular inicial.
B: O ovário direito (OD) apresenta folículo desenvolvido (FL), com destacamento da granulosa (seta), em sincronia com o padrão endometrial. V = veia ilíaca interna. O destacamento da granulosa indica que o folículo está prestes a ovular.

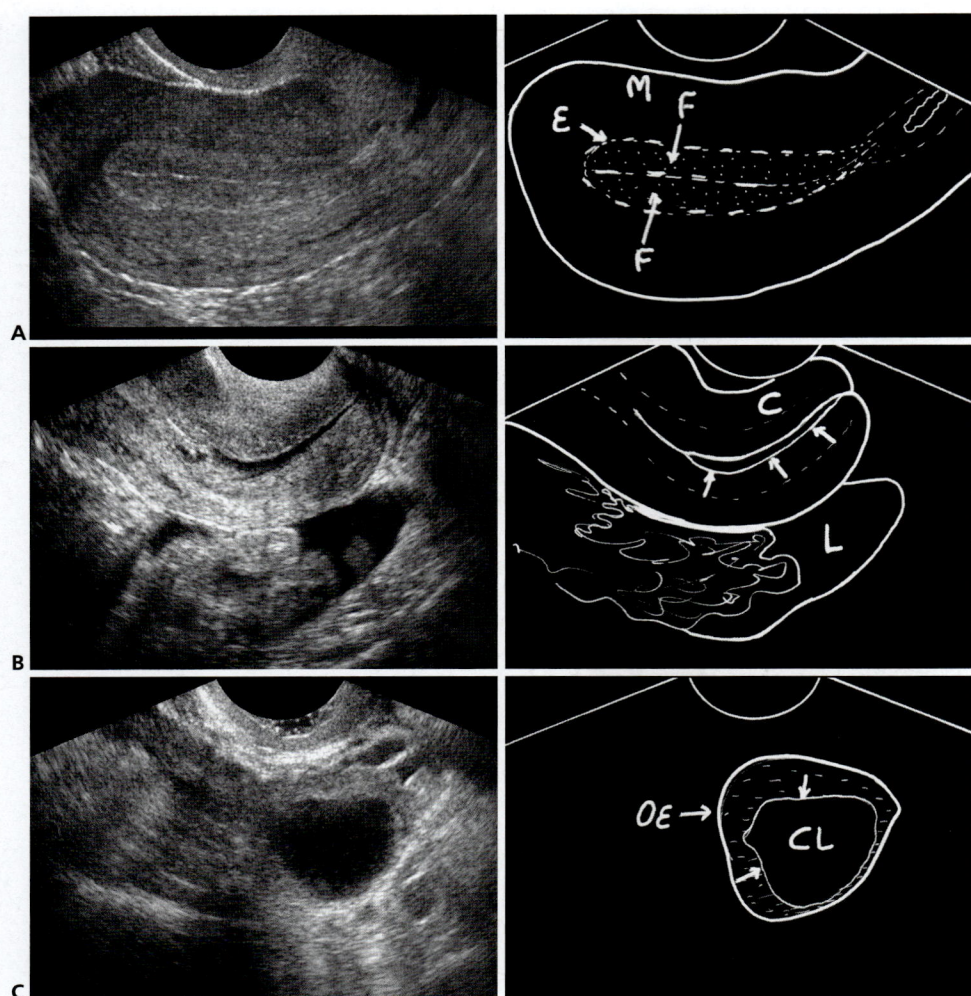

Figura 6.8. Anatomia. Exame transvaginal no décimo sexto dia do ciclo.
A: Corte longitudinal do útero. Observe o endométrio (E) com padrão periovulatório. O aspecto trilaminar é mais tênue do que na Figura 6.7, e as camadas funcionais (F) apresentam maior ecogenicidade, ficando parecidas com o miométrio (M).
B: Corte longitudinal do colo (C). Observe o muco no canal cervical (setas), e a presença de líquido livre (L) no fundo de saco posterior, achados típicos do período periovulatório.
C: O ovário esquerdo (OE) apresenta corpo lúteo (CL) com a parede tênue (setas), indicando ovulação recente. Os *debris* finos na cavidade do corpo lúteo indicam algum conteúdo hemático, comum em decorrência da ruptura folicular.

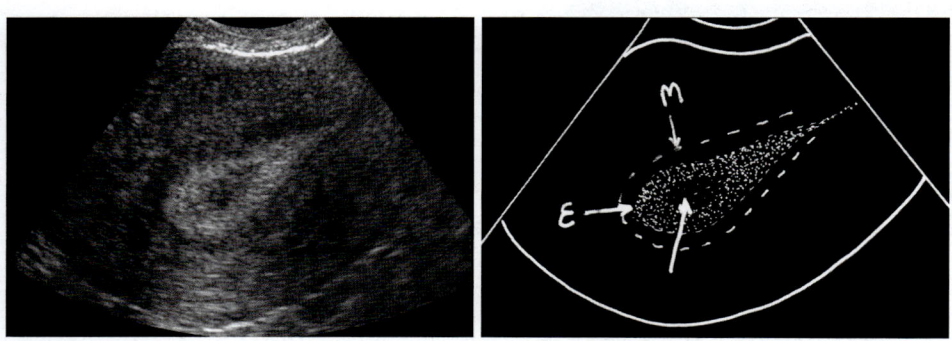

Figura 6.9. Anatomia. Exame transvaginal no vigésimo dia do ciclo. Corte longitudinal do útero. O endométrio (E) perdeu o aspecto trilaminar e está hiperecogênico. Não é possível a distinção entre as camadas basais e as funcionais, as quais formam uma única faixa ecogênica. Note a área central do endométrio (seta) e a camada miometrial (M) periendometrial.

> ❗ As glândulas maduras são fortemente ecogênicas graças a conterem muco e funcionarem como microcistos. A soma dos ecos gerados pelos vasos espirais, pelas glândulas e pelos reforços acústicos retroglandulares proporciona o aspecto ecogênico. A área central hipoecogênica corresponde às camadas superficiais do endométrio, as quais não são ecogênicas porque não contêm glândulas, apenas estroma e os condutos excretores das glândulas. A faixa hipoecogênica periendometrial corresponde à camada profunda do miométrio, mais evidente na fase secretora em decorrência do maior volume de fluxo sanguíneo, provocando um pouco de edema.

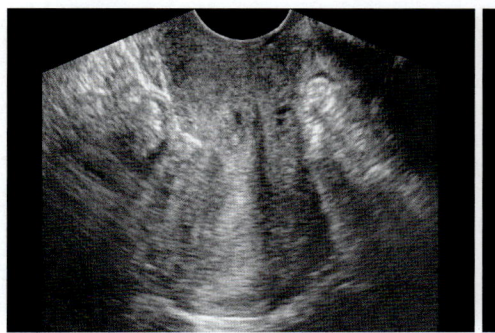
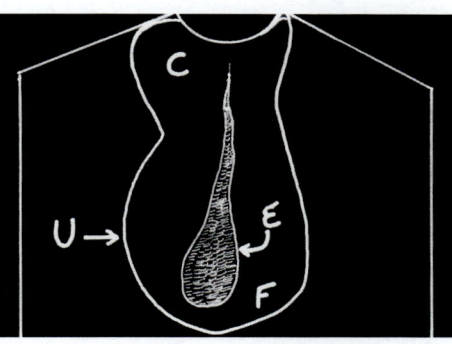

Figura 6.10. Anatomia. Exame transvaginal no vigésimo segundo dia do ciclo. Corte longitudinal do útero mediovertido. O útero mediovertido (U) fica horizontal na pelve e, no corte longitudinal, a imagem é disposta na vertical, com o colo (C) junto ao transdutor, e o fundo uterino (F) distal a ele. O endométrio (E) tem padrão secretor. Essa apresentação espacial do útero é a que oferece maior dificuldade para o exame endometrial.

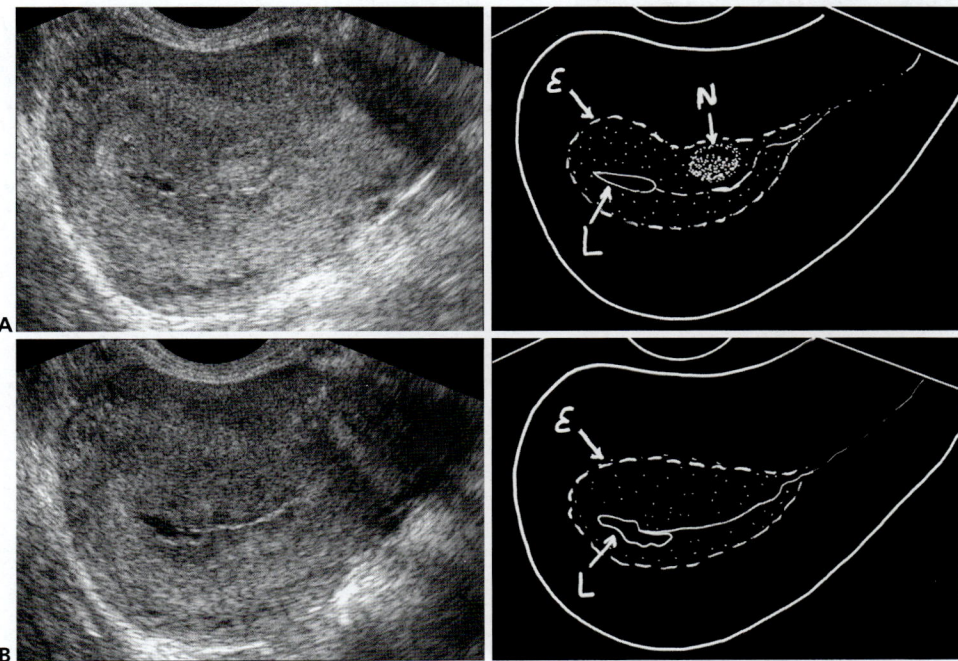

Figura 6.11. Anatomia. Exame transvaginal em paciente com menstruação inicial e dismenorreia.
A: Corte longitudinal do útero. Observe o endométrio (E) com padrão secretor, ecotextura heterogênea e com líquido na cavidade (L). O achado endometrial é típico para o início da menstruação. Note um nódulo (N), sugestivo de pólipo endometrial.
B: Corte longitudinal do útero ao final do exame. O "pólipo" desapareceu (!), e o endométrio mantém as mesmas características da foto anterior. Tratava-se de contração focal do útero, provocando um enrugamento do endométrio, e simulando um pólipo.

! As contrações uterinas são caprichosas e podem provocar imagens falsas, induzindo a erro no diagnóstico ecográfico (pólipos e miomas).

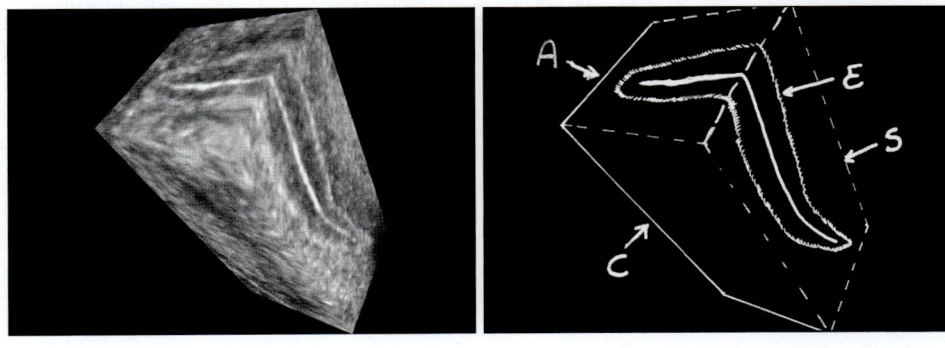

Figura 6.12. Anatomia. Estudo transvaginal tridimensional do útero. Observe a imagem volumétrica do corpo uterino, com os três planos ortogonais: sagital (S), axial (A) e coronal (C). O endométrio (E) é mostrado de forma magnífica, no plano sagital (longitudinal) e no axial (transversal). O padrão é trilaminar, com a camada funcional hipoecogênica (fase proliferativa avançada).

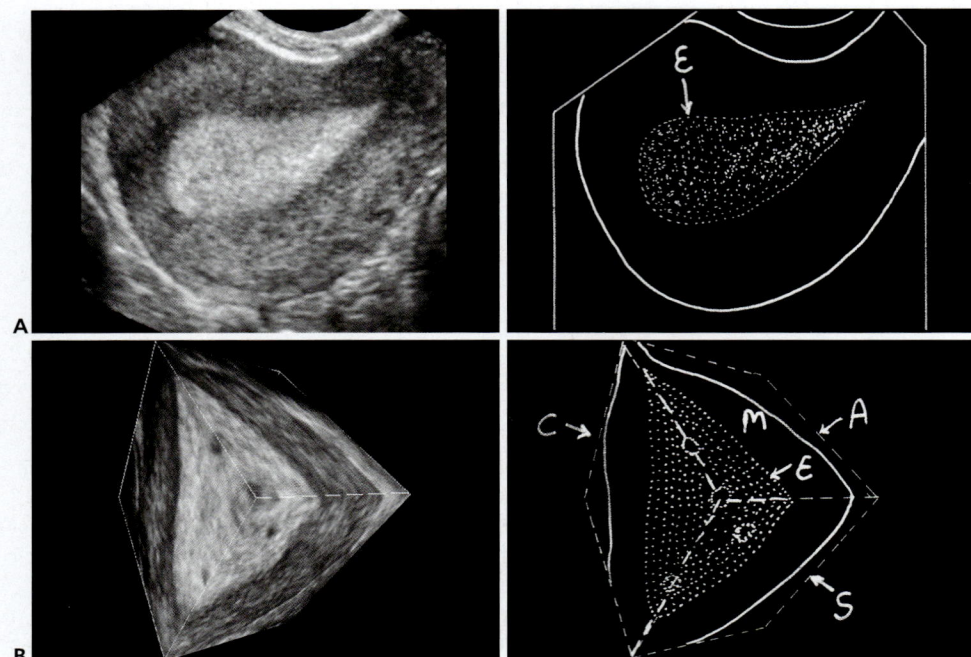

Figura 6.13. Anatomia. Exame transvaginal na fase lútea.
A: Corte longitudinal do útero. Observe o endométrio (E) totalmente hiperecogênico, não se distinguindo a camada basal da camada funcional. O padrão é típico da fase lútea. O exame foi realizado no quinto dia após a ovulação, e ainda não se distingue a zona central hipoecogênica (camada superficial desenvolvida).
B: Imagem volumétrica tridimensional do útero. O endométrio luteinizado está bem evidente e destacado do miométrio (M). Observem os três planos ortogonais: sagital (S = longitudinal), axial (A = transversal) e coronal (C = frontal). Os três planos ortogonais também são codificados, como A, B e C ou X, Y e Z (os três eixos ortogonais da Matemática).

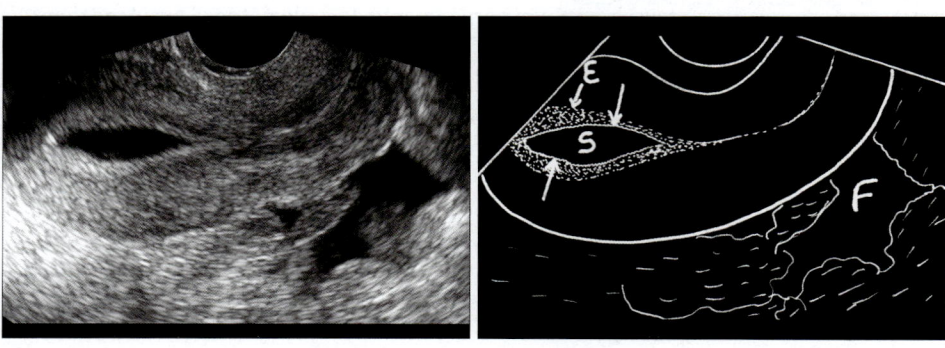

Figura 6.14. Exame transvaginal com histerossonografia, em paciente com esterilidade. Corte longitudinal do útero. A imagem mostra a finalização do exame, após a instilação da solução salina e retirada do cateter. Observe o endométrio (E) homogêneo normal, com padrão luteinizado, e a solução salina (S) distendendo a cavidade (setas). O fundo de saco posterior contém maior quantidade de fluido (F) do que no início do exame, o que indica a permeabilidade de pelo menos uma das tubas uterinas.

! A histerossonografia deve ser realizada na fase proliferativa inicial e com flora vaginal normal. Na fase lútea, devemos ter segurança de que não há possibilidade de gravidez.

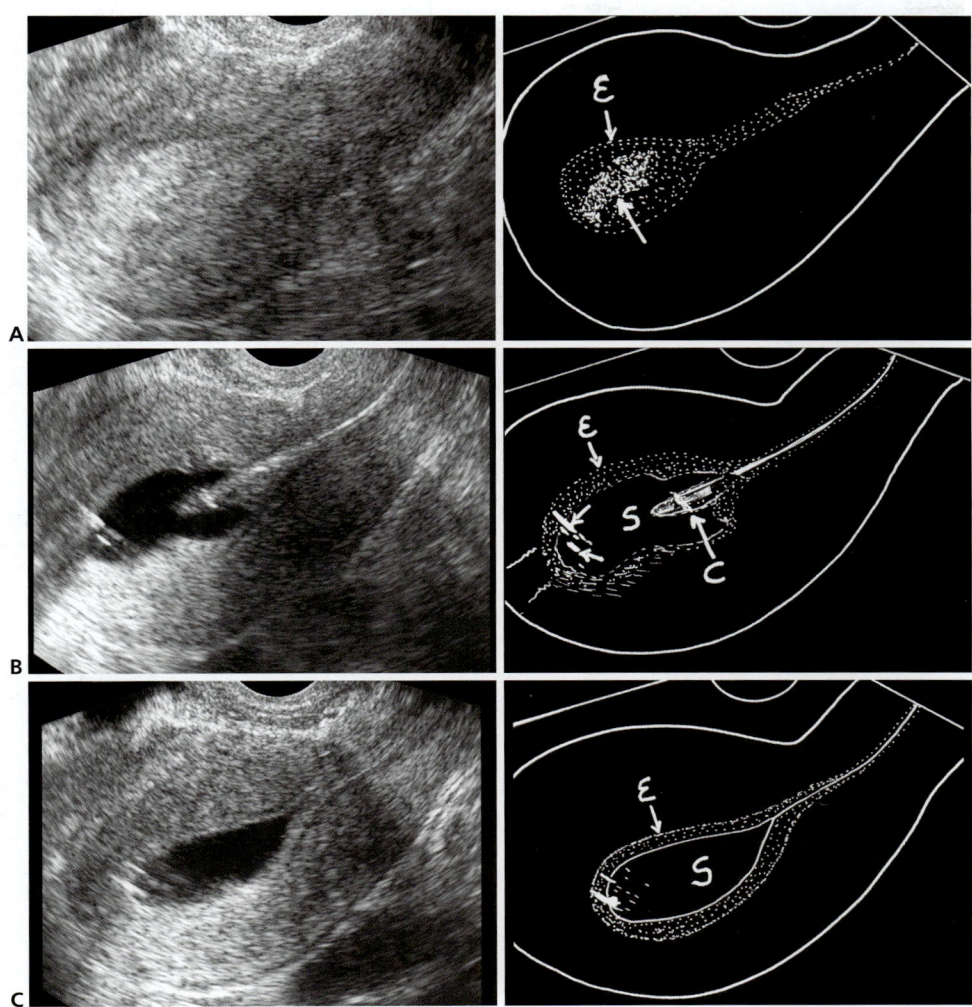

Figura 6.15. Exame transvaginal em paciente com esterilidade.
A: Corte longitudinal do útero. Observe o endométrio (E) heterogêneo, com área mais ecogênica (seta), o que pode estar relacionado com a presença de pólipo.
B: Em virtude do achado anterior, decidiu-se pela realização da histerossonografia para melhor avaliação endometrial. Observe o cateter (C) posicionado dentro do útero. A cavidade endometrial está distendida pela solução salina (S). É comum a ocorrência de algumas microbolhas de ar e de muco em suspensão na salina, no fundo da cavidade endometrial (setas).
C: Ao final da infusão da salina, nota-se o endométrio normal (não há pólipo – tratava-se de artefato na imagem). Não houve acúmulo de líquido no fundo de saco posterior, e indicou-se prosseguir a investigação com outros métodos para se verificar a permeabilidade tubária.

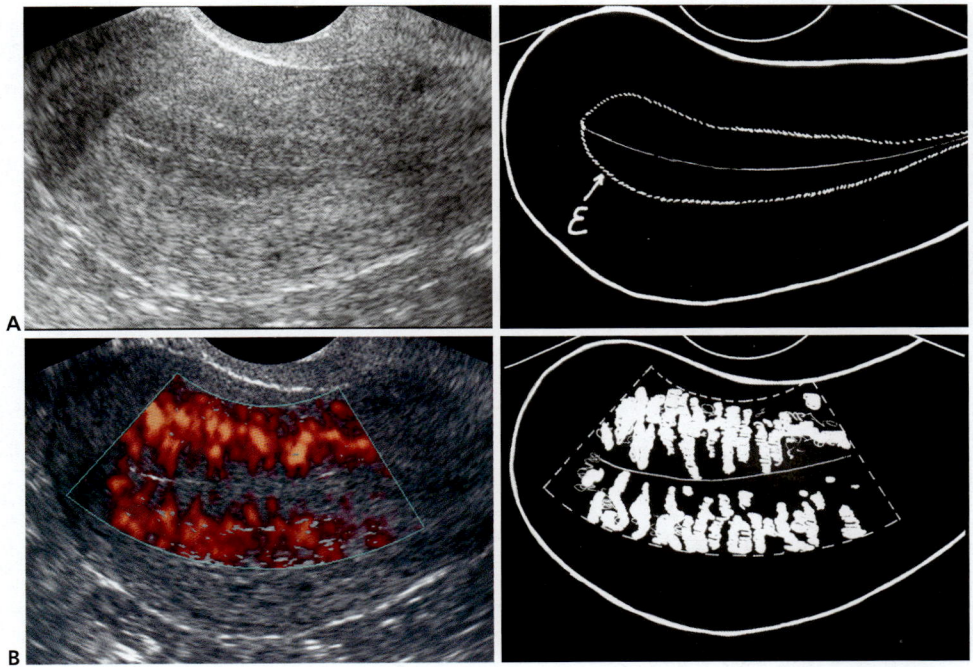

Figura 6.16. Anatomia. Exame transvaginal em paciente no período ovulatório.
A: Corte longitudinal do útero. O endométrio (E) tem padrão trilaminar típico do período periovulatório (ver descrição na Figura 6.7).
B: Estudo com Doppler codificado por amplitudes. Observe o grande número de vasos que perfuram a camada basal, penetram na camada funcional, e alguns atingem a camada superficial, nas proximidades da linha central. Este é um endométrio com rede vascular normal.

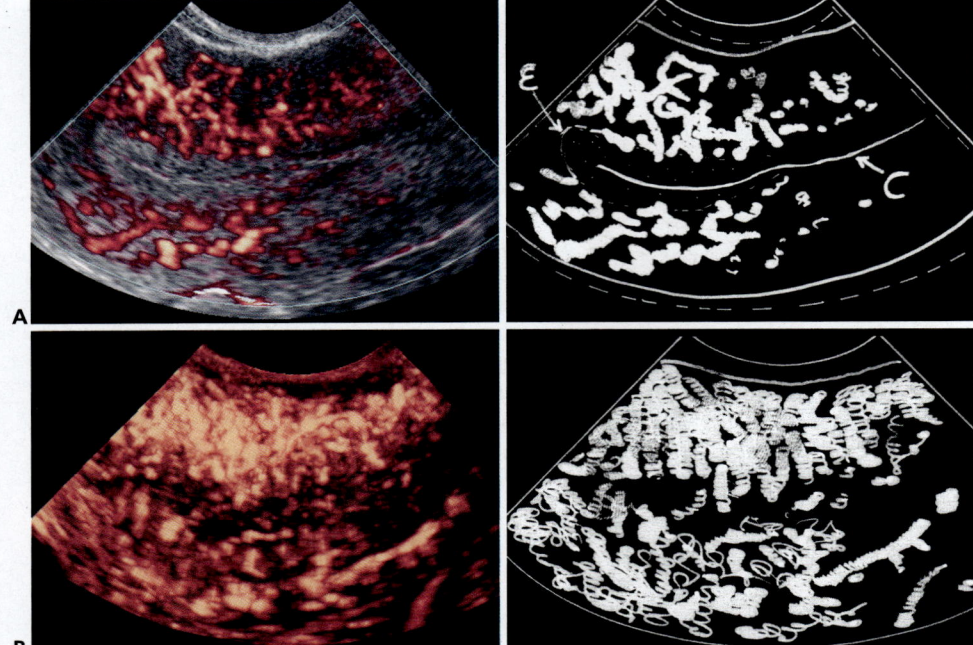

Figura 6.17. Anatomia. Exame transvaginal em paciente no terceiro dia da fase lútea.
A: Corte longitudinal do útero. O endométrio (E) tem padrão secretor inicial, com a camada funcional hiperecogênica e a linha central ainda visível (C). O Doppler codificado por amplitudes mostra grande rede vascular, com os vasos perfurando a camada basal, mas sem atingir a camada funcional (nível 2).
B: Doppler tridimensional codificado por amplitudes. Observe que muitos vasos agora penetram a camada funcional e atingem a superfície do endométrio (linha central), indicativo de padrão ideal da rede vascular (nível 3). Com a exclusão da escala de cinzas, houve melhora substancial na visibilidade da rede vascular, mostrando a superioridade dessa técnica em comparação com o 2D convencional.

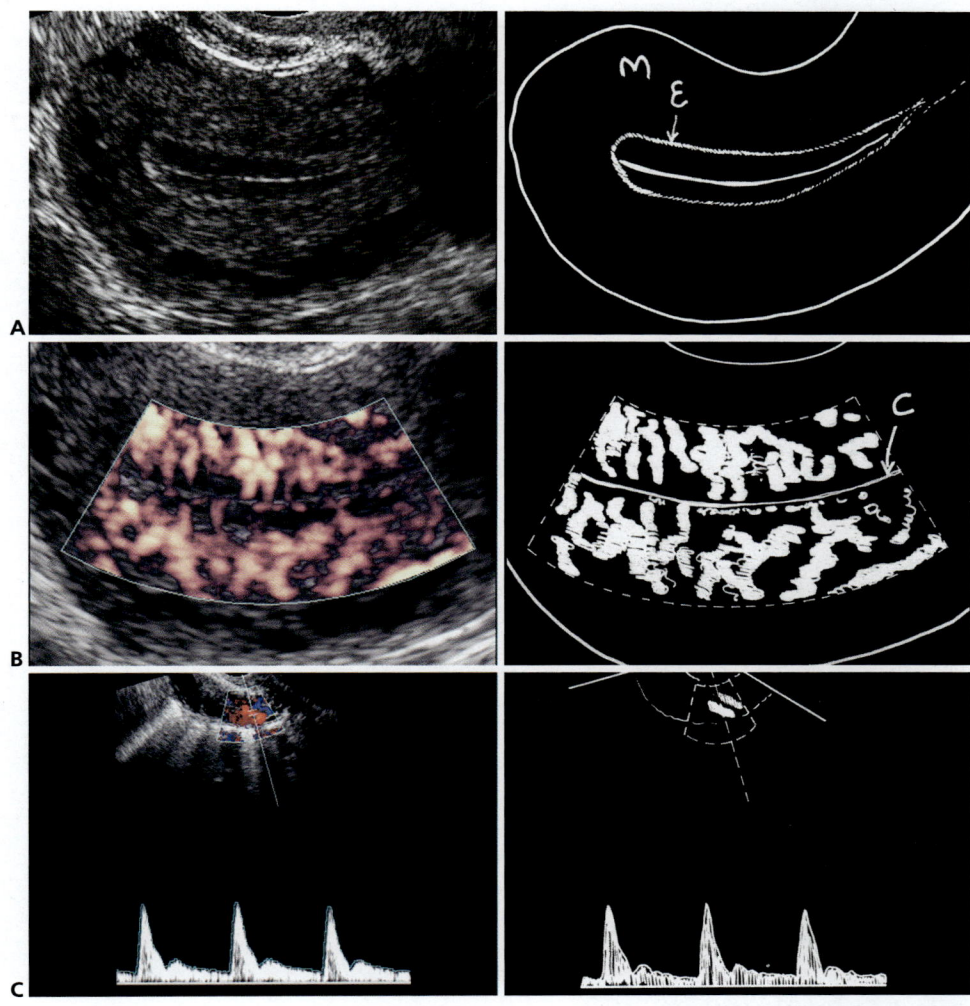

Figura 6.18. Estudo transvaginal em paciente com esterilidade sem causa aparente.
A: Corte longitudinal do útero. Observe o miométrio (M) normal e o endométrio (E) trilaminar homogêneo, com a camada funcional hipoecogênica (fase proliferativa avançada) e com espessura de 9 mm.
B: O mapa vascular endometrial, obtido com o Doppler codificado por amplitudes, revela vasos penetrando até a camada superficial do endométrio (C = linha central). Portanto a vascularização está excelente (nível 3).
C: O Doppler espectral das artérias uterinas (na foto a artéria uterina direita) mostra curvas de velocidades com impedâncias normais (IP = 2,64).

> No campo da Medicina Reprodutiva, consideramos um endométrio com boa qualidade quando apresenta aspecto trilaminar, espessura mínima de 6 mm e ecotextura homogênea (parâmetros avaliados na fase proliferativa tardia ou na periovulatória, tanto em ciclo espontâneo, quanto em induzido). O mapa vascular, obtido com o Doppler colorido, deve revelar vasos penetrando, no mínimo, até a camada funcional do endométrio.
> Lembre-se que o Índice de Pulsatilidade é o melhor parâmetro para avaliar as artérias uterinas, e o valor máximo de corte é de 3,00. No exemplo, o IP foi de 2,64. Reunindo os vários parâmetros, pode-se concluir que este útero está normal para a finalidade reprodutiva.

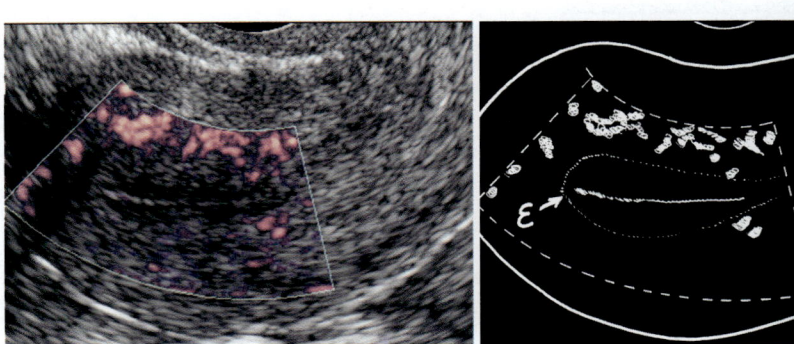

Figura 6.19. Paciente com esterilidade sem causa aparente. Exame transvaginal no décimo segundo dia do ciclo. O endométrio (E) tem espessura normal (7 mm) e apresenta o aspecto trilaminar (suave, mas visível). O mapa vascular com Doppler mostra poucos vasos, os quais atingem somente o miométrio profundo, sem penetrar o endométrio (nível 1). O achado indica endométrio inadequado para a implantação.

> Deve-se sempre prestar atenção para a calibração correta do equipamento, pois, no estudo Doppler, esse aspecto é essencial. Calibração incorreta do ganho e do espectro de velocidades pode "apagar" a rede vascular e induzir ao diagnóstico errado. Equipamentos básicos e pouco sensíveis também podem induzir ao erro.

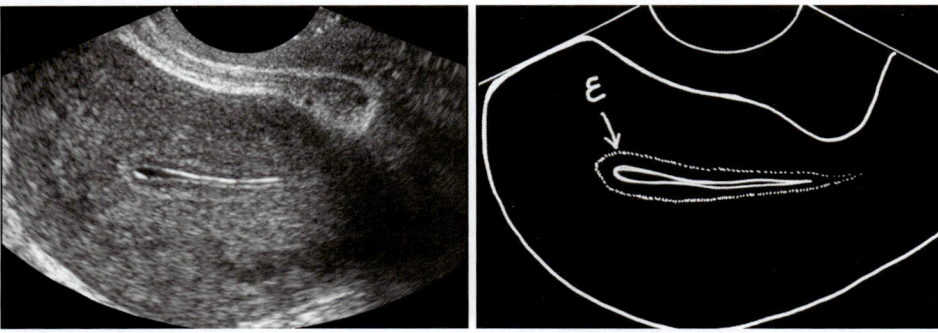

Figura 6.20. Exame transvaginal no quinto dia após a ovulação. Corte longitudinal do útero. O endométrio (E) apresenta as seguintes alterações: muco na cavidade, hipoecogênico para a fase do ciclo, aspecto trilaminar (incompatível com a fase lútea) e fino, medindo 5 mm de espessura total (as duas capas devem ser medidas juntas, e o muco deve ser excluído da medida). Esse endométrio está totalmente impróprio para a implantação e o desenvolvimento de uma gravidez.

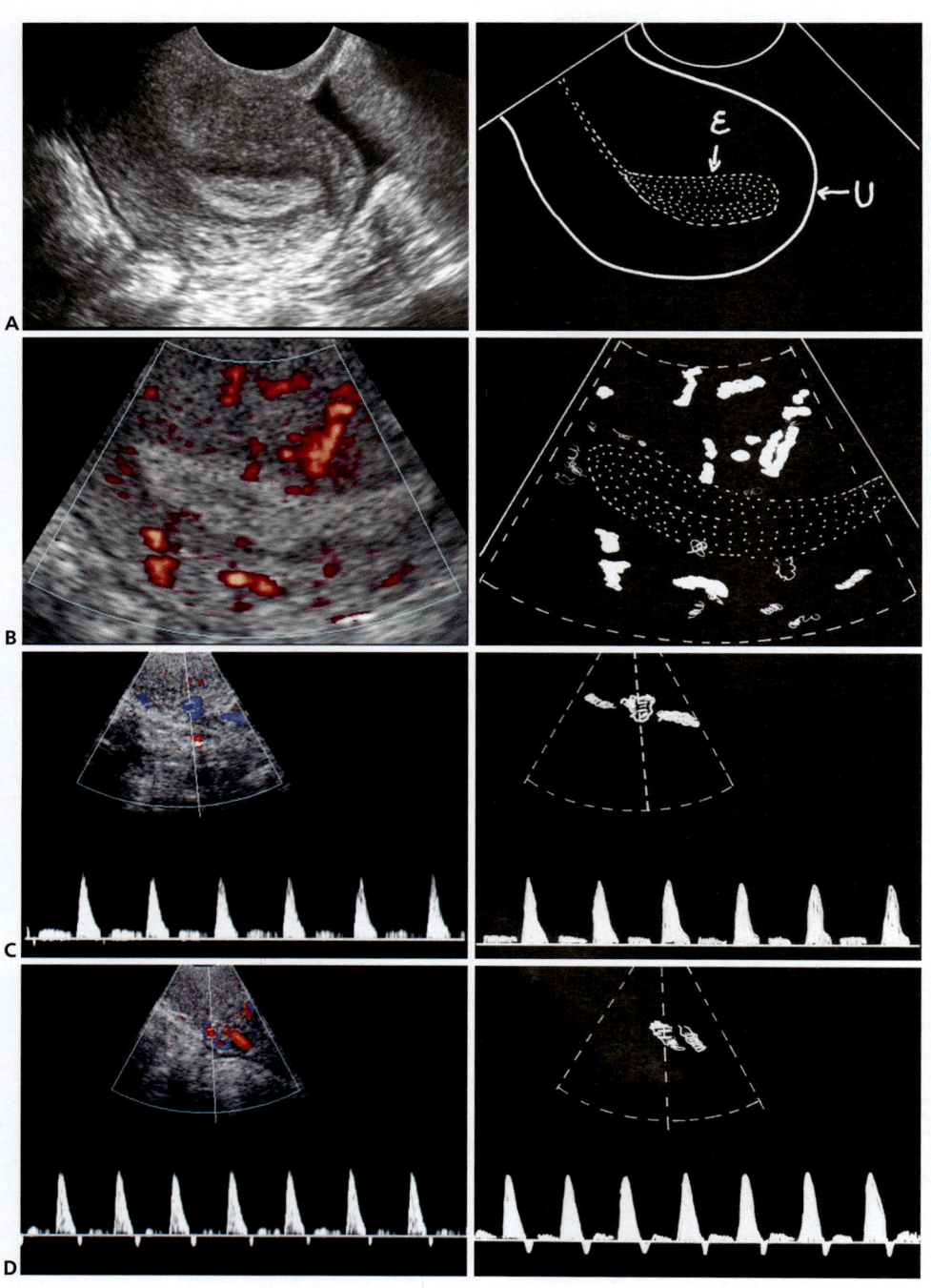

Figura 6.21. Paciente de 31 anos, com esterilidade sem causa aparente. Já tentou duas induções da ovulação, com inseminação artificial, e um ciclo induzido, com fertilização *in vitro*, e transferência de dois embriões. Teve diagnóstico laboratorial de gravidez, mas sem evolução clínica. Exame transvaginal no oitavo dia da fase lútea.
A: Corte longitudinal do útero retrovertido (U). O endométrio (E) está normal, com padrão típico de fase lútea (espessura de 7 mm, ecogênico com o centro hipoecogênico).
B: O mapa vascular está pobre, com poucos vasos periendometriais.
C e D: o Doppler espectral revela ambas as artérias uterinas com fluxos significativamente diminuídos (IP de 3,92 e 4,06). Observe que as diástoles estão vazias.

> Em vista do resultado do Doppler, a paciente iniciou tratamento com ácido acetilsalicílico diariamente e, no quarto mês, teve amenorreia, com diagnóstico de gravidez espontânea. Usou progesterona, até 14 semanas, e ácido acetilsalicílico, até 28 semanas. A gestação evoluiu a termo, com recém-nascido normal, sem intercorrências clínicas. O ideal, nesse caso, seria a investigação laboratorial para doença autoimune e para trombofilia, e posterior tratamento.

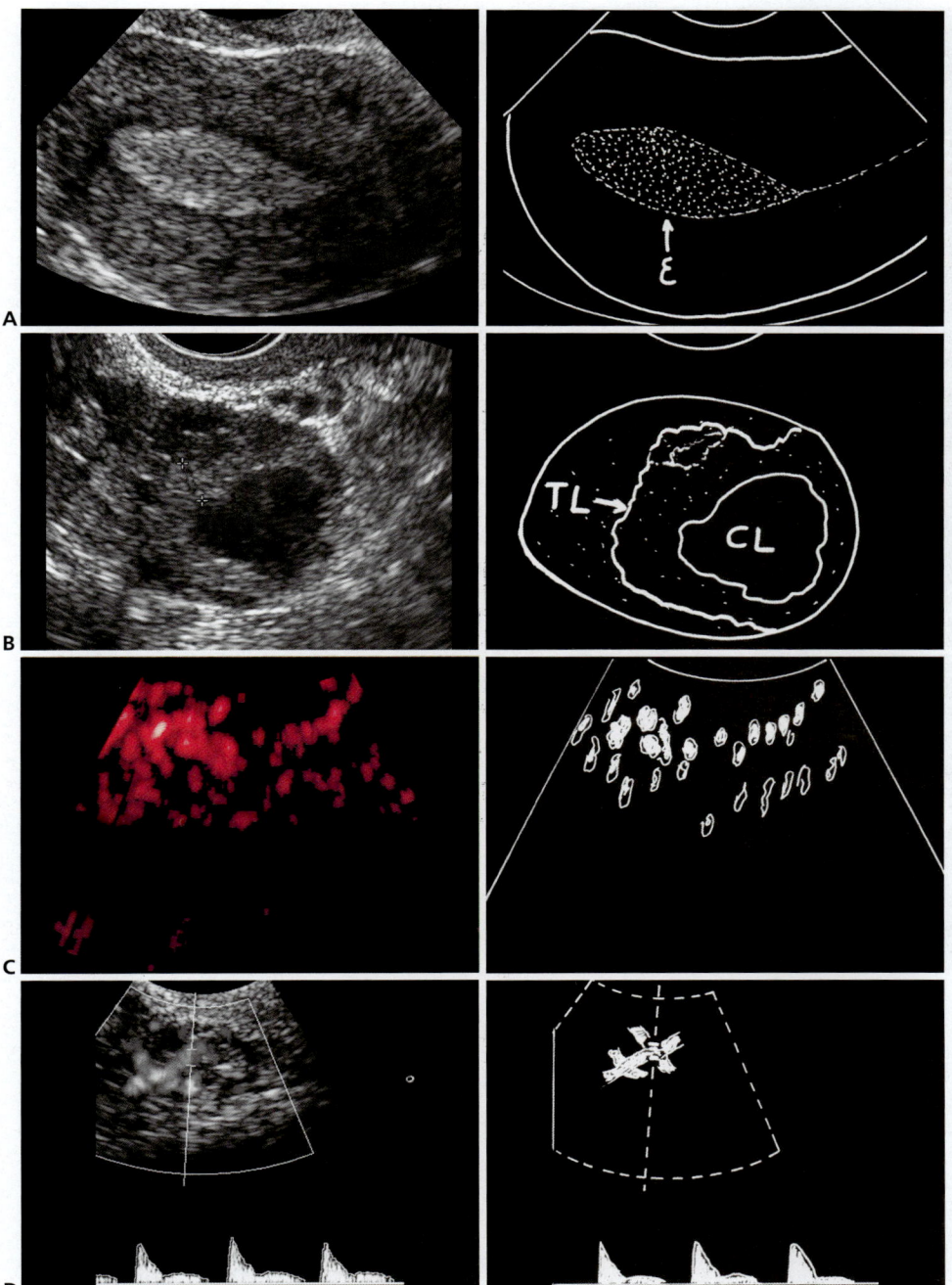

Figura 6.22. Paciente com histórico de dois abortos espontâneos. Refere ciclos menstruais normais. Exame transvaginal no quinto dia após a ovulação.
A: Corte longitudinal do útero. O endométrio (E) apresenta padrão luteinizado normal, com espessura de 9 mm.
B: O ovário direito apresenta corpo lúteo normal (CL), com cavidade líquida. A capa tecaluteínica (TL) mostra ecogenicidade e espessura normal (5 mm – N ≥ 3 mm). O útero e os ovários estão em sincronia perfeita e não identificamos alterações anatômicas na escala de cinzas que justificasse o quadro.
C: O mapa vascular obtido com o Doppler 3D está pobre, e não se identificam vasos perfurando a basal do endométrio.
D: A análise espectral das artérias uterinas apresenta curvas com diástoles vazias e alta impedância (na foto, a artéria uterina direita, com IP de 4,37). Esse é um caso típico de provável causa vascular para o abortamento de repetição.

! Cerca de 35% das pacientes com abortamento habitual, sem causa identificável, apresentam alterações vasculares. Portanto, o estudo Doppler tem grande importância na investigação desses casos. Observa-se, com frequência, a associação de fatores trombofílicos e/ou autoimunes (síndrome antifosfolípides, por ex.) a essas alterações vasculares, os quais, se possível, deverão ser investigados.

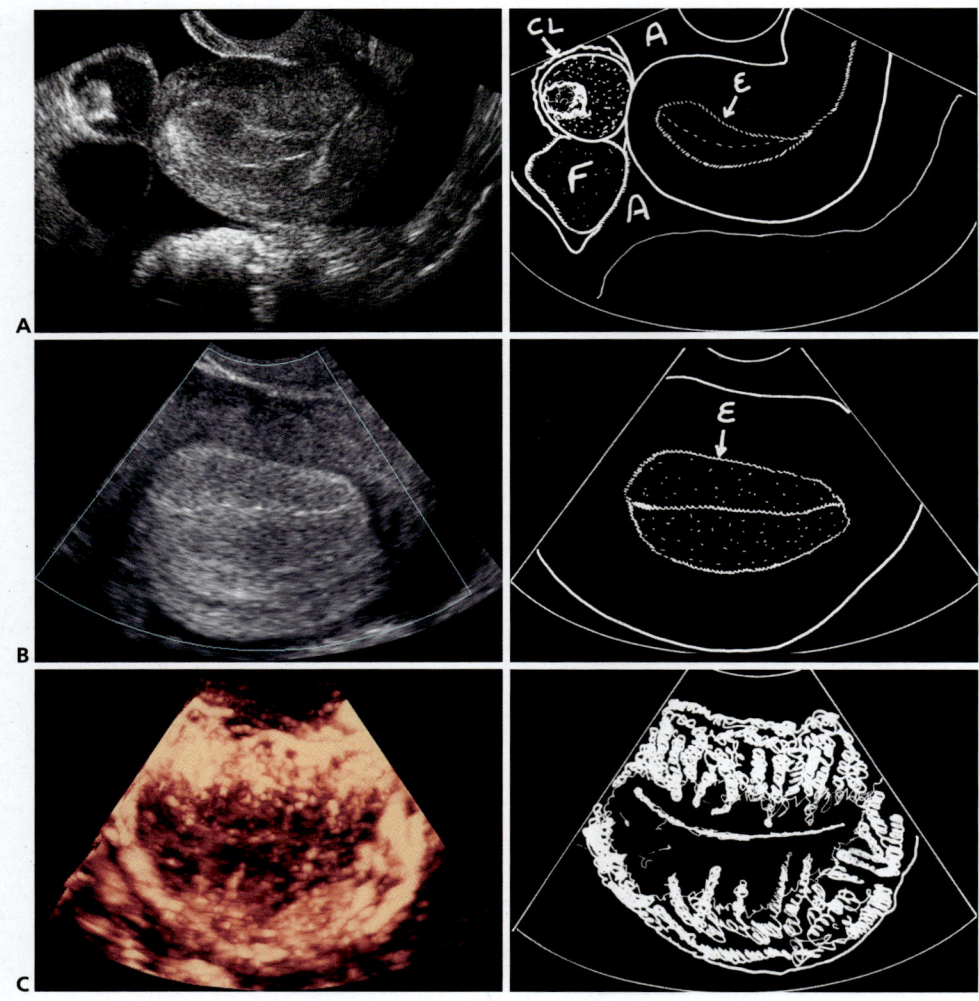

Figura 6.23. Paciente com esterilidade graças à anovulação crônica. Submetida à indução da ovulação, apresentou quadro de hiperestimulação. Fez punção de folículos para fertilização *in vitro*. Está no quinto dia após a punção. Estudo transvaginal.
A: Corte longitudinal no útero. Observe a ascite (A) provocada pela hiperestimulação e parte do ovário direito, podendo-se identificar um folículo residual (F) e um corpo lúteo com coágulo dentro (CL). O endométrio (E) está trilaminar, com padrão periovulatório, mas a ecotextura está heterogênea.
B: Corte transversal do útero 20 segundos após a injeção em veia periférica de microbolhas (contraste venoso para ecografia). O endométrio realçado pelas microbolhas mostra padrão periovulatório normal (trilaminar com camada funcional bem desenvolvida).
C: Estudo Doppler 3D. Corte transversal do útero mostrando rede vascular normal, com inúmeros vasos penetrando a camada funcional do endométrio.

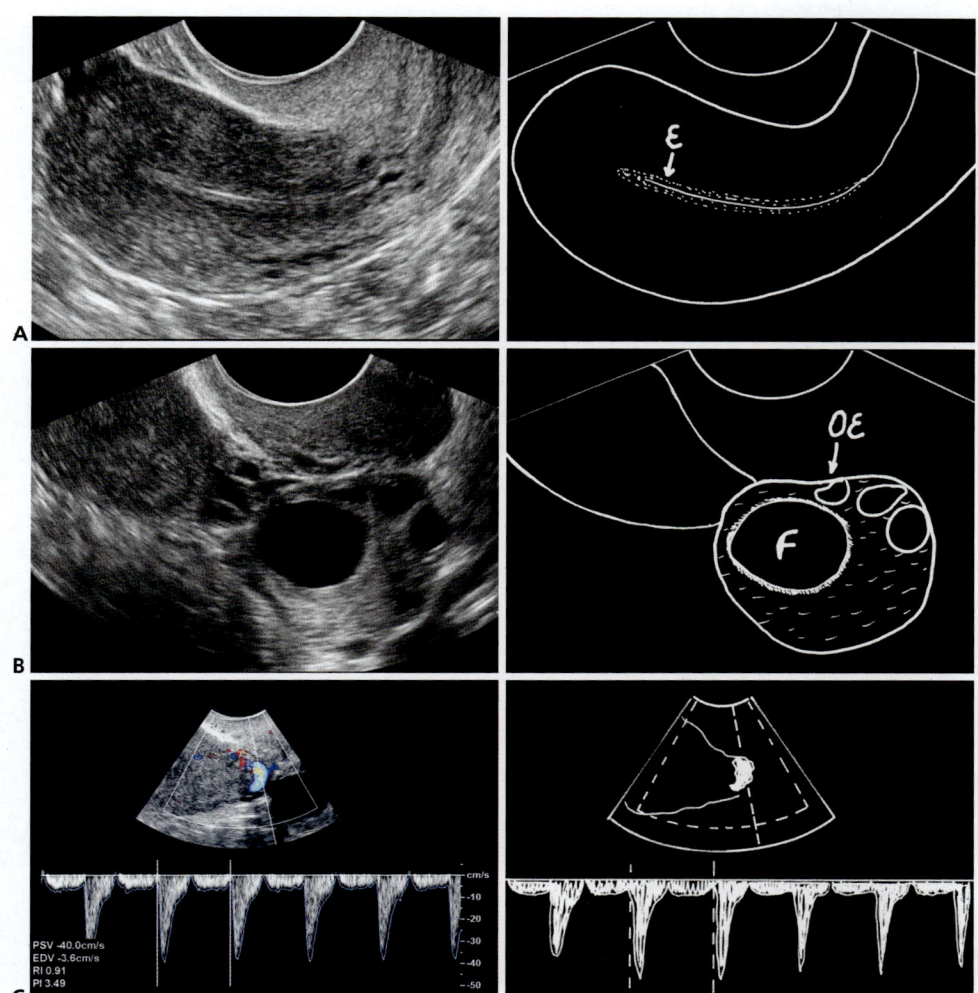

Figura 6.24. Paciente com esterilidade. Exame transvaginal no oitavo dia de indução com clomifeno.
A: Corte longitudinal do útero. Observe o endométrio fino (3 mm), compacto, onde se observam somente as camadas basais com a linha central (E). As camadas funcionais não estão desenvolvidas.
B: O ovário esquerdo (OE) contém um folículo (F) com 19 mm de diâmetro (maduro).
C: O estudo Doppler espectral das artérias uterinas (a foto mostra a uterina esquerda) revela alta impedância, com IP de 3,49. O endométrio sem desenvolvimento e a baixa perfusão sanguínea do útero indicam baixa probabilidade de implantação e de desenvolvimento de uma gravidez.

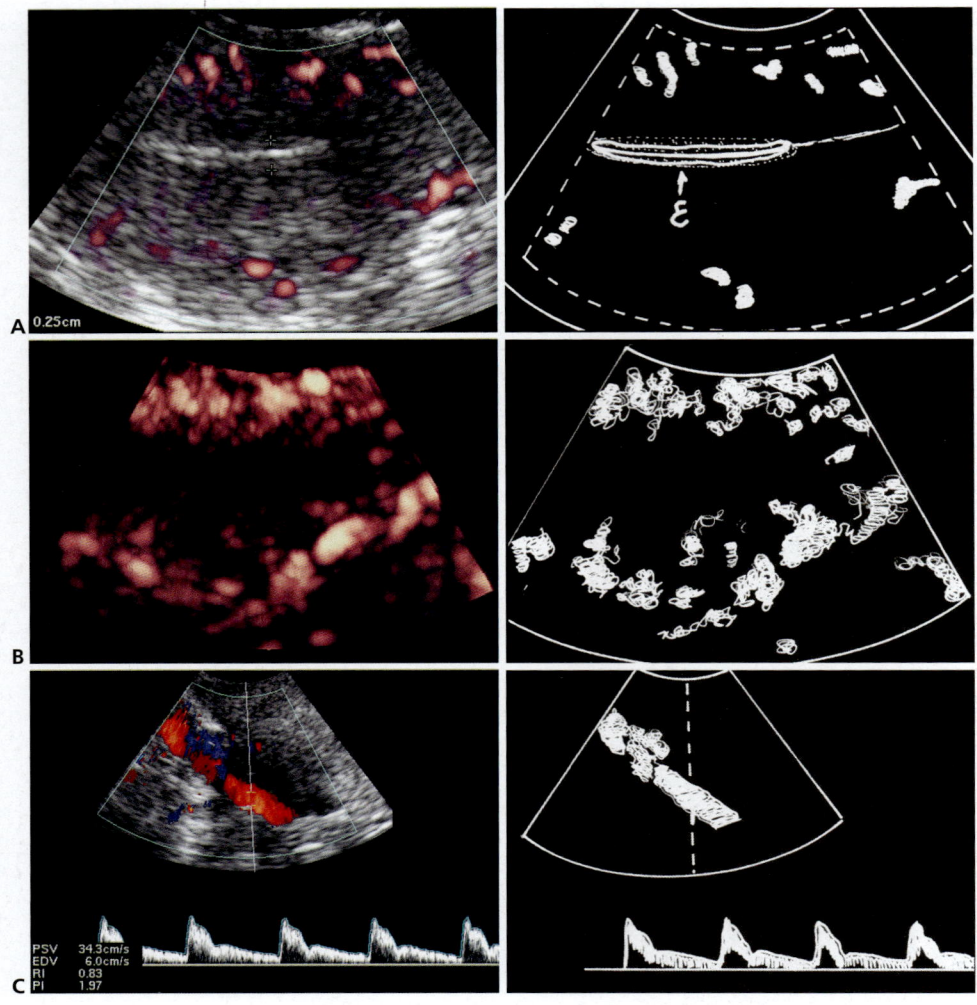

Figura 6.25. Exame transvaginal em paciente no oitavo dia do ciclo e no quinto dia de indução da ovulação com clomifeno. Está fazendo complementação com estrogênio.
A: Corte longitudinal do útero. O endométrio (E) não apresenta desenvolvimento algum e mede 2,5 mm de espessura. O Doppler não identifica rede vascular relacionada com o endométrio (nível 1).
B: O Doppler 3D confirma a ausência da rede vascular endometrial.
C: A análise espectral das artérias uterinas (a foto mostra a uterina direita) revela fluxos normais (IP = 1,97). Os achados endometriais indicam péssimo prognóstico para a implantação e desenvolvimento de uma gravidez.

! Lembre-se que o estudo abrange três fatores: a anatomia do endométrio (ecotextura, espessura e sincronia com o ciclo ovariano), o mapa vascular (miometrial e intraendometrial: os três níveis de desenvolvimento vascular), e o Doppler espectral das artérias uterinas. Pode haver sincronia (os três fatores normais ou os três alterados) ou alteração parcial (um ou dois fatores alterados). Nesse caso, existem dois fatores alterados: a anatomia endometrial e o mapa vascular.

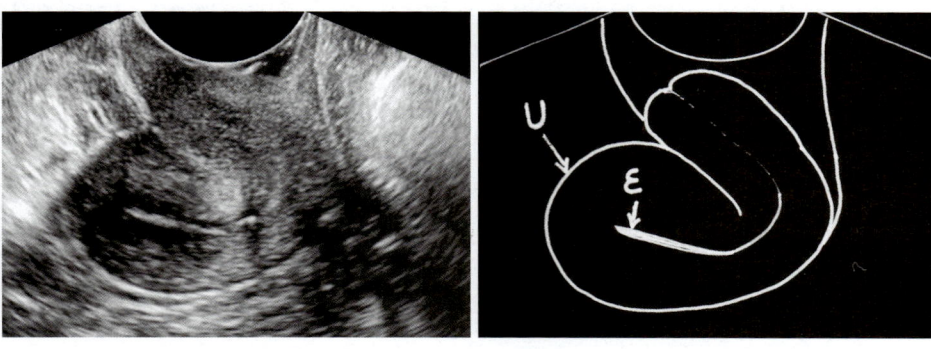

Figura 6.26. Anatomia. Exame transvaginal em paciente de 73 anos, sem terapia hormonal, com queixa de um episódio de pequeno sangramento. Corte longitudinal do útero (U). O corpo uterino está pequeno, com 37 cm³ de volume (N = 20 a 70 cm³). O endométrio (E) está fino, sem sinais de proliferação, medindo 2,5 mm de espessura (N = até 4 mm para a pós-menopausa, sem terapia hormonal).

! O achado ecográfico dispensa prosseguir a investigação com histeroscopia ou curetagem, pois, nesses casos, a biópsia endometrial sempre revela atrofia. A perda sanguínea deve estar relacionada com a fragilidade das mucosas do aparelho genital, graças à atrofia intensa.

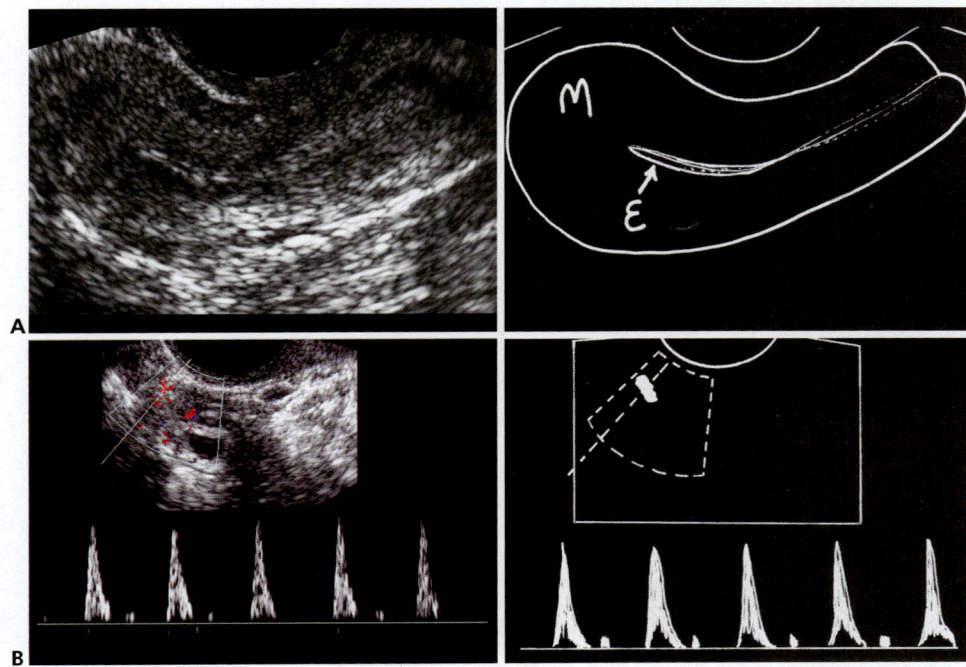

Figura 6.27. Paciente de 31 anos. Teve menopausa precoce espontânea há cinco anos. Está sem terapia hormonal há seis meses. Exame transvaginal de rotina.
A: Corte longitudinal do útero. O endométrio (E) está atrofiado e mede 2 mm de espessura. Não se observam alterações do miométrio (M).
B: O Doppler pulsátil revela artérias uterinas com diástoles vazias, a indicar atrofia da rede vascular uterina (a foto exibe o registro de uma das artérias uterinas). Observe a curva espectral, mostrando a sístole, seguida de desaceleração diastólica rápida, com a telediástole (diástole tardia) permanecendo em zero.

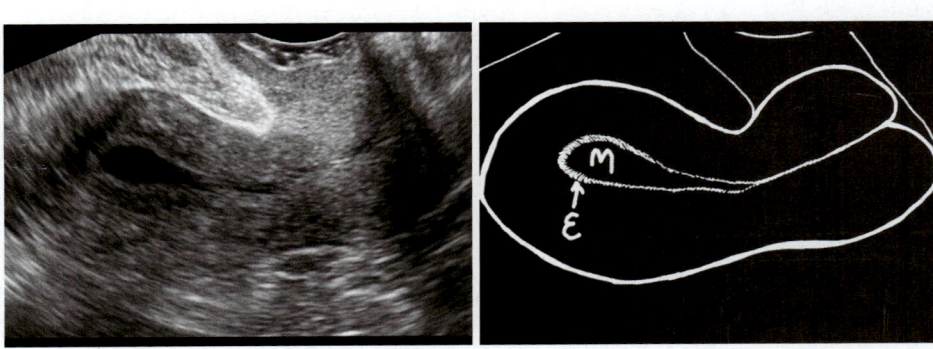

Figura 6.28. Paciente de 68 anos. Não utiliza hormônio e está assintomática. Exame transvaginal de rotina. Corte longitudinal do útero. Observe o endométrio (E), com características normais (fino e homogêneo). A cavidade endometrial está distendida por muco (M) anecoide, o que indica estenose do canal cervical.

! Nesses casos, a medida da espessura do endométrio não deve incluir o muco. Deve-se medir a espessura total (da basal anterior até a basal posterior) e subtrair a espessura do muco para obter a medida real do endométrio.

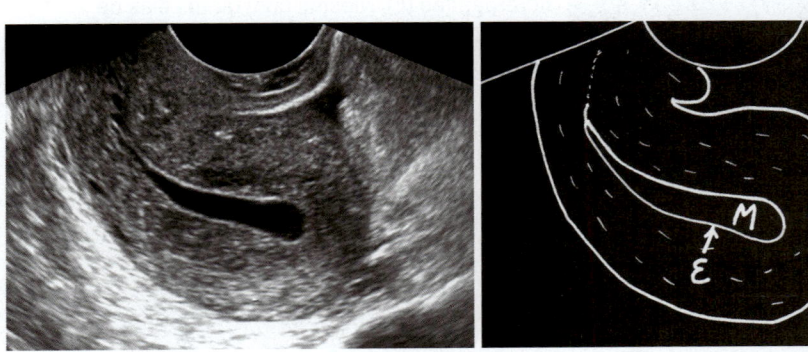

Figura 6.29. Paciente de 74 anos, sem terapia hormonal. Exame transvaginal de rotina. Corte longitudinal do útero retrovertido, com o fundo (F) apontando para o períneo. Observe o endométrio (E) fino (apenas as linhas basais), com muco (M) a distender sua cavidade, o que indica estenose do canal cervical.

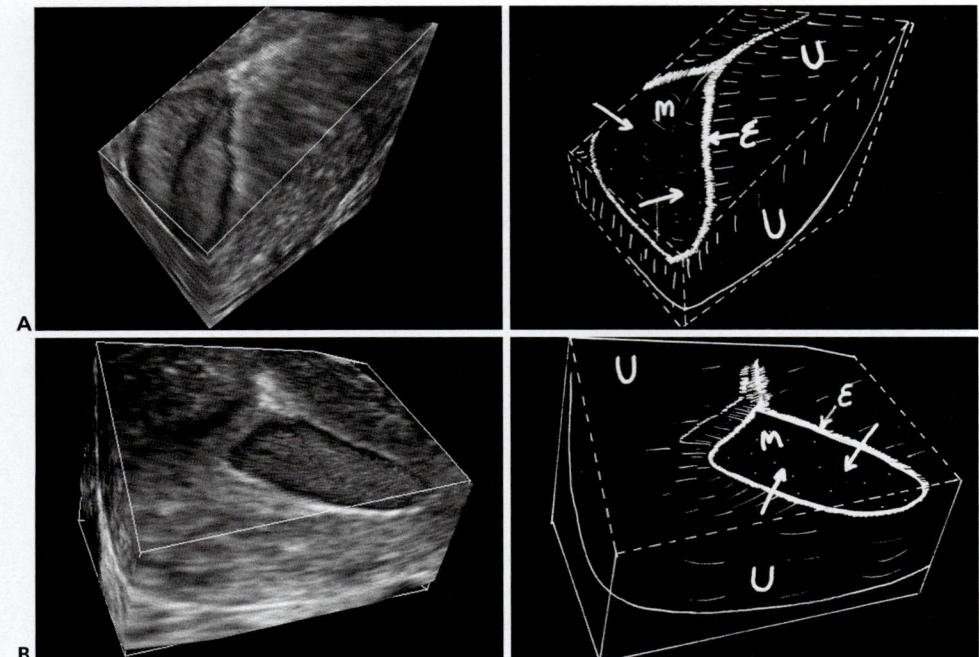

Figura 6.30. Exame transvaginal de rotina, em paciente idosa assintomática e sem terapia hormonal.
A e **B:** imagens tridimensionais volumétricas do útero (U) com os três planos ortogonais. O endométrio está fino (E) e sua cavidade está distendida por muco (M) graças à estenose cervical. Essa técnica permitiu a realização de uma histeroscopia virtual contrastada pelo muco (histerossonografia natural). Observe a superfície interna normal do endométrio (setas).

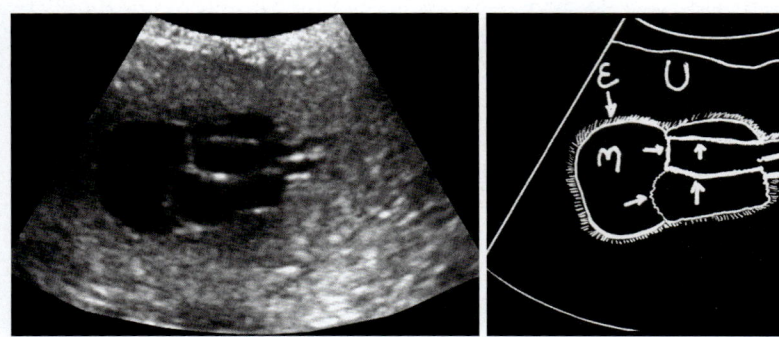

Figura 6.31. Exame transvaginal de rotina, em paciente idosa assintomática e sem terapia hormonal. Corte longitudinal do útero (U), ampliado pelo zoom. Observe o endométrio atrofiado (E) distendido por muco (M) e apresentando finas traves (setas), segmentando a cavidade (degeneração cística simples). O colo está estenosado, o que levou à distensão da cavidade uterina, e os septos finos não têm relação com doença proliferativa endometrial.

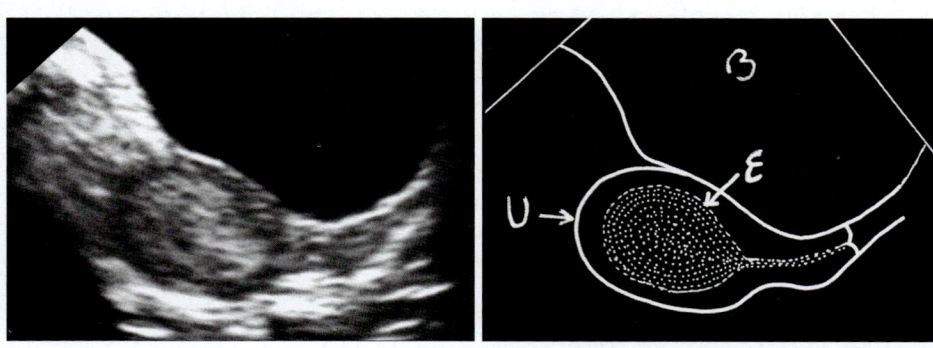

Figura 6.32. Exame transabdominal em adolescente de 13 anos, com queixa de hemorragia há 30 dias. Corte longitudinal do útero (U). Observe o endométrio espessado (18 mm), ecogênico e heterogêneo (E). Mesmo com tantos dias de sangramento, o endométrio persiste espesso, o que sugere hiperplasia. Trata-se de típico caso de hemorragia disfuncional da adolescência, em razão de ciclos anovulatórios hiperestrogênicos.
B = bexiga.

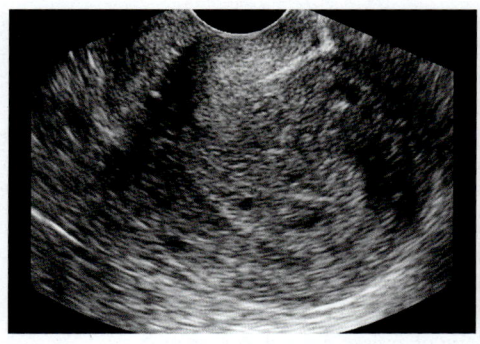
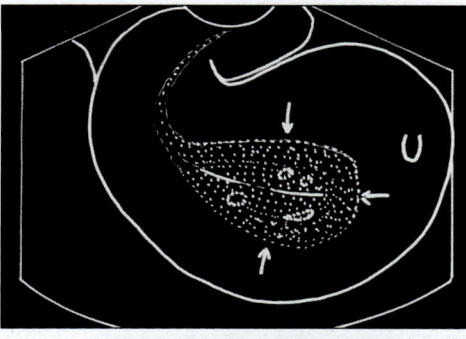

Figura 6.33. Exame transvaginal em paciente de 47 anos, com queixa de hemorragia há 12 dias. Refere aumento do fluxo menstrual há 6 meses. Corte longitudinal do útero retroversofletido (U). Observe o endométrio espessado, apesar da hemorragia (19 mm), ecogênico e heterogêneo (setas).

> Trata-se de típico caso de hemorragia disfuncional da pré-menopausa, graças a ciclos anovulatórios hiperestrogênicos. Nessa faixa etária, não se podem excluir outras possibilidades para o endométrio espesso, e torna-se necessário o diagnóstico histológico. A histologia revelou proliferação simples, confirmando a hipótese inicial.

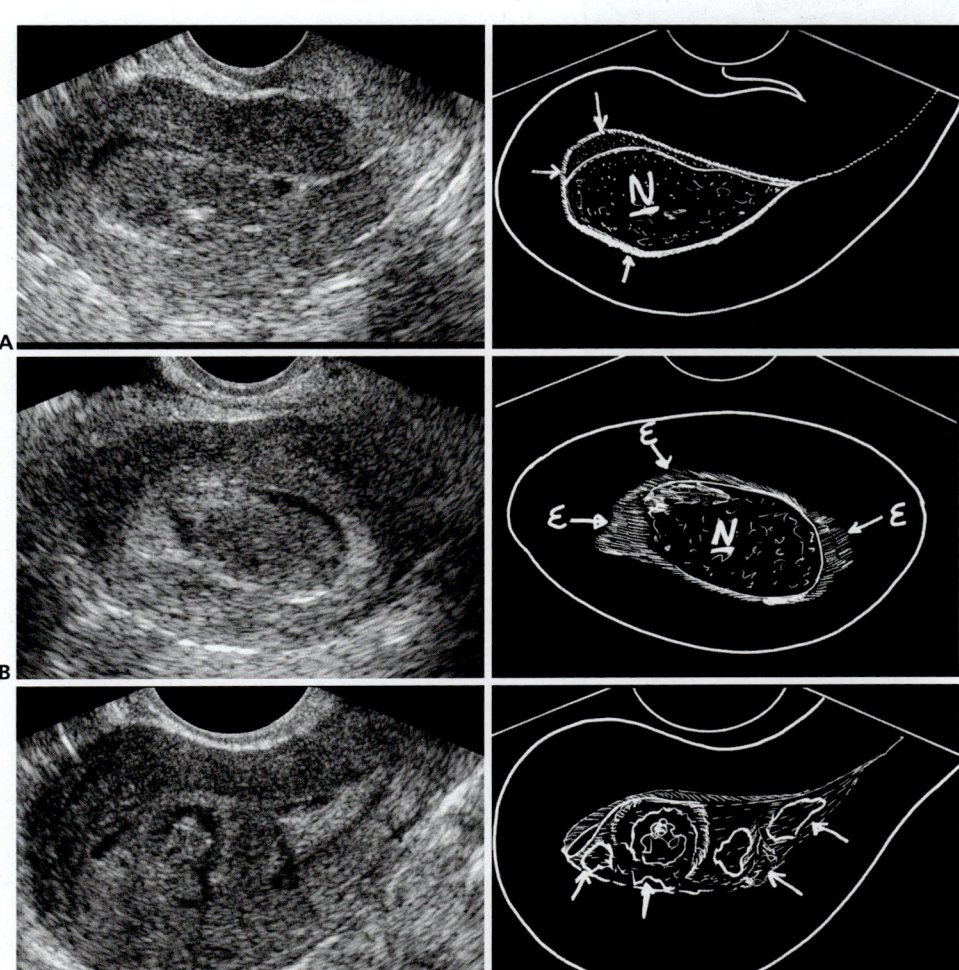

Figura 6.34. Exame transvaginal em paciente de 28 anos, com hemorragia há vários dias.
A: Corte longitudinal do útero. Observe a camada basal do endométrio (setas), circundando nódulo (N) homogêneo com ecogenicidade média.
B: Corte transversal do útero. Observe o endométrio (E), com espessura irregular, e o nódulo central.
C: Corte longitudinal do útero ao final do exame. Observe que o nódulo se tornou heterogêneo e dividido em nódulos menores (setas). Essas modificações em poucos minutos contradizem a hipótese de nódulo verdadeiro (p. ex.: pólipo) e correspondem a coágulos sanguíneos.

> A paciente foi submetida a tratamento clínico, e uma ecografia após a menstruação seguinte revelou endométrio normal. Trata-se de hemorragia disfuncional transitória. Lembre-se de que coágulos organizados na cavidade uterina podem simular nódulos e induzir a conduta invasora desnecessária. Uma ferramenta adicional interessante é o mapa vascular com Doppler: proliferações verdadeiras contêm vasos, e coágulos não.

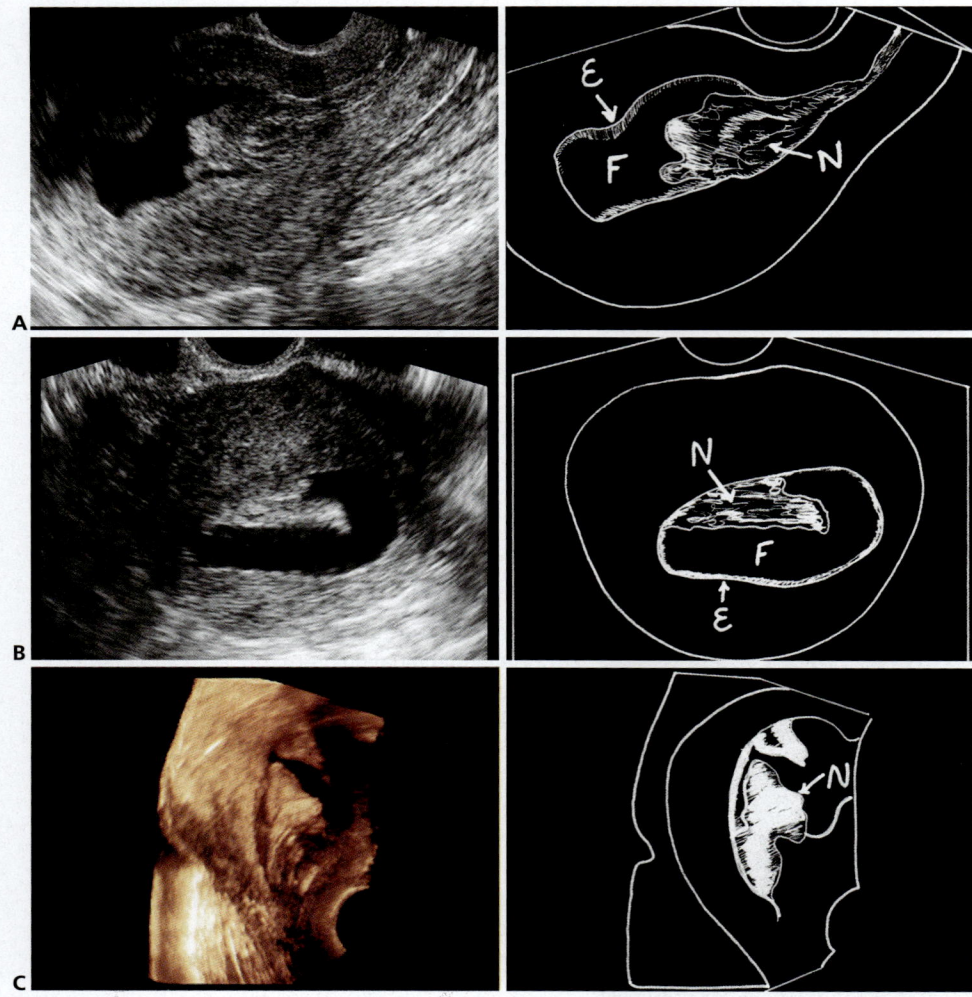

Figura 6.35. Exame transvaginal em paciente de 43 anos, com hemorragia há um mês.
A: Corte longitudinal do útero. Observe a cavidade uterina distendida por fluido (F) e um nódulo (N) no terço inferior dela. O endométrio (E) está fino.
B: Corte transversal do útero. O nódulo mudou de forma e de ecogenicidade em poucos minutos.
C: Imagem volumétrica 3D. O nódulo está mais visível na visão espacial. Continua a mudar de forma. Trata-se de coágulo, flutuando no sangue líquido, que ocupa a cavidade uterina. Como o endométrio está fino, consideramos uma hemorragia disfuncional. Por segurança, a paciente foi submetida a uma histeroscopia, a qual não alterou o diagnóstico ecográfico.

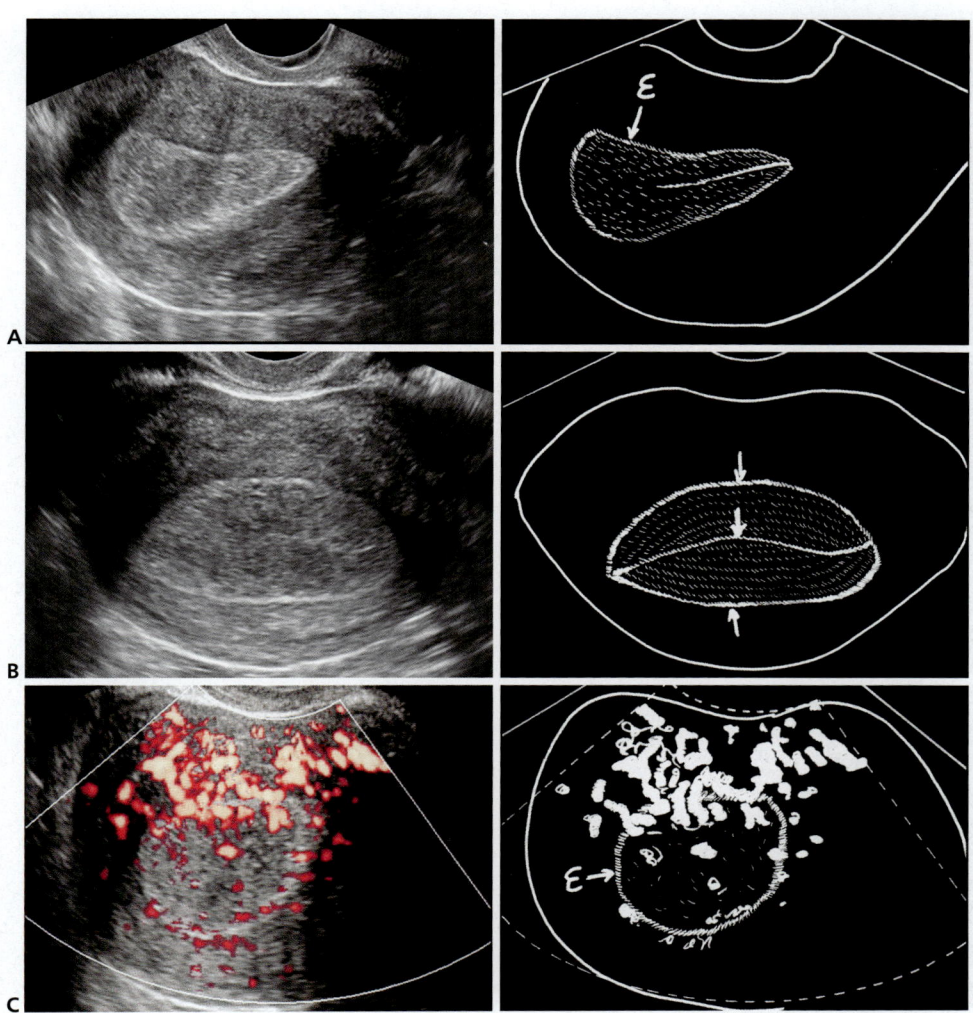

Figura 6.36. Paciente de 49 anos, com queixa de aumento significativo do fluxo menstrual e de sangramento irregular intermenstrual. Exame transvaginal no meio do ciclo.
A: Corte longitudinal do útero. Observe o endométrio (E) com ecotextura típica e aumento da espessura (23 mm).
B: Corte transversal do útero. O endométrio espessado mantém o aspecto trilaminar (setas).
C: O estudo Doppler revela mapa vascular com vasos perfurando a basal endometrial e penetrando a camada funcional. Os achados indicam endométrio normal, mas o quadro clínico e a espessura endometrial levaram à realização de biópsia, a qual revelou proliferação simples. Trata-se de quadro disfuncional que pode ser controlado clinicamente.

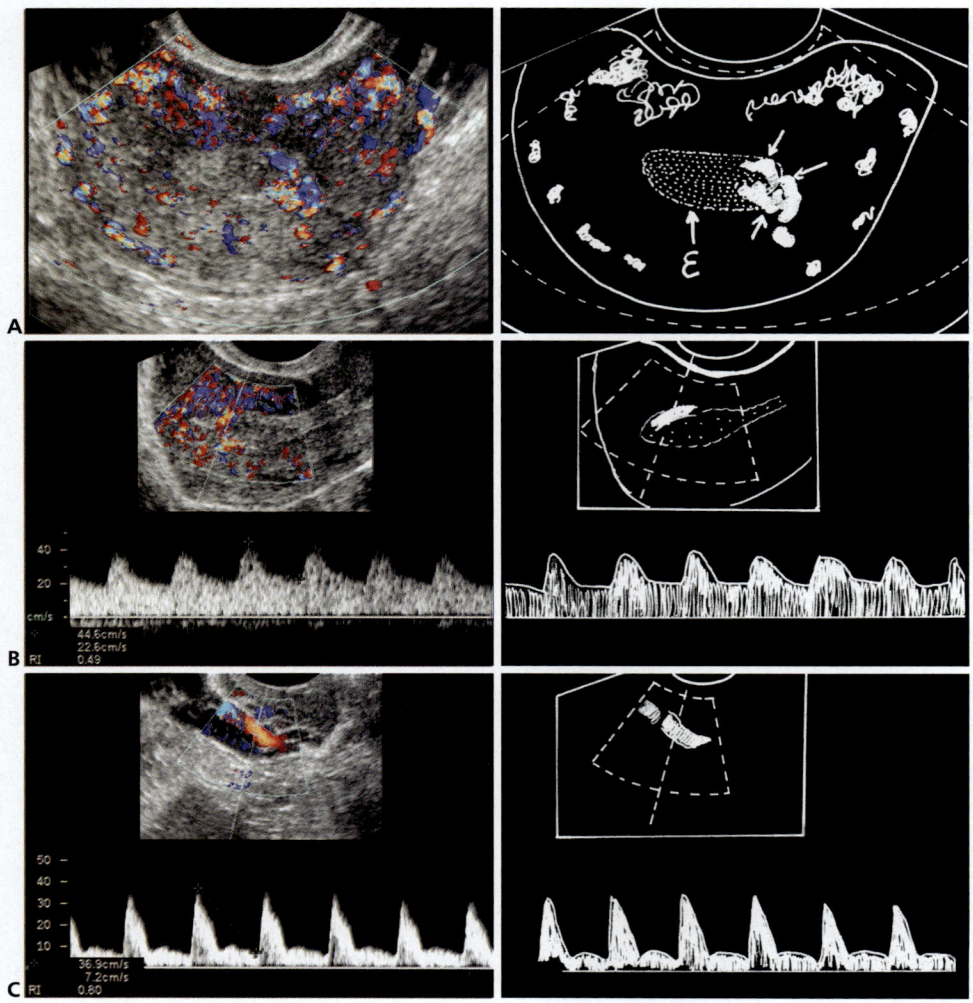

Figura 6.37. Paciente de 35 anos, com hemorragia há vinte dias. Exame transvaginal na vigência de sangramento.
A: Corte transversal do útero. O endométrio (E) mantém-se proliferado, apesar do sangramento. O mapa vascular mostra vasos calibrosos na metade esquerda do endométrio (setas).
B: A análise espectral mostra artéria endometrial com resistividade normal (IR = 0,49).
C: A análise espectral mostra artéria uterina com resistividade normal (IR = 0,80). Os índices normais de resistividade indicam baixo risco para proliferação endometrial grave. A biópsia revelou endométrio proliferativo simples, e a conclusão foi de uma hemorragia disfuncional.

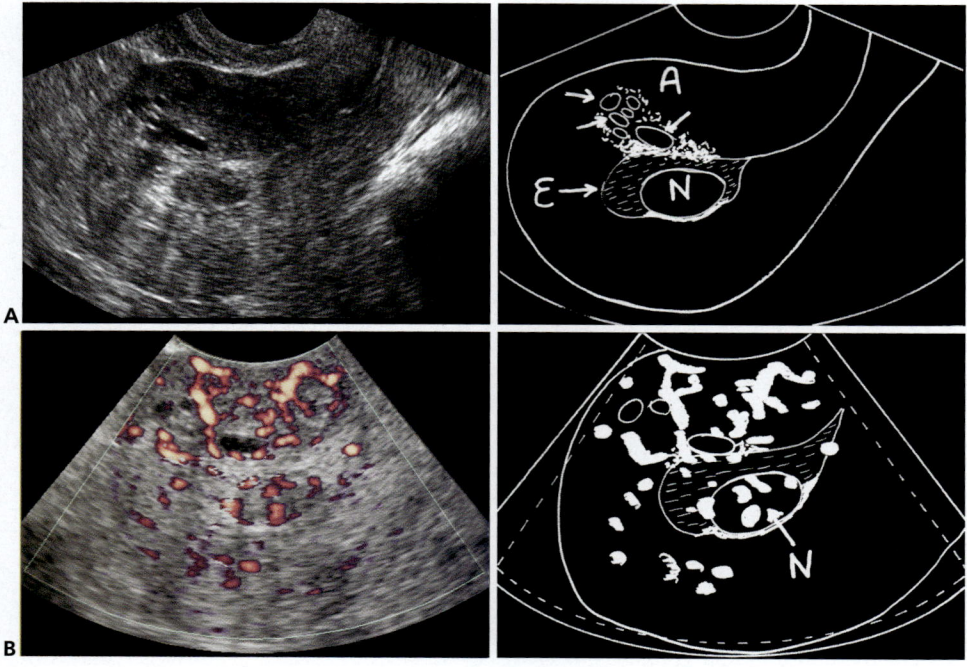

Figura 6.38. Paciente de 42 anos. Tem histórico de três gestações normais. Casou-se novamente e tenta outra gravidez há seis meses, sem sucesso. Além disso, refere dismenorreia e aumento do fluxo menstrual.
A: Corte longitudinal do útero. Observe o endométrio heterogêneo (E), com um nódulo hipoecogênico (N). A parede anterior do útero (A) está mais espessa, apresenta vários microcistos (setas), e a basal endometrial está irregular no local. A hipótese é de mioma intramucoso e de adenomiose na parede anterior.
B: Mapa vascular com Doppler de amplitudes. O estudo é útil para o diagnóstico diferencial entre vasos calibrosos e microcistos intramiometriais. O nódulo endometrial mostra vasos irregulares, o que firma a hipótese de mioma intramucoso e não de um pólipo. A histeroscopia removeu o mioma. A adenomiose provoca processo inflamatório periendometrial e discinesia uterina, diminuindo a fertilidade da paciente.

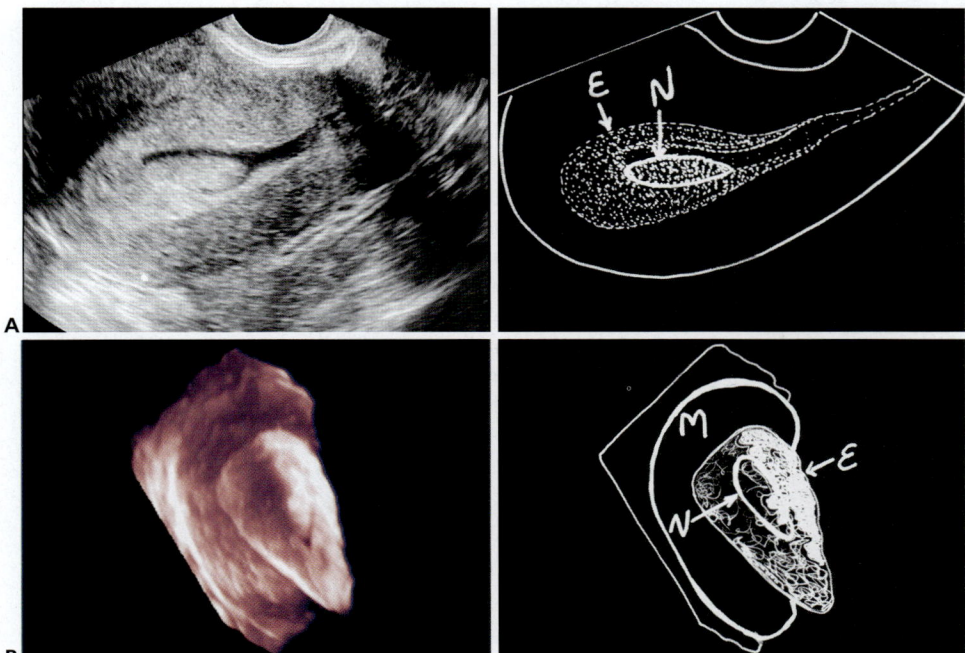

Figura 6.39. Exame transvaginal em paciente de 47 anos, com queixa de hemorragia.
A: Corte longitudinal do útero. O endométrio (E) mantém-se proliferado apesar da hemorragia. Observe a presença de nódulo ecogênico (N) evidenciado pela presença de fluido na cavidade uterina (sangue).
B: Imagem volumétrica tridimensional, mostrando o plano coronal do útero. O endométrio está bem destacado do miométrio mais escuro (M). O nódulo está na região central do endométrio. Em vista dos achados, foi realizada uma histeroscopia com biópsia endometrial e remoção do nódulo. O diagnóstico final foi proliferação simples do endométrio (hemorragia disfuncional) e um pólipo benigno.

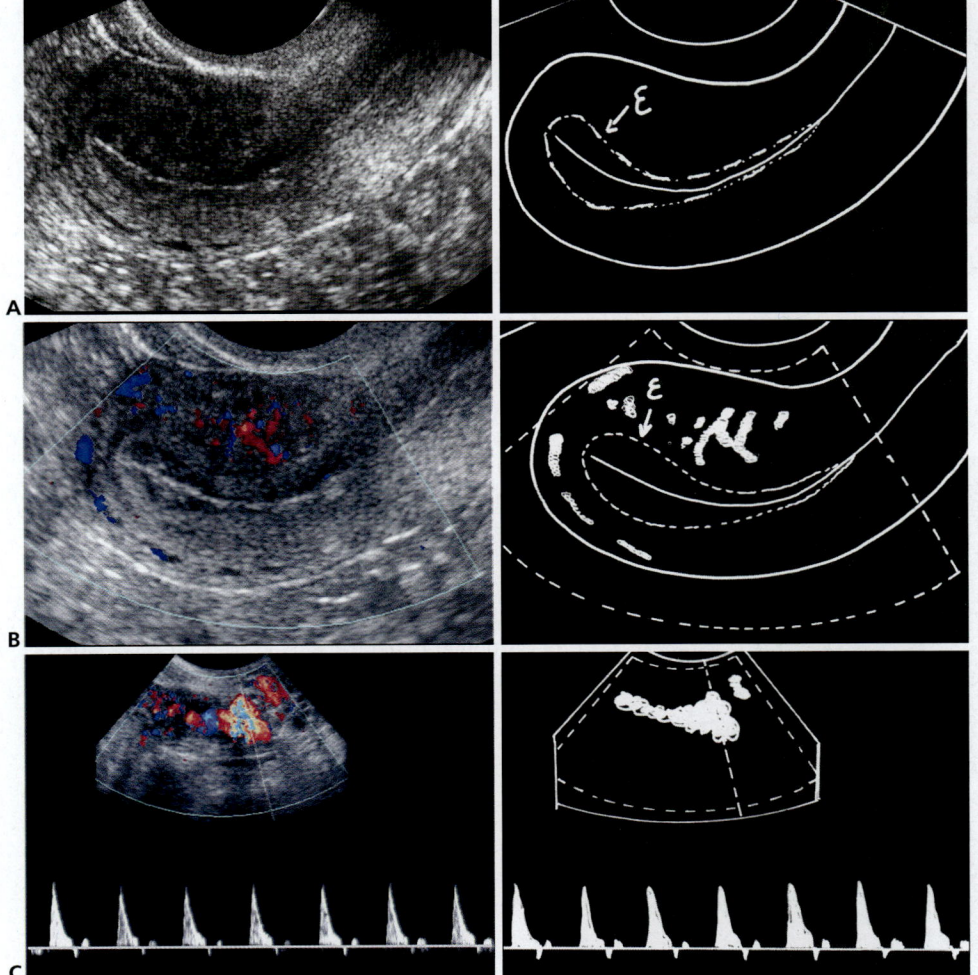

Figura 6.40. Exame transvaginal em paciente de 23 anos. Usa anticoncepcional oral há menos de um ano.
A: Corte longitudinal do útero. Observe o endométrio (E) com padrão trilaminar normal.
B: Estudo Doppler colorido por frequências. O mapa vascular está pobre, mostrando poucos vasos miometriais, sem penetração endometrial.
C: A análise espectral das artérias uterinas revela ausência do fluxo telediastólico.

! Muitos anticoncepcionais orais levam à diminuição do fluxo uterino, que retorna ao normal com a suspensão do produto. O endométrio não mostra ainda os efeitos do bloqueio hormonal (poucos meses de uso do produto).

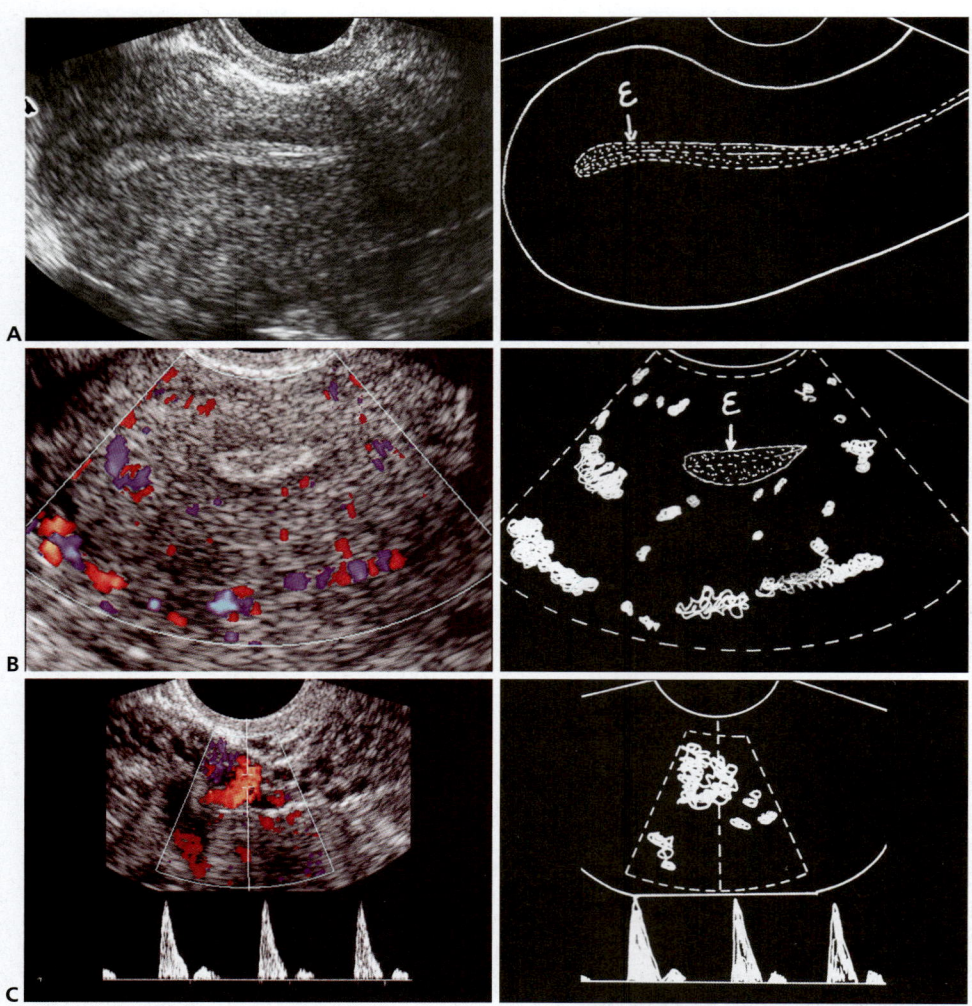

Figura 6.41. Paciente em uso de anticoncepcional oral por vários anos, sem pausas para ciclos espontâneos. Refere hipomenorreia, com menstruação por 1 ou 2 dias. Exame transvaginal no vigésimo dia do ciclo.
A: Corte longitudinal do útero. Observe o endométrio (E) fino, com quatro milímetros de espessura e padrão ecogênico.
B: O mapa vascular, em corte transversal do útero, identifica raros vasos no terço interno do miométrio, sem penetração endometrial.
C: A análise espectral das artérias uterinas revela ausência do fluxo diastólico final (padrão semelhante à pós-menopausa, sem terapia hormonal).

! Os achados indicam um bloqueio mais intenso que no caso anterior (diminuição da espessura endometrial, apagamento da rede vascular e fluxo diastólico ausente). Portanto, o anticoncepcional atua de duas formas: bloqueia a ovulação e torna o endométrio refratário para a implantação de um ovo.

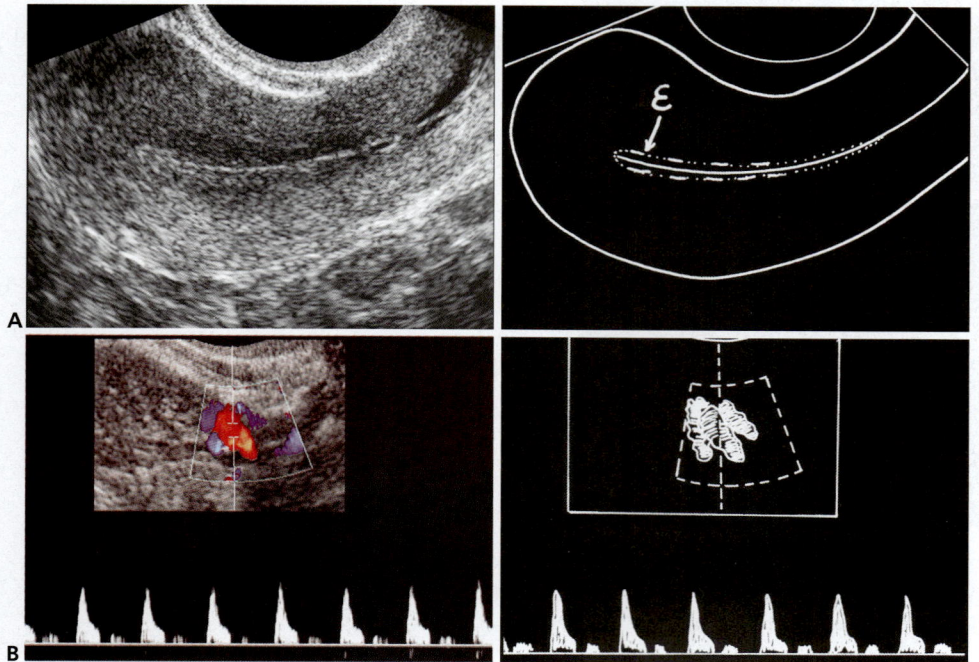

Figura 6.42. Exame transvaginal em paciente de 30 anos que utiliza anticoncepcional oral há quatro anos e que refere amenorreia.
A: Corte longitudinal do útero. O endométrio (E) está fino, com 3 mm de espessura e mostra apenas as camadas basais e a linha central.
B: O Doppler espectral das artérias uterinas mostra alta resistividade com ausência do fluxo diastólico final (telediástole).

! Os achados indicam bloqueio completo do eixo endócrino gonadal. O padrão uterino é semelhante ao da pós-menopausa avançada, sem terapia hormonal. Mesmo esse bloqueio intenso reverte espontaneamente após a suspensão do produto.

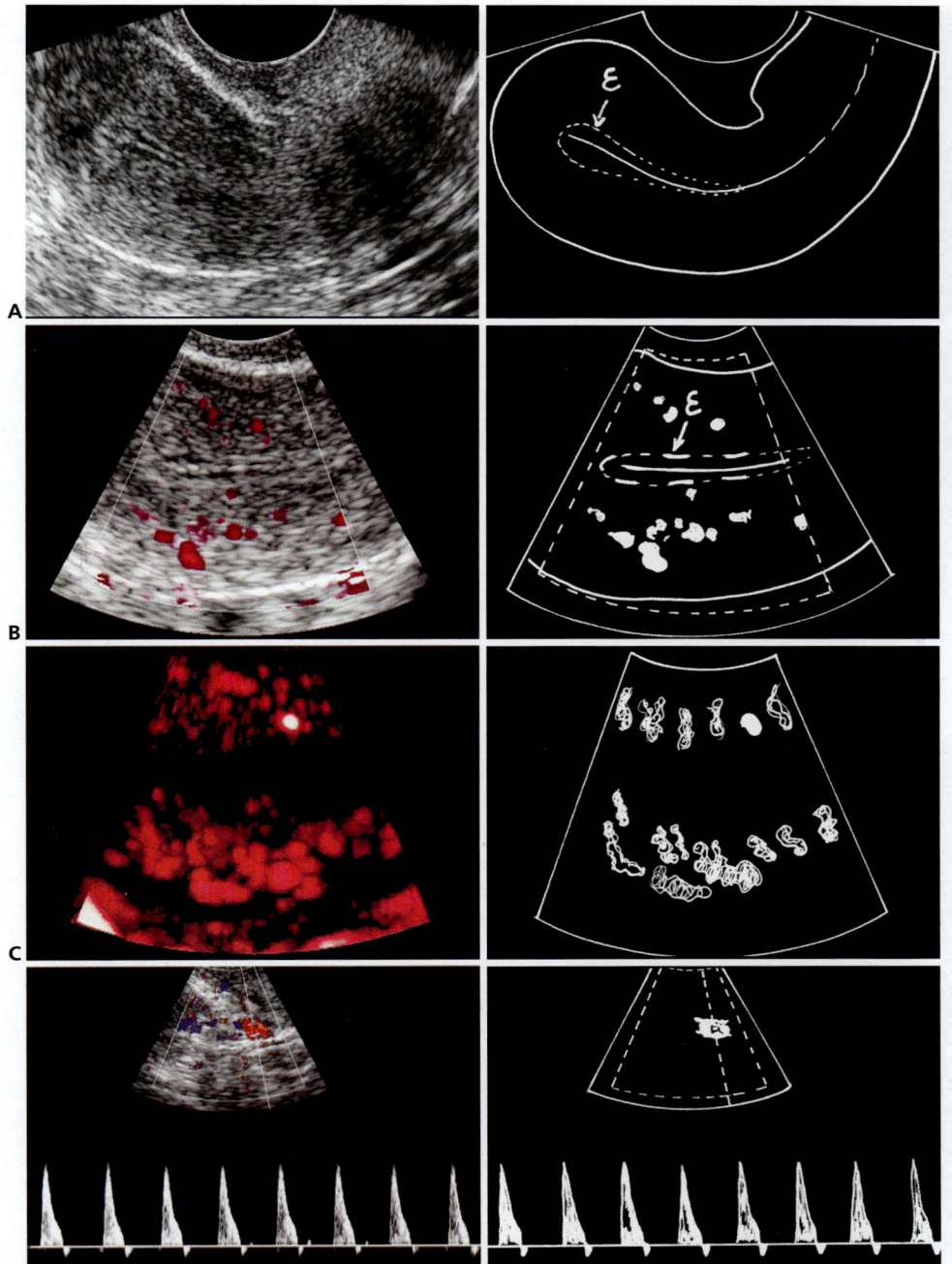

Figura 6.43. Paciente portadora de endometriose. Está submetida a bloqueio do eixo gonadal, com progesterona de depósito, e apresenta amenorreia. Exame transvaginal.
A: Corte longitudinal do útero. Observe o endométrio com padrão trilaminar, camadas funcionais finas e hipoecogênicas (sem desenvolvimento glandular). A espessura está diminuída e mede 4 mm.
B: O estudo Doppler revela mapa vascular escasso, sem penetração endometrial.
C: O Doppler tridimensional confirma a ausência de vasos endometriais.
D: A análise espectral das artérias uterinas mostra ausência dos fluxos telediastólicos. Os achados indicam um bloqueio eficaz do eixo endócrino. O estudo uterino completo é a nossa referência para aferir o bloqueio hormonal.

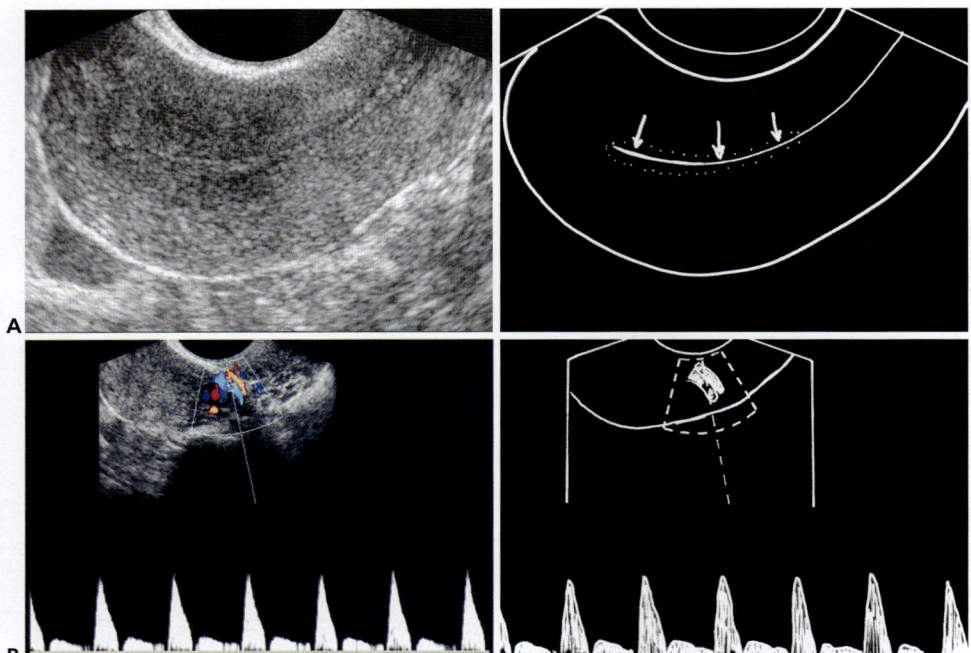

Figura 6.44. Exame transvaginal em paciente portadora de endometriose e submetida a bloqueio com danazol há quatro meses. Está em amenorreia.
A: Corte longitudinal do útero. O endométrio está fino, sem sinais de proliferação (setas).
B: A análise espectral mostra baixo fluxo diastólico nas artérias uterinas, com índices de impedância elevados. Os achados indicam bloqueio medicamentoso eficaz.

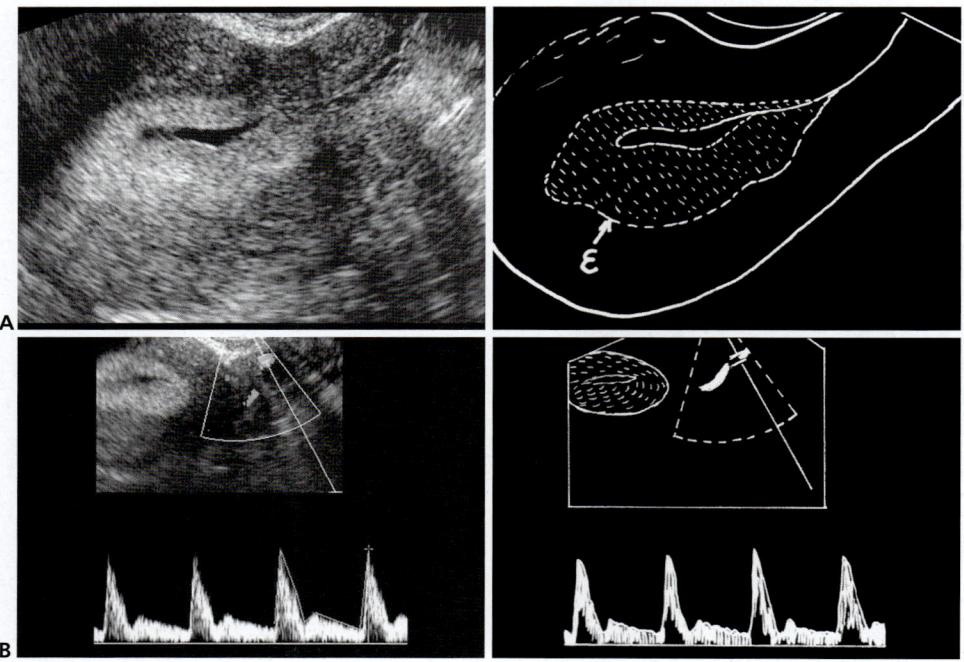

Figura 6.45. Exame transvaginal em paciente portadora de endometriose. Está em amenorreia graças ao emprego de análogo de GnRH há sete meses.
A: Corte longitudinal do útero. Observe o endométrio (E) com proliferação ecogênica e irregular, com muco em sua cavidade (padrão secretor inexplicável).
B: O Doppler espectral apresenta artérias uterinas com impedâncias normais (IR = 0,86 e IP = 2,31), sem sinais de bloqueio. A paciente teve menstruação abundante alguns dias depois, indicando falha na ação da última dose do medicamento.

> Normalmente, os escapes uterinos aos bloqueios costumam apresentar sangramento irregular e em pequena quantidade. Nesse caso, devemos lembrar que existem falsificações de medicamentos caros, as quais apresentam baixa ou nenhuma ação farmacológica. Os bloqueios centrais à base de análogos provocam amenorreia desde o primeiro ciclo até a paciente cessar o uso do produto. Na ecografia, o endométrio e a análise espectral levam, em média, 90 dias para evidenciarem os sinais completos do bloqueio.

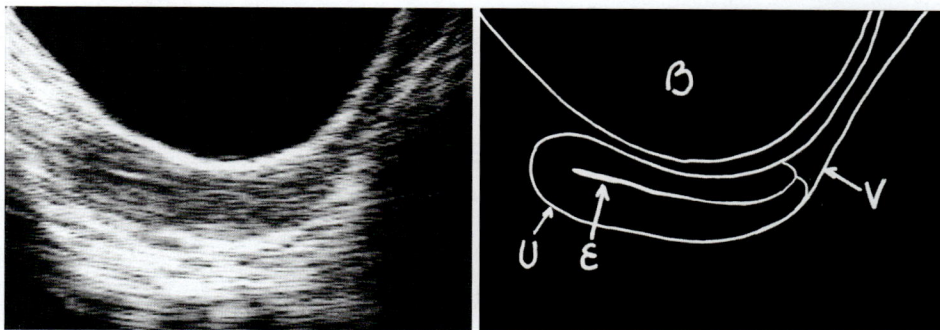

Figura 6.46. Exame transabdominal em paciente de 31 anos. Tem histórico de choque hipovolêmico por atonia uterina pós-parto há dois anos. Está em amenorreia desde então. O útero (U) está pequeno, e o endométrio está fino (E), sem sinais de proliferação. Os exames laboratoriais confirmaram a hipótese clínico-ecográfica de Síndrome de Sheeham. B = bexiga; V = vagina.

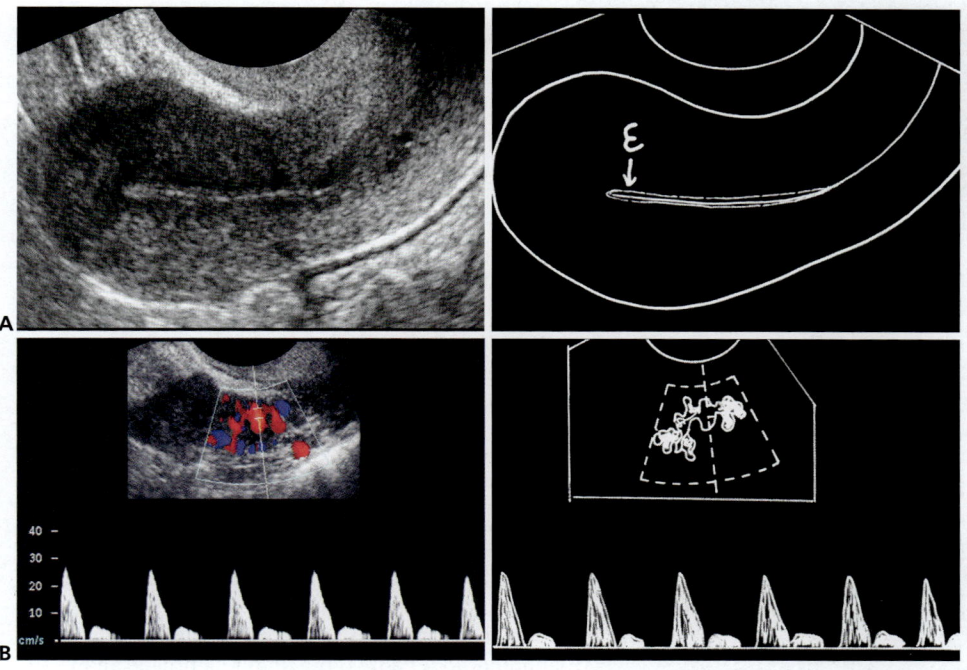

Figura 6.47. Paciente de 40 anos. Teve menopausa aos 37 anos e está em terapia hormonal combinada contínua. Exame transvaginal.
A: Corte longitudinal do útero. O endométrio (E) está fino, sem sinais proliferativos.
B: A análise espectral revela artérias uterinas com fluxos diastólicos baixos (alta impedância).

! Os achados indicam que o útero não apresenta atividade. Como a paciente refere sintomas desagradáveis da privação hormonal, o esquema hormonal foi modificado, com bons resultados. Lembre-se que a ecografia transvaginal com Doppler é uma ferramenta útil para controlar a terapia hormonal.

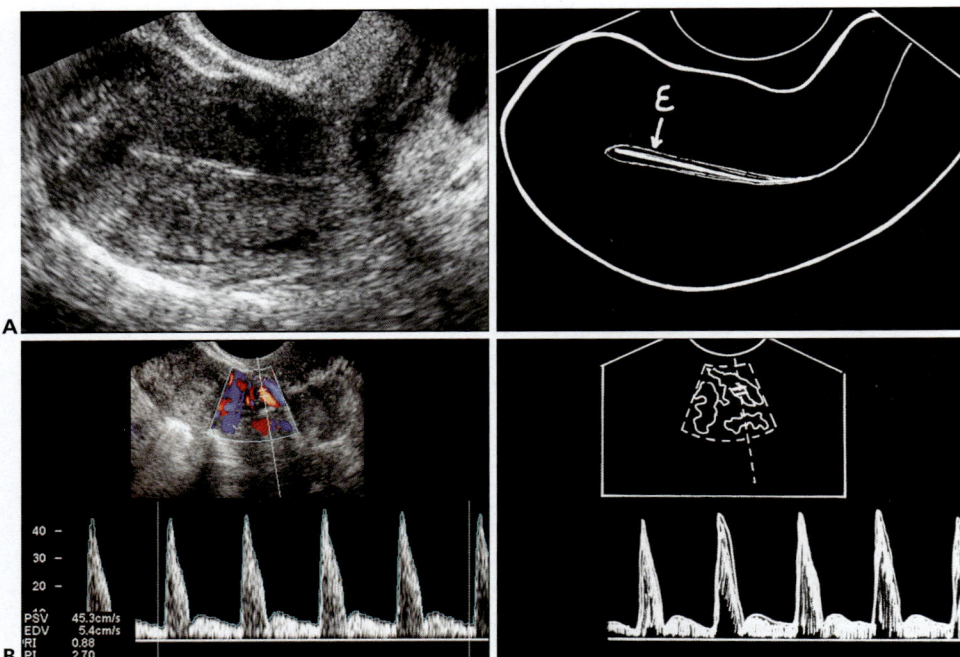

Figura 6.48. Exame transvaginal de rotina em paciente de 54 anos, com terapia hormonal há três anos e assintomática.
A: Corte longitudinal do útero. O endométrio está fino (E), sem sinais de proliferação, e mede 2 mm de espessura.
B: O Doppler espectral revela artérias uterinas com curvas normais para mulheres em idade reprodutiva.

! O endométrio normal na pós-menopausa mede até 4 mm (sem terapia hormonal) ou até 10 mm (com terapia hormonal). Essa é a situação ideal para a terapia hormonal: paciente sem sintomas do climatério, endométrio fino (baixo risco de sangramento ou de doença proliferativa) e Doppler mostrando boa perfusão uterina (sinal indireto de efeito vascular hormonal).

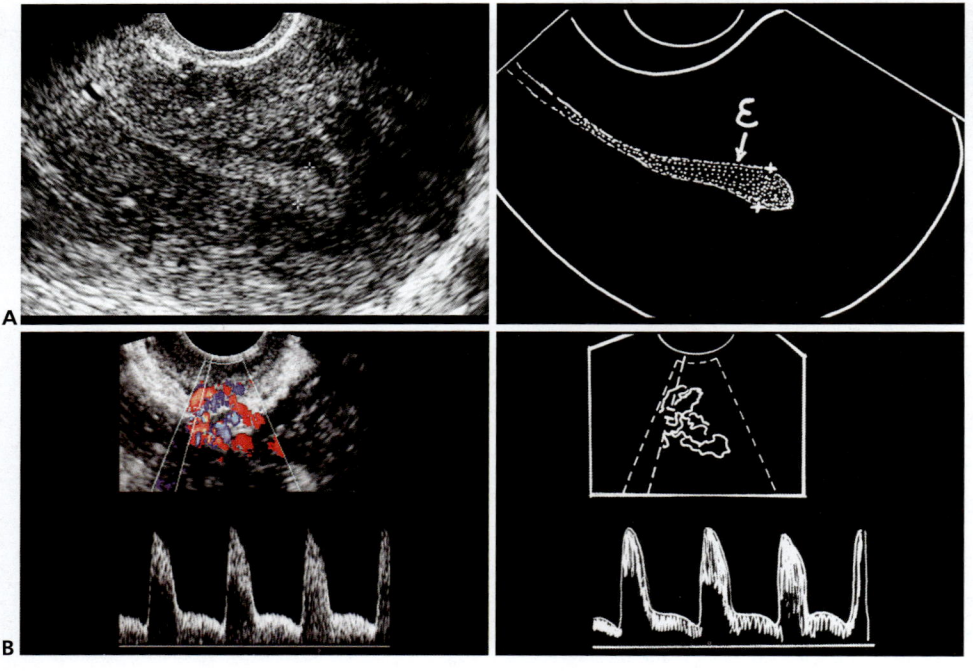

Figura 6.49. Exame transvaginal de rotina em paciente de 57 anos, com terapia hormonal há cinco anos e assintomática.
A: Corte longitudinal do útero retrovertido. O endométrio (E) apresenta pequena proliferação uniforme e mede 6 mm de espessura.
B: O Doppler espectral mostra artérias uterinas com curvas normais para mulheres em idade reprodutiva. Os achados estão normais.

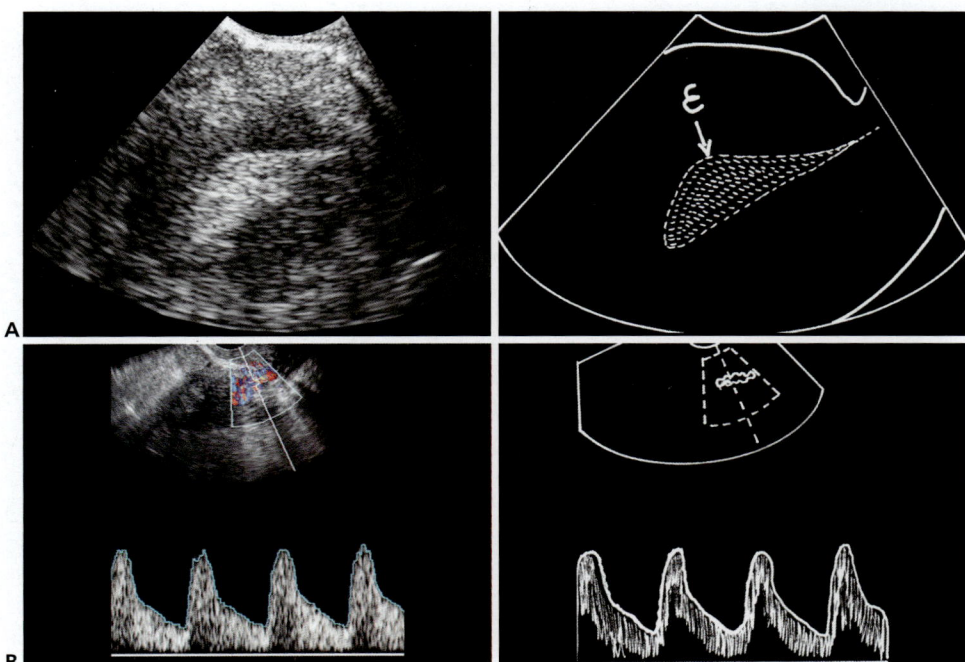

Figura 6.50. Paciente na pós-menopausa, submetida à terapia hormonal. Refere episódio de sangramento. Exame transvaginal.
A: Corte longitudinal do útero. O endométrio (E) mostra proliferação homogênea e mede 12 mm de espessura, acima, portanto, do limite máximo de 10 mm.
B: A análise espectral das artérias uterinas mostra fluxos com diástole alta e com ausência da incisura protodiastólica, indicando perfusão excessiva do útero.

! Nesses casos, sugere-se suspender o hormônio, aguardar o sangramento usual, e repetir o estudo ecográfico em 45 dias, para excluir doença proliferativa do endométrio. Caso persista o espessamento, realizar estudo histológico.

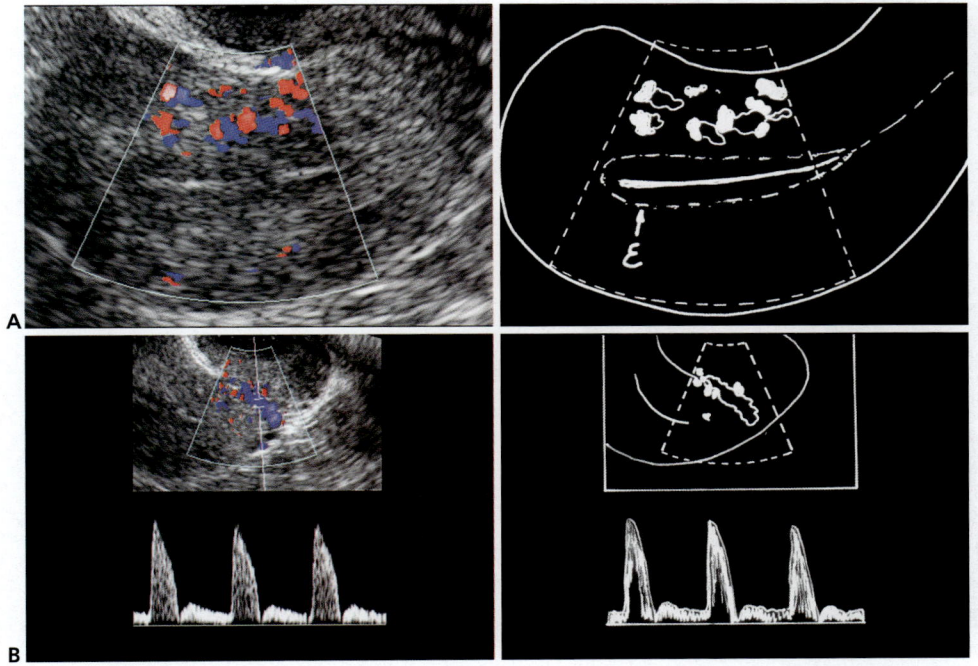

Figura 6.51. Exame transvaginal em paciente na pós-menopausa, com terapia hormonal há dez anos, e com queixa de sangramento anormal.
A: Corte longitudinal do útero. O endométrio (E) está homogêneo e com espessura de 6 mm. O mapa vascular revela poucos vasos miometriais, sem penetração endometrial.
B: O Doppler espectral mostra curvas normais para a terapia hormonal. Os achados ecográficos estão adequados. Provavelmente ocorreu um "escape uterino", situação frequente na terapia hormonal.

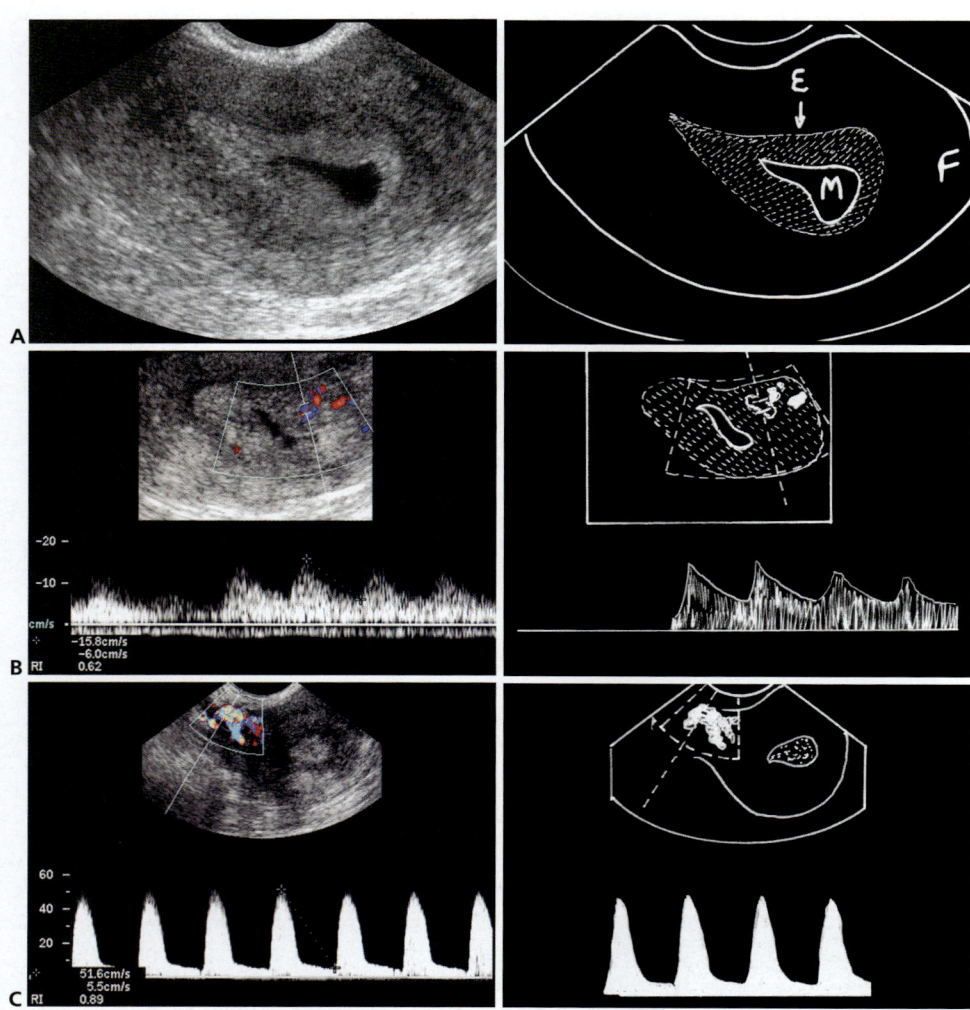

Figura 6.52. Exame transvaginal em paciente de 63 anos, utilizando estrógenos conjugados, e com queixa de sangramento irregular.
A: Corte longitudinal do útero retroversofletido. O endométrio (E) está proliferado e com muco em sua cavidade (M). A espessura total do endométrio é de 17 mm, e do muco é de 4 mm. Portanto, a espessura real do endométrio é de 13 mm, acima do limite máximo. F = fundo uterino.
B: O mapa vascular revela vasos, penetrando o endométrio, e curvas espectrais, indicando fluxos elevados.
C: O Doppler espectral das artérias uterinas mostra fluxos normais para a terapia hormonal.

! Sugere-se suspender o hormônio. A paciente teve sangramento abundante e, após 45 dias, o endométrio mediu 4 mm (normal). Esse caso é um bom exemplo de terapia hormonal inadequada.

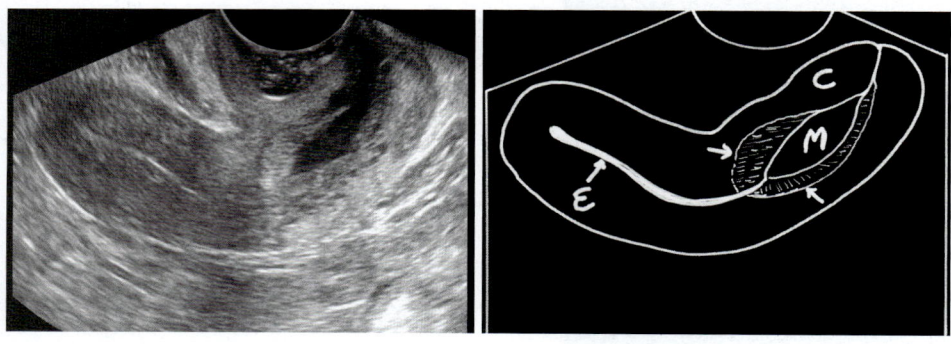

Figura 6.53. Paciente de 60 anos. Iniciou terapia hormonal há um ano, em virtude da atrofia genital e dispareunia. Refere efeito benéfico do tratamento. Exame transvaginal. Corte longitudinal do útero em AVF. O endométrio (E) está fino, sem sinais de ação hormonal. O colo uterino (C) apresenta muco (M) a distender o canal. A mucosa endocervical (setas) está proliferada. Nesse exemplo, o hormônio atuou na mucosa cervical e não no endométrio. São respostas individuais imprevisíveis.

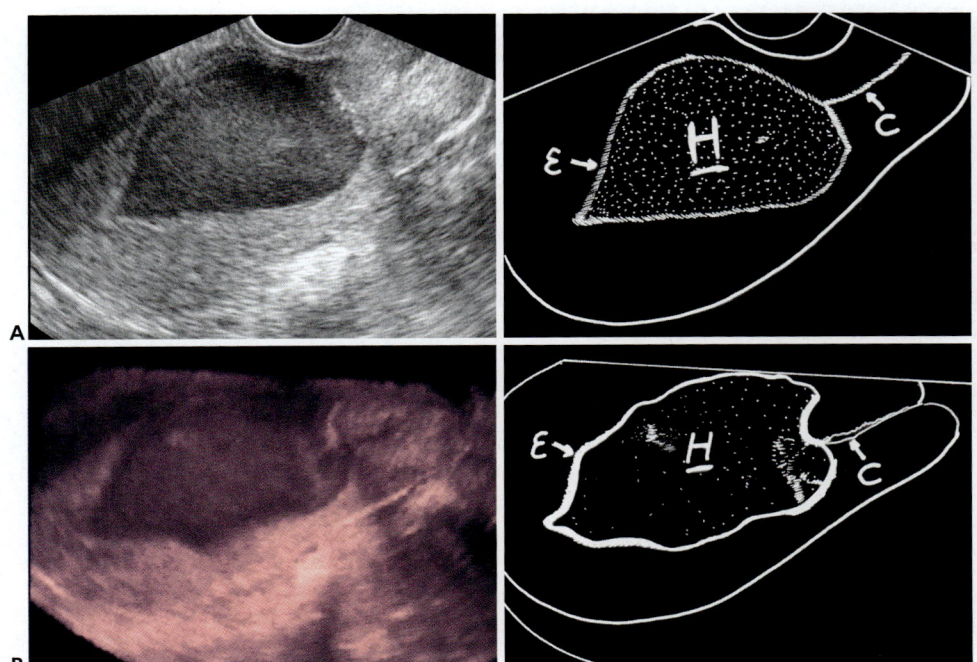

Figura 6.54. Exame transvaginal em paciente de 67 anos que nunca havia utilizado hormônio. Estava com perda de massa óssea e episódios de pequeno sangramento, em razão de atrofia genital. O ginecologista introduziu hormônio para tentar melhorar o quadro clínico e, após alguns meses, a paciente começou a apresentar crises de dor pélvica. Exame transvaginal.
A: Corte longitudinal do útero. Observe o endométrio normal (E) e cavidade uterina distendida por grande quantidade de líquido repleto de finos grumos. H = hematométrio; C = canal cervical.
B: Imagem volumétrica tridimensional do útero. Observe o grande hematométrio.

! Foi tentada a dilatação do canal cervical, sem sucesso. O útero foi retirado, e o exame anatomopatológico confirmou a estenose cervical e o hematométrio. A ação da terapia hormonal foi intensa no endométrio e levou ao sangramento, com evolução para o hematométrio, graças à estenose cervical. Outro exemplo de idiossincrasia indesejada.

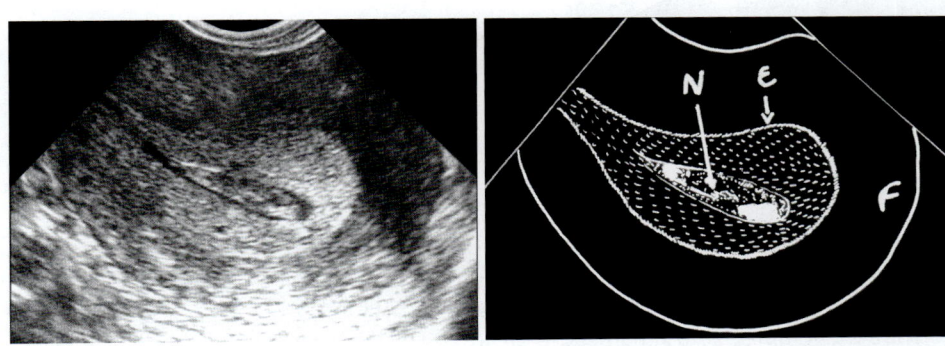

Figura 6.55. Paciente de 51 anos, utilizando injeções intramusculares de estrógenos conjugados (?). Apresenta queixa de sangramento irregular de média intensidade. Exame transvaginal. Corte longitudinal do útero retroversofletido (F = fundo uterino). Observe o endométrio (E), com grande espessamento homogêneo e uniforme, medindo 23 mm de espessura. A cavidade endometrial apresenta nódulo alongado (N), contrastado por pequena quantidade de fluido (coágulo ou pólipo). O diagnóstico final foi de hiperplasia endometrial simples, induzida pelas altas doses de hormônio e de um pequeno pólipo. A terapia hormonal inadequada quase sempre provoca transtornos endometriais.

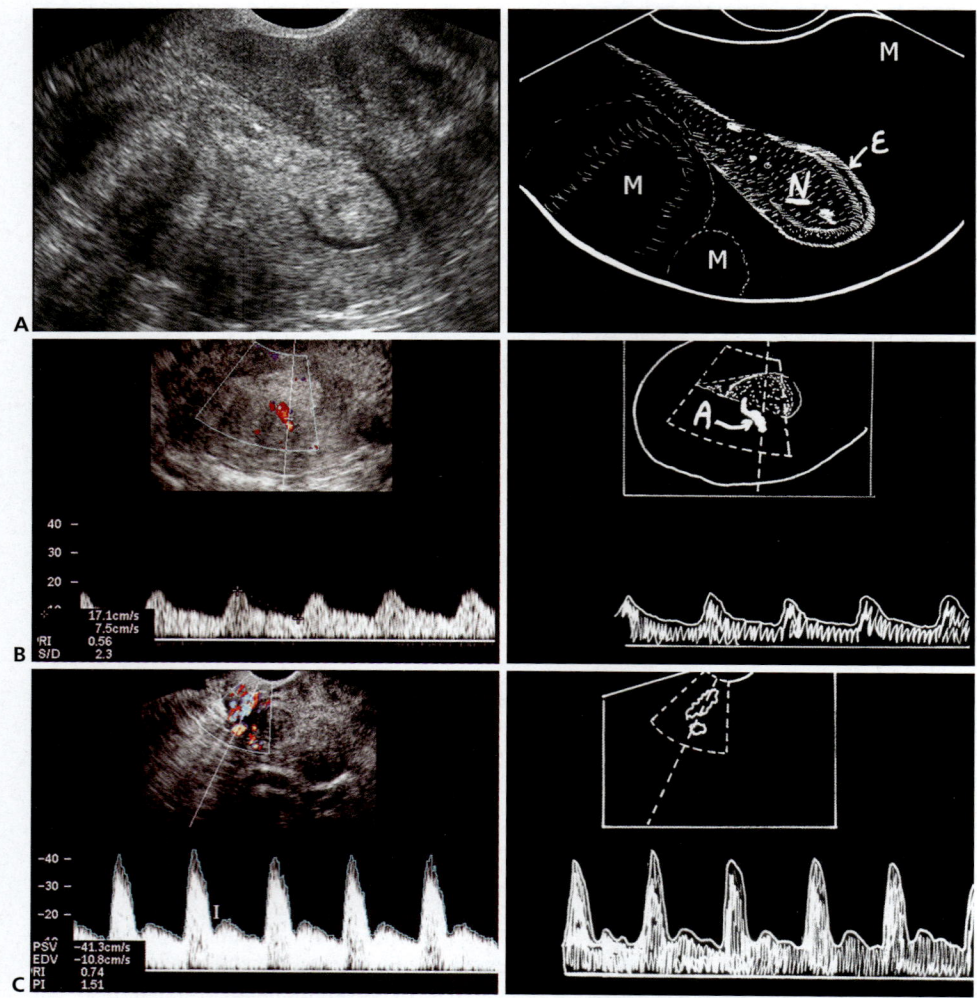

Figura 6.56. Exame transvaginal de rotina em paciente assintomática de 51 anos, submetida à terapia hormonal.
A: Corte longitudinal do útero retroversofletido. Observe o grande nódulo cilíndrico (N) rodeado por pequena quantidade de fluido e, finalmente, pelo endométrio (E) fino, sem sinais de proliferação. M = miomas.
B: O mapa vascular revela um único vaso penetrando o nódulo (provável artéria central de um pólipo), com curva espectral arterial de moderada resistividade (0,56). O diagnóstico histológico foi de um grande pólipo endometrial, e o endométrio estava realmente fino. A = artéria central.
C: O Doppler espectral da artéria uterina revela resistividade moderada (normal para a terapia hormonal). Observe a incisura protodiastólica (I).

> Quais são as faixas de impedância para a artéria uterina?
> - *Baixa impedância:* IR menor do que 0,75, e IP menor do que 1,50.
> - *Moderada impedância:* IR entre 0,75 e 0,95, e IP entre 1,50 e 3,00.
> - *Alta impedância:* IR acima de 0,95, e IP de acima de 3,00.
>
> Lembre-se que esses valores se referem à artéria uterina tronco. As referências para artérias pequenas intrateciduais (pedúnculo do pólipo, por exemplo) são menores, e deve-se utilizar apenas o IR, pois as curvas espectrais são uniformes e não apresentam a incisura protodiastólica:
> - *Baixa impedância:* IR ≤ 0,50.
> - *Moderada impedância:* IR entre 0,50 e 0,75.
> - *Alta impedância:* IR ≥ 0,75.
>
> Na verdade, para as artérias intrateciduais, interessa apenas se apresentam baixa impedância ou não, pouco importando a diferença entre moderada e alta.

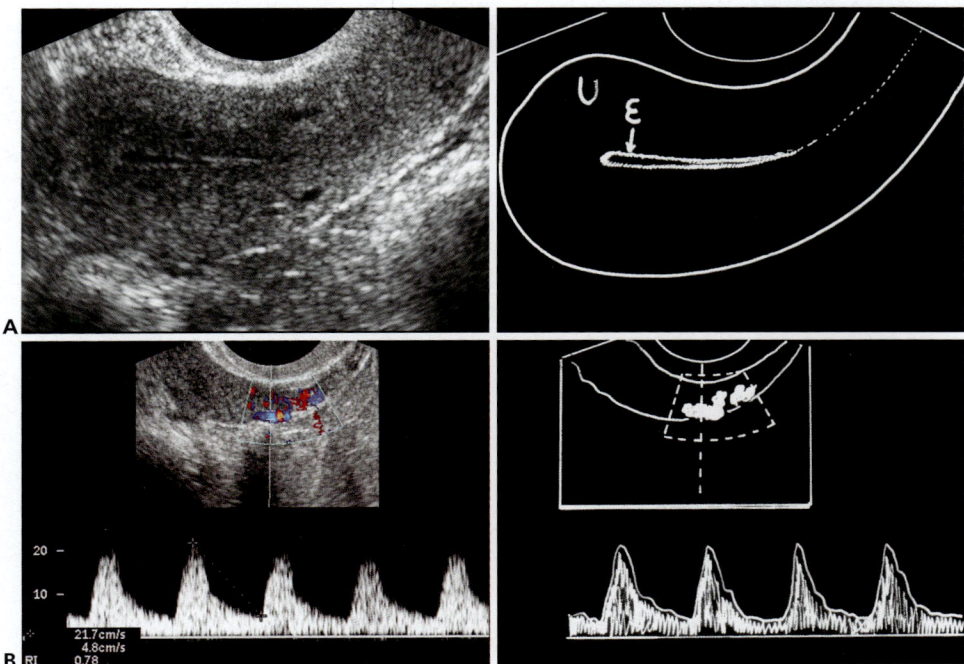

Figura 6.57. Exame transvaginal de rotina em paciente de 71 anos, sem terapia hormonal e assintomática.
A: Corte longitudinal do útero (U) com a atrofia típica da idade. Observe o endométrio fino (E) e com pequena quantidade de muco na cavidade (normal).
B: O Doppler espectral da artéria uterina revela moderada resistividade (IR = 0,78), a qual é incompatível com a atrofia do útero e do endométrio.

> Na anamnese, a paciente refere uso de medicação para hipertensão arterial, portanto, drogas com ação vascular. Na interpretação do Doppler uterino, lembre sempre de levar em conta os achados anatômicos e os medicamentos ingeridos pela paciente. Produtos que tenham ação sobre a vasomotricidade ou sobre a proliferação da rede vascular modificam os registros espectrais e podem induzir a erro de interpretação.

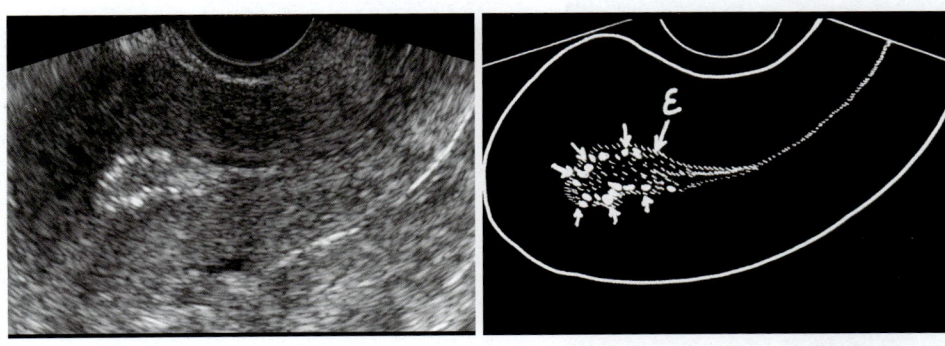

Figura 6.58. Exame transvaginal de rotina. Observe o útero em corte longitudinal. O endométrio (E) apresenta inúmeras microcalcificações em "colar de contas" (setas), localizadas na camada basal. O achado indica sequela de endometrite ou processo crônico de evolução lenta.

> As microcalcificações geralmente evoluem de microabscessos cicatrizados. A sequela é sempre na camada basal (permanente), pois as alterações da camada funcional são eliminadas com a descamação menstrual cíclica.
> Essas pacientes geralmente são assintomáticas. O achado de microcalcificações, na camada basal, tem importância se a paciente tiver queixa de esterilidade. O antecedente de endometrite indica alto risco para fatores tuboperitoneais, os quais deverão ser investigados.

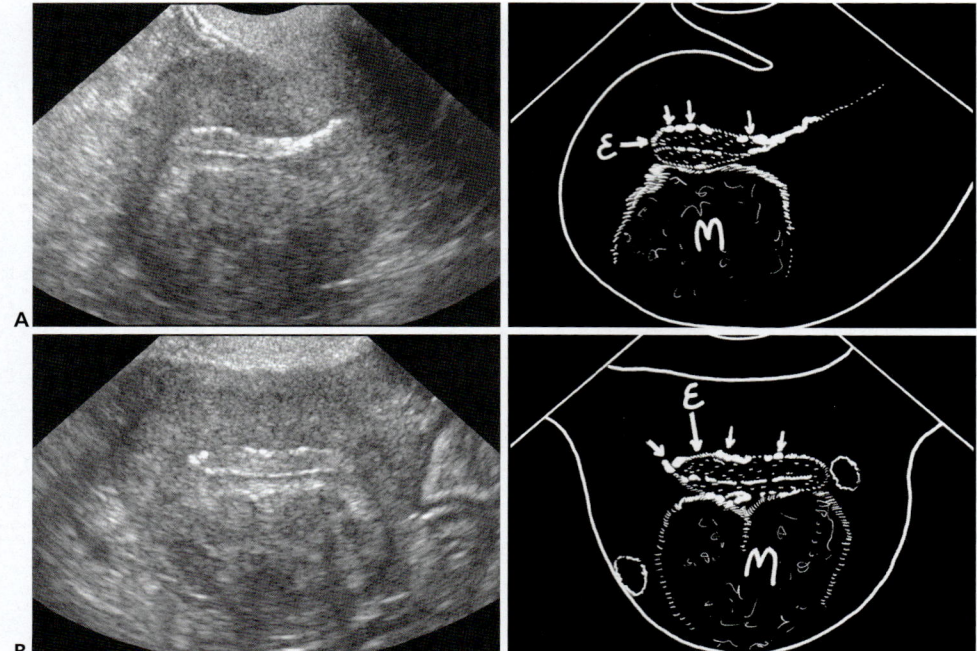

Figura 6.59. Exame transvaginal em paciente com esterilidade. Ao toque ginecológico, nota-se mioma.
A: Corte longitudinal do útero. Observe o grande mioma parietal posterior (M). O endométrio (E) tem padrão trilaminar, mas apresenta microcalcificações em "colar de contas" na camada basal (setas).
B: Corte transversal do útero mostrando o mioma e as microcalcificações endometriais. O miométrio apresenta outros pequenos miomas. A associação da endometrite crônica com os miomas complica o manejo do caso, visando ao lado reprodutivo.

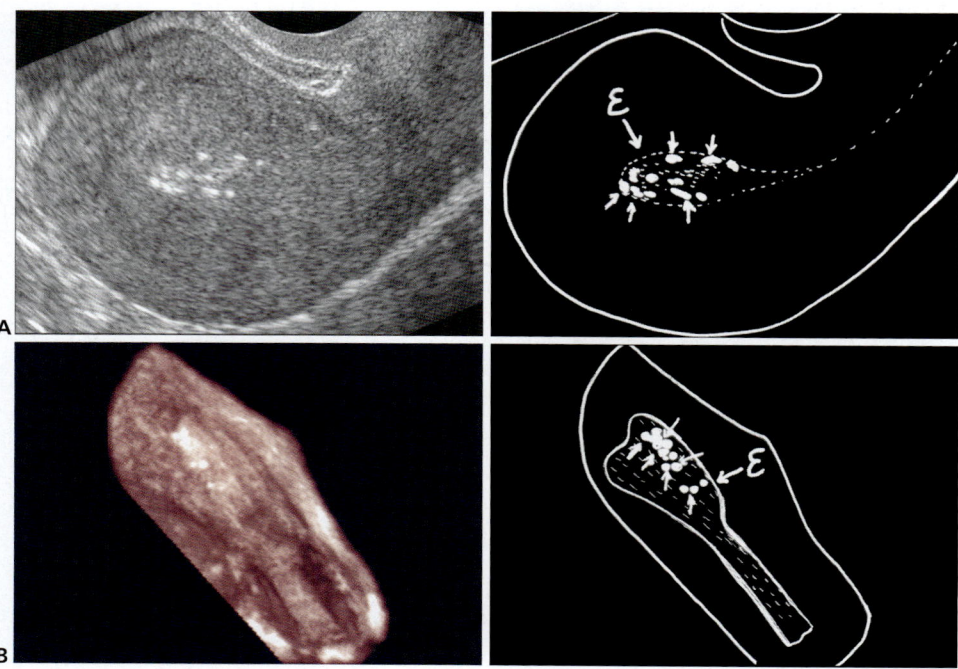

Figura 6.60. Paciente com antecedente de infecção genital alta grave. Exame transvaginal de rotina.
A: Corte longitudinal do útero. Observe o endométrio (E) com as microcalcificações (setas), indicando a sequela da infecção.
B: Imagem volumétrica 3D, mostrando o conjunto de microcalcificações endometriais.

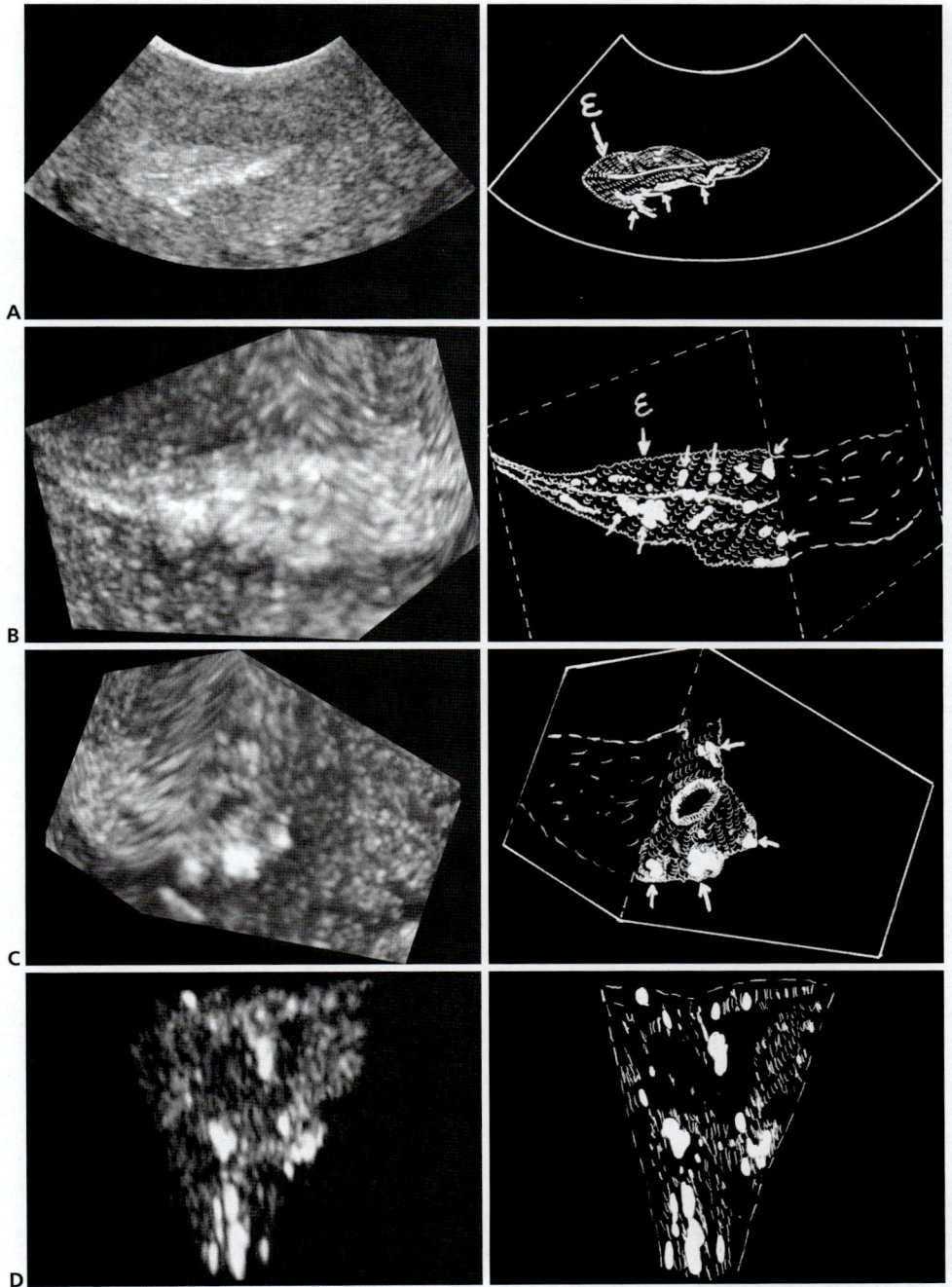

Figura 6.61. Exame transvaginal em paciente com esterilidade sem causa aparente.
A: Corte longitudinal do útero. Observe o endométrio (E) com ecotextura heterogênea e com microcalcificações na camada basal (setas).
B e C: Imagens volumétricas tridimensionais. O endométrio está em grande evidência, e as calcificações estão em destaque.
D: Plano coronal do útero obtido a partir do volume 3D. Foi aplicada a opção de transparência. Note que o miométrio desapareceu com a transparência, e o endométrio tornou-se tênue. Essa técnica forneceu um destaque especial às calcificações, como se tivéssemos realizado uma radiografia do endométrio. Posteriormente, identificaram-se obstrução tubária e aderências pélvicas.

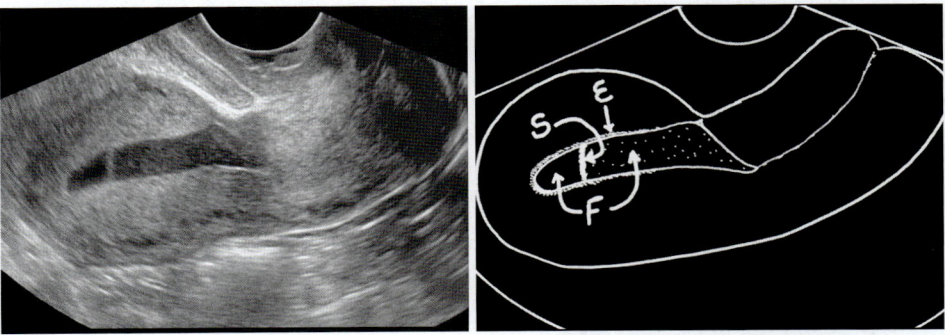

Figura 6.62. Paciente com história de cauterização cervical há um ano, após a qual passou a apresentar dismenorreia e alongamento do período menstrual. Exame transvaginal ao final da menstruação. Corte longitudinal do útero. Observe a distensão da cavidade uterina pelo fluido (F), indicando dificuldade de escoamento (provável estenose cervical). O endométrio (E) está fino. Note a trave de aderência (sinequia) entre as paredes uterinas (S), evidenciada pela presença de fluido (contraste natural).

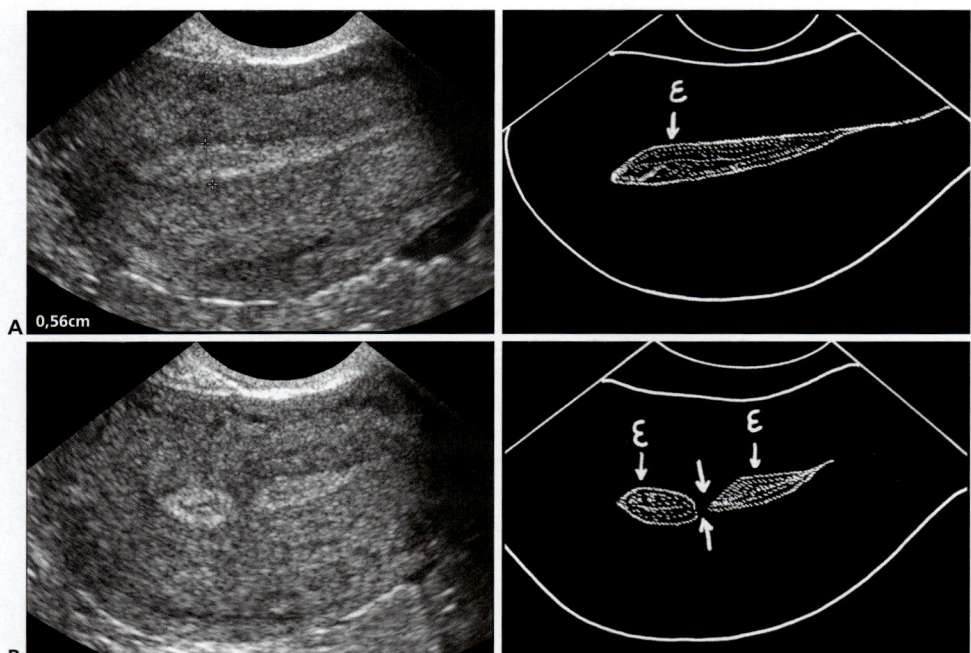

Figura 6.63. Exame de rotina em paciente com antecedente de um aborto com curetagem uterina. Está no dia 24 do ciclo menstrual.
A: Corte longitudinal do útero. Observe o endométrio (E) com padrão luteinizado normal, mas pouco desenvolvido, com espessura de 5,6 mm (baixa capacidade para implantação de uma gravidez).
B: Corte transversal oblíquo. Ao fazermos a varredura transversal, notamos uma área em que o endométrio sofria interrupção (setas), com aspecto de fusão entre as paredes uterinas. O diagnóstico histeroscópico foi de um foco isolado de sinequia.

> ! Pequenos focos de sinequia são de difícil detecção ecográfica, e o melhor momento para o exame é na fase lútea, pois o endométrio está bem contrastado em relação ao miométrio. Melhor ainda, quando existe fluido na cavidade uterina (ver Figura 6.62). O fluido pode ser natural ou artificial (histerossonografia).
> Voltando à imagem B, o aspecto pode também corresponder a uma duplicação uterina (útero septado, p. ex.). Lembre-se que o diagnóstico ecográfico é dinâmico e realizado durante a avaliação do paciente, sempre fazendo correlação com a anamnese e informações clínicas e laboratoriais.
> Observar apenas uma foto estática pode levar a erros grosseiros. Nessa questão, a ecografia 3D é soberana, pois podemos arquivar o volume total e reavaliar o órgão com os múltiplos cortes nos três planos ortogonais, na ausência do paciente. Outra opção é gravar todo o exame para revisão posterior.

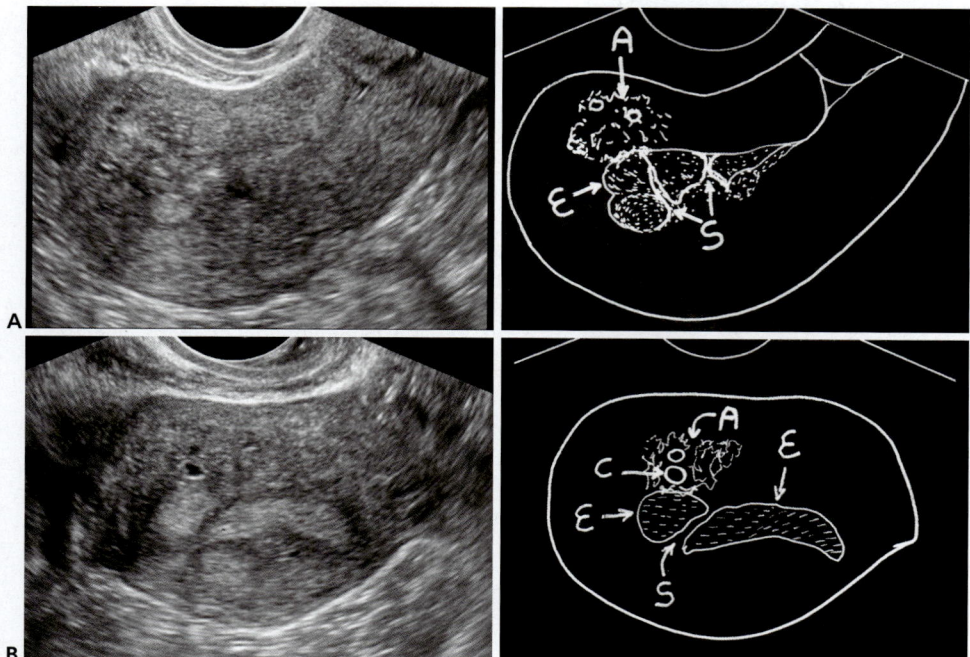

Figura 6.64. Paciente de 32 anos, com antecedente de um parto vaginal a termo e dois abortos espontâneos incompletos (duas curetagens). Após a segunda curetagem, desenvolveu quadro de hipomenorreia e dismenorreia. Necessitou de duas histeroscopias para tratar da sinequia pós-curetagem. Persiste com hipomenorreia e dismenorreia. Exame transvaginal.
A: Corte longitudinal do útero. Observe a área típica de adenomiose (A) na parede anterior do útero. O endométrio (E) está heterogêneo, notando-se dois focos de sinequia (S).
B: Corte transversal do útero. Observe a nítida trave de sinequia a repartir o endométrio, e a área de adenomiose com o típico cisto (C).

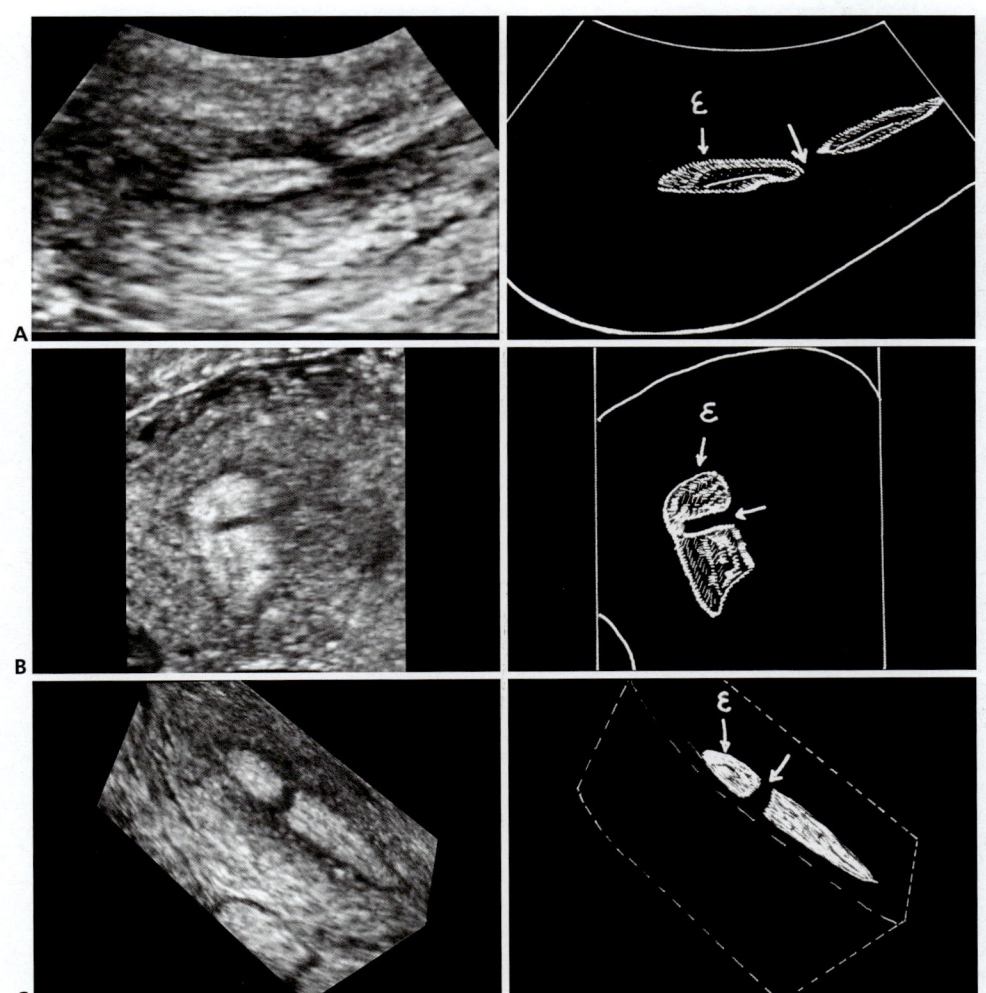

Figura 6.65. Exame transvaginal de rotina.
A: Corte longitudinal do útero. O endométrio (E) apresenta padrão secretor e mostra interrupção em seu terço médio, com aspecto de adesão entre as paredes musculares (seta).
B: Corte coronal obtido com imagem 3D. Observe a interrupção na área central do endométrio.
C: Imagem volumétrica 3D. Observe o foco de sinequia a provocar interrupção no eco endometrial. O diagnóstico foi confirmado com histeroscopia.

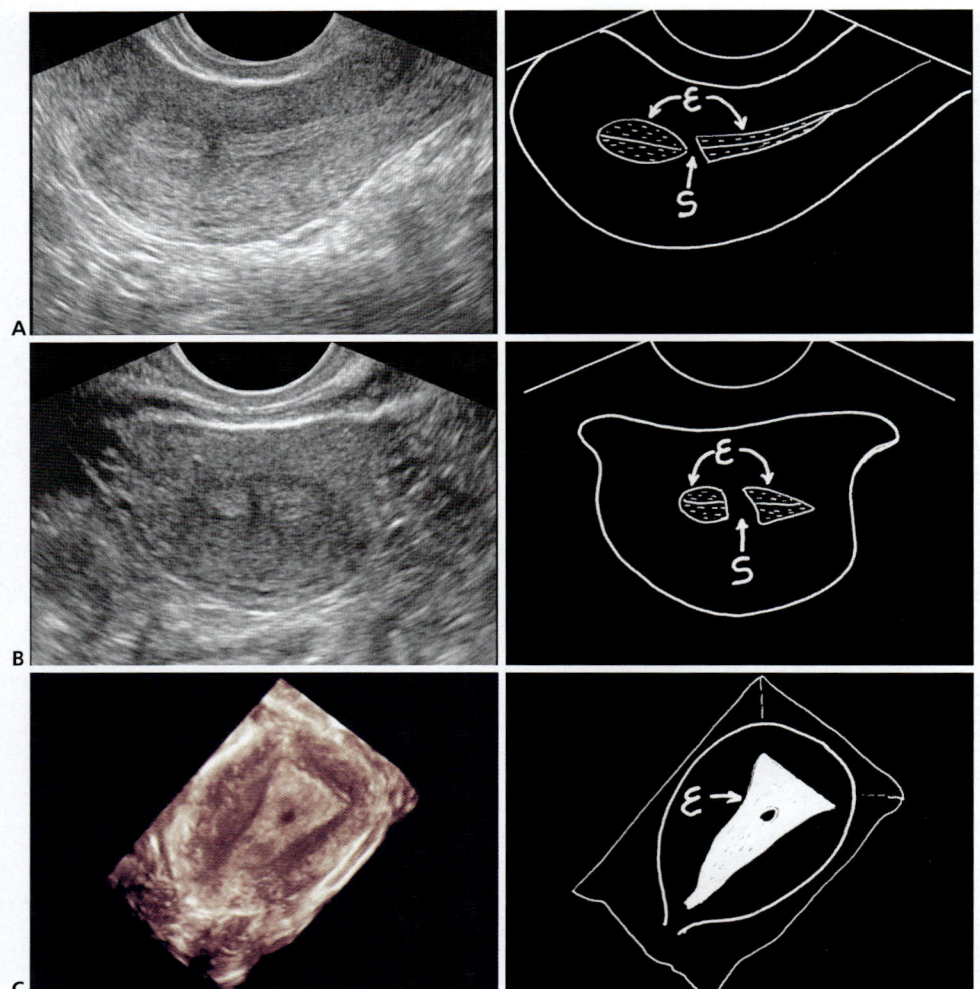

Figura 6.66. Exame transvaginal de rotina, em paciente de 27 anos. Tem antecedente de curetagem graças a aborto incompleto.
A: Corte longitudinal do útero. Observe o endométrio trilaminar (E), com interrupção em seu trajeto, sugestiva de foco de sinequia (S).
B: Corte transversal a mostrar a sinequia.
C: Imagem volumétrica 3D, com plano coronal sobre o endométrio. A sinequia tem localização central no endométrio e simula um orifício no mesmo. A imagem volumétrica é caprichosa, podendo simular um cisto ou mesmo um pequeno saco gestacional. Nesse caso, as imagens 2D (**A** e **B**) são típicas e não deixam dúvidas.

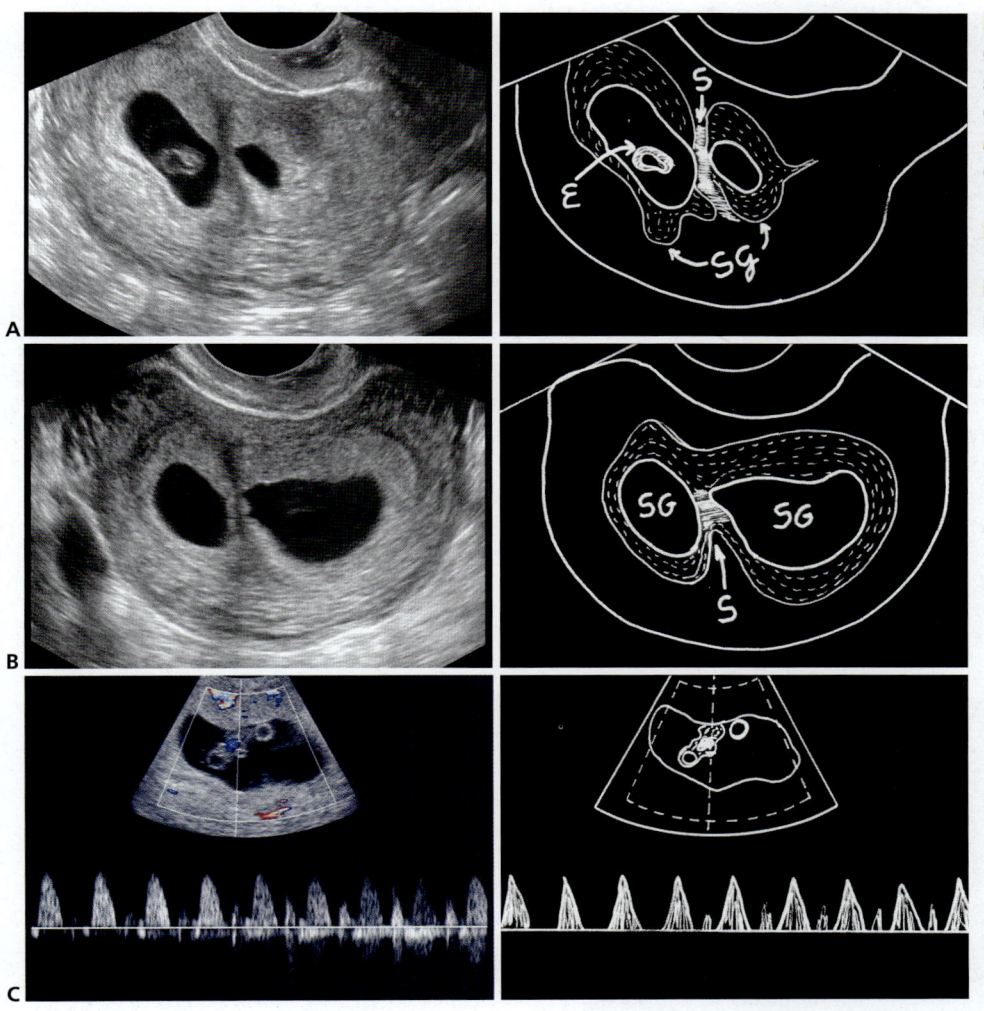

Figura 6.67. Exame transvaginal na mesma paciente da Figura 6.66, sete meses após. Está com oito semanas de amenorreia e diagnóstico laboratorial de gravidez.
A: Corte longitudinal do útero. Observe o saco gestacional (SG), contendo embrião (E), e "repartido" pela trave de sinequia (S).
B: Corte transversal do útero. A trave de sinequia "reparte" o saco gestacional.
C: Observe o embrião com frequência cardíaca normal.

> Na verdade, é a gestação, que, ao crescer, vai ocupando e distendendo a cavidade uterina e abraça a sinequia. Essa ocorrência é muito interessante, pois não há ruptura da trave de aderência, a qual "cresce" e alonga-se, acompanhando a distensão uterina. O mesmo fenômeno pode ser visto com os septos uterinos parciais (ver o Capítulo 5).

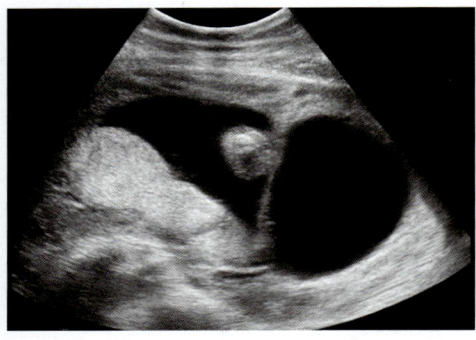
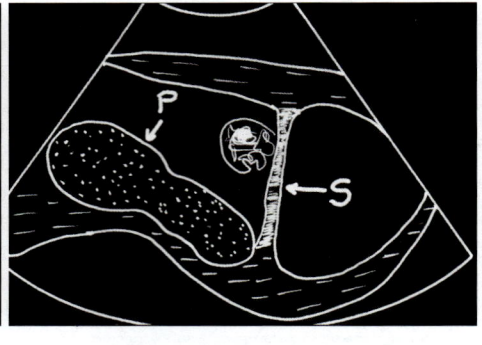

Figura 6.68. Exame transabdominal em gestante de 25 semanas. Vive em outra região e foi encaminhada em razão de diagnóstico ecográfico de brida amniótica (banda). Tem antecedente de um aborto espontâneo incompleto e curetagem. Corte transversal oblíquo na metade inferior do útero. Observe a trave de sinequia (S), conectando a parede uterina anterior com a posterior. A placenta (P) é posterior e está junto da sinequia.

> ⚠ A hipótese de banda amniótica é incorreta, pois a banda é muito fina e difícil de identificar. Na imagem, a trave é grossa, ecogênica, firmemente ancorada nas paredes uterinas e de fácil visualização. O diagnóstico diferencial é entre sinequia e septo uterino parcial. A sinequia é focal, localizada em qualquer parte da cavidade uterina. O septo é amplo e parte do fundo uterino, direcionando-se para a metade inferior do útero. Esse caso ilustra o que foi afirmado na Figura 6.67: a trave de sinequia não se rompe, e vai crescendo junto com a gestação.

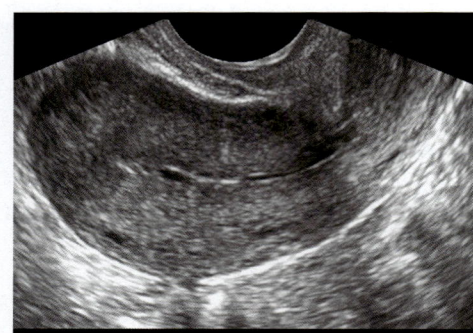
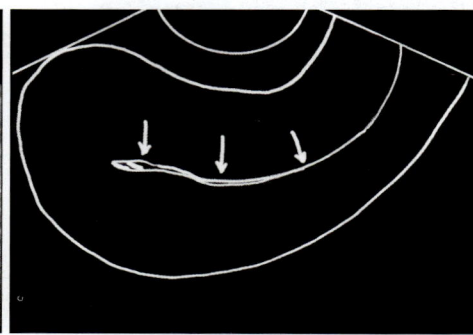

Figura 6.69. Paciente com histórico de curetagem, em aborto incompleto. Refere amenorreia desde então, sem sintomas de climatério. As dosagens hormonais estão normais. Exame transvaginal. Corte longitudinal do útero. Não se identifica o endométrio, notando-se, apenas, a linha central do útero (setas), firmando a hipótese de sinequia uterina total ("síndrome" de Asherman).

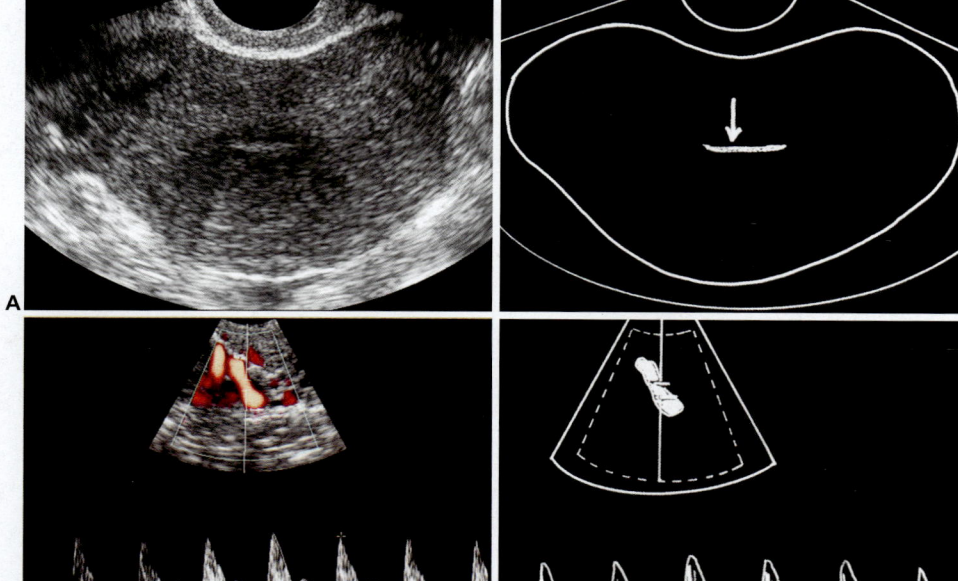

Figura 6.70. Exame transvaginal em paciente com antecedente de aborto incompleto e duas curetagens. Está em amenorreia após os procedimentos uterinos.
A: Corte transversal do útero. Não identificamos as camadas endometriais, apenas se nota a linha central (seta).
B: O Doppler espectral das artérias uterinas mostra fluxos com impedâncias normais (IR = 0,82 e IP = 2,01), o que fala contra uma hipofunção hormonal como causa da amenorreia. A hipótese ecográfica de sinequia total foi confirmada com estudo radiológico contrastado e posterior histeroscopia.

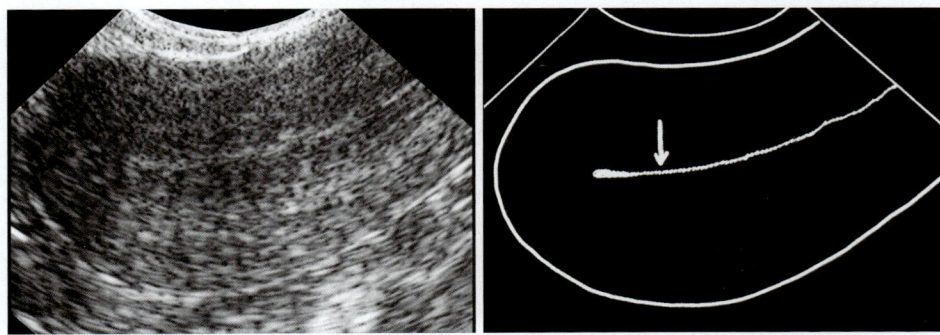

Figura 6.71. Exame transvaginal em paciente de 17 anos. Há um ano foi submetida à curetagem uterina graças a aborto incompleto. Está em amenorreia desde então. O corte longitudinal do útero revela apenas a linha central (seta), não se identificando tecido endometrial. O diagnóstico ecográfico de sinequia total foi confirmado posteriormente.

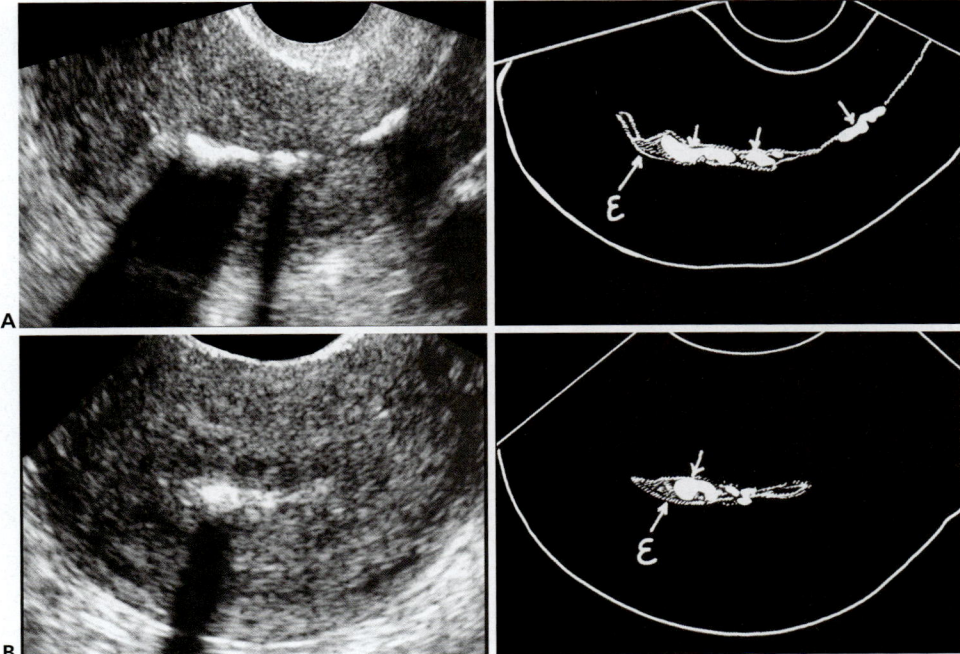

Figura 6.72. Paciente com antecedente de três curetagens. Refere hipomenorreia. Exame transvaginal.
A: Corte longitudinal do útero. O endométrio (E) está heterogêneo, fino, com limites irregulares da camada basal, e com calcificações lineares grosseiras (setas).
B: Corte transversal do útero, mostrando as mesmas alterações. A hipótese ecográfica de sinequia parcial, associada à metaplasia óssea do endométrio, foi confirmada com a histeroscopia e o estudo histológico.

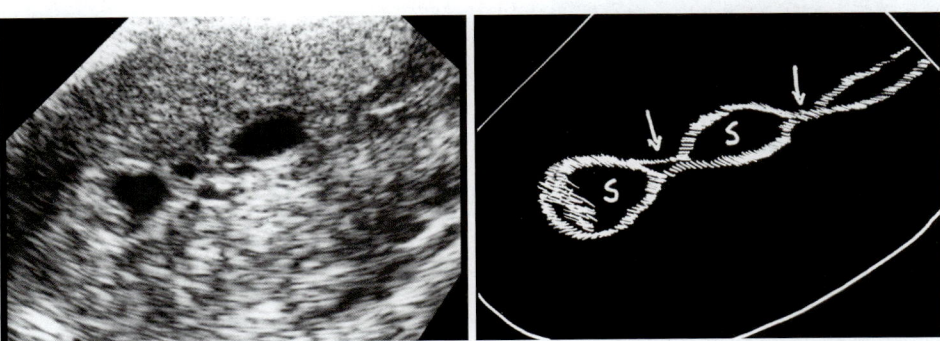

Figura 6.73. Paciente com antecedente de curetagens e suspeita clínica de sinequia. Exame transvaginal com histerossonografia. Corte longitudinal do útero. A solução salina (S) produziu um bom contraste na cavidade endometrial e revelou focos de adesão entre as paredes uterinas (setas), confirmando a hipótese de sinequia parcial.

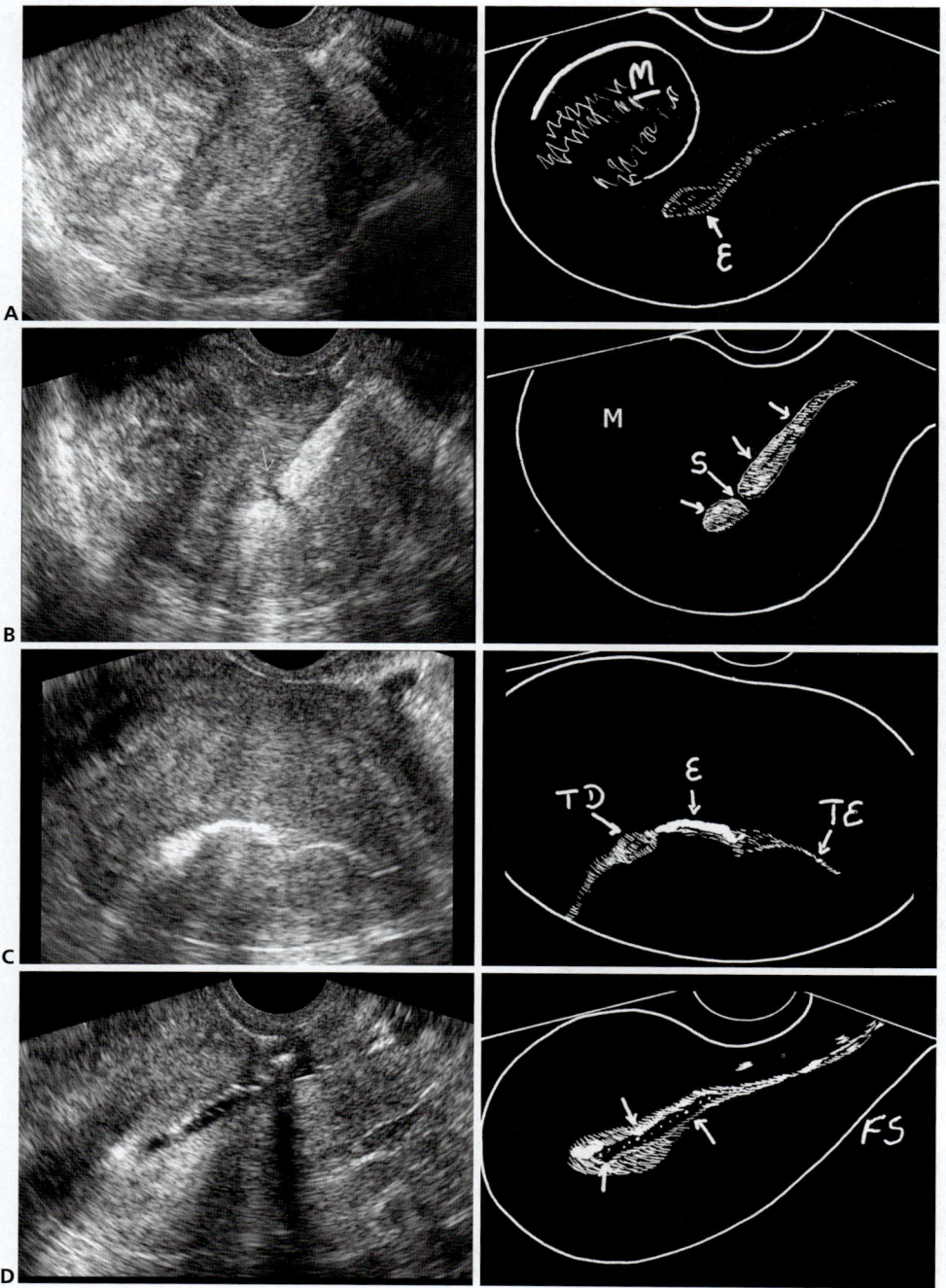

Figura 6.74. Paciente de 42 anos, com dismenorreia e útero aumentado ao toque. Exame transvaginal seguido de histerossonografia, com duplo contraste (suspensão de microbolhas de ar e salina).
A: Corte longitudinal do útero. Observe o grande mioma heterogêneo na parede anterior (M). O endométrio (E) está irregular e mal definido.
B: Corte longitudinal do útero. Após a injeção das microbolhas de ar, a cavidade endometrial tornou-se hiperecogênica graças à grande reflexão do feixe acústico nas bolhas gasosas (setas). Observe a sinequia (S) denunciada pela interrupção dos ecos.
C: Corte transversal do útero, com as microbolhas na cavidade. Observe a cavidade endometrial hiperecogênica. A tuba direita está parcialmente contrastada dentro da parede uterina (TD), e a tuba esquerda não apresenta contraste em sua luz (TE).
D: Corte longitudinal após a introdução do segundo contraste (salina). A cavidade endometrial está contrastada pela solução salina anecoide (setas). Não houve passagem tubária da salina, pois o fundo de saco posterior (FS) não mostra acúmulo de líquido. O diagnóstico ecográfico final: mioma parietal anterior, sinequia e provável obstrução tubária bilateral.

A paciente foi submetida à histeroscopia e laparoscopia, com confirmação dos diagnósticos. Foram removidos a sinequia e o mioma. Não se obteve sucesso para desobstruir as tubas e nem houve sucesso com uma tentativa de reprodução assistida (endométrio de má qualidade).

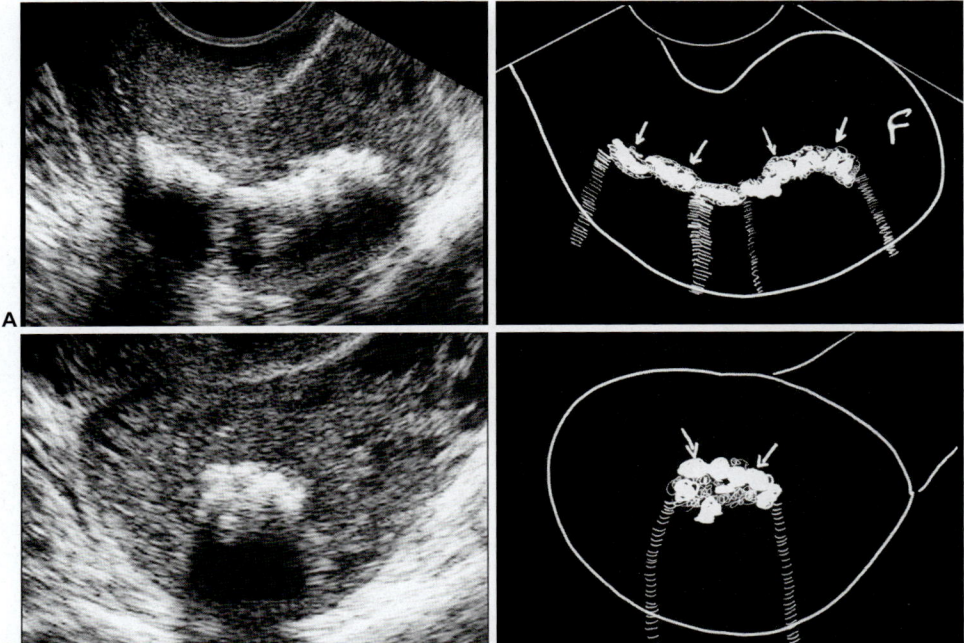

Figura 6.75. Exame transvaginal de rotina em paciente na pós-menopausa, sem terapia hormonal.
A: Corte longitudinal do útero retroversofletido (F = fundo uterino). O endométrio está grosseiro, irregular e com grandes calcificações em bloco (setas), provocando fortes sombras acústicas.
B: Corte transversal, mostrando a calcificação endometrial total. Trata-se de provável metaplasia endometrial óssea. Não foi indicado estudo histológico graças ao fato de a paciente ser idosa e estar assintomática.

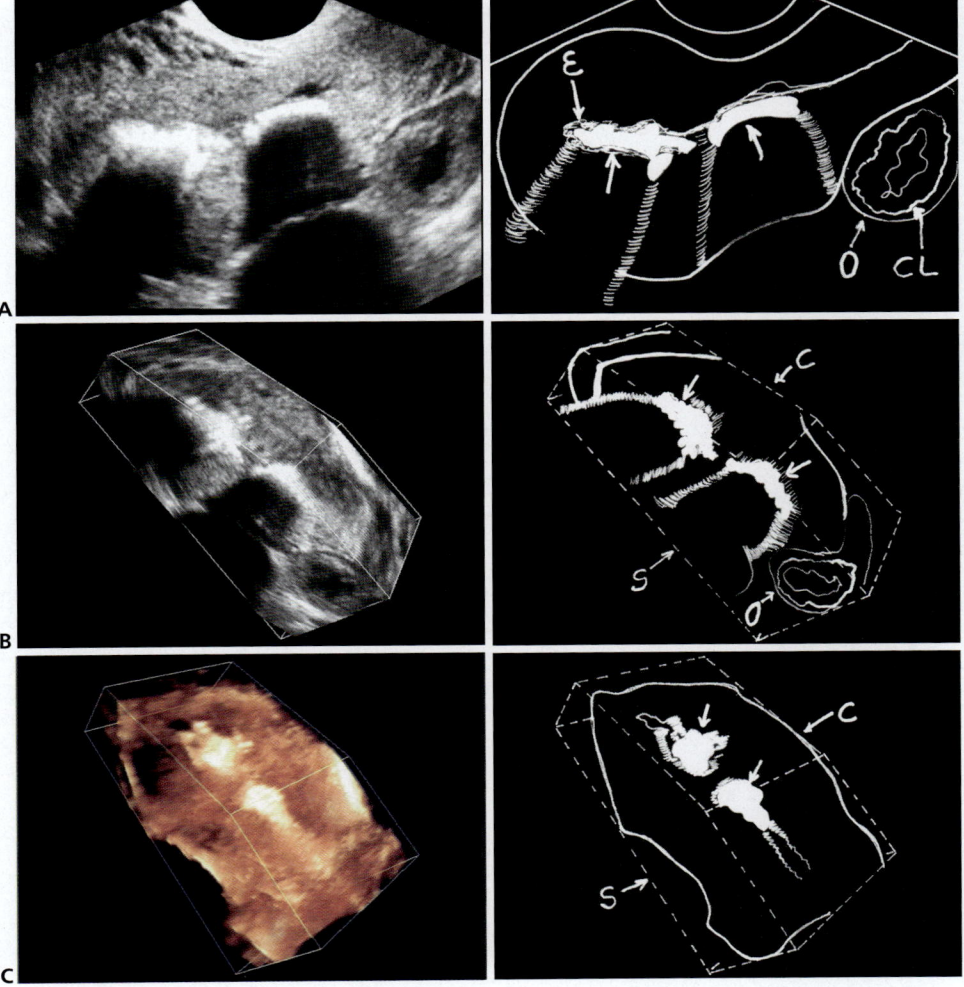

Figura 6.76. Exame transvaginal em paciente com queixa de dismenorreia e hipomenorreia.
A: Corte longitudinal do útero. O endométrio (E) está heterogêneo e apresenta calcificações lineares grosseiras (setas), com grandes sombras acústicas. Observe um dos ovários (O) no fundo de saco com corpo lúteo (CL).
B: A imagem volumétrica tridimensional mostra os blocos de calcificações no plano sagital (S) e no coronal (C), produzindo a noção de profundidade.
C: Ao aplicar a transparência na imagem 3D, provocamos um destaque das calcificações sobre os tecidos moles transparentes. O diagnóstico final foi de metaplasia óssea do endométrio.

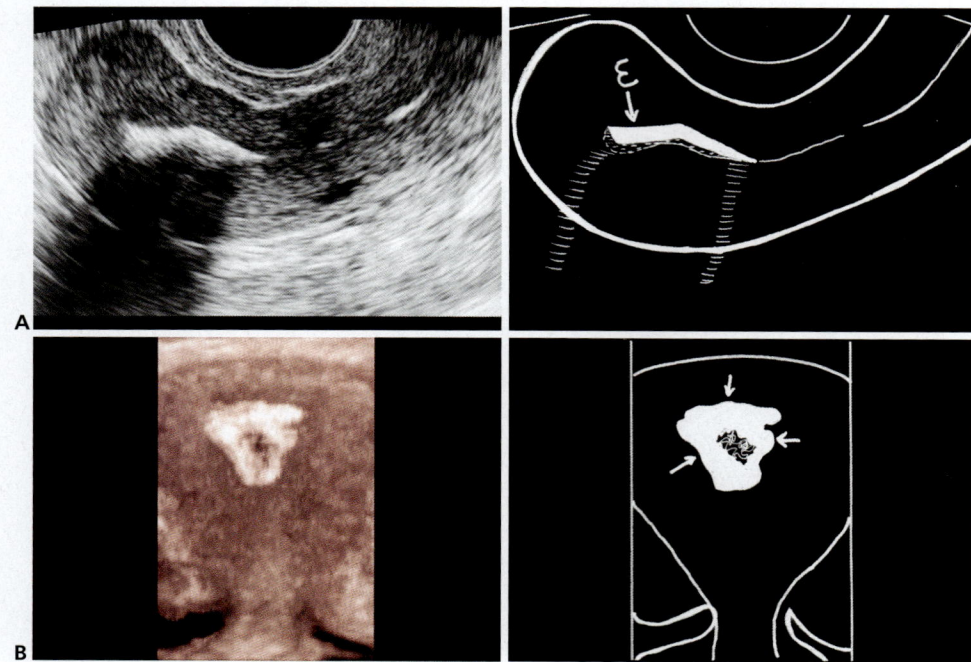

Figura 6.77. Exame transvaginal em paciente portadora de metaplasia óssea do endométrio.
A: Corte longitudinal do útero a mostrar o endométrio calcificado (E) com grande sombra acústica posterior.
B: Plano coronal do útero obtido com 3D. A metaplasia é quase total (setas), produzindo o típico formato triangular endometrial no plano coronal. A sombra acústica não aparece nesta imagem, pois a face posterior do útero está atrás desse plano e não abaixo.

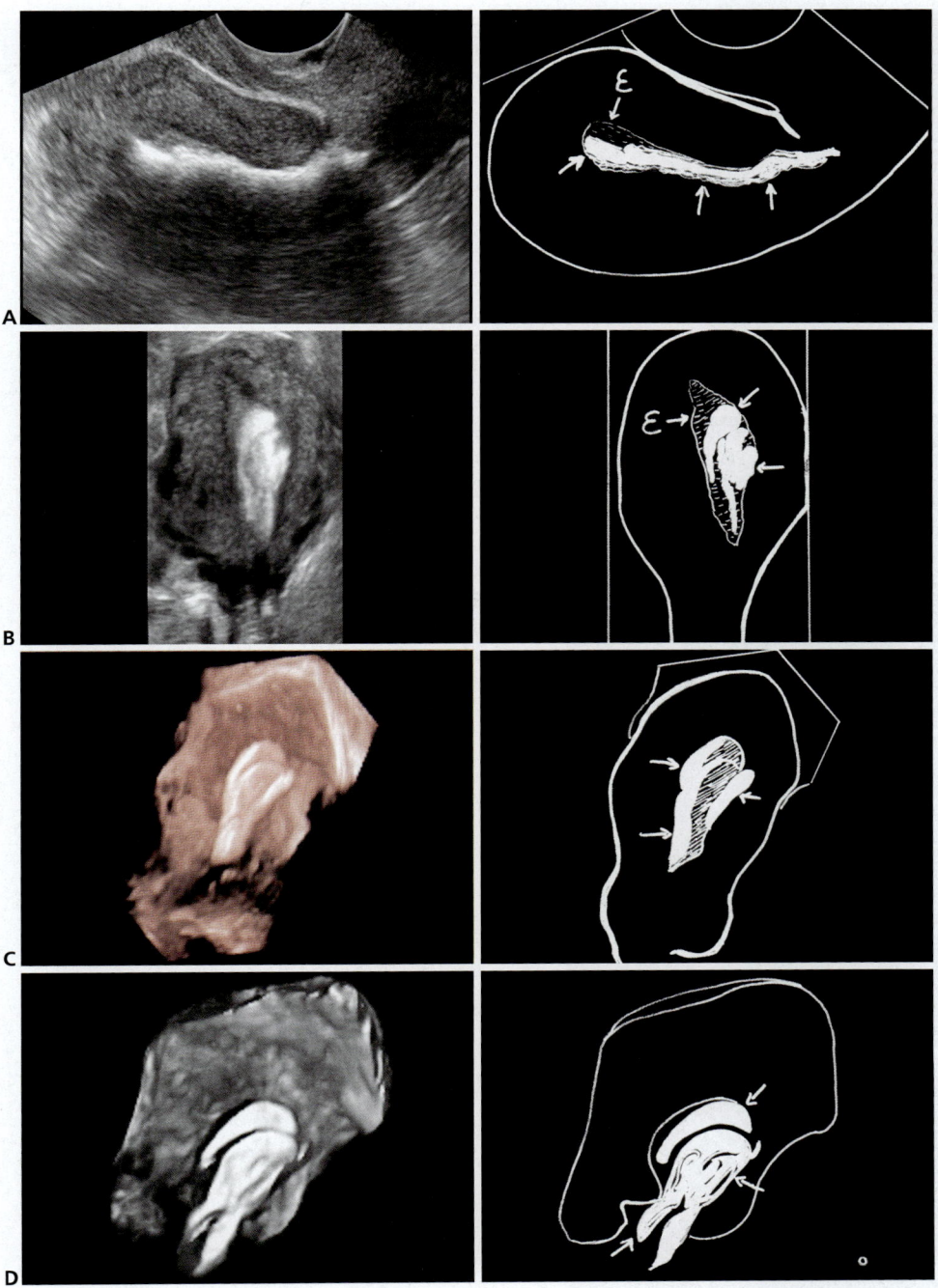

Figura 6.78. Exame transvaginal em paciente com queixa de dismenorreia e hipomenorreia.
A: Corte longitudinal do útero. Observe a grande calcificação endometrial (setas), desde o orifício cervical interno até o fundo da mucosa. Nota-se preservação de parte do endométrio (E).
B: O plano coronal obtido com 3D mostra que existe pequena parte de endométrio normal, e o restante sofreu metaplasia óssea.
C: No volume 3D, com transparência, as partes moles ficam apagadas, e a metaplasia se destaca.
D: Com maior transparência, as placas ósseas da metaplasia ficam mais evidentes.

Figura 6.79. Exame transvaginal em paciente portadora de dispositivo intrauterino (DIU). Corte longitudinal do útero. Observe a imagem hiperecogênica linear (setas), representando o DIU bem posicionado na cavidade endometrial (E). A distância ideal entre a camada basal endometrial do fundo uterino e a extremidade superior do DIU não deve exceder 10 mm, caso o dispositivo não seja medicado (ver comentário na Figura 6.91).

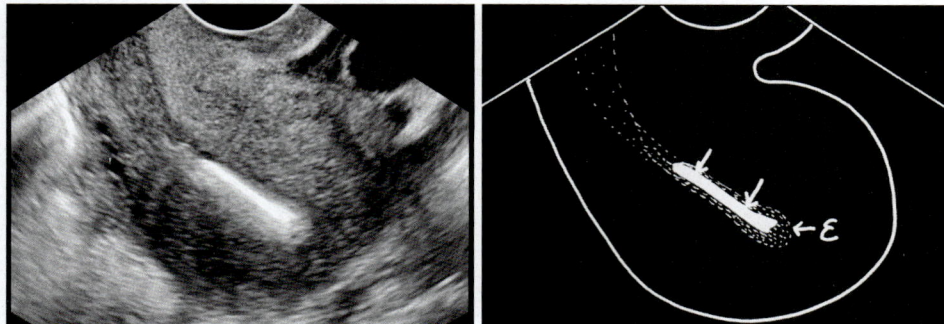

Figura 6.80. Corte longitudinal transvaginal de útero retroversofletido, contendo DIU (setas) bem posicionado na cavidade endometrial (E).

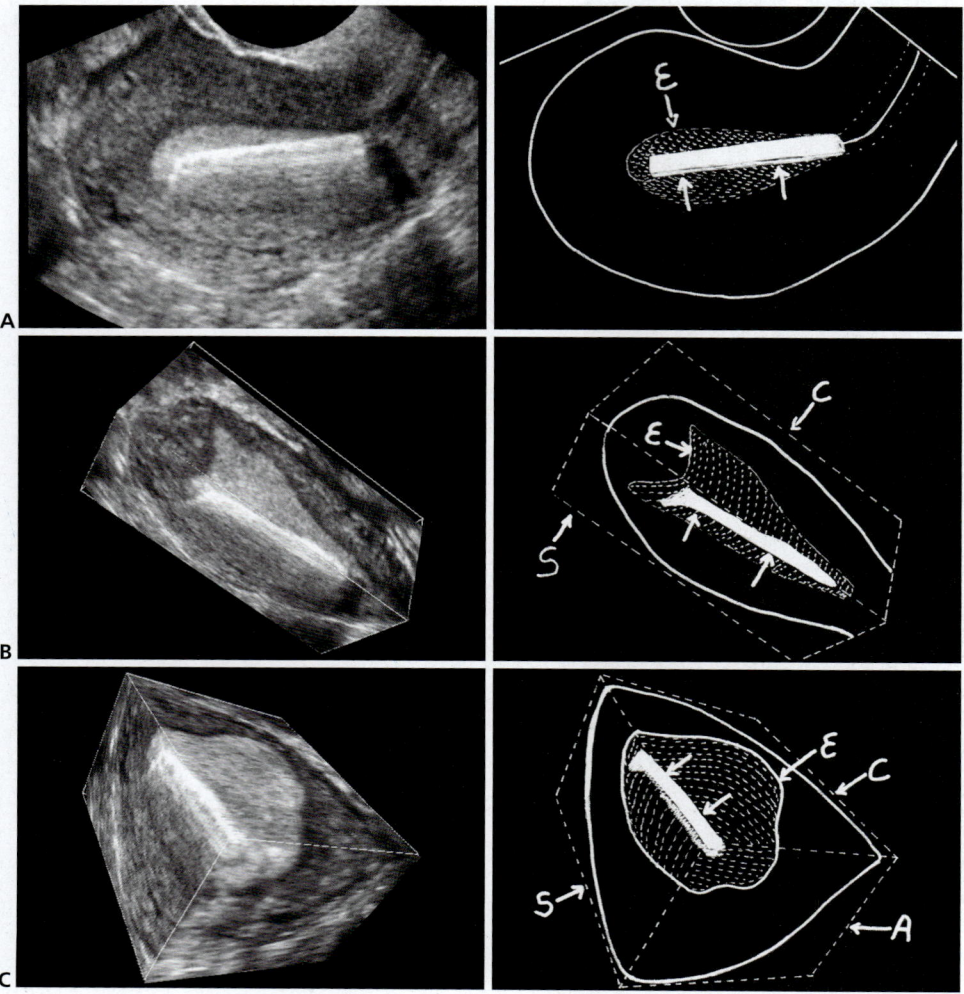

Figura 6.81. Exame transvaginal em paciente portadora de DIU.
A: Corte longitudinal do útero. Observe o DIU (setas) bem posicionado na cavidade endometrial (E).
B: Imagem volumétrica 3D do útero a mostrar o plano coronal (C) e o sagital (S). O DIU está bem evidente na intersecção dos dois planos.
C: Mesma imagem volumétrica, incluindo, agora, o terceiro plano ortogonal axial (A). O endométrio e o DIU estão demonstrados de forma magnífica.

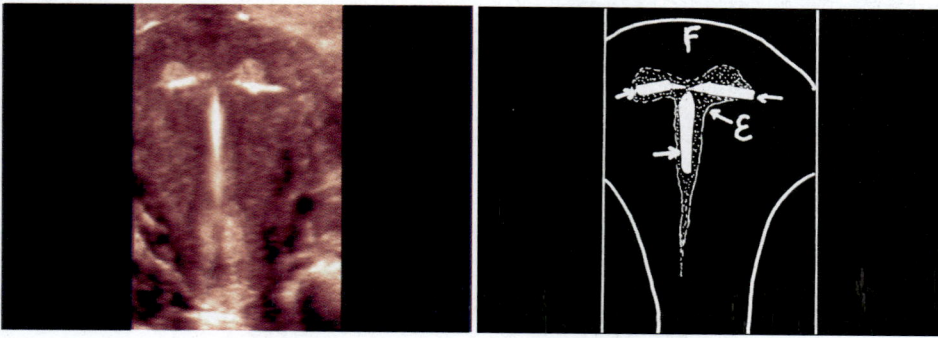

Figura 6.82. Corte coronal 3D transvaginal de útero antevertido, contendo DIU (setas) bem posicionado na cavidade endometrial (E). O plano coronal obtido no centro do DIU mostra, com clareza, o seu formato em "T". O fundo (F) do útero antevertido fica voltado para cima no plano coronal.

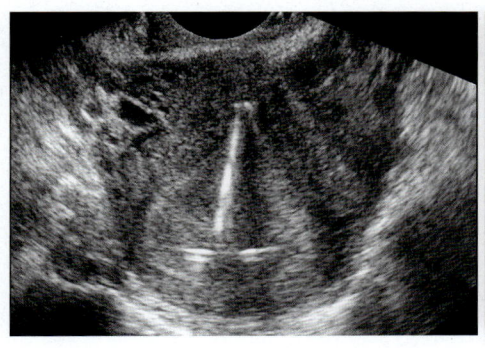
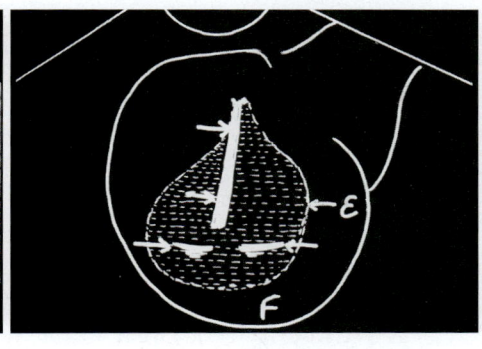

Figura 6.83. Corte coronal transvaginal de útero mediovertido, contendo DIU (setas) bem posicionado na cavidade endometrial (E). O plano coronal obtido no centro do DIU mostra, com clareza, o seu formato em "T". O fundo (F) do útero mediovertido fica voltado para baixo, no exame transvaginal.

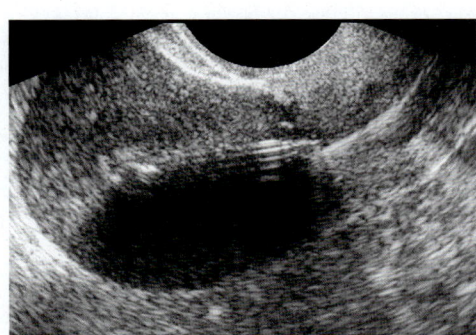
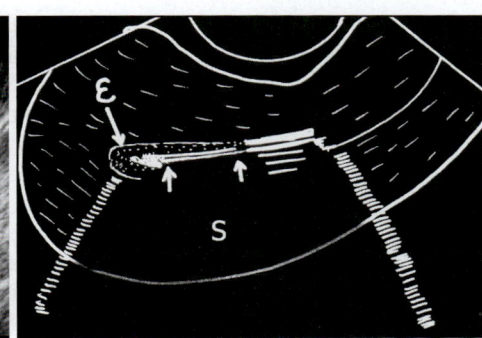

Figura 6.84. Corte longitudinal transvaginal de útero, contendo um tipo especial de DIU chamado endoceptivo, com nome comercial de Mirena®. A haste longitudinal do Mirena® (setas) consiste em um cilindro poroso, contendo progestágeno, o qual é liberado continuamente e bloqueia totalmente o endométrio, provocando amenorreia na maioria das pacientes. O cilindro poroso reflete pouco o som, mas o absorve muito. Graças a esse fato, esse dispositivo é pouco visível, mas provoca uma forte sombra posterior (S) que o denuncia. E = endométrio.

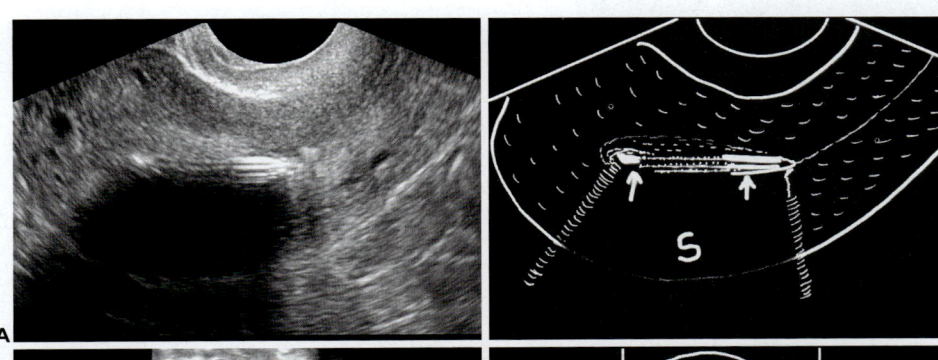
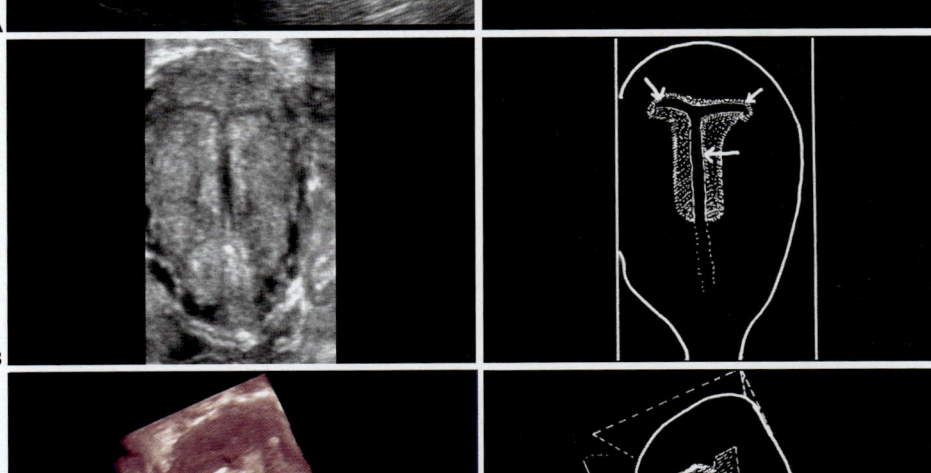
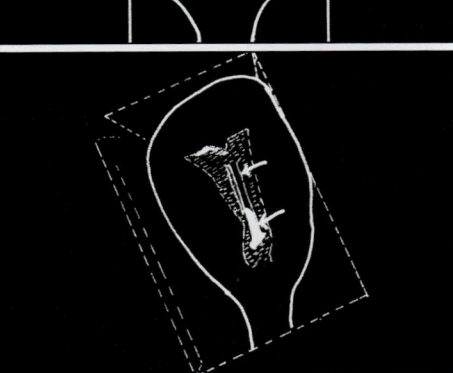

Figura 6.85. Exame transvaginal de rotina em paciente portadora do Mirena®.
A: Corte longitudinal do útero. Observe o dispositivo bem posicionado (setas), com a sua baixa ecogenicidade e com a grande sombra posterior (S).
B: Corte coronal 3D. A forma do dispositivo está bem marcada no endométrio, com suas hastes transversais e a longitudinal hipoecogênicas.
C: Imagem volumétrica 3D, mostrando o dispositivo pouco visível.

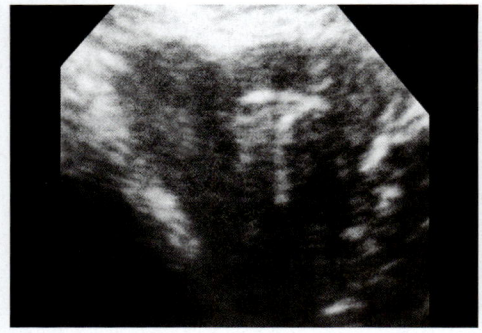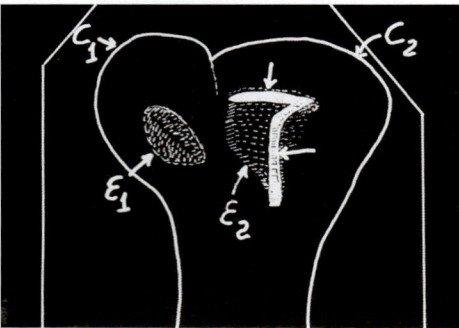

Figura 6.86. Corte coronal de útero, contendo DIU. Observe o formato uterino indicando padrão bicorne (C_1 e C_2), com o fundo mostrando um perfil côncavo e as duas cavidades endometriais (E_1 e E_2). Na cavidade esquerda, observe o DIU (setas) em plano coronal, com perfil de um "7" (trata-se de um Cupper 7®).

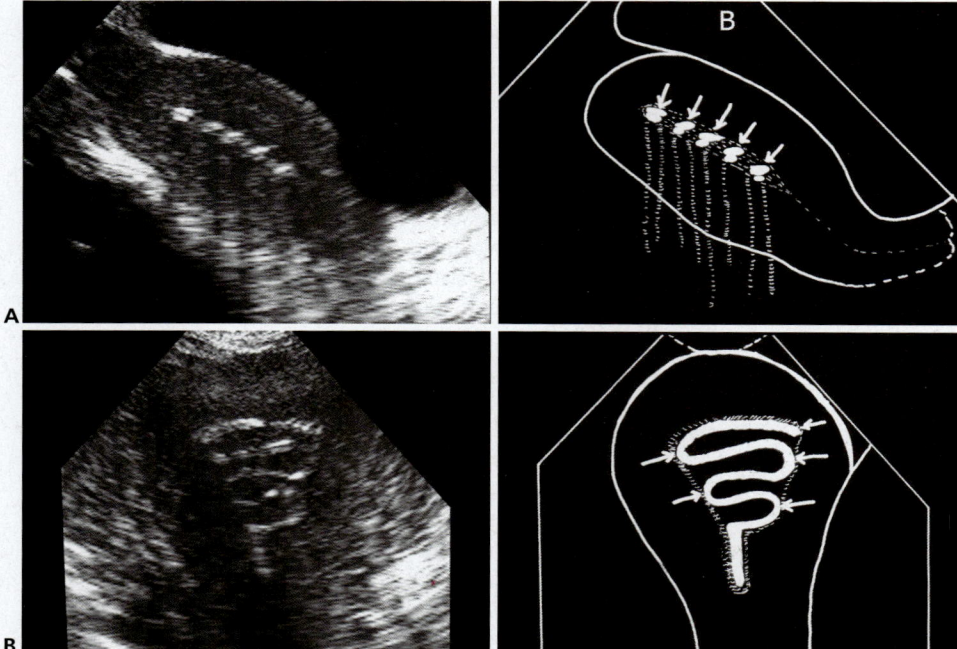

Figura 6.87. Exame transabdominal em paciente portadora de um modelo antigo de DIU (alça de Lippes®).
A: Corte longitudinal do útero. O DIU tipo alça de Lippes tem forma serpiginosa e, no corte longitudinal, observamos pequenos ecos separados (setas), indicativos de cada alça do dispositivo. B = bexiga.
B: O útero estava muito antevertido e, após o esvaziamento da bexiga, pudemos obter o plano coronal por via abdominal, sem o auxílio da tridimensão. Observe o dispositivo com sua forma serpiginosa típica.

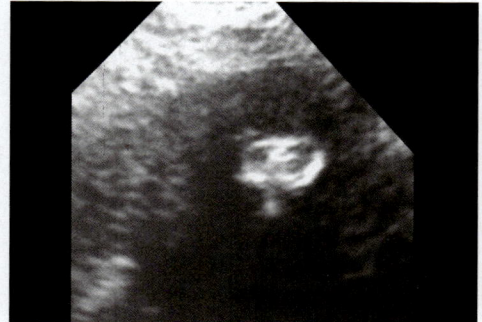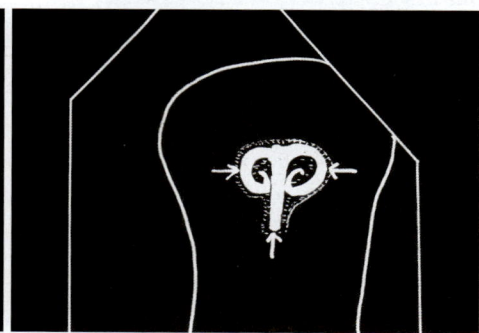

Figura 6.88. Exame transabdominal em paciente portadora de um modelo antigo de DIU (tipo Saf-T-Coil®). A bexiga estava vazia, e o útero, muito antevertido, permitiu obter o plano coronal, com o dispositivo mostrando sua forma típica (setas) com as alças transversais enroladas.

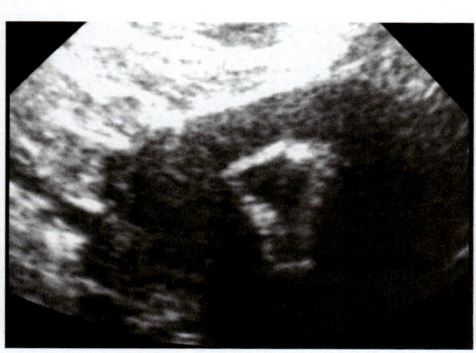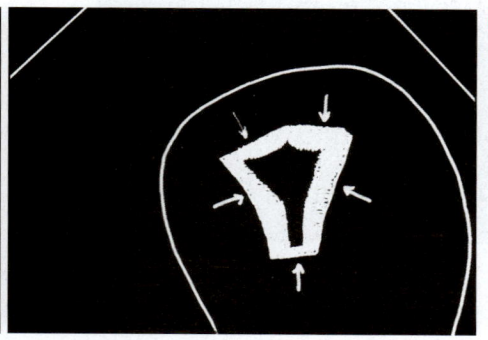

Figura 6.89. Exame transabdominal em paciente portadora de um modelo antigo de DIU (tipo Antigon®). A bexiga estava vazia, e o útero muito antevertido, permitiu obter o plano coronal, com o dispositivo mostrando sua forma típica de um pentágono (setas).

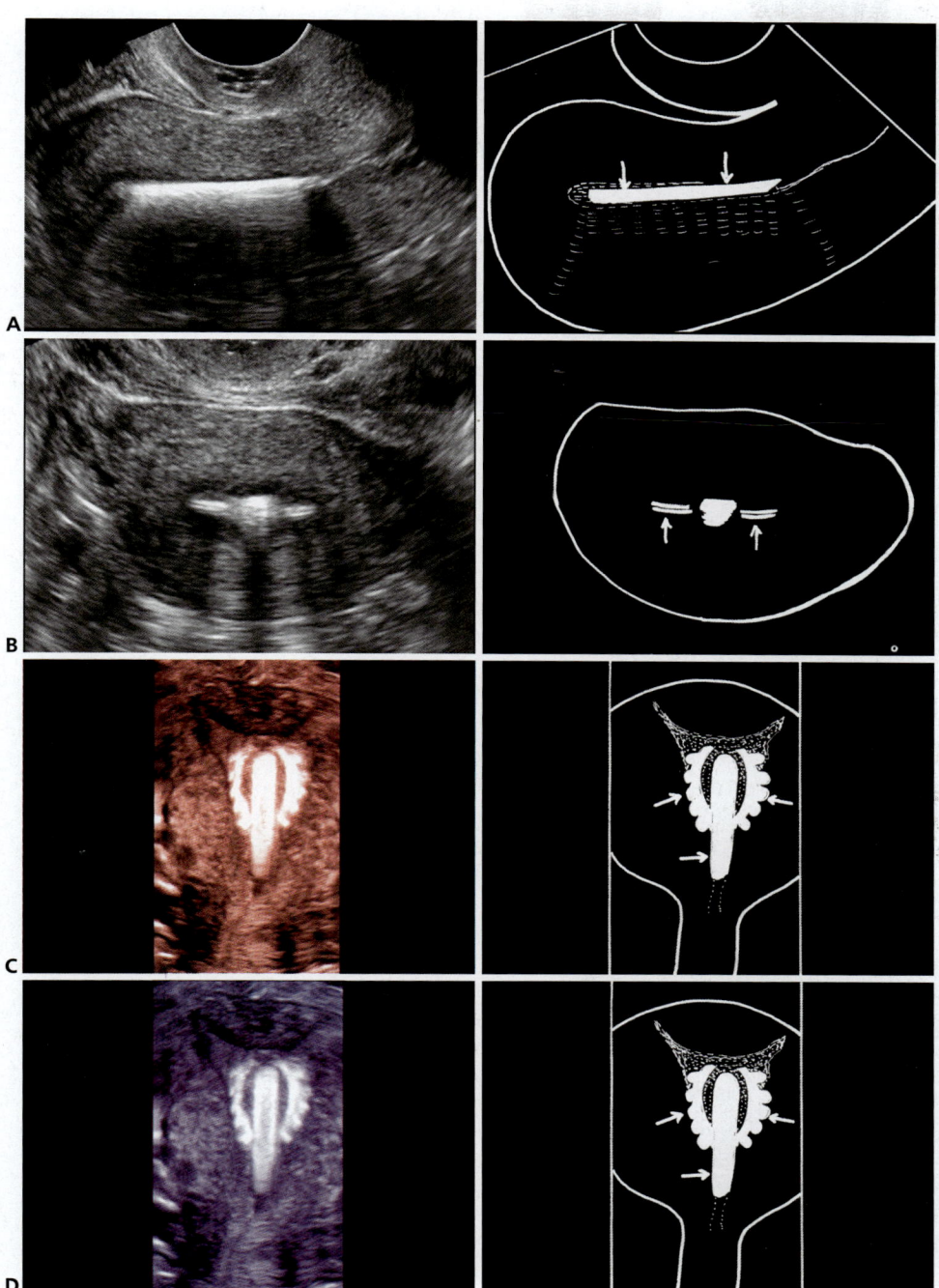

Figura 6.90. Exame transvaginal recente em paciente portadora de um DIU inserido há vários anos (tipo Multi-Load®).
A: Corte longitudinal do útero. Observe a haste longitudinal do dispositivo bem posicionado (setas).
B: Corte transversal, mostrando as hastes laterais (setas).
C e D: Planos coronais 3D, com cores e contrastes diferentes para mostrar a forma típica desse dispositivo (hastes laterais dobradas, com pequenas abas laterais, com aspecto serrilhado).

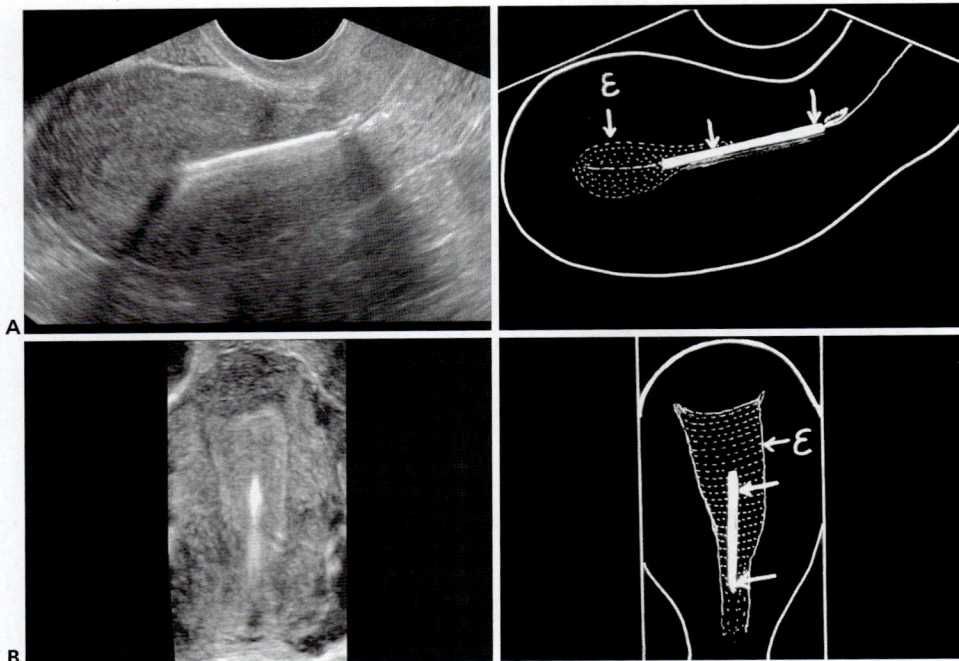

Figura 6.91. Exame transvaginal em paciente portadora de DIU.
A: Corte longitudinal do útero. Observe o DIU (setas) deslocado para a parte inferior da cavidade endometrial, com a sua ponta inferior na altura do orifício interno do colo. E = endométrio.
B: Plano coronal 3D, com o dispositivo localizado na parte inferior da cavidade endometrial.

> Se for um DIU simples, não medicado (apenas plástico), devemos levar em consideração a distância aumentada em relação à camada basal do fundo endometrial e considerá-lo como um DIU baixo, malposicionado. Se for um DIU medicado (cobre ou hormônio), desde que esteja totalmente dentro da cavidade endometrial, não importa muito se está baixo, pois as substâncias químicas liberadas pelo dispositivo exercerão a sua função.

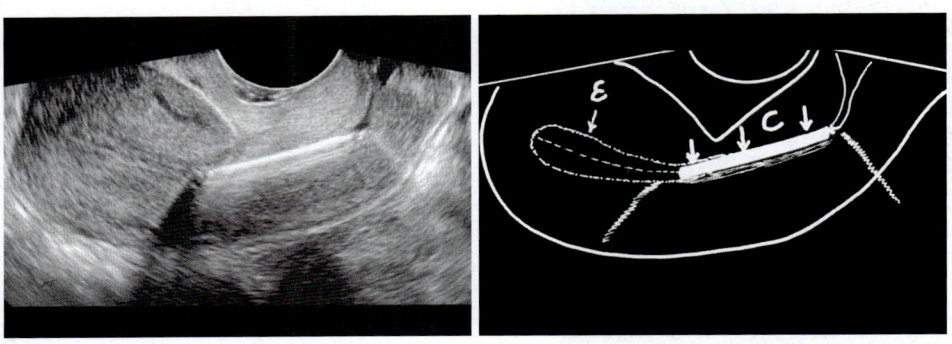

Figura 6.92. Corte longitudinal transvaginal de útero contendo um DIU baixo, adentrando o canal cervical (setas). Independente do tipo de dispositivo, esse está realmente malposicionado, pois, além de não exercer com eficácia seu papel, ainda poderá ser eliminado a qualquer momento. E = endométrio; C = colo uterino.

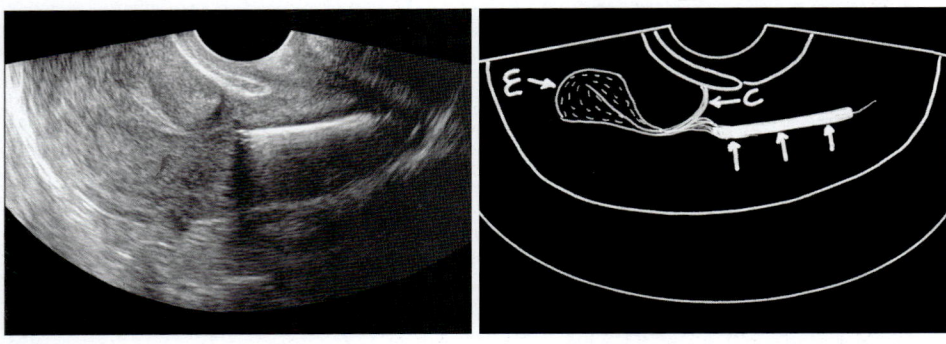

Figura 6.93. Exame transvaginal de rotina em paciente portadora de DIU. Corte longitudinal do útero. Observe o DIU totalmente dentro do canal cervical (setas), prestes a ser eliminado.
E = endométrio; C = cicatriz de cesárea. A cicatriz marca a localização do orifício cervical interno.

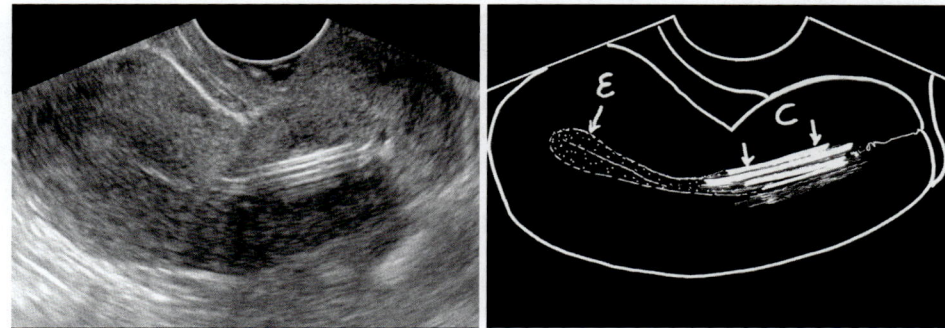

Figura 6.94. Corte longitudinal transvaginal de útero, contendo um Mirena® quase todo dentro do canal cervical (setas), prestes a ser eliminado.
E = endométrio; C = colo uterino.

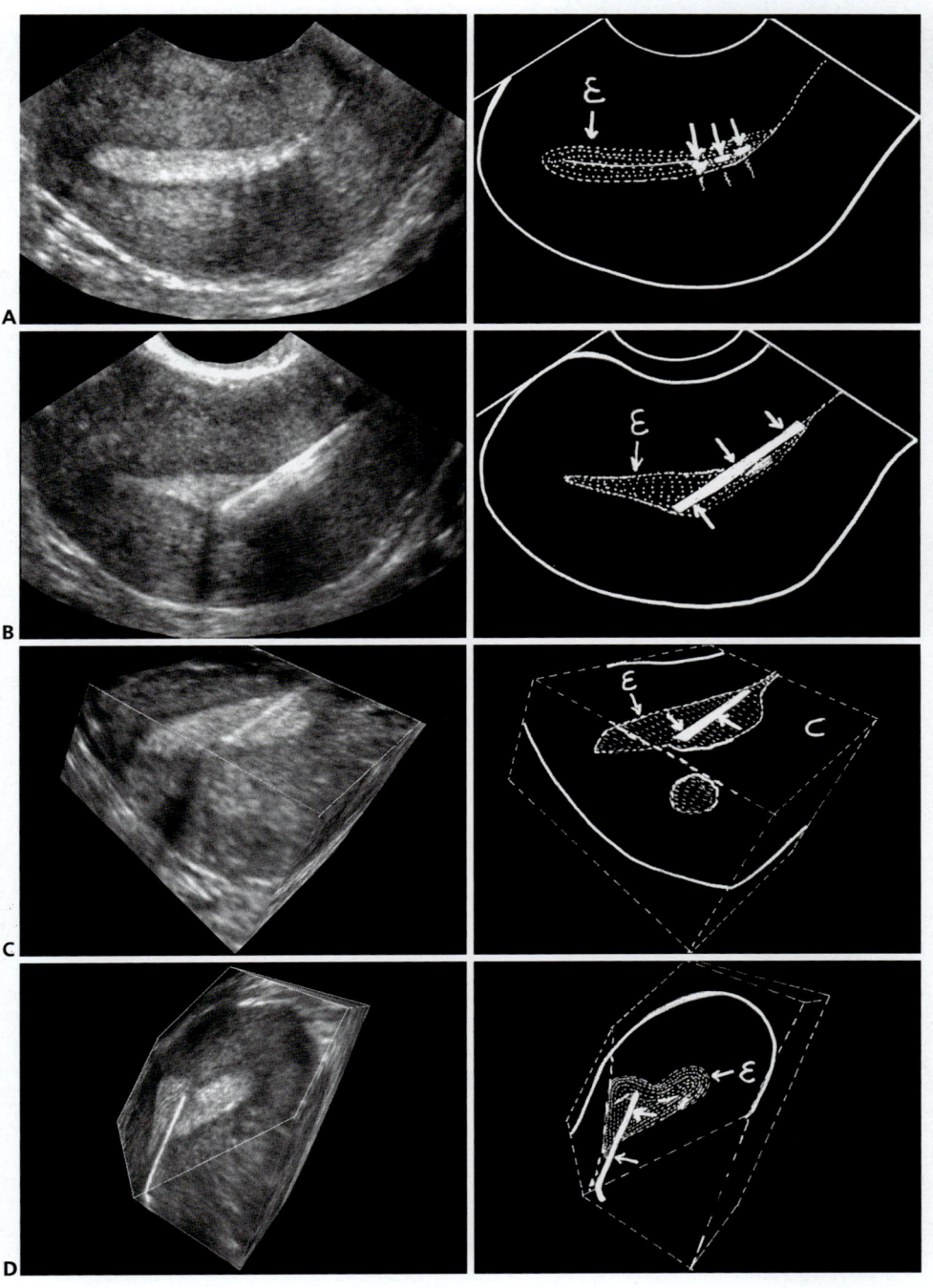

Figura 6.95. Exame transvaginal de rotina em paciente portadora de DIU.
A: Corte longitudinal do útero. A cavidade endometrial (E) parece estar vazia, notando-se algumas irregularidades (setas) em seu terço inferior.
B: Corte longitudinal, levemente oblíquo em relação ao anterior. Nota-se um dispositivo (setas) aparentemente baixo na cavidade endometrial.
C: Imagem volumétrica tridimensional do útero, mostrando os três planos ortogonais. No plano coronal (C), notam-se imagem parcial do endométrio e o dispositivo aparentemente baixo.
D: Como o útero apresentava rotação em seu eixo longitudinal, realizaram-se cortes oblíquos no volume 3D. No plano oblíquo, alinhado com a rotação uterina, nota-se que o útero é arqueado, com o miométrio "desabando" sobre o fundo do endométrio, provocando a falsa impressão de um DIU baixo. Esse é mais um exemplo da grande vantagem da ecografia 3D sobre a 2D, permitindo realizar rotações e cortes múltiplos sobre o volume.

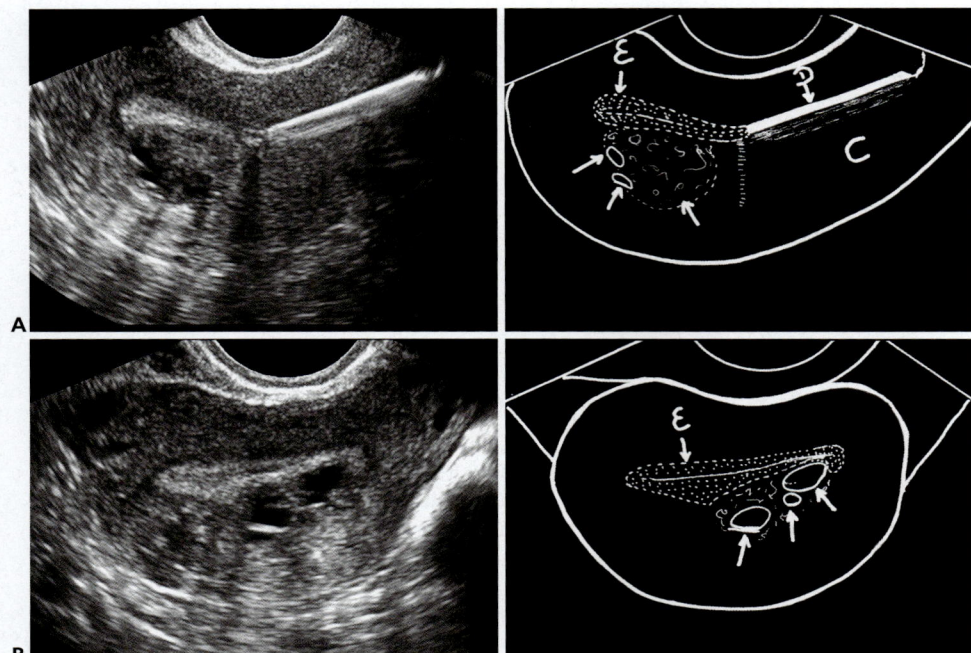

Figura 6.96. Exame transvaginal em paciente portadora de DIU. Refere dismenorreia e aumento do fluxo menstrual.
A: Corte longitudinal do útero. A camada basal do endométrio apresenta irregularidades e aspecto nodular, com microcistos em sua face posterior (setas). Note a assimetria entre as paredes uterinas, com a posterior mais grossa. Os achados indicam quadro de adenomiose. O dispositivo (D) está quase todo dentro do canal cervical, em processo de eliminação. E = endométrio; C = colo uterino.
B: Corte transversal do útero. Observe a presença de cistos junto à face posterior da camada basal do endométrio (setas). O dispositivo foi retirado, e o diagnóstico final foi de adenomiose.

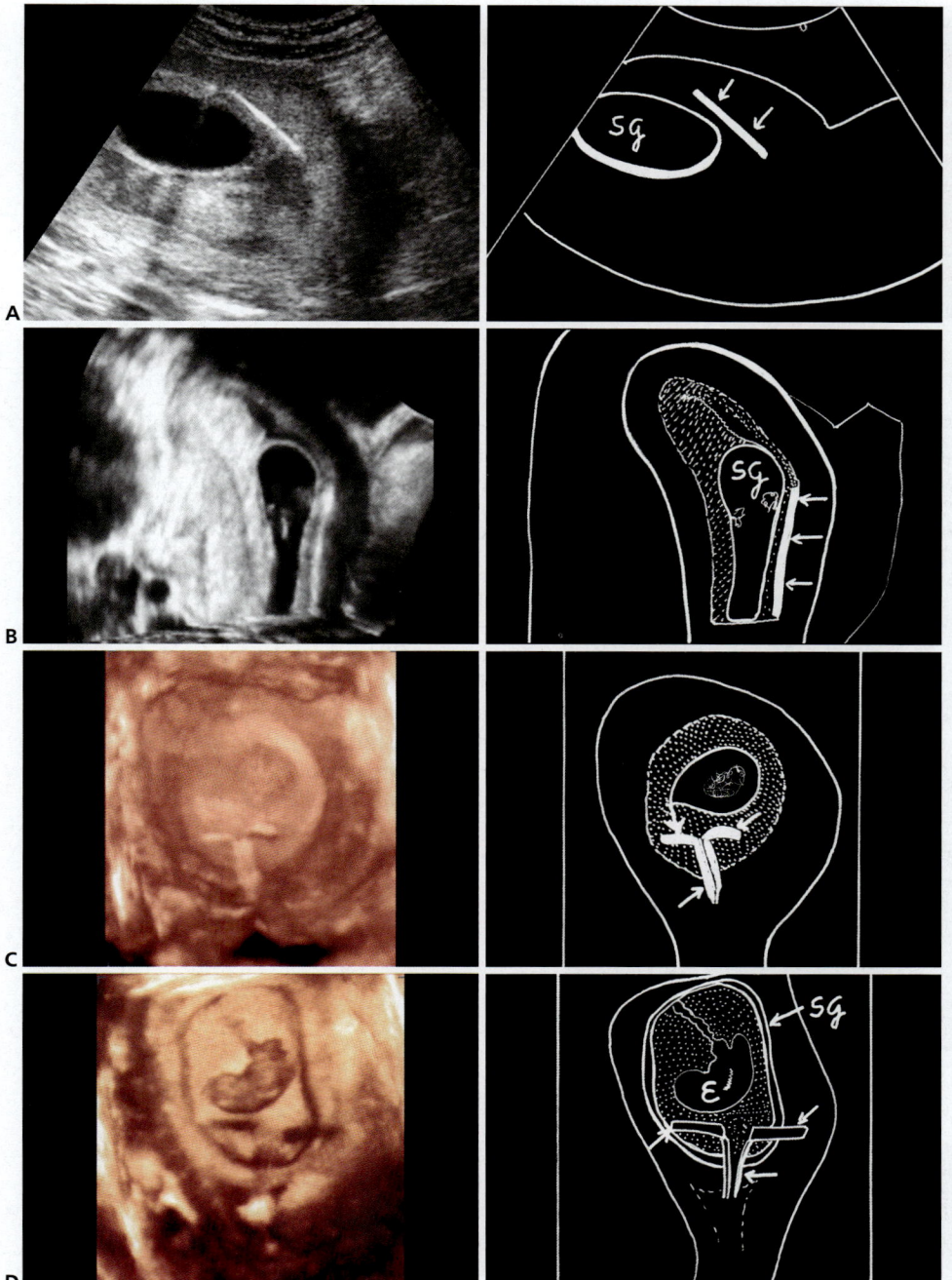

Figura 6.97. Exame transvaginal em paciente portadora de DIU a referir atraso menstrual.
A: Corte longitudinal do útero. Observe a presença de um saco gestacional (SG) e do dispositivo adjacente a ele (setas).
B: Corte coronal 3D do útero, mostrando o saco gestacional e o dispositivo.
C: Imagem volumétrica 3D, identificando a forma do dispositivo ("T").
D: Imagem volumétrica 3D do saco gestacional, contendo o embrião (E), com comprimento de 18 mm (8,5 semanas de gestação). Por transparência, pode-se observar o DIU adjacente ao saco gestacional.

> No caso de gestação e DIU, se o fio deste estiver visível no orifício cervical externo, deve-se removê-lo para prevenir o risco de um aborto infectado. A remoção do dispositivo apresenta baixo risco de provocar danos ao saco gestacional, pois este está implantado dentro de uma das paredes endometriais (isolado pela decídua capsular), e aquele está na cavidade endometrial, entre a decídua capsular e a parietal.

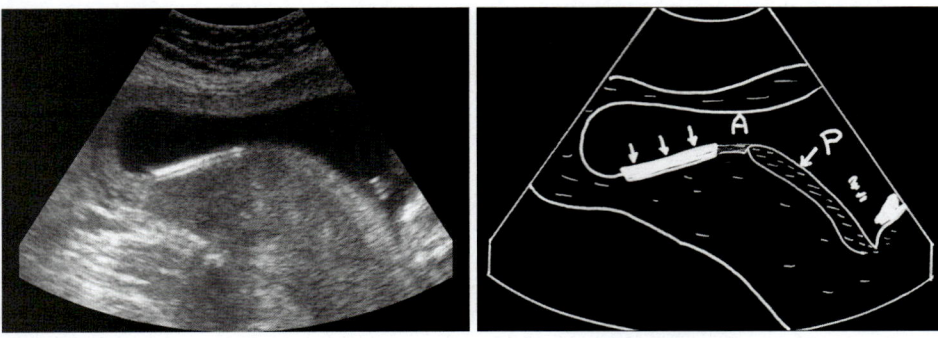

Figura 6.98. Paciente de 25 anos, com antecedente de duas gestações normais, usuária de DIU há um ano. Refere amenorreia e quadro clínico de gravidez. Exame transabdominal. Observe a gestação de 16 semanas. O dispositivo (setas) está próximo ao fundo uterino, entre a decídua capsular (componente das membranas) e a parietal.
P = borda da placenta; A = cavidade amniótica.
Cortesia: Dra. Cláudia Tanure Ferreira da Silva.

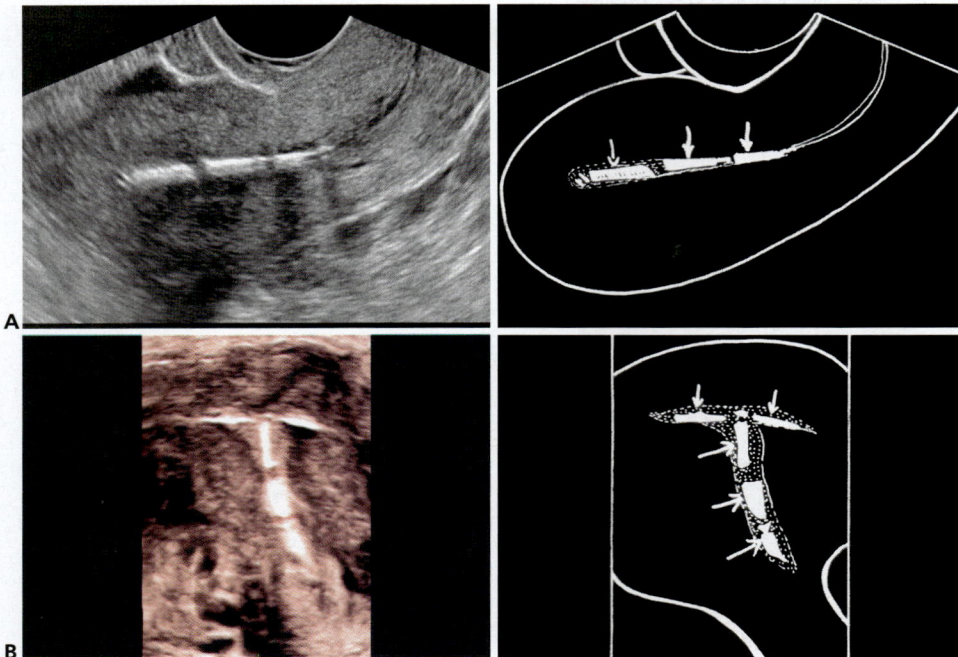

Figura 6.99. Exame transvaginal em paciente portando DIU tipo "T" de cobre, há mais de 10 anos.
A: Corte longitudinal do útero. Observe o dispositivo (setas) a apresentar espessura irregular e falhas na reflexão do feixe acústico.
B: Imagem coronal 3D. A forma em "T" do dispositivo está nítida. Observe a espessura e ecogenicidade irregulares, graças à corrosão intensa que o DIU velho sofre na cavidade endometrial. A tentativa de puxá-lo para fora, por meio do fio inferior, pode provocar sua fragmentação e retenção de pedaços do dispositivo na cavidade endometrial. A melhor opção será removê-lo por meio da vídeo-histeroscopia.

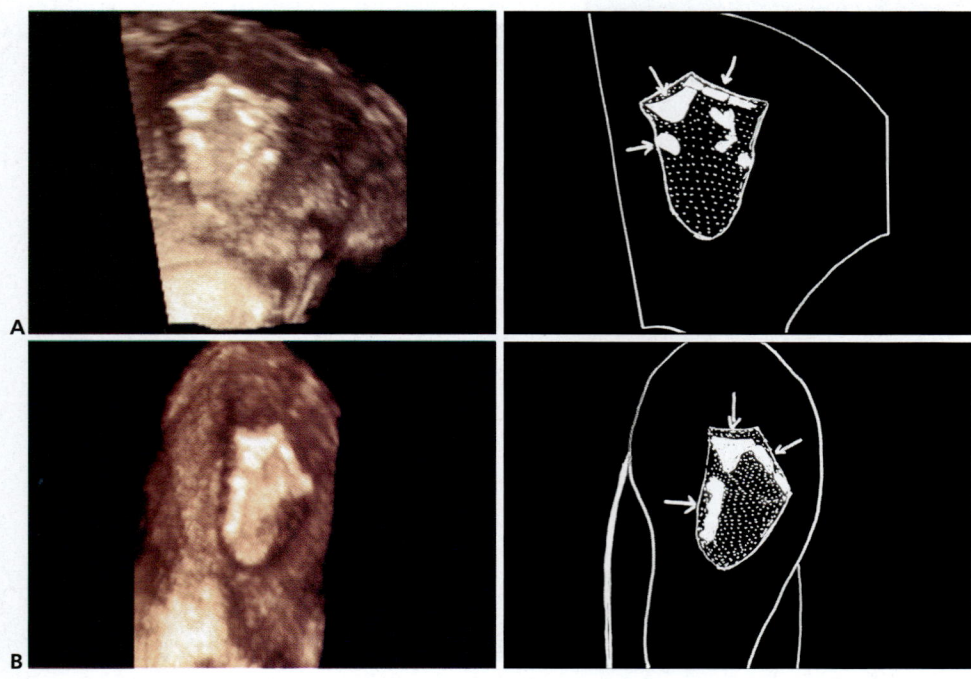

Figura 6.100. Exame transvaginal em paciente portando DIU tipo "T" de cobre, há mais de 15 anos. **A** e **B:** Imagens volumétricas 3D do útero. A cavidade endometrial apresenta o dispositivo aos pedaços (setas). A corrosão progressiva do DIU provocou a sua fragmentação.

Capítulo 6 ■ O ENDOMÉTRIO: PARTE 1

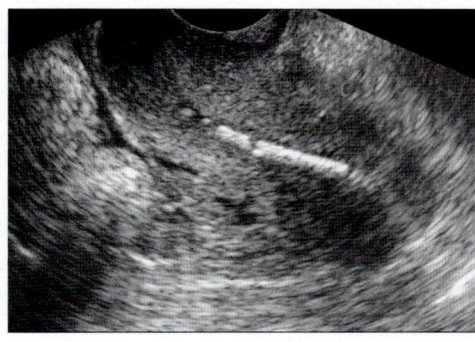 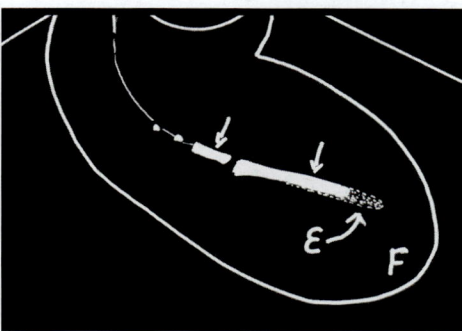

Figura 6.101. Exame transvaginal de rotina em paciente de 61 anos. Não tem queixas clínicas e não está sob terapia hormonal. Corte longitudinal do útero em retroversoflexão (F = fundo uterino). Observe o endométrio fino (E) e a presença de estrutura linear ecogênica, localizada na cavidade endometrial, sugestiva de DIU (setas). Após anamnese mais incisiva, a paciente se lembrou de que havia inserido um DIU há 30 anos. O DIU mostra sinais de corrosão.

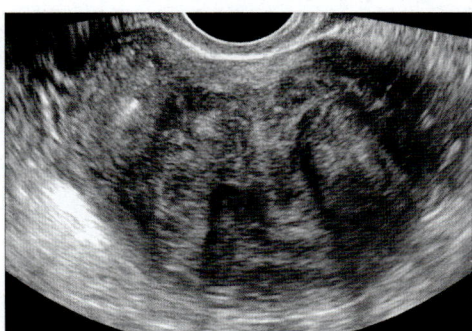 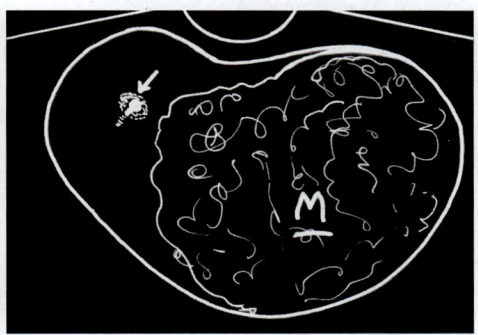

Figura 6.102. Exame transvaginal em paciente assintomática e usuária de DIU. O exame ginecológico é sugestivo de mioma. Corte transversal do útero. O dispositivo está na cavidade endometrial (seta). Observe a presença de grande mioma (M) parietal lateral esquerdo.

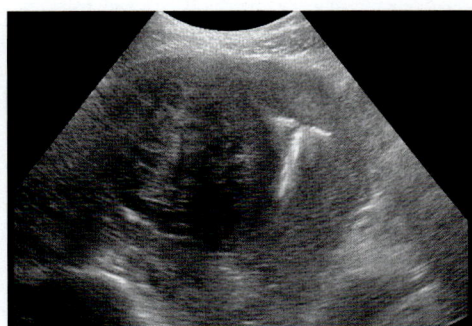 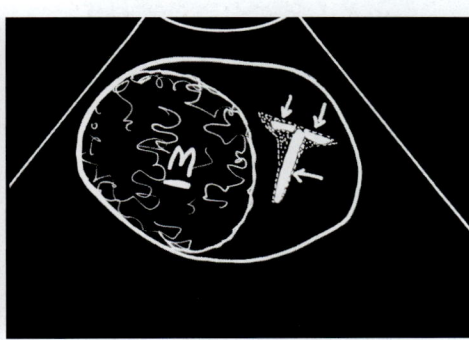

Figura 6.103. Exame transabdominal em paciente assintomática, usuária de DIU e com hipótese clínica de mioma. A bexiga pouco repleta e o útero antevertido possibilitaram a obtenção do plano coronal. Observe o dispositivo (setas) com forma de "T" e um mioma (M) localizado na parede lateral direita.

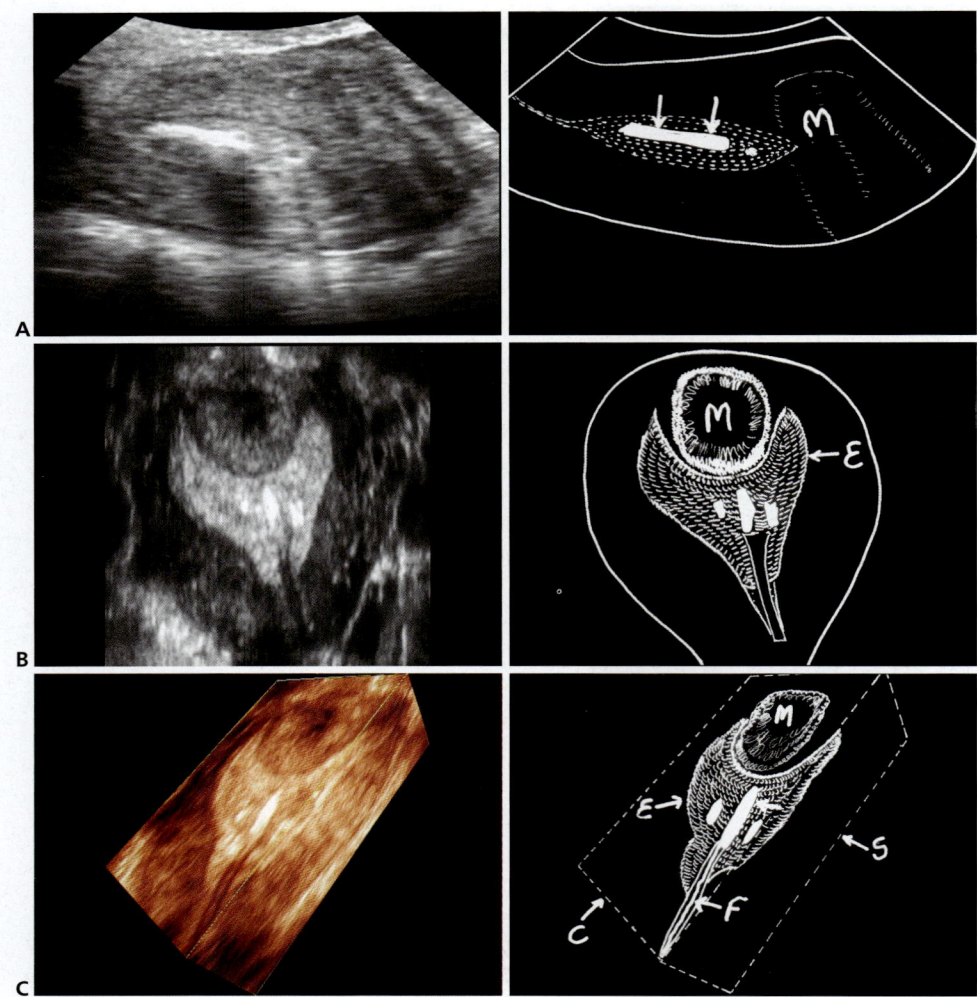

Figura 6.104. Exame transvaginal em paciente assintomática e usuária de DIU.
A: Corte longitudinal do útero retrovertido. O dispositivo está na cavidade endometrial (setas) e parece distante do fundo uterino, o qual está heterogêneo, aparentando um mioma (M).
B: Corte coronal 3D. Observe o endométrio (E), mostrando grande arqueamento no fundo, graças à presença do mioma. O dispositivo está em posição normal e localizado junto à camada basal do fundo endometrial.
C: Imagem volumétrica 3D, mostrando o plano coronal (C) e o sagital (S). O mioma parietal no fundo, acima do endométrio, provoca o arqueamento uterino. O DIU está normoposicionado. O exame tridimensional mostra com mais clareza os tecidos uterinos. Observe o fio-guia do DIU no canal cervical (F).

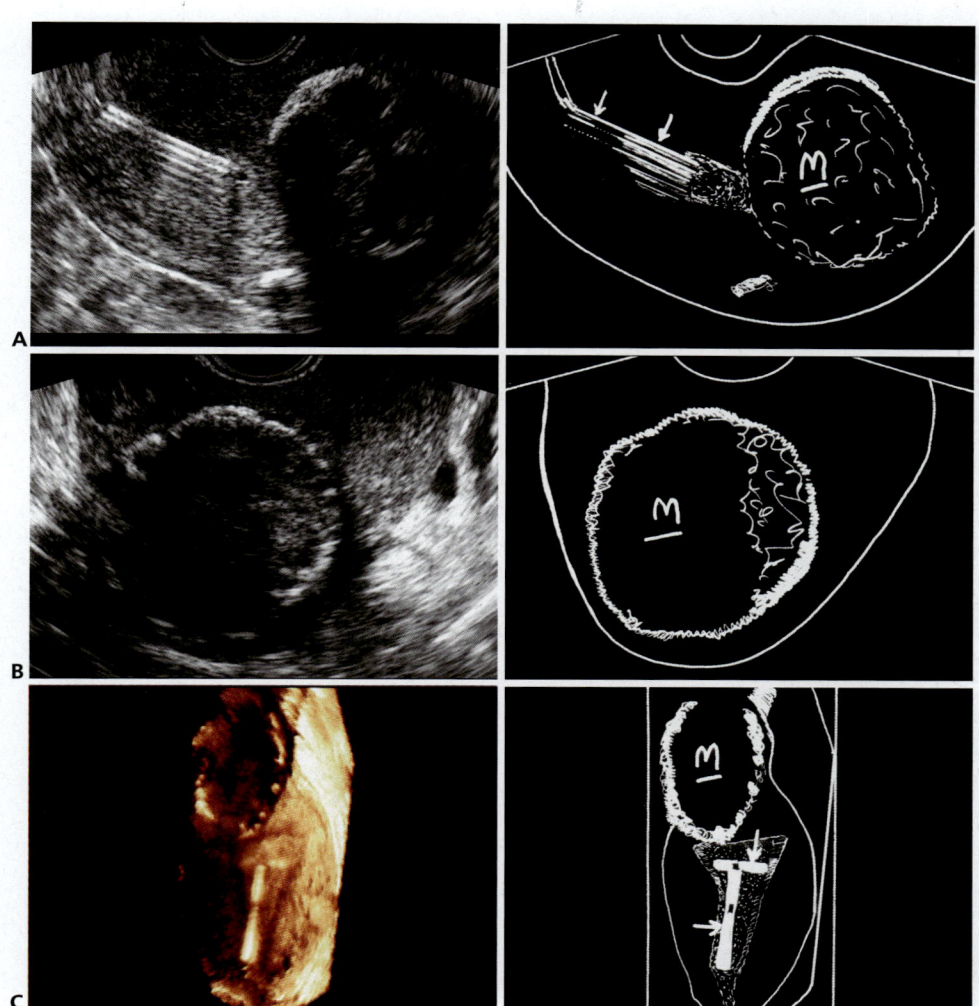

Figura 6.105. Exame transvaginal de rotina em paciente usuária de DIU há mais de 10 anos, com queixa de dor pélvica e hipomenorreia.
A: Corte longitudinal do útero em retroversoflexão. O dispositivo está na metade inferior da cavidade endometrial (setas). Observe a presença de mioma parietal (M), localizado no fundo uterino.
B: Corte transversal no fundo uterino. Observe o mioma com calcificações periféricas (C), formando anel.
C: Imagem volumétrica tridimensional. Observe o plano coronal a mostrar o fundo uterino, com o mioma parietal/subseroso e as calcificações periféricas em anel. O dispositivo está bem visível e com formato em "T".

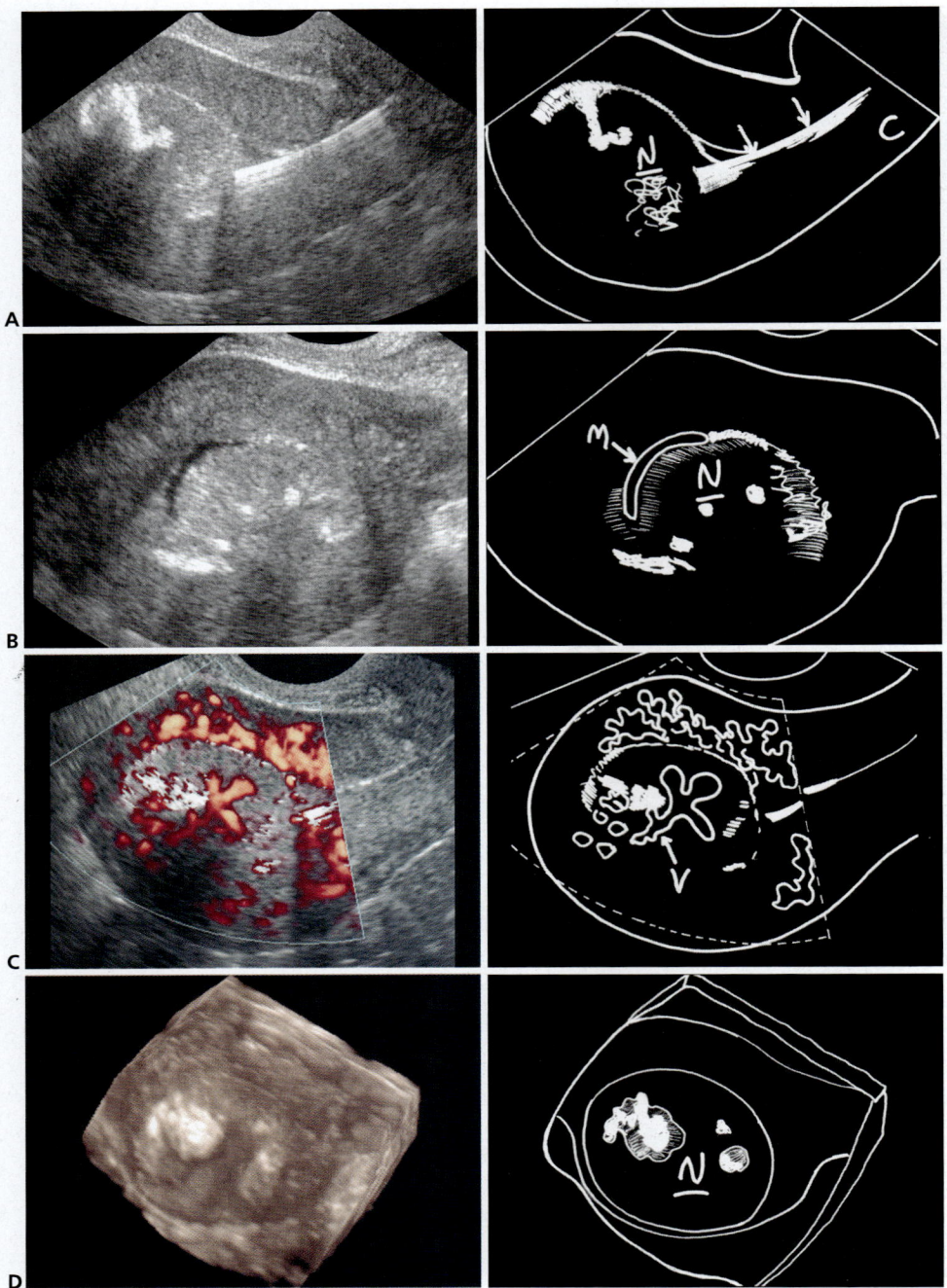

Figura 6.106. Exame transvaginal em paciente usuária de DIU e com queixa de dismenorreia e aumento do fluxo menstrual.
A: Corte longitudinal do útero. O DIU está baixo (setas) e adentrando o canal cervical. Observe o grande nódulo (N) localizado no terço superior da cavidade endometrial. C = colo uterino.
B: Corte transversal do útero. O nódulo está destacado pela presença de pequena quantidade de muco (M) na cavidade endometrial (provável pólipo).
C: Corte longitudinal do útero. O mapa vascular com Doppler codificado por amplitudes mostra um vaso central (V), com partição distal em três vasos, no interior do nódulo, o que indica com mais segurança a presença de pólipo na cavidade endometrial. As áreas grosseiras hiperecogênicas no interior do nódulo não mudam a hipótese ecográfica.
D: Imagem volumétrica 3D. Observe o nódulo na região central. O dispositivo foi removido, e a histeroscopia confirmou a presença de um grande pólipo.

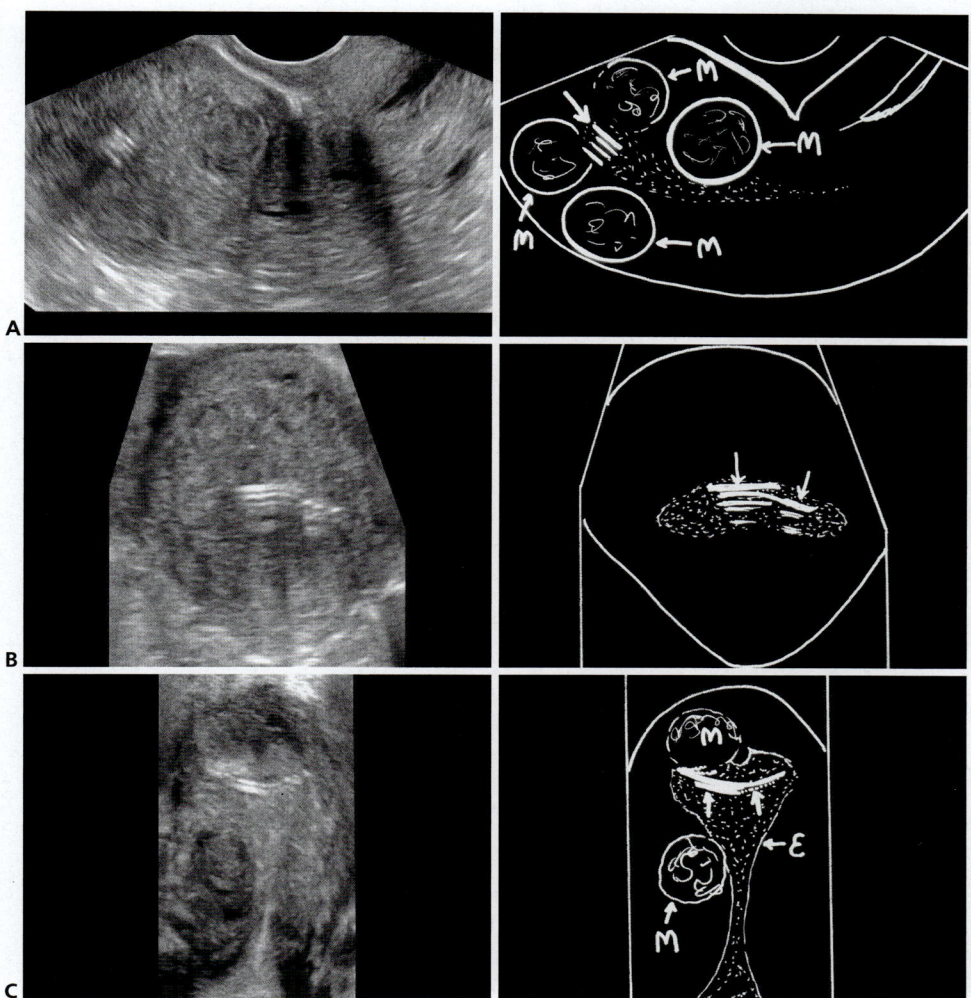

Figura 6.107. Exame transvaginal em paciente portadora do Mirena®. Refere aumento do fluxo menstrual e toque ginecológico compatível com mioma.
A: Corte longitudinal do útero. Notam-se miomas (M) e não se identifica com clareza o endométrio. No terço superior do útero, notam-se alguns ecos paralelos (seta), os quais podem corresponder ao dispositivo.
B: Corte transversal do útero. Observe a haste longitudinal do dispositivo, situada em sentido transversal (setas).
C: Corte coronal 3D. O endométrio (E) está comprimido e deslocado pelos miomas. O Mirena® está rodado e disposto em sentido transversal no fundo da cavidade endometrial. A distorção da mucosa uterina provocada pelos miomas levou a essa disposição anormal do endoceptivo.

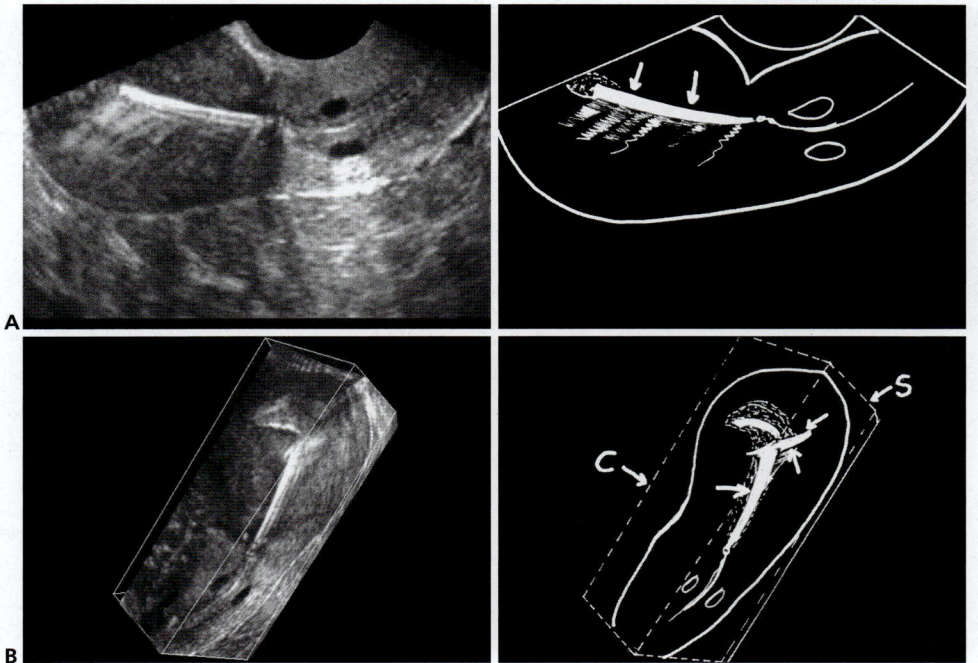

Figura 6.108. Paciente usuária de DIU, com queixa de dismenorreia e dor pélvica de intensidade variável. Exame transvaginal.
A: Corte longitudinal do útero. Observe a presença do dispositivo (setas), aparentemente bem posicionado na cavidade endometrial.
B: Imagem volumétrica 3D, cortada nos planos coronal (C) e sagital (S). Observe que uma das hastes laterais do dispositivo (setas) está dobrada e fazendo pressão sobre a parede uterina. A histeroscopia confirmou o diagnóstico do DIU rodado, o que explica o quadro doloroso. Note que a imagem 2D não permite esse tipo de diagnóstico.

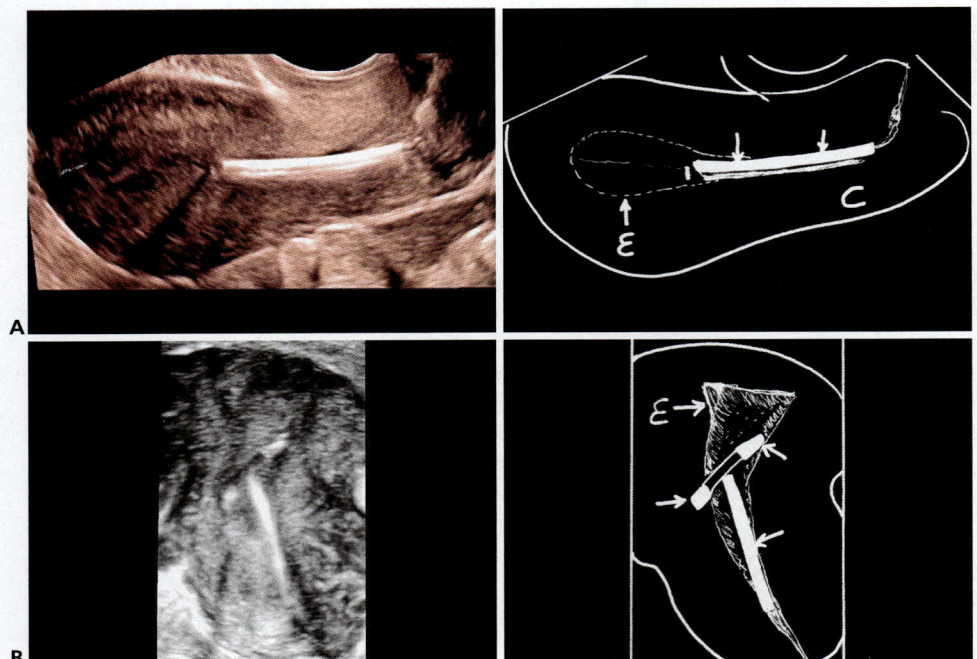

Figura 6.109. Paciente usuária de DIU, queixando-se de dores pélvicas e manchas de sangue na roupa. Exame transvaginal.
A: Corte longitudinal do útero. O dispositivo está baixo e com sua metade inferior dentro do canal cervical (setas). E = endométrio; C = colo uterino.
B: O corte coronal 3D mostra o "T" rodado, com suas hastes horizontais em posição oblíqua, o que justifica a queixa de dor e pequeno sangramento. A remoção do DIU provocou o desaparecimento do quadro clínico.

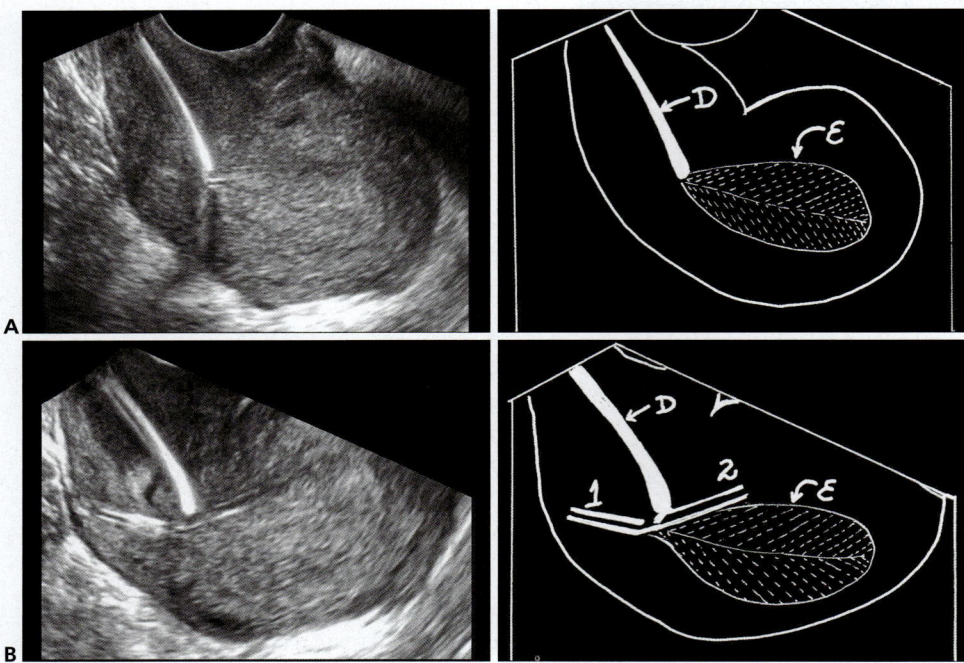

Figura 6.110. Exame transvaginal em paciente portadora de um dispositivo "T" de cobre, com queixa de cólicas e dispareunia.
A: Corte longitudinal do útero retroversofletido. O endométrio (E) está normal, com padrão secretor, e o DIU (D) está totalmente no canal cervical. O achado indica um dispositivo prestes a ser eliminado, mas não explica a intensidade do quadro doloroso.
B: Somente com a técnica 3D, foi possível fazer o diagnóstico correto. O plano é coronal oblíquo. O DIU está rodado dentro do canal cervical. Uma haste transversal do "T" está perfurando o parênquima cervical (1). A outra haste (2) está perfurando, para cima, a submucosa do terço inferior do útero. Agora se tem uma explicação para a dor.

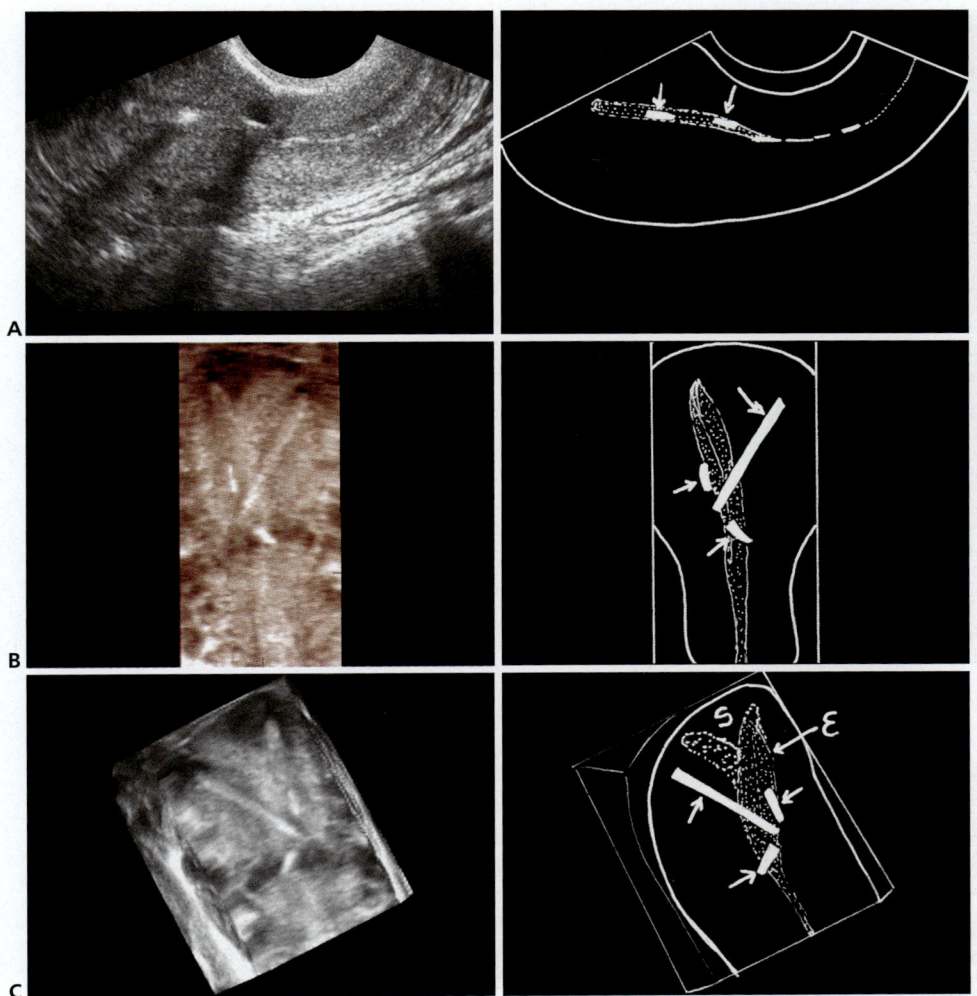

Figura 6.111. Exame transvaginal em paciente usuária de DIU a referir cólicas dolorosas.
A: Corte longitudinal do útero. Não foi possível com o estudo 2D obter uma imagem completa da haste vertical do dispositivo. Notam-se apenas partes ecogênicas provocando sombras acústicas (setas), como se o DIU estivesse fragmentado.
B: Corte coronal oblíquo obtido pelo estudo 3D. O fundo uterino está no topo da imagem. Note a presença de um "T" com o eixo longitudinal oblíquo e em posição invertida (literalmente "de ponta-cabeça").
C: Imagem volumétrica 3D. Após a exploração do volume, bem como de seus planos em várias direções, foi possível obter uma perspectiva coronal oblíqua, onde se demonstrou o endométrio (E) com um septo parcial no fundo (S) e, simultaneamente, o "T de ponta-cabeça".

> O peristaltismo uterino mastigou tanto o dispositivo que provocou uma rotação de 180° em seu eixo longitudinal, e o inverteu dentro da cavidade endometrial. O estudo tridimensional, ao permitir rotações do volume e cortes em todas as direções, leva ao esclarecimento dessas condições raras e surpreendentes.
>
> Uma última questão. Após estudar a imagem C, volte à imagem B. Note o septo parcial na parte superior da imagem, o qual não foi desenhado propositalmente no esquema B. Preste atenção na inversão dos cornos endometriais: o mais fino está à esquerda, na imagem B, e à direita, na imagem C. Essa inversão ocorre na imagem volumétrica, pois ela é gerada em espelho em relação à aquisição dos planos 2D. Cuidado com essa peculiaridade da aquisição volumétrica, pois pode induzir à descrição de lesões com localização errada quanto ao lado.

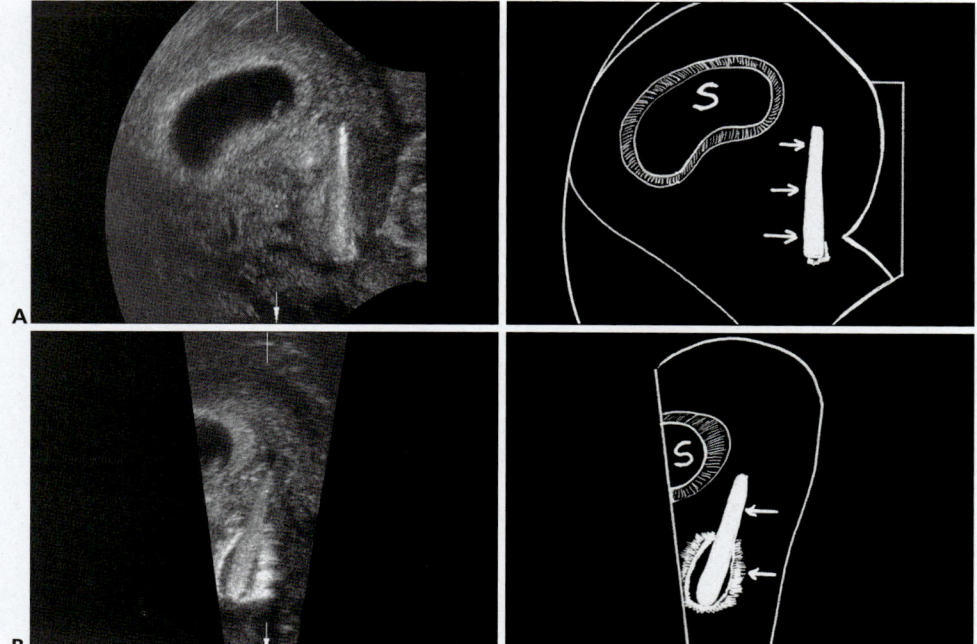

Figura 6.112. Paciente usuária de DIU tipo Multi-Load®, referindo cólicas há alguns meses. Está em amenorreia e com exame laboratorial positivo para gravidez. Exame transvaginal 3D.
A: Plano coronal do útero. Observe o saco gestacional (S) e, ao lado esquerdo e abaixo, o DIU (setas) aparentemente com inversão vertical.
B: Plano coronal oblíquo do útero. Agora foi possível demonstrar a imagem típica do Multi-Load®, invertido verticalmente (de ponta-cabeça). É surpreendente perceber a capacidade das contrações uterinas em provocar essas situações inusitadas. Cortesia: Dra. Angélica Lemos Debs Diniz.

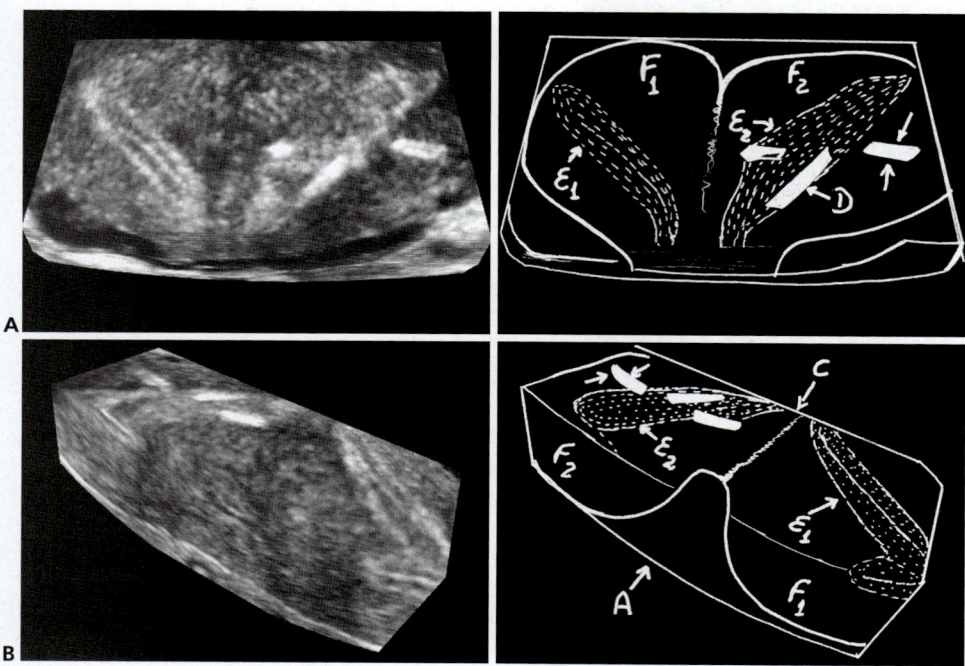

Figura 6.113. Paciente está com DIU há três meses e apresenta dor pélvica. Exame transvaginal.
A: Imagem volumétrica 3D do útero. O plano coronal revela um útero bicorne, com os dois fundos (F_1 e F_2) e os dois endométrios (E_1 e E_2) separados. O dispositivo (D) está inserido no corno esquerdo, e uma das hastes horizontais está penetrando o miométrio (setas).
B: A imagem volumétrica foi rodada para obtermos uma visão a partir do fundo uterino, com o plano axial (A) e o coronal (C) em evidência. O dispositivo está evidente no plano coronal, com uma haste horizontal perfurando o miométrio.

> ! O ginecologista e a paciente não sabiam que o útero era bicorne, e o DIU foi inserido às cegas num dos cornos. Além da perfuração miometrial, a cavidade uterina vazia está desprotegida. Lembre-se que a imagem volumétrica tem apresentação invertida (especular), portanto, o DIU está no corno esquerdo, e não no direito.
> Qualquer procedimento invasivo ginecológico (inserção de DIU, curetagem etc.) deve ser precedido de exame ecográfico. As malformações uterinas e os miomas são frequentes e podem gerar complicações.

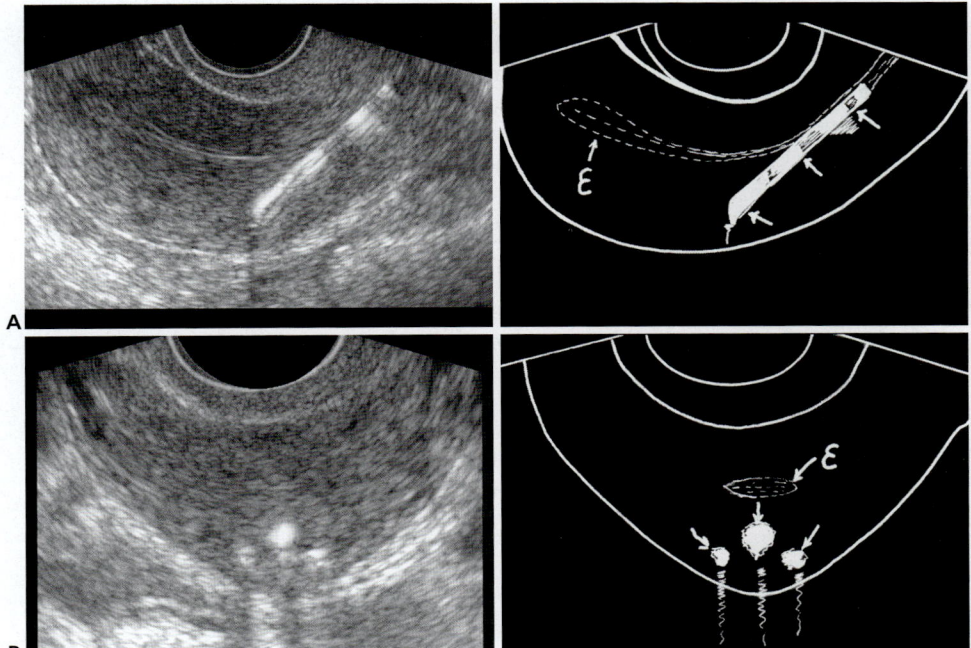

Figura 6.114. Exame transvaginal na fase proliferativa inicial, de paciente nuligesta, com queixa de dor pélvica intensa desde a inserção de DIU.
A: Corte longitudinal do útero. Observe o dispositivo (setas) inserido dentro da parede posterior do útero (intramiometrial). O endométrio (E) mostra padrão proliferativo inicial normal.
B: Corte transversal do útero. O dispositivo está dentro da parede posterior do miométrio. O eco redondo hiperecogênico é a haste longitudinal, e os ecos mais suaves são as hastes horizontais.

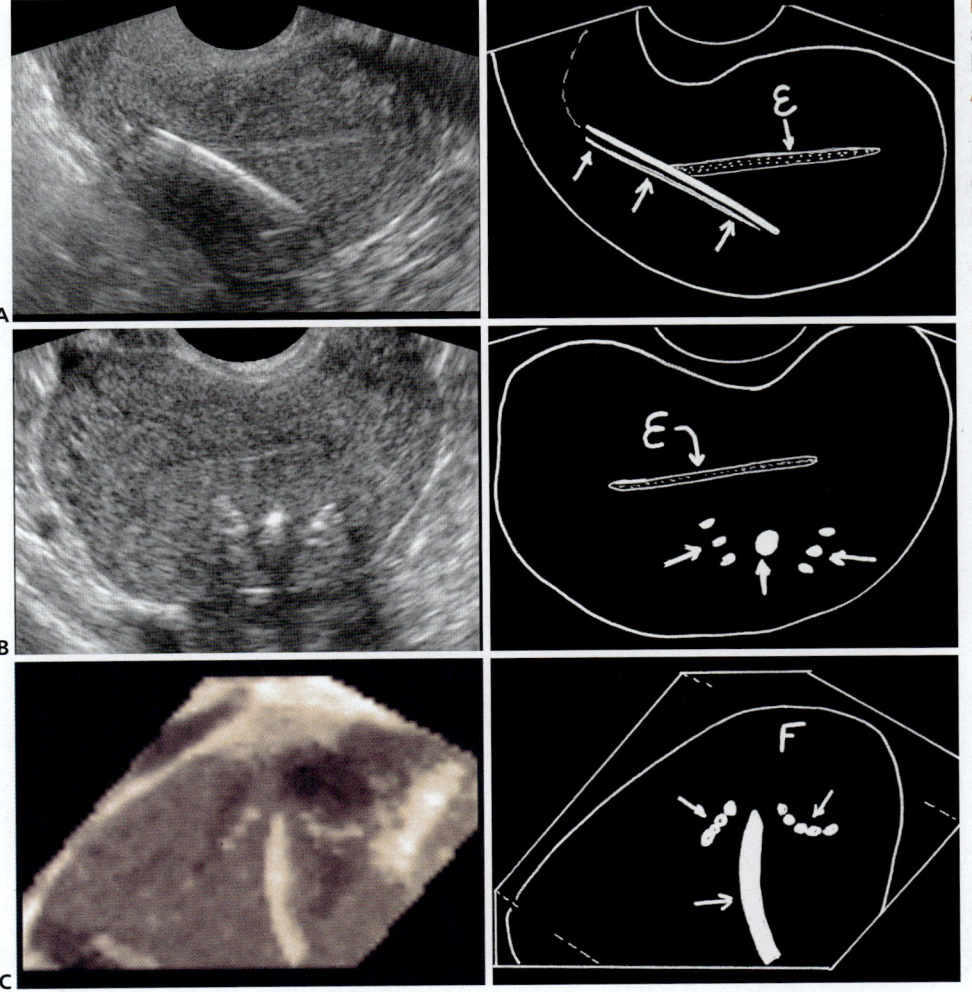

Figura 6.115. Paciente refere fortes dores pélvicas, após recente inserção de DIU tipo "T" de cobre. Exame transvaginal.
A: Corte longitudinal do útero, em retroversoflexão. Observe o endométrio (E) com padrão pós-menstrual (fino e sem a camada funcional). O dispositivo (setas) está inserido dentro da parede miometrial anterior (não esqueça que o útero está retroversofletido). Esse tipo de útero oferece maior risco para a inserção dos dispositivos, pois o ângulo entre o colo e o corpo é invertido e mais acentuado.
B: Corte transversal do útero. O dispositivo está dentro da parede anterior do miométrio, distal em relação ao transdutor (novamente: lembre-se que o útero é retroversofletido). O eco redondo hiperecogênico é a haste longitudinal, e os ecos mais suaves são as hastes horizontais.
C: Volume 3D, plano coronal com fundo uterino (F) rodado para cima, a mostrar o "T" intramiometrial, com as hastes horizontais oblíquas, graças à compressão muscular.

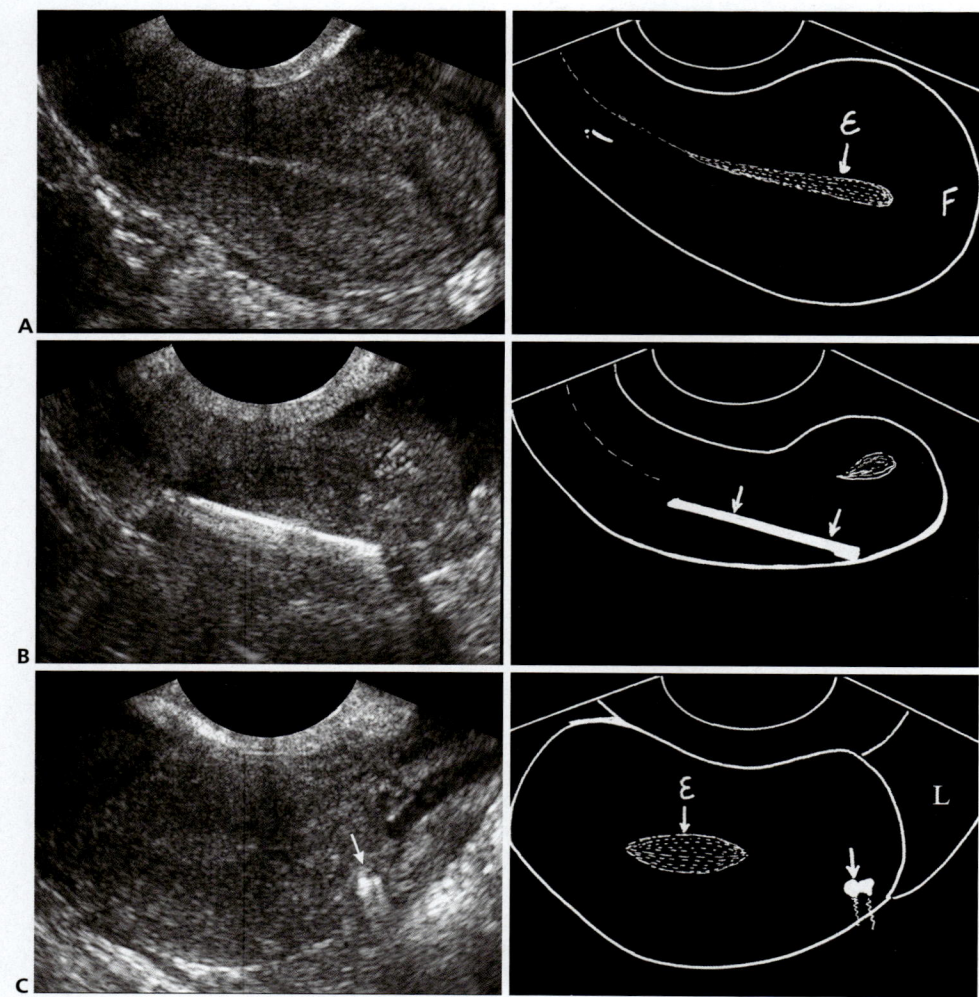

Figura 6.116. Paciente inseriu DIU há dois dias, com muita dor durante o procedimento. Exame transvaginal.
A: Corte longitudinal na linha média do útero retrovertido. Não se identifica imagem ecográfica do dispositivo. O endométrio (E) apresenta padrão proliferativo inicial. F = fundo uterino.
B: Corte longitudinal paramediano à esquerda do útero. Observe o dispositivo (setas) inserido dentro do miométrio, próximo à serosa posterior.
C: Corte transversal do útero. O dispositivo está inserido na parede posterolateral esquerda, junto à serosa uterina, próximo ao ligamento largo (L).

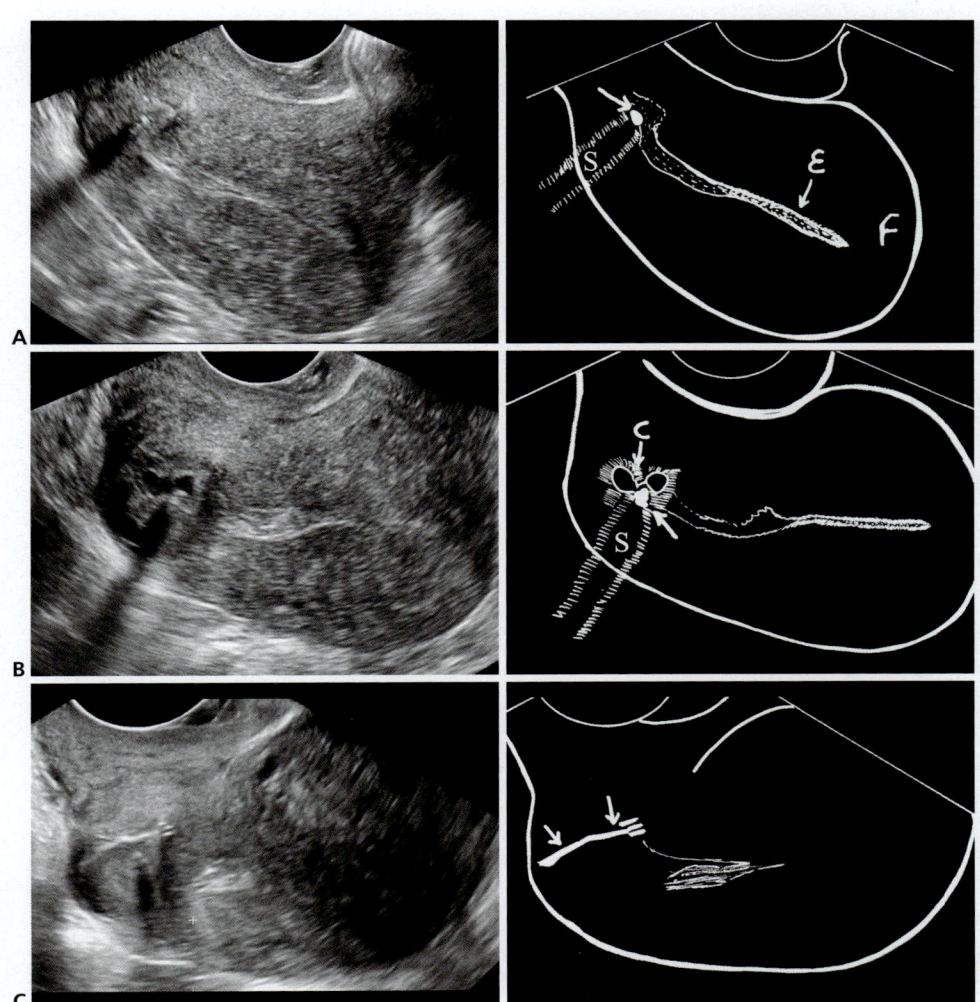

Figura 6.117. Exame transvaginal em paciente referindo muita dor durante inserção de Mirena®, a qual persiste há vários dias.
A: Corte longitudinal do útero em retroversoflexão. O endométrio (E) está livre, não se identificando imagem do dispositivo. Note ponto ecogênico (seta) na região ístmica anterior, em área de cicatriz de cesária, a provocar sombra acústica posterior (S). F = fundo uterino.
B: Corte longitudinal levemente oblíquo, mostrando pequena coleção (C) junto ao ponto ecogênico com a sombra acústica posterior.
C: Corte oblíquo, centrado na região ístmica uterina. Observe o dispositivo (setas) inserido na parede anterior do útero em RVF, o qual, como já referido, oferece maior risco de perfuração miometrial.

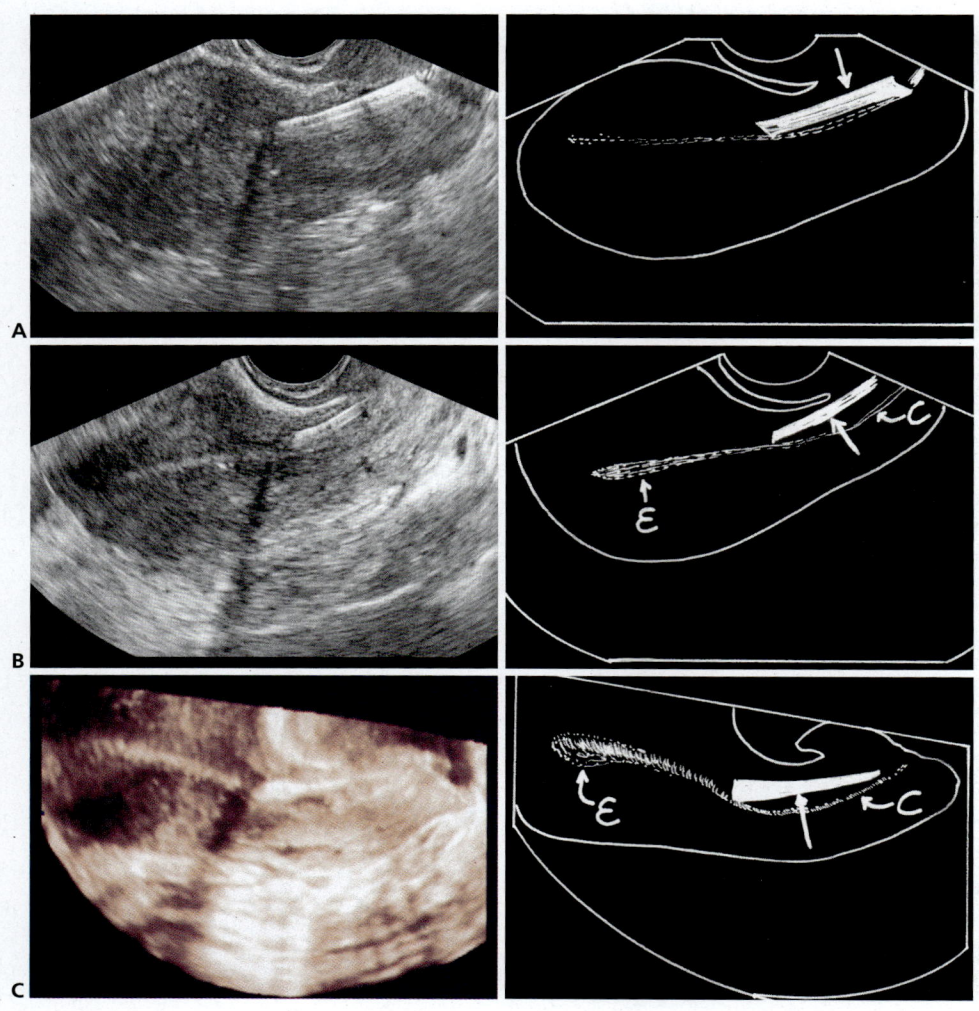

Figura 6.118. Após inserção de DIU, a paciente está sentindo muita dor. Exame transvaginal.
A: Corte longitudinal do útero. O DIU (seta) está no colo. Note que aparenta localização na parede anterior.
B: Corte longitudinal do útero. O endométrio está fino (E). Observe o dispositivo bem visível na parede anterior do colo. O canal cervical (C) está abaixo do dispositivo.
C: Imagem longitudinal, ligeiramente oblíqua, obtida a partir do volume 3D. O dispositivo está totalmente inserido no parênquima da parede anterior do colo, justificando o quadro doloroso.

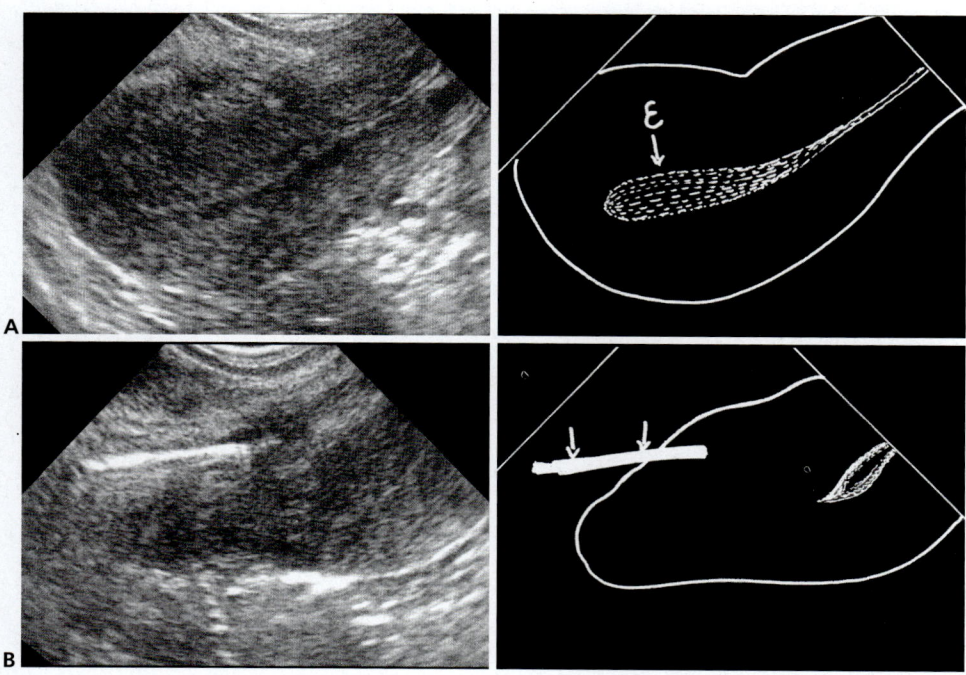

Figura 6.119. Paciente foi submetida à inserção de DIU sob sedação anestésica. Está com muita dor. Exame transvaginal.
A: Corte longitudinal do útero. O endométrio está fino (E), e não se identifica o dispositivo.
B: Corte transversal oblíquo à direita. O dispositivo (setas) está perfurando o útero e saindo pelo corno direito.

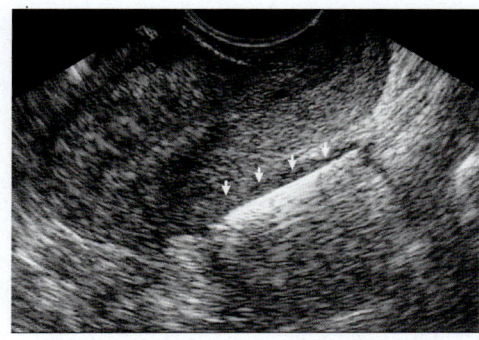 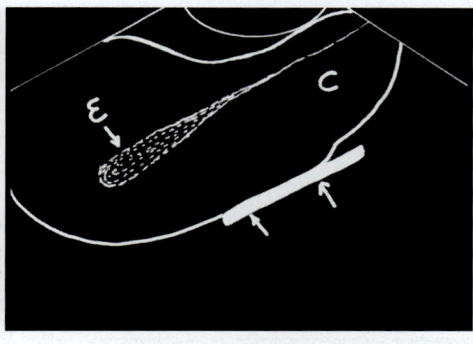

Figura 6.120. Exame transvaginal de rotina em paciente usuária de DIU. O corte longitudinal do útero revela a presença de DIU (setas) localizado no fundo de saco posterior. E = endométrio; C = colo uterino.

> Quando não se identifica o dispositivo dentro ou fora do útero e não há certeza de sua eliminação pela vagina, devemos utilizar outros métodos de diagnóstico por imagem. Basta um exame radiológico convencional em duas incidências. Todos os dispositivos são radiopacos, comprovando-se ou não sua presença no abdome.
>
> Um caso recente interessante: paciente usuária do Mirena®, assintomática, em amenorreia, compareceu para exame transvaginal de rotina. Não se encontrou o dispositivo, dentro ou fora do útero. Foi encaminhada para exame radiológico, o qual demonstrou o Mirena® na região do ceco. A videolaparoscopia localizou o endoceptivo junto ao apêndice cecal. Mesmo na cavidade peritoneal, a progesterona estava exercendo o bloqueio endometrial!

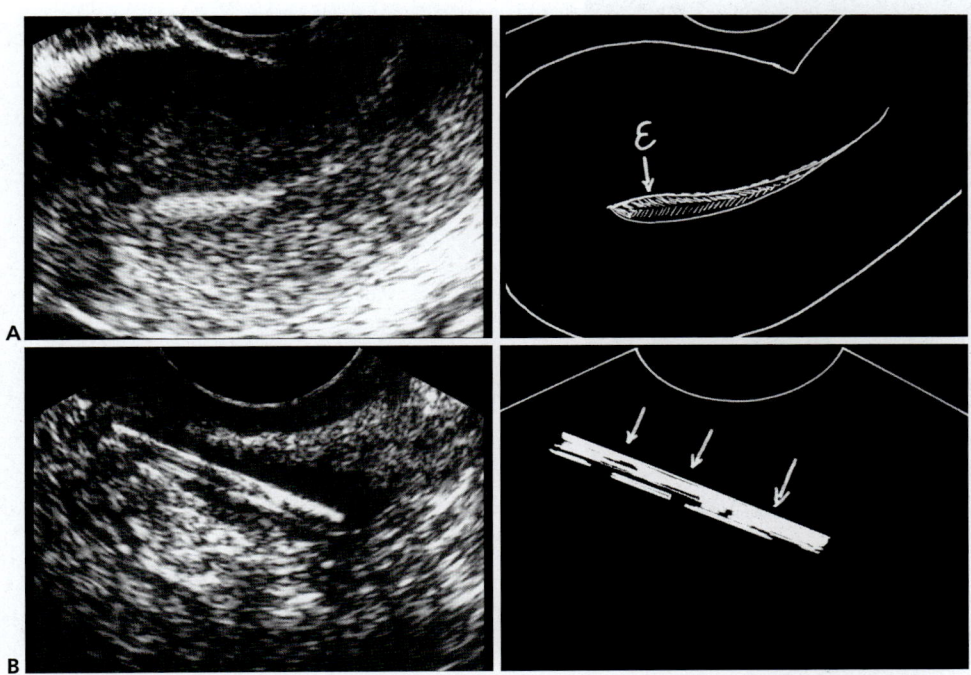

Figura 6.121. Paciente usuária de DIU, encaminhada para exame transvaginal, pois, em sua cidade, não fora detectado o dispositivo na cavidade uterina.
A: Corte longitudinal do útero. O endométrio está normal (E) e não se identifica o dispositivo.
B: Corte longitudinal oblíquo à direita. O DIU (setas) está dentro do ligamento largo, paralelo ao corpo uterino (localização confirmada posteriormente).
Cortesia: Dra. Cláudia Tanure Ferreira da Silva.

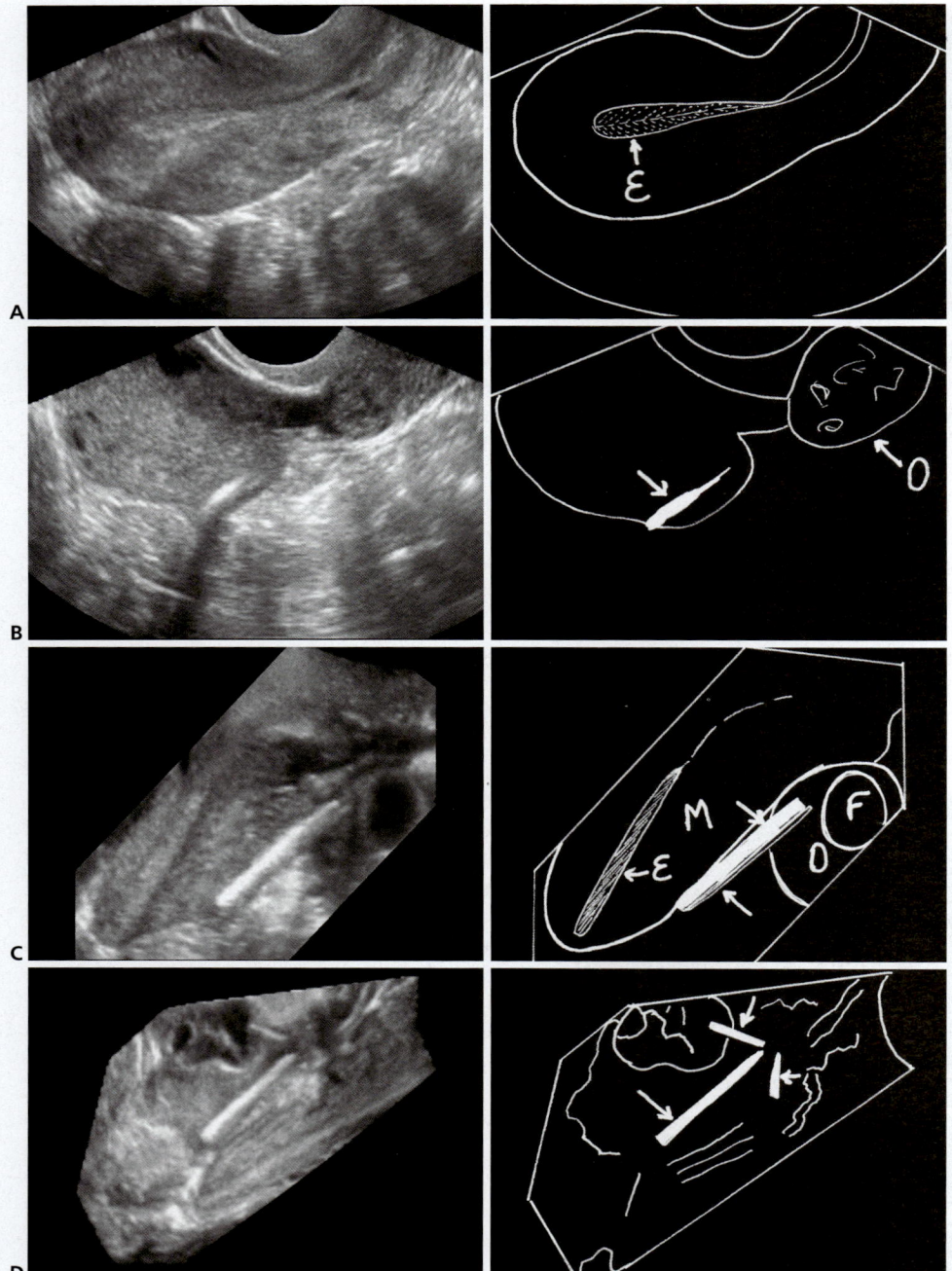

Figura 6.122. Paciente submetida à inserção de "T" de cobre. Apresenta dores pélvicas constantes desde a inserção do dispositivo. Refere que sua ginecologista, em avaliação há 15 dias, referiu que não havia nada de anormal!!! Exame transvaginal.
A: Corte longitudinal do útero. O endométrio (E) está normal e não se identifica o dispositivo.
B: Corte transversal oblíquo. Observe o dispositivo (seta) na subserosa posterolateral esquerda do útero. O = ovário esquerdo.
C: Imagem volumétrica 3D. Observe o endométrio, o miométrio (M) e o dispositivo (setas) dentro do ligamento largo, ao lado do ovário (incrível!).
D: Imagem volumétrica 3D. Rodando e cortando obliquamente, pôde-se identificar a imagem em "T" do dispositivo intraligamentar.

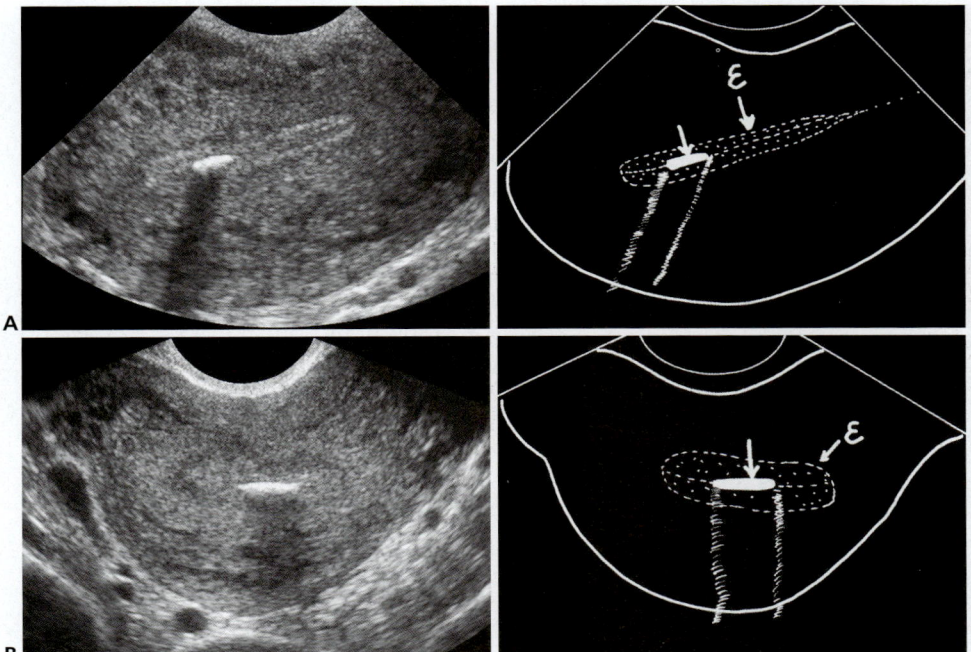

Figura 6.123. Exame transvaginal de rotina.
A: Corte longitudinal do útero. O endométrio (E) está homogêneo e com padrão da fase proliferativa. Observe a presença de um objeto linear, ecogênico, com forte sombra acústica posterior, localizado na cavidade endometrial (seta).
B: Corte transversal do útero. O corpo estranho está bem evidente na cavidade endometrial. Foi realizada uma histeroscopia e removido um pedaço ovoide de plástico. A paciente negou categoricamente qualquer manipulação anterior da cavidade uterina (???).

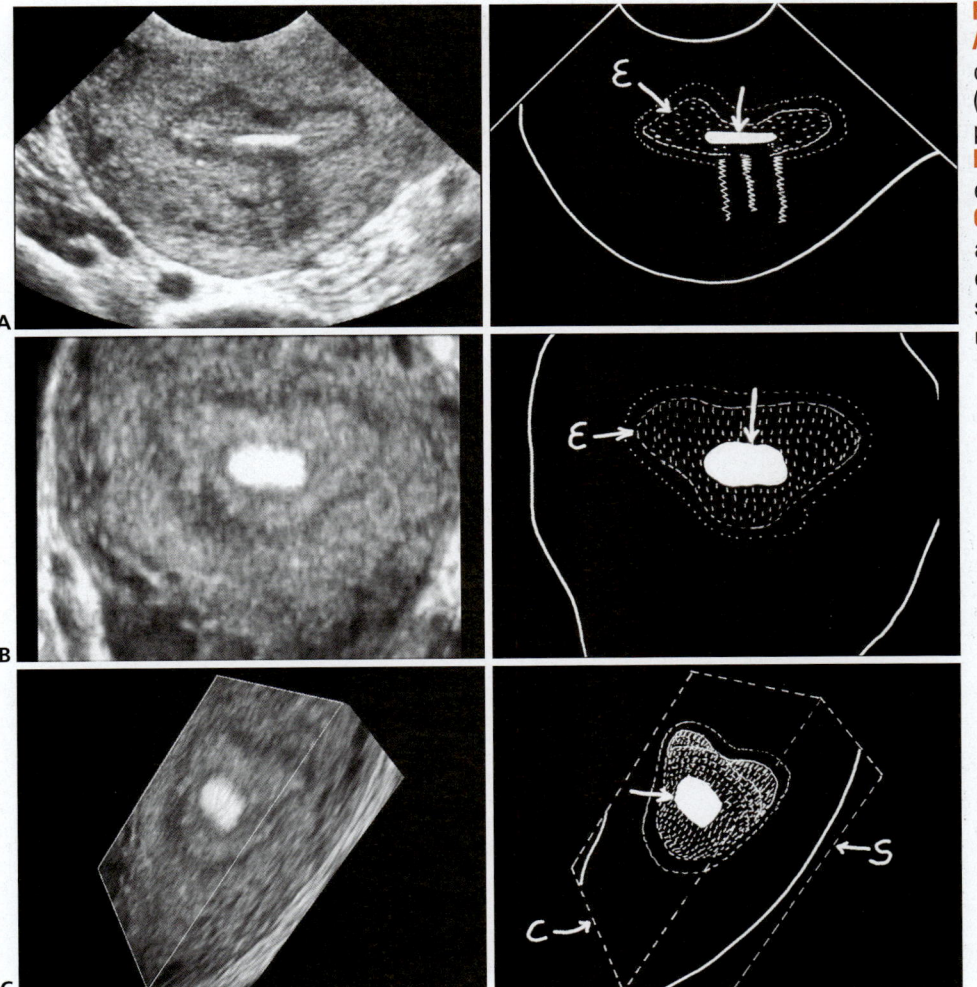

Figura 6.124. Exame transvaginal de rotina.
A: Corte transversal do útero. O endométrio (E) contém em sua cavidade um corpo estranho linear (seta), ecogênico e com pequena sombra acústica posterior.
B: Plano coronal 3D. Observe a metade superior do endométrio e o corpo estranho com formato ovoide.
C: Imagem volumétrica 3D do útero, com destaque aos planos coronal (C) e sagital (S). O corpo estranho ovoide está bem evidente. A paciente não se lembra de qualquer manipulação da cavidade uterina.

! Foi removido um corpo de espátula plástica de coleta citológica endometrial (!), o que caracteriza má prática do ginecologista que abandonou o corpo estranho na cavidade uterina, e não comunicou à paciente. O sensato seria comunicar o fato e tomar as providências necessárias para a remoção do objeto.

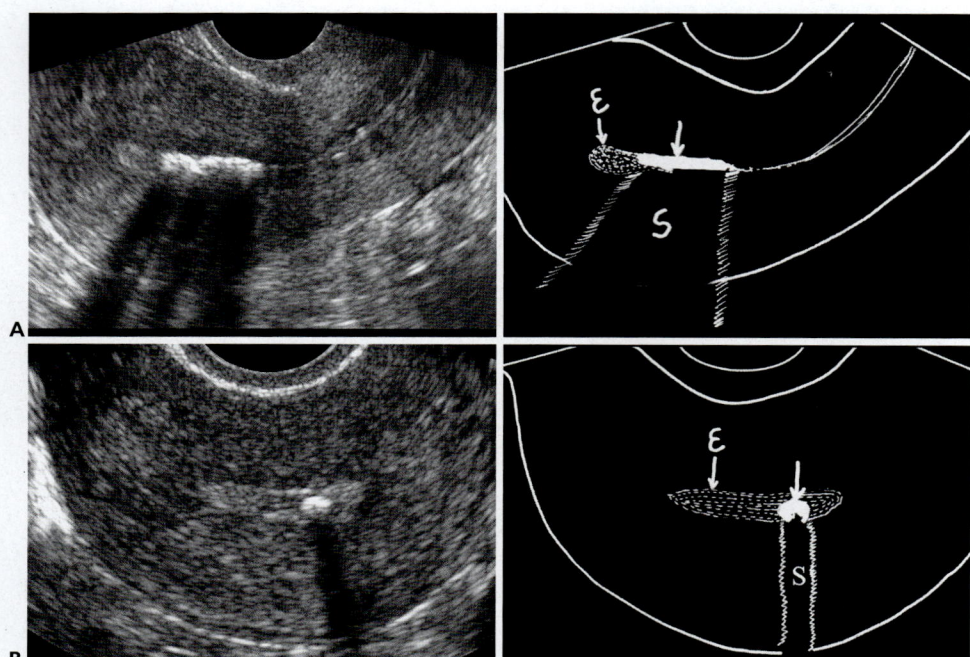

Figura 6.125. Exame transvaginal de rotina em paciente com queixa de esterilidade. Nega gestação prévia.
A: Corte longitudinal do útero. O endométrio (E) apresenta, em sua cavidade, uma estrutura ecogênica linear (seta), com forte sombra acústica posterior (S).
B: Corte transversal do útero. O objeto forma pequena imagem redonda. A hipótese provisória é de um corpo estranho linear, tipo haste longitudinal de DIU, mas a paciente nega antecedente de colocação de dispositivo.

> Foi realizada uma histeroscopia e removido um corpo estranho parecido com osso. O estudo histológico confirmou a hipótese de osso humano, tratando-se de provável fêmur. Só então a paciente referiu um antecedente de gravidez indesejada, e aborto provocado na 16ª semana. Provavelmente quem realizou o procedimento não obteve dilatação cervical adequada e removeu o feto aos pedaços, tendo restado parte fetal na cavidade uterina. O corpo estranho estava funcionando como um DIU, pois a paciente conseguiu gravidez espontânea depois de alguns meses da retirada dele.

CAPÍTULO 7

O Endométrio: Parte 2

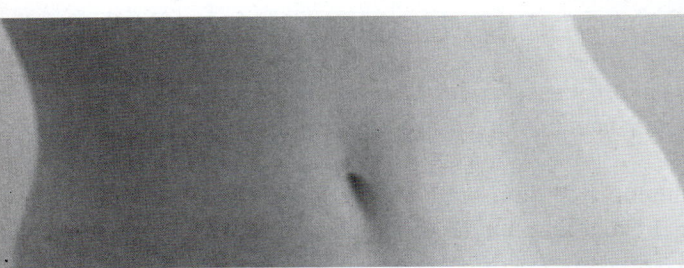
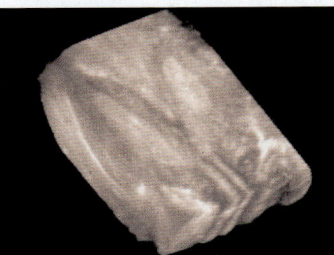
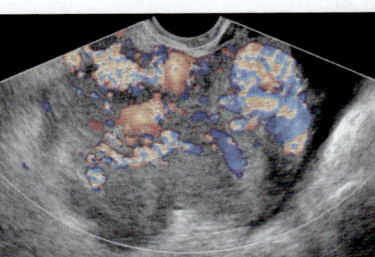

Este capítulo continua o estudo do endométrio. Aqui se discutirão as proliferações anormais da mucosa uterina ou intimamente relacionadas com ela.

PÓLIPO

Os pólipos do endométrio são massas sésseis ou pedunculadas, de tamanho e número variados, que se projetam para dentro da cavidade uterina. Podem ser assintomáticos ou causar algum sangramento anormal ou eventual dismenorreia em mulheres em idade reprodutiva.

São geralmente provenientes do próprio endométrio funcional ou de endométrio hiperplástico, ao contrário do pólipo do colo, que é de origem desconhecida. Também seu diagnóstico deve ser diferenciado, pois existem pólipos localizados no canal cervical, mas de origem endometrial; são os pólipos pedunculados paridos, com tratamento clínico diferente dos cervicais.

É importante diferenciar, ao ultrassom, a origem do pólipo. Pode-se localizar e caracterizar o seu pedúnculo por meio do Doppler colorido. O pólipo apresenta um típico eixo vascular retilíneo, único e central, o que permite caracterizar a sua origem (endometrial ou endocervical) e também fazer diagnóstico diferencial com os miomas submucosos, os quais apresentam vasos múltiplos com trajeto irregular, predominantes na periferia.

Raramente existem adenocarcinomas no interior dos pólipos endometriais, mas estes devem ser sempre avaliados por anatomia patológica, quando ocorrer crescimento entre dois exames transvaginais de controle. Com base nessa possibilidade de malignização, muitos recomendam a remoção sistemática dos pólipos endometriais, mas essa conduta é discutível.

Os pólipos endometriais são frequentes nas mulheres adultas, tanto no período reprodutivo, como no climatério e na pós-menopausa. Na menacme, atuam como corpo estranho dentro da cavidade uterina, portanto interferindo nas menstruações ou na fertilidade. A pesquisa da presença de pólipos endometriais deve ser rotineira na investigação básica da esterilidade feminina.

Apresentam-se ao ultrassom como áreas focais mais compactas e de maior ecogenicidade que a do endométrio. Quando há suspeita de pólipo endometrial, a princípio, deve-se solicitar que a paciente faça um controle na primeira fase do ciclo, quando as diferenças entre o endométrio (hipoecogênico) e o pólipo (hiperecogênico) ficam ainda maiores.

A histerossonografia deve ser realizada como exame complementar, tornando mais fácil e preciso o diagnóstico. Essa técnica é muito importante na investigação da esterilidade feminina, pois revela, de maneira clara, muitas alterações endometriais, como as sinequias parciais, os pólipos e os miomas submucosos, os quais, muitas vezes, são pouco nítidos na ecografia transvaginal básica. Deve-se enfatizar que a associação das técnicas transvaginais com o Doppler colorido e a histerossonografia tornam o diagnóstico ecográfico muito confiável.

A associação de enfermidades é o maior problema para o diagnóstico diferencial. Assim, pode-se ter pólipo associado a mioma submucoso e/ou a adenomiose, criando-se imagens complexas no centro do útero. Nesses casos, o diagnóstico histológico é imprescindível e exigirá curetagem ou histeroscopia ou, até mesmo, uma histerectomia.

MIOMA

O mioma submucoso será tratado novamente neste capítulo graças a sua importância. É causa frequente de esterilidade, de sangramento uterino anormal, de partos prematuros e abortos. Os miomas submucosos pedunculados correm risco de torção, provocando isquemia, necrose e quadro doloroso agudo. Algumas vezes, os miomas pedunculados são paridos e, quando passam pelo orifício cervical externo, podem provocar uma inversão uterina total.

O mioma submucoso, ao ultrassom, pode ser bem definido como um nódulo hipoecogênico que desalinha a camada basal e, em alguns casos, fica mais nítido graças à presença de pequena quantidade de muco na cavidade uterina, o qual funciona como contraste natural. O mioma pedunculado fica situado dentro da cavidade endometrial e também é denominado intramucoso.

Em outros casos, o mioma submucoso pode não ser muito nítido e necessitar da utilização do Doppler colorido e da histerossonografia, como já foi citado no Capítulo 5.

HIPERPLASIA

A hiperplasia é uma proliferação anormal do endométrio, com alteração do tecido (ecotextura) e do volume (espessura).

Durante a menacme, está relacionada com um nível alto e prolongado de estrógeno e baixo ou ausente de progesterona. Tem uma relação grande com carcinoma, portanto merece uma consideração especial e estudo histológico sistemático.

É conveniente lembrar que, durante o período reprodutivo, todas as pacientes que desenvolvem hiperplasia apresentam hemorragia, pois, na menstruação, o endométrio sofre descamação lenta, irregular e incompleta, daí o sangramento anormal. É impossível ocorrer menstruação normal se existir hiperplasia endometrial. Portanto, ao se encontrar um endométrio muito espesso em paciente com ciclos menstruais normais, não se deve levantar a hipótese de hiperplasia ou de carcinoma, mas a de uma variância normal ou uma polipose pouco visível (lembrar da histerossonografia).

Deve-se considerar a possibilidade de hiperplasia quando, numa paciente com sangramento anormal, o endométrio apresentar uma espessura superior a 14 mm.

Após a menopausa, deve-se levantar essa suspeita quando o endométrio medir 8 mm ou mais em pacientes sem terapia hormonal (TH). Com TH, considera-se um valor superior ao de 10 mm. Esse valor pode ser menor, dependendo do tipo de hormônio e do tempo de seu uso. As questões relacionadas com a terapia hormonal são apresentadas no Capítulo 6.

Histologicamente, existem duas formas de hiperplasia:

- As de menor grau, com três tipos: simples, cística e a complexa ou adenomatosa sem atipia.
- As de maior grau, também denominadas de hiperplasia atípica ou adenomatosa com atipia.

O diagnóstico definitivo da hiperplasia é pela avaliação anatomopatológica. Na avaliação ecográfica, as de menor grau têm um aspecto de "queijo suíço", com o endométrio espessado, contendo no seu interior algumas ou várias pequenas formações císticas. As de maior grau apresentam um endométrio mais compacto e mais homogêneo. As duas, por serem benignas e não invasivas, mantêm a regularidade da camada basal.

Na avaliação com o Doppler colorido e pulsátil, não há como diferenciar a hiperplasia de um carcinoma de endométrio, pois ambos apresentam neovascularização e índices de resistividade baixos.

AÇÃO DO TAMOXIFENO OU SIMILARES

É um composto sintético não esteroide, com ação antiestrogênica no tecido mamário, usado como tratamento auxiliar no câncer de mama.

Atua no endométrio de pacientes na pós-menopausa, como um agonista, provocando proliferação endometrial semelhante à ação do estrógeno endógeno ou exógeno, o que aumenta o risco de essas pacientes desenvolverem um câncer de endométrio após 5 anos de tratamento contínuo. É prudente, portanto, um controle ultrassonográfico periódico para vigiar-lhes o endométrio.

Muitas vezes, observa-se massa heterogênea, irregular e com pequenas áreas anecoicas, localizada no centro do útero, a qual leva à confusão com um endométrio espessado. Quando submetida à curetagem, apresenta endométrio atrofiado com degeneração mucoide, como resultado histológico. Alguns autores citam essa massa como uma alteração cística do miométrio profundo, junto à linha basal do endométrio.

Nossa experiência mostra, também, a presença de pólipos gigantes ocupando toda cavidade uterina (após infusão de solução salina em histerossonografia), ou várias pequenas formações polipoides acompanhados de endométrio atrofiado. Nunca se deve deixar de avaliar histologicamente esses endométrios, pois o risco de desenvolver um carcinoma existe, até por uma degeneração desses pólipos.

O estudo com Doppler colorido evidencia alguma vascularização, pois, se houver mais de uma formação polipoide, cada uma tem o seu pedúnculo vascular.

ALTERAÇÕES MALIGNAS DO ENDOMÉTRIO

O carcinoma do endométrio é o câncer invasivo mais comum do aparelho genital feminino nos países mais desenvolvidos. Nos países em desenvolvimento e subdesenvolvidos, o câncer do colo ainda é o mais frequente.

O carcinoma endometrial não é difícil de ser diagnosticado, pois aparece geralmente na pós-menopausa, quando causa um sangramento anormal, e quase sempre a paciente procura o ginecologista, embora, em alguns casos, possa ser assintomático. A histeroscopia nem sempre localiza e biopsia o carcinoma, pois este pode estar localizado dentro de área ampla de hiperplasia. A detecção nos esfregaços de Papanicolaou é variável, dependendo do tipo de câncer, portanto o diagnóstico deve ser feito preferencialmente por curetagem e histologia do tecido.

Aparece geralmente em mulheres entre 55 e 65 anos de idade, com boas condições socioeconômicas, obesas, hipertensas, diabéticas, nulíparas e que tiveram ciclos irregulares e anovulatórios, e é raro aparecer em mulheres com idade inferior aos 40 anos.

A cura depende basicamente do estádio, ou seja, da profundidade da invasão miometrial, do grau de diferenciação histológica e se apresenta invasão linfática e vascular.

Macroscopicamente, o carcinoma do endométrio apresenta-se como uma lesão vegetante focal única ou como um tumor difuso acometendo toda a superfície endometrial. A disseminação geralmente se faz por invasão miometrial, para as estruturas periuterinas por continuidade direta, para os linfonodos regionais e, nos estágios finais, metástases para pulmões, fígado, ossos e outros órgãos.

Em pacientes com sangramento uterino anormal ou naquelas assintomáticas, com ecografia revelando um endométrio espessado na pós-menopausa (acima de 4 a 5 mm), deve-se realizar exame complementar de diagnósticos citológico e histológico, pois podem ocorrer lesões cancerosas focais iniciais menores do que 4 mm. Aumenta-se com isso a chance de se detectar um carcinoma precoce do endométrio. Lembrar que os valores acima são para pacientes sem TH, pois, com esta, os valores para corte são acima de 10 mm.

A ecotextura de um carcinoma do endométrio é, na sua totalidade, de aspecto ecogênico, irregular e heterogêneo. São raros os casos descritos de um carcinoma com a mesma ecogenicidade endometrial. Quando há perda da continuidade da linha basal, invadindo o miométrio, significa um processo infiltrativo. Esse diagnóstico é muito importante para o prognóstico da doença.

O volume uterino somente estará aumentado se estivermos frente a um carcinoma avançado.

A ultrassonografia transvaginal é o método de escolha para a avaliação endometrial. Mas também se deve utilizar a transabdominal, para complementação e procura de linfonodos extrapélvicos, bem como de metástases hepáticas.

O Doppler colorido tem uma grande importância na complementação do exame. A vascularização uterina em pacientes na pós-menopausa apresenta índices de resistividade (IR) altos, geralmente com ausência da telediástole ou muito baixa e com presença de incisura protodiastólica. A exceção são as pacientes que estão em uso de TH ou vários outros medicamentos, tais como: hipotensores, vasodilatadores, ansiolíticos e anti-inflamatórios. Nesses casos, apresentam aumento da perfusão uterina, com IR intermediários e, muitas vezes, perda da incisura, mas, no endométrio, a vascularização é pobre, mesmo frente a esses produtos.

Quando se identificam endométrio espessado e neovascularização com baixos IR, esses achados tornam-se muito suspeitos. A quantidade de vasos encontrados dependerá do tamanho da lesão.

A ultrassonografia tridimensional (3D) vem ajudando muito, também, no diagnóstico de lesões focais e possível invasão miometrial.

Os sarcomas endometriais são muito raros e podem ocorrer em qualquer faixa ária. Formam grandes massas invasivas, com hemorragia abundante e irregular, e disseminam precocemente por via sanguínea e/ou linfática. A ecografia transvaginal identifica o tumor, mas não permite o diagnóstico diferencial com o carcinoma, o qual deverá ser sempre histológico.

Em mulheres jovens, o sarcoma pode, inicialmente, ser confundido com mioma, mas a evolução é rápida e muito grave.

Resumindo, em mulheres na pós-menopausa, ocorrem três situações com as seguintes possibilidades diagnósticas:

1. Endométrio espesso em paciente assintomática:
    - Terapia hormonal.
    - Fibrose cicatricial de adenomiose.
    - Pólipo.
    - Mioma submucoso atrofiado.
    - Proliferação simples.
    - Hiperplasia em fase inicial.
    - Carcinoma em fase inicial.
2. Endométrio fino em paciente com sangramento:
    - Atrofia.
    - Proliferação simples.
    - Terapia hormonal.

3. Endométrio espesso em paciente com sangramento:
   - Terapia hormonal.
   - Pólipo.
   - Mioma submucoso atrofiado.
   - Hiperplasia.
   - Carcinoma.

A terapia hormonal dever ser sempre considerada. Muitas mulheres utilizam produtos com hormônios em sua composição, sem o saber. O ecografista dever ser hábil no questionamento sobre a utilização dos vários produtos pela população feminina, para uma correta interpretação dos achados anatômicos e funcionais (Doppler). A gama de medicamentos é muito ampla, bem como as vias de aplicação: oral, dérmica, injetável, implantes, transvaginal, intrauterina etc.

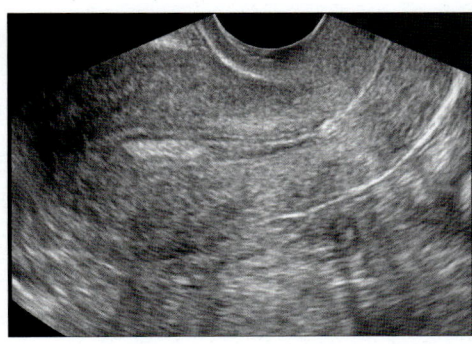 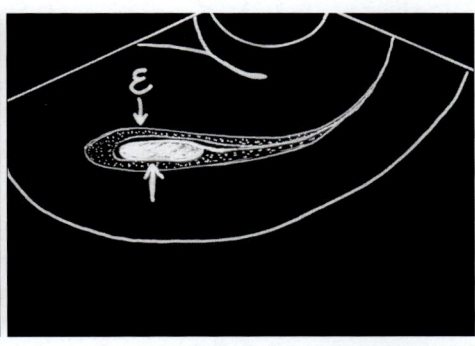

Figura 7.1. Exame transvaginal em paciente de 45 anos, com queixa de aumento do fluxo menstrual. Corte longitudinal do útero. O endométrio (E) apresenta padrão proliferativo inicial (camada funcional fina e hipoecogênica). Observe o nódulo alongado, hiperecogênico, localizado na capa posterior do endométrio (seta). O diagnóstico ecográfico de pólipo foi confirmado pela histologia.

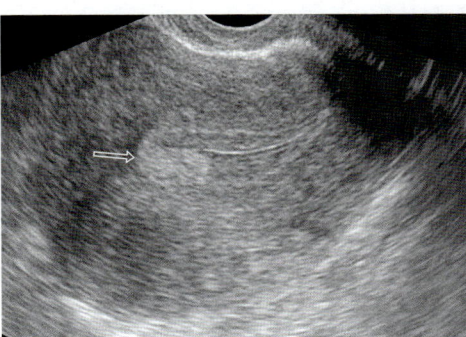 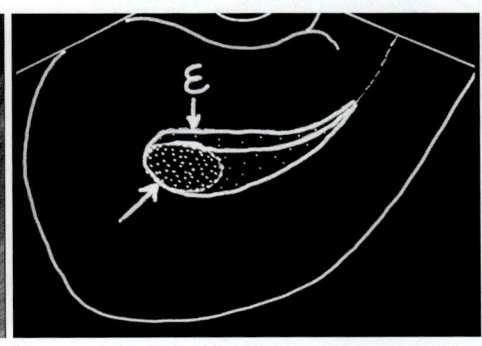

Figura 7.2. Exame transvaginal rotineiro em paciente assintomática, com ciclos regulares. Corte longitudinal do útero. Observe o endométrio (E) com padrão trilaminar periovulatório e a presença de nódulo hiperecogênico (seta) na região posterofúndica. Foi realizada uma histeroscopia com remoção de pólipo endometrial.

> ! A maioria dos pólipos é hiperecogênica, e o momento ideal para o diagnóstico ecográfico é na fase proliferativa, pois ocorrerá um melhor contraste com o endométrio hipoecogênico.

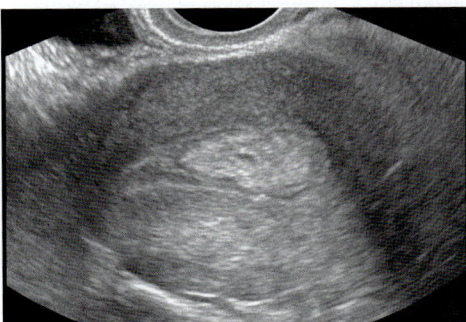 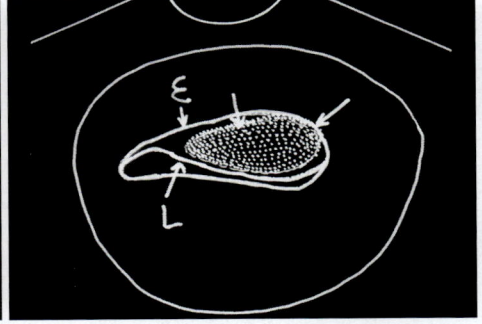

Figura 7.3. Exame transvaginal em paciente com queixa de dismenorreia e irregularidade menstrual. Corte transversal do útero. Observe o endométrio (E) com padrão proliferativo, e a presença de grande nódulo ecogênico (setas), comprimindo e deformando a mucosa uterina. A linha central (L) está deslocada por trás do nódulo, o que indica que este pertence à parede anterior. O diagnóstico final foi um grande pólipo endometrial benigno.

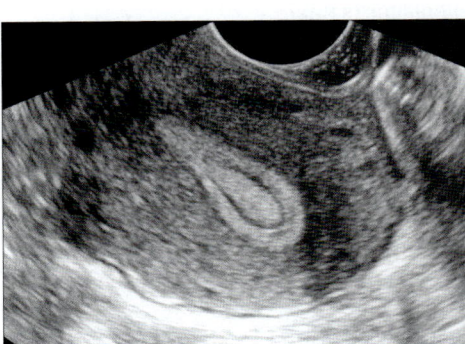 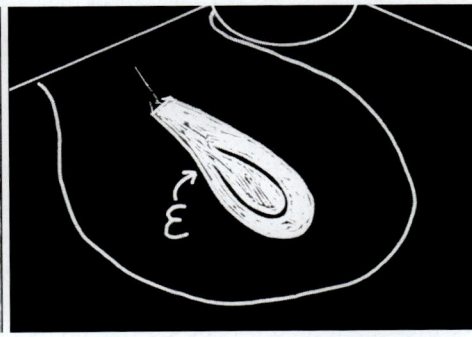

Figura 7.4. Paciente de 48 anos, com ciclos menstruais normais. Exame transvaginal de rotina. Corte longitudinal do útero retrovertido. O endométrio (E) está hiperecogênico (fase lútea). Observe o pólipo ecogênico (nódulo cilíndrico central), enluvado com perfeição no centro da mucosa. Esse diagnóstico foi possível em virtude da presença de pequeno filme de muco hipoecogênico ao redor do pólipo.

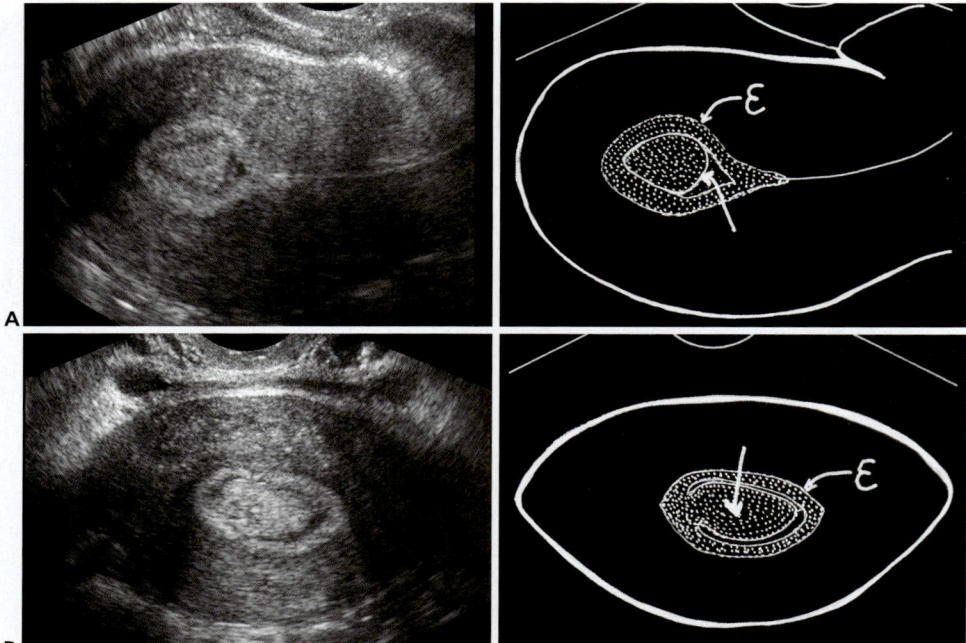

Figura 7.5. Paciente de 38 anos a referir aumento do fluxo menstrual. Exame transvaginal na fase secretora do ciclo.
A: Corte longitudinal do útero. O endométrio (E) está ecogênico (luteinizado) e apresenta, em sua cavidade, um nódulo com a mesma ecogenicidade (seta), mas destacado pela presença de um fino halo sutil de muco (hipoecogênico).
B: Corte transversal do útero. Se não houvesse uma pequena quantidade de muco para diferenciar o nódulo do endométrio secretor, não seria possível a sua detecção. Foi submetida à histeroscopia, com remoção do pólipo.

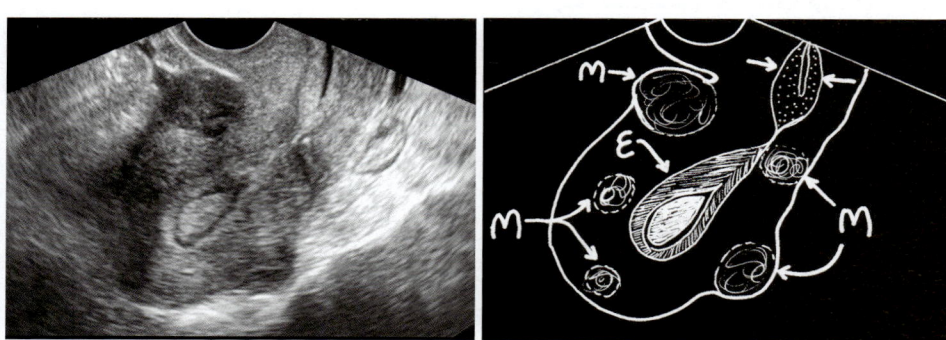

Figura 7.6. Paciente nuligesta, de 45 anos. Veio para exame transvaginal de rotina, pois deseja engravidar. Corte longitudinal do útero. Observe o endométrio (E) ecogênico (luteinizado), e o pólipo, contrastado por halo de muco (nódulo cilíndrico central). O miométrio está heterogêneo e apresenta vários miomas (M). O canal cervical (setas) contém muco fora de fase, talvez graças à presença do pólipo. Além da faixa etária (reserva folicular baixa), os achados ecográficos indicam menor probabilidade para uma gestação.

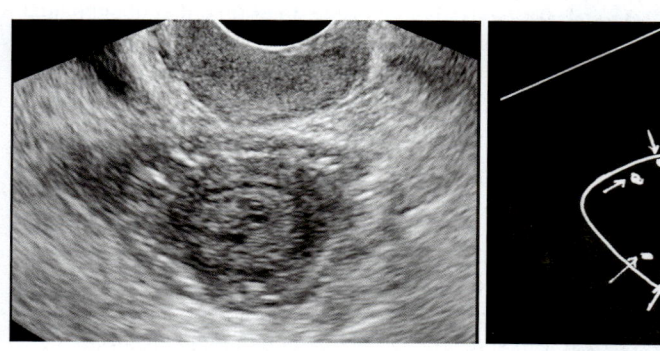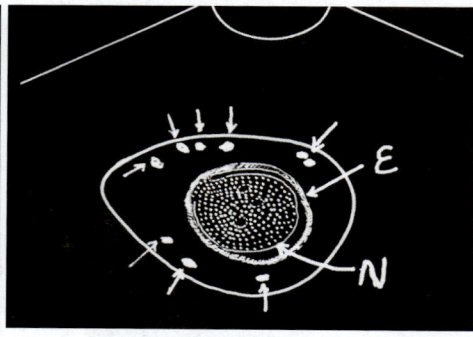

Figura 7.7. Exame transvaginal rotineiro em paciente de 77 anos, assintomática e sem utilizar terapia hormonal. Corte transversal do útero. Observe o grande nódulo (N) ecogênico central, rodeado por fino halo de muco. O endométrio (E) está normal (fino). O terço externo do miométrio mostra o típico halo de flebólitos (setas).

> Os megapólipos são comuns em mulheres idosas e, frequentemente, simulam proliferações endometriais de risco, provocando condutas invasoras desnecessárias. É muito raro ocorrer uma transformação maligna nos grandes pólipos em mulheres de mais de 70 anos, ainda mais sem a ocorrência de sangramento uterino. Já os pólipos menores, em mulheres entre 45 e 60 anos, oferecem algum risco de malignização (pequeno) e merecem ser removidos.

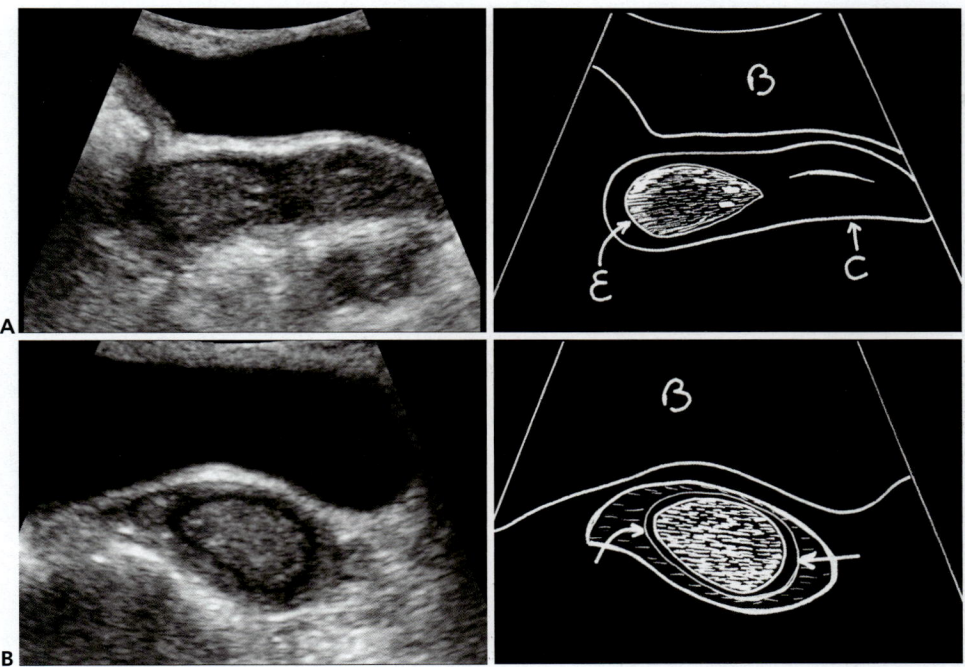

Figura 7.8. Exame transabdominal de rotina em paciente assintomática de 76 anos.
A: Corte longitudinal do útero. Observe o grande espessamento endometrial (E), com 18 mm.
B = bexiga; C = colo uterino.
B: Corte transversal do útero. Com calibração adequada do equipamento (ganho, foco, mapa de cinzas etc.), pode-se notar um fino halo hipoecogênico (setas), contrastando o "endométrio".

> ❗ A paciente não refere sangramento, o útero é muito pequeno (36 cm³), e o nódulo está bem definido pelo halo. Frente ao diagnóstico provável de pólipo enluvado na cavidade uterina, indicou-se retorno em 90 dias. Não ocorreu modificação alguma na imagem e não houve sangramento, concluindo-se por um megapólipo, enluvado pelo útero atrofiado.

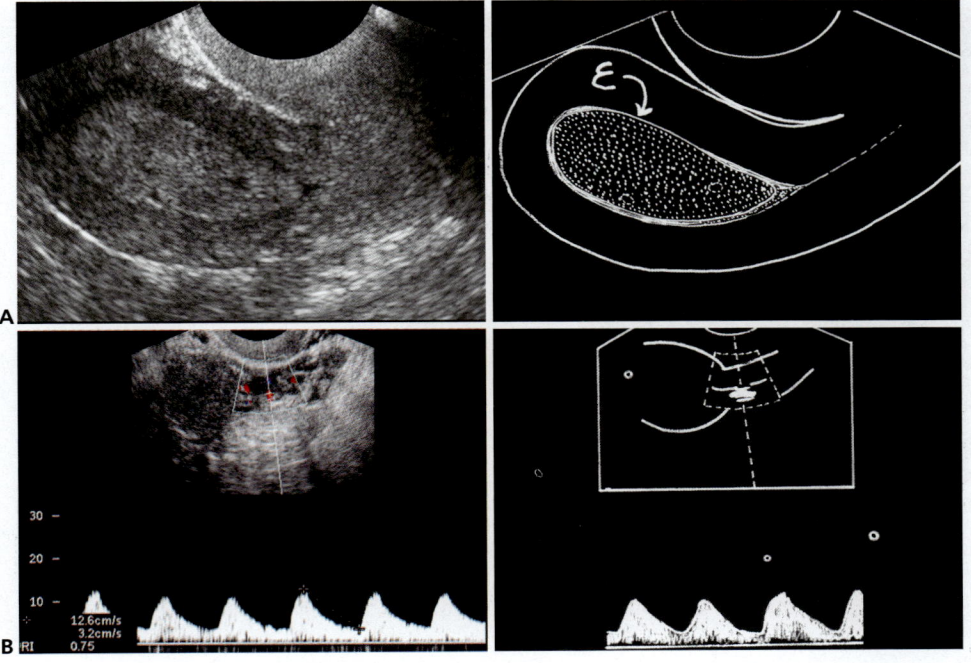

Figura 7.9. Exame transvaginal rotineiro em paciente de 74 anos, assintomática e sem utilizar terapia hormonal.
A: Corte longitudinal do útero. Observe a grande massa endometrial (E), medindo 12 mm de espessura e ocupando toda a cavidade uterina.
B: Frente ao achado endometrial, será útil testar a perfusão uterina. O Doppler espectral das artérias uterinas revelou curvas com resistividades baixas (IR = 0,75), levando à suspeita de processo proliferativo endometrial grave.

> ❗ Algumas questões são importantes nesse caso. As proliferações endometriais extensas, de risco para doença grave, em mulheres na pós-menopausa, sempre levam a sangramento uterino, e a paciente nega essa ocorrência. O volume uterino é pequeno e compatível com a atrofia normal da idade. O exame clínico revela colo uterino atrofiado e com canal cervical muito estreito (um histerômetro de calibre usual não passou). Finalmente, o achado contraditório do Doppler espectral pode ser explicado porque a paciente é hipertensa e faz uso contínuo de medicamentos vasoativos. Mesmo assim, o clínico explorou a cavidade uterina e confirmou a presença de um megapólipo benigno.

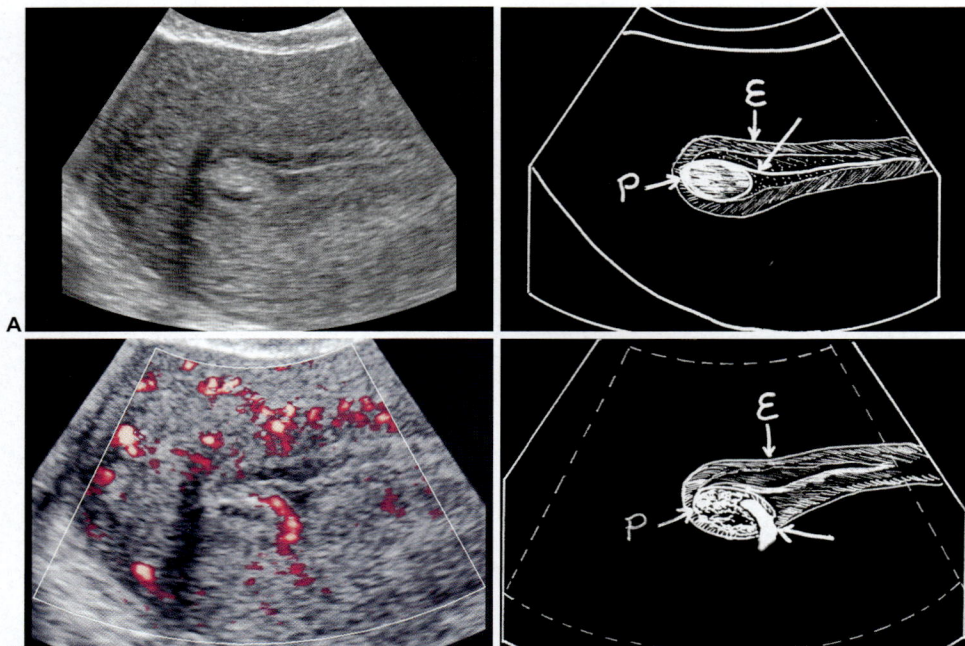

Figura 7.10. Exame transvaginal de rotina em paciente assintomática, com ciclos menstruais normais.
A: Corte longitudinal do útero. O endométrio (E) apresenta padrão proliferativo trilaminar. A camada funcional está hipoecogênica e oferece um bom contraste para a identificação do pólipo (P), localizado na mucosa posterior junto ao fundo. Observe a linha média (seta), deslocada pelo pólipo.
B: O mapa vascular, com o Doppler colorido por amplitudes, revela o típico vaso do pedúnculo do pólipo (seta), o qual se origina na camada basal distal.

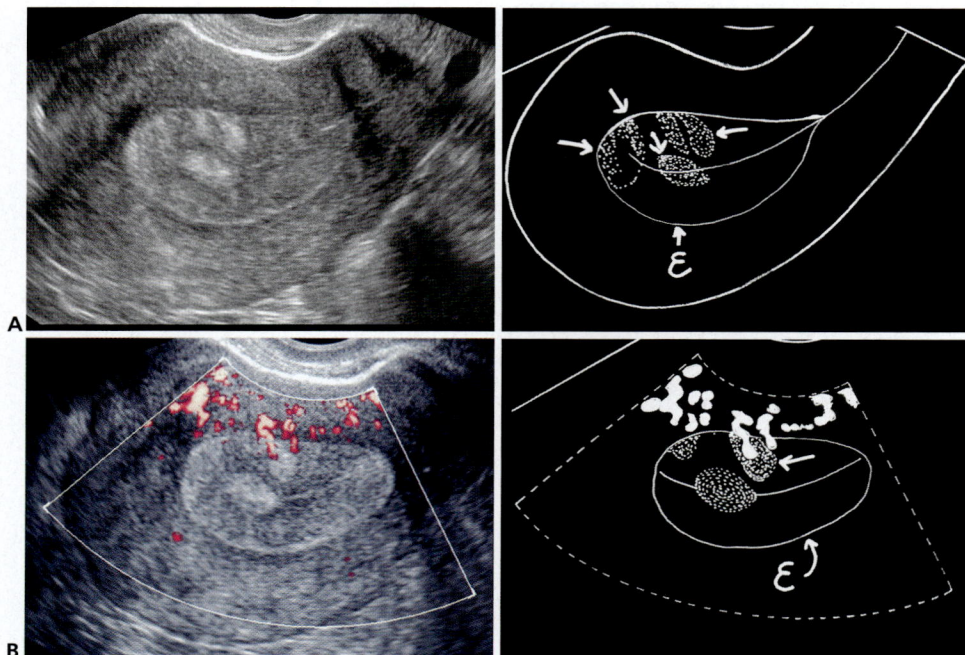

Figura 7.11. Exame transvaginal de rotina, em paciente com queixa de aumento do fluxo menstrual, e que refere um ano sem sucesso em obter gravidez.
A: Corte longitudinal do útero. O endométrio (E) apresenta padrão secretor inicial (ecogênico, mas ainda com aspecto trilaminar). Note a ecotextura heterogênea graças à presença de pequenos nódulos ecogênicos (setas).
B: O Doppler codificado por amplitudes (*power Doppler*) mostra, nesse plano, um dos nódulos com vaso reto central (seta), o que fortalece a hipótese de pólipos endometriais, os quais foram confirmados pela histeroscopia.

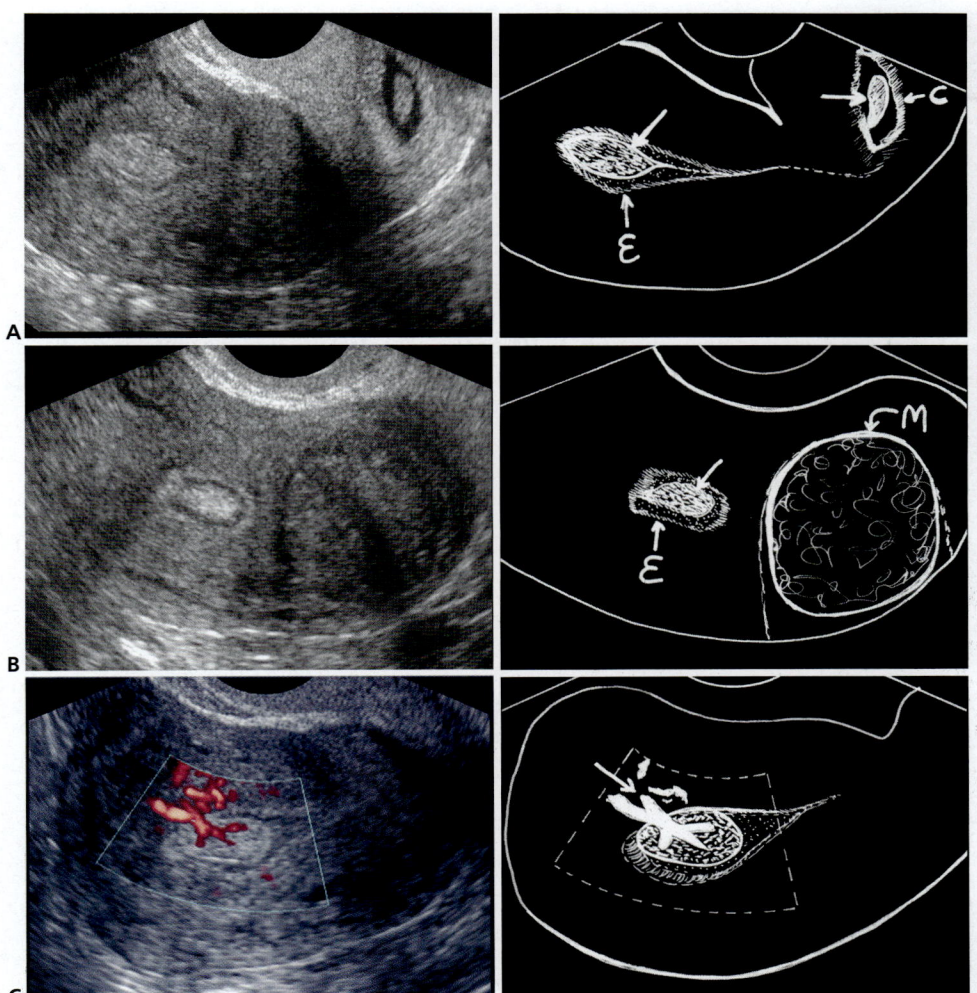

Figura 7.12. Exame transvaginal em paciente com aumento do fluxo menstrual e hipótese clínica de mioma.
A: Corte longitudinal do útero. O endométrio (E) apresenta padrão proliferativo. Observe dois nódulos ecogênicos (setas), um no fundo da cavidade endometrial e outro no canal cervical (C), contrastado pelo muco endocervical.
B: Corte transversal no terço superior do útero. Observe o grande mioma (M) parietal lateral esquerdo e o nódulo ecogênico no interior do endométrio.
C: O mapa vascular, com o Doppler colorido por amplitudes, mostra o típico vaso central (seta) do pólipo endometrial.

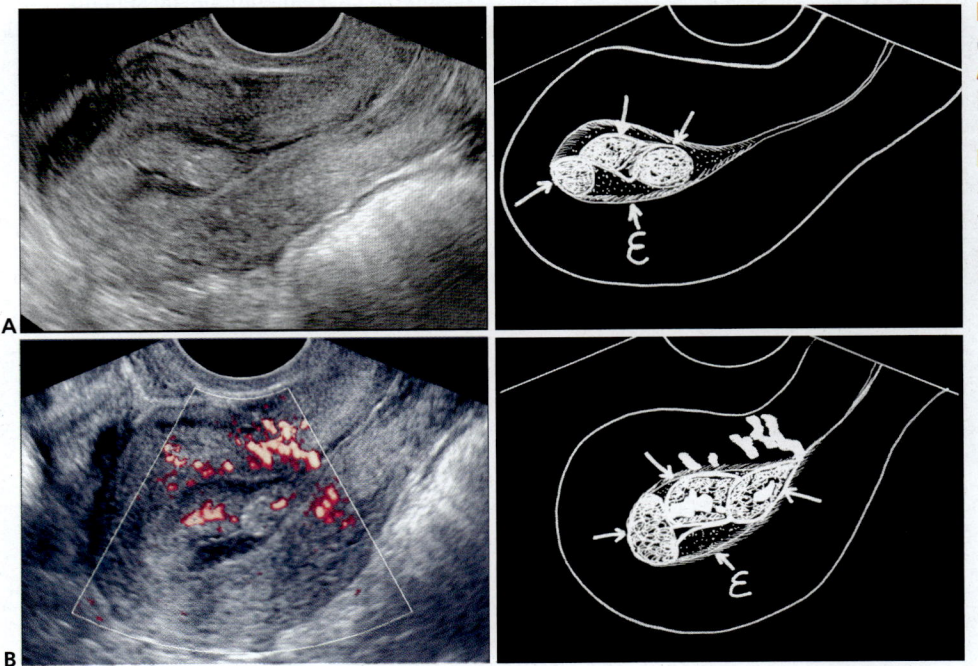

Figura 7.13. Exame transvaginal em paciente com queixa de esterilidade.
A: Corte longitudinal do útero. O endométrio (E) está hipoecogênico (proliferativo) e apresenta três nódulos ecogênicos (setas).
B: O Doppler codificado por amplitudes revela que os nódulos devem ser pólipos, pois apresentam vasos retos centrais. Um exame histeroscópico posterior removeu os pólipos endometriais benignos.

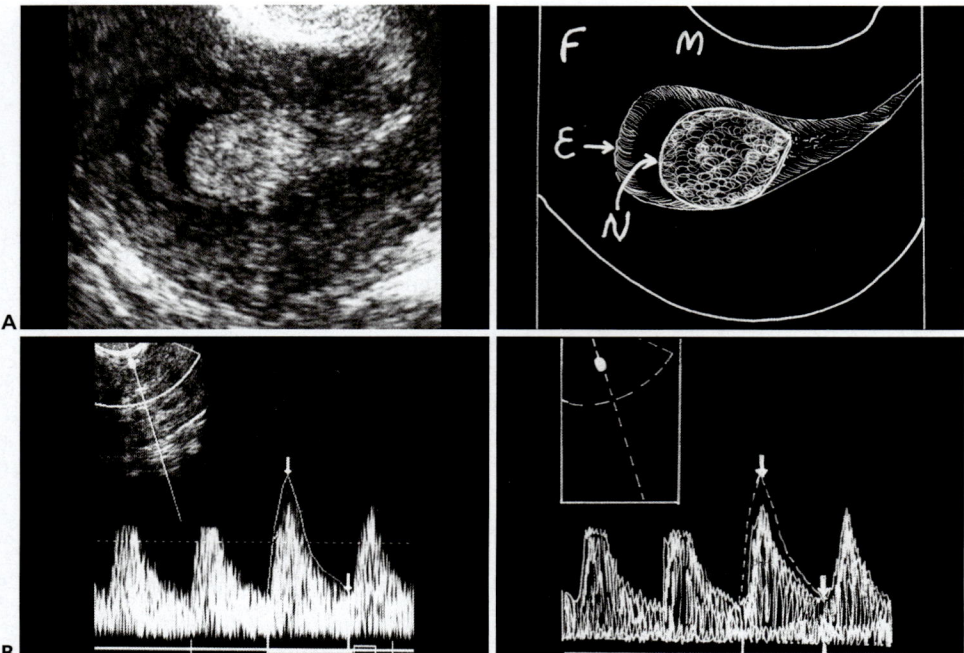

Figura 7.14. Exame transvaginal em paciente de 62 anos. Refere antecedente de pan-histerectomia com colo residual (?). Iniciou terapia hormonal com estrogênio, há dois meses, graças à perda de massa óssea. Refere sangramento vaginal vivo.
A: Corte longitudinal a mostrar um útero intacto (!!!). Observe o fundo uterino (F), o miométrio normal (M) e o endométrio (E) proliferado graças ao estrogênio exógeno. Note a presença de nódulo hiperecogênico (N) contrastado pelo fluido na cavidade endometrial.
B: O Doppler espectral das artérias uterinas revela curvas com diástoles cheias graças à ação hormonal.

! Uma dilatação cervical seguida de curetagem confirmou a presença de pólipo e de endométrio proliferado. Este caso ilustra bem como alguns médicos têm comportamento totalmente sem ética profissional (falsa pan-histerectomia ocasionada por queixa de dor pélvica).

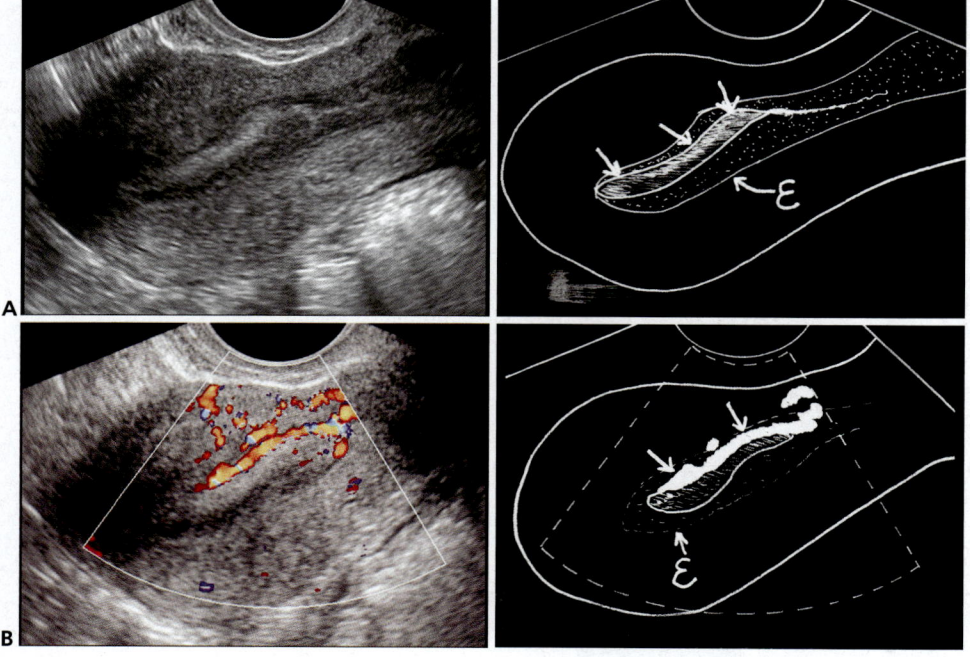

Figura 7.15. Exame transvaginal na fase proliferativa, em paciente com queixa de aumento do fluxo menstrual.
A: Corte longitudinal do útero. Observe o endométrio (E) com ecotextura heterogênea. Tem-se a impressão de que existe um nódulo comprido (setas), ajustado à cavidade uterina, no sentido longitudinal.
B: Mapa vascular com o Doppler colorido por frequências. Observe o vaso longo (setas), com trajeto longitudinal dentro da mucosa, o que confirma a presença de um pólipo longo, quase invisível na escala de cinzas.

! Lembre-se que o mapa vascular de um endométrio normal mostra vasos sempre perpendiculares à linha média, nunca paralelos com essa linha.

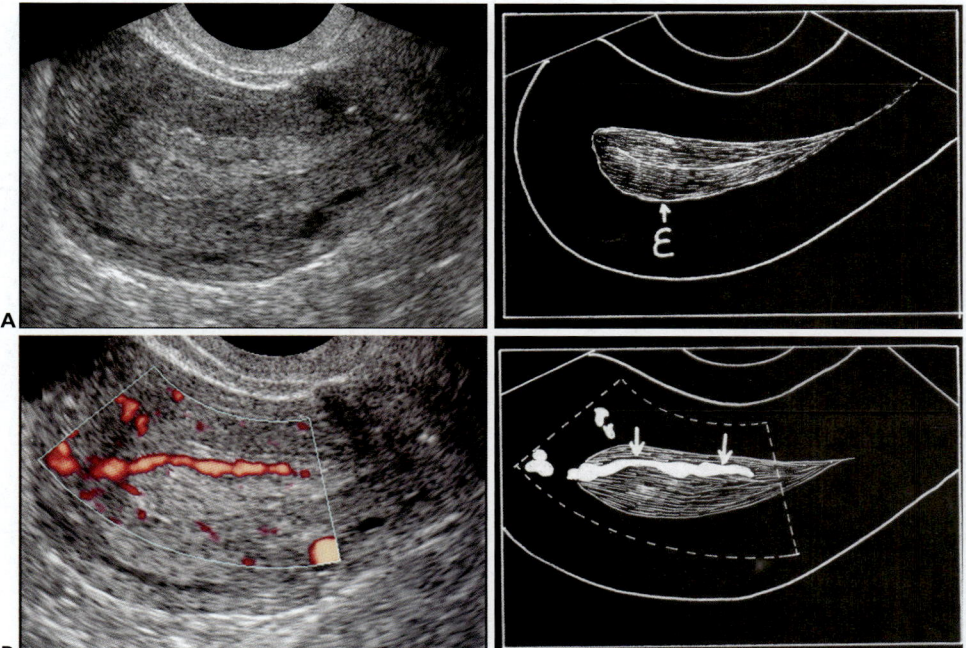

Figura 7.16. Exame transvaginal no quinto dia do ciclo.
A: Corte longitudinal do útero. Observe o endométrio (E) com espessura, ecogenicidade e textura anormais para o quinto dia.
B: O Doppler mostra um longo vaso reto, percorrendo todo o sentido longitudinal do endométrio (setas). O diagnóstico final foi o de um grande pólipo enluvado pelo útero.

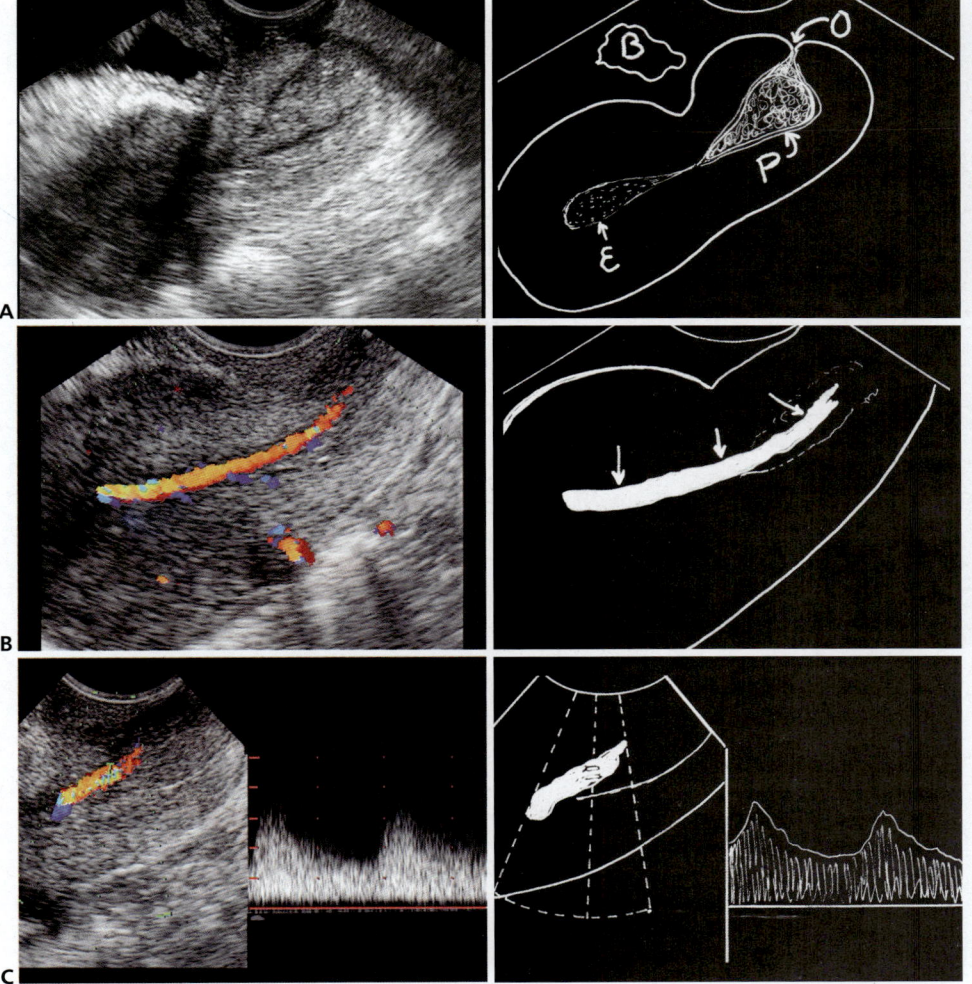

Figura 7.17. Exame transvaginal em paciente com dismenorreia, dor pélvica e perda sanguínea pequena e irregular.
A: Corte longitudinal do útero. Observe o endométrio (E) heterogêneo e grande pólipo (P) no canal cervical, junto ao orifício externo (O). B = bexiga.
B: O Doppler colorido por frequências mostra a artéria central do pólipo (setas), a qual se origina do terço superior do endométrio.
C: O Doppler espectral confirma que o vaso é mesmo uma artéria (padrão arterial pulsátil).

! A hipótese de pólipo endometrial parido foi confirmada posteriormente. É importante demonstrar a origem do pólipo no canal cervical, se endocervical ou endometrial, pois a conduta clínica é diferente para cada um.

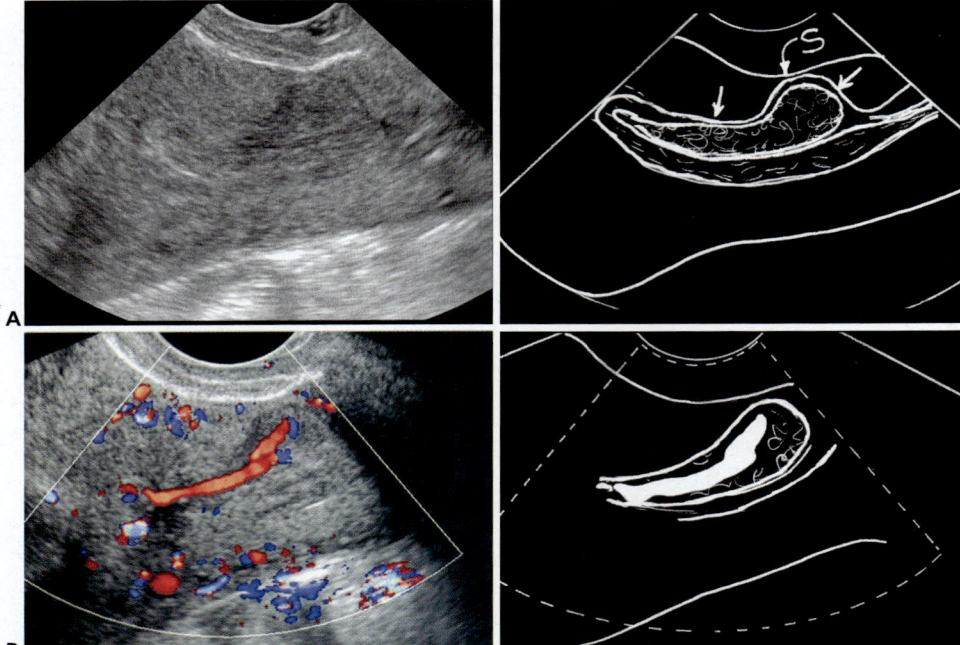

Figura 7.18. Paciente com antecedente de cesariana, queixando-se de sangramento pequeno e irregular na primeira fase do ciclo, dismenorreia e dor pélvica. Exame transvaginal.
A: Corte longitudinal do útero. O endométrio (E) está heterogêneo e apresenta grande formação polipoide alongada (setas), com a extremidade inferior inserida dentro de loja em cicatriz da cesariana, próxima à serosa uterina (S).
B: O Doppler colorido mostra a artéria central do pólipo, a qual se origina do fundo do endométrio e penetra na cicatriz da cesariana. O diagnóstico final foi de um pólipo endometrial parido dentro da abertura da cicatriz da cesariana.

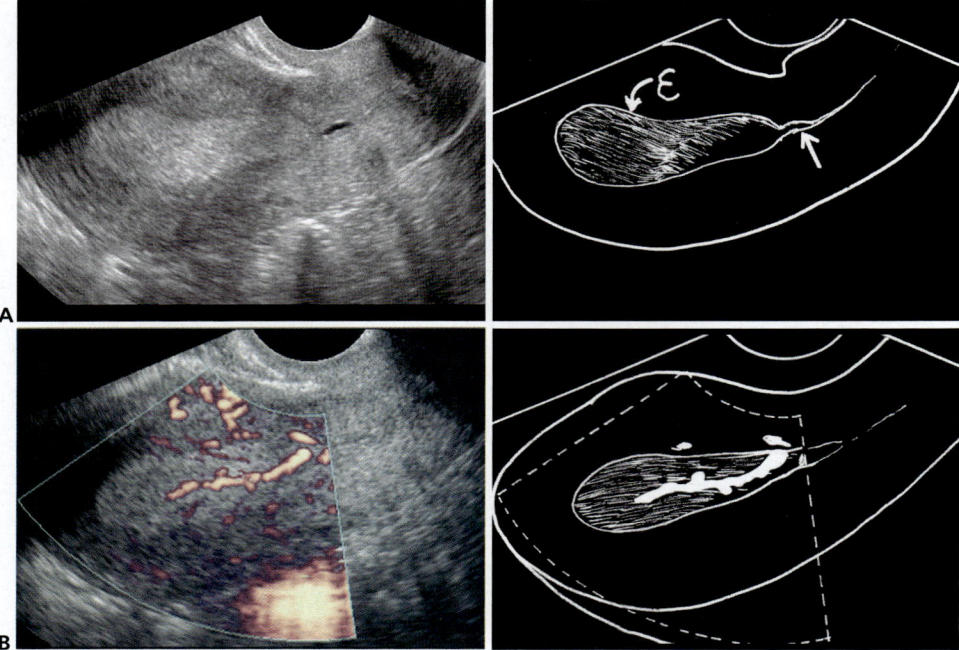

Figura 7.19. Exame transvaginal em paciente na fase proliferativa inicial, com queixa de sangramento irregular e cólica.
A: Corte longitudinal do útero. Observe o endométrio (E) ecogênico, espessado, incompatível com o esperado para a fase do ciclo. Note que, na região próxima ao orifício cervical interno, existe pequena quantidade de fluido (seta), e o endométrio está fino e adequado. Existe a possibilidade de que o espessamento endometrial seja um grande pólipo ocupando a cavidade endometrial.
B: O Doppler colorido por amplitudes revela o vaso sanguíneo reto central, o que confirma a hipótese de pólipo. Note que o vaso é mais grosso embaixo e afina para cima, sugerindo que a base de inserção fica no istmo. A histeroscopia confirmou um megapólipo invertido para cima (útero "malabarista", provocando rotação longitudinal de 180° do pólipo).

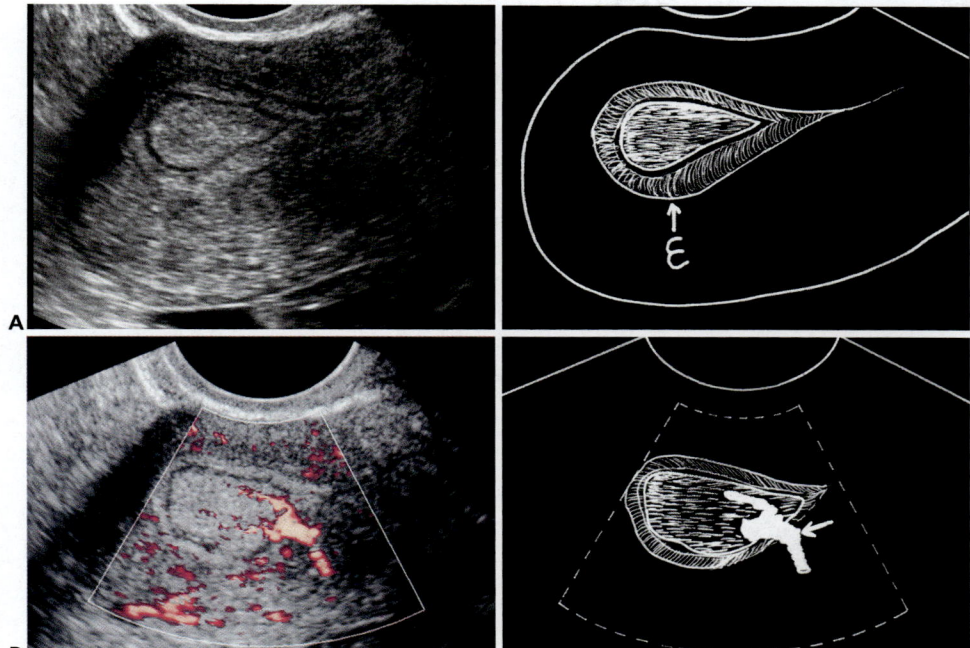

Figura 7.20. Paciente referindo dismenorreia e aumento do fluxo menstrual. Exame transvaginal.
A: Corte longitudinal do útero. Observe o endométrio (E) ecogênico (padrão secretor) e um grande pólipo central, bem visível, graças à presença de muco em seu redor.
B: Mapa vascular com Doppler colorido por amplitudes. O pedúnculo vascular do pólipo (seta) está no istmo uterino e dirige-se para o fundo. Outro caso de pólipo em posição invertida na cavidade uterina, graças ao peristaltismo uterino reverso.

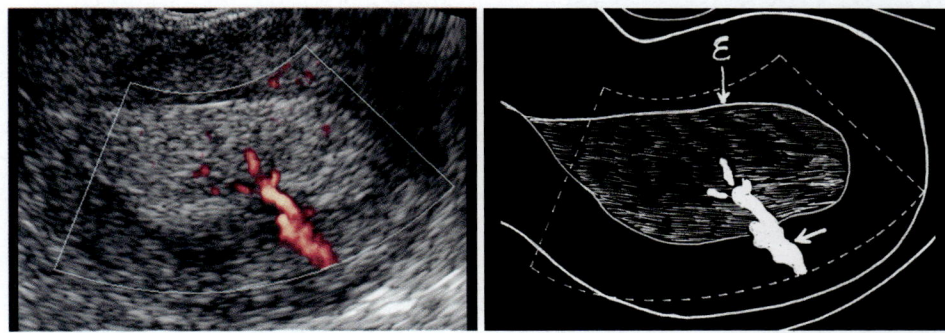

Figura 7.21. Exame transvaginal em paciente assintomática, na pós-menopausa e sem terapia hormonal. Tem exame em outro serviço, com diagnóstico de endométrio espessado, medindo 22 mm. Corte longitudinal do útero retrovertido. O endométrio (E) aparenta ter grande espessamento ecogênico homogêneo. O aspecto contraditório é a paciente estar assintomática. O Doppler colorido mostra vaso isolado (seta), reto, a penetrar o "endométrio". O diagnóstico final foi de um grande pólipo enluvado pelo útero, o que está de acordo com o quadro clínico e o achado do mapa vascular.

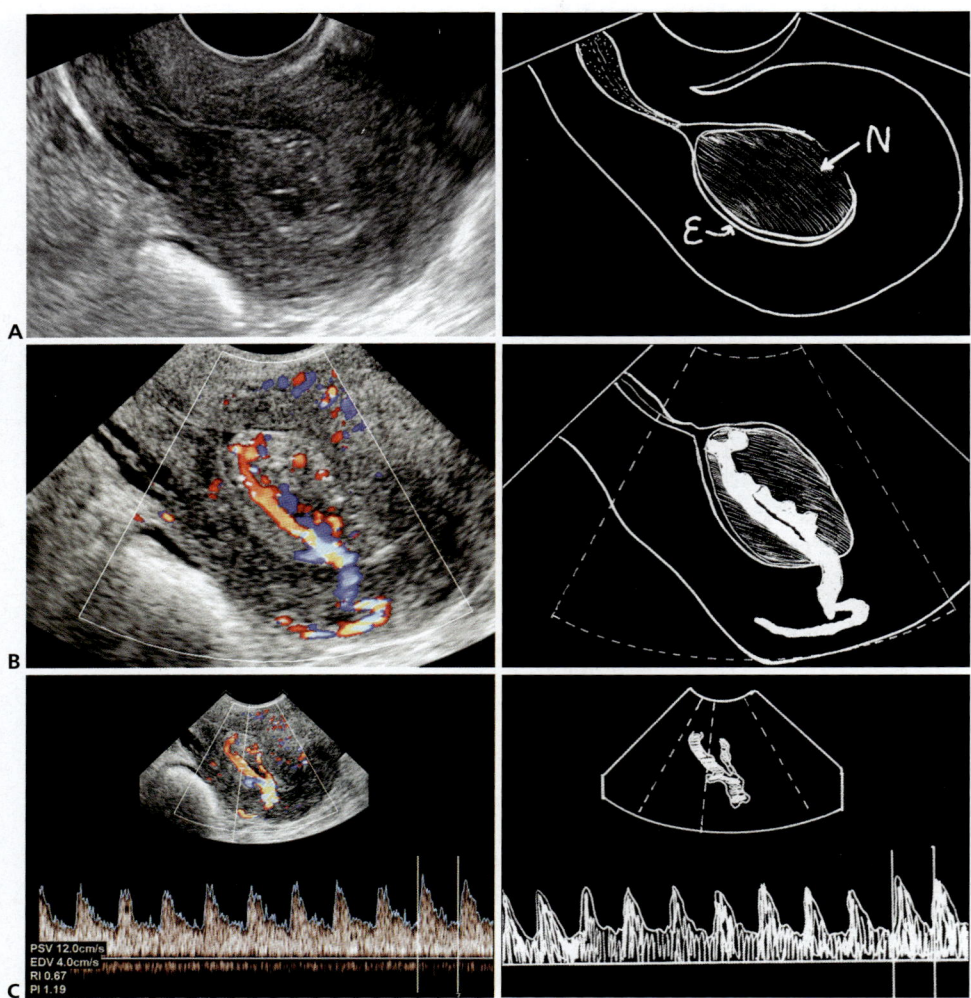

Figura 7.22. Exame transvaginal de rotina em paciente de 70 anos, assintomática.
A: Corte longitudinal do útero retrovertido. Observe o endométrio fino (E), a rodear um grande nódulo ecogênico (N).
B: O Doppler colorido mostra o pedúnculo vascular reto central do pólipo. Observe a artéria em vermelho (fluxo entrando no nódulo, em direção ao transdutor) e a veia em azul (fluxo saindo do nódulo, fugindo do transdutor).
C: Análise espectral da artéria do pedúnculo vascular. Os pólipos apresentam resistividade moderada, como bem mostra a curva espectral.

> Esse caso ilustra bem os pólipos endometriais em pacientes idosas. São grandes, ficam enluvados a simular espessamento endometrial de risco, e não provocam quadro clínico (dor e/ou sangramento). Esses pólipos são de risco muito baixo para malignidade e merecem conduta expectante, ao contrário dos pólipos em mulheres na perimenopausa, que devem ser removidos.

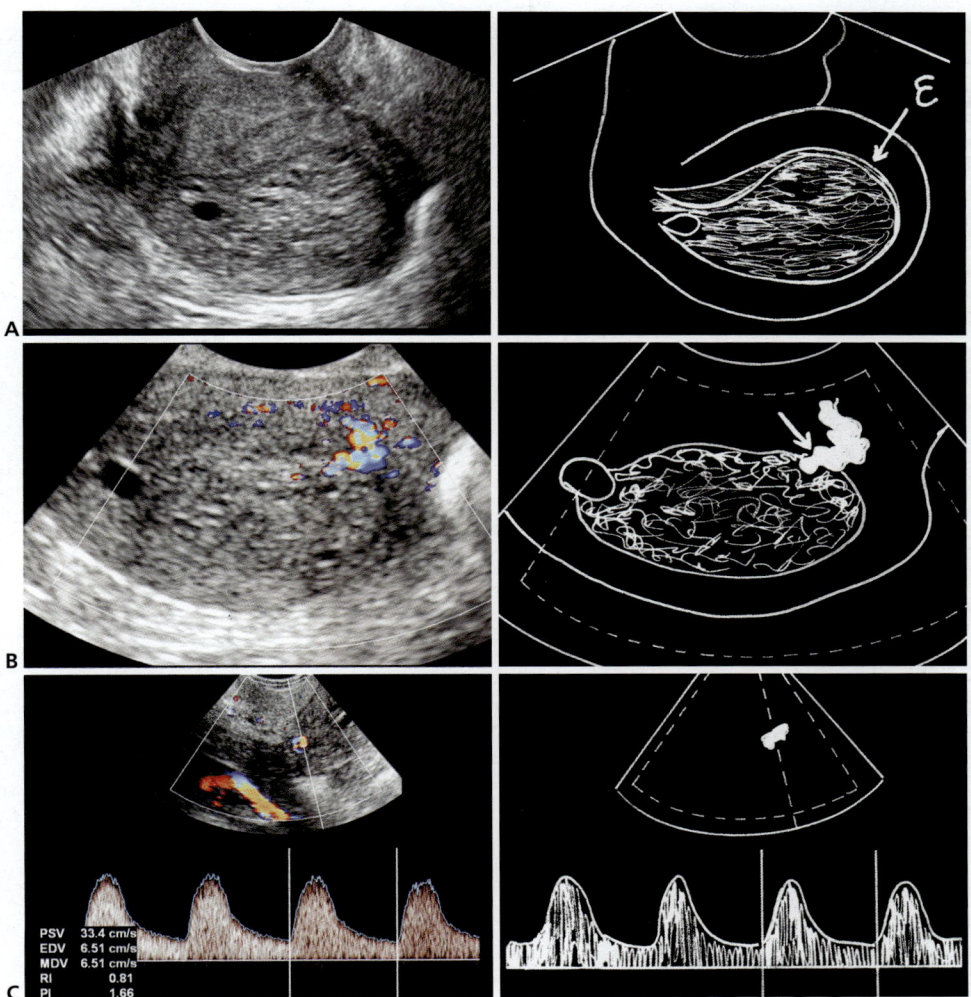

Figura 7.23. Paciente de 71 anos, assintomática. Utiliza medicação anti-hipertensiva. Realizou exame transvaginal de rotina em sua cidade. O ecografista diagnosticou grande espessamento endometrial. O ginecologista realizou uma curetagem uterina, com diagnóstico histológico de endométrio atrofiado. Em virtude da discrepância entre os diagnósticos, foi encaminhada para novo exame.
A: Corte longitudinal do útero retrovertido. Observe o grande "espessamento" endometrial (E), com 17 mm. O útero é atrofiado, com volume de 36 cm³.
B: Mapa vascular com Doppler colorido por frequências. Note apenas um vaso reto (seta), penetrando o fundo endometrial. A conclusão óbvia é de um grande pólipo enluvado pelo útero atrofiado.
C: O Doppler espectral da artéria uterina revela fluxos aumentados, graças ao uso da medicação para a hipertensão arterial, deixando de ter valor diagnóstico no presente caso.

> Faltou, inicialmente, uma correta correlação clínico-ecográfica. A sedação anestésica e a curetagem foram desnecessárias, ainda mais em paciente idosa hipertensa (maior risco de complicações nesses procedimentos). A paciente retornou em 90 dias para exame comparativo, sem modificações na imagem uterina.

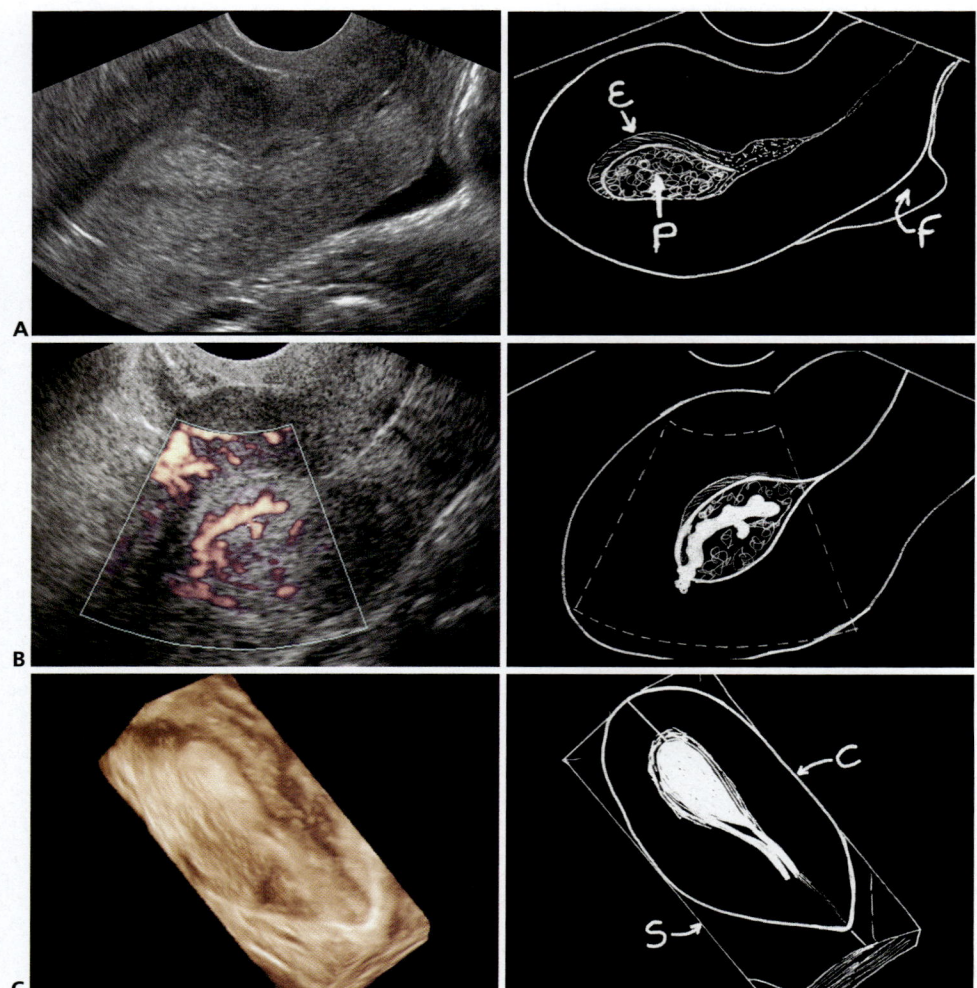

Figura 7.24. Exame transvaginal em paciente com queixa de aumento do fluxo menstrual.
A: Corte longitudinal do útero. Observe o endométrio (E) a rodear um nódulo ecogênico, sugestivo de pólipo (P). F = fluido no fundo de saco posterior.
B: O Doppler colorido revela o vaso central, o que confirma a hipótese de pólipo.
C: Imagem volumétrica 3D, mostrando o plano coronal (C) e o sagital (S), colocando em evidência o endométrio a rodear o pólipo.

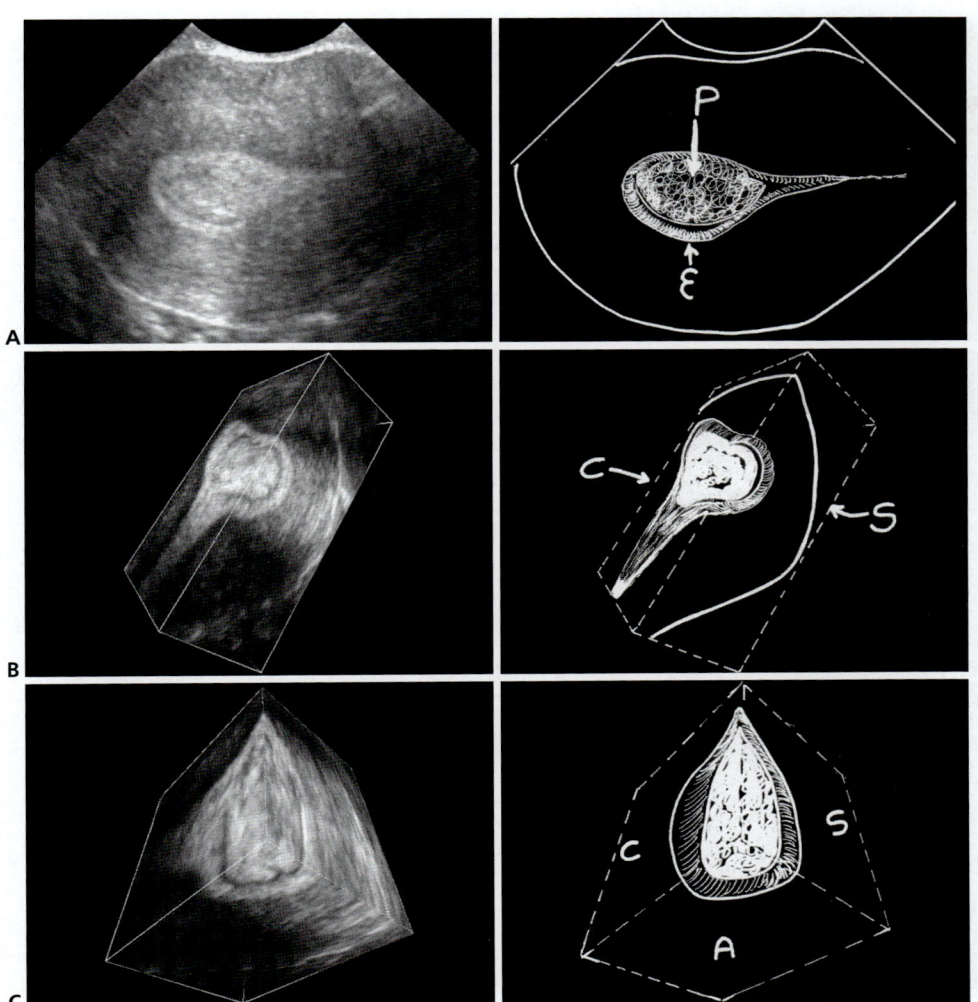

Figura 7.25. Exame transvaginal em paciente de 37 anos, com queixa de dismenorreia intensa há seis meses.
A: Corte longitudinal do útero. Observe o endométrio (E) com padrão secretor e, em sua cavidade, um nódulo hiperecogênico sugestivo de pólipo (P).
B: Imagem volumétrica 3D, mostrando o plano sagital (S) e o coronal (C). O endométrio secretor está enluvando o pólipo.
C: Imagem volumétrica 3D, mostrando o plano sagital, o coronal e o axial (A). Observe a clareza com que essa imagem demonstra o pólipo, enluvado pelo endométrio. Uma histeroscopia removeu com sucesso o pólipo benigno.

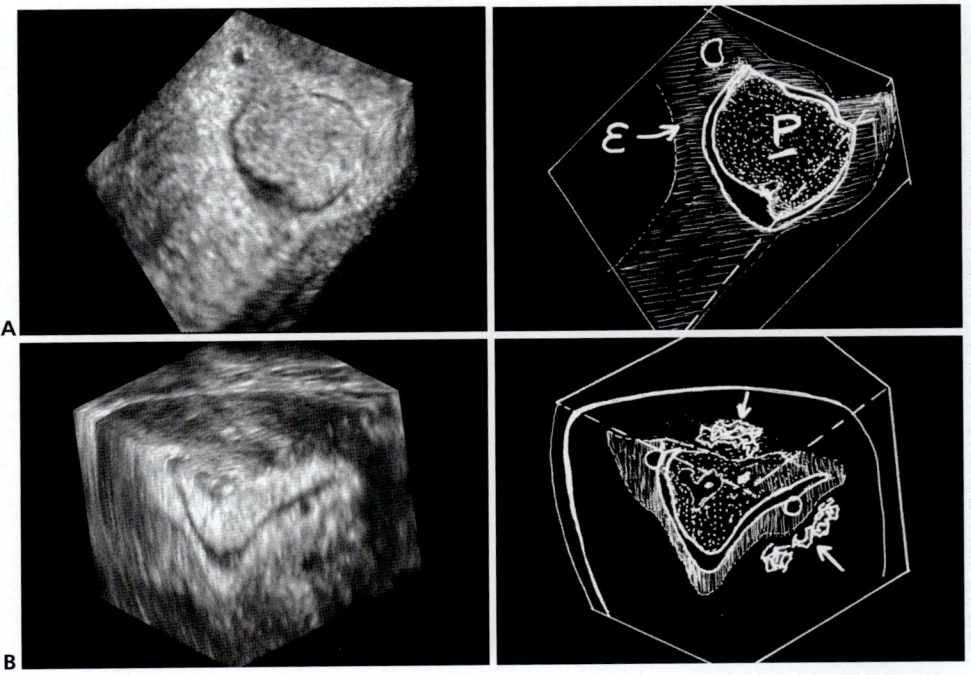

Figura 7.26. Exame transvaginal em paciente na pós-menopausa, com terapia hormonal (TH).
A: Imagem volumétrica 3D em planos oblíquos. Observe a presença de pólipo (P), destacado do endométrio (E) graças à presença de fluido na cavidade. O endométrio está proliferado graças à TH.
B: Imagem volumétrica 3D com os três planos ortogonais. O pólipo está bem visível e destacado do endométrio, graças à presença de fluido (histerossonografia natural). Observe os focos de tecido ecogênico, adjacentes à basal do endométrio (setas), o que pode indicar adenomiose estimulada pela TH.

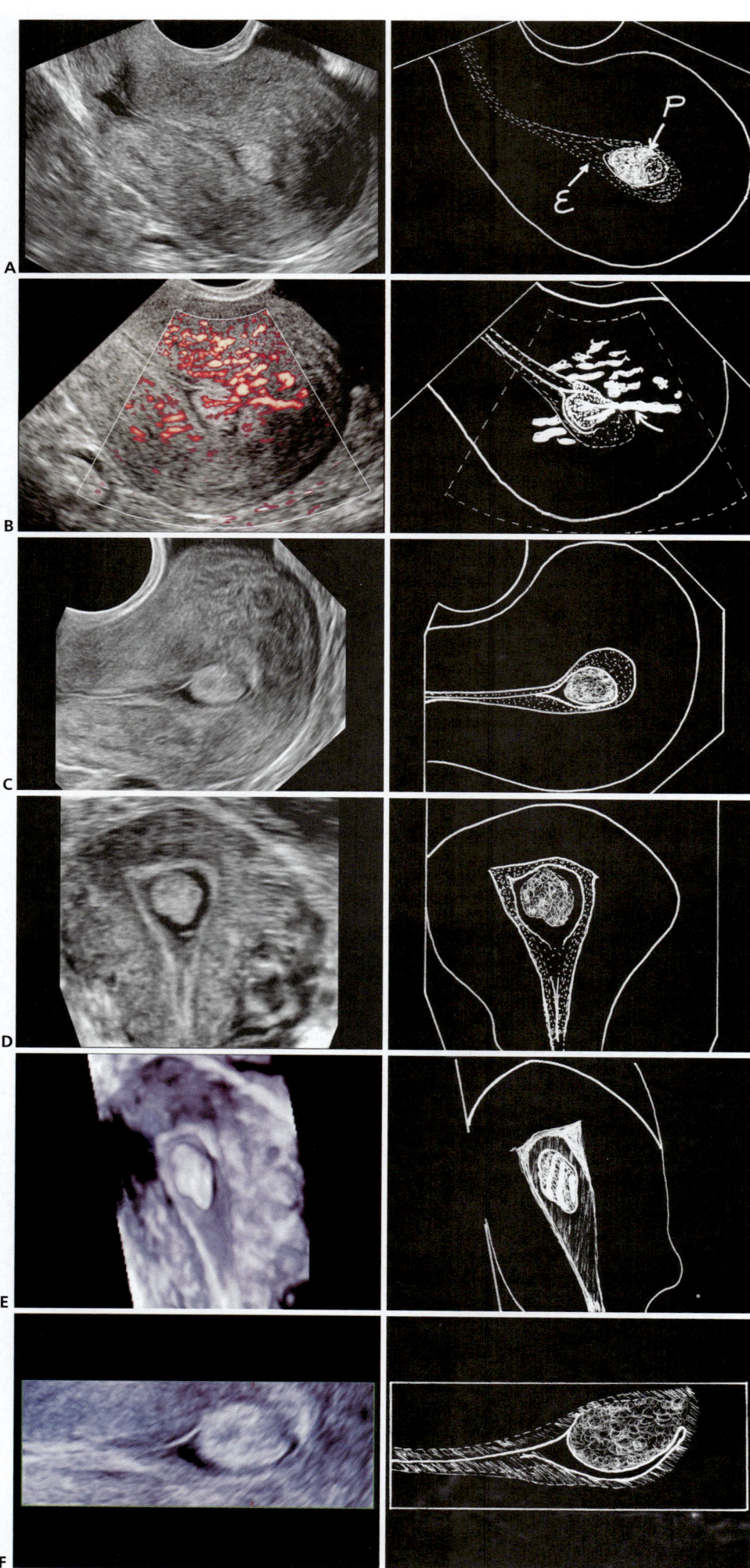

Figura 7.27. Exame transvaginal de rotina. Ensaio iconográfico de um pólipo.
A: Corte longitudinal do útero retrovertido. O endométrio (E) contém um pólipo (P) no terço superior, próximo ao fundo.
B: O Doppler colorido por amplitudes mostra o pedúnculo vascular adentrando o pólipo (seta), e a presença de um segundo vaso reto mais fino do que o principal (variante anatômica).
C: Corte longitudinal do útero, obtido a partir do volume 3D, mostrando, com mais clareza, o pólipo contrastado por muco.
D: Corte coronal do mesmo volume. O pólipo está bem destacado do endométrio, graças à presença de muco (histerossonografia natural).
E: Imagem volumétrica em plano coronal, com aplicação de transparência e mapa de cor. O endométrio está evidenciado em profundidade, e a camada funcional está apagada graças à transparência (recurso da técnica 3D). O pólipo ficou isolado, e parece flutuar dentro do espaço "vazio" artificial.
F: Corte sagital obtido a partir do volume, enfocando apenas a região do pólipo, e aplicado o mapa de cor. O endométrio e o pólipo estão bem evidentes.

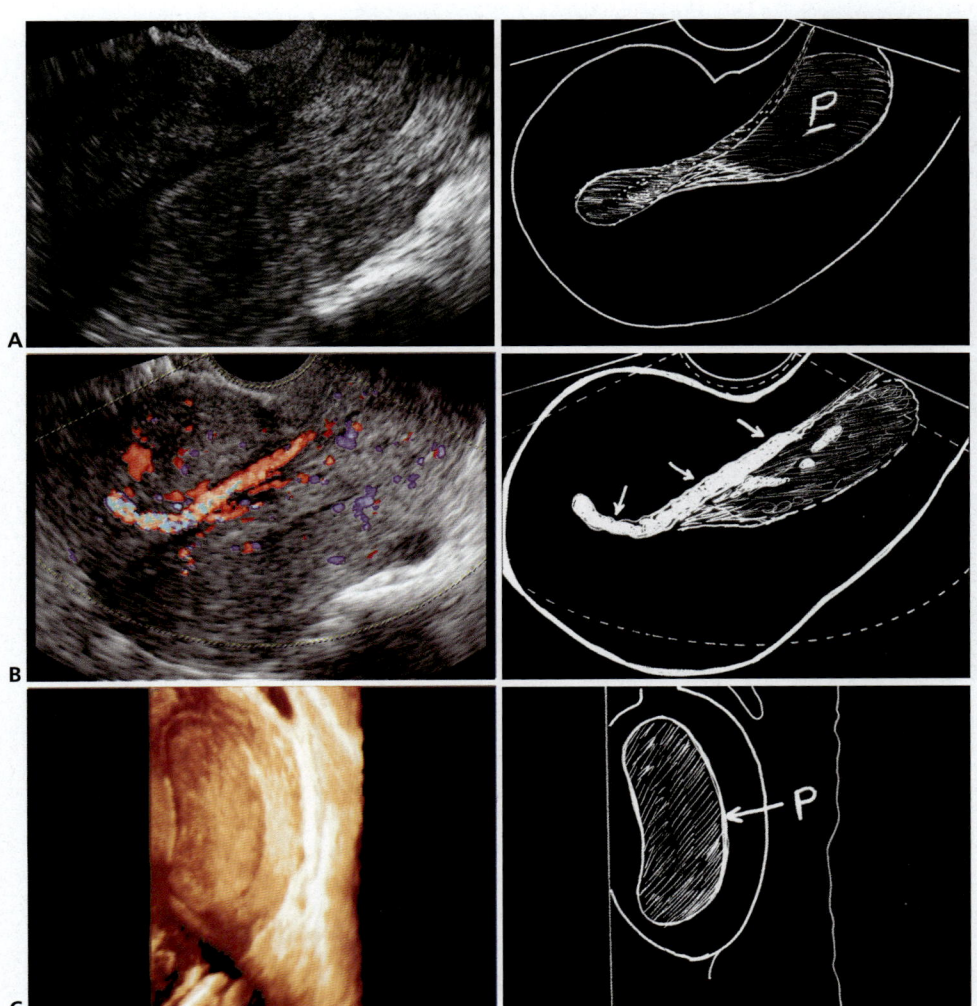

Figura 7.28. Exame transvaginal em paciente com dor pélvica e sangramento.
A: Corte longitudinal do útero. Observe a formação nodular alongada, localizada dentro do canal cervical e com provável origem endometrial. A hipótese inicial é a de um pólipo endometrial (P) parido.
B: O Doppler colorido mostra claramente o pedúnculo vascular do pólipo, originando-se do fundo do endométrio (setas).
C: Imagem volumétrica 3D. Note o grande pólipo dentro do canal cervical, enluvado pela mucosa cervical. O diagnóstico final foi de um pólipo endometrial parido.

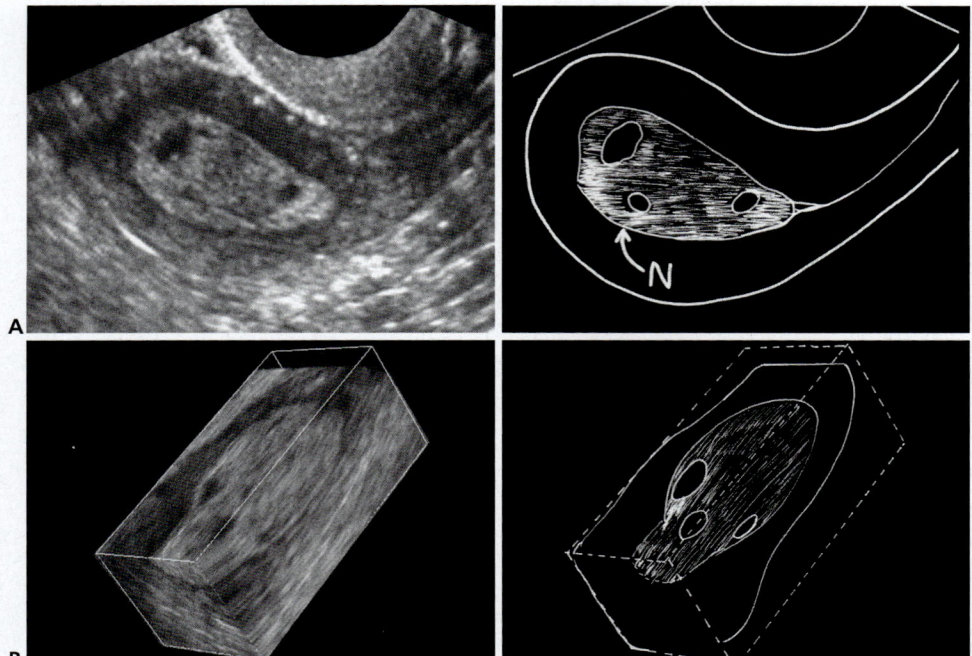

Figura 7.29. Exame transvaginal de rotina em paciente idosa, sem terapia hormonal e assintomática. A paciente tem diagnóstico ecográfico, em outro serviço, de "hiperplasia endometrial".
A: Corte longitudinal do útero. Observe a grande formação nodular (N) no centro do útero, hiperecogênica e com cistos. A espessura mede 26 mm. O útero está pequeno, com volume de 42 cm³, e a paciente nega sangramento genital ou dor pélvica.
B: Imagem volumétrica 3D com os três planos ortogonais. A "massa" endometrial está moldada e enluvada pelo corpo uterino.

> Não existe hiperplasia endometrial desse tamanho com a paciente assintomática, sem sangramento de qualquer monta. A hipótese mais provável é a de um megapólipo, enluvado pelo útero atrofiado. Ao exame clínico, o colo está atrofiado e com o canal cervical muito fino. A paciente foi mantida em observação por mais de um ano, sem modificações clínicas ou da imagem uterina, o que levou à conclusão de pólipo endometrial.
>
> O aspecto interessante nesses casos é que esses grandes pólipos endometriais, em mulheres idosas, crescem até um grande tamanho e entram em hibernação, não se identificando modificações por anos a fio. Algumas pacientes, submetidas à vigilância por mais de dez anos, não mostram modificações da imagem ou do quadro clínico.
>
> O diagnóstico ecográfico inicial de hiperplasia endometrial é uma imprudência, pois é histológico, e, frequentemente, induz o clínico a uma conduta invasiva. O correto é uma correlação clínico-ecográfica cuidadosa, como neste caso.

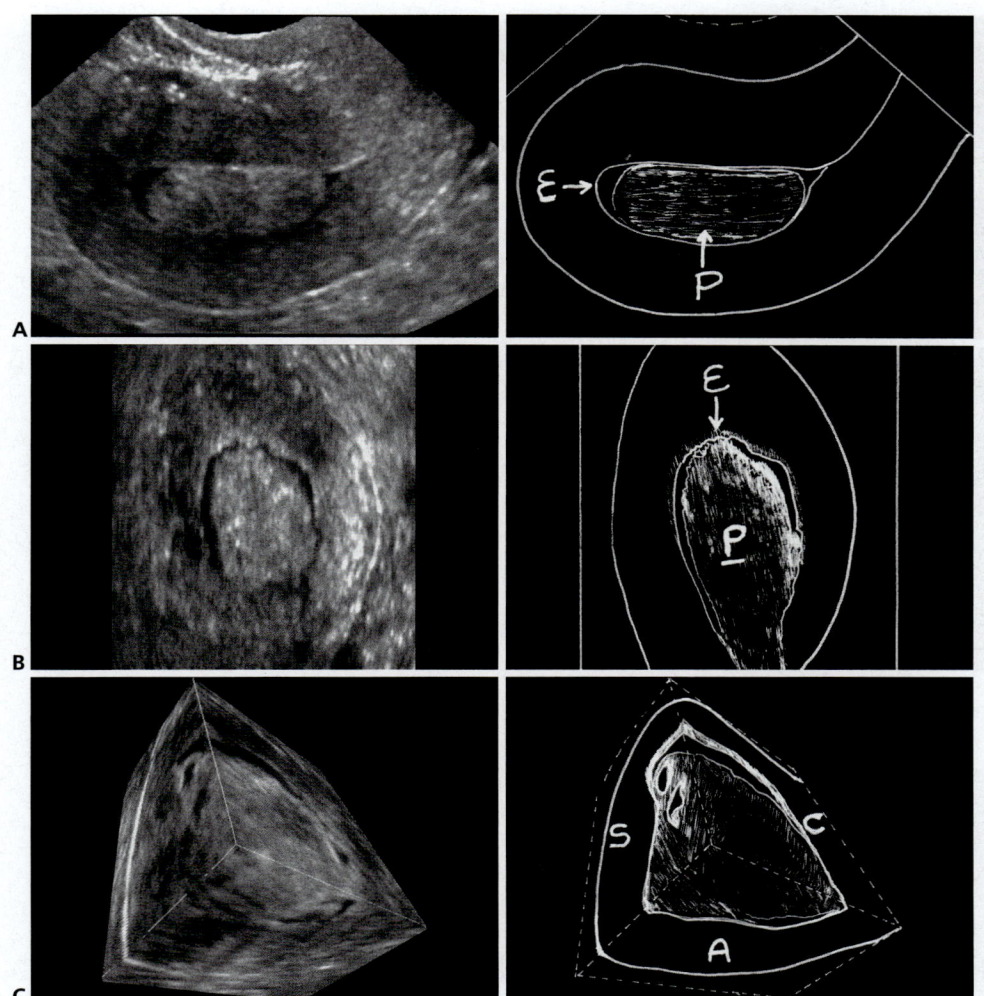

Figura 7.30. Exame de rotina em paciente de 80 anos, assintomática.
A: Corte longitudinal do útero. Observe o endométrio (E) fino, atrofiado, e um pequeno filme de muco rodeando um megapólipo endometrial (P).
B: Corte coronal obtido a partir do volume tridimensional. Observe, com a maior clareza do corte coronal, o pólipo separado do endométrio pelo muco interposto entre eles.
C: Volume 3D com o pólipo evidenciado nos três planos ortogonais. Sagital (S), coronal (C) e axial (A).

> Muitas mulheres idosas desenvolvem grandes pólipos endometriais, os quais não provocam quadro clínico (perda sanguínea ou dor). Nesse caso, o diagnóstico foi favorecido pela presença natural de muco, pois, na sua ausência, o pólipo fica enluvado e pode ser confundido com proliferação endometrial grave.
> Lembre-se que a ausência de sangramento torna improvável a presença de hiperplasia grave ou carcinoma. Nesses casos, o colo está atrofiado, o que dificulta a tentativa de uma biópsia. Recomenda-se exame transvaginal seriado para maior segurança (após três, seis e doze meses). Não ocorrendo modificações ou perda sanguínea, considera-se um pólipo de baixo risco.

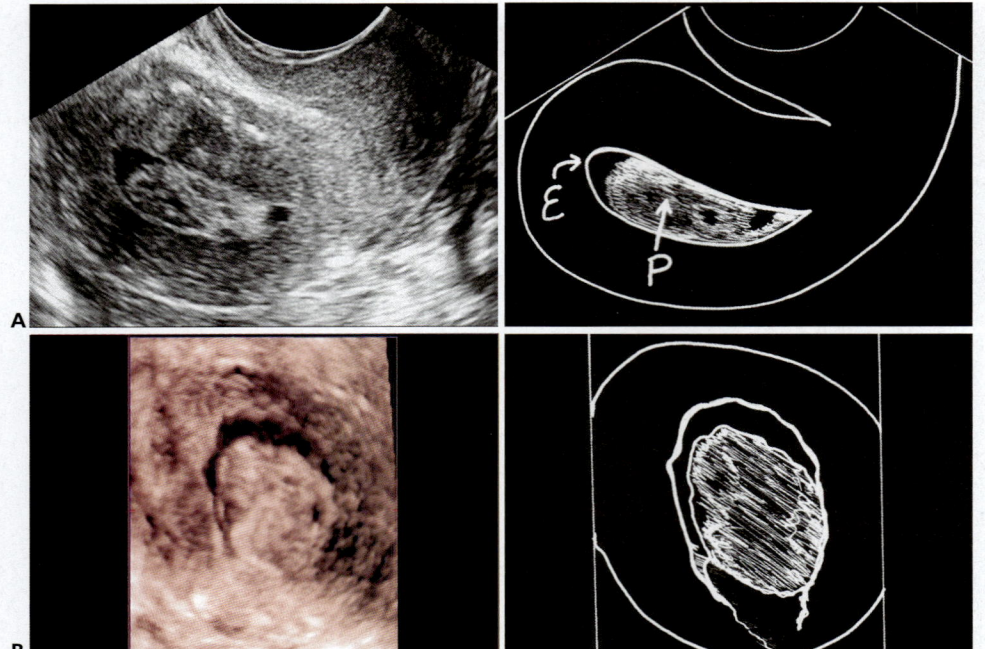

Figura 7.31. Paciente idosa assintomática.
A: Corte longitudinal do útero. Observe o endométrio fino (E) e o grande pólipo (P) contrastado pela presença de muco na cavidade endometrial (setas).
B: Corte coronal obtido a partir do volume 3D. Bela imagem a mostrar o pólipo dentro do muco e o endométrio atrofiado. A atrofia do colo pode levar à retenção de muco, o qual funciona como um contraste natural para avaliar a cavidade endometrial (histerossonografia natural).

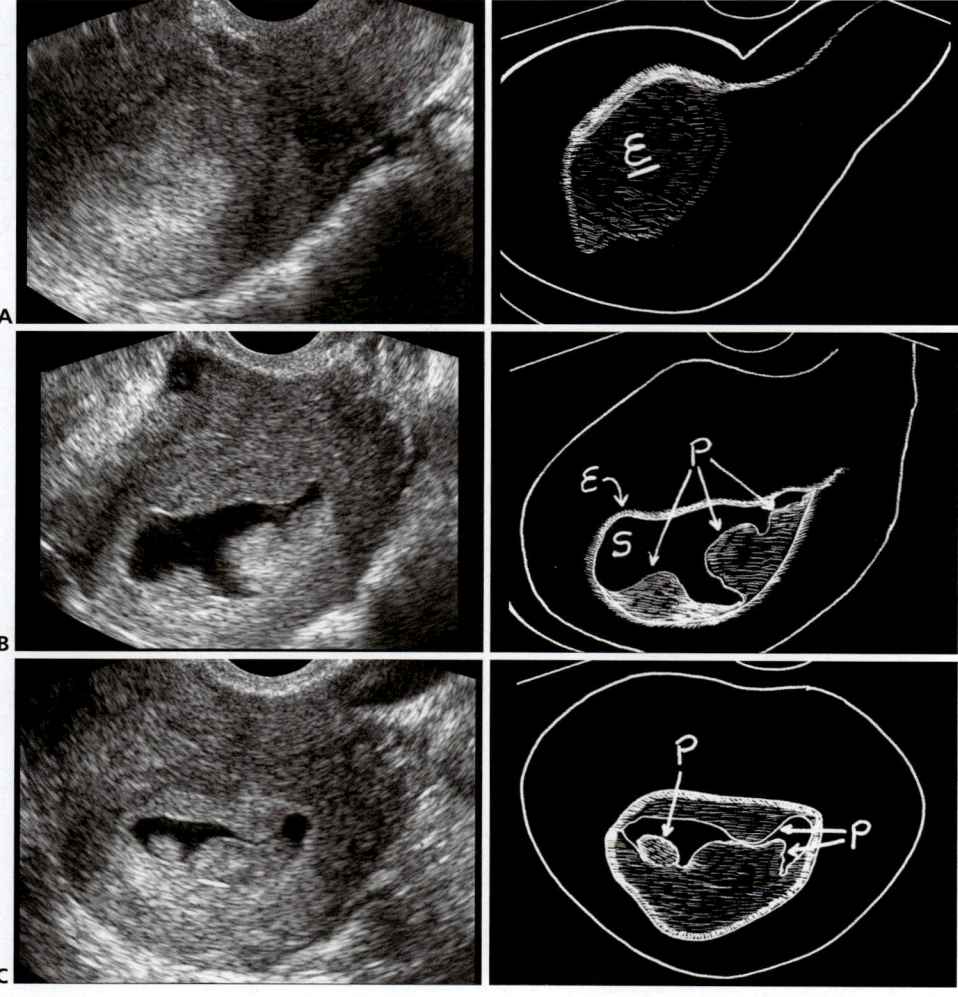

Figura 7.32. Exame transvaginal em paciente com aumento do fluxo menstrual.
A: Corte longitudinal do útero. O endométrio (E) está espesso e heterogêneo. A hipótese de hiperplasia é pouco provável, pois a paciente não apresenta hemorragia. Para esclarecer o achado endometrial, foi realizada uma histerossonografia.
B e **C:** Corte longitudinal e corte transversal do útero, após a introdução de solução salina (S) na cavidade endometrial. Observe a presença de vários pólipos endometriais (P) dispersos por toda a mucosa uterina, os quais não estavam nítidos no estudo de base.

! A introdução de salina na cavidade uterina (histerossonografia) é uma técnica simples, de baixo custo e muito eficiente para a identificação de anormalidades endometriais.

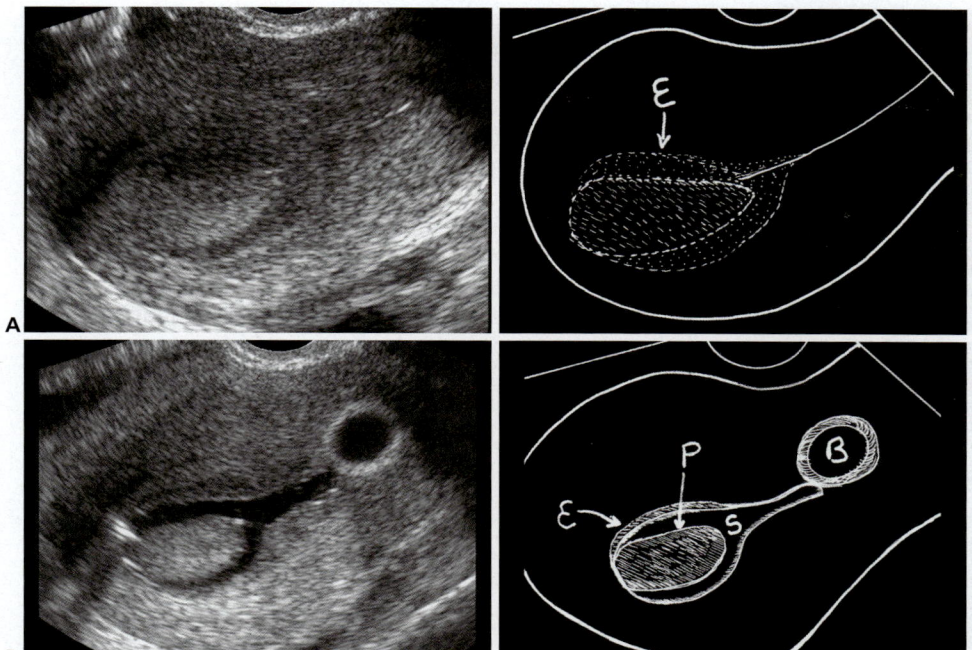

Figura 7.33. Exame transvaginal em paciente com queixa de dismenorreia e aumento do fluxo menstrual.
A: Corte longitudinal do útero. Observe o endométrio (E) com padrão heterogêneo misto, hipoecogênico na periferia e hiperecogênico no centro. Frente ao achado, foi realizada uma histerossonografia.
B: O soro fisiológico (S) contrastou perfeitamente um pólipo (P) preso no fundo do endométrio. O balão (B) do cateter de Foley nº 8 está junto ao orifício interno do colo, obstruindo a saída do soro contido na cavidade uterina. Observe novamente a foto A e verifique que o pólipo (mais ecogênico) está no centro, enluvado pela mucosa (menos ecogênica).

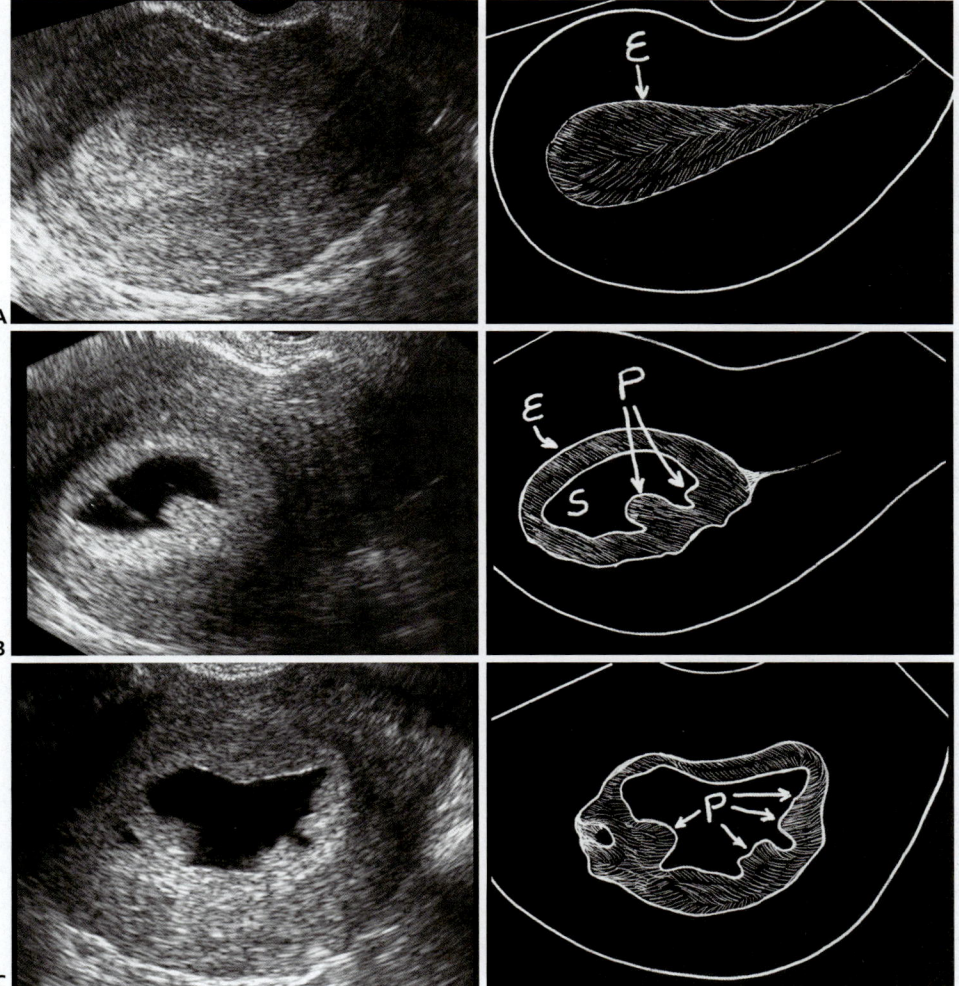

Figura 7.34. Investigação de rotina em paciente estéril.
A: Corte longitudinal do útero. Não identificamos alterações ecográficas. O endométrio (E) tem padrão secretor normal.
B e C: Corte longitudinal e corte transversal do útero. Indicada histerossonografia de rotina. O soro fisiológico (S) distendeu a cavidade uterina e permitiu a identificação de pequenos pólipos (P) endometriais, os quais não estavam evidentes no exame transvaginal básico.

! Esse caso ilustra muito bem a vantagem da histerossonografia. Os pólipos foram removidos por meio da histeroscopia. Lembre-se que a histerossonografia deve ser realizada, preferencialmente, na fase proliferativa inicial. Na fase lútea, somente com a certeza de não existir gravidez.

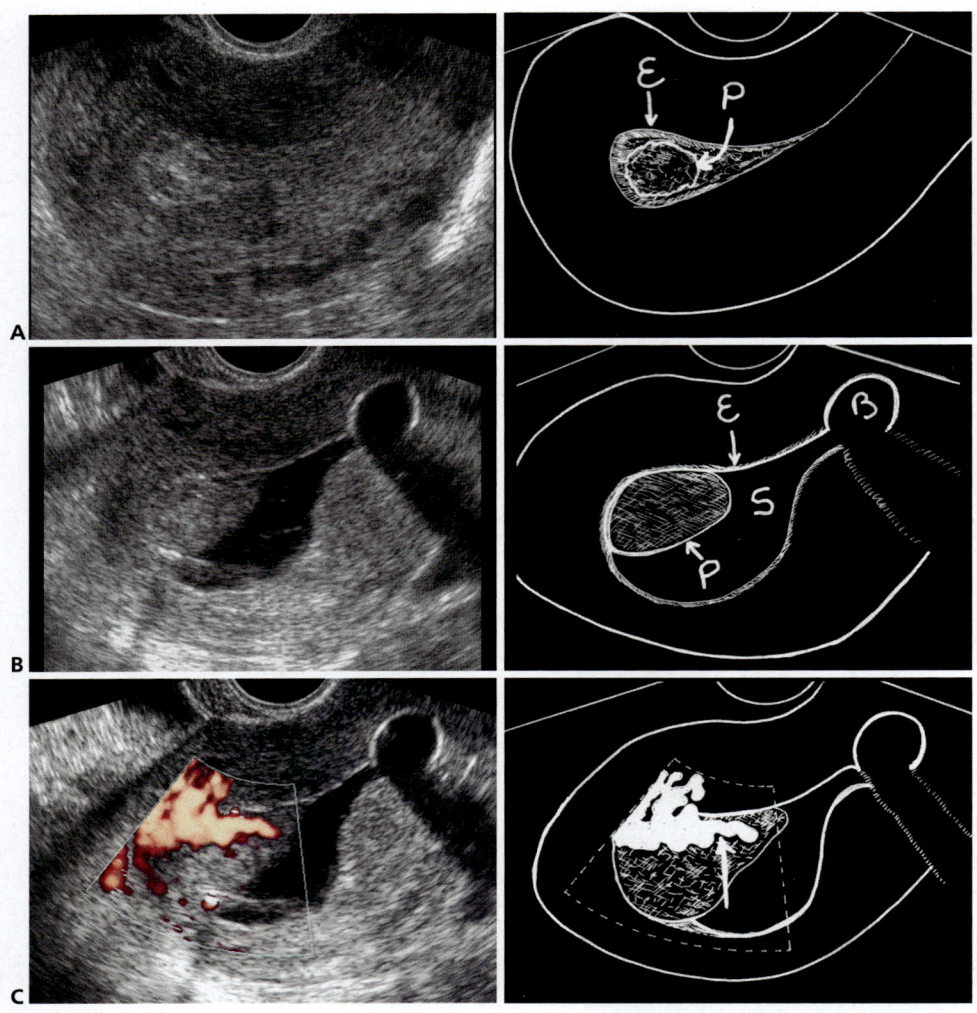

Figura 7.35. Exame transvaginal em paciente com aumento do fluxo menstrual.
A: Corte longitudinal do útero. Observe o endométrio (E) heterogêneo, bem como, provável pólipo no fundo (P).
B: A histerossonografia revelou um grande pólipo conectado ao fundo do endométrio. Observe que, na realidade, o endométrio está fino, sem sinais proliferativos. S = salina; B = balão do cateter de Foley.
C: O estudo Doppler revela o vaso central (seta), o que confirma a hipótese de pólipo.

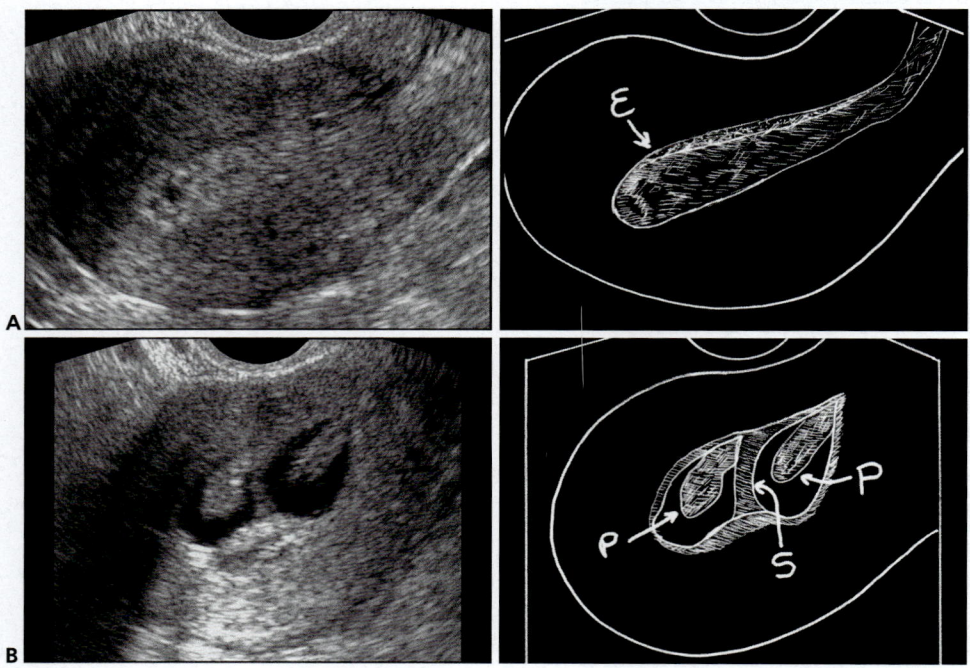

Figura 7.36. Exame transvaginal de rotina para investigação inicial de esterilidade.
A: Corte longitudinal do útero. Observe o endométrio (E) aparentemente normal, a não ser pelo fato de que está levemente heterogêneo.
B: A injeção de soro fisiológico na cavidade endometrial revelou a presença de dois pólipos (P) e uma trave de sinequia (S), inaparentes no exame de base. Uma histeroscopia posterior confirmou o diagnóstico da histerossonografia.

> ❗ Alguns profissionais argumentam que é preferível realizar a histeroscopia na rotina. A histeroscopia é mais invasiva e mais cara, e muitas mulheres não apresentam lesões endometriais, o que dispensaria a histeroscopia. A histerossonografia é simples, pouco invasiva, barata e confiável. Deveria ser utilizada na rotina, reservando-se a histeroscopia para o tratamento das lesões. Essa questão leva a controvérsias, além do óbvio conflito de interesses.

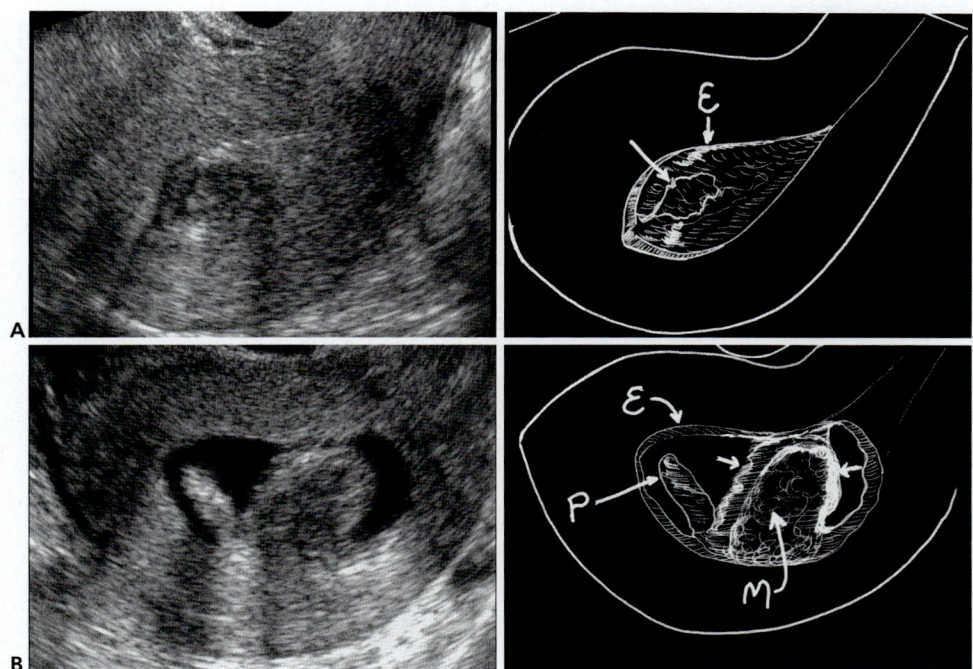

Figura 7.37. Exame transvaginal em paciente com dismenorreia e aumento do fluxo menstrual.
A: Corte longitudinal do útero. Observe o endométrio (E) heterogêneo, espesso, com área hipoecogênica (seta) no terço superior.
B: A histerossonografia demonstrou a presença de um pólipo (P) e de um mioma (M) intramucoso. O endométrio, na realidade, estava fino (setas).

> ! O mioma intramucoso é um submucoso que se projeta para dentro da cavidade endometrial. Graças a essa insinuação para a cavidade uterina, ele apresenta revestimento endometrial e fica pendurado pelo pedúnculo, podendo ser parido pelo útero (daí o motivo das cólicas).

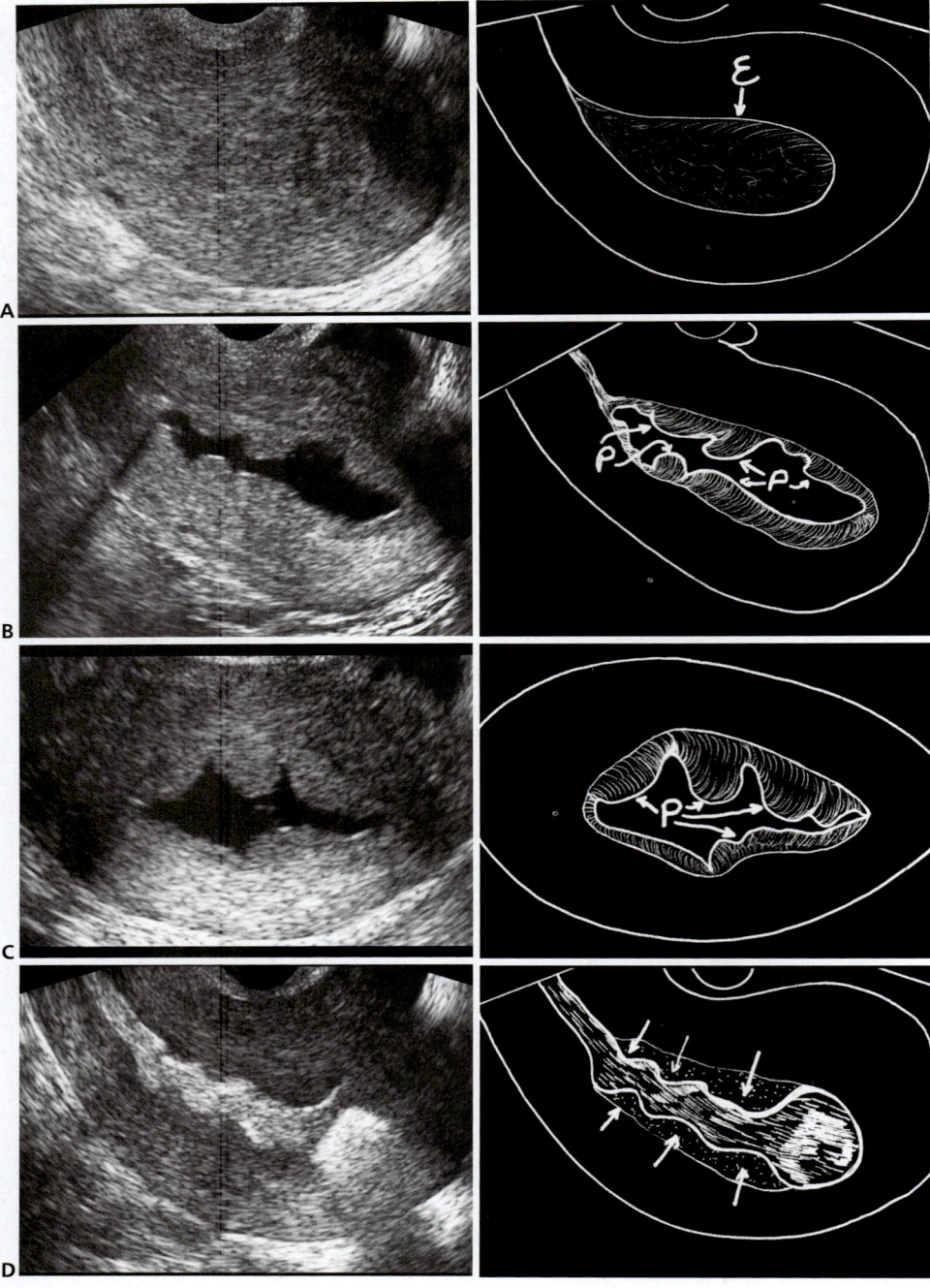

Figura 7.38. Exame transvaginal de rotina em paciente com esterilidade.
A: Corte longitudinal do útero retrovertido. O endométrio (E) tem aspecto normal, e o estudo ecográfico não revelou alterações.
B e C: Foi realizada uma histerossonografia de rotina. Observe a presença de inúmeros pólipos endometriais sésseis (P), não identificados no exame básico.
D: Após a salina hipoecogênica, foi introduzido o segundo contraste, o qual consiste em microbolhas de ar aderidas em grânulos de galactose (Ecovist®). As bolhas de ar são hiperecogênicas, a cavidade uterina se tornou ecogênica e permitiu observar os lóbulos provocados pelos pólipos (setas).

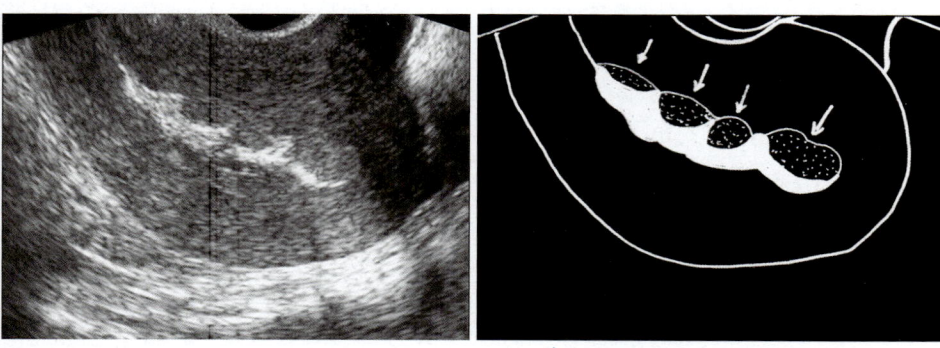

Figura 7.39. Histerossonografia com Ecovist® em paciente com esterilidade. Corte longitudinal do útero retrovertido, após a introdução das microbolhas de ar na cavidade endometrial. Observe o contraste hiperecogênico, delimitando lóbulos endometriais (setas) na parede posterior da mucosa. O diagnóstico de polipose múltipla foi confirmado com uma histeroscopia.

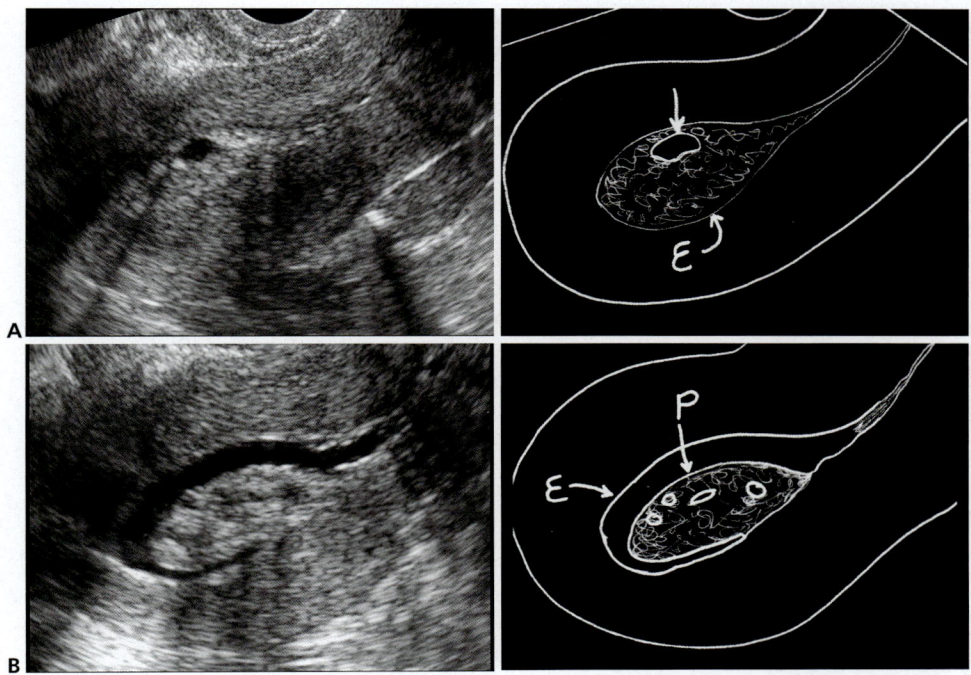

Figura 7.40. Paciente encaminhada para avaliação endometrial. Está na pós-menopausa, não faz reposição hormonal e tem exame ecográfico em outro serviço, com diagnóstico de "hiperplasia endometrial cística" (!). Nega sangramento ou qualquer outra alteração.
A: Corte longitudinal do útero. Observe o endométrio (E) com espessamento uniforme e contendo pequeno cisto (seta). Como a paciente negava perda sanguínea, realizou-se o estudo contrastado com salina.
B: A histerossonografia com salina revela endométrio fino e a presença de um grande pólipo (P) com pequenos cistos. O pólipo enluvado pelo útero simulou o espessamento endometrial. Note que o pólipo tem implantação na mucosa posterior do terço inferior do útero, e cresceu em direção ao fundo (pólipo invertido).

> ❗ O outro profissional cometeu dois erros: não fazer anamnese com a devida correlação clínico-ecográfica e fazer diagnóstico histológico com ecografia ("hiperplasia cística"!). Muitas dessas pacientes são submetidas à anestesia e curetagem uterina com grande dificuldade, pois o canal cervical está estreito graças à atrofia. Após a remoção de escassa quantidade de material, o diagnóstico histológico é inconclusivo ou de endométrio atrofiado.

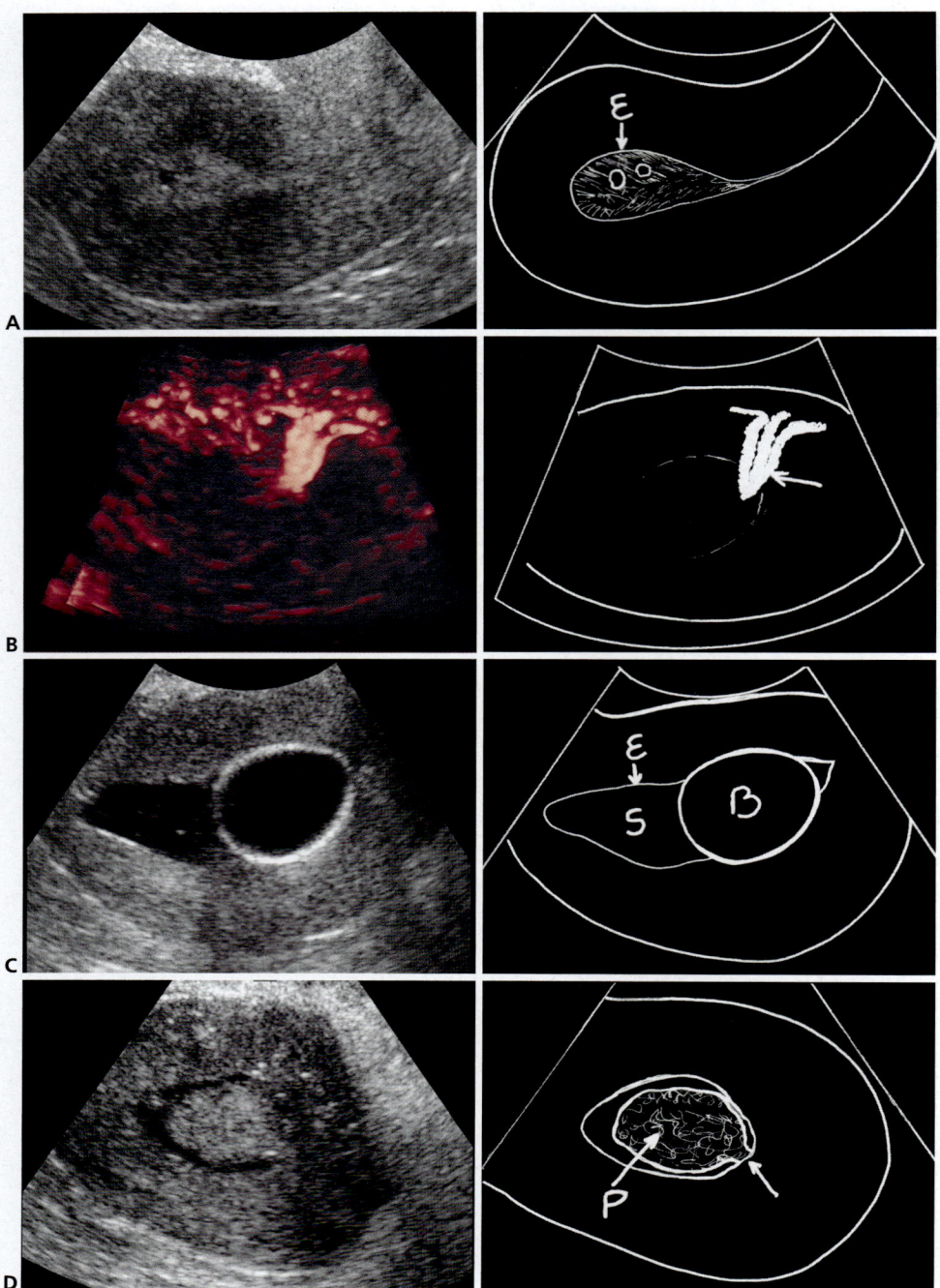

Figura 7.41. Paciente idosa, assintomática e com diagnóstico em outro serviço de espessamento endometrial.
A: Corte longitudinal do útero. Observe o endométrio (E) com aumento da espessura.
B: Corte transversal do útero. O Doppler 3D, codificado por amplitudes, revela um pedúnculo vascular isolado (seta), penetrando na face anterolateral da mucosa (provável pólipo). Indicou-se uma histerossonografia.
C: Corte transversal do útero. Observe o balão (B) do cateter de Foley, e a solução salina (S) dilatando a cavidade uterina. O endométrio está atrofiado.
D: Corte transversal do útero. Observe o pólipo (P) bem contrastado pela salina e seu pedúnculo (seta).

> A descrição ecográfica inicial de espessamento endometrial está correta. Lembre-se que "espessamento endometrial" na pós-menopausa pode corresponder aos seguintes diagnósticos histológicos: fibrose miometrial periendometrial (provável adenomiose velha, sem significado clínico), pólipo, mioma submucoso atrofiado, hiperplasia ou carcinoma, além da possibilidade de terapia hormonal. A ausência de quadro clínico torna improvável um espessamento grave.

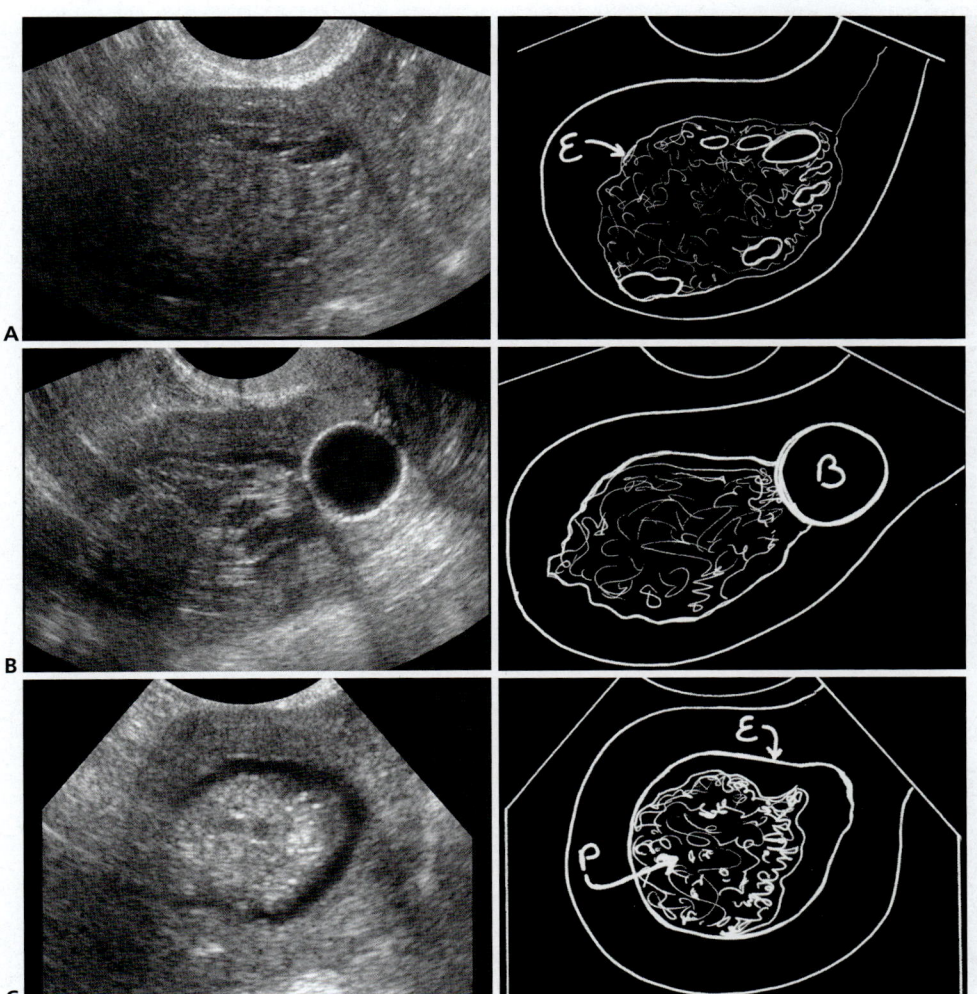

Figura 7.42. Paciente idosa, sem terapia hormonal e assintomática.
A: Corte longitudinal do útero. Observe o endométrio (E) com grande espessamento heterogêneo e limites pouco definidos.
B: O balão (B) do cateter de Foley está posicionado no istmo uterino.
C: Após a introdução do soro fisiológico, note o grande pólipo (P) destacado pelo contraste hipoecogênico. O endométrio está fino, atrofiado.

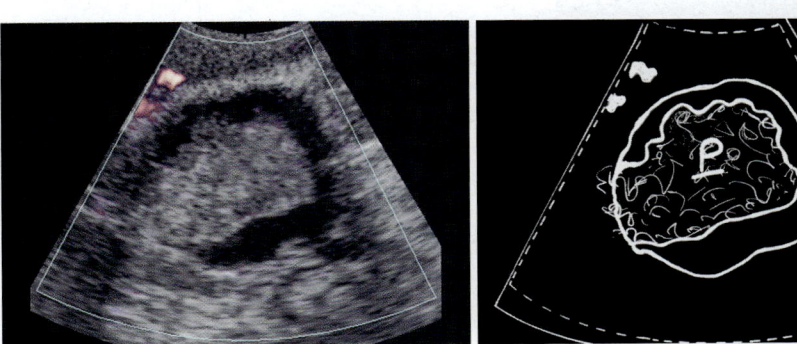

Figura 7.43. Paciente idosa em uso recente de terapia hormonal, graças à atrofia genital. Está com sangramento vivo. Observe o grande "pólipo" (P) contrastado por fluido anecoide dentro da cavidade uterina. O estudo Doppler não mostra vasos sanguíneos no eixo ou na periferia da estrutura.

> A terapia hormonal foi suspensa, e um controle ecográfico após 45 dias, sem a presença de sangramento uterino, revelou endométrio fino, sem alterações. O "pólipo" era um coágulo sanguíneo retraído e rodeado por soro dentro da cavidade endometrial. Não esqueça que sangramento vivo pode dar origem a coágulos que imitam, com perfeição, pólipos, tumores etc.

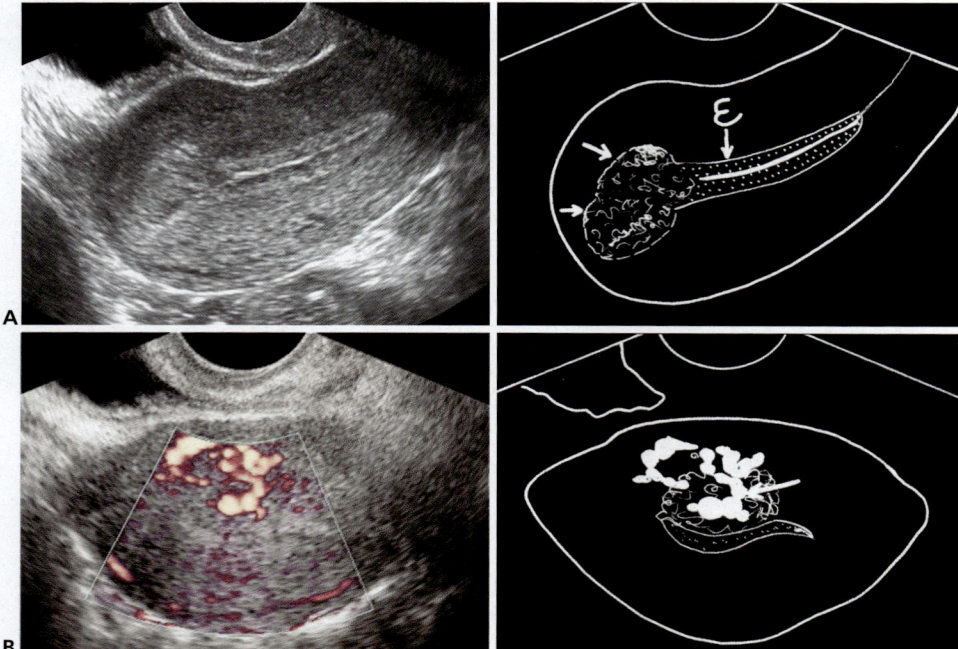

Figura 7.44. Exame transvaginal em paciente de 44 anos. Queixa-se de aumento do fluxo menstrual e de dismenorreia, os quais se acentuaram há seis meses.
A: Corte longitudinal do útero. O terço superior do endométrio (E) está heterogêneo. Observe o desaparecimento da camada basal endometrial anterior, e a "invasão" miometrial adjacente (setas).
B: Mapa vascular com Doppler colorido por amplitudes. Observe o pedúnculo vascular, indicando provável pólipo (seta). Na área de "invasão miometrial", surge bolo de vasos irregulares. A histeroscopia revelou pólipo benigno. A biópsia endometrial foi normal. O diagnóstico final foi de associação entre pólipo endometrial e adenomiose. A histologia é importante para descartar uma proliferação endometrial grave (carcinoma).

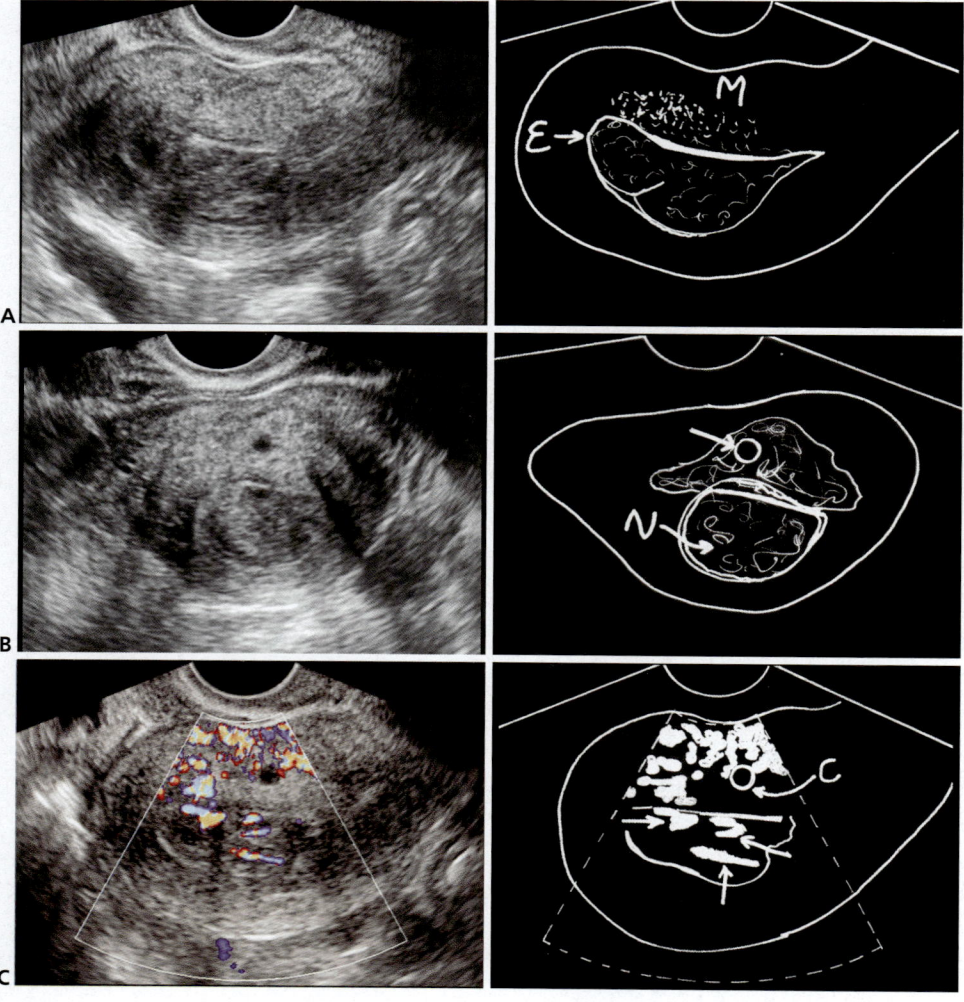

Figura 7.45. Paciente de 36 anos, nuligesta, referindo hipermenorreia e dismenorreia há um ano. Exame transvaginal.
A: Corte longitudinal do útero. O endométrio (E) está heterogêneo e espessado para a fase do ciclo (7º dia). O miométrio anterior (M) está heterogêneo e mais grosso do que o posterior.
B: Corte transversal do útero. O endométrio parece conter um nódulo (N) hipoecogênico (mioma intramucoso?). A parede anterior do útero está mais espessa que a posterior. Note o pequeno cisto (seta) dentro da área miometrial heterogênea.
C: Mapa vascular com Doppler colorido por frequências. Observe a presença de vasos retos paralelos à basal endometrial (setas), dentro do nódulo. O achado indica prováveis pólipos endometriais. Na parede anterior, o mapa vascular revela vasos em bolo e confirma a presença do cisto (C), reforçando a hipótese de adenomiose.

! A histeroscopia confirmou a presença de pólipos endometriais. A paciente foi submetida a bloqueio com progesterona de depósito por um ano, referindo melhora substancial do quadro clínico.

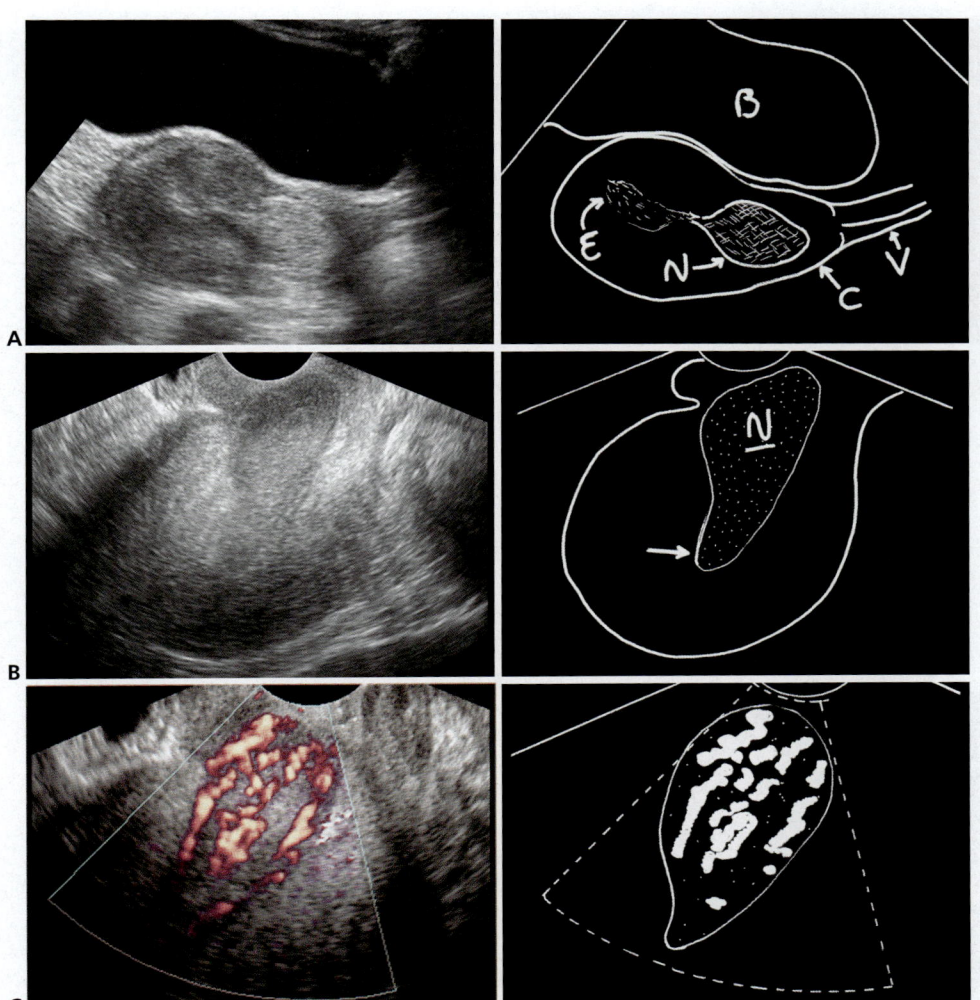

Figura 7.46. Paciente com queixa de cólicas e sangramento irregular.
A: Corte longitudinal do útero por via transabdominal. Observe o grande nódulo (N) localizado no canal cervical. B = bexiga; E = endométrio; C = colo uterino; V = vagina.
B: Corte longitudinal por via vaginal. O nódulo é menos ecogênico que a parede uterina e apresenta pedúnculo (seta) que vem da cavidade endometrial.
C: O mapa vascular com Doppler colorido por amplitudes revela vários vasos, distribuídos central e perifericamente no nódulo. O diagnóstico final foi um mioma intramucoso parido no canal cervical.

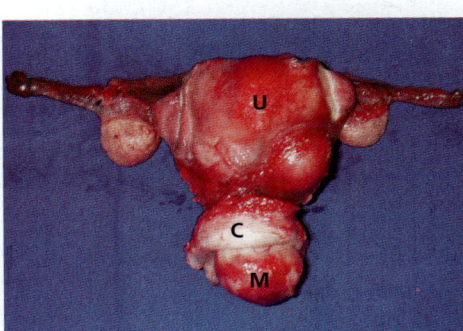

Figura 7.47. Peça cirúrgica mostrando útero miomatoso (U). O colo (C) está aberto e mostra mioma parido (M). Cortesia: Dr. Francisco Ciro R. C. Prado Filho.

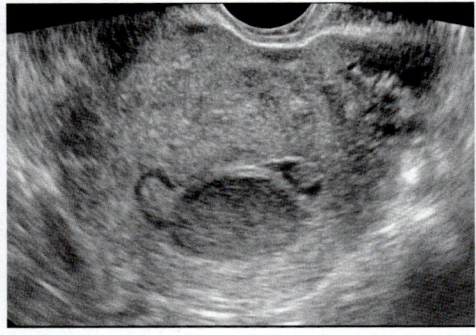
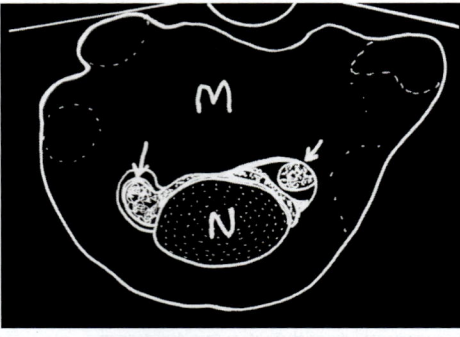

Figura 7.48. Paciente de 43 anos, com quadro de anemia graças à hipermenorragia. Exame transvaginal. Corte transversal do útero. Observe as seguintes alterações:
- Assimetria entre as paredes uterinas. A parede anterior é mais grossa, e o miométrio (M) está heterogêneo e ecogênico. A hipótese é de adenomiose.
- Nódulo (N) homogêneo hipoecogênico, deslocando anteriormente o endométrio. A hipótese é de mioma submucoso.
- Dois nódulos ecogênicos (setas) dentro da cavidade endometrial, contrastados pela presença de fluido ao redor. A hipótese é de pólipos endometriais.
- Nódulos hipoecogênicos subserosos. A hipótese é de miomas.

! A paciente foi submetida a uma histerectomia. A histologia da peça cirúrgica confirmou os diagnósticos ecográficos.

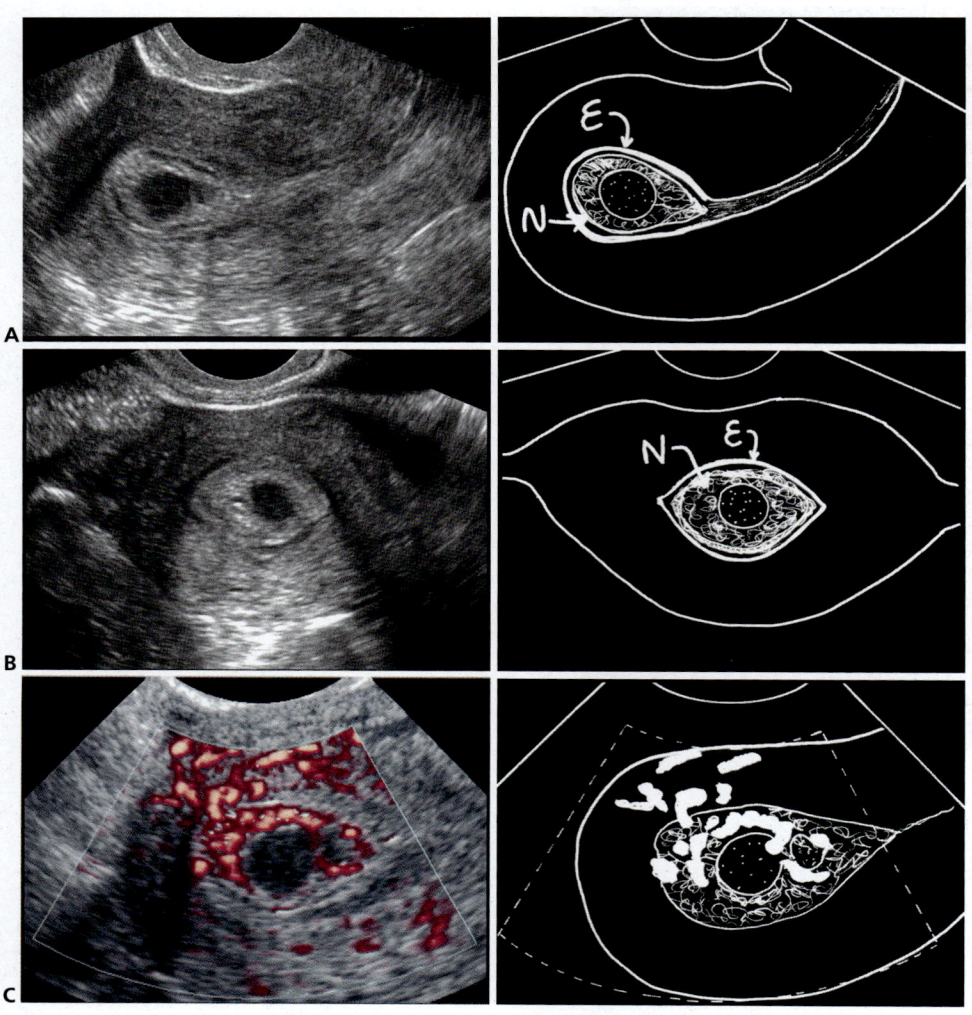

Figura 7.49. Paciente com queixa de aumento do fluxo menstrual e dismenorreia. Exame transvaginal.
A e **B:** Corte longitudinal e corte transversal do útero. Observe um nódulo (N) ecogênico, com centro hipoecogênico, rodeado pelo endométrio (E) e destacado por fino filme de muco.
C: O estudo Doppler mostra inúmeros vasos com distribuição periférica. O padrão vascular está mais relacionado com mioma, mas o diagnóstico histológico foi de um pólipo com área central de degeneração. Lembre-se que a imagem fornece hipóteses prováveis, mas a histologia é soberana.

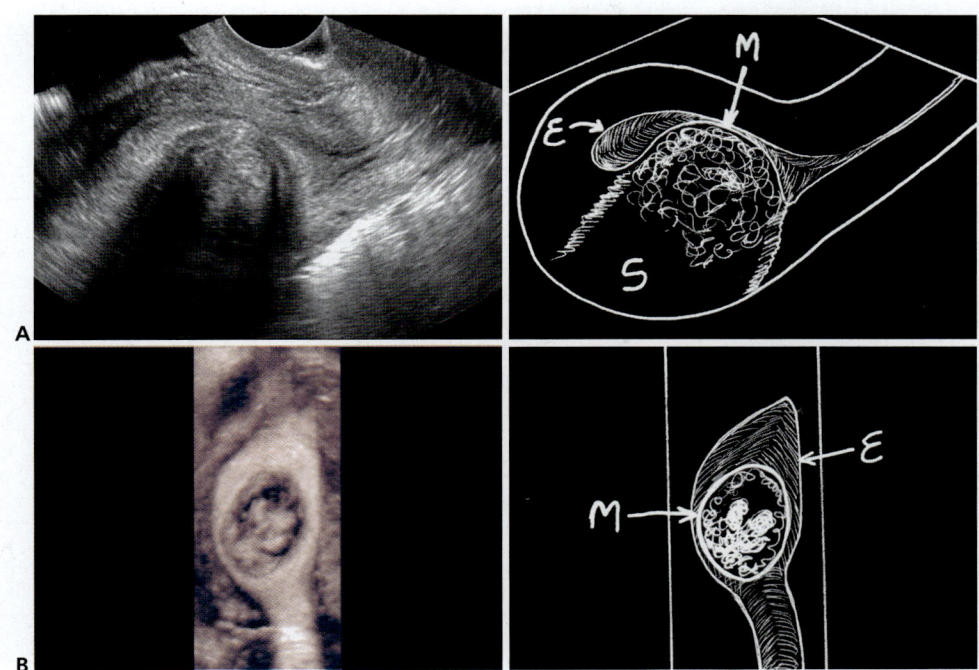

Figura 7.50. Paciente com esterilidade e queixa de dismenorreia e aumento do fluxo menstrual. Exame transvaginal.
A: Corte longitudinal do útero. O endométrio (E) apresenta padrão luteinizado e está comprimido e deslocado por mioma (M) submucoso, o qual provoca grande sombra acústica posterior (S), graças a sua densidade e absorção do feixe acústico.
B: Corte coronal obtido a partir do volume 3D. Observe o endométrio com a grande falha central provocada pelo mioma. O mioma apresenta áreas hiperecogênicas (prováveis focos de fibrose: fibromioma).

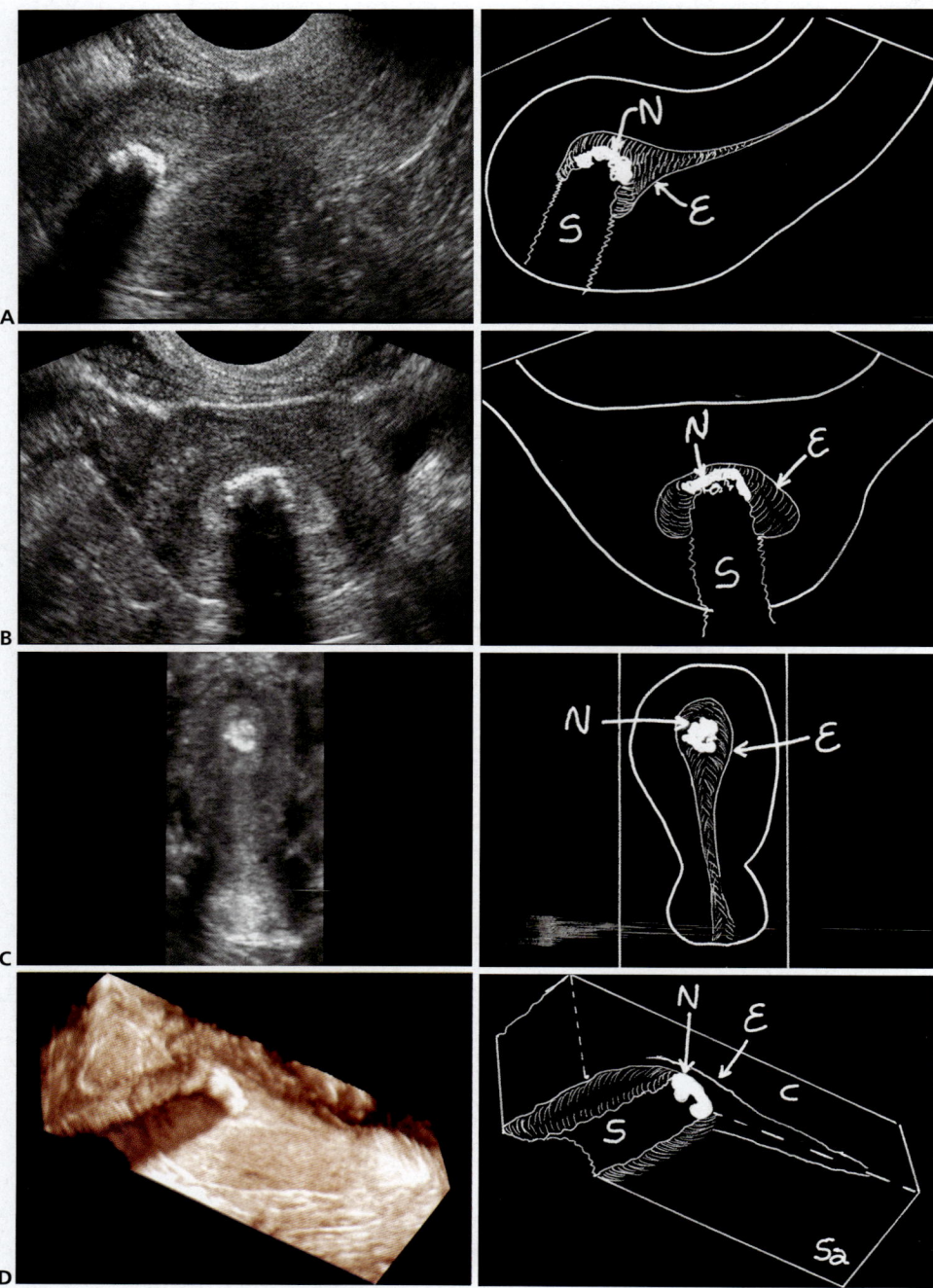

Figura 7.51. Exame transvaginal de rotina em paciente de 41 anos.
A e B: Corte longitudinal e corte transversal do útero. Observe o nódulo (N) hiperecogênico e grosseiro, provocando grande sombra acústica posterior (S). Está localizado dentro do endométrio (E).
C: Plano coronal obtido a partir do volume 3D. O nódulo é arredondado e está localizado no terço superior do endométrio. Não se observa a sombra acústica, pois, no plano coronal, não é possível identificar os tecidos posteriores ao endométrio, somente os tecidos laterais.
D: Imagem volumétrica 3D com ênfase nos planos coronal (C) e sagital (Sa). Observe a sombra acústica posterior ao nódulo (no trajeto do feixe acústico), bem evidente no plano sagital, parecendo um túnel escavado nos tecidos.

> A primeira hipótese que surge é a de um mioma calcificado intramucoso. Pare e pense com calma: a paciente tem 41 anos, apresenta ciclos menstruais normais e está assintomática. Outras hipóteses seriam: corpo estranho ou metaplasia óssea do endométrio. O diagnóstico final foi de metaplasia óssea.

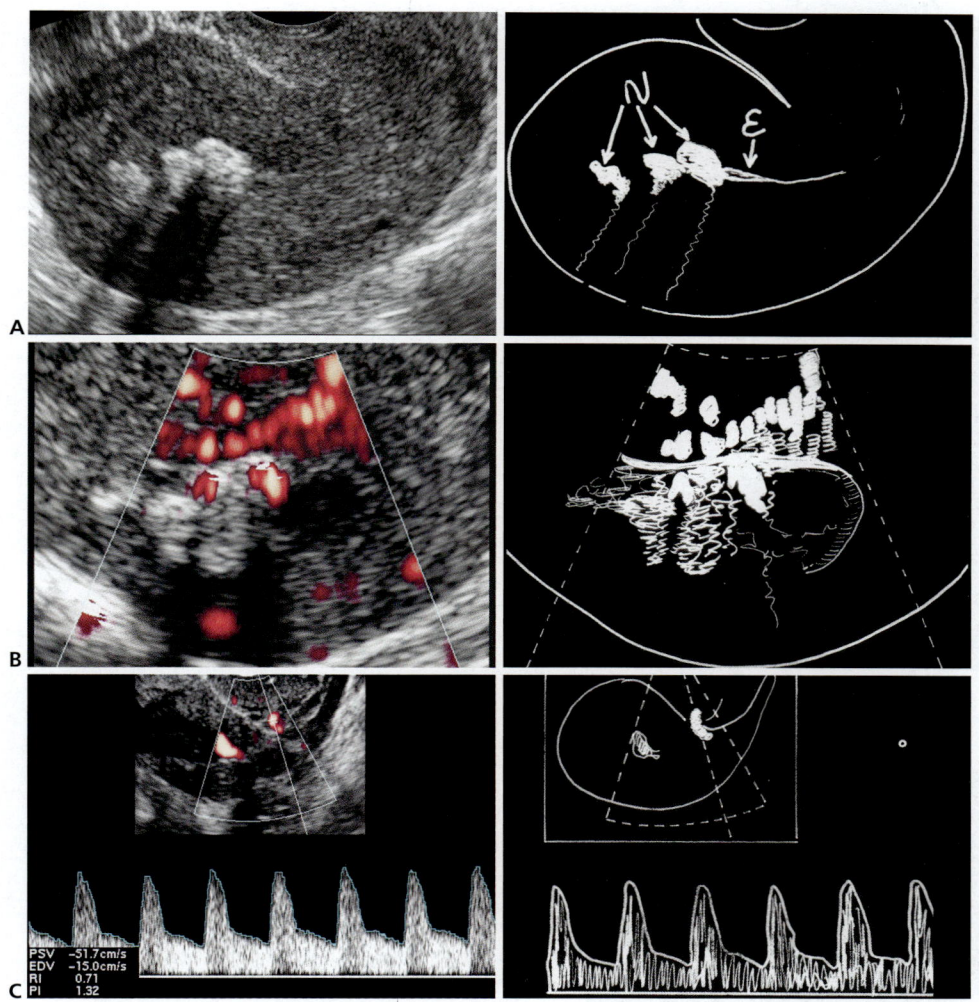

Figura 7.52. Exame transvaginal em paciente de 57 anos, com terapia hormonal e assintomática.
A: Corte longitudinal do útero. O endométrio está fino (E) e apresenta nódulos ecogênicos grosseiros (N) na metade superior, com forte sombra acústica posterior.
B: O mapa vascular mostra vasos no terço profundo do endométrio e raros entre os nódulos.
C: O Doppler espectral revela artérias uterinas com fluxos aumentados e índices de impedância típicos de mulheres em idade reprodutiva (IR = 0,71 e IP = 1,32).

! As curvas espectrais estão relacionadas com a terapia hormonal. Os nódulos ecogênicos podem ser miomas calcificados ou metaplasia óssea. O endométrio está fino, e a paciente está assintomática. A conduta foi de observação com exames ecográficos periódicos. Não ocorreu modificação na imagem e consideraram-se os nódulos como antigos e inertes. Se mioma ou metaplasia óssea, somente um estudo histológico poderia responder, mas este não foi realizado, pois a paciente recusou qualquer investigação invasiva.

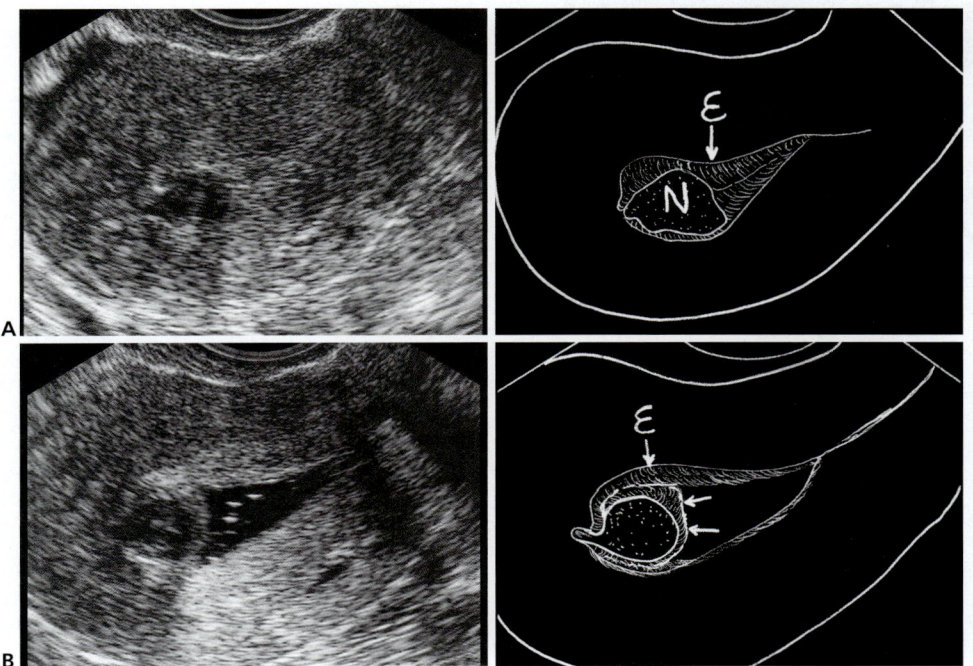

Figura 7.53. Exame transvaginal em paciente com aumento do fluxo menstrual.
A: Corte longitudinal do útero. O endométrio (E) apresenta nódulo hipoecogênico em seu terço superior (N).
B: A histerossonografia revela um mioma intramucoso, com seu núcleo central revestido pelo endométrio (setas).

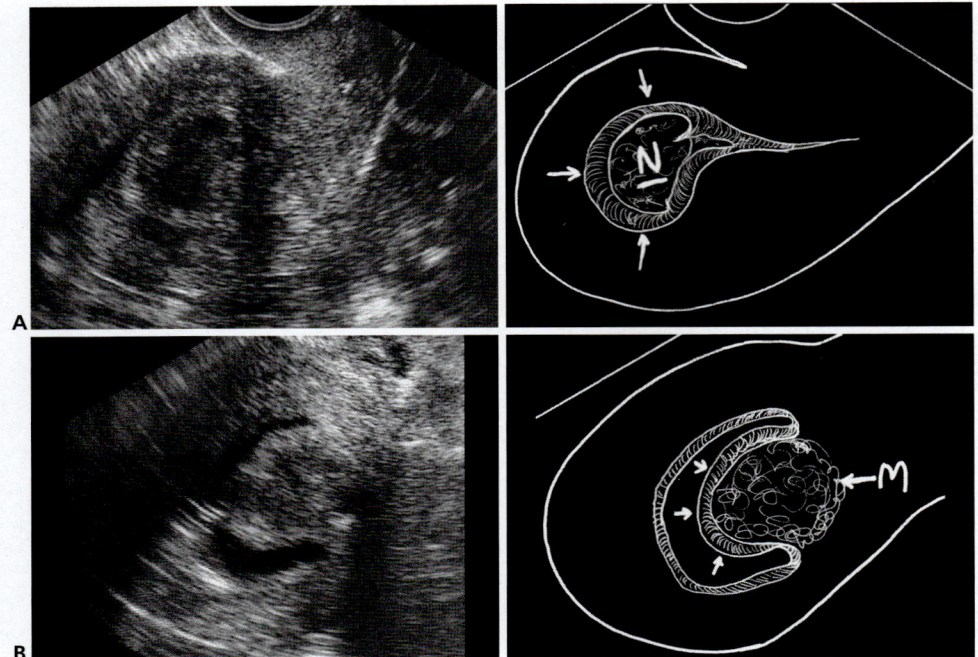

Figura 7.54. Exame transvaginal em paciente na pós-menopausa, sem terapia hormonal e assintomática.
A: Corte longitudinal do útero. Observe o nódulo (N) central hipoecogênico e com contorno ecogênico (setas).
B: A histerossonografia revelou um mioma (M) intramucoso, com a típica deflexão endometrial sobre ele. O soro fisiológico mostra bem o endométrio mural e sua reflexão sobre o mioma (setas). A soma das medidas das duas capas endometriais está normal (4 mm) para a pós-menopausa sem TH.

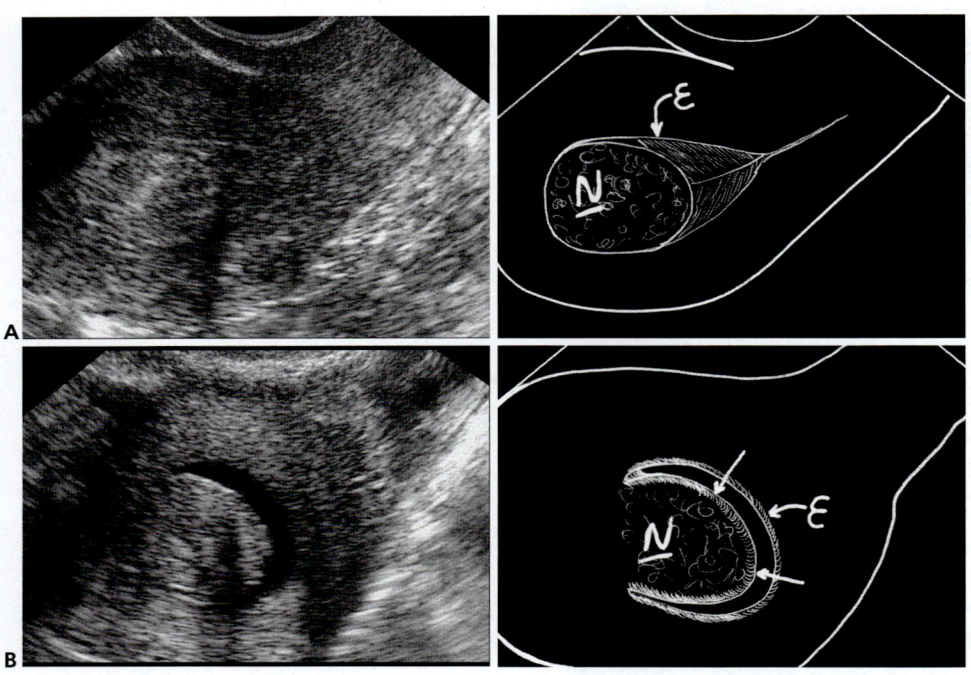

Figura 7.55. Exame transvaginal de rotina em paciente assintomática, na pós-menopausa, sem TH.
A: Corte longitudinal do útero. O endométrio (E) contém grande nódulo (N) heterogêneo (pólipo?).
B: A histerossonografia revela que o nódulo apresenta revestimento endometrial (setas), o que firma o diagnóstico de mioma intramucoso. O mioma está heterogêneo e levemente ecogênico, graças à atrofia da pós-menopausa. O endométrio está fino, normal para a idade.

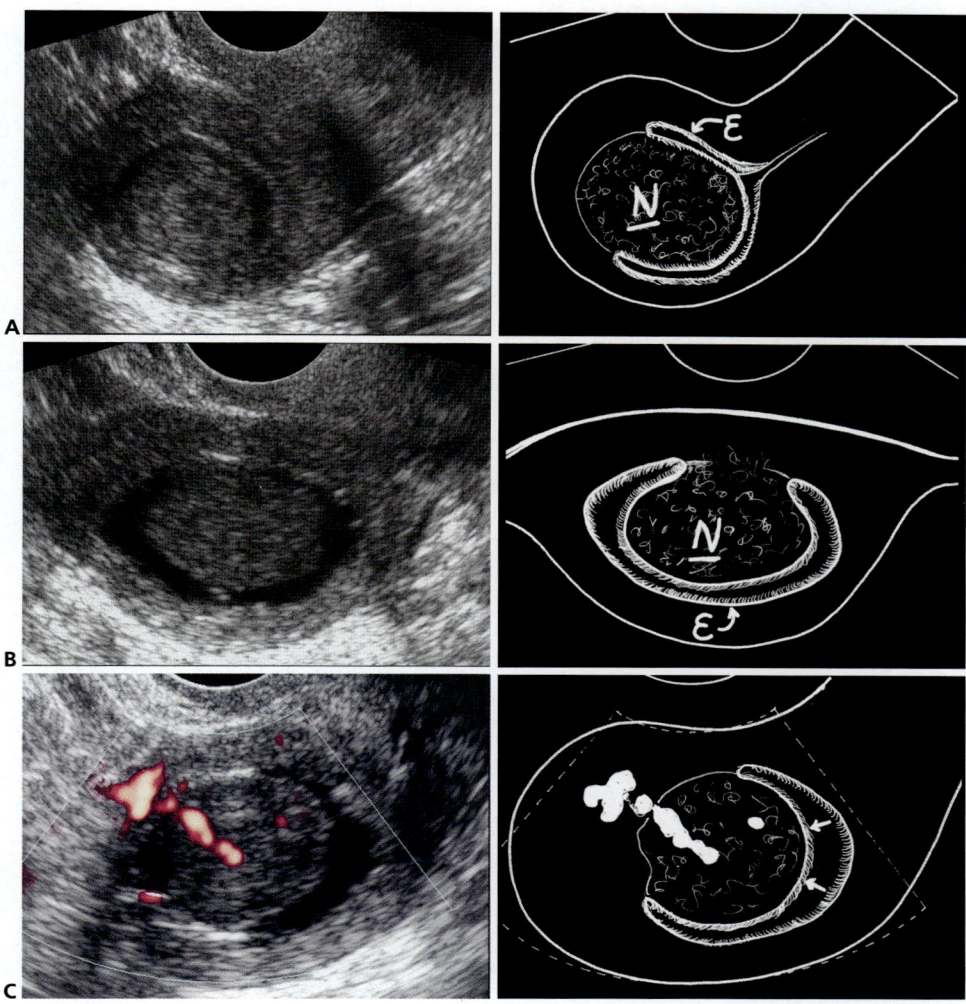

Figura 7.56. Exame transvaginal de rotina em paciente assintomática na pós-menopausa, sem TH.
A: Corte longitudinal do útero. O endométrio (E) está fino e contém grande nódulo (N) hipoecogênico. Note a pequena quantidade de muco interposto entre a mucosa e o nódulo.
B: Após a introdução de soro fisiológico (histerossonografia), note que aumentou a quantidade de fluido na cavidade uterina, e o nódulo está totalmente dentro da cavidade.
C: O estudo Doppler revela um pedúnculo vascular único e reto, sugerindo a possibilidade de um pólipo. Todavia, o nódulo é hipoecogênico, homogêneo e apresenta cobertura de endométrio (setas), características sugestivas de mioma. Foi realizada uma histeroscopia, a qual confirmou um mioma. Mioma com pedúnculo vascular único e reto (tipo pólipo) é uma exceção.

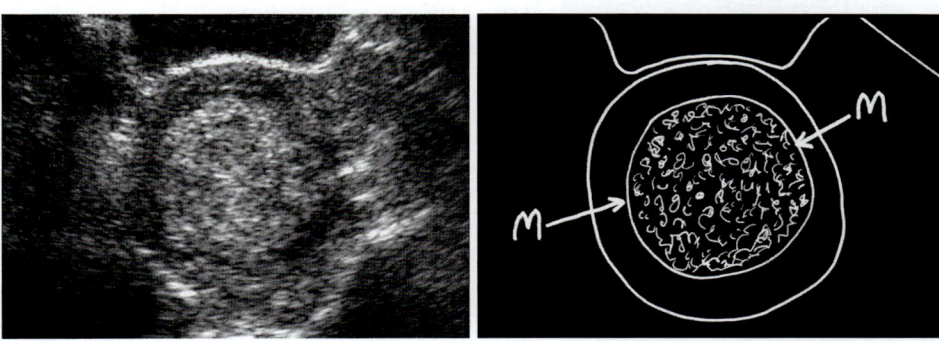

Figura 7.57. Exame transabdominal de rotina em paciente de 62 anos, assintomática e sem terapia hormonal. Corte transversal do útero. Observe a grande massa ecogênica (M) ocupando a região central do útero. As hipóteses relacionadas com as proliferações graves do endométrio ficam descartadas graças ao fato de a paciente estar assintomática. O diagnóstico diferencial fica entre mioma velho atrofiado e grande pólipo endometrial. A paciente foi submetida à histerectomia, e o diagnóstico final foi de mioma.

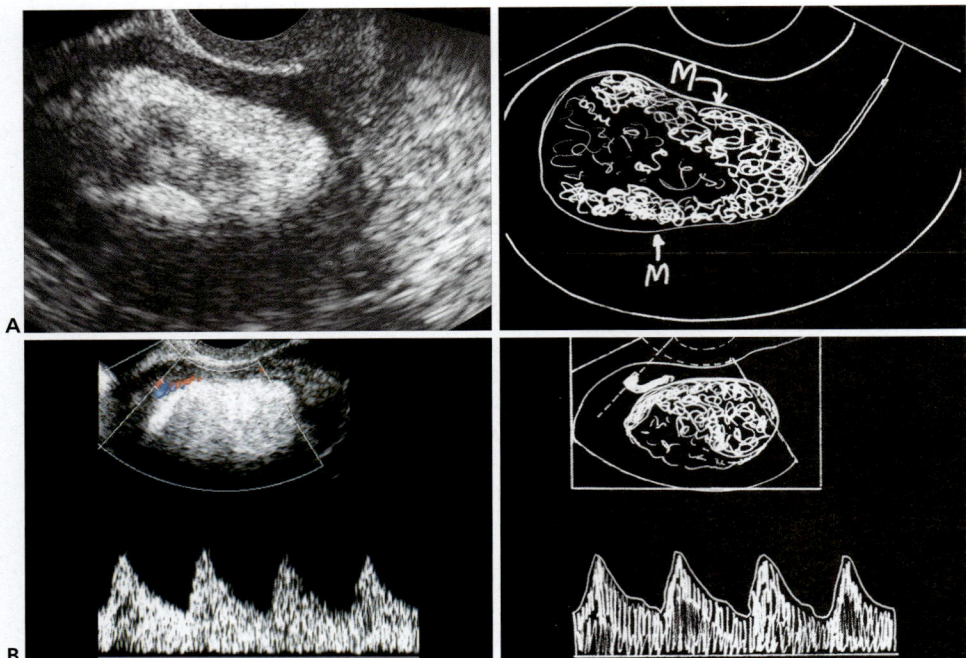

Figura 7.58. Exame transvaginal de rotina em paciente de 78 anos, assintomática e em tratamento para hipertensão arterial.
A: Corte longitudinal do útero. Observe a grande massa hiperecogênica heterogênea (M), a ocupar toda a região central do corpo uterino. O útero está atrofiado, com volume de 52 cm³ (normal para a pós-menopausa: 20 a 70 cm³).
B: O Doppler espectral mostra curvas com diástoles cheias, e índices moderados de resistividade.

! A paciente está assintomática, o que afasta a hipótese de proliferação grave do endométrio. As curvas espectrais estão compatíveis com o uso de medicamento para a hipertensão arterial. O colo está atrofiado e não permitiu dilatação para biopsiar a massa. A paciente recusou a proposta de histerectomia. Controles ecográficos posteriores não mostraram modificações da massa. A primeira hipótese para este achado é mioma atrofiado com degeneração fibroadiposa, graças à forte ecogenicidade heterogênea, mas não podemos excluir um megapólipo.

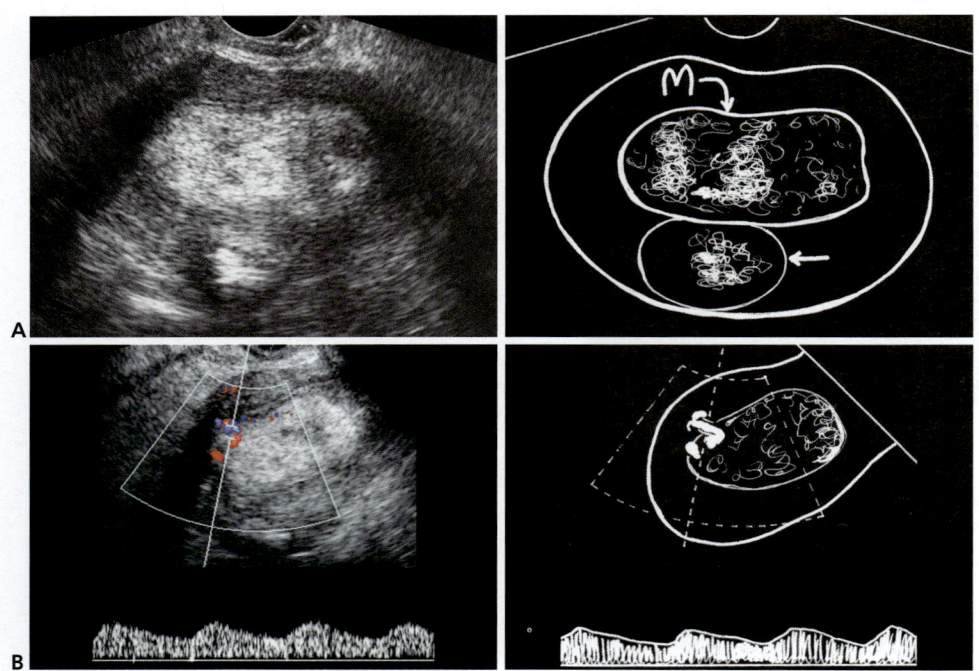

Figura 7.59. Exame transvaginal de rotina em paciente assintomática de 77 anos. Não utiliza qualquer tipo de medicamento.
A: Corte transversal do útero. Observe a grande massa hiperecogênica (M), heterogênea, a ocupar toda a região central do corpo uterino, e uma segunda (seta) localizada na parede posterior e com as mesmas características.
B: O estudo Doppler das artérias adjacentes à massa central mostra curvas espectrais com baixos índices de impedância (IR = 0,48 e IP = 0,74).

! A atrofia cervical não permitiu a biópsia da massa. O útero foi removido, e a histologia revelou miomas velhos com degeneração fibroadiposa (benignos). A explicação para as curvas espectrais é a de que talvez sejam artérias nutrizes dos miomas, as quais podem apresentar diástoles elevadas. Note que a massa central tem as mesmas características da mostrada na Figura 7.58.

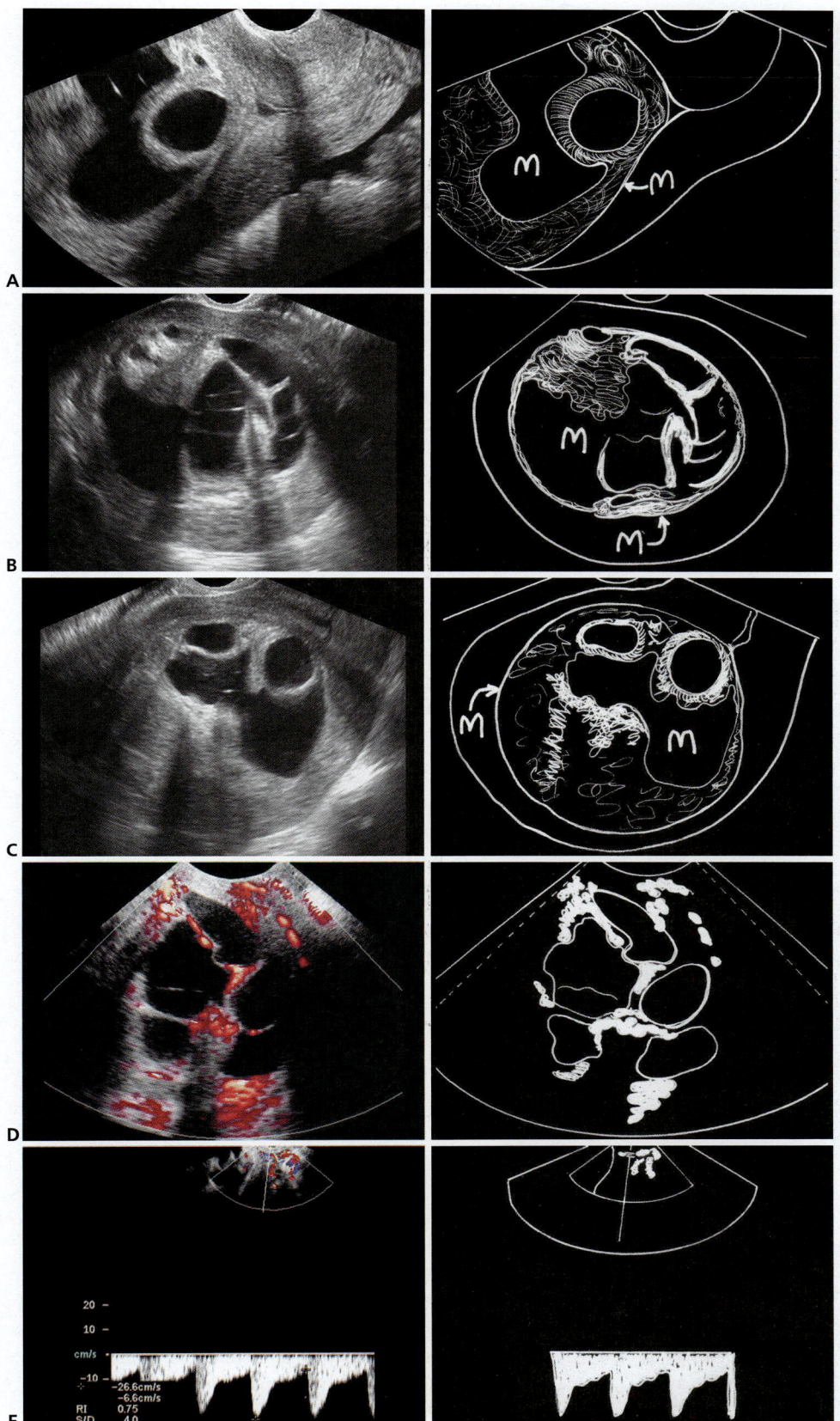

Figura 7.60. Exame transvaginal em paciente com útero aumentado ao toque ginecológico, com queixa de dismenorreia e hipermenorreia.
A-C: Cortes longitudinal, transversal e oblíquo do útero. Observe a grande massa (M) mista, com áreas sólidas e áreas císticas septadas, localizada na região central do útero. Os septos são grossos e irregulares.
D: O mapa vascular com o Doppler codificado por amplitudes mostra grande número de vasos nos septos e nas áreas sólidas.
E: O Doppler espectral das artérias uterinas mostra curvas com resistividade normal para o útero em idade reprodutiva. A dosagem do beta-HCG no plasma foi negativa para gravidez. Em vista dos achados, o útero foi removido, e o diagnóstico final foi mioma com degeneração cística, localizado no centro do corpo uterino, deslocando o endométrio.

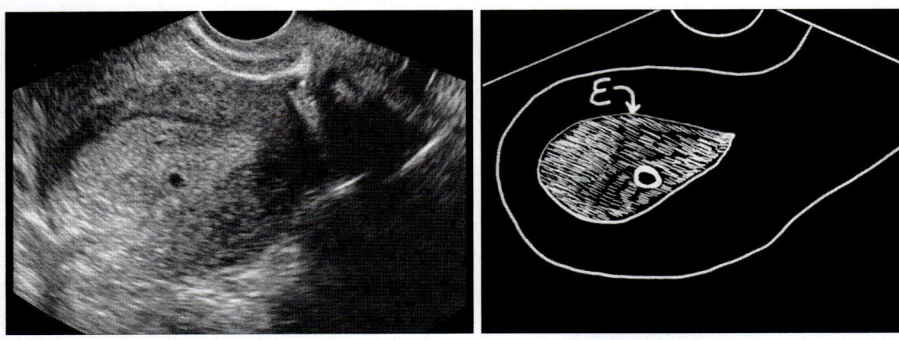

Figura 7.61. Paciente de 44 anos, referindo sangramento irregular há dois meses. Exame transvaginal na vigência do sangramento. Corte longitudinal do útero. Observe o endométrio (E) com grande espessamento (15 mm) e pequeno cisto em seu interior.

> As hipóteses são de hiperplasia, pelo quadro clínico, ou de um megapólipo enluvado. A possibilidade de carcinoma é menor, graças à idade da paciente. Foi submetida a uma curetagem, com saída de grande quantidade de tecido. O diagnóstico histológico foi hiperplasia cística de baixo grau. Sempre examine a paciente durante a hemorragia. Se o endométrio estiver fino, houve descamação completa, e não há necessidade de histologia. Se o endométrio estiver proliferado (caso em questão), a descamação está sendo irregular e incompleta, e o diagnóstico histológico é necessário.

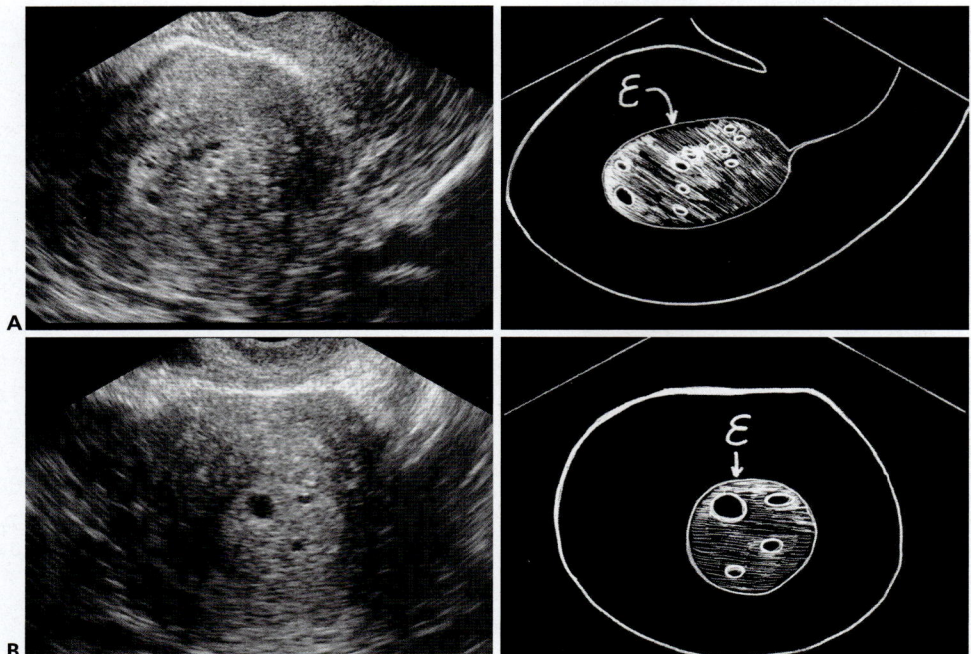

Figura 7.62. Paciente de 51 anos com hemorragia disfuncional. Exame transvaginal durante o sangramento.
A e **B:** Corte longitudinal e corte transversal do útero. Observe o endométrio (E) espessado apesar do sangramento. Está ecogênico, compacto, com limites definidos e contém pequenos cistos. O achado ecográfico levou à biópsia endometrial, a qual revelou hiperplasia cística típica.

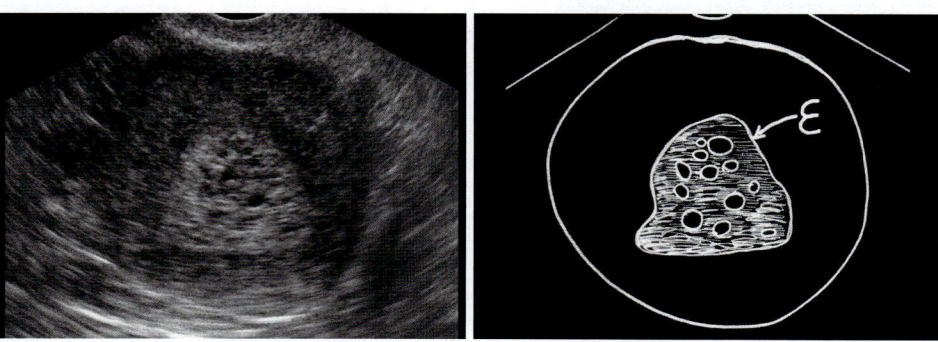

Figura 7.63. Exame transvaginal em paciente de 62 anos. Não faz terapia hormonal e refere "mancha de sangue" na calcinha. Corte transversal do útero. Observe o endométrio proliferado (E), ecogênico, com limites definidos, apresentando inúmeros pequenos cistos. Foi submetida à curetagem uterina, e o diagnóstico foi de hiperplasia cística típica.

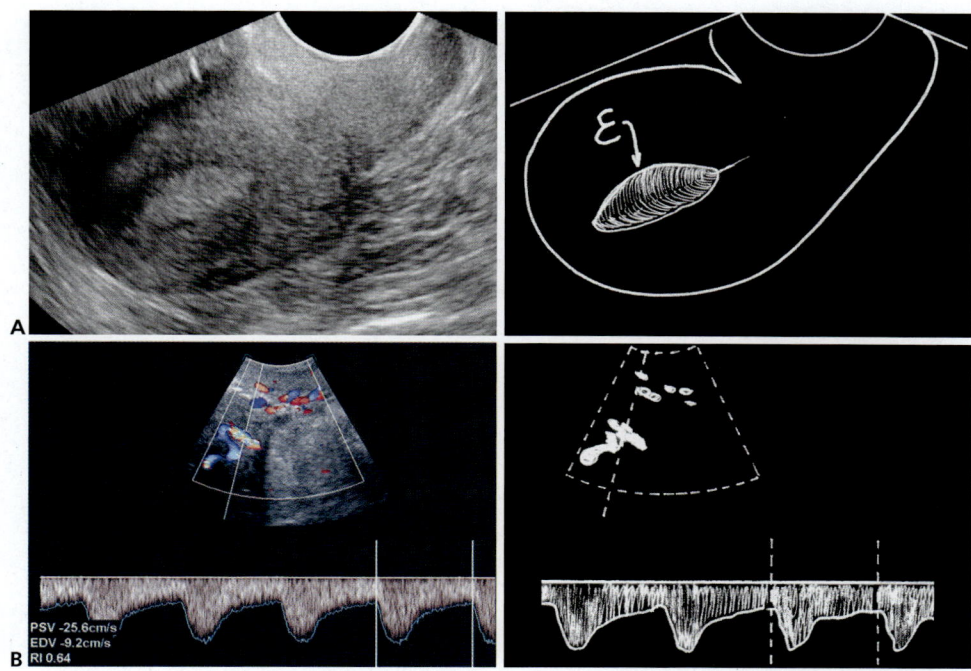

Figura 7.64. Paciente de 68 anos com história de pequenas perdas sanguíneas. Nega terapia hormonal e não usa medicação alguma. Exame transvaginal.
A: Corte longitudinal do útero. O endométrio (E) está proliferado (9 mm de espessura), sem outras alterações visíveis.
B: O Doppler espectral das artérias uterinas mostra resistividade baixa para a idade (IR = 0,64), o que indica proliferação endometrial ativa (neoangiogênese).

> ! Lembre-se que é preciso afastar o emprego de qualquer tipo de medicação vasoativa para valorizar o achado do Doppler. A histologia mostrou hiperplasia simples do endométrio.

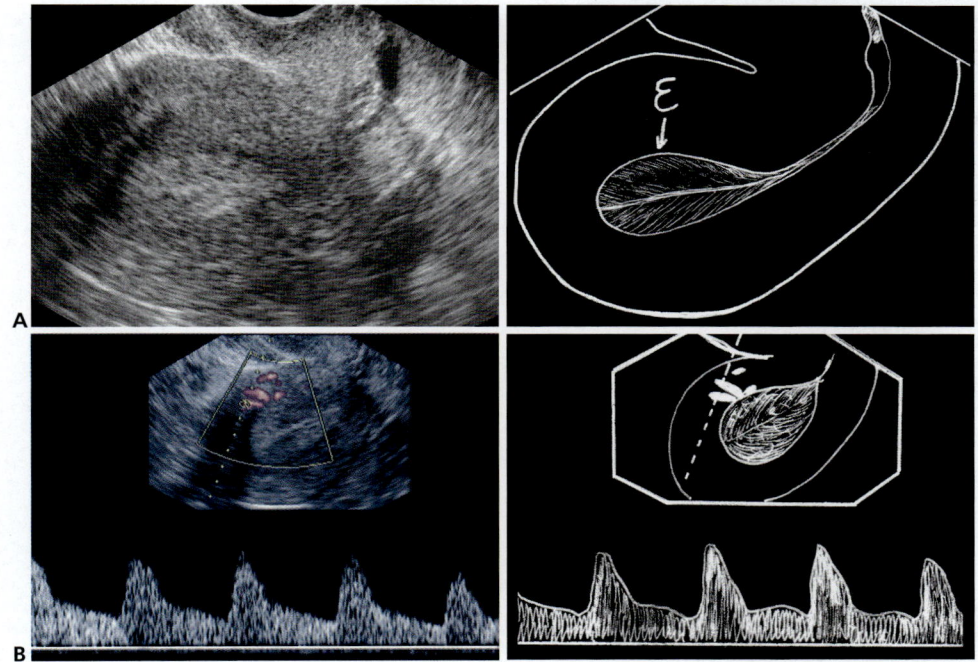

Figura 7.65. Exame transvaginal em paciente na pós-menopausa há três anos, sem terapia hormonal e com episódio de sangramento.
A: Corte longitudinal do útero. O endométrio (E) está proliferado e mede 14 mm de espessura.
B: O Doppler espectral revela curvas com diástoles cheias (resistividade baixa).

> ! A paciente nega qualquer medicação vasoativa. O endométrio de 14 mm e a perfusão uterina aumentada sugerem alto risco. O diagnóstico histológico foi hiperplasia típica benigna. A probabilidade de carcinoma na pós-menopausa sem TH, em endométrio com 14 ou mais mm de espessura, é maior do que a incidência populacional.

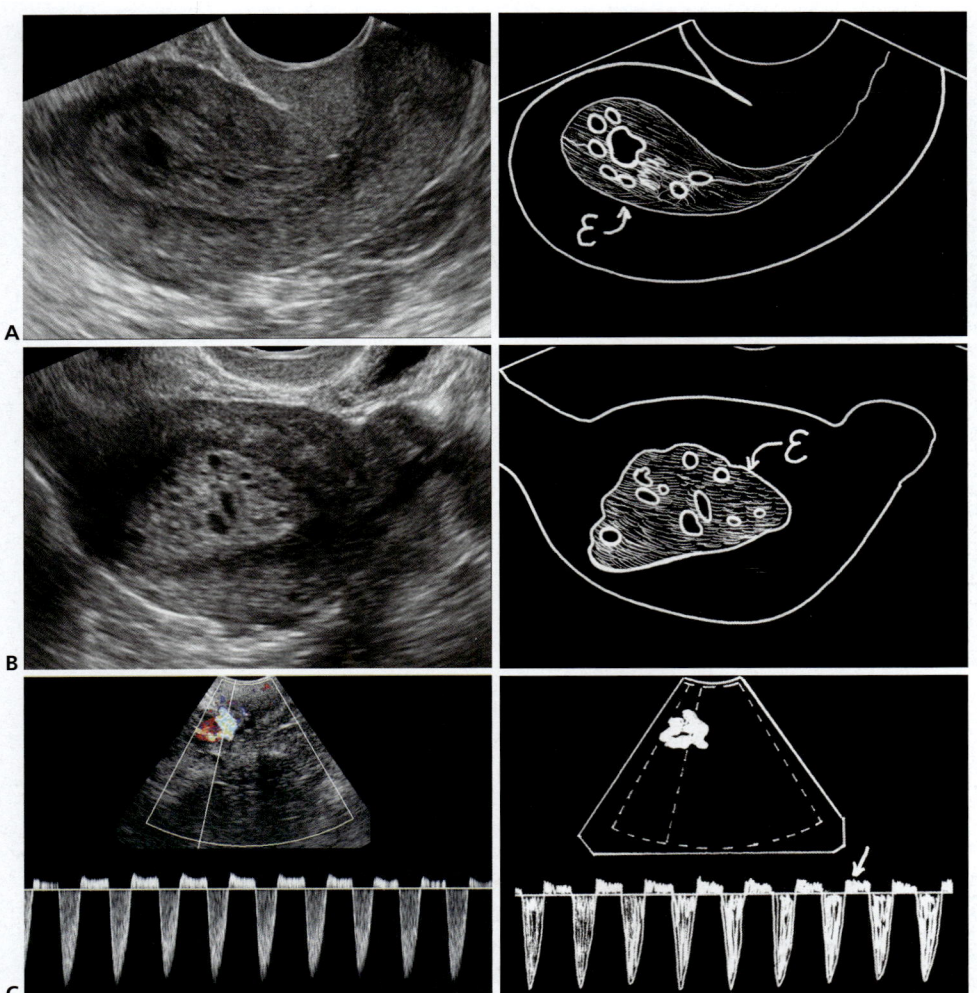

Figura 7.66. Exame transvaginal em paciente de 59 anos, sem TH e com episódio de sangramento.
A e B: Corte longitudinal e corte transversal do útero. Observe a grande proliferação endometrial (16 mm), mas com limites definidos e vários pequenos cistos (E).
C: O Doppler espectral das artérias uterinas mostra, paradoxalmente, diástoles reversas (seta), o que indica pequena angiogênese e baixo risco para malignidade.

! O achado do Doppler indica a possibilidade de grande pólipo na cavidade endometrial, mas o episódio de sangramento levou à curetagem. O resultado histológico foi hiperplasia cística típica. A explicação para as diástoles reversas nas artérias uterinas: provável esclerose difusa das artérias radiais, provocando obstrução parcial, dificultando a passagem do sangue arterial, mas sem provocar isquemia endometrial.

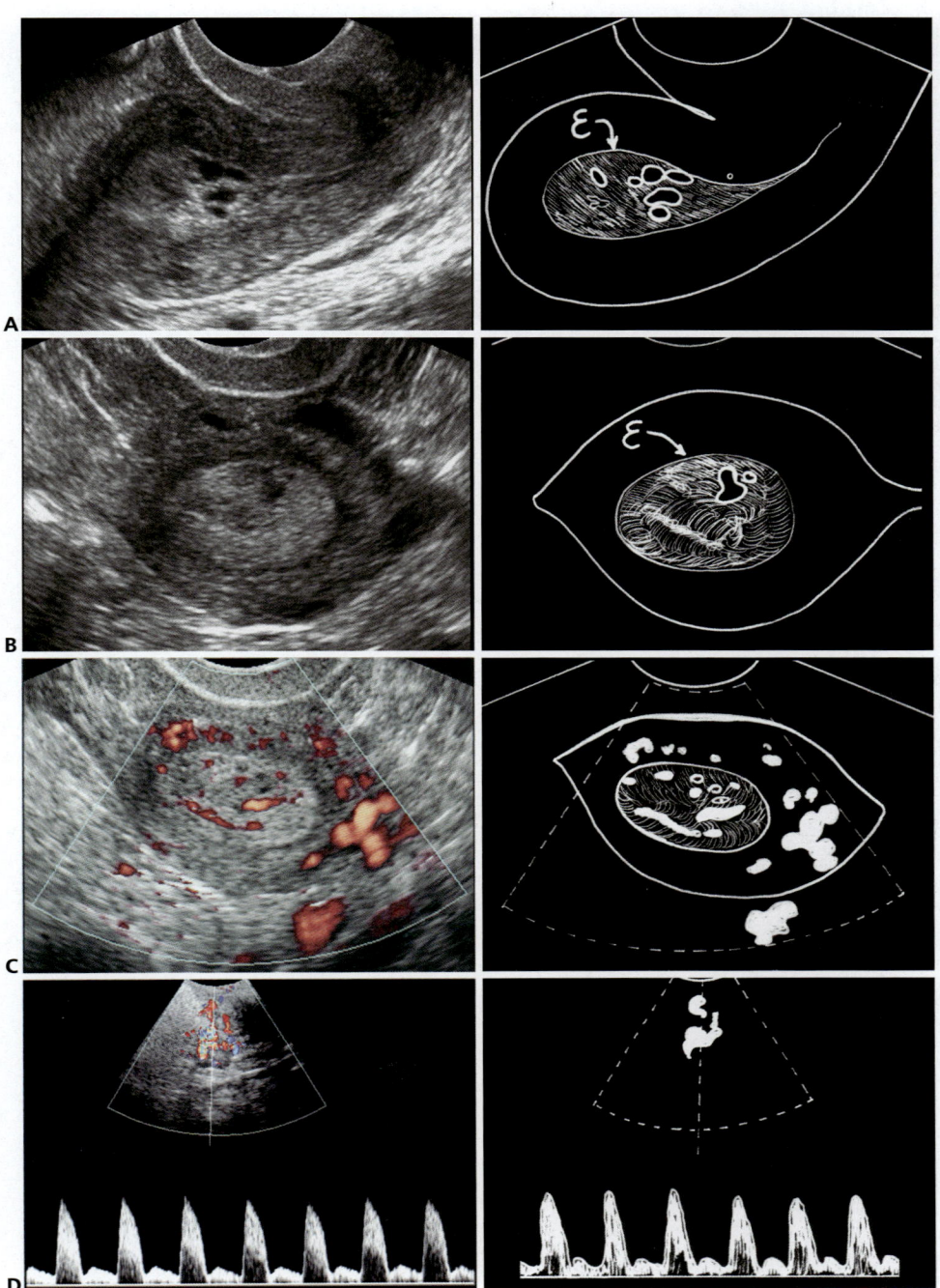

Figura 7.67. Exame transvaginal em paciente de 68 anos, sem TH e com episódios de sangramento.
A e **B:** Corte longitudinal e corte transversal do útero. Observe a grande proliferação endometrial (E) com limites definidos e pequenos cistos.
C: O *Power* Doppler mostra aumento do número de vasos periendometriais e vasos com distribuição aleatória dentro do endométrio, o que fala contra a hipótese de pólipo.
D: O Doppler espectral das artérias uterinas mostra fluxos diastólicos presentes, mas baixos (alta resistividade), o que indica menor risco de malignidade. O estudo histológico revelou hiperplasia cística benigna.

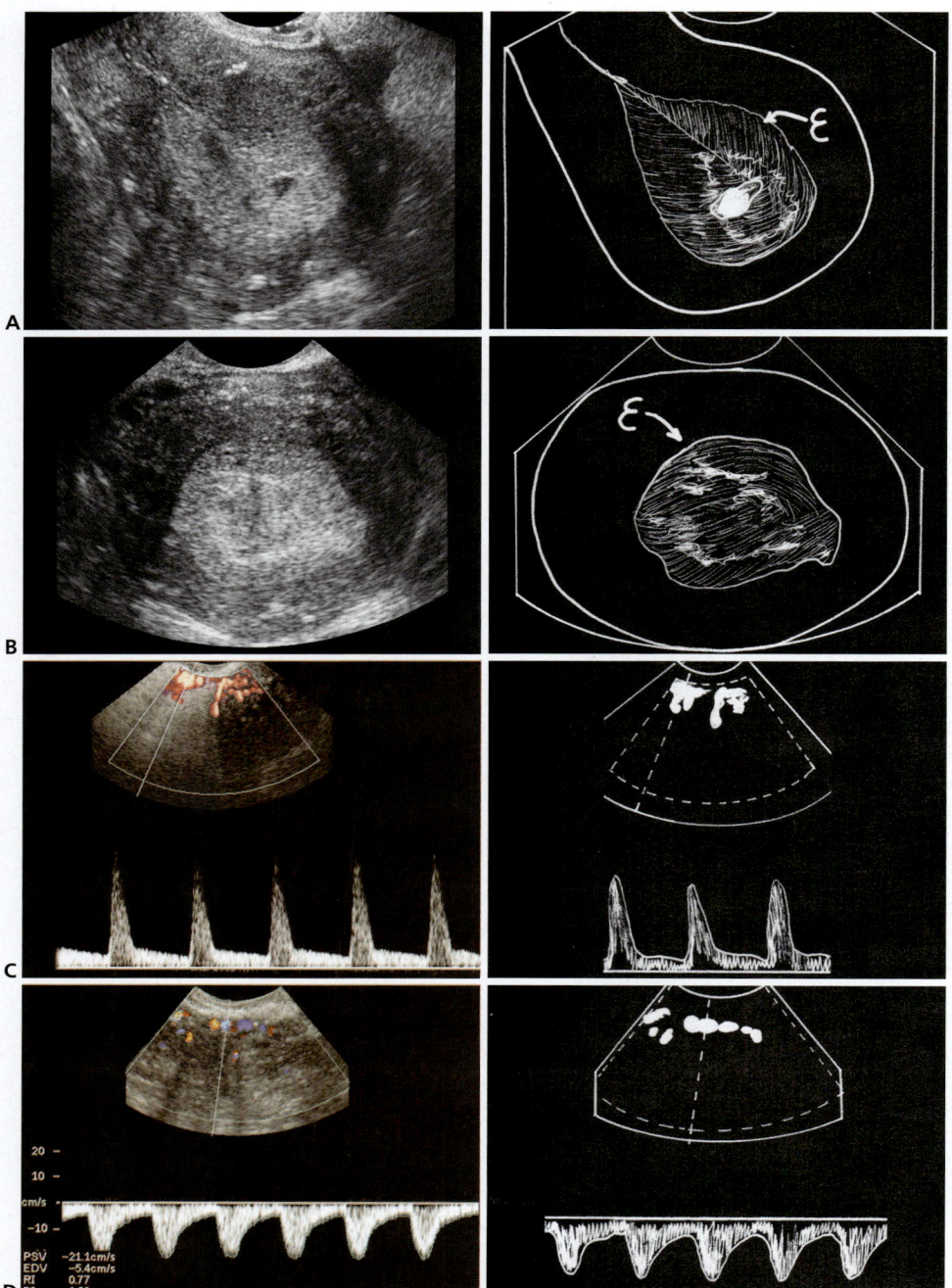

Figura 7.68. Exame transvaginal em paciente de 75 anos. Refere injeções intramusculares de estrógenos conjugados há três meses. Apresenta sangramento vivo com coágulos (menstruação).
A e **B:** Corte longitudinal e corte transversal do útero retrovertido. O endométrio (E) apresenta grande proliferação (22 mm).
C: O Doppler espectral das artérias uterinas revela fluxos diastólicos baixos (alta resistividade).
D: O Doppler espectral das artérias radiais mostra resistividade mais baixa, mas ainda elevada, o que indica provável ação hormonal recente.

! A medicação foi suspensa, a paciente teve "menstruação" abundante, e o controle ecográfico após 45 dias mostrou endométrio fino normal. Este caso mostra que a anamnese correta permite o manejo mais adequado do problema, e que a medicação utilizada para tratar uma atrofia genital foi incorreta.

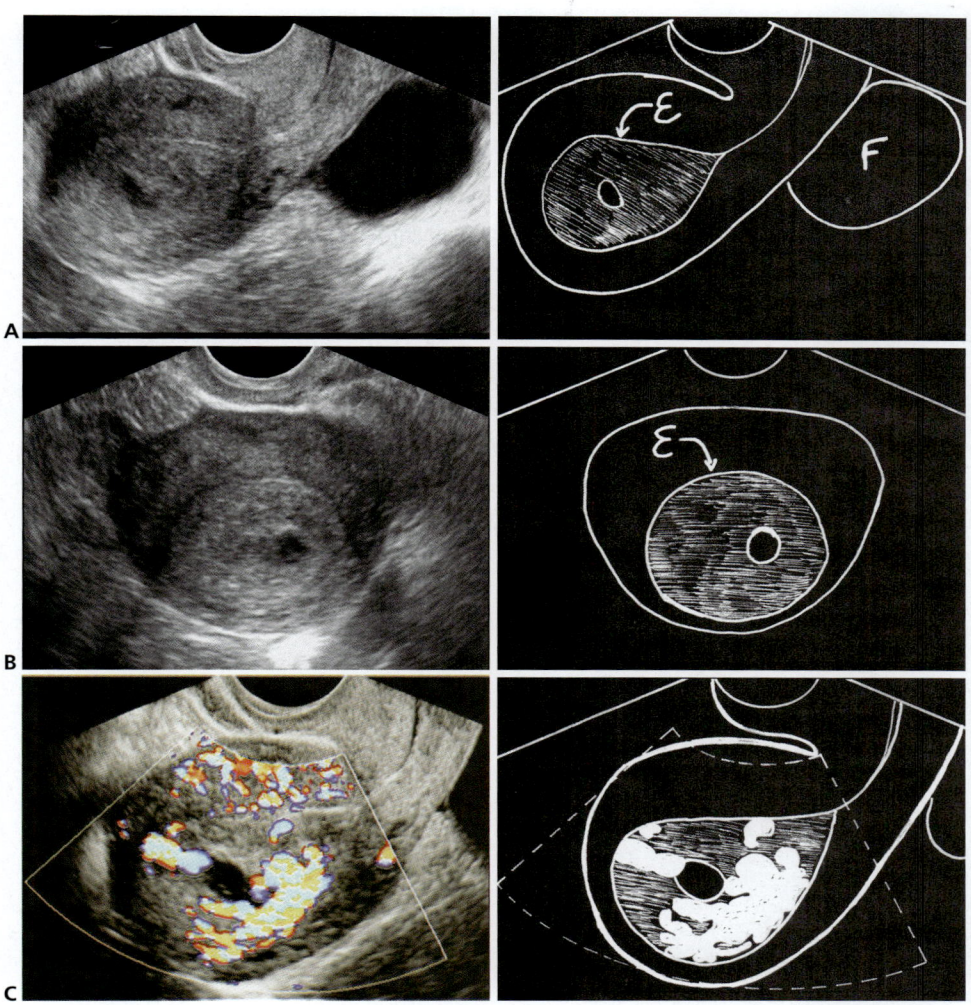

Figura 7.69. Paciente de 31 anos com queixa de hemorragia há 30 dias. Exame transvaginal na vigência do sangramento.
A: Corte longitudinal do útero. O endométrio (E) apresenta grande espessamento, medindo 27 mm. Nota-se ovário com folículo hidrópico (F), localizado no fundo de saco posterior.
B: Corte transversal do útero. Note o endométrio enorme.
C: Mapa vascular com Doppler colorido. O endométrio apresenta grande número de vasos irregulares, o que exclui a hipótese de megapólipo. O diagnóstico histológico foi de hiperplasia adenomatosa.

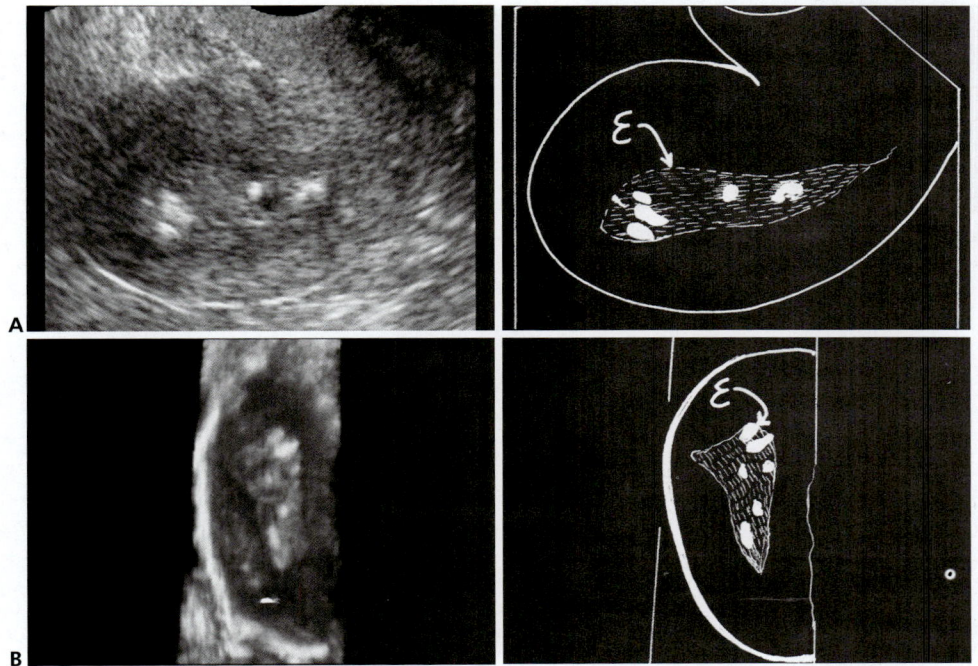

Figura 7.70. Exame transvaginal de rotina em paciente de 58 anos e menopausa há 10 anos. Nega terapia hormonal.
A: Corte longitudinal do útero. O volume uterino é pequeno, o que indica atrofia. O endométrio (E) apresenta 7 mm de espessura e contém vários pontos ecogênicos grosseiros.
B: Imagem volumétrica 3D em plano coronal e com transparência. Observe o endométrio proliferado e as calcificações.

> Endométrios de até 4 mm são considerados normais; entre 5 e 7 mm, a proliferação é de baixo risco; entre 8 e 13 mm, o risco é moderado, e com 14 mm ou mais indica alto risco para malignidade. É óbvio que devemos excluir os grandes pólipos da pós-menopausa, que são de risco muito baixo. Essa paciente não refere sangramento e poderemos fazer um controle em 90 dias, sem aumentar o risco de malignização. Foi submetida a uma histeroscopia, e o diagnóstico foi hiperplasia simples com focos de metaplasia óssea.

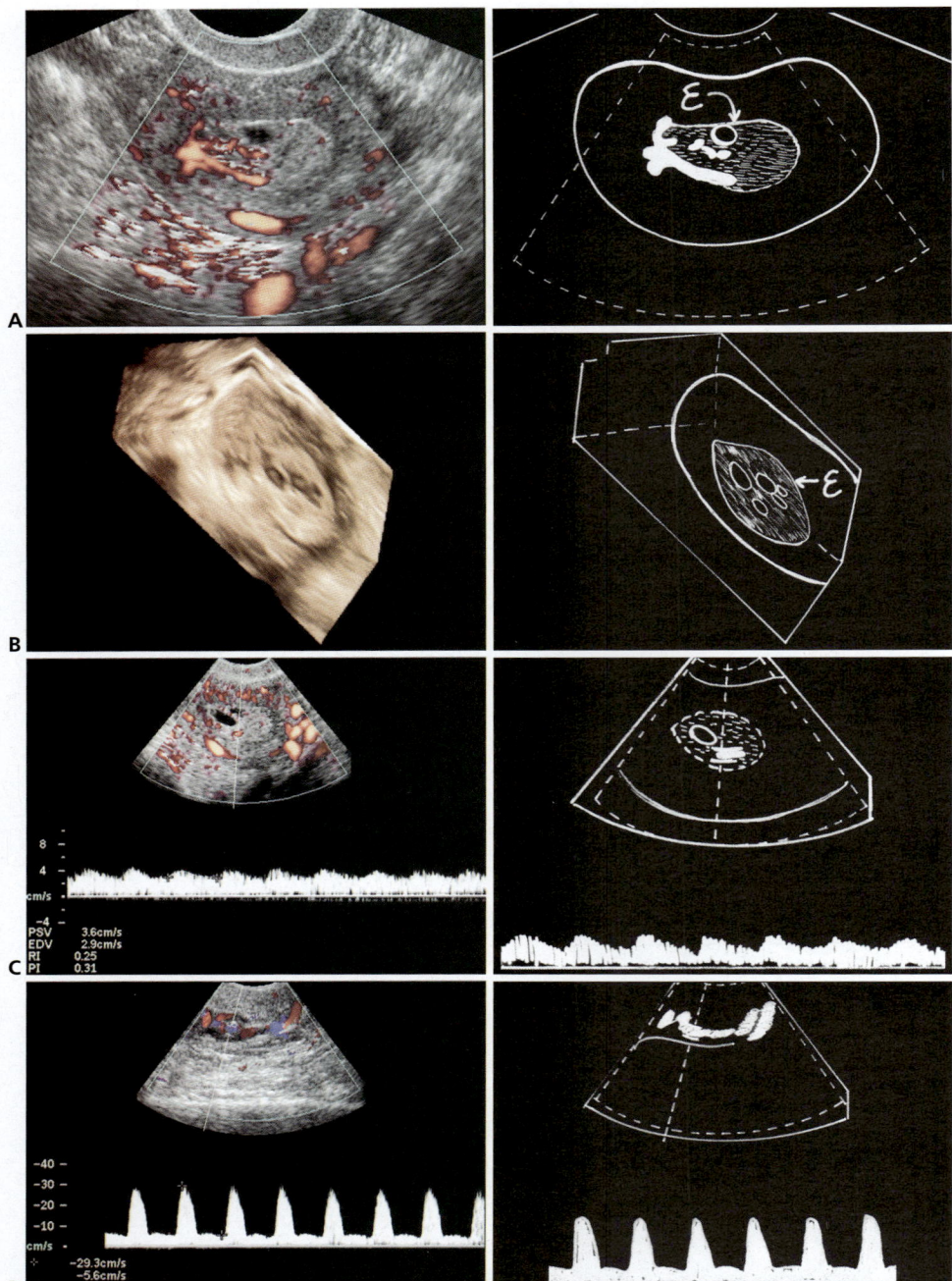

Figura 7.71. Exame transvaginal em paciente de 68 anos, sem TH e com queixa de sangramento. Não utiliza outros tipos de medicamentos.
A: Corte transversal do útero. O endométrio (E) está espessado (10 mm). O Doppler mostra um vaso reto, semelhante a um pedúnculo de pólipo, mas existem outros vasos menores e irregulares.
B: Imagem volumétrica 3D com evidência nos planos coronal e sagital. O endométrio espessado está em evidência e apresenta alguns cistos.
C: O Doppler espectral de artéria intraendometrial mostra resistividade muito baixa (IR = 0,31).
D: O Doppler espectral das artérias uterinas mostra a presença de fluxos diastólicos, mas com resistividade alta (IR = 0,81), o que indica menor risco. O diagnóstico histológico foi de hiperplasia adenomatosa (grau intermediário). A paciente optou por histerectomia.

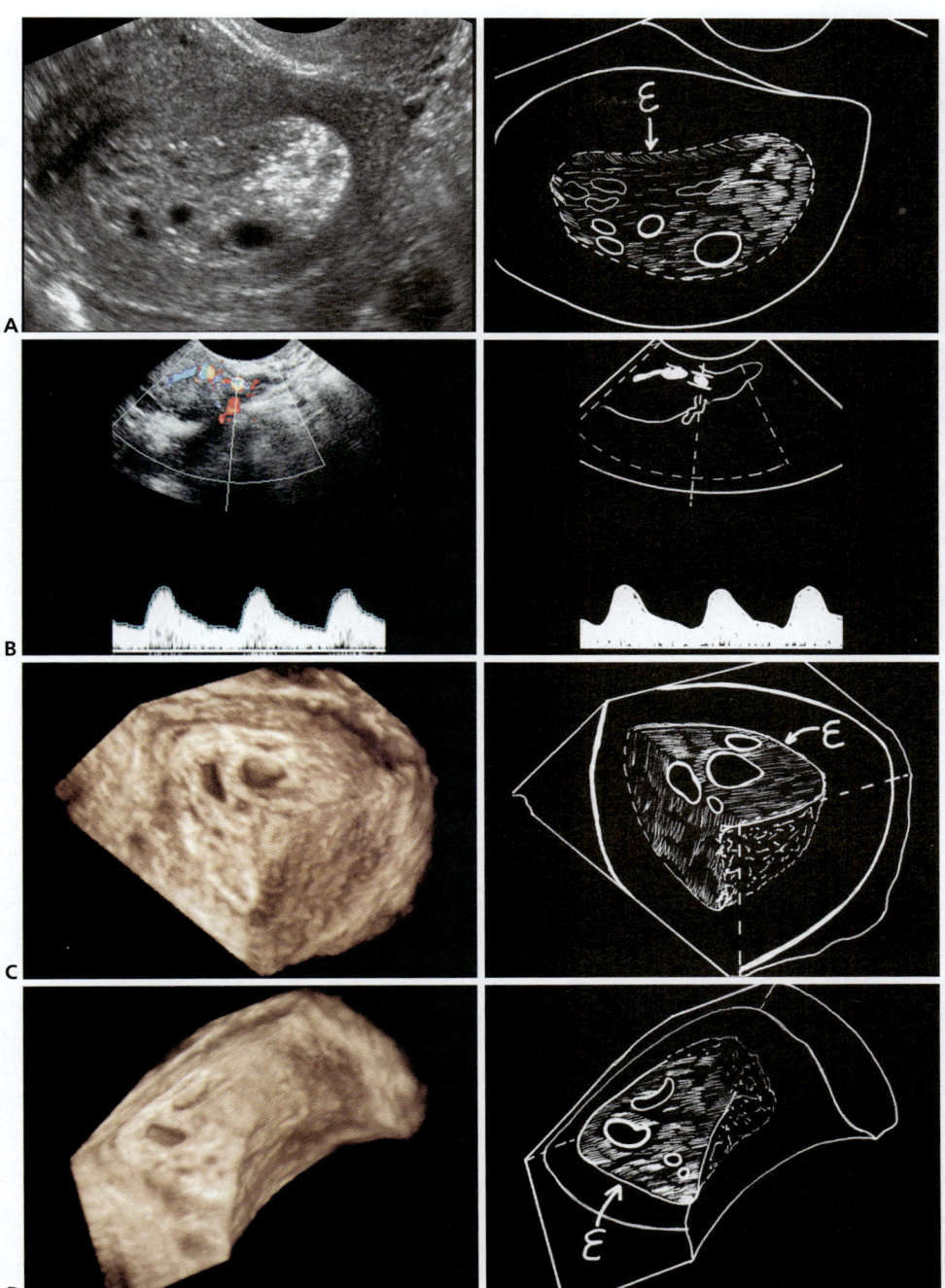

Figura 7.72. Exame transvaginal em paciente de 56 anos, sem TH e com queixa de sangramento.
A: Corte transversal do útero. O endométrio (E) apresenta grande proliferação heterogênea, com cistos e áreas ecogênicas.
B: O Doppler espectral das artérias uterinas mostra curvas com diástoles cheias e resistividades moderadas (risco para alteração grave).
C e D: Imagens volumétricas 3D em planos ortogonais e oblíquos. A proliferação endometrial está bem demonstrada nestas imagens magníficas. O estudo histológico revelou hiperplasia adenomatosa atípica (alto risco), e o útero foi removido posteriormente.

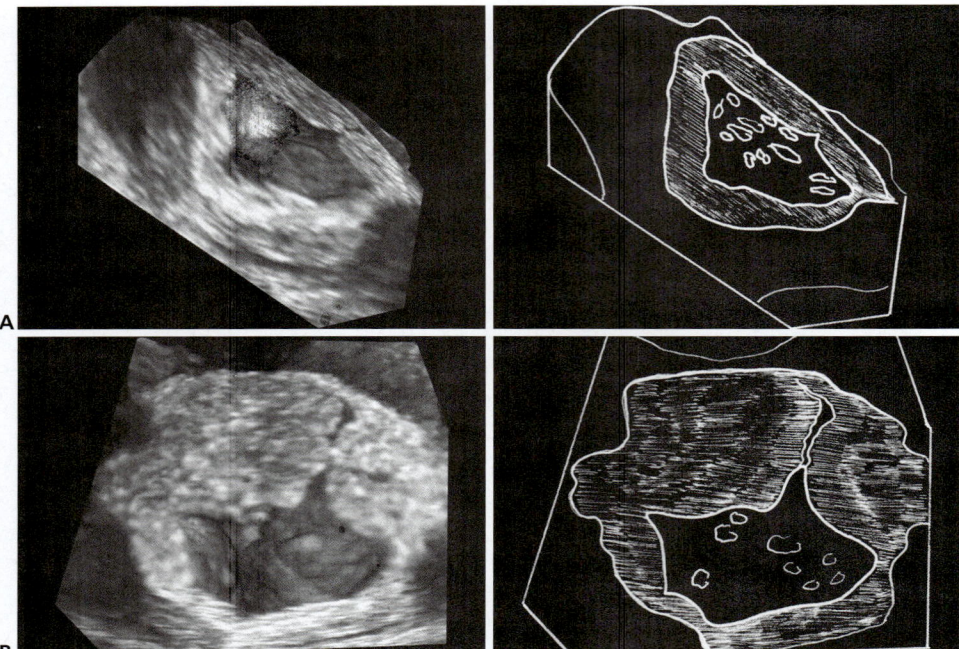

Figura 7.73. Paciente de 63 anos, com sangramento repetido. No exame transvaginal, foi identificado um grande espessamento endometrial, e foi realizada uma histerossonografia com água destilada (?).
A e B: Imagens volumétricas 3D, mostrando, de forma magnífica, o espessamento endometrial e sua superfície interna irregular, bem como os limites basais também irregulares.

! Quando há espessamento endometrial e sangramento, deve-se utilizar água destilada (!), para hidrolisar as células soltas na cavidade uterina, e não haver risco de disseminação peritoneal, graças à passagem do fluido pelas tubas uterinas. Essas imagens mostram uma combinação entre a histeroscopia virtual (histerossonografia) e a anatomia em profundidade da enfermidade endometrial (3D). A histologia revelou hiperplasia adenomatosa atípica, e o útero foi removido.

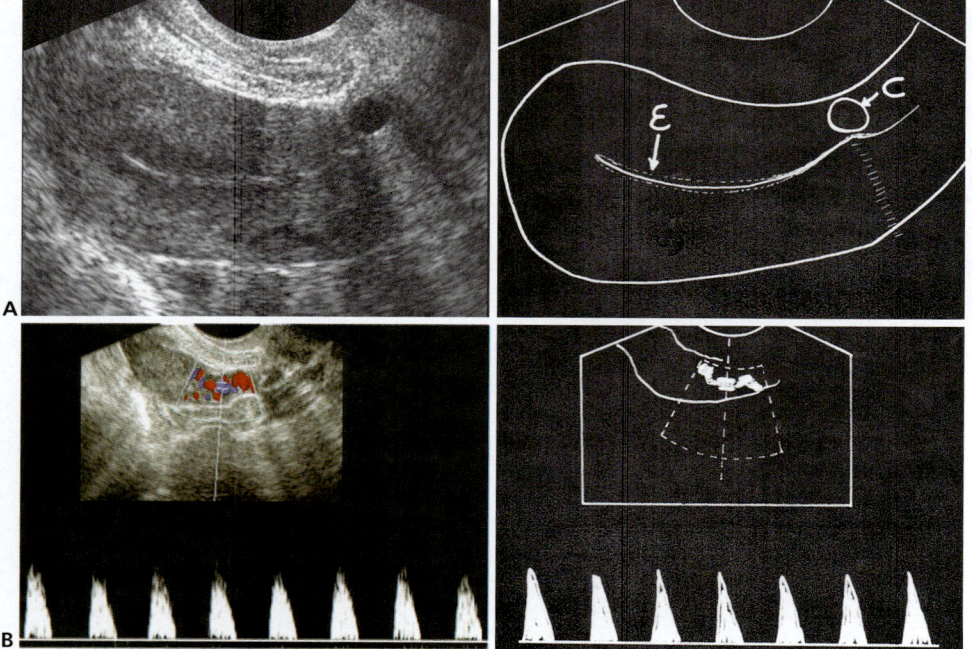

Figura 7.74. Exame transvaginal de paciente em uso do tamoxifeno há 3 anos.
A: Corte longitudinal do útero. O endométrio (E) está fino, sem sinais de proliferação. C: Cisto de retenção no colo uterino.
B: O Doppler espectral mostra curvas com ausência do fluxo diastólico (diástole "zero"). A paciente teve a menopausa durante a quimioterapia para o carcinoma de mama. Os achados ecográficos indicam quadro de pós-menopausa, e não identificamos alterações uterinas relacionadas com o tamoxifeno.

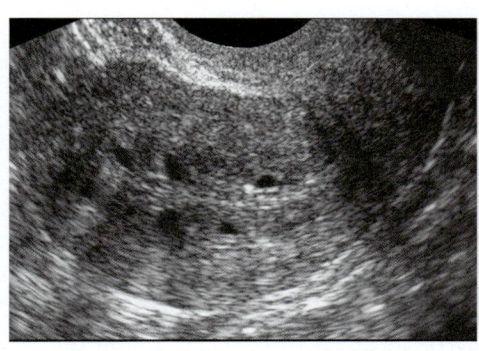 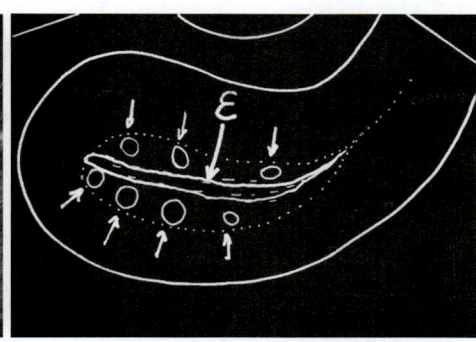

Figura 7.75. Exame transvaginal em paciente de 65 anos, utilizando tamoxifeno há 5 anos. Nega qualquer alteração. Corte longitudinal do útero. O endométrio (E) está fino. Observe a presença de cistos (setas) periendometriais, localizados no terço profundo do miométrio. A degeneração cística do miométrio é um dos efeitos do uso crônico do tamoxifeno e não tem significado clínico quando a paciente está assintomática.

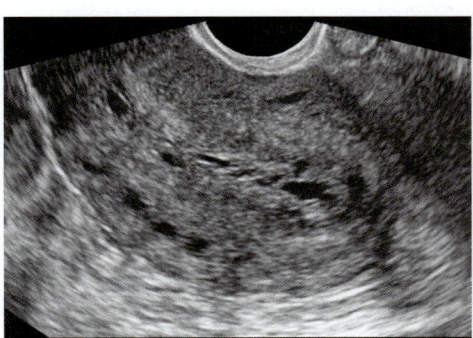 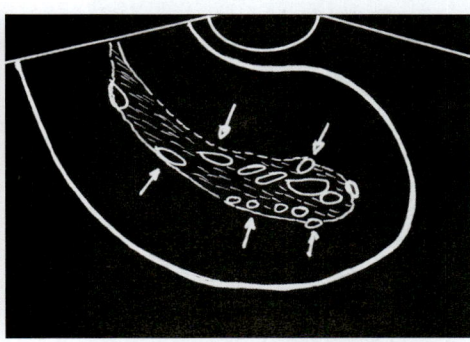

Figura 7.76. Paciente de 55 anos, com antecedente de carcinoma de mama tratado há cinco anos. Em uso de tamoxifeno desde então. Está assintomática. Exame transvaginal. Corte longitudinal do útero retrovertido. Observe a degeneração cística periendometrial (setas), simulando um espessamento da mucosa.

> ! Muitos ecografistas costumam medir a degeneração miometrial como sendo o endométrio e descrevem um falso espessamento. Frente a essa hipótese, o ginecologista faz uma curetagem, e o diagnóstico histológico é de endométrio atrofiado, com grande quantidade de muco superposto. É o muco dos cistos periendometriais removidos pela curetagem desnecessária. Quando existe alteração endometrial de risco, esta se apresenta como espessamento sólido compacto, semelhante à hiperplasia adenomatosa.

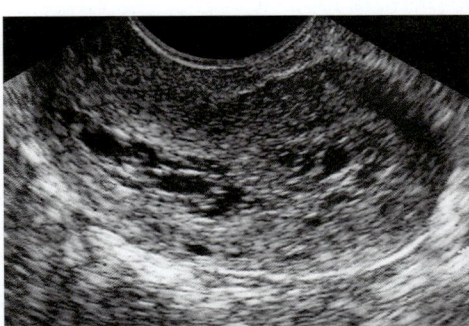 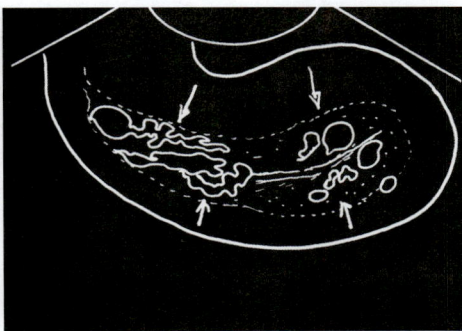

Figura 7.77. Exame transvaginal em paciente de 68 anos em uso crônico de tamoxifeno. Corte longitudinal do útero retrovertido. Observe a degeneração cística miometrial periendometrial (setas). O endométrio está fino e pouco visível graças aos cistos adjacentes.

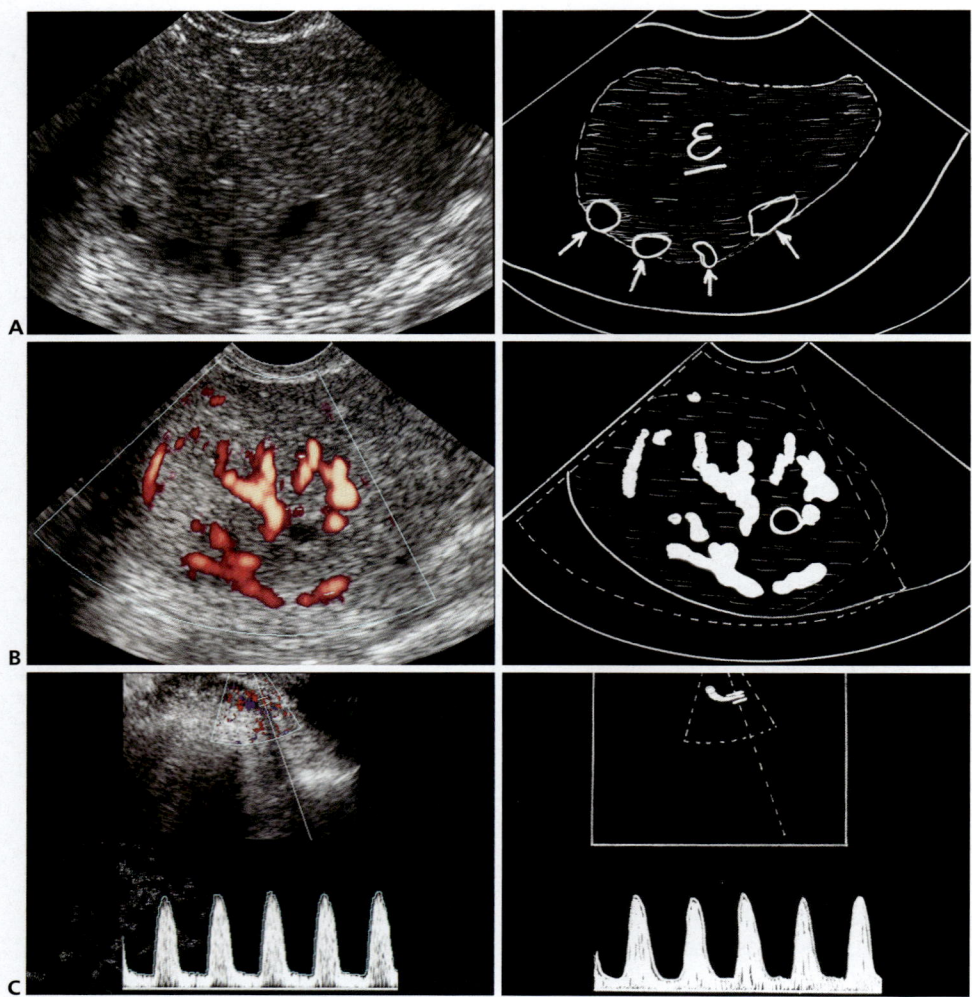

Figura 7.78. Exame transvaginal em paciente em uso crônico de tamoxifeno, com queixa de sangramento irregular.
A: Corte longitudinal do útero. O endométrio (E) mostra grande espessamento compacto. Observe alguns cistos de degeneração miometrial (setas) na parede posterior.
B: O Doppler colorido por amplitudes mostra vasos grossos, com calibre irregular e distribuição central no endométrio (alto risco).
C: O Doppler espectral das artérias uterinas mostra fluxo diastólico presente, mas com resistividade alta.

> Este caso ilustra bem o padrão anatômico do espessamento endometrial verdadeiro frente ao uso do tamoxifeno. O diagnóstico histológico foi de hiperplasia benigna, apesar do padrão vascular de risco (na verdade, este foi de grande auxílio para indicar o estudo histológico).

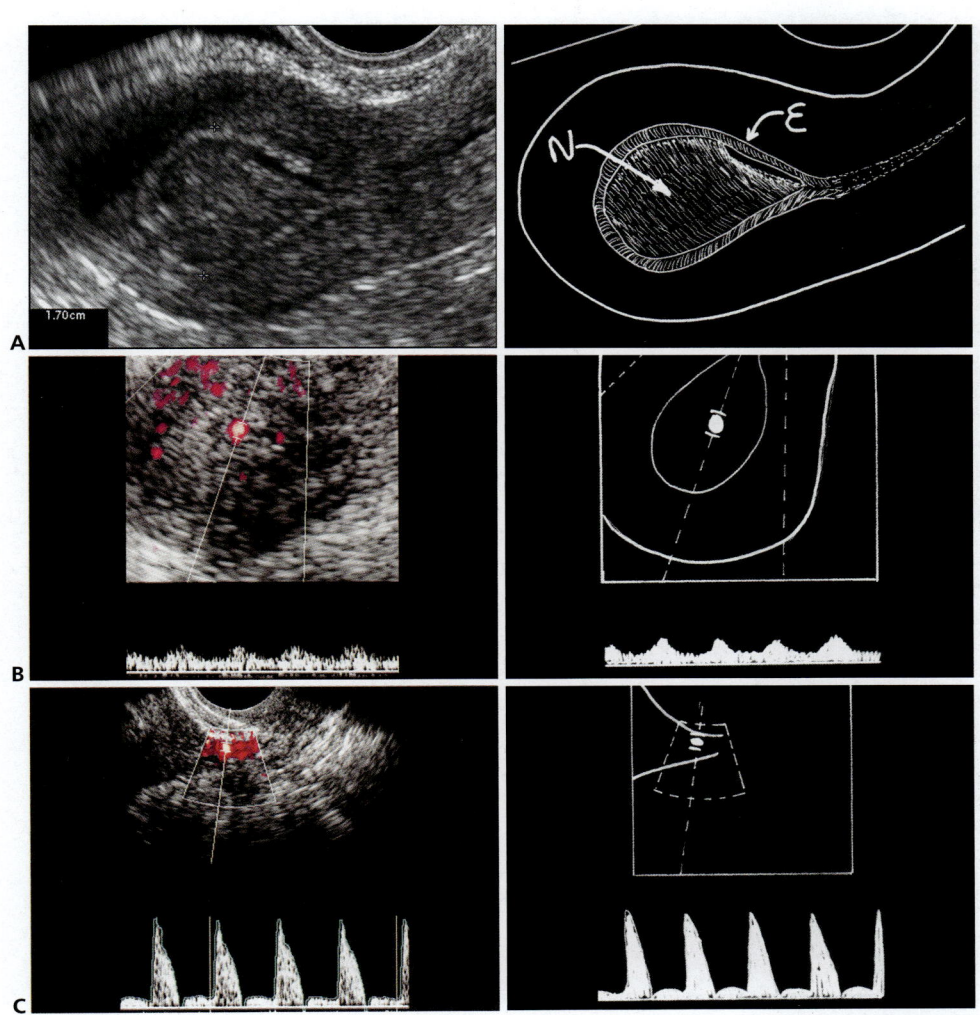

Figura 7.79. Exame transvaginal em paciente em uso crônico de tamoxifeno, referindo pequeno sangramento.
A: Corte longitudinal do útero. Observe o endométrio fino (E), a rodear um grande nódulo (N). Graças à presença de pequeno filme de muco entre o endométrio e o nódulo, foi possível separá-los, caso contrário seria considerado um grande espessamento endometrial (17 mm).
B: O nódulo apresenta vaso central (seta), e seu Doppler espectral revela uma artéria com resistividade moderada.
C: O Doppler espectral das artérias uterinas mostra fluxos com alta resistividade (diástole baixa), o que indica baixo risco. A histeroscopia removeu um grande pólipo benigno, e a biópsia endometrial revelou atrofia.

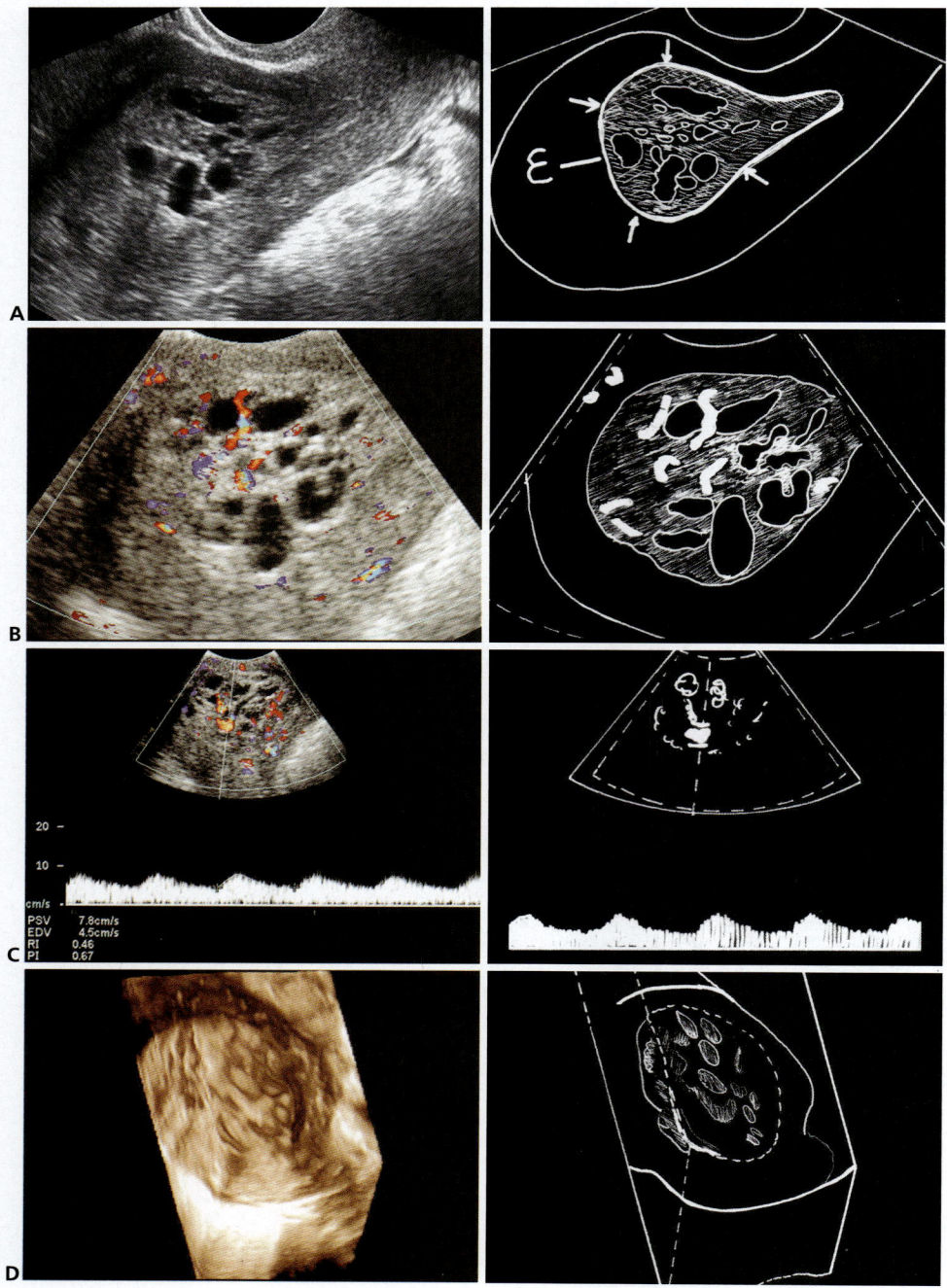

Figura 7.80. Paciente de 62 anos, com antecedente de carcinoma de mama e em uso de tamoxifeno há 3 anos. Refere episódio de sangramento. Exame transvaginal.
A: Corte longitudinal do útero. O endométrio (E) apresenta grande espessamento com vários cistos no interior. Pode-se pensar em degeneração cística miometrial, mas note-se a basal endometrial (setas) rodeando toda a área de espessamento.
B: Corte transversal do útero. O mapa vascular mostra inúmeros vasos com distribuição irregular no interior do endométrio.
C: O Doppler espectral mostra artérias com baixa resistividade no interior do endométrio (IR = 0,46 e IP = 0,67).
D: Imagem volumétrica 3D com evidência nos planos coronal e sagital. A visão espacial é magnífica e mostra o endométrio heterogêneo com os vários cistos em evidência. O diagnóstico histológico foi de hiperplasia cística benigna.

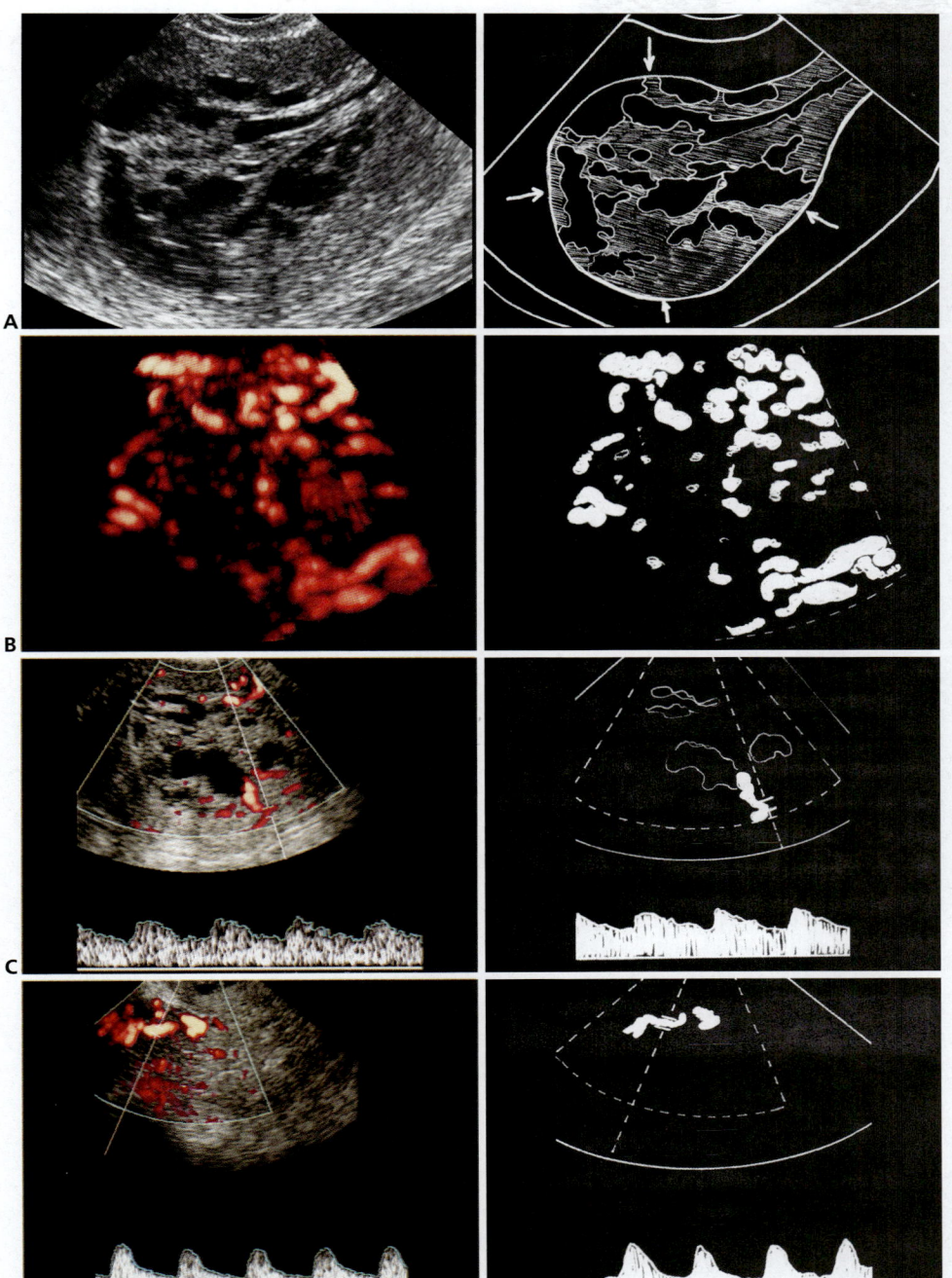

Figura 7.81. Exame transvaginal em paciente assintomática em uso crônico de tamoxifeno.
A: Corte longitudinal do útero. Observe a grande massa cística trabeculada (setas) na região central do útero. A separação entre a massa e o miométrio é tênue e mal definida.
B: O Doppler tridimensional codificado por amplitudes mostra raros vasos no interior da massa e em maior número no miométrio externo.
C: O Doppler espectral de artéria no interior da massa mostra resistividade baixa (IR = 0,48 e IP = 0,67).
D: O Doppler espectral das artérias uterinas mostra resistividade alta, normal para o útero (IR = 0,76 e IP = 1,45).

> A hipótese mais provável é de atrofia endometrial com degeneração miometrial cística, mas os achados são conflitantes. A curetagem uterina revelou atrofia endometrial com grande quantidade de muco proveniente da degeneração miometrial.

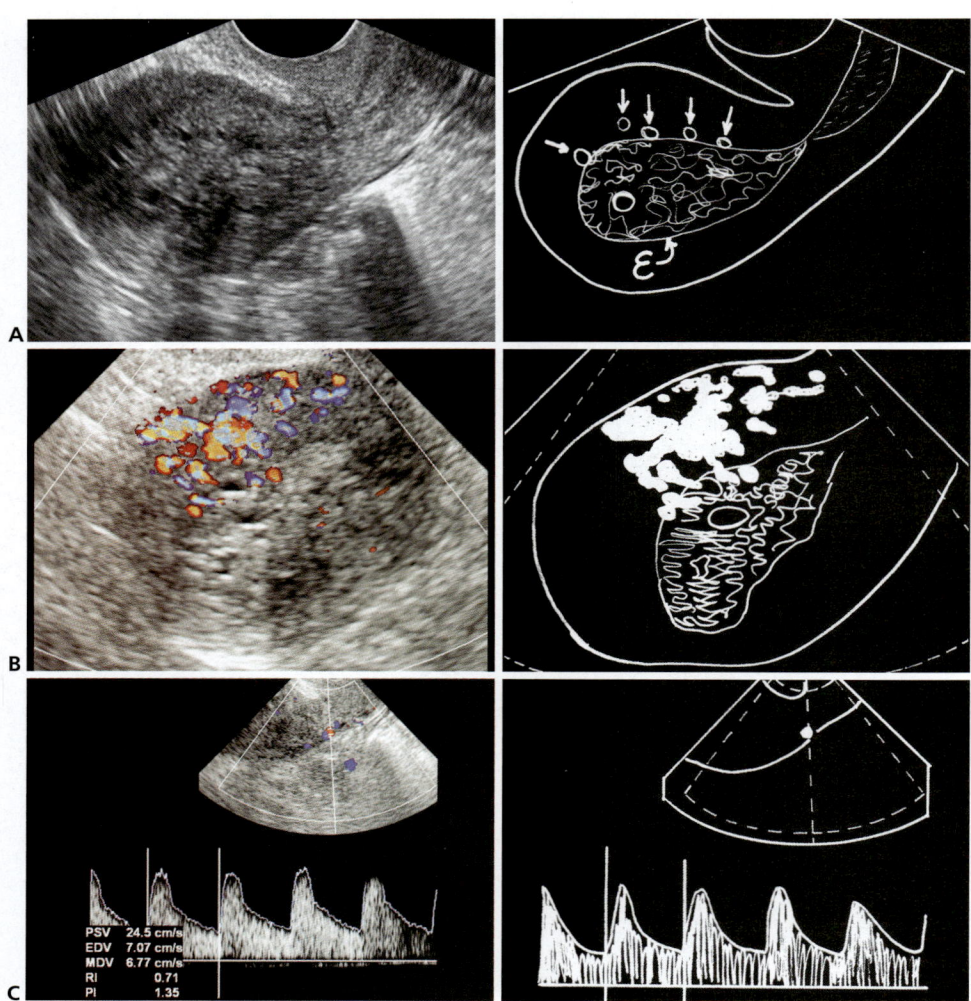

Figura 7.82. Exame transvaginal em paciente de 56 anos. Refere uso crônico do tamoxifeno graças a carcinoma mamário.
A: Corte longitudinal do útero. Observe a proliferação irregular do endométrio (E) e a presença de cistos miometriais (setas).
B: Mapa vascular com o Doppler colorido. Observe a presença de alguns vasos adentrando o endométrio.
C: Doppler espectral das artérias uterinas. Na imagem está a artéria uterina direita. Ambas mostram fluxo diastólico alto, com resistividade baixa, indicando perfusão uterina aumentada.

! A paciente não utiliza qualquer tipo de medicamento com ação vascular. A conclusão é de proliferação endometrial com neoangiogênese de alto risco. A biópsia revelou hiperplasia atípica, e foi realizada uma histerectomia.

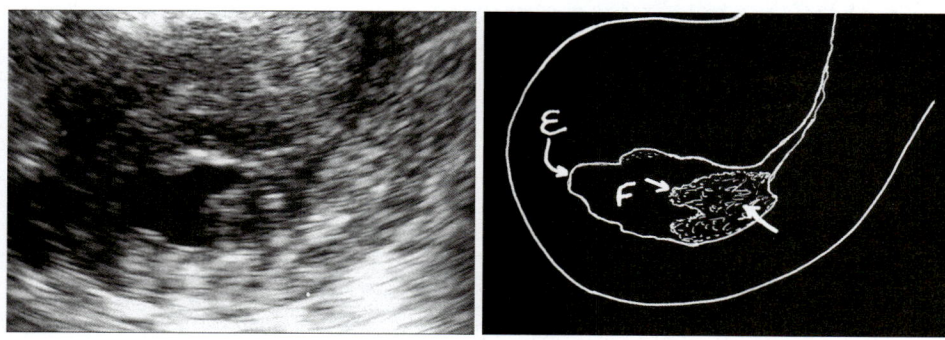

Figura 7.83. Exame transvaginal em paciente de 57 anos, na pós-menopausa há 9 anos, sem terapia hormonal e com episódio de pequeno sangramento. Corte longitudinal do útero. Observe a presença de fluido (F) na cavidade uterina. O endométrio está fino (E) e apresenta área de proliferação irregular (setas), o que pode corresponder a coágulo retraído ou a proliferação verdadeira. Foi realizada histeroscopia, e o diagnóstico final foi carcinoma endometrial com pequena invasão (estádio 1A).

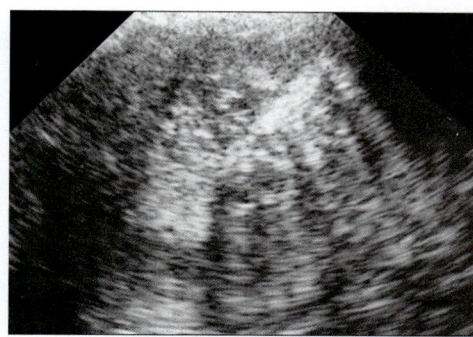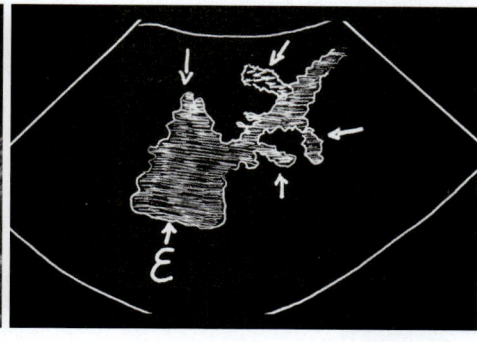

Figura 7.84. Exame transvaginal em paciente na pós-menopausa e com sangramento irregular. Corte longitudinal do útero. Observe o endométrio (E) com proliferação irregular. A camada basal não está visível, e existem projeções endometriais para dentro do miométrio (setas). A curetagem revelou carcinoma de endométrio. A histerectomia mostrou invasão miometrial menor do que 50%.

! Lembre que o estadiamento pré-operatório é parcial, e o definitivo é na peça cirúrgica. A ressonância magnética da pelve é um exame útil para o estadiamento e soma informações com a ecografia.

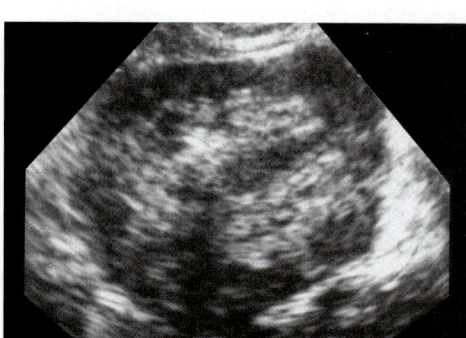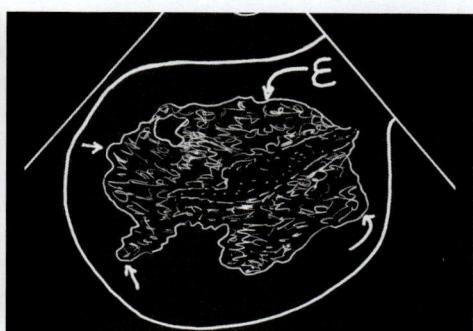

Figura 7.85. Paciente de 77 anos com hemorragia genital. Exame transvaginal. Corte transversal do útero. Observe o endométrio (E) com grande proliferação, limites irregulares e com invasão até o terço miometrial externo (setas).

! Esse tipo de achado, em pacientes com mais de 70 anos e com sangramento, quase sempre corresponde a carcinoma endometrial, o qual foi confirmado na histologia. Esse grau de carcinoma (1B) é tratado primeiramente com radioterapia, a qual oferece bons resultados, de sorte que a histerectomia muitas vezes não mostra invasão.

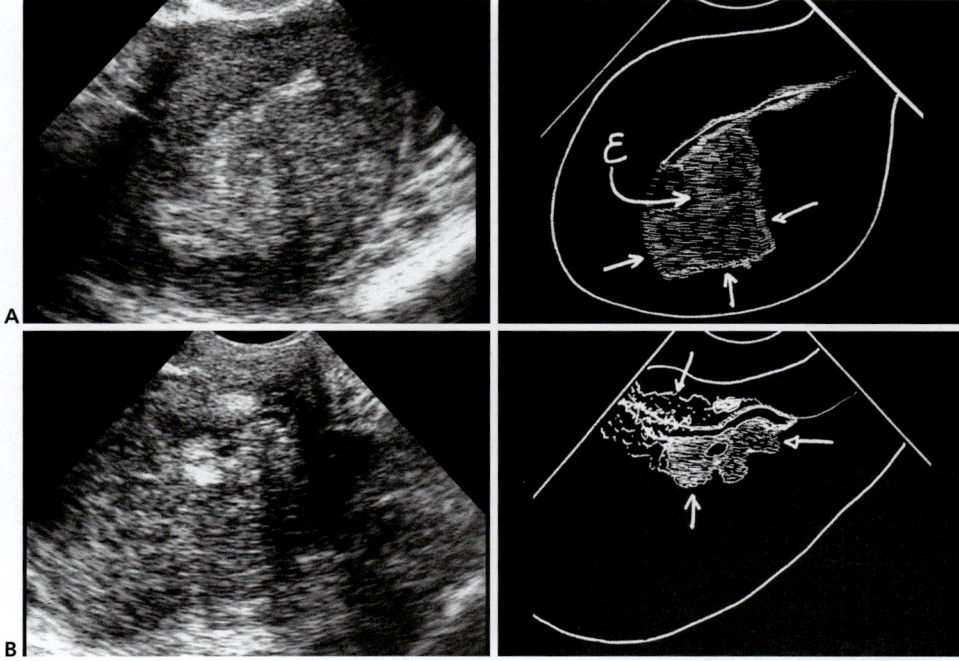

Figura 7.86. Paciente de 76 anos com hemorragia genital. Exame transvaginal.
A: Corte longitudinal do corpo uterino. O endométrio (E) apresenta grande espessamento, com sinais de invasão miometrial profunda (setas).
B: Corte longitudinal do colo uterino. O canal cervical apresenta proliferação irregular e perda dos limites (setas). O diagnóstico final foi carcinoma endometrial com invasão miometrial, até a metade externa, e invasão do canal cervical (estádio 2). A invasão do canal cervical indica alto risco de disseminação linfática e/ou hemática.

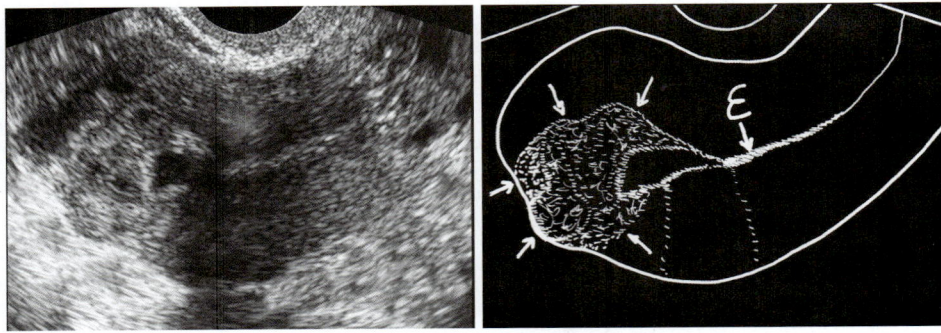

Figura 7.87. Paciente na pós-menopausa. Fez curetagem há 15 dias graças à hemorragia, com resultado histológico de carcinoma endometrial. Exame transvaginal para estadiamento uterino. Corte longitudinal do útero. O endométrio está fino (E). Observe, no fundo uterino, a invasão miometrial pelo carcinoma, onde se vê massa heterogênea, a qual atinge a serosa uterina (setas). A invasão da serosa indica alto risco de disseminação pélvica direta e/ou por via hemática e/ou por via linfática.

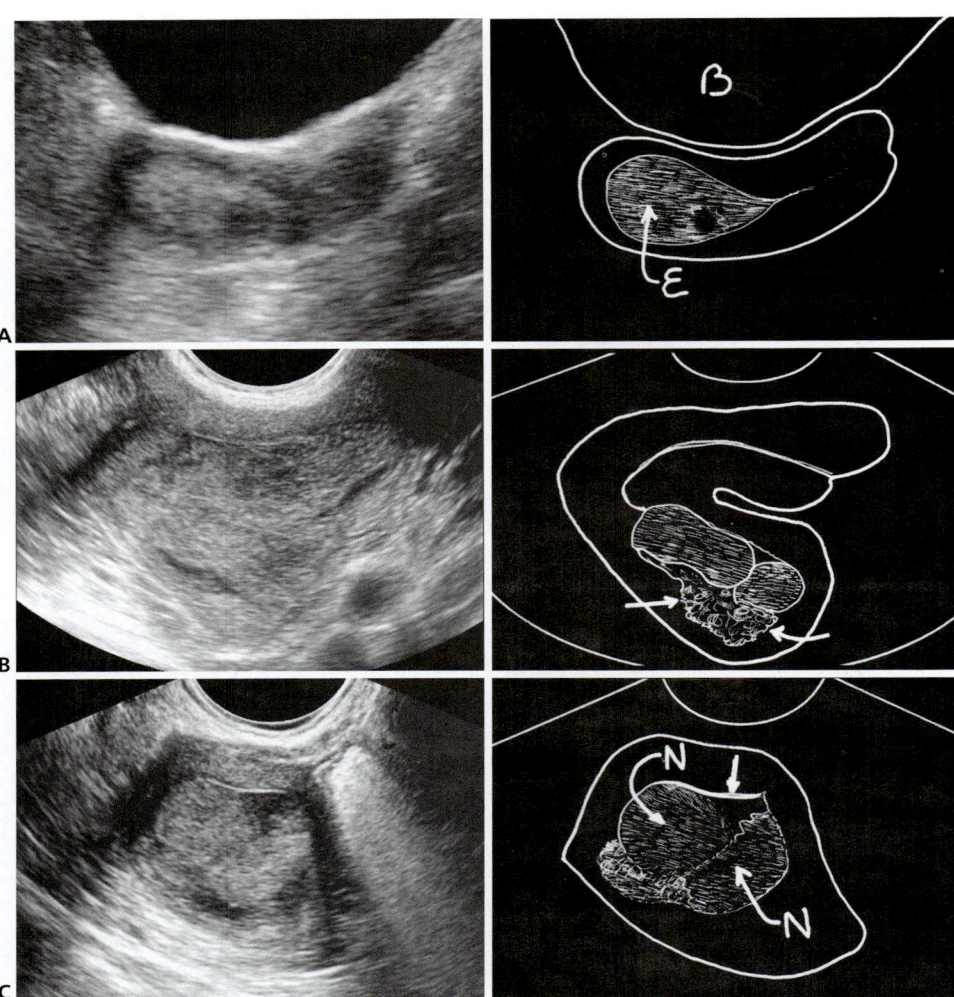

Figura 7.88. Paciente de 65 anos, virgem, com sangramento esporádico há seis meses. Realizou ecografia transabdominal em cidade da região, com a seguinte conclusão: **útero vazio, sem restos abortivos** (em mulher de 65 anos, que absurdo!). Foi encaminhada para um hospital, em cidade maior da região, onde foi submetida à ecografia, tomografia e ressonância magnética pélvicas. Os exames foram negativos (!!!), teve alta e continua com os episódios de sangramento. O ginecologista encaminhou para ecografia em nosso serviço.
A: Corte longitudinal do útero. Exame transabdominal. Observe o endométrio (E) ecogênico e com grande espessamento. B = bexiga. Existe a possibilidade de pólipo enluvado pelo útero, mas o sangramento é preocupante. A paciente concordou em se submeter à ecografia transretal, a qual foi realizada imediatamente.
B: Corte longitudinal do útero. Observe que, sem a compressão da bexiga cheia, o útero está em flexão acentuada, o que indica flacidez uterina. O endométrio mede 14 mm de espessura e não tem limites definidos (setas), o que deve corresponder à invasão miometrial.
C: Corte transversal. Observe parte onde o endométrio está fino (seta), e a presença de muco realça dois nódulos (N) ecogênicos na cavidade uterina. Não podemos excluir a associação de área de proliferação grave do endométrio com pólipos. O útero foi removido, e o diagnóstico foi de foco de carcinoma endometrial invasor (o que estava sangrando) e pólipos benignos. A ecografia pode-se entender, por se tratar de exame operador dependente, mas não se entende a tomografia e a ressonância negativas.

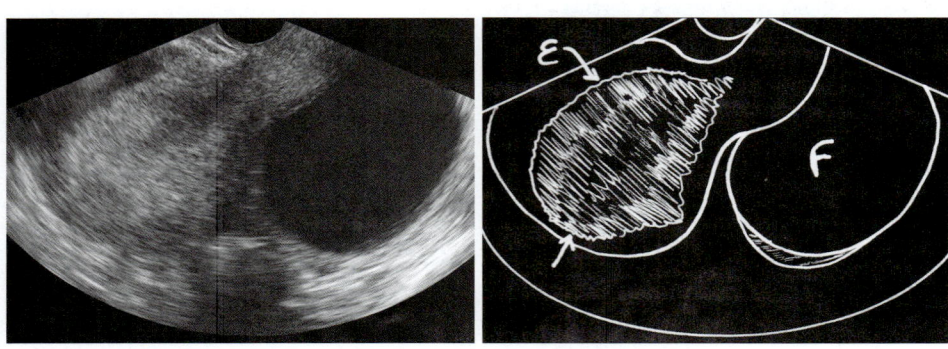

Figura 7.89. Exame transvaginal em paciente de 45 anos. Refere hemorragia irregular há dois meses. Corte longitudinal do útero. Observe a grande massa endometrial (E), sem limites definidos e com sinais de invasão miometrial profunda. Na região do fundo e face posterior, o endométrio está próximo à serosa uterina (seta). No fundo de saco posterior, note um dos ovários contendo um folículo hidrópico (F). O diagnóstico final foi carcinoma endometrial estádio 1B.

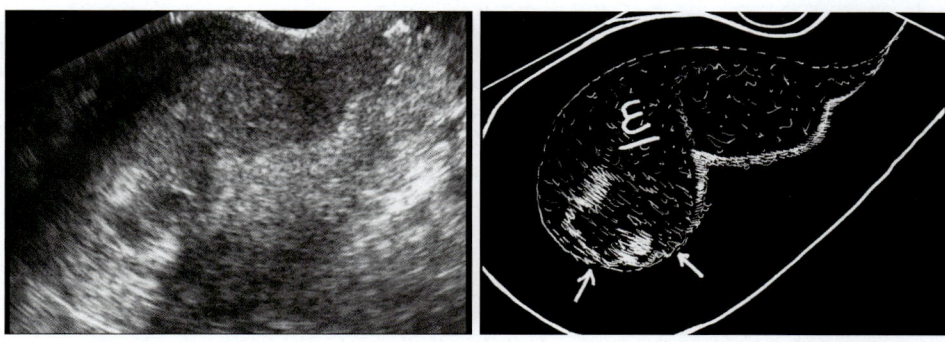

Figura 7.90. Exame transvaginal em paciente de 49 anos, com sangramento irregular e prolongado. Corte longitudinal do útero. O endométrio (E) apresenta-se como uma grande massa heterogênea, com limites irregulares e com sinais de invasão miometrial (setas). O diagnóstico final foi de adenocarcinoma endometrioide do endométrio, com invasão miometrial. Esse é um tipo histológico mais raro de carcinoma endometrial. O aspecto ecográfico não é diferente dos demais tipos, pois a ecografia é macroscopia e não histologia.

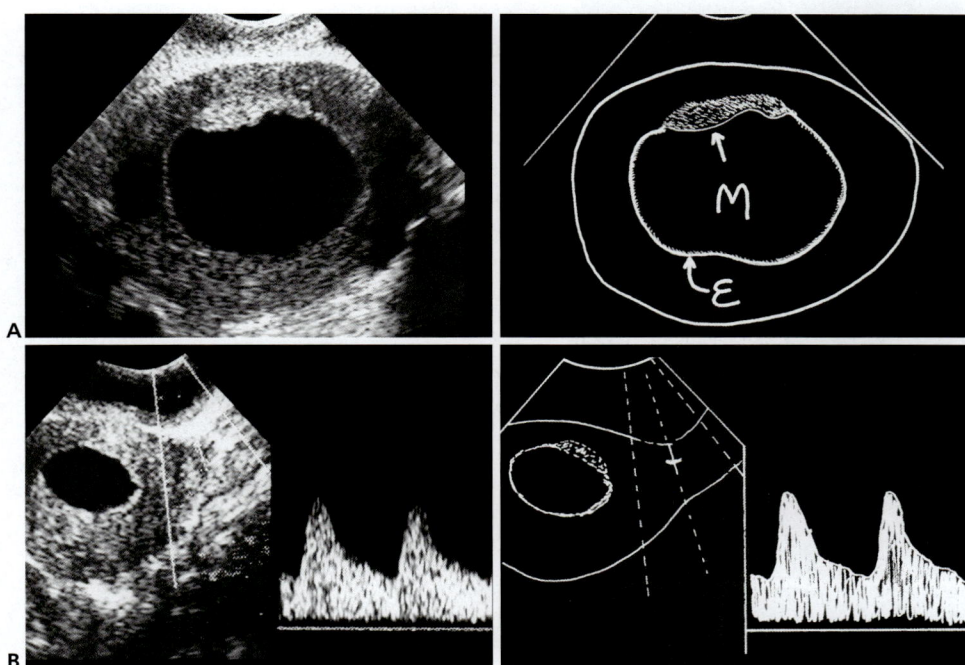

Figura 7.91. Paciente idosa usando creme vaginal à base de estrógenos graças à atrofia da mucosa vaginal. Refere dor pélvica. Exame transvaginal. **A:** Corte transversal do útero. A cavidade uterina apresenta grande distensão por muco (M) graças à atrofia cervical. O endométrio (E) está fino, com exceção de uma área onde se identifica espessamento com elevação da mucosa (seta). **B:** O Doppler espectral mostra diástole cheia (baixa resistividade). Esse achado perde valor graças ao emprego de estrogênio, mesmo que seja na forma de creme vaginal. Por segurança, foi realizada uma investigação do espessamento endometrial focal, o qual revelou um pequeno carcinoma focal microinvasor.

> ! Pacientes idosas podem desenvolver carcinoma endometrial focal, sem passar pela etapa intermediária de hiperplasia atípica. Sem a ajuda do mucométrio, seria difícil identificar esse carcinoma em etapa precoce, antes de ocorrer invasão mais grave.

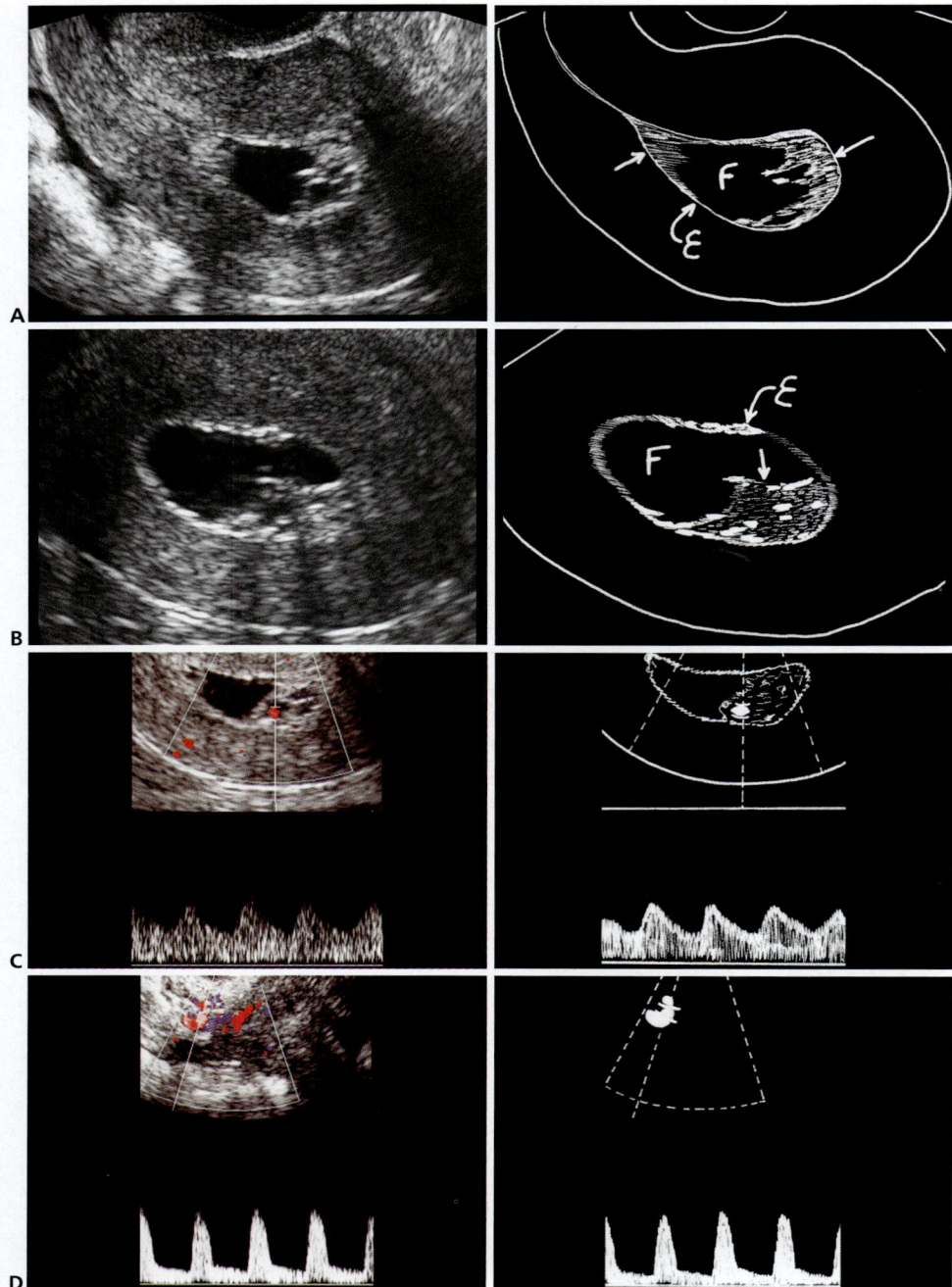

Figura 7.92. Menopausa há 12 anos, sem terapia hormonal ou uso de qualquer medicamento. Refere episódio de sangramento. Exame transvaginal.
A e B: Corte longitudinal e corte transversal do útero. O endométrio está fino (E), e a cavidade uterina está distendida por fluido (F). Observe as áreas de proliferação focal (setas) no endométrio, evidentes graças ao contraste promovido pelo fluido. Como a paciente teve sangramento recente, o diagnóstico diferencial deve prever a possibilidade de coágulo sanguíneo.
C: O Doppler colorido revela vaso dentro da proliferação, o que exclui um coágulo. A análise espectral mostra artéria de baixa resistividade (alto risco).
D: O Doppler espectral das artérias uterinas mostra fluxo diastólico presente, o que indica metabolismo uterino aumentado, pois a paciente não utiliza qualquer medicamento que possa interferir na perfusão uterina. O diagnóstico final foi carcinoma endometrial com pequena invasão miometrial (estádio 1A).

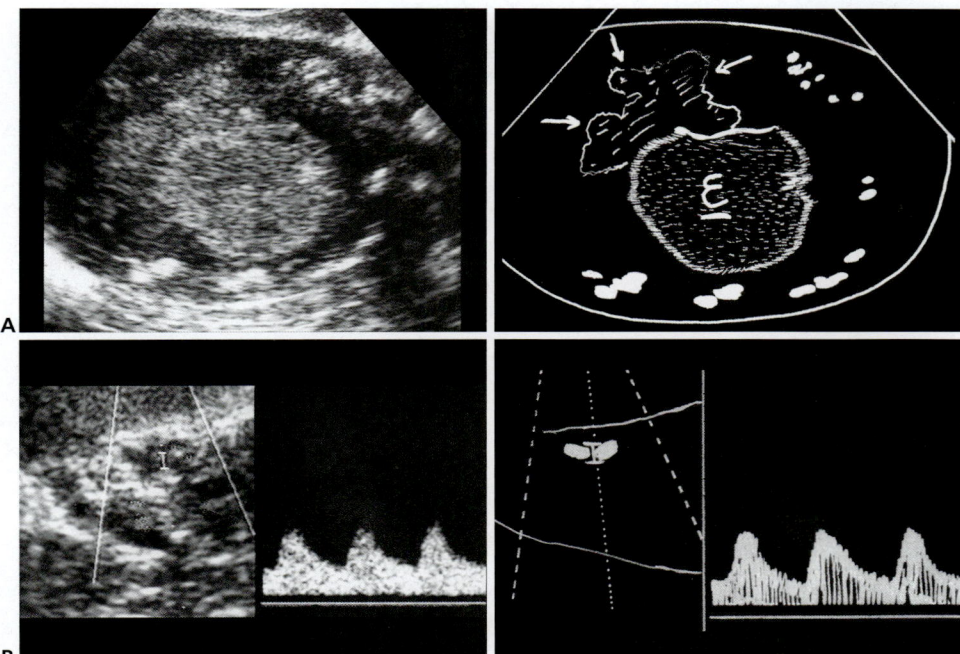

Figura 7.93. Exame transvaginal em paciente de 64 anos. Refere episódio de sangramento vivo. Nega uso de qualquer medicamento.
A: Corte transversal do útero. O endométrio (E) apresenta grande espessamento (22 mm) e sinais de invasão miometrial (setas). Os focos hiperecogênicos no terço externo do miométrio correspondem aos flebólitos. Observe que o tecido endometrial é menos ecogênico (cinza moderado) quando comparado aos flebólitos (cinza claro, quase branco).
B: O Doppler espectral das artérias uterinas mostra diástoles cheias (alto fluxo), o que indica risco de malignidade para o endométrio. O diagnóstico final foi adenocarcinoma do endométrio, com invasão miometrial profunda (estádio 1B).

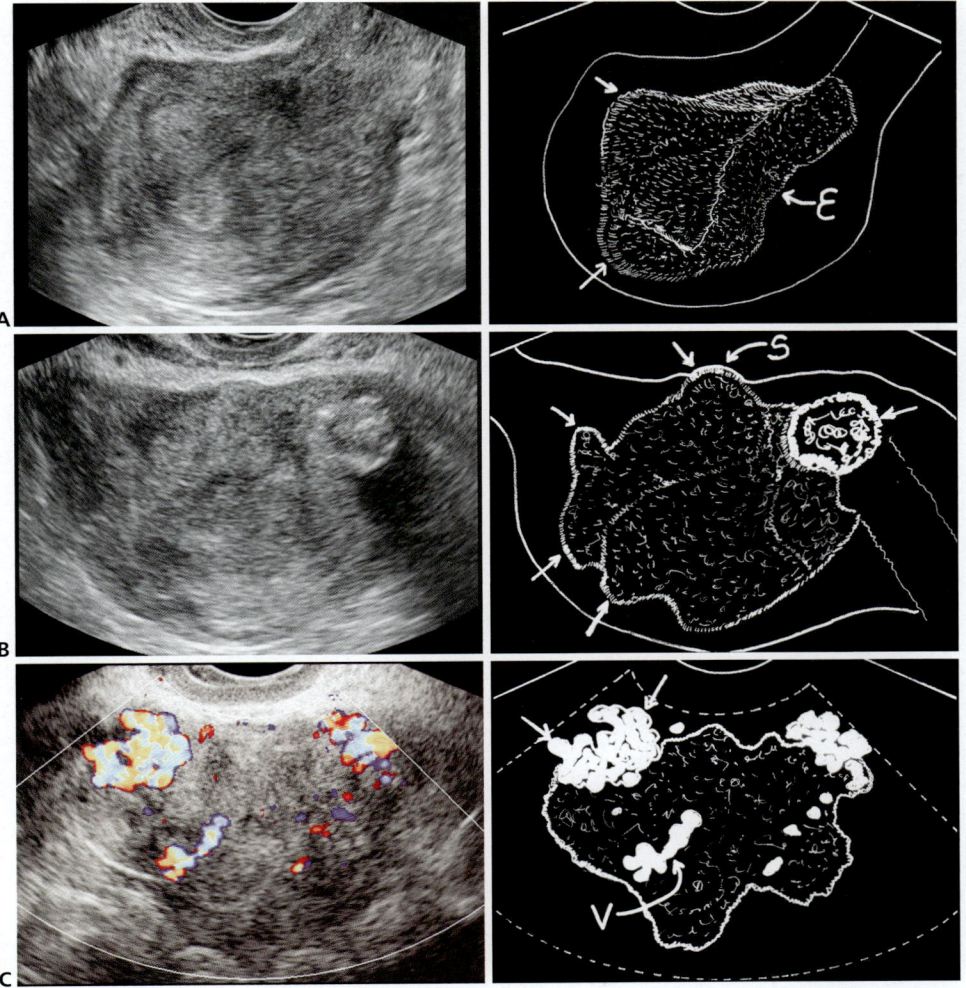

Figura 7.94. Paciente de 45 anos, com sangramento intenso, que não responde a bloqueio hormonal. Exame transvaginal.
A e B: Corte longitudinal e corte transversal do útero. O endométrio (E) apresenta grande espessamento (27 mm) e sinais de invasão miometrial (setas). Na figura B, note que a invasão atinge a serosa uterina (S).
C: O mapa vascular com Doppler colorido por frequências revela vaso irregular dentro do endométrio (V), bem como área com bolo de vasos grosseiros (setas). O diagnóstico final foi adenocarcinoma do endométrio, com invasão miometrial até a serosa uterina.

> ! Lembre-se que, além da ecografia transvaginal, a ressonância magnética é um bom método para avaliar a invasão pélvica de câncer ginecológico, mas que o estadiamento definitivo do carcinoma endometrial é pós-cirúrgico.

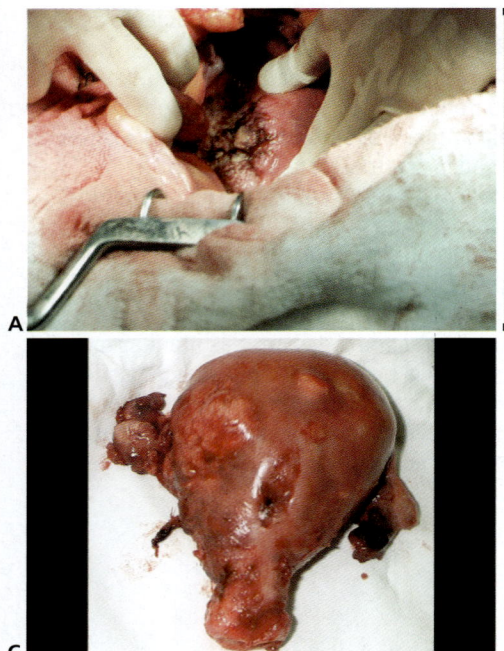
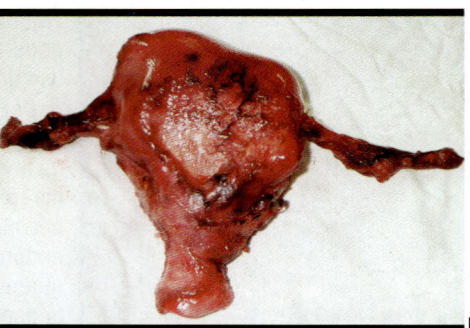

Figura 7.95. Cirurgia em câncer endometrial com invasão da serosa. Cortesia: Dr. Francisco Ciro R. C. Prado Filho. **A:** Observe a área de invasão da serosa uterina e aderência do carcinoma à parede vesical. **B:** Face anterior do útero. Observe a área cruenta da serosa uterina, onde estava a aderência à bexiga. **C:** Face posterior do útero. Observe, por transparência, os focos tumorais debaixo da serosa uterina, bem como foco de sua perfuração.

Capítulo 7 ■ O ENDOMÉTRIO: PARTE 2 | 449

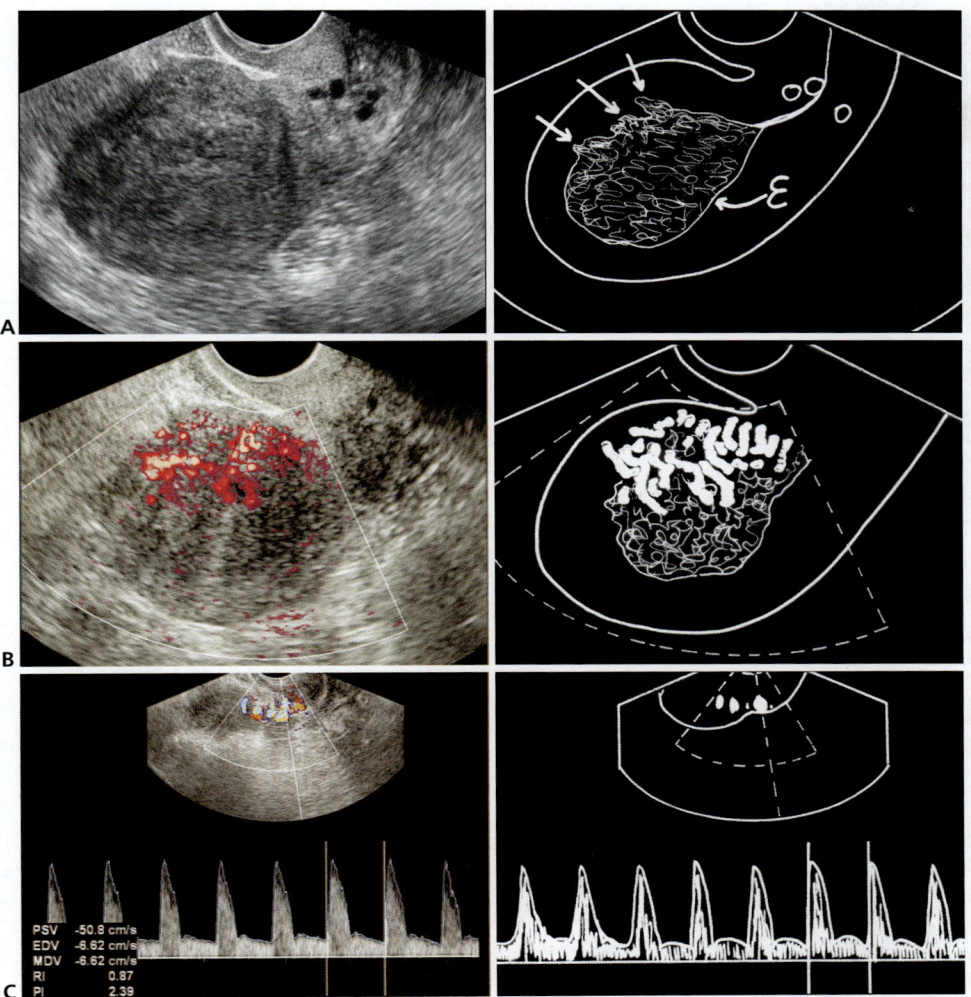

Figura 7.96. Exame transvaginal em paciente de 52 anos. Refere hipermenorreia e dismenorreia. Os ciclos são regulares. O útero está aumentado e doloroso ao exame clínico.
A: Corte longitudinal do útero. O endométrio (E) está espessado, heterogêneo e com sinais de invasão miometrial (setas).
B: Mapa vascular com o Doppler colorido por amplitudes. Observe os vasos grossos e irregulares (atípicos), na face anterior do útero. Os achados ecográficos indicam alto risco para carcinoma endometrial invasor.
C: Análise espectral das artérias uterinas. As curvas espectrais são normais, com resistividades adequadas para úteros em idade reprodutiva, o que vai contra a hipótese de carcinoma endometrial invasor.

> A biópsia revelou endométrio normal. A hipótese principal muda para adenomiose. Frente aos achados uterinos e ao quadro clínico, a paciente foi submetida à histerectomia. O diagnóstico histológico final foi de adenomiose grave. Não se identificaram sinais de malignidade endometrial.
>
> A adenomiose (ver Capítulo 4) é uma doença diverticular uterina, pois o endométrio normal penetra no miométrio. O útero aumenta de volume, as paredes ficam assimétricas, o fluxo menstrual aumenta, e ocorre quadro doloroso pélvico (dismenorreia, dispareunia e dor uterina à palpação clínica). A imagem ecográfica é típica: o endométrio "invade" o miométrio, aparecem cistos de retenção, e as paredes uterinas são assimétricas.
>
> Este caso ilustra bem a questão do diagnóstico diferencial entre adenomiose grave e carcinoma endometrial invasor. Dois elementos falam a favor da adenomiose: a hipermenorreia em ciclos regulares (sem hemorragia anormal) e o fluxo normal nas artérias uterinas (ausência de neoangiogênese). O que atrapalhou o raciocínio inicial foi a ausência de cistos de retenção intramiometriais.

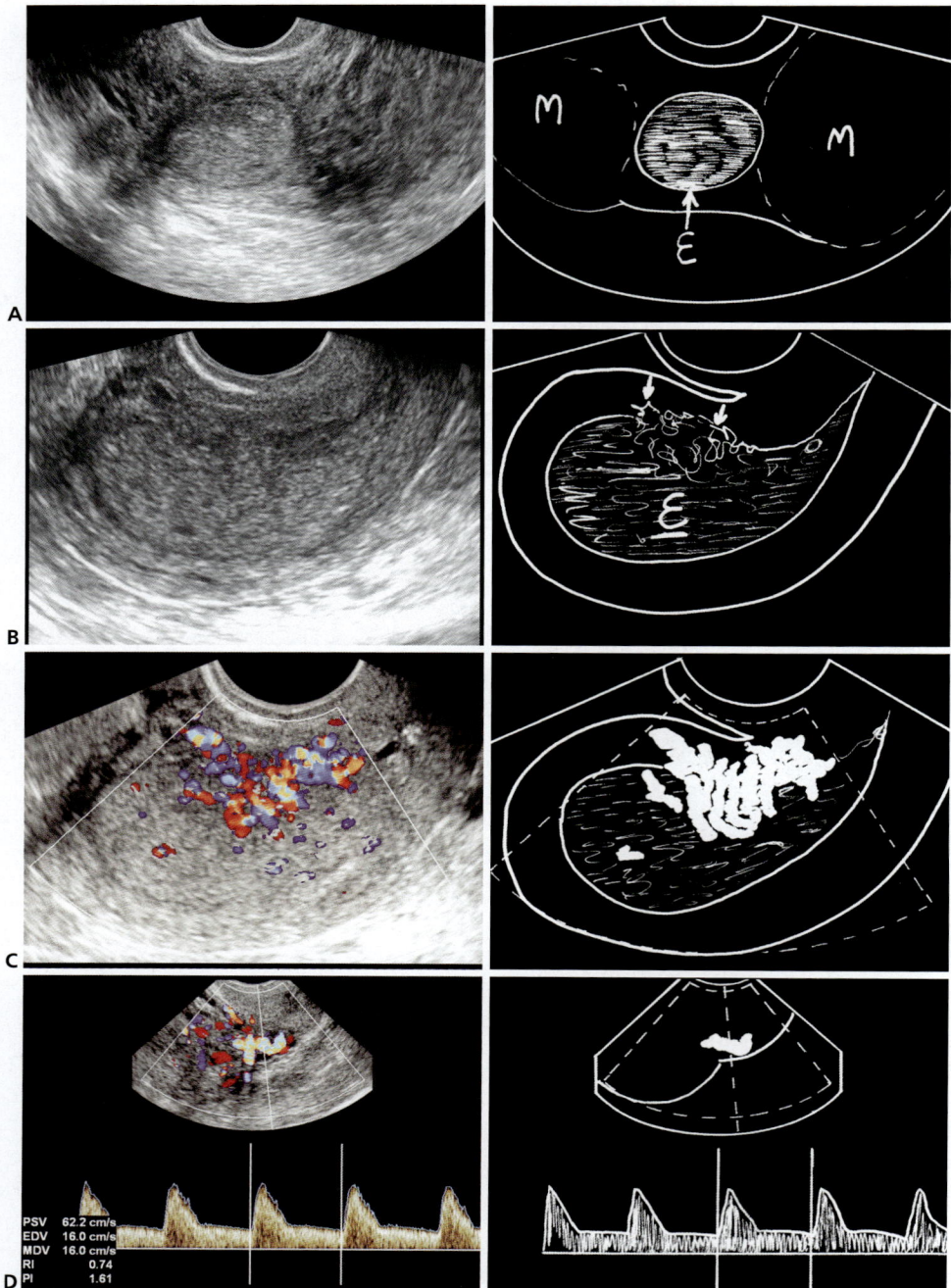

Figura 7.97. Exame transvaginal em paciente de 55 anos. A menopausa foi há quatro anos, não utiliza hormônios ou qualquer outro tipo de medicamentos. Refere sangramento irregular. O ginecologista tocou útero miomatoso e disse à paciente que o sangramento era causado por miomas (?).
A: Corte transversal do útero. O endométrio (E) apresenta grande espessamento. Observe a presença de grandes miomas intraligamentares bilaterais (M).
B: Corte longitudinal do útero. O endométrio está espessado em toda a extensão. Observe a descontinuidade da camada basal e os sinais de invasão miometrial na parede anterior (setas).
C: Mapa vascular com o Doppler colorido por frequências. Observe o bolo de vasos grossos e irregulares, penetrando o endométrio.
D: Análise espectral das artérias uterinas. As diástoles são cheias e não apresentam incisuras (resistividades baixas). A hipótese é de proliferação endometrial de alto risco para malignidade. Os miomas devem ser antigos e não têm relação com o endométrio. O diagnóstico histológico foi de carcinoma endometrial com invasão miometrial.

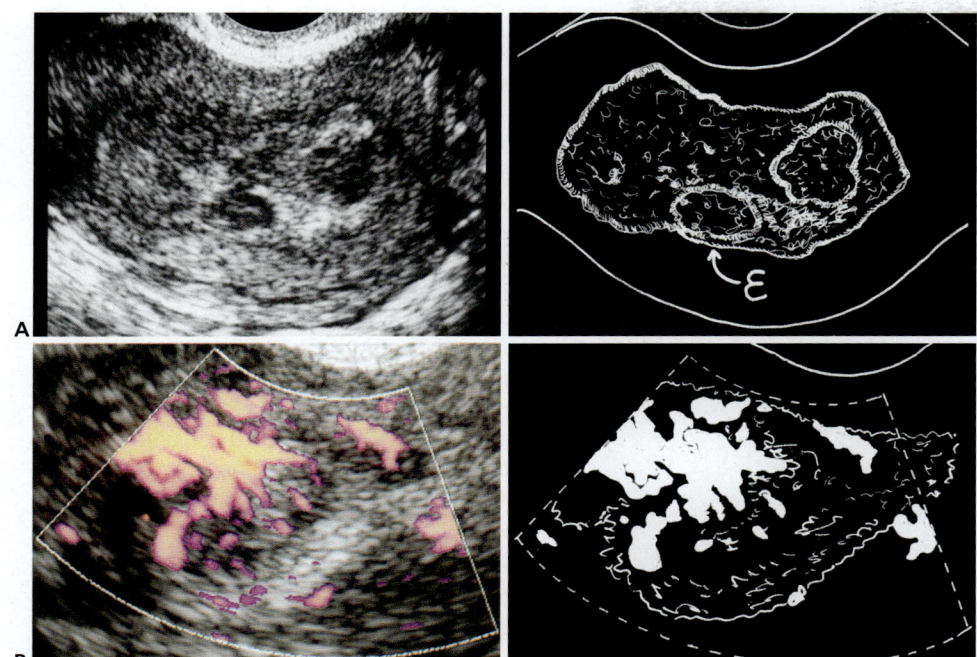

Figura 7.98. Paciente de 35 anos, nuligesta, com hemorragia uterina resistente a bloqueio hormonal. Exame transvaginal.
A: Corte longitudinal do útero. O endométrio (E) apresenta grande espessamento (15 mm), apesar de o exame ter sido realizado durante a hemorragia.
B: O mapa vascular com Doppler codificado por amplitudes ("Power Doppler") mostra grande concentração de vasos aberrantes (calibrosos, tortuosos e com dilatações irregulares) em área sugestiva de invasão miometrial. O diagnóstico final foi de adenocarcinoma tubular do endométrio, um tipo mais raro de carcinoma. Como a paciente é jovem, foi tratada com radioterapia e cirurgia radical.

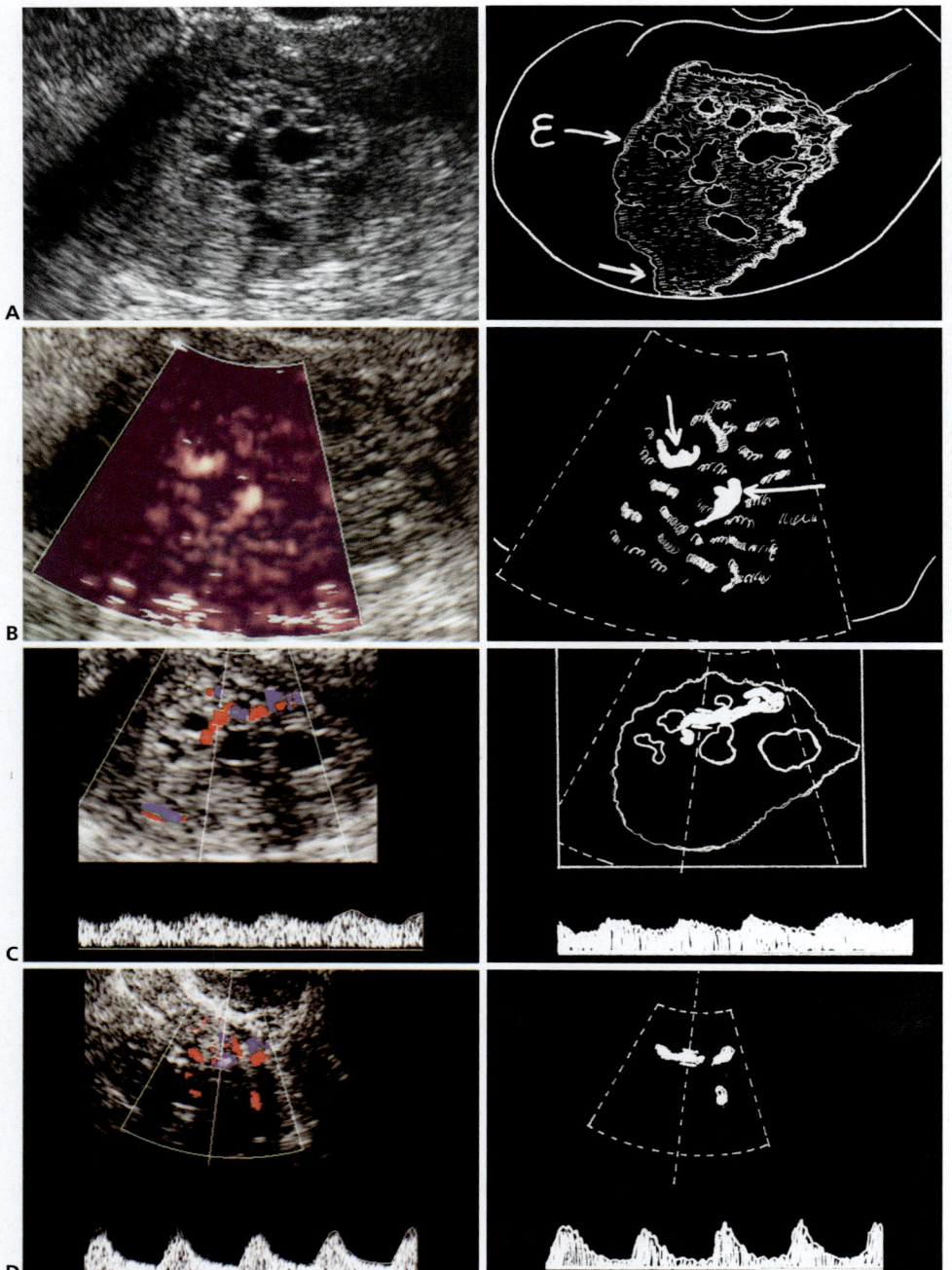

Figura 7.99. Exame transvaginal em paciente de 67 anos, com queixa de episódios de sangramento.
A: Corte longitudinal do útero. Observe o grande espessamento endometrial (E), o qual contém inúmeros cistos. Note, ainda, na parede posterior do útero, área em que o endométrio invade o miométrio (seta) e chega perto da serosa.
B: O mapa vascular mostra grande número de pequenos vasos e dois mais grosseiros (setas).
C: A análise espectral do vaso grosseiro intraendometrial mostra artéria com curvas de baixa resistividade (IR = 0,39 e IP = 0,50).
D: A análise espectral da artéria uterina revela fluxos diastólicos cheios, com resistividade moderada (IR = 0,70 e IP = 1,35). O conjunto de achados indica alto risco para neoplasia endometrial. O diagnóstico final foi hiperplasia adenomatosa cística, com área de adenocarcinoma invadindo o miométrio (parede posterior do útero).

! Muitos colegas referem diagnóstico ecográfico de hiperplasia endometrial cística quando identificam espessamento endometrial com cistos. Isso não é correto, pois o diagnóstico histológico é da competência do patologista. Além disso, podem ocorrer associações, como bem ilustra este caso.

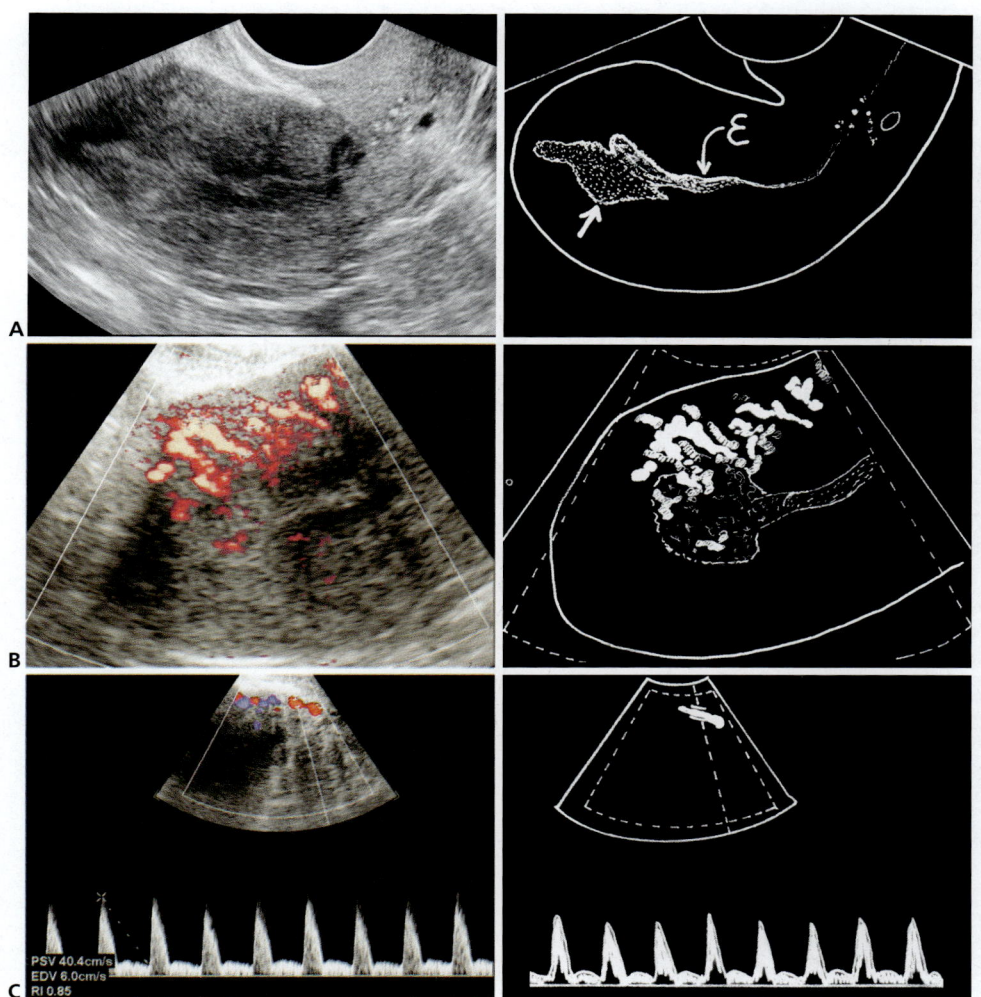

Figura 7.100. Paciente de 64 anos sem terapia hormonal ou uso de qualquer medicamento. Teve sangramento e foi submetida à curetagem uterina há 17 dias, com resultado de carcinoma de endométrio. Exame transvaginal pré-operatório.
A: Corte longitudinal do útero. Observe o endométrio (E) fino e, na região do fundo uterino, área de tecido com invasão muscular (seta).
B: Mapa vascular com o Doppler colorido por amplitudes. Note os vasos grosseiros, apontando a área de espessamento endometrial com invasão muscular.
C: A artéria uterina mostra curvas espectrais com diástoles presentes. Apesar da resistividade moderada (IR = 0,85), devemos considerar aumento da perfusão, pois a paciente tem 64 anos e não utiliza qualquer medicamento. O diagnóstico pós-operatório foi de invasão de mais de 50% da profundidade do miométrio (estádio 1B).

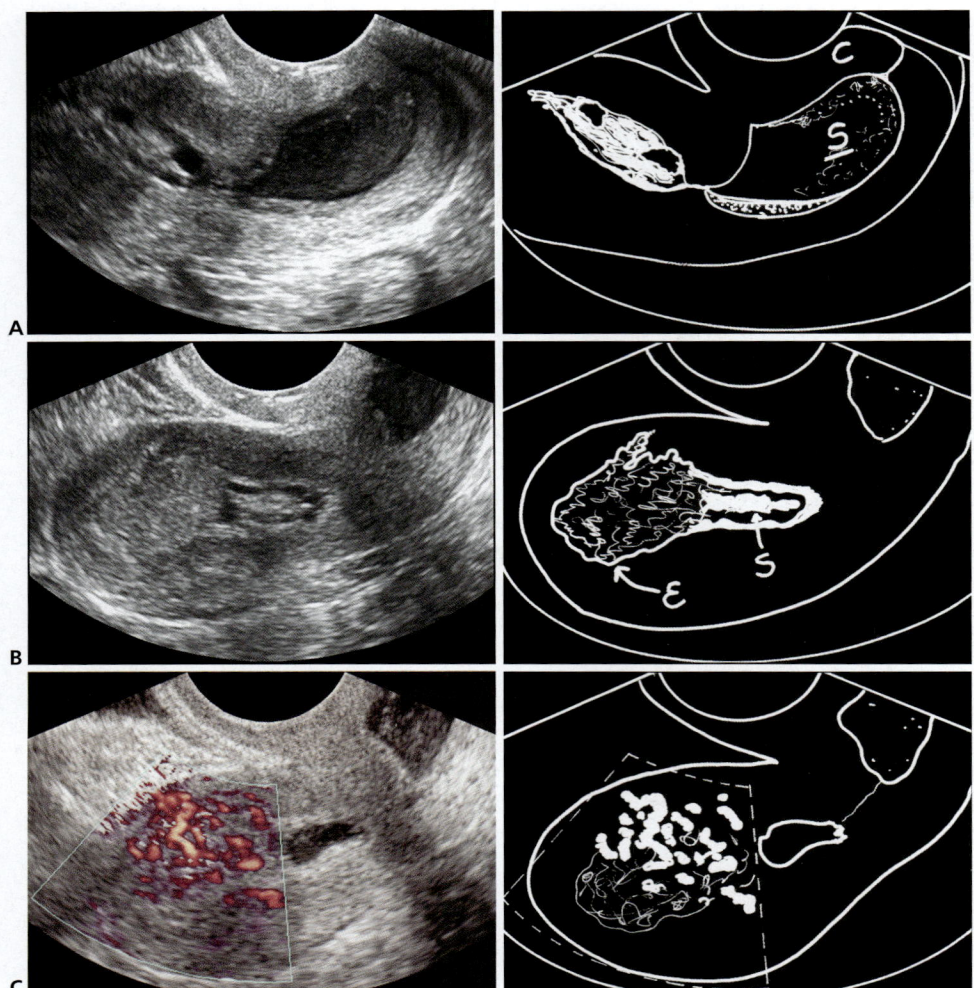

Figura 7.101. Paciente de 59 anos, com queixa de dor pélvica há uma semana. Não utiliza qualquer tipo de medicamento. Exame transvaginal.
A: Corte longitudinal do útero. O colo uterino (C) está dilatado e contém provável coágulo sanguíneo (S) em seu canal. A hipótese é de sangramento endometrial, com retenção do sangue no canal cervical, graças à estenose do orifício externo por atrofia.
B: Corte longitudinal do útero. Observe o grande espessamento endometrial (E), com sinais de invasão miometrial. A cavidade endometrial inferior está dilatada e contém coágulo.
C: Mapa vascular com o Doppler colorido por amplitudes. Observe os vasos aberrantes (grossos e irregulares) no interior da massa endometrial, indicando neoangiogênese de alto risco. O diagnóstico histológico foi de carcinoma endometrial com invasão profunda do miométrio (estádio 1B). O orifício cervical externo estava ocluído, provocando retenção do sangramento endometrial.

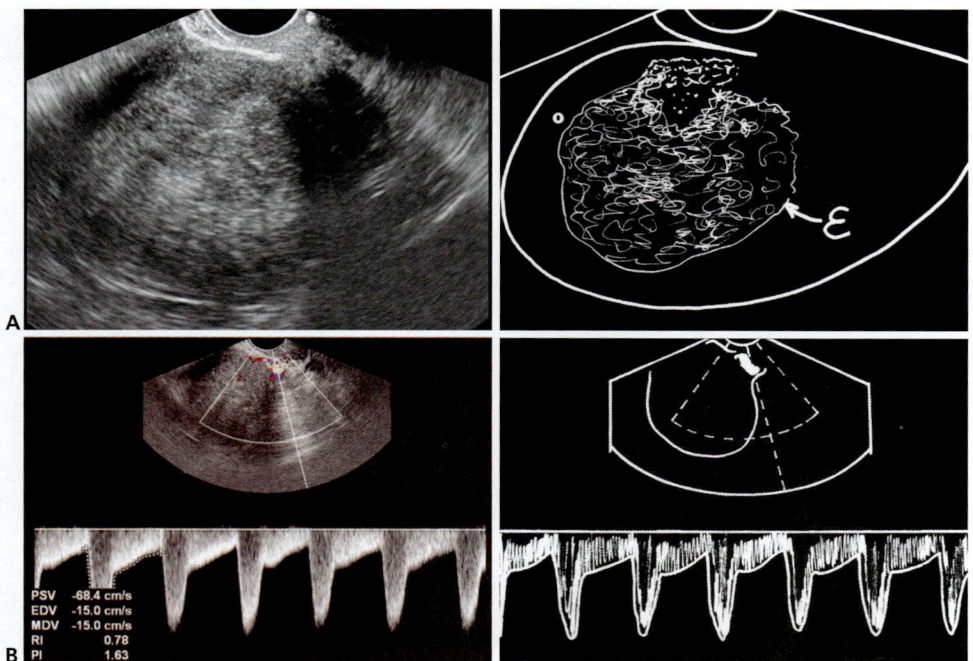

Figura 7.102. Exame transvaginal em paciente de 57 anos. Refere sangramento genital irregular. Não utiliza terapia hormonal e nega uso de qualquer medicação.
A: Corte longitudinal do útero. Observe a grande massa endometrial (E) invadindo extensamente o miométrio, até próximo à serosa.
B: Análise espectral das artérias uterinas. As artérias uterinas (a imagem é da artéria direita) apresentam diástoles cheias, com resistividades diminuídas, indicando alto risco para carcinoma endometrial. O diagnóstico histológico foi de adenocarcinoma, com invasão muscular até próximo à serosa.

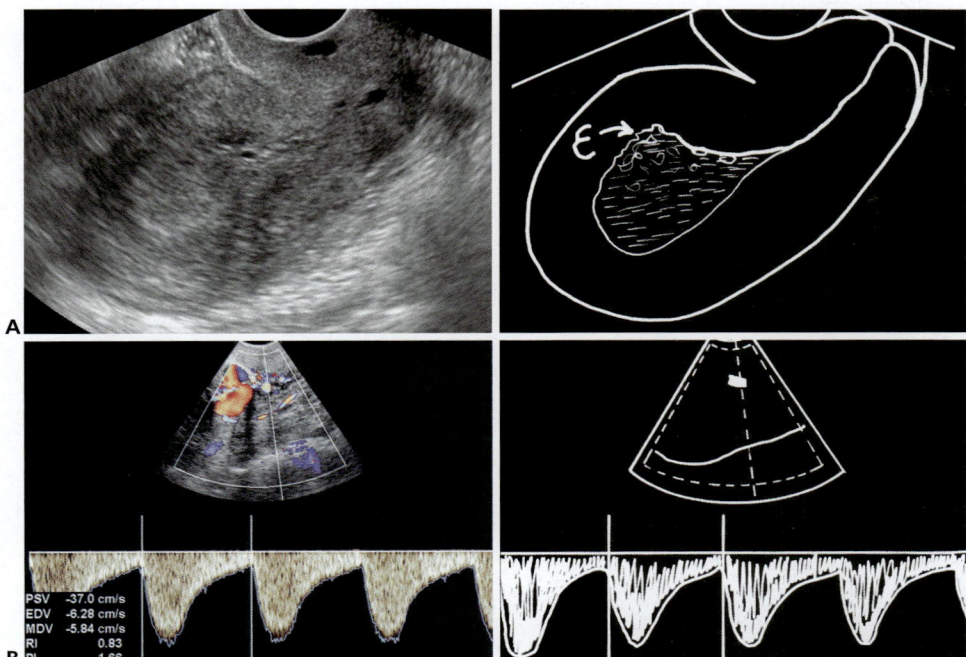

Figura 7.103. Paciente de 86 anos, com queixa de pequeno sangramento genital. Refere tratamento crônico para hipertensão arterial. Exame transvaginal.
A: Corte longitudinal do útero. O endométrio (E) mede 15 mm de espessura e apresenta irregularidade na camada basal (alto risco para carcinoma invasor).
B: Análise espectral da artéria uterina esquerda. As diástoles são cheias, uniformes e não apresentam incisura (resistividade diminuída). Este estudo está prejudicado graças ao emprego de medicação para hipertensão arterial (provoca vasodilatação). O diagnóstico final foi de carcinoma endometrial com pequena invasão miometrial.

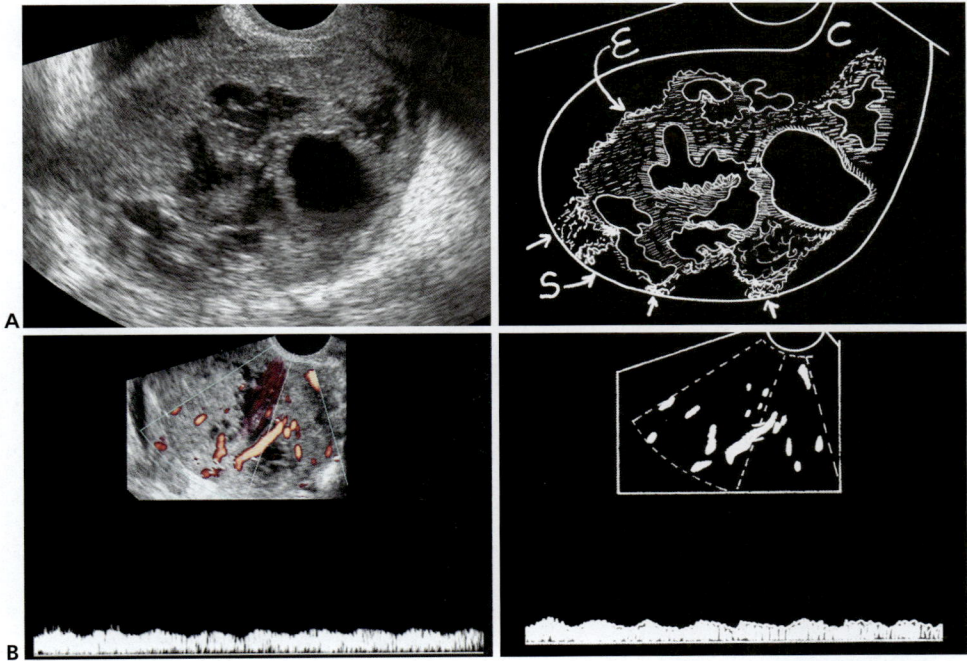

Figura 7.104. Exame transvaginal em paciente de 67 anos com hemorragia.
A: Corte longitudinal do útero. O endométrio (E) apresenta grande espessamento heterogêneo e está grosseiro, com inúmeros cistos e traves. Note a invasão miometrial até a serosa (S) uterina (setas) e a propagação para o colo (C).
B: O mapa vascular mostra inúmeros vasos grossos no interior do endométrio. A análise espectral de artéria dentro da massa endometrial mostra resistividade muito baixa (IR = 0,22). O diagnóstico final foi de adenocarcinoma endometrial, com invasão grave de todo o útero e da pelve (estádio 3).

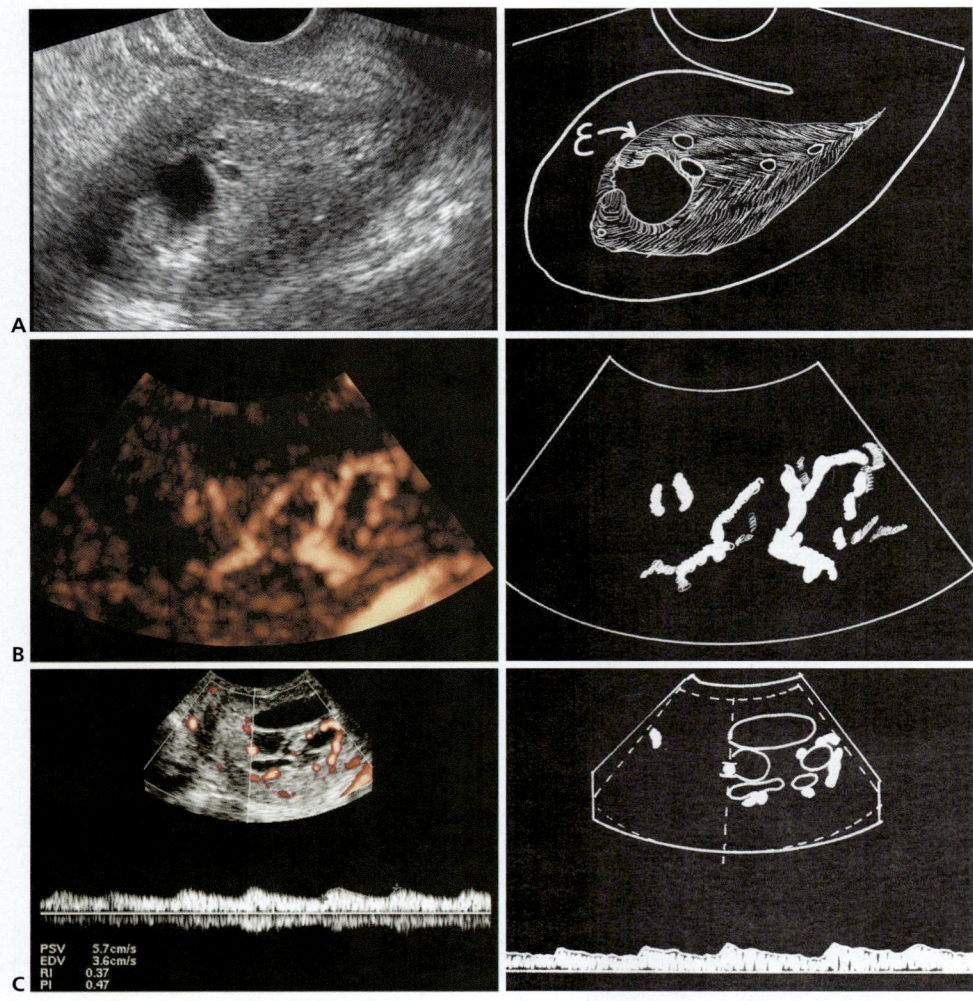

Figura 7.105. Paciente de 77 anos, com sangramento genital vivo. Não utiliza medicamentos. Exame transvaginal.
A: Corte longitudinal do útero. O endométrio (E) apresenta grande espessamento e cistos de vários tamanhos.
B: O mapa vascular 3D com "*power* Doppler" mostra vasos aberrantes no interior do endométrio.
C: A análise espectral de artéria intraendometrial revela diástoles altas, com baixa resistividade (IR = 0,37 e IP = 0,47). O diagnóstico final foi carcinoma endometrial, com pequena invasão miometrial. Os cistos são produto de degeneração, com acúmulo segmentado de fluidos.

> Recorde: nunca faça diagnóstico ecográfico histológico das lesões, como, por exemplo, hiperplasia cística. A correlação entre o quadro clínico, a anatomia ecográfica, a anatomia vascular e a análise espectral indica alto risco para carcinoma endometrial. A avaliação é de risco e não histológica.

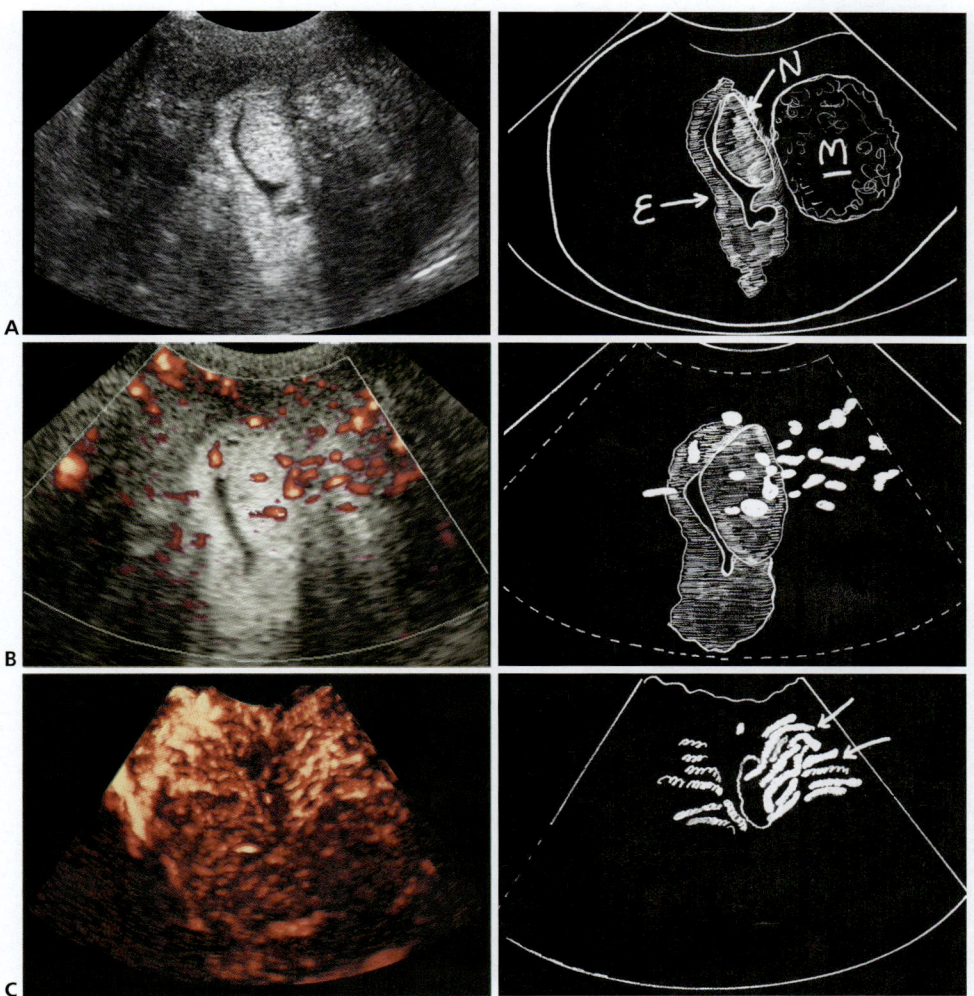

Figura 7.106. Exame transvaginal de rotina em paciente de 63 anos em terapia hormonal.
A: Corte longitudinal do útero retrovertido. O endométrio (E) apresenta espessamento irregular. Observe a presença de pequena quantidade de muco rodeando um nódulo ovalado (N). A parede posterior apresenta um mioma (M).
B: O mapa vascular 2D mostra poucos vasos com distribuição irregular, o que fala contra a hipótese de pólipo endometrial.
C: O mapa vascular 3D mostra grande número de vasos penetrando o endométrio. Os vasos que penetram o nódulo (setas) são mais calibrosos e evidentes.

! Com a suspensão da terapia hormonal, a paciente passou a apresentar sangramento irregular e continuado. A histologia demonstrou hiperplasia adenomatosa atípica, com área de carcinoma. Nesse caso, ainda não tinha ocorrido sangramento espontâneo, e a ecografia de rotina identificou precocemente a anomalia endometrial.

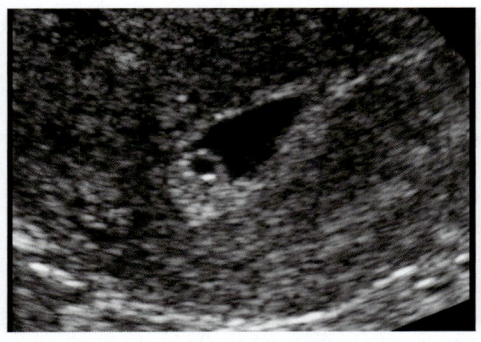 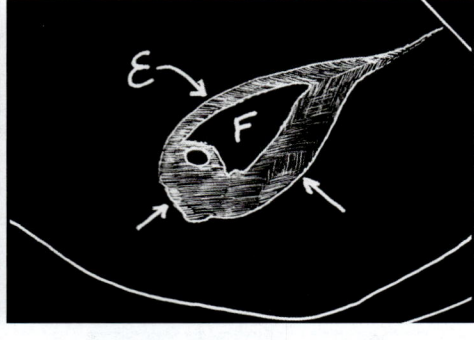

Figura 7.107. Paciente de 66 anos, assintomática, encaminhada para realizar uma histerossonografia graças a exame transvaginal que revelou espessamento endometrial. Observe a cavidade endometrial dilatada pelo fluido (F). O endométrio (E) está normal na parede anterior e espessado no fundo e na parede posterior (setas). A curetagem revelou carcinoma endometrial. O estádio, após a cirurgia, foi carcinoma *in situ* do endométrio.

> A ecografia transvaginal de rotina na pós-menopausa pode revelar enfermidade endometrial e/ou ovariana, ainda assintomática e, por isso, foi padronizada como método de rastreamento para doenças em fases iniciais nesses tecidos. Nesses casos, deve-se utilizar água destilada para a histerossonografia.

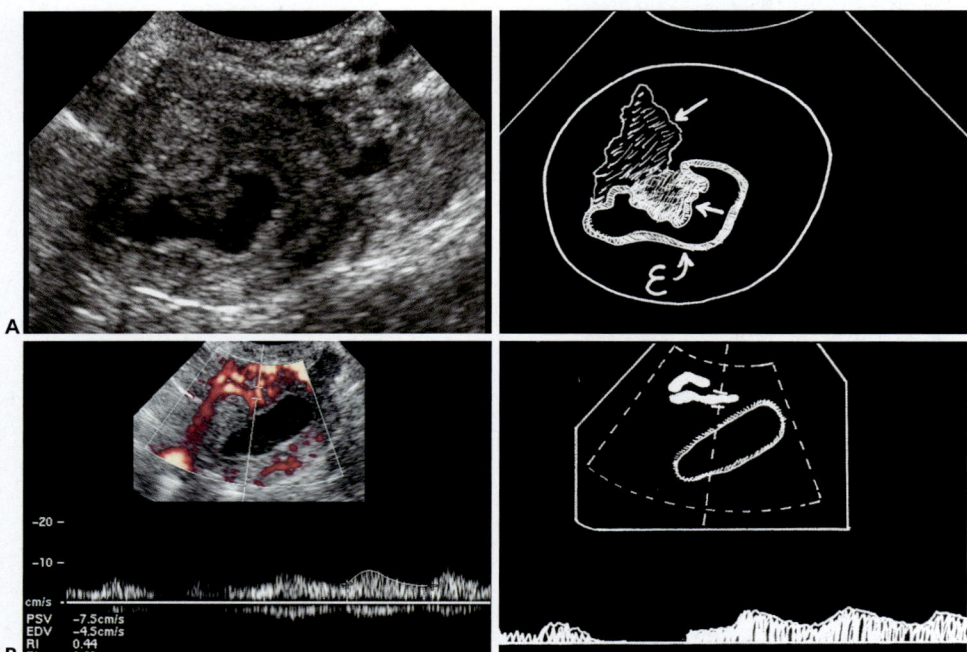

Figura 7.108. Paciente de 77 anos, assintomática. Não utiliza qualquer tipo de medicamento. Exame transvaginal de rotina.
A: Corte transversal do útero. A cavidade uterina está distendida por muco graças à atrofia cervical (histerossonografia natural). O endométrio (E) apresenta proliferação focal nas duas direções: para dentro da cavidade uterina e para dentro do miométrio (setas).
B: O mapa vascular mostra uma concentração de vasos aberrantes na área miometrial suspeita. A análise espectral revela resistividade baixa (IR = 0,44 e IP = 0,61).

> O diagnóstico final foi carcinoma endometrial, com invasão de mais de 50% do miométrio. A presença de muco na cavidade uterina permitiu a identificação de um carcinoma focal assintomático e mostra a importância do contraste para o estudo do endométrio. A histerossonografia foi inspirada nos casos com presença de muco retido na cavidade uterina graças à atrofia cervical da idosa.

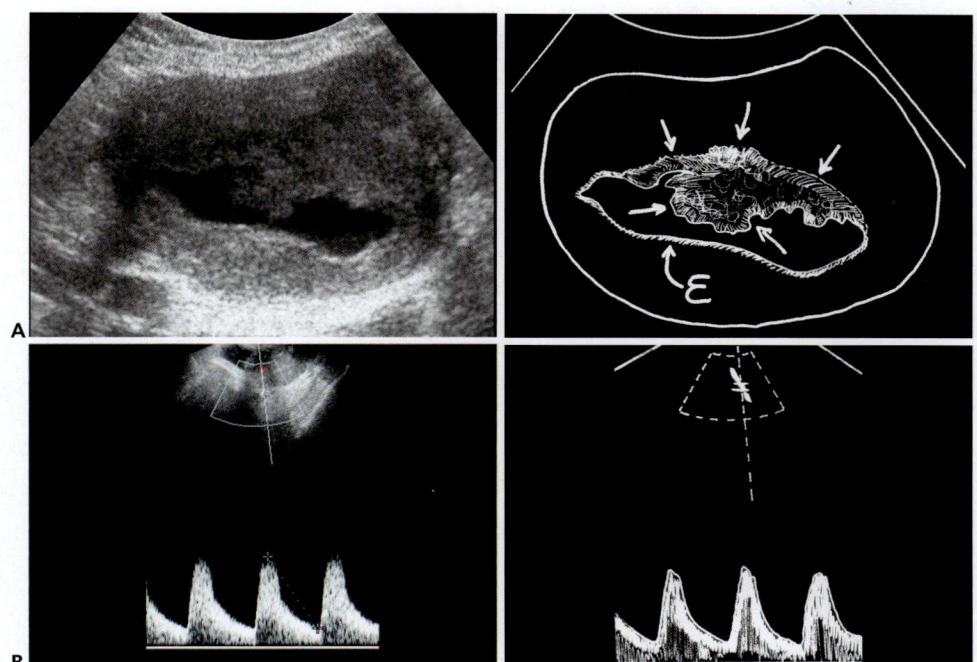

Figura 7.109. Histerossonografia com água destilada em paciente na pós-menopausa, sem terapia hormonal e com sangramento.
A: Corte transversal do útero. O endométrio (E) está fino em quase toda a sua extensão, com exceção de área de proliferação (setas) na parede anterior e com sinais de pequena invasão miometrial.
B: O Doppler espectral das artérias uterinas revela curvas com diástoles cheias, o que indica alto risco. Note que as curvas não apresentam a incisura protodiastólica (maior complacência da parede arterial).

! O diagnóstico final foi de carcinoma do endométrio com pequena invasão miometrial. Nos casos em que há sangramento, utilizamos água destilada para hidrolisar as células soltas na cavidade uterina, prevenindo sua disseminação pelas tubas ao peritônio durante a introdução do contraste.

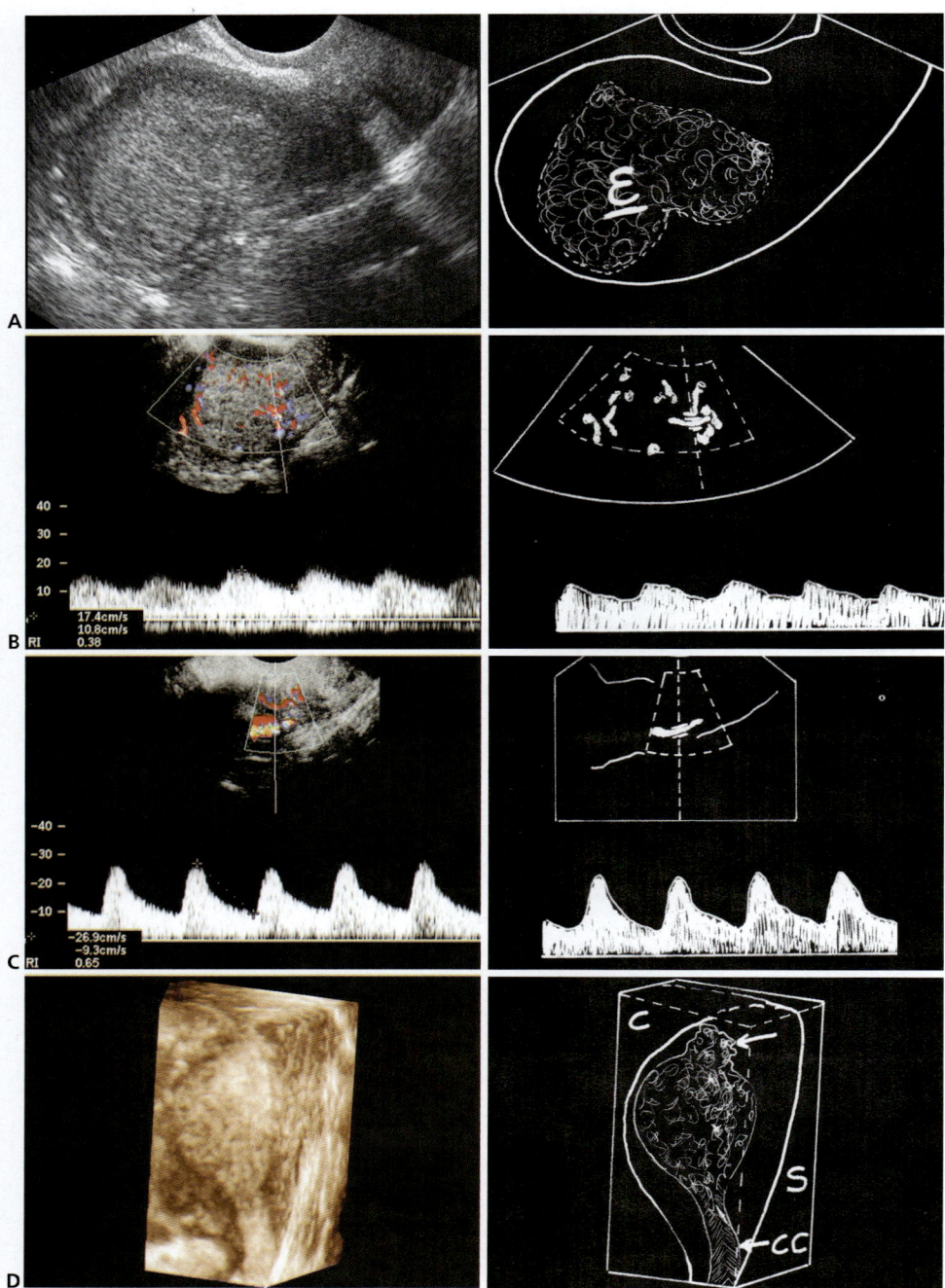

Figura 7.110. Exame transvaginal em paciente de 78 anos, com sangramento uterino. Nega terapia hormonal ou medicação vasoativa.
A: Corte longitudinal do útero. O endométrio (E) apresenta grande proliferação em toda a extensão da cavidade uterina, com provável invasão miometrial.
B: O mapa vascular mostra vasos aberrantes no interior do endométrio com curvas espectrais de baixa resistividade (IR = 0,38).
C: As artérias uterinas apresentam fluxos diastólicos altos, com baixa resistividade (IR = 0,65).
D: Imagem volumétrica 3D do útero, com apresentação dos planos coronal (C) e sagital (S). O endométrio está volumoso, e a basal apresenta interrupções (seta), o que sugere invasão miometrial. O canal cervical (CC) mostra mucosa muito evidente e grossa (risco de invasão cervical).

! O diagnóstico final foi carcinoma endometrial, com invasão do miométrio e do canal cervical (estádio 2). A imagem tridimensional mostrou uma visão espacial magnífica e precisa da extensão do tumor.

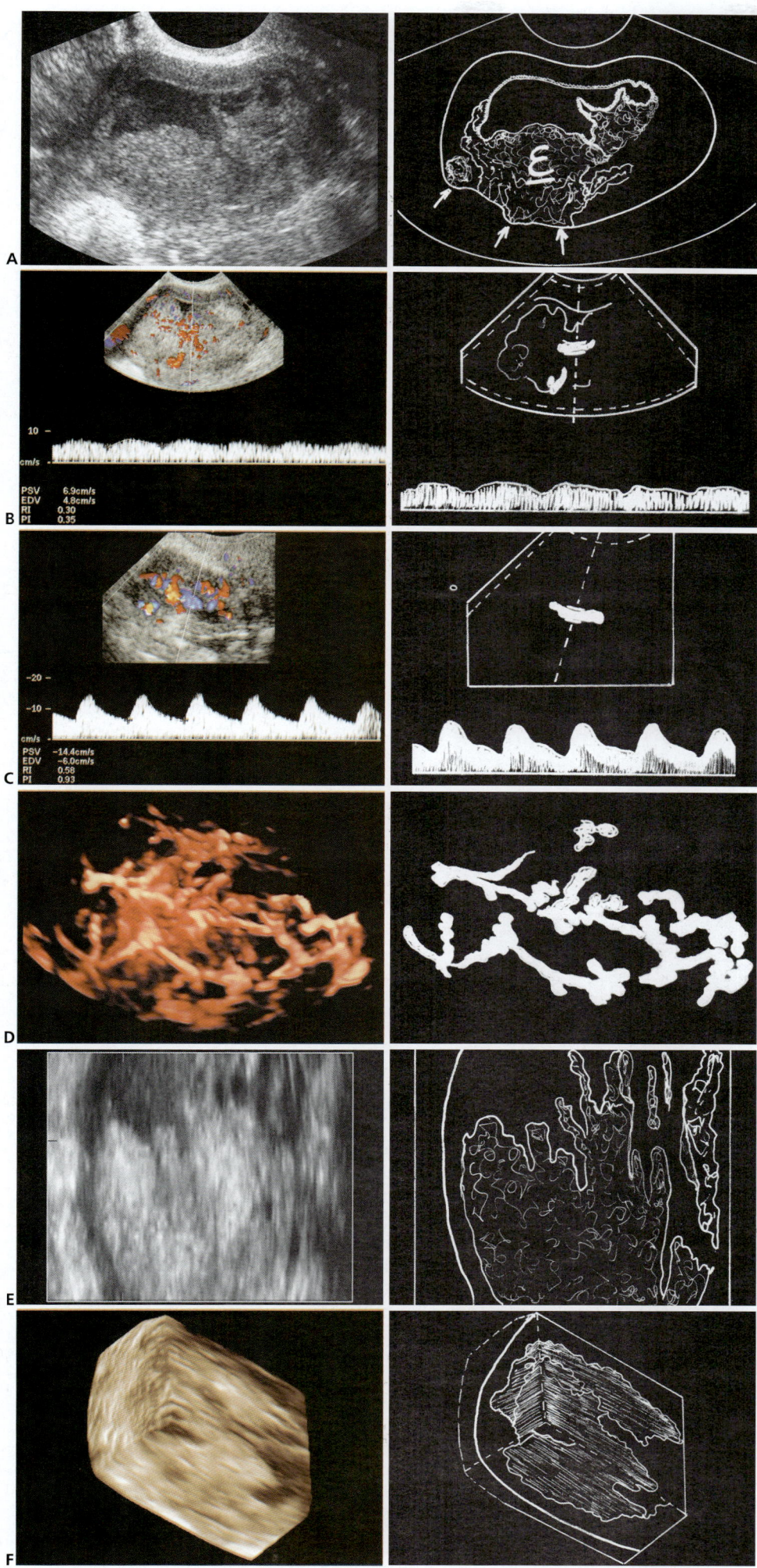

Figura 7.111. Exame transvaginal em paciente de 78 anos, com sangramento vivo, irregular e recorrente.
A: Corte transversal do útero. A cavidade uterina está contrastada pela presença de sangue. Observe a proliferação maciça do endométrio (E), com sinais de invasão miometrial profunda, atingindo a serosa posterior, a qual está irregular (setas).
B: O mapa vascular revela a presença de vasos aberrantes no interior do endométrio, com impedância muito baixa (IR = 0,30 e IP = 0,35).
C: As artérias uterinas também apresentam impedância muito baixa (IR = 0,58 e IP = 0,93).
D: A angiografia tridimensional com o *Power Doppler* revela, de forma magnífica, a grande angiogênese aberrante dentro do endométrio.
E: O plano coronal obtido com o estudo 3D mostra a invasão miometrial nas laterais do útero.
F: A imagem volumétrica 3D apresenta os três planos ortogonais. O tumor endometrial invade extensamente o miométrio e torna difícil a distinção entre a mucosa e a muscular. O diagnóstico final foi de carcinoma do endométrio, com invasão extensa até a serosa uterina.

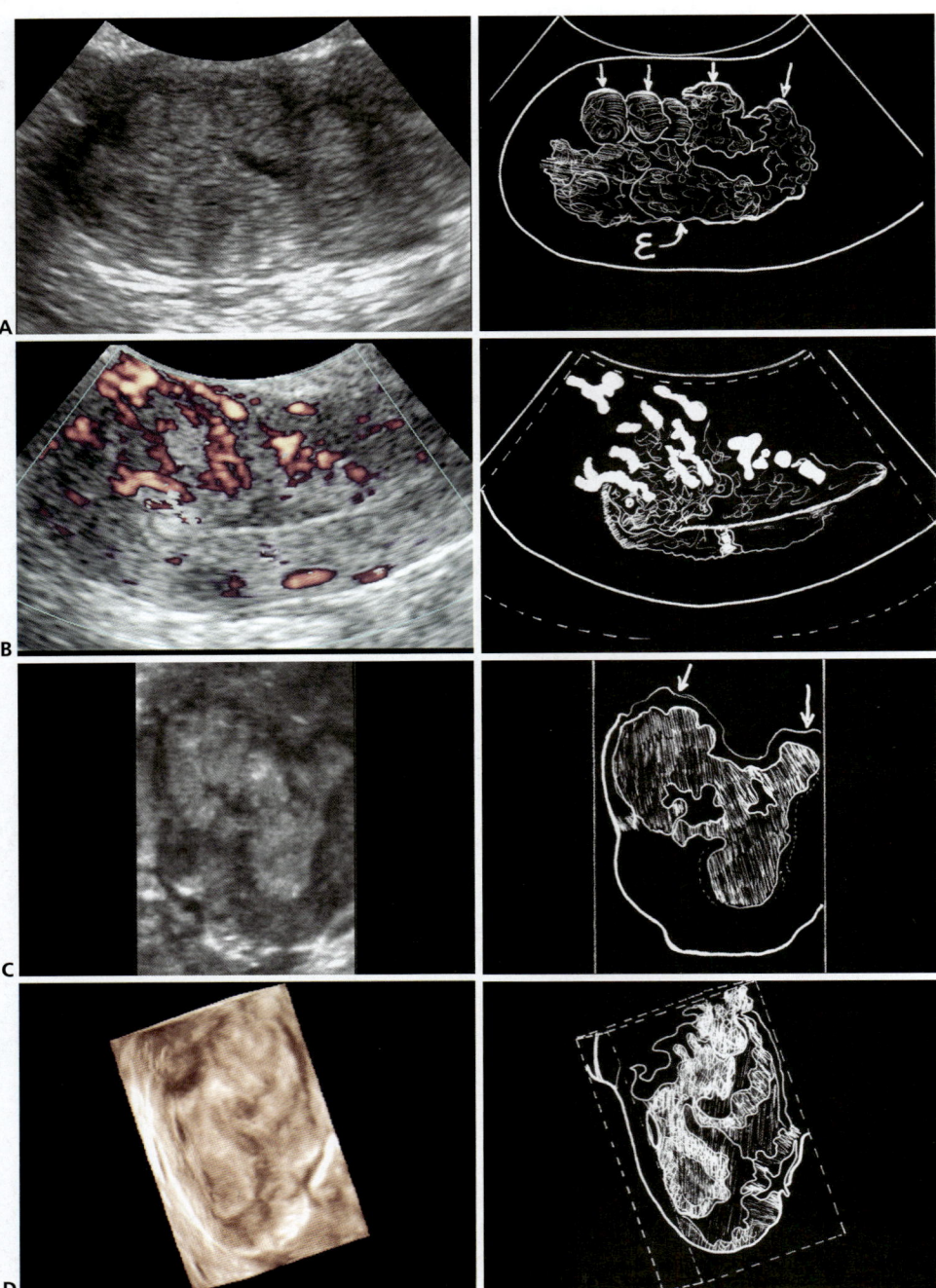

Figura 7.112. Exame transvaginal em paciente de 66 anos, com sangramento.
A: Corte longitudinal do útero. Observe a grande massa endometrial (E), com invasão extensa do miométrio, em forma de lobulações (setas).
B: O mapa vascular revela vasos aberrantes no interior do endométrio.
C: Corte coronal a partir da imagem 3D. Observe a grande invasão miometrial em todas as direções, notadamente no fundo e nos cornos uterinos (setas).
D: Imagem volumétrica 3D mostrando, em visão espacial, o carcinoma endometrial, com invasão em todas as direções.

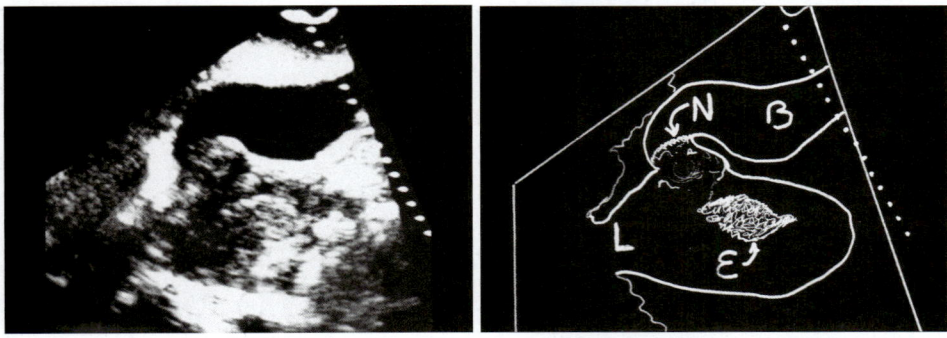

Figura 7.113. Exame transabdominal em paciente idosa, com hemorragia genital. Imagem histórica obtida com equipamento estático nos anos 1970. Corte transversal. Observe o endométrio espessado (E) e nódulo (N) na superfície do útero, com sinais de penetração na parede da bexiga (B). O ligamento largo direito (L) está espessado. O diagnóstico final foi carcinoma do endométrio, com invasões vesical e ligamentar.

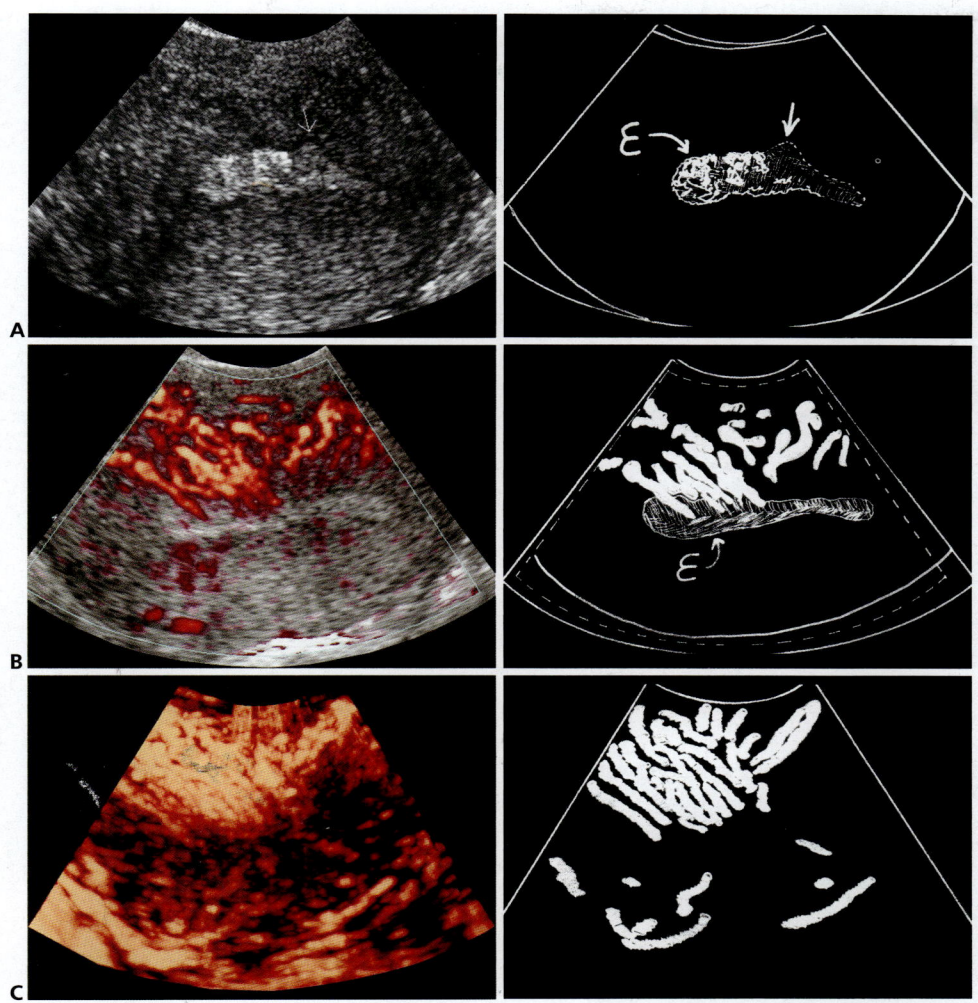

Figura 7.114. Paciente de 39 anos submetida à curetagem uterina graças à hemorragia genital. O resultado histológico foi de carcinoma endometrial. Exame transvaginal dez dias após a curetagem.
A: Corte transversal do útero. Observe o endométrio (E) com proliferação residual e provável invasão miometrial (seta) na parede anterior.
B: Ecografia contrastada com injeção intravenosa de Levovist®. Observe a grande angiogênese aberrante na área suspeita da parede anterior.
C: A angiografia tridimensional contrastada revela a monumental angiogênese na área suspeita da parede anterior. O diagnóstico final confirmou a pequena invasão miometrial anterior (estádio 1A).

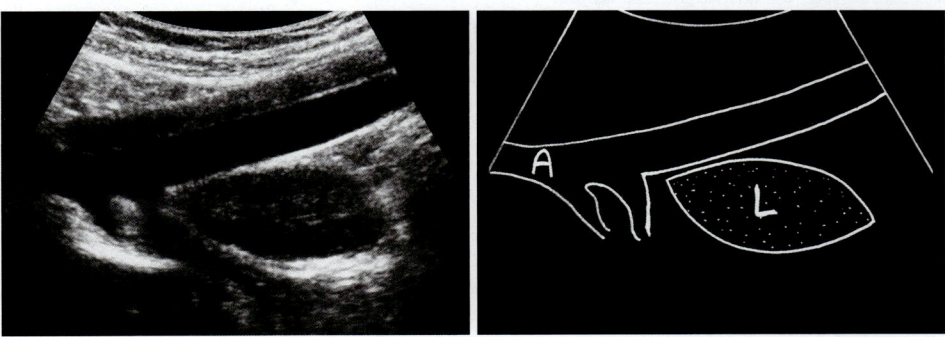

Figura 7.115. Paciente na pós-menopausa. Fez curetagem uterina recente graças a sangramento uterino, com resultado de carcinoma endometrial. Exame transabdominal. Observe o grande linfonodo (L) localizado junto à bifurcação da artéria ilíaca comum direita (A). O diagnóstico histológico foi de invasão dos linfonodos pélvicos.

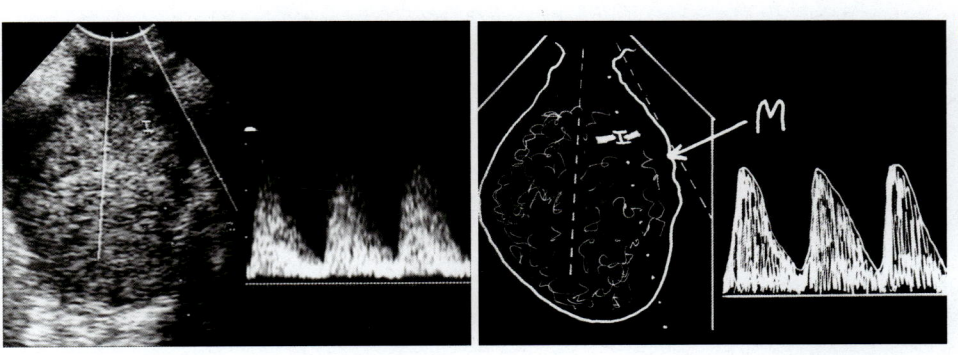

Figura 7.116. Paciente com antecedente de pan-histerectomia ocasionada por carcinoma endometrial. Refere dor pélvica. Exame transvaginal. Observe a massa sólida (M) junto ao fundo da vagina. O Doppler espectral revela artérias no interior da massa, com fluxos diastólicos presentes. O diagnóstico final foi recidiva do carcinoma endometrial no fundo de saco pélvico.

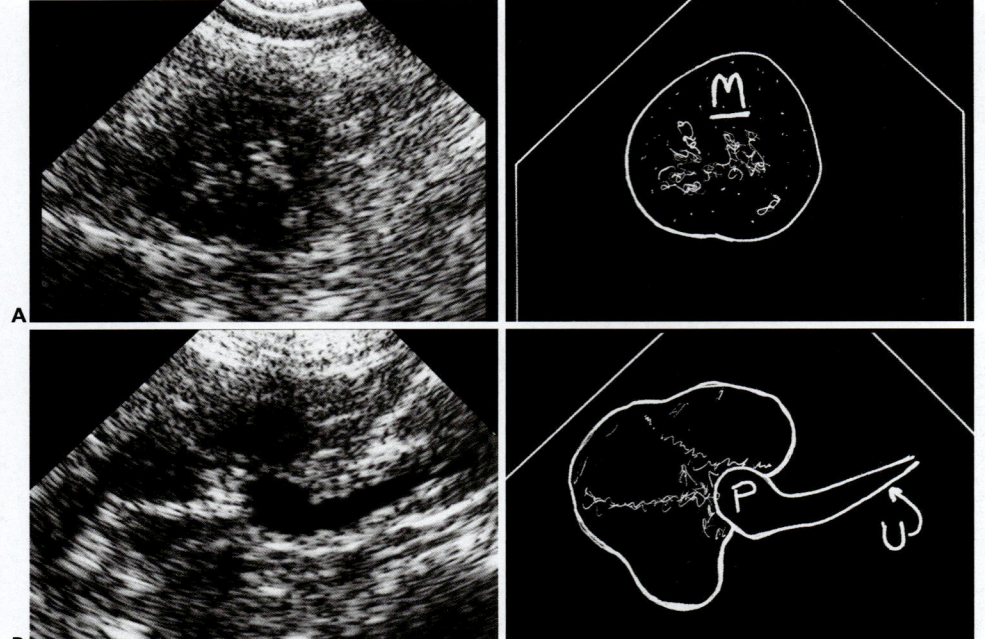

Figura 7.117. Paciente tratada há 3 anos de carcinoma endometrial estádio 2. Exame transabdominal de rotina.
A: Observe a massa na fossa ilíaca esquerda (M).
B: O ureter esquerdo (U) está dilatado até a pelve renal (P), a qual apresenta pequeno conteúdo de urina ainda sem sinais de hidronefrose. O diagnóstico foi de recidiva na fossa ilíaca esquerda com obstrução ureteral.

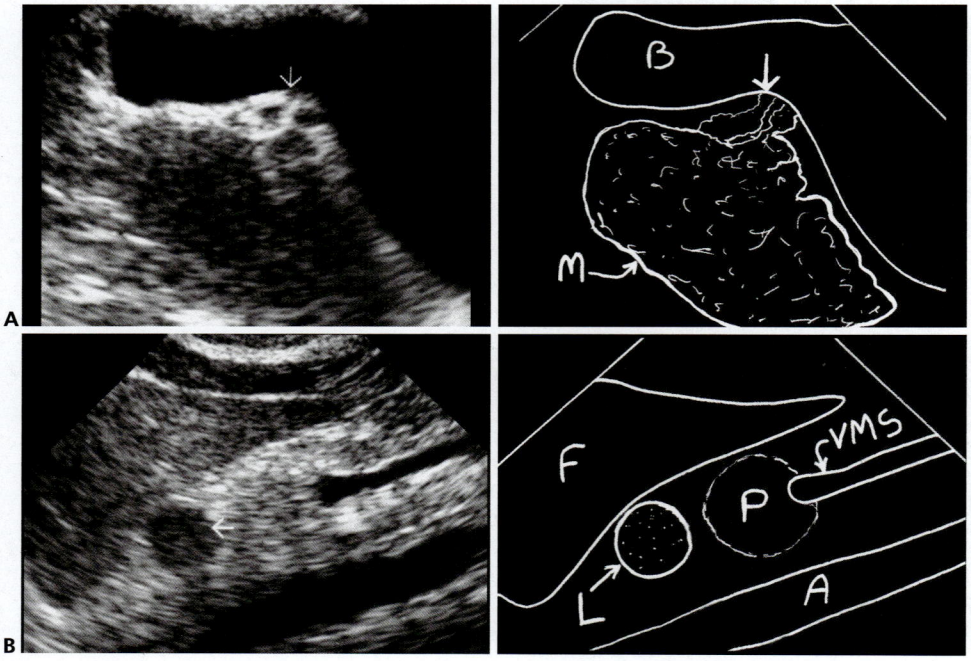

Figura 7.118. Paciente tratada de carcinoma endometrial e com dor pélvica. Exame transabdominal.
A: Corte longitudinal na pelve. Observe a grande massa pélvica (M), com sinais de invasão da parede vesical (seta). Note que a massa parece com um útero. Um exame ecográfico apressado, sem conhecimento do histórico de saúde da paciente, poderá levar à descrição da presença de útero, o que seria um erro grosseiro por parte do ecografista. B = bexiga.
B: Corte longitudinal no abdome superior. Observe o linfonodo ativado (L), redondo, hipoecogênico, localizado na região celíaca (provável acometimento neoplásico). F = fígado; A = aorta; VMS = veia mesentérica superior; P = pâncreas. O diagnóstico final foi de recidiva do carcinoma endometrial.

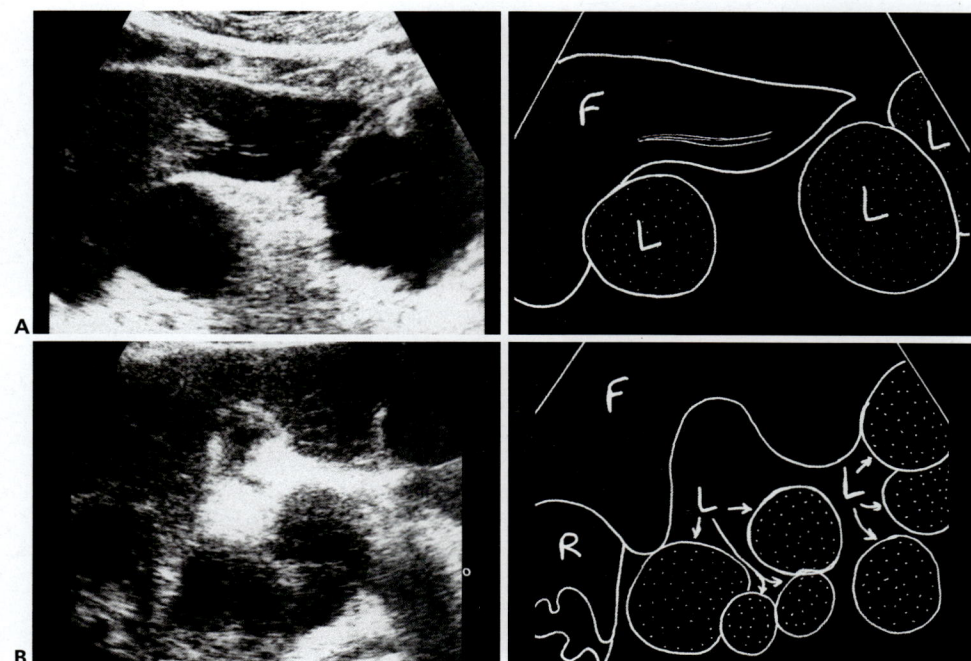

Figura 7.119. Exame do abdome superior em paciente com carcinoma endometrial tratado.
A: Corte longitudinal do lobo esquerdo do fígado (F). Observe os enormes linfonodos (L), indicando acometimento neoplásico na região celíaca e na mesentérica.
B: Corte transversal do fígado. Observe os vários linfonodos invadidos. Trata-se de recidiva retroperitoneal do carcinoma endometrial. R = rim direito.

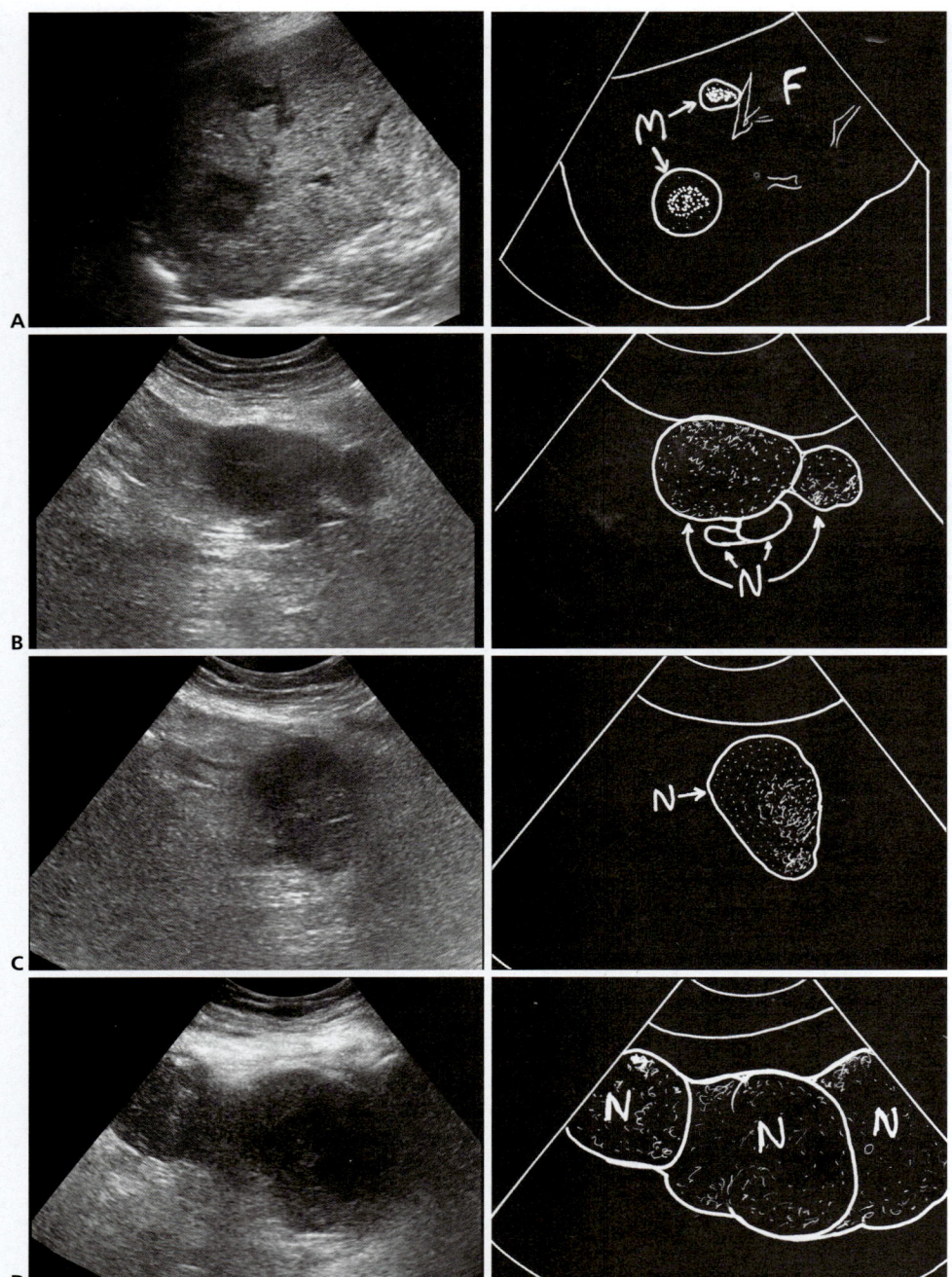

Figura 7.120. Paciente de 81 anos. Submetida à pan-histerectomia há dois anos, graças a carcinoma endometrial. Refere perda de peso e dor abdominal difusa. Exame transabdominal.
A: Corte transversal do lobo hepático direito (F). Observe as metástases hepáticas (M), com o padrão típico (nódulo sólido com halo reacional periférico).
B: Corte longitudinal paraumbilical esquerdo. Observe os nódulos intra-abdominais (N), confluentes e hipoecogênicos.
C: Corte longitudinal paraumbilical direito. Observe o nódulo intra-abdominal.
D: Corte sagital da pelve. Observe os grandes nódulos confluentes. A bexiga está vazia e não visível, pois a paciente refere dificuldade em obter sua repleção. O diagnóstico é de recidiva grave do carcinoma endometrial, com disseminação na cavidade abdominal e metástases hepáticas.

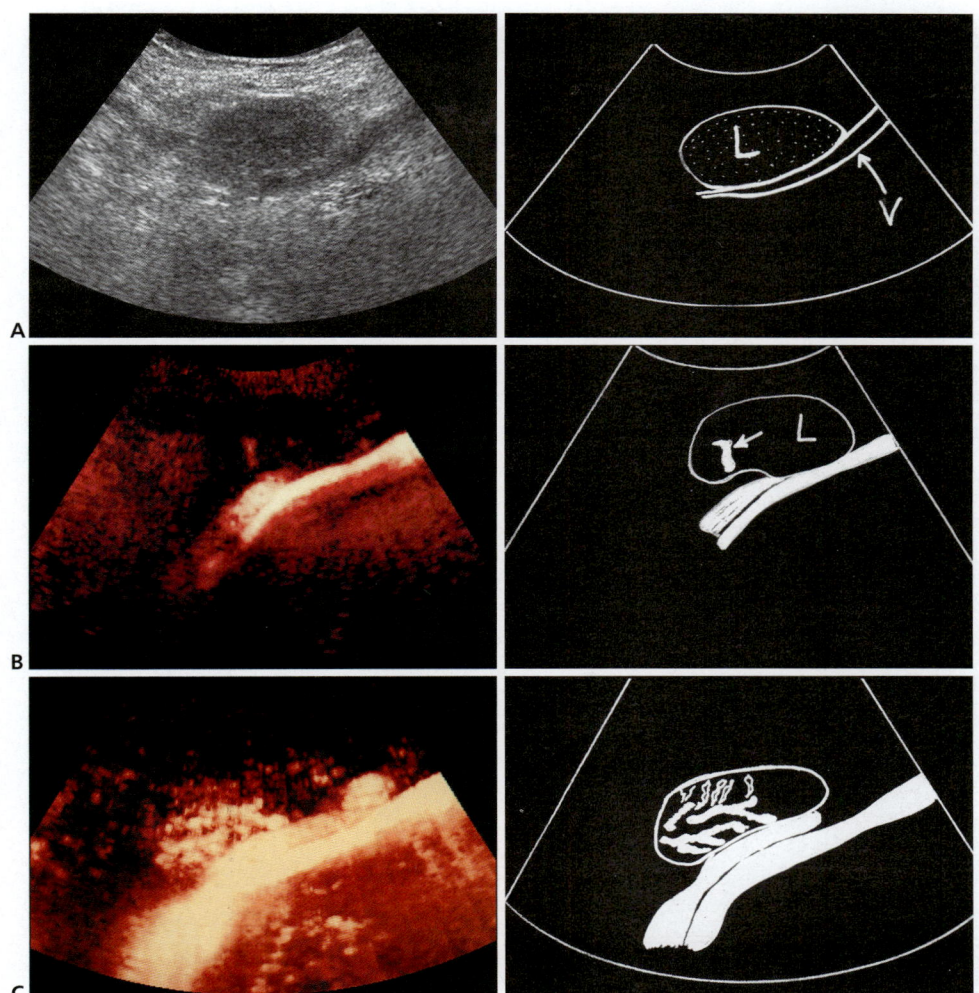

Figura 7.121. Exame transabdominal em paciente tratada de carcinoma endometrial.
A: Observe o linfonodo (L) com sinais de acometimento neoplásico (aumentado, hipoecogênico, sem hilo visível e com mais de 2 cm de diâmetro), localizado junto à veia ilíaca externa direita (V).
B: O Doppler 3D não conseguiu identificar a vascularização interna do linfonodo, apenas nota-se o vaso hilar (seta). Com esse resultado, não podemos excluir o acometimento do linfonodo, pois ele tem aspecto fortemente suspeito na escala de cinzas.
C: Angiografia tridimensional do linfonodo, contrastada com Levovist®. O contraste colocou em evidência a grande vascularização aberrante do linfonodo (vasos em bolo distribuídos por todo o linfonodo), o que confirmou a hipótese de seu acometimento neoplásico.

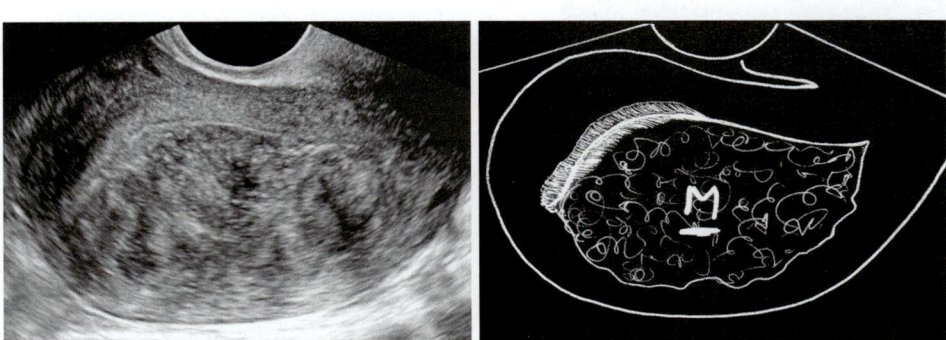

Figura 7.122. Exame transvaginal em paciente de 23 anos. Apresenta hemorragia uterina persistente. Teve diagnóstico de mioma de 320 cm³ em sua cidade de origem e está em bloqueio com análogos há 60 dias, sem resultado. Corte longitudinal do útero. Observe a grande massa (M) na parede posterior do útero, com limites imprecisos. O volume cresceu para 660 cm³. Realizou-se uma histerectomia simples, e o resultado histológico foi sarcoma de estroma endometrial a invadir gravemente a parede posterior do útero.

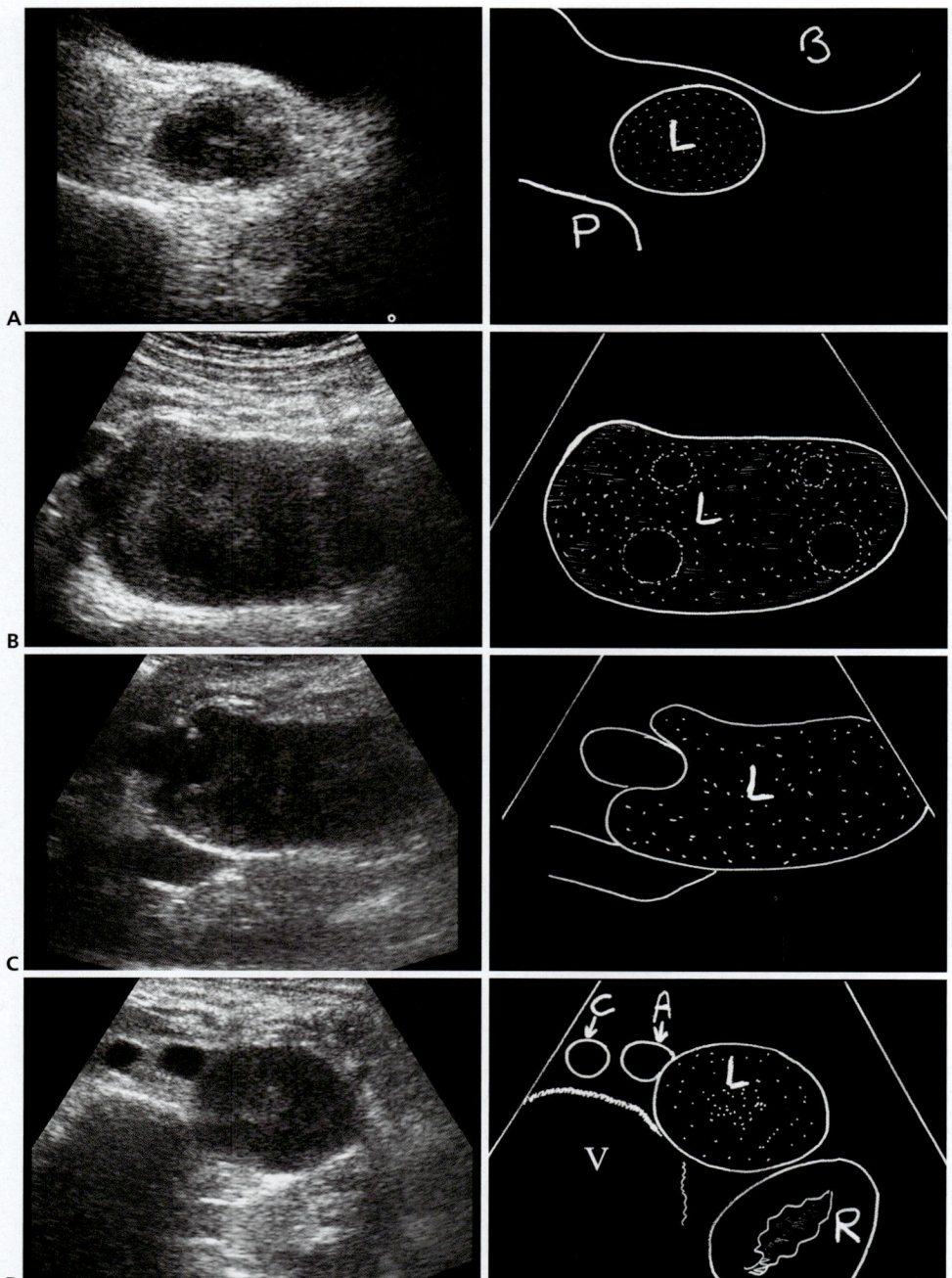

Figura 7.123. Exame transabdominal 90 dias após a histerectomia na paciente da Figura 7.122, para aferir o estádio do sarcoma.
A: Observe o grande linfonodo (L) localizado sobre o promontório (P). B = bexiga.
B-D: Abdome superior com grandes massas ovoides, hipoecogênicas, localizadas no retroperitônio, sugestivas de acometimento grave dos linfonodos. R = rim esquerdo; C = veia cava; A = aorta; V = vértebra. A paciente faleceu seis meses após esse exame.

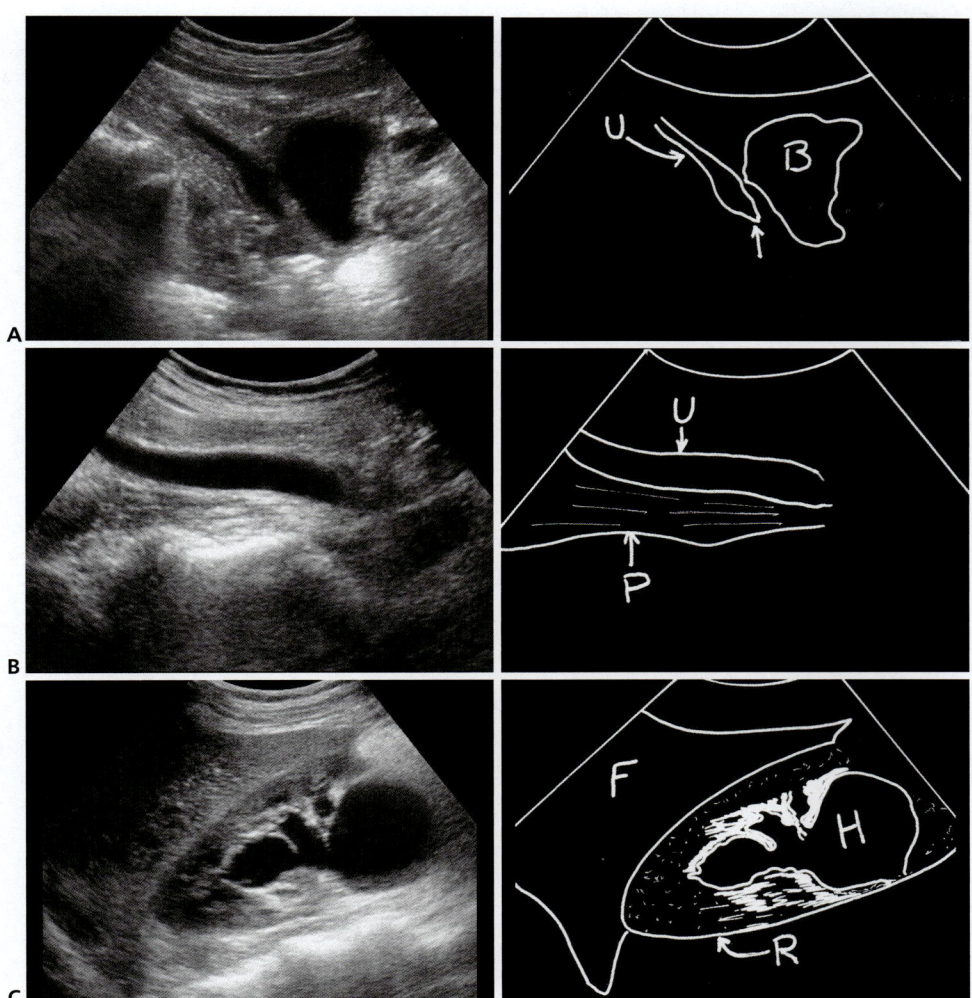

Figura 7.124. Exame transabdominal em paciente com antecedente de sarcoma de estroma endometrial, com invasão da fossa ilíaca direita. Foi submetida a três cirurgias e à radioterapia. Está com dor lombar à direita.
A: Corte longitudinal oblíquo na pelve à direita. Observe o ureter direito (U) com obstrução em seu terço distal (seta) e dilatado a montante. B = bexiga.
B: Corte coronal à direita. Observe o terço médio do ureter direito dilatado. P = músculo psoas direito.
C: Corte semicoronal do rim direito (R) com hidronefrose (H). F = fígado.

CAPÍTULO 8

As Tubas Uterinas

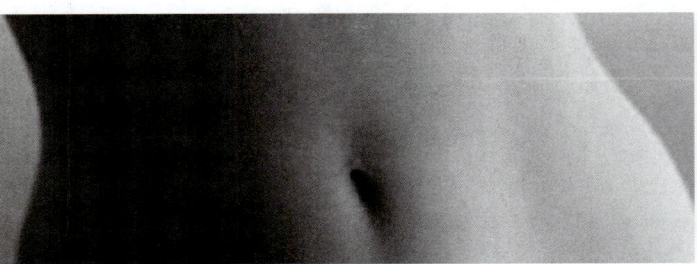
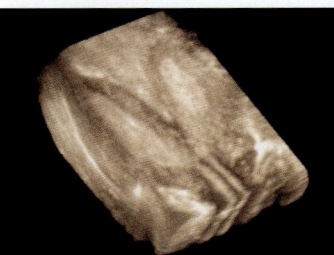
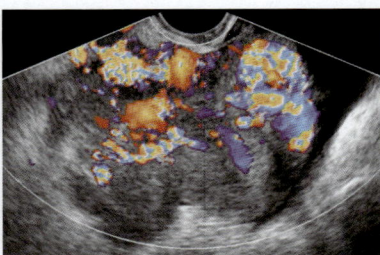

As tubas uterinas (tubas ou tubas de Falópio) são formadas pela porção cranial dos ductos de Müller que não se fundiram. São condutos musculares em forma de tuba. A mucosa das tubas apresenta inúmeras pregas delicadas (plicas) que têm aspecto papilífero. A parede da tuba possui 4 camadas: serosa (peritoneal), subserosa (fibrosa e vascular), muscular e mucosa.

As tubas servem para comunicar o útero com os ovários. Estendem-se desde o ângulo superior do útero (corno uterino), seguindo em direção aos ovários, passando superiormente pela borda do ligamento largo (mesossalpinge).

Apresentam um plano oblíquo e medem de 6 a 15 cm de comprimento. As tubas apresentam uma porção intersticial ou intramural, no interior da parede uterina, com cerca de 1 cm de comprimento, e uma porção intraperitoneal dividida em 3 partes: istmo, ampola e infundíbulo.

Istmo é a porção estreitada imediatamente junto ao útero e tem uma espessura interna (luz) de 1 mm, ao qual segue a ampola, que é a parte mais longa e tortuosa. A ampola termina com uma abertura semelhante a um funil, que é o infundíbulo. Nas margens do infundíbulo se encontram as fímbrias.

A tuba normal é de difícil identificação ecográfica, mesmo pela via transvaginal, a menos que exista algum tipo de líquido ao seu redor ou na sua luz.

As alterações anatômicas e inflamatórias tubárias estão relacionadas com esterilidade e gravidez ectópica. Estas podem ser graças a alterações de desenvolvimento, ou causadas por lesões acidentais, como torção ou processos inflamatórios. Em alguns casos, há ausência total das tubas, seguida de aplasia do útero. A ausência do segmento ampolar se deve quase sempre à torção, seguida de necrose.

A **agenesia** unilateral dificilmente é isolada e, geralmente, está associada à malformação uterina (útero unicorno).

As **tubas extranumerárias** não são comuns, mas são mais frequentes do que a agenesia unilateral, que é muito rara. A tuba acessória geralmente sai de qualquer região da ampola tubária principal, possuindo estrutura idêntica a ela, e pode vir acompanhada de ovário extranumerário. Caso a tuba acessória possua luz, esta mantém comunicação com a tuba principal. Se não houver luz própria, geralmente se transforma em uma pequena vesícula ou pequeno cisto pedunculado na parede da tuba principal.

Na **hipoplasia**, a tuba apresenta menor calibre, possui numerosas curvaturas, e a musculatura é pouco desenvolvida. Essa anomalia interfere com o peristaltismo tubário e provoca retenção do ovo fertilizado, levando a uma gravidez ectópica.

Os **processos inflamatórios** são, sem dúvida, a causa mais importante dos problemas relacionados com as tubas uterinas. As relações diretas entre as tubas e a cavidade peritoneal facilitam a infecção tubária a partir de qualquer infecção peritoneal. São também comuns os processos inflamatórios tubários relacionados com infecção uterina (via ascendente). Pelo fato de a luz tubária ser muito estreita e a mucosa muito sensível, qualquer infecção ou inflamação provoca edema e, consequentemente, obstrução de sua luz, gerando uma coleção purulenta (**piossalpinge**).

As imagens ecográficas das salpingites serão disponibilizadas no Capítulo 9, referente à doença inflamatória pélvica.

Após a remissão da infecção aguda e cronificação do processo, o conteúdo da piossalpinge torna-se um líquido seroso e/ou serossanguíneo, transformando-se de piossalpinge para **hidrossalpinge**.

A hidrossalpinge é definida por acúmulo de líquido no interior das tubas. O tamanho da hidrossalpinge é variado, podendo apresentar-se desde pequeno conteúdo líquido até grandes volumes, mantendo quase sempre o formato alongado e típico da tuba. Quando não se encontra muito distendida, podemos ver, ao ultrassom, o pregueamento interno, assim como seguir a sua tortuosidade.

A hidrossalpinge volumosa pode ser confundida com cistos ovarianos, ainda mais quando é septada. Quando ocorre **torção**, aumenta ainda mais de volume, graças ao edema e exsudação líquida, e provoca abdome agudo. Quase sempre a ecografia rotula essas massas como originárias dos ovários.

Atualmente, com os aparelhos de alta resolução e a via transvaginal, é possível visualizar o istmo tubário, mesmo em condições normais. Se estiverem edemaciadas ou com conteúdo líquido, por processos inflamatórios, infecciosos ou gravidez ectópica, sempre são visíveis.

Nos exames de **histerossonossalpingografia,** quando se injeta soro fisiológico ou água destilada na cavidade uterina, podemos apenas observar que há permeabilidade tubária quando o líquido é visto no fundo de saco posterior. Quando utilizamos qualquer meio de contraste ecogênico, a visualização fica mais precisa. Mas, para um diagnóstico mais preciso das alterações tubárias, a avaliação radiológica contrastada é sem dúvida superior (histerossalpingografia radiológica). Em última instância, devemos utilizar a videolaparoscopia com cromotubagem.

Os **cistos serosos paratubários,** de 0,1 a 2,0 cm de diâmetro, são muito comuns. As variantes maiores, localizadas perto das fímbrias ou nos ligamentos largos, são denominadas de **hidátides de Morgagni**. Estes cistos são originários de restos dos ductos de Müller e, geralmente, não têm importância clínica.

Os tumores tubários são pouco frequentes. O **leiomioma** (origem muscular) e **mesotelioma adenomatoide** (origem subserosa) são benignos e formam pequenos nódulos na parede tubária. O **teratoma** é mais raro e é difícil a diferenciação com o ovariano, muito mais frequente.

O **adenocarcinoma seroso papilífero** é raro e tem prognóstico ruim, porque o diagnóstico é tardio quando já invade os tecidos vizinhos. A maioria dos tumores malignos da tuba uterina são **metástases** originárias do endométrio, do ovário ou do tubo digestório (tumor de Krukenberg).

Quase sempre o diagnóstico dos tumores tubários é pós-operatório, pois a ecografia os confunde com tumores uterinos ou ovarianos.

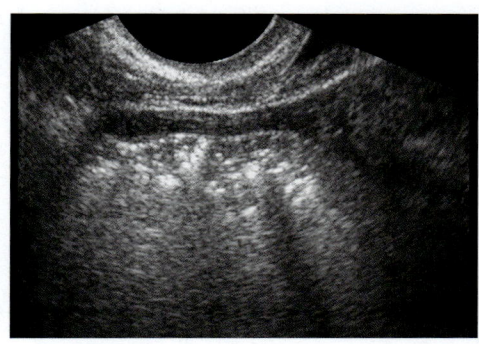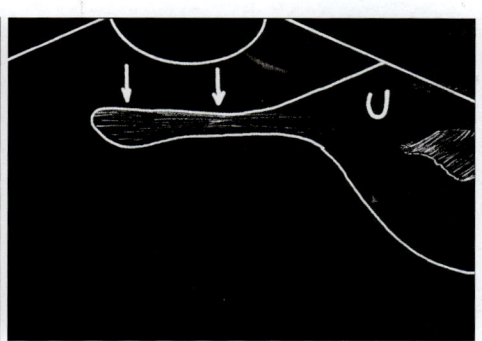

Figura 8.1. Exame transvaginal. Anatomia. Corte transversal do corno uterino direito (U). Observe a estrutura longa e fina (setas), com trajeto transversal, e conectada ao corno uterino. Em condições normais, é muito difícil distinguir a tuba. Trata-se, provavelmente, do ligamento redondo do útero.

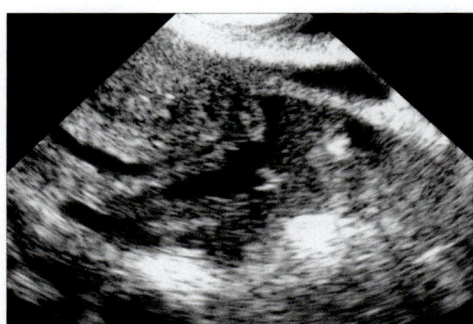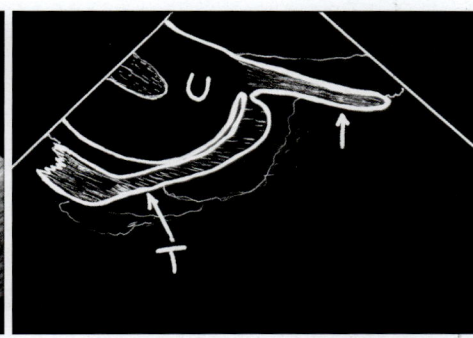

Figura 8.2. Exame transvaginal. Anatomia. Corte transversal do corno uterino esquerdo (U). A tuba (T) está contrastada pela presença de líquido livre no peritônio e contorna o útero posteriormente. O ligamento redondo (seta) apresenta trajetória transversal horizontal.

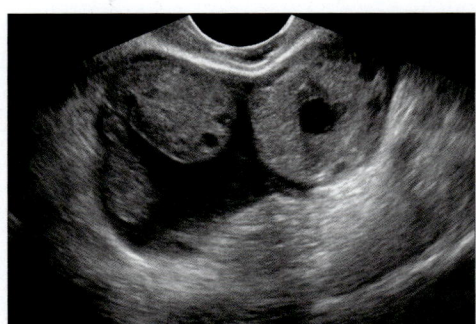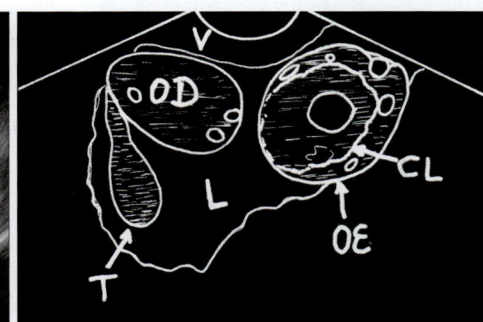

Figura 8.3. Exame transvaginal em paciente com antecedente de histerectomia. Anatomia. A presença de líquido peritoneal (L) permitiu contrastar os órgãos pélvicos. Observe os dois ovários (OD e OE), juntos graças à pexia cirúrgica no fundo da vagina (V). O ovário esquerdo contém imagem típica de corpo lúteo (CL, para mais detalhes, ver Capítulo 11), o qual deve ser o responsável pelo líquido peritoneal. Observe a tuba direita (T) presa ao ovário e flutuando no líquido.

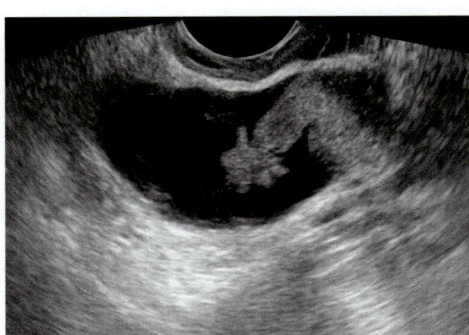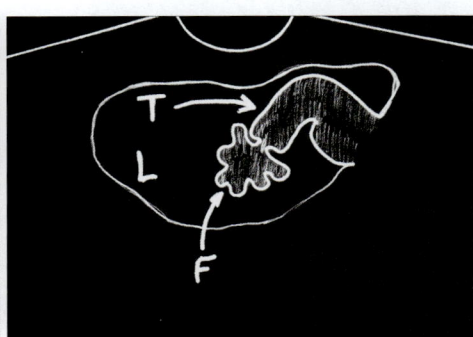

Figura 8.4. Exame transvaginal. Anatomia. Observe a tuba direita (T), flutuando em líquido peritoneal (L), e as fímbrias (F) conectadas no infundíbulo.

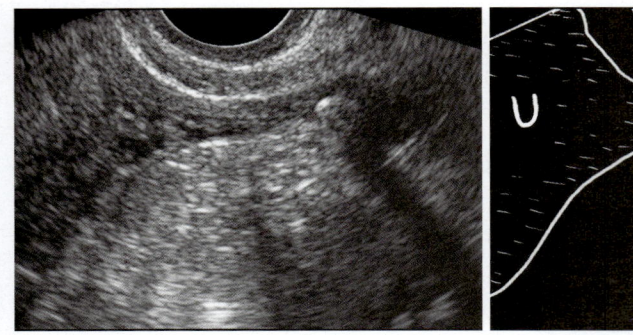
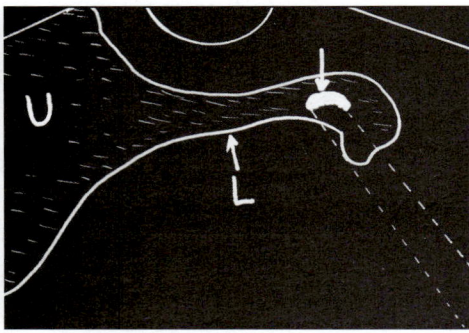

Figura 8.5. Exame transvaginal. Anatomia. Corte transversal do corno uterino esquerdo (U). Observe o provável ligamento redondo (L) conectado ao útero com seu trajeto transversal típico e com calcificação em sua extremidade pélvica distal (seta).

! A possibilidade de esta estrutura corresponder à tuba é muito pequena, pois ela fica mais solta e "pendurada". O ligamento redondo conecta o corno uterino à virilha da paciente e, por isso, é mais tenso e transversal.

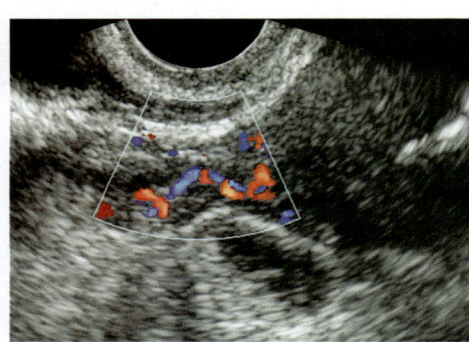
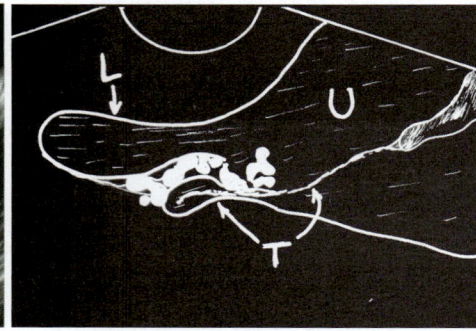

Figura 8.6. Exame transvaginal. Anatomia. Corte transversal do corno uterino direito (U). Observe a porção ístmica da tuba (T) e o ligamento redondo (L). O Doppler colorido mostra vasos ao redor, correspondentes à rede vascular do meso tubário.

! O mapa vascular é importante para o diagnóstico diferencial entre veia calibrosa e hidrossalpinge, como será mostrado adiante.

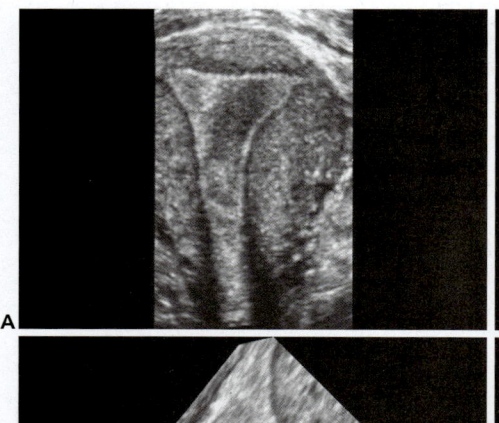
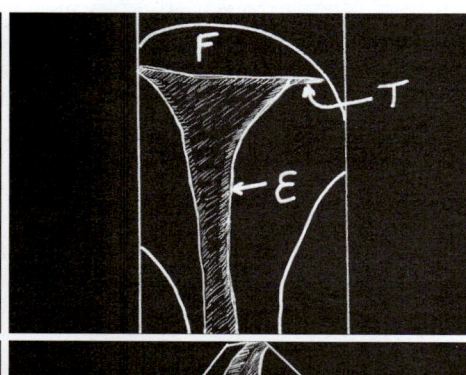
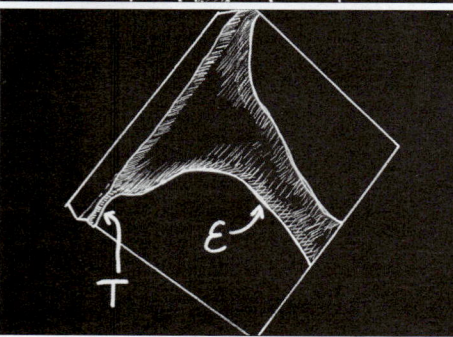

Figura 8.7. Exame tridimensional transvaginal. Anatomia.
A: Plano coronal do útero, obtido com a técnica 3D. Observe o fundo uterino (F), o endométrio (E) e a porção intramural (intersticial) da tuba esquerda (T).
B: Imagem volumétrica uterina com ênfase ao endométrio e à porção intramural da tuba.

! Lembre-se que a imagem volumétrica se apresenta invertida, e a tuba esquerda aparenta ser a direita. A tuba intramural é mais evidente na imagem 3D do que na 2D.

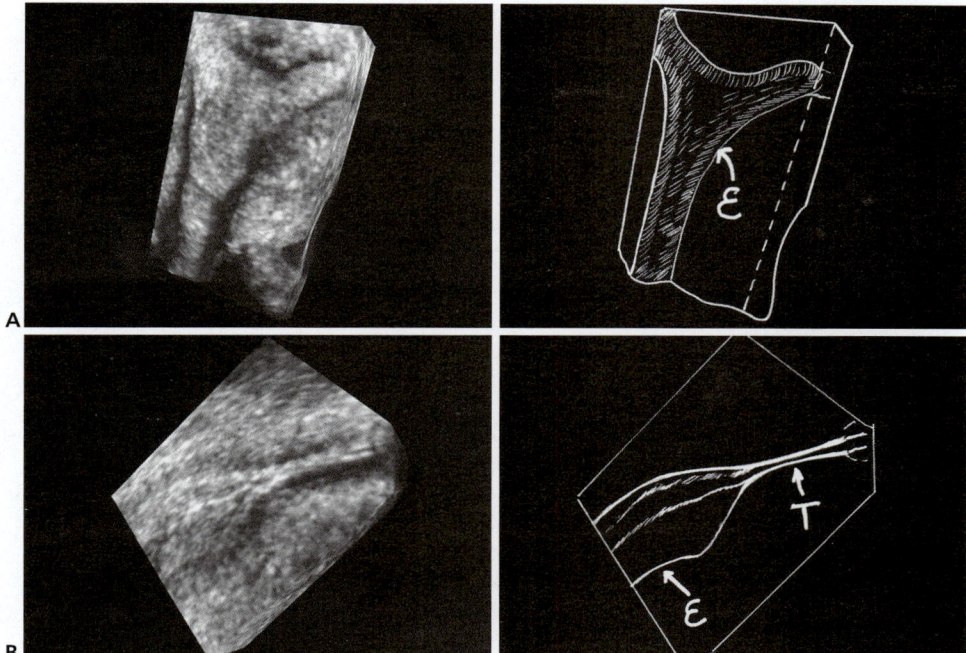

Figura 8.8. Exame tridimensional transvaginal. Anatomia.
A: Imagem volumétrica uterina com ênfase ao endométrio (E), com padrão secretor. A fase lútea é a melhor para obtermos imagens 3D do endométrio.
B: Imagem volumétrica, mostrando o corno uterino com o endométrio e a tuba (T) intramural. Note a clareza com que o volume 3D revela a tuba.

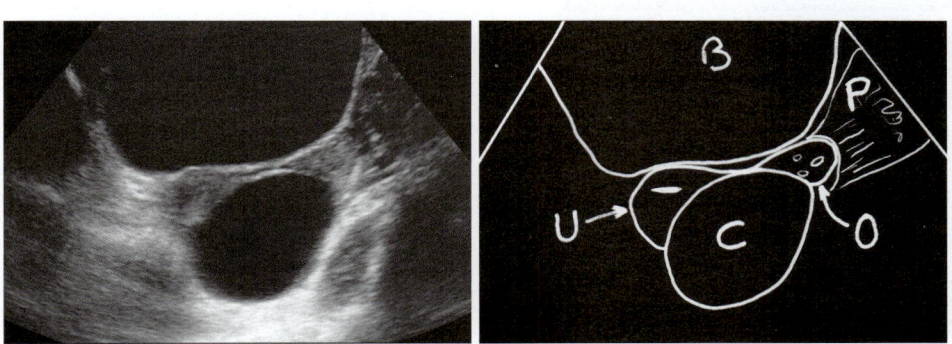

Figura 8.9. Exame transabdominal de rotina. Paciente virgem, com 18 anos de idade. Observe o cisto simples (C), posterior ao útero (U) e ao ovário esquerdo (O), insinuado entre eles. B = bexiga; P = músculo psoas.

> ! Três meses depois, o cisto permanecia sem modificações. A primeira hipótese é um cisto no meso tubário, mas não se pode excluir alteração ovariana. Foi submetida à videolaparoscopia, com diagnóstico final de grande hidátide de Morgagni.

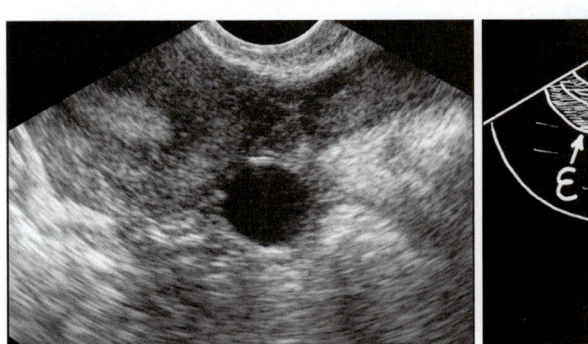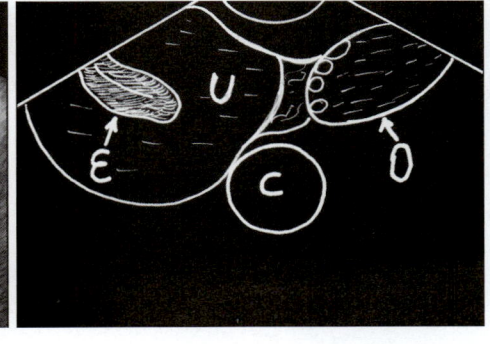

Figura 8.10. Exame transvaginal de rotina. Corte transversal. Observe o útero (U), o endométrio (E) secretor, e o ovário esquerdo (O). Junto ao corno uterino existe um pequeno cisto (C), móvel à manobra dinâmica (palpação do ventre com a mão esquerda do ecografista), separando-se do útero e do ovário.

> ! Esse tipo de cisto quase sempre corresponde a uma hidátide de Morgagni e não merece atenção clínica.

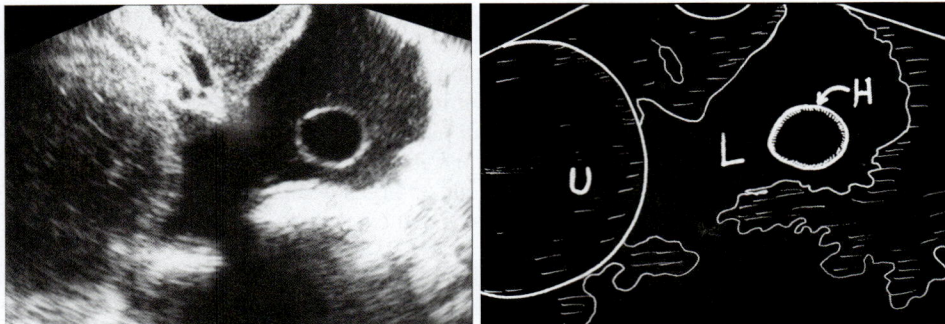

Figura 8.11. Exame transvaginal em paciente com líquido peritoneal. Corte transversal. Observe o útero (U) e pequena hidátide (H) flutuando no líquido (L).

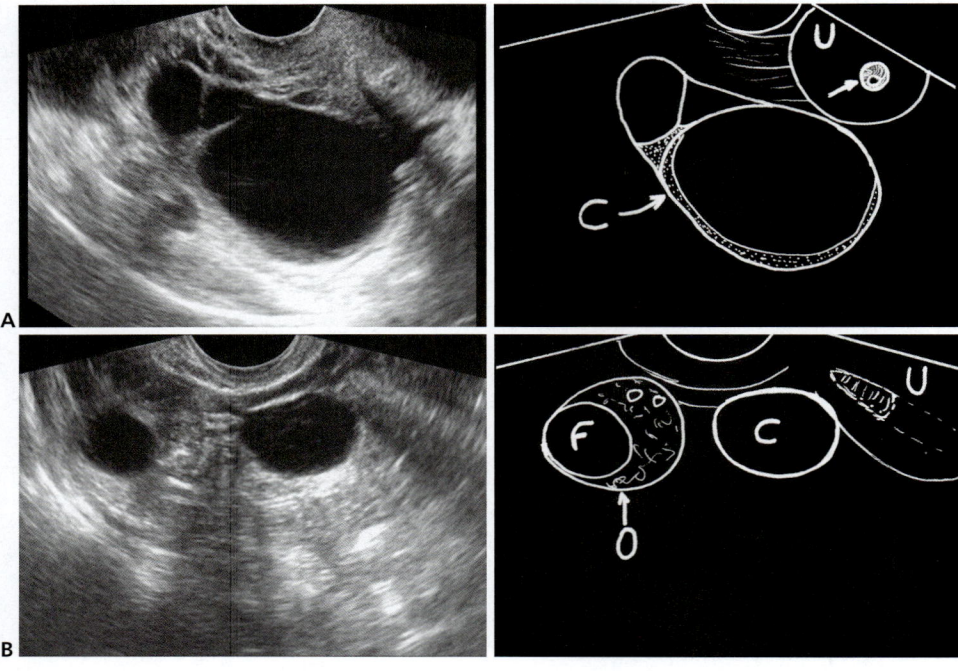

Figura 8.12. Paciente de 23 anos, assintomática. Exame transvaginal de rotina.
A: Corte transversal. Observe, no fundo de saco posterior, a presença de cisto (C) alongado e septado. U = colo uterino; seta = canal cervical.
B: Corte transversal. O cisto está insinuado entre o ovário direito (O) e o útero. F = folículo.

! Com manobra dinâmica, o cisto parece não pertencer ao ovário. Foi submetida à videolaparoscopia, com diagnóstico final de grande hidátide de Morgagni (restos embrionários no meso tubário).

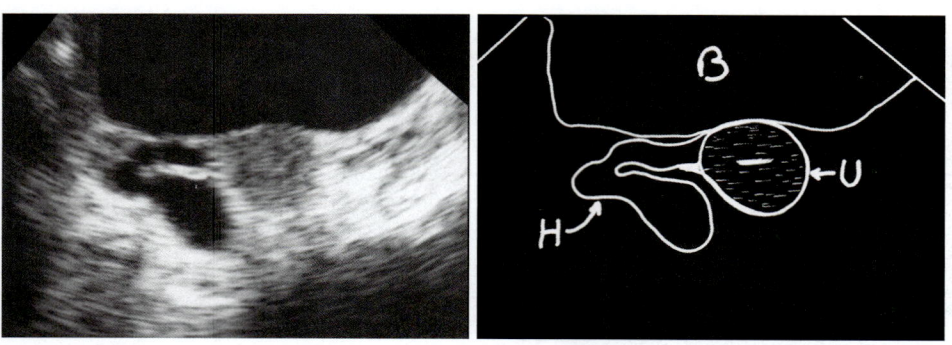

Figura 8.13. Exame transabdominal em paciente com dor pélvica crônica. Corte transversal. Observe a imagem tubular acotovelada, com conteúdo líquido, conectada ao útero (U) e terminando em dilatação sacular. Trata-se de hidrossalpinge (H) à direita do útero. B = bexiga.

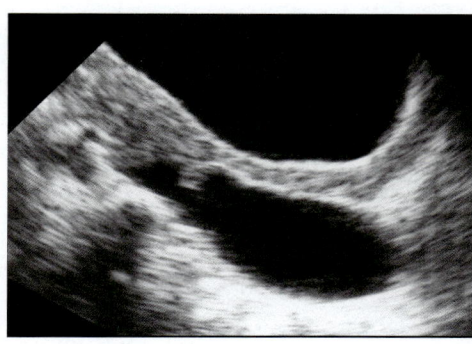 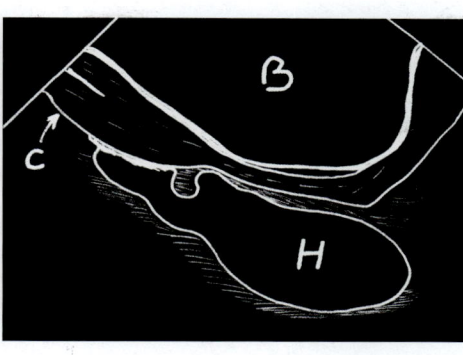

Figura 8.14. Exame transabdominal em paciente com dor pélvica crônica. Corte longitudinal na altura do corno uterino esquerdo (C). Observe a hidrossalpinge (H) posterior ao útero, com grande dilatação do infundíbulo formando imagem sacular. B = bexiga.

! O aspecto tubular da lesão, conectada ao corno uterino, terminando em fundo de saco, firma a hipótese de hidrossalpinge.

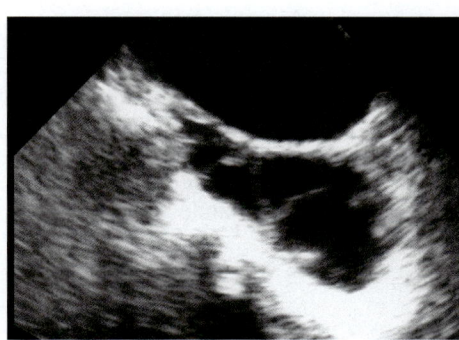 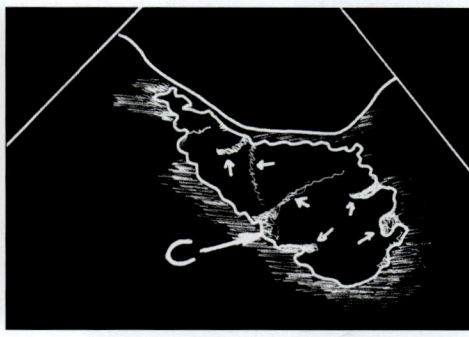

Figura 8.15. Exame transabdominal. Corte longitudinal parauterino. Observe o cisto alongado (C), quase tubular, com septos finos e papilas (setas). A primeira hipótese é a de uma hidrossalpinge, mas não podemos excluir neoplasia ovariana, graças à arquitetura interna.

! Lembre-se que a causa da hidrossalpinge é sempre uma salpingite, e que a inflamação pode produzir traves e espessamentos focais (septos e papilas). O diagnóstico final foi uma hidrossalpinge.

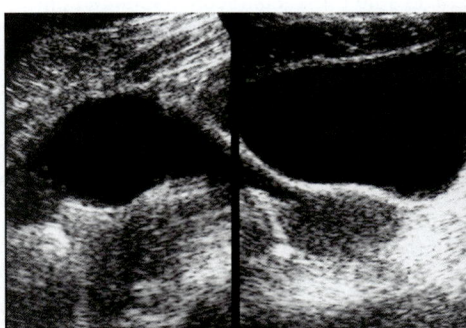 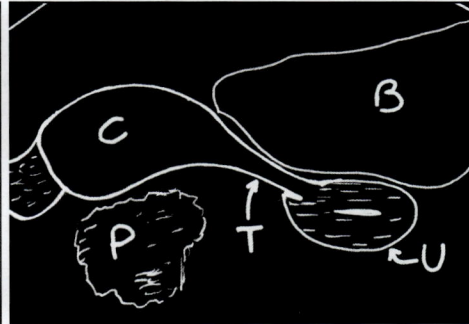

Figura 8.16. Exame transabdominal. Corte transversal. Observe o cisto (C) continuando com um tubo (T) conectado ao corno direito do útero (U). O cisto está lateralizado, situado sobre o músculo psoas (P). O aspecto tubular com saco distal firma a hipótese de hidrossalpinge, confirmada posteriormente. B = bexiga.

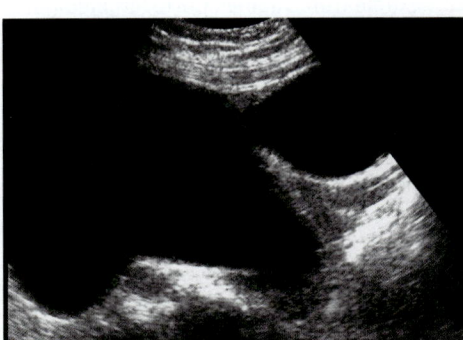 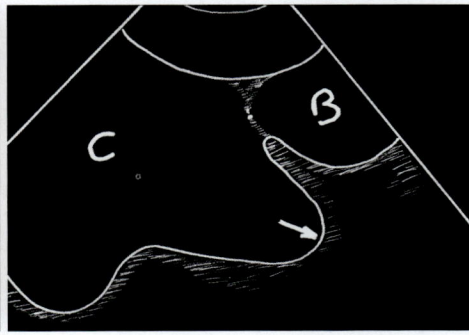

Figura 8.17. Exame transabdominal em paciente de 45 anos, com queixa de dor pélvica crônica. O ginecologista tocou massa pélvica à direita. Corte longitudinal à direita. Observe o grande cisto (C) acima do fundo da bexiga (B) e com imagem em funil para baixo (seta). O achado cirúrgico foi de uma hidrossalpinge gigante.

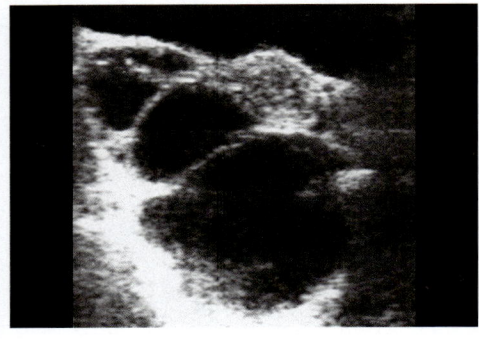 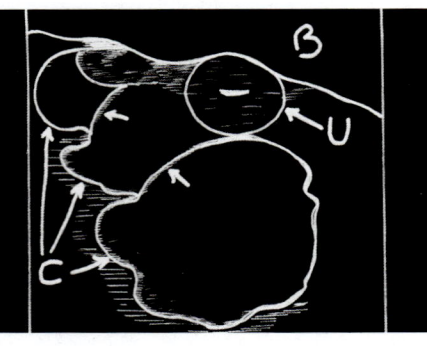

Figura 8.18. Exame transabdominal em paciente com dor pélvica crônica. Corte transversal com transdutor linear de 5 MHz. Observe o grande cisto (C) septoso (setas) localizado à direita e posterior ao útero (U). O diagnóstico cirúrgico foi de mega-hidrossalpinge. B = bexiga,

> Note que não existe limite para a dilatação de uma tuba uterina com processo inflamatório. Nesses casos, o diagnóstico ecográfico deve ser descritivo de um cisto pélvico, de natureza a esclarecer. Nesse caso, a presença de septos firma a origem ovariana como mais provável. Nem por isso, pode-se excluir a origem tubária.

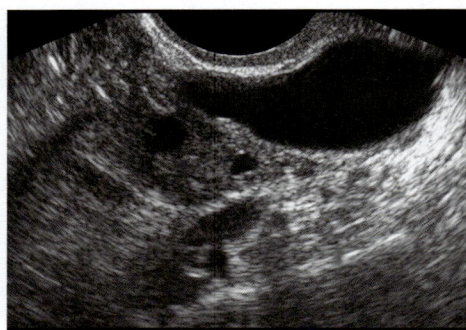 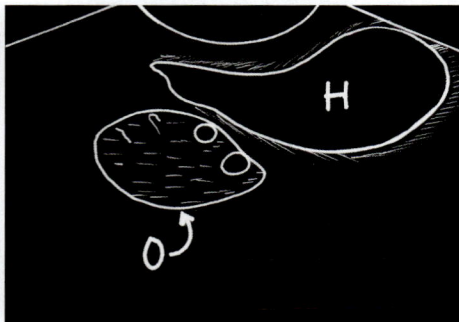

Figura 8.19. Exame transvaginal. Corte longitudinal paramediano. Observe a hidrossalpinge (H) junto ao ovário (O), com seu aspecto típico de um tubo fino junto ao corno uterino e terminando em um saco distal mais largo.

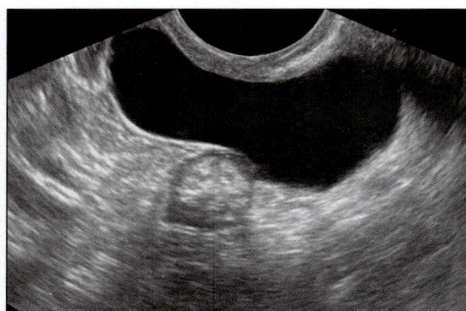 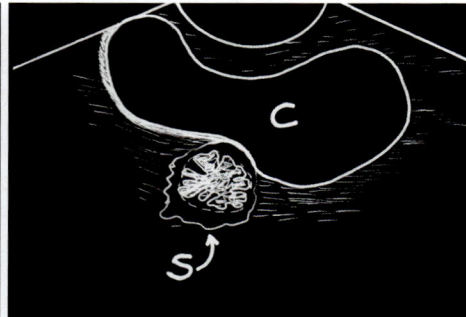

Figura 8.20. Exame transvaginal em paciente com dor pélvica. Corte oblíquo à esquerda. Observe o cisto (C) alongado. S = sigmoide. Foi realizada uma videolaparoscopia com diagnóstico de hidrossalpinge.

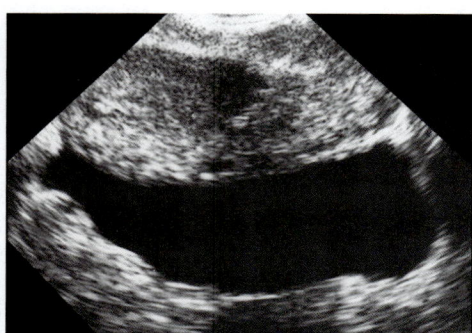 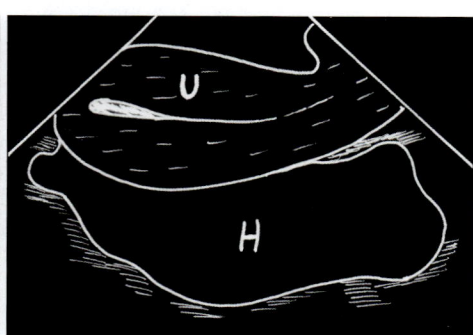

Figura 8.21. Exame transvaginal. Corte longitudinal do útero (U). Observe a imagem tubular posterior ao útero (H), terminando em fundo de saco. O aspecto é fortemente sugestivo de hidrossalpinge, a qual foi confirmada posteriormente.

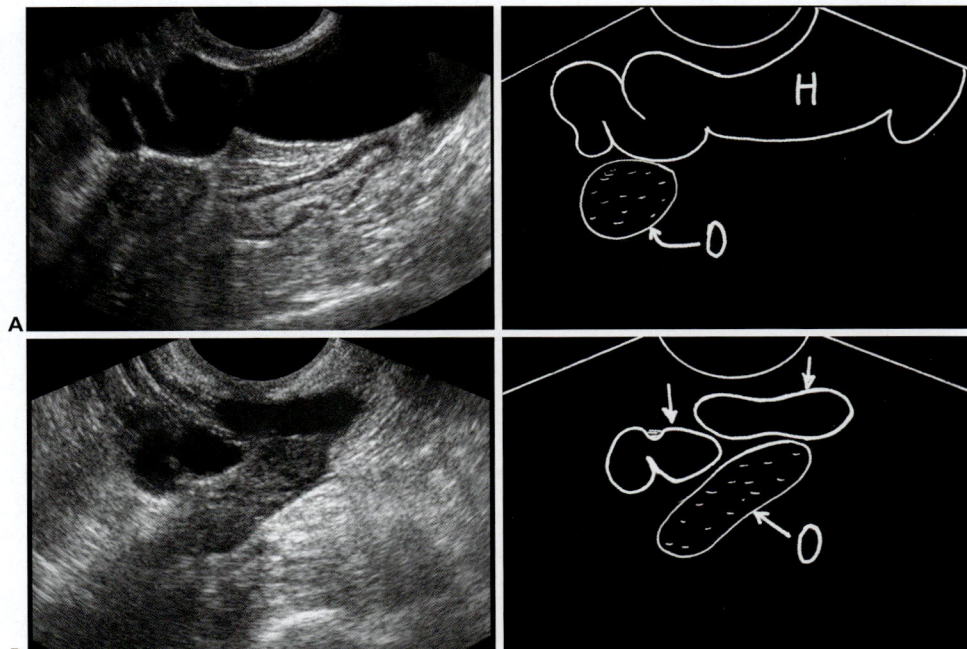

Figura 8.22. Exame transvaginal em paciente com dor pélvica.
A: Corte longitudinal paramediano à esquerda. Hidrossalpinge (H) com imagem de saca-rolha, em sua porção proximal, e de fundo de saco, em sua porção distal. O = ovário esquerdo.
B: Corte transversal. Observe os segmentos do saca-rolha (setas) junto ao ovário.

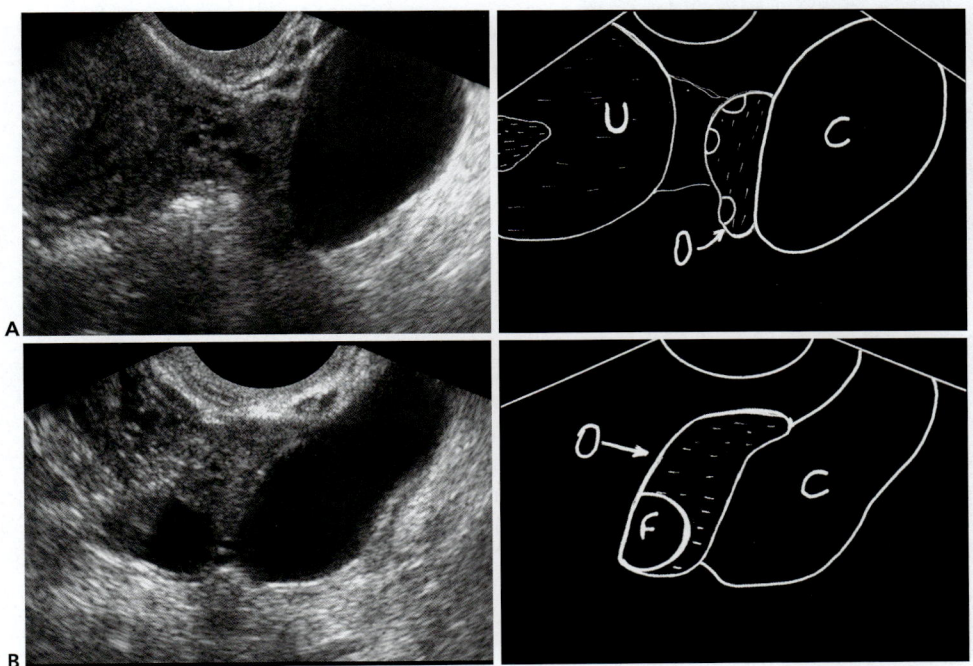

Figura 8.23. Exame transvaginal em paciente com queixa de esterilidade.
A: Corte transversal. Observe o útero (U), o ovário esquerdo (O) e um cisto simples (C), aparentemente fazendo parte do seu parênquima.
B: Corte oblíquo. O ovário está mais visível e contém um folículo (F). O cisto tem aspecto alongado e foge do ovário. A videolaparoscopia revelou uma hidrossalpinge e aderências peritoneais.

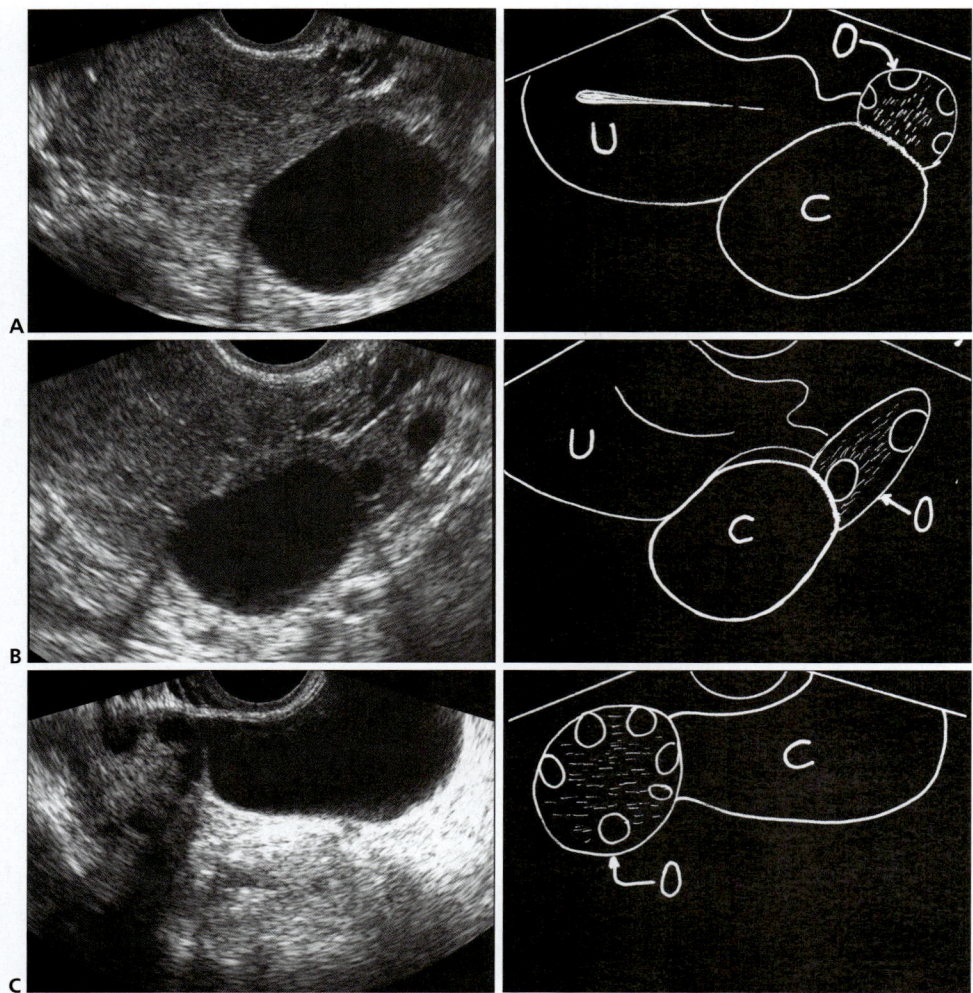

Figura 8.24. Exame transvaginal em paciente com dor pélvica.
A: Corte oblíquo à esquerda. Observe o útero (U), o ovário esquerdo (O) e um cisto simples (C), aparentemente fazendo parte do seu parênquima.
B: Corte transversal. O cisto parece estar por fora do parênquima ovariano.
C: Corte longitudinal. O cisto está independente do ovário e assume aspecto alongado. A videolaparoscopia revelou uma grande hidrossalpinge.

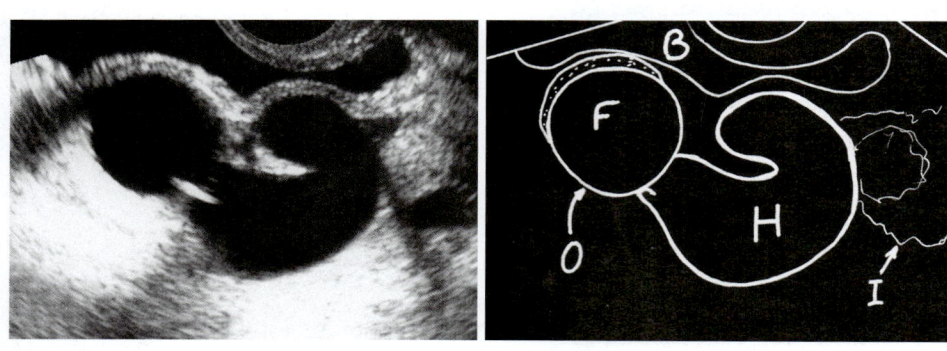

Figura 8.25. Exame transvaginal. A bexiga (B) apresenta alguma repleção. O ovário (O) apresenta um folículo hidrópico (F). Ao lado dele e da alça intestinal (I), nota-se imagem com conteúdo líquido e com aspecto tubular dobrado (H). A videolaparoscopia revelou uma hidrossalpinge com aderências ao ovário e ao intestino.

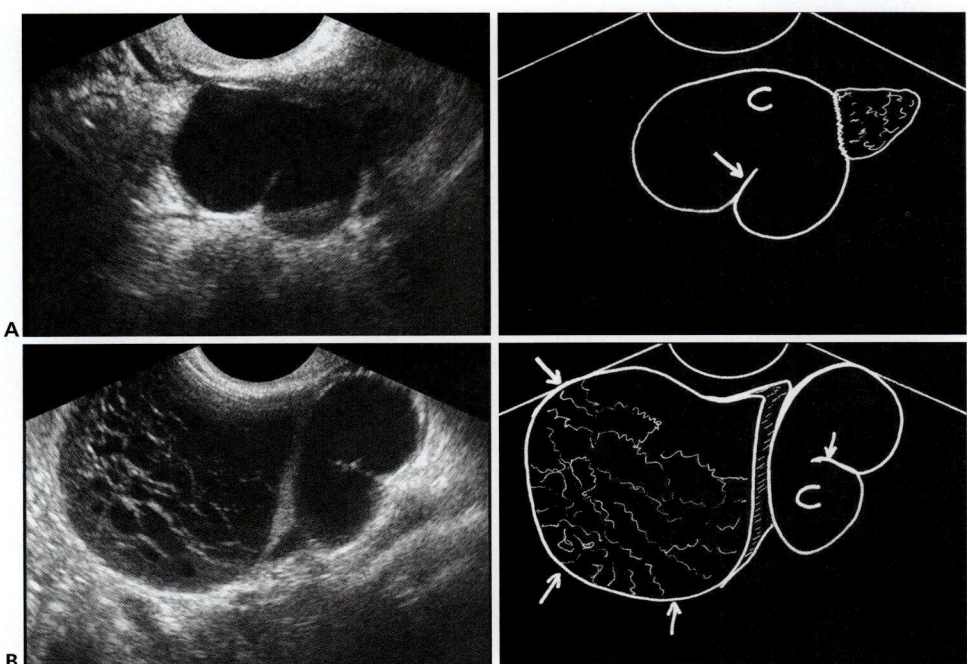

Figura 8.26. Exame transvaginal. Paciente com dor pélvica aguda, além de referir crises dolorosas há vários meses.
A: Corte longitudinal paramediano. Observe a imagem cística (C) com septo fino (seta).
B: Corte oblíquo. Observe um cisto maior (setas), com interior trabeculado, formando fina rede, doloroso à mobilização com o transdutor. O outro cisto está ao lado desse maior.

! O diagnóstico final foi de um cisto luteínico hemorrágico agudo e uma hidrossalpinge aderida ao ovário em questão. O cisto hemorrágico tem quadro clínico agudo e imagem típica, e será discutido no Capítulo 11 (Ovário: Parte 1). A hidrossalpinge foi um achado adicional e não típico, tendo sido descrita como cisto septado paraovariano.

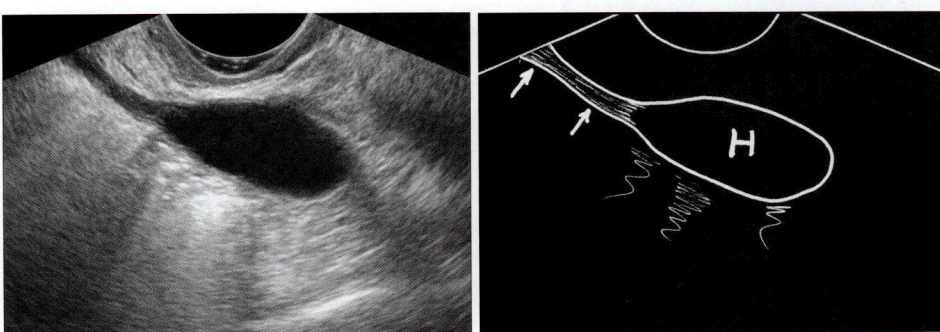

Figura 8.27. Exame transvaginal em paciente com esterilidade. Corte longitudinal parauterino. Observe a imagem tubular fina (setas), com "cisto" de aspecto sacular em sua extremidade (H). Trata-se de uma hidrossalpinge com dilatação exclusiva de sua porção distal, chamada de sactossalpinge.

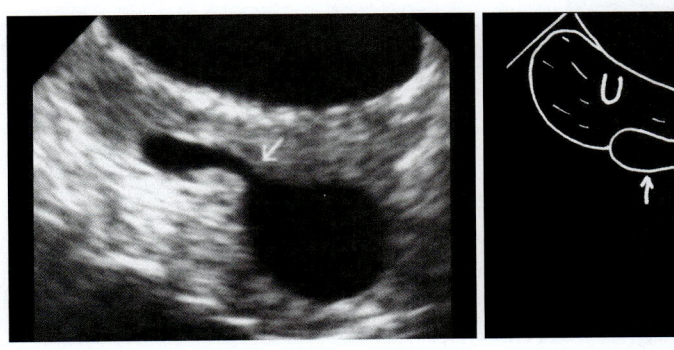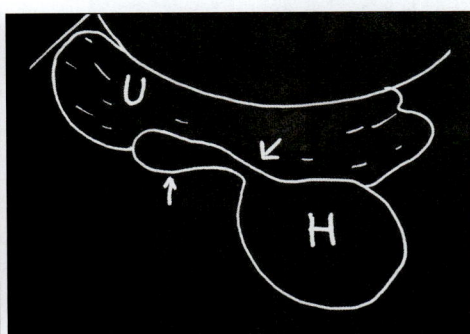

Figura 8.28. Exame transabdominal em paciente com dor pélvica crônica. Corte longitudinal junto à lateral direita do útero (U). Observe a imagem tubular fina (setas), terminando em porção sacular (H). Trata-se de uma sactossalpinge.

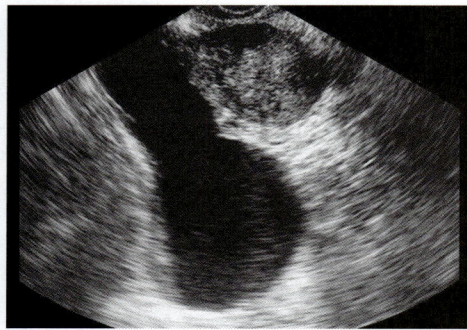 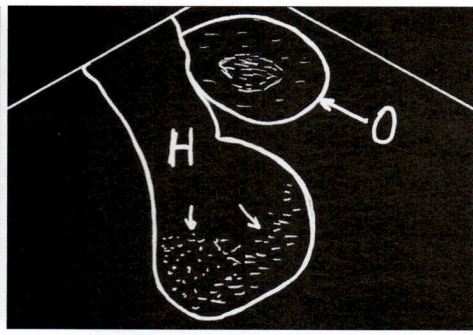

Figura 8.29. Exame transvaginal em paciente com dor pélvica crônica. Corte transversal. Observe o grande cisto de aspecto tubular, terminando em área sacular (H). O diagnóstico final foi de uma grande hidrossalpinge. O = ovário. Os detritos visíveis na área sacular (setas) indicam fluido mais denso, o que é comum nas grandes hidrossalpinges.

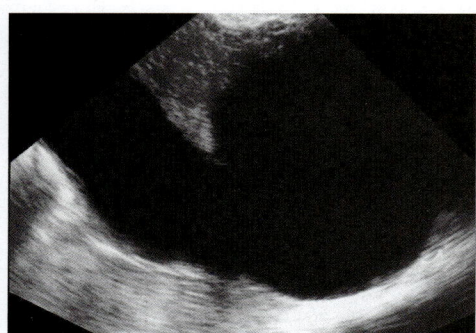 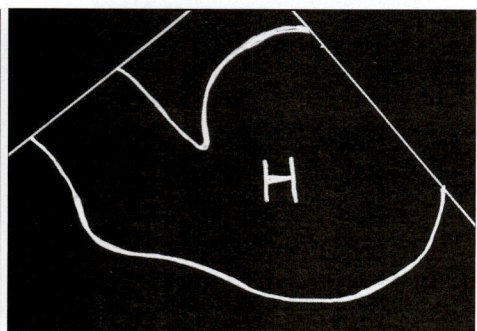

Figura 8.30. Exame transvaginal em paciente com grande massa pélvica identificada pelo ginecologista. Tem queixa de dor crônica. Imagem tubular com conteúdo líquido homogêneo anecoide finalizando em grande fundo de saco (H). O diagnóstico final foi de uma mega-hidrossalpinge.

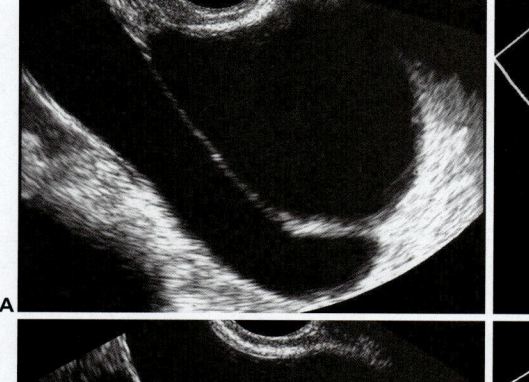 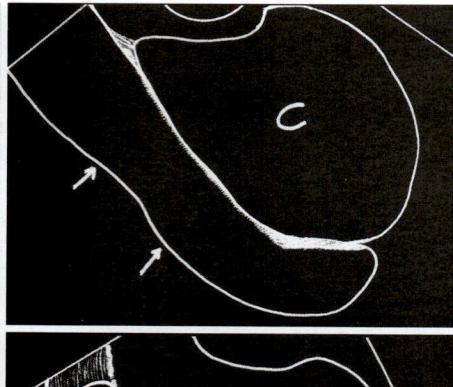
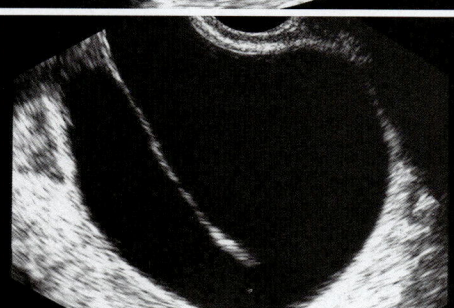 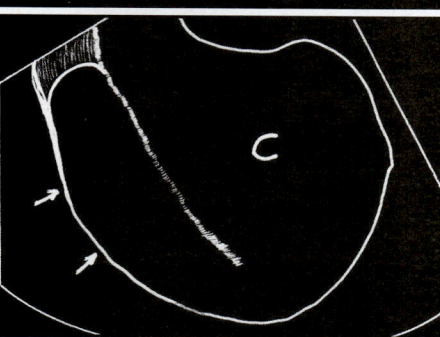

Figura 8.31. Exame transvaginal em paciente, encaminhada graças à dor e à presença de massa pélvica.
A: Corte longitudinal parauterino. "Cisto" tubular (setas) com outro cisto (C) fazendo corpo (cisto ovariano septado?).
B: Corte oblíquo. Note que o tubo tem continuidade com o cisto.

> O diagnóstico final foi de grande hidrossalpinge dobrada sobre si mesma, a qual produziu as imagens ecográficas caprichosas. A hipótese inicial foi de cisto septado de natureza a esclarecer, pois não foi possível identificar o ovário desse lado. Quando se identificam claramente os ovários, geralmente esses cistos são de origem tubária (hidrossalpinge) ou de restos embrionários (hidátides ou cistos paraovarianos).

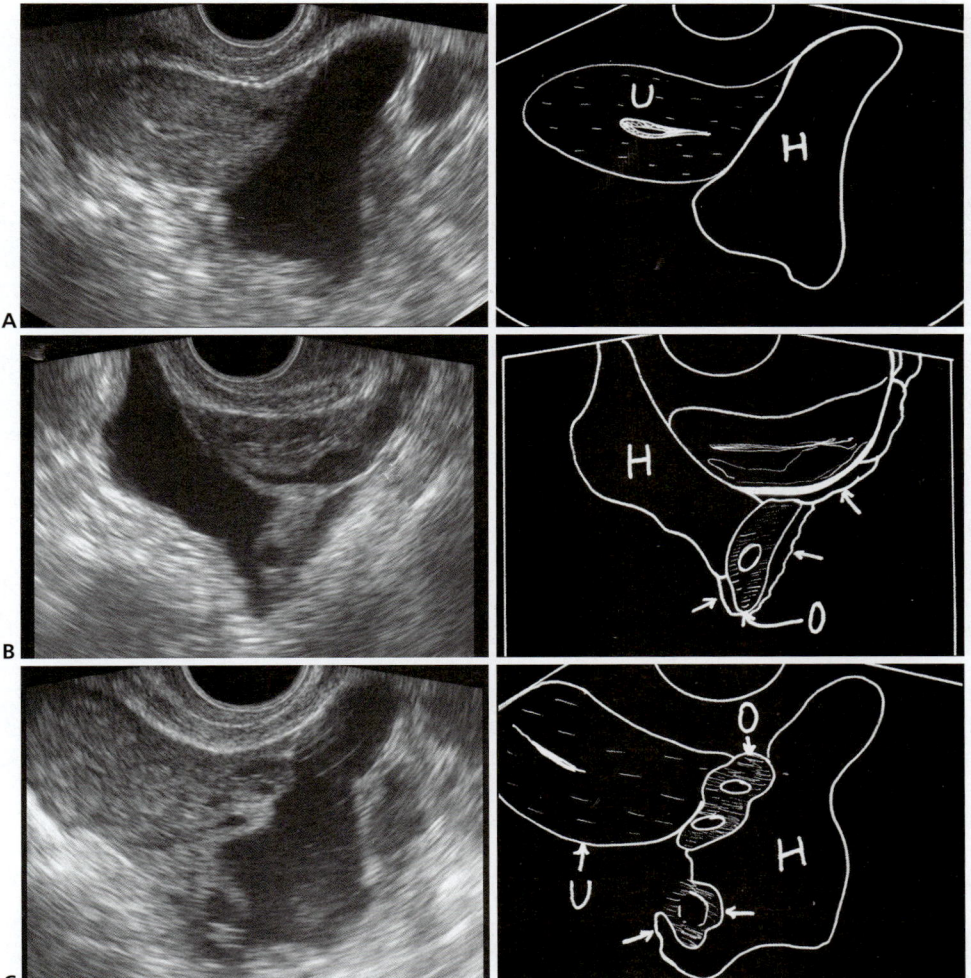

Figura 8.32. Exame transvaginal em paciente com dor pélvica crônica e esterilidade. As três imagens mostram uma hidrossalpinge (H) com forma irregular graças à presença de aderências peritoneais (setas), uterinas (U) e ovarianas (O). A peritonioscopia confirmou a hipótese ecográfica.

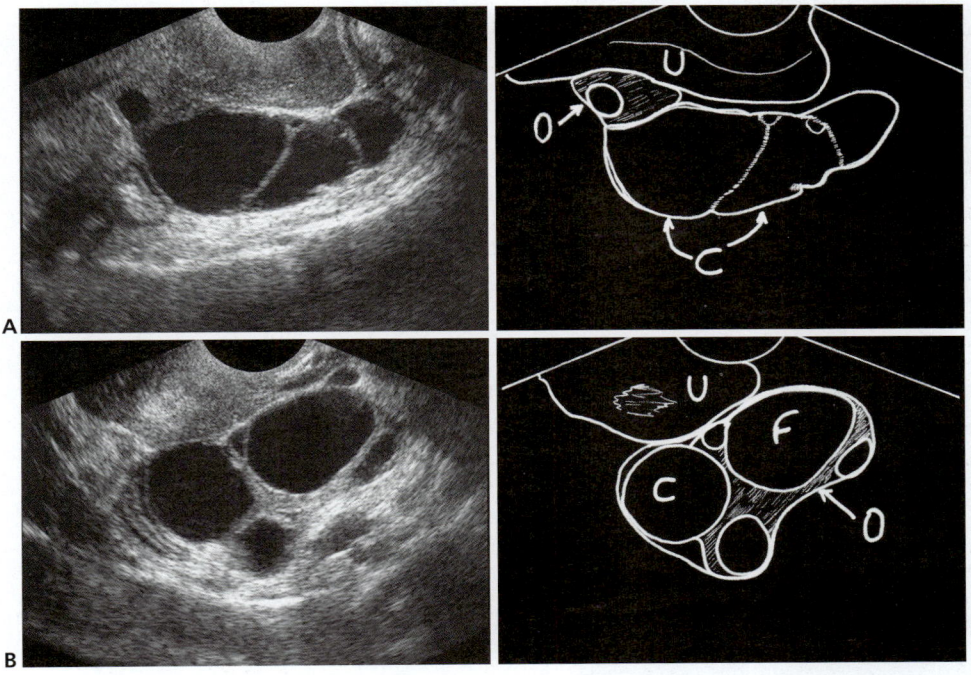

Figura 8.33. Exame transvaginal em paciente com dor pélvica e dispareunia.
A: Corte longitudinal. O fundo de saco posterior apresenta imagem cística com septos finos (C). U = útero; O = ovário.
B: Corte transversal. O "cisto" está fazendo corpo com o ovário esquerdo, o qual apresenta provável folículo hidrópico (F). A laparoscopia revelou uma hidrossalpinge esquerda aderida ao fundo de saco posterior e ao ovário esquerdo, o qual apresentava folículo hidrópico ("cisto folicular").

! Não se deve utilizar a palavra cisto para rotular os distúrbios ovarianos funcionais, pois provoca muita ansiedade desnecessária nas pacientes. O termo cisto gera medo, criando confusão com a possibilidade de tumor maligno. Nesse caso, a hidrossalpinge septada leva à descrição de cisto de natureza a esclarecer, mas o folículo intraovariano não deve ser descrito como cisto.

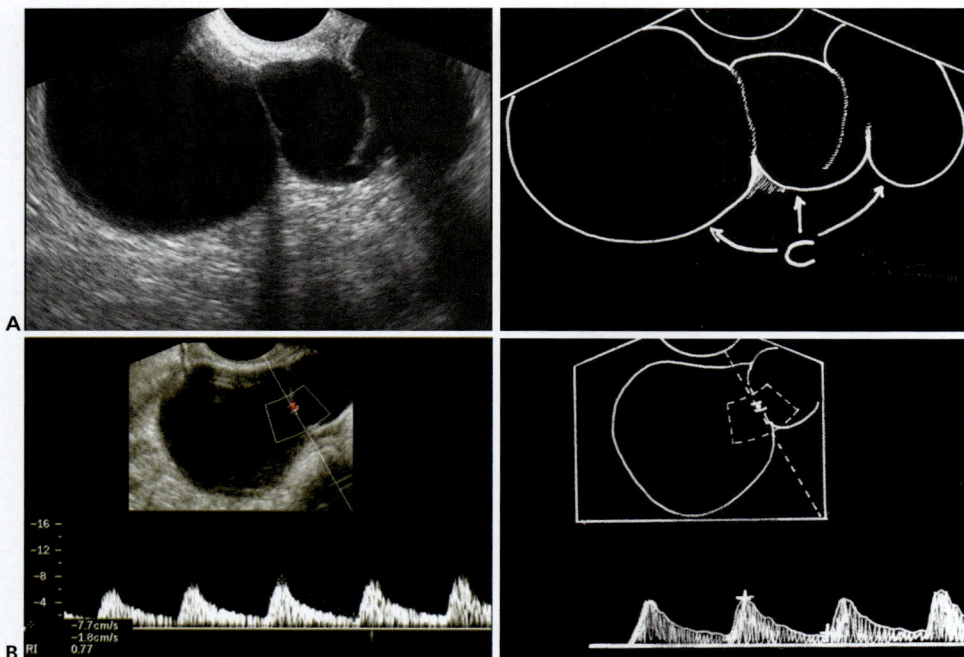

Figura 8.34. Exame transvaginal em paciente com massa pélvica dolorosa.
A: Observe o "cisto" alongado e com septos finos (C).
B: O estudo Doppler revela raros vasos finos, uniformes, com índices elevados de resistividade (0,77), indicando baixo risco de malignidade. O diagnóstico final foi de uma mega-hidrossalpinge.

> A criatividade da tuba uterina em produzir imagens variáveis de hidrossalpinge não tem limites, como já se mostrou, e ainda se mostrará com as figuras seguintes. O diagnóstico diferencial é quase sempre com enfermidade ovariana e, muitas vezes, torna-se necessário indicar ato invasivo para o esclarecimento final. A queixa de dor pélvica é uníssona.

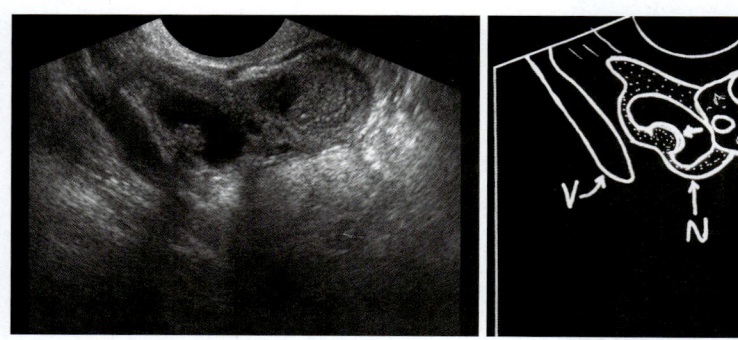

Figura 8.35. Paciente com queixa de dor pélvica crônica. Exame transvaginal. Corte oblíquo no ovário direito (O). Observe o nódulo (N) aderido ao ovário, com área cística central e vegetação interna (seta). V = veia ilíaca interna.

> Frente ao risco de neoplasia, indicou-se a remoção da estrutura. O resultado foi de uma hidrossalpinge, com parede espessa e vegetação inflamatória da mucosa. Não havia neoplasia.

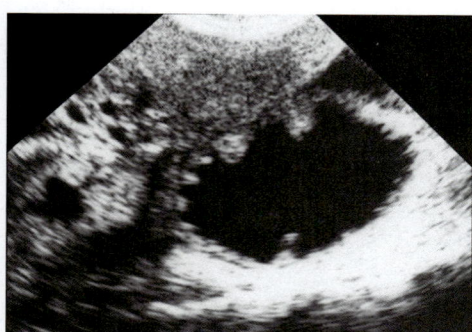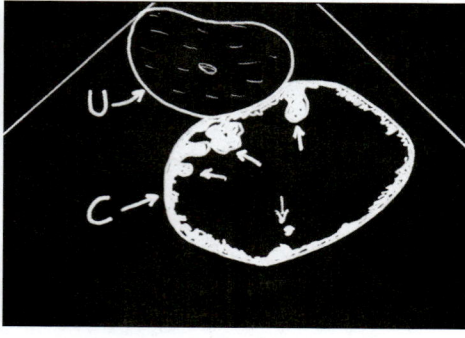

Figura 8.36. Exame transvaginal de rotina. Corte transversal. Atrás do colo uterino (U), observe um cisto (C) com inúmeras papilas na mucosa (setas). O diagnóstico final foi de uma hidrossalpingite crônica, com proliferações inflamatórias focais em sua mucosa.

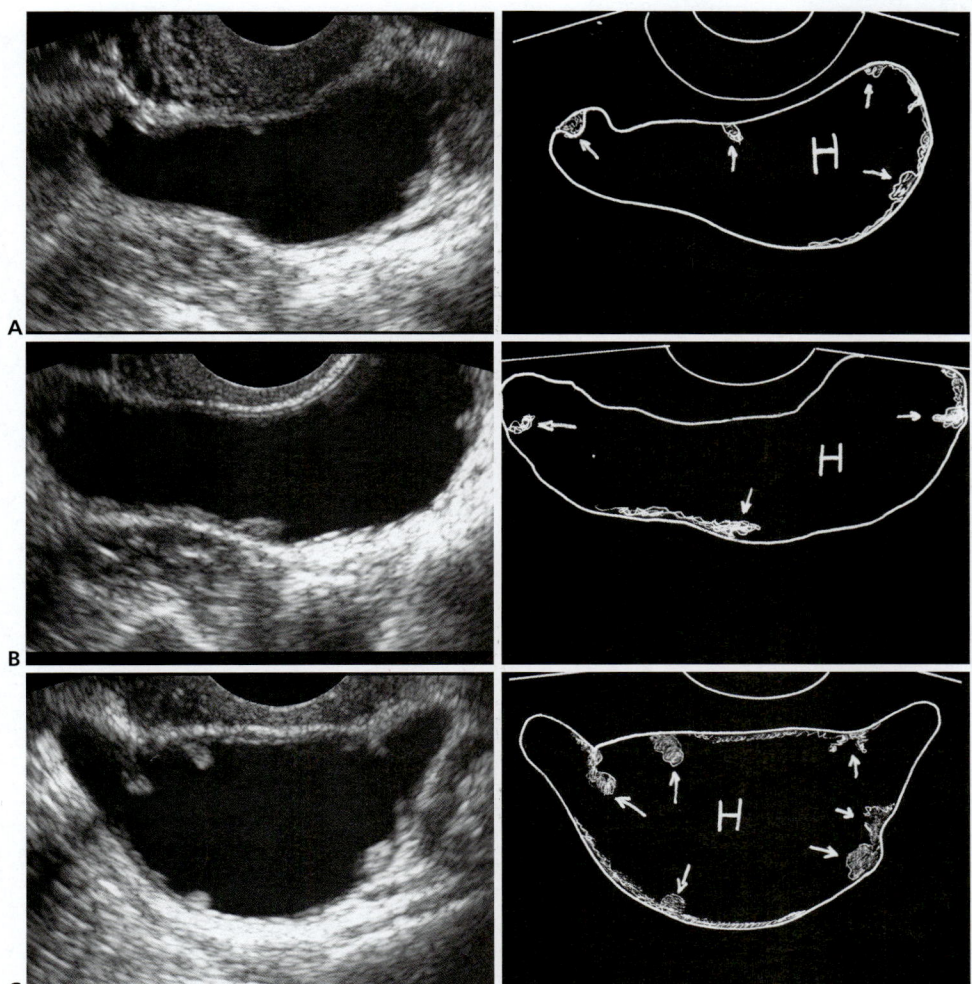

Figura 8.37. Exame transvaginal em paciente com dor pélvica crônica. As três imagens mostram uma grande hidrossalpinge (H) com papilas inflamatórias em sua mucosa (setas). O diagnóstico foi confirmado com videolaparoscopia.

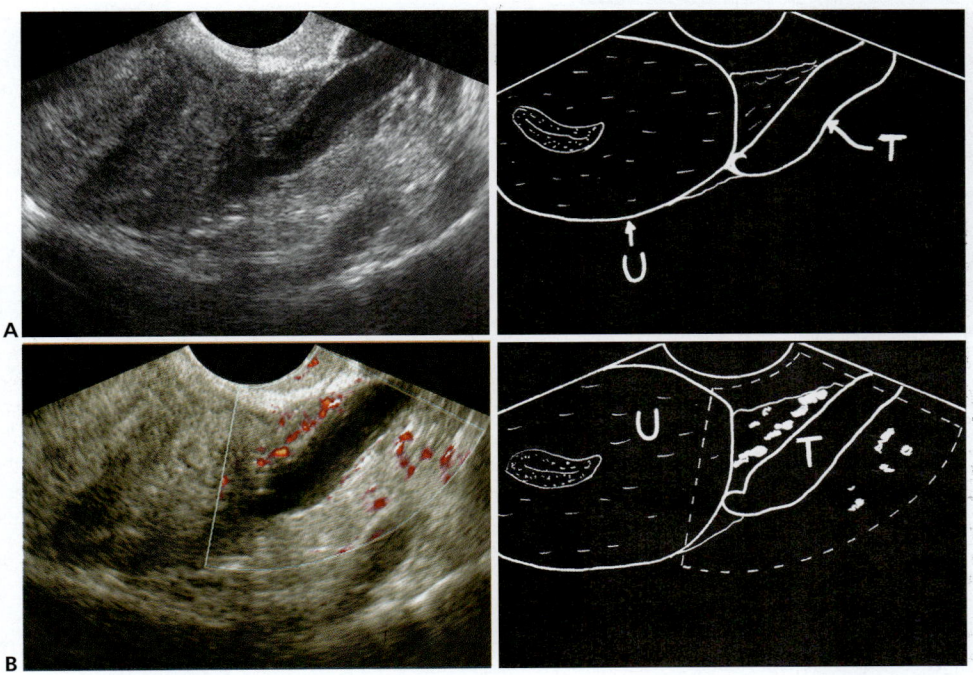

Figura 8.38. Exame transvaginal de rotina. Paciente sem queixa clínica.
A: Corte transversal. Observe a imagem tubular uniforme (T), partindo da lateral do útero (U).
B: O mapa vascular, com o Doppler codificado por amplitudes (*power Doppler*), mostra pequenos vasos na parede do tubo, o que confirma a suspeita de hidrossalpinge. Lembre que um dos diagnósticos diferenciais da hidrossalpinge é com uma veia calibrosa.

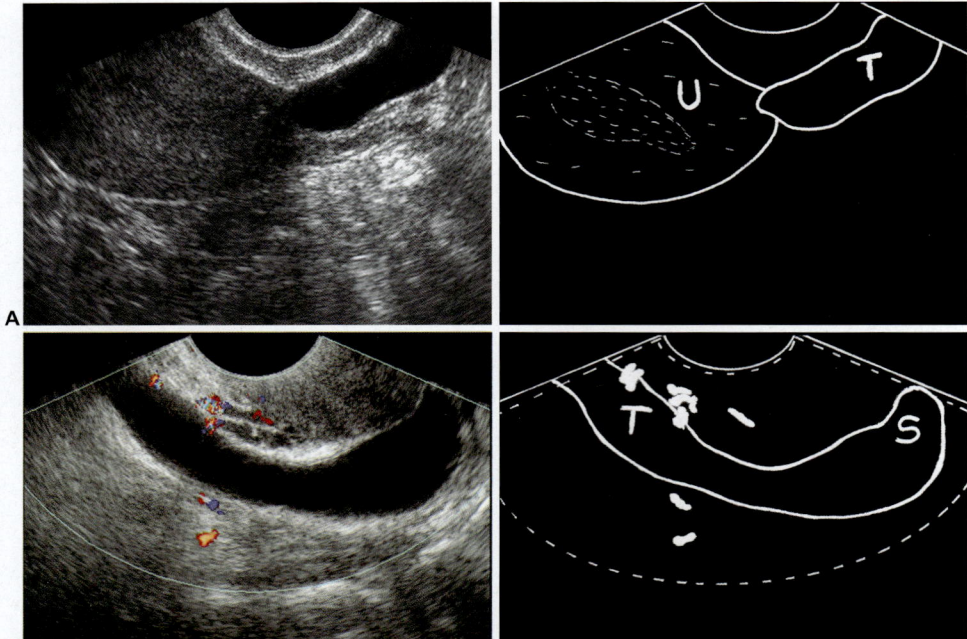

Figura 8.39. Exame transvaginal em paciente com dor pélvica.
A: Corte transversal. Observe a imagem tubular uniforme (T), partindo da lateral do útero (U).
B: O mapa vascular, com o Doppler codificado por frequências (*color Doppler*), mostra pequenos vasos na parede do tubo, o que confirma a suspeita de hidrossalpinge. O tubo é longo e termina com a típica imagem sacular na extremidade distal (S).

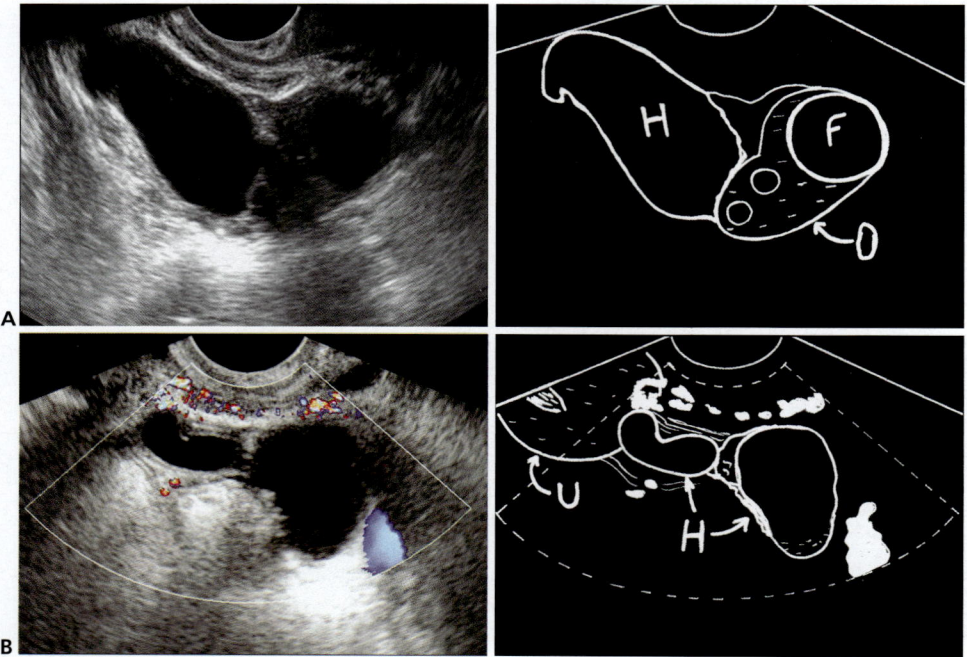

Figura 8.40. Exame transvaginal de rotina.
A: Imagem cística alongada (H), fazendo corpo com o ovário esquerdo (O), o qual contém folículo desenvolvido (F).
B: Corte transversal oblíquo. A imagem cística está conectada ao corno uterino (U) por um tubo contendo líquido. O mapa vascular mostra pequenos vasos periféricos. O diagnóstico final foi de hidrossalpinge aderida ao ovário.

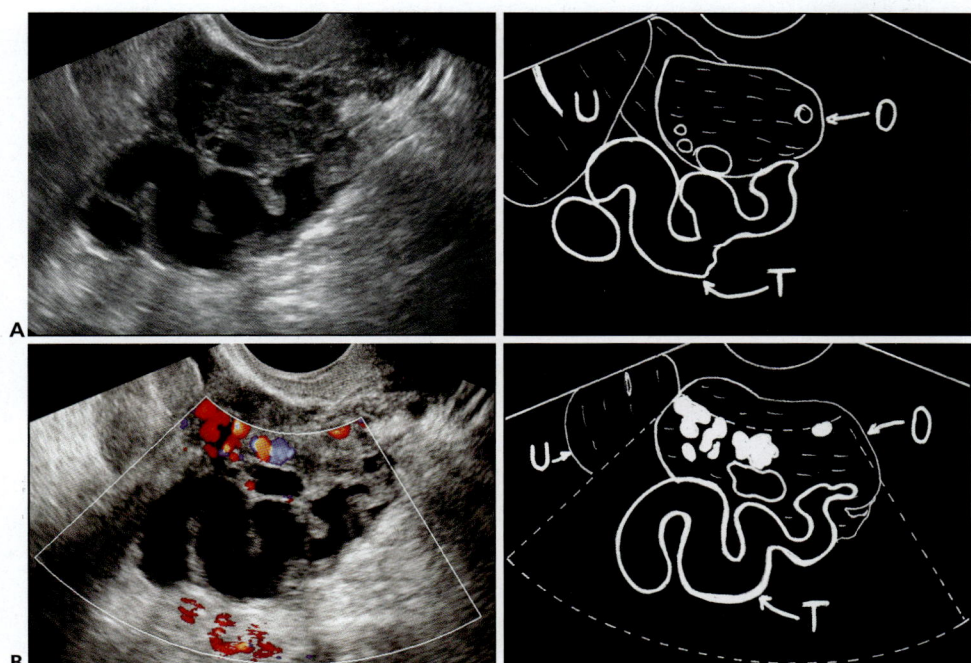

Figura 8.41. Exame transvaginal em paciente com queixa de esterilidade.
A: Corte transversal à esquerda. Observe a imagem tubular serpiginosa (T), contendo líquido, situada entre o útero (U) e a face posterior do ovário (O).
B: O mapa vascular com o Doppler colorido exclui uma veia tortuosa e firma a hipótese de hidrossalpinge.

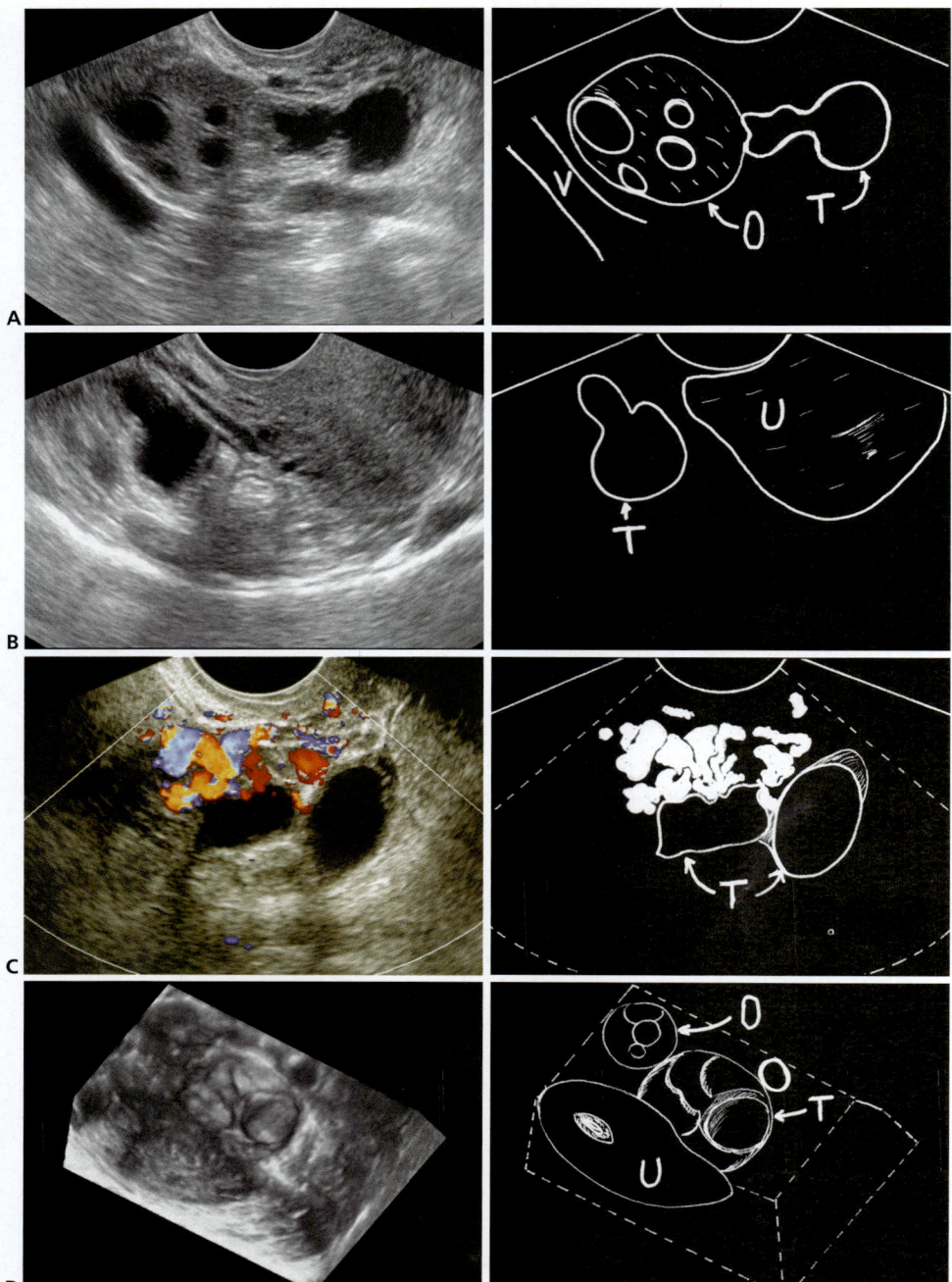

Figura 8.42. Exame transvaginal para investigação inicial de esterilidade.
A: Observe o ovário direito (O) e, ao lado, um tubo de calibre irregular e contendo líquido (T). V = veia ilíaca interna.
B: Corte transversal. A imagem tubular está junto ao corno uterino direito (U).
C: O mapa vascular, com o Doppler colorido, exclui fluxo sanguíneo dentro da imagem tubular em questão. Mostra bolo vascular adjacente.
D: Imagem volumétrica tridimensional do conjunto ovário/hidrossalpinge/útero. Não esqueça que a imagem 3D se apresenta com inversão de lado.

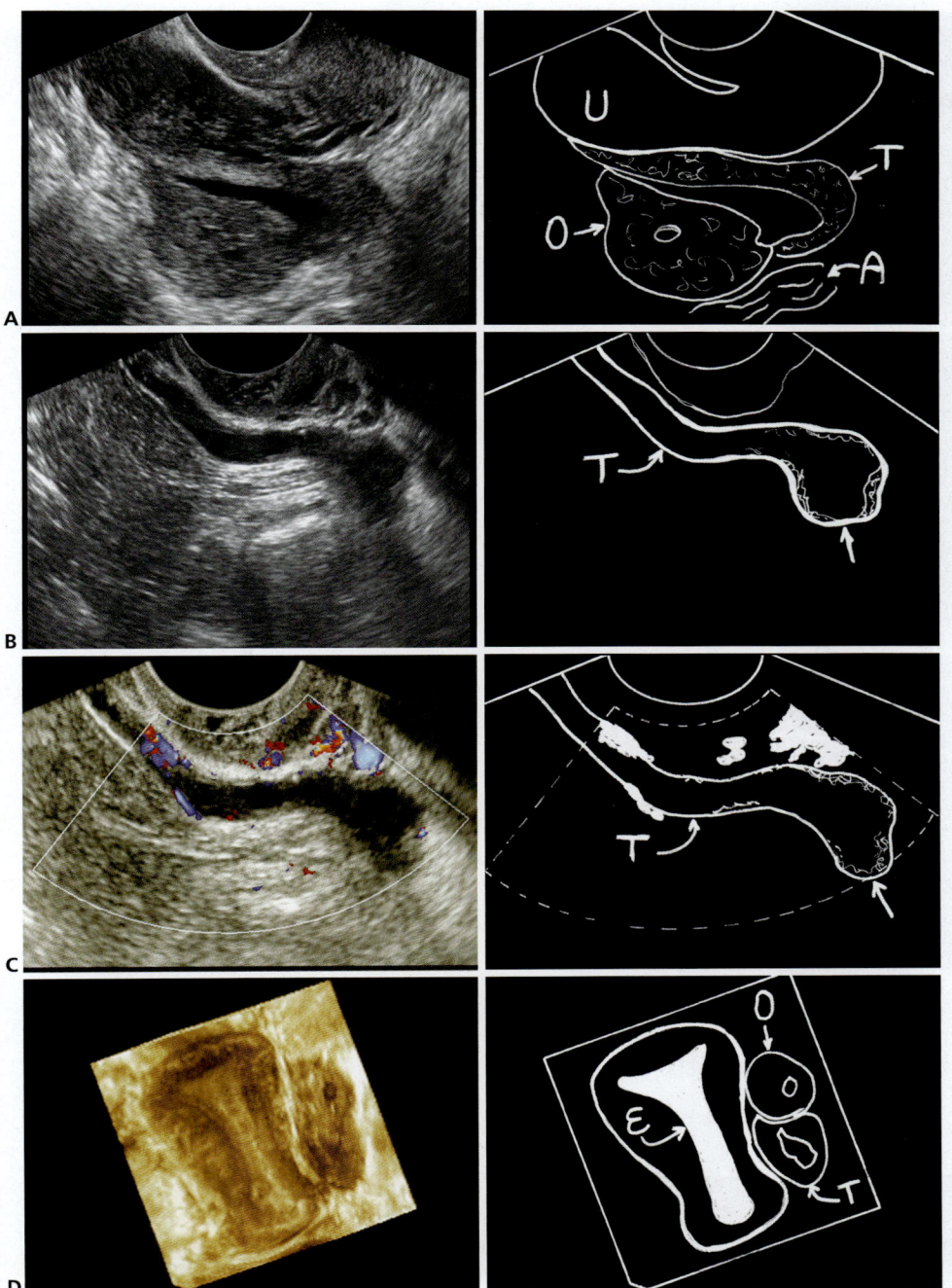

Figura 8.43. Paciente de 27 anos, com queixa de esterilidade. Refere que, aos 22 anos, teve apendicite aguda supurada, complicada por peritonite. Exame transvaginal.
A: Corte longitudinal na altura do corno uterino direito (U). Observe a imagem tubular (T), com parede espessa, contendo pequena quantidade de fluido, formando bloco com o útero, o ovário direito (O) e alça intestinal (A). Com manobra dinâmica (mão esquerda do ecografista fazendo pressão na pelve da paciente), o conjunto se move em monobloco, indicando quadro aderencial.
B: Corte longitudinal à esquerda do útero. Observe a imagem tubular (T) contendo fluido, terminando em fundo de saco (seta).
C: O mapa vascular mostra vasos na parede do tubo esquerdo, o que exclui uma veia calibrosa.
D: Volume 3D mostrando o plano coronal do útero, com o endométrio (E) em evidência. A tuba e o ovário direito formam bloco com o útero (imagem especular).

! Uma histerossalpingografia posterior revelou obstrução tubária bilateral. A paciente foi submetida à videolaparoscopia, a qual confirmou as hipóteses diagnósticas da ecografia: hidrossalpinge bilateral e processo aderencial à direita (útero/tuba/ovário/alças intestinais). A ultrassonografia somente identifica as aderências pélvicas graves, formando bloco de estruturas aderidas. Não é possível o diagnóstico de pequenas aderências peritoneais aos órgãos pélvicos, as quais serão identificadas na videolaparoscopia.

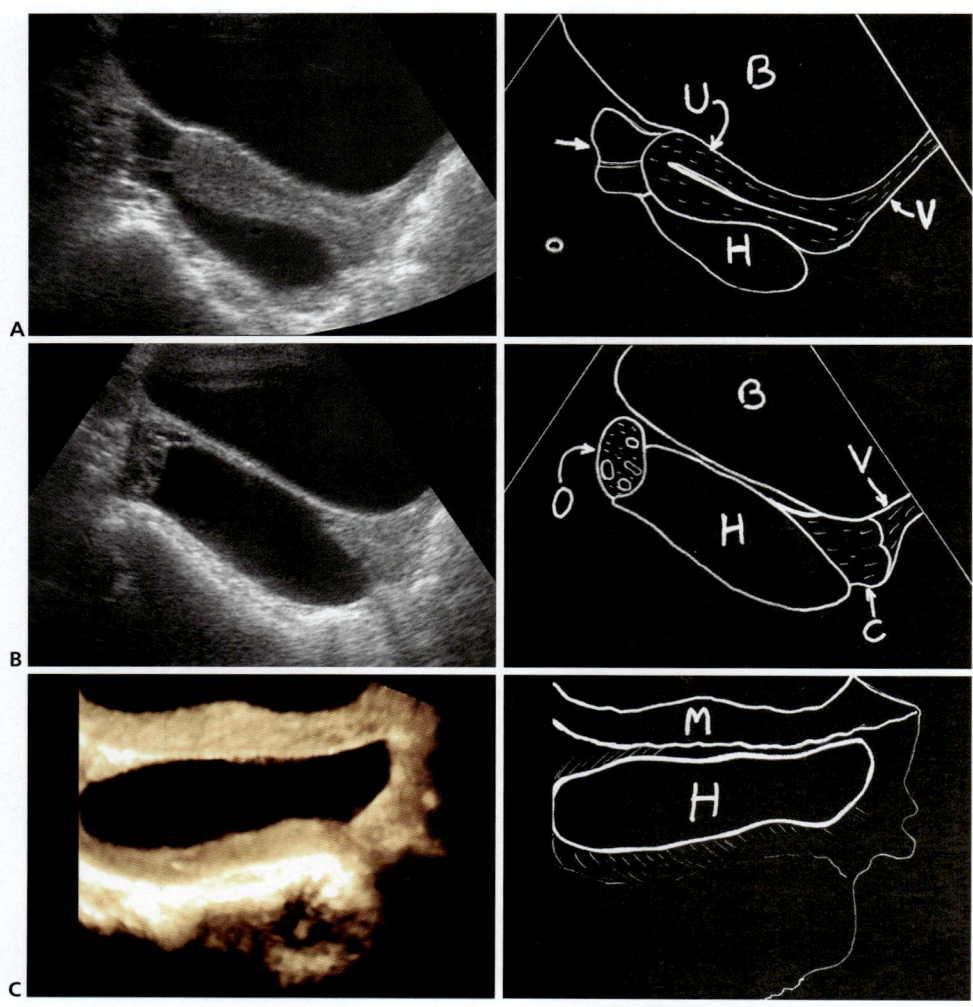

Figura 8.44. Exame transabdominal em paciente de 17 anos, com queixa de dor pélvica.
A: Corte longitudinal. Observe a imagem tubular (H) contendo líquido, junto à face posterior do útero (U), bem como o fluido com traves de aderências, no fundo uterino (seta). B = bexiga; V = vagina.
B: Corte oblíquo à direita. Observe o ovário direito (O), a hidrossalpinge e o colo uterino (C).
C: Imagem volumétrica 3D da hidrossalpinge. Observe a superfície da mucosa vesical (M), obtida por meio da endoscopia virtual 3D.

> Uma jovem de 17 anos, já apresentando essas alterações, tem um futuro quase certo de esterilidade. Não se deve esquecer que as lesões inflamatórias das tubas uterinas aumentam o risco para gravidez ectópica.

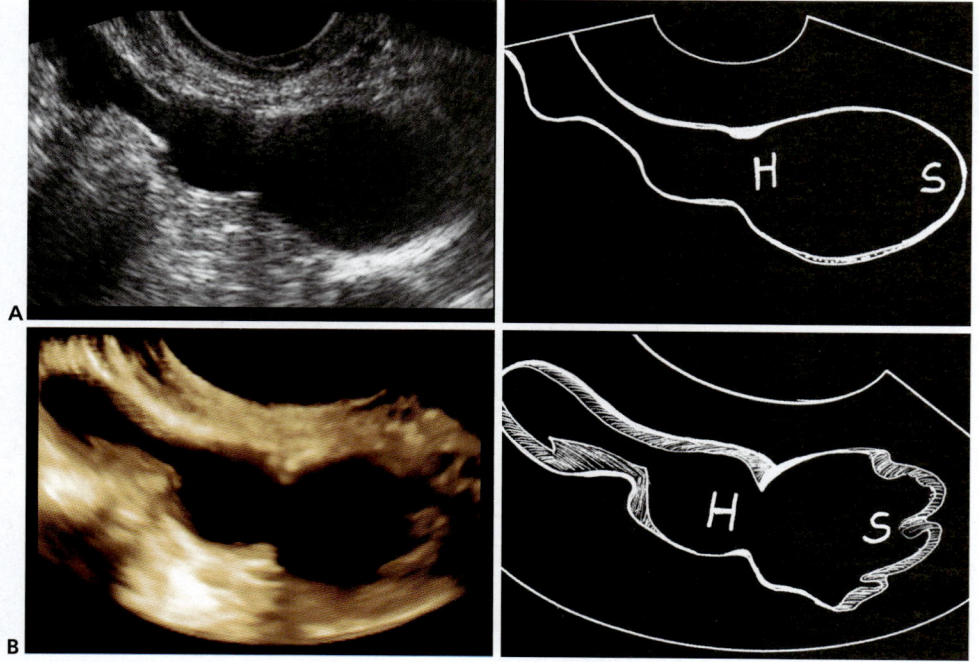

Figura 8.45. Exame transvaginal em paciente com dor pélvica crônica.
A: Observe a hidrossalpinge (H) gigante, terminando em grande fundo de saco (S).
B: Volume 3D da hidrossalpinge.

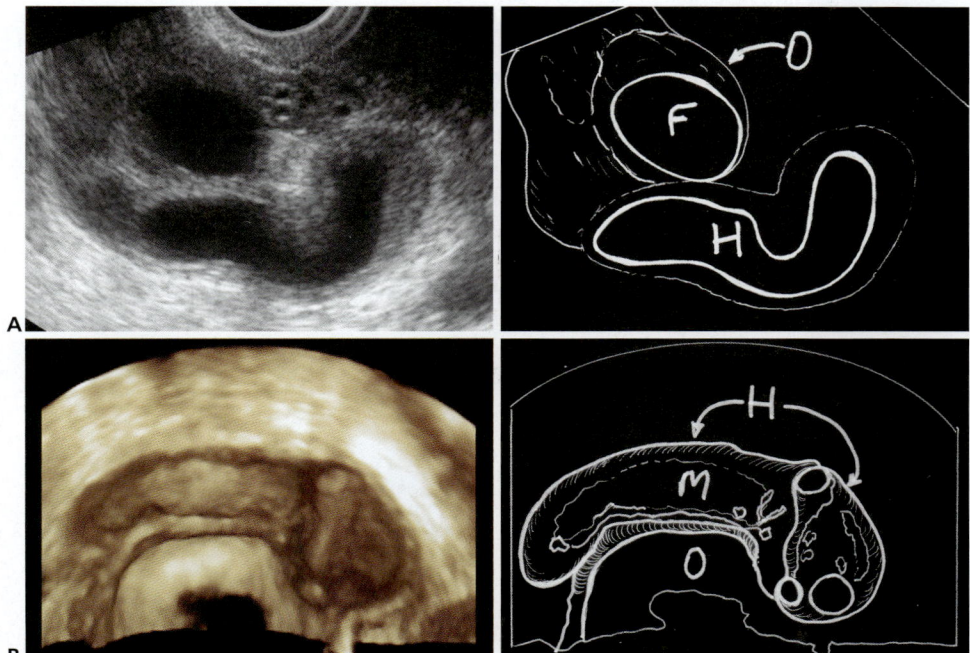

Figura 8.46. Exame transvaginal para investigação de esterilidade.
A: Corte transversal. Observe o ovário direito (O) contendo um folículo desenvolvido (F) e um tubo tortuoso com líquido dentro (H), adjacente e posterior ao ovário.
B: Imagem volumétrica 3D da hidrossalpinge e do ovário com o folículo. A imagem está invertida no eixo vertical. Trata-se de uma endoscopia virtual tridimensional que mostra a superfície interna da mucosa tubária (M) com pregas e papilas inflamatórias.

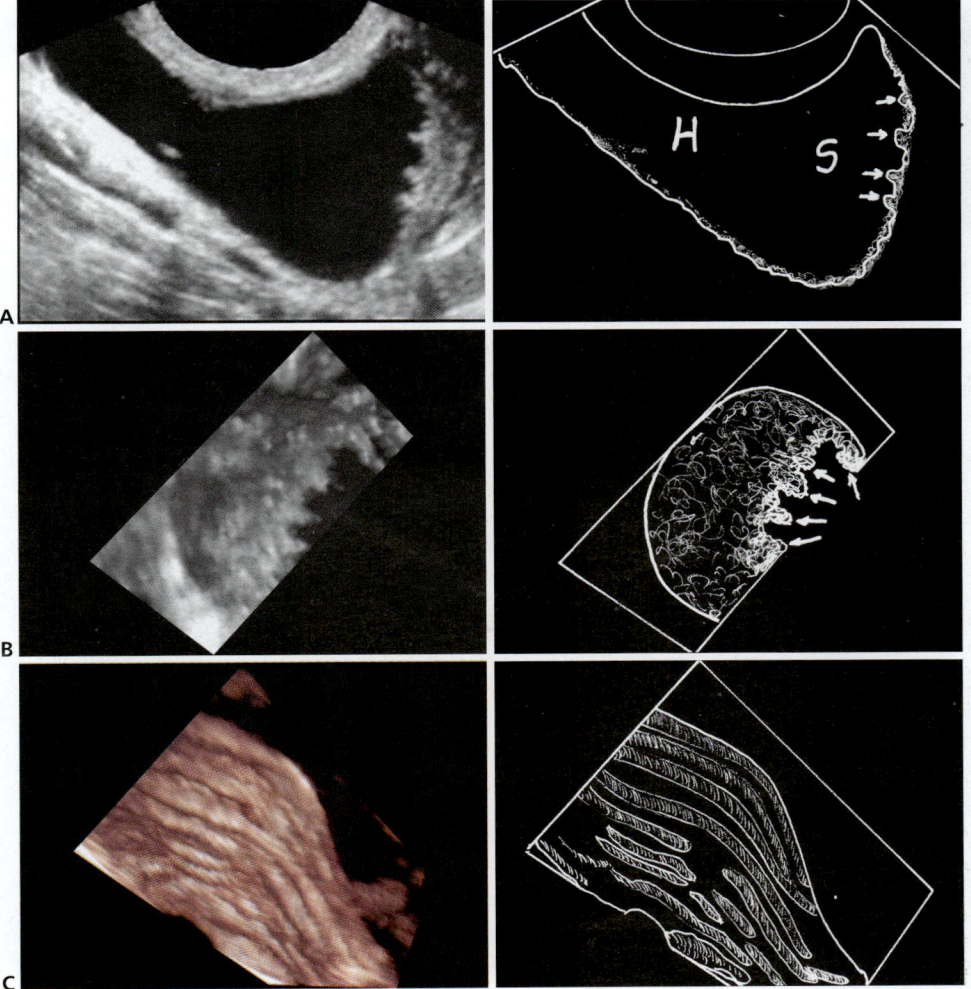

Figura 8.47. Exame transvaginal tridimensional para investigação de esterilidade.
A: Observe a hidrossalpinge (H) com seu típico formato de tubo, com término em fundo de saco (S). A mucosa apresenta papilas (setas).
B: Imagem 3D da região sacular evidenciando as papilas.
C: A endoscopia virtual 3D mostra, de forma espetacular, a superfície interna da hidrossalpinge, com a mucosa toda pregueada.

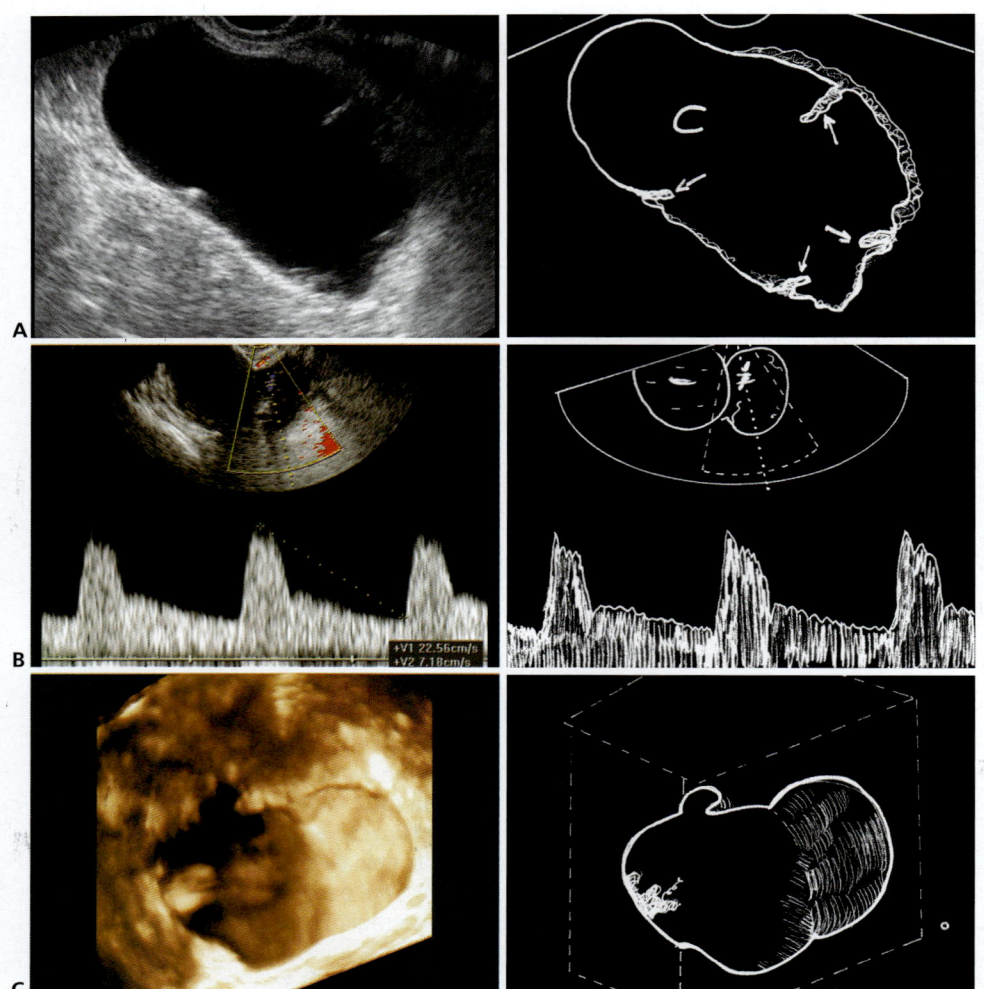

Figura 8.48. Exame transvaginal em paciente com dor pélvica.
A: Formação anexial cística (C) com algumas papilas (setas).
B: O estudo Doppler revela raros vasos na cápsula do cisto, com índices de resistividade intermediários (IR = 0,68).
C: Imagem volumétrica 3D do cisto. Observe as papilas na sua mucosa (endoscopia virtual). Foi indicada a ressecção do cisto e, com surpresa, identificou-se uma hidrossalpinge (!).

Capítulo 8 ■ AS TUBAS UTERINAS | 493

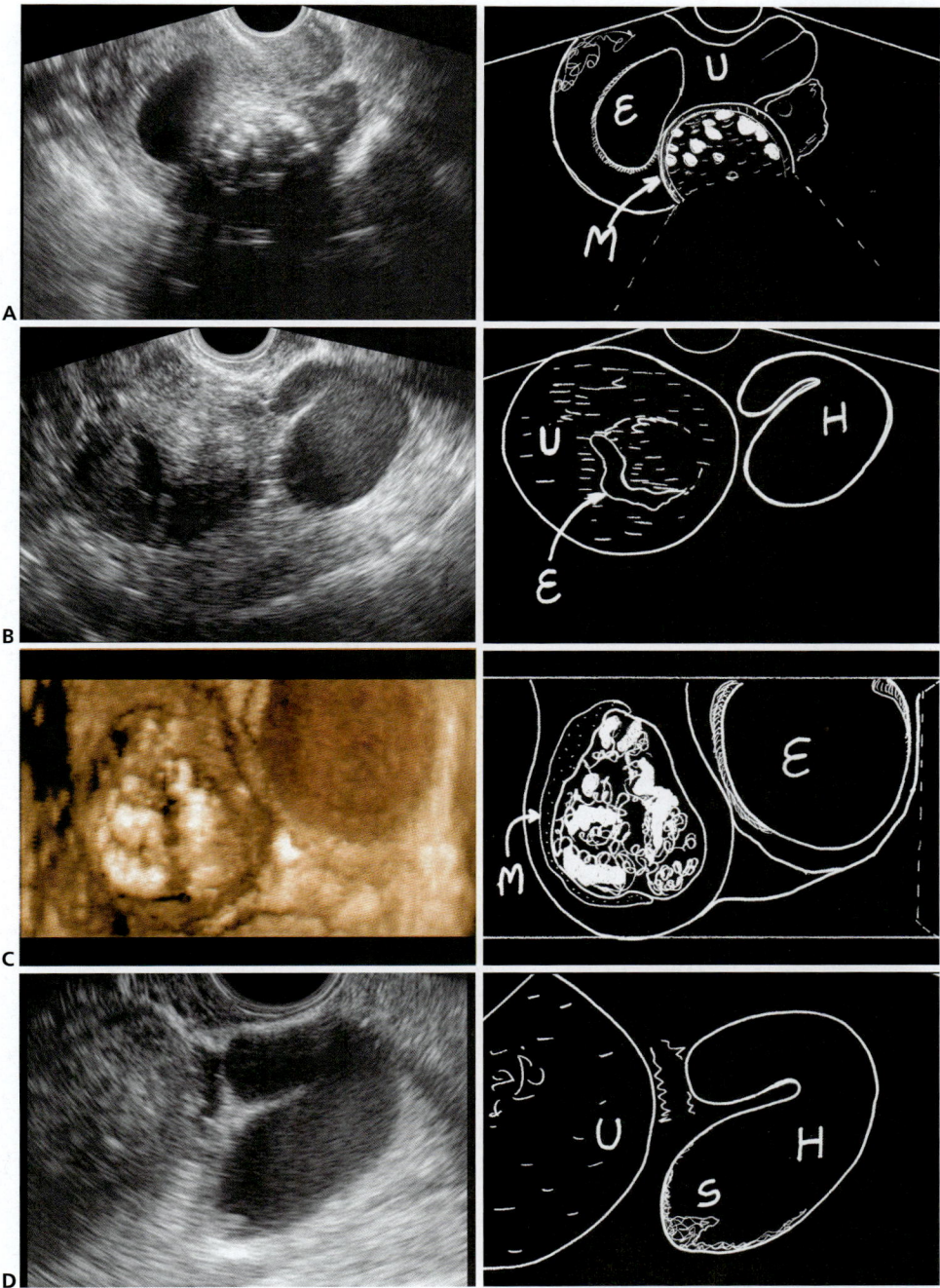

Figura 8.49. Paciente na pós-menopausa, com queixa de dor pélvica. Exame transvaginal.
A: Corte longitudinal do útero (U). Observe a cavidade endometrial distendida por muco (E), o que indica estenose do canal cervical. A parede posterior do útero contém mioma (M) velho calcificado.
B: Corte transversal próximo ao fundo do útero. Note o muco na cavidade endometrial e a tuba esquerda distendida com líquido (H). O diagnóstico diferencial é com cisto ovariano.
C: Imagem volumétrica 3D a evidenciar o mioma e o mucométrio.
D: Corte transversal oblíquo. Fica mais forte a hipótese de hidrossalpinge com esta imagem tubular acotovelada, terminando em fundo de saco (S).

> ! Lembre-se que a hidrossalpinge é uma ocorrência rara na pós-menopausa. Esse caso pode estar relacionado com a presença de dois fatores: o mioma, provocando alteração do peristaltismo, e a estenose cervical, provocando a obstrução uterina, com acúmulo de muco, o qual pode ter refluído para a tuba.

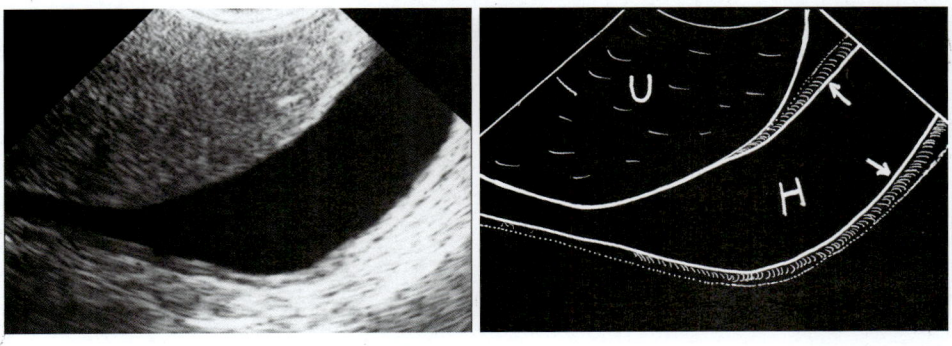

Figura 8.50. Exame transvaginal. Corte longitudinal. Observe a imagem tubular no fundo de saco posterior. A princípio, parecia líquido peritoneal livre, mas esse não se movia com manobra dinâmica, e note que há uma parede rodeando o líquido (setas). Um novo exame, em outra fase do ciclo, mostrou a mesma imagem sem mudanças. O diagnóstico final foi de hidrossalpinge, ocupando o fundo de saco posterior. U = útero; H = hidrossalpinge.

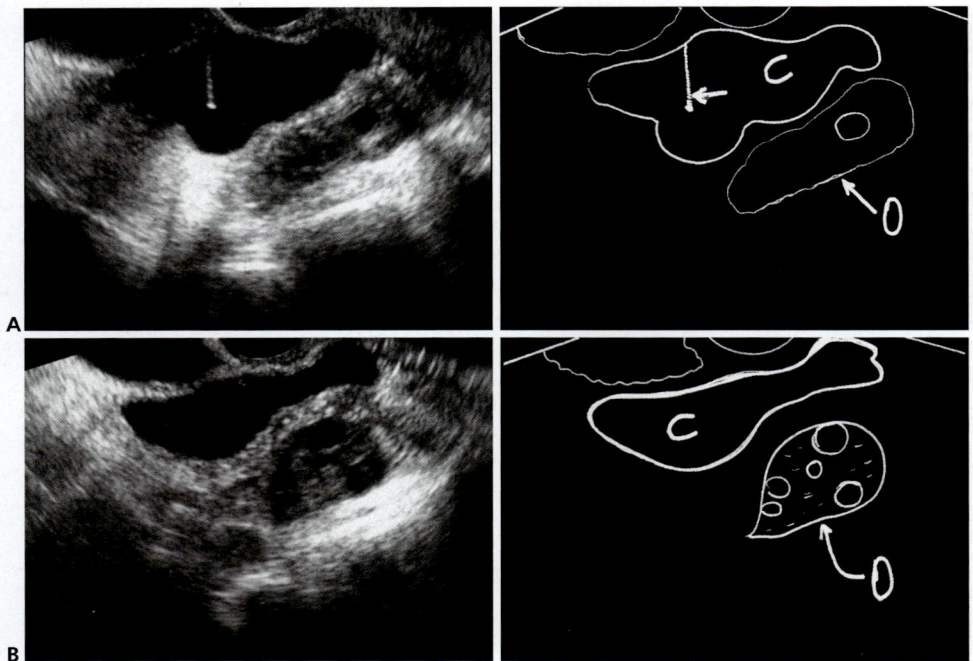

Figura 8.51. Paciente de 20 anos, com queixa de dor pélvica. Tem exame anterior mostrando cisto simples em anexo esquerdo. Foi indicada punção transvaginal do cisto.
A: Observe o cisto (C) com a agulha de punção em seu interior (seta). O ovário esquerdo (O) está posterior ao cisto.
B: Após finalizar a punção, restou uma formação tubular anecoide. O ovário esquerdo está mais evidente nesta foto. O diagnóstico final foi uma hidrossalpinge.

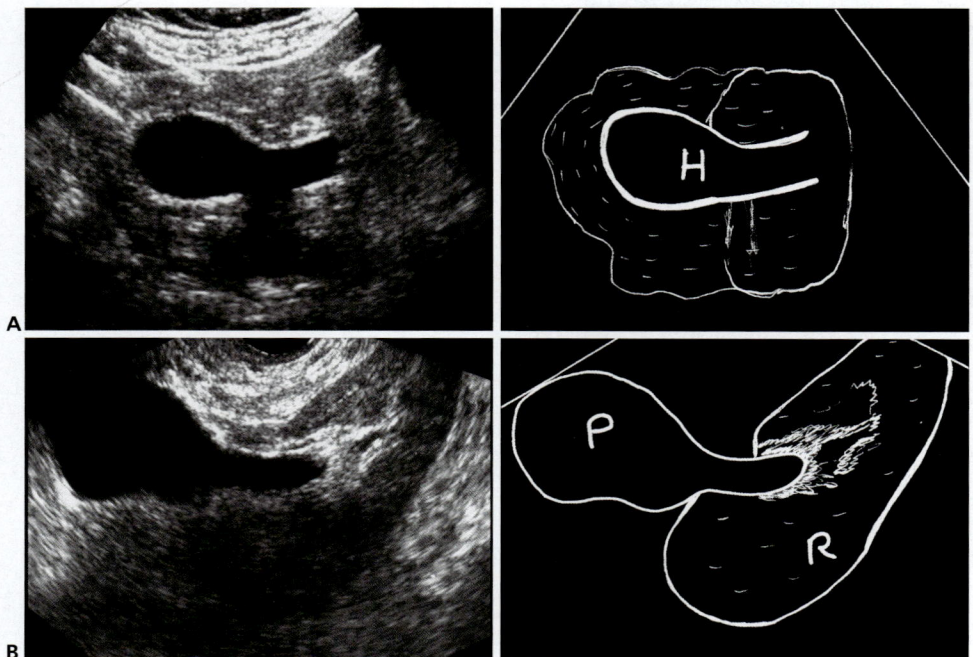

Figura 8.52. Paciente com diagnóstico prévio de hidrossalpinge à esquerda (exame realizado em outro serviço). Exames transabdominal e transvaginal.
A: Corte transversal transabdominal. Observe a imagem tubular com conteúdo líquido anecoide, sugestiva de hidrossalpinge (H).
B: Um corte oblíquo transvaginal revela o diagnóstico correto. Trata-se de rim esquerdo ectópico pélvico (R), com pelve extrarrenal dilatada (P). A ectasia piélica é comum na pelve extrarrenal.

! Dois detalhes chamam a atenção, na imagem A:
- A região sacular da hidrossalpinge está invertida e aponta para o útero.
- A região delgada da hidrossalpinge está dentro de uma formação sólida ovoide.

Nunca se deve esquecer que um rim pélvico pode induzir a erro de diagnóstico, levando à conduta invasiva grave. Mesmo na imagem A (transabdominal), deve-se pensar na hipótese de rim pélvico.

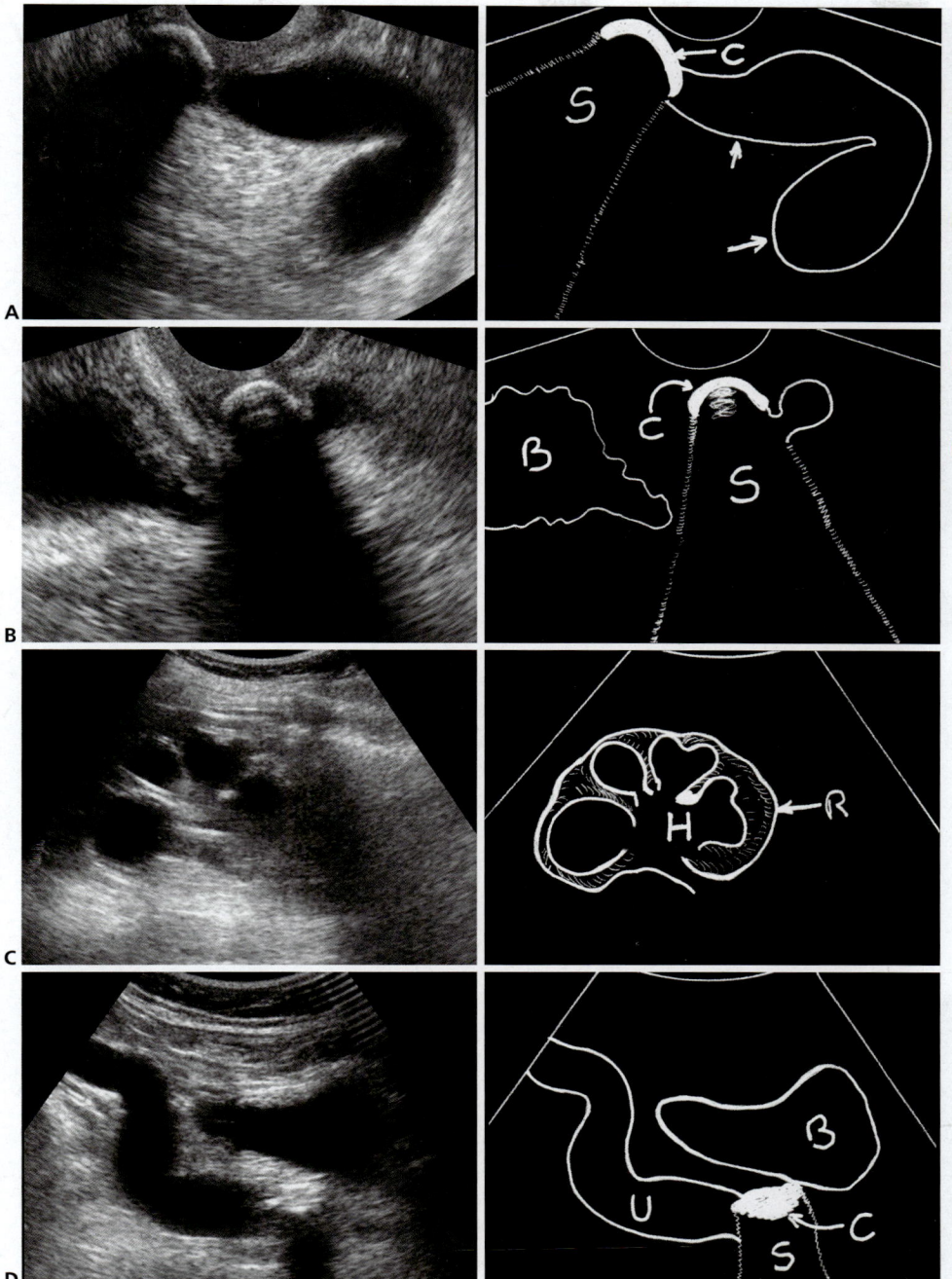

Figura 8.53. Exame transvaginal em paciente com dor pélvica à esquerda, indefinida e sem quadro febril.
A: Corte oblíquo à esquerda. Note a formação tubular acotovelada com conteúdo líquido (setas) e, em sua extremidade à esquerda, uma grande calcificação (C) com sombra acústica posterior total (S).
B: Corte transversal da calcificação mostrando a forma ovoide e a sombra total. B = bexiga. Esses achados chamam a atenção para o diagnóstico diferencial com um cálculo dentro do ureter, provocando dilatação à montante.
C: Corte longitudinal transabdominal do rim esquerdo (R). Observe a hidronefrose moderada (H), com compressão da medular renal.
D: Corte longitudinal oblíquo (transabdominal), evidenciando o ureter esquerdo (U) dilatado e o cálculo em sua extremidade inferior, junto à parede da bexiga.

! A imagem A é capciosa, pois na tentativa de entender o achado, manejou-se o transdutor em todas as direções, acabando-se por produzir uma imagem invertida com o cálculo aparentemente acima e não abaixo do trajeto ureteral.

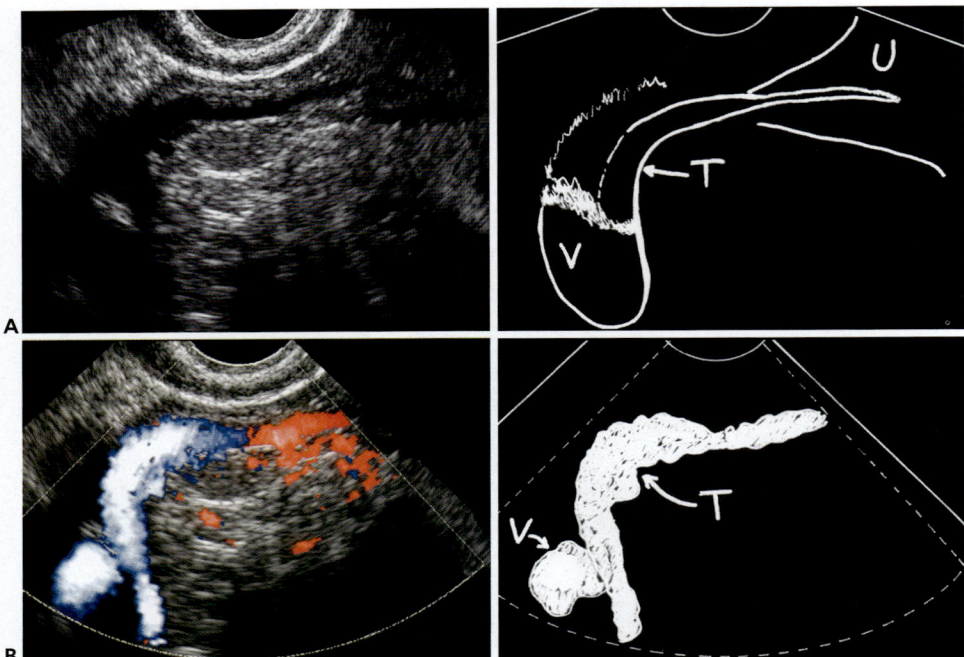

Figura 8.54. Exame transvaginal de rotina em paciente assintomática.
A: Corte transversal. Observe um tubo fino contendo líquido (T), o qual parte do corno uterino direito (U) faz um cotovelo e termina junto à veia ilíaca interna (V). A hipótese diagnóstica mais provável é de uma hidrossalpinge.
B: O mapa vascular com Doppler colorido mostra que a "hidrossalpinge" é uma veia calibrosa, no meso da tuba. Ao seguir a mesma trajetória da tuba, a veia simula uma perfeita hidrossalpinge.

> ❗ Esse tipo de erro de diagnóstico, quando se utiliza apenas o exame básico em escala de cinzas, pode levar a uma conduta invasiva desnecessária. Uma dica prática útil para quem não possui Doppler colorido: o exame dinâmico, com a mão esquerda do ecografista comprimindo o ventre da paciente, e a mão direita mantendo a imagem focada no alvo, pode provocar o esvaziamento da veia. A hidrossalpinge não esvazia com a compressão. Cuidado com a força aplicada na compressão, pois, quando exagerada, provoca dor e pode romper estruturas (ecografista bruto).

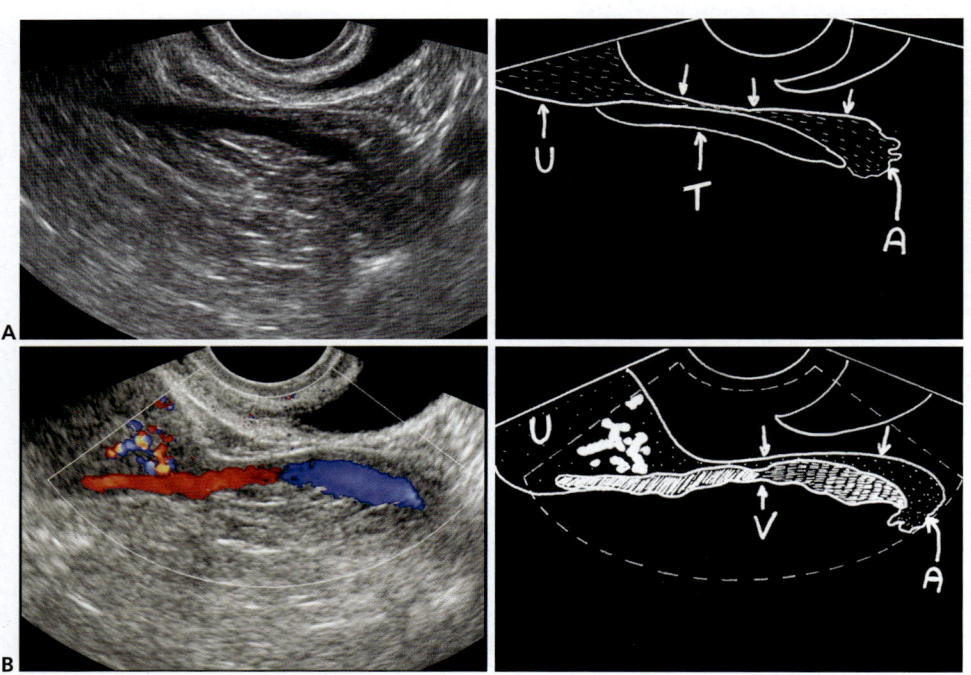

Figura 8.55. Exame transvaginal de rotina.
A: Corte transversal. Observe, partindo do corno uterino esquerdo (U), um tubo (T) repleto de líquido. A hipótese provisória é uma hidrossalpinge. Setas = provável tuba; A = ampola tubária.
B: Mapa vascular com Doppler colorido por frequências. O tubo em questão é uma veia (V) transitando dentro do meso tubário e simulando a hidrossalpinge.

> ❗ A mudança de cor (vermelho para azul) indica o ponto em que a veia muda a trajetória e passa a fugir do transdutor (vermelho: fluxo aproximando do transdutor, azul: fluxo afastando do transdutor). Volte à imagem A: a verdadeira tuba é delicada (setas) e transita por cima da veia, terminando mais larga no infundíbulo (A).

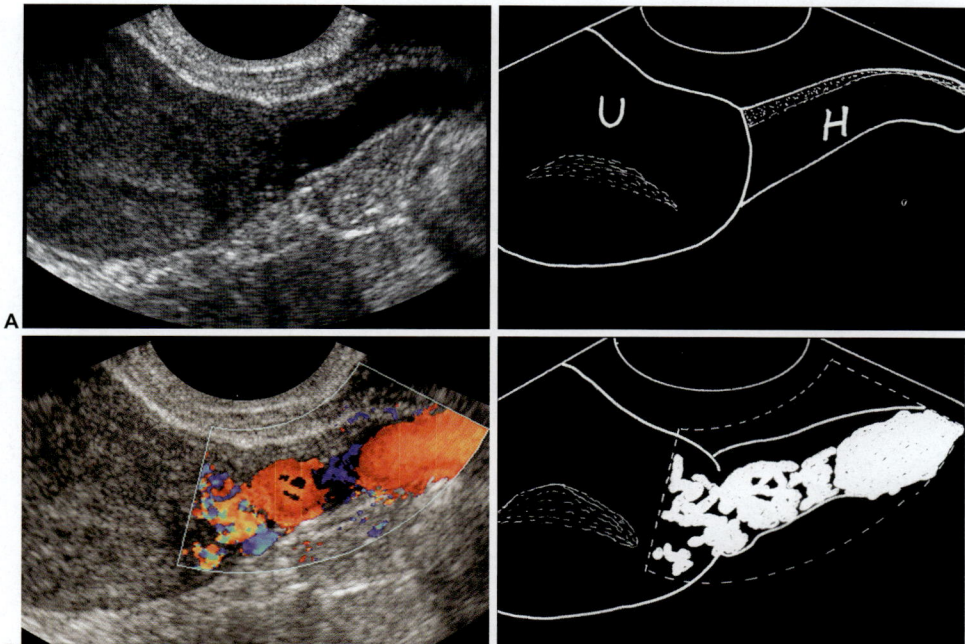

Figura 8.56. Exame transvaginal de rotina em paciente assintomática.
A: Corte transversal. Observe a imagem típica de hidrossalpinge (H) à esquerda do útero (U).
B: O mapa vascular com Doppler colorido converteu a hidrossalpinge em uma bela veia calibrosa na topografia da tuba uterina. A variação da cor dentro da veia indica fluxo variável e turbilhonado.

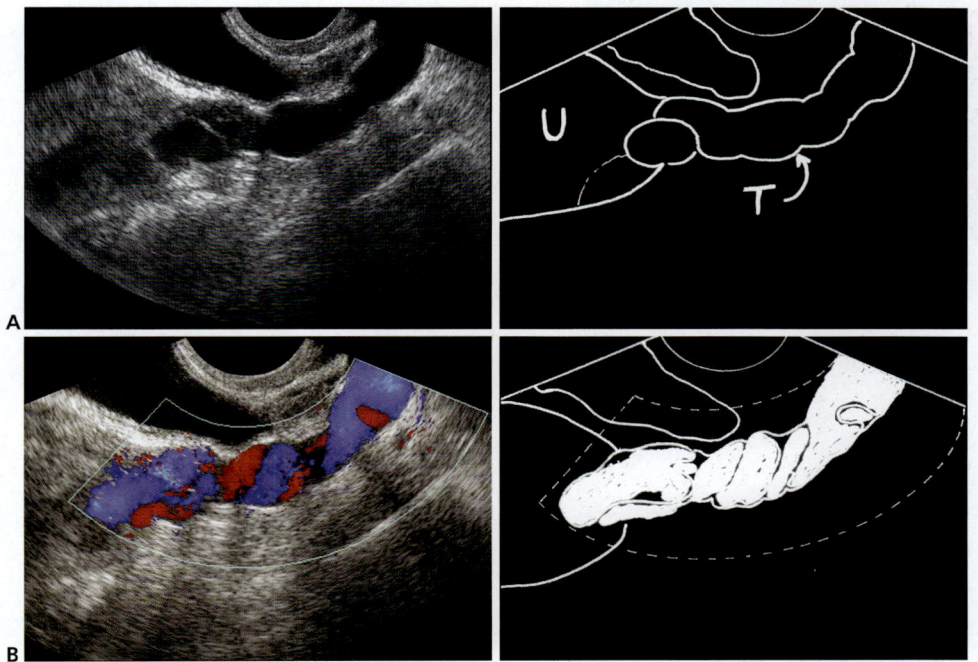

Figura 8.57. Exame transvaginal em paciente com queixa de dor pélvica.
A: Corte transversal. Observe o tubo (T), contendo líquido, que parte do corno uterino esquerdo (U) e tem trajeto ascendente em direção ao infundíbulo ovariano. A hipótese é uma veia calibrosa.
B: O Doppler colorido confirma a hipótese de veia com seu típico fluxo variável. Lembre-se que pode existir uma hidrossalpinge com trajeto ascendente graças a aderências altas.

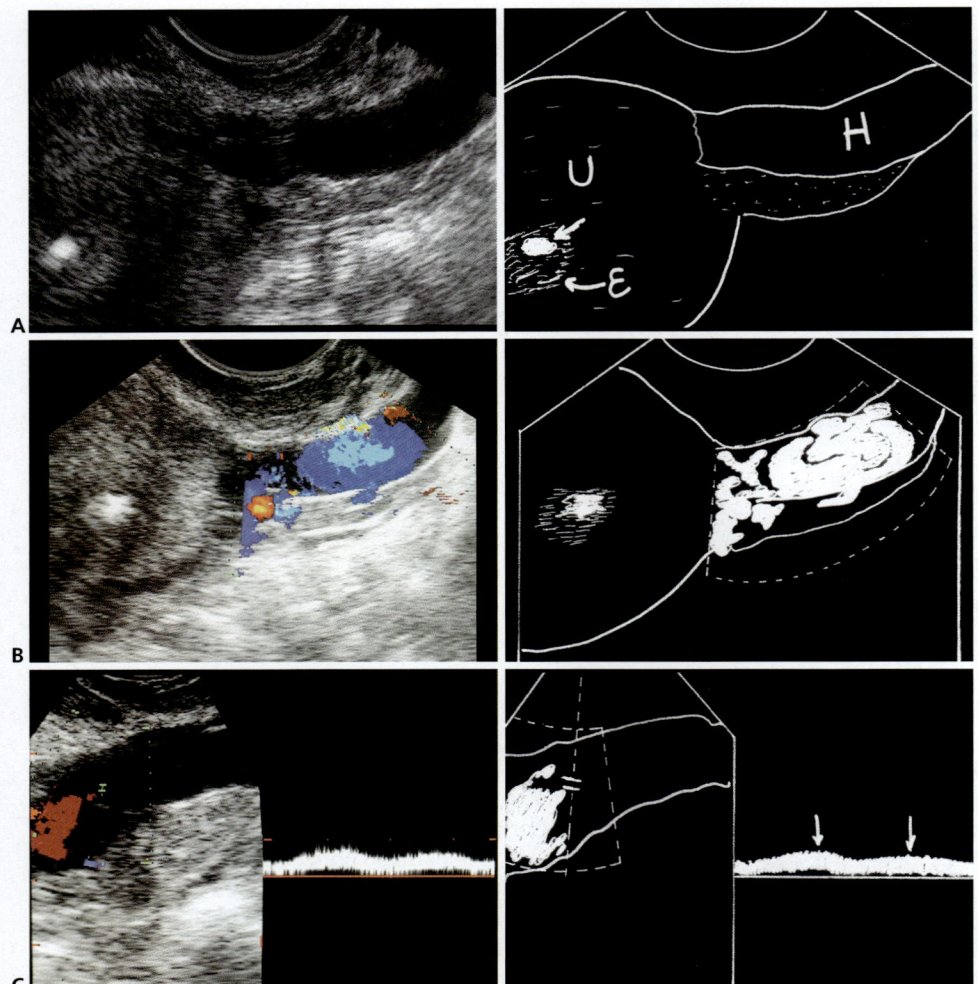

Figura 8.58. Exame transvaginal de rotina em paciente assintomática.
A: Corte transversal a mostrar possível hidrossalpinge (H) ligada ao corno esquerdo do útero (U). O endométrio (E) apresenta calcificação (seta). Sobre essa questão, ver Capítulo 6.
B: O mapa vascular, com Doppler colorido, revela que o diagnóstico real é o de uma veia calibrosa.
C: A análise espectral confirma o fluxo venoso, com traçado plano, levemente ondulatório (setas).

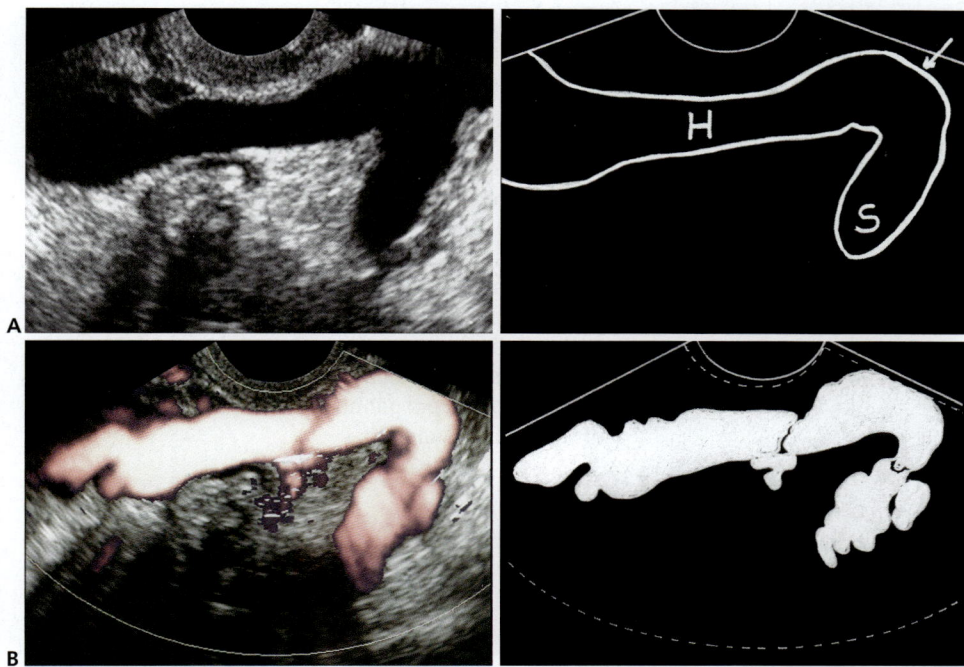

Figura 8.59. Exame transvaginal em paciente com distúrbio menstrual e antecedente de três cesarianas e laqueadura tubária.
A: Corte transversal. Observe a imagem típica de hidrossalpinge (H) com o cotovelo (seta) e aspecto de fundo de saco distal (S).
B: O mapa vascular, com o *power Doppler*, revela que a hidrossalpinge é, na verdade, uma grande veia com trajeto idêntico ao da tuba.

> Nesse caso, fica-se tentado ao diagnóstico de variz pélvica. Lembre-se que não se deve fazer o diagnóstico ecográfico de varizes pélvicas em pacientes sem um quadro clínico típico de congestão venosa pélvica (ver o capítulo sobre o miométrio). Esses achados venosos são comuns em mulheres que tiveram gestações, e não são considerados anormais e, no máximo, faz-se referência à veia calibrosa a simular hidrossalpinge. O distúrbio menstrual deve ter relação com a laqueadura tubária.
>
> Uma pergunta óbvia: por que as veias dilatadas predominam do lado esquerdo da pelve? Essa é uma questão anatômica: a drenagem venosa dos anexos uterinos esquerdos (tuba, ovário etc.) se faz para a veia renal esquerda, e não para a veia cava inferior (drenagem do lado direito). A veia renal esquerda tem calibre bem menor do que a cava, o que provoca um aumento crônico da pressão venosa na pelve esquerda. No homem, ocorre varicocele mais grave na bolsa testicular esquerda.

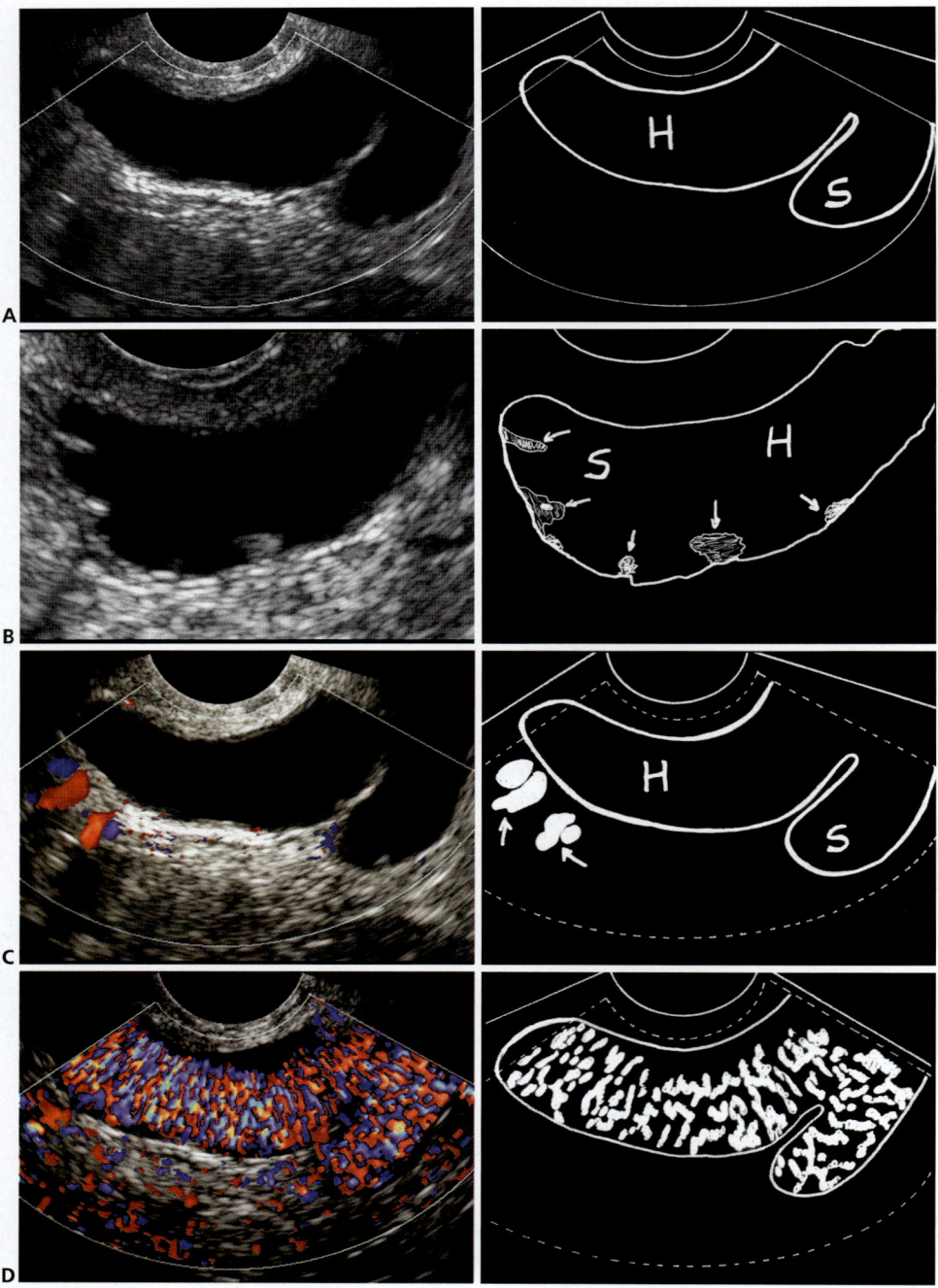

Figura 8.60. Exame transvaginal em paciente com esterilidade.
A: Corte transversal. Imagem tubular contendo líquido, dobrada sobre si mesma, terminando em fundo de saco (S), fortemente sugestiva de hidrossalpinge (H).
B: Corte oblíquo. A região distal do tubo tem finalização em fundo de saco e apresenta algumas papilas (setas) em sua mucosa (processo inflamatório crônico).
C: O mapa vascular, com o Doppler colorido, exclui a hipótese de veia calibrosa e revela os pequenos vasos do meso tubário (setas).
D: Imagem com ganho propositalmente exagerado do Doppler colorido.

> Observe que a utilização de ganho exagerado para tentar demonstrar fluxo venoso provoca um artefato de excesso de ganho: a área anecoica, correspondente ao fluido, se vê preenchida por um mosaico colorido aleatório, com todas as cores bidirecionais possíveis (do azul ao verde e do vermelho ao amarelo). Este padrão é típico do artefato de excesso de ganho (calibração errada do equipamento).
> Fluxos venosos lentos são visíveis com calibração adequada: diminuição do "PRF" (Frequência de Repetição dos Pulsos: capacidade de registro de velocidades), para captar velocidades mais baixas e leve aumento do ganho até o limite que não provoque o artefato (há que praticar para aprender).

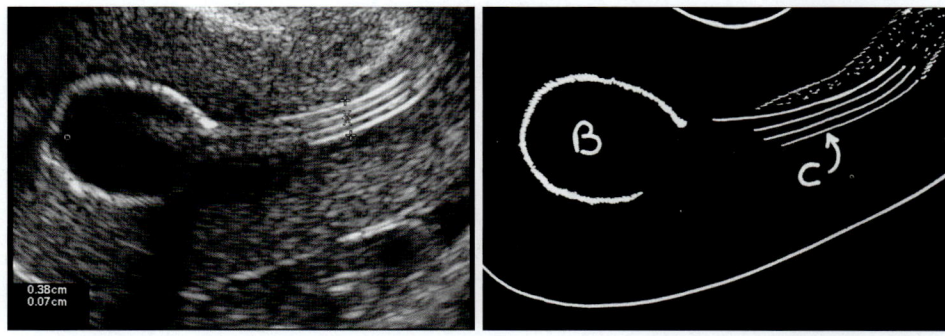

Figura 8.61. Exame transvaginal em paciente com esterilidade. Corte longitudinal do útero (U), para a realização de uma histerossonossalpingografia. Observe o cateter de Foley pediátrico (nº 8) posicionado dentro da cavidade uterina. Parece grande, mas não é, pois estamos utilizando ampliação com o *zoom*. O balão (B) está inflado com solução salina e será tracionado para fora, a fim de obstruir o orifício interno do colo. O cateter (C) dentro do canal uterino mede apenas 3,8 mm de diâmetro externo e 0,7 mm de diâmetro interno.

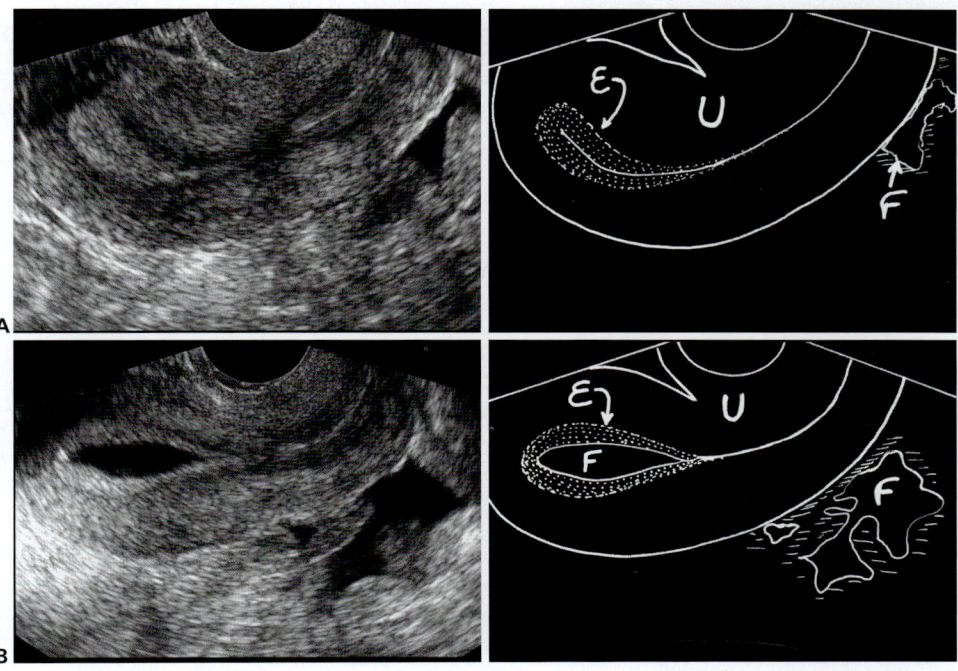

Figura 8.62. Histerossonografia transvaginal com soro fisiológico.
A: Corte longitudinal do útero (U). Observe o endométrio (E) com padrão secretor e pequena quantidade de fluido (F) no fundo de saco posterior.
B: Imagem final, após a injeção da solução salina. A cavidade endometrial está distendida com o fluido e ocorreu aumento significativo da quantidade de líquido no fundo de saco. Isso significa que pelo menos uma das tubas está pérvia. Lembre-se que só se deve realizar esse tipo de procedimento na fase lútea se houver a certeza de que não ocorreu uma fecundação.

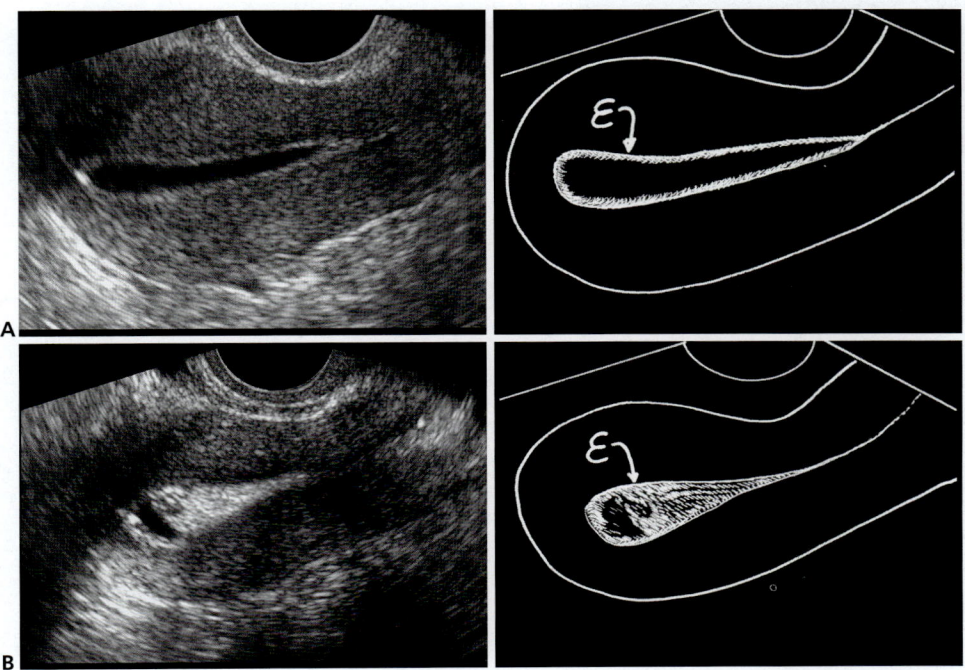

Figura 8.63. Histerossonossalpingografia com duplo contraste.
A: Corte longitudinal do útero. O endométrio (E) está na fase proliferativa inicial. A solução salina descolou as duas capas endometriais, demonstrando a normalidade da mucosa uterina.
B: Imagem após a introdução do segundo contraste, o qual consiste em uma suspensão de microbolhas de gás em soro fisiológico. A salina anecoide foi substituída pelas bolhas gasosas ecogênicas.

! As microbolhas gasosas são hiperecogênicas, graças à grande reflexão do feixe acústico na interface líquido/gás. Este tipo de contraste é ideal para observar a sua passagem dentro da luz tubária e demonstrar a permeabilidade bilateral. Não houve aumento de fluido no fundo de saco, indicando provável obstrução tubária bilateral.

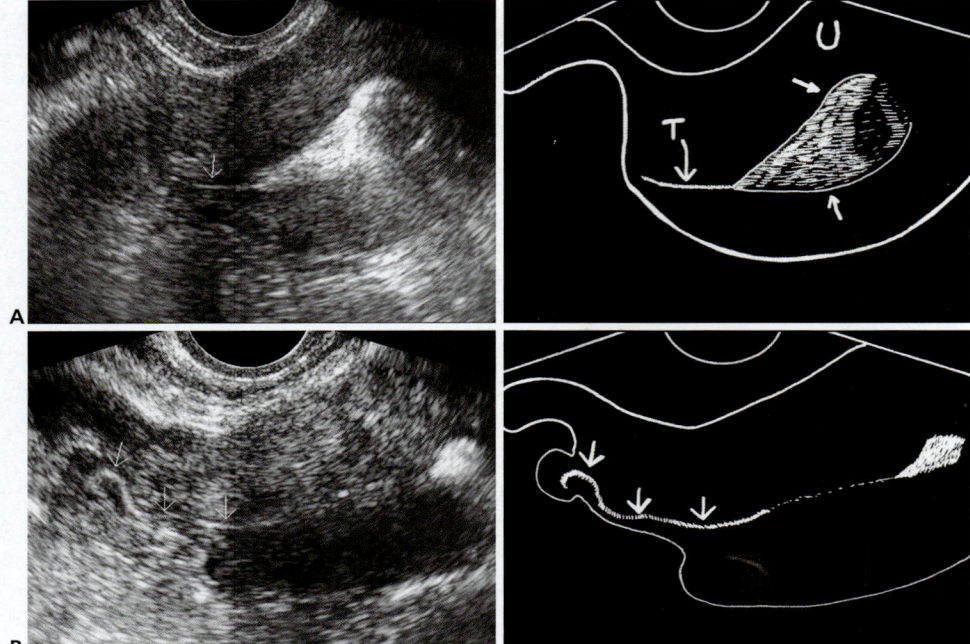

Figura 8.64. Histerossonossalpingografia com Ecovist®.
A: Corte transversal do útero (U). Observe as microbolhas gasosas ecogênicas, enchendo a cavidade uterina (setas) e a tuba intramural direita (T).
B: Num segundo tempo, mantendo-se pressão suave na injeção do contraste, as microbolhas escoam através da tuba direita, desenhando a sua luz com uma linha ecogênica (setas), o que indica a sua permeabilidade.

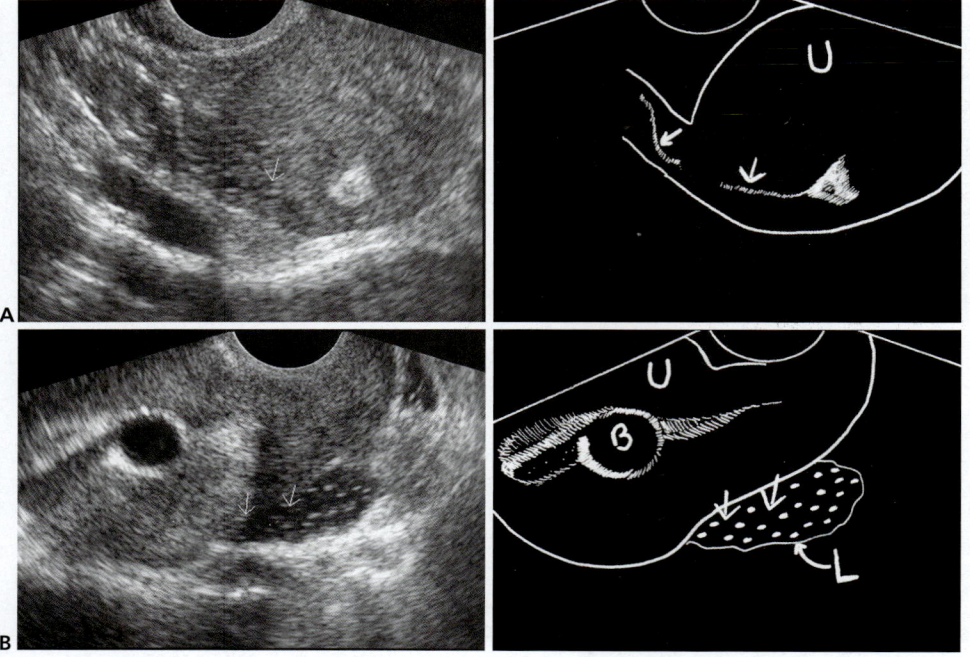

Figura 8.65. Histerossonossalpingografia com Ecovist®.
A: Corte transversal do útero (U). Observe as microbolhas gasosas ecogênicas, escoando através da tuba direita (setas). A tuba esquerda também mostrou permeabilidade.
B: Corte longitudinal do útero. Num segundo tempo, mantendo-se pressão suave na injeção do contraste, as microbolhas escoam através das tubas. Observe o líquido (L) acumulado no fundo de saco posterior, com as microbolhas dispersas em seu interior (pontos ecogênicos). B = balão do cateter de Foley.

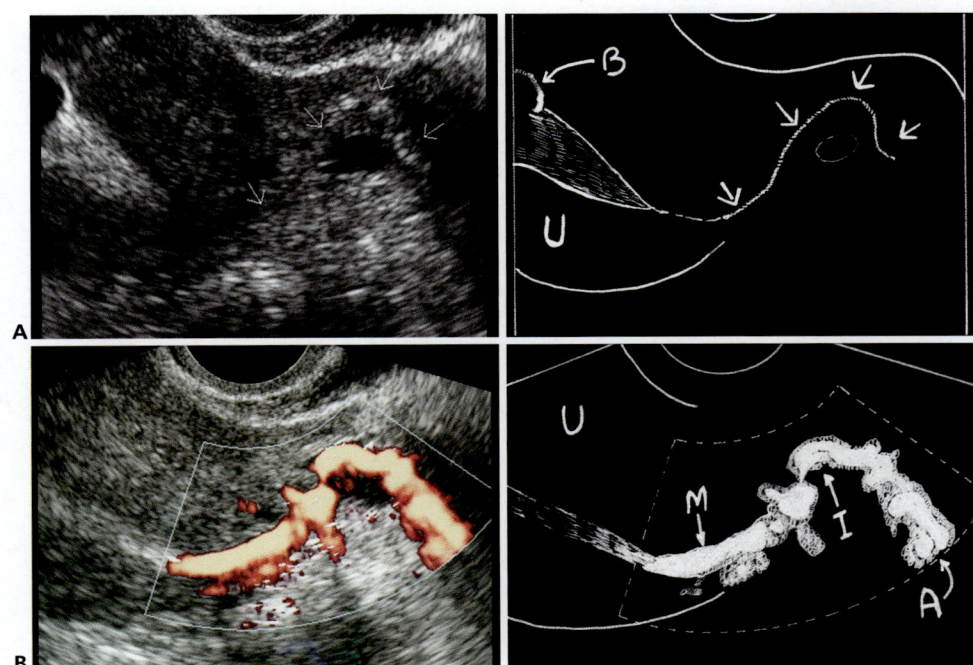

Figura 8.66. Histerossonossalpingografia com Ecovist®.
A: Corte transversal do útero (U). Observe as microbolhas gasosas ecogênicas escoando através da tuba esquerda (setas). A tuba direita também mostrou permeabilidade. B = balão do cateter de Foley.
B: Mesma imagem, agora utilizando o *power* Doppler. As microbolhas gasosas oferecem uma ecogenicidade muito maior do que os globos sanguíneos (cerca de 200 a 250 vezes maior), e a sua passagem dentro da luz tubária promove um potente efeito Doppler e desenha a tuba com perfeição. M = porção intramural; I = porção ístmica; A = ampola.

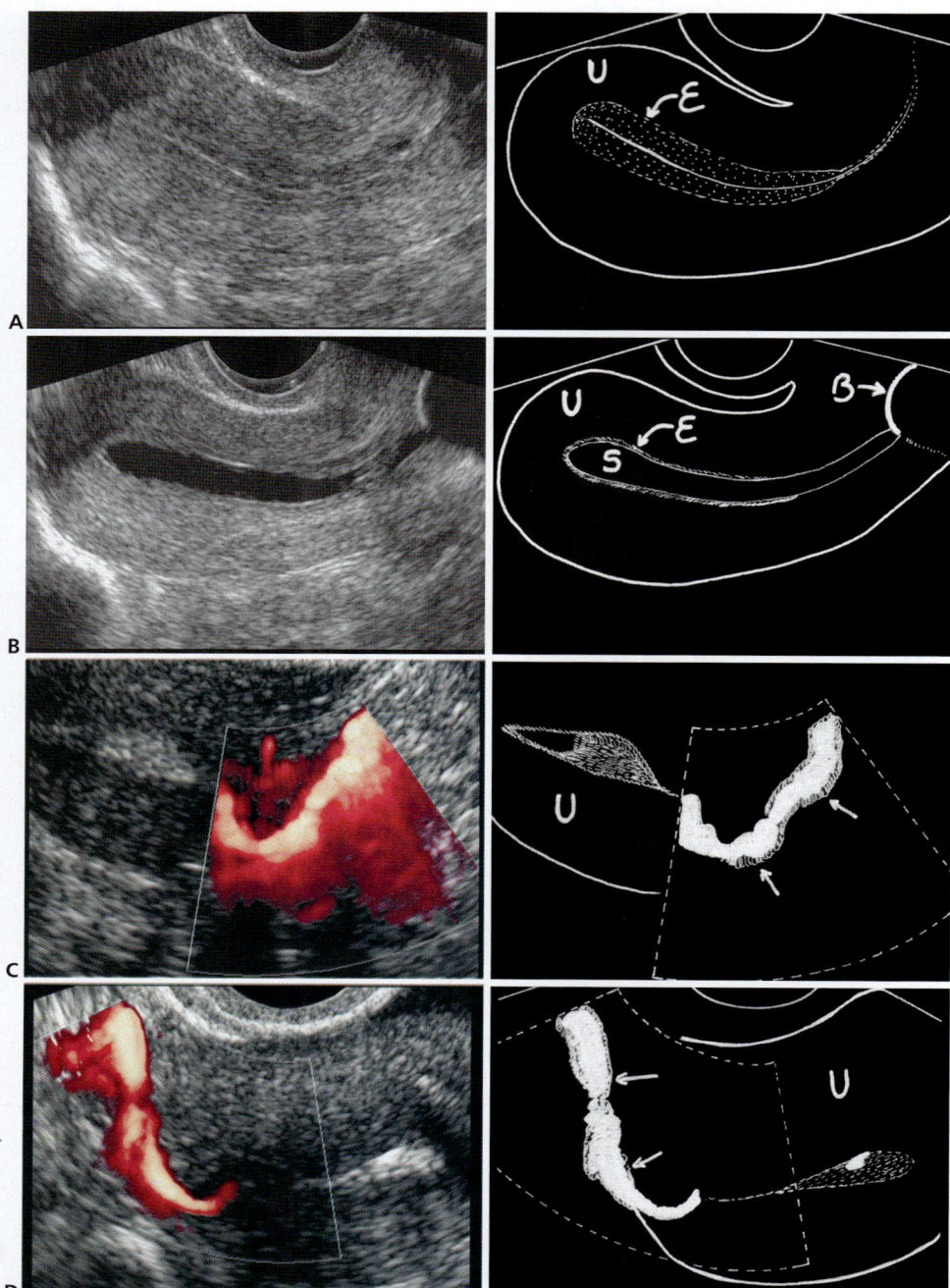

Figura 8.67. Paciente com esterilidade. Histerossonossalpingografia com duplo contraste.
A: Corte longitudinal do útero (U). Observe o endométrio (E) com padrão proliferativo trilaminar (ver classificação no Capítulo 6 – O endométrio: Parte 1).
B: A solução salina (S) delimita claramente a superfície da mucosa endometrial e mostra a sua normalidade (ausência de nódulos e/ou traves de aderência). B = balão do cateter.
C e D: O *power* Doppler mostra trânsito normal das microbolhas gasosas na tuba esquerda e na direita (setas). O exame revela útero normal e permeabilidade tubária bilateral.

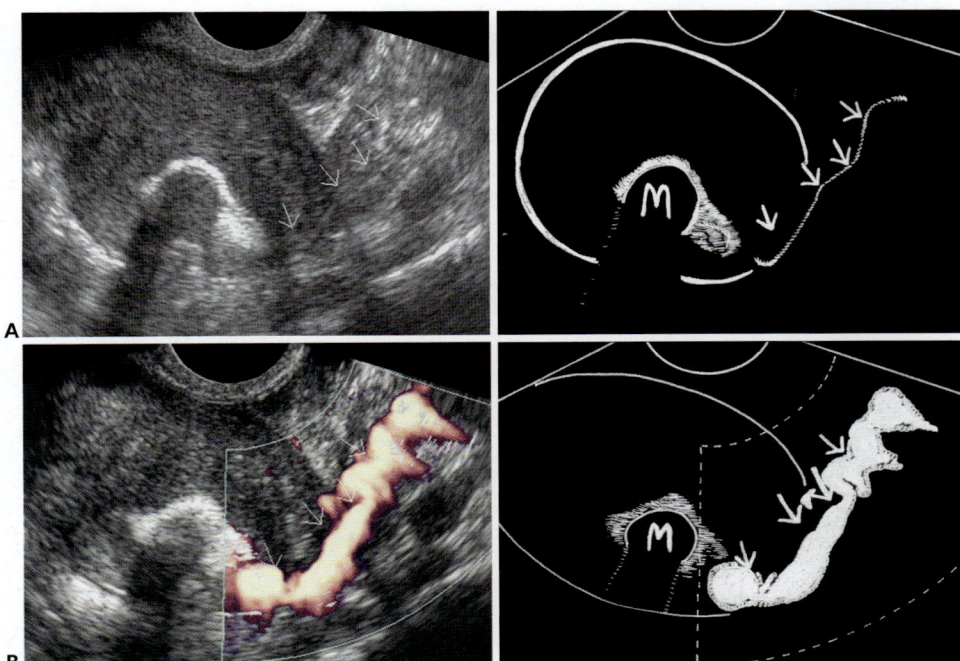

Figura 8.68. Paciente de 24 anos com esterilidade. Tem antecedente de salpingooforectomia direita graças à endometriose. Histerossonossalpingografia (HSSG) com Ecovist®.
A: Corte transversal do útero. O contraste ecogênico (setas) delimita a cavidade endometrial e a luz da tuba esquerda (permeabilidade presente). Observe o mioma intramucoso (M) comprimindo a mucosa endometrial.
B: O Doppler por amplitudes (*power* Doppler) delimita a tuba esquerda e mostra seu trajeto sanfonado.

> O mioma foi removido com histeroscopia. Uma laparoscopia revelou aderências da tuba esquerda graças a pequenos focos peritoneais de endometriose (não visíveis à ecografia). A HSSG não substitui a histerossalpingografia radiológica, pois essa mostra mais detalhes tubários do que a ecografia. De qualquer modo, o atual padrão ouro para avaliação dos fatores tuboperitoneais de esterilidade é a videolaparoscopia.
> A ecografia é o método ideal para iniciar a investigação, com boa acurácia e excelente relação custo/benefício. Ela avalia a vagina, colo uterino, endométrio, miométrio, tubas, ovários etc., como está muito bem demonstrado no inteiro teor deste livro.

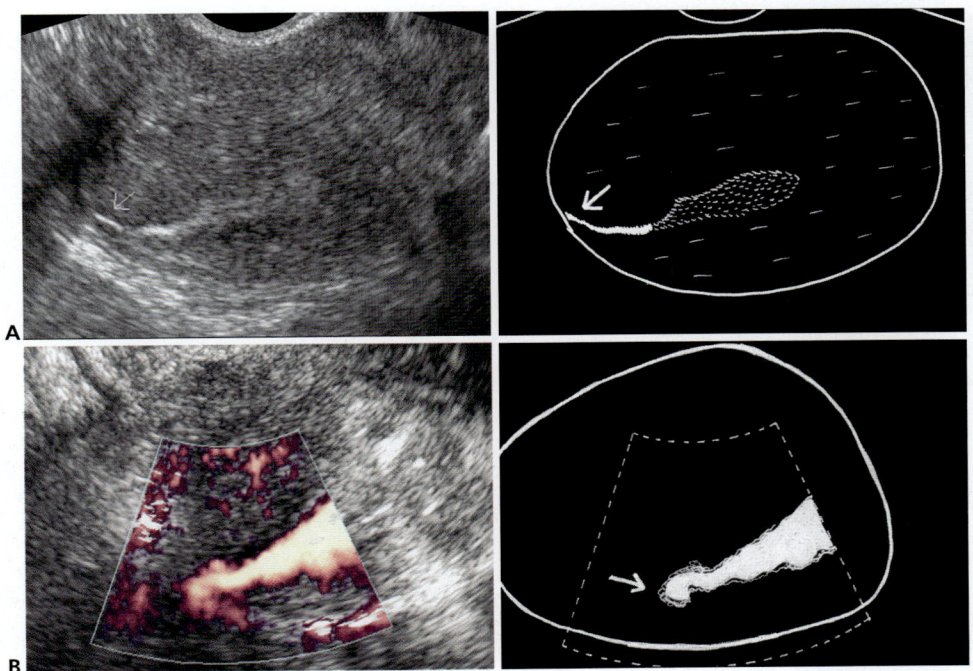

Figura 8.69. HSSG em paciente com esterilidade.
A: Observe as microbolhas indicando obstrução na transição da porção intersticial para a ístmica da tuba direita (seta).
B: O *power* Doppler indica, com clareza, a obstrução. Mesmo mantendo-se pressão constante na injeção do contraste (necessária para excluir um espasmo tubário), não houve a sua passagem. A tuba esquerda estava pérvia.

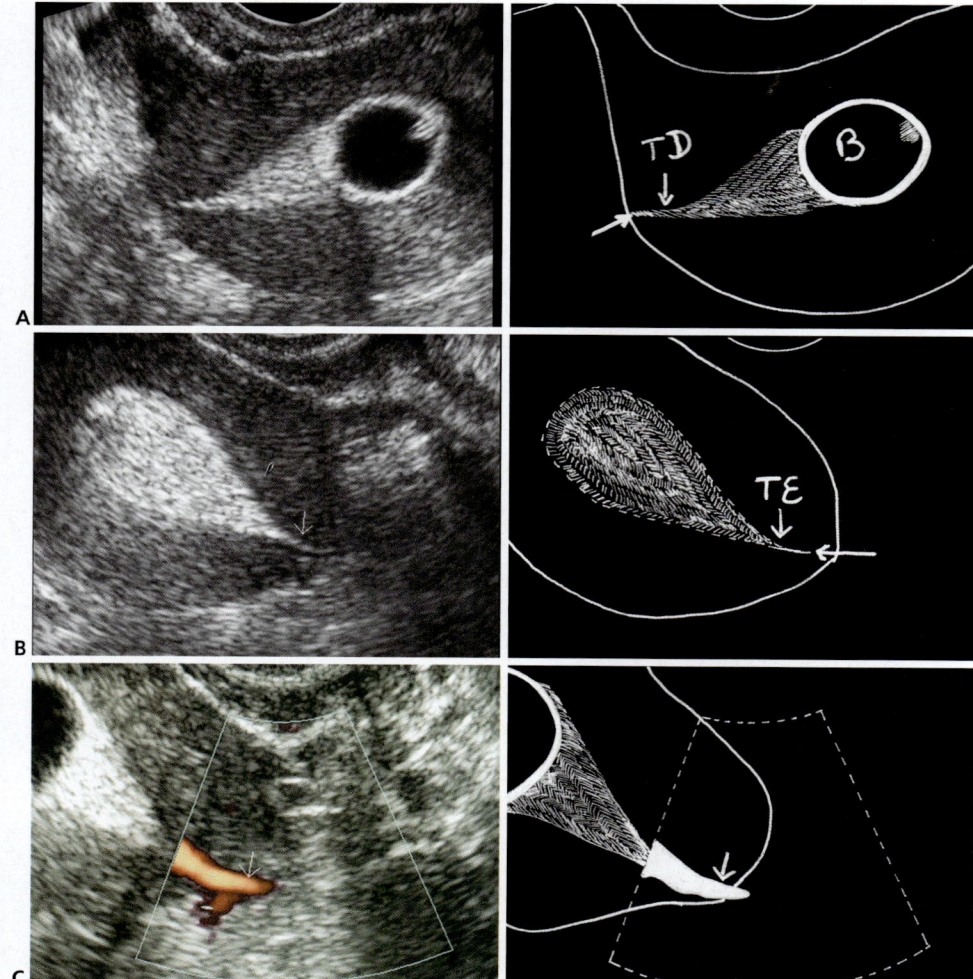

Figura 8.70. HSSG em paciente com esterilidade.
A e **B**: As microbolhas gasosas mostram com clareza a obstrução bilateral das tubas uterinas (setas). TD = tuba direita; TE = tuba esquerda; B = balão do cateter.
C: O *power* Doppler mostra a obstrução da tuba esquerda.

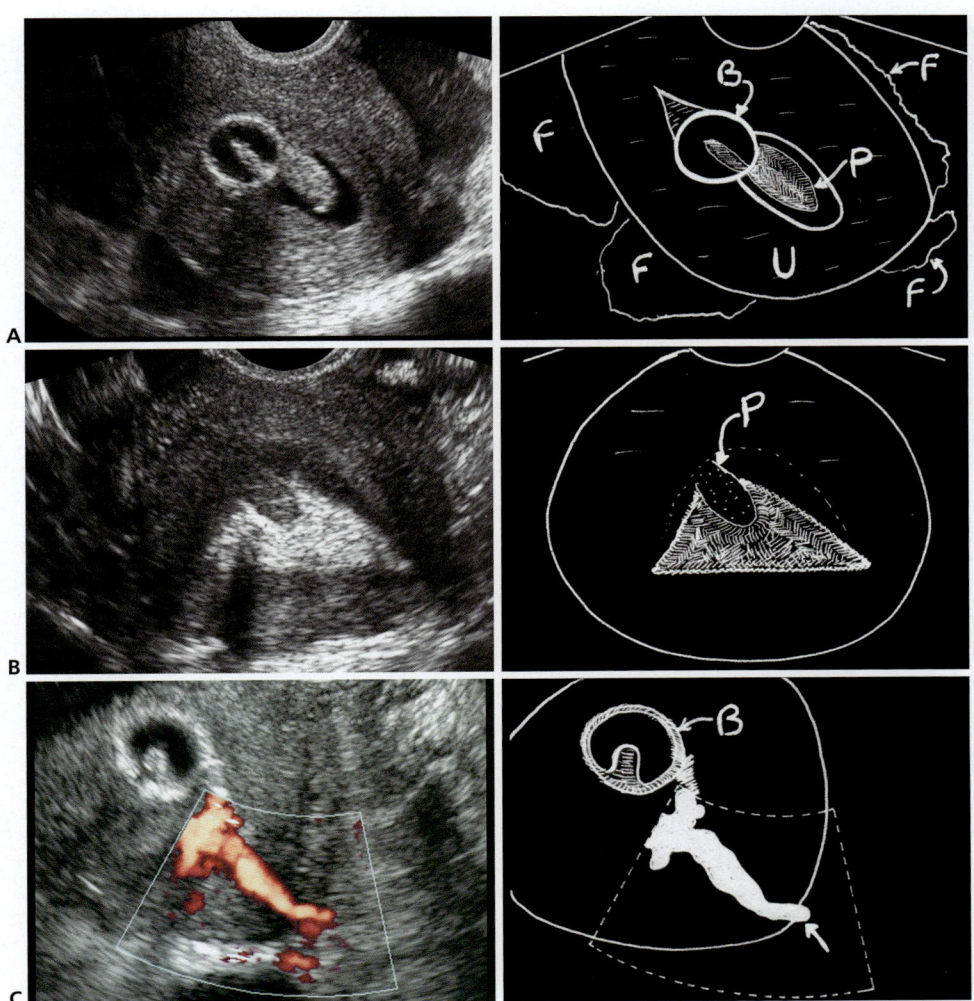

Figura 8.71. HSSG com duplo contraste em paciente com esterilidade. Tem diagnóstico prévio de endometriose grave.
A: Corte longitudinal do útero (U) retrovertido. Observe a quantidade aumentada de fluido peritoneal (F) rodeando o útero, provavelmente decorrente da endometriose. A solução salina mostra um pólipo endometrial (P). B = balão do cateter.
B: As microbolhas distendem a cavidade uterina formando um bloco hiperecogênico. O pólipo agora está contrastado de forma invertida, tornando-se menos ecogênico do que o bloco de microbolhas.
C: O *power* Doppler revela a obstrução da tuba esquerda (seta).

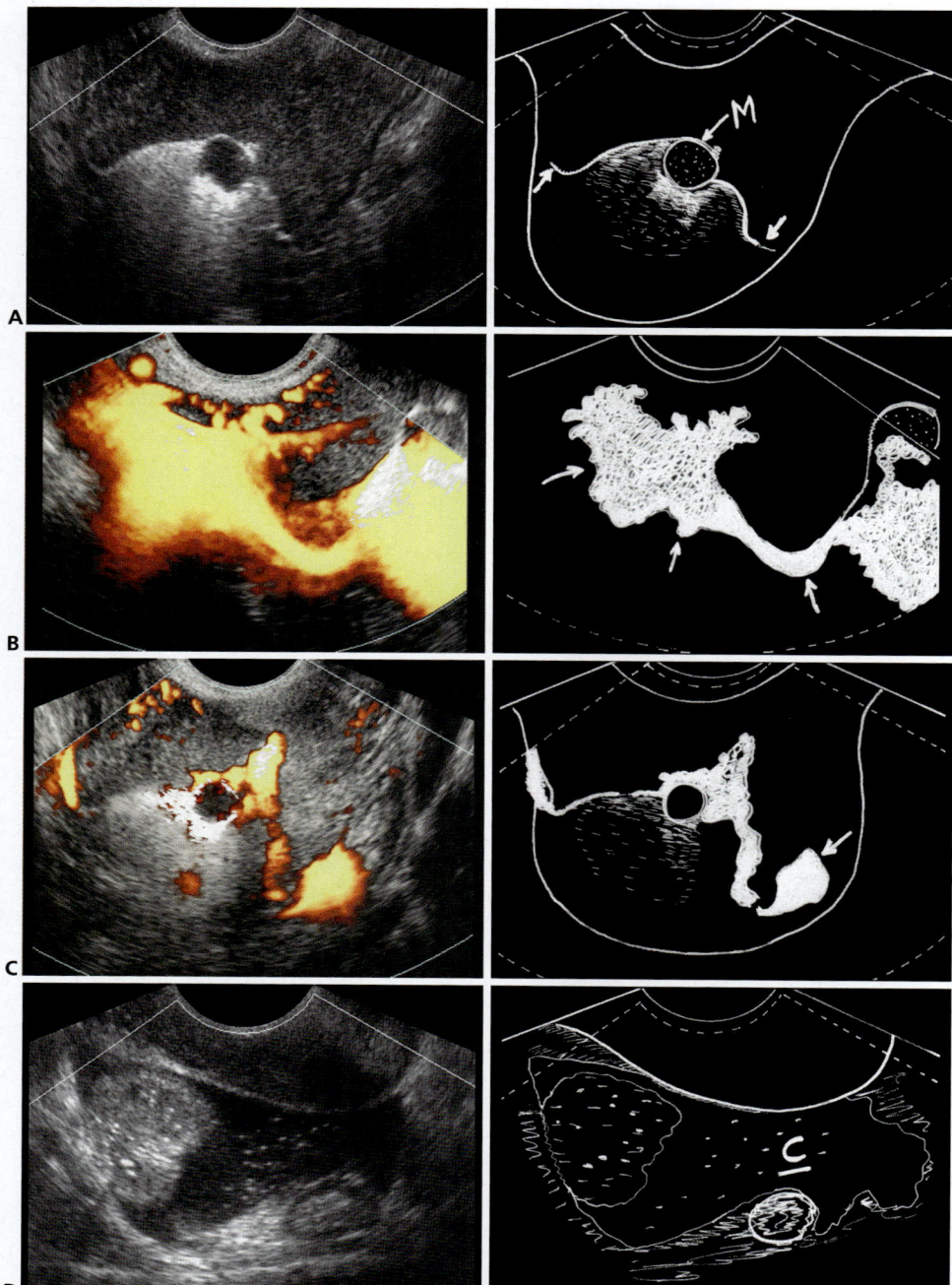

Figura 8.72. Paciente de 38 anos, com queixa de esterilidade. Tem antecedente de ooforectomia direita graças à endometriose. HSSG com Ecovist®.
A: Corte transversal do fundo uterino. Observe as microbolhas penetrando ambas as porções intramurais das tubas (setas) e contrastando um pequeno mioma (M) intramucoso.
B: O *power* Doppler mostra a passagem das microbolhas através da tuba direita (setas). A explosão de cor na extremidade distal da tuba é devida ao frêmito das fímbrias tubárias.
C: A tuba esquerda está obstruída em sua porção ístmica (seta).
D: Ao final do estudo, o fundo de saco posterior está repleto de contraste (C), o qual passou pela tuba direita.

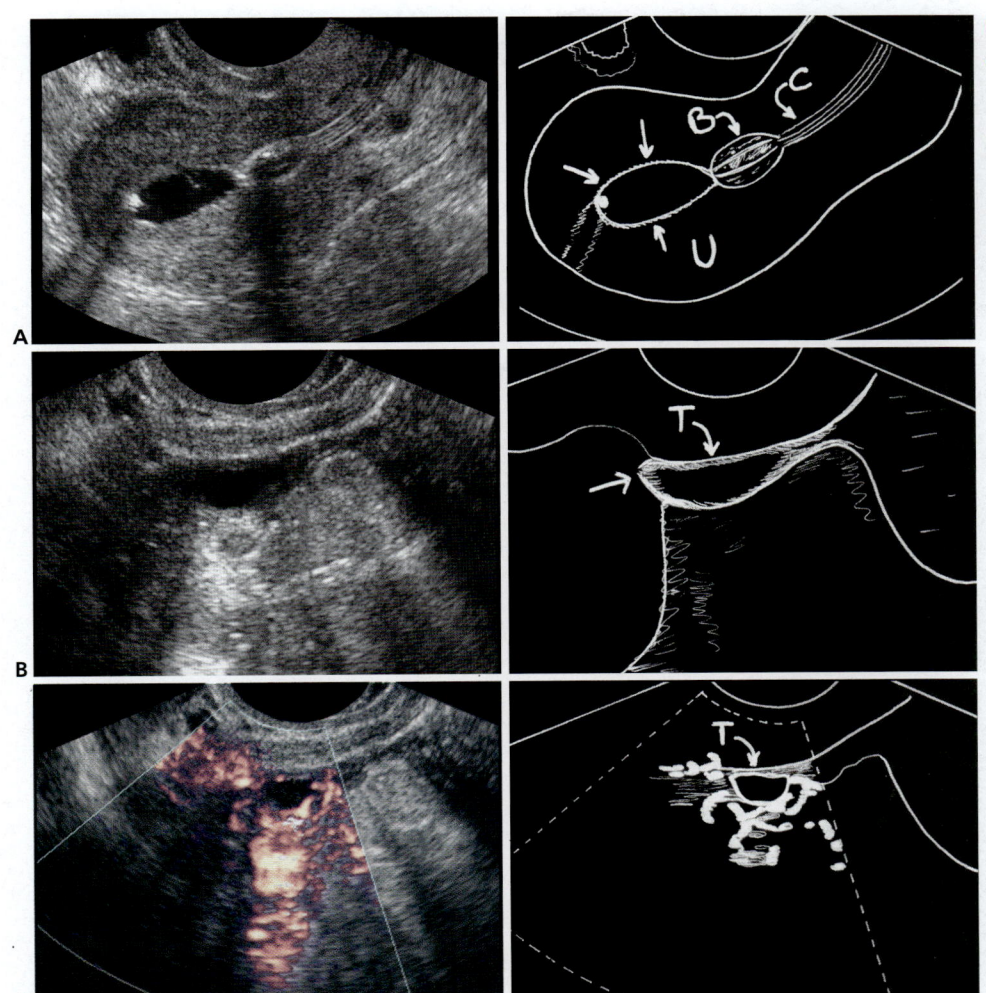

Figura 8.73. HSSG em paciente com esterilidade.
A: Corte longitudinal do útero (U). A solução salina demonstra a cavidade uterina normal (setas). Observe o cateter (C) com o balão pouco inflado (B).
B: Corte transversal. A pressão da solução salina distendeu a tuba direita (T) e mostra obstrução na transição para a ampola (seta).
C: O mapa vascular mostra vasos periféricos à tuba e faz o diagnóstico diferencial com veia calibrosa.

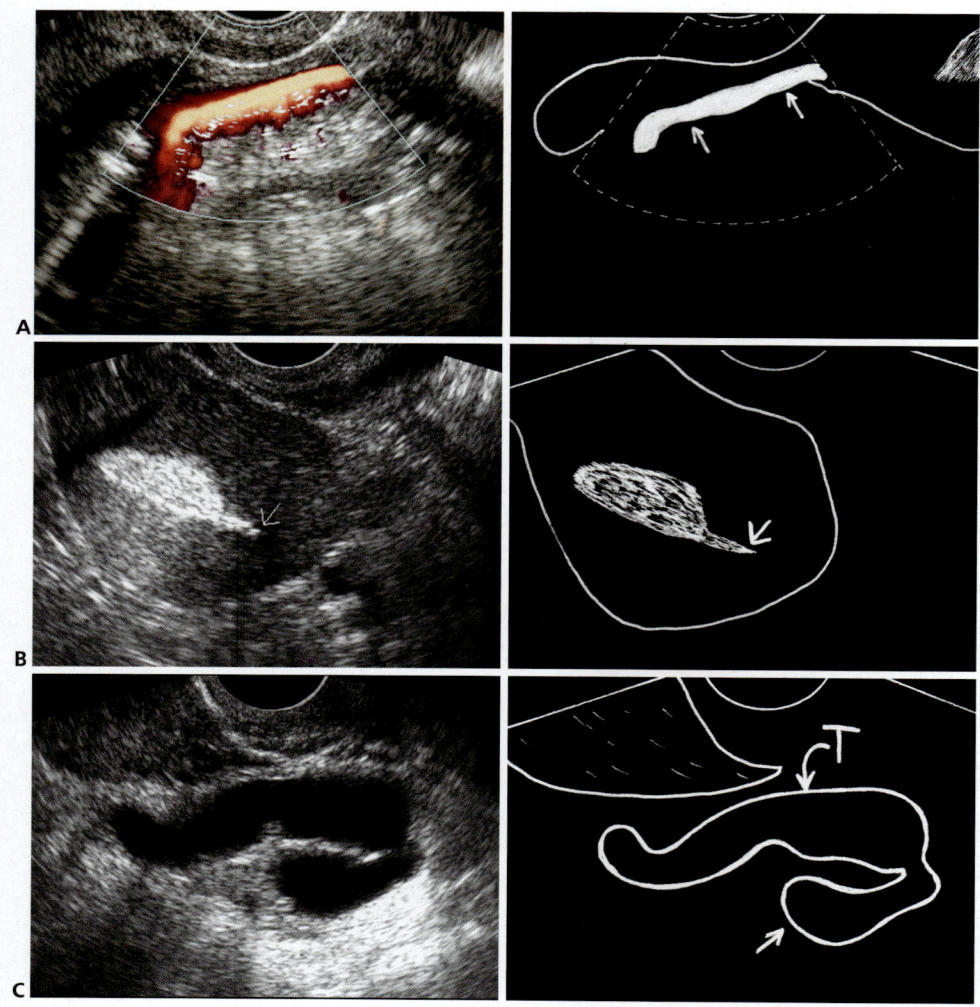

Figura 8.74. HSSG em paciente com esterilidade.
A: O *power* Doppler demonstra trânsito normal das microbolhas (setas) na tuba direita (pérvia).
B: A tuba esquerda aparenta obstrução na sua porção intramural (seta).
C: Mantendo-se uma pressão leve e constante, o espasmo intramural acabou cedendo, e a tuba esquerda (T) mostra toda a sua extensão distendida pelo contraste e a imagem típica do cotovelo com obstrução distal (seta).

Capítulo 8 ■ AS TUBAS UTERINAS | 511

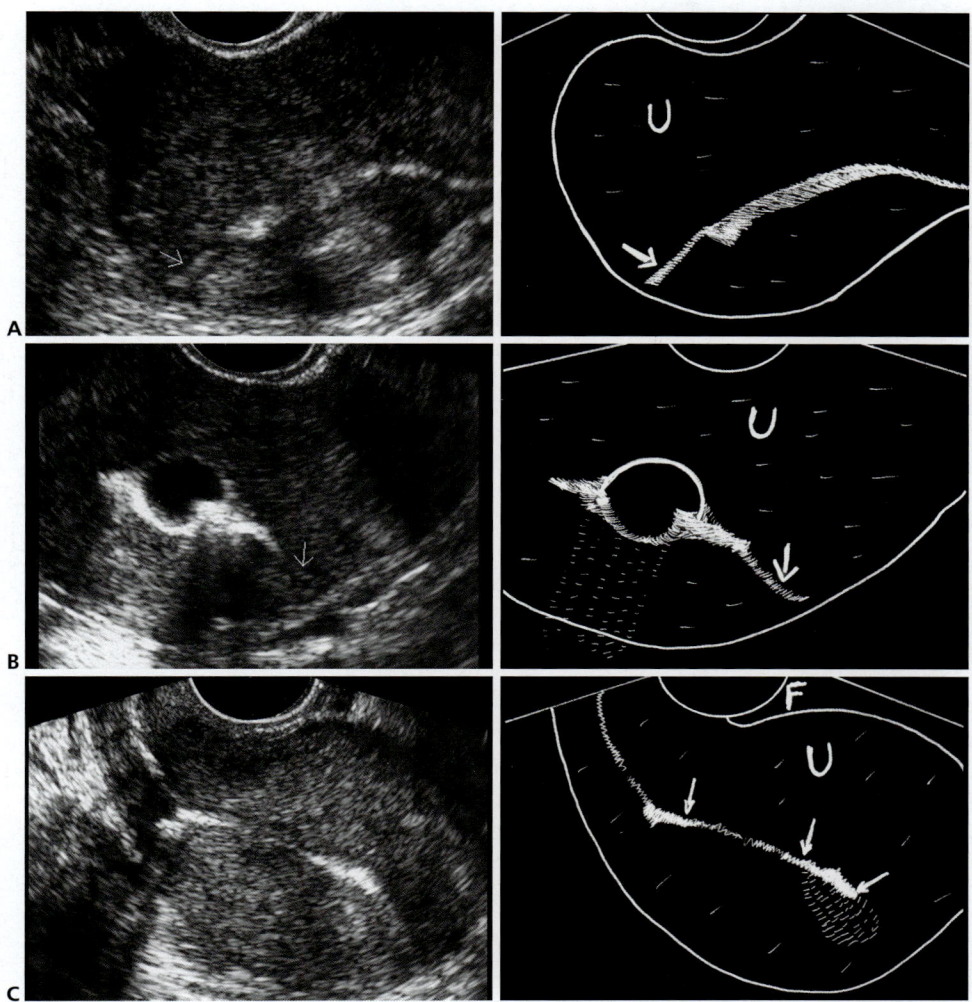

Figura 8.75. HSSG com microbolhas, para confirmação de laqueadura tubária prévia. A paciente refere dúvida se a laqueadura foi efetiva.
A: Corte transversal no corno uterino direito (U). Observe que o contraste (seta) não prossegue além da tuba intramural.
B: Corte transversal no corno uterino esquerdo. Observe que o contraste (seta) não prossegue além da tuba intramural.
C: Corte longitudinal do útero retrovertido. Observe o contraste na cavidade uterina (setas). O fundo de saco posterior (F) não apresenta líquido, o que indica que não houve passagem do contraste pelas tubas.

> ❗ Lembre-se de que a presença de líquido no fundo de saco posterior indica que pelo menos uma das tubas está pérvia. Outro ponto importante: o útero é retrovertido. Nesse caso, a parede proximal ao transdutor é a parede uterina posterior, e o fundo de saco posterior está junto ao transdutor.

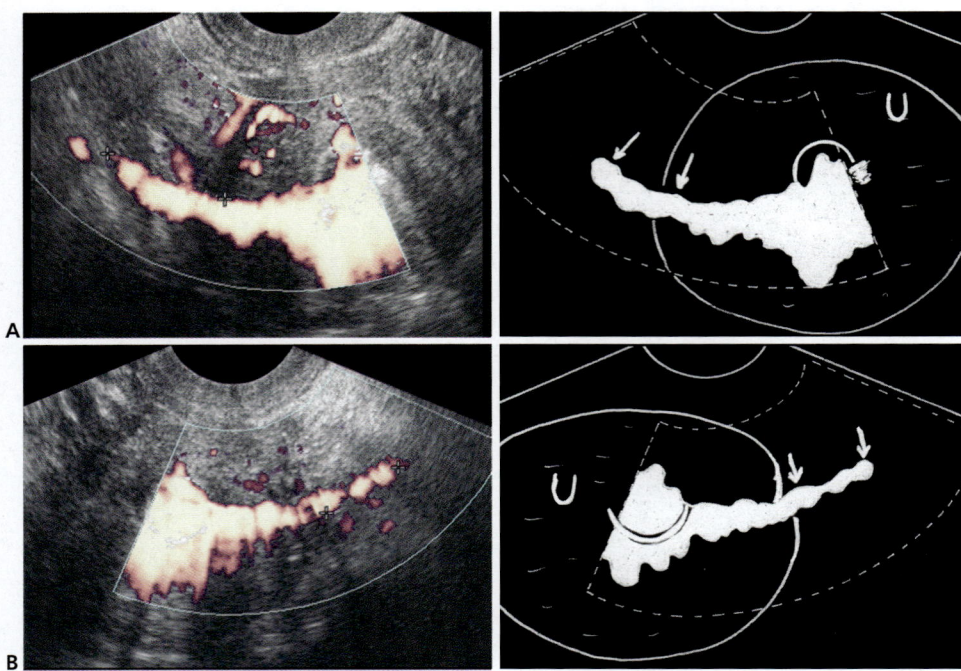

Figura 8.76. HSSG com microbolhas. Paciente refere laqueadura tubária prévia e, agora, em novo casamento, manifesta desejo de outra gravidez.
A: Corte transversal no corno uterino direito (U). O mapa vascular com o *power* Doppler mostra a passagem do contraste (setas) até a metade do istmo tubário.
B: Corte transversal no corno uterino esquerdo. O mapa vascular com o *power* Doppler mostra a passagem do contraste (setas) até a metade do istmo tubário. Não apareceu líquido no fundo de saco posterior. A conclusão foi de obstrução tubária bilateral, decorrente da laqueadura tubária.

> ! Lembre-se de que quem informa sobre a laqueadura é a paciente ou o médico que a realizou. A ecografia contrastada apenas informa sobre a obstrução das tubas e nunca pode referir que houve a laqueadura cirúrgica. Pode parecer estranha a insistência nesse ponto, mas existem relatórios de ecografia com a conclusão: laqueadura tubária bilateral. Esse ecografista é mágico, pois "viu" a ligadura cirúrgica das tubas. Na verdade, viu a obstrução, a qual tem várias causas, entre elas, a laqueadura cirúrgica.

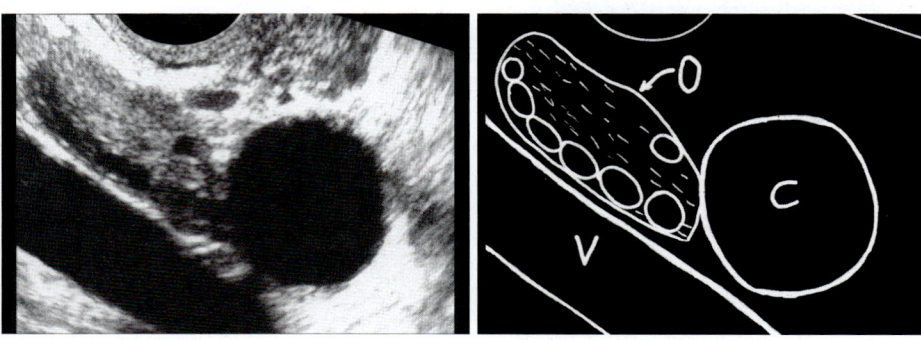

Figura 8.77. Exame transvaginal de rotina. Observe o ovário direito (O) e, junto ao seu polo inferior, um cisto simples (C) independente do ovário. São duas hipóteses: hidátide de Morgagni presa à tuba ou cisto de paraovário (restos embrionários). V = veia ilíaca interna.

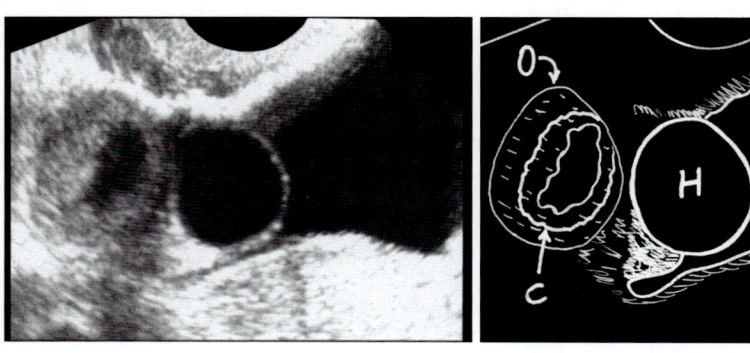

Figura 8.78. Exame transvaginal em paciente com queixa de esterilidade. Corte transversal do ovário direito (O) contendo um corpo lúteo (C), o que indica ciclo bifásico. O líquido livre na cavidade peritoneal (L) permitiu identificar uma hidátide de Morgagni (H).

Capítulo 8 ■ AS TUBAS UTERINAS | 513

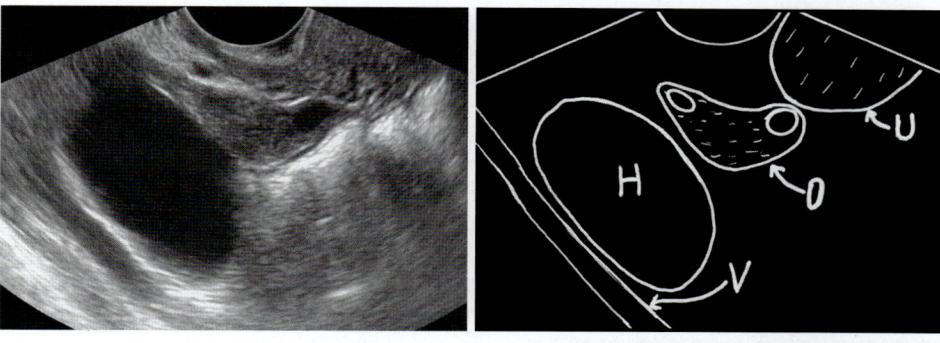

Figura 8.79. Exame transvaginal de rotina. Observe o corno uterino (U), o ovário direito (O) e uma grande hidátide (H). V = veia ilíaca interna.

> ❗ Lembre-se que o diagnóstico diferencial correto só é possível com a remoção do cisto. Antes disso, é apenas uma hipótese ecográfica.

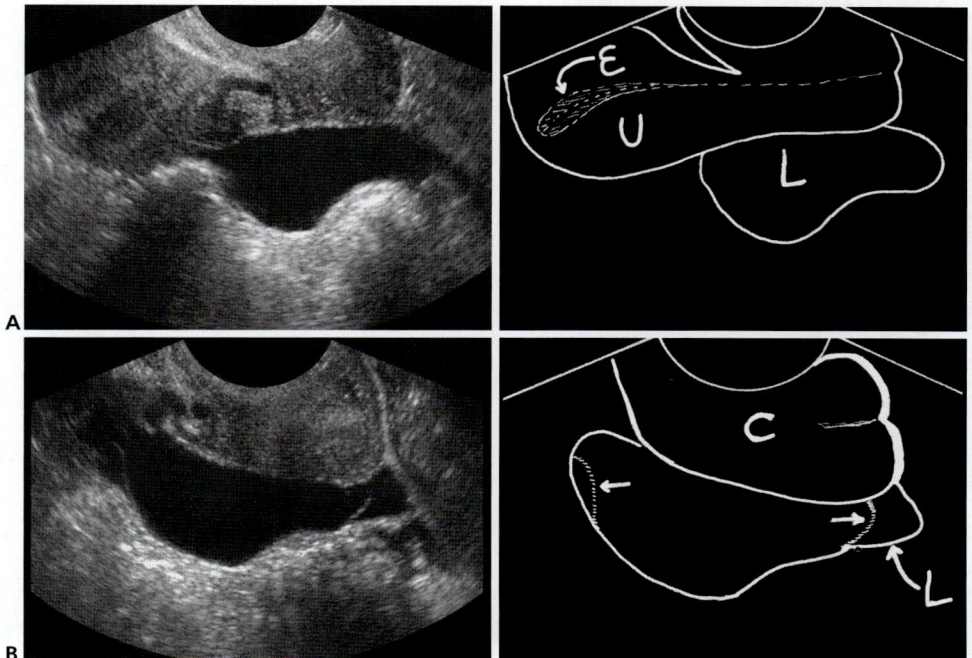

Figura 8.80. Exame transvaginal de rotina em paciente de 21 anos de idade.
A: Corte longitudinal do útero (U). Observe o aparente conteúdo exagerado de líquido (L) no fundo de saco. E = endométrio.
B: Corte oblíquo do colo uterino (C), com orientação à esquerda. Agora, podemos definir um cisto simples, com paredes delicadas (setas). O volume de líquido livre no fundo de saco é bem pequeno. A videolaparoscopia revelou uma grande hidátide de Morgagni presa à tuba esquerda.

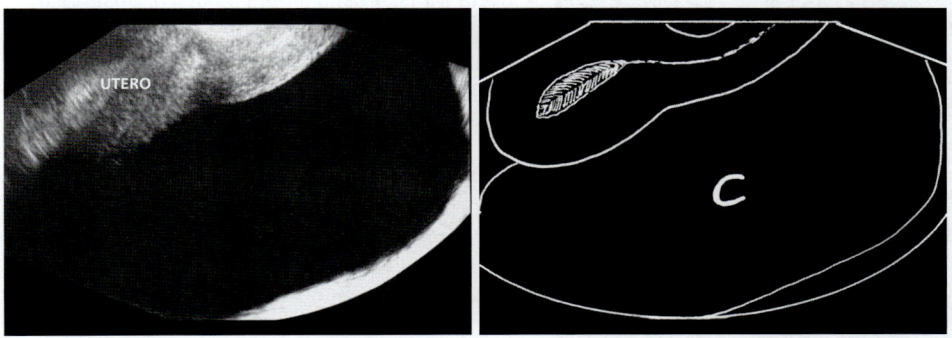

Figura 8.81. Paciente de 26 anos, referindo um "incômodo" mal definido na pelve. Exame transvaginal. Corte longitudinal do útero (U). Observe um grande cisto (C) simples retrouterino.

> ❗ A hipótese de líquido livre na cavidade peritoneal está descartada, pois volume tão grande seria considerado ascite, e o líquido deveria rodear o útero, fazendo-o flutuar no líquido ascítico. O cisto foi removido, e o diagnóstico final foi uma hidátide tubária enorme (!).

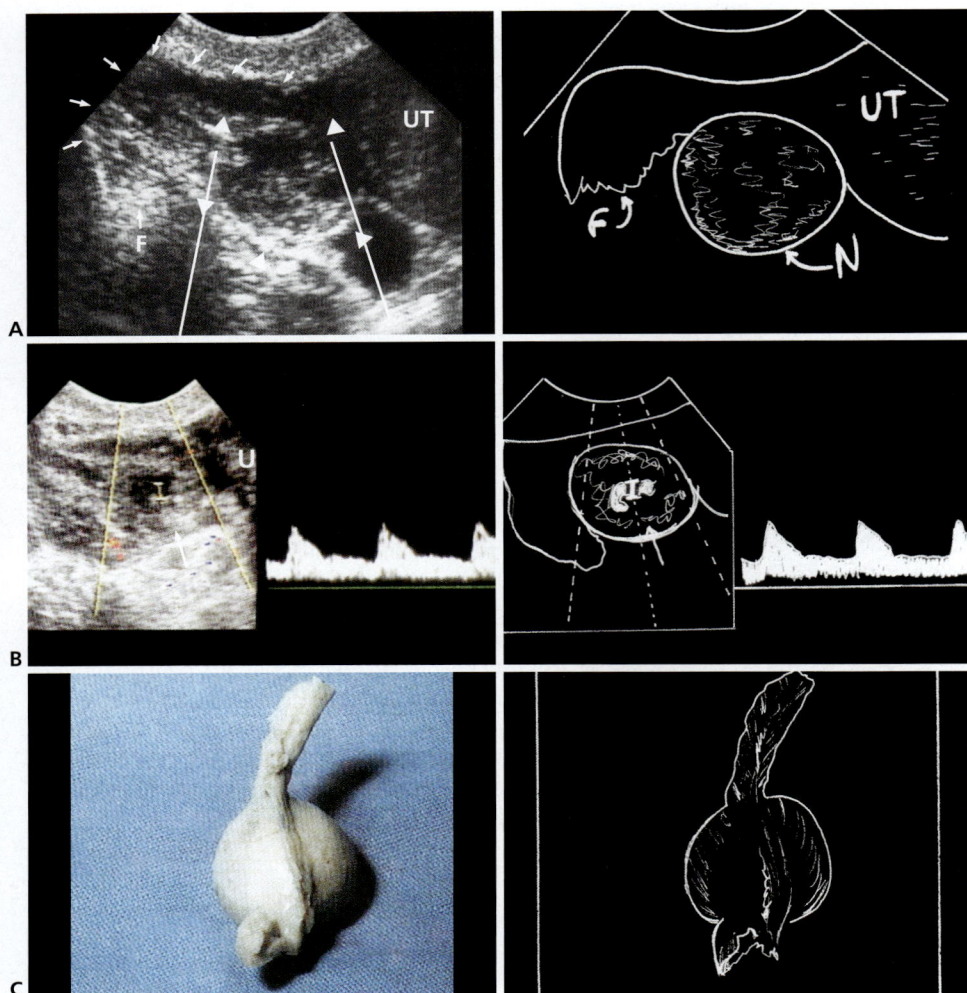

Figura 8.82. Exame transvaginal de rotina. (Caso cedido pelo Prof. Fernando Bonilla-Musoles, publicado em: Bonilla-Musoles F, Bailão LA, Machado LE e Osborne N: *Ultrassonografia transvaginal*, © Artmed Editora S.A., 2004.)
A: Corte transversal no corno uterino direito (UT). As setas delimitam a tuba direita. F = região das fímbrias. Observe o nódulo sólido (N) delimitado pelas cabeças de setas.
B: O estudo Doppler do nódulo mostra poucos vasos uniformes, com resistividades moderadas (menor risco para malignidade). Seta = nódulo.
C: Fotografia da peça cirúrgica mostrando a tuba com o tumor. O diagnóstico histológico foi um leiomiofibroma tubário.

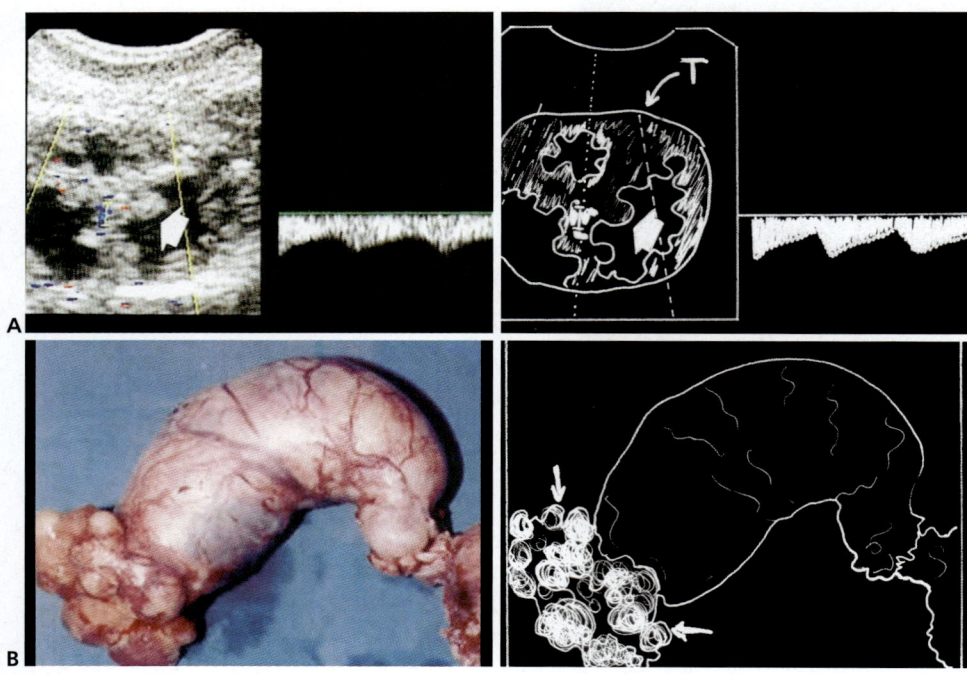

Figura 8.83. Exame transvaginal de rotina. (Caso cedido pelo Prof. Fernando Bonilla-Musoles, publicado em: Bonilla-Musoles F, Bailão LA, Machado LE e Osborne N: *Ultrassonografia transvaginal*, © Artmed Editora S.A., 2004.)
A: Corte transversal à direita do útero. Observe o tumor (T), com localização entre o corno uterino e o ovário direito. O estudo Doppler mostra vasos com resistividades baixas (alto risco para malignidade).
B: Fotografia da peça cirúrgica, mostrando a tuba com o tumor exteriorizando-se pelas fímbrias (setas). O diagnóstico histológico foi um carcinoma tubário, o qual é muito raro, e, geralmente, o diagnóstico ecográfico é o de um tumor ovariano.

CAPÍTULO 9

A Doença Inflamatória Pélvica. A Dor Pélvica

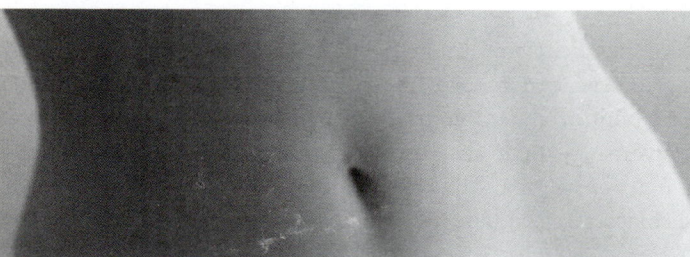
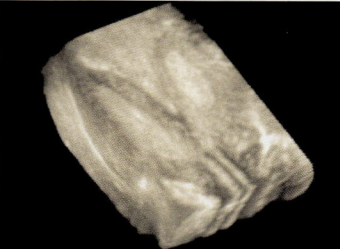
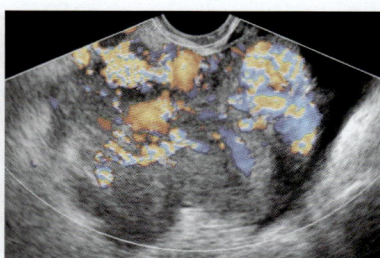

INFECÇÃO PÉLVICA

Por ser muito frequente, é uma das causas mais comuns de a paciente procurar o ginecologista. A grande variedade de infecção pélvica pode ocasionar desde simples salpingooforite até septicemia por choque, decorrente de ruptura de abscesso pélvico.

Classificação geral da infecção pélvica:

1. Doença inflamatória pélvica (DIP):
   - Endometrite.
   - Salpingite.
   - Salpingooforite.
   - Abscesso tubo-ovariano.
   - Abscesso pélvico.
   - Fístulas.
2. Infecção pós-aborto.
3. Infecção puerperal.
4. Cirurgia ginecológica (pós-operatório).
5. Outras:
   - Infecções intestinais.
   - Infecções urinárias.
   - Tuberculose pélvica.

O termo doença inflamatória pélvica (DIP) é usado para generalizar doenças inflamatórias ou infecciosas, agudas, subagudas, crônicas ou recorrentes, envolvendo os órgãos genitais superiores, acima do orifício interno do canal cervical.

As situações relacionadas com o ciclo grávido-puerperal e ligadas a cirurgias não são incluídas nesse conceito.

Ocorre, com mais frequência, na idade em que a mulher tem a maior fase de atividade sexual. Nos dias atuais, a mulher está iniciando essa atividade em idade bem mais precoce, e com parceiros diferentes, deixando de usar preservativo quando está em uso de anticoncepcional oral, aumentando, assim, o risco de infecção. É muito raro aparecer em pacientes idosas sem atividade sexual ou pacientes virgens.

Na salpingite aguda as paredes se encontram edemaciadas, espessadas, com trajeto tortuoso e conteúdo interno denso (material purulento).

O tratamento clínico das salpingites é extremamente lento e, quase sempre, permanecem sequelas. Quando a infecção provoca a obstrução unilateral ou bilateral da extremidade da tuba, aparece distensão desta. As tubas adquirem uma forma de salsicha. Geralmente, as bactérias contidas nesse exsudato são destruídas, mas podem sobreviver por um tempo prolongado, dando lugar a uma infecção crônica. A dilatação gradual da tuba ocasiona uma destruição de suas pregas, a parede engrossa e, em algumas partes, a muscular é substituída por tecido conectivo, a serosa perde seu endotélio e adere aos órgãos vizinhos.

As piossalpinges antigas apresentam, com frequência, cristais de colesterol ou formações litiásicas aderidas às suas paredes. As hidrossalpinges, secundárias às piossalpinges, foram discutidas no capítulo anterior.

Em caso de evolução grave da infecção, a piossalpinge perfura o reto, a cavidade peritoneal e, com frequência menor, a bexiga. Na cavidade peritoneal, provoca um quadro clínico mais grave, devendo o tratamento ser cirúrgico.

Paciente com DIP apresenta queixa de dor abdominal pélvica, geralmente bilateral, sensação de peso no baixo ventre, com irradiação para as costas e pernas, e dispareunia, que vai se intensificando. Geralmente é acompanhada de corrimento vaginal (mucopurulento, na DIP aguda) e, quando o problema é agudo, associa-se à febre e náuseas, sem vômitos. A paciente pode apresentar sangramento irregular, quando a DIP é ocasionada por endometrite.

O diagnóstico diferencial deve ser feito para apendicite, ruptura de cisto luteínico hemorrágico, diverticulite, infecção séptica por aborto, torção de massa anexial, endometriose, infecção urinária, colites e enterites.

Na DIP aguda, o diagnóstico é clínico e laboratorial para pesquisar o agente causador do processo. A ecografia deverá ser utilizada sempre que houver suspeita de abscessos (tubário, tubo-ovariano, pélvico ou múltiplos e complexos), e a via de escolha é a transvaginal ou, eventualmente, a transretal. Quando há endometrite aguda, a ecografia demonstra a coleção na cavidade uterina (pus e sangue), e a mucosa encontra-se heterogênea e edemaciada.

Além disso, a ecografia é útil para o diagnóstico diferencial. É um excelente método para o diagnóstico de apendicite aguda e para os cistos ovarianos (hemorrágico, endometrioide e torção aguda). A correlação anatomoclínica sempre deverá ser utilizada para o diagnóstico diferencial. Um abscesso pélvico originado em divertículo do cólon quase nunca vem acompanhado de infecção do trato genital baixo (comum nas DIPs agudas).

O diagnóstico ecográfico da DIP crônica é subjetivo e está muito vinculado ao quadro clínico. Encontramos os órgãos pélvicos com limites pouco precisos e, muitas vezes, os ovários ficam mal definidos e malposicionados por se encontrarem aderidos a órgãos vizinhos. É o que chamamos, em termo ultrassonográfico, um "borramento" da pelve. Nos processos aderenciais, os ovários poderão apresentar localizações anômalas. Quando esses achados estão associados à dor durante a avaliação clínica, podemos sugerir que se trata de um processo inflamatório pélvico por correlação clínica.

A ecografia é útil para o diagnóstico das aderências pélvicas graves. Nesses casos, notam-se blocos pélvicos dolorosos à mobilização, formados por vísceras múltiplas, tais como: ovário, tuba (com ou sem hidrossalpinge), alças intestinais, útero e ligamentos. À palpação abdominal com a mão esquerda, com o transdutor dentro da vagina, nota-se deslocamento doloroso dessas vísceras em bloco, sem ocorrer separação delas, confirmando a hipótese de processo aderencial grave. As pequenas aderências não são identificáveis à ecografia.

Na endometrite crônica, a ecografia transvaginal demonstra pequenas calcificações em "colar de pérolas", na camada basal endometrial. A endometrite crônica pode induzir uma metaplasia óssea do endométrio.

A tuberculose pélvica é uma causa importante de esterilidade. A ecografia não é um bom método para o diagnóstico, mas deve ser utilizada como primeiro exame. A radiologia contrastada e a videolaparoscopia são os métodos mais precisos.

DOR PÉLVICA

A dor pélvica, aguda ou crônica, pode ter origem em várias condições, envolvendo os órgãos pélvicos. É muito importante a correlação clínico-ecográfica. Suas principais causas podem ser classificadas em:

1. Causas ginecológicas:
   - Malformações.
   - Ovulação e seus distúrbios.
   - Dismenorreia.
   - Dispositivo intrauterino.
   - Laqueadura tubária.
   - Infecção.
   - Aderências.
   - Prolapso genital.
   - Congestão venosa.
   - Adenomiose.
   - Endometriose.
   - Mioma.
   - Pólipo endometrial.
   - Tumores malignos.
   - Iatrogenia.
2. Causas obstétricas (primeiro trimestre):
   - Aborto.
   - Gravidez ectópica.
   - Neoplasia trofoblástica.

3. Causas intestinais:
   - Apendicite.
   - Parasitose/micose/tuberculose.
   - Síndrome do cólon irritável.
   - Diverticulite.
   - Enterite regional (doença de Crohn).
   - Aderências (semiobstrução).
   - Hérnia.
   - Omento (hemorragia, acidente vascular ou torção).
   - Corpo estranho.
   - Tumor.
4. Causas urinárias:
   - Cistite.
   - Uretrotrigonite crônica.
   - Infecção crônica.
   - Cálculo.
   - Endometriose.
   - Neoplasia.
5. Causas ortopédicas:
   - Inflamações (miosite, bursite, fascite, artrite, osteomielite ou osteíte pubiana).
   - Defeitos posturais.
   - Alterações da coluna lombossacra.
   - Hérnia de disco.
   - Sequela de trauma.
   - Neoplasia.
6. Retroperitônio:
   - Fibrose actínica.
   - Cisto de inclusão peritoneal.
   - Neoplasia.
   - Recidiva de tumores malignos.
7. Causas neurológicas:
   - Neuropatia diabética.
   - Neuroma.
8. Causas psicológicas:
   - Disfunção psicossexual.
   - Somatização.
   - Depressão.

Muitas dessas condições estão exemplificadas nos outros capítulos desta obra. Nas imagens do presente capítulo, também serão mostrados exemplos das causas não ginecológicas. A ecografia tem bom custo-benefício para investigar várias causas de dor pélvica, mas é óbvio que não esgota o assunto. Outros exames (laboratoriais, diagnóstico por imagem etc.) e métodos invasivos (videolaparoscopia, laparotomia etc.) deverão ser utilizados para a investigação.

Capítulo 9 ■ A DOENÇA INFLAMATÓRIA PÉLVICA. A DOR PÉLVICA

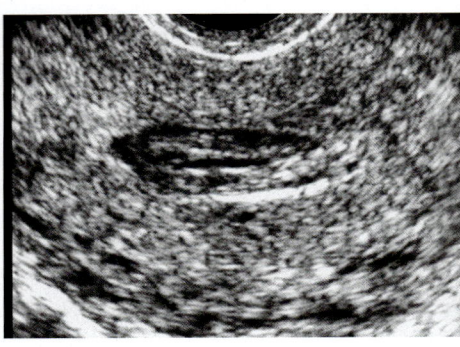
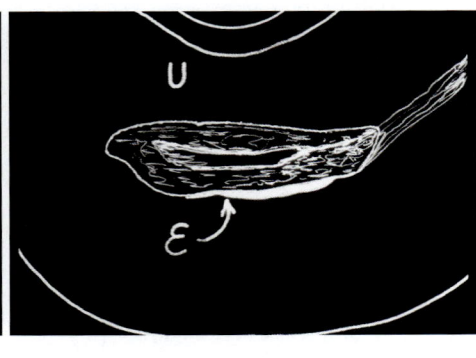

Figura 9.1. Paciente com queixa de corrimento vaginal purulento. Exame transvaginal na fase proliferativa inicial. Corte longitudinal do útero (U). Observe o endométrio edemaciado (E) e a presença de fluido na cavidade endometrial. O exame ginecológico revelou saída de pequena quantidade de pus pelo canal cervical.

> ! O diagnóstico foi de endometrite aguda, a qual é mais frequente após a menstruação, pois o sangue é um bom meio de cultura e favorece a subida das bactérias alojadas no canal cervical.

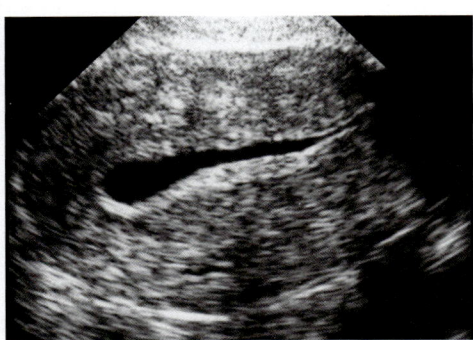
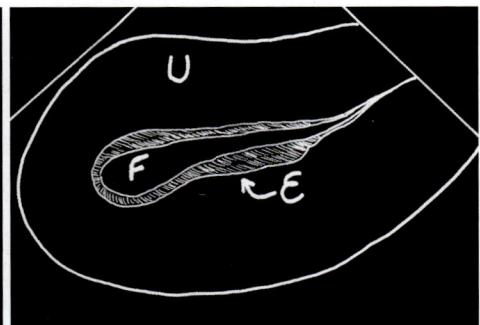

Figura 9.2. Corte transvaginal longitudinal do útero (U). A paciente está com dor pélvica aguda e febre, com diagnóstico clínico de anexite aguda. Ao exame especular, notou-se pus no canal cervical. Observe a quantidade razoável de fluido (F) a distender a cavidade endometrial (E), provavelmente pus fluido, decorrente da infecção genital alta.

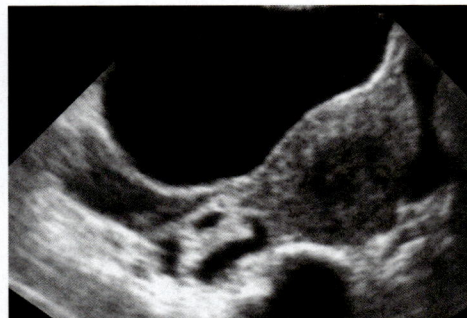
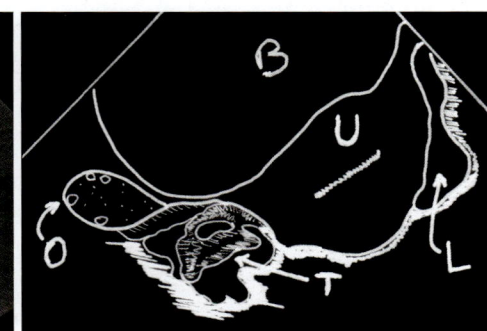

Figura 9.3. Exame transabdominal em paciente com febre, dor pélvica aguda e corrimento vaginal purulento. Corte transversal. Observe o útero (U) desviado para a esquerda, e líquido (L) ao redor do corno esquerdo. O ovário direito (O) está edemaciado (hipoecogênico), e a tuba direita (T) contém líquido ao redor. A correlação clínico-ecográfica é de anexite aguda bilateral. B = bexiga.

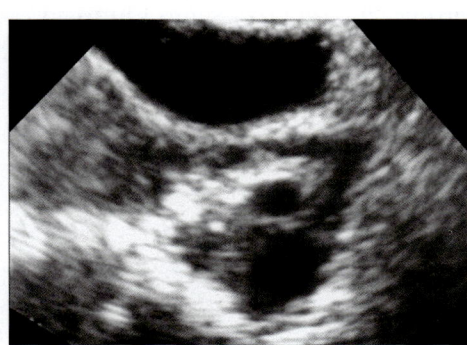
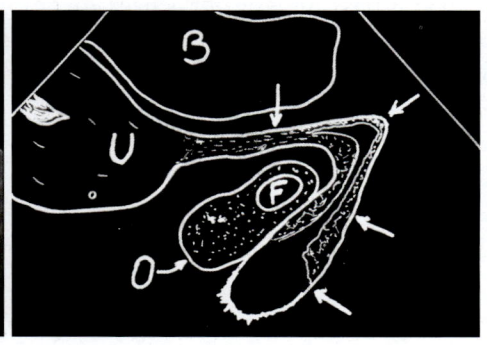

Figura 9.4. Exame transabdominal em jovem de 16 anos, com dor pélvica aguda e febre. Corte transversal. Observe, saindo do corno uterino esquerdo (U), imagem tubular (setas) com conteúdo de líquido, acotovelada, terminando junto ao ovário esquerdo (O). Trata-se de salpingite aguda, com líquido distendendo a luz tubária. F = folículo; B = bexiga.

Capítulo 9 ■ A DOENÇA INFLAMATÓRIA PÉLVICA. A DOR PÉLVICA | 519

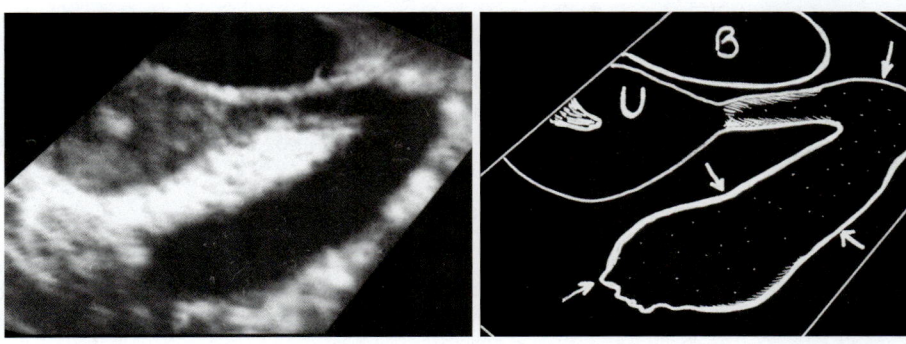

Figura 9.5. Exame transabdominal em paciente com febre e quadro de anexite aguda à esquerda. Corte transversal. Observe a tuba esquerda (setas), distendida por líquido em sua luz (piossalpingite aguda). B = bexiga; U = útero.

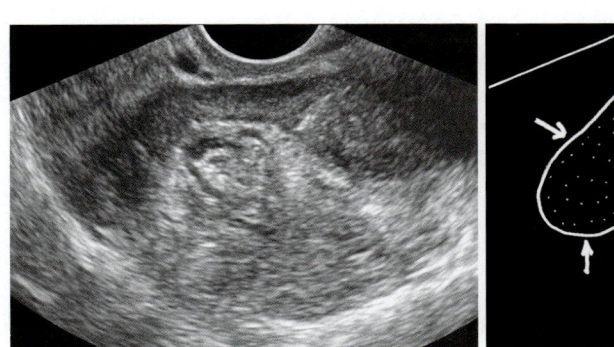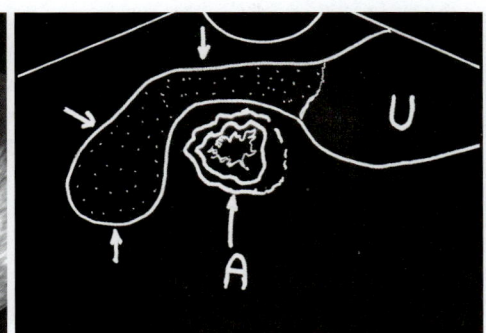

Figura 9.6. Exame transvaginal em paciente com dor pélvica aguda e picos febris leves. Corte transversal do corno direito do útero (U). Observe a tuba direita (setas) edemaciada e espessada, imagem típica de salpingite aguda, sem conteúdo purulento em sua luz. A = alça ileal, fazendo corpo com a tuba. A evolução para processo aderencial pélvico é quase certa.

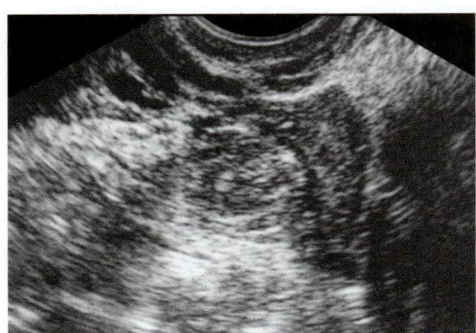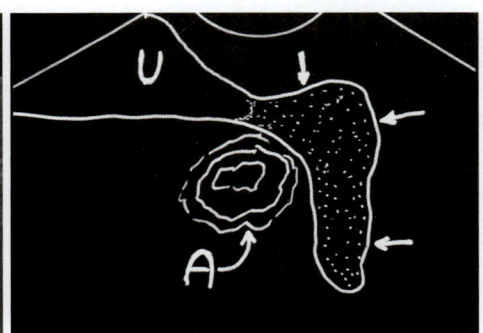

Figura 9.7. Paciente com corrimento purulento e dor aguda em fossa ilíaca esquerda. Corte transversal transvaginal em região anexial esquerda. Observe a tuba esquerda (setas) com processo inflamatório agudo (edemaciada e espessada). Não identificamos sinais de abscesso pélvico. A = alça intestinal fazendo corpo com a tuba; U = corno uterino esquerdo.

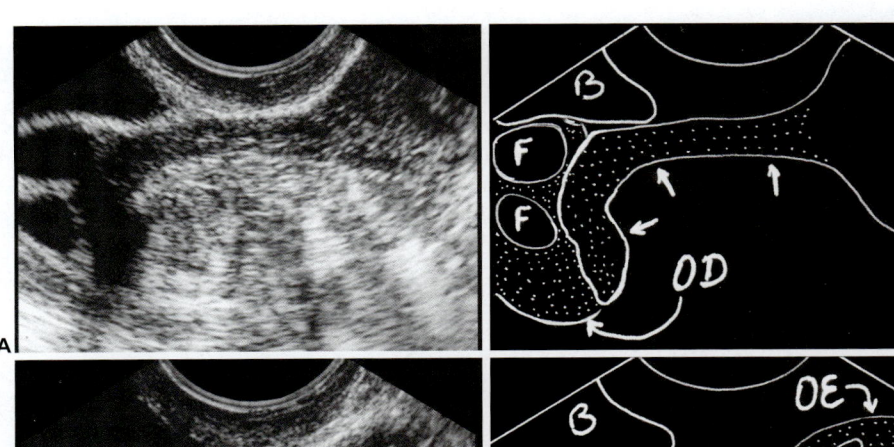

Figura 9.8. Paciente com febre e dor pélvica aguda. Exame transvaginal. As tubas (setas), direita (imagem A) e esquerda (imagem B), estão edemaciadas e espessadas (anexite aguda bilateral). Os ovários (OD e OE) estão adjacentes às tubas. B = bexiga; U = útero; F = folículos.

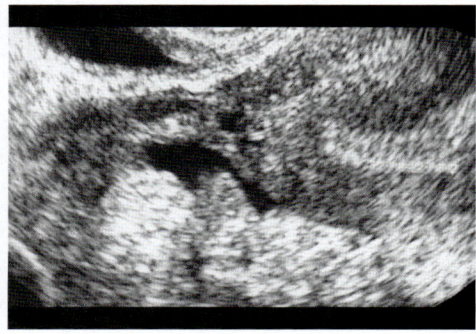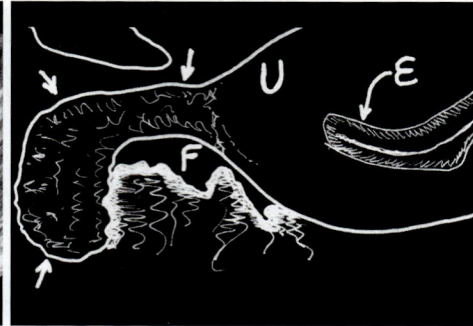

Figura 9.9. Exame transvaginal em paciente com quadro clínico de anexite aguda. Observe a tuba direita (setas) edemaciada e espessada e a pequena quantidade de fluido (F) junto ao corno uterino (U). E = endométrio.

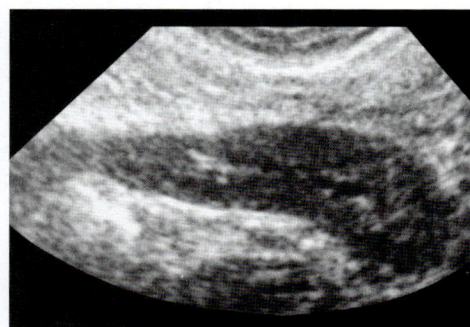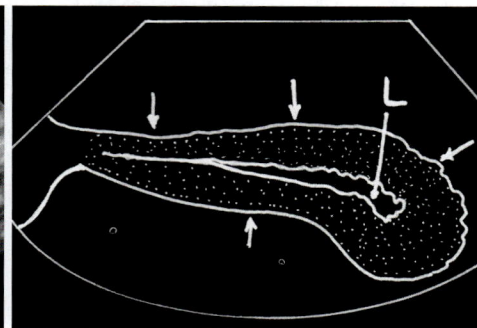

Figura 9.10. Imagem belíssima de salpingite à esquerda (setas), com a tuba espessada e edemaciada, com pequena quantidade de líquido (L) em sua luz. Por incrível que pareça, esta imagem foi obtida por via transabdominal (paciente muito magra).

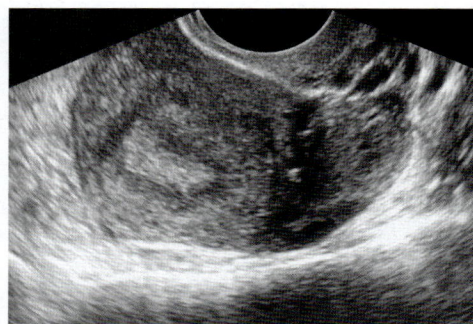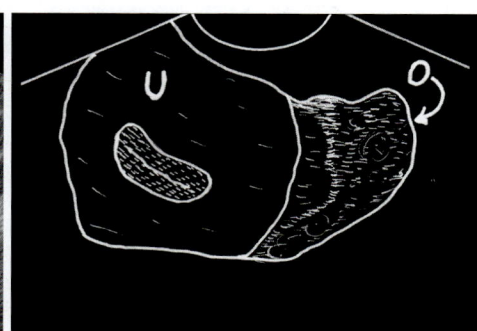

Figura 9.11. Paciente de 45 anos, com quadro de dor pélvica aguda à esquerda e picos febris. Exame transvaginal. Corte transversal do útero (U). Observe o ovário esquerdo (O) edemaciado. Na manobra dinâmica, o útero e o ovário esquerdo movem-se juntos, sem se separarem, e a paciente acusa muita dor. Anexite aguda à esquerda, provocando aderência do ovário esquerdo ao útero.

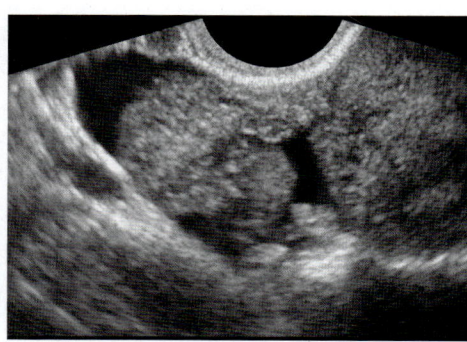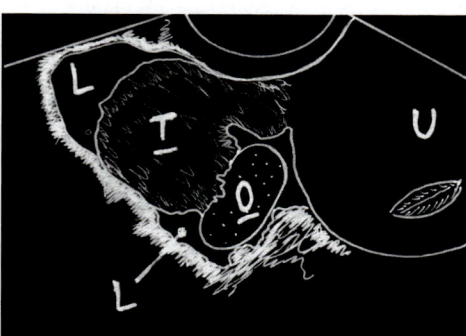

Figura 9.12. Paciente de 47 anos, com queixa de dor pélvica e febre há dois dias. Corte transversal transvaginal da região dos anexos direitos. Observe a tuba direita (T) espessada, fazendo corpo com o ovário (O) e com efusão periférica de líquido (L), fechando o diagnóstico de anexite aguda à direita. U = útero.

Capítulo 9 ■ A DOENÇA INFLAMATÓRIA PÉLVICA. A DOR PÉLVICA | 521

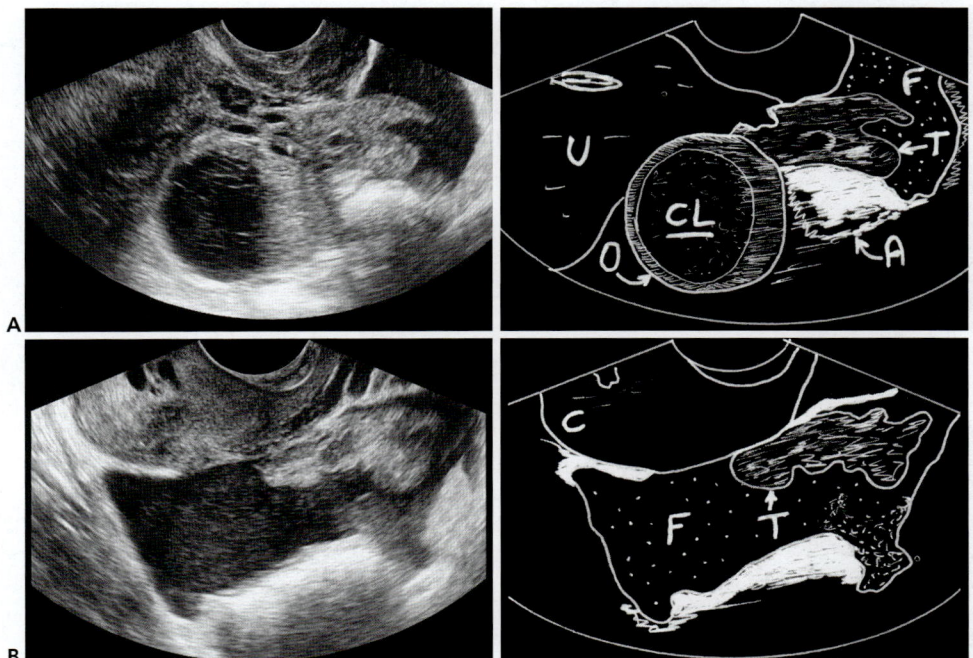

Figura 9.13. Exame transvaginal em paciente de 38 anos, com dor pélvica aguda. Nega amenorreia.
A: Corte transversal. Ovário esquerdo (O) com corpo lúteo (CL). Fazendo corpo com o ovário, nota-se a tuba esquerda (T), com espessamento irregular e alça intestinal (A). A cavidade peritoneal apresenta fluido denso (F). O conjunto está doloroso e fixo à tentativa de mobilização (aderências). U = útero.
B: Corte transversal no colo uterino (C). Observe a tuba esquerda espessada e a grande quantidade de fluido livre no fundo de saco posterior.

> A hipótese de gravidez ectópica foi excluída com a dosagem de beta-HCG no plasma (negativa). O diagnóstico final foi doença inflamatória pélvica aguda.

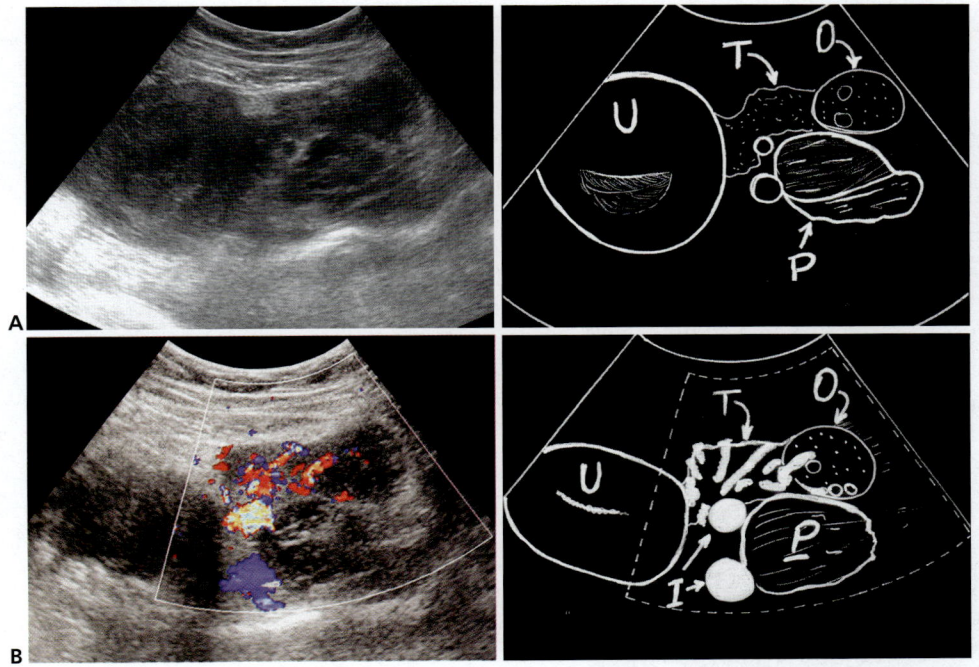

Figura 9.14. Exame transvaginal em paciente com dor pélvica aguda e febre.
A: Corte transversal do útero (U) e anexos esquerdos. Observe que o útero está deslocado para a esquerda e junto ao músculo psoas (P). A tuba (T) e o ovário esquerdo (O) estão edemaciados e sobre o psoas.
B: O mapa vascular com o Doppler colorido mostra claramente os dois vasos ilíacos internos (I) ao lado do psoas. A tuba apresenta numerosos vasos calibrosos, típicos da vasodilatação provocada pela inflamação.

> A lateralização e a fixação das estruturas pélvicas são frequentes nas anexites. O resultado final quase sempre é de obstrução tubária e processo aderencial pélvico.

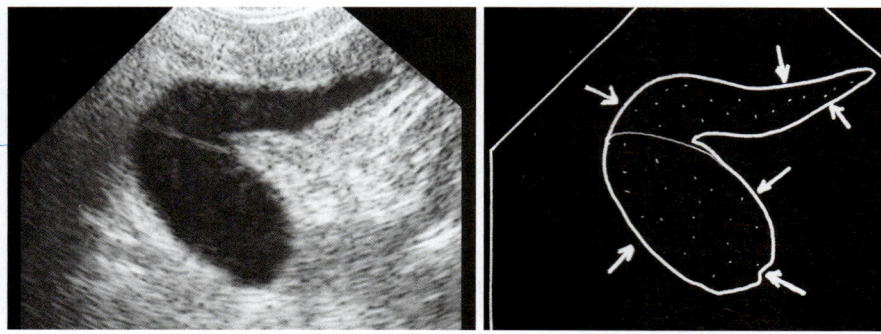

Figura 9.15. Exame transvaginal em paciente com anexite aguda. Observe a imagem típica da piossalpingite à direita (setas), com a tuba distendida pelo conteúdo purulento. O cotovelo é frequente e típico.

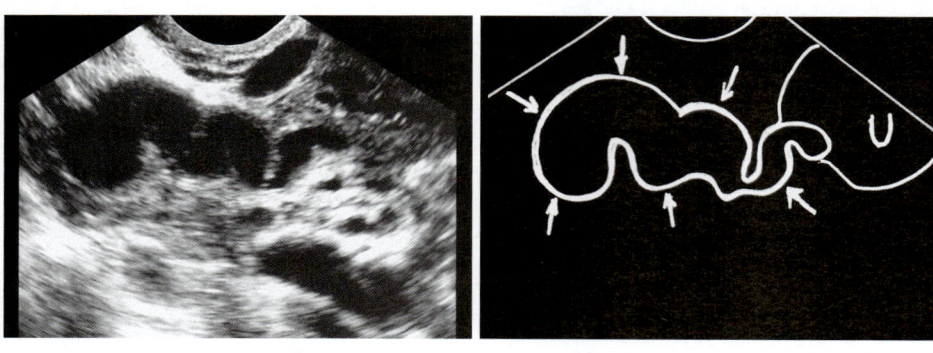

Figura 9.16. Paciente com dor pélvica aguda e febre há três dias. Exame transvaginal. Corte transversal à direita do útero (U). Observe a tuba direita (setas) tortuosa e distendida por conteúdo líquido. A videolaparoscopia revelou piossalpingite aguda.

> ! A imagem é idêntica à de uma hidrossalpinge porque o pus está bem fluído. Não se esqueça de que uma veia calibrosa pode simular hidrossalpinge (usar o Doppler colorido). O quadro clínico de anexite aguda fecha o diagnóstico diferencial.

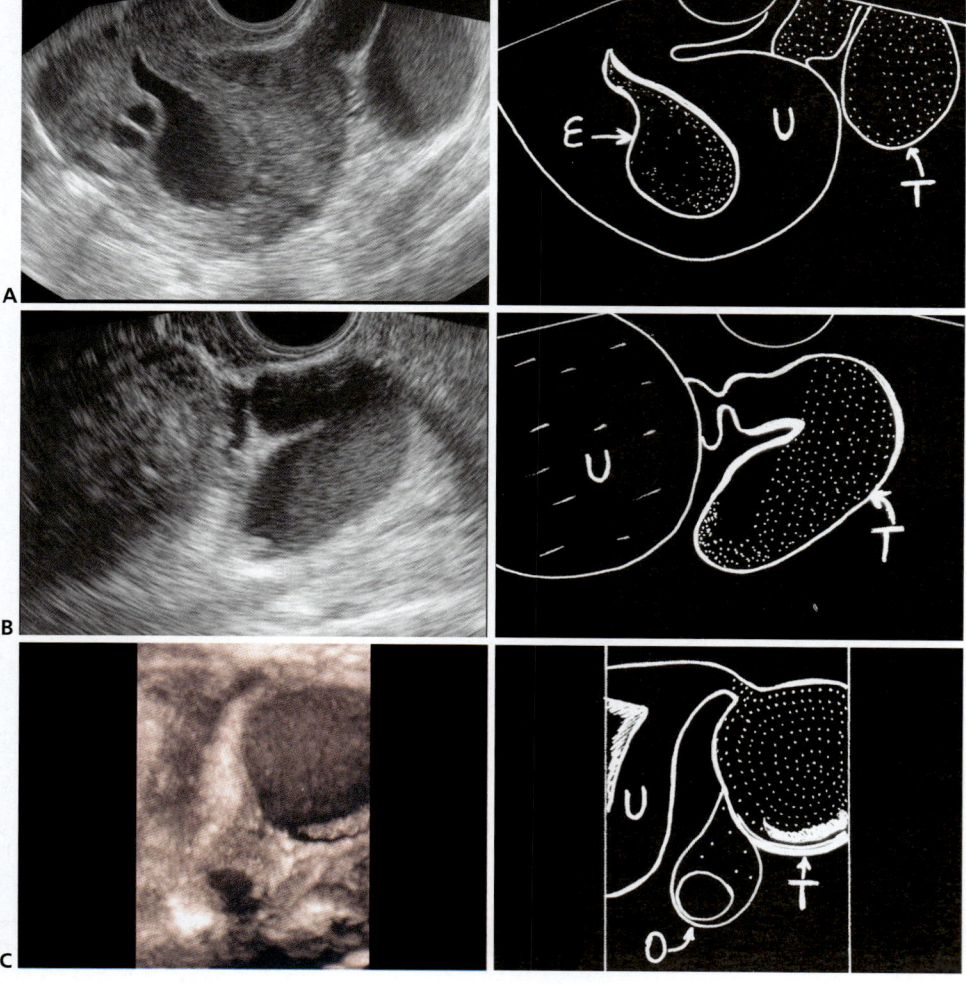

Figura 9.17. Exame transvaginal em paciente com quadro clínico de anexite aguda e corrimento vaginal purulento.
A: Corte oblíquo do útero (U). A cavidade endometrial (E) e a tuba esquerda (T) estão distendidas por fluido denso homogêneo.
B: Corte transversal à esquerda. Observe a imagem tubular acotovelada, típica da piossalpingite aguda.
C: Imagem 3D da tuba distendida pelo pus.
O = ovário.

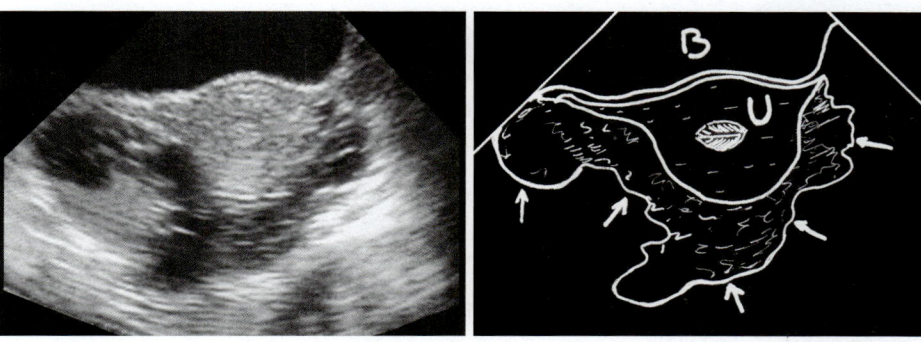

Figura 9.18. Exame transabdominal em paciente com febre e dor pélvica aguda. Corte transversal. O útero (U) está abraçado por imagem tubular irregular bilateral (setas). O diagnóstico é de anexite aguda bilateral. O quadro clínico evoluiu para pior, e o achado na laparotomia foi de abscesso tubo-ovariano bilateral. B = bexiga.

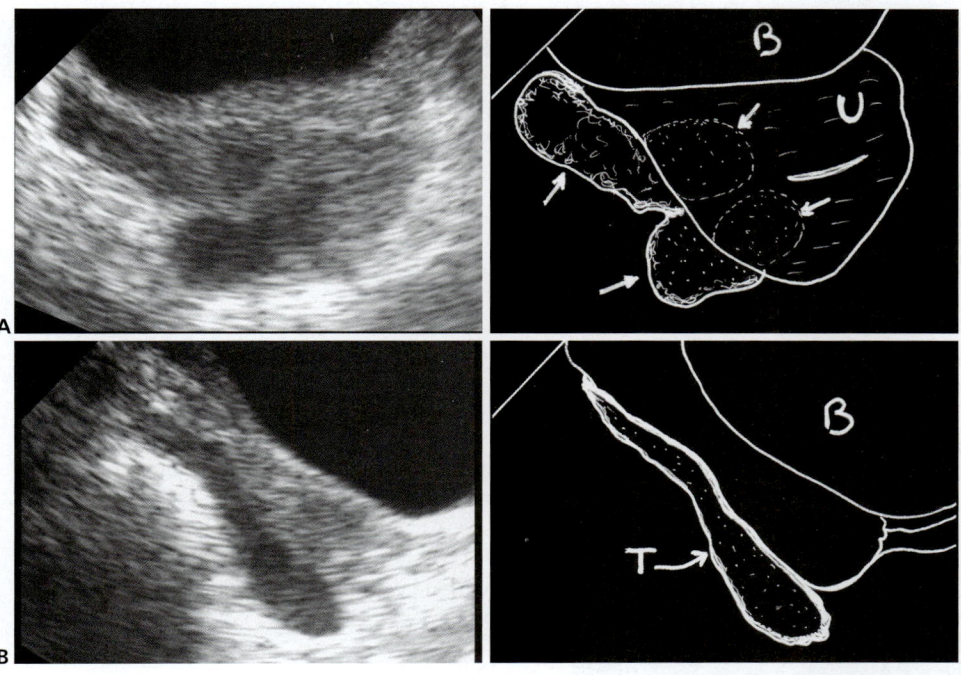

Figura 9.19. Exame transabdominal em paciente com febre e dor pélvica aguda.
A: Corte transversal do corpo uterino (U), desviado para a esquerda. Observe os focos de edema no miométrio e as pequenas coleções densas adjacentes ao lado direito do útero (setas). B = bexiga.
B: Corte longitudinal paramediano à direita. Observe a tuba uterina (T) dilatada, contendo líquido denso.

! O diagnóstico final foi de endomiometrite aguda, complicada com abscesso tubo-ovariano à direita. Esses casos são graves e podem evoluir para choque séptico, devendo ser tratados prontamente e, conforme a evolução, torna-se necessária a remoção cirúrgica de vísceras.

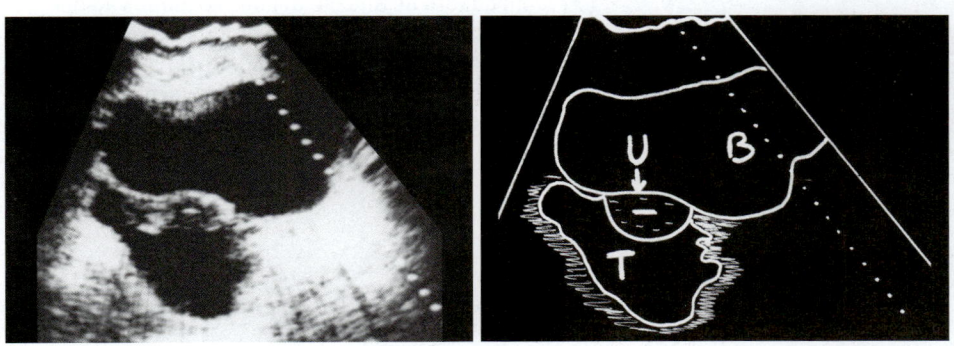

Figura 9.20. Exame realizado em 1979, com equipamento estático. Paciente com quadro clínico de anexite aguda. Corte transversal transabdominal. Observe o abscesso tubo-ovariano (T), rodeando o útero pela direita. B = bexiga; U = útero.

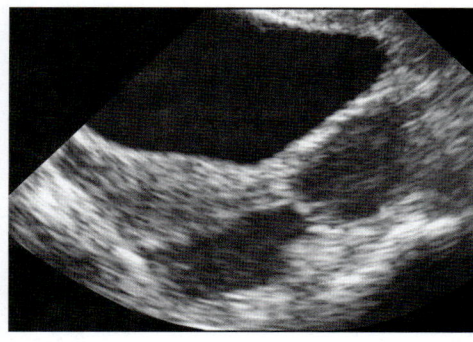 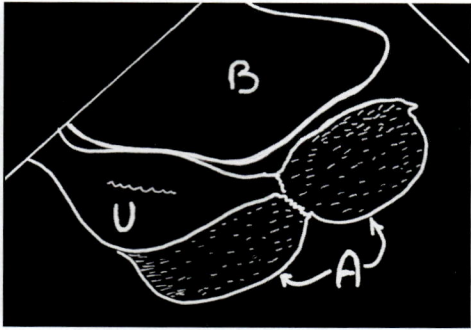

Figura 9.21. Exame transabdominal em paciente com anexite aguda. Ao toque transvaginal, a paciente apresentava reação peritoneal intensa. Corte transversal do útero (U). Observe os abscessos pélvicos (A), posteriormente ao útero e à esquerda dele. A imagem pode corresponder a cistos de endometriose, e o quadro clínico é fundamental para o diagnóstico diferencial. B = bexiga.

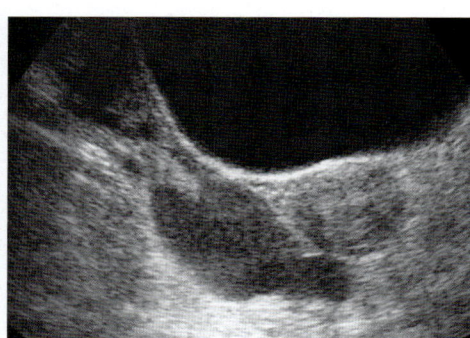 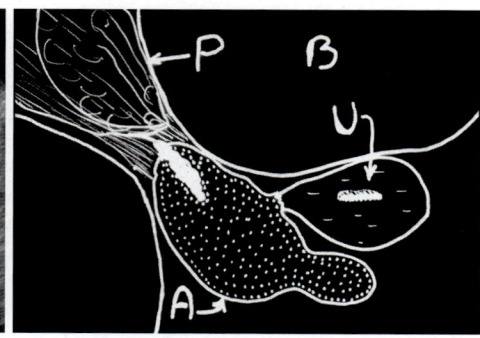

Figura 9.22. Exame transabdominal em paciente de 25 anos, com quadro clínico de anexite aguda intensa. Observe o grande abscesso (A) em topografia anexial direita. B = bexiga; U = útero; P = músculo psoas.

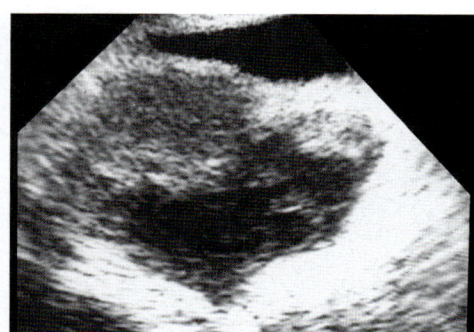 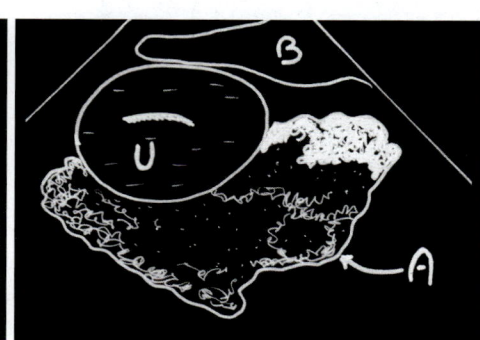

Figura 9.23. Corte transversal transabdominal em paciente com quadro de anexite aguda grave, com sinais de irritação peritoneal. Observe o grande abscesso (A) junto à face posterolateral esquerda do útero. O achado cirúrgico foi abscesso tubo-ovariano esquerdo e peritoneal. B = bexiga; U = útero.

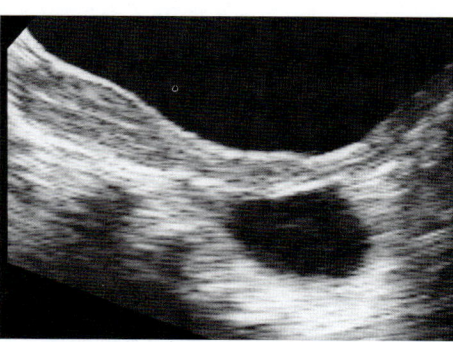 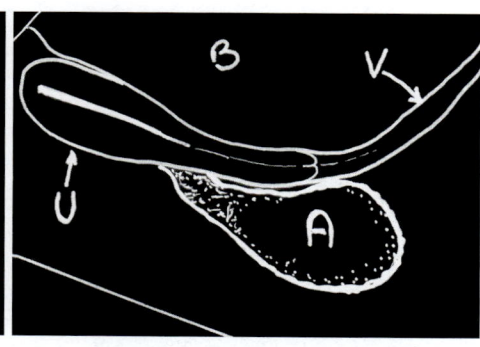

Figura 9.24. Exame transabdominal em paciente com quadro de anexite aguda. Ao toque vaginal apresentava dor intensa no fundo de saco posterior. Corte longitudinal do útero (U). Observe o abscesso (A) no fundo de saco posterior, o qual foi confirmado pela exploração cirúrgica. B = bexiga; V = vagina.

> Antes da ecografia, utilizava-se a punção do fundo de saco para aspirar o pus e confirmar-lhe a presença. Esse procedimento era útil, mas de risco, pois, com o quadro aderencial, corria-se o risco de puncionar alça intestinal e provocar fístulas.

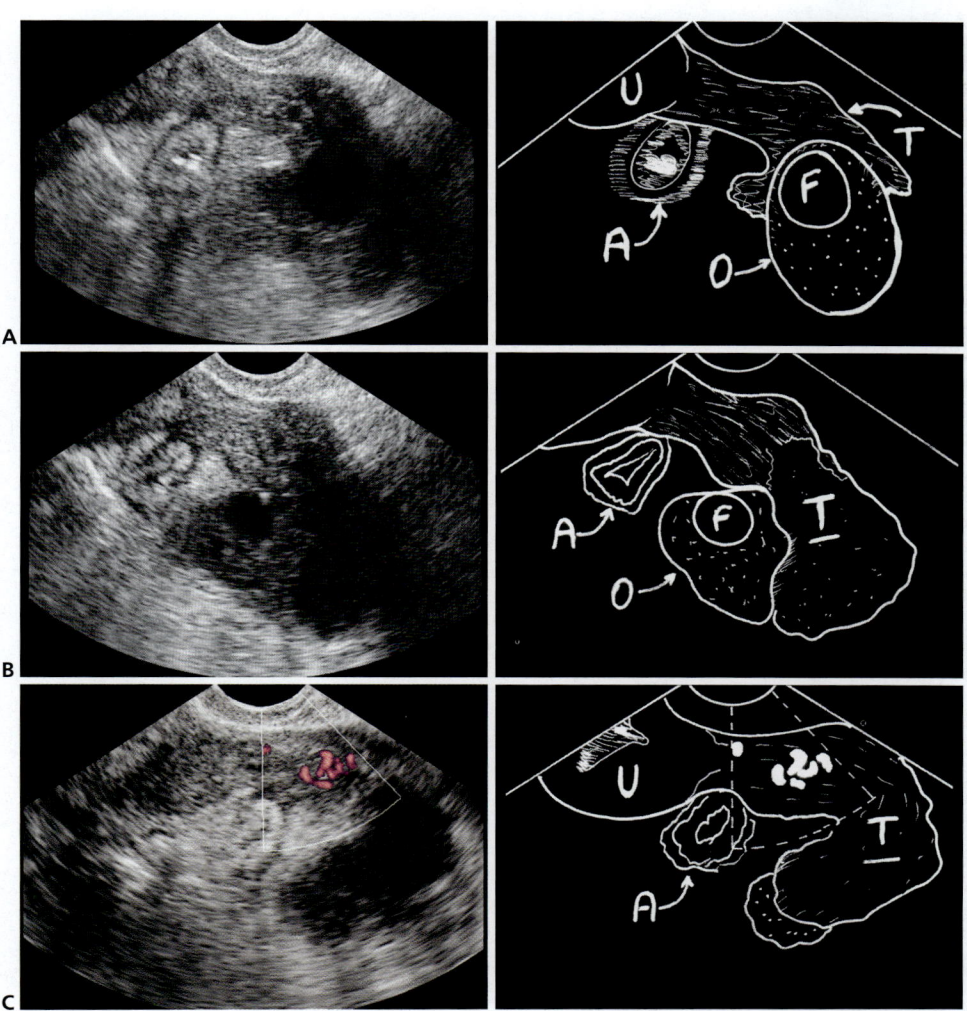

Figura 9.25. Exame transvaginal em paciente com quadro de anexite aguda intensa.
A: Corte transversal à esquerda. Observe a tuba (T) espessada, edemaciada e com envolvimento do ovário (O). U = útero; A = alça intestinal fazendo corpo com o conjunto; F = folículo.
B: Corte transversal à esquerda. A salpingooforite aguda está evoluindo para um abscesso tubo-ovariano.
C: O estudo Doppler colorido por amplitudes mostra a rede vascular do mesossalpinge, exacerbada pelo processo inflamatório.

> ! O resultado final desse quadro infeccioso é previsível: aderências envolvendo o útero, os anexos e as alças intestinais. Dependendo da evolução da fase aguda, será necessária uma intervenção cirúrgica para realizar drenagem de abscessos.

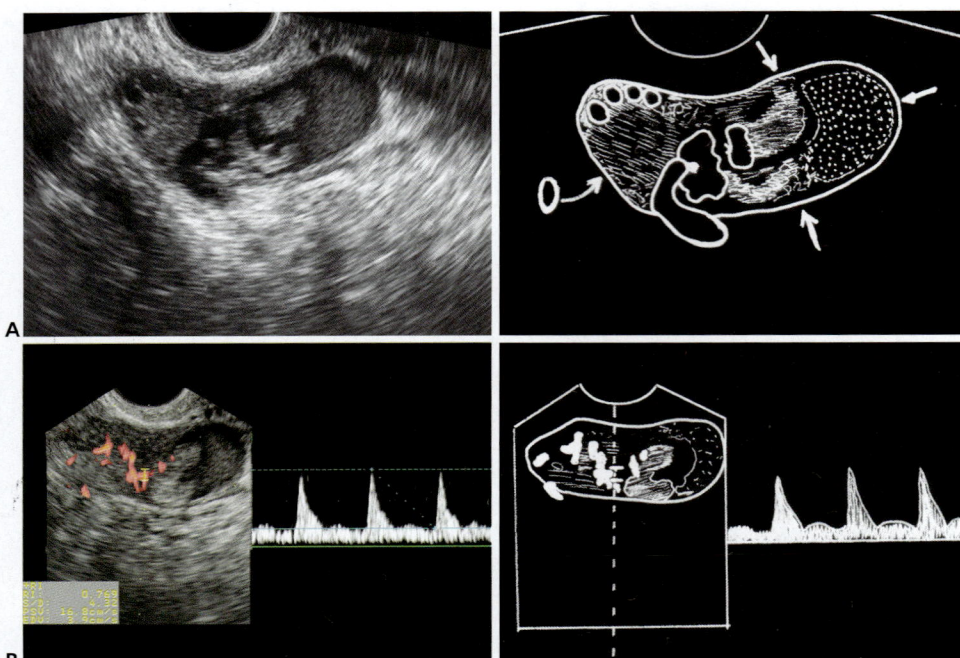

Figura 9.26. Exame transvaginal em paciente com anexite aguda.
A: Observe a coleção com conteúdo denso e heterogêneo (setas), fazendo corpo com o ovário direito (O).
B: O estudo Doppler mostra mapa vascular aumentado no mesossalpinge (vasodilatação inflamatória). A análise espectral mostra vasos com resistividade intermediária. O achado cirúrgico foi um abscesso na ampola tubária, aderido ao ovário direito.

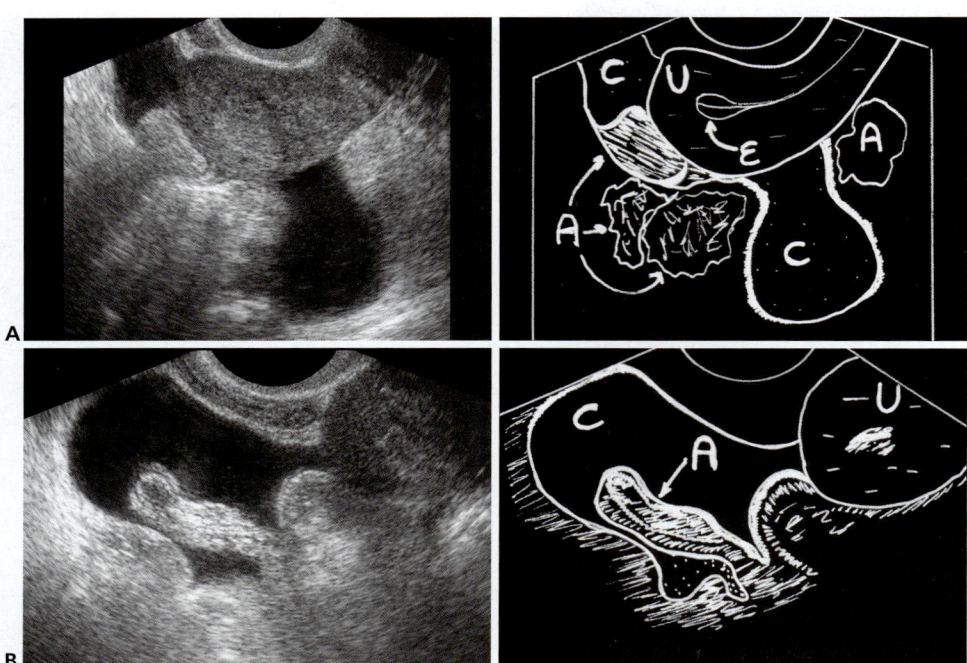

Figura 9.27. Exame transvaginal em paciente de 32 anos, com anexite aguda intensa.
A: Corte longitudinal. Observe as coleções (C) junto ao fundo uterino e posterior a ele. U = útero; E = endométrio; A = alças intestinais.
B: Corte transversal à direita do útero. Observe a grande coleção com alça intestinal no interior. O achado cirúrgico foi de abscessos peritoneais.

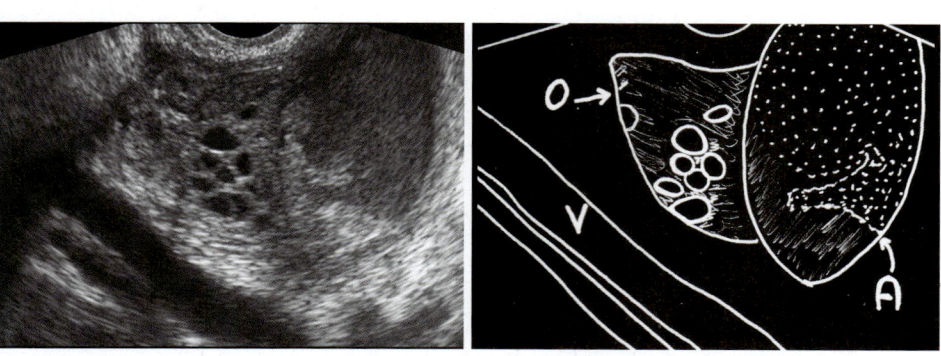

Figura 9.28. Paciente com queixa de corrimento purulento, dor pélvica intensa e febre há dez dias. Exame transvaginal. Corte longitudinal parauterino à direita. Observe o ovário direito (O) e o grande abscesso (A) aderido a ele. V = veia ilíaca interna. O achado cirúrgico foi um abscesso tubário bloqueado pelas vísceras pélvicas.

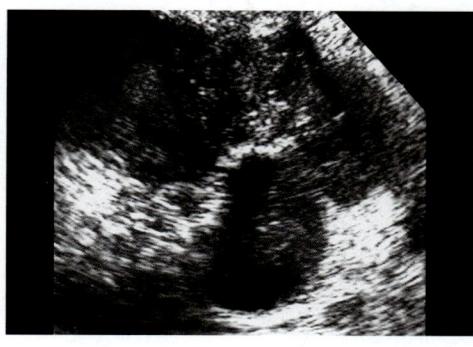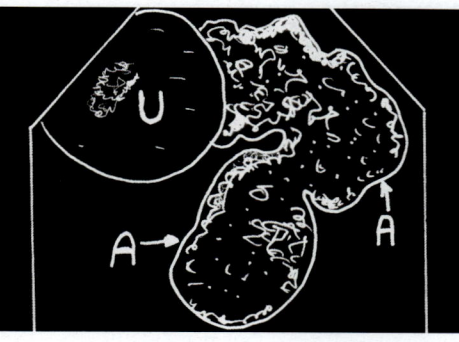

Figura 9.29. Exame transvaginal em paciente com quadro de anexite aguda grave (dor pélvica intensa, febre alta e sinais gerais de toxemia). Corte transversal do útero (U). Observe os grandes abscessos (A) em topografia anexial esquerda.

! A exploração cirúrgica confirmou a presença de abscessos tubo-ovariano e peritoneal. Durante a cirurgia, a paciente teve choque séptico de difícil manejo e, após vários dias de terapia intensiva, teve recuperação a contento.
Os abscessos pélvicos devem ser prontamente removidos, pois a paciente pode ter evolução rápida para choque séptico. O diagnóstico ecográfico é eficiente. Lembre-se que as imagens são semelhantes aos cistos de endometriose (ver Capítulo 10), mas o quadro clínico é típico.

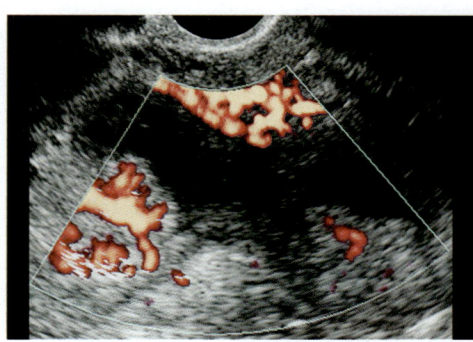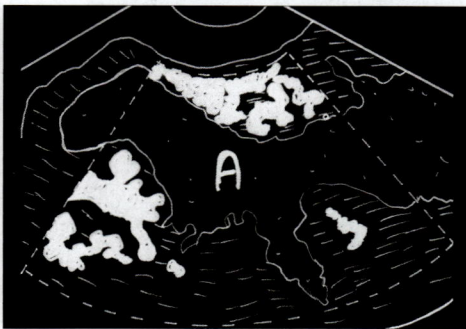

Figura 9.30. Exame transvaginal em paciente sem resposta a tratamento clínico de anexite aguda. Observe o grande abscesso anexial esquerdo (A), com padrão de tumor misto. O mapa vascular com o Doppler de amplitudes mostra grande quantidade de vasos atípicos nas áreas "sólidas" do tumor.

! A análise isolada da imagem, comum em exames apressados, pode levar à hipótese errada de neoplasma ovariana, com neoangiogênese de alto risco para malignidade. A correlação com o quadro clínico e laboratorial (infecção grave) é que leva à hipótese de abscesso. Pouco provável seria a possibilidade de neoplasma ovariano necrosado e abscedido. A laparotomia confirmou um grande abscesso tubo-ovariano com acometimento peritoneal.

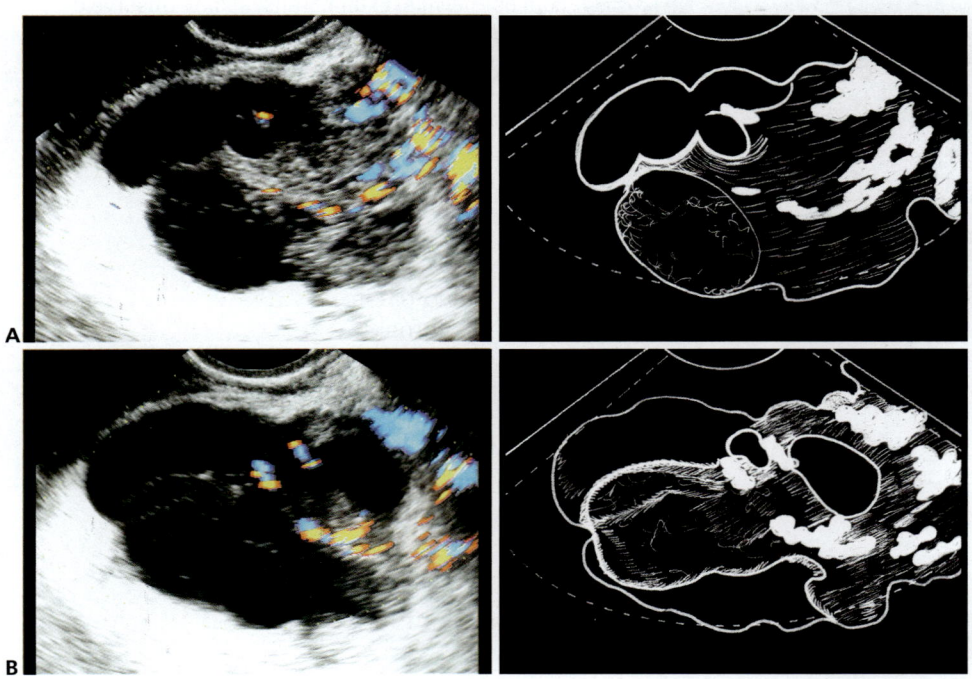

Figura 9.31. Paciente de 40 anos, com dor pélvica intensa e febre alta há três dias. As imagens (**A** e **B**) mostram grande massa com áreas císticas, sólidas e septos (padrão misto). O mapa vascular com Doppler colorido por frequências revela grande número de vasos irregulares. O diagnóstico diferencial é com neoplasma do ovário, mas o quadro clínico indica abscesso. O achado cirúrgico foi de um grande abscesso tubo-ovariano com envolvimento peritoneal.

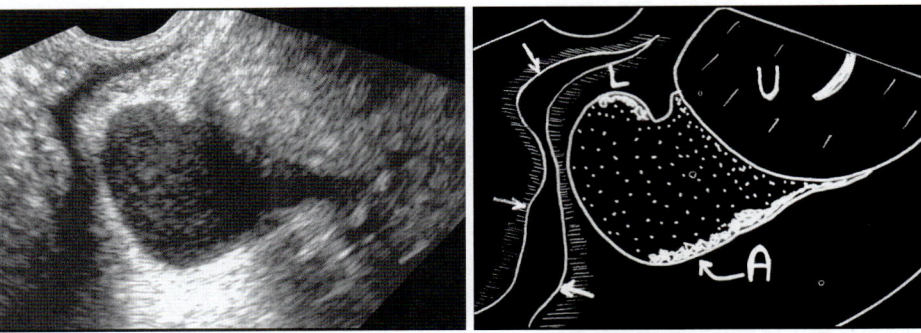

Figura 9.32. Paciente com quadro clínico de anexite aguda. Corte transversal transvaginal. Observe a presença de abscesso peritoneal (A) junto à face posterior do útero (U) e do ligamento largo (L). Observe o fluido livre anterior ao ligamento (setas).

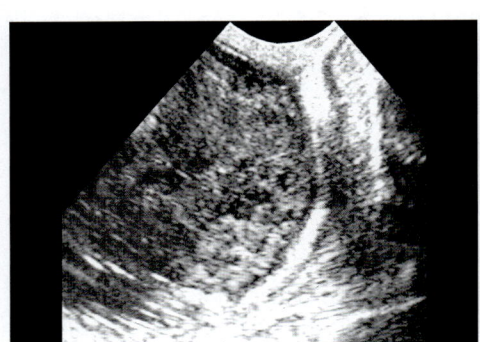 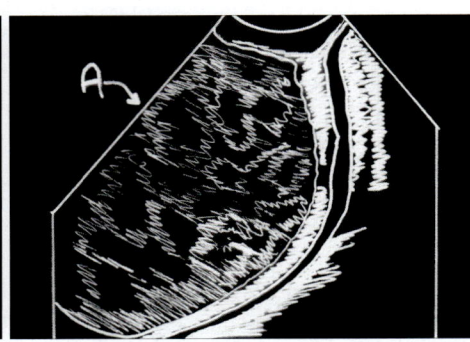

Figura 9.33. Paciente com sinais de toxemia, com dor pélvica intensa e febre alta. Exame transvaginal. Observe o enorme abscesso (A) abaulando o fundo de saco posterior (alto risco para choque séptico e óbito).

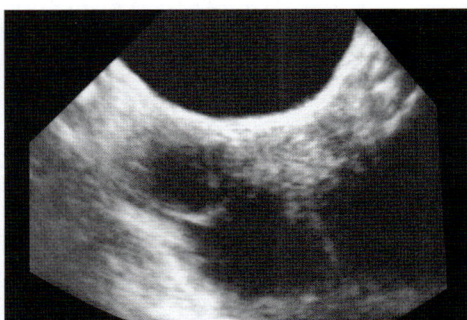 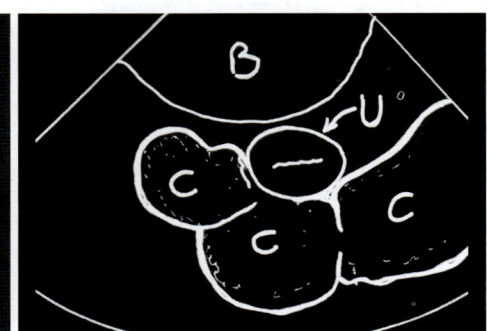

Figura 9.34. Paciente com dor pélvica persistente após tratamento medicamentoso de anexite há três meses. Exame transabdominal. Corte transversal. Observe o cisto septoso (C) com cápsula grossa, alongado, ocupando toda a cavidade pélvica posterior. O achado cirúrgico foi um grande abscesso tubo-ovariano crônico residual. U = útero; B = bexiga.

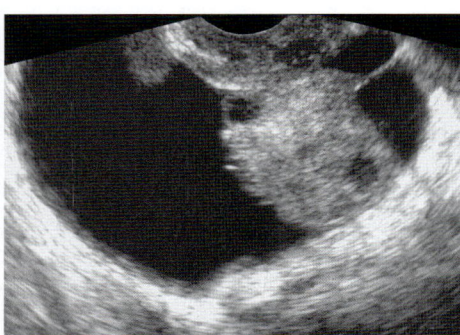 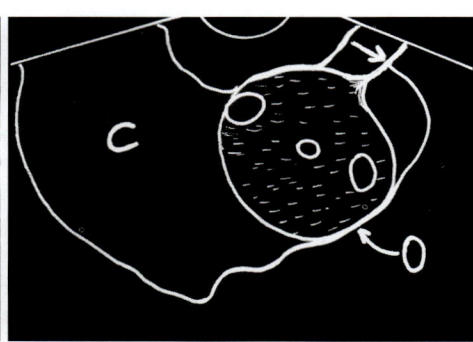

Figura 9.35. Paciente teve anexite aguda há seis meses. Fez tratamento medicamentoso e persiste com dor pélvica. Exame transvaginal. Observe o ovário (O) dentro de coleção anecoica (C), conectado com um septo fino (seta).

> A laparoscopia revelou coleção inflamatória envolvendo o ovário direito, com cápsula e traves finas, secundária à infecção tratada recentemente.

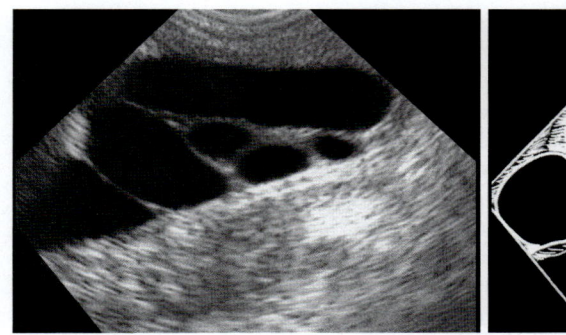
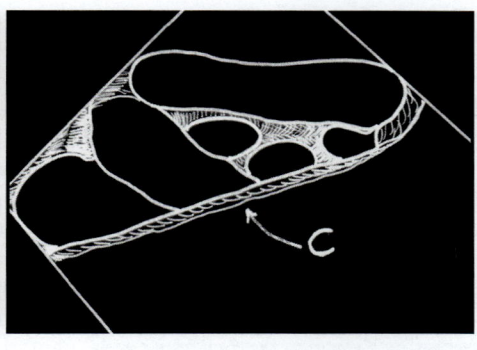

Figura 9.36. Exame transabdominal de controle após tratamento de anexite aguda. Observe o cisto (C) septoso. A hipótese é de um cisto peritoneal de origem inflamatória. O achado cirúrgico confirmou essa hipótese.

> Esses cistos também são denominados de ascite pélvica inflamatória septada, cisto mesotelial inflamatório, mesotelioma inflamatório ou cisto de inclusão peritoneal. Não são neoplasmas e somente devem ser removidos em virtude de quadro clínico doloroso persistente. Podem recidivar e também surgem após histerectomia ou salpingooforectomia. A suspeita ecográfica se baseia no antecedente clínico-cirúrgico, mas o diagnóstico definitivo só é possível com a histologia.

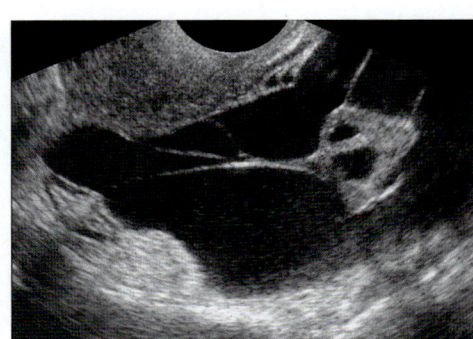
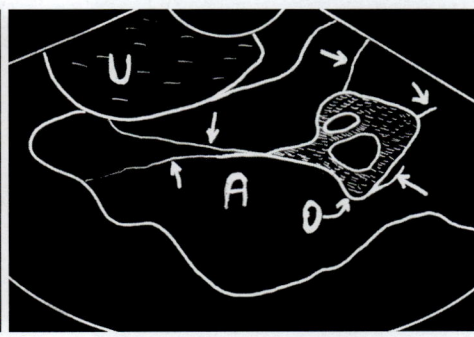

Figura 9.37. Paciente com antecedente de anexite aguda tratada. Refere dor pélvica. Exame transvaginal. Corte transversal. Observe a ascite pélvica septada (A), com o ovário esquerdo (O) pendurado pelos septos finos (setas), dentro da cavidade de líquido. U = útero.

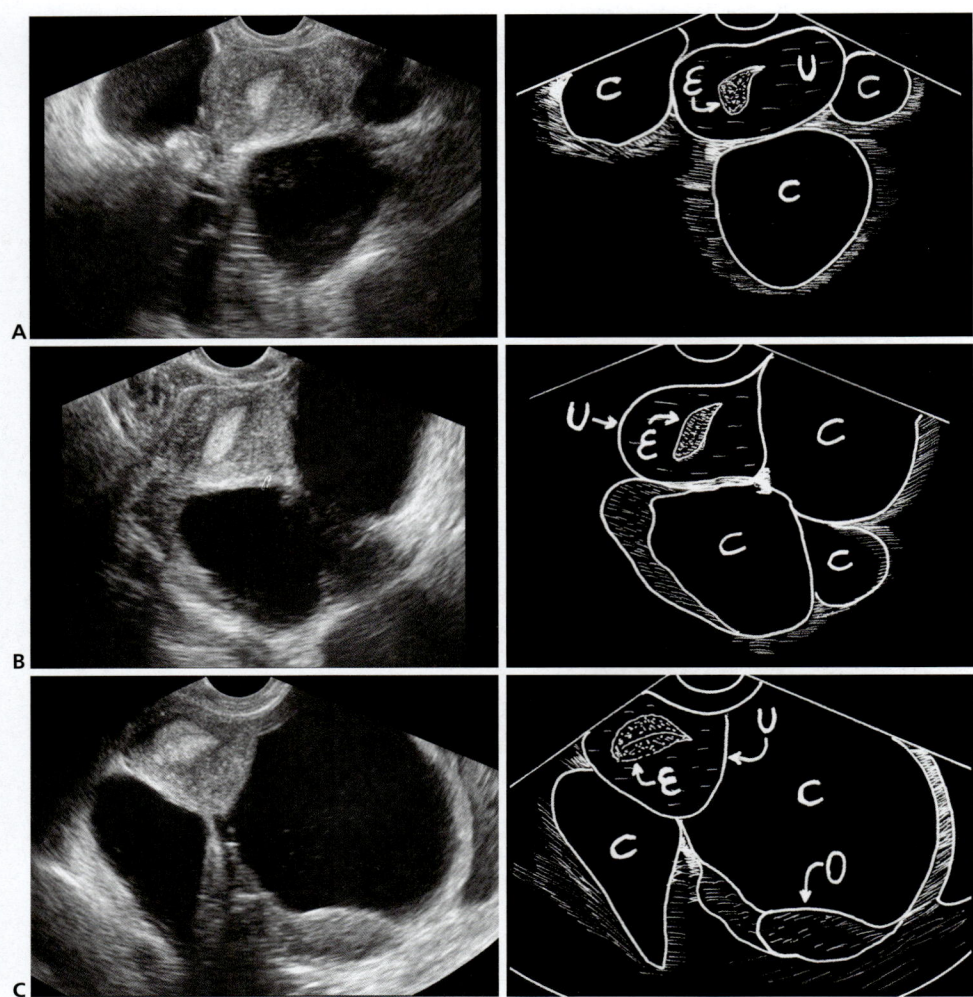

Figura 9.38. Paciente de 39 anos, nuligesta, estéril, com dor pélvica crônica. Aos oito anos de idade teve apendicite aguda supurada, complicada por peritonite. Desenvolveu quadro aderencial pélvico grave. Já foi submetida, ao longo dos anos, a uma laparotomia exploradora e a três videolaparoscopias para remoção de aderências. Exame transvaginal.
A-C: Observe a pelve "congelada" por múltiplos cistos mesoteliais inflamatórios (por correlação clínica), com paredes espessas e septos grossos. C = cistos; U = útero; O = ovário. O endométrio (E) tem padrão secretor.

! Novamente: o diagnóstico de cisto mesotelial inflamatório é provisório e, se necessário, merece confirmação histológica. Nesse caso, a hipótese é óbvia em razão do histórico. Todavia, recomenda-se acompanhamento trimestral por um a dois anos, caso a paciente negue submeter-se à nova intervenção.

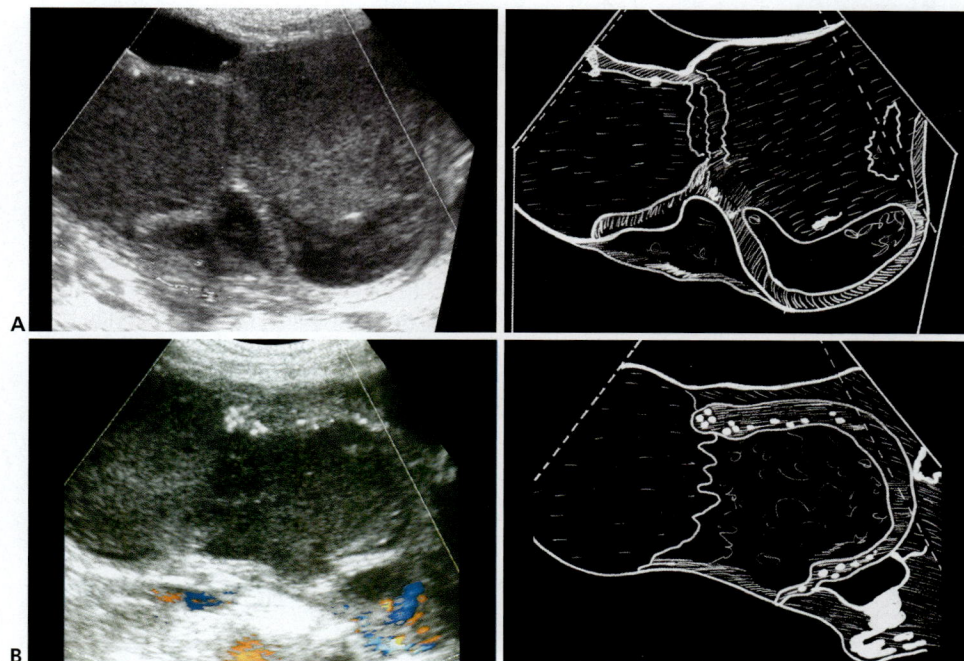

Figura 9.39. Paciente de 26 anos, portadora da Síndrome de Imunodeficiência Adquirida (SIDA ou AIDS, em inglês). Está com distensão abdominal, dor pélvica intensa e febre alta.
A: Corte transversal na pelve maior. Observe a grande coleção densa septada. O diagnóstico diferencial é entre neoplasma ovariano, endometriose grave e abscesso. Ficamos com a última hipótese em virtude da história clínica.
B: O mapa vascular com o Doppler colorido mostra poucos vasos periféricos. O diagnóstico final foi de um grande abscesso no abdome inferior e na pelve.

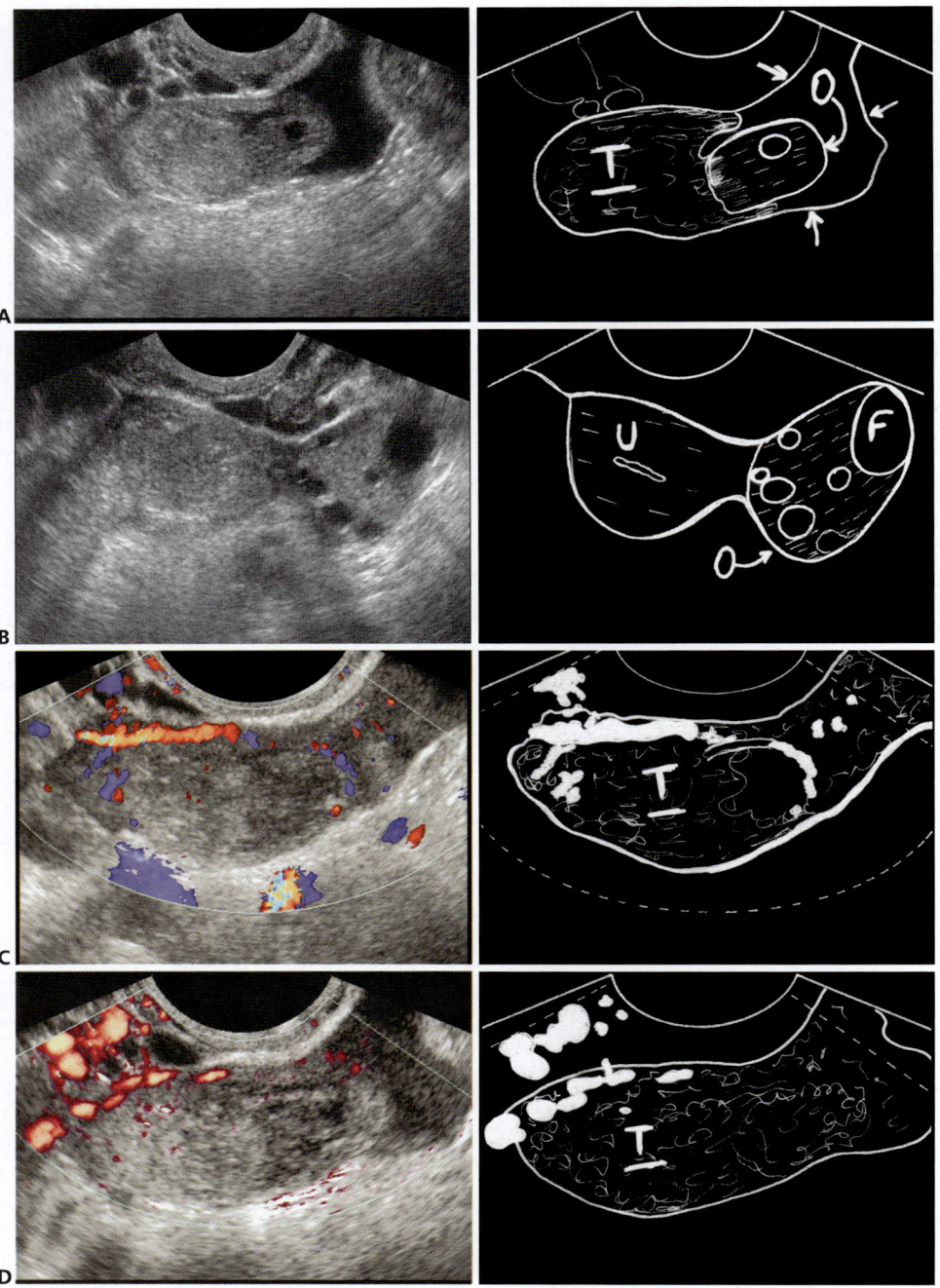

Figura 9.40. Paciente fez tratamento medicamentoso de anexite aguda há 45 dias. Persiste com dor e picos febris leves periódicos. Exame transvaginal.
A: Corte longitudinal no ovário esquerdo (O). Observe um tecido amorfo (T) adjacente ao ovário e pequeno volume de líquido ao redor do ovário (setas).
B: Corte transversal do útero (U) e do ovário esquerdo. O ovário contém pequenos folículos recrutados e um folículo (F) em desenvolvimento.
C e D: O mapa vascular com o Doppler colorido (**C**) e com o *power* Doppler (**D**) mostra vasos grossos na periferia do tecido amorfo. O achado cirúrgico foi de piossalpingite subaguda, a qual pode ser confundida com neoplasma ovariana.

> Há que atentar para a história clínica. Nesse caso, a primeira hipótese deve ser tumor de origem inflamatória. A correlação clínico-ecográfica é fundamental e aumenta a confiança no diagnóstico ecográfico.

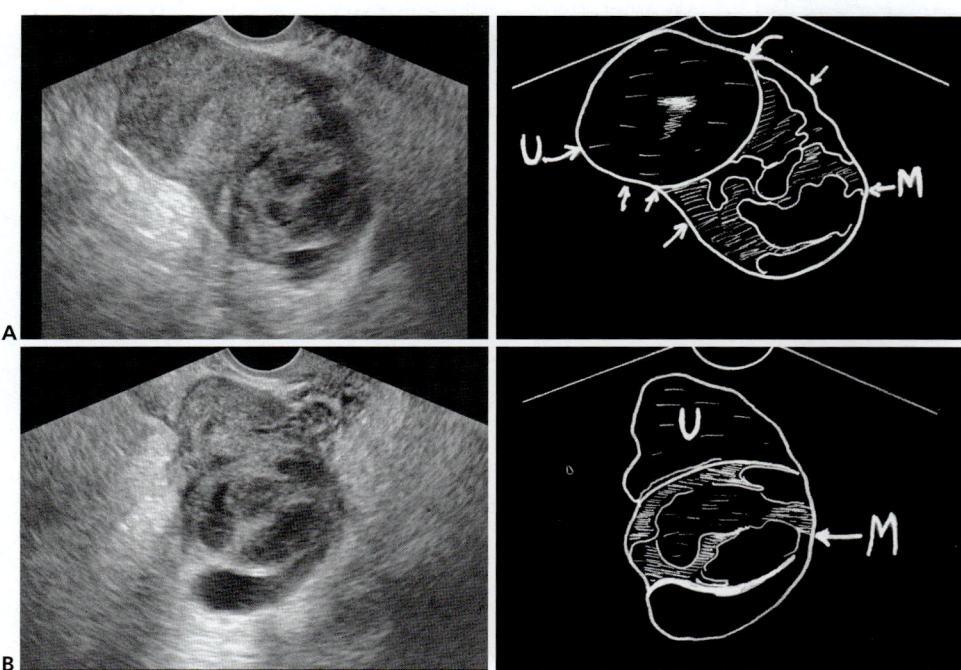

Figura 9.41. Exame transvaginal em paciente de 42 anos. Refere dor pélvica e picos febris há 20 dias. Toque ginecológico: útero muito doloroso à mobilização, e massa fazendo corpo com ele. Tem ecografia em outro serviço com hipótese de tumor ovariano esquerdo.
A: Corte transversal no útero (U). Observe a massa sólida (M) com focos de liquefação. A serosa uterina (setas) envolve a massa.
B: Corte longitudinal tangente à lateral esquerda do útero. A massa apresenta inúmeras cavidades líquidas.

> Esse caso é muito instrutivo. A primeira hipótese é de um mioma intraligamentar, com degeneração cística aguda, a qual cursa com focos de liquefação por necrose, dor e, também, como não, picos febris. Entretanto, o hemograma mostra quadro infeccioso. Em virtude da dúvida, a paciente foi submetida à laparotomia. O achado cirúrgico foi um abscesso tubo-ovariano infiltrando o meso tubário e o ligamento largo, daí o achado da serosa uterina envolvendo o tumor. Não se esqueça que o termo tumor, em anatomia patológica, significa aumento de volume de tecido, cavidade ou órgão de qualquer causa (obstrutiva, inflamatória, vascular, neoplásica etc.).

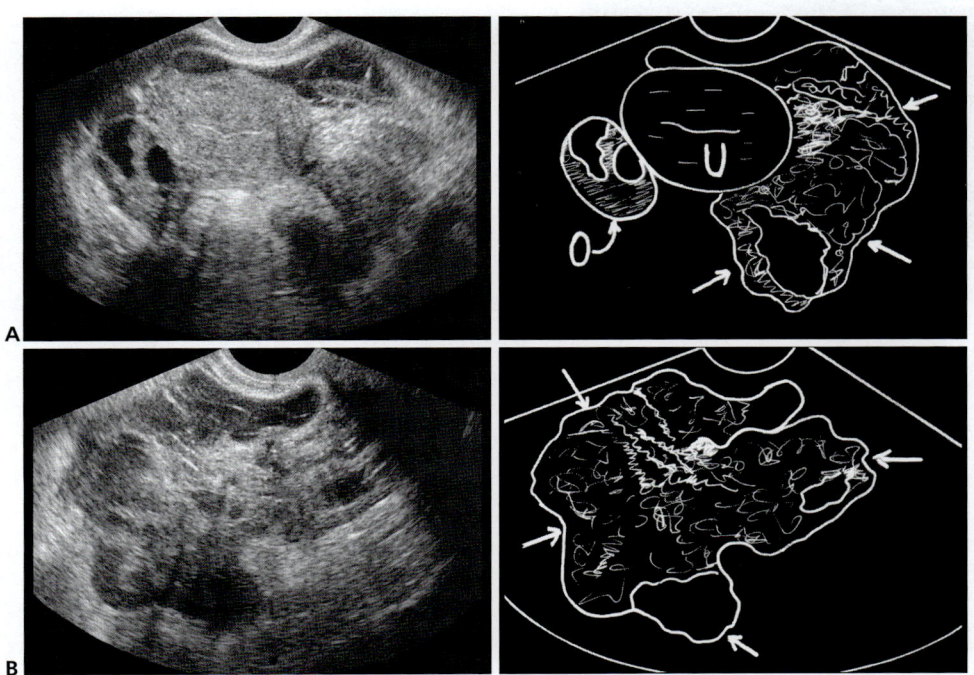

Figura 9.42. Exame transvaginal em paciente de 38 anos, com queixa de dor pélvica e picos de febre há vários dias.
A: Corte transversal do útero (U). Observe o tumor irregular (setas) na região anexial esquerda. O = ovário direito.
B: Corte longitudinal do tumor anexial esquerdo, o qual é muito doloroso à compressão com o transdutor. A cirurgia revelou grande tumor inflamatório tubo-ovariano.

> Os três últimos casos ilustram claramente a importância do histórico clínico-laboratorial para o diagnóstico diferencial. Analisando apenas as imagens, as hipóteses seriam de neoplasmas ovarianos ou uterinos, e não de processos inflamatórios. Obviamente, o diagnóstico definitivo será sempre obtido por meio da exploração cirúrgica e da histologia.

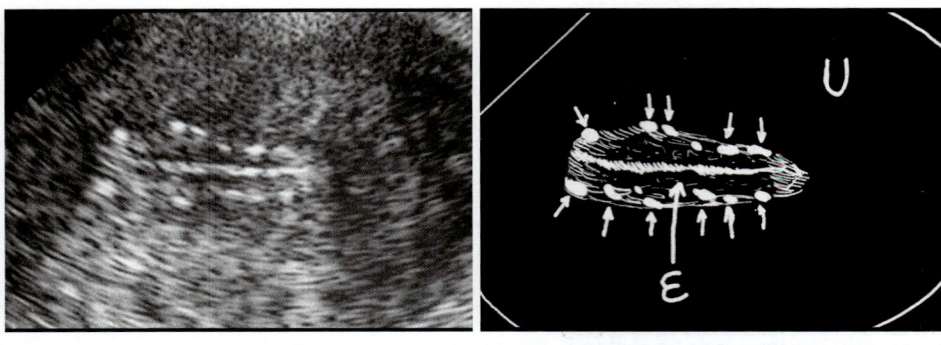

Figura 9.43. Exame transvaginal em paciente com esterilidade. Corte transversal do útero (U). O endométrio (E) apresenta padrão trilaminar. Observe as pequenas calcificações em colar de contas (setas), em sua camada basal. Trata-se de sequela de endometrite, pois as calcificações correspondem a microabscessos cicatrizados.

> ! As calcificações ficam na camada basal e não na funcional, pois esta descama a cada menstruação e elimina eventuais focos inflamatórios crônicos. Esta paciente deverá ser encaminhada para investigação de fatores tuboperitoneais, pois a mesma infecção que causou as alterações endometriais deve ter acometido os anexos uterinos e, eventualmente, a cavidade pélvica.

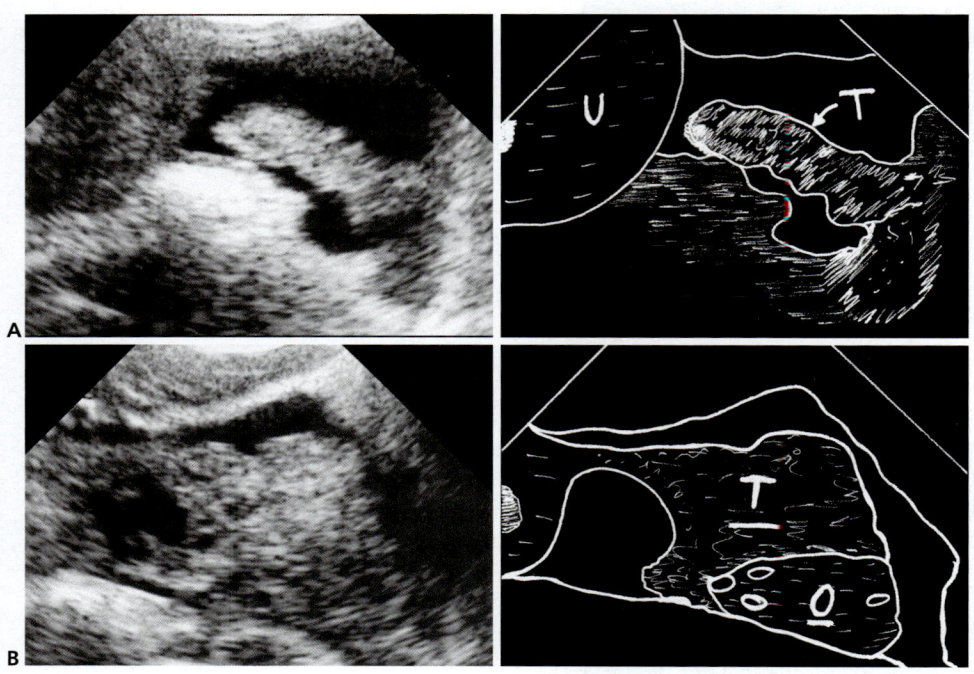

Figura 9.44. Exame transvaginal em paciente com dor pélvica crônica.
A: Corte transversal à esquerda do útero (U). O pequeno conteúdo de líquido na pelve permitiu identificar a tuba esquerda (T) espessada e com ecotextura grosseira.
B: A tuba faz corpo com ovário esquerdo (O), o qual tem limites irregulares e imprecisos. Com a manobra dinâmica, essas estruturas não se separam, e a paciente acusa dor. O diagnóstico é de anexite crônica exsudativa.

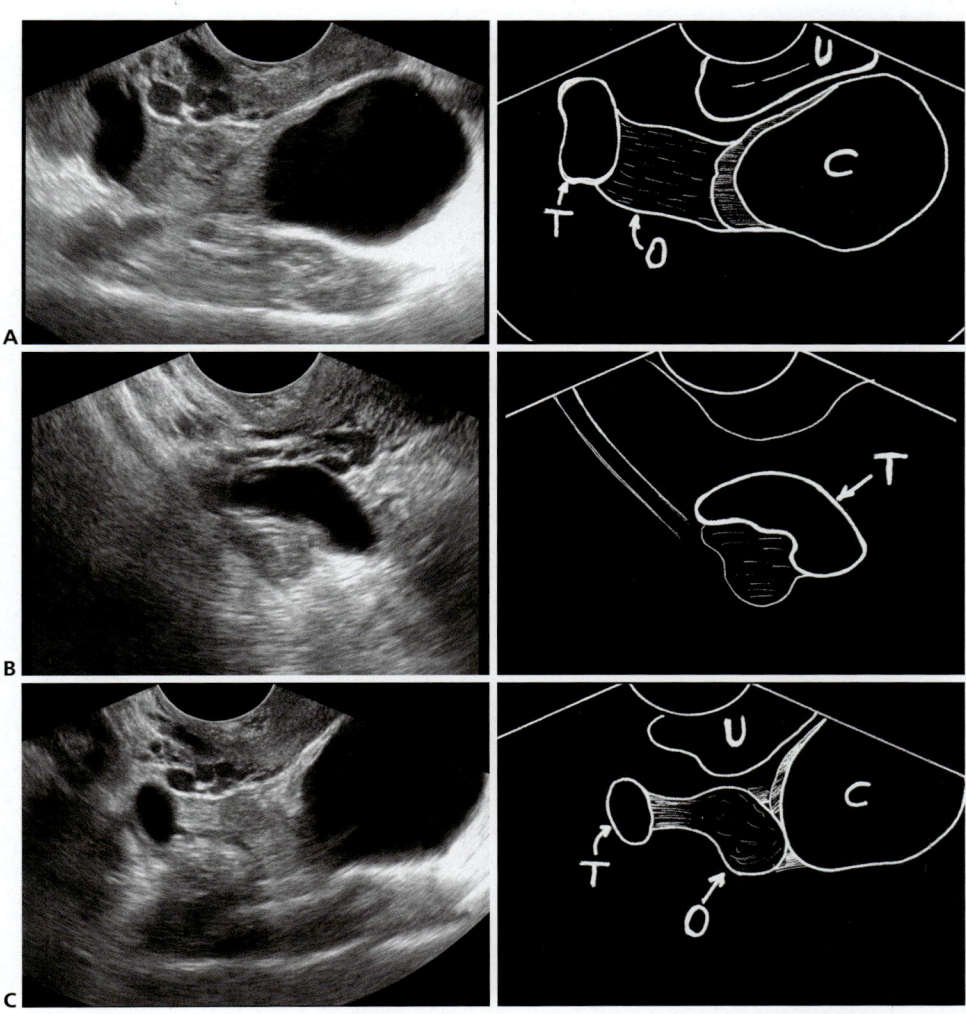

Figura 9.45. Exame transvaginal em paciente com dor pélvica crônica e dispareunia profunda. Tem antecedente de anexite aguda.
A: Corte longitudinal oblíquo no fundo de saco à direita. Observe, da esquerda para a direita da foto, a imagem tubular com líquido (T) + ovário direito (O) + imagem cística com cápsula de espessura variável (C). U = colo uterino.
B: A imagem tubular é típica de hidrossalpinge, com a ressalva de que devemos excluir uma veia calibrosa (ver capítulo anterior).
C: Corte transversal oblíquo.

! Com a mão esquerda no ventre da paciente e o transdutor no fundo vaginal, tentamos mobilizar as estruturas (manobra dinâmica). Elas estão fixas no fundo de saco, e a paciente acusa dor. Trata-se de anexite crônica com a hidrossalpinge, o ovário e o cisto inflamatório aderidos no fundo de saco (sequela do antecedente de infecção aguda), o que explica a dor pélvica crônica e a dispareunia. A hipótese foi confirmada com uma videolaparoscopia.

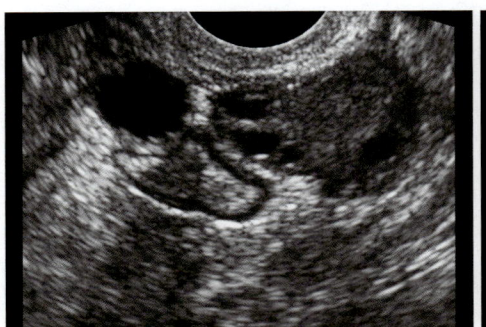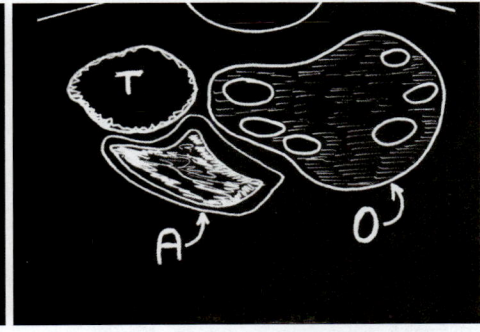

Figura 9.46. Exame transvaginal em paciente com dor pélvica crônica. Corte oblíquo na região anexial direita. Observe a tríade: ovário direito (O), ampola tubária (T), dilatada por fluido, e alça de íleo (A). A alça intestinal tem formato triangular e não ovoide, e o vértice superior do triângulo faz corpo com a tuba e o ovário.

! Toda vez que se identificam diferentes estruturas fazendo corpo único na pelve de paciente com dor crônica, deve-se utilizar a manobra dinâmica. A tríade descrita anteriormente tem pouca mobilidade e não se separou durante a manobra dinâmica, a qual provocou dor. A conclusão é de processo aderencial entre a hidrossalpinge, o ovário e o íleo. Outro ponto importante: alça ileal com formato triangular, sem assumir forma ovoide com o peristaltismo, é sinal objetivo de aderência e, com a manobra dinâmica, costuma ficar mais "bicuda" graças à fixação pela aderência.

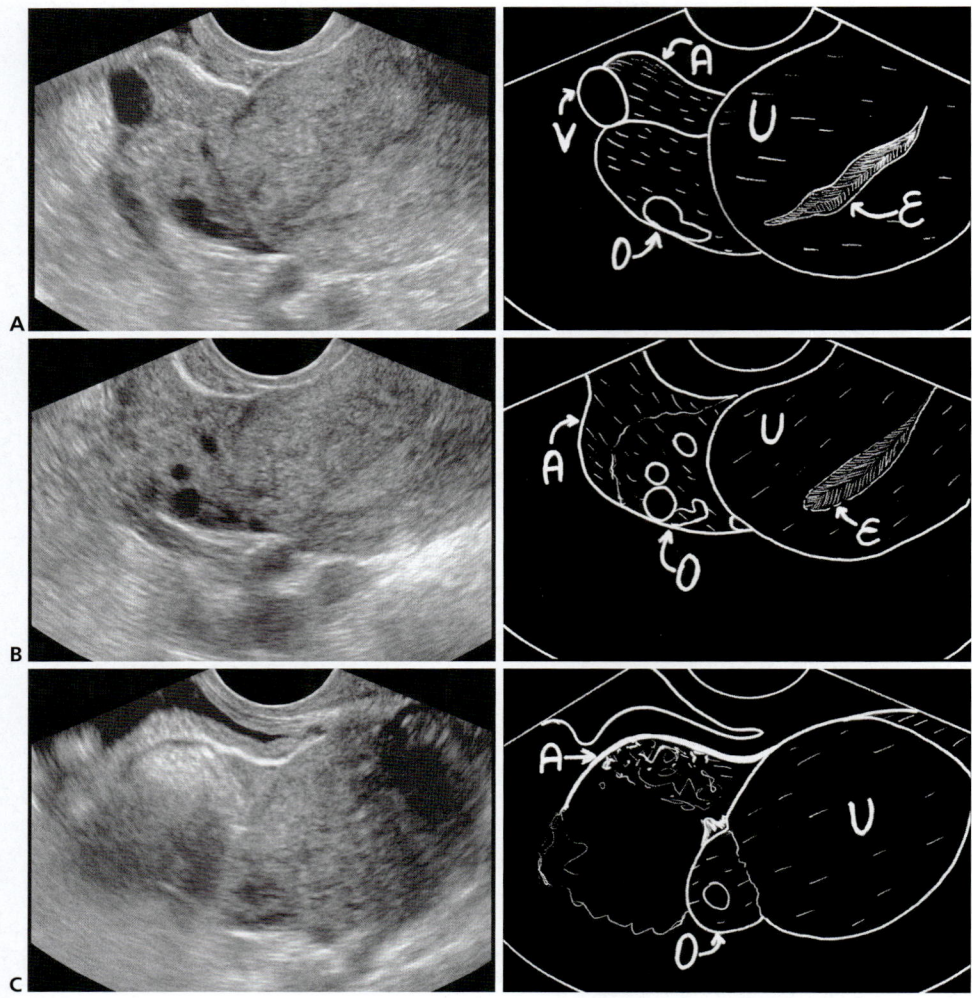

Figura 9.47. Paciente com dor pélvica crônica. Exame transvaginal.
A: Corte longitudinal oblíquo à esquerda. Observe o útero fortemente desviado para a esquerda (U). O ovário esquerdo (O) e alça intestinal (A) fazem corpo com o fundo uterino. E = endométrio; V = veia ilíaca interna.
B: Durante a manobra dinâmica, a paciente acusou dor, e as estruturas não se separam.
C: Corte transversal. Observe o útero desviado à esquerda e bolo de alças intestinais fazendo corpo com ele. Não se separam com manobra dinâmica. Trata-se de anexite crônica, com desvio do útero e aderências intestinais.

! Normalmente não fazemos diagnóstico ecográfico de aderências pélvicas, pois elas quase sempre não são aparentes, salvo em casos grosseiros como esses que estamos mostrando.

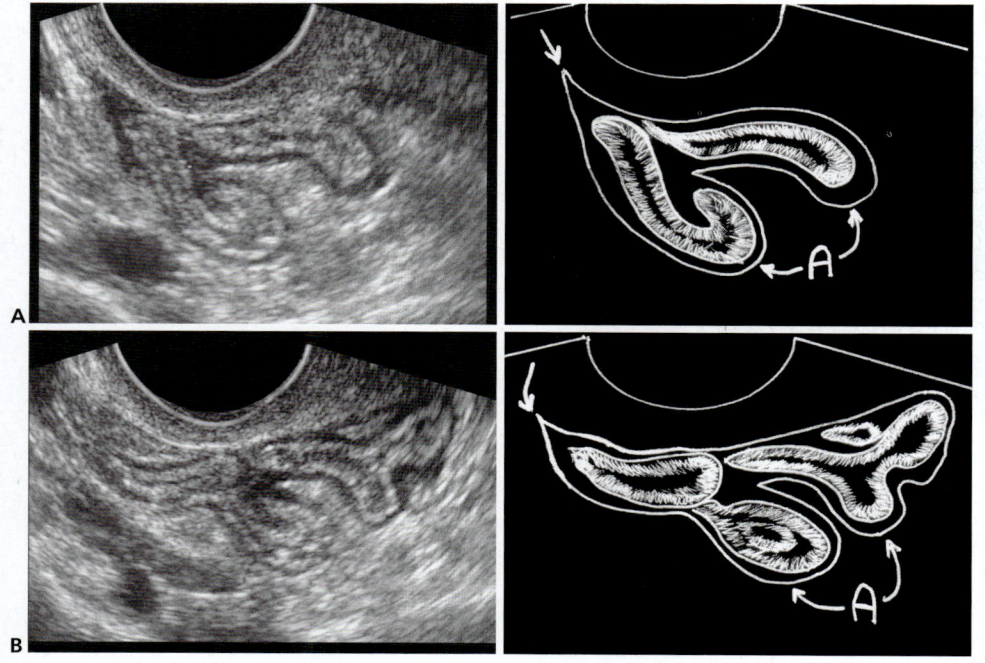

Figura 9.48. Exame transvaginal em paciente com dor pélvica crônica. Cortesia: Dr. Edson Rossini Iglézias.
A e **B:** Região anexial direita. As imagens mostram dois tempos de segmentos de alças (A) bloqueadas por processo aderencial (íleo encarcerado, sem sinais de sofrimento). Note que o peristaltismo muda o formato das alças, mas não desfaz o "bico" de aderência (seta), além do aspecto de estarem tracionadas.

Capítulo 9 ■ A DOENÇA INFLAMATÓRIA PÉLVICA. A DOR PÉLVICA | 537

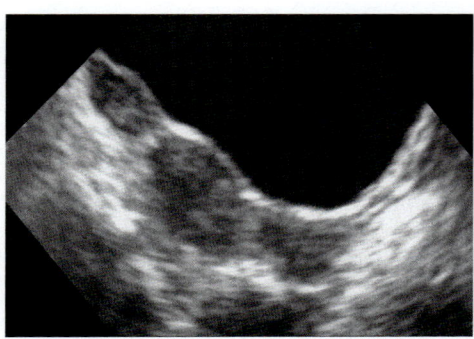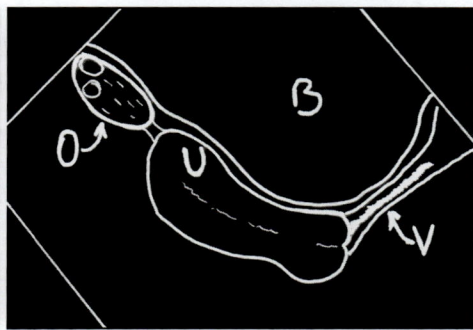

Figura 9.49. Exame transabdominal em paciente com dor pélvica crônica. Corte longitudinal na linha média. Observe o útero (U) bem posicionado no plano longitudinal. O ovário direito (O) está alinhado com o fundo uterino, quando deveria ter sido deslocado lateralmente pela bexiga (B) repleta. A vagina (V) apresenta eco forte em sua luz (a paciente refere corrimento vaginal). A conclusão é de aderência do ovário direito ao fundo uterino.

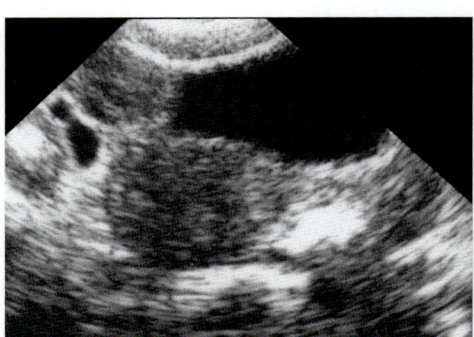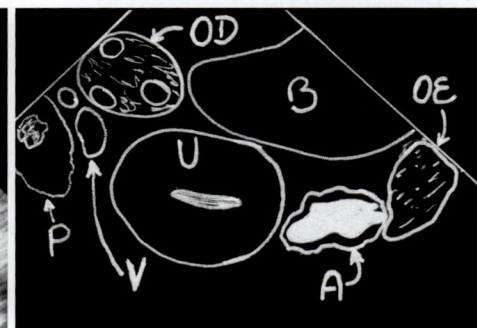

Figura 9.50. Exame transabdominal em paciente com dor pélvica crônica. Corte transversal. O útero (U) está desviado para a direita. Observe o ovário direito (OD) encarcerado, localizado entre a parede anterolateral do útero, a parede abdominal, o músculo psoas (P) e a bexiga (B). A bexiga não está totalmente repleta, porque a paciente refere muita dor para conseguir sua repleção total. V = vasos ilíacos; OE = ovário esquerdo; A = alça intestinal. A conclusão é de aderência entre as paredes pélvicas, o ovário direito, a bexiga e o útero.

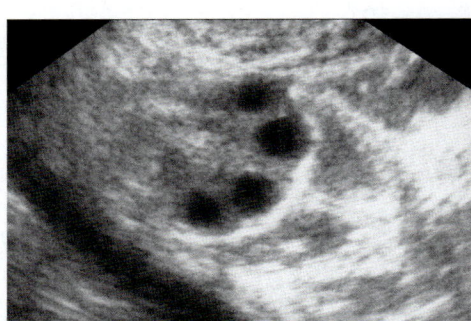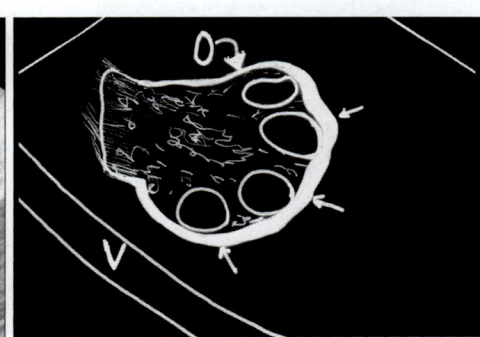

Figura 9.51. Exame transvaginal em paciente com dor crônica na fossa ilíaca direita. Observe o ovário direito (O) com anel ecogênico periférico (setas) e a pelve difusamente embaçada. A hipótese diagnóstica é de anexite crônica. V = veia ilíaca interna.

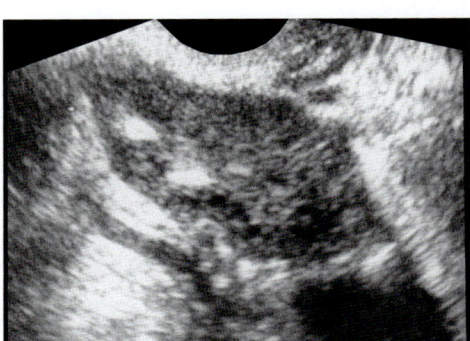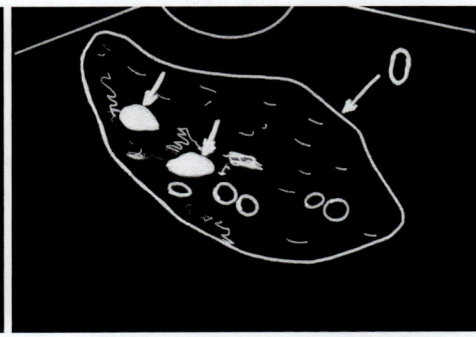

Figura 9.52. O ovário direito (O) apresenta duas calcificações (setas) em seu parênquima. A paciente está assintomática, e o exame transvaginal é de rotina.

> ! O achado histológico mais comum para essas calcificações é um processo cicatricial do *corpus albicans*. Outras possibilidades menos frequentes: ooforite crônica, endometriose ovariana, tuberculose e neoplasia (em ovário com volume normal, é muito rara).

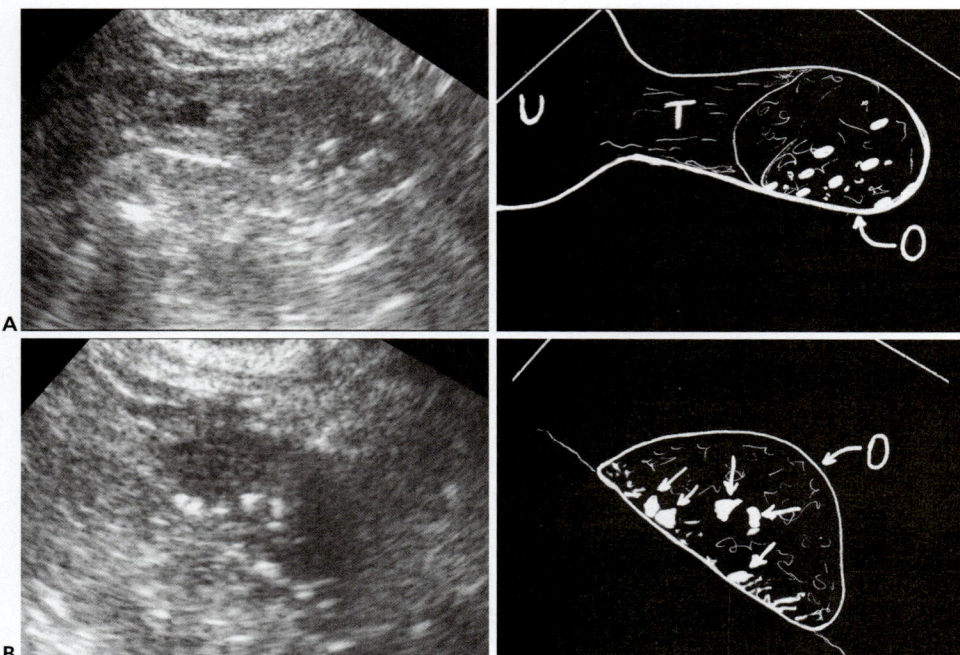

Figura 9.53. Exame transvaginal em paciente com dor pélvica crônica.
A: Corte transversal à esquerda do útero (U). Observe a tuba espessada (T) conectada ao ovário esquerdo (O). Com a manobra dinâmica, o conjunto se move em monobloco, e a paciente refere dor, o que indica processo inflamatório crônico com aderências.
B: Corte longitudinal no ovário esquerdo. Observe as pequenas calcificações em seu parênquima (setas). Nesse caso, elas podem estar relacionadas com a inflamação crônica.

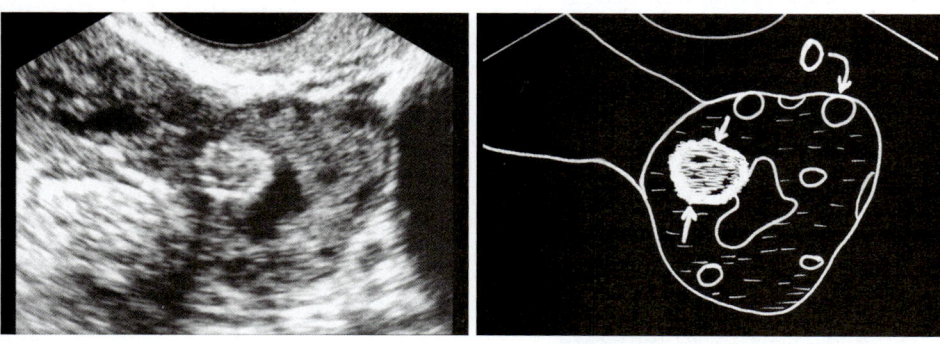

Figura 9.54. Exame transvaginal em paciente com dor pélvica crônica. O ovário esquerdo (O) apresenta formação nodular ecogênica em anel (setas).

> As hipóteses são: *corpus albicans* atípico, granuloma infeccioso (tuberculose, micose e outros agentes específicos), neoplasia intraovariana (já tivemos casos de luteoma benigno de evolução lenta, com imagem inicial semelhante a esta) e endometriose atípica. O diagnóstico nesse caso foi de granuloma inflamatório cicatrizado, não se identificando o agente.

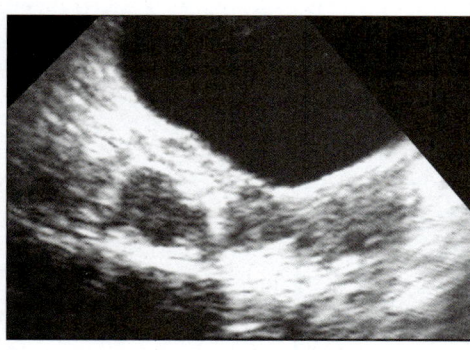 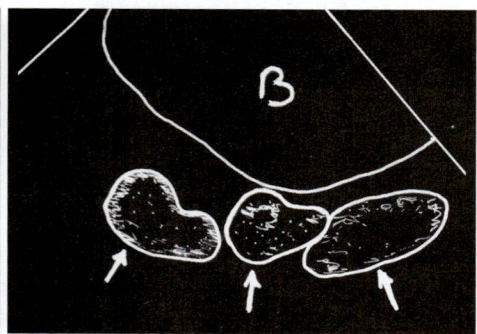

Figura 9.55. Paciente com dor pélvica crônica. Exame transabdominal. Corte longitudinal em topografia do ovário direito. Observe os nódulos ovoides (setas) localizados junto à parede pélvica posterolateral (prováveis linfonodos alterados). O achado cirúrgico foi de tuberculose pélvica, com acometimento linfonodal. B = bexiga.

> Não esquecer que linfonodos ativados no retroperitônio pélvico podem estar relacionados com doenças infecciosas ou autoimunes, mas também com malignidade (ginecológica, intestinal, urinária, linfoma etc.).

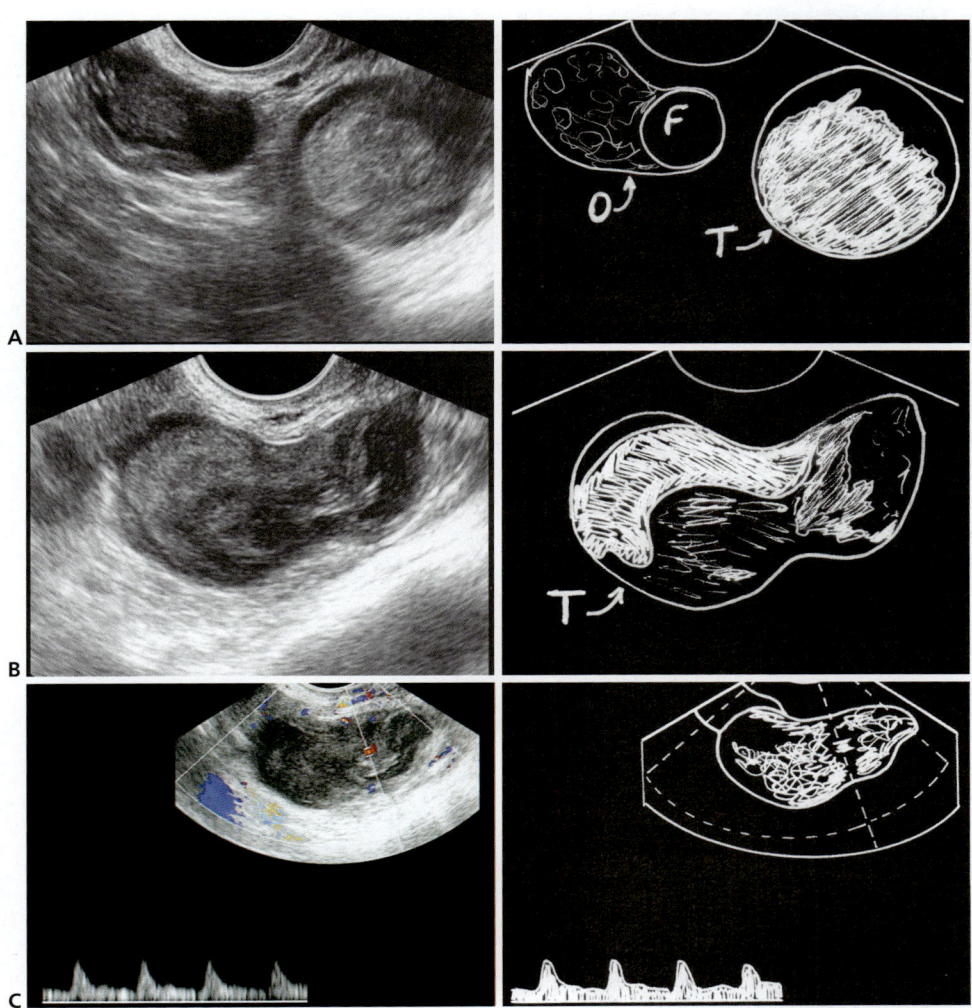

Figura 9.56. Exame transvaginal em paciente de 46 anos, com queixa de dor na fossa ilíaca direita. Realizou exame em outro serviço, com diagnóstico de neoplasia ovariana direita.
A: Corte transversal oblíquo à direita do útero. Observe o ovário direito (O), contendo folículo (F). Abaixo do ovário, nota-se tumor sólido (T), com limites definidos.
B: Corte longitudinal na altura do ligamento largo direito, evidenciando o grande tumor, com áreas de liquefação.
C: O tumor apresenta poucos vasos periféricos e centrais. As curvas espectrais são de resistividade moderada. O estudo Doppler indica baixo risco de malignidade.

> O diagnóstico histológico foi de um mioma intraligamentar, com degeneração cística recente, o que deve estar relacionado com a dor referida. Os miomas intraligamentares produzem imagens de difícil interpretação, e podem ser confundidos com tumores de outra origem (ovário, principalmente). Nesse caso, foi possível caracterizar o ovário contendo um folículo típico, separado do tumor.

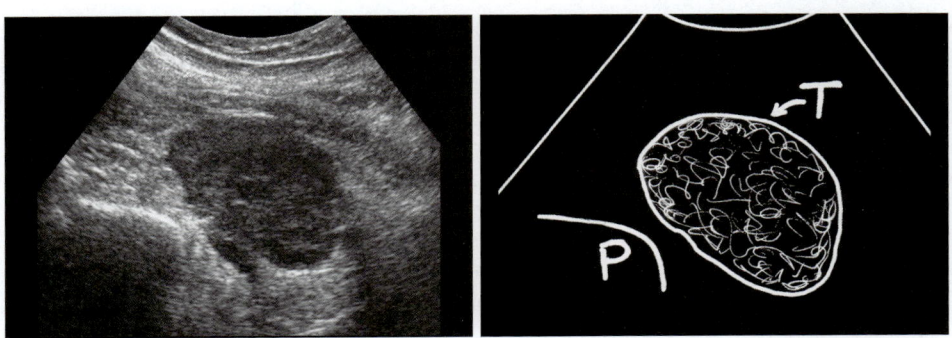

Figura 9.57. Paciente de 56 anos, com antecedente de carcinoma endometrial tratado há dois anos. Refere sensação de incômodo no baixo ventre. Exame de abdome total. Corte longitudinal transabdominal, na linha média do hipogástrio. Observe o grande tumor sólido (T), doloroso à mobilização, localizado na altura do promontório (P). O diagnóstico final foi de recidiva do carcinoma endometrial.

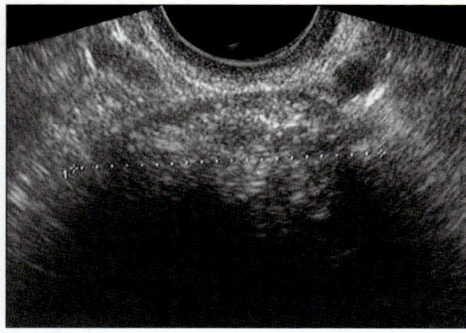 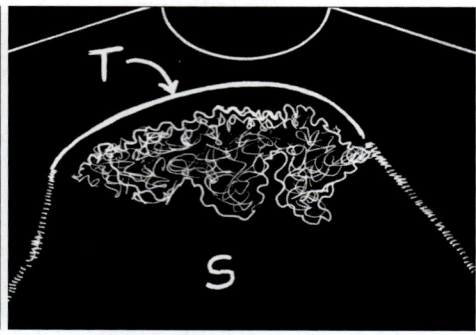

Figura 9.58. Paciente submetida à histerectomia abdominal total, em razão de útero miomatoso. Refere dor no baixo ventre, desde então. Exame transvaginal. Corte longitudinal na região anexial direita. Observe o tumor sólido (T), hiperecogênico, provocando sombra acústica posterior total (S). Cortesia: Dr. Edson Rossini Iglézias.

> Em virtude do antecedente cirúrgico, uma hipótese possível é a de corpo estranho (compressa cirúrgica). O diagnóstico diferencial é de: neoplasia ovariana, neoplasia intestinal, bolo fecal intestinal etc. Um preparo intestinal (laxante e enema) pode induzir à evacuação do tumor. Caso persista sem modificações, deve-se realizar exame radiológico simples para contrastar a compressa. Excluindo-se a hipótese de compressa, deve-se investigar a presença de neoplasia. Nesse caso, o diagnóstico final foi de uma compressa cirúrgica esquecida na cavidade abdominal.
> Lembre-se que a hipótese ecográfica inicial é sempre de um tumor de origem a esclarecer. Novamente: na anatomia patológica, o termo tumor significa qualquer aumento de volume de tecido, cavidade ou de órgão, produzido por alterações funcionais, inflamatórias, vasculares, obstrutivas ou neoplásicas, além dos corpos estranhos.

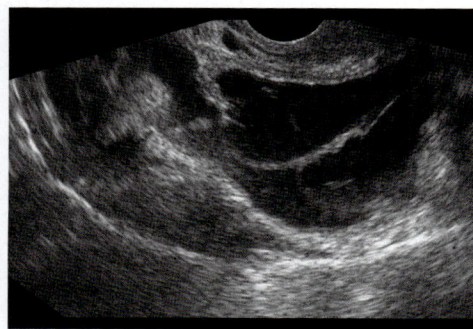 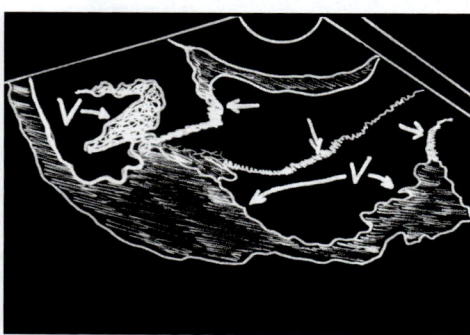

Figura 9.59. Paciente com antecedente de histerectomia, queixando-se de dor pélvica. Exame transvaginal. Observe o grande cisto contendo septos irregulares (setas) e vegetações (V).

> Na maioria das vezes, os ecografistas descrevem esses achados como cistos ovarianos, com risco para malignidade, graças à arquitetura interna do tumor. Não se esqueça do antecedente cirúrgico. O diagnóstico diferencial é de cisto de inclusão peritoneal, secundário à manipulação cirúrgica, simulando neoplasia de ovário.
> Esses cistos, também denominados de cistos mesoteliais inflamatórios, não são raros. Localizam-se no fundo de saco pélvico, bloqueados por inúmeras aderências intestinais, o que dificulta a tentativa de remoção cirúrgica.
> Essa hipótese deve ser referida no relatório de exame, para prevenir acusações de diagnóstico errado de neoplasia ovariana, principalmente após tentativa infrutífera de remoção cirúrgica. Ao deparar com ovários normais, o cirurgião cessa as tentativas de desfazer as aderências, e o mesotelioma inflamatório resta oculto no fundo de saco pélvico, acobertado pelas aderências intestinais.

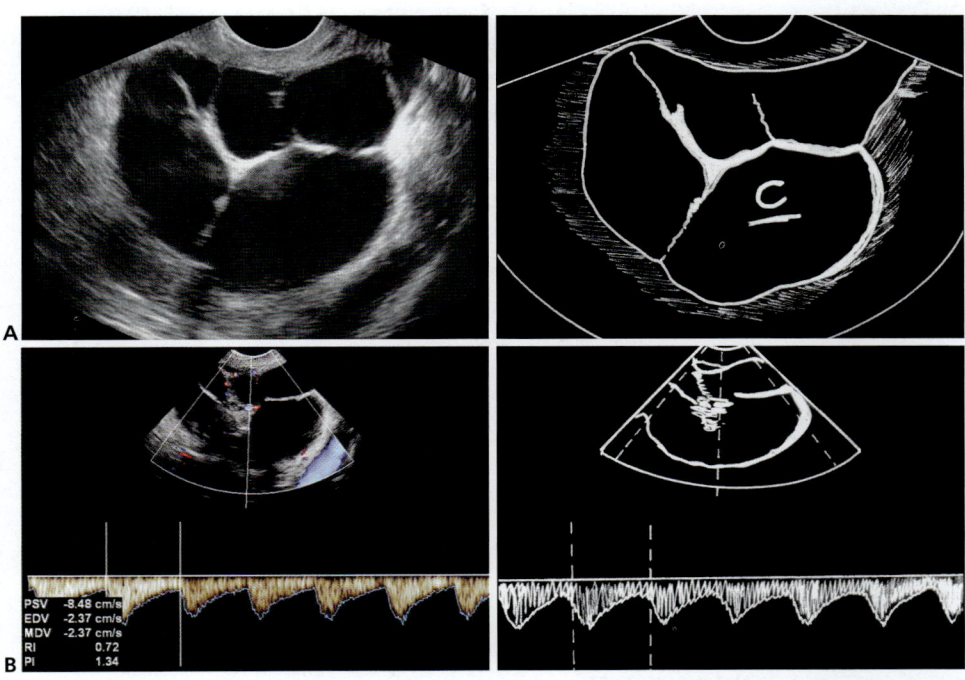

Figura 9.60. Paciente com antecedente de pan-histerectomia decorrente de carcinoma de endométrio, queixando-se de dor pélvica. Exame transvaginal.
A: Observe o grande cisto septado (C), localizado junto ao fundo vaginal.
B: O mapa vascular mostra vasos finos nos septos, com curvas espectrais de resistividade moderada.

> Nesse caso, a hipótese de cisto de inclusão peritoneal é dominante, pois a paciente não possui mais os ovários, removidos juntamente com o útero. Mesmo que o diagnóstico histológico tenha sido de uma neoplasia maligna, a hipótese acima é mantida. A recidiva de câncer se apresenta, em quase 100% das vezes, como tumor sólido, não como cisto septado. A conduta dever ser expectante, monitorando-se a evolução do cisto.

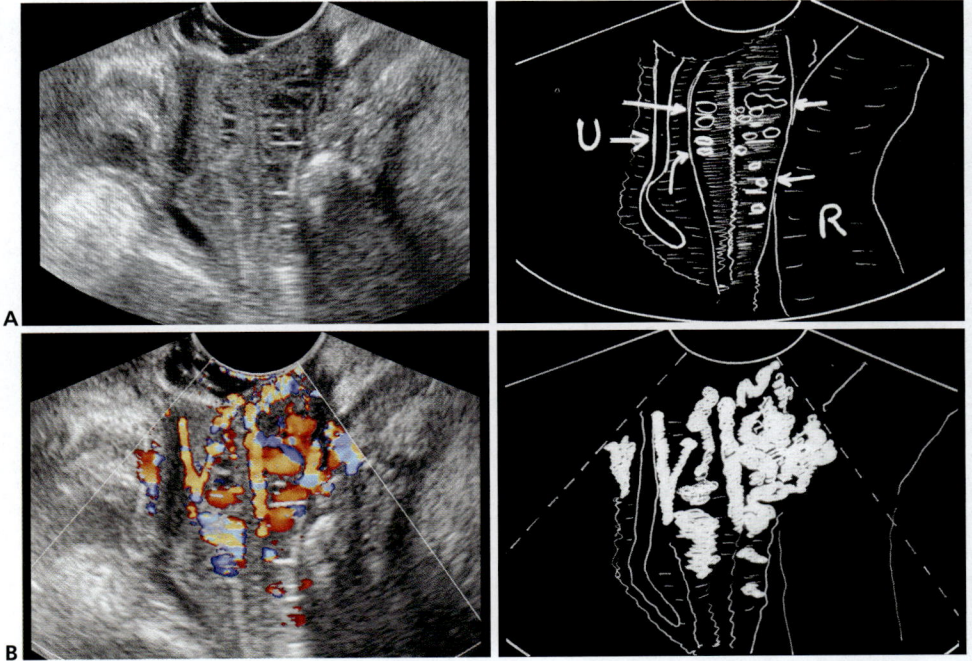

Figura 9.61. Paciente de 31 anos, nuligesta, queixando-se de incômodo vaginal, sensação de peso no períneo, dispareunia leve e dor vaginal pós-coito. Exame translabial.
A: Corte longitudinal. A vagina apresenta inúmeras veias calibrosas em suas paredes (setas).
U = uretra; R = reto.
B: Mapa vascular com o Doppler colorido por frequências. Durante a manobra de Valsalva, as veias aumentam rapidamente de calibre, notando-se inversões de direção dos fluxos. A vulva também apresenta veias dilatadas. A conclusão: varizes provocando congestão venosa no trato genital inferior e períneo.

> Como já referido em capítulos anteriores, somente se deve fazer referência a varizes no aparelho genital feminino, quando existe forte correlação do quadro clínico com a congestão venosa crônica. O diagnóstico ecográfico de varizes pélvicas em mulheres assintomáticas deve ser evitado, pois provoca problemas emocionais desnecessários. Não há tratamento efetivo para as veias dilatadas na pelve feminina.

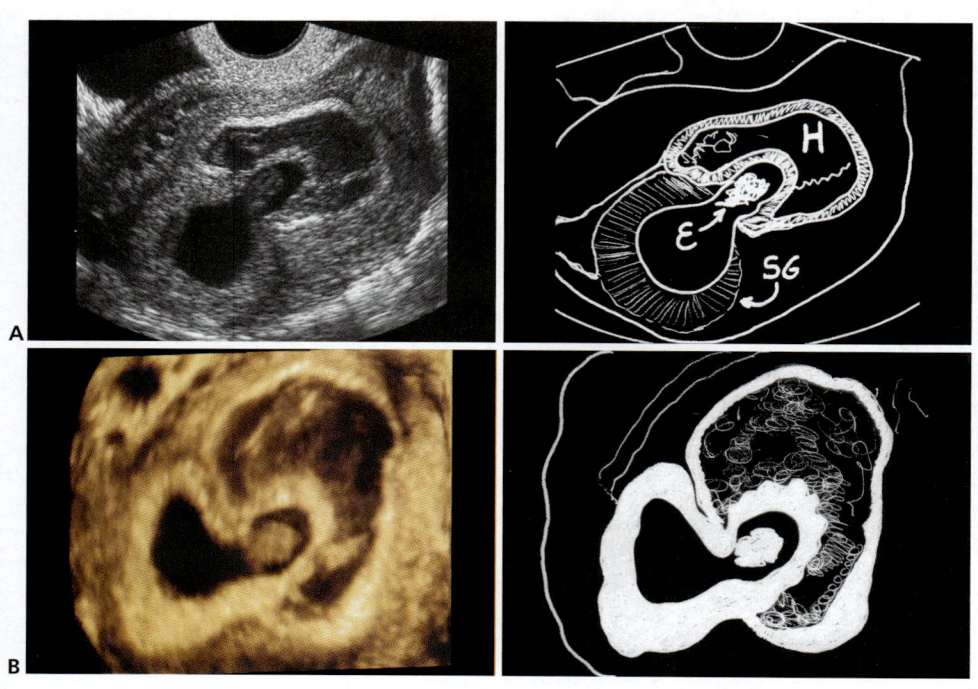

Figura 9.62. Paciente referindo dor pélvica crônica, peso no baixo ventre, dispareunia. A dor pélvica exacerba após o coito. Exame transvaginal com Doppler colorido por amplitudes.
A-C: Planos uterinos mostrando a grande quantidade de veias dilatadas nas paredes e ligamentos. Os mapas vasculares com o Doppler são bem mais efetivos para demonstrar os vasos sanguíneos. Nesse caso, sim, a correlação clínico-ecográfica indica varizes pélvicas, provocando congestão venosa crônica, responsável pelos sintomas.

Figura 9.63. Paciente referindo atraso menstrual, seguido de sangramento irregular e cólicas pélvicas intensas. Não tem certeza se está grávida, e não fez exame laboratorial para detecção de gestação.
A: Corte longitudinal oblíquo do útero. Observe o saco gestacional (SG) deformado, contendo embrião (E) de 13 mm, sem batimentos cardíacos. Note o grande hematoma (H).
B: Imagem volumétrica evidenciando, com mais clareza, o hematoma, contendo coágulos organizados. O hematoma é maior do que o saco gestacional. O tamanho do embrião corresponde a 7,5 semanas, quando ocorreu o óbito. O laboratório confirmou a gravidez. O diagnóstico ecográfico é de aborto inevitável. Foi submetida à dilatação cervical e curetagem.

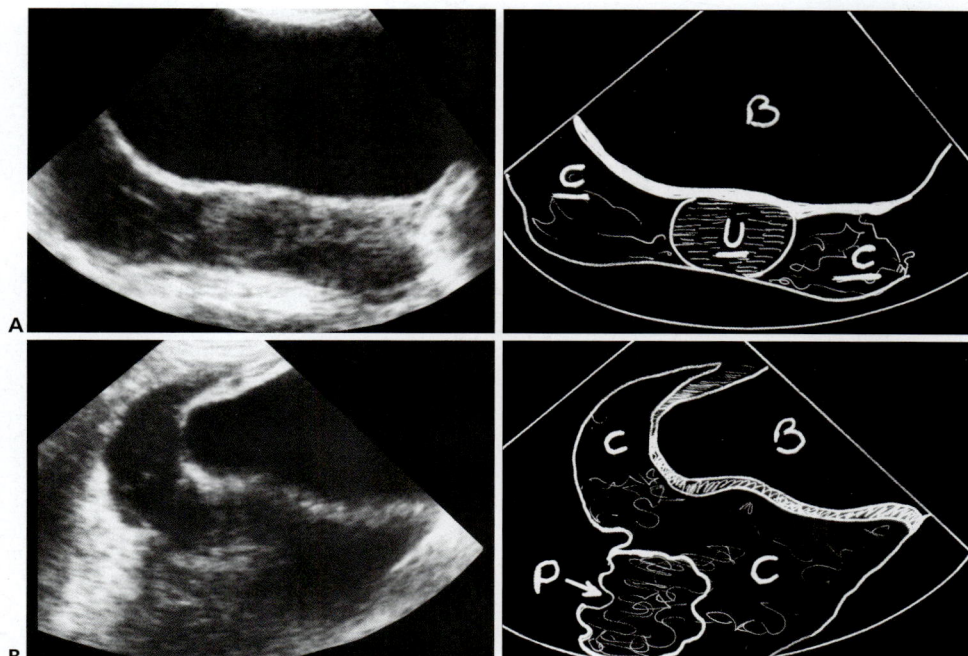

Figura 9.64. Paciente submetida, há três dias, à curetagem por causa de aborto infectado. Apresenta febre alta, dor pélvica difusa intensa, dificuldade para esvaziar a bexiga e reação peritoneal. Exame transabdominal.
A: Corte transversal do colo uterino (U). Observe a grande coleção no fundo de saco posterior (C), subindo pela lateral direita da bexiga (B).
B: Corte transversal paravesical à direita. A coleção está insinuada entre a bexiga, o músculo psoas (P) e a parede pélvica lateral esquerda. Conclusão: peritonite pélvica, com grande abscesso dissecante. A paciente teve choque séptico, mas sobreviveu com os tratamentos cirúrgico e clínico.

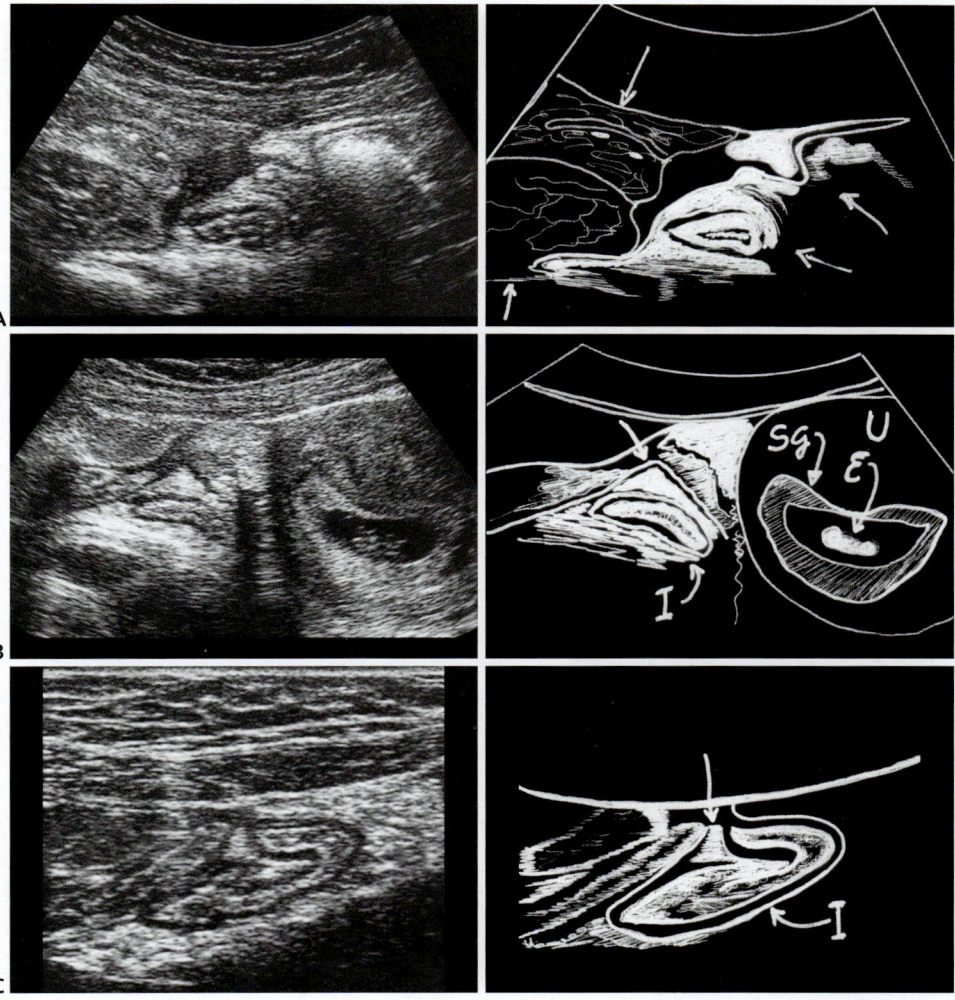

Figura 9.65. Gestante operada por suspeita clínica de apendicite. Não fez ecografia pré-operatória para avaliação da pelve. Achado cirúrgico: apêndice normal e corpo lúteo hemorrágico no ovário direito. Evolução com dor intensa no abdome inferior. Exame transabdominal. Cortesia: Dr. Edson Rossini Iglézias.
A: Observe as alças delgadas no hipogástrio (setas), distendidas por líquido e gás.
B: Corte transversal da fossa ilíaca direita. Observe o íleo (I) com formato triangular, formando o bico típico de aderência (seta). O útero (U) contém saco gestacional (Sg) com embrião vivo (E).
C: Corte longitudinal na fossa ilíaca direita, utilizando transdutor linear. Observe a alça ileal vazia e com o bico de aderência.

> Alça delgada vazia, fixa, dolorosa à mobilização e "bicuda" significa aderência. Necessitou de nova intervenção cirúrgica: suboclusão intestinal por brida, com íleo encarcerado.
> Novamente: intervenção cirúrgica às pressas, sem utilização dos métodos diagnósticos amplamente disponíveis, pode redundar em complicações graves. Nesse caso, a causa da dor, na pelve direita, era o corpo lúteo hemorrágico, o qual não deve ser removido, pois levará ao aborto por privação da função lútea.

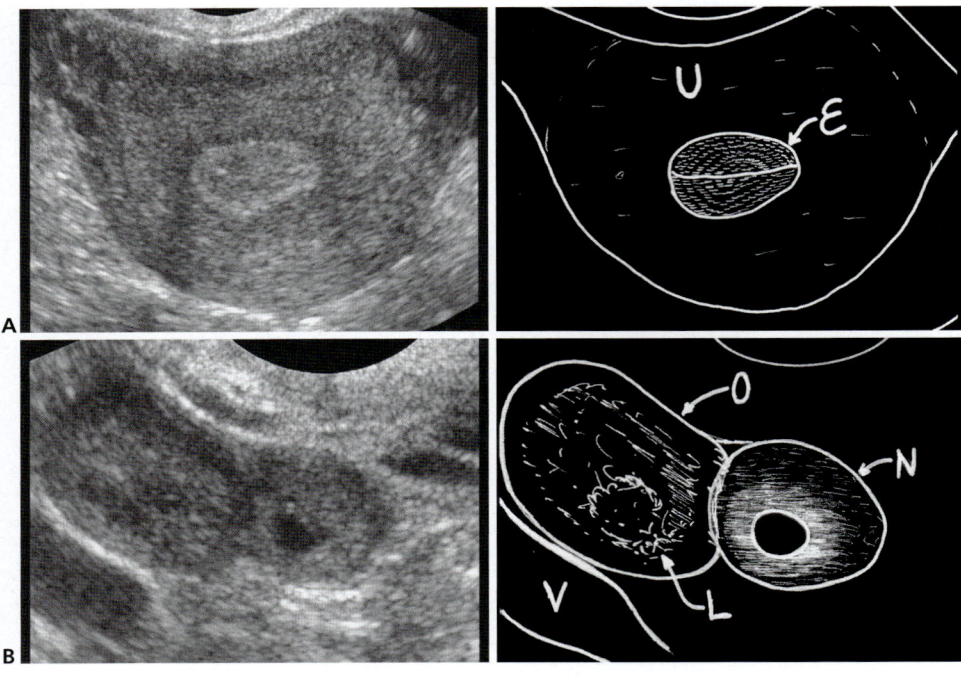

Figura 9.66. Paciente de 40 anos, com atraso menstrual, beta-HCG plasmático: 1.800, primigesta, referindo dor na fossa ilíaca direita. Exame transvaginal.
A: Corte transversal do útero (U). Observe o endométrio (E) com padrão luteinizado. Não se identificou saco gestacional tópico.
B: Corte oblíquo na fossa ilíaca direita. O ovário direito (O) contém corpo lúteo (L). Entre o ovário e o corno uterino, nota-se nódulo (N) com tecido formando anel, rodeando pequena cavidade líquida central. V = veia ilíaca interna. A hipótese de gravidez ectópica na tuba direita foi confirmada com videolaparoscopia.

! Ao examinar mulher em idade reprodutiva com dor pélvica, entre as várias hipóteses possíveis, duas devem estar permanentemente fixadas no córtex cerebral do ecografista: gravidez ectópica e endometriose. O diagnóstico precoce de gravidez ectópica íntegra leva à redução significativa da mortalidade materna e previne sequelas pélvicas que reduzirão a fertilidade no futuro.

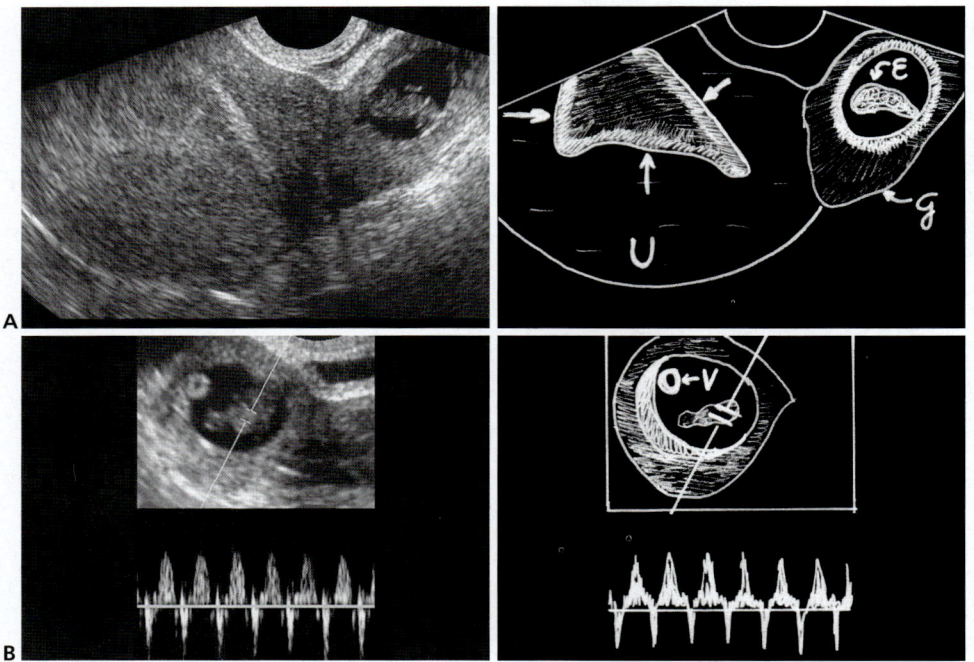

Figura 9.67. Exame transvaginal em paciente com amenorreia e dor na fossa ilíaca esquerda.
A: Corte transversal do útero (U). O endométrio (setas) está grosso e ecogênico (padrão decidual). Ao lado esquerdo do útero, observe a gravidez ectópica (G) contendo embrião vivo (E).
B: O Doppler espectral está documentando a frequência cardíaca do embrião. V = vesícula vitelina.

! A presença de embrião vivo, em ectópica íntegra, indica emergência médica. A ruptura dessa ectópica pode ser súbita, provocando hemoperitônio, podendo levar ao choque hipovolêmico e ao óbito. Já tivemos caso em que a paciente chocou adentrando o hospital.

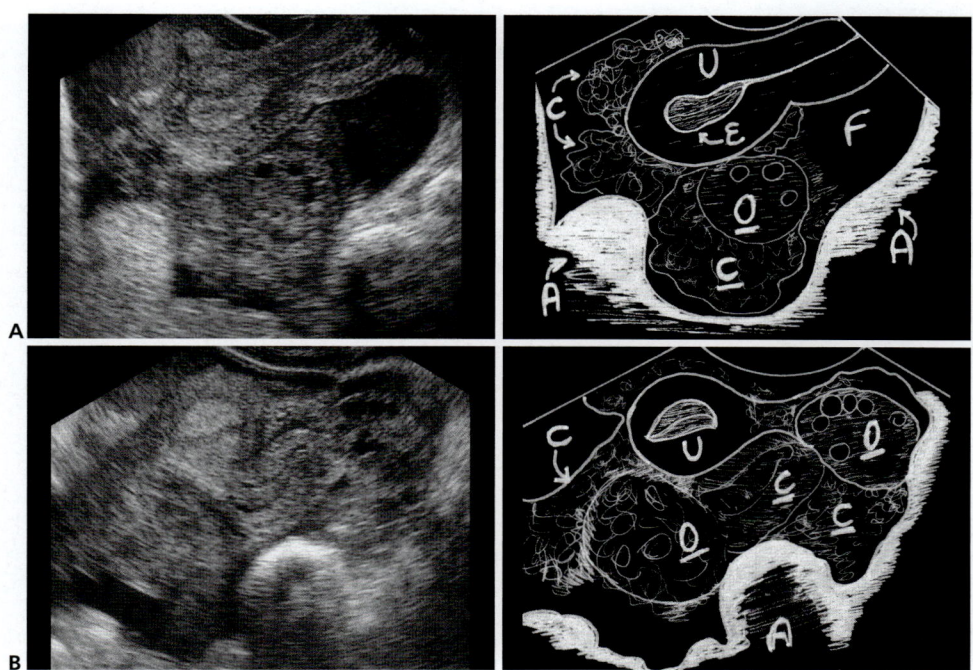

Figura 9.68. Exame transvaginal em paciente com amenorreia e dor na fossa ilíaca direita. Exame realizado às pressas, pois a paciente referiu aumento da dor e ficou lívida ao ser posicionada na mesa de exame.
A: Corte longitudinal do útero (U), o qual está flutuando em fluido (F) repleto de coágulos (C). Os coágulos sanguíneos são menos ecogênicos do que as alças intestinais (A) e flutuam sem peristaltismo. O = ovário; E = endométrio com padrão decidual.
B: Corte transversal do útero. Observe a grande quantidade de coágulos rodeando o útero.

> Com diagnóstico de hemoperitônio agudo, a paciente foi levada rapidamente para o centro cirúrgico. Teve choque hipovolêmico, mas sobreviveu graças ao pronto atendimento. Durante a cirurgia, foram aspirados dois litros de sangue livre na cavidade peritoneal e identificada a causa: gravidez ectópica rota, hipótese levantada pela ecografia, por causa da amenorreia. Dor pélvica aguda, com achado ecográfico de hemoperitônio em paciente sem atraso menstrual, com endométrio luteinizado (proliferado e ecogênico), leva à hipótese de cisto luteínico hemorrágico roto (as imagens de cisto luteínico hemorrágico serão apresentadas no Capítulo 11).

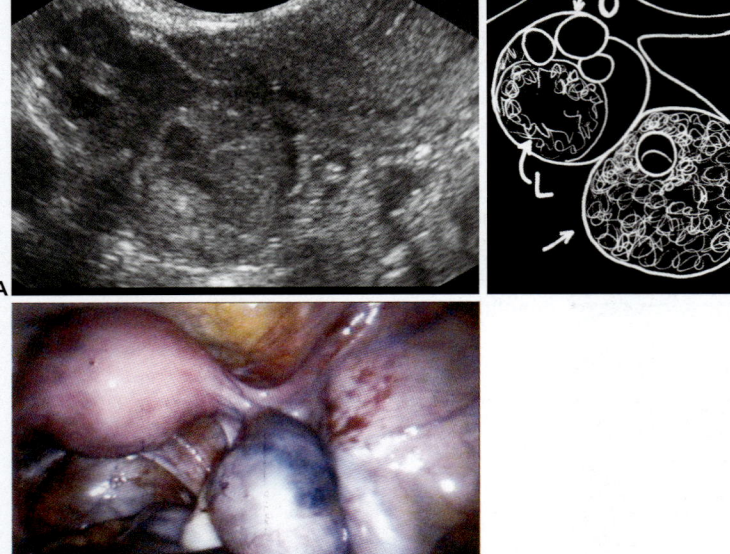

Figura 9.69. Paciente refere atraso menstrual de 50 dias, dor pélvica e episódios de pequenos sangramentos. Exame transvaginal.
A: Corte transversal na fossa ilíaca direita. Observe o útero (U) e o ovário direito (O) contendo corpo lúteo (L). Entre ambos, posteriormente, note a massa sólida ecogênica e heterogênea (setas). Beta-HCG plasmático: 380. O endométrio (E) está luteinizado. A hipótese é de uma gestação ectópica.
B: Foto obtida na videolaparoscopia. A massa tubária arroxeada corresponde à ectópica de evolução lenta, sem embrião visível.

> A gravidez tubária representa mais de 99% dos casos de ectópica e pode evoluir das seguintes formas:
> - Íntegra, com concepto vivo, evoluindo por tempo indeterminado, podendo ultrapassar a vigésima semana. Já tivemos um caso de 22 semanas, com feto vivo normal.
> - Íntegra, com concepto vivo, evoluindo para ruptura, com hemoperitônio e as complicações bem conhecidas.
> - Íntegra, com morte embrionária precoce, evoluindo lentamente com quadro clínico variável. Pode regredir, romper a tuba ou se tornar crônica.
> - Íntegra, anembrionada, podendo sofrer regressão espontânea.
> - Íntegra, anembrionada, podendo evoluir para neoplasia trofoblástica, benigna ou maligna.

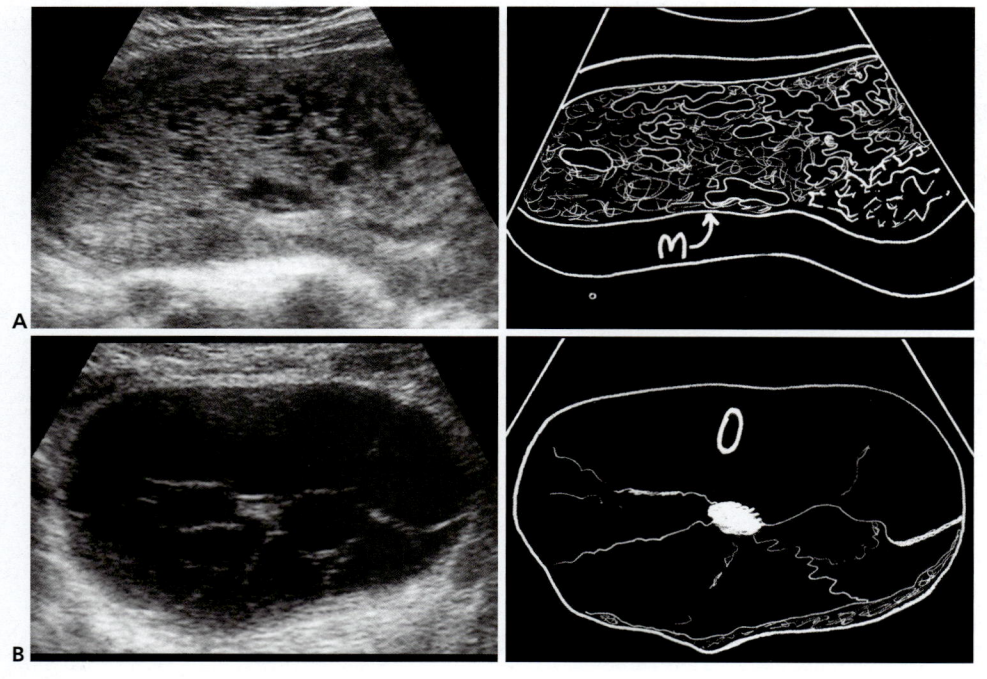

Figura 9.70. Exame transabdominal em paciente com amenorreia, aumento de volume abdominal, dor e episódio de pequeno sangramento. Nega a possibilidade de gravidez! Não fez exames laboratoriais, tampouco exame clínico.
A: Corte longitudinal do útero. Observe a mola hidatiforme (M) imensa.
B: Corte longitudinal do ovário direito (O). Observe a hiperestimulação ovariana, com grande aumento de volume e os cistos tecaluteínicos. O ovário esquerdo apresenta o mesmo aspecto. O esvaziamento da cavidade uterina comprovou a hipótese ecográfica.

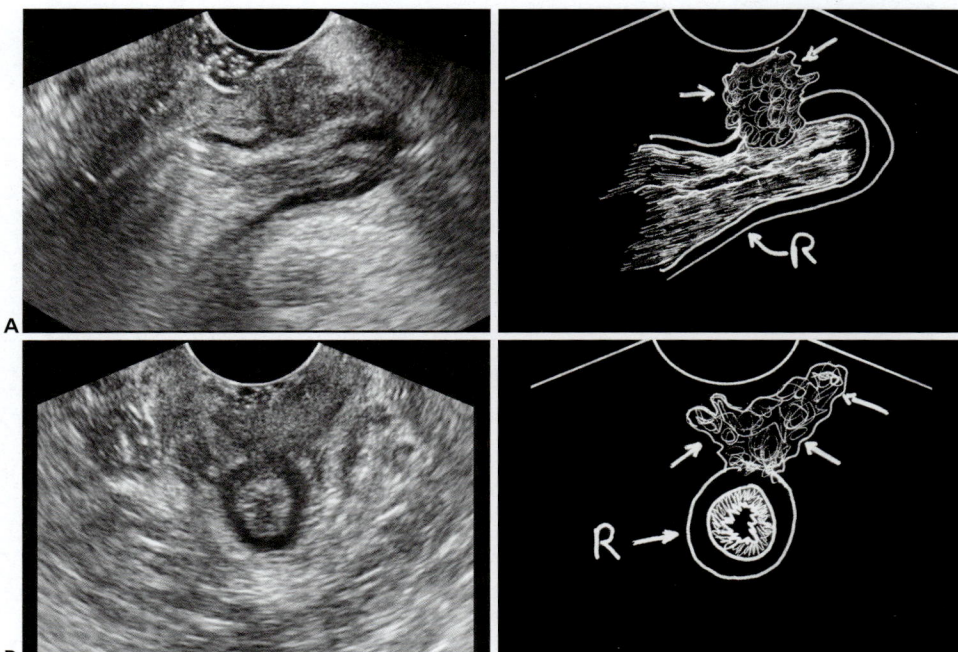

Figura 9.71. Paciente com antecedente de deiscência de episiotomia, infecção e cicatrização por segunda intenção. Refere dor crônica no períneo. Exame transperineal.
A: Corte longitudinal do canal retal (R). Observe o tecido heterogêneo (setas), amorfo, de limites irregulares, localizado entre a pele do períneo e o canal intestinal. A paciente refere dor à compressão deste tecido com o transdutor.
B: Corte transversal. O tecido amorfo mostra adesão entre a pele e a parede do reto. O ginecologista e o proctologista opinaram a favor de remover esse tecido, como tentativa de resolver o quadro doloroso, mas a paciente recusa qualquer intervenção, alegando que vai formar nova cicatriz dolorosa.

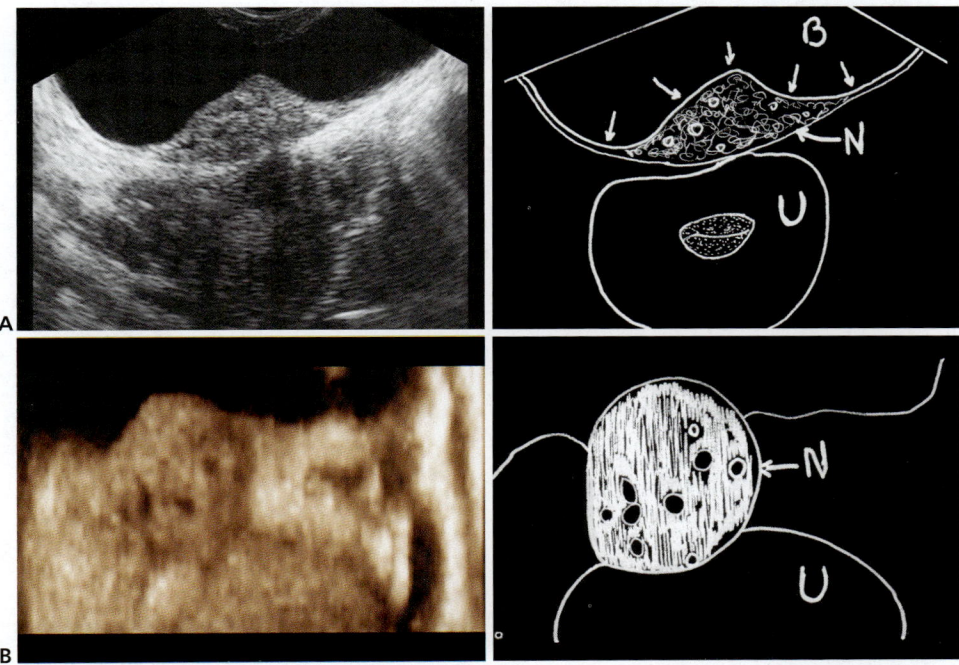

Figura 9.72. Cerca de um ano após cesariana, a paciente passou a apresentar dor quando a bexiga está repleta e também durante o seu esvaziamento, além de dispareunia. O quadro piora durante as menstruações. O exame laboratorial mostrou urina normal. Exame transabdominal com a bexiga repleta.
A: Corte transversal na altura do istmo uterino (U). Observe o nódulo (N) localizado na parede vesical, sobre o útero, coberto pela mucosa vesical (setas). B = bexiga.
B: Imagem volumétrica 3D. O nódulo é denso e com microcistos dispersos. A correlação clínico-ecográfica sugere implante de endometriose na parede vesical externa, provocado pela cesariana, confirmado na exploração cirúrgica.

> Apesar do grande número de cesarianas em nosso país, é incomum o implante de endométrio no leito cirúrgico, provocando focos de endometriose. O local mais comum é na cicatriz da parede abdominal, onde a paciente nota nódulo doloroso durante as menstruações. Na parede vesical justauterina, como o presente caso, é mais raro.

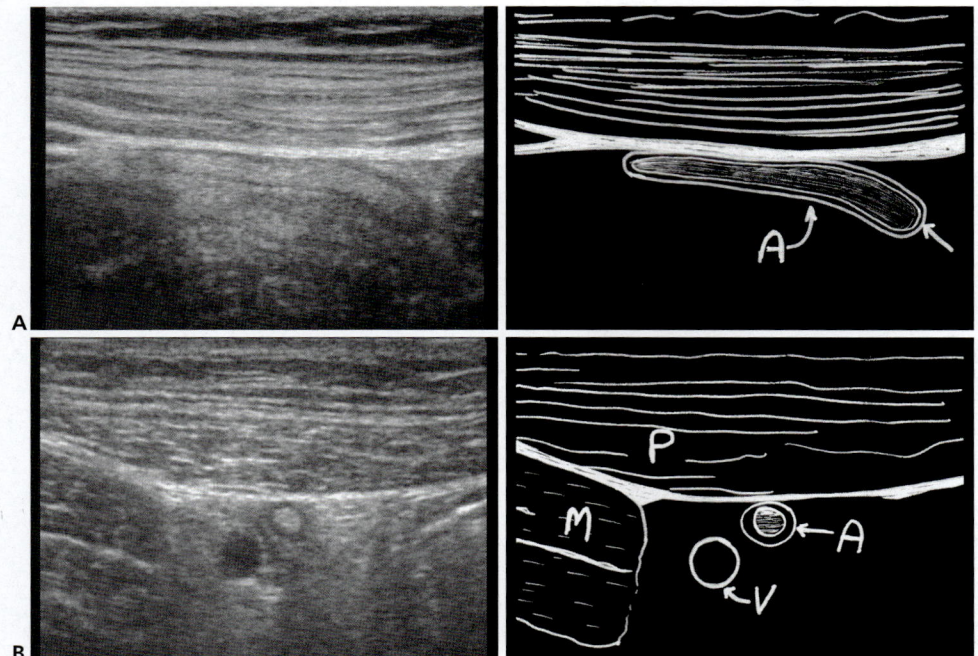

Figura 9.73. Exame transabdominal do apêndice cecal, com localização pélvica. Transdutor linear. Cortesia: Dr. Edson Rossini Iglézias.
A: Corte longitudinal. O apêndice cecal (A) se direciona obliquamente para cavidade pélvica, terminando no típico fundo de saco (seta). Sua parede mostra as camadas de alça delgada, e sua cavidade está vazia.
B: Corte transversal. Observe o aspecto típico em alvo. O calibre do apêndice normal mede até 6 mm. Acima de 6 mm é considerado espessado e sinônimo de enfermidade. P = parede abdominal; M = músculo psoas; V = veia ilíaca.

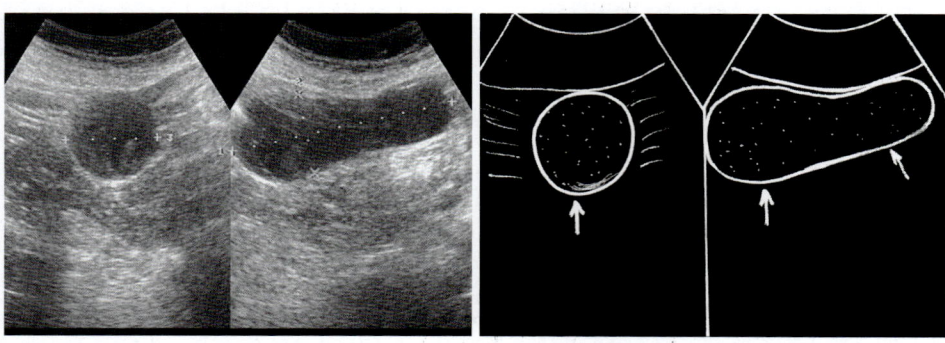

Figura 9.74. Paciente com sintomas vagos de incômodo na fossa ilíaca direita. Nega quadro agudo. Exame transabdominal. Corte transversal (à direita) e corte longitudinal (à esquerda) do apêndice cecal (setas), distendido por fluido com material em suspensão, com as paredes finas e imóveis. O diagnóstico final foi de mucocele do apêndice por obstrução proximal. Cortesia: Dr. Edson Rossini Iglézias.

Capítulo 9 ■ A DOENÇA INFLAMATÓRIA PÉLVICA. A DOR PÉLVICA

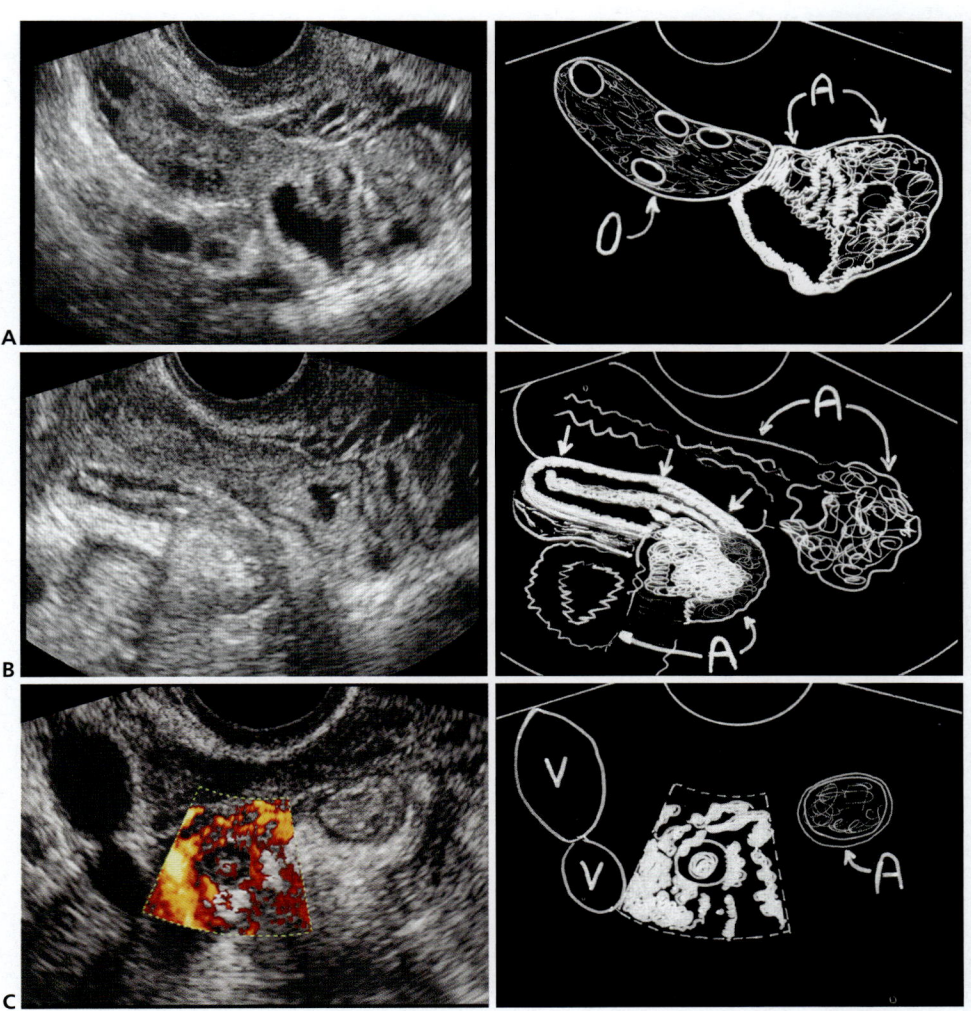

Figura 9.75. Paciente com dor aguda na fossa ilíaca direita. Exame transvaginal. Cortesia: Dr. Edson Rossini Iglézias.
A: Observe o ovário direito (O) e alças distendidas de íleo (A), com peristaltismo aumentado (no exame dinâmico).
B: Apêndice pélvico (setas) contendo gás, com espessamento da gordura periférica (halo ecogênico) e com perda da anatomia parietal na extremidade distal.
C: Corte transversal do apêndice. O Doppler colorido por amplitudes *(Power Doppler)* mostra grande aumento da vascularização apendicular. O diagnóstico é de apendicite pélvica aguda.
V = vasos ilíacos.

> ❗ O mapa vascular das alças intestinais, obtido com o Doppler, é muito importante. Em pacientes com dor, ao se identificar espessamento de alça intestinal, aplique o mapa vascular. Temos três possibilidades básicas:
> - Alça normal (calibre, conteúdo, compressibilidade e peristaltismo normais): mapa vascular pobre, com alguns pequenos vasos visíveis. O mapa vascular normal é pobre por causa da pequena espessura das paredes intestinais e dos vasos minúsculos.
> - Alça anormal: calibre aumentado, conteúdo ausente ou aumentado, pouco compressível, e peristaltismo ausente ou aumentado. Mapa vascular aumentado: inflamação ou tumor.
> - Alça anormal, com as mesmas características do segundo item. Mapa vascular ausente: isquemia.

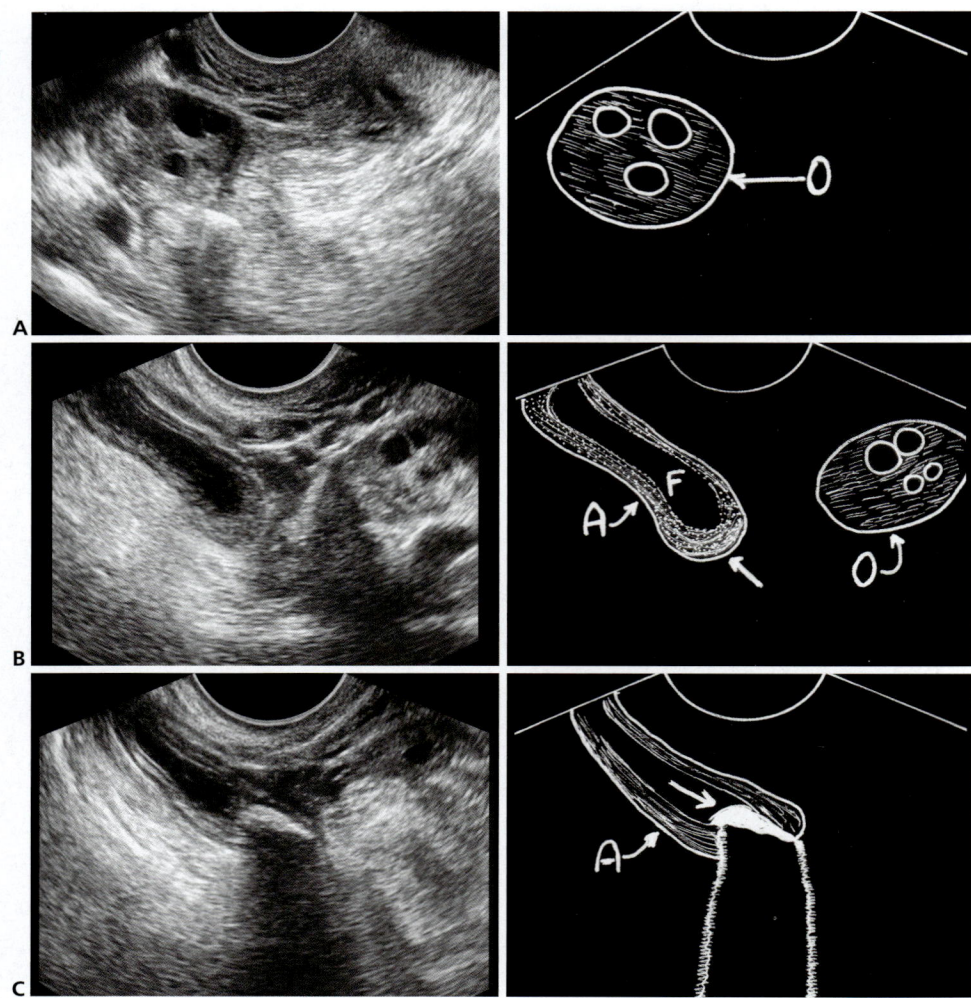

Figura 9.76. Paciente de 23 anos, com dor aguda em fossa ilíaca direita. Hemograma: leucocitose. Exame clínico: ausência de infecção vaginal (!) e dor pélvica à direita. Tratamento medicamentoso de anexite aguda, com pouca melhora. Exame transvaginal.
A: Ovário direito (O) normoposicionado, de aspecto normal.
B: Corte oblíquo à direita. Ao lado do ovário, observe o apêndice cecal (A), espessado, dilatado por fluido (F), com o típico fundo de saco para baixo (seta), doloroso à mobilização.
C: No terço médio do apêndice, note o típico apendicolito (seta), presente em 40% das apendicites. O diagnóstico de apendicite aguda foi confirmado durante a cirurgia.

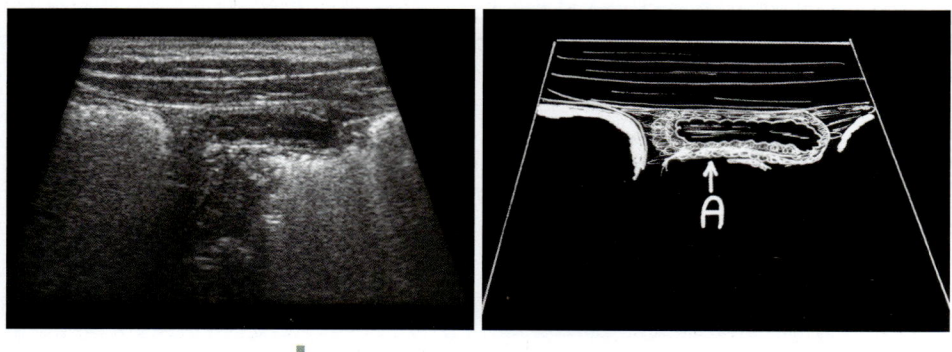

Figura 9.77. Paciente de 16 anos, virgem, em tratamento de doença inflamatória pélvica à direita, há dez dias. Exame transabdominal com transdutor linear. Observe o apêndice cecal espessado (A) e com fluido em sua luz. A compressão com o transdutor não o colapsa e provoca dor. Apendicite aguda.

> A apendicite aguda apresenta três fases evolutivas: exsudativa (aumento do calibre), gangrenosa (perda parcial do contorno) e perfurada (coleção).
> Os critérios ecográficos para o diagnóstico da apendicite aguda são:
> - Diâmetro transverso aumentado.
> - Não colapsa à compressão com o transdutor.
> - Gordura adjacente ecogênica.
> - Presença de apendicolito.
> - Mapa vascular aumentado.
> - Perda parcial do contorno.
> - Coleções relacionadas com o apêndice.

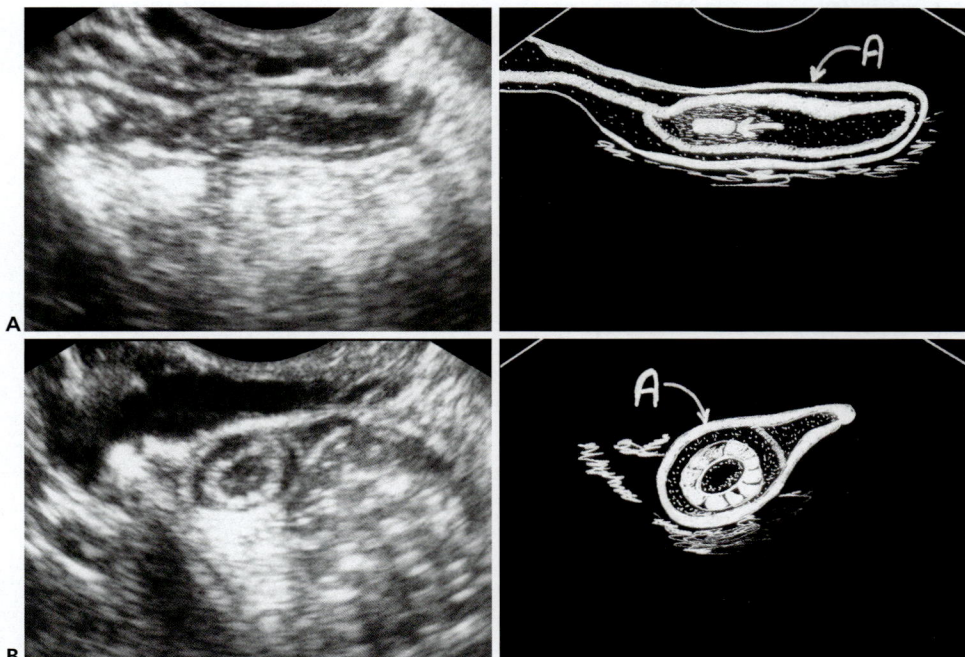

Figura 9.78. Paciente de 17 anos, com crise de dor aguda na fossa ilíaca direita. A suspeita clínica é de apendicite, mas, como a paciente apresentava corrimento purulento, foi solicitado exame ecográfico para diagnóstico diferencial com anexite aguda. Não identificamos alteração anexial. Exame transabdominal.
A: Observe o corte longitudinal do apêndice (A), o qual está espessado, edemaciado e com pequena quantidade de fluido em sua luz. Note o pequeno apendicolito (seta). A gordura adjacente está ecogênica.
B: Corte transversal do apêndice espessado. O diagnóstico final foi de apendicite aguda sem perfuração ou abscesso (fase exsudativa).

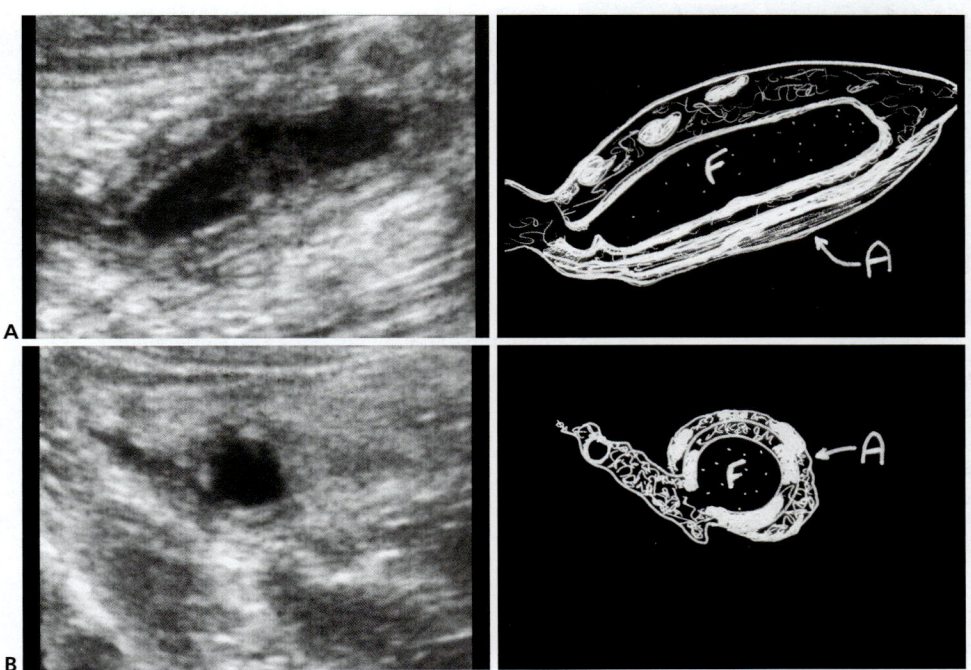

Figura 9.79. Paciente com febre e dor aguda na fossa ilíaca direita. Não identificamos alterações dos anexos uterinos, no exame por via vaginal. Exame transabdominal com transdutor linear. O corte longitudinal (imagem **A**) e o transversal (imagem **B**) mostram o apêndice (A) com aumento do calibre, edemaciado, com a luz distendida por fluido (F) e com pontos de perda do contorno. Apendicite aguda na fase gangrenosa. A ecografia tem boa acurácia para esse diagnóstico.

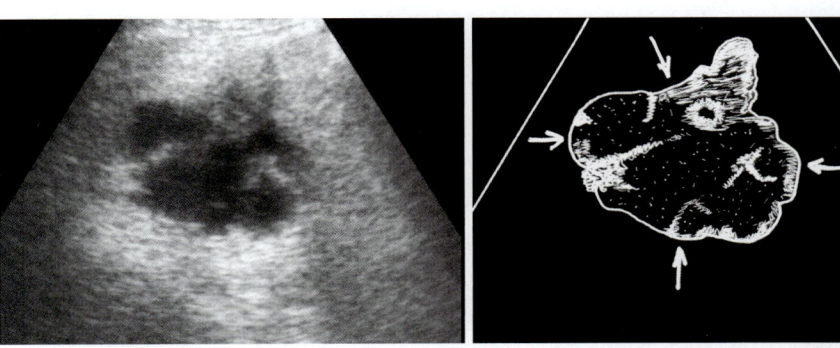

Figura 9.80. Paciente com dor aguda na fossa ilíaca direita e grande reação dolorosa à compressão e à descompressão da parede abdominal. Exame transabdominal. Não identificamos alterações da genitália interna. Na altura do ceco, nota-se coleção de fluido denso (setas), muito dolorosa à compressão com o transdutor.

> O diagnóstico final foi de apendicite aguda perfurada e com abscesso peritoneal. Lembramos que o apêndice cecal, em sua topografia habitual é facilmente visível à ecografia, e o diagnóstico de seu processo inflamatório é confiável. O apêndice retrocecal é de identificação difícil, pois o ceco dificulta a sua visualização, e o diagnóstico do processo inflamatório será tardio.

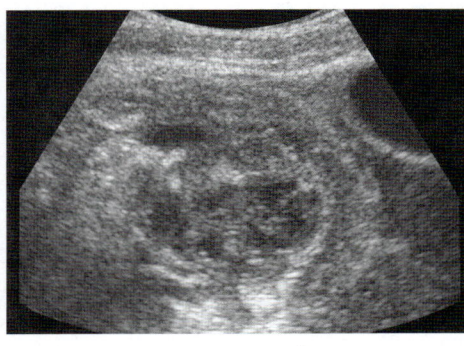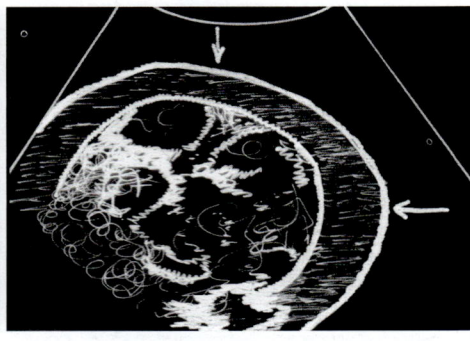

Figura 9.81. Paciente com dor aguda na fossa ilíaca direita, febre e grande reação dolorosa à compressão da parede abdominal, a qual mostrava sinais de endurecimento. Exame transabdominal. Note a grande coleção, simulando um tumor, no local doloroso (setas). A correlação clínico-ecográfica indica coleção inflamatória. O diagnóstico final foi de grande abscesso, decorrente de apendicite perfurada.

> ! Lembre-se, novamente, de que a correlação entre o quadro clínico, os exames laboratoriais e as imagens é fundamental. A imagem desse caso indica mais uma neoplasia do que um abscesso, mas o quadro clínico levou à hipótese de processo infeccioso.

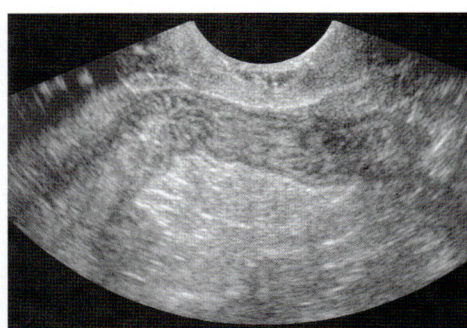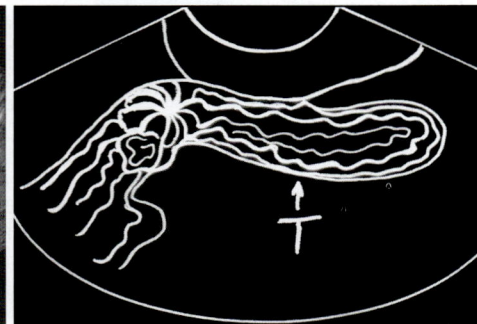

Figura 9.82. Exame transvaginal de rotina, em paciente assintomática. Corte longitudinal oblíquo à direita. Observe a imagem tubular (T), semelhante a uma tuba uterina espessada, com processo inflamatório. Tratava-se, na verdade, de alça de íleo normal. O peristaltismo da alça é patognomônico e permite o diagnóstico diferencial. Além disso, vê-se bem o pregueado típico da mucosa ileal e as camadas de sua parede.

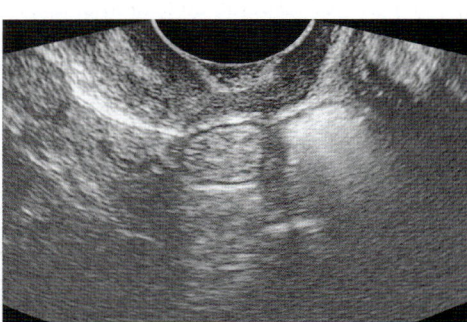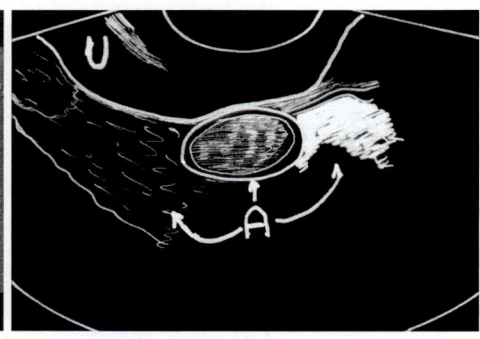

Figura 9.83. Exame transvaginal de rotina em paciente assintomática. Corte transversal oblíquo do útero (U). Observe as alças normais (A), com conteúdo variável, por causa do peristaltismo. Cortesia: Dr. Edson Rossini Iglézias.

> ! Características ecográficas de alças intestinais normais:
> - Peristaltismo típico para cada tipo de alça.
> - Paredes em camadas e imagem em alvo, no corte transversal.
> - Espessuras uniforme e simétrica das paredes.
> - Conteúdo variável e típico para cada tipo de alça.

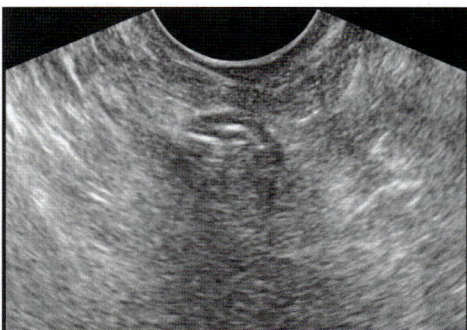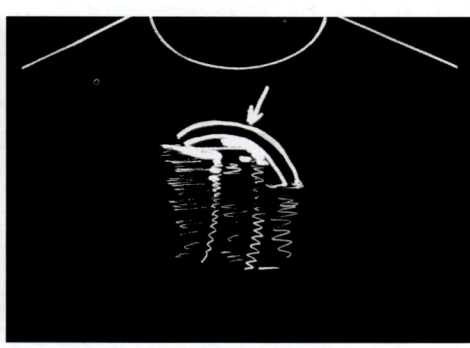

Figura 9.84. Exame transvaginal em paciente com dor pélvica recorrente na fossa ilíaca esquerda. Observe a área de espessamento assimétrico da parede do sigmoide (seta), com edema e bolha de gás no interior, dolorosa à compressão com o transdutor, indicando processo inflamatório em divertículo.

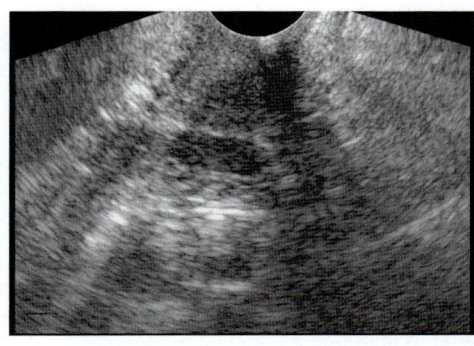 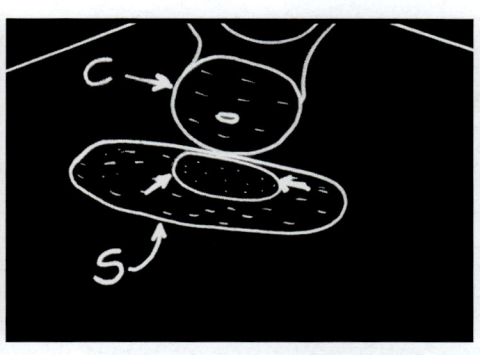

Figura 9.85. Paciente de 57 anos com dor pélvica intensa. Exame transvaginal. Corte transversal do colo uterino (C). Observe o corte transversal do cólon sigmoide inferior (S) com área de espessamento hipoecogênico na parede (setas), doloroso à mobilização com o transdutor e com fixação ao colo uterino.

! A paciente refere quadro clínico crônico de vários anos de constipação intestinal e crises dolorosas nos últimos três anos. Frente à hipótese de doença diverticular dos cólons, foi realizada uma colonoscopia, com confirmação do problema. O diagnóstico final foi uma crise de diverticulite aguda. A diverticulite aguda do sigmoide pode formar tumor heterogêneo retrouterino e ser confundida com patologia neoplásica do útero. Nessa situação, a cirurgia vai identificar massa inflamatória abscedida e aderida à face posterior do útero.

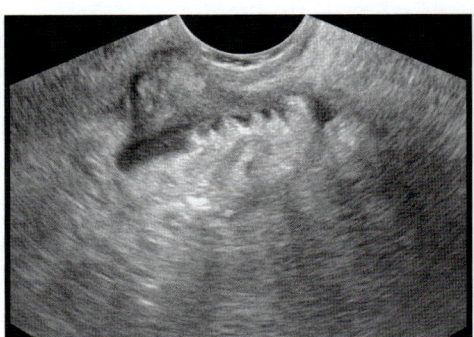 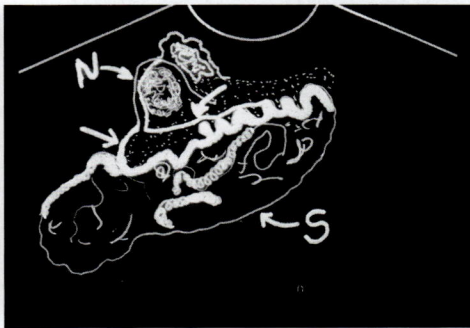

Figura 9.86. Exame transvaginal em paciente com dor pélvica aguda. Observe o sigmoide (S) com espessamento segmentar da camada muscular (edema) em sua parede anterior (setas) e nódulo (N) em sua superfície, doloroso ao deslocamento com o transdutor. O diagnóstico final foi de diverticulite aguda, com fleimão infeccioso na gordura periférica.

! A diverticulite aguda ocorre quase sempre em pacientes na pós-menopausa. É mais frequente no cólon descendente e no sigmoide. Como, nessa faixa etária, a anexite aguda é rara, a diverticulite aguda se torna a hipótese mais provável em processos inflamatórios pélvicos agudos. Os critérios ecográficos para o diagnóstico da diverticulite aguda são:
- Espessamento hipoecogênico de segmento da camada muscular.
- Nódulo hiperecogênico aderido ao espessamento.
- Aumento da ecogenicidade da gordura mesentérica adjacente.
- Coleção adjacente, correspondente a abscesso secundário à perfuração.
- Linhas hipoecogênicas partindo da coleção em direção às vísceras adjacentes: prováveis fístulas.

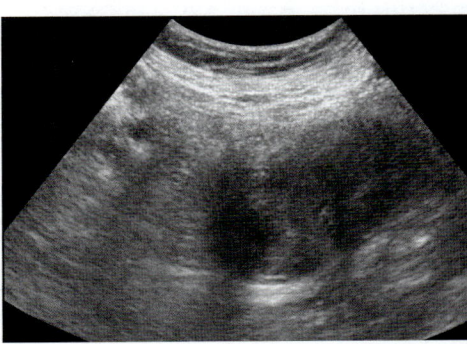 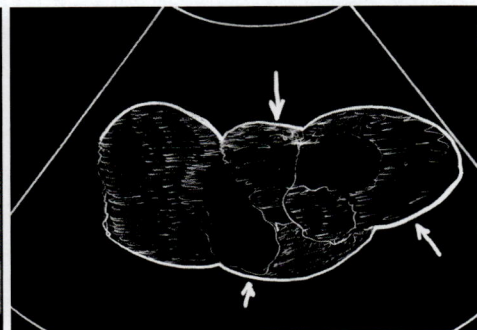

Figura 9.87. Exame transabdominal em paciente de 86 anos, com dor aguda na fossa ilíaca direita. Observe a massa hipoecogênica, contendo líquido heterogêneo, e reação periférica (setas), muito dolorosa à compressão com o transdutor.

! A primeira hipótese é de quadro infeccioso agudo intestinal (diverticulite ou apendicite, abscedidos). Outra hipótese é uma neoplasia ovariana ou intestinal. A paciente recusou cirurgia e foi submetida a tratamento com antibiótico e anti-inflamatório. Teve melhora substancial do quadro e retornou para controle ecográfico em 20 dias. A massa diminuiu para um quinto do volume inicial, o que lhe comprovou a origem inflamatória. Na faixa etária, o diagnóstico provável foi de diverticulite aguda, por sorte com boa resposta ao tratamento clínico medicamentoso.

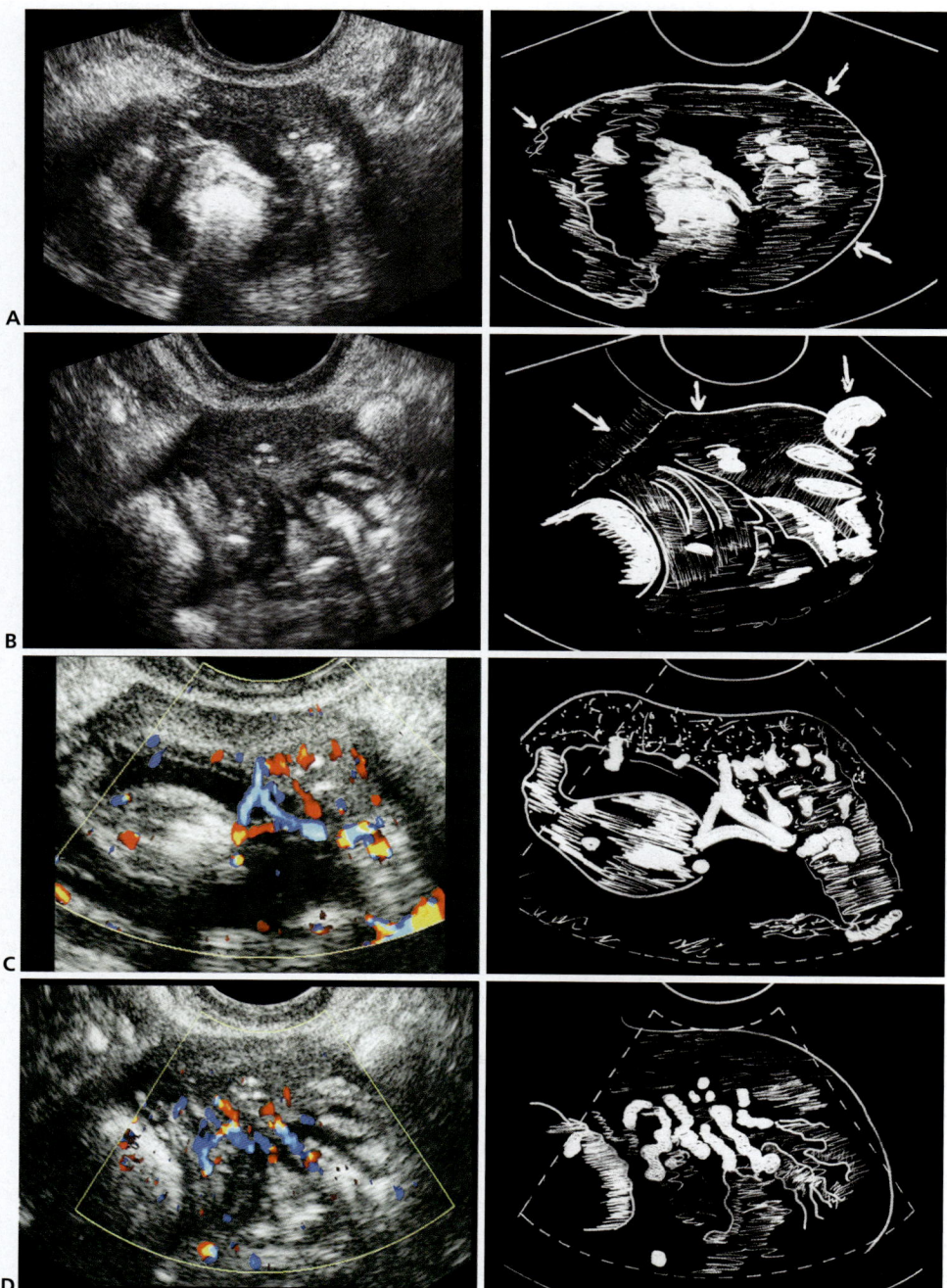

Figura 9.88. Paciente com quadro doloroso cônico, em fossa ilíaca esquerda, com maior intensidade nos últimos dias. Exame transvaginal.
Cortesia: Dr. Edson Rossini Iglézias.
A e **B:** Imagens em escala de cinzas.
C e **D:** Mapa vascular das mesmas imagens.
O sigmoide (setas) apresenta grande espessamento de suas paredes. Observe o sigmoide com grande espessamento parietal segmentar hipoecogênico, com inúmeros focos hiperecogênicos, com aumento significativo da vascularização (hiperemia). O diagnóstico final foi de doença diverticular inflamatória crônica, com hipertrofia pseudotumoral.

> Alguns quadros de diverticulite provocam alterações graves da parede intestinal, com espessamento irregular e estreitamento da luz, simulando neoplasmas. Torna-se necessária a exploração com outros métodos e, na dúvida, a intervenção cirúrgica.

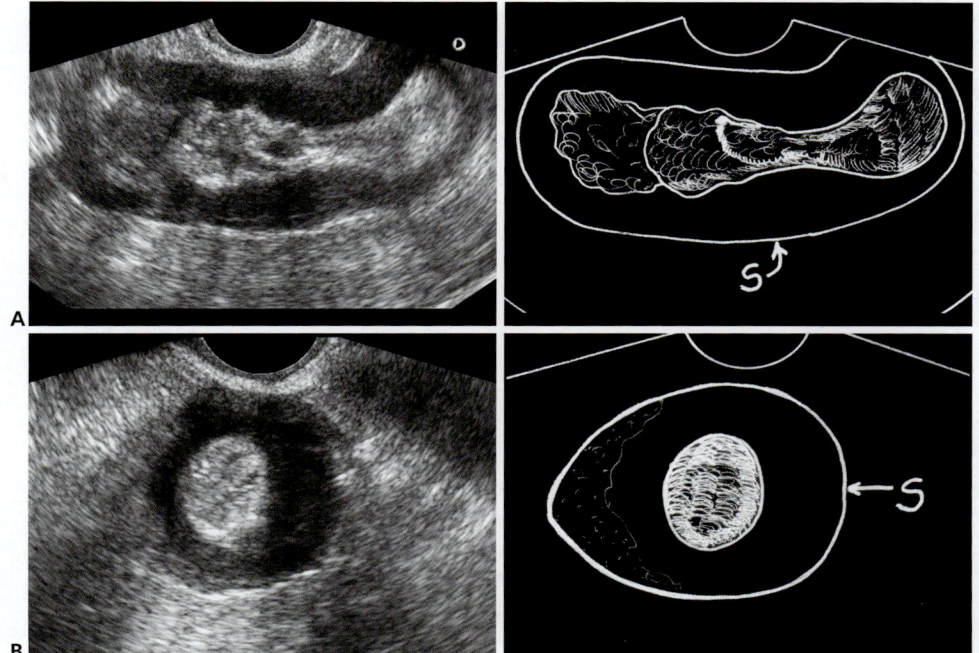

Figura 9.89. Exame transvaginal em paciente com dor pélvica crônica, com agudização recente. **A e B:** Corte longitudinal e corte transversal de segmento do sigmoide (S). Grande espessamento segmentar da camada muscular intestinal, caracterizando quadro de diverticulite pseudotumoral.

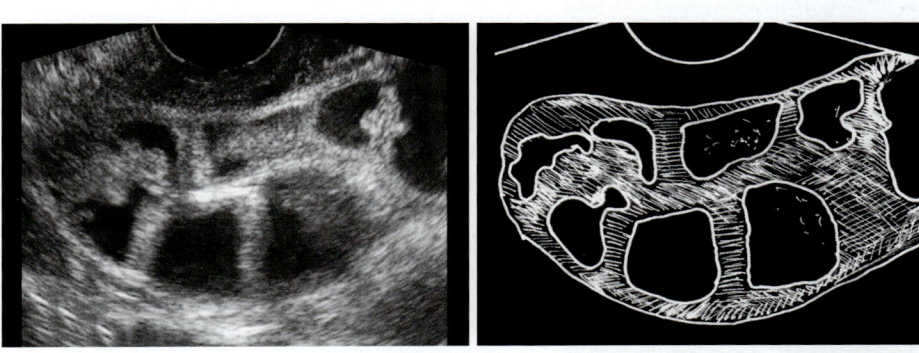

Figura 9.90. Exame transvaginal em paciente com cólicas abdominais intensas. Observe o bolo de alças ileais, dilatadas por líquido, sem espessamento parietal, caracterizando o diagnóstico de enterite aguda.
Cortesia: Dr. Edson Rossini Iglézias.

> ! A enterite aguda, geralmente de origem viral, cursa com dilatação líquida das alças, peristaltismo aumentado e paredes sem espessamento. Quando a causa é bacteriana, além dos achados acima, podem ocorrer espessamentos segmentares das paredes intestinais, comprometendo o íleo e o cólon direito.

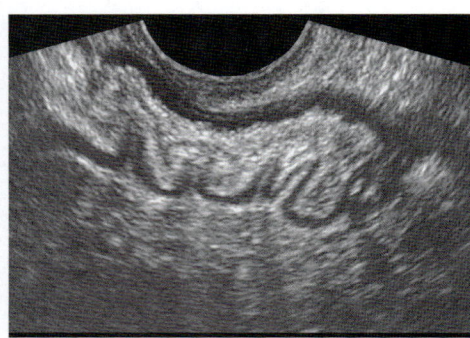
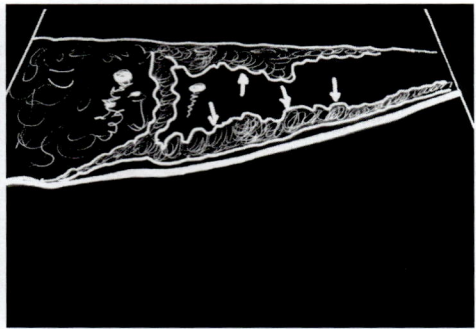

Figura 9.91. Paciente com enterite. Exame transabdominal com transdutor linear. Segmento de íleo pélvico, distendido por líquido, o qual permitiu contrastar o espessamento seletivo da mucosa (setas), com a camada muscular normal. Cortesia: Dr. Edson Rossini Iglézias.

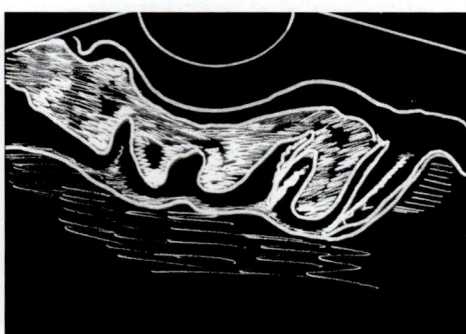

Figura 9.92. Segmento do sigmoide mostrando espessamento assimétrico da muscular (faixas hipoecogênicas). Exame transvaginal. O achado pode corresponder a edema, reação actínica ou alça de esforço. A correlação com a história clínica é fundamental para se formular hipótese. Cortesia: Dr. Edson Rossini Iglézias.

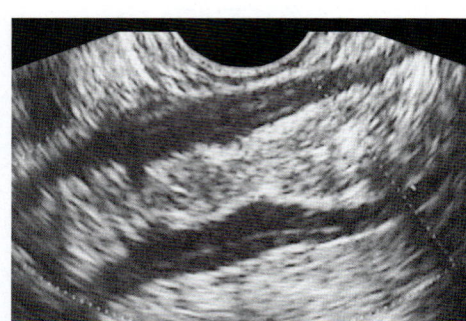
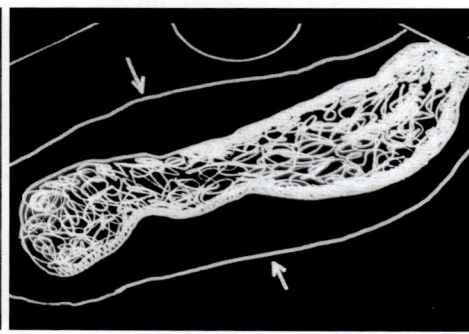

Figura 9.93. Exame transvaginal em paciente submetida à radioterapia. Observe o sigmoide com espessamento das paredes (setas), indicando processo inflamatório actínico. Cortesia: Dr. Edson Rossini Iglézias.

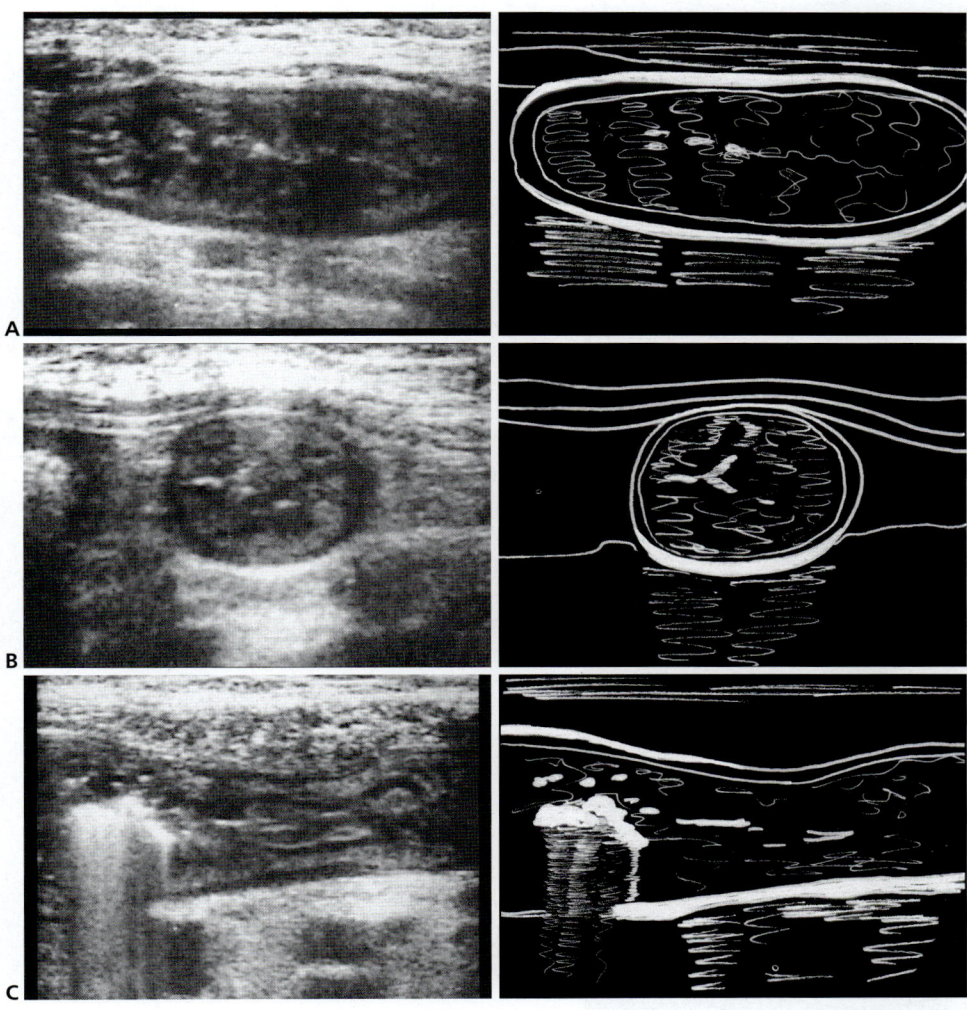

Figura 9.94. Paciente com dor abdominal difusa, predominante no quadrante inferior direito, com crises de diarreia e de distensão abdominal, bem como inapetência e perda de peso. Exame transabdominal com transdutor linear.
Cortesia: Dr. Edson Rossini Iglézias. As Figuras (A-C) mostram diferentes segmentos ileais, com espessamento da mucosa e da submucosa. O peristaltismo e a distensibilidade estão reduzidos. O diagnóstico final foi de doença de Crohn.

> A doença de Crohn é uma doença intestinal inflamatória idiopática. Caracteriza-se por inflamação transmural descontínua das alças intestinais. Na anatomia patológica, são identificadas as seguintes alterações:
> - Infiltração transmural inflamatória granulomatosa.
> - Espessamento da parede do tubo digestório, com estreitamento luminal, podendo levar à obstrução.
> - Ulcerações da mucosa, podendo atingir as diversas camadas, até a serosa.
> - Fissuras, perfurações e fístulas (enteroentéricas, enterovesicais, enterovaginais e enterocutâneas).
> - Linfonodomegalia mesentérica.
> - Abscessos intra-abdominais e/ou retroperitoneais.
>
> A ultrassonografia é um método participante do arsenal diagnóstico da doença de Crohn, com boa acurácia. Os principais achados ecográficos são:
> - Espessamento da parede intestinal, com estreitamento da luz, e eventual obstrução da alça.
> - Espessamento fibroadiposo do mesentério.
> - Mapa vascular revelando hiperemia.
> - Linfonodomegalia mesentérica.
> - Massas inflamatórias e abscessos.
> - Fístulas.

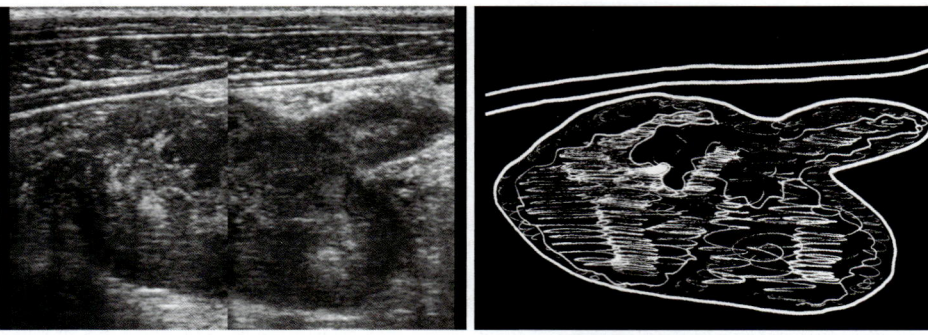

Figura 9.95. Paciente portadora de doença de Crohn, referindo crise aguda no quadrante inferior direito. Exame transabdominal com transdutor linear. A imagem mostra o íleo terminal e o ceco. Observe o grande espessamento parietal intestinal, com desestruturação das camadas e estreitamento luminal.

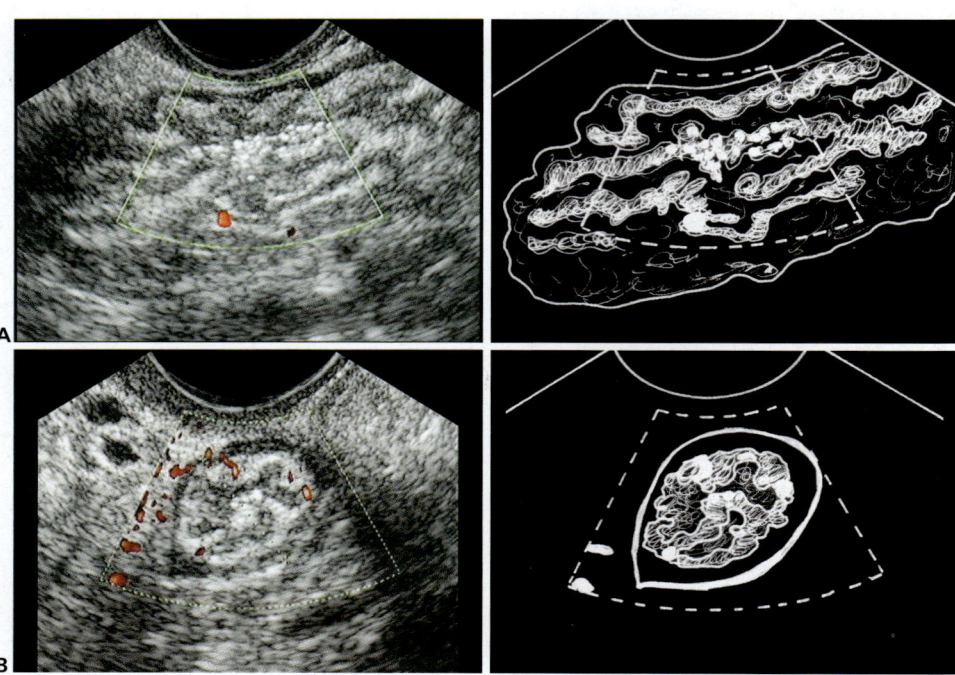

Figura 9.96. Exame transvaginal com Doppler, de paciente em tratamento de retocolite ulcerativa. Cortesia: Dr. Edson Rossini Iglézias. Corte longitudinal (**A**) e corte transversal (**B**) de segmento do sigmoide. Observe o espessamento da mucosa e da submucosa, característicos da doença na fase crônica. O mapa vascular mostra pouca atividade, indicando processo inflamatório em remissão.

> A retocolite ulcerativa é outra doença intestinal inflamatória idiopática, que acomete exclusivamente os cólons e o reto, com predominância à esquerda. A maior incidência é em mulheres jovens. O quadro clínico é de dor abdominal baixa, diarreia mucoide sanguinolenta, perda de peso e febre. A ultrassonografia apresenta boa acurácia, ao demonstrar a preservação das camadas parietais do cólon, com espessamento exclusivo da mucosa e submucosa, e com ausência de fístulas e de abscessos.

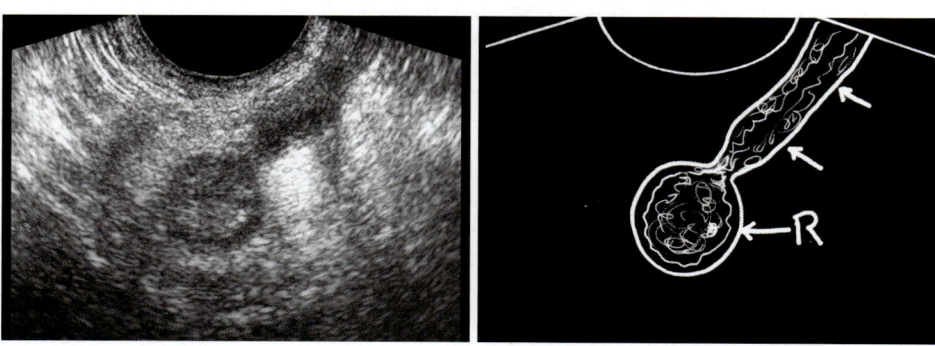

Figura 9.97. Paciente com queixa de dor aguda retal e perineal. Exame transperineal, com transdutor transvaginal. Cortesia: Dr. Edson Rossini Iglézias. Corte transversal do reto (R). Observe a fístula (setas) retoperineal, muito dolorosa à compressão com o transdutor.

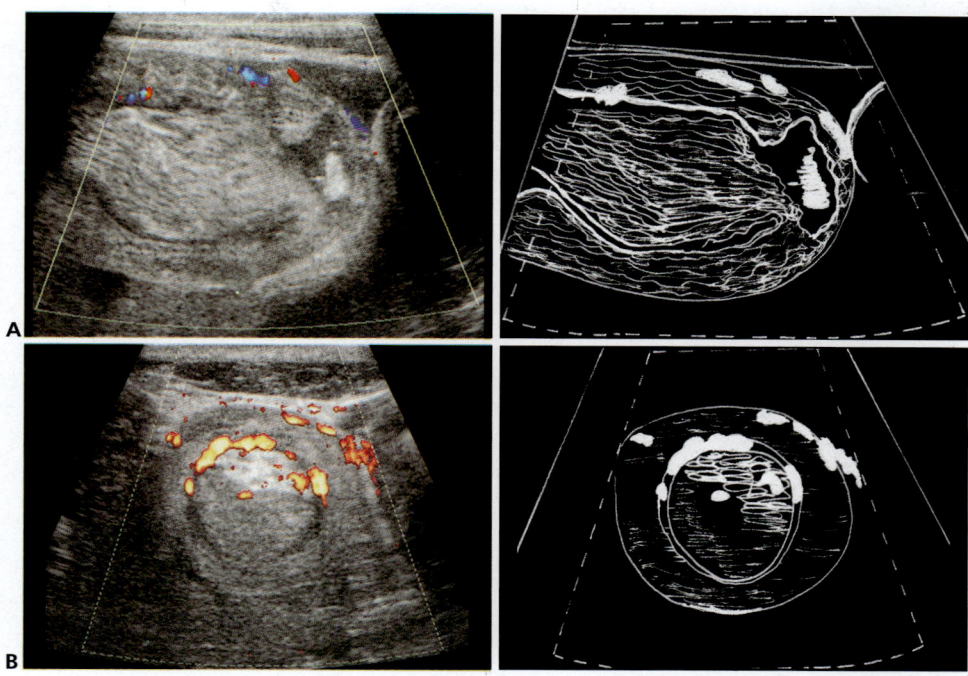

Figura 9.98. Paciente com dor hipogástrica. Exame transabdominal, com transdutor linear. Cortesia: Dr. Edson Rossini Iglézias. Corte longitudinal (**A**) e corte transversal (**B**), demonstrando imagem típica de invaginação intestinal (alça dentro da alça). O mapa vascular mostra preservação do fluxo e hiperemia, indicando boa vitalidade da alça.

> A invaginação intestinal (intussuscepção) é mais rara em adultos, comprometendo, principalmente, o sigmoide. O quadro clínico é de dor persistente no hipogástrio, constipação e tumor palpável. Geralmente, o fator desencadeante (adultos) é um tumor. A ecografia tem boa acurácia ao demonstrar, em corte longitudinal, o aspecto de alça dentro de alça e, no corte transversal, o aspecto de múltiplos anéis concêntricos. O mapa vascular é importante para demonstrar a presença de vitalidade na alça intestinal. Quando ausente, indica sofrimento grave e necessidade de cirurgia.

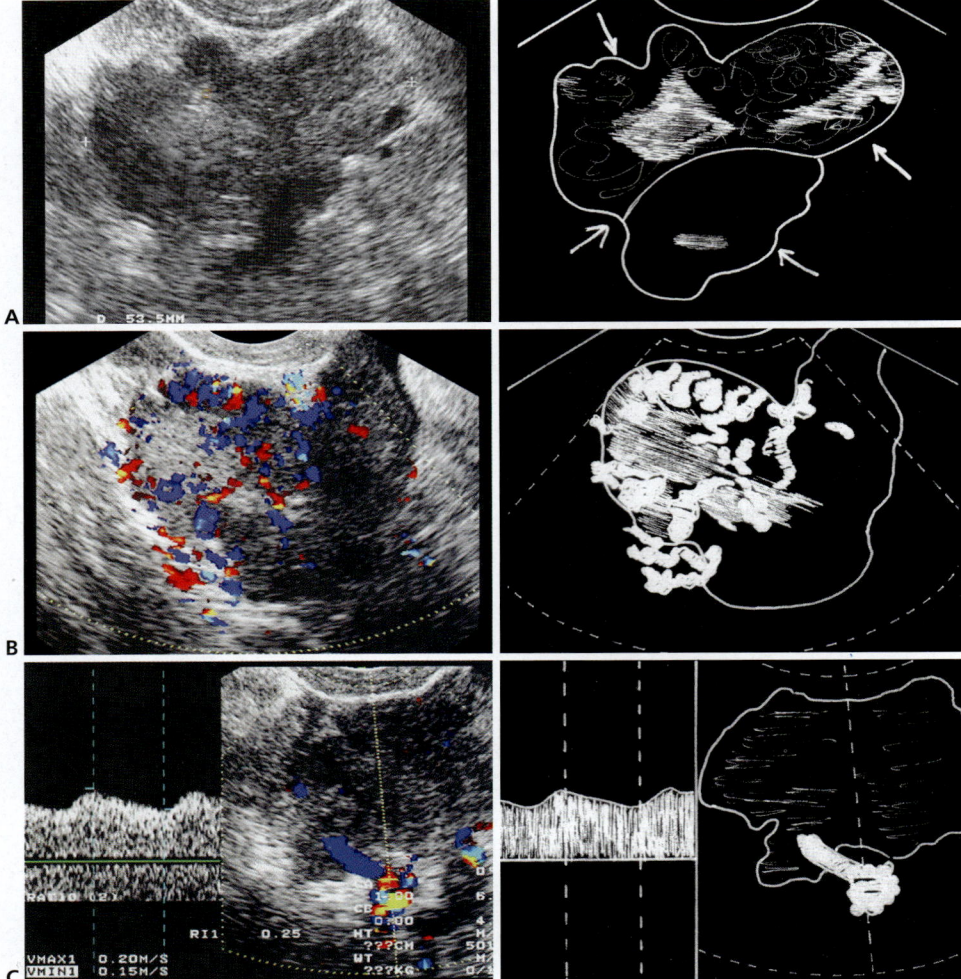

Figura 9.99. Paciente com anemia, sem causa definida e queixa de dor pélvica. Exame transvaginal. Cortesia: Dr. Edson Rossini Iglézias.
A: Corte transversal acima do fundo uterino. Observe o tumor sólido (setas), com contornos lobulados e irregulares, apresentando áreas ecogênicas centrais.
B: Mapa vascular com Doppler colorido por frequências. Observe a grande quantidade de vasos grossos e irregulares, indicando neoangiogênese atípica.
C: A análise espectral mostra artérias com baixos índices de resistividade. O registro, no exemplo, apresenta IR de 0,25, baixíssimo, indicando alto risco de malignidade.

> Por se tratar de mulher, a primeira hipótese é a de neoplasia ovariana. O presente tumor está conectado à alça de íleo, necessitando de diagnóstico histológico, o qual revelou tumor maligno do estroma gastrointestinal ileal (GIST, na sigla inglesa). Os tumores malignos ileais são raros, mais ainda o GIST. O presente caso ilustra muito bem a caixa de mistérios que é a pelve, principalmente a feminina.

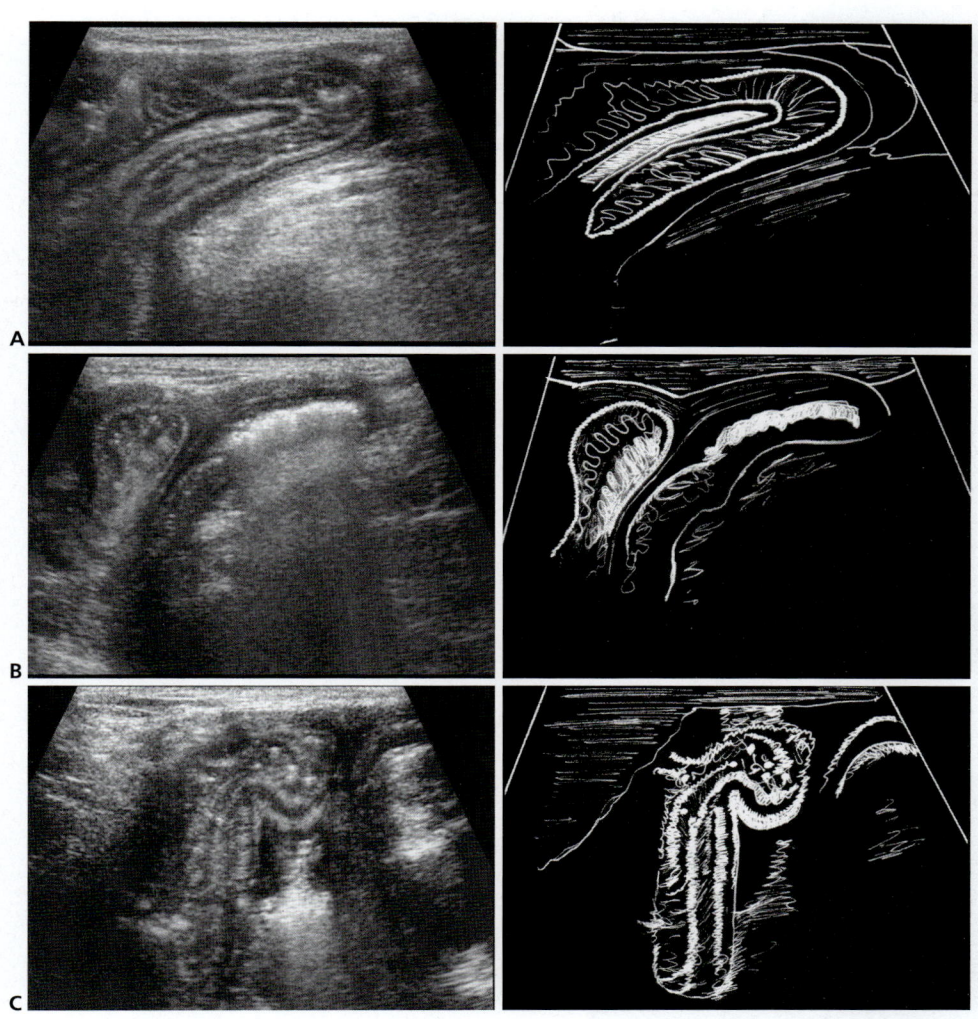

Figura 9.100. Paciente com queixa de dor na pelve esquerda e virilha. Exame ginecológico normal. Exame transabdominal, com transdutor linear. Cortesia: Dr. Edson Rossini Iglézias.
A: Corte longitudinal da virilha esquerda. Observe as alças intestinais, apresentando peristaltismo dentro do canal inguinal.
B: Manobra de Valsalva. Houve aumento do bolo intestinal e do peristaltismo.
C: Compressão com o transdutor. Houve redução da hérnia, confirmando-se a hipótese ecográfica.

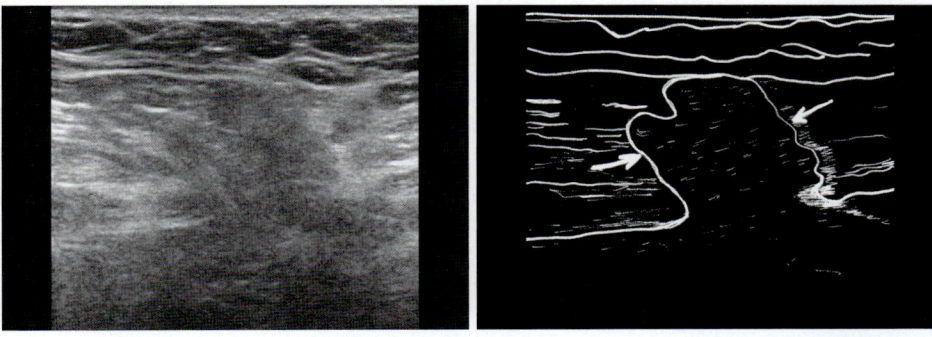

Figura 9.101. Paciente com queixa de dor mal definida na parede abdominal inferior. Palpação: área dolorosa amolecida. Exame da parede abdominal, com transdutor linear. Observe o tumor de partes moles (setas), com limites imprecisos, localizado no tecido adiposo e penetrando o músculo reto abdominal. O diagnóstico histológico foi um lipoma invasivo, com focos de necrose, mas sem sinais de malignidade.

> ❗ Várias enfermidades podem causar dor pélvica mal definida, com irradiação para a parede abdominal, virilha, e, eventualmente, para a raiz da coxa, períneo e púbis. Podemos citar: hérnias, tumores de partes moles, doenças musculares, doenças do trato urinário inferior, linfomas, doenças ortopédicas etc.

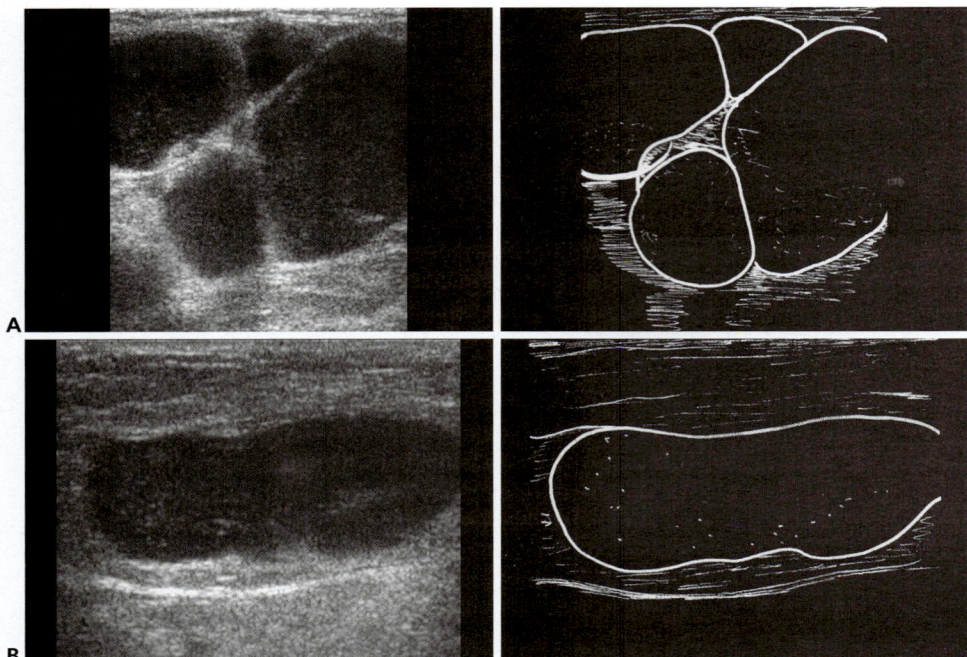

Figura 9.102. Paciente com dor pélvica e nódulos dolorosos na virilha direita. Exame transabdominal, com transdutor linear. As imagens (**A** e **B**) mostram vários nódulos hipoecogênicos, quase anecoides, localizados no canal inguinal e na pelve. Foi retirado um dos nódulos da virilha, e o diagnóstico histológico foi um linfoma anaplásico. A avaliação posterior revelou ser primário da pelve.

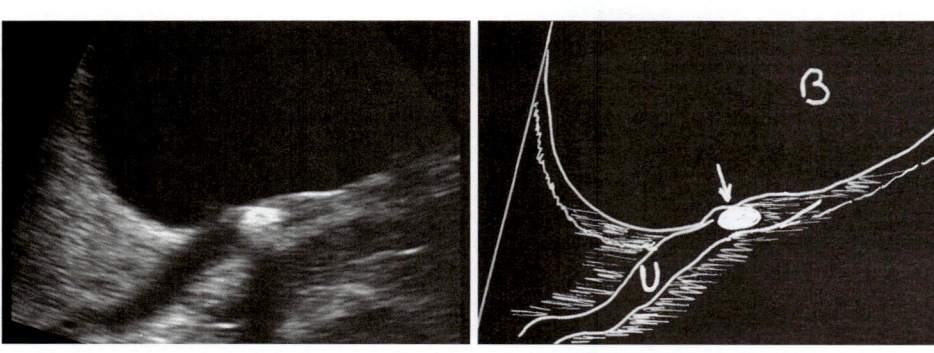

Figura 9.103. Paciente com dor na fossa ilíaca direita, com irradiação para a bexiga, virilha e períneo. Exame transabdominal. A bexiga (B) está cheia. Observe o cálculo (seta) no ureter direito intramural, bem como a dilatação ureteral a montante (U).

> Nem todos os pacientes com cálculos do aparelho urinário apresentam cólicas renais típicas. O cálculo pode migrar para o ureter, provocando dores mal definidas ou mesmo sintomas vagos. Nesses casos, podem ocorrer obstrução e evolução para hidronefrose, às vezes com progressão grave e sequela renal.

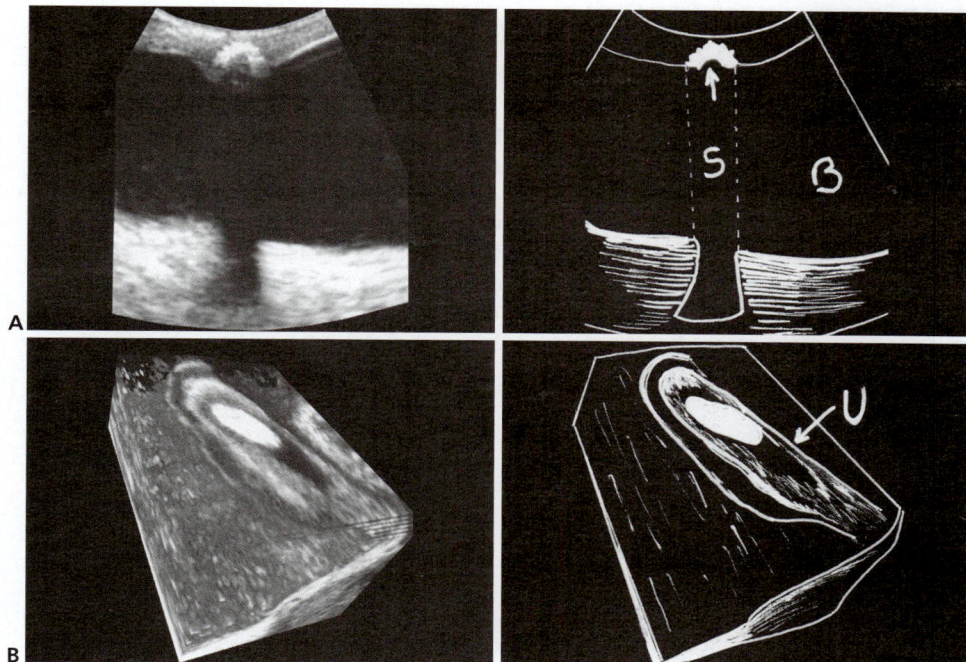

Figura 9.104. Paciente com dor pélvica. O ginecologista não encontrou alteração genital e solicitou exame transvaginal.
A: Corte transversal na parede vesical à esquerda. Observe o cálculo no ureter intramural (seta), provocando sombra acústica (S). B = bexiga.
B: Imagem volumétrica 3D. Observe o ureter intramural (U), com o cálculo alongado dentro de sua luz. Abaixo do ureter, note a superfície da mucosa vesical (cistoscopia virtual).

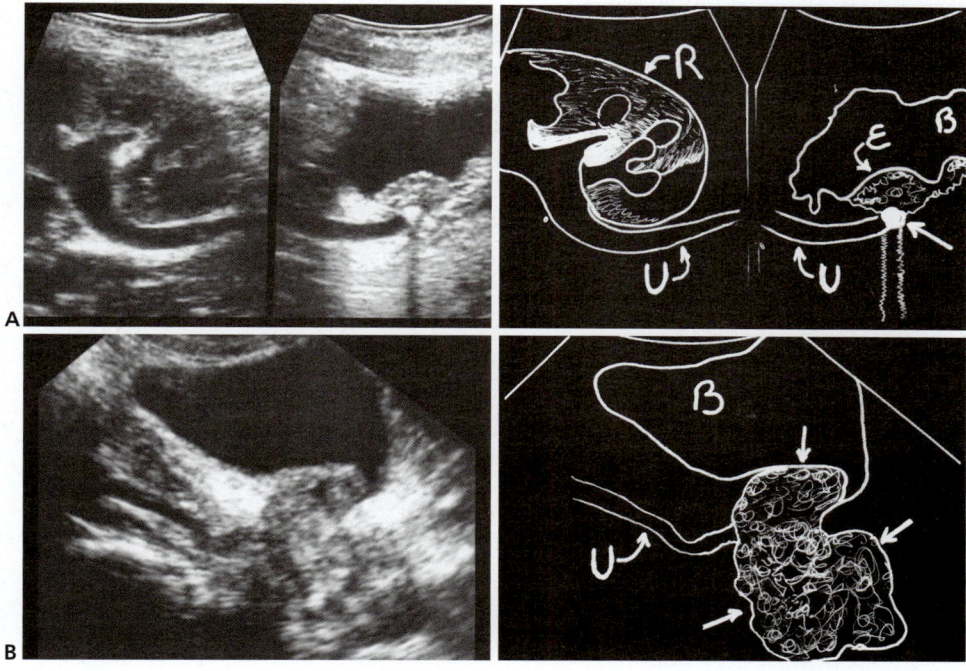

Figura 9.105. Paciente com cólica renal e dor pélvica. Apresenta hematúria. Exame transabdominal. Cortesia: Dr. Edson Rossini Iglézias.
A: Observe o rim (R) com hidronefrose e o ureter (U) dilatado até a pelve, onde se nota cálculo intramural (seta) e edema acentuado do óstio ureteral (E). B = bexiga.
B: Plano oblíquo da junção ureterovesical (JUV). Observe a neoplasia invasora extensa (setas), comprometendo a JUV e invadindo a parede vesical e o retroperitônio adjacente. O diagnóstico final foi carcinoma do urotélio, com invasão local extensa (mau prognóstico).

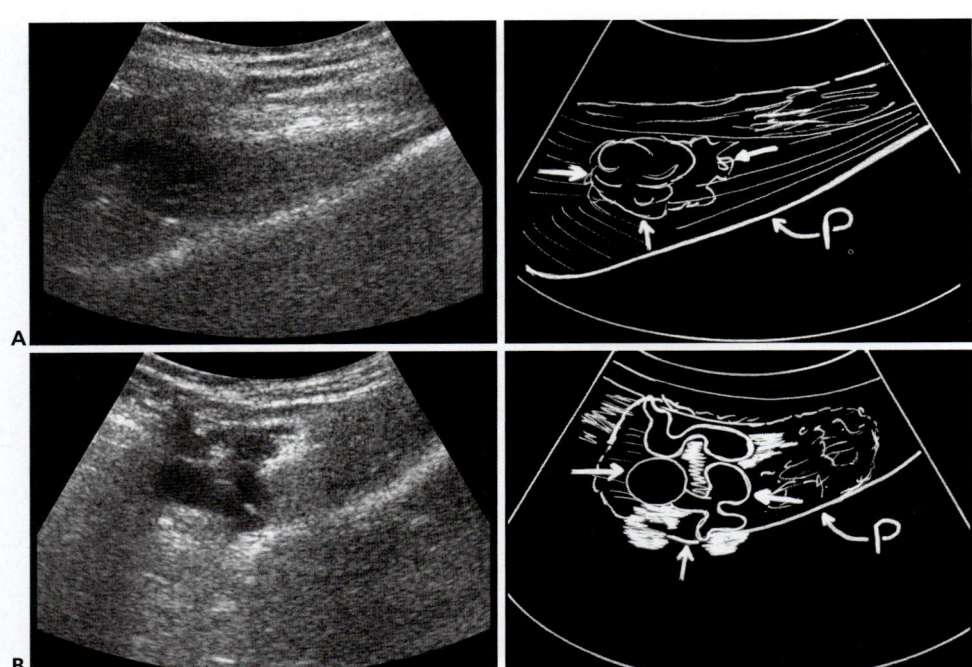

Figura 9.106. Paciente tratada de carcinoma do sigmoide, tendo sido submetida à radioterapia pélvica. Refere dor pélvica crônica e, desde há alguns dias, dor lombar bilateral. O diagnóstico foi de obstrução ureteral bilateral, por fibrose actínica retroperitoneal pélvica. Está com cateter no ureter direito. Exame transabdominal.
A: Observe a bexiga repleta (B), o ureter inferior direito (U) dilatado, e o cateter (seta) em sua luz.
B: Observe o cateter (tipo *pig tail*) emergindo do meato ureteral.

Figura 9.107. Paciente de 17 anos, com dor intensa em fossa ilíaca direita. Refere prática intensa de ginástica aeróbica. Exame transabdominal.
A e B: Corte longitudinal e corte transversal do músculo psoas (P). Observe a área hipoecogênica irregular (setas) no interior do músculo, em seu segmento pélvico. O diagnóstico foi de miosite aguda do psoas.

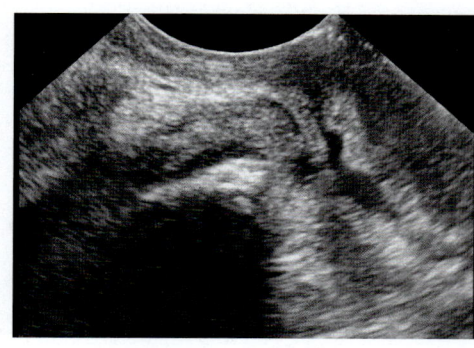
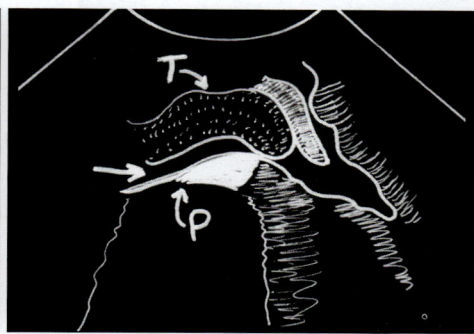

Figura 9.108. Paciente praticante de competição de ciclismo. Após prova muito pesada, passou a referir dor intensa na vagina, com irradiação para o períneo. Consultas ginecológica e urológica sem alterações. Exame transvulvar. Corte longitudinal. Observe o edema do periósteo (seta) da sínfise púbica (P) e o espessamento do tecido mole periférico (T). O diagnóstico ecográfico foi de pubeíte em sua borda inferior, decorrente dos microtraumas repetidos durante a prática esportiva. Foi submetida a exame de ressonância magnética, com confirmação do diagnóstico ecográfico.

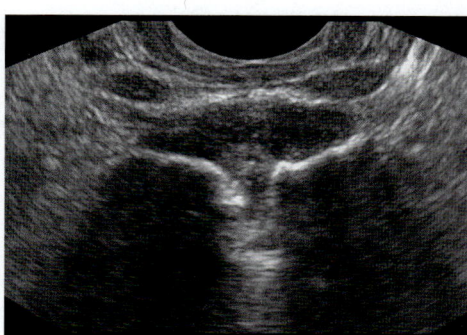
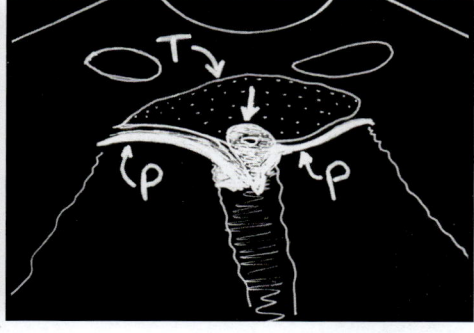

Figura 9.109. Paciente jogadora de futebol. Refere dor intensa na parede abdominal inferior e no púbis, com irradiação para a pelve e períneo. Exame transabdominal com transdutor convexo de alta frequência. Corte transversal da sínfise púbica. Observe o edema e o espessamento do tecido mole (T) na superfície da sínfise, caracterizando quadro de pubeíte, também confirmado por exame de ressonância magnética. P = ramos da sínfise púbica; seta = cartilagem articular.

CAPÍTULO 10

A Endometriose

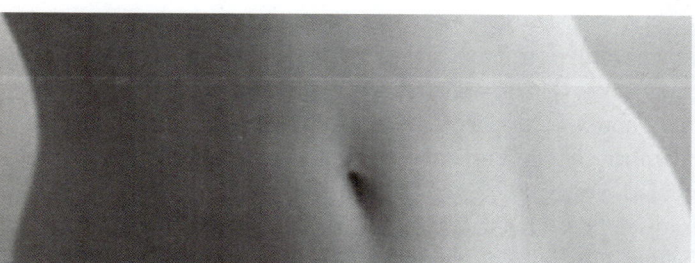
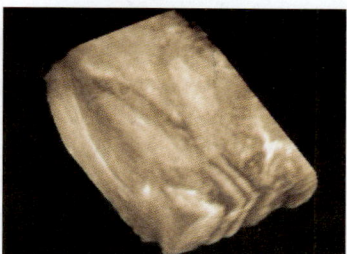
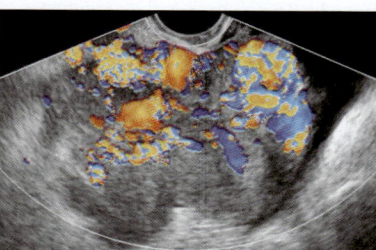

Endometriose é o termo usado para descrever a presença e o crescimento anormal de glândulas endometriais fora do corpo do útero.

A sua etiologia até hoje é discutida, muitas teorias foram ou estão sendo apontadas, mas nenhuma é totalmente satisfatória.

Está presente em 10% das mulheres em idade reprodutiva, sendo, portanto, uma doença muito importante nessa fase da mulher, pois aumenta em 30 a 40% a incidência de pacientes estéreis. Esse índice está em elevação por causa do aumento da frequência da doença, sendo, atualmente, uma das causas mais importantes associadas à esterilidade. Raramente aparece na pós-menopausa.

As lesões são encontradas, geralmente, em órgãos da pelve e superfície peritoneal, mas podem aparecer em qualquer local do corpo. Ocorrem, preferencialmente, nos seguintes pontos, em ordem decrescente: ovários, fundo de saco, ligamentos uterinos, peritônio pélvico, parede intestinal, cicatriz de laparotomia ou de cesariana e, raramente, na cicatriz umbilical, colo uterino, vagina e canal inguinal. Em situações muito raras, aparece em órgãos distantes, como: pulmão, cérebro e rins. O ovário é, sem dúvida, o local predileto da localização da endometriose.

O tamanho individual das lesões pode variar desde microscópicas até grandes massas. As lesões modificam-se de tamanho e de aspecto com a evolução da doença; iniciam-se como pequenos implantes, aumentando de tamanho e de número com o passar do tempo. **Vale ressaltar que a visualização de focos de endometriose não está relacionada com a extensão da doença.**

A classificação da endometriose é apresentada em dois grupos:

1. Quanto ao tipo de apresentação anatômica:
   - Endometriose superficial, na forma de pequenos implantes na superfície peritoneal e/ou ovariana.
   - Cistos endometrioides, mais frequentes nos ovários, mas também podem ocorrer na cavidade pélvica.
   - Focos invasivos, chamados de endometriose profunda, invadindo a serosa dos órgãos pélvicos, o retroperitônio, os ligamentos, os fundos de saco, o fundo vaginal, o septo retovaginal etc.
2. Quanto à gravidade:
   - *Leve:* pequenos implantes superficiais.
   - *Moderada:* pequenos cistos (até dois centímetros de diâmetro), cicatrizes ou retrações peritoneais e aderências tubárias.
   - *Grave:* cistos maiores do que dois centímetros, focos de endometriose profunda e invasão do aparelho urinário ou extrapélvica.

Assim como no endométrio, os focos ectópicos sofrem ação hormonal e, com isso, causam, também, hemorragias cíclicas.

Quando acometem os ovários, com frequência apresentam-se com aspecto característico, chamados de cistos endometrioides ou cistos de endometriose. As denominações "endometriomas", "cistos de chocolate" ou "cistos endometrióticos" são incorretas e devem ser evitadas.

Não é raro esses cistos tornarem-se grandes e, às vezes, deformados. Nesses casos, podem sofrer ruptura, e o conteúdo (sangue velho degenerado) se espalha pela cavidade pélvica, provocando quadro aderencial grave, com evolução para a chamada "pelve congelada".

Quando os focos se encontram espalhados pela pelve, no decorrer da doença, vão causando extensas aderências entre os órgãos vizinhos. A sintomatologia geralmente é intensa, e a grande maioria apresenta dismenorreia, distúrbio menstrual, dispareunia, esterilidade e dor pélvica crônica.

Porém não é incomum encontrarmos pacientes portadoras de grandes massas de endometriose, as quais apresentam pouca ou nenhuma sintomatologia, por motivo também não explicado. Entretanto, algumas mulheres apresentam clínica importante desde o início da doença, e a avaliação ultrassonográfica não mostra aspectos clássicos da doença, por apresentar ainda lesões mínimas na superfície peritoneal. Nesse caso, a videolaparoscopia é o método ideal para o diagnóstico.

É sempre importante prestar atenção à clínica, para auxiliar no diagnóstico da endometriose.

Implantes podem ocorrer internamente na cérvice, no fundo vaginal, em superfície intestinal, parede da bexiga e parede da uretra.

A dor pélvica e a esterilidade, como já citamos anteriormente, são as causas principais de a paciente procurar o ginecologista. Muitas mulheres apresentam forte dor em região sacral, que se inicia, geralmente, antes da menstruação, e cessa quando termina o sangramento. A dispareunia é outra queixa importante. Lesões que envolvem o trato urinário ou o intestino podem causar sangramento urinário e alterações das evacuações.

O diagnóstico começa com o quadro clínico, a queixa de esterilidade e o exame ginecológico. Localizações incomuns podem provocar sangramentos cíclicos inusitados: bexiga, uretra, reto, umbigo, virilha etc.

Os principais exames subsidiários indicados são: dosagem do marcador bioquímico (CA-125), ultrassonografia (transvaginal, transabdominal, transretal, da parede abdominal etc.) e ressonância magnética.

O diagnóstico definitivo será o estudo histológico das lesões obtidas por meio da endoscopia (laparoscopia, cistoscopia e retocolonoscopia) e/ou da laparotomia.

AVALIAÇÃO ULTRASSONOGRÁFICA DA ENDOMETRIOSE

O diagnóstico da endometriose inicial (implantes minúsculos) é muito difícil de ser realizado, usando-se os meios diagnósticos convencionais, e a ultrassonografia figura entre os mais falhos. Só é possível a visualização ecográfica de lesões acima de 5 mm (exame realizado por via transvaginal) quando, portanto, a doença já se encontra instalada.

A ultrassonografia não se presta ao diagnóstico da endometriose superficial, pois os implantes peritoneais são muito pequenos e não invasores. Por outro lado, a via transvaginal tem excelente acurácia para o diagnóstico dos cistos endometrioides e da endometriose profunda, e, em mãos experientes, mostra resultados superiores aos da ressonância magnética.

A videolaparoscopia é fundamental para a confirmação diagnóstica e estadiamento da endometriose, sendo, portanto, o método ideal. Não é realizado como primeira opção por ser um exame invasivo e de custo maior.

A ultrassonografia, além de ser um método de baixo custo e não invasivo, pode ser utilizada rotineiramente para triar e acompanhar a evolução da doença, quando a paciente se encontra em tratamento clínico.

O exame ultrassonográfico deve ser realizado de preferência por via transvaginal, uma vez que a via abdominal é pouco precisa para analisar o conteúdo dos possíveis cistos.

Quando a doença já se encontra instalada, o achado ecográfico mais comum é o de cistos homogêneos com conteúdo denso e raramente são confundidos com outros tipos de cisto, quando associados à clínica. É frequente, também, a presença de líquido em fundo de saco, principalmente após as menstruações.

Na fase precoce, os cistos apresentam-se com finos *debris* de menor ecogenicidade, isto é, são mais "suaves". Conforme a doença progride, vão se tornando mais densos e mais ecogênicos e, muitas vezes, apresentam imagens focais, fortemente ecogênicas, porém sem sombra acústica. Dois ou mais cistos podem tornar-se confluentes com o crescimento e simular um cisto único septado e ser confundido com neoplasia ovariana. A confusão é maior quando, nos cistos antigos, aparecem focos de fibrose na cápsula a simularem papilas.

Pontos ecogênicos no interior dos ovários são sinais também encontrados e justificados como focos de fibrose de endometriose mais antiga. Entretanto, correspondem com mais frequência a *corpus albicans*, com depósitos de hemossiderina decorrentes do sangramento comum dentro dos folículos ovulados e de corpos lúteos.

A localização mais comum dos cistos de endometriose é justa ou intraovariana, muitas vezes bilaterais.

O aumento da refringência pélvica, comumente chamado de "borramento difuso", faz parte de um dos sinais encontrados nas pelves de pacientes portadoras de endometriose. É causado por aderências peritoneais. É preciso salientar que todos esses achados são sugestivos de endometriose e não diagnóstico de certeza. Sempre deveremos ter a associação com o quadro clínico, e o diagnóstico de certeza somente é possível por meio da videolaparoscopia ou da laparotomia.

Os cistos endometrioides crônicos apresentam cápsula irregular em decorrência da fibrose cicatricial e o seu conteúdo será irregular. Por isto poderão ser confundidos com neoplasmas ovarianos.

Para o diagnóstico da endometriose profunda, o método de escolha é a ecografia transvaginal. O exame deve ser muito minucioso, avaliando cuidadosamente as seguintes estruturas: septo retovaginal, fundo vaginal, fundos de saco peritoneais, ligamentos uterinos, superfície vesical, paredes intestinais, notadamente o retossigmoide, íleo terminal, ceco e o apêndice cecal.

Os focos da endometriose profunda se apresentam como lesões hipoecogênicas ovoides, alongadas ou lombricoides, acometendo a superfície das estruturas referidas supracitadas. O achado de uma lesão implica ampliar o tempo de estudo, para realizar um mapeamento cuidadoso de toda a anatomia, pois é mais frequente o acometimento múltiplo do que o isolado.

Alguns profissionais recomendam um preparo intestinal prévio ao exame para melhorar o estudo intestinal, mas não existe nenhum estudo comprovando essa necessidade. Recomendam, ainda, o enchimento da vagina com gel transmissor, para melhor avaliação do septo retovaginal e do fundo vaginal. Na realidade, a maior acurácia do método está relacionada com o binômio: qualidade do equipamento e experiência do examinador.

DIAGNÓSTICO DIFERENCIAL

O diagnóstico diferencial dos cistos de endometriose deve ser feito, principalmente, com alterações da função ovariana ou tumores ovarianos, como: corpo lúteo cístico ou hemorrágico, cisto dermoide ou outras neoplasias ovarianas.

Todos eles possuem algumas características próprias diferentes dos cistos de endometriose.

Corpo lúteo cístico. Apresenta zona típica da tecagranulosa luteinizada, que ocupa, geralmente, parte do ovário.

Cisto luteínico hemorrágico. Apresenta imagem trabeculada, assemelhando-se à teia de aranha em fase inicial. Com a evolução, pode ter semelhança muito grande com os cistos de endometriose mais avançados, porém ele é mais grosseiro e mais irregular internamente. A clínica é muito distinta. Raramente podem romper e provocar hemoperitônio.

Devemos lembrar que os corpos lúteos (normais, císticos ou císticos com hemorragia interna) sofrem regressão espontânea, caso não ocorra gravidez. Basta reexaminar a paciente entre o quinto e o oitavo dia do ciclo seguinte para confirmar o diagnóstico diferencial.

Cistos dermoides. Alguns são muito semelhantes, haja vista que alguns cistos de endometriose apresentam focos hiperecogênicos internos muito parecidos com os encontrados nos dermoides. Somente quando encontramos cartilagens ou partes ósseas nos dermoides, o diagnóstico é seguro. A clínica também é distinta. No estudo Doppler, também não se apresentam vasos. Muitas vezes, o diagnóstico diferencial só é possível com o estudo histológico da lesão.

Fibroma do ovário. É bem delimitado e homogêneo, porem é raro, e o quadro clínico é de grande auxílio, pois é assintomático. O Doppler pode ser de grande valia quando há vascularização interna na massa, porque é sólida e, durante o crescimento, aparecerão vasos dentro do tecido, excluindo, assim, a endometriose.

Outras neoplasias ovarianas. Na quase totalidade, são heterogêneas, com conteúdo misto ou irregular e com vascularização presente no interior ou na periferia. A velocidade de crescimento é variável, mas, quase sempre, rápida, e o quadro clínico é muito distinto, pois geralmente são assintomáticas durante algum tempo.

Além disso, embora menos provável, outras lesões podem ser confundidas com endometriose: abscesso pélvico (o quadro clínico é fundamental), mioma intraligamentar (ver Capítulo 4), gestação ectópica (o quadro clínico e a dosagem plasmática do beta-HCG são fundamentais) e tumores do retroperitônio pélvico (raros).

AVALIAÇÃO COM DOPPLER

O emprego do Doppler colorido poderá ajudar no diagnóstico diferencial, uma vez que os cistos de endometriose não apresentam vasos no interior, e sua cápsula contém poucos vasos de pequeno calibre. Os vasos que eventualmente encontramos são derivados do pedúnculo ovariano, com ondas espectrais típicas do ovário. Graças à inflamação crônica e fibrose periférica, a análise espectral mostra vasos com alta resistividade.

A ecografia transvaginal com Doppler é também útil para o controle do tratamento com medicamentos de bloqueio da endometriose cística. Os cistos devem diminuir de tamanho, e seu conteúdo tornar-se hipoecogênico. O estudo Doppler deverá mostrar diminuição ou desaparecimento dos vasos, e a análise espectral mostrará ausência de fluxo diastólico.

TRATAMENTO

O tratamento inicial da endometriose é sempre medicamentoso (uso contínuo de anticoncepcionais, danazol, análogos de GnRH etc.), deixando a paciente sem menstruar por um tempo prolongado, provocando uma "pseudomenopausa", até que as lesões diminuam.

O tratamento medicamentoso mais efetivo é com os análogos, mas nem sempre isso é possível, sem contar que é um tratamento de alto custo e que causa muitos efeitos colaterais (náuseas, vômitos, cefaleia, clínica aguda de menopausa e outros).

A segunda tentativa é cirúrgica, por via laparoscópica ou por laparotomia e, como última tentativa, a cirurgia radical de pan-histerectomia. Lembramos que a histerectomia simples não resolve o problema, pois a doença é dependente da função ovariana e não da presença do útero.

O tratamento cirúrgico como primeira opção é indicado para os grandes cistos endometrioides e/ou nos casos de esterilidade. Nesses casos, a exploração direta da pelve é muito importante, pois a endometriose provoca fatores tuboperitoneais, além das aderências entre os vários órgãos pélvicos.

O tratamento cirúrgico da endometriose profunda é mais complexo, pois depende dos órgãos acometidos e da extensão da lesão. Por isso é muito importante o mapeamento minucioso das lesões. Dependendo da gravidade da invasão, poderá ser necessária a remoção de segmento de alça intestinal, intervenção vesical ou do retroperitônio.

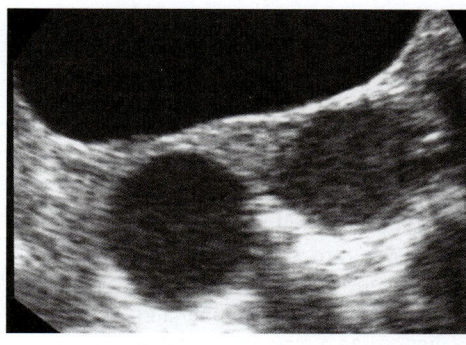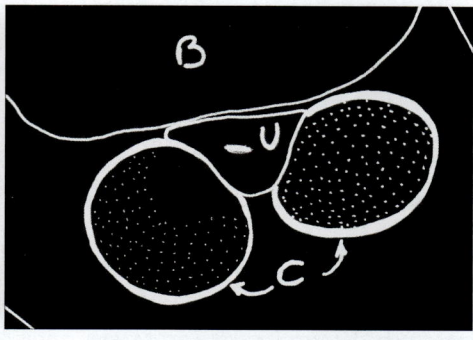

Figura 10.1. Paciente de 27 anos, com queixa de dismenorreia intensa e esterilidade. Exame transabdominal. Corte transversal na altura do istmo uterino (U). Observe os dois cistos (C) localizados no fundo de saco, simétricos, com conteúdo denso homogêneo, sugerindo a hipótese de endometriose. O diagnóstico final foi cisto endometrioide ovariano bilateral. B = bexiga.

> Note que os ovários estão no fundo de saco, muito próximos, apesar da bexiga repleta, quando deveriam estar lateralizados e mais altos na pelve. A imagem de ovários se tocando no fundo de saco posterior (*kissing ovaries*, na literatura inglesa) é fortemente sugestiva de processo aderencial, e as principais causas são a endometriose e a doença inflamatória pélvica.

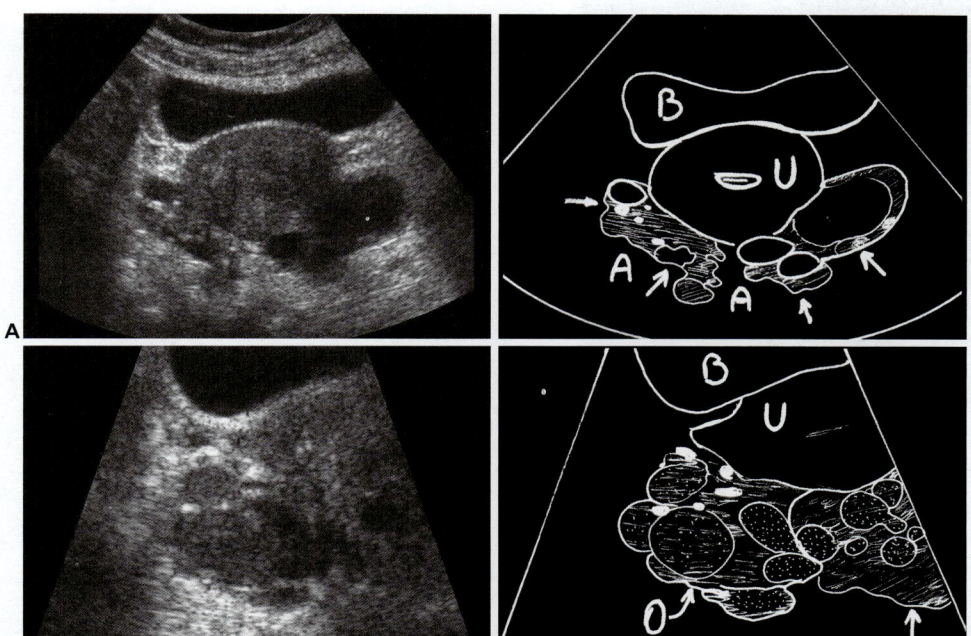

Figura 10.2. Exame transabdominal em paciente com queixa de dismenorreia intensa, dor pélvica crônica e dispareunia.
A: Corte transversal do útero (U). Observe os vários focos nodulares hipoecogênicos (setas), adjacentes ao útero e às alças intestinais (A). B = bexiga.
B: Corte transversal da região anexial direita. Observe o ovário direito (O), com limites irregulares e focos hipoecogênicos em seu parênquima, além de parte do ovário esquerdo retrouterino (seta).

> Frente à hipótese ecográfica de endometriose, a paciente foi submetida à laparotomia. O achado foi de endometriose grave, com focos ovarianos bilaterais e inúmeros focos peritoneais e na parede do sigmoide. O achado ecográfico de pequenos nódulos hipoecogênicos rodeando os órgãos pélvicos é sugestivo de endometriose. Junte o quadro clínico e, com a mão esquerda no abdome, verifique o quadro aderencial doloroso, fechando a correlação anatomoclínica. Com a bexiga cheia é mais difícil, senão impossível, a mobilização dos órgãos pélvicos.

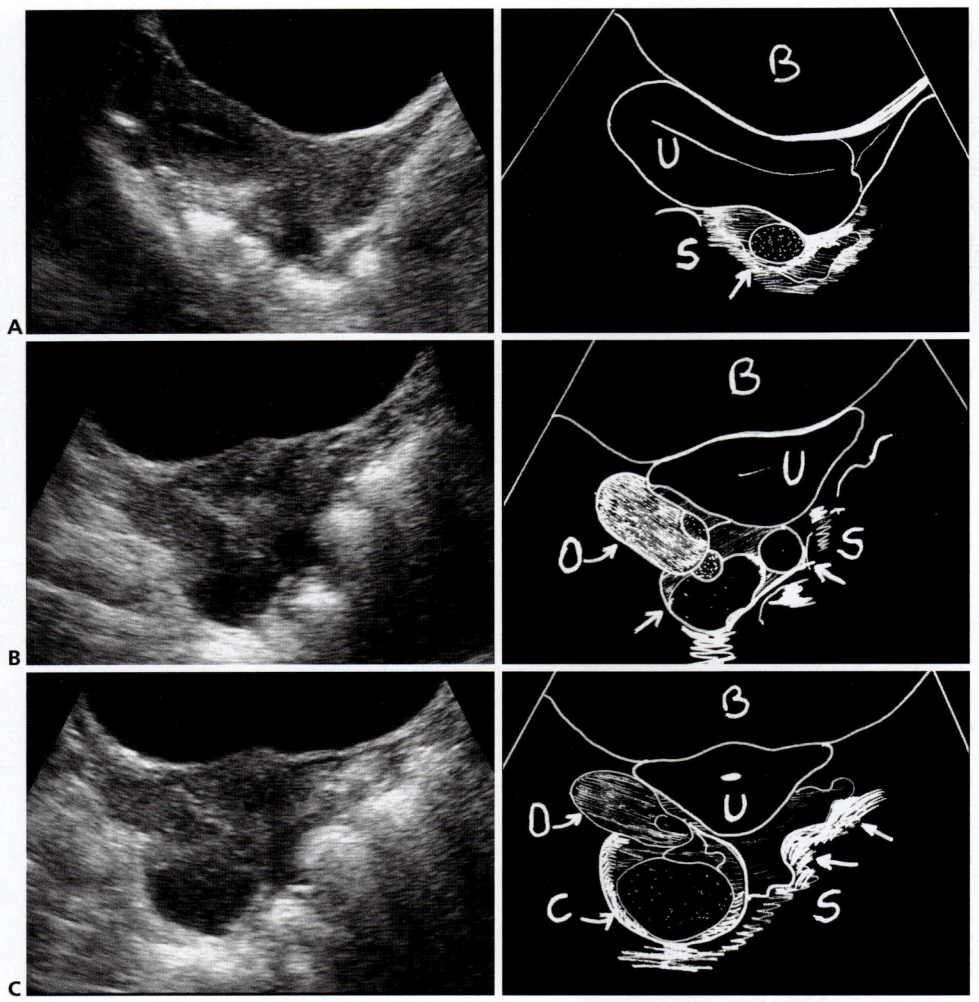

Figura 10.3. Paciente nuligesta, virgem, com queixa de dismenorreia intensa. Exame transabdominal.
A: Corte longitudinal do útero (U). Observe o nódulo hipoecogênico (seta), localizado no fundo de saco posterior, entre o colo e o sigmoide inferior (S). B = bexiga.
B: Corte transversal do istmo uterino. Observe os focos hipoecogênicos (setas), fazendo corpo com a face posterior do útero, com o ovário direito (O) e com o sigmoide.
C: Corte transversal, um pouco acima em relação ao anterior. Observe-se o cisto de conteúdo hipoecogênico denso (C) e, na parede intestinal, a imagem lombricoide (setas).

> Os achados são fortemente sugestivos de endometriose pélvica grave, com acometimento peritoneal e intestinal (endometriose profunda). Obviamente, o exame transabdominal não é o adequado para esse nível de diagnóstico. Nesse caso, juntaram-se os três parâmetros de otimização do exame: abdome ideal para a transmissão acústica, equipamento de alta qualidade e examinador maduro. O diagnóstico foi confirmado com a videolaparoscopia.

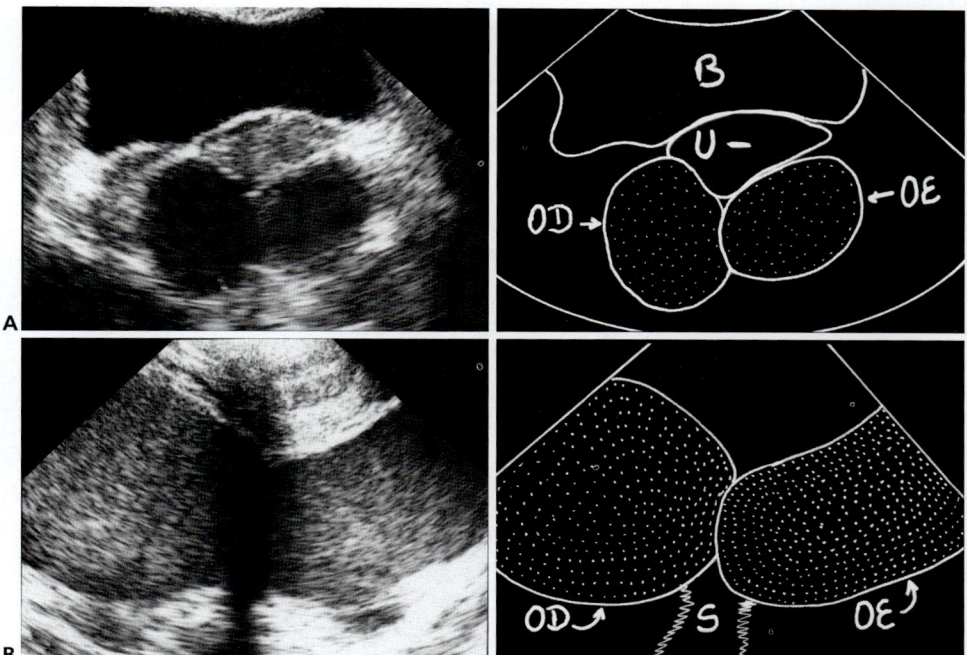

Figura 10.4. Paciente com queixa de esterilidade e dismenorreia moderada. O toque vaginal revela massa em fundo de saco. Exame transabdominal.
A: Corte transversal do colo uterino (U). B = bexiga. Observe os dois ovários aumentados, hipoecogênicos, juntos no fundo de saco posterior (OD e OE).
B: Após o esvaziamento vesical, foi realizado o exame transvaginal. Corte transversal no mesmo local. Observe os dois ovários distendidos pelos cistos endometrioides. S = sombra acústica posterior. O diagnóstico teve confirmação cirúrgica.

> O cisto endometrioide típico se apresenta cheio de grumos uniformes, finos, de moderada ecogenicidade. Parece uma cavidade repleta de areia. Alguns cistos dermoides (teratoma cístico maduro) são semelhantes, mas quase sempre apresentam área mais densa com sombra acústica posterior. No presente caso, a sombra (S) está entre os dois cistos (artefato por tangenciamento do feixe acústico, nas paredes laterais dos dois cistos confluentes).

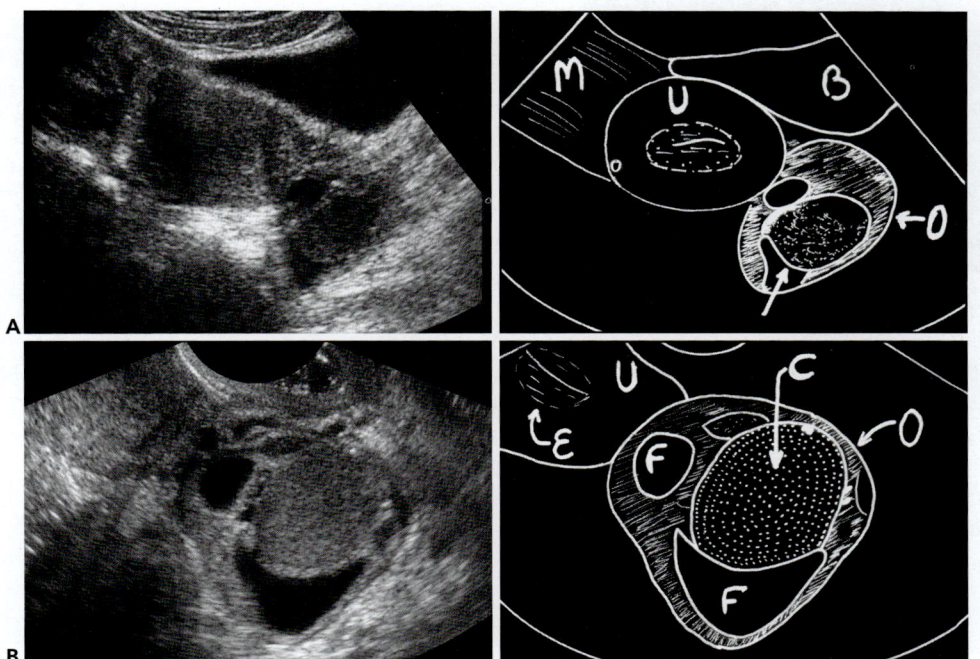

Figura 10.5. Paciente com queixa de esterilidade. Exame transabdominal.
A: Corte transversal. O útero (U) está fortemente desviado para a direita, junto ao músculo psoas (M). O ovário esquerdo (O) faz corpo com o útero, está aumentado e apresenta área hipoecogênica (seta). Foi solicitado o esvaziamento da bexiga (B) e complementação com exame transvaginal.
B: Corte transversal. A qualidade da imagem transvaginal é indiscutível. O ovário esquerdo apresenta folículo (F) e um cisto endometrioide típico (C), comprimindo e deformando um segundo folículo, o qual apresenta forma de meia-lua. E = endométrio.

> Fica nítida a supremacia do exame transvaginal. A única justificativa para não o realizar é um impedimento real (hímen íntegro, vagina ausente, tumor obstruindo a vagina etc.). Nesses casos, temos a alternativa do exame transretal.

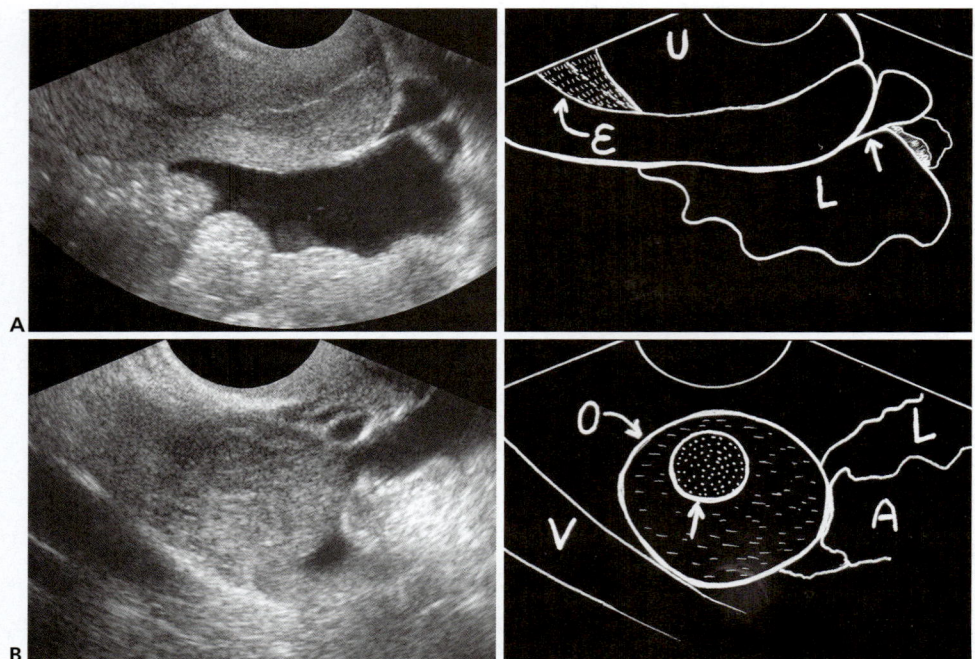

Figura 10.6. Paciente de 19 anos, nuligesta, com queixa de dismenorreia intensa. Exame transvaginal.
A: Corte longitudinal do útero (U). O endométrio (E) tem padrão luteinizado. Observe a grande quantidade de líquido (L) no fundo de saco posterior, mesmo para a fase lútea, bem como a trave de aderência (seta). Os achados indicam processo inflamatório pélvico.
B: O ovário direito (O) está aumentado de volume e apresenta típico cisto endometrioide em seu parênquima (seta). A = alça intestinal; V = veia ilíaca interna.

> ❗ Muitas vezes, a endometriose provoca o acúmulo de fluido no fundo de saco, com finas traves de aderência. Nem sempre se identifica a lesão específica, pois a endometriose peritoneal superficial não é visível à ecografia. Por outro lado, os cistos endometrioides e os focos invasores da endometriose profunda são visíveis.

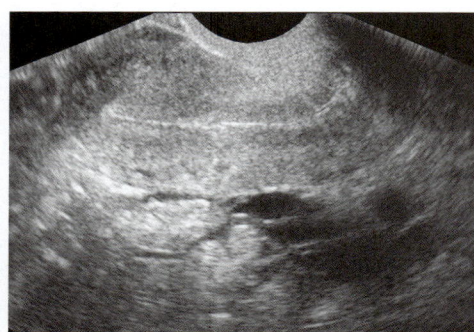 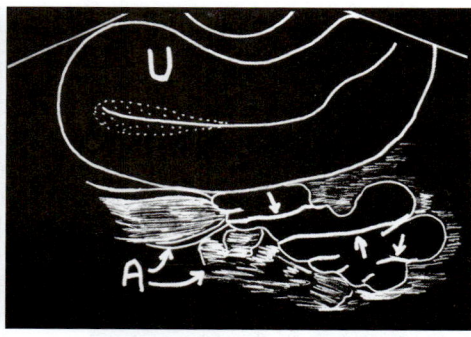

Figura 10.7. Exame transvaginal em paciente com dor pélvica crônica. Corte longitudinal do útero (U). Observe a coleção líquida finamente septada (setas), no fundo de saco, com alças intestinais (A) fazendo corpo. Não foram identificadas outras alterações.

> ❗ O achado indica processo inflamatório pélvico, o qual pode ter as seguintes origens: infecção, endometriose ou cisto mesotelial inflamatório (pós-cirúrgico). A paciente não tem antecedente de infecção genital alta ou de cirurgia. A videolaparoscopia revelou focos de endometriose peritoneal superficial, não visíveis à ecografia. Vinte por cento das mulheres submetidas a intervenções por causa de dor pélvica crônica apresentam endometriose. Essas coleções líquidas septadas também são chamadas de ascite pélvica encarcerada.

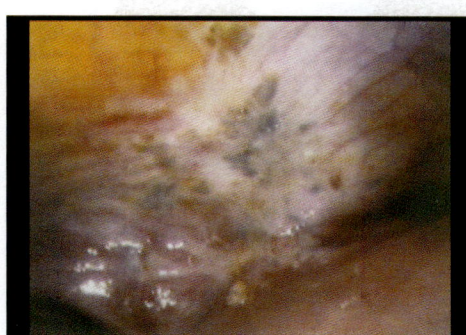

Figura 10.8. Paciente com queixa de dismenorreia e dor pélvica crônica. Imagem obtida na videolaparoscopia. Os focos de endometriose peritoneal superficial dificilmente serão visíveis à ultrassonografia, ou mesmo à ressonância magnética.

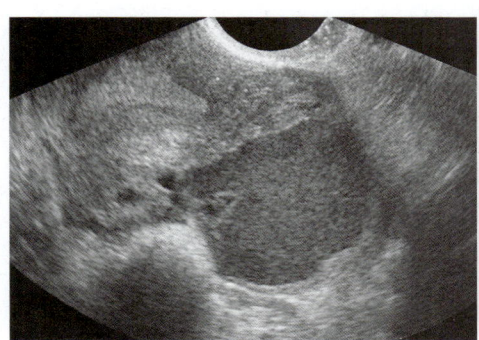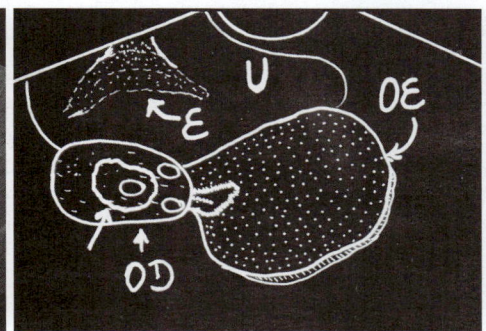

Figura 10.9. Exame transvaginal em paciente de 35 anos, nuligesta, com queixa de dispareunia. Corte transversal. O útero (U) está retrovertido e desviado para a direita. O endométrio (E) tem padrão secretor. A imagem é do fundo endometrial, por isso o formato triangular. Os ovários estão retrouterinos. O direito (OD) apresenta corpo lúteo (seta). O esquerdo (OE) está aumentado em virtude da presença de grande cisto típico de endometriose (granulado homogêneo arenoso). Note que os ovários estão pareados atrás do útero (*kissing ovaries*).

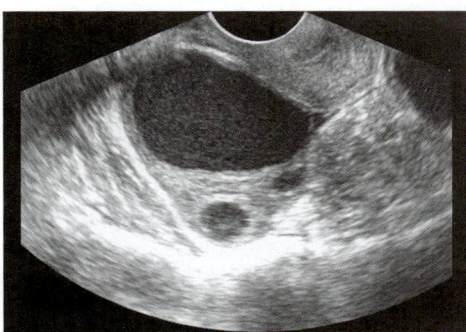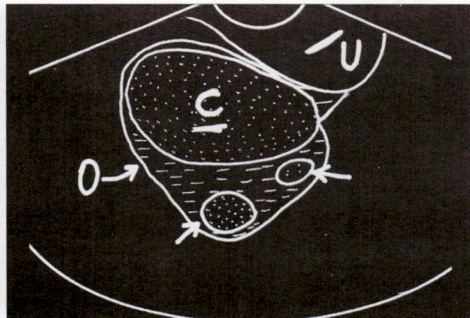

Figura 10.10. Paciente de 35 anos, com queixa de dor pélvica crônica. Exame transvaginal. Corte transversal na altura do colo uterino (U). O ovário direito (O) está no fundo de saco, aumentado, doloroso à mobilização com o transdutor. Observe o cisto repleto de finos grumos tênues (C), bem como dois pequenos focos hipoecogênicos (setas). A videolaparoscopia confirmou a hipótese ecográfica de endometriose.

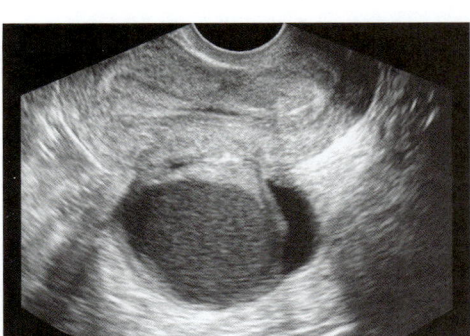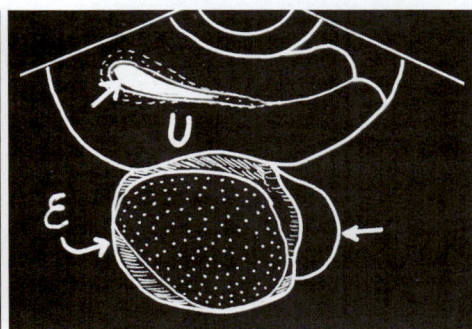

Figura 10.11. Exame transvaginal em paciente com queixa de dismenorreia e dispareunia. Refere que, nos últimos meses, teve aumento do fluxo menstrual. Corte longitudinal do útero (U). Observe o cisto de endometriose (E), posterior ao útero, na linha média, com fluido periférico (seta). Com a manobra dinâmica, o útero e o cisto estão aderidos, e a paciente acusa dor. Note, na cavidade uterina, formação nodular cilíndrica (seta), indicando provável pólipo enluvado pelo útero. A videolaparoscopia confirmou a hipótese ecográfica de cisto endometrioide aderido à face posterior do útero. A vídeo-histeroscopia removeu um grande pólipo endometrial benigno.

> Novamente: dismenorreia, dispareunia, algia pélvica crônica e esterilidade, juntas ou isoladas, têm forte relação com endometriose. Entretanto, 10 a 15% das mulheres portadoras de endometriose são assintomáticas, e as lesões são identificadas casualmente. Os cistos endometrioides predominam no ovário (60%), mas 40% deles são peritoneais, como no presente caso.
> Além disso, a endometriose provoca processo inflamatório pélvico difuso, gerando alterações funcionais ovarianas, aderências pélvicas e fatores tuboperitoneais de esterilidade. Podem, ainda, coexistir miomas uterinos e pólipos endometriais.

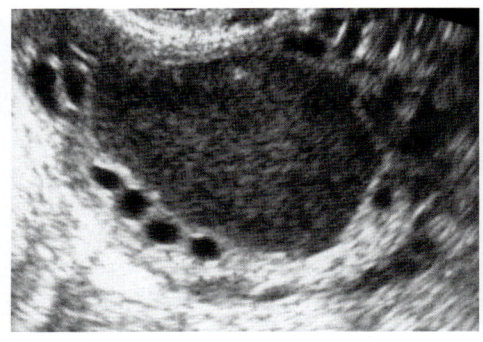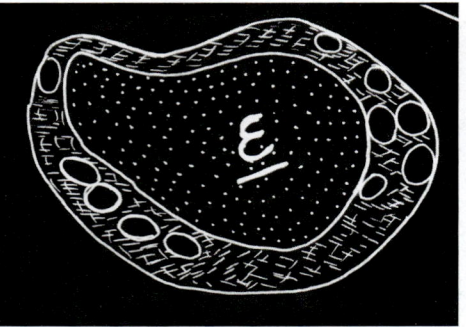

Figura 10.12. Exame transvaginal em paciente com ciclos irregulares e esterilidade. Observe o ovário contendo cisto de endometriose (E) e vários pequenos folículos retidos na periferia, indicando anovulação crônica, além dos problemas ligados à endometriose.

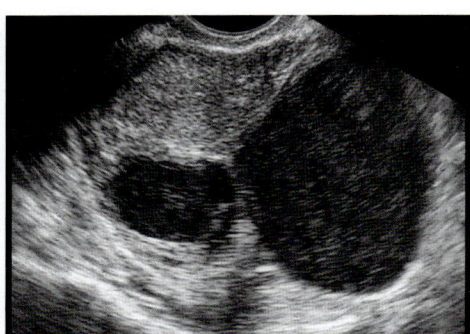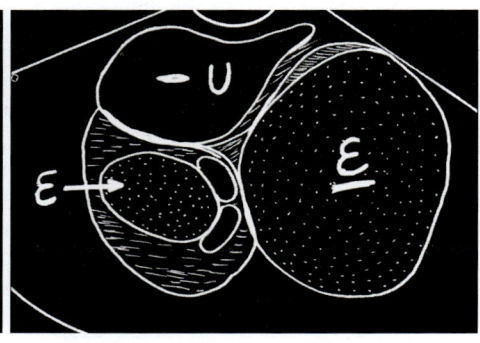

Figura 10.13. Exame transvaginal em paciente com dor pélvica crônica. Corte transversal do útero (U). Os dois ovários estão juntos, posteriormente ao útero, apresentando cistos endometrioides (E), muito grande à esquerda. O conjunto forma bloco aderido e doloroso à manobra dinâmica com a mão esquerda no abdome. Já se pode classificar quadro de endometriose grave, graças ao tamanho dos cistos.

> ! O diagnóstico diferencial é com neoplasma ovariano bilateral. Não muda a conduta, pois ambas as possibilidades são cirúrgicas, e o diagnóstico será histológico.

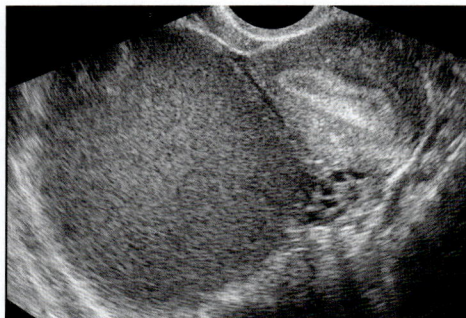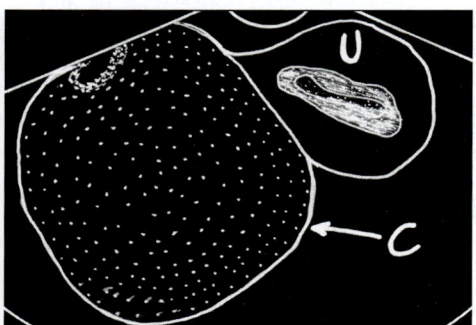

Figura 10.14. Exame transvaginal em paciente de 24 anos, com queixa de dismenorreia e dispareunia. Corte transversal. Observe o cisto endometrioide imenso (C), posterolateral à direita do útero (U), o qual está deslocado para a esquerda.

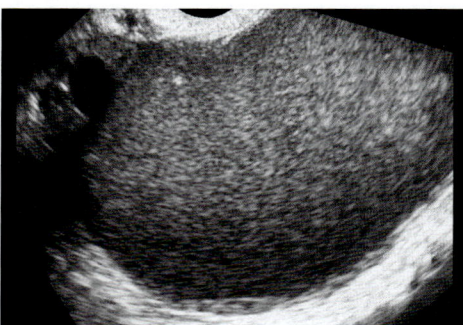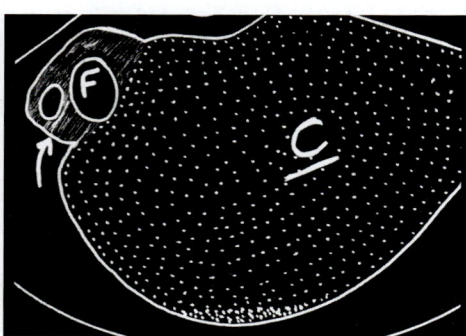

Figura 10.15. Exame transvaginal revelando cisto endometrioide (C) imenso. O cisto é ovariano, pois existe pequena parte preservada do ovário (seta), onde se nota um folículo (F).

> ! Não existe limite de tamanho para os cistos endometrioides, bem como a sintomatologia é variável. Além do diagnóstico diferencial com neoplasmas, existe o risco de ruptura do cisto. O extravasamento do conteúdo (sangue degenerado) para a cavidade pélvica provocará peritonite química grave, levando à chamada pelve congelada. Nessa situação, a pelve congelada consiste em processo aderencial intenso, cistos mesoteliais inflamatórios e focos múltiplos de endometriose, levando a um bloco aderencial das vísceras, tornando difícil o acesso cirúrgico.

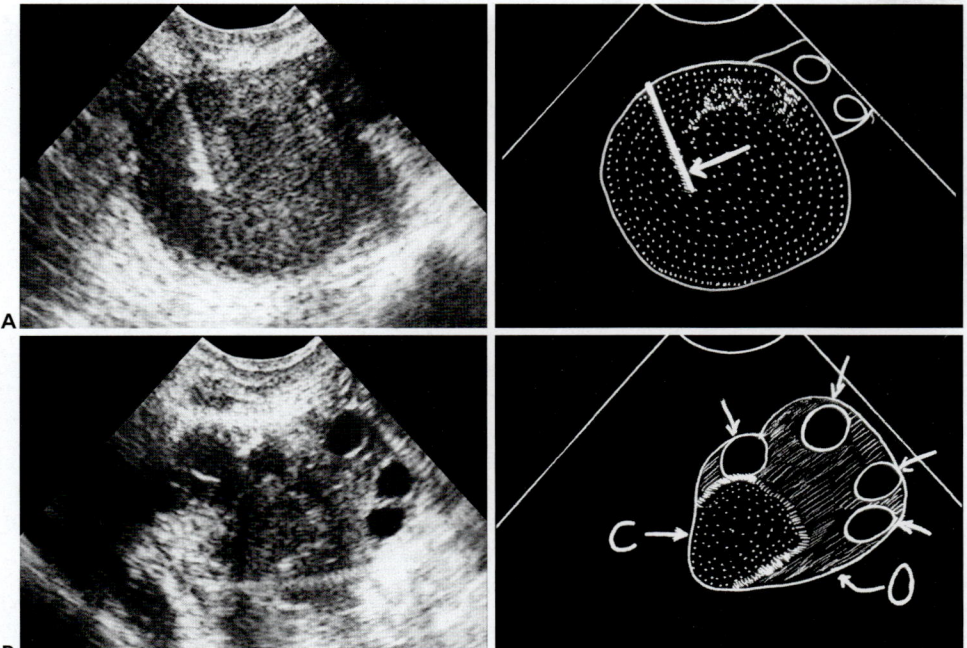

Figura 10.16. Punção transvaginal de cisto endometrioide.
A: Observe a agulha dentro do cisto (seta). A aspiração é dificultada pelo conteúdo denso do cisto, demandando tempo e incômodo para a paciente.
B: Ao final da aspiração, note o ovário (O) recomposto, com alguns folículos periféricos (setas), e o pequeno cisto endometrioide residual (C) dentro do parênquima ovariano.

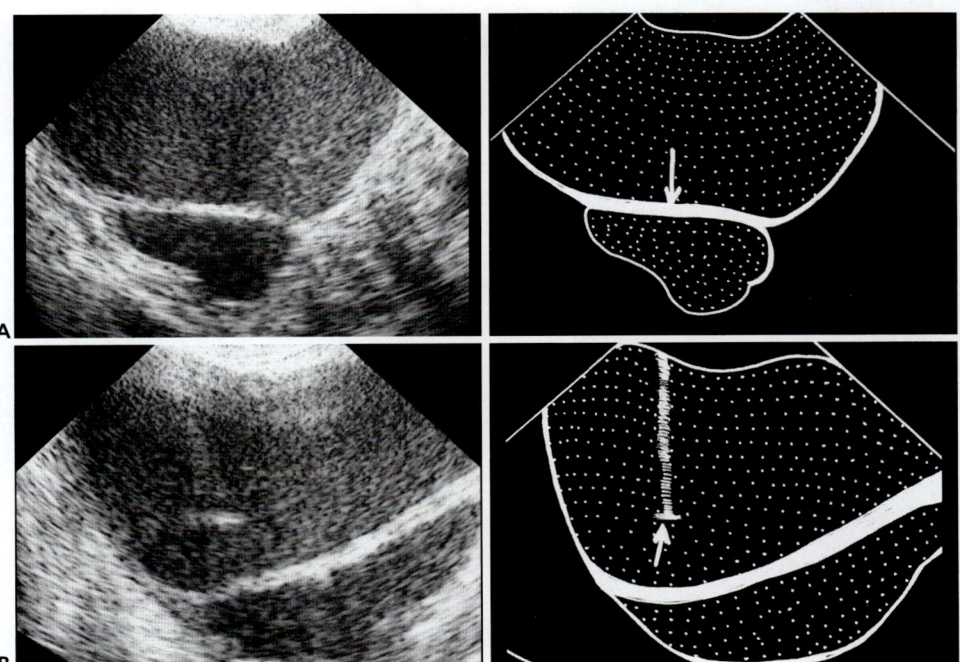

Figura 10.17. Exame transvaginal em paciente com endometriose.
A: Observe os dois cistos de endometriose, confluentes, simulando um cisto único septoso (seta). O diagnóstico diferencial é óbvio: neoplasia densa com septo, p.ex., um cisto mucinoso. O mais provável é endometriose, pois a paciente tem diagnóstico histológico prévio.
B: A paciente recusou nova intervenção. Foi indicada punção aspirativa dirigida para aliviar a pressão do cisto maior. Observe a ponta da agulha (seta) dentro do cisto.

> A punção dos cistos endometrioides serve apenas para aliviar a pressão e diminuir o risco de ruptura espontânea. Permite o diagnóstico da endometriose (análise do material aspirado), mas não leva à cura da lesão, pois o endométrio ectópico persiste intacto. A injeção de líquido cáustico dentro do cisto (p.ex. etanol) não é efetiva para a cura, além do risco de extravasamento e peritonite pélvica. Existe, ainda, a questão de puncionar eventual neoplasia ovariana, provocando acidentes mais graves. Não se devem realizar punções sistemáticas de cistos de endometriose, apenas algumas exceções. O melhor caminho é a intervenção direta (laparotomia ou videolaparoscopia).

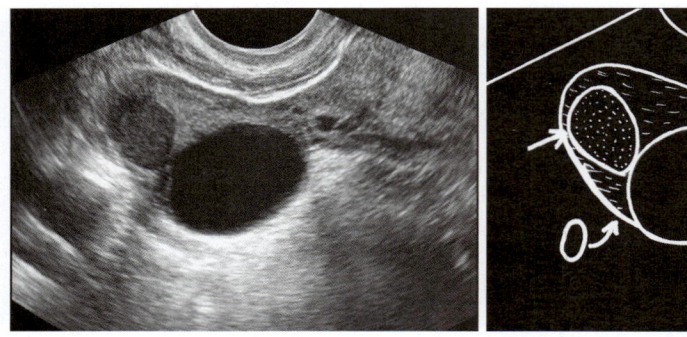

Figura 10.18. Exame transvaginal em paciente com esterilidade. Corte transversal do ovário direito (O). Observe o pequeno cisto denso (seta) dentro do parênquima ovariano, o que é típico de endometriose. Note, ainda, o folículo retido (F), o que está relacionado com anovulação. U = útero.

> Pequenos cistos densos homogêneos, hipoecogênicos, dentro do parênquima ovariano, em pacientes na idade reprodutiva, correspondem a focos de endometriose, com margem mínima de erro (menor do que 1%). Mesmo essas pequenas lesões podem provocar distúrbios funcionais. A endometriose pode provocar alterações do desenvolvimento folicular, provocando ciclos anovulatórios, bem como alterações do desenvolvimento do corpo lúteo, tais como folículo luteinizado não roto, insuficiência lútea, cisto luteínico ou cisto luteínico hemorrágico.

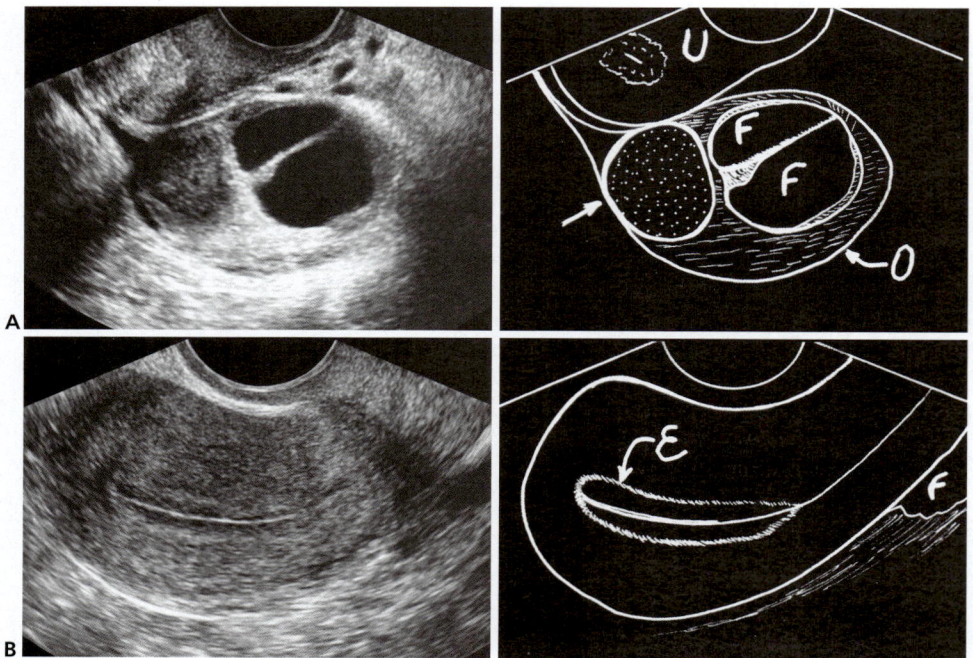

Figura 10.19. Exame transvaginal em paciente com esterilidade.
A: Corte transversal do ovário esquerdo (O). Observe o cisto de endometriose dentro do parênquima (seta) e dois folículos (F) retidos (anovulação). U = útero.
B: Corte longitudinal do útero. O nível hormonal está adequado, pois o endométrio (E) está normal, com aspecto trilaminar. O fundo de saco apresenta pequena quantidade de fluido normal (F). A videolaparoscopia confirmou o diagnóstico de endometriose.

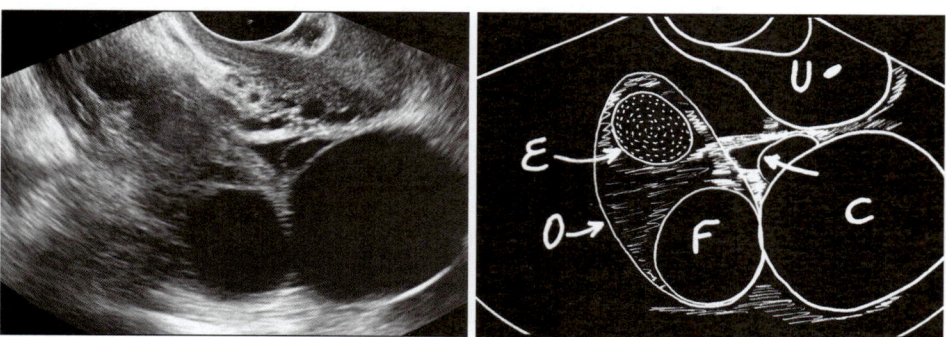

Figura 10.20. Paciente com dismenorreia, dor pélvica crônica e esterilidade. Exame transvaginal. Corte transversal à direita do colo uterino (U). Observe o ovário direito (O) com foco de endometriose (E) e folículo retido (F). No fundo de saco, note o cisto (C) e septo fino (seta). O diagnóstico final foi: endometriose, folículo retido e ascite pélvica septada (fator peritoneal grave), simulando um cisto de outra origem.

> O diagnóstico diferencial desses cistos extraovarianos: cisto de restos embrionários (paraovário), hidátide tubária, cisto mesentérico, cisto mesotelial inflamatório (cisto de inclusão peritoneal), ascite pélvica septada bloqueada etc.

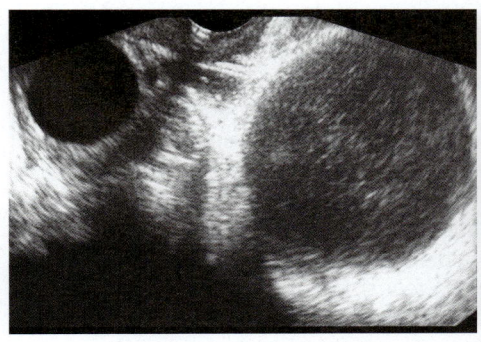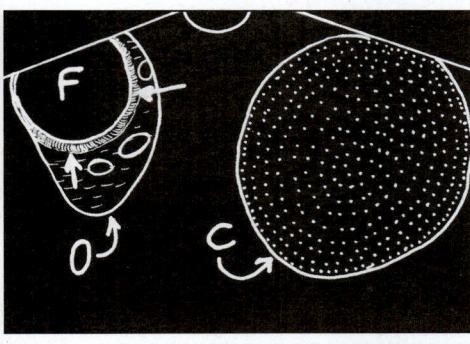

Figura 10.21. Exame transvaginal em paciente com esterilidade e dor pélvica. No presente ciclo, fez monitoração da ovulação. No primeiro exame, notou-se grande cisto endometrioide no ovário esquerdo, mas, mesmo assim, prosseguiu-se com o estudo do ciclo. Apresentou crescimento folicular no ovário direito, sem sinais de ovulação, mostrando luteinização endometrial. Corte transversal. O ovário direito (O) apresenta folículo luteinizado não roto (F), com a típica camada tecaluteínica em anel (setas). O ovário esquerdo mostra o grande cisto endometrioide (C).

! O diagnóstico de folículo luteinizado não roto só pode ser feito com estudo seriado do ciclo. O assunto será discutido no Capítulo 11. Cerca de 10% dos ciclos ovarianos, em pacientes com endometriose, são anovulatórios, com folículo luteinizado não roto. Os ovários estão pareados no fundo de saco, o que é altamente sugestivo de processo aderencial, frequente na endometriose.

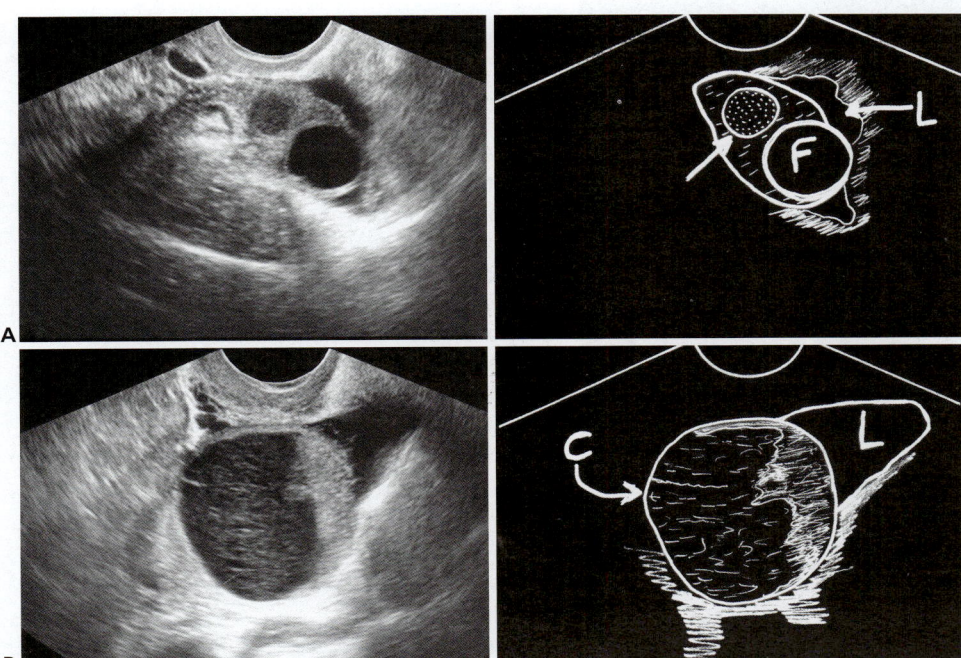

Figura 10.22. Exame transvaginal de rotina em paciente de 26 anos, com ciclos normais, referindo episódio de dor aguda na fossa ilíaca esquerda há dois dias.
A: O ovário direito apresenta pequeno foco de endometriose (seta) no interior do parênquima, além de folículo de 19 mm (F).
B: O ovário esquerdo apresenta imagem sugestiva de cisto hemorrágico (C). Observe o líquido (L) peritoneal junto aos dois ovários, indicando processo exsudativo relacionado com as duas ocorrências.

! O endométrio, não mostrado aqui, estava tipicamente luteinizado. A diferença entre um cisto endometrioide e um cisto luteínico hemorrágico é a ecotextura interna. A endometriose, como já referido anteriormente, forma cisto com conteúdo homogêneo, finamente granulado ("arenoso"). O hemorrágico apresenta conteúdo rendilhado ("esburacado"). A diferença é sutil, mas visível quando se está atento. Na dúvida, solicite retorno após a próxima menstruação, entre o quinto e o oitavo dia. A endometriose estará mais viva, e o corpo lúteo terá sofrido atrofia. Foi o que aconteceu nesse caso. A causa da dor foi o cisto hemorrágico. A endometriose foi um achado de exame, mas é importante e pode causar esterilidade, além dos outros problemas.

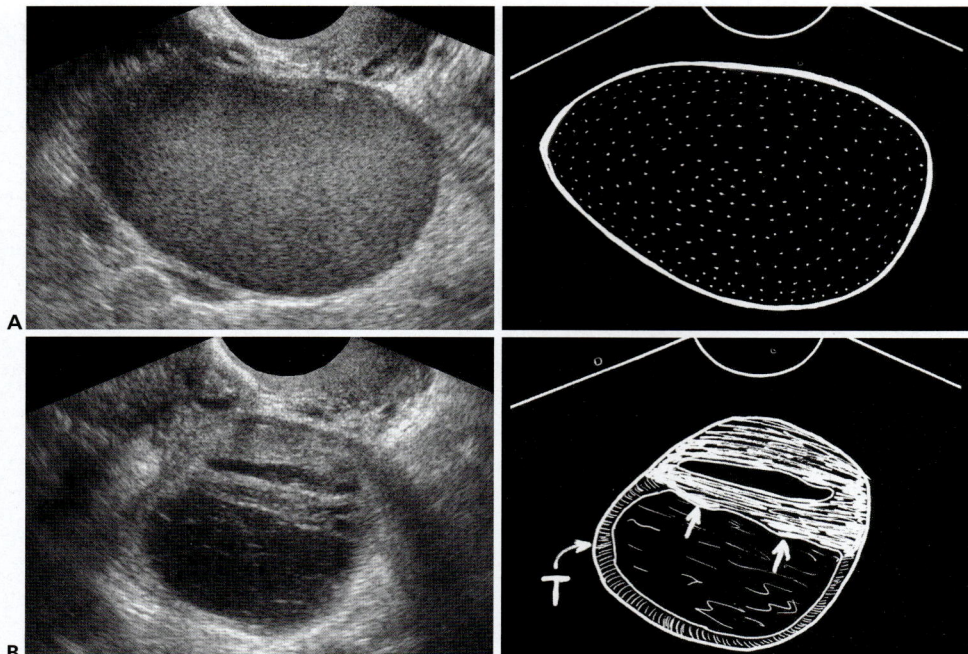

Figura 10.23. Paciente nuligesta, de 38 anos, com queixa de dismenorreia e esterilidade. Exame transvaginal na fase lútea.
A: O ovário direito apresenta grande cisto de endometriose. Observe o conteúdo finamente granulado, semelhante à areia fina (padrão arenoso típico).
B: O ovário esquerdo apresenta corpo lúteo, com o anel tecaluteínico (T) e o conteúdo de restos hemáticos (*debris*). Observe o pequeno descolamento da camada tecaluteínica no interior do parênquima ovariano (setas), indicando risco de evolução para um cisto hemorrágico agudo.

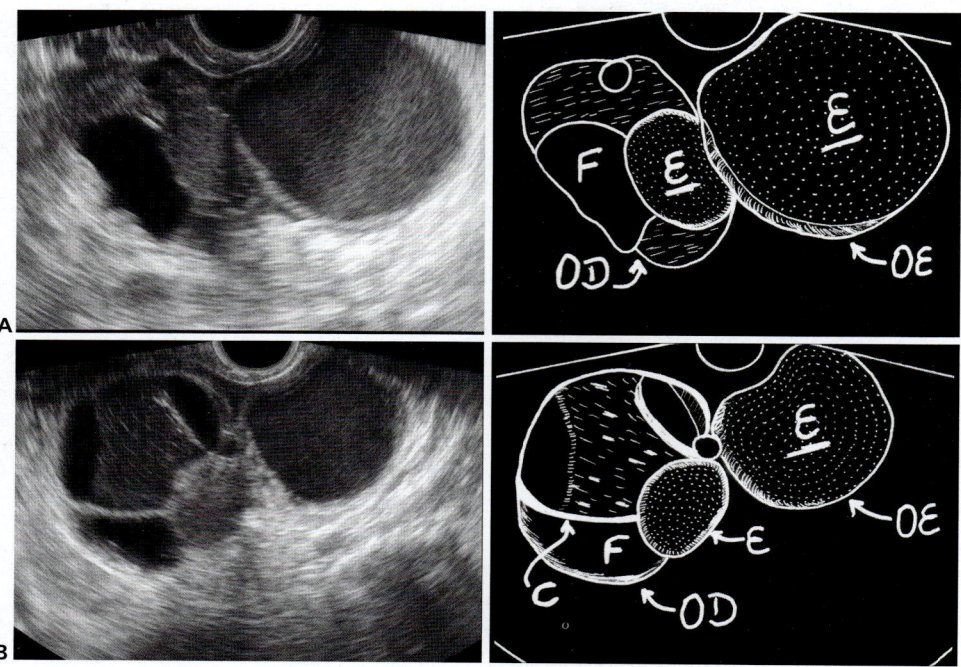

Figura 10.24. Paciente de 30 anos com antecedente de gestação a termo há oito anos. Refere dismenorreia há três anos, bem como dor pélvica aguda há cinco dias. Exame transvaginal.
A: Corte transversal no fundo de saco posterior. Observe os dois ovários juntos, lado a lado. O direito (OD) apresenta pequeno cisto de endometriose (E) e folículo retido (F). O esquerdo (OE) apresenta grande cisto de endometriose.
B: Corte transversal oblíquo, enfocando mais o ovário direito. Observe a causa da dor pélvica aguda: provável cisto luteínico hemorrágico (C). O coágulo está organizado e retraído (cinco dias de evolução).

> A endometriose pode vir a se manifestar mais tarde, mesmo em pacientes com a fertilidade preservada e antecedente de gestações normais. No presente caso existe a complicação adicional: a dor pélvica aguda e o suposto cisto luteínico hemorrágico.
> O diagnóstico diferencial é de neoplasia ovariana. Para tal, basta um simples controle ecográfico após a próxima menstruação, de preferência entre o quinto e o oitavo dia do ciclo. Nesse caso, o controle mostrou o desaparecimento da lesão em pauta, confirmando a hipótese de cisto luteínico hemorrágico. Lembre que a menstruação é o sinal clínico da atrofia do corpo lúteo, e o exame pós-menstrual é útil para o diagnóstico diferencial.

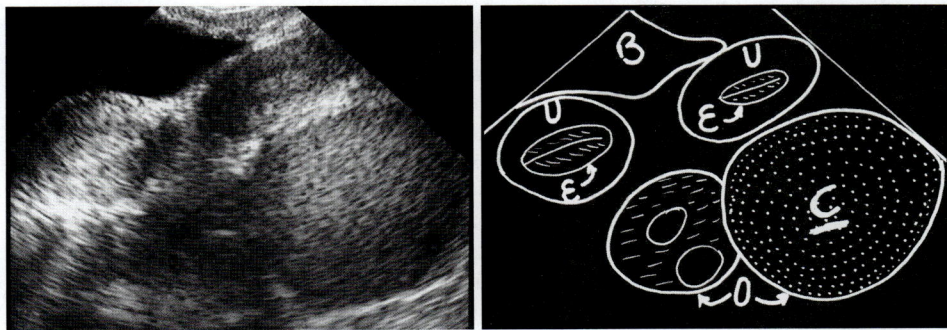

Figura 10.25. Exame transabdominal em jovem com dismenorreia intensa. Corte transversal. Observe os dois úteros separados (U), com seus respectivos endométrios (E), sugerindo a hipótese de útero didelfo, confirmada posteriormente. Os dois ovários (O) estão juntos, posteriormente aos úteros (*kissing ovaries*), indicando processo aderencial. O ovário esquerdo apresenta grande cisto endometrioide (C), explicando o quadro clínico. B = bexiga.

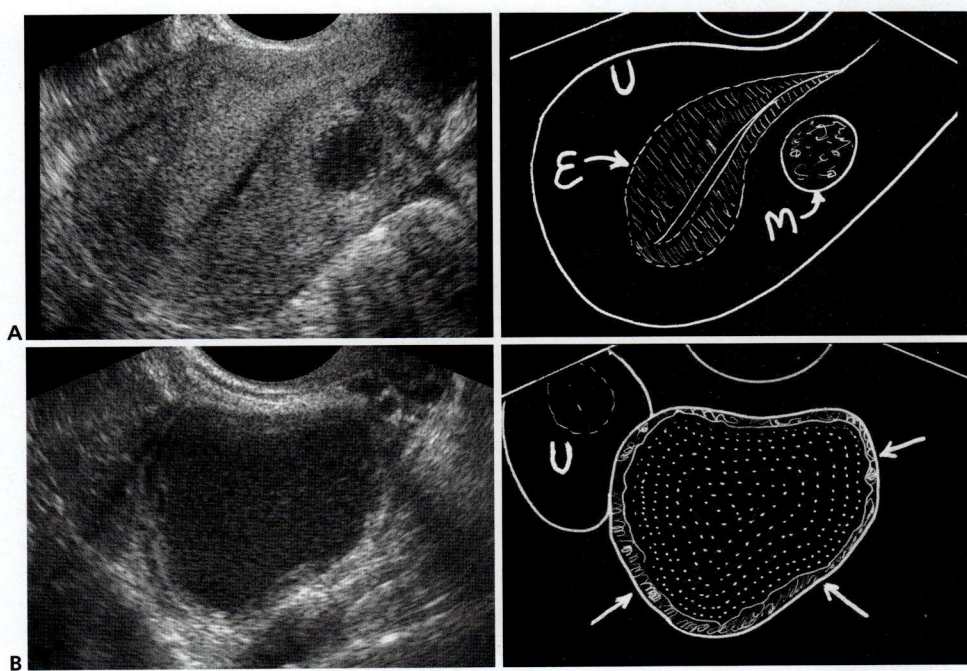

Figura 10.26. Exame transvaginal em paciente assintomática, com queixa de esterilidade.
A: Corte longitudinal do útero (U). Observe o endométrio (E) com padrão secretor típico, indicando que houve ovulação. Na parede posterior do terço inferior do útero, observe o pequeno mioma parietal (M), sem relação com o endométrio, o que não explica a esterilidade.
B: Corte transversal do colo uterino, o qual está desviado para a direita. Note o grande cisto endometrioide (setas) no ovário esquerdo, em topografia posterolateral do fundo de saco posterior. O achado explica a esterilidade.

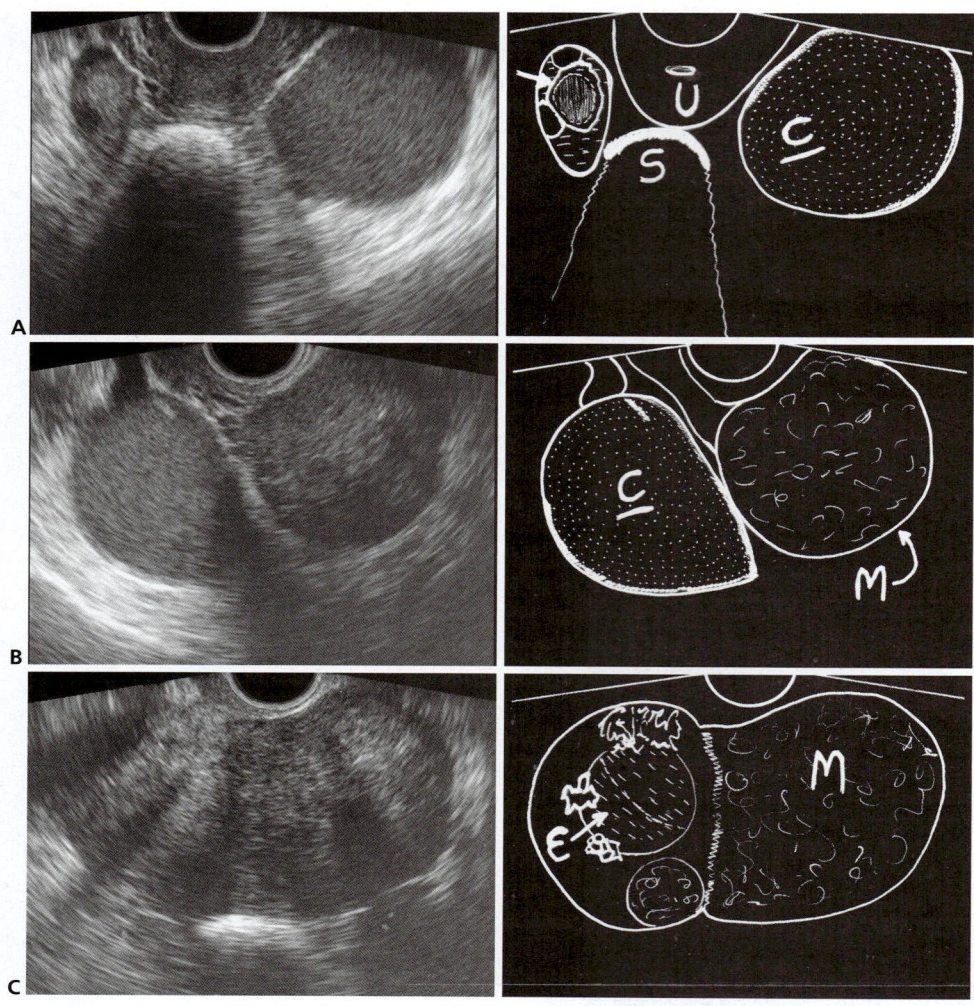

Figura 10.27. Paciente de 38 anos com queixa de esterilidade primária. Refere dismenorreia de moderada intensidade e sensação de peso na fossa ilíaca esquerda. Exame transvaginal.
A: Corte transversal na altura do colo uterino (U). O ovário esquerdo apresenta grande cisto endometrioide (C). O ovário direito apresenta corpo lúteo (seta). S = sigmoide.
B: Corte longitudinal parauterino à esquerda. Junto ao cisto endometrioide, note a grande massa (M) hipoecogênica, com limites bem definidos.
C: Corte transversal na altura do terço médio do corpo uterino. A massa é um grande mioma intraligamentar. O endométrio (E) tem padrão luteinizado. O miométrio está todo heterogêneo, com focos ecogênicos e pequenos nódulos. Trata-se de provável adenomiose, associação comum com miomas.

> As pacientes estéreis com mais de 30 anos apresentam frequência aumentada de miomas, de endometriose, de distúrbios ovarianos funcionais, de fatores tuboperitoneais etc.

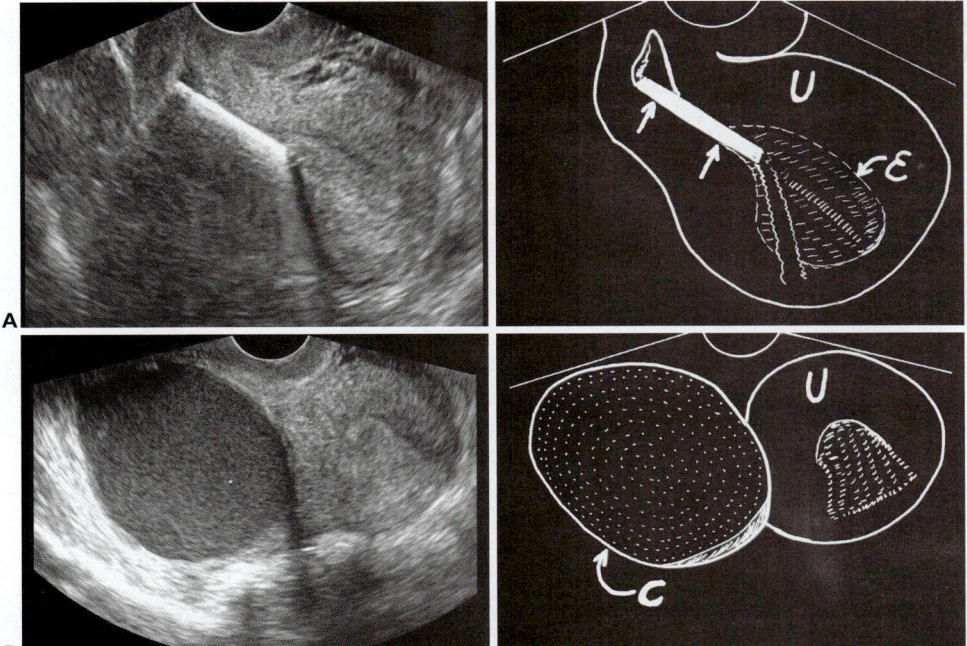

Figura 10.28. Paciente de 32 anos, duas gestações, uma cesariana, um aborto, usuária de DIU, com queixa de dor pélvica. Exame transvaginal.
A: Corte longitudinal do útero (U) retrovertido. Observe o dispositivo baixo (setas), adentrando o canal cervical, em vias de expulsão. E = endométrio.
B: Corte transversal do útero. Observe o grande cisto endometrioide (C) no ovário direito, justificando a dor pélvica.

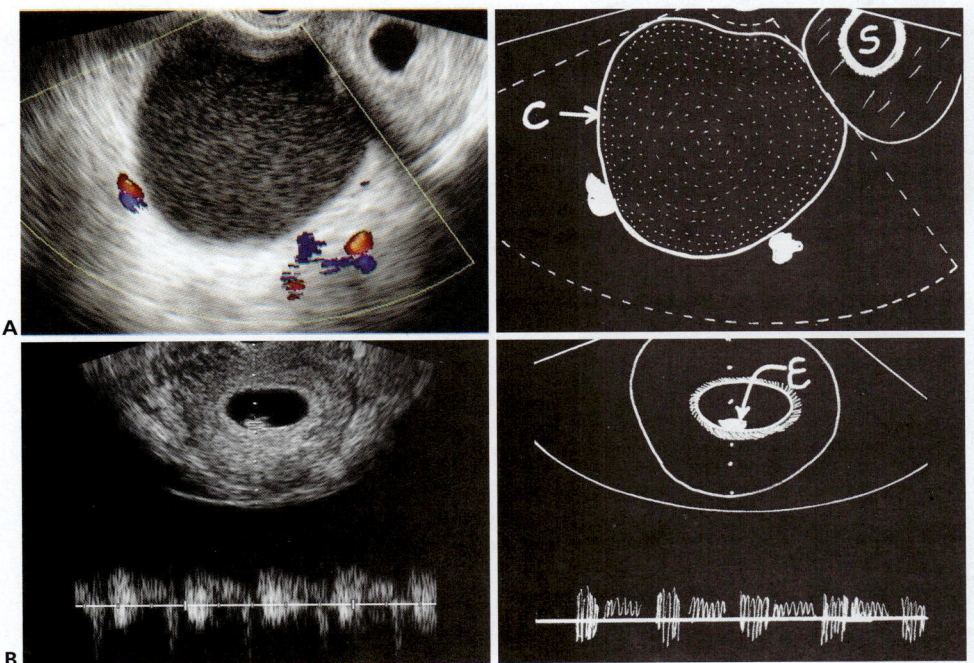

Figura 10.29. Exame transvaginal em paciente com amenorreia e sintomas de gravidez.
A: Corte transversal. O ovário direito apresenta grande cisto endometrioide (C). O mapa vascular revela raros vasos periféricos. O útero contém saco gestacional (S).
B: O embrião (E) mede 13 mm de comprimento (7,5 semanas) e tem frequência cardíaca normal.

> O diagnóstico diferencial é de cisto luteínico hemorrágico. O conteúdo do cisto é um granulado fino e homogêneo (padrão arenoso), o que contraria coágulo sanguíneo (conteúdo rendilhado heterogêneo). O mapa vascular com raros vasos periféricos fala a favor de cisto endometrioide, pois um corpo lúteo teria maior número de vasos em sua cápsula, em razão da neoangiogênese da tecaluteínica. O corpo lúteo foi identificado no ovário esquerdo (ver imagens de corpo lúteo no Capítulo 11).
> Esse caso demonstra que, mesmo com a presença de endometriose, pode ocorrer uma gestação normal. Entretanto, a endometriose aumenta o risco de gravidez ectópica.

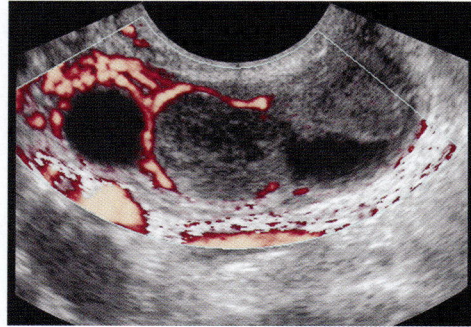
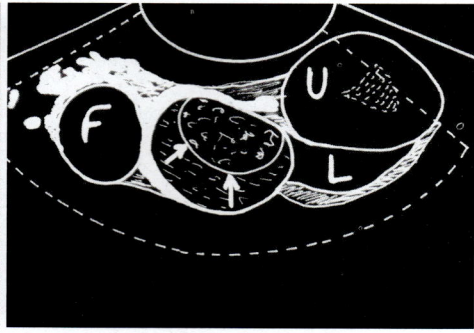

Figura 10.30. Exame transvaginal em paciente de 34 anos, com queixa de dismenorreia e esterilidade. Corte transversal na altura do istmo uterino (U). O ovário direito apresenta folículo (F) ao lado de área com conteúdo frouxo semelhante a cisto hemorrágico (setas). O mapa vascular revela vasos ao redor do folículo (ativo) e, em menor número, ao redor da lesão em questão. Observe o líquido no fundo de saco posterior (L).

> Foi realizado controle ecográfico após a menstruação: o folículo desapareceu e persistiu a lesão. A videolaparoscopia revelou foco de endometriose. Trata-se de lesão menos típica. Em virtude da frequência populacional, a endometriose é uma hipótese forte para toda a lesão pélvica em mulheres na idade reprodutiva. O líquido no fundo de saco, fora do período adequado, indica provável exsudato de processo inflamatório.

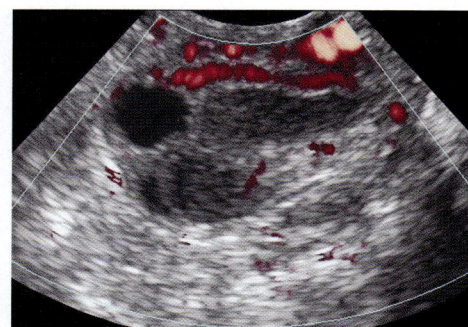
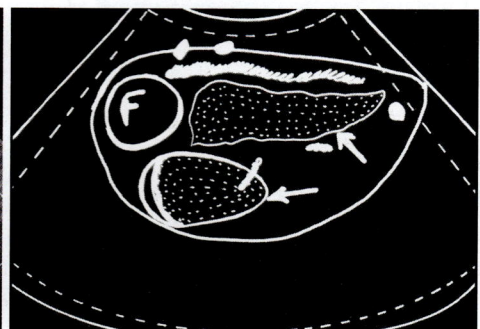

Figura 10.31. Exame transvaginal em nuligesta de 32 anos, assintomática. O ovário esquerdo contém, em seu parênquima, duas pequenas áreas contendo granulado homogêneo hipoecogênico (setas). O mapa vascular não revela vasos relacionados com as lesões. O achado é fortemente sugestivo de endometriose, a qual foi confirmada na videolaparoscopia posterior. F = folículo.

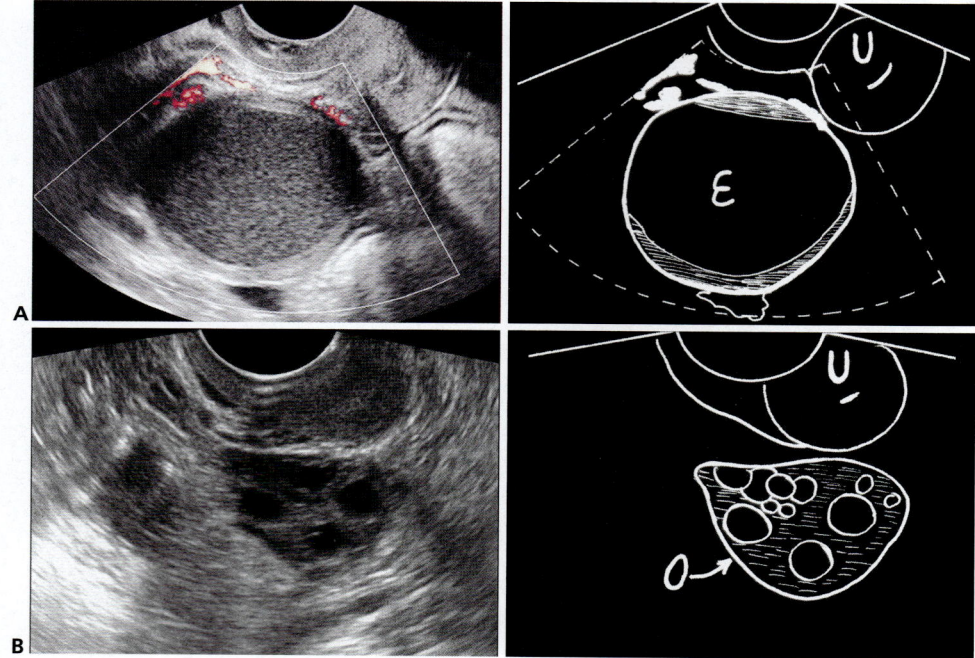

Figura 10.32. Exame transvaginal em paciente com esterilidade.
A: Corte transversal na altura do colo uterino (U). O ovário direito apresenta cisto endometrioide típico (E), com mapa vascular revelando raros vasos periféricos.
B: O ovário esquerdo (O) está no fundo de saco posterior e apresenta vários folículos retidos, indicando distúrbio funcional.

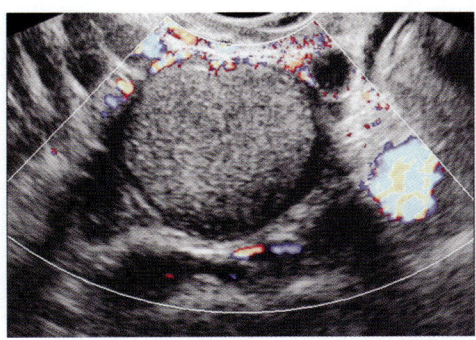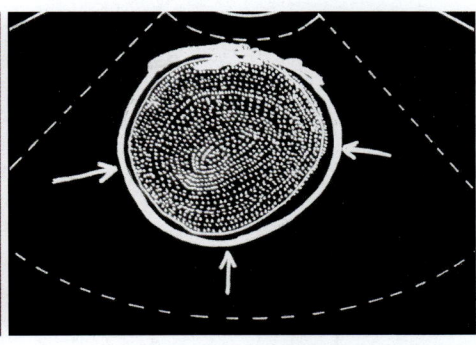

Figura 10.33. Exame transvaginal de rotina em paciente assintomática. O ovário esquerdo apresenta massa sólida homogênea, compacta e esférica (setas). O mapa vascular mostra raros vasos periféricos e nenhum no interior da massa, o que diminui o risco para neoplasia sólida. O diagnóstico final foi um cisto endometrioide.

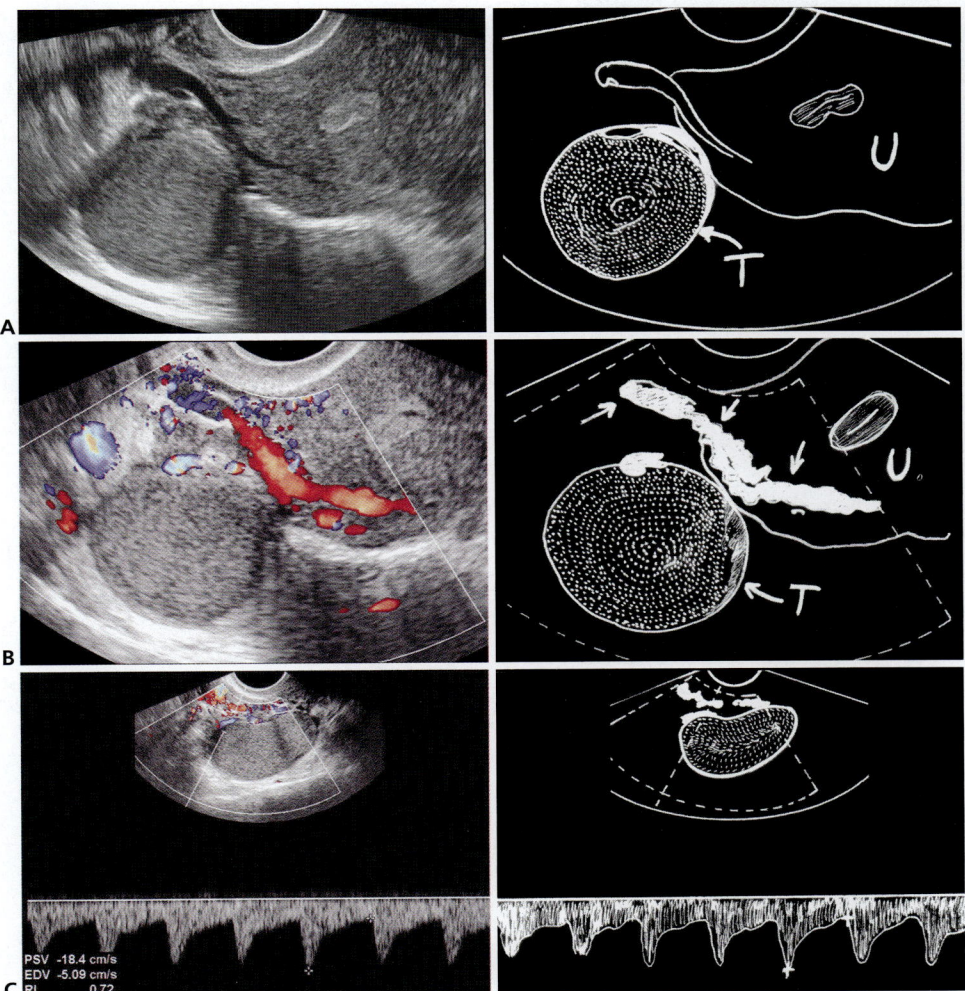

Figura 10.34. Exame transvaginal em paciente com dor pélvica.
A: Corte transversal do útero (U). Observe o tumor sólido ovariano direito (T).
B: Mapa vascular com o Doppler colorido por frequências. Notam-se raros vasos periféricos e nenhum dentro do tumor, diminuindo o risco para neoplasia grave. Observe a veia calibrosa (setas), partindo do miométrio e saindo pelo ligamento largo, realçada pelo Doppler colorido.
C: A análise espectral de vaso na cápsula do tumor revela índice de resistividade alto (0,72), indicando menor risco para malignidade. O diagnóstico final foi um cisto endometrioide.

> A arquitetura anatômica da endometriose é muito variável, e seu principal diagnóstico diferencial é de neoplasma ovariano, seguido pelo distúrbio ovariano funcional e pela doença inflamatória pélvica.
> Quando o conteúdo do cisto é muito denso, imita com perfeição um tecido sólido homogêneo. De qualquer forma, na maioria das vezes, o diagnóstico final será histológico. O mapa vascular com o Doppler colorido (por frequências ou por amplitudes) é útil, porque, na maioria das vezes, as lesões endometrioides apresentam apenas escassa vascularização periférica.

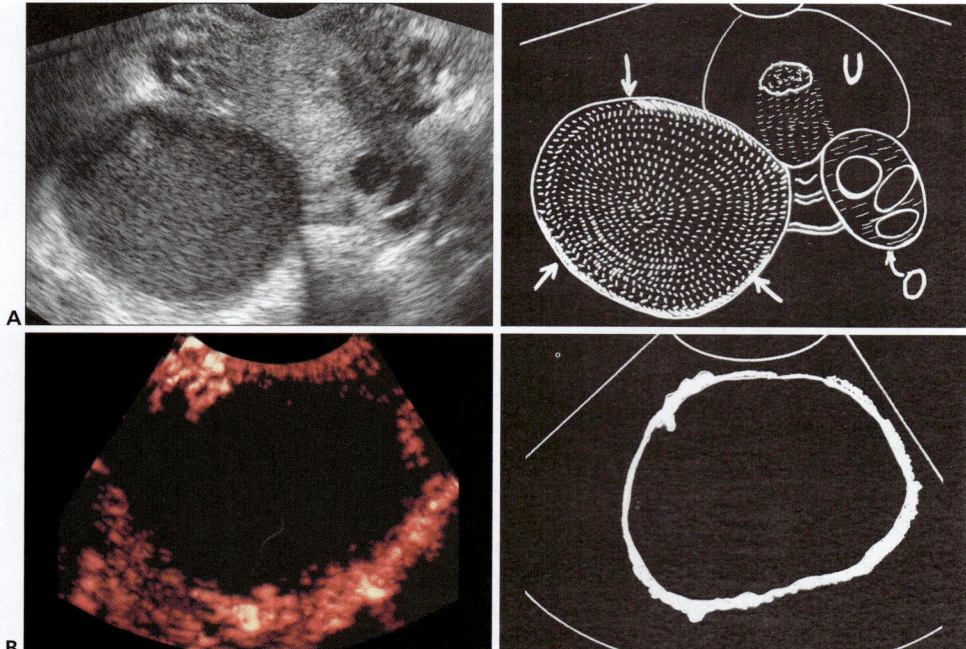

Figura 10.35. Exame transvaginal em paciente com dismenorreia intensa.
A: Corte transversal do colo uterino (U). Observe o cisto endometrioide típico (conteúdo arenoso) no ovário direito (setas). O ovário esquerdo (O) está no mesmo plano e apresenta folículos retidos (alteração funcional). Os ovários estão juntos e pareados no fundo de saco posterior (*kissing ovaries*), indicando processo aderencial pélvico. A tentativa de mobilização do conjunto provoca dor.
B: Mapa vascular com Doppler 3D. O cisto endometrioide apresenta apenas alguns vasos na cápsula.

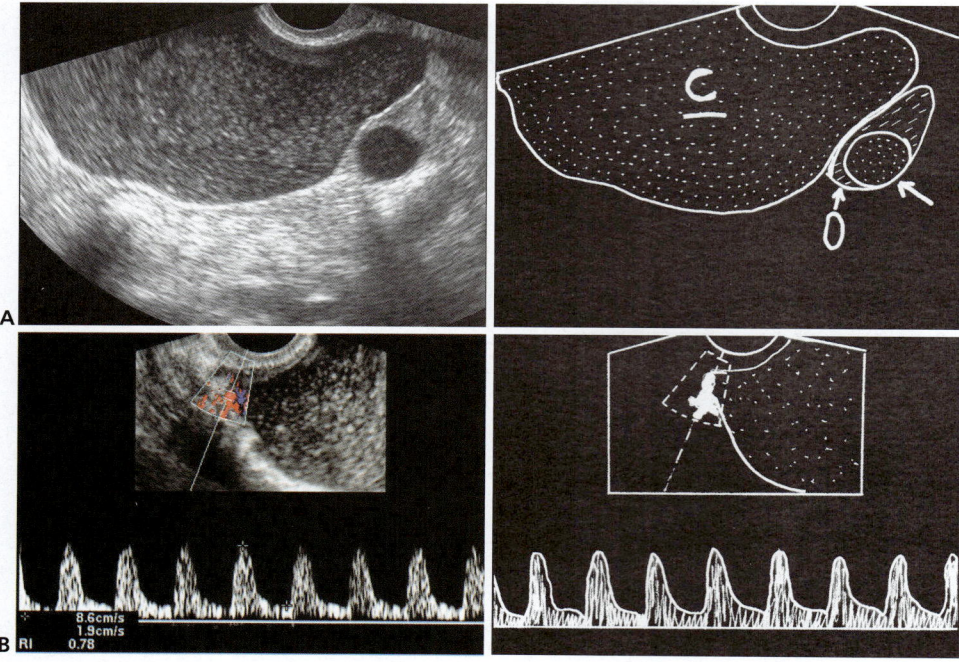

Figura 10.36. Exame transvaginal em paciente com dor pélvica.
A: Corte transversal. Observe o grande cisto pélvico (C), com conteúdo granulado homogêneo. Junto ao cisto, note um dos ovários (O) contendo pequeno cisto com o mesmo aspecto (seta).
B: O mapa vascular revela raros vasos na cápsula. A análise espectral apresenta curvas de alta resistividade (0,78).

! O diagnóstico diferencial é entre endometriose e neoplasia cística mucinosa bilateral. O estudo histológico revelou endometriose. Não existe limite para o tamanho dos cistos de endometriose.

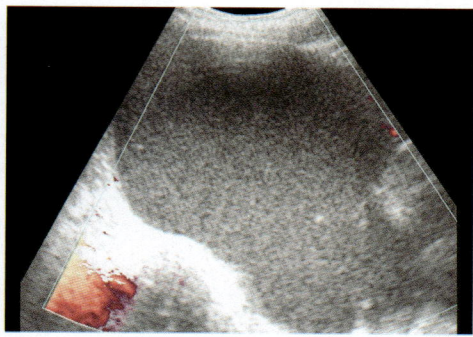
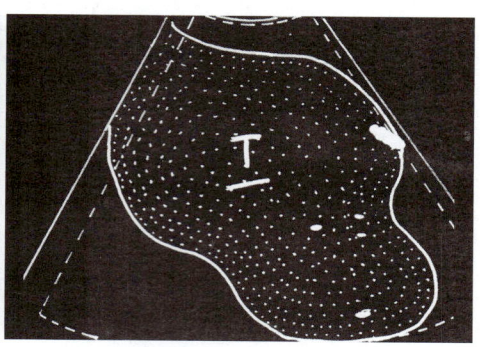

Figura 10.37. Paciente de 21 anos, com dor pélvica. A palpação abdominal revelou grande tumor na pelve. Exame transabdominal. Observe o grande tumor cístico monocavitário (T), com conteúdo granulado homogêneo. O volume mostra surpreendentes 1.078 cm³. O mapa vascular é muito pobre, com raros vasos periféricos. A laparotomia revelou um megacisto endometrioide.

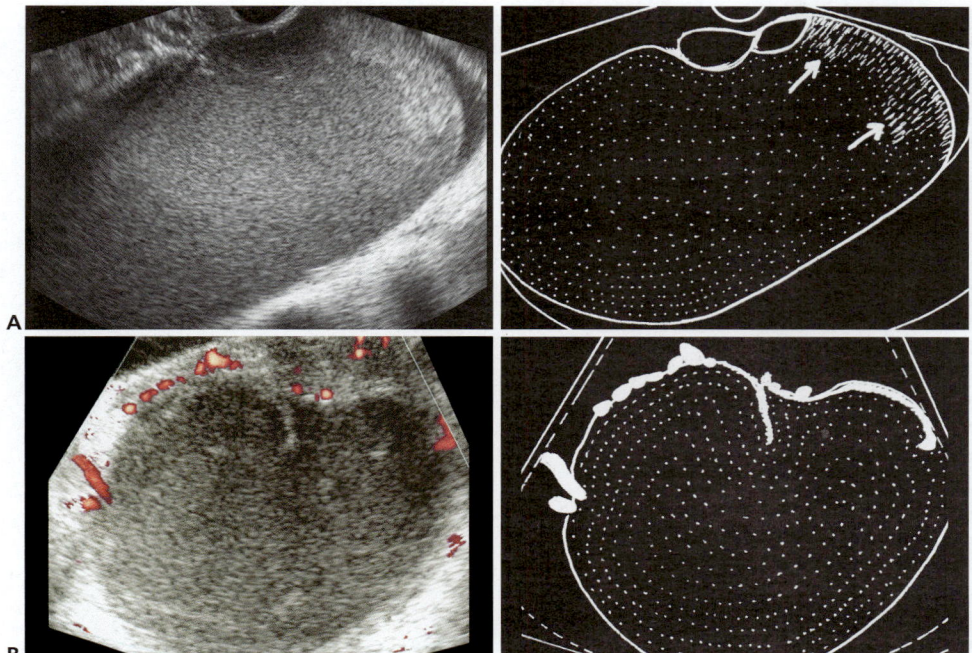

Figura 10.38. Exame transvaginal em paciente com grande tumor pélvico detectado em exame ginecológico.
A: Observe o cisto enorme, com conteúdo arenoso. Num dos lados, a cápsula parece estar espessada (setas). Pode ser apenas um artefato na geração da imagem ou área mais densa do conteúdo do cisto.
B: O mapa vascular revela raros vasos pequenos na cápsula. A hipótese mais provável é de endometriose, a qual foi confirmada no estudo histológico.

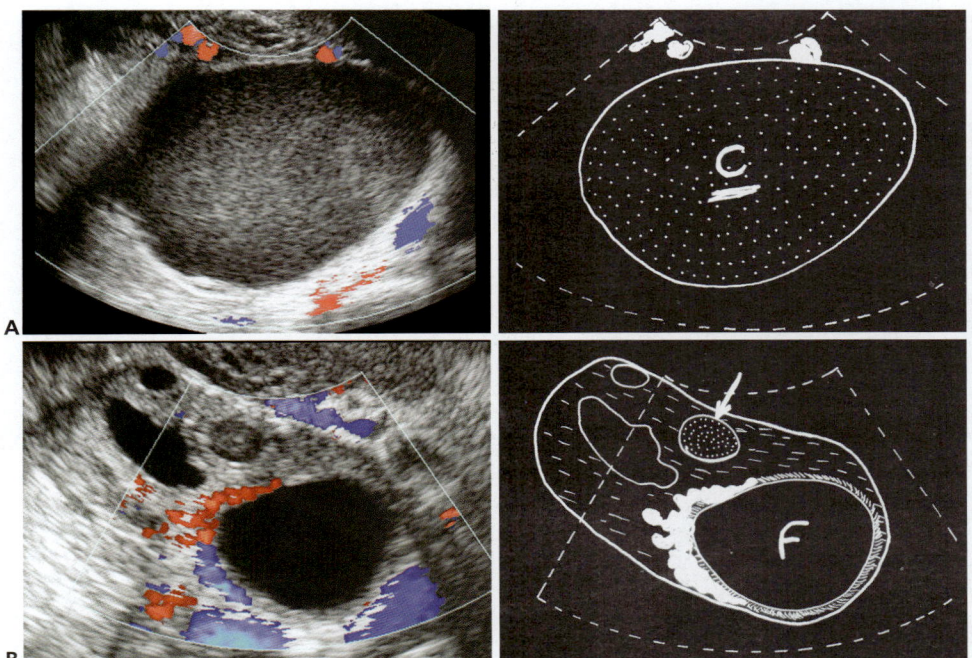

Figura 10.39. Paciente de 44 anos, com antecedente de duas gestações normais a termo, assintomática, com ciclos menstruais regulares. Exame transvaginal de rotina.
A: Observe o cisto ovariano esquerdo (C), com conteúdo granulado fino homogêneo.
B: O ovário direito apresenta folículo maduro ativo (F), revelado pelo mapa vascular (angiogênese na cápsula) e outro folículo alongado, de aspecto flácido (folículo retido velho, sem vasos em sua parede). Note, no parênquima, pequena lesão (seta) com aspecto cístico arenoso.

> Frente ao achado, foi realizada uma videolaparoscopia, com diagnóstico de cisto endometrioide à esquerda e ovário direito com aspecto normal. Certamente, a pequena lesão dentro do ovário direito é um pequeno foco de endometriose cística. O presente caso mostra que a endometriose é uma enfermidade multifacetada, podendo acometer pacientes aparentemente normais, com fertilidade preservada, em qualquer idade, obviamente dentro do período reprodutivo. Após a menopausa, o risco diminui graças à falta do estímulo hormonal, raramente ocorrendo casos de endometriose. A indicação de terapia hormonal no climatério deve levar em conta a questão da presença de endometriose prévia.

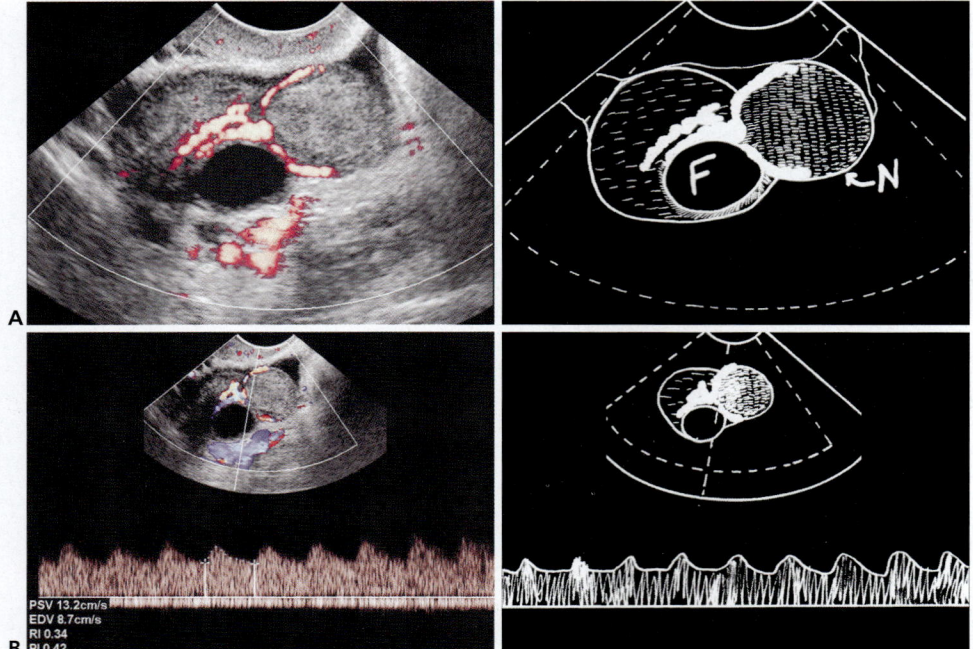

Figura 10.40. Exame transvaginal de rotina em paciente assintomática, com ciclos menstruais regulares.
A: O ovário direito apresenta folículo (F) e nódulo ecogênico (N) de aspecto sólido. O mapa vascular revela que o folículo está em atividade. O nódulo mostra vasos na cápsula, mas não no interior.
B: A análise espectral do vaso sanguíneo da cápsula do nódulo mostra resistividade muito baixa (IR = 0,42), indicando risco neoplásico.

! Frente aos achados ecográficos, indicou-se o estudo histológico da lesão. O diagnóstico final foi endometriose. Mais uma vez: a endometriose é uma enfermidade insidiosa multifacetada.

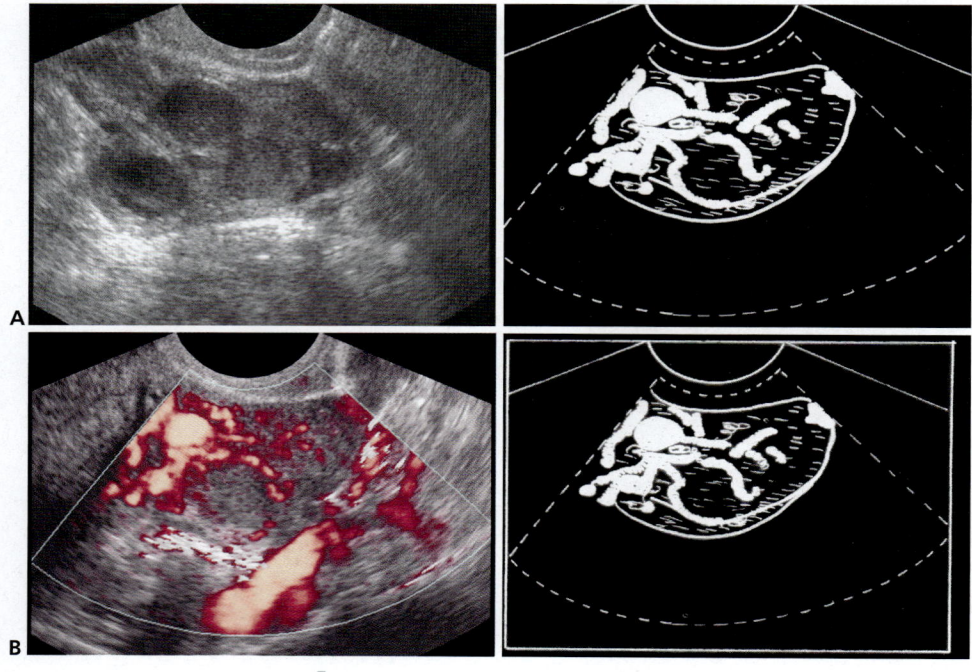

Figura 10.41. Exame transvaginal em paciente de 48 anos, com queixa de dor pélvica crônica.
A: O ovário direito está aumentado e apresenta várias lesões focais no parênquima, com aspecto de cistos de endometriose.
B: O mapa vascular com o Doppler codificado por amplitudes revela vasos irregulares com trajetória tortuosa.

! O diagnóstico diferencial é de neoplasia ovariana. A faixa etária aumenta o risco para neoplasma. Foi submetida a uma laparotomia, com remoção do ovário, e o diagnóstico histológico foi de endometriose.

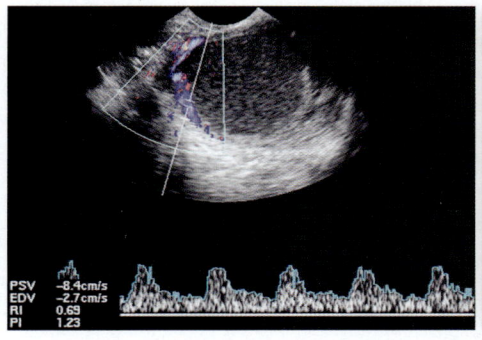
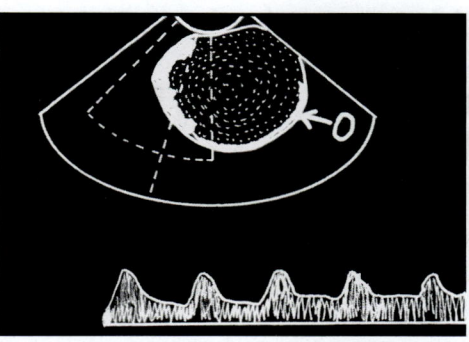

Figura 10.42. Exame transvaginal em paciente de 44 anos, com sintomas de climatério, sem outras queixas. O ovário direito (O) está aumentado de volume, graças à presença de cisto com conteúdo granulado denso. A primeira impressão é de um cisto endometrioide. O mapa vascular revela vaso grosso e tortuoso na cápsula, com resistividade intermediária (IR = 0,69), discrepante com a hipótese de endometriose.

! A laparotomia confirmou a hipótese de endometriose. Um cistoadenoma mucinoso monocavitário pode assumir exatamente o mesmo aspecto. Em outras palavras, a endometriose é um camaleão na pelve.

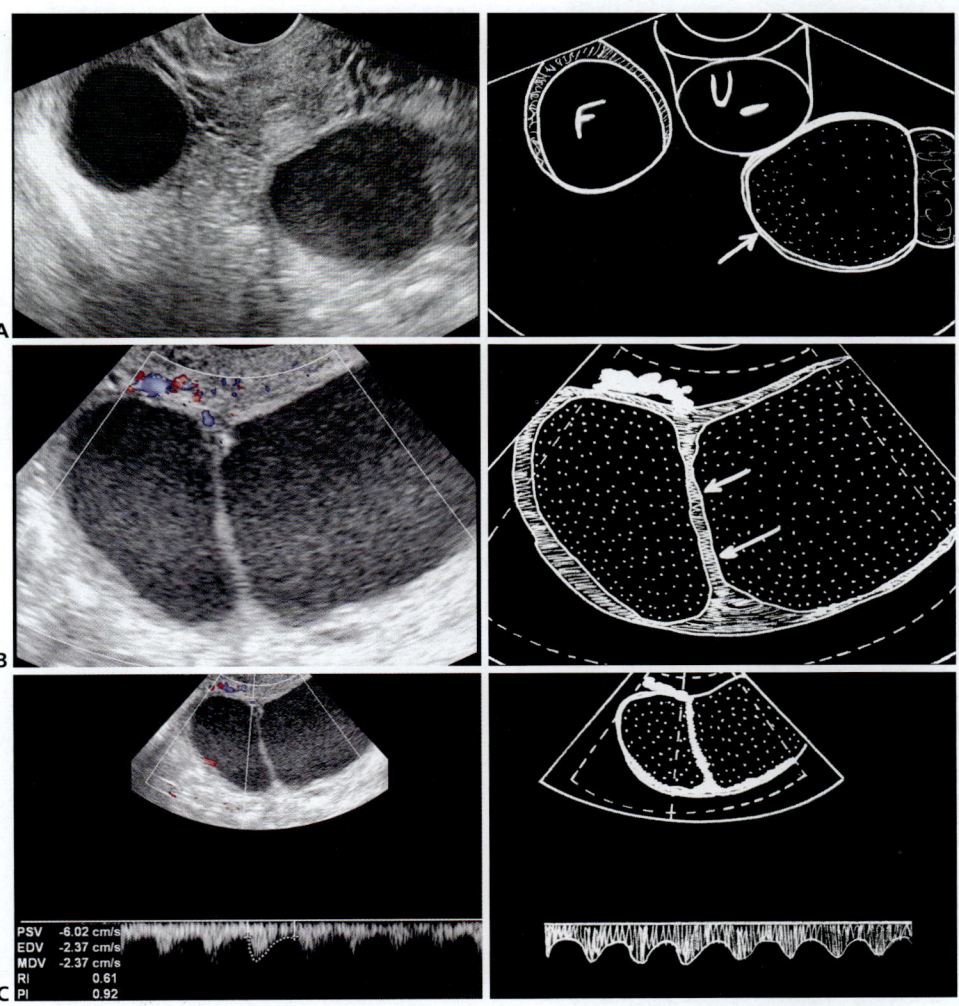

Figura 10.43. Paciente de 38 anos, com queixa de esterilidade, dor pélvica e dispareunia. Exame transvaginal.
A: Corte transversal na altura do colo uterino (U). Os ovários estão pareados no fundo de saco posterior. O ovário direito apresenta folículo hidrópico (F), com 46 mm de diâmetro. O ovário esquerdo contém cisto com conteúdo granulado (seta).
B: Corte longitudinal no ovário esquerdo. Observe os dois cistos densos, geminados, ou um cisto único septoso (setas). O mapa vascular revela poucos vasos periféricos, de pequeno calibre.
C: A análise espectral mostra resistividade intermediária (IR = 0,61).

! O diagnóstico diferencial de neoplasia é imprescindível, além da questão clínica. O achado cirúrgico foi endometriose. Dois ou mais cistos endometrioides podem crescer e se juntar, dando origem à massa única septada. O achado na endometriose não é raro, indicando maior gravidade. Outra questão comum na endometriose é a dos ovários pareados no fundo de saco posterior. Parecem um par de óculos chamando a atenção. Indica processo aderencial pélvico e maior gravidade clínica.

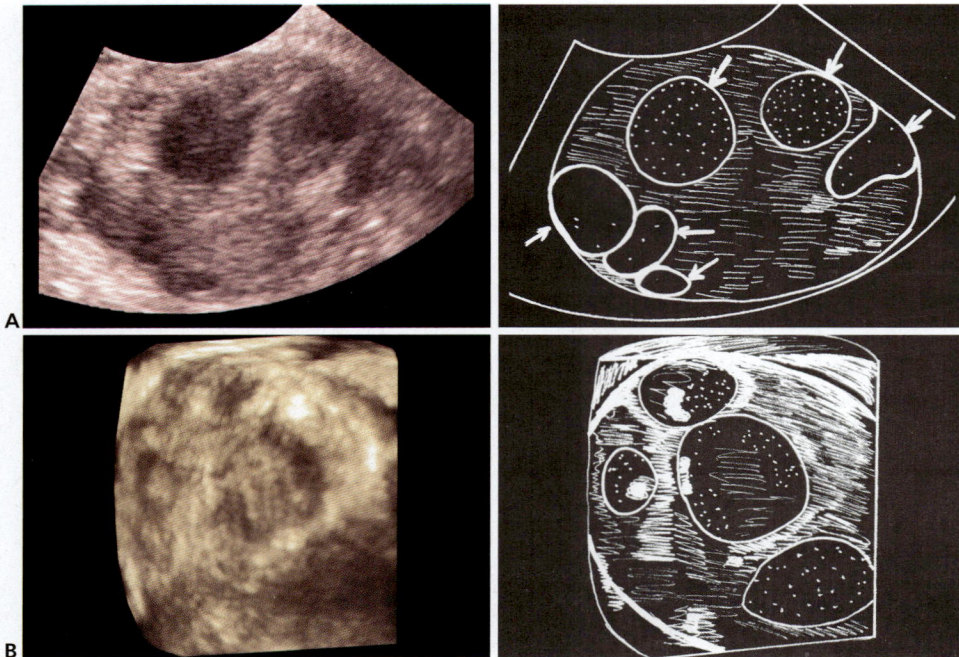

Figura 10.44. Exame transvaginal de rotina em paciente assintomática.
A: Observe o ovário com pequeno aumento de volume, com parênquima heterogêneo, contendo pequenas lesões hipoecogênicas ovoides (setas).
B: O volume 3D mostra a visão espacial das lesões intraparenquimatosas.

> ❗ Mesmo em pacientes assintomáticas, o achado ecográfico é fortemente sugestivo de endometriose ovariana. Geralmente o exame ginecológico não é conclusivo. O diagnóstico diferencial com neoplasma também é importante. Pode-se manter a paciente em observação, com exames ecográficos seriados (3, 6 e 12 meses) e bloqueio com ciclo substitutivo, antes de se decidir por um estudo histológico. Uma neoplasia vai crescer de forma independente. O diagnóstico final foi endometriose.

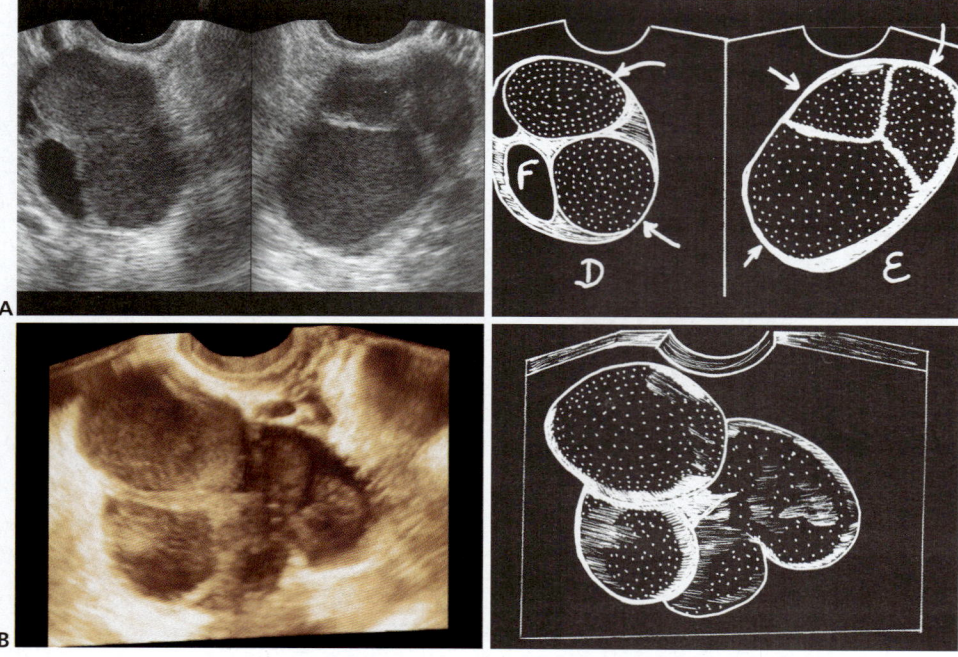

Figura 10.45. Paciente de 36 anos, nuligesta, estéril, com dor pélvica crônica. Exame transvaginal.
A: Os dois ovários (D e E) apresentam cistos endometrioides confluentes (setas). F = folículo.
B: Imagem volumétrica 3D. Observe os vários cistos endometrioides confluentes.

> ❗ O achado de vários cistos endometrioides bilaterais confluentes é muito grave. Além das complicações já existentes, poderão ocorrer ruptura e extravasamento do conteúdo de um ou mais cistos, provocando peritonite química, evoluindo para a pelve congelada, com cistos mesoteliais e múltiplas aderências.

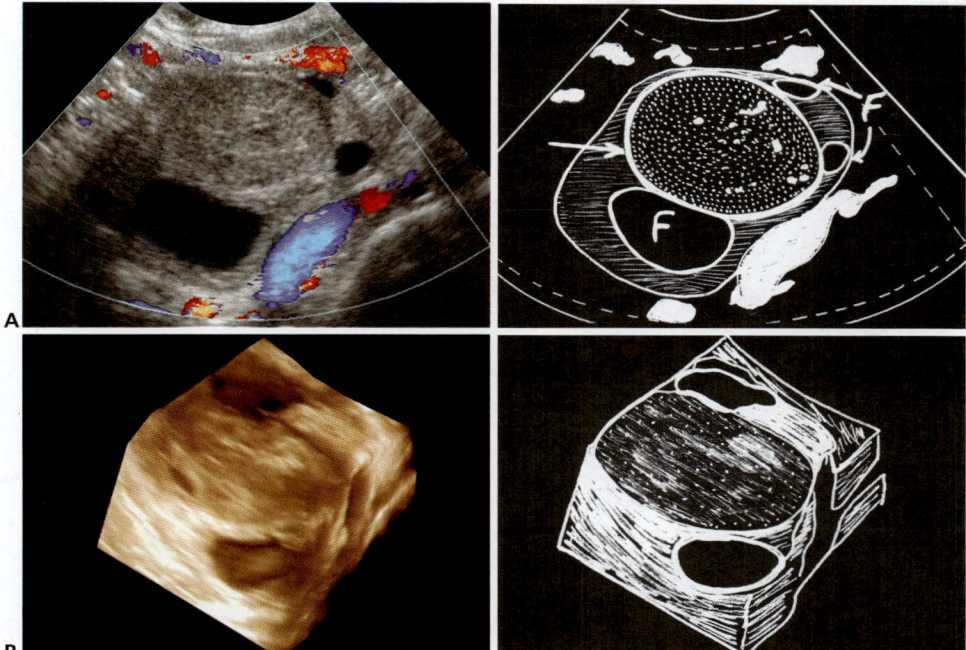

Figura 10.46. Exame transvaginal em paciente de 35 anos, com queixa de esterilidade. Está assintomática.
A: O ovário esquerdo apresenta cisto de endometriose (seta) em seu interior. Ao redor, note os folículos (F). O mapa vascular mostra raros vasos periféricos.
B: Imagem volumétrica 3D, com os três planos ortogonais. Observe o cisto endometrioide central e os folículos periféricos, em visão espacial. A associação de distúrbio funcional com endometriose é frequente.

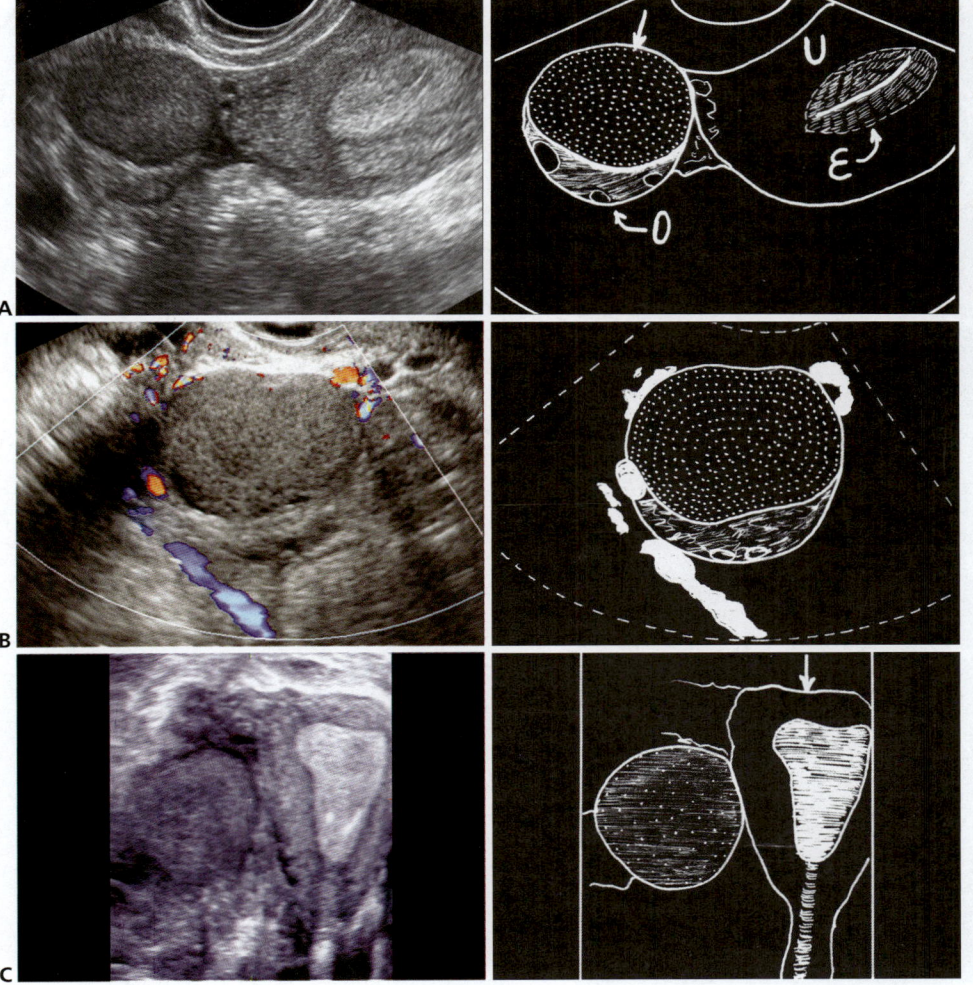

Figura 10.47. Paciente com queixa de dismenorreia. Os ciclos menstruais são regulares. Exame transvaginal.
A: Corte transversal. O ovário direito (O) apresenta cisto com conteúdo denso (seta). O diagnóstico diferencial é de nódulo sólido. O útero (U) apresenta o endométrio (E) com padrão secretor.
B: O mapa vascular da lesão revela raros vasos pequenos na cápsula, o que fortalece a hipótese de cisto endometrioide.
C: Plano coronal obtido com a técnica 3D. Imagem magnífica mostrando o cisto endometrioide ao lado do útero. Observe o plano coronal do endométrio e o fundo uterino normal (seta).

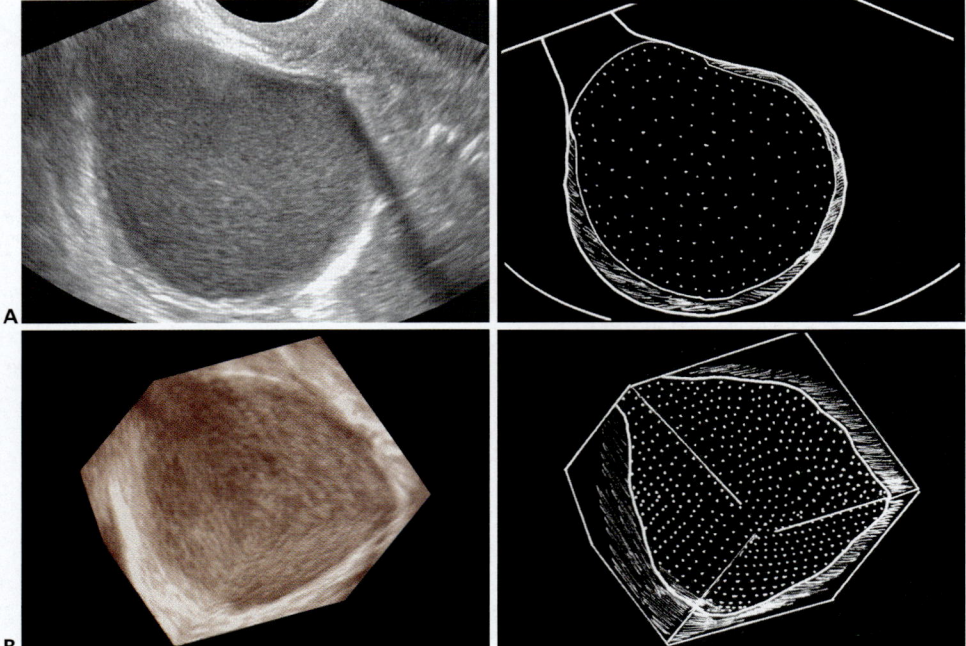

Figura 10.48. Exame transvaginal em paciente de 35 anos, nuligesta, com queixa de esterilidade e dor pélvica. O exame ginecológico revelou um tumor anexial à direita.
A: Observe o grande cisto endometrioide no ovário direito. O conteúdo finamente granulado é bem típico, semelhante à areia fina (conteúdo "arenoso").
B: Imagem volumétrica 3D, com os três planos ortogonais. Observe o conteúdo "arenoso", com a perspectiva da imagem tridimensional.

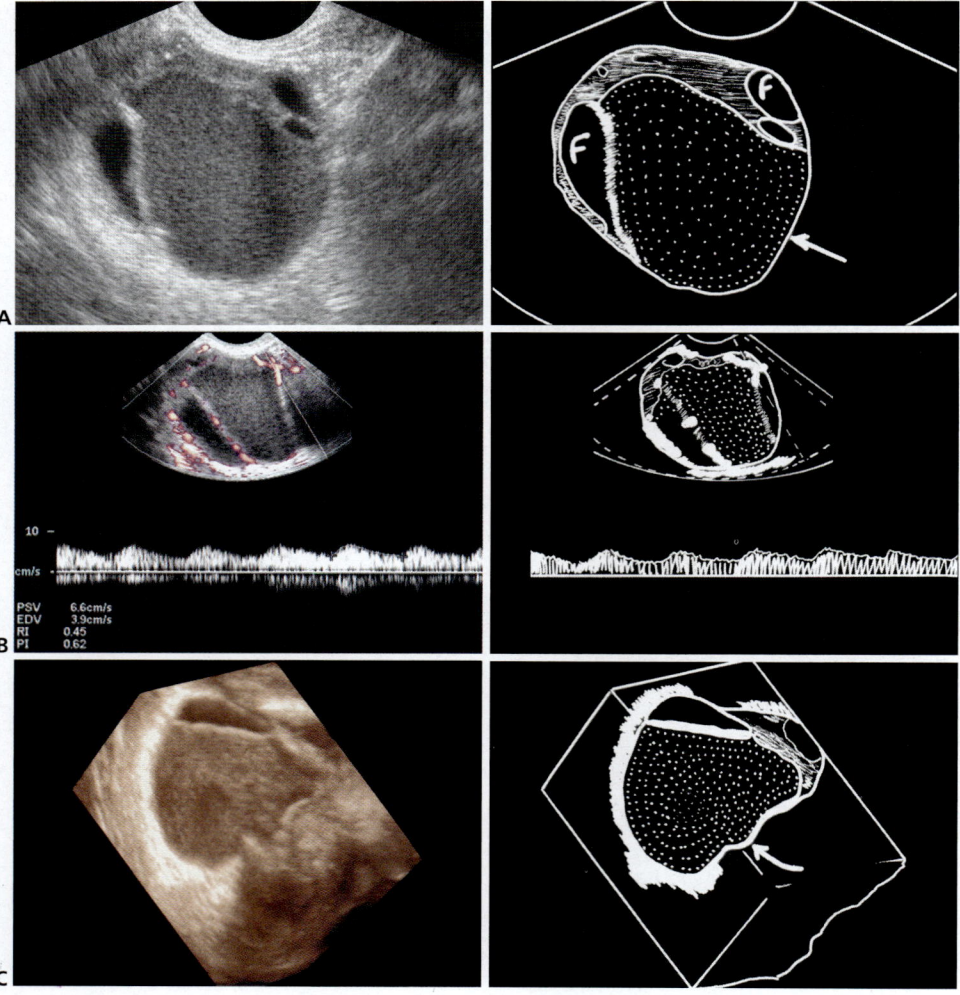

Figura 10.49. Paciente de 36 anos, com antecedente de duas gestações normais a termo. Exame transvaginal de rotina.
A: O ovário direito apresenta cisto denso (seta), rodeado por alguns folículos (F). A hipótese é de cisto endometrioide e alteração funcional (retenção de folículos).
B: O mapa vascular com o Doppler codificado por amplitudes revelou muitos vasos periféricos. A análise espectral apresentou baixos índices de impedância, indicando risco neoplásico. Os achados são conflitantes.
C: Imagem volumétrica 3D, mostrando o conteúdo "arenoso" do cisto.

> Graças aos achados conflitantes entre a escala de cinzas e o Doppler, torna-se necessário o estudo histológico. A imagem 3D é bem típica de endometriose, a qual foi confirmada posteriormente.

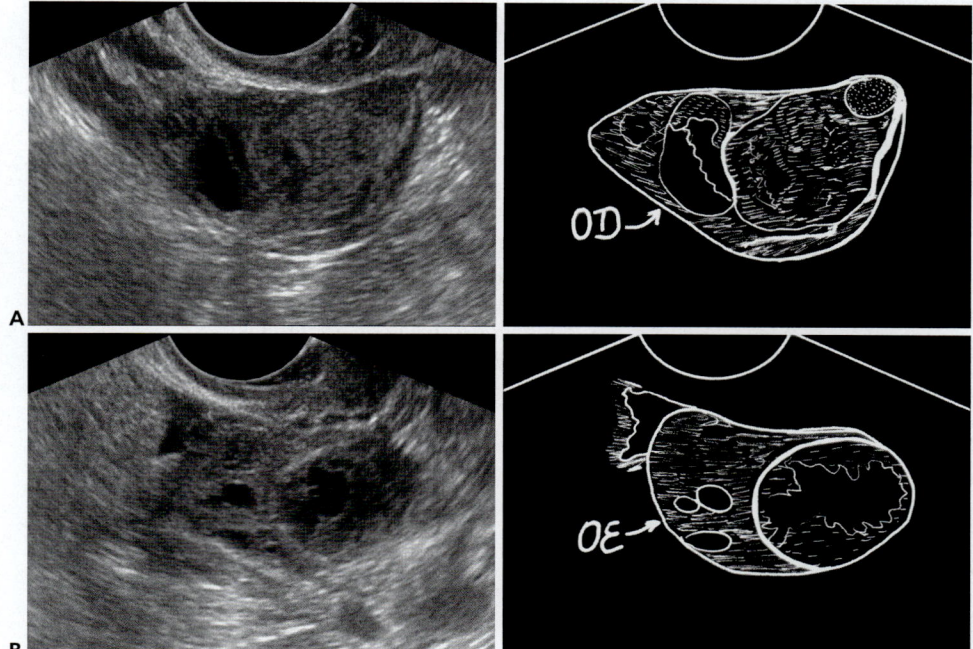

Figura 10.50. Paciente de 28 anos, nuligesta, com queixa de dismenorreia. Exame transvaginal.
A e B: Ambos os ovários (OD e OE) estão aumentados de volume. Os parênquimas são heterogêneos e tumultuados, indicando risco para neoformação.

> Não é possível definir uma hipótese mais provável. Foi realizada a videolaparoscopia, e o achado foi endometriose ovariana bilateral e focos peritoneais superficiais. As imagens ecográficas mostram padrões atípicos para a endometriose, e somente o diagnóstico histológico define a questão. Tenha sempre em mente que, em pacientes nuligestas com qualquer tipo de dor pélvica, a endometriose deve figurar da lista de hipóteses.

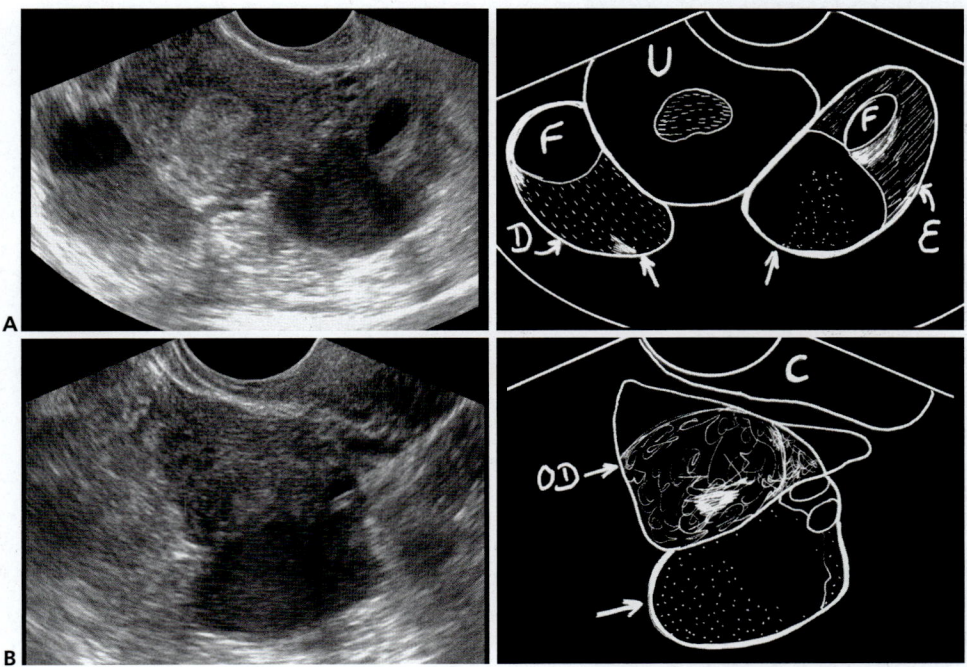

Figura 10.51. Paciente estéril, dor pélvica crônica e dispareunia. Exame transvaginal.
A: Corte transversal do útero (U). Observe os dois ovários (D e E) aumentados e contendo cisto bilateral (setas) com conteúdo denso, mais suave à esquerda. O ovário direito contém folículo periférico retido (F), e o esquerdo, folículo central.
B: À direita do colo uterino (C), observe parte do ovário direito (OD), aumentado, com parênquima heterogêneo, e a presença de mais um cisto denso (seta) em sua superfície.

> Os achados ecográficos, associados ao quadro clínico, indicam endometriose grave, com vários cistos comprometendo os ovários e a cavidade pélvica, indicando processo aderencial importante. A videolaparoscopia confirmou a endometriose grave.

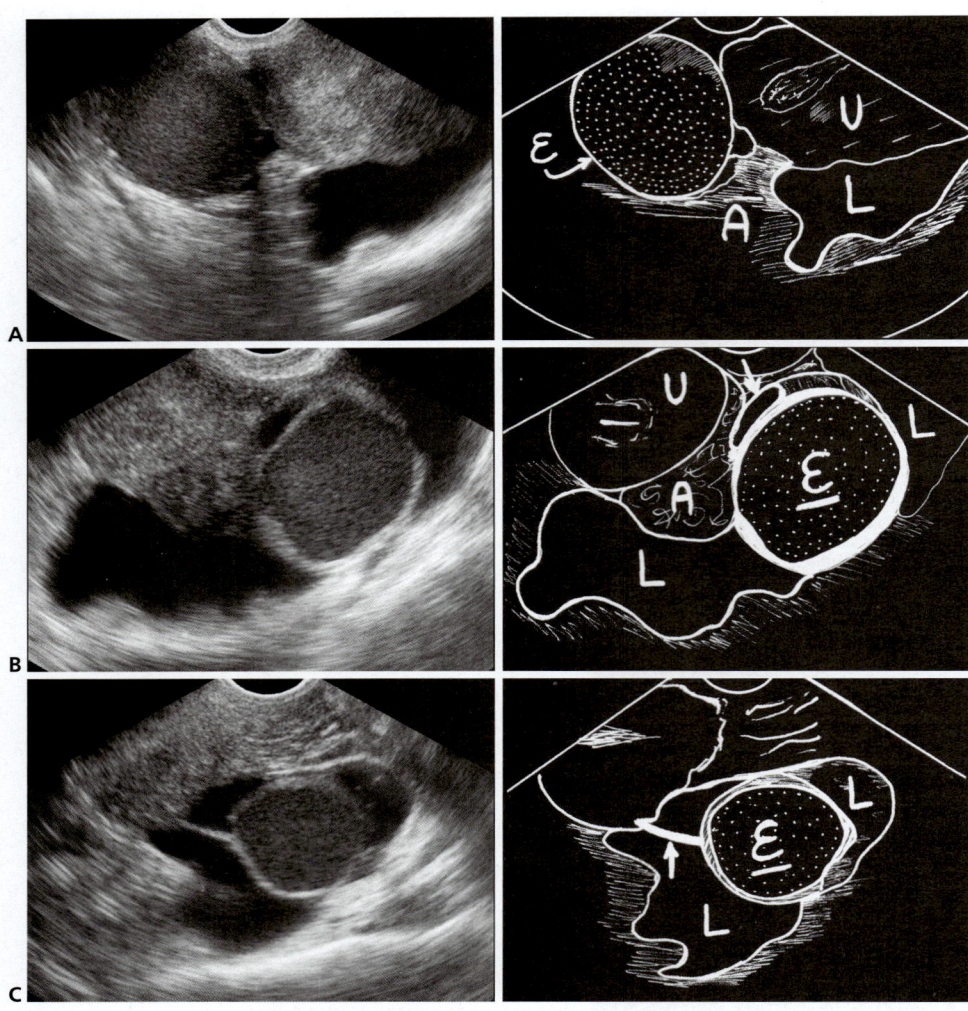

Figura 10.52. Exame transvaginal em paciente nuligesta de 31 anos, com queixa de dismenorreia, dor pélvica e dispareunia.
A: Corte transversal do útero (U). Observe o cisto endometrioide (E) no ovário direito, alça intestinal (A) aderida ao útero, e grande quantidade de líquido peritoneal (L).
B: Corte transversal do útero. Observe o cisto endometrioide no ovário esquerdo, a alça intestinal aderida entre o ovário e o útero, o fluido encarcerado entre as aderências (seta) e a grande quantidade de líquido peritoneal.
C: Corte transversal oblíquo. Observe a trave de aderência entre o cisto endometrioide e o útero (seta).

> ❗ Esse caso de endometriose é muito grave. As aderências são testadas com a manobra dinâmica, com a mão esquerda comprimindo o ventre da paciente. Os marcadores de gravidade são: cistos endometrioides múltiplos (maiores do que dois centímetros), as alças intestinais aderidas, a grande quantidade de líquido peritoneal e as traves de aderências. Geralmente, o processo aderencial progride, terminando com a chamada pelve congelada (tudo aderido).

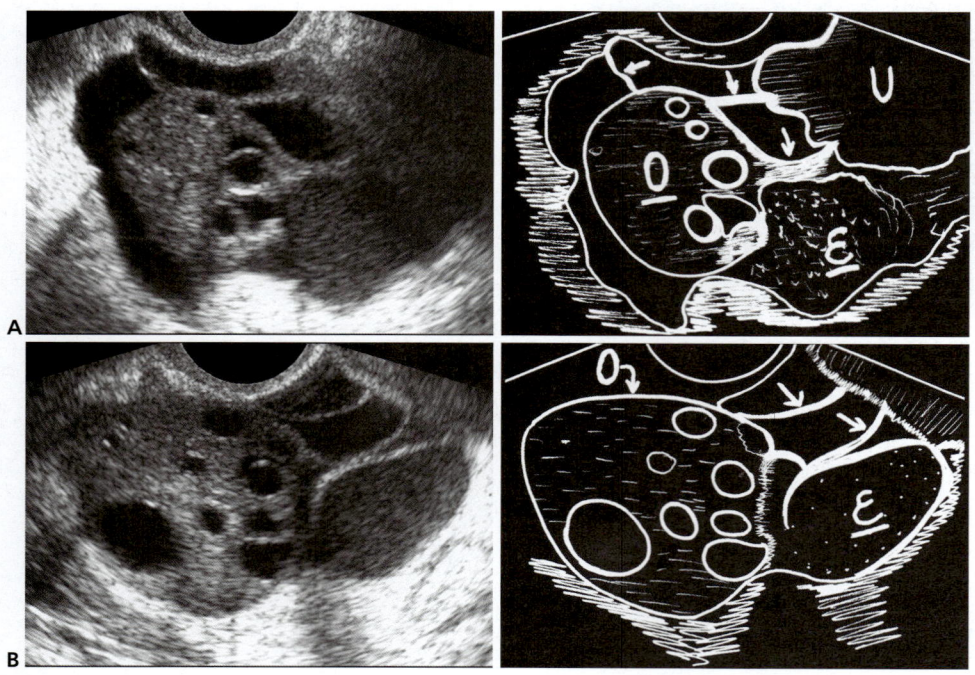

Figura 10.53. Exame transvaginal em paciente nuligesta de 28 anos, com dor pélvica e esterilidade.
A e **B:** Cortes transversais no ovário direito (O). Observe o cisto endometrioide (E) adjacente, o fluido peritoneal, bem como as traves de aderência (setas) entre o ovário, a parede pélvica e o útero (U). O ovário apresenta vários folículos dispersos no parênquima (alteração funcional). A videolaparoscopia confirmou a endometriose grave.

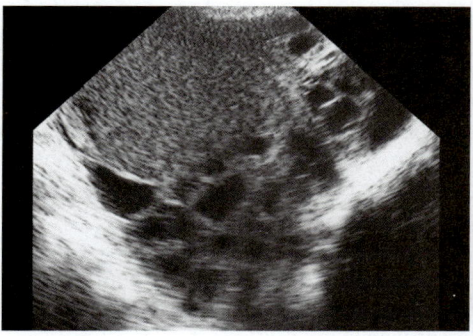
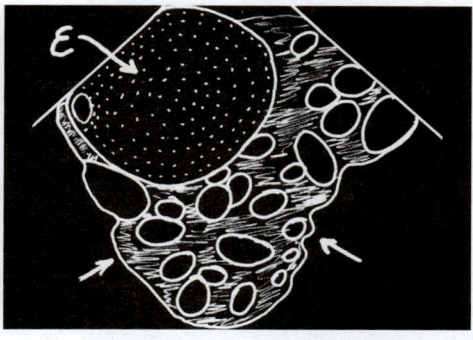

Figura 10.54. Exame transvaginal em paciente com dor pélvica crônica e dispareunia. Observe o cisto endometrioide (E) e o processo aderencial gravíssimo, formando um bloco com imagem em favo de mel (setas), caracterizando a pelve congelada.

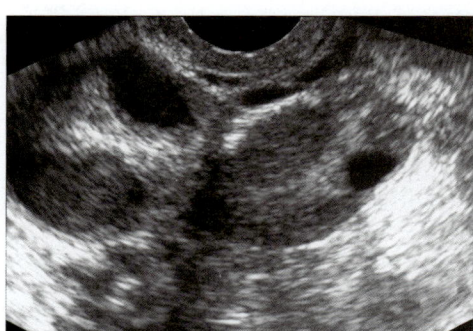
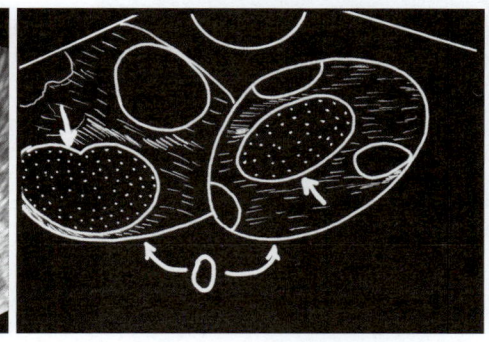

Figura 10.55. Exame transvaginal em paciente com esterilidade, dor pélvica e dispareunia. Corte transversal. Observe os dois ovários (O) aderidos no fundo de saco posterior (*kissing ovaries*), com focos de endometriose (setas) em seus parênquimas.

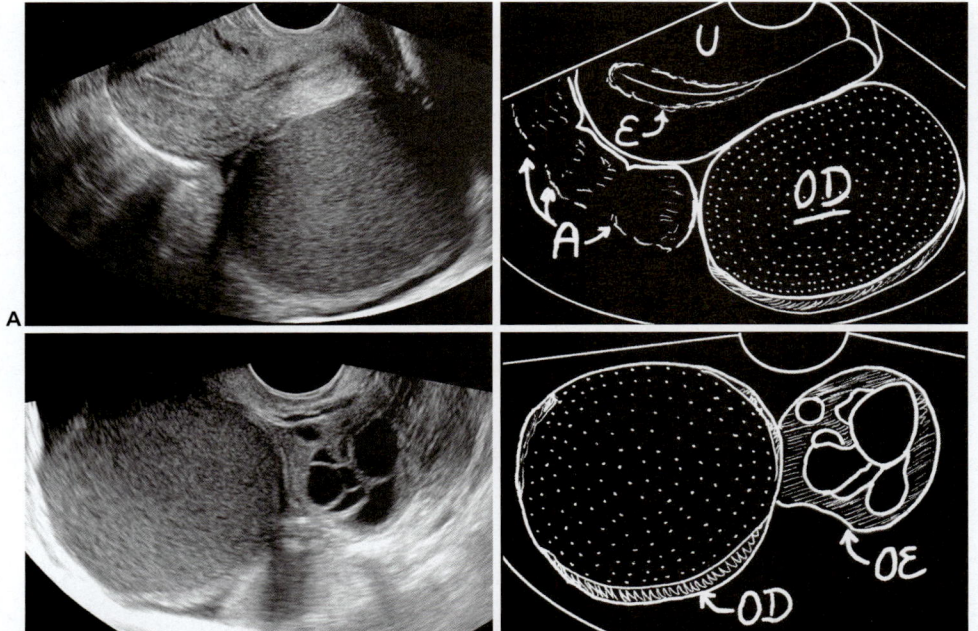

Figura 10.56. Paciente de 29 anos, com queixa de esterilidade, dismenorreia e dispareunia. Exame transvaginal.
A: Corte longitudinal do útero (U), desviado para a direita. O ovário direito (OD) está no fundo de saco e contém grande cisto de endometriose. Observe que o endométrio (E) está com padrão trilaminar isoecogênico (periovulatório). A = alça intestinal aderida ao útero e ao cisto endometrioide (manobra dinâmica positiva).
B: Corte transversal, mostrando os dois ovários juntos, no fundo de saco. O ovário esquerdo (OE) contém vários folículos de tamanhos diferentes, indicando alteração funcional.

> A endometriose provoca a esterilidade de várias formas: processo inflamatório crônico, aderências, alterações ovarianas funcionais, discinesia das tubas e/ou do útero etc. O padrão periovulatório endometrial indica que pelo menos um dos folículos do ovário esquerdo está ativo. O mapa vascular com Doppler colorido poderia indicar o folículo ativo (mera curiosidade). Também pode ocorrer ciclo bifásico anovulatório (folículo não roto luteinizado).

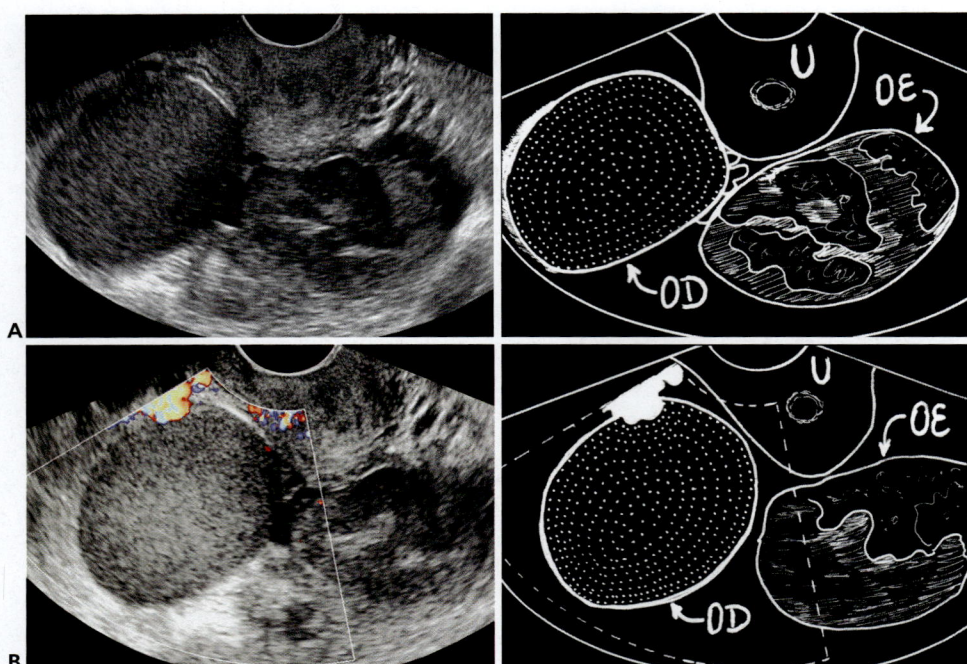

Figura 10.57. Exame transvaginal em paciente de 30 anos com queixa de esterilidade.
A: Corte transversal na altura do colo uterino (U). Os dois ovários estão juntos, pareados no fundo de saco posterior. O direito (OD) apresenta grande cisto endometrioide. O esquerdo (OE) apresenta vários focos de endometriose, desorganizando o parênquima.
B: O mapa vascular do ovário direito exclui a hipótese de neoplasia sólida, pois não demonstra vasos internos na massa. Trata-se de quadro grave de endometriose.

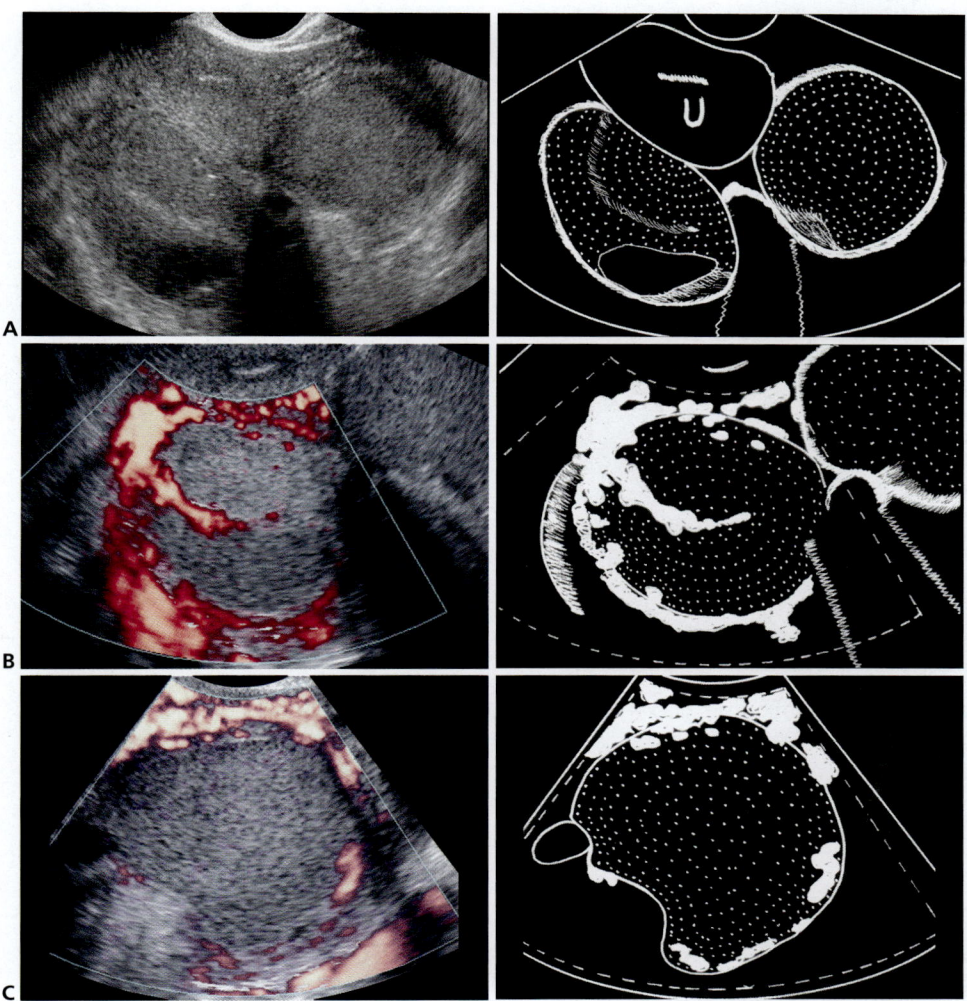

Figura 10.58. Exame transvaginal em paciente nuligesta de 32 anos. Queixa-se de dor pélvica crônica e dispareunia.
A: Corte transversal do istmo uterino (U). Os dois ovários estão pareados posteriormente ao útero, apresentando cistos de endometriose.
B: Mapa vascular do ovário direito. Observe a grande quantidade de vasos periféricos e grande vaso atípico (calibres grosso e irregular), penetrando dentro do tumor.
C: Mapa vascular do ovário esquerdo, mostrando a grande quantidade de vasos periféricos.

> A hipótese inicial é de endometriose grave (imagem A). Os mapas vasculares dos ovários (imagens B e C), obtidos com o Doppler codificado por amplitudes, ao revelarem grande quantidade de vasos nas cápsulas e vaso atípico no interior do cisto ovariano direito, levam à necessidade do diagnóstico diferencial com neoplasia ovariana bilateral. O diagnóstico final foi de endometriose grave, acometendo os dois ovários, com quadro aderencial pélvico extenso.
> O vaso identificado no interior do ovário direito estava em falso septo entre dois cistos endometrioides confluentes. A vascularização intensa é uma exceção na endometriose, demonstrando novamente a grande variação das lesões dessa doença.

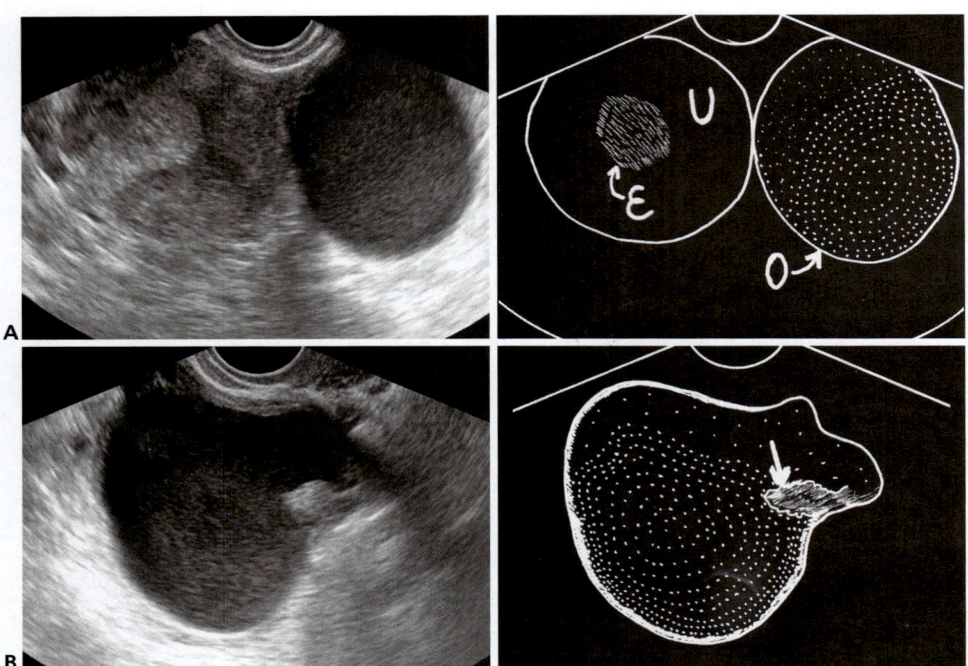

Figura 10.59. Exame transvaginal em paciente com queixa de dor pélvica.
A: Corte transversal do útero (U). O endométrio (E) apresenta padrão de fase lútea. O ovário esquerdo (O) apresenta cisto monocavitário, contendo fluido com grumos finos e suaves.
B: Em outro corte, o cisto apresenta vegetação (seta) em sua parede.

> Com a hipótese de neoplasia cística de tipo a esclarecer, a paciente foi submetida à remoção da lesão. A surpresa foi o diagnóstico de cisto endometrioide. A vegetação nada mais era do que uma condensação de material hemático, aderida à parede interna do cisto. Mais um cisto endometrioide atípico.

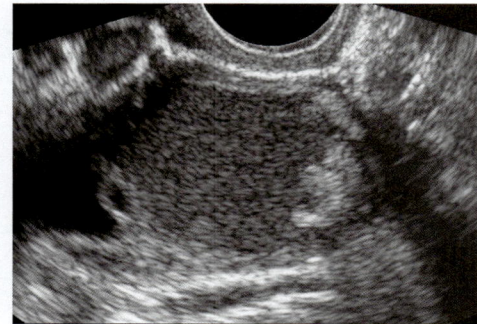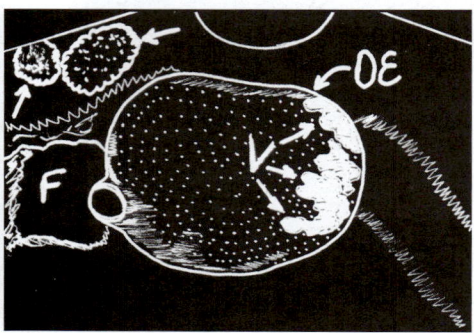

Figura 10.60. Exame transvaginal de rotina em paciente de 30 anos, assintomática, com antecedente de cesariana em gravidez normal a termo. O ovário esquerdo (OE) apresenta cisto denso com vegetações (V) na face interna de sua cápsula. Observe as pequenas lesões (setas) do lado de fora do cisto, e a cavidade contendo fluido (F), adjacente ao ovário.

> Com a hipótese de neoplasia ovariana de alto risco, a paciente foi submetida a uma laparotomia. O achado foi cisto endometrioide no ovário esquerdo e focos de endometriose profunda invadindo o ligamento uterossacro (as pequenas lesões assinaladas). A indicação cirúrgica está correta, pois tanto uma neoplasia ovariana como a endometriose grave devem ser removidas. Uma neoplasia benigna seria uma possibilidade melhor para a paciente, pois a sua remoção encerra a questão. A endometriose grave exige tratamentos adicionais e dificilmente será resolvida antes da menopausa. Uma neoplasia ovariana maligna, com disseminação peritoneal (possibilidade forte frente aos achados), seria a pior situação para a paciente.
> Mesmo a endometriose grave pode ser assintomática. A cavidade com fluido está relacionada com o quadro aderencial. A falta de queixa clínica levou à primeira hipótese de neoplasma.

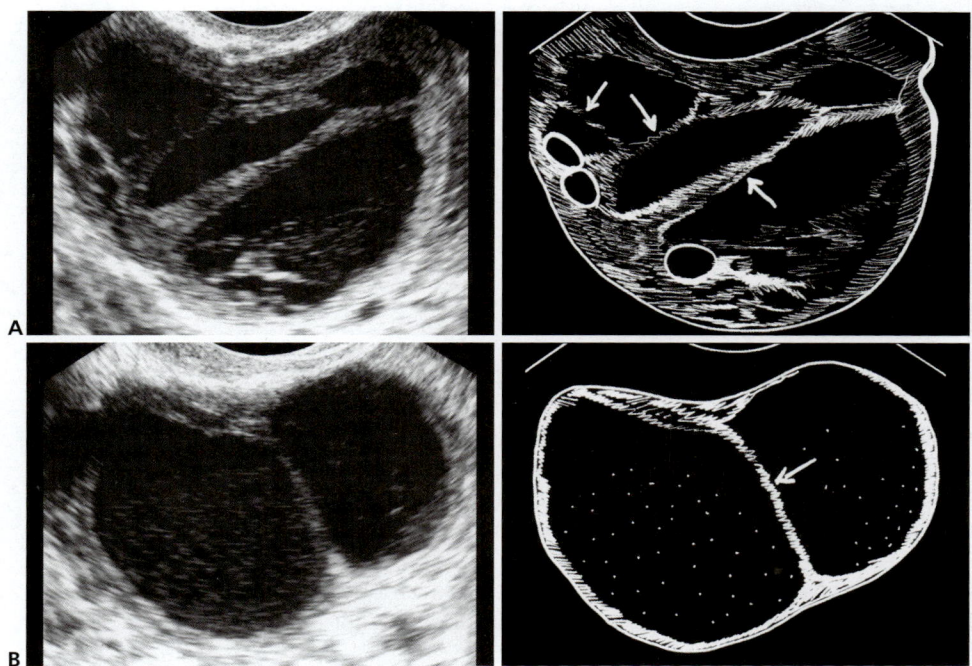

Figura 10.61. Exame transvaginal em paciente com dor pélvica e exame ginecológico, evidenciando aumento ovariano bilateral.
A: O ovário direito está aumentado, cístico e contém septos variados (setas).
B: O ovário esquerdo apresenta cisto biloculado, com septo fino e grumos esparsos no interior.

> A hipótese mais provável é de neoplasia ovariana cística septada bilateral. O achado cirúrgico foi endometriose ovariana bilateral, com conteúdo ralo, explicando a falta do padrão "arenoso". Não existe limite para a criatividade arquitetural da endometriose.

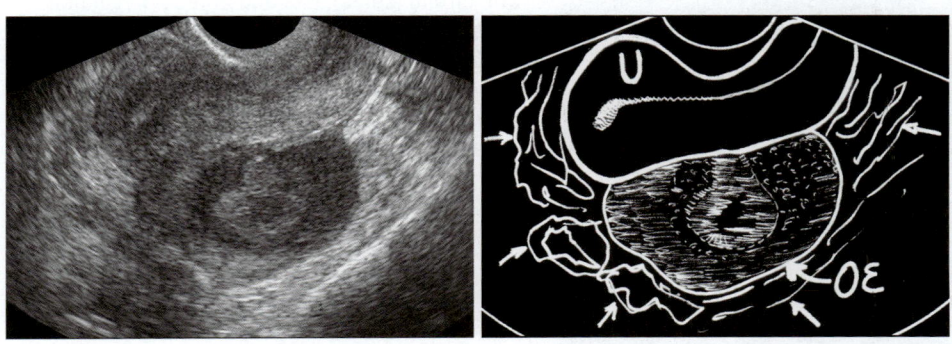

Figura 10.62. Exame transvaginal em paciente com queixa de dor pélvica. Corte longitudinal do útero (U). O ovário esquerdo (OE) está posterior ao útero, aumentado de tamanho, com parênquima sólido heterogêneo (provável neoplasia sólida).

> O achado cirúrgico foi de endometriose ovariana, aderida na parede posterior do útero, com aderências intestinais. Nesse caso, faltou a mão esquerda do ecografista, para mobilizar os órgãos pélvicos. O achado de ovário posterior ao útero, com manobra dinâmica mostrando aderência e provocando dor, leva à hipótese de endometriose, mas não se pode excluir uma neoplasia ou mesmo um abscesso crônico. Qualquer que seja o diagnóstico histológico, a cirurgia é a opção adequada.
> Volte à imagem: observe a grande quantidade de alças intestinais (setas) fazendo corpo com o útero e o ovário, indicando o bolo de aderências.

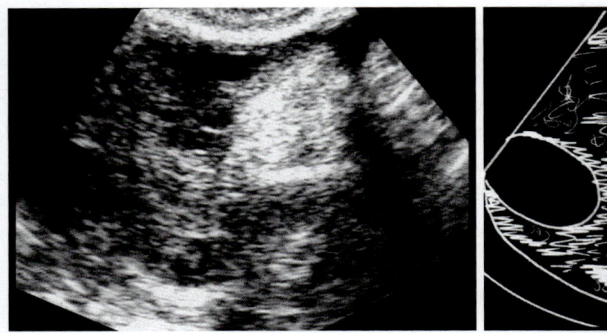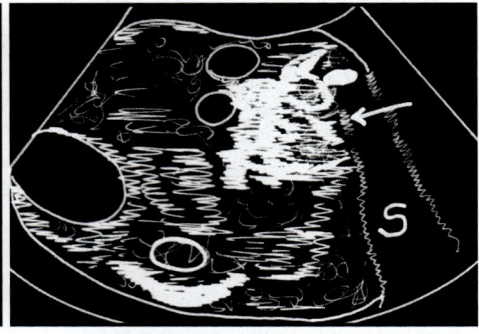

Figura 10.63. Exame transvaginal em paciente na pós-menopausa, com diagnóstico ginecológico de aumento ovariano à direita. O ovário está aumentado, com parênquima sólido heterogêneo, com microcistos, com área hiperecogênica (seta) e pequena sombra acústica (S).

> O achado cirúrgico foi cisto velho de endometriose. A endometriose costuma atrofiar na pós-menopausa, podendo restar lesões cicatriciais densas, simulando neoplasia pélvica, ou seja, o tema nunca termina. Não é comum encontrar cistos endometrioides ativos nessas mulheres, mas é possível. Lembre-se, ainda, que a terapia hormonal, que muitas mulheres iniciam antes da última menstruação, pode manter a endometriose em atividade.
> A incidência de câncer ovariano aumenta significativamente após a menopausa. Essas lesões serão sempre removidas, pois não se pode perder tempo frente à possibilidade de lesão maligna.

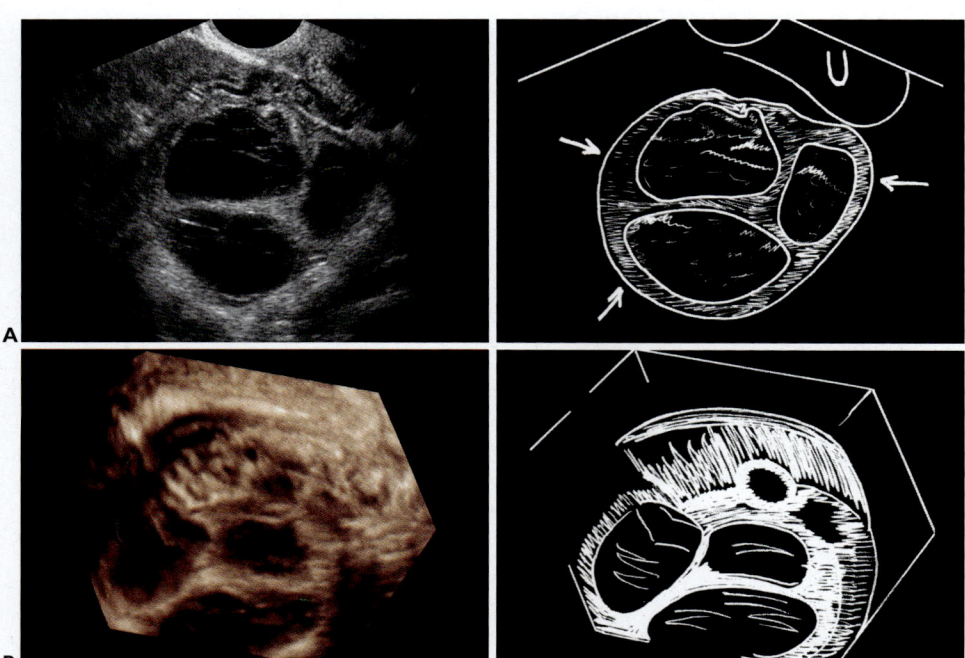

Figura 10.64. Paciente de 32 anos, com diagnóstico ginecológico de massa anexial direita. Exame transvaginal.
A: Corte transversal à direita do istmo uterino (U). O ovário direito (setas) está aumentado de volume graças à presença de cisto com septos grossos e conteúdo denso.
B: Imagem volumétrica mostrando os três planos ortogonais. Observe o tumor ovariano com a perspectiva da imagem 3D.

> Surpresa: o achado cirúrgico foi endometriose.

Capítulo 10 ■ A ENDOMETRIOSE | 601

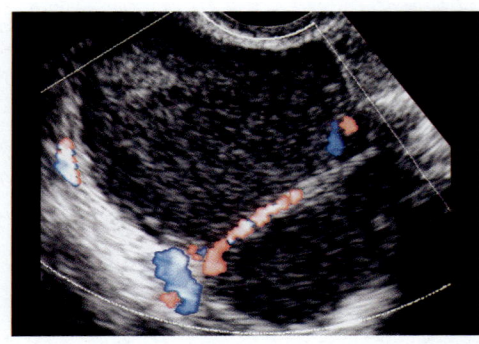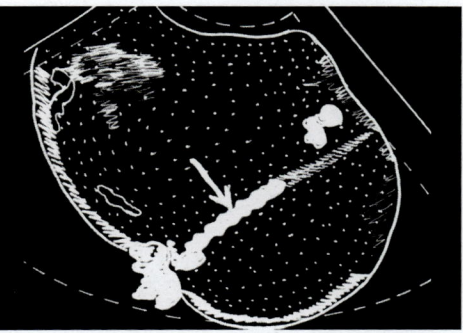

Figura 10.65. Exame transvaginal demonstrando grande cisto ovariano com conteúdo denso. Observe o septo contendo vaso grosso (seta), com índice de resistividade de 0,57 (risco moderado). A cirurgia revelou cisto endometrioide.

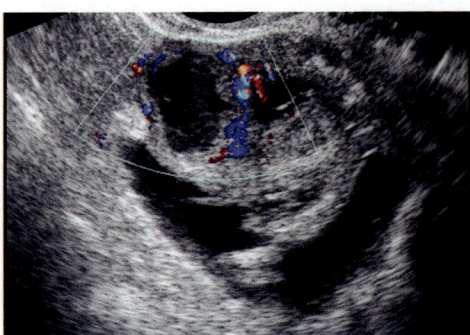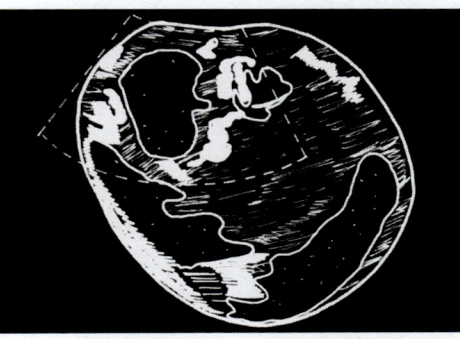

Figura 10.66. Exame transvaginal em paciente de 32 anos. O ovário esquerdo está aumentado e apresenta parênquima heterogêneo, com pequenas coleções densas. O mapa vascular revela alguns vasos irregulares ao redor de uma das coleções, indicando risco para neoplasia.

> **!** O achado pode corresponder a um corpo lúteo, independente da questão da alteração global do parênquima ovariano. O correto seria realizar uma ecografia de controle após a próxima menstruação, para comparação (ver Capítulo 11). A paciente recusou o exame de controle, pressionando pela intervenção, com medo de uma neoplasia ovariana. O diagnóstico final foi endometriose, mas não se pode excluir a hipótese de corpo lúteo para a lesão identificada com o mapa vascular.

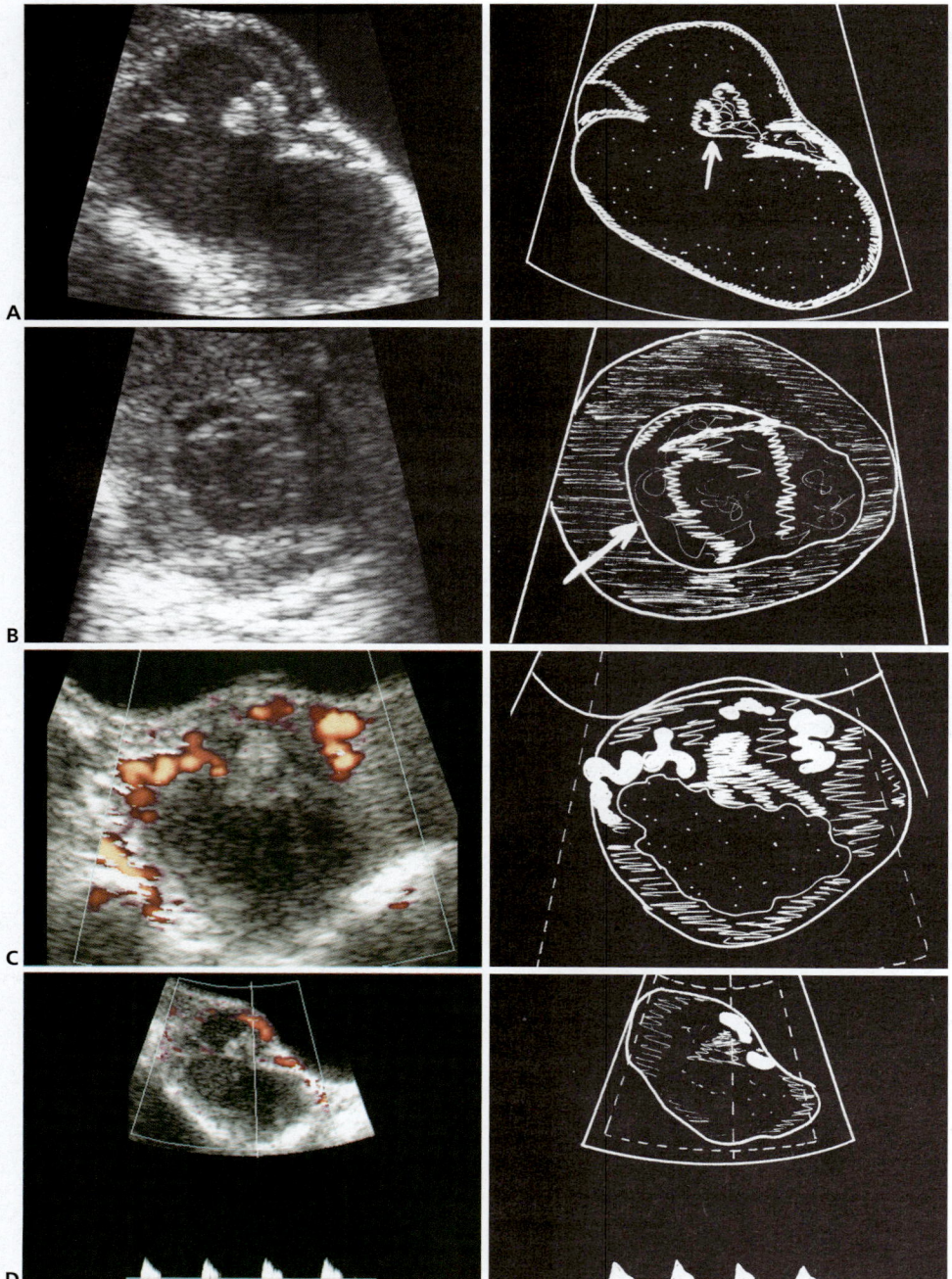

Figura 10.67. Paciente de 27 anos, nuligesta, com queixa de dor pélvica. Exame transabdominal.
A: O ovário direito está aumentado, contendo cisto denso, com vegetações irregulares na face interna de sua parede (seta).
B: O ovário esquerdo também está aumentado, contendo cisto denso em seu parênquima (seta).
C: O mapa vascular do cisto ovariano direito mostra vasos atípicos, grossos, tortuosos e com calibre variável. O achado indica alto risco neoplásico.
D: A análise espectral dos vasos atípicos do ovário direito revela ausência de fluxos diastólicos, indicando baixo risco neoplásico, contradizendo o padrão morfológico exibido na imagem C. O diagnóstico final foi de endometriose ovariana bilateral, o que está mais de acordo com a análise espectral.

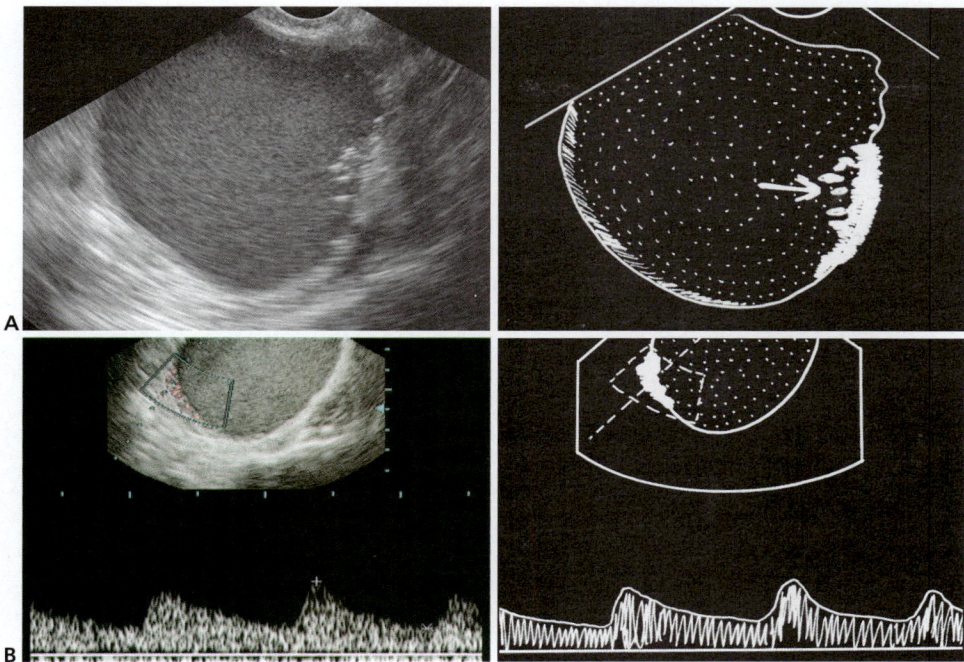

Figura 10.68. Paciente nuligesta de 29 anos, com queixa de esterilidade e dor pélvica. Exame transvaginal.
A: Observe o grande cisto endometrioide no ovário esquerdo. Um setor da parede (seta) apresenta espessamento e irregularidades.
B: O estudo Doppler mostra grande número de vasos na cápsula e índices moderados de resistividade (0,64). O diagnóstico histológico foi de endometriose.

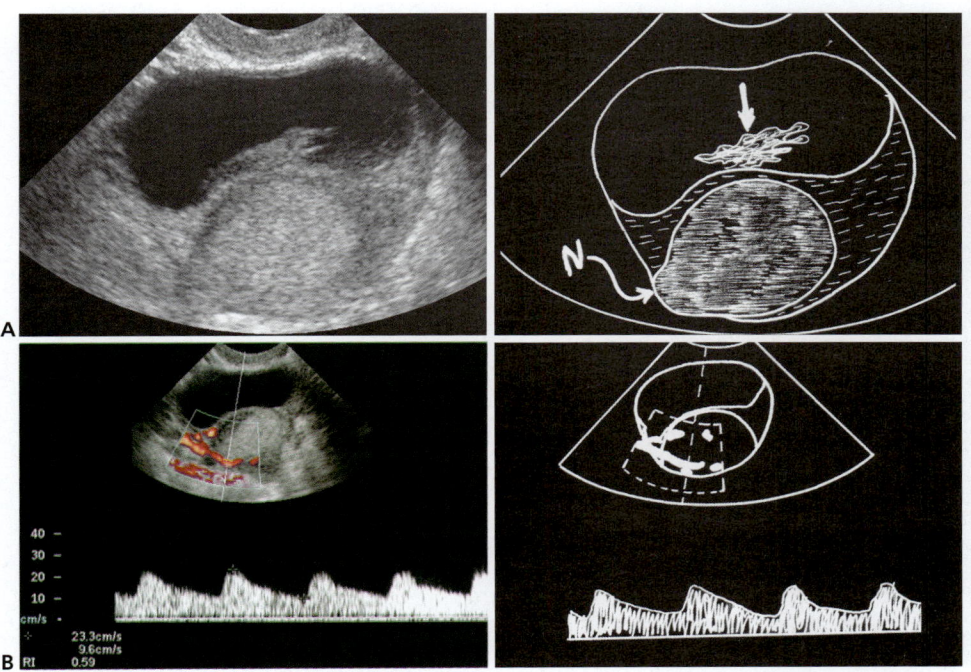

Figura 10.69. Exame transvaginal em paciente com dor pélvica crônica.
A: O ovário esquerdo está aumentado de volume e apresenta padrão de neoplasia mista, com área cística, pequena vegetação (seta) e nódulo sólido ecogênico (N).
B: O estudo Doppler mostra vasos irregulares na periferia do nódulo sólido, com índices moderados de resistividade (0,59).

> O diagnóstico histológico foi de endometriose. A área cística era um folículo hidrópico retido. A vegetação não foi descrita pelo patologista (provável descolamento da cápsula do folículo ou artefato da transmissão acústica). O nódulo sólido era um cisto endometrioide.

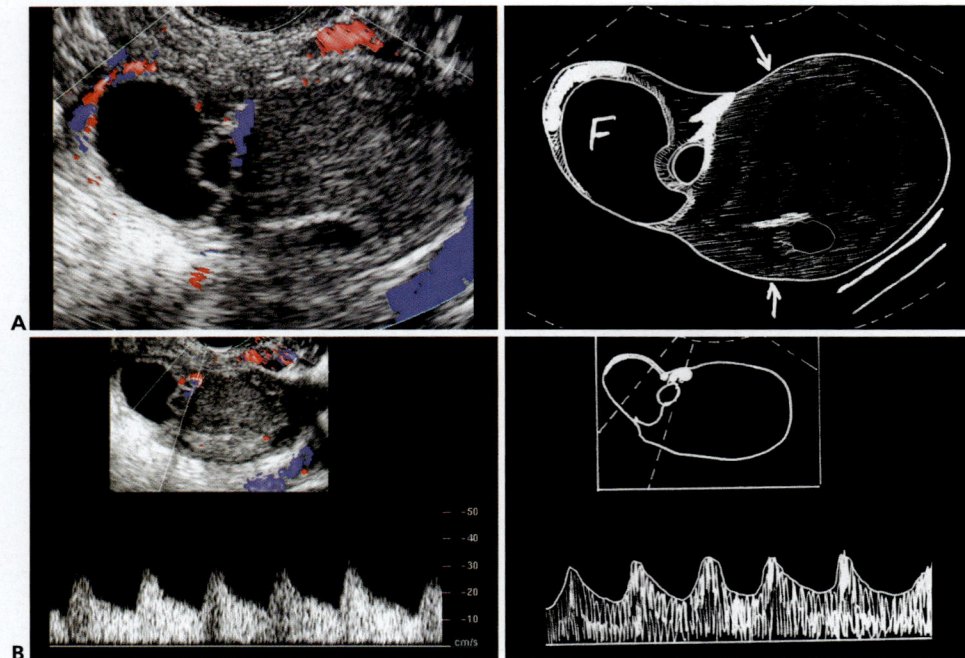

Figura 10.70. Exame transvaginal em paciente com dor pélvica crônica.
A: O ovário esquerdo está aumentado de volume, contendo área densa homogênea (setas), de natureza a esclarecer. Observe o provável folículo (F). O mapa vascular mostra vasos periféricos no folículo (ativo).
B: A análise espectral mostra índices baixos de resistividade (IR = 0,49). O diagnóstico diferencial é de neoplasia. O achado cirúrgico foi de endometriose.

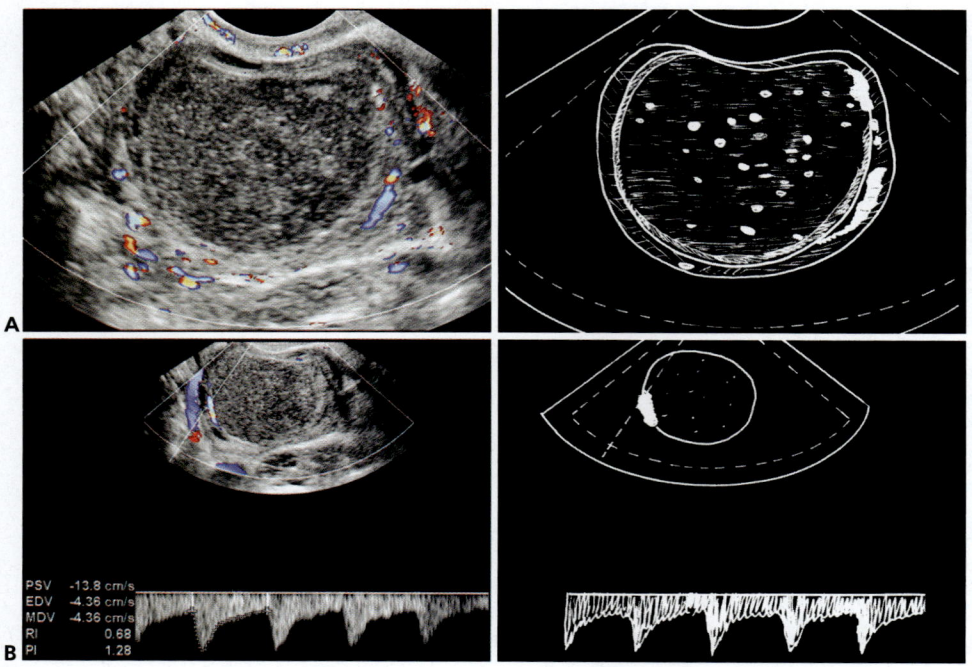

Figura 10.71. Exame transvaginal de rotina em paciente de 53 anos, na pós-menopausa e sem terapia hormonal.
A: O ovário direito está aumentado de volume, apresentando área ovoide densa central. O mapa vascular revela pequenos vasos periféricos.
B: A análise espectral revela índices moderados de resistividade. A videolaparoscopia identificou cisto endometrioide velho.

> Reveja as imagens das Figuras 10.64 a 10.71. Todos os diagnósticos histológicos são de endometriose. A endometriose gera uma variação incrível de formas macroscópicas, fatalmente levando à suspeita de neoplasmas. O mapa vascular típico dos cistos endometrioides é pobre, com índices altos de resistividade, mas isso nem sempre acontece. A dor pélvica, nas suas várias apresentações, é a tônica, mas 10 a 15% das portadoras de endometriose são assintomáticas. De qualquer maneira, todos os casos têm indicação cirúrgica.

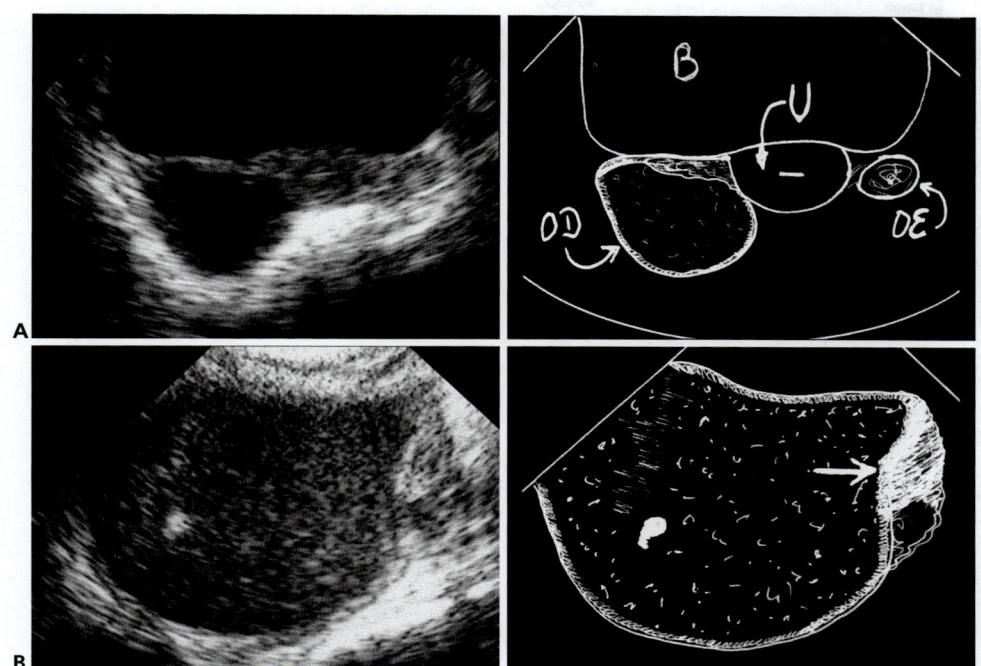

Figura 10.72. Paciente jovem, com queixa de peso na fossa ilíaca direita. O exame ginecológico identificou ovário direito aumentado.
A: Corte transversal transabdominal. O ovário direito (OD) está aumentado, contendo coleção densa hipoecogênica. B = bexiga; U = útero; OE = ovário esquerdo.
B: Exame transvaginal do ovário direito. A coleção densa tem aspecto "arenoso", mas existe área de espessamento na parede do cisto (seta).

! A paciente foi à cirurgia com hipótese de cisto endometrioide. Surpresa: o diagnóstico final foi um cisto dermoide. O material dentro do cisto correspondia à gordura heterogênea com alguns fios de cabelo, e a área de espessamento correspondia ao tecido embrionário, matriz do teratoma.

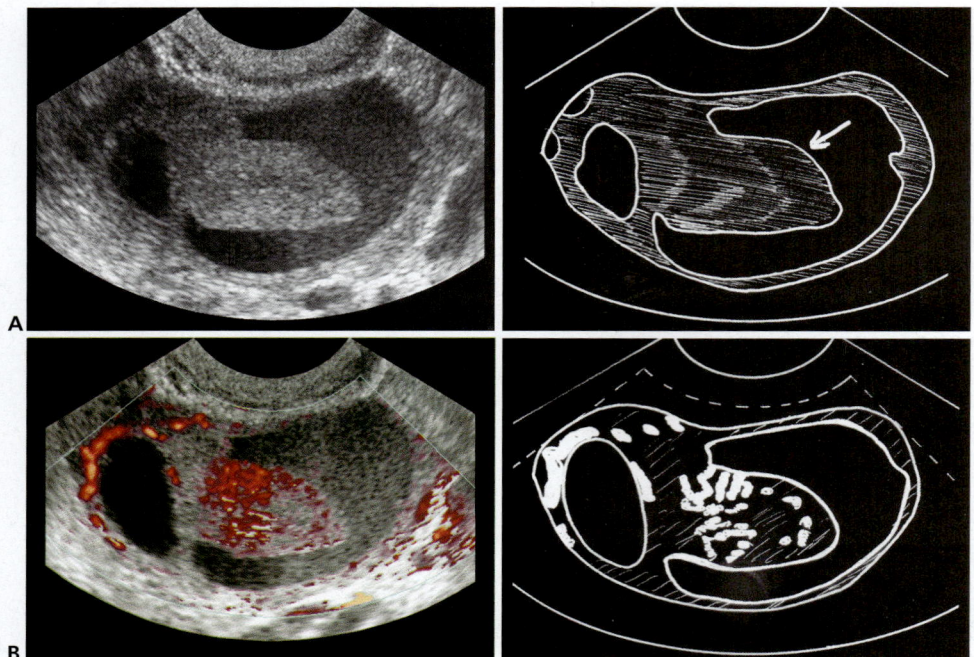

Figura 10.73. Exame transvaginal de rotina em paciente assintomática de 37 anos, com ciclos regulares, e antecedente de duas gestações normais.
A: O ovário esquerdo está aumentado de volume e apresenta massa de padrão misto, com grande área sólida central (seta).
B: Mapa vascular com o Doppler codificado por amplitudes. A área sólida central apresenta grande quantidade de vasos (neoangiogênese).

> A paciente foi à cirurgia com hipótese de neoplasia ovariana. Surpresa: o diagnóstico final foi um cisto endometrioide. A endometriose pôde invadir de forma irregular o tecido, formando cistos não típicos. A área sólida central correspondia a parênquima ovariano normal, rodeado pelo cisto, com reação inflamatória, gerando a angiogênese reacional. O cisto adjacente, realçado pelos vasos periféricos, correspondia a folículo normal em atividade.
> Afinal, o que é um cisto endometrioide típico? Dois conjuntos são importantes:
> - Quadro clínico: dismenorreia, dor pélvica crônica, dispareunia, esterilidade etc. Basta um desses itens.
> - Imagem: o cisto endometrioide típico é monocavitário, com conteúdo denso de moderada ecogenicidade, constituído de grumos finos parecendo areia. O estudo Doppler é pobre, com poucos vasos finos periféricos, com alta resistividade.
>
> O diagnóstico diferencial da endometriose é de: cisto luteínico hemorrágico, cisto paraovariano, doença inflamatória pélvica, abscesso pélvico, neoplasia ovariana, mioma intraligamentar, gestação ectópica, tumor retroperitoneal, linfonodopatia etc.

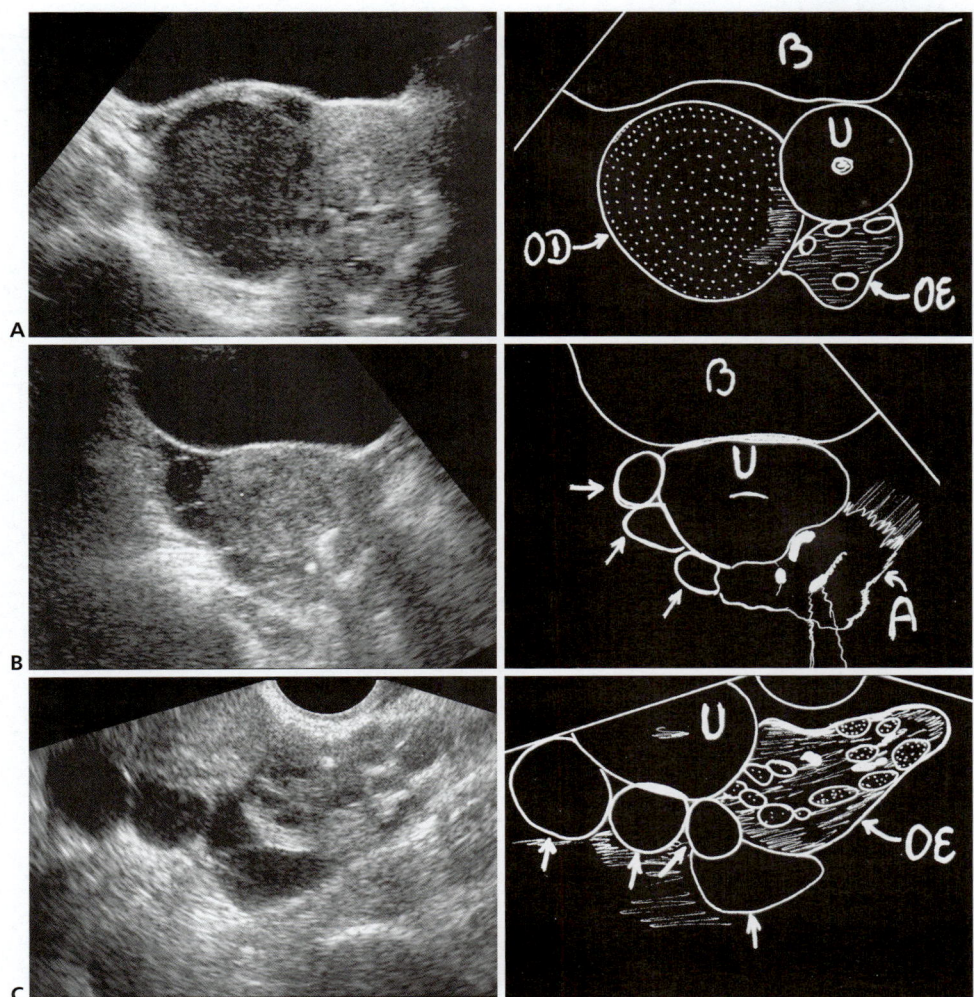

Figura 10.74. Paciente com queixa de esterilidade, dismenorreia, dispareunia e dor pélvica crônica. Caso de endometriose grave, com pelve congelada. As imagens A e B foram obtidas por via abdominal, e as demais, por via vaginal.
A: Corte transversal do terço superior do colo uterino (U). O ovário direito (OD) está aumentado e contém cisto monocavitário, com grumos finos no interior. O ovário esquerdo (OE) está pareado com o direito, localizado no fundo de saco posterior. B = bexiga. *Kissing ovaries e cisto com grumos fecham o diagnóstico de endometriose.*
B: Corte transversal na altura do corpo uterino. Observe os pequenos cistos (setas) rodeando a lateral direita do útero, e as alças intestinais (A) fazendo corpo com ele.
C: Corte transversal do colo uterino. Observe os vários pequenos cistos e o ovário esquerdo com parênquima heterogêneo, repleto de pequenos focos densos. *(Continua.)*

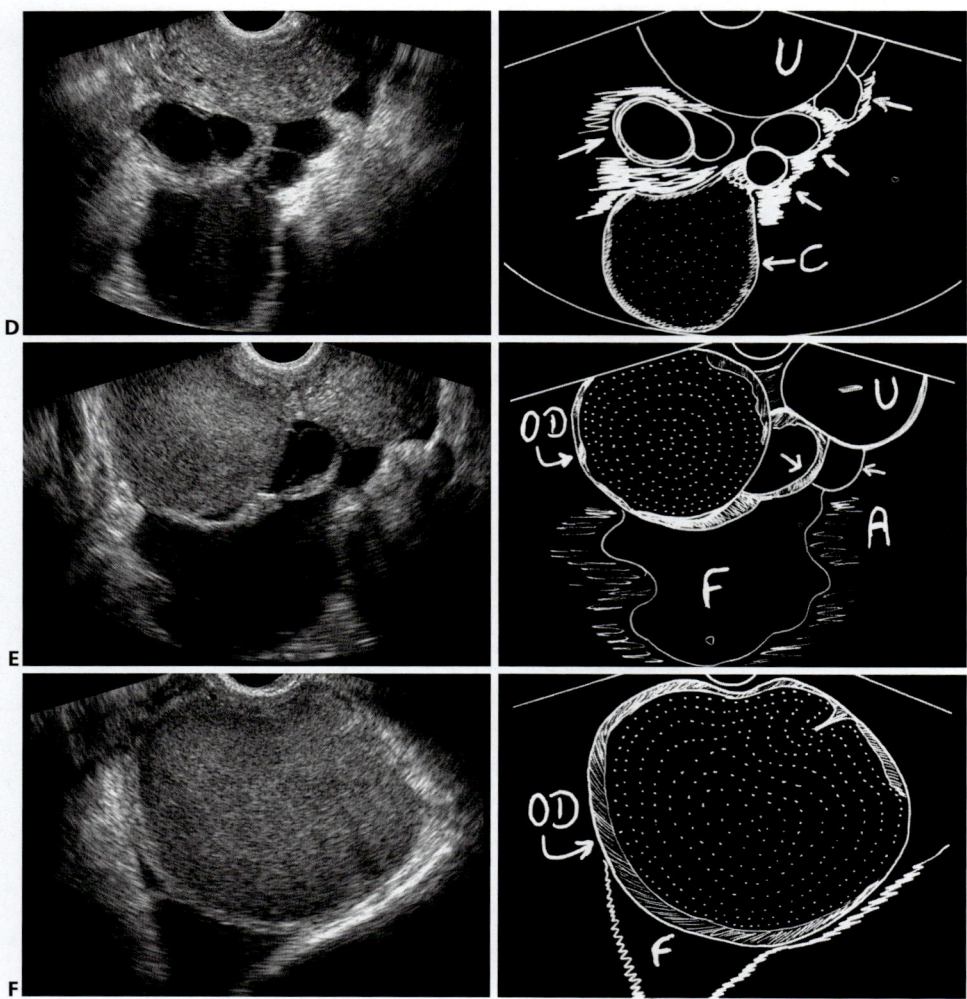

Figura 10.74. *(Continuação)*
D: Corte transversal oblíquo do istmo uterino. Mais cistos pequenos, aglomerados atrás do útero, e um cisto maior (C) contendo grumos com distribuição frouxa.
E: Corte transversal do colo uterino. Observe o cisto endometrioide do ovário direito. O fundo de saco apresenta grande quantidade de fluido (F) com septos (setas).
F: Imagem ampliada do cisto endometrioide do ovário direito, com fluido peritoneal adjacente.

> Todo o conjunto está fixo e doloroso à tentativa de mobilização com a mão esquerda (manobra dinâmica). Na realidade, o conjunto de "cistos" anecoides corresponde à ascite pélvica septosa e encarcerada, produzida pelo exsudato do processo inflamatório crônico. Essa é uma forma muito grave de endometriose pélvica, com processo aderencial intenso.

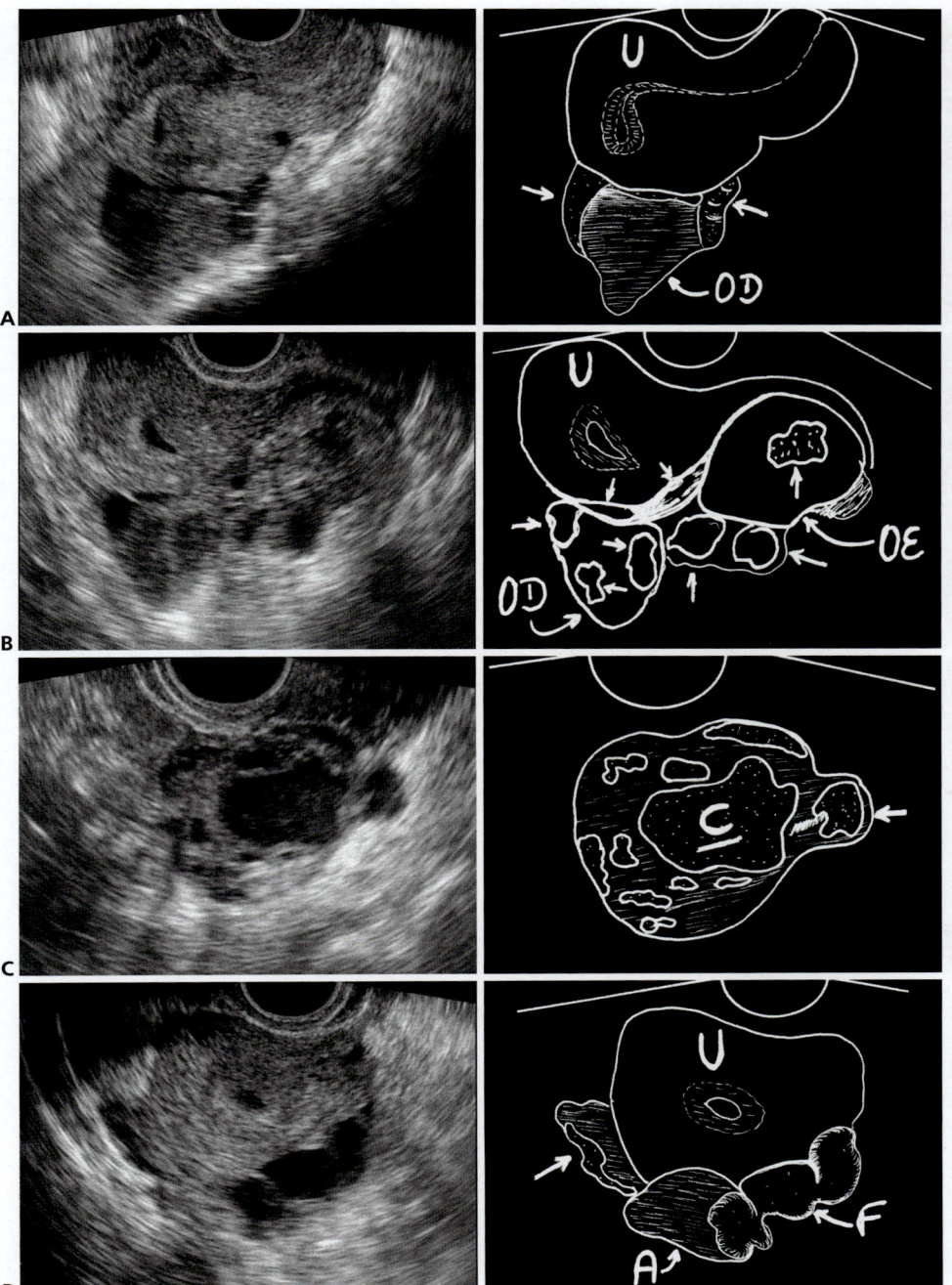

Figura 10.75. Paciente com antecedente de uma gestação espontânea, normal, a termo. Agora, tem queixa de esterilidade, dismenorreia e dispareunia. Exame transvaginal.
A: Corte longitudinal do útero (U). O ovário direito (OD) está posterior ao corpo uterino (localização anormal). Observe as lesões lombricoides na superfície ovariana (setas).
B: Corte transversal do istmo uterino. Os dois ovários estão pareados. Observe as pequenas coleções densas nos parênquimas ovarianos, em suas superfícies e na face posterior do útero (setas). OE = ovário esquerdo.
C: O ovário esquerdo apresenta cisto endometrioide central (C) e foco periférico (seta).
D: Corte transversal do colo uterino. O fundo de saco apresenta pequena quantidade de fluido septoso (F), indicando quadro inicial de ascite inflamatória pélvica. Observe a lesão hipoecogênica lombricoide no ligamento uterossacro (seta).
A = alça intestinal.

! Esse é um típico caso de endometriose profunda, invasora, associada a cisto endometrioide no ovário esquerdo. As lesões são mais sutis, exigindo mais atenção e exame minucioso. O ecografista ideal é aquele com diagnóstico de "TOC" (transtorno obsessivo compulsivo no CID da Psiquiatria). O TOC é necessário para o diagnóstico amplo da endometriose profunda, mas sem exageros psicopatológicos. A manobra dinâmica demonstra o quadro aderencial pélvico.

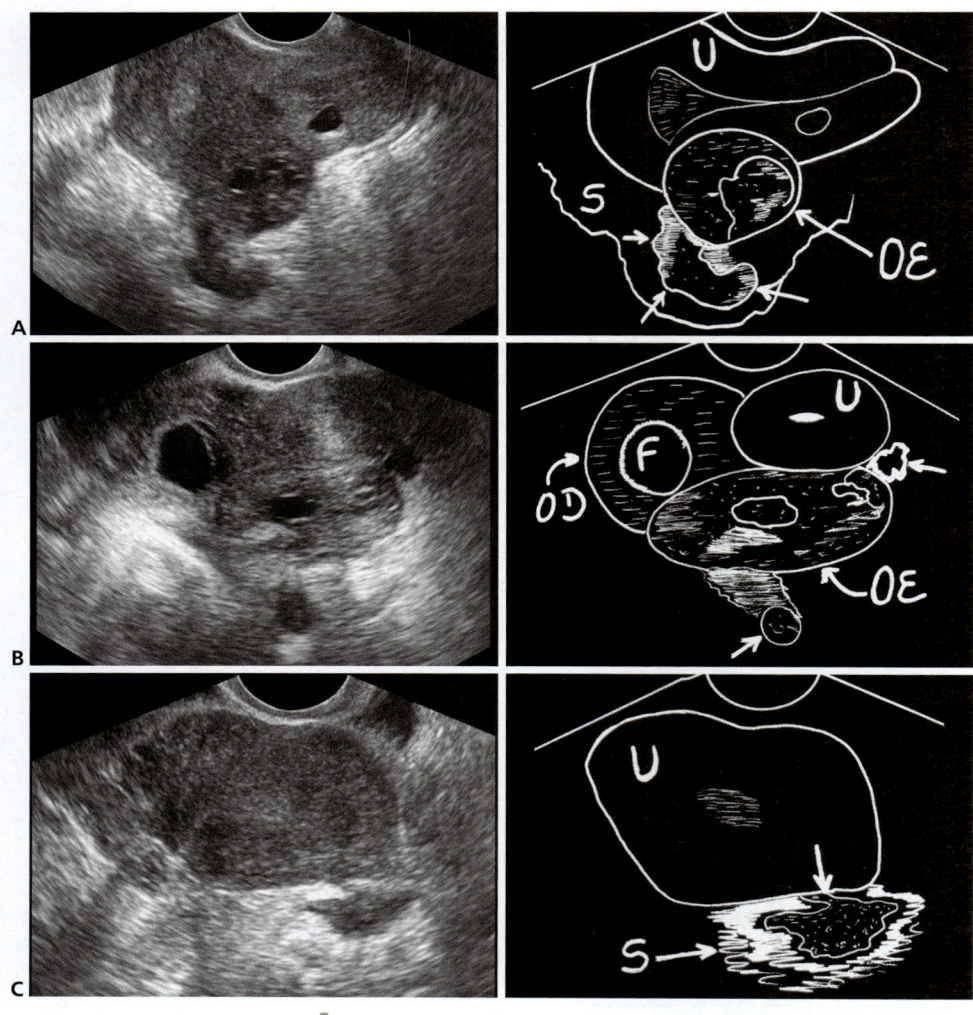

Figura 10.76. Paciente de 32 anos, com esterilidade há seis anos. Refere dismenorreia e dispareunia. Exame transvaginal.
A: Corte longitudinal do útero (U). O ovário esquerdo (OE) está aderido à face posterior do útero, doloroso à manobra dinâmica. Observe o foco de endometriose profunda (setas), vermiforme, hipoecogênico, aderido ao ovário e invadindo a parede do cólon sigmoide alto (S).
B: Corte transversal do istmo uterino. O ovário direito (OD) apresenta folículo (F), estando aderido ao útero e ao ovário esquerdo, formando peça única fixa. Note os focos de endometriose profunda (lesões hipoecogênicas).
C: Corte transversal do corpo uterino. Observe o grande foco de endometriose profunda (seta), invadindo a parede do sigmoide, atingindo a submucosa da alça.

> ❗ Os locais mais comuns de implantação da endometriose profunda são: fundo de saco posterior, ligamentos uterossacros, ligamentos largos, face posterior do útero, face posterior do colo uterino, septo retovaginal, prega vesicouterina, assoalho vesical, ureter, alças intestinais. Podem ocorrer também fora da pelve: parede abdominal, pele, pleura, pulmão, extremidade, canal inguinal, baço, vesícula biliar, globo ocular, cicatriz umbilical etc. As lesões são identificadas como focos hipoecogênicos ovoides, irregulares ou lombricoides.

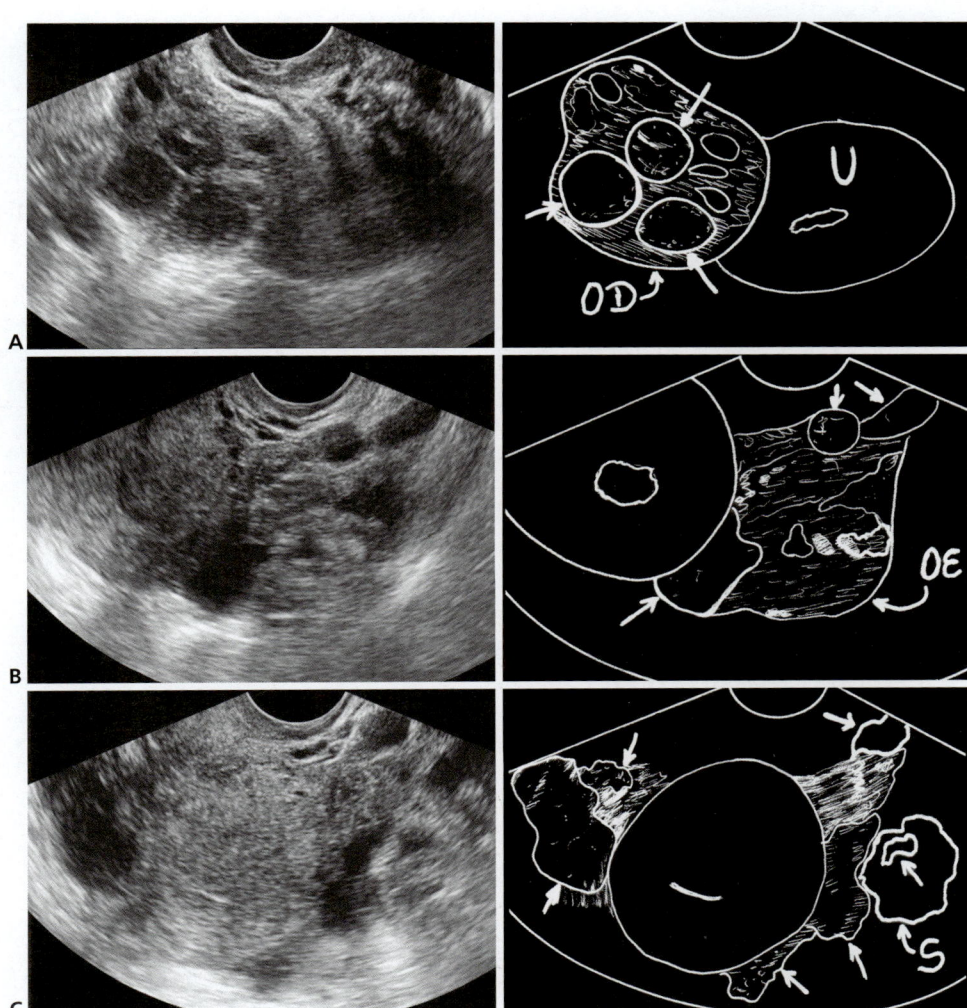

Figura 10.77. Exame transvaginal em paciente com esterilidade.
A: Corte transversal do istmo uterino (U). O ovário direito (OD) está aumentado, com parênquima heterogêneo, com vários focos de endometriose (setas).
B: Corte transversal do terço inferior do corpo uterino. O ovário esquerdo (OE) está aumentado, com parênquima heterogêneo, com focos de endometriose. Observe os focos de endometriose (setas) na parede posterior do útero e no ligamento largo esquerdo.
C: Corte transversal do terço médio do corpo uterino. Observe os vários focos de endometriose nos ligamentos largos, na face posterior do útero e no sigmoide (S). A manobra dinâmica comprova o quadro aderencial. Videolaparoscopia: endometriose ovariana bilateral e endometriose profunda múltipla, envolvendo a parede uterina posterior, os ligamentos e o sigmoide.

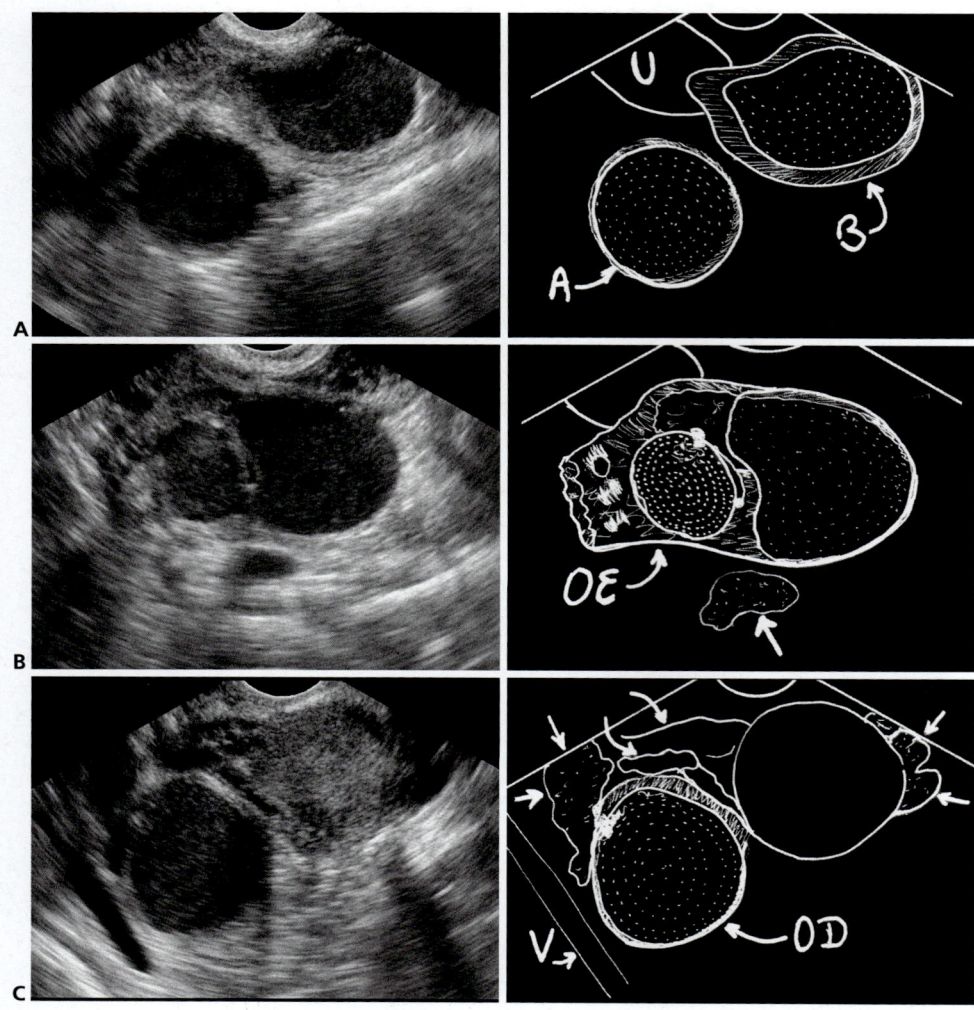

Figura 10.78. Paciente de 37 anos, com antecedente de duas gestações normais. Deseja nova gravidez com outro companheiro. Exame transvaginal.
A: Corte transversal no colo uterino (U). Observe os cistos endometrioides no fundo de saco (A) e no ligamento uterossacro esquerdo (B).
B: O ovário esquerdo (OE) apresenta dois cistos endometrioides. Observe o foco de endometriose na parede intestinal (seta).
C: Corte transversal no terço inferior do corpo uterino. O ovário direito (OD) tem um cisto endometrioide. Observe os focos adicionais no ligamento largo e no retroperitônio (setas) junto à veia ilíaca interna (V), com probabilidade de acometimento ureteral. Videolaparoscopia: endometriose grave, confirmando as lesões descritas na ecografia.

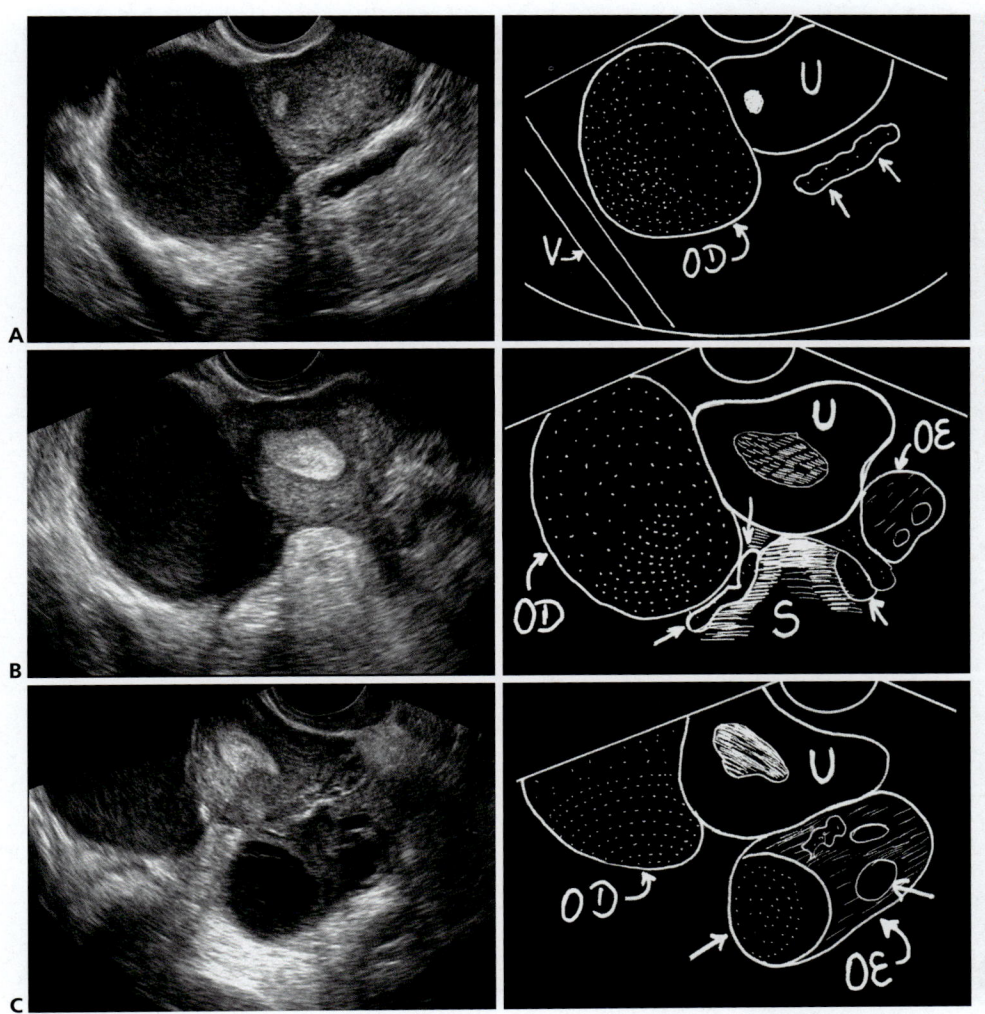

Figura 10.79. Paciente nuligesta de 37 anos. Refere dor pélvica crônica intensa. Exame transvaginal.
A: Corte transversal do istmo uterino (U). Observe o grande cisto endometrioide do ovário direito (OD). Além disso, note a lesão lombricoide na parede intestinal (setas). V = veia ilíaca interna.
B: Corte transversal no corpo uterino. O útero, o cisto endometrioide direito, o sigmoide (S) e o ovário esquerdo (OE) formam um conjunto único e fixo à manobra dinâmica. Observe os pequenos focos de endometriose (setas) na parede intestinal.
E = endométrio.
C: O ovário esquerdo está aumentado, com parênquima heterogêneo e focos de endometriose (setas).

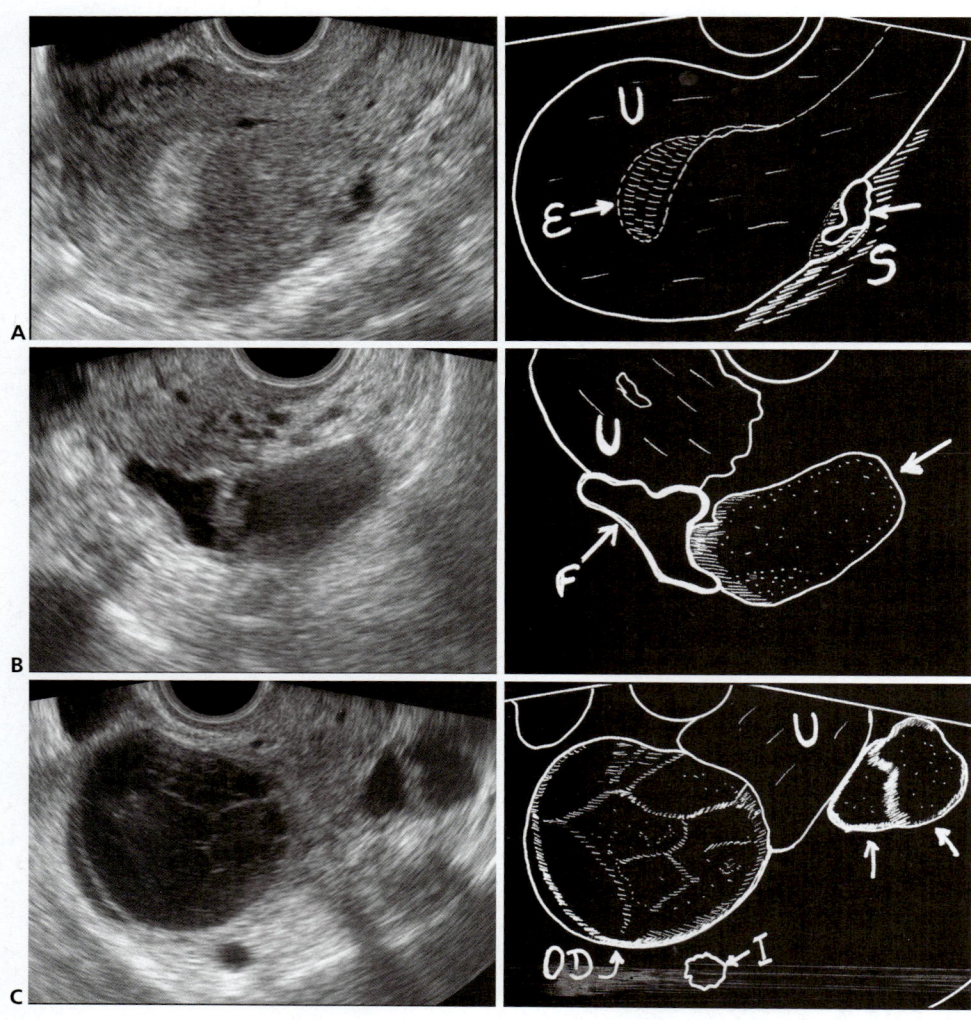

Figura 10.80. Exame transvaginal em paciente nuligesta com queixa de esterilidade.
A: Corte longitudinal do útero (U). Observe a pequena lesão hipoecogênica na face posterior do útero, fazendo corpo com a parede do sigmoide (S). E = endométrio com padrão luteinizado.
B: Corte transversal do colo uterino. Observe o fluido no fundo de saco (F) e o foco de endometriose invadindo o paramétrio lateral esquerdo.
C: Corte transversal na altura do istmo uterino. O ovário direito (OD) apresenta típico cisto luteínico hemorrágico (conteúdo rendilhado e não granulado fino). Observe os focos de endometriose no ligamento uterossacro esquerdo (setas), além de pequeno foco em parede interstinal (I).

> ! A endometriose tem forte relação com distúrbios ovarianos funcionais, tais como: folículos retidos, folículos hidrópicos, cistos luteínicos, folículos luteinizados não rotos. Portanto, muitos ciclos são anovulatórios, contribuindo para reforçar o quadro da esterilidade.

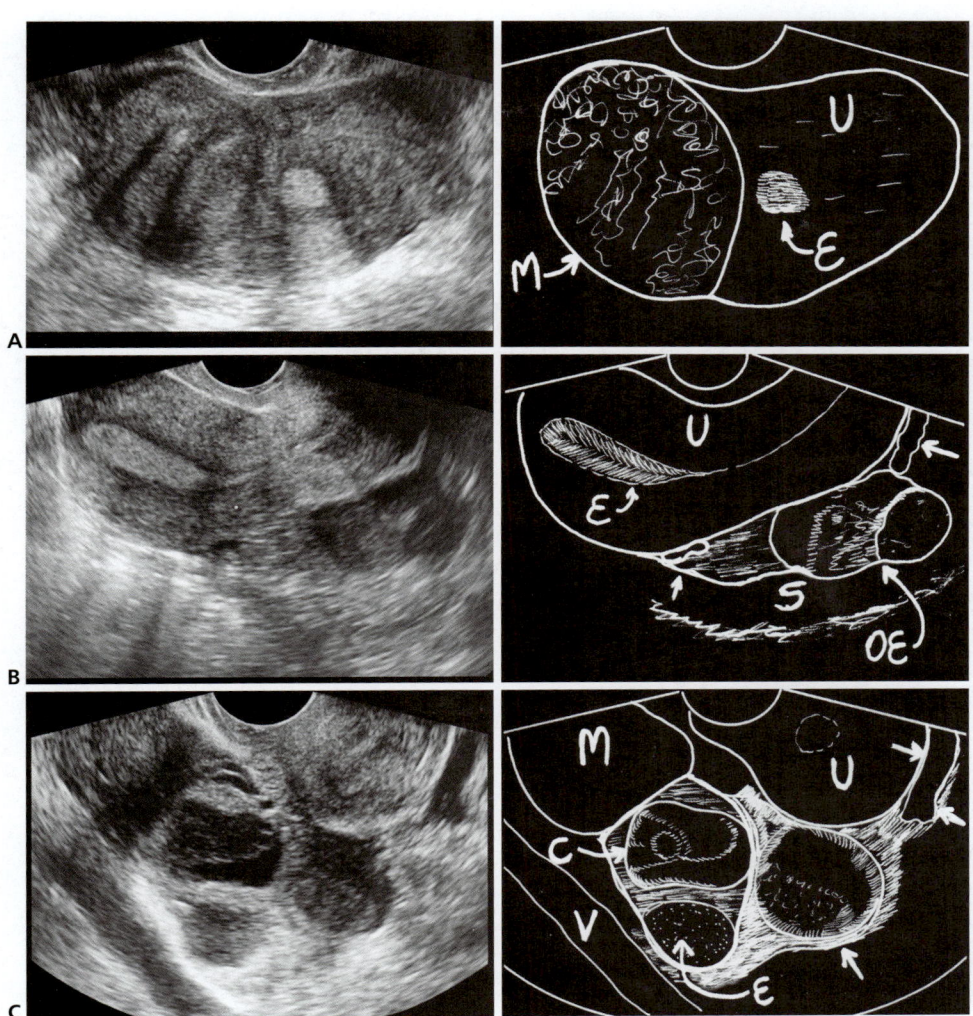

Figura 10.81. Exame transvaginal em paciente de 41 anos, com queixa de esterilidade.
A: Corte transversal do útero (U). Observe o grande mioma intraligamentar à direita (M). E = endométrio luteinizado.
B: Corte longitudinal do útero. O ovário esquerdo (OE) está no fundo de saco posterior, com focos de endometriose no parênquima, além de focos de endometriose profunda na face posterior do útero e no septo retovaginal (setas). S = sigmoide fazendo corpo com o conjunto.
C: Corte transversal no istmo uterino. Observe o ovário direito entre a face posterior do útero e o mioma intraligamentar. Observe o corpo lúteo hemorrágico (C), a endometriose intraovariana (E) e os focos de endometriose profunda (setas) relacionados com a parede posterior do útero e o intestino. V = veia ilíaca interna direita.

> ❗ O mioma intraligamentar pode provocar clínica de dor, mas não tem relação com a esterilidade, pois não está em contato com o endométrio. Na verdade, o quadro de endometriose grave que essa paciente apresenta é que está relacionado com a esterilidade, além da faixa etária, em que é comum uma pequena reserva folicular ovariana.

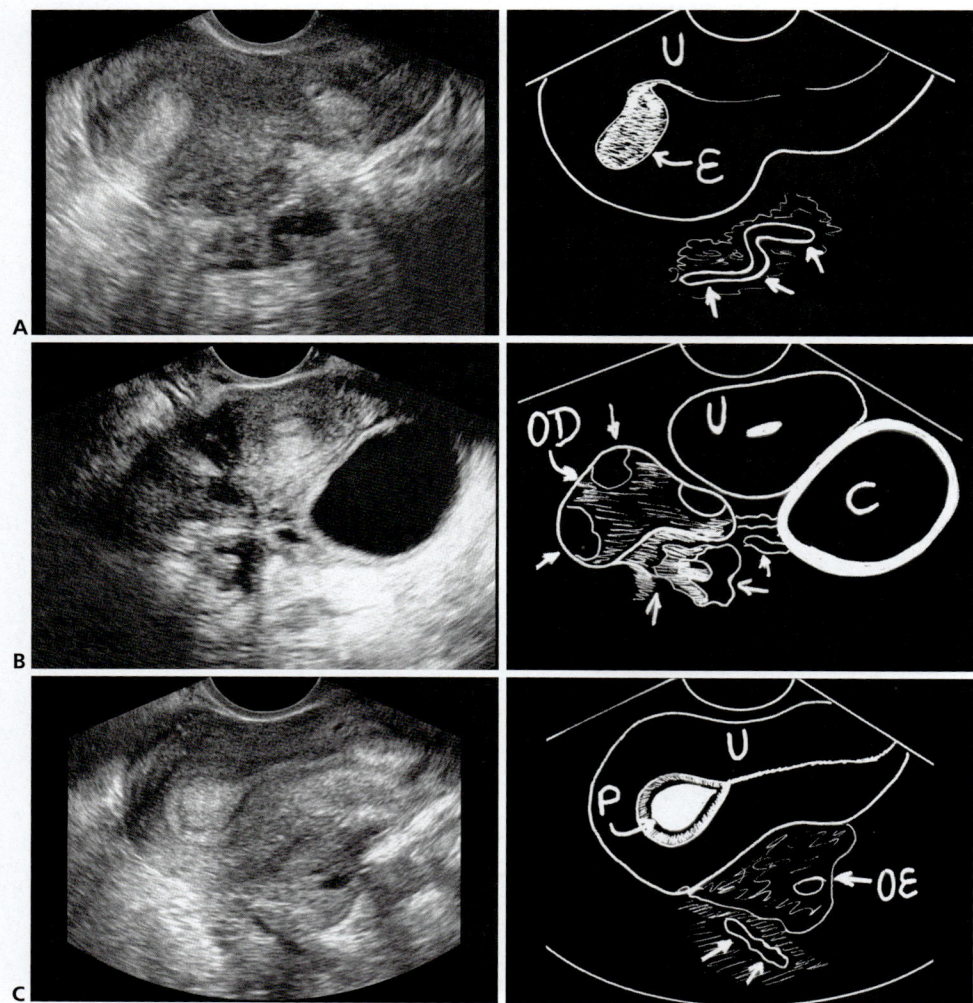

Figura 10.82. Exame transvaginal em paciente de 33 anos, com queixa de esterilidade. Histerossalpingografia: obstrução tubária bilateral. CA-125: 806 (elevado, com risco de endometriose e/ou neoplasia ovariana).
A: Corte longitudinal do útero (U). O endométrio (E) está heterogêneo. Observe a lesão lombricoide extensa na parede do sigmoide alto (setas).
B: Corte transversal do útero. O ovário direito (OD) está aumentado, com o parênquima heterogêneo, com focos de endometriose, além de lesões intestinais (setas). Observe o cisto com cápsula espessa (C) em topografia anexial esquerda.
C: Corte longitudinal oblíquo do útero. O ovário esquerdo (OE) está aderido na face posterior do útero, com alça intestinal fazendo corpo e apresentando lesão vermiforme (setas). O endométrio apresenta grande pólipo (P), bem individualizado. O conjunto de informações dessa imagem é magnífico.

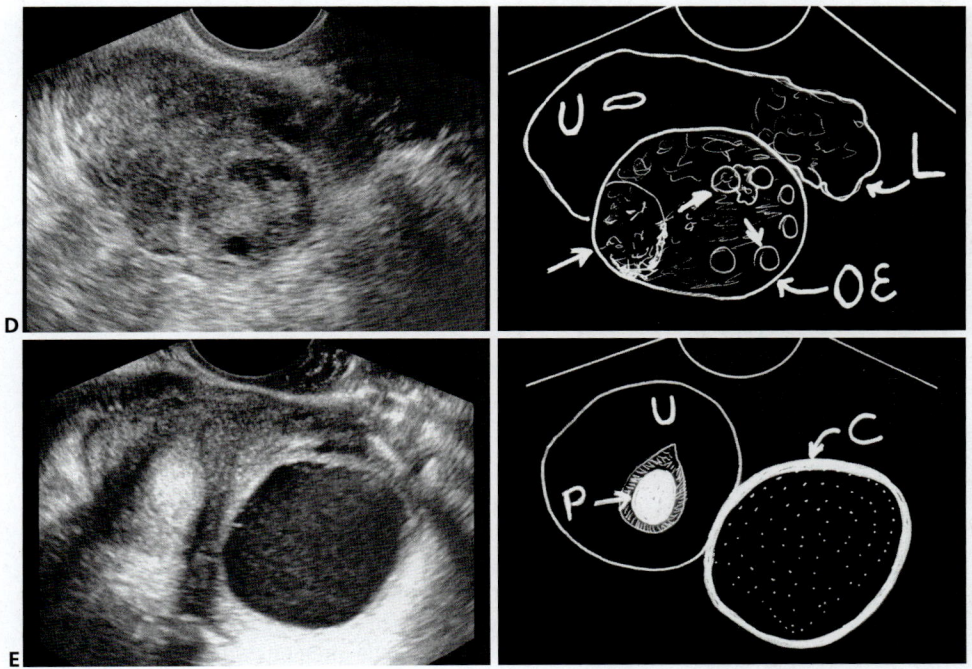

Figura 10.82. *(Continuação)*
D: Corte transversal do terço inferior do útero, na altura do ovário esquerdo. Observe os vários focos pequenos de endometriose (setas) e a endometriose no ligamento largo esquerdo (L).
E: Corte transversal oblíquo do útero. O cisto anexial esquerdo apresenta conteúdo granulado fino hipoecogênico.

> A vídeo-histeroscopia removeu o pólipo endometrial. A videolaparoscopia identificou quadro grave de endometriose ovariana bilateral e profunda, acometendo o intestino e os ligamentos. O cisto anexial esquerdo era um cisto endometrioide peritoneal. Havia quadro aderencial pélvico grave. Frente ao achado de lesões de endometriose profunda, o ecografista deve fazer uma descrição detalhada das lesões, incluindo as seguintes informações:
> - Invasão profunda da pelve inferior: fundo de saco, fórnices vaginais e septo retovaginal.
> - Invasão dos ligamentos largos e uterossacros.
> - Invasão da parede intestinal, quanto à extensão e profundidade.
> - Invasões ovarianas e da parede posterior do útero.
> - Cistos peritoneais.
> - Ascite pélvica septosa encarcerada.
> - Quadro aderencial (manobra dinâmica) e sinais de pelve congelada, já descritos anteriormente.
>
> A descrição da gravidade das lesões intestinais é importante para o planejamento cirúrgico. Em alguns casos de invasão profunda da parede intestinal, há necessidade de preparo pré-operatório para eventual remoção de segmento de alça. Nesses casos graves, devemos lançar mão da retocolonoscopia, antes da realização da videolaparoscopia cirúrgica ou mesmo uma laparotomia.

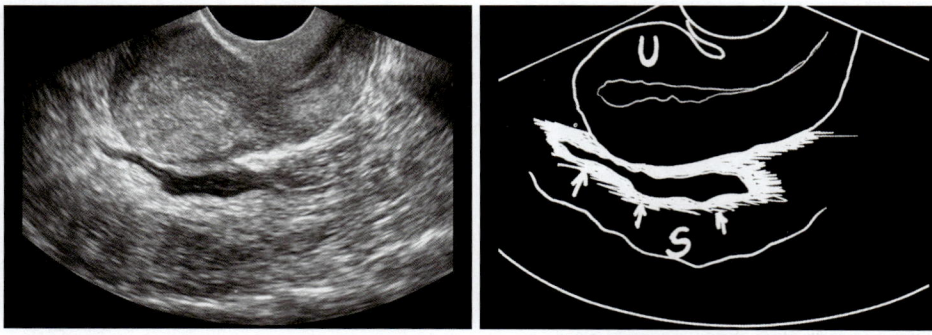

Figura 10.83. Exame transvaginal em paciente de 37 anos, com queixa de esterilidade. Corte longitudinal do útero (U). Observe a extensa lesão lombricoide (setas) na parede do sigmoide (S), indicando quadro de endometriose profunda.

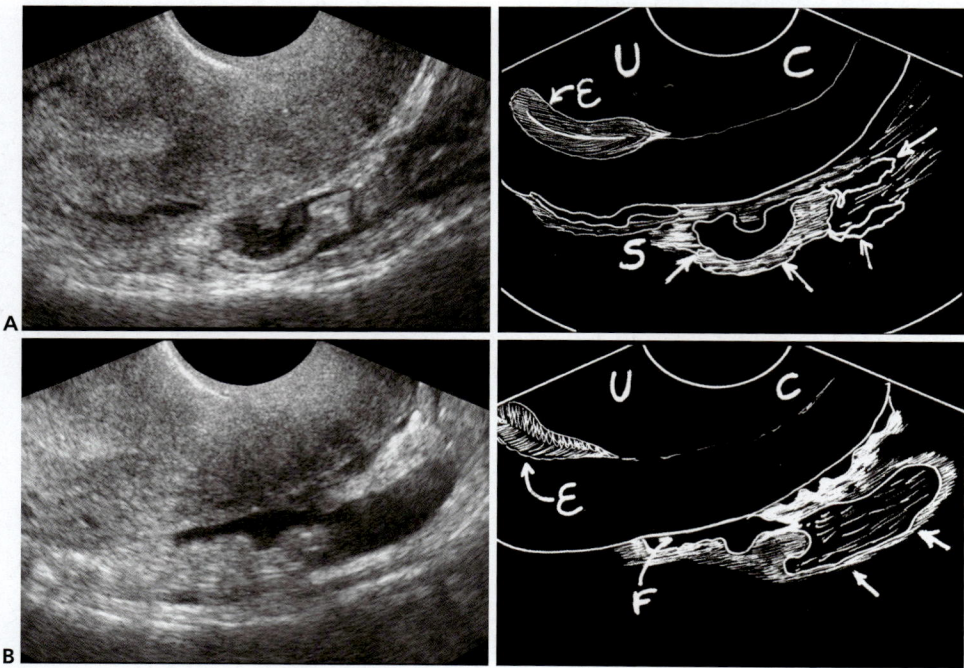

Figura 10.84. Paciente com queixa de dor pélvica. Exame transvaginal.
A: Corte longitudinal do útero (U) com o endométrio (E) apresentando padrão secretor. O sigmoide (S) apresenta lesão vermiforme (setas) profunda em sua parede. Note que a lesão está na altura do terço superior do colo uterino (C), caminhando em direção ao fundo de saco posterior.
B: O fundo de saco posterior apresenta fluido (F). Observe a grande lesão de endometriose, invadindo a parede da alça, atingindo o nível do terço inferior do colo uterino (setas).

> A videolaparoscopia cirúrgica confirmou as lesões endometrioides. O comprimento do colo uterino é uma boa referência para estabelecer a altura, no sentido sagital, das lesões da pequena bacia. O limite inferior do fundo de saco posterior está na altura do terço médio do colo. O terço inferior está dentro da vagina e, portanto, uma lesão nessa altura está invadindo a parede vaginal, o septo retovaginal e a transição retossigmoide, abaixo da cavidade peritoneal.

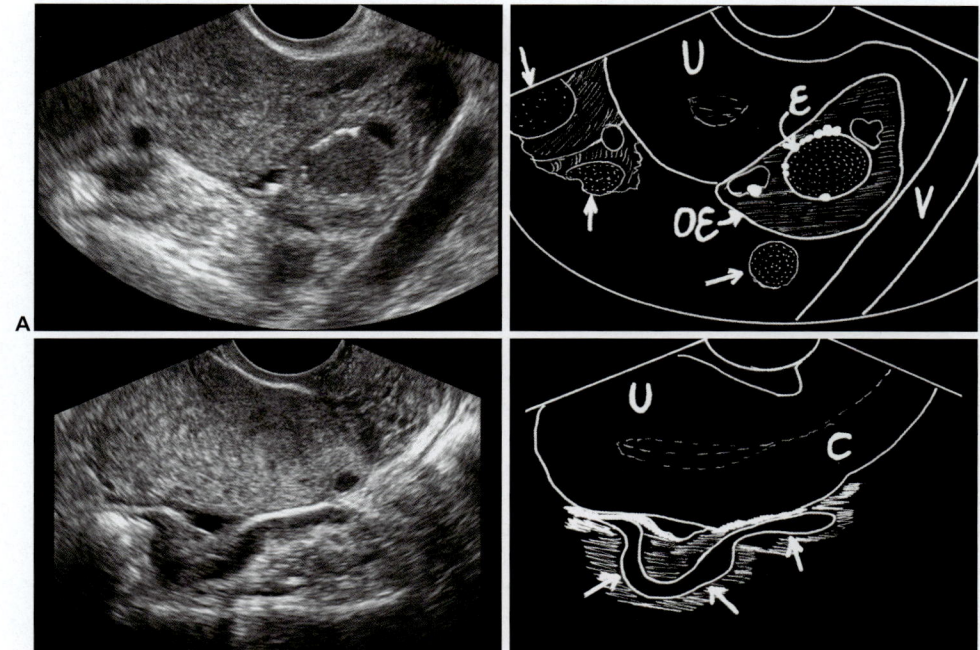

Figura 10.85. Exame transvaginal em paciente de 44 anos, com antecedente de duas gestações normais. Apresenta queixa de dismenorreia, dispareunia e tenesmo.
A: Corte transversal do útero (U). O ovário esquerdo (OE) apresenta pequeno cisto endometrioide (E). Os pontos hiperecogênicos na parede do cisto correspondem a depósitos de hemossiderina. Os focos hipoecogênicos (setas) correspondem a focos profundos de endometriose, comprometendo o intestino e a parede uterina posterior. V = veia ilíaca interna.
B: Corte longitudinal do útero. Observe a extensa lesão lombricoide (setas) acometendo profundamente a parede do sigmoide, da altura do terço superior do colo uterino (C) até o terço superior do corpo uterino. As lesões foram confirmadas por meio da videolaparoscopia cirúrgica.

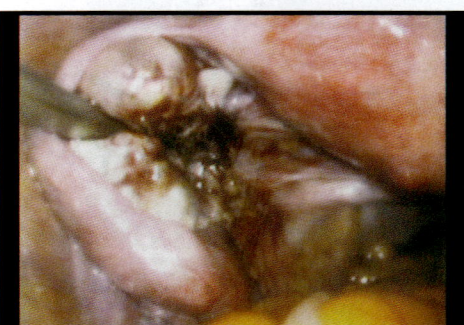

Figura 10.86. Imagem obtida por meio da videolaparoscopia de focos de endometriose profunda.

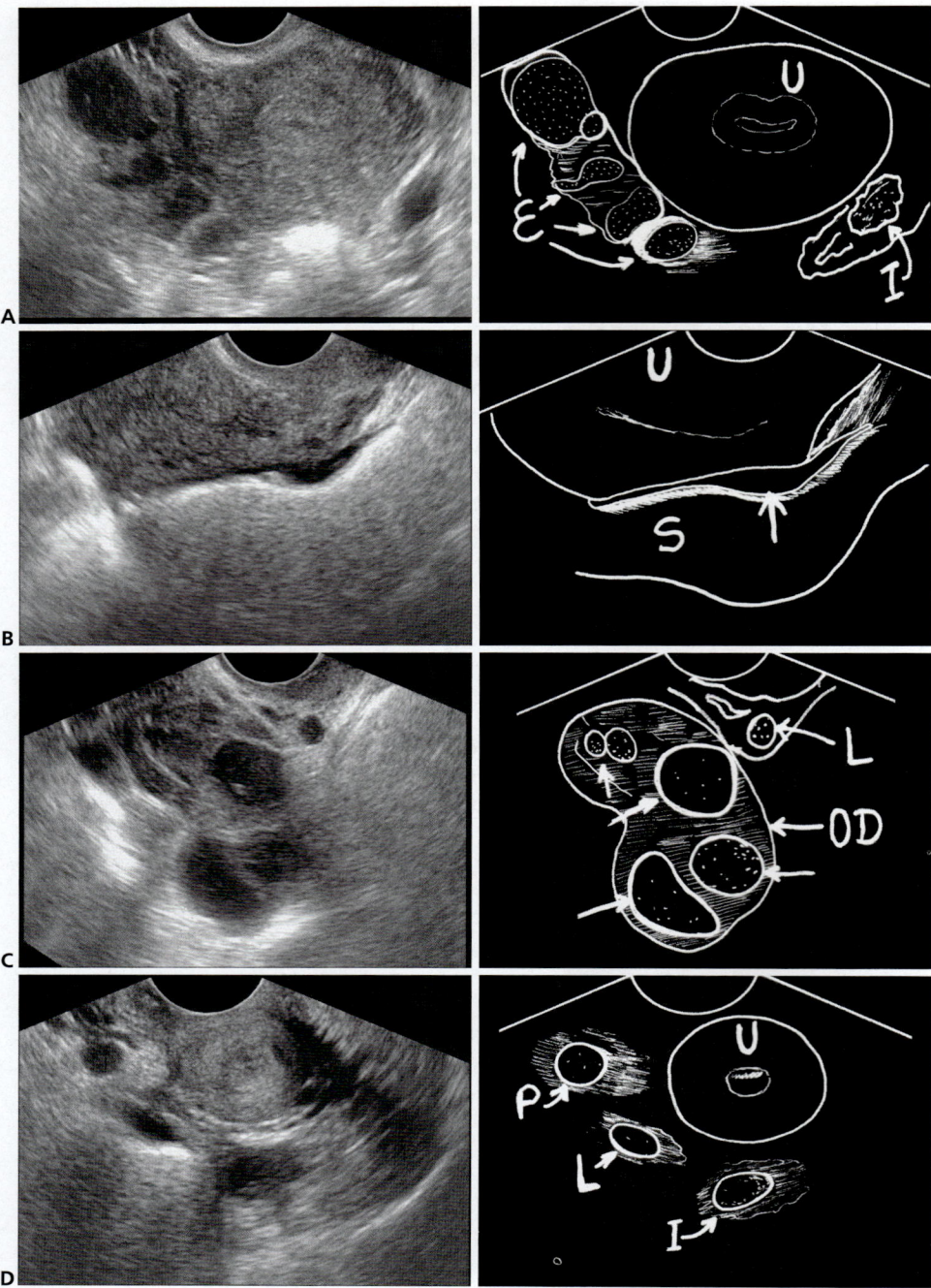

Figura 10.87. Exame transvaginal em paciente de 35 anos, com antecedente de dois abortos espontâneos.
A: Corte transversal do útero (U). Observe os focos de endometriose (E) localizados no ligamento largo direito e face posterolateral direita do útero, além de um foco na parede intestinal (I).
B: Corte longitudinal do útero. Observe o foco vermiforme de endometriose na parede do sigmoide (S), o qual apresenta grande conteúdo fecal (paciente refere quadro clínico de constipação intestinal). A lesão está na altura do terço superior do colo uterino.
C: Corte transversal do ovário direito (OD). Note os cistos endometrioides (setas) no parênquima ovariano, e adjacentes ao ovário, além de pequeno foco ligamentar (L).
D: Corte transversal do terço médio do colo uterino (C). Observe os focos de endometriose: paramétrio superior (P), ligamento uterossacro (L) e parede intestinal (I).

> O quadro é de endometriose grave, com invasão de várias estruturas. O foco intestinal, mostrado na imagem D, é muito profundo, com risco de perfuração da alça. Vale notar que o exame foi realizado sem preparo intestinal prévio.

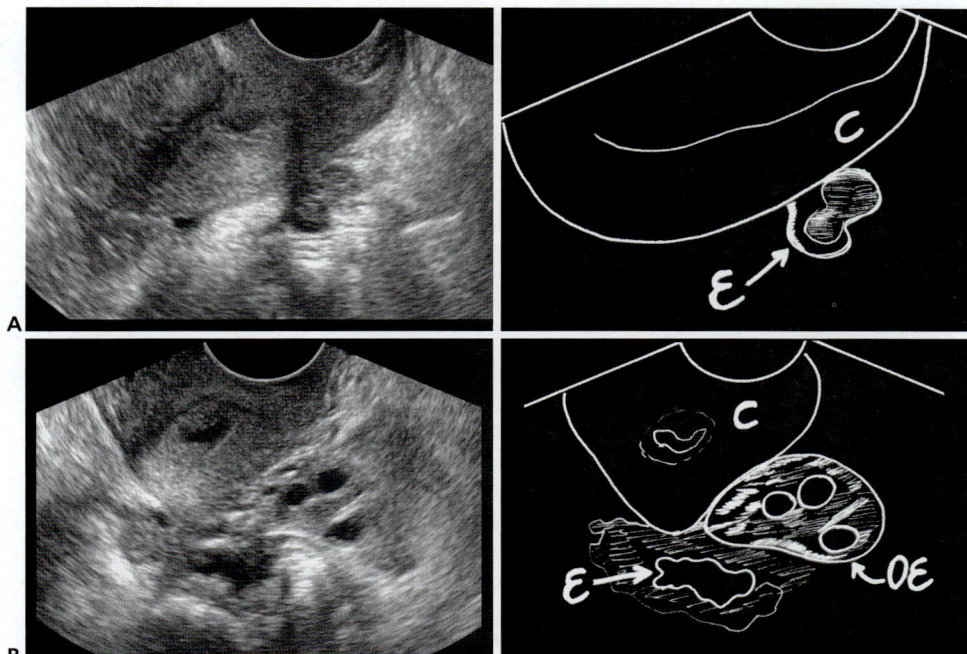

Figura 10.88. Exame transvaginal em paciente com queixa de dor pélvica.
A: Corte longitudinal do útero. Observe o foco de endometriose intestinal (E), na altura do terço médio do colo uterino (C).
B: Corte transversal no terço médio do colo uterino. A endometriose invade gravemente a alça intestinal (risco de perfuração). O ovário esquerdo (OE) está aderido no fundo de saco.

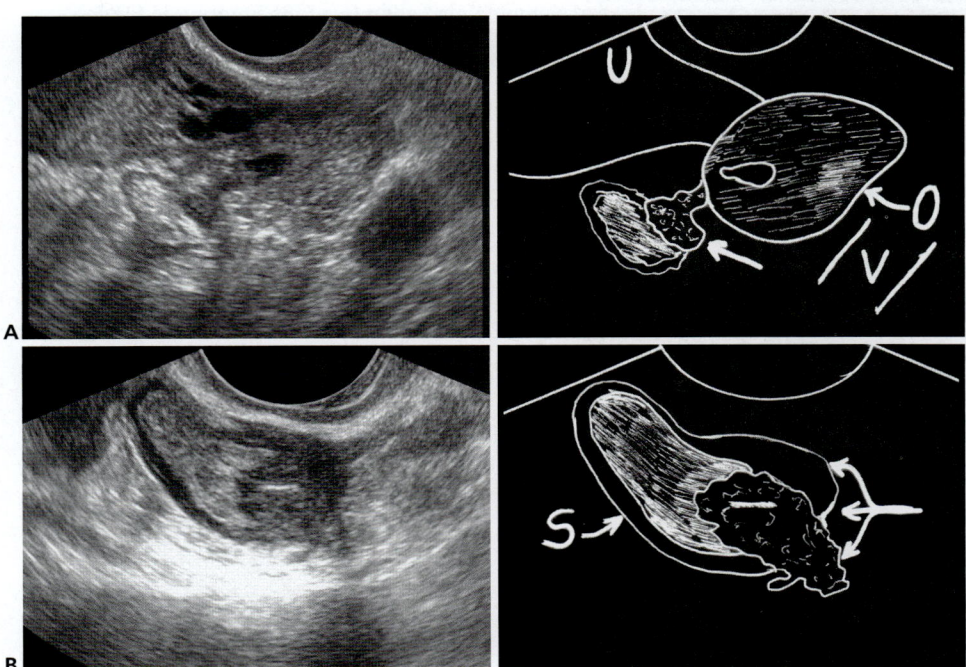

Figura 10.89. Paciente de 41 anos com queixa de dismenorreia, dispareunia, dor pélvica crônica, tenesmo e distensão intestinal. Exame transvaginal.
A: Corte transversal do ovário esquerdo (O), aderido (manobra dinâmica) e doloroso à manipulação. Observe o foco de endometriose (seta) na parede intestinal adjacente ao ovário. U = útero; V = veia ilíaca interna.
B: Logo acima do ovário esquerdo, observe o corte transversal do sigmoide (S) contendo grande foco de endometriose (seta), invadindo profundamente sua parede.

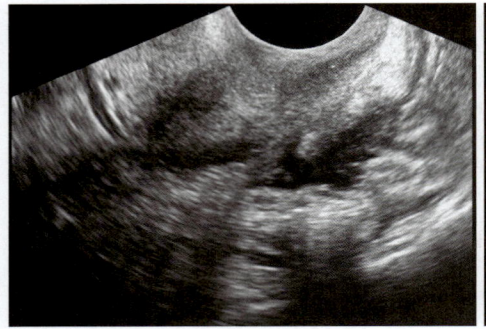
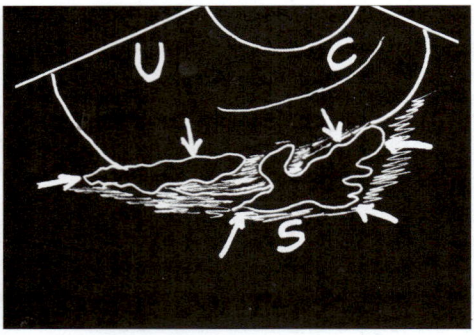

Figura 10.90. Exame transvaginal em paciente com queixa intestinal intensa, além de dispareunia. Corte longitudinal do útero (U). Observe a grande lesão lombricoide (setas), comprometendo extensamente o sigmoide (S), até a altura do terço inferior do colo uterino (C), indicando invasão da transição retossigmoide. A videocolonoscopia e a videolaparoscopia confirmaram o diagnóstico ecográfico.

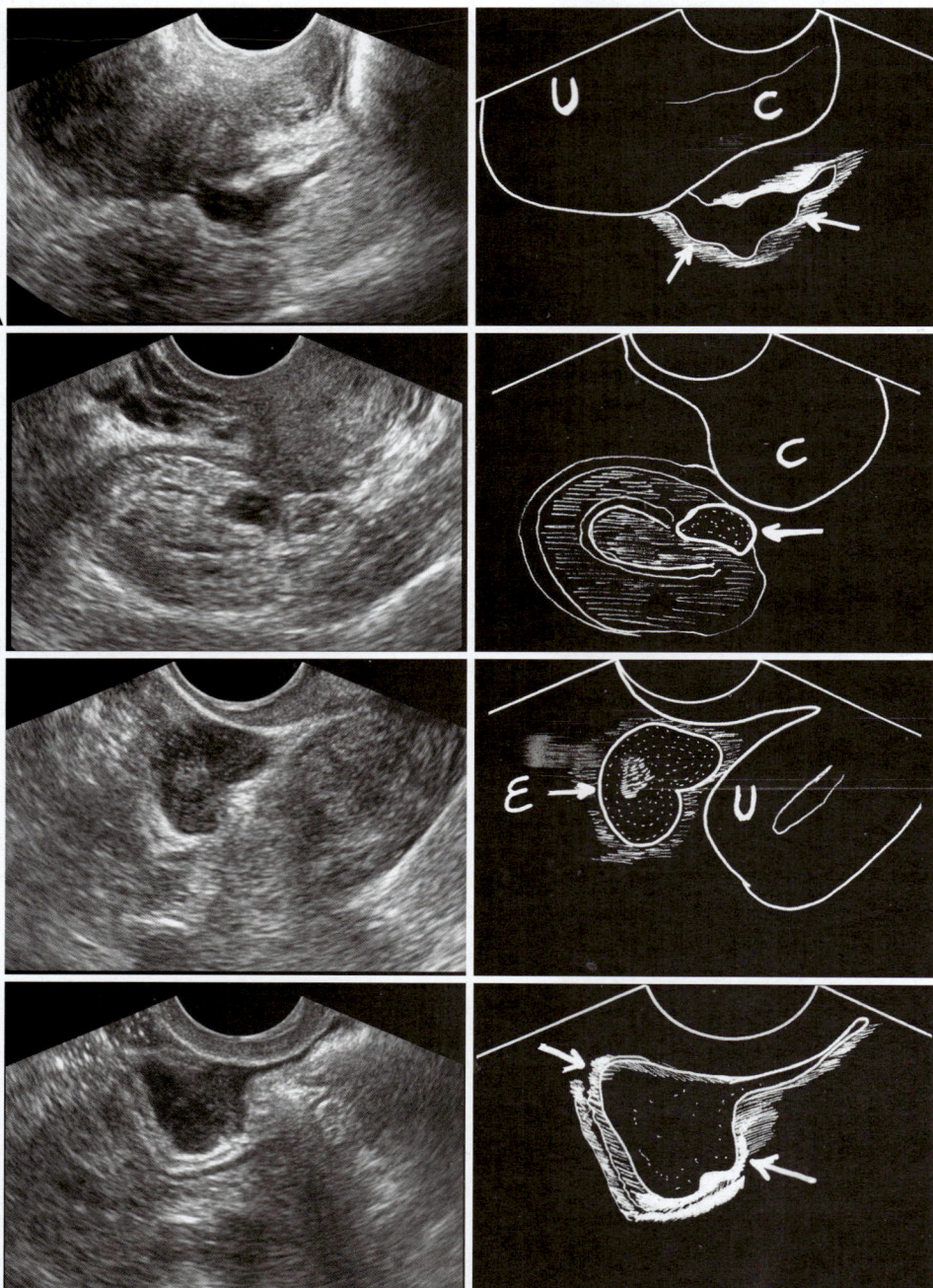

Figura 10.91. Paciente com queixa de dor pélvica crônica, tenesmo e distensão abdominal no período menstrual. Exame transvaginal.
A: Corte longitudinal do útero (U). Observe a endometriose na parede do sigmoide (setas), atingindo a transição para o reto, na altura do terço inferior do colo uterino (C).
B: Corte transversal do terço inferior do colo uterino. Observe o foco de endometriose (seta) na parede intestinal (reto superior).
C: Corte longitudinal do terço superior do útero. O sigmoide está aderido à face anterior do fundo uterino (manobra dinâmica), e apresenta grande cisto endometrioide (E).
D: Acima do fundo uterino, o sigmoide apresenta novo cisto endometrioide, comprimindo sua luz (setas), indicando risco de perfuração e/ou obstrução da alça.

! Caso grave de endometriose intestinal, com vários focos comprometendo desde o sigmoide superior até a transição retal. Não existe limite para a agressividade da endometriose.

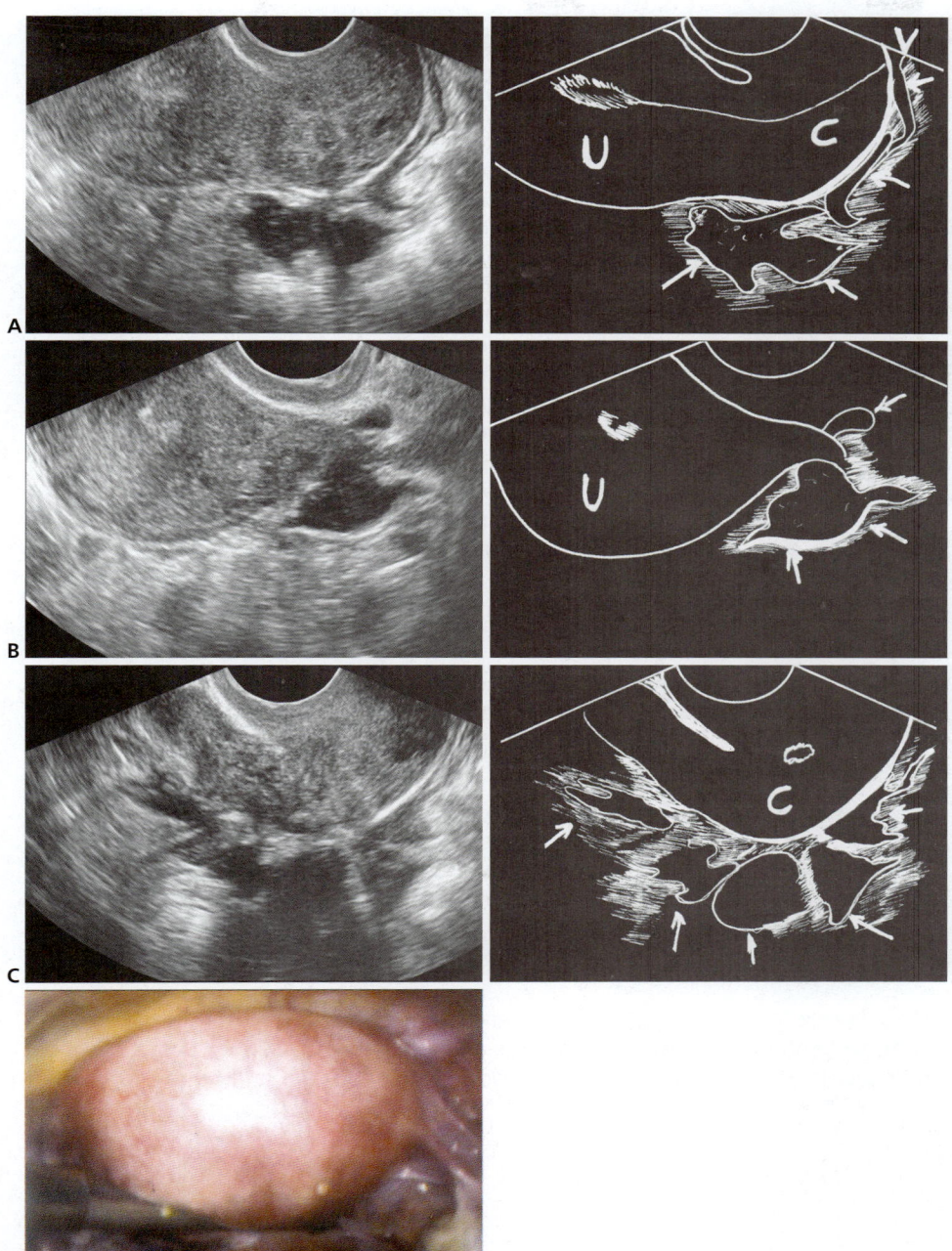

Figura 10.92. Caso de endometriose profunda grave. Exame transvaginal.
A: Corte longitudinal do útero (U). Observe a endometriose invadindo o sigmoide (setas) até o fundo vaginal posterior (V).
B: Corte transversal do terço superior do útero. Observe o cisto endometrioide invadindo os ligamentos largo esquerdo e redondo (setas).
C: Corte transversal do ectocérvice (C). Observe os múltiplos focos de endometriose (setas), invadindo o intestino e o fundo de saco.
D: Imagem obtida na videolaparoscopia, mostrando a gravidade da endometriose acometendo toda a pelve posterior.

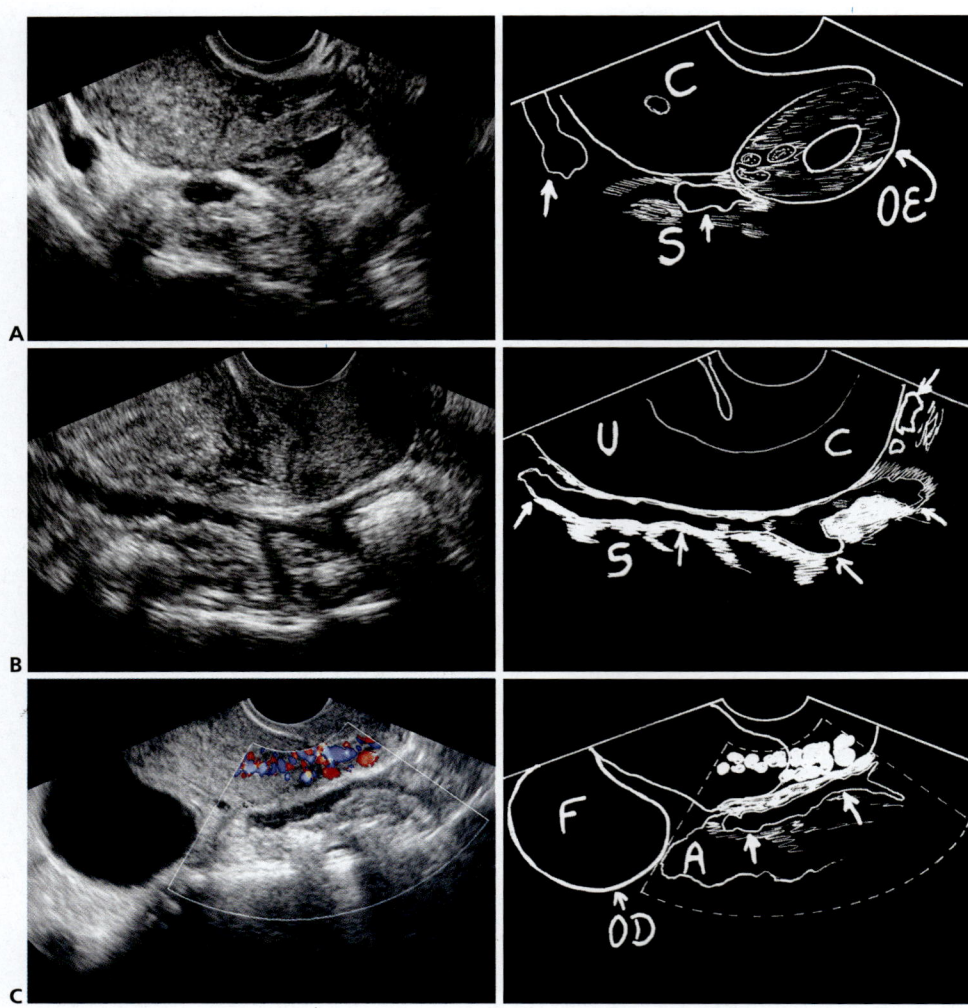

Figura 10.93. Paciente de 31 anos, nuligesta, com queixa de dor pélvica crônica, dispareunia, tenesmo e distensão abdominal no período menstrual. Exame transvaginal.
A: Corte transversal do terço superior do colo uterino (C). O ovário esquerdo (OE) está aderido, fazendo corpo com o sigmoide inferior (S), o qual contém foco de endometriose, além de foco no ligamento uterossacro direito (setas).
B: Corte longitudinal do útero (U). A endometriose (setas) acomete extensamente a parede do sigmoide, desde o fundo de saco posterior até acima do fundo uterino.
C: Corte longitudinal oblíquo à direita. O ovário direito (OD) apresenta folículo hidrópico (F), está aderido e faz corpo com alça intestinal (A). O mapa vascular com o Doppler colorido faz o diagnóstico diferencial entre os vasos sanguíneos (coloridos) e a endometriose intestinal (setas).

! As manobras dinâmicas, com o transdutor na vagina e a mão esquerda no ventre, provocam dor forte e mostram todas as estruturas aderidas entre si e fixas. A videolaparoscopia confirmou a "pelve congelada" pela endometriose grave.

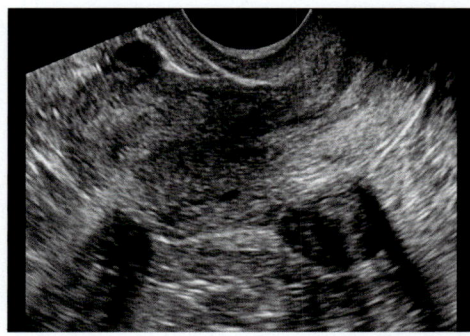
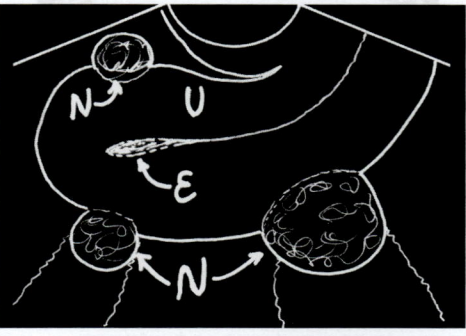

Figura 10.94. Exame transvaginal em paciente de 36 anos, nuligesta, assintomática, com queixa de esterilidade. Corte longitudinal do útero (U), no período pós-menstrual. O endométrio (E) está fino, normal. Observe as três lesões nodulares (N), hipoecogênicas, localizadas na superfície serosa do útero. Na lesão posterior inferior e na anterior, note que a serosa (S) parece contornar os nódulos. Na manobra dinâmica, os nódulos moveram-se junto ao útero, e não houve reação dolorosa. A hipótese mais provável é de pequenos miomas subserosos.

! Cuidado para não interpretar pequenos miomas subserosos com focos de endometriose. A endometriose provoca aderências inflamatórias, o que não ocorre com os miomas. Pode haver associação das duas enfermidades, complicando o diagnóstico ecográfico. Como a queixa é de esterilidade, a paciente foi submetida a exame laparoscópico para explorar a pelve, confirmando os miomas e excluindo a endometriose. Caso a paciente não deseje gestar, estando assintomática, a conduta é expectante, monitorando a evolução dos nódulos.

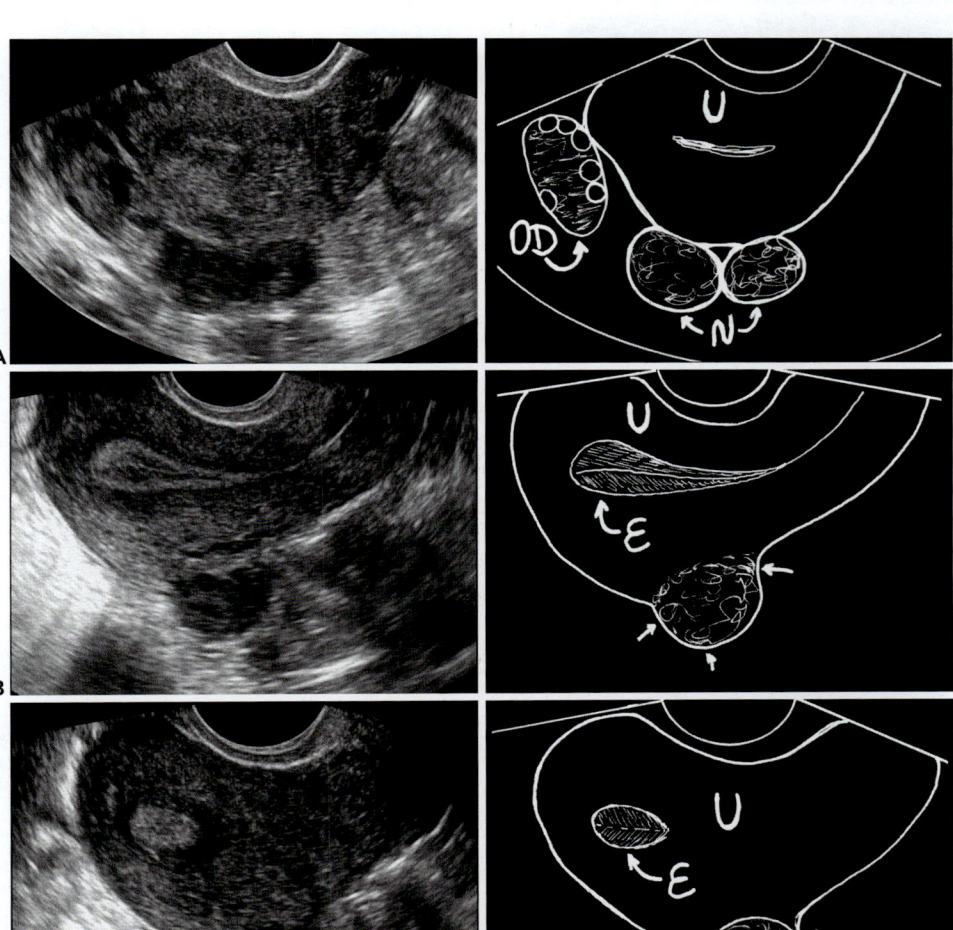

Figura 10.95. Exame transvaginal de rotina em paciente assintomática.
A: Corte transversal do terço médio do útero (U). Observe os nódulos (N) hipoecogênicos confluentes, localizados junto à serosa posterior do útero. O ovário direito (OD) está normal.
B: Corte longitudinal do útero. Um dos nódulos parece pertencer ao útero, com a serosa ao seu redor (setas). O endométrio (E) apresenta padrão trilaminar periovulatório.
C: Corte parassagital do útero. O outro nódulo mostra com mais nitidez a serosa uterina ao seu redor.

! A hipótese mais provável é a de dois miomas subserosos, mas não se pode excluir a possibilidade de endometriose invasiva. A manobra dinâmica não demonstra dor ou aderências. Seis meses após, não se identificaram alterações do quadro clínico, e os nódulos não sofreram modificações. Concluiu-se pela hipótese de pequenos miomas subserosos posteriores.

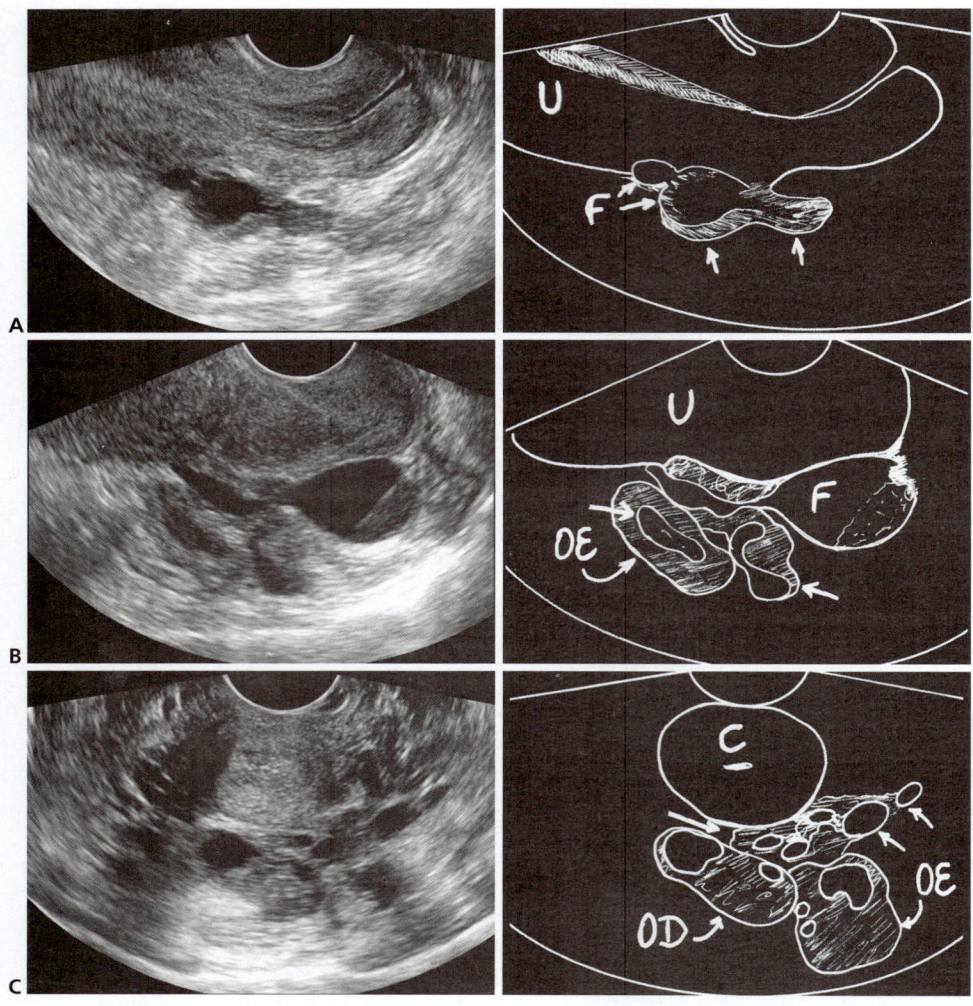

Figura 10.96. Paciente de 26 anos, com queixa de dor pélvica e esterilidade. Exame transvaginal.
A: Corte longitudinal do útero (U). Observe a lesão vermiforme (setas) na parede do sigmoide, com acúmulo de fluido (F) trabeculado.
B: Corte parassagital à esquerda. O ovário esquerdo (OE) está retrouterino, notando-se focos de endometriose dentro dele e adjacente a ele (setas). Observe a presença de fluido no fundo de saco, com grumos formando nível.
C: Corte transversal do colo uterino (C). Os dois ovários estão pareados no fundo de saco posterior. As estruturas estão fixas e dolorosas à manobra dinâmica. O diagnóstico é de endometriose profunda grave.

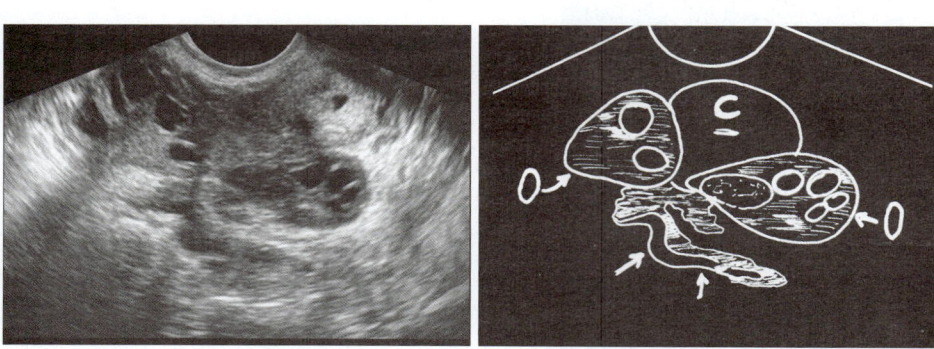

Figura 10.97. Exame transvaginal em paciente com dismenorreia e dispareunia. Corte transversal do colo uterino (C), o qual está desviado para a esquerda. Os dois ovários (O) estão pareados, formando corpo único com o colo. Observe a endometriose intestinal (setas) posterior aos ovários. O diagnóstico de endometriose grave foi confirmado por videolaparoscopia.

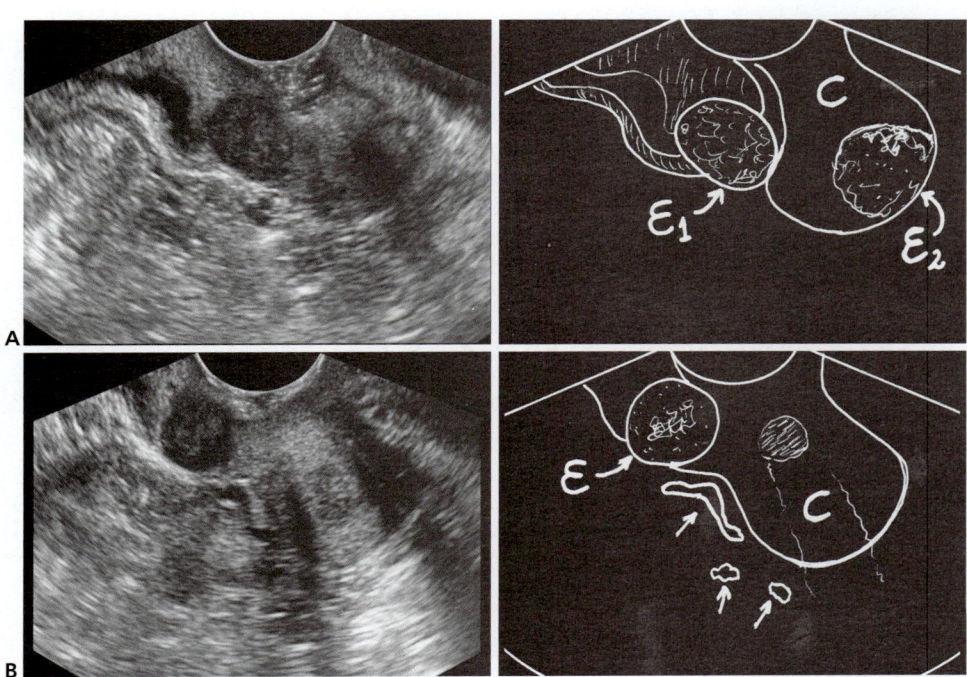

Figura 10.98. Exame transvaginal em paciente com queixa de dispareunia intensa.
A: Corte transversal na ectocérvice (C). Observe o foco de endometriose (E_1) no fórnice vaginal lateral direito, bem como outro foco no parênquima cervical (E_2).
B: Corte transversal no terço médio do colo uterino. Observe o foco de endometriose (E) no paramétrio direito, além de pequenas lesões intestinais no fundo de saco posterior (setas).

❗ Trata-se de endometriose profunda grave e de difícil manejo terapêutico. A invasão da vagina, do colo e do paramétrio explica a queixa da dispareunia intensa. Alguns ecografistas utilizam a técnica de enchimento da vagina com gel, para observar com mais clareza o fundo vaginal, a ectocérvice e o septo retovaginal. Isso aumenta o custo do exame, demanda mais tempo, além da necessidade de higienização após o exame, pois a paciente sai da mesa de exame vazando o gel. Observe que não foi utilizado gel no fundo vaginal, e, mesmo assim, foi realizado o diagnóstico das lesões.

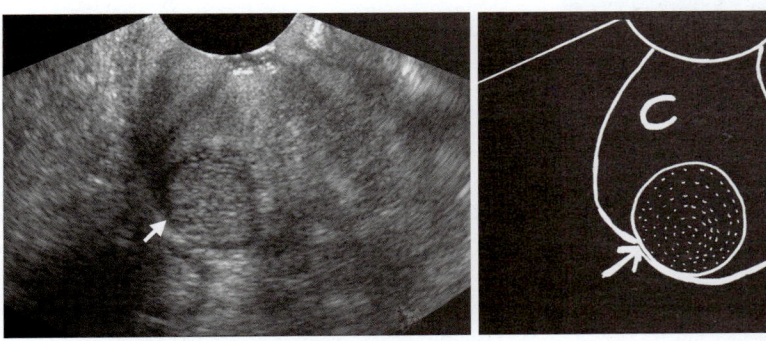

Figura 10.99. Paciente com antecedente de histerectomia parcial. Exame transvaginal. Observe o colo residual (C), contendo lesão ovoide (seta), com grumos finos homogêneos. Foi realizada uma punção com agulha, com diagnóstico de endometriose cervical em colo residual.

❗ A retirada do útero (parcial ou total) não interfere com a endometriose, pois essa é dependente do estímulo hormonal endógeno ou exógeno.

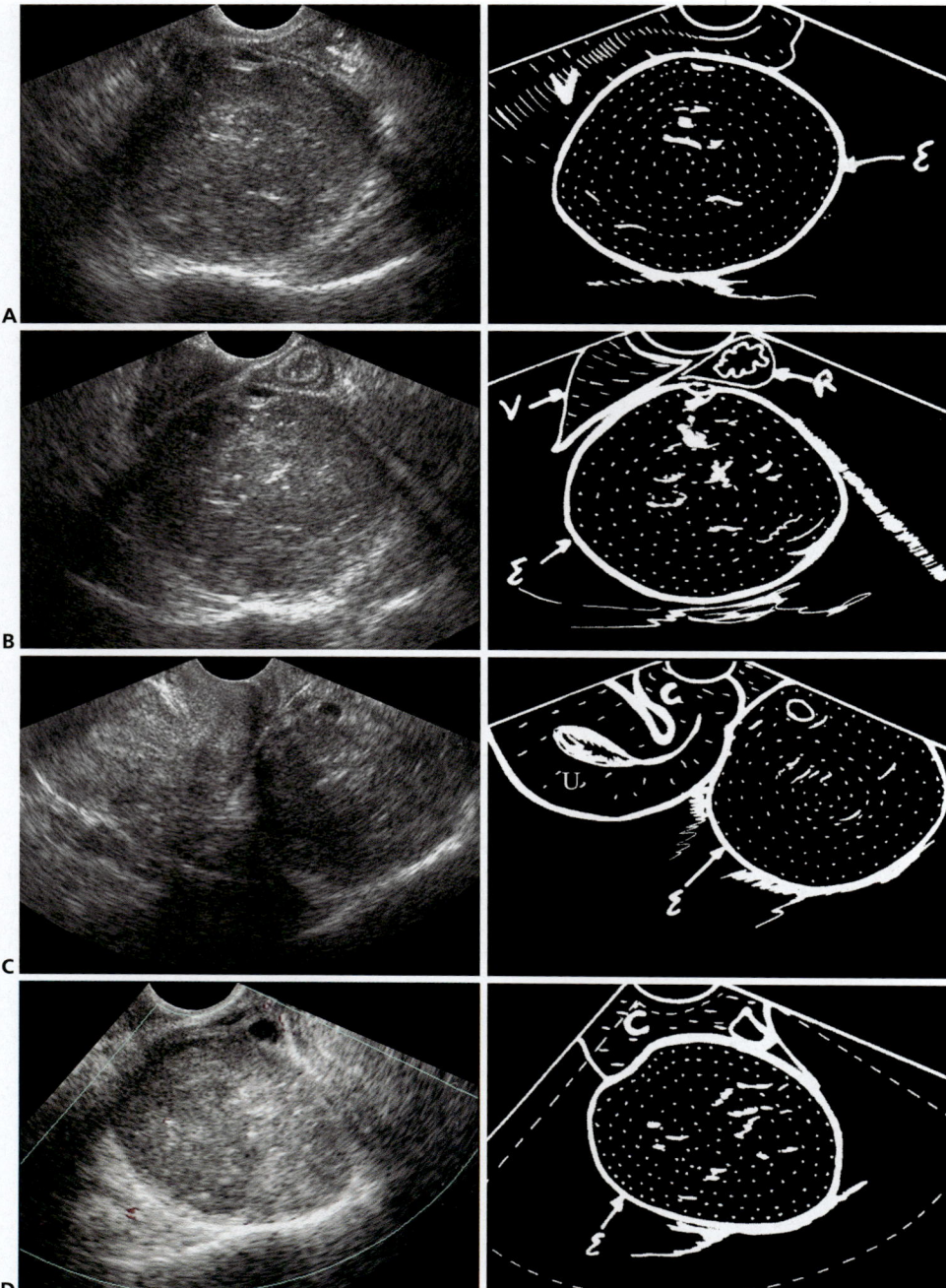

Figura 10.100. Exame transvaginal em paciente com dor pélvica crônica e dispareunia.
A-C: Grande cisto endometrioide (E) localizado no fundo de saco posterior e adentrando o septo retovaginal. V = vagina; R = reto; C = colo uterino; U = útero. O aspecto é de nódulo sólido, pois a lesão deve ser antiga.
D: O estudo com Doppler colorido não demonstra vasos na cápsula ou no interior, indicando baixa atividade da lesão. O achado exclui tumor sólido.

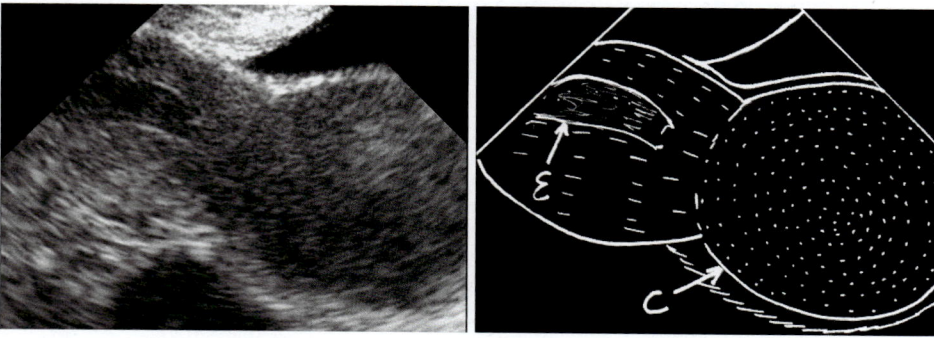

Figura 10.101. Paciente com dor pélvica e dispareunia. Ao exame ginecológico, constatou-se a presença de massa cervical achocolatada e dolorosa. Exame transabdominal. O corte longitudinal do útero revela grande massa arredondada, com padrão cístico denso (C), localizada no colo uterino e dificultando o escoamento da cavidade endometrial (E), a qual está dilatada. A punção aspirativa revelou um grande cisto endometrioide cervical.

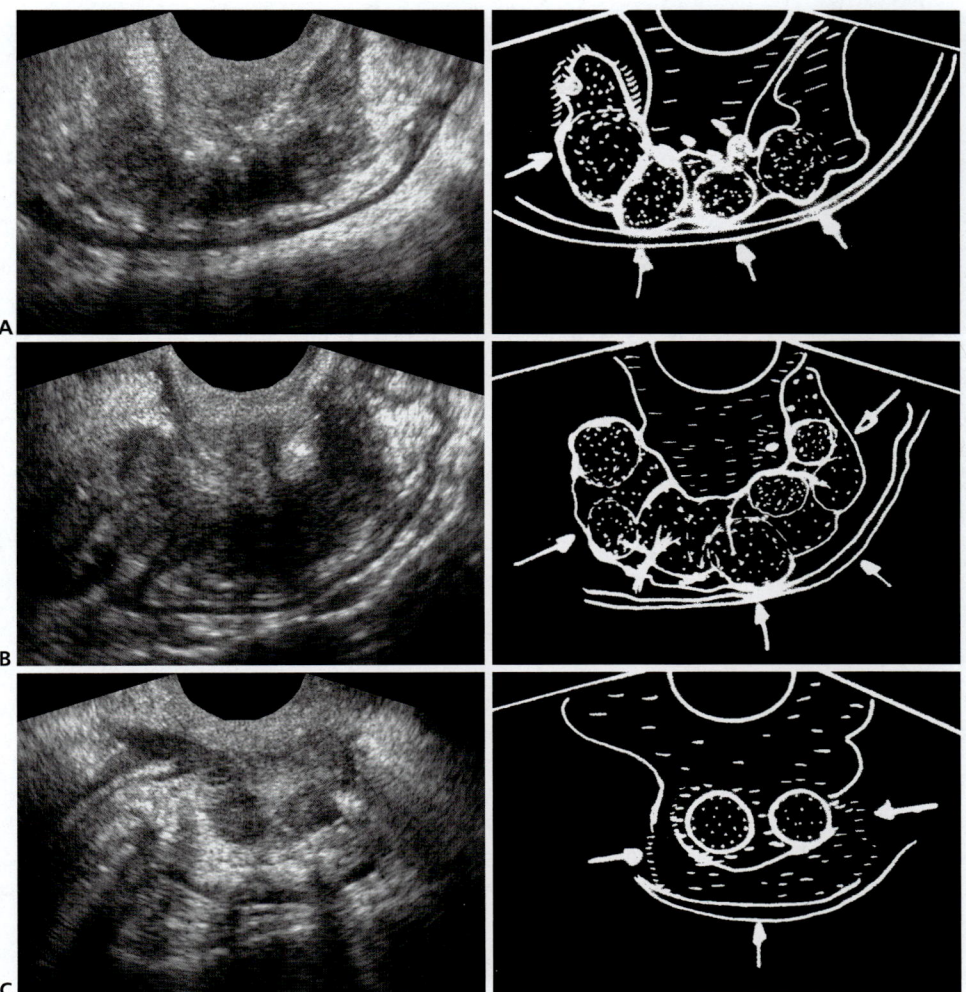

Figura 10.102. Paciente portadora de endometriose grave, com antecedente de histerectomia e ooforectomia à direita. Exame transvaginal. Observe os inúmeros focos de endometriose invadindo o fundo vaginal (setas em **A** e **B**) e no parênquima do ovário esquerdo (setas em **C**).

! A recidiva da endometriose grave é frequente, quando não se realiza a retirada dos dois ovários, provocando a menopausa precoce. Basta um fragmento ovariano funcionando, para a manutenção da doença.

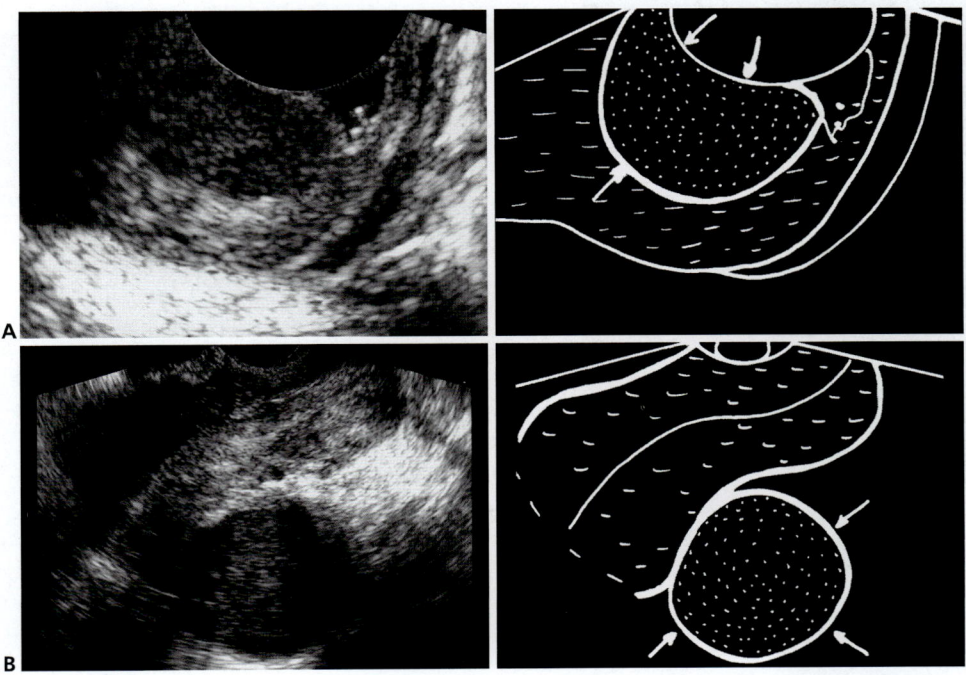

Figura 10.103. Endometriose grave acometendo o fórnice vaginal posterior (setas em **A**) e ovário retrouterino (setas em **B**). Exame transvaginal.

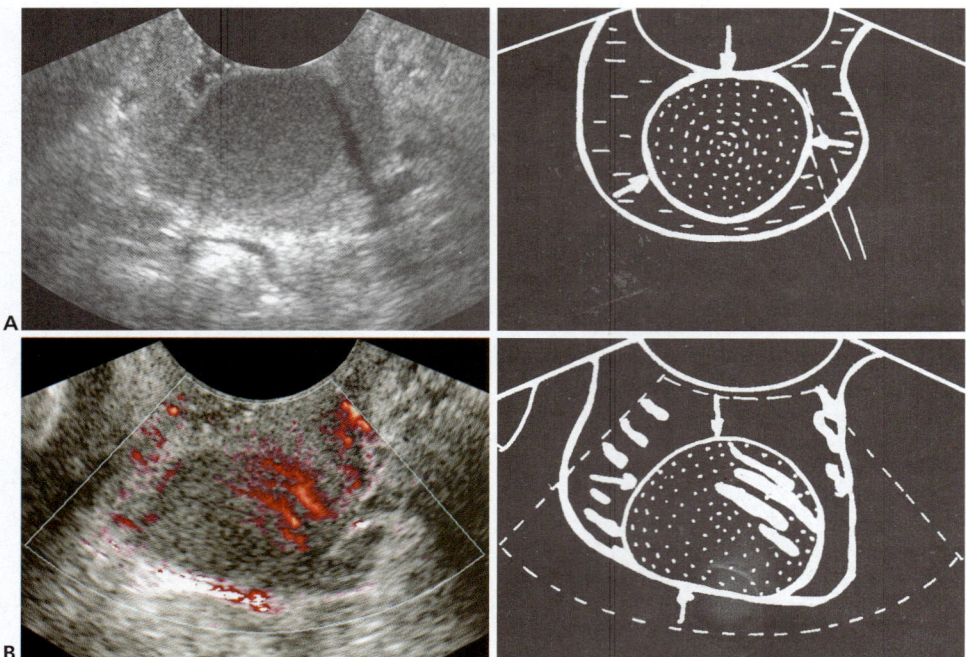

Figura 10.104. Paciente com dor vaginal e perineal durante as menstruações e dispareunia variável. Endometriose cística na parede vaginal (setas). Exame transvaginal.
A: Escala de cinzas.
B: Doppler colorido por amplitudes.

> ! A imagem ecográfica mais típica da endometriose é a de um cisto com conteúdo granulado fino, homogêneo e de moderada ecogenicidade. A vascularização da cápsula é escassa e irregular. Na imagem B, os vasos parecem estar no interior do cisto, falando contra essa hipótese; entretanto, ao se tangenciar a parede, os vasos se superpõem ao conteúdo. Muito cuidado com os artefatos de ângulo do feixe acústico e de mudança da velocidade do som em diferentes meios. A punção aspirativa confirmou o diagnóstico de endometriose.

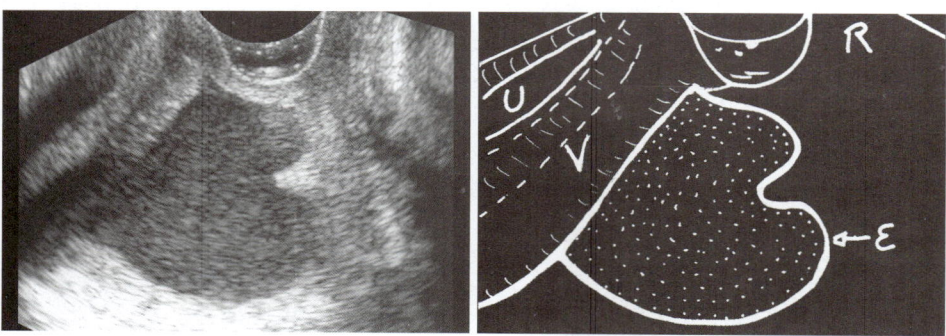

Figura 10.105. Exame transvaginal em paciente com queixa de dor pélvica baixa, tenesmo e dispareunia intensa. Observe grande cisto de endometriose (E) localizado no septo retovaginal. U = uretra; V = vagina; R = reto. A punção aspirativa confirmou a hipótese.

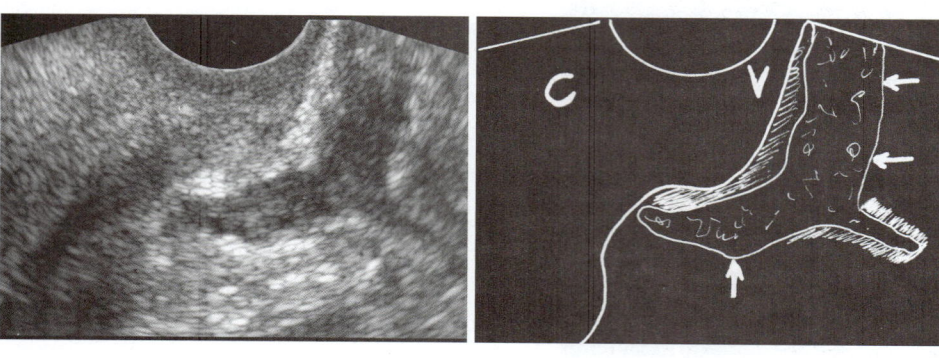

Figura 10.106. Exame transvaginal em paciente com queixa de dor pélvica e tenesmo nas menstruações. Corte longitudinal, com o transdutor posicionado junto ao colo (C) e fórnice vaginal posterior (V). Observe a lesão vermiforme, hipoecogênica, extensa, acometendo o septo retovaginal (setas), compatível com endometriose. A endoscopia intestinal confirmou a hipótese.

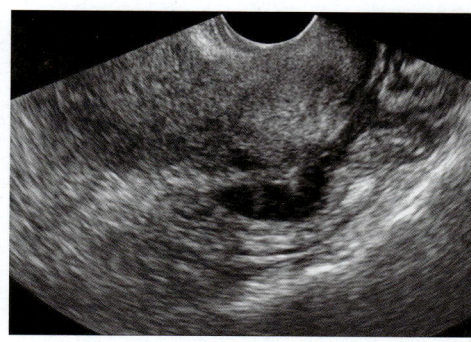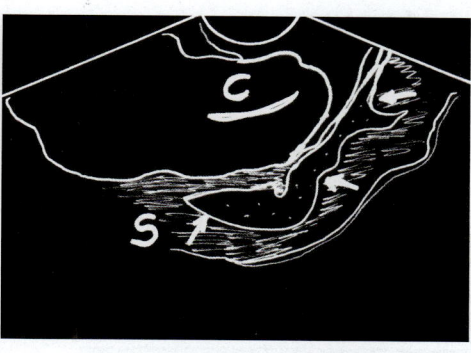

Figura 10.107. Exame transvaginal. Corte longitudinal. Observe a lesão lombricoide extensa (setas), acometendo a parede do sigmoide inferior (S) e o septo retovaginal, até a altura do terço médio da vagina. C = colo uterino.

> A endometriose acometendo o septo retovaginal sempre é grave e de difícil manejo terapêutico. A ecografia é um bom método para esse diagnóstico, ao identificar as típicas lesões vermiformes hipoecogênicas.

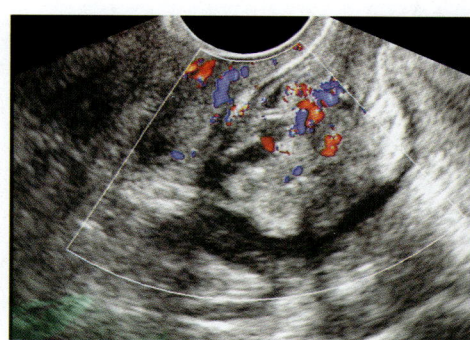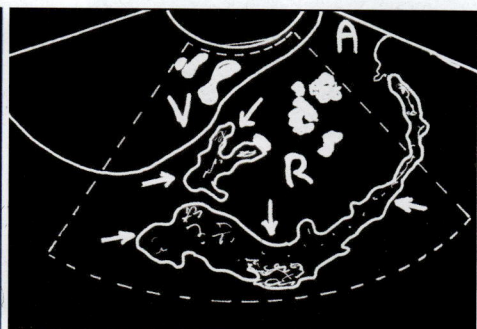

Figura 10.108. Paciente de 26 anos, nuligesta, com queixa de dismenorreia, tenesmo menstrual e dispareunia. Corte longitudinal, com o transdutor posicionado no terço inferior da vagina, voltado para o intestino. A = canal anal; R = reto; V = vagina. Observe a endometriose comprometendo extensamente a parede retal (setas). A paciente refere dor retal à compressão com o transdutor. O mapa vascular realiza o diagnóstico diferencial entre os vasos sanguíneos e os focos de endometriose. Posteriormente, realizou exame de ressonância magnética e endoscopia intestinal, confirmando o diagnóstico ecográfico.

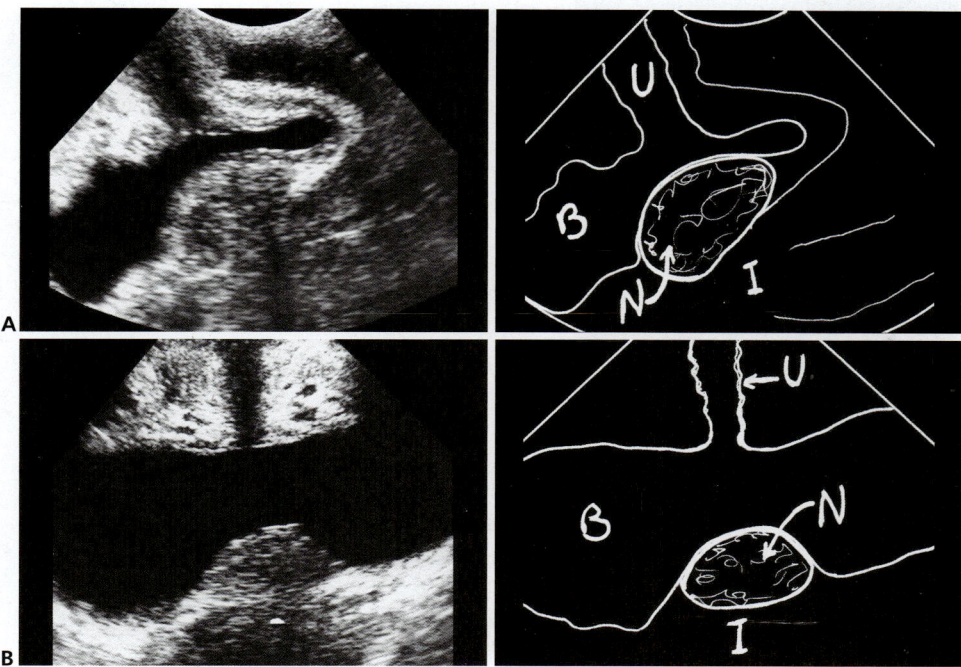

Figura 10.109. Paciente refere dor quando a bexiga está cheia, e durante o seu esvaziamento, com piora significativa durante as menstruações. Exame transvulvar.
A: Corte longitudinal. Observe o nódulo (N) intraparietal vesical, na altura do istmo uterino. U = uretra; B = bexiga; I = istmo uterino.
B: Corte coronal do mesmo local.

> A paciente refere que o incômodo vesical teve início alguns meses após uma cesariana. O diagnóstico provável é de endometriose na parede vesical, no fundo de saco anterior, na altura do istmo uterino. Geralmente esse foco de endometriose decorre de implante de fragmento endometrial durante a cesariana, o qual se faz na área cruenta retroperitoneal da parede vesical, descolada para a realização da incisão cirúrgica uterina.
> O diagnóstico deve ser finalizado com a realização de cistoscopia entre o terceiro e o quinto dia menstrual. O urologista irá observar, por transiluminação da mucosa vesical, o nódulo achocolatado intraparietal. Geralmente, não há regressão da lesão com bloqueio hormonal. O tratamento preferencial deverá ser a remoção cirúrgica da lesão.

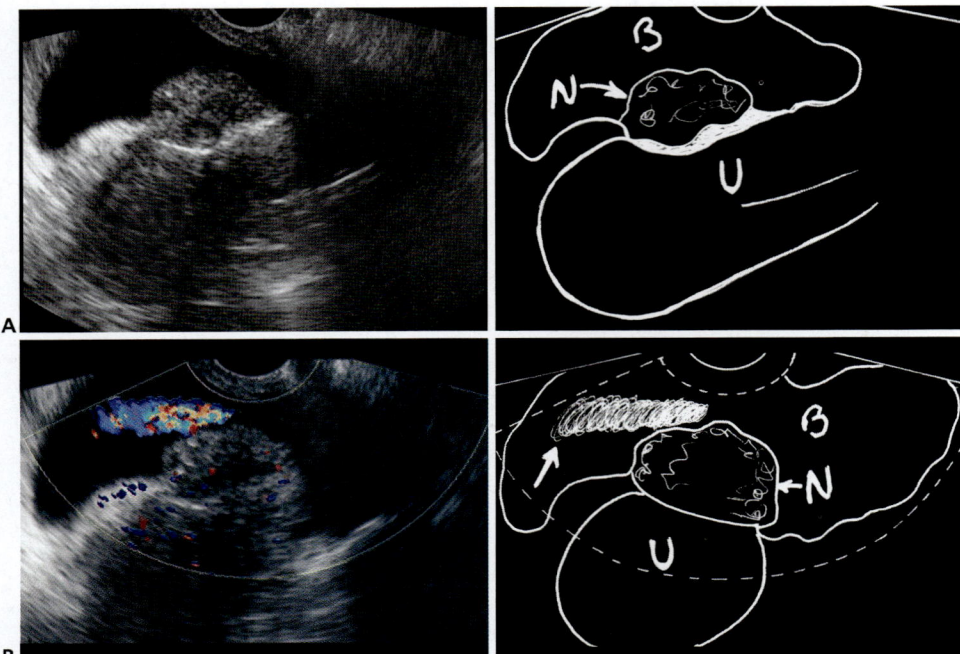

Figura 10.110. Exame transvaginal de endometriose vesical implantada durante cesariana.
A: Corte longitudinal da bexiga (B). Observe o grande nódulo (N) de endometriose na parede vesical, sobre o istmo uterino (U).
B: O mapa vascular surpreende o jato ureteral junto ao nódulo (seta), pois esse está localizado na parede do trígono vesical, próximo aos meatos ureterais.

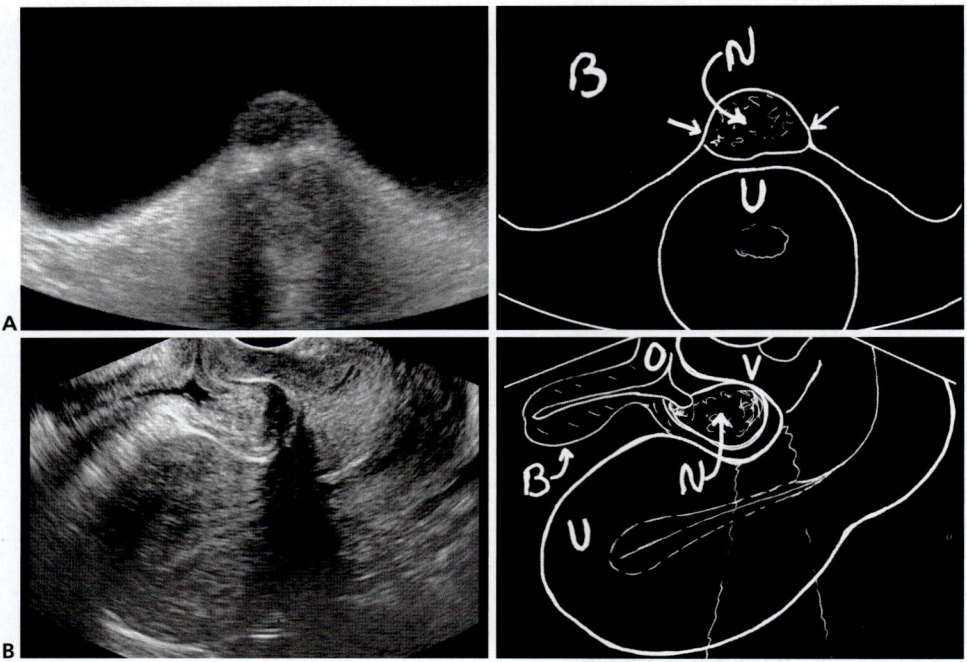

Figura 10.111. Endometriose vesical implantada durante cesariana.
A: Exame transabdominal com a bexiga repleta (B). Corte transversal na altura do istmo uterino (U). Com a distensão vesical, o foco de endometriose simula um nódulo (N), ficando saliente para dentro da bexiga, mas observe que está na parede muscular, com a mucosa vesical (setas) contornando por cima.
B: Corte longitudinal transvaginal, com o transdutor posicionado no terço médio da vagina (V). A bexiga está vazia. O nódulo fica menos visível, localizado sobre o istmo uterino. O: orifício uretral interno.

> Pacientes com queixas vesicais durante as menstruações, com antecedente de cesariana, devem ser examinadas em dois tempos: transabdominal com a bexiga repleta e transvaginal com a bexiga vazia. O exame transvaginal com a bexiga repleta fica incompleto, pois a bexiga distendida desloca as estruturas, dificultando o exame. Por via abdominal, a distensão vesical torna saliente e mais visível qualquer nódulo parietal.
> Valorize a queixa clínica e fique atento. A imagem B mostra que nem sempre a endometriose vesical é bem visível por via vaginal, quando a bexiga está totalmente vazia. O diagnóstico diferencial é com neoplasma na parede vesical. Por esse motivo, a cistoscopia deve ser realizada no final da menstruação, quando a endometriose fica mais visível.

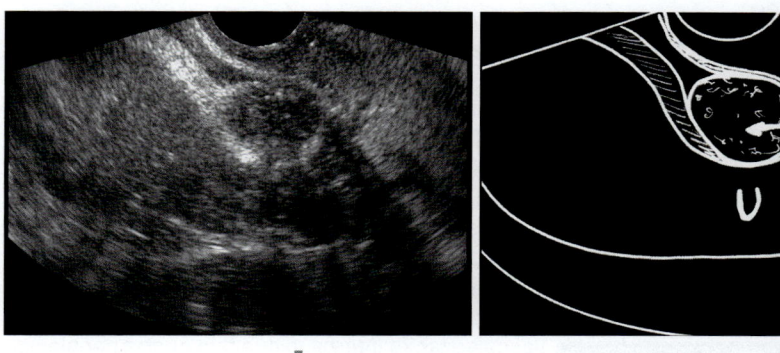

Figura 10.112. Paciente refere vários tratamentos de cistite recorrente. Nunca foi dada atenção ao fato de que as crises de cistite coincidiam com as menstruações, além do antecedente de cesariana. Corte longitudinal transvaginal do útero (U). Mesmo com a bexiga vazia, note o grande nódulo (N) na parede vesical sobre o istmo uterino.

> ❗ A hipótese ecográfica é de endometriose vesical secundária à cesariana. A cistoscopia no final da menstruação, com a paciente queixando de "cistite", confirmou o diagnóstico. Fez tratamento clínico de bloqueio com análogos, sem resultados. Foi submetida à histerectomia e remoção da parede vesical comprometida. A evolução posterior foi excelente.

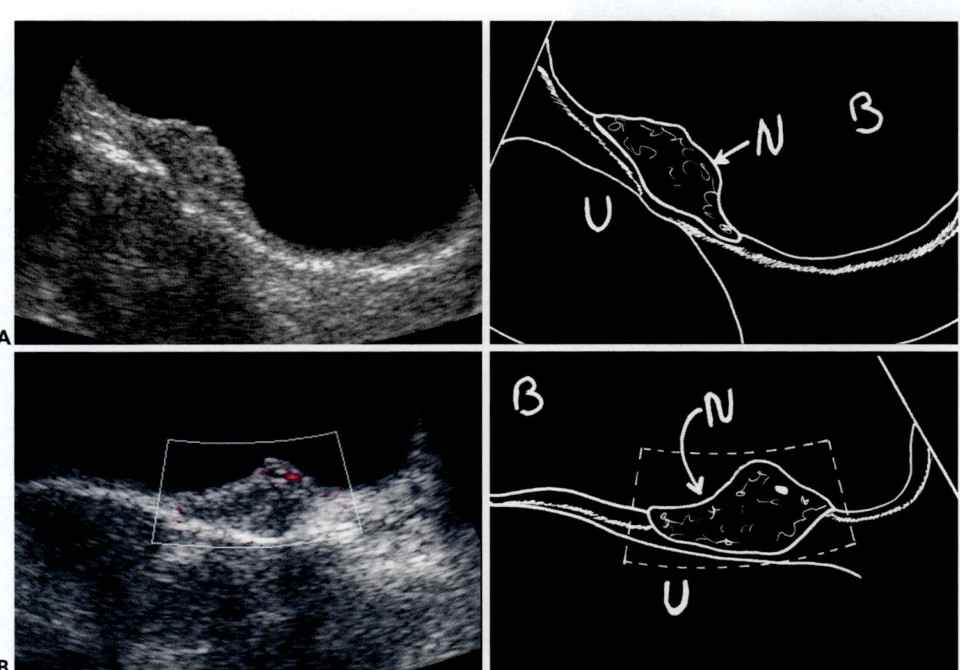

Figura 10.113. Paciente nuligesta de 35 anos, com queixa de "cistite" recorrente durante as menstruações. Exame transabdominal com a bexiga repleta.
A: Corte longitudinal. A parede vesical, distendida pela máxima repleção, tornou saliente e muito visível um nódulo (N) na parede posterior, adjacente ao útero (U). B = bexiga.
B: Mapa vascular com o Doppler codificado por amplitudes. O nódulo não apresenta vasos, notando-se raros vasos minúsculos na superfície da mucosa.

> ❗ A correlação clínico-ecográfica sugere endometriose vesical primária, no fundo de saco anterior. A cistoscopia no final da menstruação confirmou o diagnóstico ecográfico. A lesão foi removida em videolaparoscopia cirúrgica. Trata-se de endometriose profunda *primária*, acometendo a parede vesical posterior, no fundo de saco anterior.

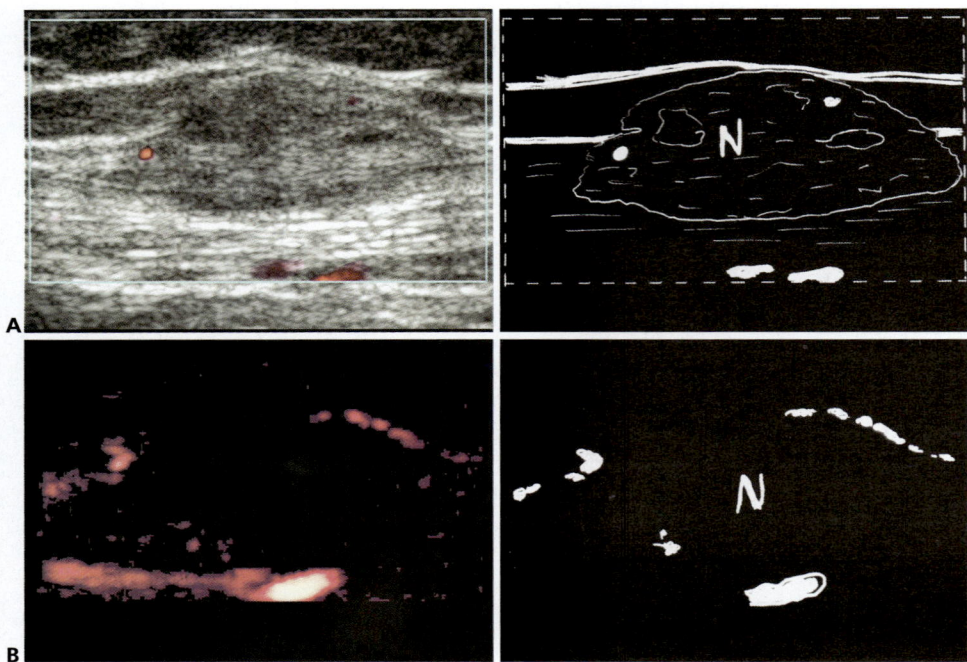

Figura 10.114. Paciente com antecedente de cesariana, referindo nódulo na parede abdominal, o qual aumenta de tamanho e fica doloroso durante as menstruações.
A: Avaliação da parede abdominal com transdutor linear. No local indicado pela paciente, nota-se nódulo sólido (N), com limites mal definidos. O mapa vascular, com Doppler codificado por amplitudes, revela raros vasos minúsculos.
B: Angiografia 3D com Doppler codificado por amplitudes. Note que o nódulo não apresenta vascularização interna, o que fala contra neoplasia de parede abdominal.

> A incisão cirúrgica de cesariana é alvo mais frequente de implantes endometriais do que a prega vesicouterina. Muitas pacientes apresentam a queixa de nódulos incisionais dolorosos nas menstruações. A correlação clínico-ecográfica é fundamental, pois o diagnóstico diferencial é de neoplasia de partes moles parietais. O mapa vascular colabora ao demonstrar a rarefação vascular dos nódulos endometrioides. A punção aspirativa por agulha fina fecha o diagnóstico. Da mesma maneira que os nódulos implantados na bexiga, esses nódulos parietais apresentam pequena ou nenhuma resposta à inibição medicamentosa. Geralmente, o tratamento consiste na remoção cirúrgica dos nódulos.

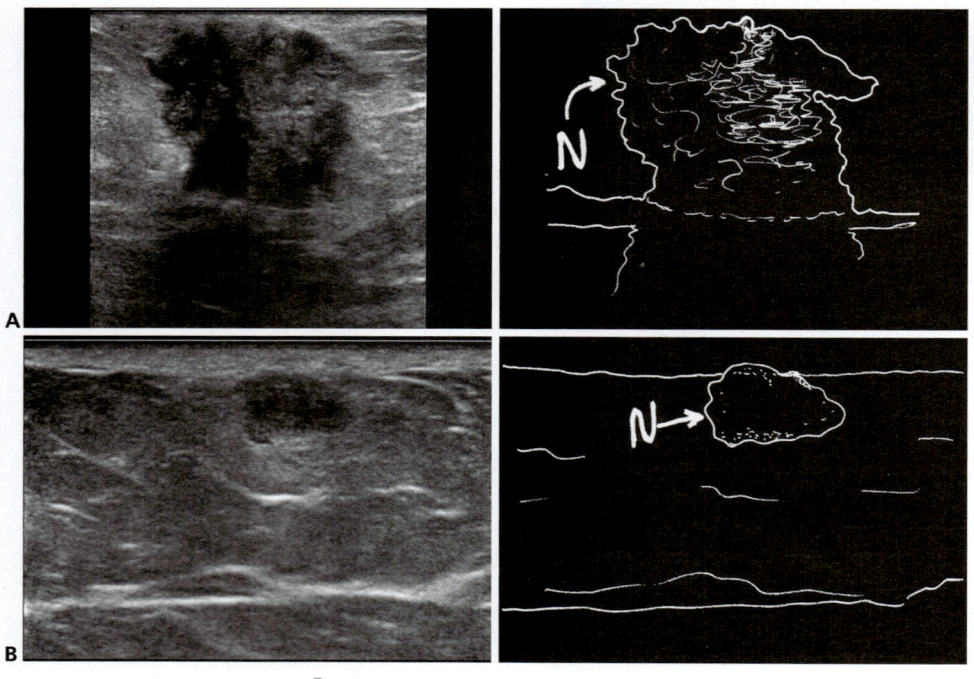

Figura 10.115. Paciente com queixa de dois nódulos palpáveis em cicatriz de cesariana, dolorosos durante as menstruações. As imagens (**A** e **B**), obtidas com transdutor linear, mostram os dois nódulos no tecido adiposo subcutâneo (N). O nódulo na imagem **A** é de grandes dimensões. O diagnóstico histológico foi de endometriose.

> O diagnóstico histológico é fundamental. A despeito do quadro clínico, esses nódulos são semelhantes às neoplasias dos tecidos superficiais, inclusive aos sarcomas, tal como na imagem A, onde o nódulo mostra sinais de invasão periférica. Lembre-se que a endometriose também apresenta características periféricas invasoras, mesmo sendo benigna.

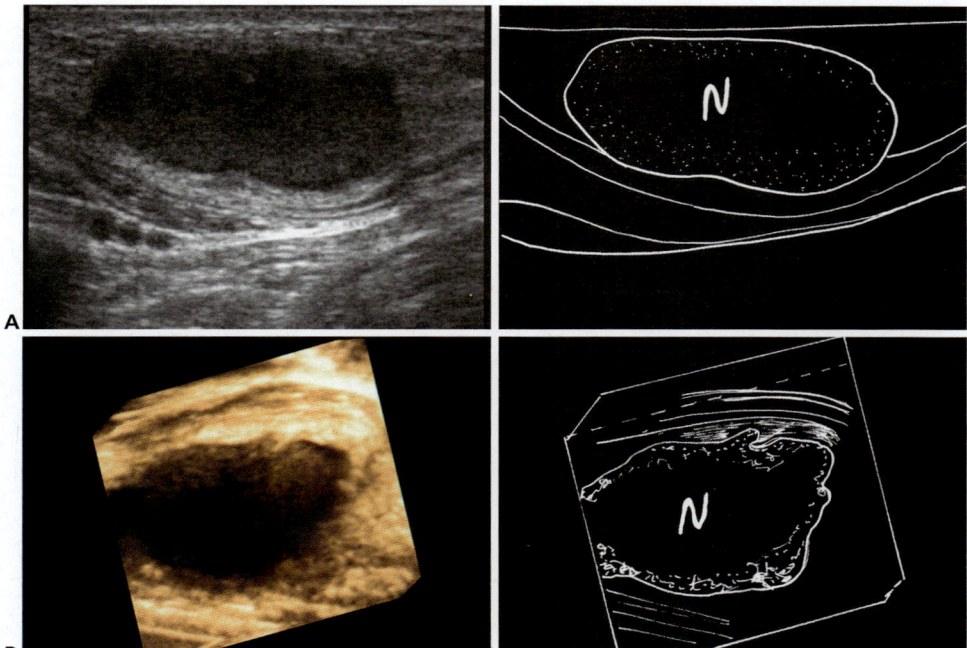

Figura 10.116. Paciente queixando-se de grande nódulo doloroso na cicatriz de cesariana.
A: Imagem 2 D do nódulo (N).
B: Imagem volumétrica 3D. Os limites são regulares, com ecotextura interna homogênea hipoecogênica. O diagnóstico histológico foi de endometriose.

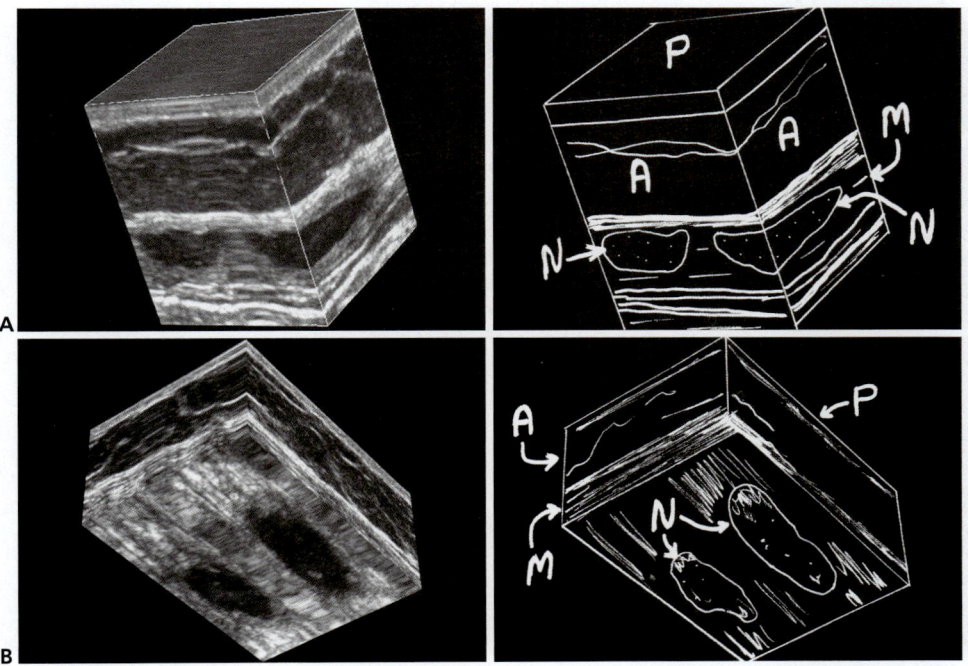

Figura 10.117. Paciente com nódulo doloroso na cicatriz de cesariana, somente palpável quando aumenta de volume durante a menstruação. Exame 3D da parede abdominal, com os três planos ortogonais. Transdutor linear.
A: Visão a partir da superfície da pele (P). Na realidade são dois nódulos próximos (N), localizados dentro do músculo reto abdominal. A = tecido adiposo subcutâneo; M = músculo.
B: O volume foi rodado e cortado no sentido coronal, mostrando os dois nódulos dentro do músculo. O diagnóstico final foi de endometriose.

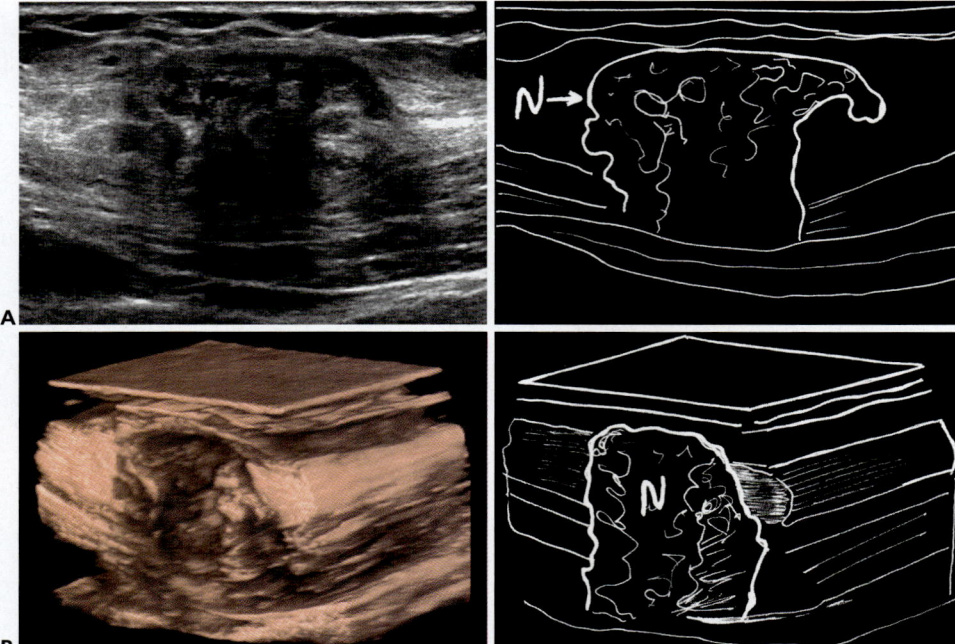

Figura 10.118. Grande nódulo doloroso palpável na cicatriz de cesariana.
A: Imagem 2D do nódulo (N).
B: Imagem 3D com os três planos ortogonais. O nódulo apresenta características invasoras periféricas, mas o diagnóstico histológico foi de endometriose.

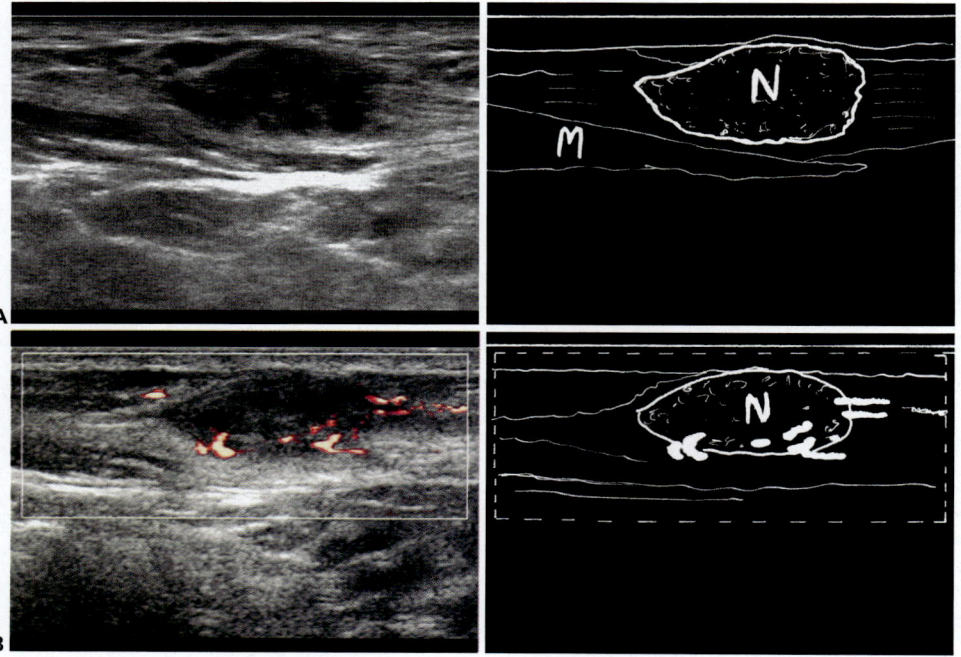

Figura 10.119. Paciente refere nódulo no subcutâneo do quadrante inferior esquerdo da parede abdominal, o qual aumenta de volume e fica doloroso durante as menstruações. Exame com transdutor linear.
A: O nódulo (N) é hipoecogênico, com limites visíveis, mas levemente irregular. Está localizado no tecido adiposo subcutâneo, aderido à fáscia do músculo oblíquo superficial esquerdo (M).
B: O mapa vascular, com o Doppler codificado por amplitudes, revela alguns vasos irregulares na periferia do nódulo.

> Detalhe importante: a paciente é nuligesta. As alterações menstruais pesam a favor da endometriose, mas não se pode excluir uma neoplasia. O nódulo foi removido com margem de segurança. O diagnóstico histológico foi endometriose. Trata-se de endometriose *primária*, na parede abdominal.

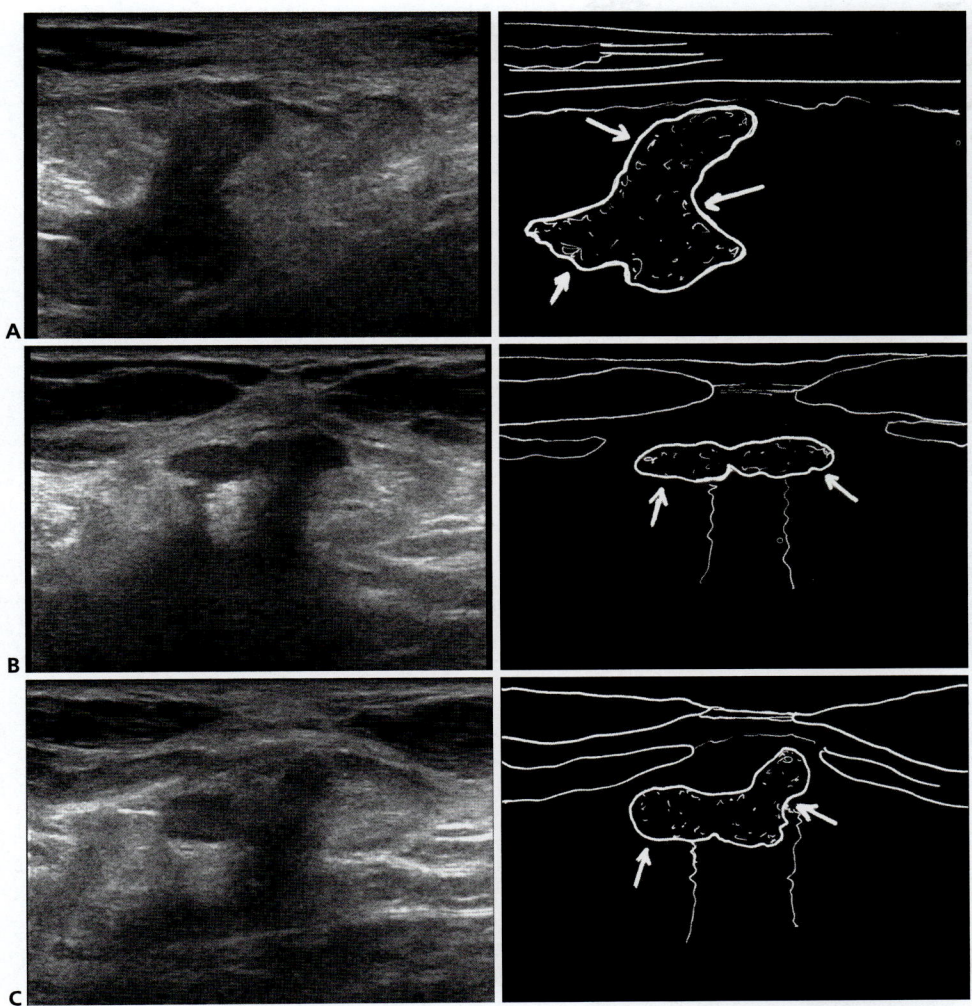

Figura 10.120. Paciente nuligesta, 23 anos, referindo plastrão doloroso na região umbilical da parede abdominal. Durante as menstruações, ocorrem aumento de volume e formação de fístula cutânea dentro do umbigo, com eliminação de sangue escuro. A hipótese clínica é de endometriose primária da região umbilical. Exame com transdutor linear.
A-C: Imagens obtidas nas laterais do umbigo, sobre o plastrão parietal. Observe as áreas hipoecogênicas irregulares (setas), no interior da parede abdominal, com sinais de fuga em direção à pele, sugerindo formação de fístulas para a superfície ("vulcões").

! O diagnóstico histológico foi de endometriose. Esse caso é complexo, pois as lesões não mostram limites, apresentando sinais de disseminação em várias direções. Uma remoção cirúrgica com margem de segurança será muito ampla, com necessidade de reconstrução plástica da parede, mas sem garantia de cura.

638 | Capítulo 10 ■ A ENDOMETRIOSE

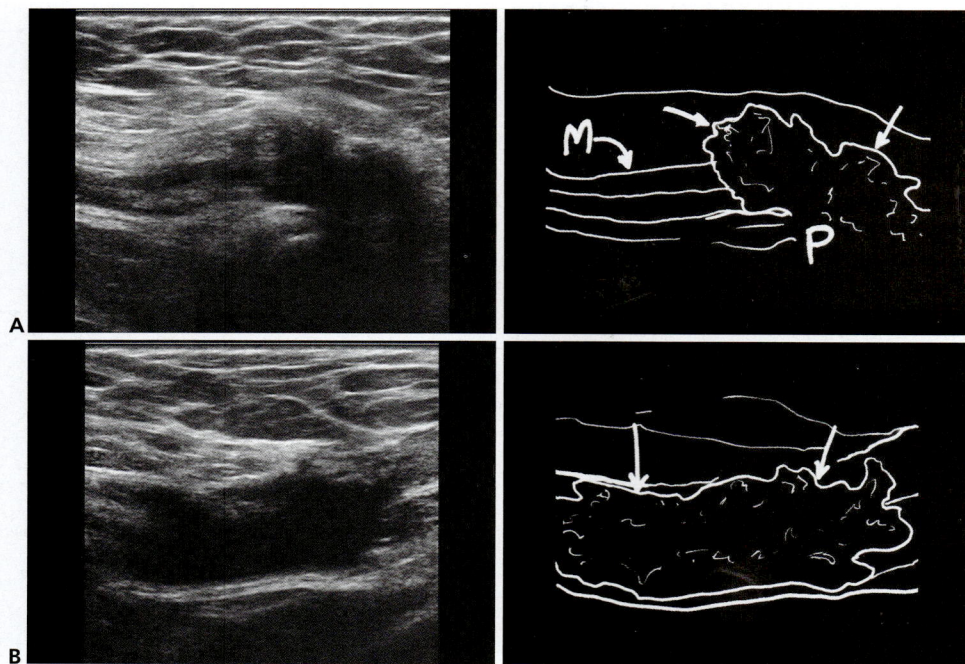

Figura 10.121. Paciente nuligesta, 31 anos, referindo áreas dolorosas na região púbica direita e na virilha direita, com grande piora durante as menstruações. Exame com transdutor linear.
A: Corte longitudinal sobre a inserção púbica do músculo reto abdominal direito. Observe a lesão irregular hipoecogênica (setas), comprometendo o músculo adjacente ao osso. M = músculo; P = ramo direito do púbis.
B: Corte sobre o canal inguinal direito. Observe a lesão irregular hipoecogênica profunda (setas), localizada no canal inguinal, com conteúdo líquido.

> ! O diagnóstico final das duas lesões foi *endometriose primária*, com características invasoras, o que torna quase impossível a remoção cirúrgica conservadora.

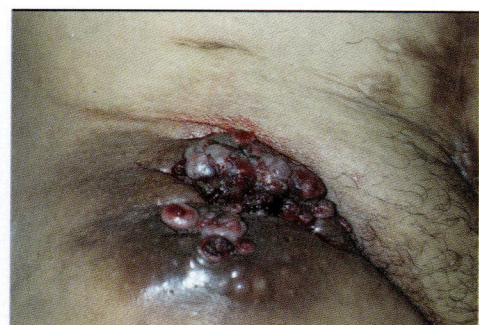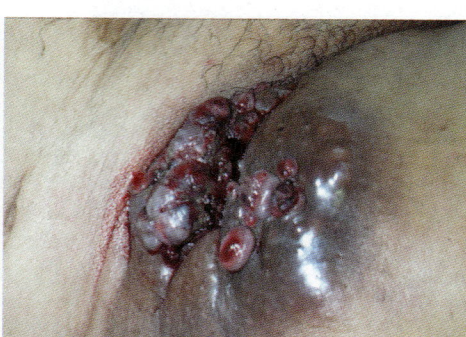

Figura 10.122. Endometriose primária grave, invasora, com fístulas cutâneas, localizada na virilha direita e raiz da coxa. Cortesia: Dr. Francisco Ciro R. C. Prado Filho.

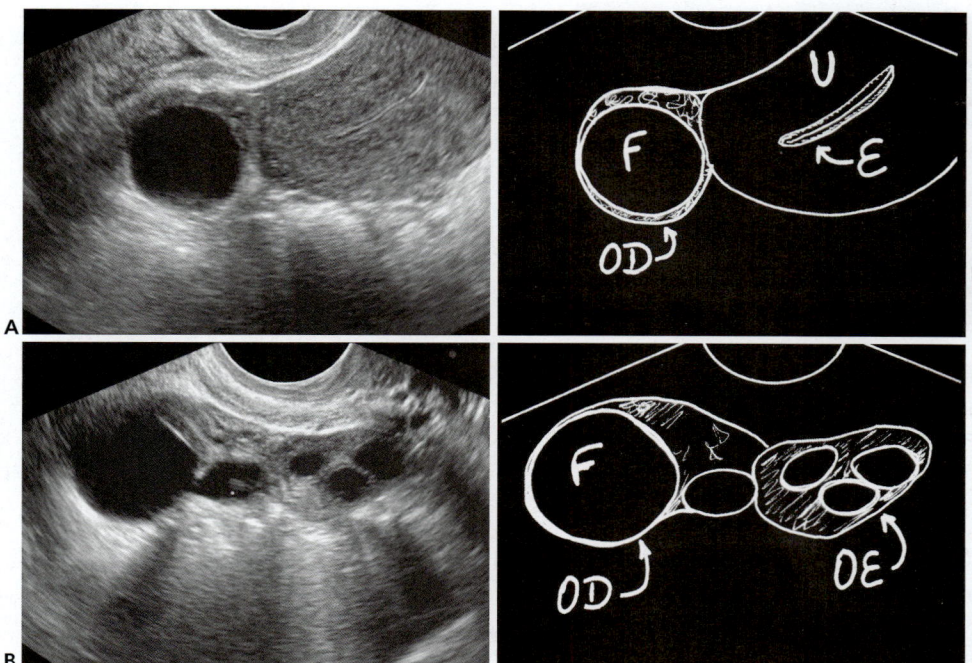

Figura 10.123. Paciente nuligesta de 17 anos. Tem antecedente de endometriose cística triada por ecografia e tratada por videolaparoscopia e bloqueio com análogos por um ano. Exame transvaginal ao final do bloqueio, antes de menstruar.
A: Corte transversal do útero (U). O endométrio (E) está fino, sem camada funcional visível, indicando estar em repouso. O ovário direito (OD) apresenta folículo hidrópico (F).
B: Corte longitudinal à direita do útero. O ovário esquerdo (OE) está junto ao direito, com sinais de aderências (manobra dinâmica).

> Ambos apresentam folículos retidos, situação comum na vigência de bloqueio medicamentoso do eixo endócrino ovariano. O achado indica sequela do processo inflamatório produzido pela endometriose.
> Não há limite etário para o acometimento pela endometriose. Essa paciente apresentou endometriose primária na adolescência. Aos 16 anos foi submetida a tratamento invasor e bloqueio por análogos.

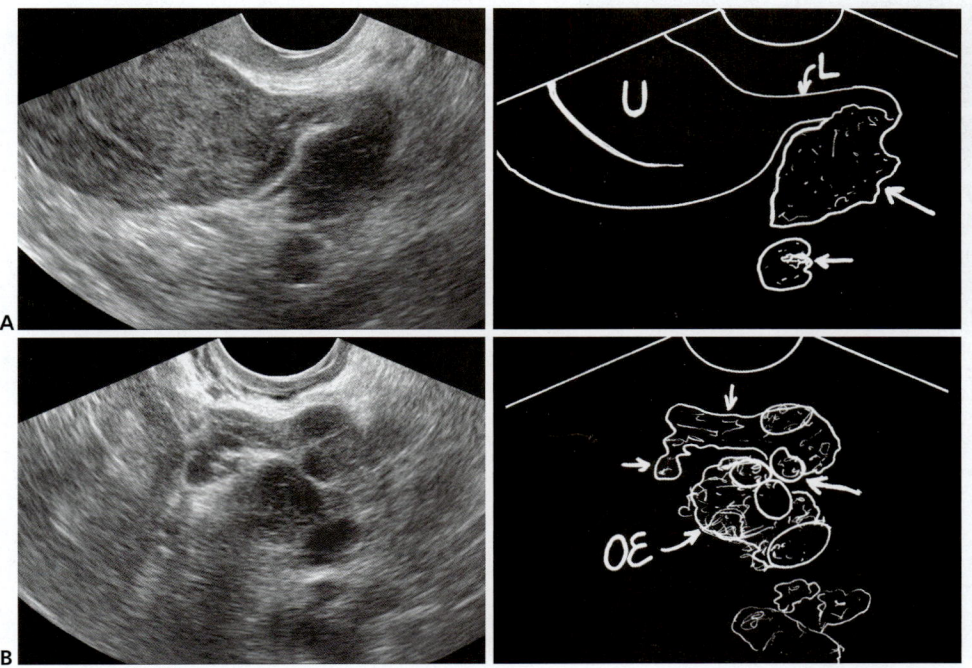

Figura 10.124. Controle ecográfico transvaginal um ano após tratamento de endometriose por videolaparoscopia.
A: Corte transversal do útero (U). Observe os focos de endometriose (setas) na região anexial esquerda, aderidos ao corno uterino, ligamento redondo (L) e cavidade peritoneal.
B: Corte longitudinal do ovário esquerdo (OE). O parênquima está desorganizado e os limites estão irregulares, em virtude da presença de pequenos focos de endometriose (setas).

> A endometriose agressiva pode recidivar muito rápido. Muitas vezes, o tratamento cirúrgico deve ser seguido por bloqueio do eixo endócrino, para inibir minúsculos focos residuais não identificados durante a exploração armada.

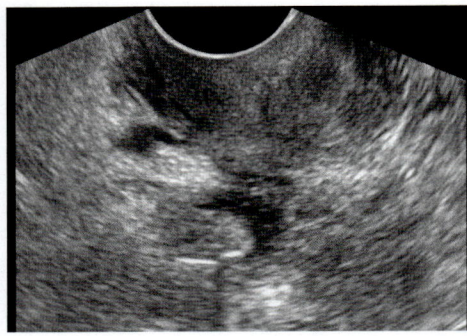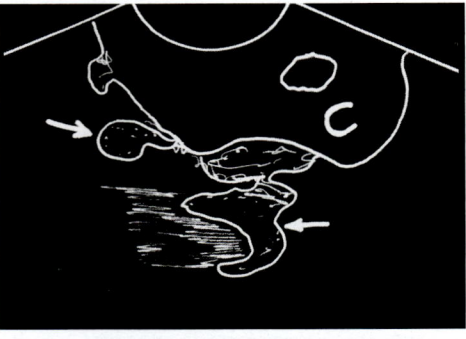

Figura 10.125. Paciente de 30 anos. Foi submetida à ooforectomia esquerda decorrente de grande cisto endometrioide. Utiliza anticoncepcional oral contínuo há dois anos, estando em amenorreia. Refere pequenos escapes menstruais esporádicos. Exame transvaginal. Corte transvaginal do colo uterino (C). Observe os focos de endometriose profunda (setas), localizados no ligamento uterossacro direito e no intestino.

> Vários tipos de medicamentos são utilizados para bloqueio do eixo endócrino-gonadal: anticoncepcional oral (cíclico ou contínuo), anticoncepcional injetável, progesterona de depósito, danazol, análogos do GnRH etc. Os análogos são os mais eficazes, mas nem toda paciente tolera os sintomas da menopausa aguda provocada pelo tratamento. O tratamento mais radical é a pan-histerectomia, e o natural é a menopausa. Nem sempre a menopausa bloqueia a endometriose, pois persiste a produção endógena de esteroides, por tempo indeterminado, além da questão da terapia hormonal do climatério.
> A endometriose persiste como uma doença multifacetada complexa e de difícil manejo clínico. Novos fármacos serão lançados no mercado, na tentativa de controlar a doença.

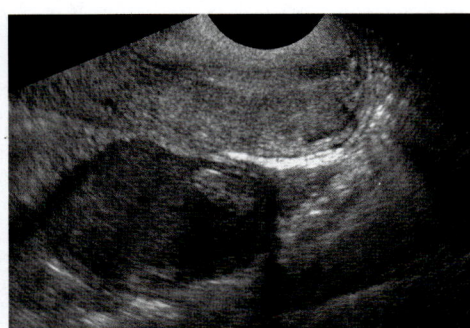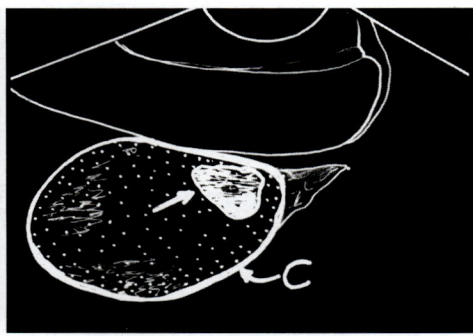

Figura 10.126. Paciente com antecedente de ooforectomia direita há três anos, graças a cisto endometrioide. Refere dor pélvica e dispareunia. Exame transvaginal. Corte longitudinal do colo uterino. Observe o cisto denso (C) contendo grumos finos e nódulo sólido em sua parede (seta). O cisto está localizado no fundo de saco posterior, fixo e doloroso à manobra dinâmica.

> Não se identificou o ovário esquerdo, levando à hipótese de endometriose nesse ovário aderido no fundo de saco. O diagnóstico diferencial é de neoplasia. A videolaparoscopia identificou as aderências pélvicas e o cisto endometrioide ovariano esquerdo no fundo de saco posterior. Alguns cistos endometrioides desenvolvem espessamentos e condensações na parede interna, simulando vegetações em neoplasias císticas.

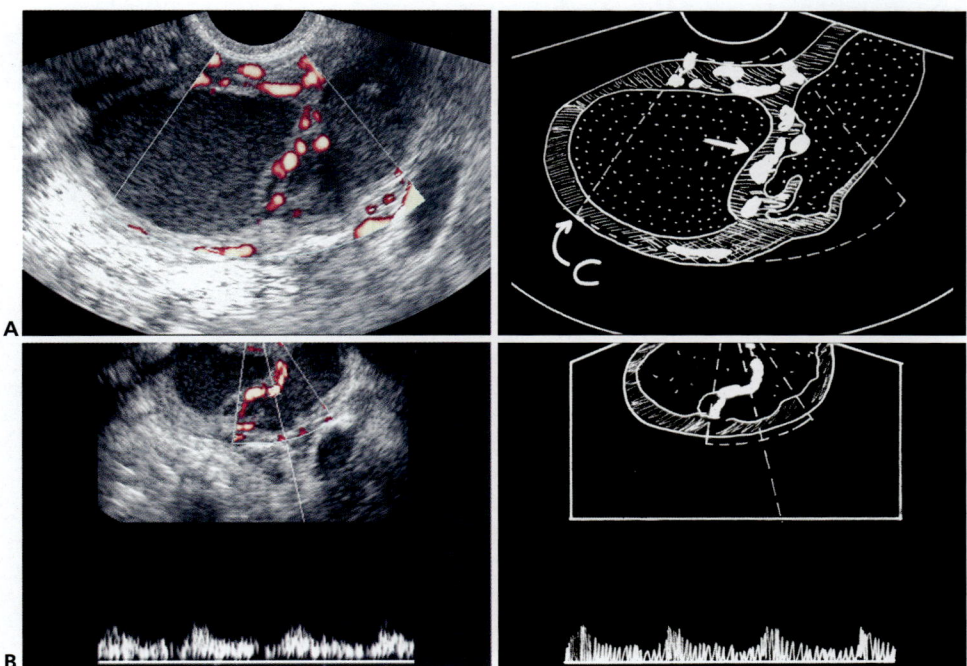

Figura 10.127. Paciente nuligesta de 27 anos, com queixa de esterilidade. Refere cirurgia prévia de endometriose. Exame transvaginal.
A: Corte transversal na região anexial esquerda. Observe o grande cisto denso (C), septado (seta). O mapa vascular revela vasos na cápsula e no septo.
B: Análise espectral de artéria localizada no septo, revelando resistividade moderada.

! Duas hipóteses básicas: endometriose ou neoplasia. Se a paciente referisse dor pélvica aguda e febre: abscesso. O diagnóstico final foi de endometriose grave. A recidiva da endometriose é frequente. O septo geralmente corresponde às paredes de cistos endometrioides confluentes, não um septo verdadeiro como nas neoplasias.

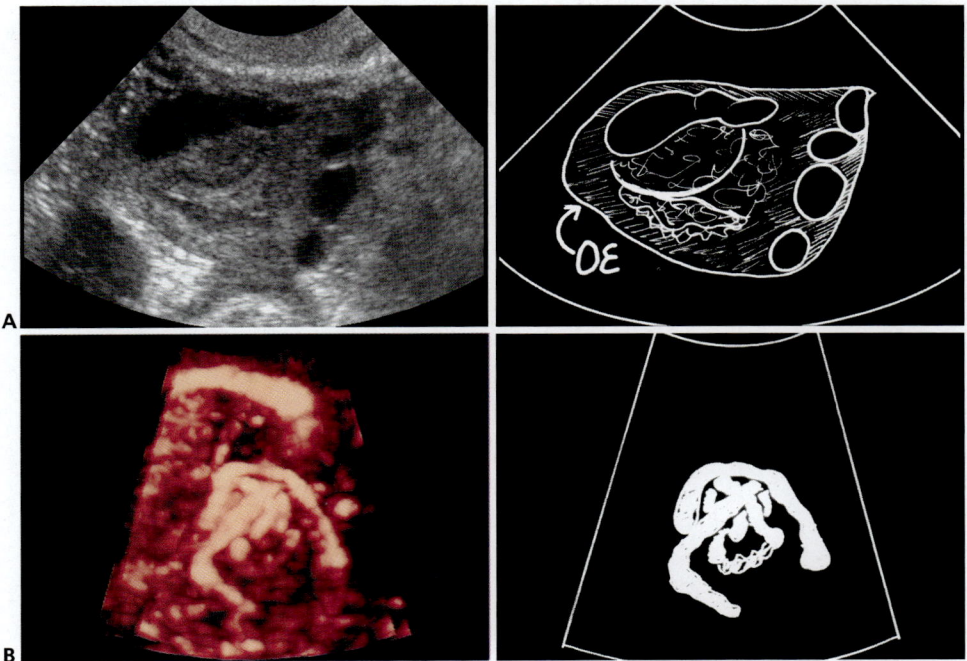

Figura 10.128. Paciente de 42 anos, com queixa de dor pélvica. Refere que, aos 35 anos, foi submetida à histerectomia e ooforectomia direita graças a quadro de endometriose e aderências pélvicas. Exame transvaginal.
A: O ovário esquerdo (OE) apresenta pequeno aumento do volume (14,5 cm³). O parênquima central está heterogêneo, e existem folículos retidos na periferia, formando um colar (alteração funcional).
B: Doppler 3D codificado por amplitudes. Observe o bolo de vasos grosseiros localizados no parênquima central.

! As hipóteses são: neoplasia, corpo lúteo ou endometriose. A hipótese de endometriose é válida graças ao antecedente. O corpo lúteo pode desenvolver esse bolo de vasos neoformados (ver Capítulo 11). A neoplasia é óbvia. A alteração persistiu em controle ecográfico após 45 dias, o que excluiu o corpo lúteo. O achado cirúrgico foi de endometriose no ovário esquerdo, recidivada sete anos após a primeira cirurgia. O colar de folículos está relacionado com a alteração funcional, comum na endometriose ovariana.

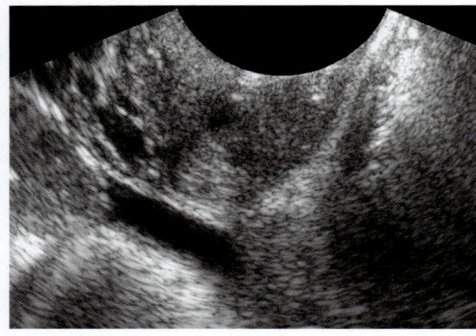
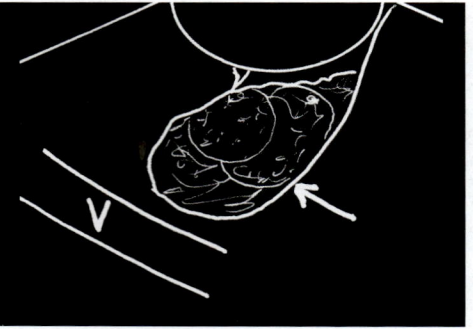

Figura 10.129. Exame transvaginal em paciente com queixa de dispareunia. Tem antecedente de histerectomia decorrente de miomas. Observe o nódulo (seta) junto ao fórnice lateral direito da vagina, doloroso à mobilização com o transdutor. V = veia ilíaca direita. O diagnóstico final foi endometriose profunda, invadindo a vagina.

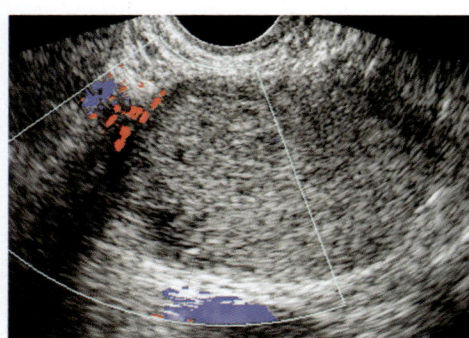
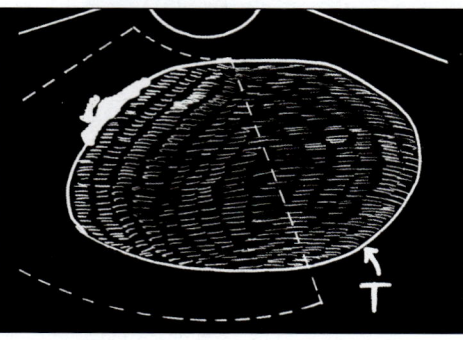

Figura 10.130. Exame transvaginal de rotina em paciente de 38 anos, com antecedente de duas gestações a termo, assintomática. Observe o tumor (T) de aspecto sólido denso. O mapa vascular com o Doppler colorido demonstrou raros vasos finos periféricos, firmando a hipótese de um cisto denso.

> ❗ Duas hipóteses: endometriose ou neoplasia cística densa. A paciente recusou a proposta de intervenção cirúrgica, preferindo manter a lesão em observação, apostando na hipótese de endometriose assintomática. Por coincidência, desenvolveu tumor hipofisário e foi submetida à ressecção cirúrgica. Apresentou menopausa após a cirurgia da hipófise. A lesão pélvica desapareceu espontaneamente após a menopausa, confirmando a hipótese da endometriose.

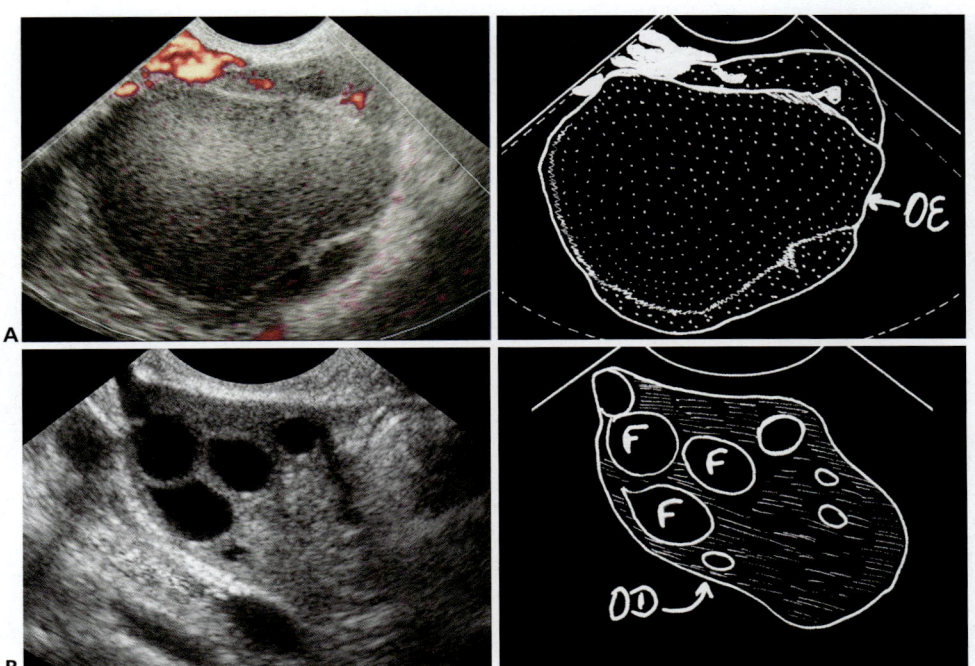

Figura 10.131. Paciente de 27 anos, nuligesta, utilizando análogo de GnRH para bloquear cisto endometrioide no ovário esquerdo. Exame transvaginal cinco meses após o início do tratamento.
A: O ovário esquerdo (OE) apresenta grande cisto endometrioide, com o conteúdo "arenoso" homogêneo típico. O mapa vascular revela raros vasos uniformes na cápsula, indicando pouca atividade vascular. O salpicado de pequenos pontos coloridos suaves, dispersos por toda a imagem, indica excesso de ganho no Doppler colorido. O bolo de vasos no topo esquerdo da imagem pertence à lateral do útero.
B: O ovário direito (OD) apresenta folículos retidos (F).

> O cisto não mostra alteração do volume, em comparação com o exame pré-tratamento. O prazo de cinco meses é muito curto. O ideal seria realizar o bloqueio por nove a doze meses, quando, então, a comparação seria mais efetiva.
> O bloqueio do eixo gonadal nem sempre surte efeito, persistindo a doença em atividade. Mesmo provocando regressão da lesão, o tratamento não promove a cura da doença, mas, sim, um período variável de remissão do quadro. Alguns cistos ficam inertes, com substituição do conteúdo denso por fluido anecoide, mas não desaparecem. Os folículos retidos são comuns nos casos de endometriose, assim como na utilização de bloqueio medicamentoso.

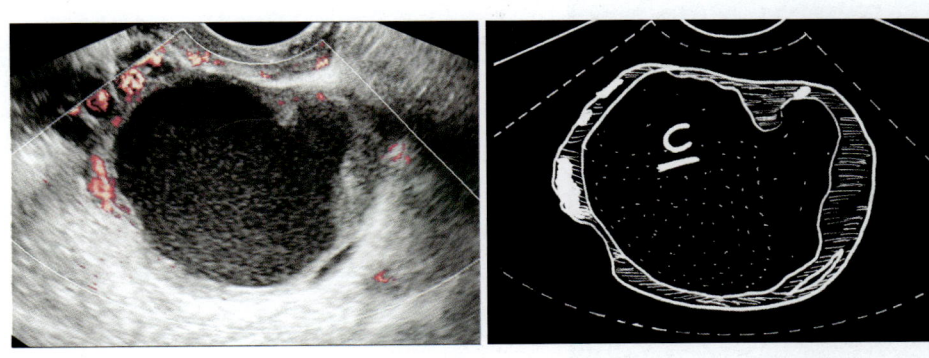

Figura 10.132. Exame transvaginal de controle em paciente bloqueando cisto endometrioide com análogos há dez meses. O cisto (C) diminuiu de volume (mais de 50% do original), e o conteúdo tornou-se muito suave, tendendo a se tornar anecoico. O mapa vascular mostra baixa atividade (poucos vasos periféricos). As áreas de espessamento na parede (setas) simulam vegetações ativas, mas a ausência de vasos fala a favor de processo inerte.

> O melhor tratamento desses cistos endometrioides é a remoção cirúrgica seguida de bloqueio medicamentoso, mas nem sempre as pacientes concordam com o procedimento cirúrgico. As que apresentam esterilidade são mais receptivas aos tratamentos mais rápidos e agressivos.

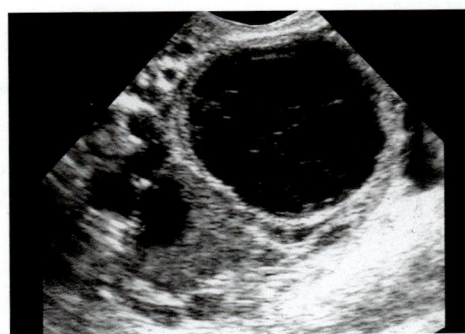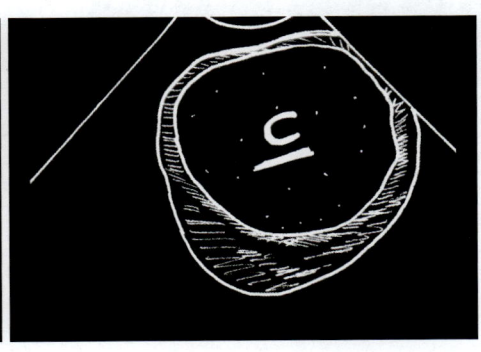

Figura 10.133. Exame transvaginal de controle, após um ano de bloqueio com danazol. O cisto endometrioide (C) não desapareceu, mas o conteúdo é de fluido anecoide, com raros grumos, indicando inatividade da lesão.

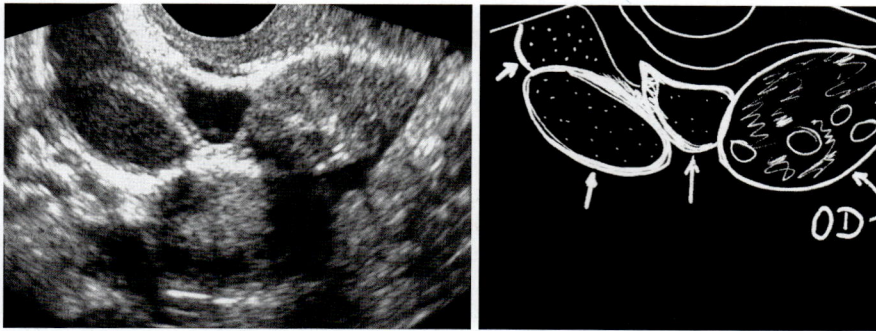

Figura 10.134. Exame transvaginal de controle em paciente bloqueando endometriose com danazol há um ano. Corte oblíquo na região anexial direita. O ovário direito (OD) está pequeno. Os focos de endometriose (setas) persistem sem modificações, indicando falta de resposta ao tratamento.

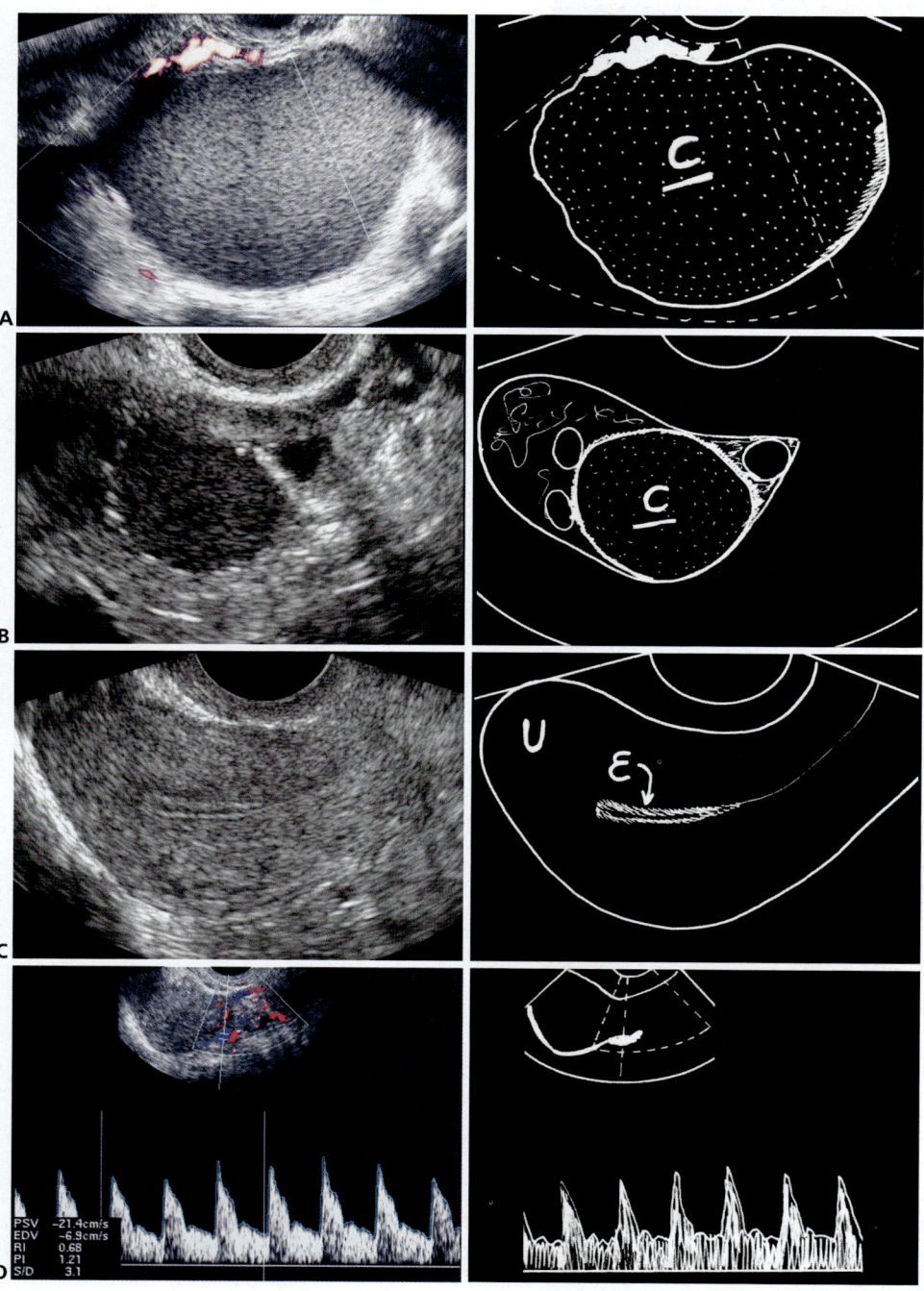

Figura 10.135. Paciente de 28 anos, nuligesta, com queixa de dismenorreia. Exame transvaginal.
A: Observe o grande cisto endometrioide (C). O mapa vascular mostra raros vasos periféricos. A paciente recusou a intervenção cirúrgica. Iniciou bloqueio com danazol.
B: Após apenas cinco meses de bloqueio, o cisto apresenta grande diminuição de tamanho, além de perder a ecogenicidade interna, indicando excelente resultado terapêutico.
C: Corte longitudinal do útero (U). O endométrio (E) está fino, sem sinais proliferativos, indicando bloqueio adequado. A paciente refere amenorreia desde o início do medicamento.
D: A análise espectral das artérias uterinas revela curvas normais, sem sinais de bloqueio da perfusão arterial.

! O tempo de tratamento ainda é pequeno (cinco meses). A perda da perfusão arterial geralmente ocorre após nove a doze meses de bloqueio do eixo gonadal. Nesse caso, o resultado terapêutico está excelente, graças à precocidade da resposta.

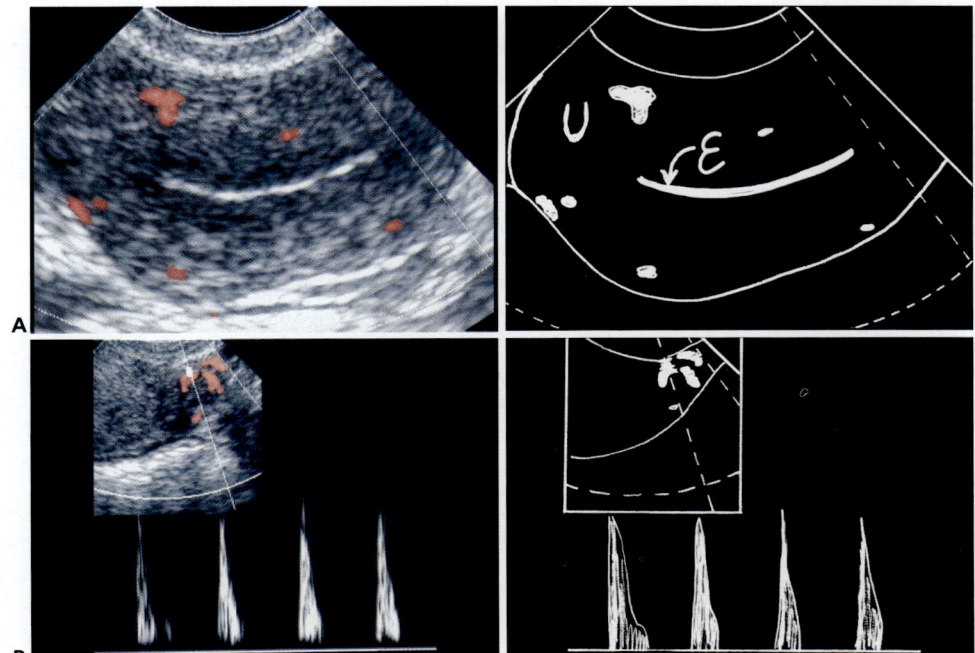

Figura 10.136. Exame transvaginal em paciente portadora de endometriose, realizando bloqueio com danazol há um ano.
A: Corte longitudinal do útero (U). O endométrio (E) está fino, não se identificando a camada funcional.
B: A análise espectral das artérias uterinas revela bloqueio uterino completo, pois não se identifica fluxo diastólico (diástole "zero"), simulando uma paciente na pós-menopausa, sem terapia hormonal.

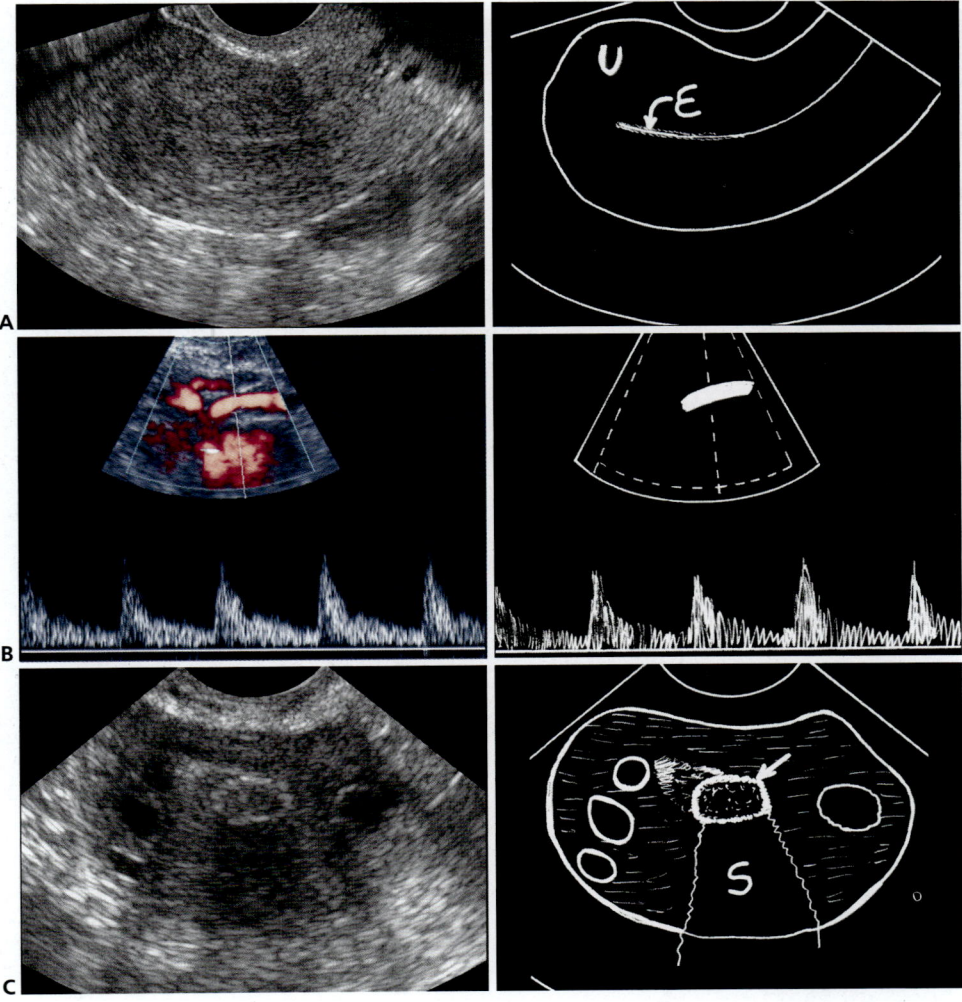

Figura 10.137. Exame transvaginal em paciente portadora de cisto endometrioide ovariano. Está utilizando análogo do GnRH há apenas quatro meses, referindo amenorreia e sintomas intensos de menopausa.
A: Corte longitudinal do útero (U). O endométrio (E) está fino, não se identificando a camada funcional, indicando forte bloqueio.
B: A análise espectral das artérias uterinas mostra fluxos normais. O achado está relacionado com o pouco tempo de bloqueio.
C: O ovário mostra redução quase completa do aumento volumétrico. O cisto endometrioide (seta) está muito pequeno, com sombra acústica posterior (S) graças à deposição de hemossiderina na cápsula (pontos ecogênicos). A resposta ao bloqueio está excelente.

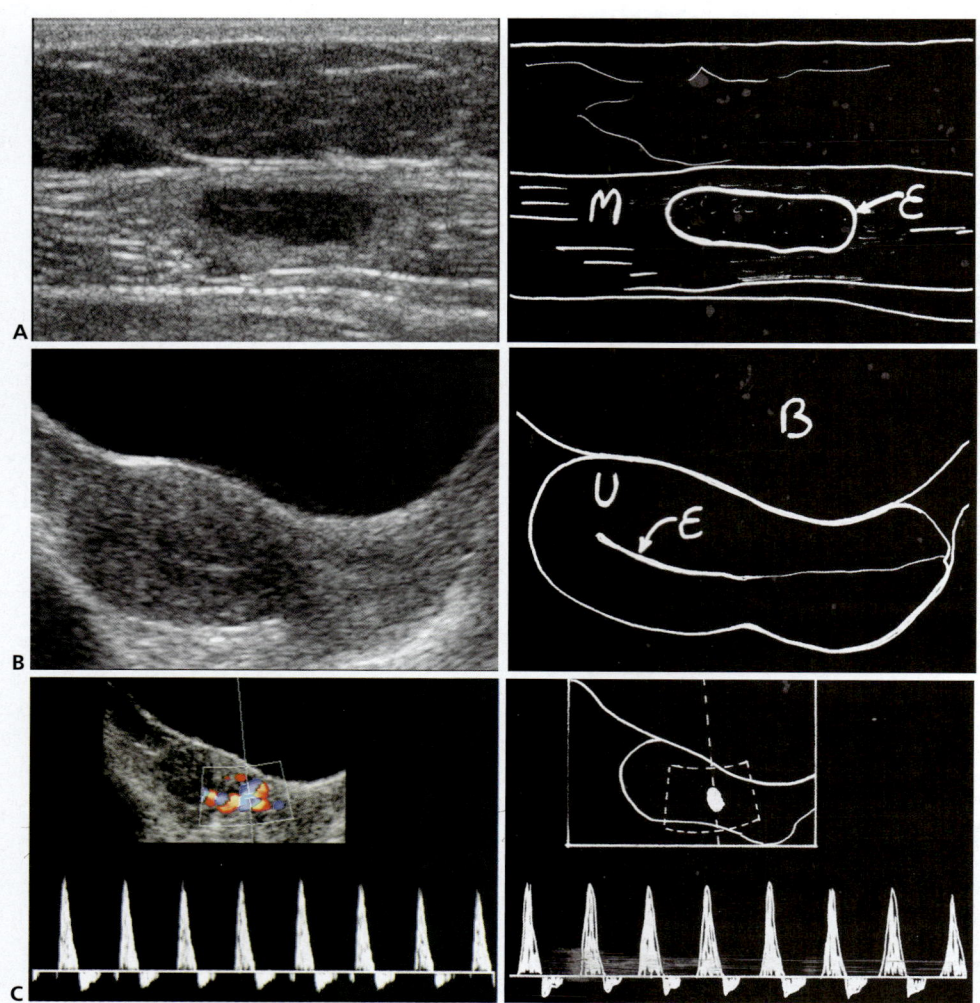

Figura 10.138. Paciente com foco de endometriose na parede abdominal. Está utilizando danazol há seis meses. Refere amenorreia há três meses. Exame transabdominal.
A: Corte da parede abdominal com transdutor linear. O foco de endometriose (E) está dentro do músculo reto abdominal (M). Houve redução de tamanho e da ecogenicidade interna, em comparação com o exame anterior (imagem não disponível).
B: Corte longitudinal do útero (U). O endométrio (E) está fino, indicando bloqueio, apesar de o exame transabdominal não ser o ideal para essa avaliação. B = bexiga.
C: A análise espectral das artérias uterinas revela fluxos diastólicos reversos, indicando bloqueio ideal.

! O bloqueio medicamentoso do eixo gonadal produz pouco efeito sobre os focos extrapélvicos da endometriose. A regra é a recidiva das lesões. Portanto, a melhor opção é a remoção cirúrgica da lesão, quando possível.

CAPÍTULO 11

Os Ovários: Parte 1

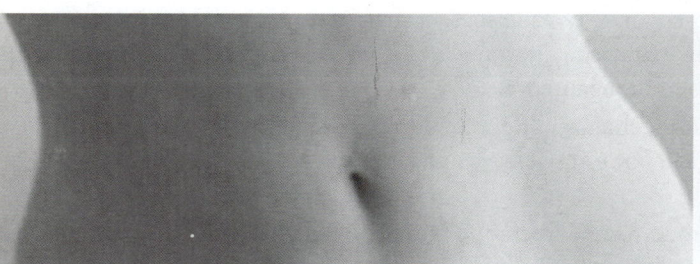
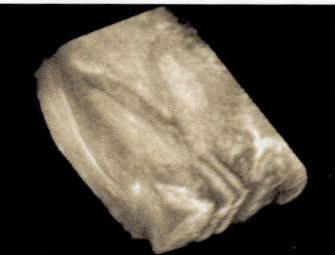
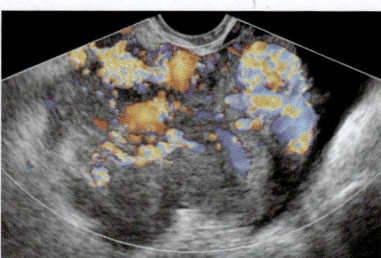

Muitas das funções biológicas da mulher dependem dos ovários. As lesões mais comuns encontradas nos ovários são os cistos funcionais, os tumores benignos e os tumores malignos. As anomalias congênitas são incomuns e, quase sempre, estão ligadas ao infantilismo sexual com amenorreia primária. As doenças inflamatórias e infecciosas exclusivas do ovário são raras.

O ovário inicia sua formação a partir da 6ª semana de vida intrauterina através de um grupo de células situadas medialmente em relação aos corpos de Müller e de Wolf. Os ovócitos primários procedem da parede posterior do intestino primitivo e migram para as gônadas embrionárias por volta da 15ª semana, e na 20ª semana já atingiram um número de 7 milhões. Ao nascimento, apresentam cerca de 1 a 2 milhões de ovócitos, portanto já com uma perda significativa e inexplicável, a qual continua a ocorrer durante a infância, atingindo a adolescência com cerca de 300.000 a 500.000 ovócitos.

Os ovários estão situados na cavidade pélvica (não são recobertos pelo peritônio), no cavo retrouterino, na parte lateral da escavação e atrás do ligamento largo onde é preso posteriormente por intermédio do meso-ovário. A extremidade inferior está em contato com o útero através do ligamento útero-ovárico, e a superior está suportada pelo ligamento infundibular pélvico ou ligamento suspensor do ovário. No ligamento largo encontra-se preso o mesossalpinge, o qual se une também ao polo lateral do ovário. Os ovários encontram-se relativamente livres na pelve, e o conjunto dos ovários e das tubas recebe o nome de anexos uterinos.

O estroma do ovário é constituído por tecido conectivo diferenciado, por ser formado por células especiais, denominadas células do estroma. Apresenta duas regiões distintas, a cortical e a medular. A camada cortical abriga os folículos ovarianos, e a camada medular é composta de tecido conectivo e fibras elásticas. Contém vasos, nervos e linfáticos, e também resquícios embrionários que são de muita importância na etiopatogenia dos tumores ovarianos.

O ovário infantil é alongado (formato de salsicha) e com superfície fina, com uma textura homogênea, com volume inferior a 2 cm³. Ao longo dos primeiros 10 anos, o ovário vai encurtando e engrossando progressivamente, e, por época da adolescência encontramos uma modificação da textura aonde podemos observar pequenos folículos dispersos pelo parênquima. O volume nesta fase é de 2 a 5 cm³.

Na mulher adulta tem um formato ovoide, e a textura típica normal apresenta folículos em número variável e dispersos aleatoriamente pelo parênquima e com volume normal entre 3 a 9 cm³. Houve época em que se fixava um número de folículos como padrão normal, por exemplo, de 3 a 6. Atualmente este conceito está modificado, pois é comum encontrarmos pacientes com um número maior de folículos pequenos e com tamanhos distintos e que apresentam ciclos perfeitamente regulares e sem problemas de fertilidade, portanto apenas uma variação do que se considerava normal.

Na pós-menopausa, o ovário sofre atrofia progressiva e, após dois anos de amenorreia, seu volume normal vai até 5 cm³. O seu estroma é fibroso, e algumas vezes podem ser observados folículos residuais. Devemos lembrar que na menopausa ainda restam cerca de 20.000 folículos primordiais nos ovários.

Devemos, então, sempre valorizar a anatomia do ovário, seu tamanho, o quadro clínico e os exames laboratoriais para dizer que a paciente apresenta alteração funcional.

CICLO OVARIANO

O recrutamento folicular se faz continuamente com o estímulo tônico basal do FSH. Portanto, sempre encontraremos pequenos folículos de até 3 mm de diâmetro, independente do dia do ciclo e até durante a menstruação.

Ao início de cada ciclo ovariano, com o estímulo do FSH cíclico, muitos folículos começam a crescer, mas apenas um deles em um dos ovários é eleito para amadurecer. Este cresce rapidamente sendo que por volta do sexto dia torna-se o folículo dominante, ao ultrapassar os 10 mm de diâmetro. Os outros regridem, sofrendo atresia ou permanecem estagnados. Este mecanismo não é completamente conhecido, mas, acredita-se que apenas um folículo se desenvolve, porque secreta mais estrogênio internamente que os outros, que é o hormônio necessário para sua maturação. Quando injetamos gonadotrofinas artificialmente, muitos folículos crescem simultaneamente.

Quando o folículo atinge sua maturação, chamado de folículo de Graaf, ele contém um fluido com alta taxa de estrógeno. O ovócito é protegido por uma densa camada de células (células da granulosa) que formam o chamado *cumulus oophorus*.

Por volta do 14º dia, o folículo maduro se rompe liberando o ovócito para a cavidade abdominal, este processo é chamado de ovulação. O ovócito é capturado pelas fímbrias tubárias e transportado até o útero e eliminado pela vagina, quando não se dá a fecundação.

A ultrassonografia transvaginal (TV) é o método de investigação anatômica ideal para avaliar as modificações do ciclo ovariano normal e aqueles decorrentes de distúrbios funcionais.

O acompanhamento ultrassonográfico da foliculogênese deve ser em dias alternados a partir do 6º dia do ciclo e diariamente quando o folículo atingir dimensões maiores de 10 mm de diâmetro médio. O momento da ovulação deve ser presumido, e a avaliação ultrassonográfica deve se estender à fase lútea.

Podemos detectar à ecografia TV alguns sinais da ovulação iminente ou recém-ocorrida:

- O *cumulus oophorus*, que é visto como uma pequena imagem ecogênica e arredondada junto à parede interna do folículo, indica a plena maturação folicular. Infelizmente, mesmo com TV, não detectamos mais da metade dos *cumulus oophorus* e somente melhoramos esta taxa de detecção com o emprego da ecografia 3D.
- O folículo pré-ovulatório mede entre 18 e 26 mm, e a ovulação deverá ocorrer em até 36 horas.
- O destacamento da camada granulosa, separando-se da camada tecal, se faz 12 horas antes da ovulação. Este destacamento é observado como pregas da capa interna do folículo (granulosa) e pelo aparecimento de fluido entre a granulosa e a teca.
- Há uma diminuição brusca do diâmetro do folículo (mais de 50%), indicando a ruptura do mesmo.
- O aparecimento brusco de sangue dentro do folículo (o corpo lúteo hemorrágico) indica a ruptura de vasos da parede durante a ovulação.

A luteinização se inicia com a elevação do LH, a qual ocorre cerca de 24 horas antes da ruptura folicular. Portanto, o folículo recentemente roto já está luteinizado e já é um corpo lúteo. O corpo lúteo completa a sua maturação por volta do 5º dia após a ovulação. A função do corpo lúteo dura, aproximadamente, 14 dias, sua atividade máxima dura ± 7dias, e sua principal atividade é a produção de progesterona.

À ecografia TV, o corpo lúteo normal maduro é formado por uma cavidade irregular de tamanho variável, contendo líquido com *debris* no interior (restos hemáticos), rodeada por um anel de tecido mais ecogênico que o estroma ovariano com espessura mínima de 3 mm (capa tecagranulosa luteinizada).

Se a gravidez ocorrer, o corpo lúteo persiste induzido pela gonadotrofina coriônica e normalmente não ocorre mais menstruação até o parto. Se a gravidez não ocorrer, o corpo lúteo inicia sua regressão por volta do 24º dia do ciclo e torna-se um tecido fibrótico, o corpo albicans. A atrofia do corpo lúteo induz a menstruação, portanto esta sempre será o sinal clínico da regressão do corpo lúteo.

VASCULARIZAÇÃO E AVALIAÇÃO DOPPLER

O ovário é vascularizado por duas artérias diferentes, a artéria ovariana originada diretamente da aorta, logo abaixo da artéria renal e por um ramo da artéria uterina. A artéria uterina termina, junto ao corno uterino, produzindo um ramo tubário e um ramo ovariano, o qual se anastomosa com a artéria ovariana dentro do meso-ovário. Entretanto, existem mulheres que apresentam somente a artéria ovariana (ramo uterino ausente) e outras somente o ramo uterino (artéria ovariana ausente). Nos casos em que existe somente o ramo uterino, uma laqueadura tubária com secção em bloco da tuba e mesotubário poderá provocar atrofia ovariana. O sistema venoso corre paralelo ao sistema arterial.

As artérias espirais penetram através do hilo ovariano e se ramificam no interior do parênquima ovariano e intervêm nas modificações cíclicas que sofrem o ovário. Ao redor de cada folículo existe uma rede vascular que o circunda, a qual vai se ampliando com o crescimento e maturação folicular e se torna exuberante durante a luteogênese.

É possível avaliar com Doppler colorido e Power Doppler os vasos ovarianos em toda mulher em idade reprodutiva, quando se observam os mesmos entrando lateralmente pelo infundíbulo pélvico. Mas, de maior importância é a avaliação da neoangiogênese ao redor do folículo dominante e, posteriormente, ao redor do corpo lúteo.

Existem diferenças dos índices de resistividade (IR) e de pulsatilidade (IP) entre as artérias do ovário com folículo dominante e do contralateral. A artéria do lado do folículo dominante possui IR e IP mais baixos que o ovário contralateral. Entretanto, estas diferenças não são grandes o suficiente para serem tomadas como referência de função ovariana normal.

Muitos autores citam as velocidades sanguíneas nestes vasos, mas devemos lembrar que para medirmos as velocidades reais em qualquer vaso, devemos calibrar o ângulo de insonação, pois o cosseno deste ângulo é absolutamente necessário para o cálculo da velocidade, quando se utiliza o efeito Doppler. É praticamente impossível realizar a calibração correta do ângulo de insonação quando estudamos vasos tão pequenos e tortuosos como os uterinos e ovarianos. Portanto quaisquer informações sobre as velocidades sanguíneas, sem a adequada calibração do ângulo de insonação, serão inválidas.

Ao monitorarmos o crescimento folicular, podemos observar a modificação vascular em sua cápsula, tanto do ponto de vista morfológico como funcional. Os vasos vão progressivamente aumentando em número e calibre, e os índices de resistência vão diminuindo. No dia da ovulação os índices de resistência serão os mais baixos. No corpo lúteo maduro (ao redor do 5º dia após a ovulação), podemos observar o anel exuberante de vasos calibrosos e tortuosos que o rodeia.

Os índices de resistividade são citados como referência, mas o que tem maior importância é o número de vasos que se encontram na periferia destas estruturas, quanto maior a quantidade, melhor a qualidade. Os índices de resistividade ficam apenas como uma informação adicional.

INDUÇÃO DA OVULAÇÃO

Já é conhecida a importância da ultrassonografia bidimensional, do Doppler colorido, do Power Doppler e atualmente da ultrassonografia tridimensional na reprodução assistida. Para o ultrassonografista que não está habituado à clínica de infertilidade, algumas informações são importantes.

A monitoração ecográfica do processo ovulatório espontâneo ou induzido tem como objetivo verificar o crescimento folicular, predizer a pré e pós-ovulação e interceptar intercorrências, como, por exemplo, as hiperestimulações e suas complicações.

Na reprodução assistida, a ecografia é fundamental para indicar o momento de se administrar o HCG para a maturação folicular e orientar a punção transvaginal para a obtenção dos ovócitos.

Para um perfeito acompanhamento, primeiro é necessário que a paciente tenha um exame de base antes de iniciar a estimulação ovariana para verificar as condições uterinas, endometriais, ovarianas e pélvicas. Também é necessário que a paciente tenha tido seu diagnóstico confirmado, seja de uma doença orgânica ou endócrina ou do emprego de medicamentos que interfiram no mecanismo da ovulação, como os antidepressivos, tranquilizantes, anti-hipertensivos, anticonvulsivantes e outros.

Devemos observar na avaliação transvaginal o número, tamanho e aspecto dos folículos e por Doppler a neoangiogênese perifolicular. É importante salientar que nem sempre o maior folículo é o melhor e sim o que apresenta maior e melhor vascularização. Quando encontramos uma boa vascularização, ao redor de pelo menos um folículo, teremos melhores resultados reprodutivos.

Mas devemos ainda salientar que não só uma boa evolução ovariana é suficiente para um resultado positivo na fertilização assistida. O endométrio também é de extrema importância, e o que acontece muitas vezes é que o ultrassonografista fica atento apenas ao crescimento folicular sem dar o devido valor ao endométrio. Muitas vezes observamos insucessos nas fertilizações assistidas com pacientes apresentando uma ótima evolução folicular porque apresenta mau desenvolvimento endometrial.

Na avaliação endometrial é necessário acompanhar o seu crescimento (espessura) e as modificações de seu aspecto (ecotextura), sempre associando ao crescimento folicular. O endométrio adequado é o que tem espessura de, no mínimo, 6 mm e aspecto trilaminar com ecogenicidade moderada e homogênea.

Quanto à avaliação Doppler do endométrio, damos maior importância ao mapa vascular, isto é à quantidade de vasos que se apresentam adentrando pela periferia do endométrio, e, neste caso, o Power Doppler (codificado por amplitudes) é o de melhor sensibilidade. O Doppler pulsátil não apresenta boa acuracidade graças à grande quantidade de vasos que irrigam o endométrio, trazendo com isso uma variabilidade muito grande, tornando difícil a interpretação correta.

Outra avaliação que devemos fazer é o Doppler pulsátil das artérias uterinas e nelas julgamos o índice de pulsatilidade (IP). O IP das artérias uterinas indica a perfusão sanguínea do órgão e quando maior do que 3,0 em ambas as artérias traduz resultado reprodutivo mais pobre.

O esquema do controle ultrassonográfico é variável de acordo com o tipo de droga que está sendo administrada e da resposta individual da paciente. Mas como já citamos anteriormente o controle inicia-se no 6º dia e passa ser diário, quando encontramos pelo menos um folículo de 10 mm ou mais.

Não cabe aqui nos determos aos diferentes esquemas de indução e sim informar ao ginecologista os aspectos ultrassonográficos dos folículos e do endométrio para que os procedimentos sejam feitos.

Portanto seguimos o crescimento folicular de tantos quantos estiverem evoluindo, e devemos lembrar que um folículo cresce de 2 a 3 mm diários, e que quando atinge um diâmetro maior ou igual 18 mm é considerado um folículo pré-ovulatório, e que a ovulação deverá acontecer em 34 a 36 horas quando o folículo apresenta um diâmetro médio de, aproximadamente, 27 mm em ciclos induzidos e 24 mm em ciclos não induzidos.

Após a ruptura folicular lembrar que o folículo reduz o seu tamanho em mais de 50% e torna-se irregular e passa apresentar ecos finos no interior (corpo lúteo inicial).

A aspiração folicular é realizada para obter o oócito em fase adequada. Nestes casos, indicamos a administração do HCG quando o maior folículo atinge 18 mm de diâmetro para induzir a maturação folicular e realizamos a aspiração dos ovócitos cerca de 24 horas após. É frequente observarmos, em pacientes que foram submetidas à aspiração folicular, aspectos hemorrágicos no interior do estroma ovariano e dos folículos aspirados.

Na reprodução assistida, estimulam-se os ovários para a aspiração transvaginal dos folículos e obtenção do maior número possível de ovócitos, em um único ciclo induzido. O objetivo é conseguir vários embriões, para aumentar a chance de gravidez com a transferência sucessiva de embriões em ciclos distintos. Por esse motivo, procura-se produzir uma hiperestimulação cuidadosa dos ovários, para diminuir os riscos das complicações geradas pela produção hormonal exagerada.

A hiperestimulação ovariana é classificada em três graus:

1. **Leve (grau I):**
   - Ovários aumentados, com 5 a 7 cm de diâmetro.
   - Dor abdominal.
   - Estradiol excessivo.
2. **Moderada (grau II):**
   - Ovários palpáveis acima da pequena bacia, com 8 a 12 cm de diâmetro.
   - Dor e distensão abdominal.
   - Náuseas e vômitos.
   - Estradiol acima do limite de segurança.
3. **Grave (grau III):**
   - Ovários com diâmetros acima de 12 cm.
   - Diarreia.
   - Ascite.
   - Derrame pleural.
   - Hemoconcentração.
   - Insuficiência hepática (intoxicação pela enorme produção de estradiol).
   - Tromboembolia.
   - Oligúria.

Em todos os casos de hiperestimulação, a ecografia detecta o aumento ovariano, com o grande número de folículos desenvolvidos. No grau III, ela é imprescindível para detectar a ascite e o derrame pleural.

ANOMALIAS CONGÊNITAS

Na ecografia fetal, podem-se identificar cistos ovarianos, uni ou bilaterais. Geralmente são monocavitários isolados, mas podem ser múltiplos. Originam-se pela estimulação gonadotrófica placentária. Após o nascimento, deve-se monitorar a evolução desses folículos, os quais desaparecem até os seis meses de idade. Caso persistam, a análise passa de simples cistos funcionais, para neoplasias císticas com indicação de remoção cirúrgica.

Os **cistos de restos embrionários** (paraovário) são as anomalias mais comuns. São cistos simples, com cápsulas fina e lisa, adjacentes ao ovário.

A **amenorreia primária central** (útero e ovários infantis), a **disgenesia gonadal** (S. Turner, disgenesia pura etc.), a **feminização testicular**, a **hérnia ovariana inguinal congênita**, a gônada mista (*ovotestis*), a **agenesia ovariana**, a **duplicação ovariana**, a **reserva folicular muito baixa** (menopausa abaixo dos 35 anos de idade), embora pouco frequentes, podem ser identificadas ou suspeitadas nos exames ecográficos (correlações anatomoclínica e laboratorial).

PUBERDADE PRECOCE

A puberdade precoce é um evento mais frequente na atualidade. Se bem que a idade do desenvolvimento puberal é mais precoce nos países tropicais, iniciando a partir dos nove anos de idade, decorrente dos problemas relacionados com a estatura, a idade ideal seria aos 11 anos.

Pode-se considerar como puberdade precoce quando ocorrer desenvolvimento antes dos nove anos de idade. O exame clínico (telarca, pubarca e outros sinais), os exames laboratoriais (hormônios hipofisários, gonadais e outros), a idade óssea avançada (exame radiológico) e o desenvolvimento dos órgãos genitais internos (ultrassonografia) são os elementos utilizados na rotina de avaliação da criança.

Na ultrassonografia, devemos avaliar os seguintes parâmetros:

- Desenvolvimento corporal uterino.
- Desenvolvimento endometrial.
- Desenvolvimento ovariano, identicando-se o recrutamento folicular e, principalmente, a presença de folículo em crescimento.

Caso o clínico se utilize do bloqueio do eixo com análogos de GnRH, a ultrassonografia é utilizada para monitorar o endométrio e o recrutamento folicular.

DOENÇA INFLAMATÓRIA OVARIANA

As doenças inflamatórias e infecciosas exclusivas do ovário são raras, e, geralmente, são decorrentes de processos tubários.

As específicas do ovário são autoimunes e estão ligadas à esterilidade, podendo esgotar a reserva folicular e levar à menopausa precoce.

DISTÚRBIOS DA FOLICULOGÊNESE

Folículo vazio

É o folículo que não contém ovócito. Desenvolve-se sem a presença do *cumulus oophorus* ou o mesmo sofreu degeneração precoce. Este diagnóstico não pode ser firmado pela ecografia, mas, apenas suspeitado, já que o *cumulus* nem sempre é visto por este método. Há suspeita quando não encontramos o *cumulus oophorus*, e na avaliação Doppler existe escassa vascularização de sua cápsula. A ecografia 3D aumentou a capacidade de identificação do *cumulus*, melhorando a qualidade do diagnóstico.

O folículo vazio é muito frequente nas induções de ovulação e não se conhece ainda sua etiologia.

Ruptura folicular sem liberação do ovócito

Também não se pode fazer o diagnóstico pela ecografia, sendo ainda mais difícil que a forma anterior, pois o folículo se rompe, e o oócito não desprende, continuando dentro do corpo lúteo. Na avaliação ecográfica consideramos como um ciclo normal, pois vemos a ruptura folicular e a formação do corpo lúteo, mas não identificamos o oócito retido.

Essa condição foi identificada pela histologia ao se identificar ovócitos dentro de corpos lúteos jovens. Caso ocorra a fecundação espontânea destes oócitos levará à gestação ectópica ovariana, pois o ovo se desenvolverá dentro do corpo lúteo.

Atresia folicular precoce

É comum na endometriose e mais frequente ainda nas induções da ovulação. É de fácil diagnóstico ecográfico quando se faz avaliação seriada transvaginal.

Na fase de recrutamento folicular, alguns folículos iniciam seu desenvolvimento e competitividade, atingindo um diâmetro de até 10 mm. O folículo dominante continua seu crescimento, e os restantes sofrem atrofia, isto seria a evolução normal. Quando o folículo dominante atinge entre 11 a 14 mm e cessa o desenvolvimento, entrando em regressão em um prazo de 24 a 72 horas, estamos frente à atrofia folicular precoce. A avaliação Doppler mostra vascularização escassa e insuficiente, indicando baixa atividade e a má qualidade do folículo.

Folículo retido

O folículo retido é muito comum e considerado como cisto fisiológico. Origina-se de folículo maduro não roto e não luteinizado, ultrapassando os limites ovulatórios, portanto levando a um ciclo monofásico e anovulatório.

Esse folículo pode ser único ou múltiplo, podendo atingir diâmetros entre 18 e 35 mm. Não sofre atresia e persiste inalterado, às vezes, por vários meses, podendo provocar interferência nos ciclos subsequentes.

Apresenta-se como imagem anecoica bem delimitada e com parede fina. Não é possível fazer o diagnóstico com um único exame ecográfico, pois pode parecer folículo normal em desenvolvimento. Só poderemos afirmar com exames seriados onde observamos a persistência do mesmo folículo.

Na avaliação Doppler, poderá ter ou não vascularização periférica. Aquele que apresenta vasos em sua cápsula é o que mais irá interferir no crescimento de novos folículos e provocar também irregularidade menstrual por produção contínua de estrógenos.

Se a paciente for se submeter à indução de ovulação, esse folículo não deve estar presente, sendo indicada a aspiração por via transvaginal.

Folículo hidrópico

No cisto folicular ou folículo hidrópico também não ocorre a luteinização pré-ovulatória e a ovulação, sendo o ciclo monofásico anovulatório. Atinge um diâmetro maior do que 35 mm (geralmente entre 35 e 70 mm), podendo atingir 120 mm ou mais.

O folículo hidrópico é anecoide, unilocular, possui uma cápsula fina e lisa, não há desenvolvimento da teca, é mal vascularizado e normalmente desaparece após um ou dois ciclos menstruais.

O diagnóstico de um cisto folicular leva muitas vezes a tratamentos invasivos desnecessários, pois, como citado anteriormente, desaparece espontaneamente. Quando isso não ocorre, e continua crescendo, a conduta é o bloqueio com pílula anticoncepcional por 3 a 6 ciclos. Caso não regrida pode ser aspirado por via transvaginal.

Vale lembrar que a aspiração transvaginal do folículo hidrópico deve ser realizada somente quando o estudo Doppler demonstrar que não existe mais vascularização em sua cápsula, caso contrário pode recidivar por se encontrar ainda em atividade.

Eventualmente, um folículo hidrópico inativo pode permanecer por tempo indeterminado, às vezes por anos sem qualquer alteração em sua anatomia. Não há contraindicação a uma conduta expectante, salvo se a paciente for induzir a ovulação, quando então deve ser aspirado.

Folículo luteinizado não roto

É a luteinização de um folículo maduro sem a sua ruptura subsequente, portanto sem a expulsão do oócito. É um ciclo bifásico anovulatório. Explica a infertilidade de pacientes com aparente função ovariana normal.

A síndrome do folículo luteinizado não roto (luteinized unruptured follicle syndrome – LUFS) parece ser um fator importante e frequente de infertilidade, e estudos mostram que está diretamente ligada à endometriose e encontra uma incidência diretamente proporcional à severidade da doença. Preferimos não utilizar o termo síndrome por ser inadequado, pois não se enquadra em uma verdadeira síndrome na acepção da genética.

Também está associada ao uso de drogas que inibem a síntese de prostaglandinas, bloqueando em parte os eventos enzimáticos ovulatórios, por exemplo, anti-inflamatório não esteroide.

Não é possível fazer o diagnóstico ultrassonográfico da LUFS com apenas um exame. É necessário um estudo longitudinal deste folículo, quando seguimos o desenvolvimento do mesmo sem a ruptura e 3 dias após estar luteinizado. Com a luteinização e consequente produção de progesterona, a ecografia revela endométrio secretor normal, comprovando indiretamente a luteinização do folículo não roto.

Múltiplos folículos retidos

Aparecem com mais frequência na perimenarca, perimenopausa, durante a lactação, uso prolongado de anticoncepcionais hormonais, uso de medicamentos que interferem no eixo endócrino, em algumas doenças metabólicas e neurológicas e na endometriose.

Os ovários podem apresentar volumes normais ou discretamente aumentados. Os folículos se apresentam distribuídos aleatoriamente pelo parênquima e em quantidades quase sempre acima de 6 e com tamanhos, variando de 4 a 10 mm. Podem ser uni ou bilaterais, e muitos os denominam de ovários multicísticos.

A avaliação Doppler mostra vascularização pobre ou ausente, mas um dos folículos pode apresentar atividade normal.

Muitas vezes são confundidos com ovários policísticos, todavia estas pacientes não apresentam quadro clínico característico da síndrome de Stein-Leventhal (ver a seguir).

Embora o ovário multicístico possa representar um estágio evolutivo anterior ao ovário policístico e com a anovulação crônica possa desenvolver característica da síndrome de Stein-Leventhal, eles não devem ser confundidos com esta. Para isso devemos sempre associar o quadro clínico-laboratorial da paciente.

Ovários policísticos

O termo síndrome dos ovários policísticos (SOP) é usado exclusivamente para a síndrome de Stein-Leventhal, descrita em 1935, também chamada de síndrome dos ovários polimicrocísticos (SOMP). A sua etiologia até os dias atuais ainda não está bem clara, trata-se provavelmente de um transtorno do eixo neuroendócrino reprodutor, com repercussão ovariana e produção aumentada de androgênios, além da questão da resistência periférica à insulina (relação glicemia/insulinemia alterada).

A síndrome afeta mulheres entre 15 a 30 anos, e cerca de 50% dessas mulheres apresentam hirsutismo, obesidade, amenorreia ou oligomenorreia. Os ovários policísticos aparecem posteriormente à amenorreia, oligomenorreia e esterilidade; embora algumas destas pacientes possam ter ovulação espontânea, vindo a engravidar.

O aumento do volume ovariano é o achado mais comum, podendo ser uni ou bilateral, e está relacionado com o tempo de evolução da doença. Todavia poderemos encontrar ovários de volumes normais em pacientes portadoras da síndrome.

O padrão mais comum encontrado na avaliação ecográfica do ovário é a condensação central do parênquima, graças à retração da teca, empurrando os folículos para a periferia, formando um colar periférico de pequenos folículos retidos, medindo de 5 a 8 mm de diâmetro e em número de 8 ± 2 folículos.

Devemos ressaltar que o diagnóstico da SOP é puramente clínico e laboratorial. A ecografia deve ser utilizada somente para a avaliação de grau de alteração anatômica dos ovários, a qual pode variar desde um ovário com padrão normal até aquele com alteração grave: grande aumento de volume (> 25 cm³), estroma central ecogênico e grosseiro e grande número de folículos periféricos.

Como os folículos na sua maioria são inativos, na avaliação Doppler geralmente não encontramos fluxos em suas periferias e, eventualmente, poderemos encontrar folículos ativos. No estroma central pode ser encontrada vascularização até abundante com baixos índices de resistência e tanto maior quanto a gravidade da doença, indicando alta atividade tecal.

Quanto à avaliação endometrial dessas pacientes, encontramos endométrios evidentes, mas finos, com espessura ao redor de 5 mm, embora estas pacientes tenham longos períodos de amenorreia, consequência, portanto, da persistência do estímulo estrogênico sem oposição do hormônio progesterona.

A persistência da ação estrogênica aumenta o risco de carcinoma de endométrio dessas pacientes e pode ser evitado com utilização de altas doses de progesterona.

A avaliação das artérias uterinas geralmente encontra índices de resistividade e de pulsatilidade altos quando comparadas às pacientes normais.

A ressecção ovariana em cunha foi um método cirúrgico muito utilizado quando se acreditava que a SOP era disfunção primária do ovário, mas atualmente encontra-se em desuso.

Atualmente para o tratamento utilizam-se drogas que regulam o ciclo menstrual. Observamos uma boa resposta do medicamento quando há diminuição do volume ovariano e, ao estudo Doppler, apresenta diminuição da vascularização interna (tecal) e diminuição dos índices de impedância.

Para induzir a ovulação, o citrato de clomifeno é indicado com sucesso na maioria dos casos. O estudo Doppler é importante, pois os ovários com grande vascularização central são os que apresentam os maiores riscos de hiperestimulação, podendo resultar nas grandes gestações múltiplas (4 ou mais ovos implantados).

O controle ultrassonográfico seriado com Doppler destas pacientes é importante, tanto na fase de tratamento como na indução.

Reserva folicular baixa

Após os trinta e três anos de idade, os ovários diminuem rapidamente o número de folículos primordiais, gerando uma reserva folicular baixa, a qual fica crítica após os 37 anos. Com isso, a intensidade do retrocontrole hormonal diminui, provocando um aumento do nível de FSH basal. Existe também uma diminuição do nível plasmático do hormônio antimülleriano.

A reserva folicular baixa é uma das causas frequentes da esterilidade nas mulheres com mais de 35 anos de idade, devendo ser investigada na rotina propedêutica.

A elevação do FSH basal leva ao crescimento rápido de mais de um folículo, no ciclo espontâneo. Portanto, o achado de mais de dois folículos, medindo entre 5 e 10 mm, no início do ciclo (antes do quinto dia), leva à hipótese de reserva folicular baixa.

Pode-se realizar um teste com o citrato de clomifeno. A resposta ideal é o achado de vários folículos recrutados, medindo até 5 mm. Poucos folículos medindo mais de 5 mm indicam má resposta graças à reserva baixa.

Outra questão importante é a do carcinoma mamário de incidência precoce. Algumas pacientes ainda planejam uma gravidez, quando são acometidas pela enfermidade. A quimioterapia desses tumores provoca o esgotamento dos folículos primordiais, levando à esterilidade graças à menopausa precoce.

DISTÚRBIOS DA LUTEOGÊNESE

Corpo lúteo insuficiente

Clinicamente corresponde a uma fase lútea curta, com cerca de 1 semana em vez das 2 semanas normais. Algumas vezes temos fase lútea de 2 semanas, mas com produção baixa de progesterona.

O diagnóstico ecográfico é pouco seguro, sendo a dosagem da progesterona no plasma o método ideal.

Podemos suspeitar dessa condição quando identificamos, no 7º dia após a ovulação, um corpo lúteo pouco evidente, com a capa tecagranulosa fina (< 3 mm na maior espessura) e rede vascular escassa ao estudo Doppler. Este achado tem maior importância em exame rotineiro de gestação inicial (5 a 6 semanas), pois pode estar realacionado com aborto espontâneo.

Corpo lúteo persistente

É pouco frequente e consiste no corpo lúteo que persiste funcionante por mais do que as duas semanas usuais. O ovário apresenta imagem de corpo lúteo normal com ou sem *debris* em seu interior, uniloculares, paredes finas e ecogênicas e de dimensões variáveis.

As pacientes apresentam falha menstrual, sintomas de gravidez e endométrio luteinizado. É a pseudociese por persistência do corpo lúteo. Neste caso é obrigatório realizar teste de gravidez (de preferência o beta-HCG plasmático quantitativo) para excluir gestação.

Persiste por cerca de 6 a 8 semanas, sofre uma involução e atrofia lenta, e a menstruação espontânea será o sinal clínico de seu desaparecimento.

Corpo lúteo cístico

Neste caso ele pode ser considerado normal mesmo cístico, e a diferença com o cisto folicular é o anel de luteinização do cisto lúteo. O conteúdo é anecoico com finos *debris*, medindo de 35 a 70 mm. A cápsula é irregular, espessa e ecogênica, com vascularização típica de corpo lúteo com índices baixos de resistência.

Devemos sempre associar ao endométrio, que apresenta também padrão luteinizado.

O quadro clínico é variável, podendo até ser assintomático, mas quando a paciente apresenta dor, esta geralmente é de intensidade bem tolerável. A conduta, portanto, é expectante, e o cisto desaparece, na maioria das vezes, espontaneamente após 1 ou 2 ciclos menstruais.

Em determinadas situações clínicas, como, por exemplo: neoplasia trofoblástica gestacional, hiperestimulação ovariana, gestação múltipla e tumor primário produtor de gonadotrofinas, encontramos corpos lúteos císticos múltiplos, uni ou bilaterais (cistos tecaluteínicos). São secundários e dependentes da condição que os originam. Podem atingir grandes dimensões, chegando a 30 cm de diâmetro e, independente do tamanho, regridem espontaneamente quando cessa a estimulação.

Cisto luteínico hemorrágico

O cisto luteínico hemorrágico corresponde a uma complicação aguda de um cisto luteínico simples. Esse, durante o seu crescimento, pode sofrer distorções mecânicas provocando ruptura de vasos no interior da capa tecagranulosa. O hematoma gerado pode ocorrer diretamente dentro do cisto ou formar uma segunda cavidade entre a granulosa e a teca.

Acontece na 2ª metade do ciclo em torno do 24° dia, e a paciente apresenta dor aguda, às vezes muito forte. Na avaliação ecográfica encontramos imagens bem variadas, desde hematoma simples com *debris* finos ou o seu típico trabeculado frouxo até imagens complexas no ovário, sendo confundidas com neoplasias ovarianas com padrão misto.

Muito importante é o fato de a paciente estar com dor de início súbito, no meio da fase lútea e o endométrio apresentar padrão luteínico típico.

O estudo Doppler mostra vasos abundantes na cápsula, mas nunca no interior do cisto, diferente de uma neoplasia ovariana mista que sempre apresenta vasos no interior.

O hematoma interno provocado pela ruptura dos vasos pode ser mínimo ou intenso, e, consequentemente, o quadro clínico é variável.

A conduta deve ser expectante porque normalmente sofrem regressão espontânea, e a menstruação é o sinal clínico do início desta regressão. Fazendo controle TV periódico, com intervalos de 1 a 3 dias, podemos observar a sua diminuição de volume e de aspecto interno, diferente de uma neoplasia verdadeira, a qual não diminui de tamanho e não modifica o seu aspecto em tempo curto.

A taxa de complicação de um cisto hemorrágico é baixa (1 a 3%). Quando isto ocorre é por torção e/ou ruptura do cisto, provocando hemorragia peritoneal com dor intensa. Na ecografia nota-se uma diminuição importante dos vasos da cápsula por processo trombótico, líquido denso e imagens ecogênicas livres entre as alças intestinais e no saco de Douglas.

Capítulo 11 ■ OS OVÁRIOS: PARTE 1 | 655

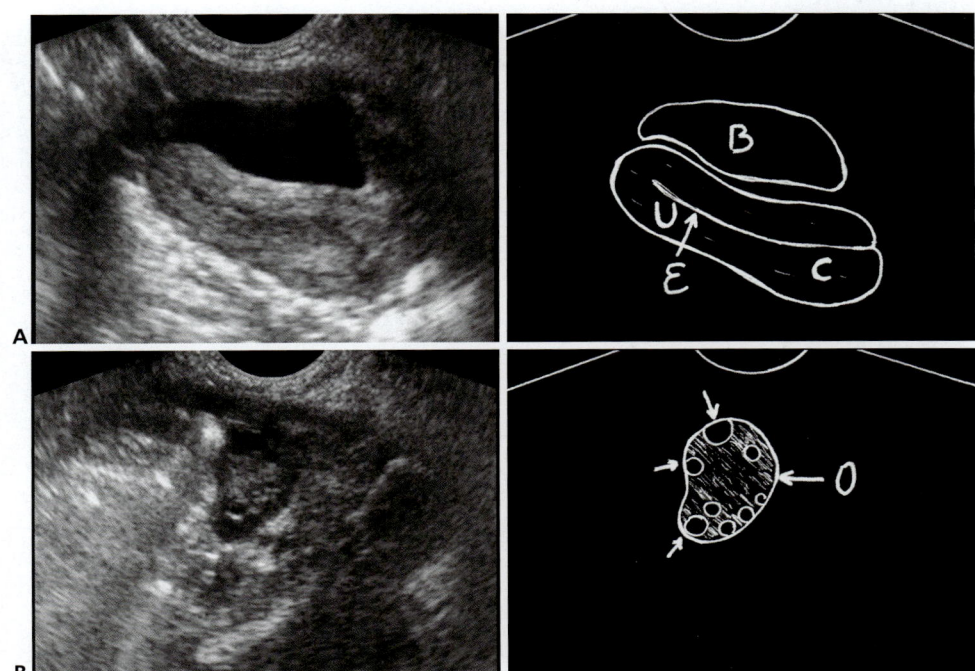

Figura 11.1. Exame transabdominal de rotina em lactente. Anatomia. Transdutor setorial mecânico rotativo de 7 MHz.
A: Corte longitudinal do útero (U). O colo (C) é maior do que o corpo uterino. O endométrio (E) está fino. B = bexiga.
B: Corte transversal do ovário esquerdo (O). Observe os folículos (setas) recrutados.

> O recrutamento folicular é constante, desde o período fetal até a pós-menopausa, estando relacionado com a ação gonadotrófica basal constante. Só cessará quando houver esgotamento da reserva folicular. São folículos pequenos, com cavidades de 3 a 5 mm, sem significado clínico.
> O volume uterino normal para a idade, o corpo uterino menor do que o colo, e o endométrio fino, bem como a ausência do desenvolvimento pubescente, indicam que não há produção hormonal significativa por esses folículos.
> Exames realizados no berçário poderão identificar folículos maiores (6 mm ou mais) e proliferação endometrial (ação hormonal), graças à estimulação ovariana pela gonadotrofina coriônica residual.

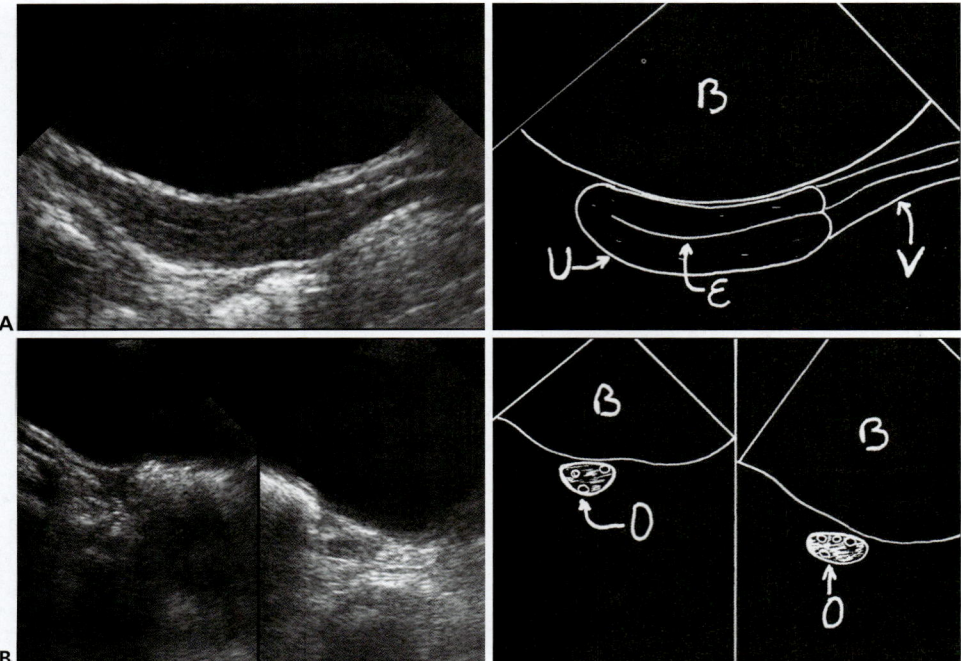

Figura 11.2. Exame transabdominal de rotina em criança de um ano e três meses. Transdutor convexo. Anatomia.
A: Corte longitudinal do útero (U) infantil típico. O endométrio (E) está fino. V = vagina; B = bexiga.
B: Os ovários (O) estão normais para a idade, pequenos e com folículos minúsculos.

> Uma vez cessada a ação da gonadotrofina coriônica, os ovários permanecem pequenos e com raros folículos minúsculos (menores do que 3 mm). A partir dos sete a nove anos de idade, voltam a apresentar recrutamento folicular ativo (3 a 5 mm de cavidade), prenunciando a proximidade da puberdade, a qual tem início variável entre nove e quinze anos de idade. Os volumes ovarianos normais são:
> - *Infância:* até 2 cm³.
> - *Puberdade:* 2 a 5 cm³.
> - *Período reprodutivo:* 3 a 9 cm³.
> - *Pós-menopausa:* 1 a 5 cm³.

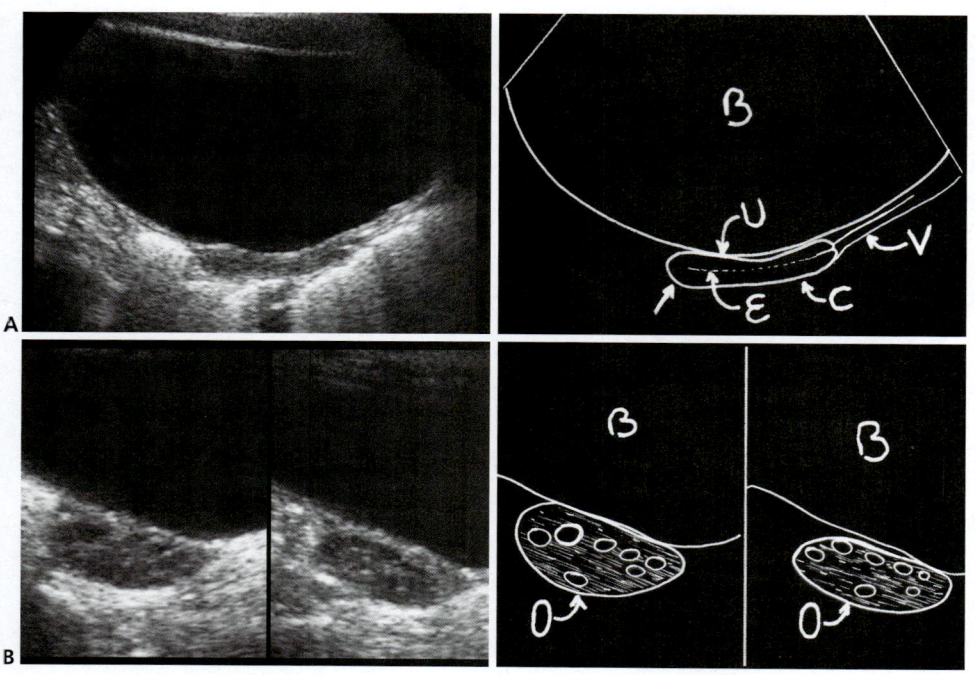

Figura 11.3. Exame transabdominal de rotina em criança de oito anos. Transdutor convexo. Anatomia.
A: Corte longitudinal do útero (U) infantil, com o colo (C) maior do que o corpo. O endométrio (E) está fino, sem sinais de ação hormonal. Observe que o corpo uterino (seta) está mais espesso que o colo, anunciando a proximidade da puberdade. B = bexiga.
B: Os ovários (O) já mostram alguns folículos ativamente recrutados.

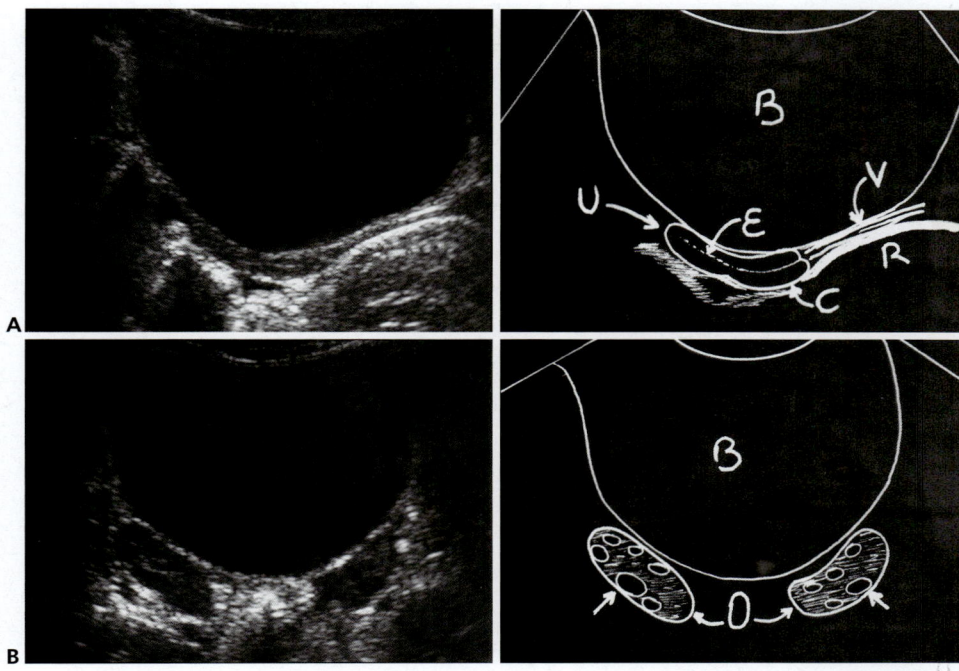

Figura 11.4. Paciente de dez anos, apresentando telarca. Exame transabdominal. Anatomia.
A: Corte longitudinal do útero (U). O padrão anatômico é infantil, com o corpo menor e mais fino do que o colo (C). O endométrio (E) está fino, sem sinais de ação hormonal. B = bexiga; V = vagina; R = reto contendo bolo fecal.
B: Os ovários (O) estão em desenvolvimento, com volumes entre 2 e 3 cm³, apresentando folículos (setas) ativamente recrutados. Corte transversal.

> As mamas são mais sensíveis à função ovariana. Geralmente, a telarca antecede à pubarca, bem como ao desenvolvimento uterino. Por isso, a sequência natural seria: ovários → telarca → pubarca + outros sinais corporais + corpo uterino → endométrio → menarca.
> A puberdade tem início com a telarca e termina com a menarca. A adolescência tem início com a puberdade e não tem data para terminar, pois não há unanimidade entre os diferentes profissionais para o seu término.
> A menarca é a primeira menstruação, dando início ao período reprodutivo da vida feminina, embora a adolescência perdure por tempo variável após a menarca.

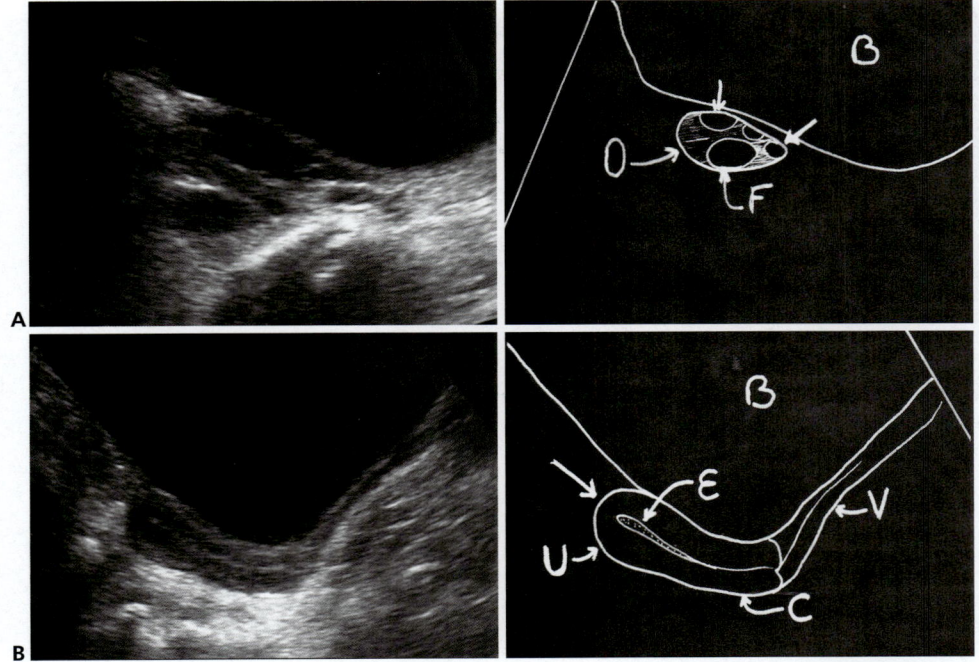

Figura 11.5. Paciente de dez anos, apresentando telarca, pubarca e algum desenvolvimento corporal. Ainda não teve a menarca. Exame transabdominal. Anatomia.
A: Corte longitudinal de um dos ovários (O). Observe os folículos recrutados (setas) e um folículo (F) em pleno desenvolvimento, com mais de 5 mm. B = bexiga.
B: Corte longitudinal do útero (U), apresentando desenvolvimento pubescente. O corpo (setas) está mais espesso do que o colo (C) e tem o mesmo comprimento. O endométrio (E) está fino, ainda sem resposta ao estímulo hormonal. V = vagina.

> Apesar da resposta corporal uterina, ainda não é possível predizer quando ocorrerá a menarca, pois a sensibilidade endometrial é variável e individual. Espera-se que a menarca ocorra em até dois anos após a pubarca. Nesses casos, o estudo ecográfico é muito útil, para avaliar a evolução dos órgãos genitais internos, bem como para excluir anomalias congênitas ou funcionais, notadamente quando há demora em ocorrer a menarca.

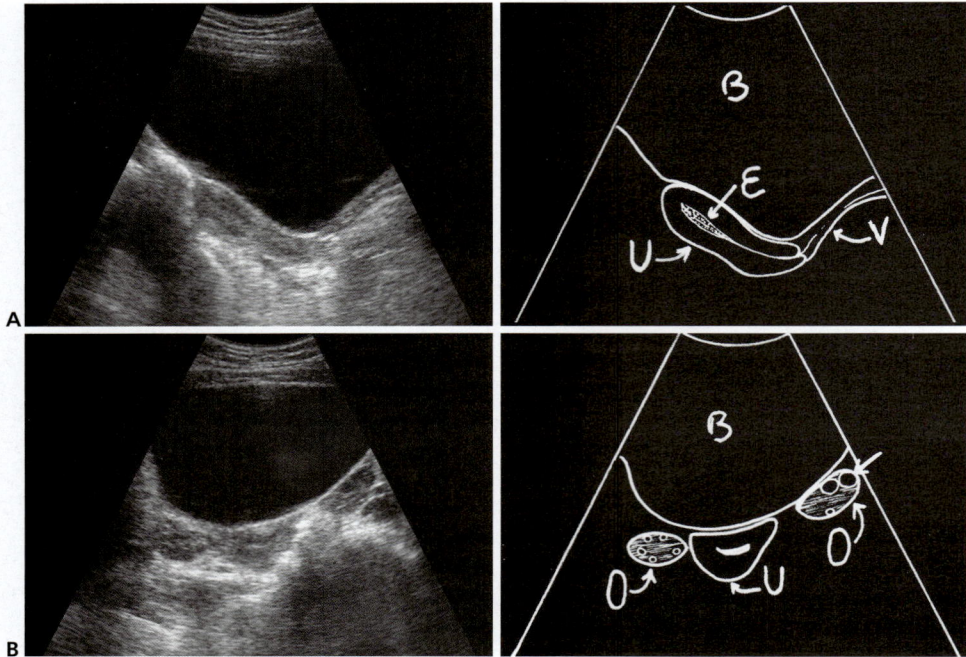

Figura 11.6. Exame transabdominal em paciente de onze anos, apresentando telarca e pubarca iniciais. Anatomia.
A: Corte longitudinal do útero (U). Observe o endométrio (E) proliferado, indicando a proximidade da menarca. B = bexiga; V = vagina.
B: Corte transversal mostrando o útero ladeado pelos dois ovários (O). Ambos apresentam pequenos folículos recrutados, notando-se folículo em desenvolvimento à esquerda (seta).

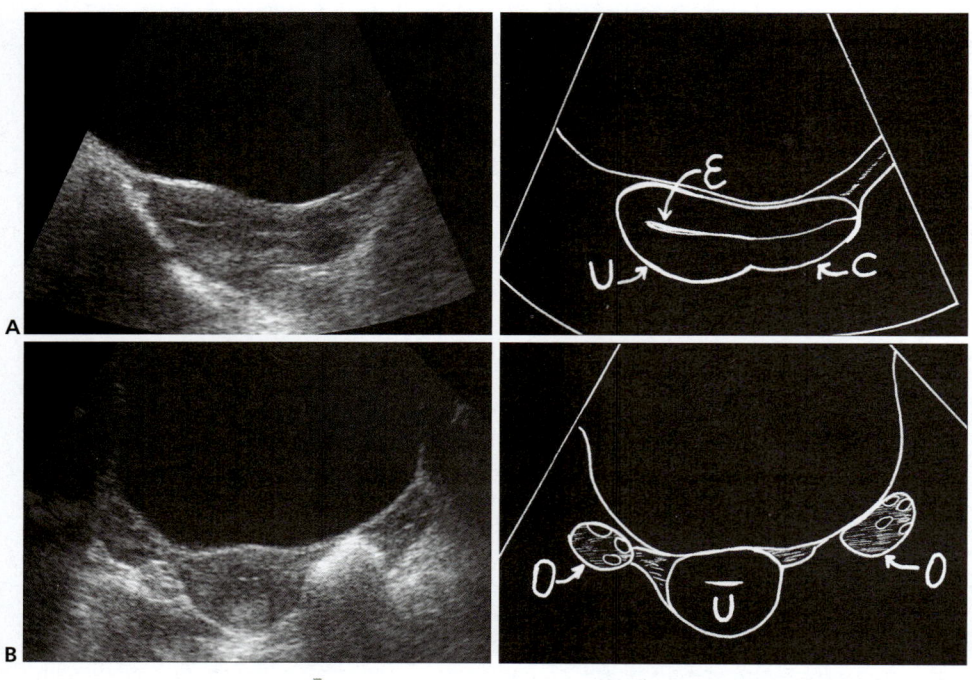

Figura 11.7. Exame transabdominal em paciente de doze anos, apresentando desenvolvimento pubescente há um ano.
A: Corte longitudinal do útero (U), o qual está bem desenvolvido, com o corpo bem maior do que o colo (C). O endométrio (E) está fino, ainda sem resposta à ação hormonal.
B: Corte transversal mostrando o útero ladeado pelos dois ovários (O), os quais apresentam folículos recrutados.

> Apesar da puberdade instalada e do bom desenvolvimento uterino, o endométrio ainda está inativo. Como não foi identificado nenhum distúrbio orgânico ou funcional, a conduta expectante foi instituída. A menarca ocorreu dez meses após.

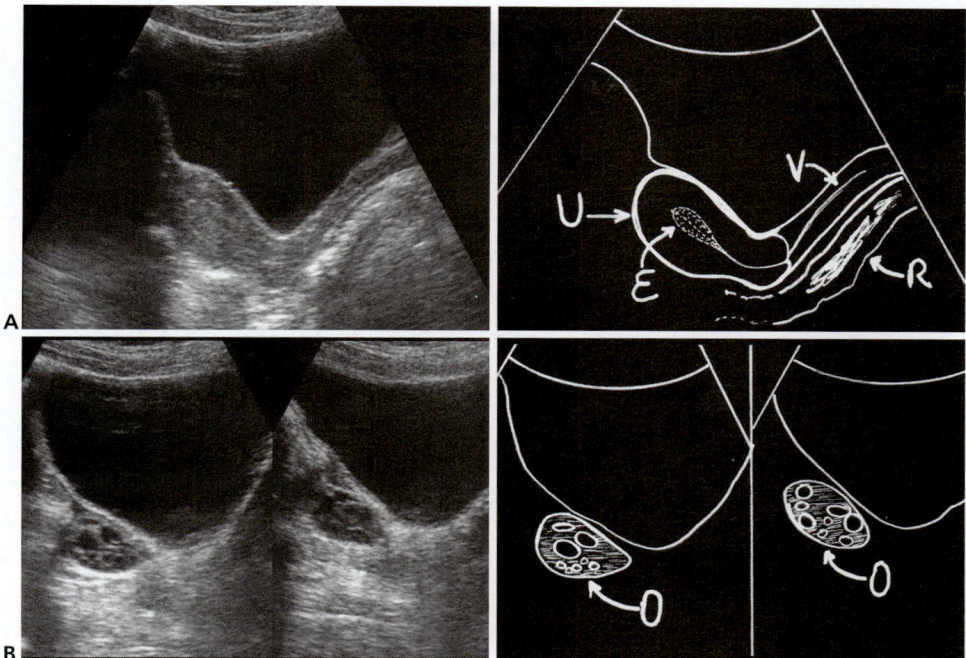

Figura 11.8. Exame transabdominal em paciente de treze anos, com desenvolvimento corporal normal, referindo menarca há 30 dias.
A: Corte longitudinal do útero (U), apresentando padrões normais (dimensões e relação colo/corpo). O endométrio (E) está proliferado e com padrão secretor (ecogênico). V = vagina; R = reto.
B: Ambos os ovários (O) apresentam dimensões normais, com vários folículos recrutados.

! O padrão endometrial secretor indica a existência de corpo lúteo, o qual nem sempre é identificado pelo exame transabdominal. A paciente retornou para controle posterior, referindo ciclos menstruais normais.

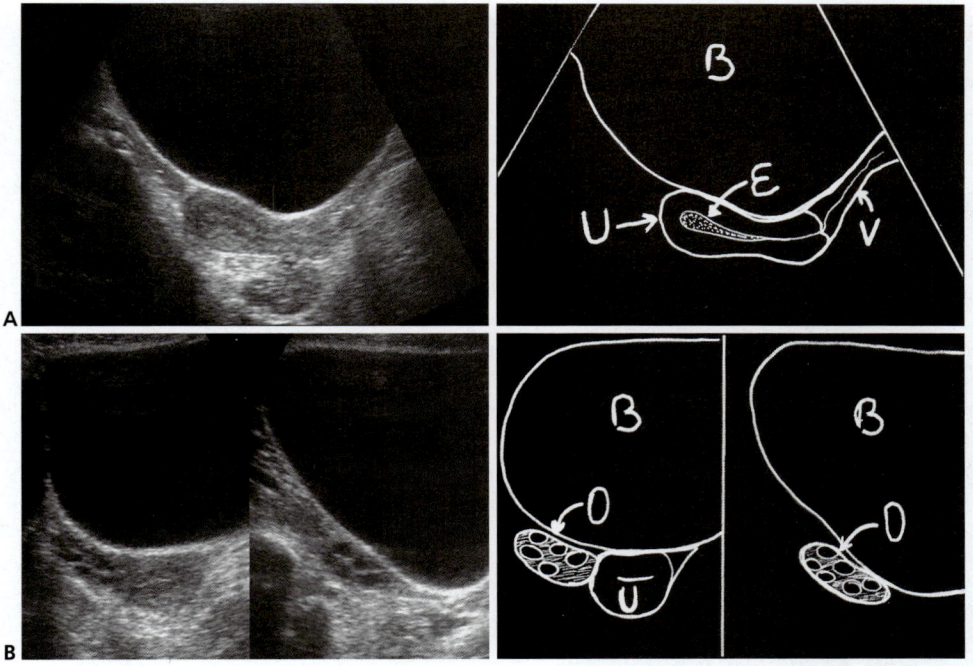

Figura 11.9. Exame transabdominal rotineiro em adolescente, referindo ciclos menstruais normais.
A: Corte longitudinal do útero (U), apresentando padrões anatômicos normais. O endométrio (E) está proliferado. B = bexiga; V = vagina.
B: Os dois ovários (O) estão normais, apresentando vários folículos recrutados (pequenas cavidades anecoides), dispersos pelos parênquimas.

! O aspecto multifolicular ovariano, presente nas adolescentes, é frequente e normal, pois o eixo endócrino está na fase de ajustes funcionais. O histórico menstrual normal é importante.
Rotular esses ovários como policísticos é um erro primário absurdo, indicando ecografista com total desconhecimento da fisiologia. Infelizmente, não é raro esse tipo de erro, o qual pode induzir condutas clínicas totalmente inadequadas, tais como o emprego de ciclos substitutivos por tempo indefinido. É frequente encontrar jovens dizendo: "tomo pílula há vários anos, pois tenho ovários policísticos".

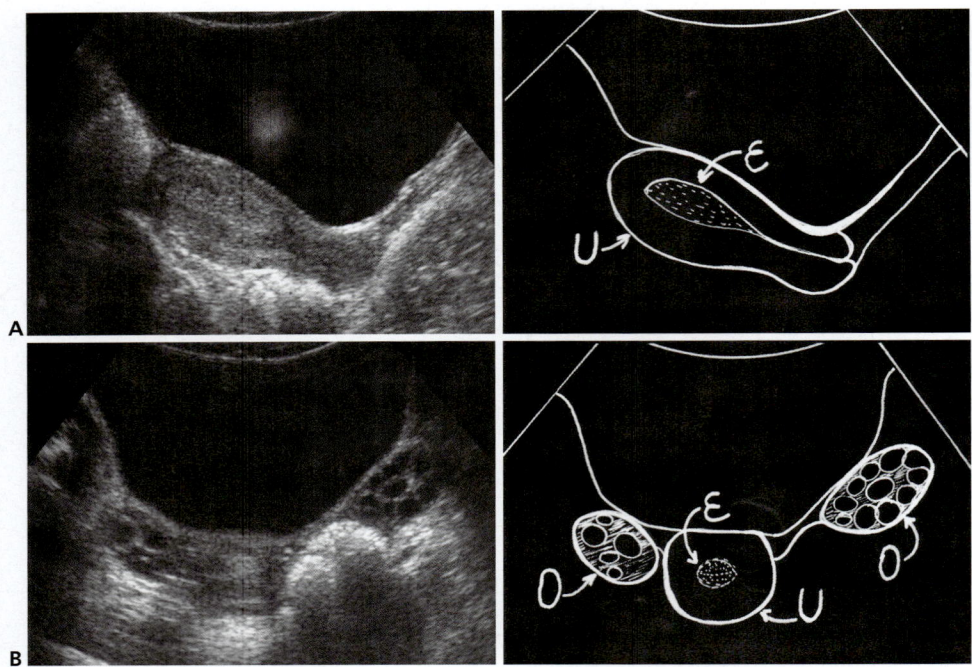

Figura 11.10. Exame transabdominal em paciente de doze anos, referindo hipermenorreia em ciclos regulares.
A: Corte longitudinal do útero (U). O endométrio (E) está proliferado, homogêneo, com características normais.
B: Corte transversal mostrando o útero ladeado pelos ovários (O). Observe os vários folículos recrutados dispersos pelo parênquima.

> A hipermenorreia pode ocorrer na adolescência graças a dois fatores principais:
> - Falta de sincronia do eixo endócrino.
> - Falta de sincronia das contrações uterinas, importantes para a hemostasia.
>
> A hemorragia disfuncional, sangramento maior e mais prolongado do que a hipermenorreia, também pode ocorrer. Nesse caso, é importante realizar a ecografia durante o sangramento. Se o endométrio estiver proliferado, indica provável hiperplasia endometrial. Se o endométrio estiver fino, indica hemostasia inadequada.

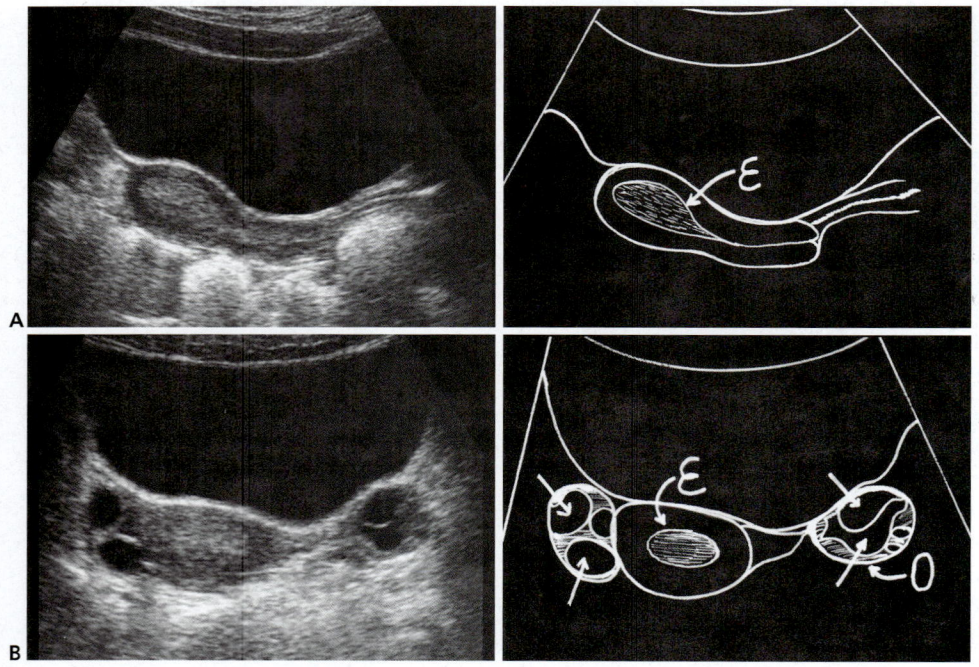

Figura 11.11. Exame transabdominal em paciente de doze anos. Refere a menarca há uma semana e está com hipermenorreia desde então.
A: Corte longitudinal do útero. Observe o endométrio (E) com grande proliferação, apesar do sangramento referido.
B: Corte transversal do útero ladeado pelos ovários (O). Observe os folículos (setas) bilaterais.

> O exame ecográfico foi muito importante, pois demonstrou a proliferação anormal do endométrio e o crescimento folicular exagerado, ambos relacionados, nessa faixa etária, com o eixo endócrino assincrônico.

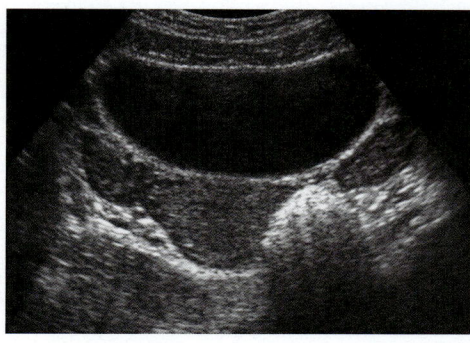 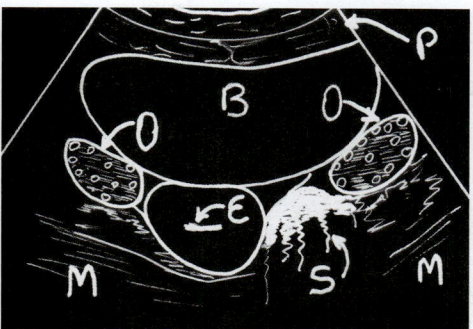

Figura 11.12. Exame transabdominal de rotina, no final da menstruação (dia 3), em paciente adulta com ciclos menstruais regulares. Anatomia. Corte transversal. O útero apresenta endométrio (E) fino. Os ovários (O) estão pareados com o útero e apresentam minúsculos folículos recrutados, normais para o dia do ciclo. P = parede abdominal; B = bexiga; S = sigmoide; M = musculatura posterior.

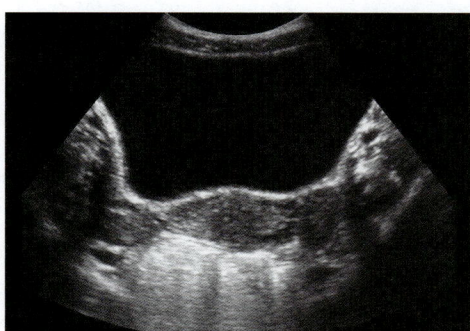 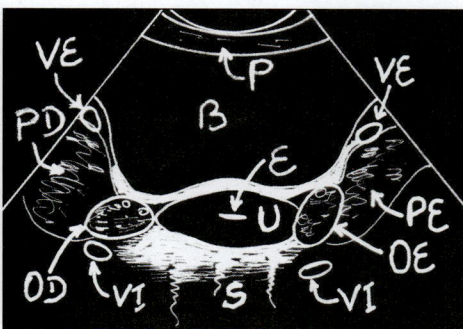

Figura 11.13. Exame transabdominal de rotina no final da menstruação (dia 4), em paciente adulta com ciclos menstruais regulares. Anatomia. Corte transversal com maior abertura do campo visual, mostrando a sequência anatômica normal da pelve. Da esquerda para a direita: músculo psoas direito (PD), ovário direito (OD), útero (U) com o endométrio fino (E), ovário esquerdo (OE) e músculo psoas esquerdo (PE). P = parede abdominal; B = bexiga; S = sigmoide; VI = vasos ilíacos internos; VE = vasos ilíacos externos.

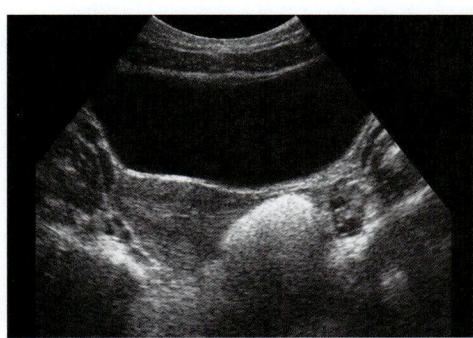 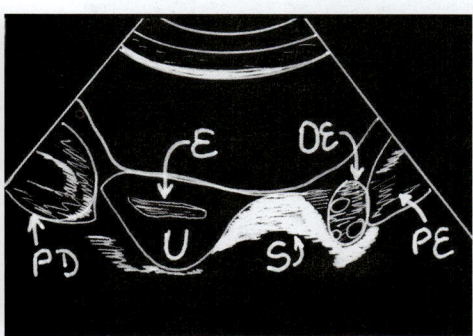

Figura 11.14. Exame transabdominal de rotina, em paciente adulta com ciclos menstruais regulares. Anatomia. Corte transversal com maior abertura do campo visual, mostrando a sequência anatômica normal da pelve. Da esquerda para a direita: músculo psoas direito (PD), útero (U) com o endométrio (E) proliferado, ovário esquerdo (OE) e músculo psoas esquerdo (PE). S = sigmoide.

> Onde está o ovário direito? Observe o útero desviado para a direita, fazendo corpo com o psoas direito. Existem duas possibilidades:
> - O ovário direito está fora do plano de corte da figura, deslocado pela distopia uterina.
> - O ovário direito não existe.
>
> O ecografista prudente sempre faz uma anamnese adequada. Se a paciente tiver antecedente de doença inflamatória pélvica, o ovário pode estar aderido em qualquer lugar da pelve, bem como o útero pode estar desviado pelas aderências. A paciente refere antecedente de ooforectomia direita, graças a um cisto benigno, portanto, o ovário não existe.

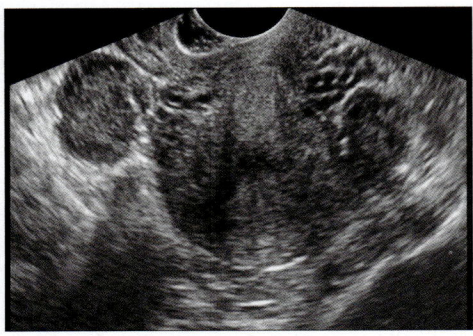 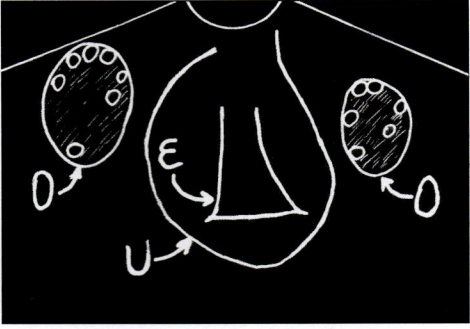

Figura 11.15. Exame transvaginal de rotina, no final da menstruação (dia 3), em paciente adulta com ciclos menstruais regulares. Anatomia. Corte transversal. O útero (U) apresenta endométrio (E) fino em plano coronal, graças a uma medioversão (o fundo endometrial está para baixo, em plano coronal). Os ovários (O) estão pareados com o útero, notando-se minúsculos folículos recrutados à esquerda, normais para o dia do ciclo.

! O exame transvaginal é o mais adequado para o estudo ovariano. A proximidade do transdutor e a maior resolução da imagem fornecem detalhes magníficos dos órgãos pélvicos.

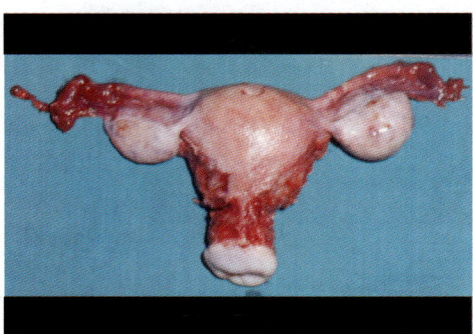

Figura 11.16. Paciente submetida à pan-histerectomia. Fotografia da peça cirúrgica cedida pelo Prof. Fernando Bonilla-Musoles. Observe, por transparência, o recrutamento folicular múltiplo em ambos os ovários.

! Os ovários sempre apresentam pequenos folículos, independente do dia do ciclo menstrual. Em ciclos normais, apenas um folículo será selecionado e crescerá até o dia da ovulação, e os demais permanecerão pequenos, desaparecerão, sendo substituídos por nova coorte folicular recrutada.

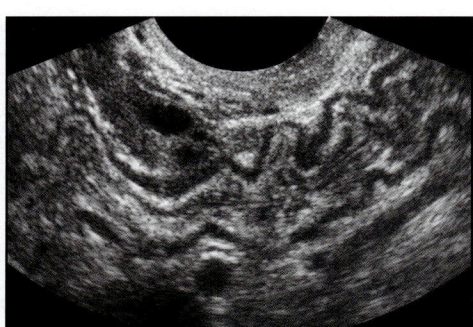 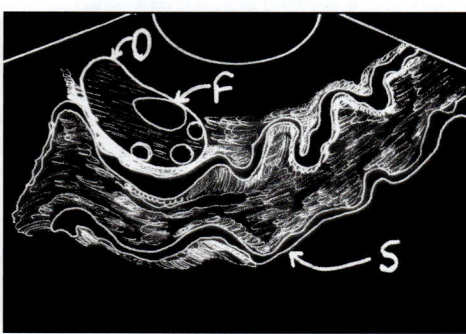

Figura 11.17. Exame transvaginal de rotina. Anatomia. Observe o ovário esquerdo (O) contendo folículo em crescimento seletivo (F), bem como pequenos folículos recrutados. Observe o sigmoide (S) vazio, adjacente ao ovário.

! O sigmoide é um obstáculo natural ao estudo ovariano. Quando repleto, ocupa espaço, deslocando as estruturas pélvicas. Poderá, inclusive, simular neoplasia ovariana. Algumas vezes, será prudente realizar um preparo intestinal, para eliminar o conteúdo fecal e reavaliar a pelve.

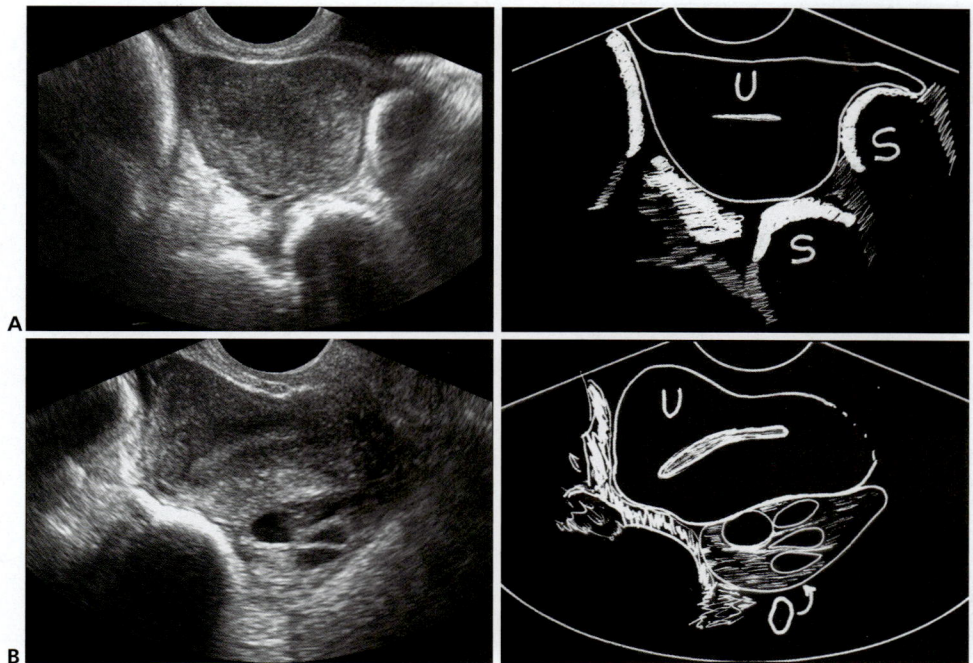

Figura 11.18. Exame transvaginal de rotina.
A: Corte transversal do útero (U). O sigmoide (S) está repleto de fezes desidratadas, provocando sombras acústicas. Os ovários não estão visíveis nesse plano de corte.
B: Corte oblíquo. Um dos ovários (O) está retrouterino, facilmente identificado pela presença dos folículos. O intestino grosso repleto ocupa bastante espaço. A paciente refere quadro de constipação intestinal crônica.

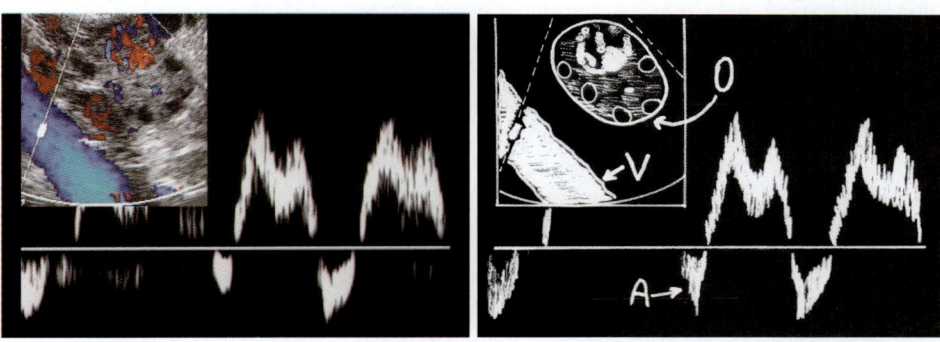

Figura 11.19. Exame transvaginal de rotina. Corte longitudinal à direita. O ovário direito (O) está normal, contendo pequenos folículos recrutados. O mapa vascular, obtido com o Doppler colorido por frequências, revela os vasos do parênquima ovariano e identifica, com clareza, a veia ilíaca interna (V). A análise espectral da veia ilíaca revela o típico traçado trifásico normal, com a onda A reversa.

> A veia ilíaca interna, erradamente denominada veia hipogástrica (o hipogástrio está acima da grande bacia), é uma boa referência para separar a cavidade peritoneal pélvica do retroperitônio, pois a veia se localiza nesse último. Geralmente, o ovário fica próximo dessa veia, a qual é utilizada como referência para procurá-lo.

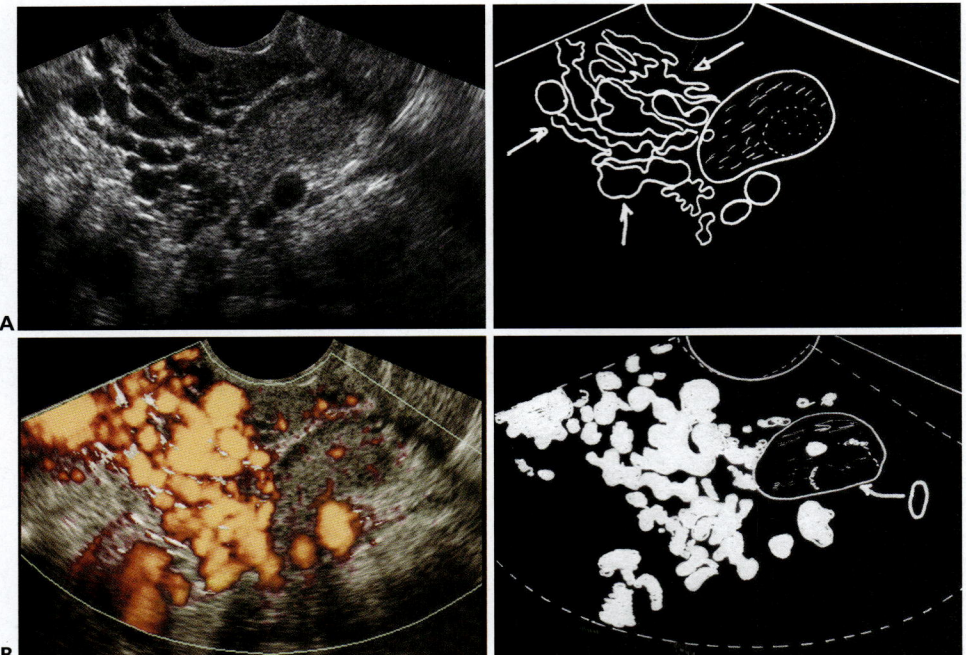

Figura 11.20. Exame transvaginal de rotina. **A:** Corte transversal oblíquo da região anexial direita. Observe a massa (setas) com padrão misto multiloculado, sugerindo uma neoplasia ovariana. **B:** Mapa vascular com Doppler colorido por amplitudes. A massa é, na verdade, um bolo de veias ligamentares e infundibulares, semelhante a um favo de mel. O ovário (O) está normal, independente do bolo venoso.

> O Doppler é uma ferramenta útil, permitindo o diagnóstico diferencial entre estruturas vasculares e anomalias teciduais. O mapa vascular deve ser utilizado na rotina ecográfica, pois eliminará muitos erros graves na interpretação das imagens, como no exemplo anterior.
>
> Outra questão importante, já referida em capítulos anteriores: não faça referência a esses bolos venosos comuns na pelve feminina, e, muito menos, não os chame de varizes pélvicas. Esse é um diagnóstico inútil, pois não há necessidade de intervenção terapêutica, além de provocar alterações emocionais e psicossomáticas nas pacientes. Mais uma vez: não crie problemas desnecessários às pacientes. Deixe a mulher em paz.

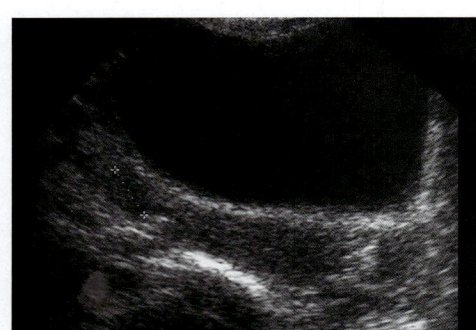 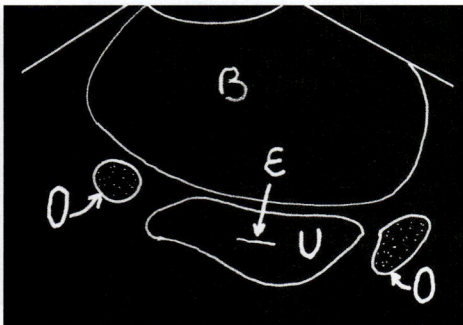

Figura 11.21. Exame transabdominal de rotina em paciente na pós-menopausa. Corte transversal oblíquo, mostrando o útero (U), o endométrio fino (E) e os ovários pequenos (O). O medidor, posicionado no ovário direito, indica 1,8 cm de diâmetro. Os parênquimas ovarianos estão homogêneos e normais. B = bexiga.

> O volume ovariano começa a diminuir progressivamente, muitos anos antes da menopausa (última menstruação), graças à diminuição progressiva da reserva folicular, que se inicia ao redor dos 33 anos de idade. Após a menopausa, ainda restam folículos primordiais, os quais podem "acordar", induzidos pelas taxas elevadas do FSH basal da pós-menopausa. Não ocorrerá ovulação (felizmente), pois a regulação do eixo endócrino sofreu modificações profundas. Portanto, não é rara a ocorrência de folículos desenvolvidos temporariamente nesse período da vida.

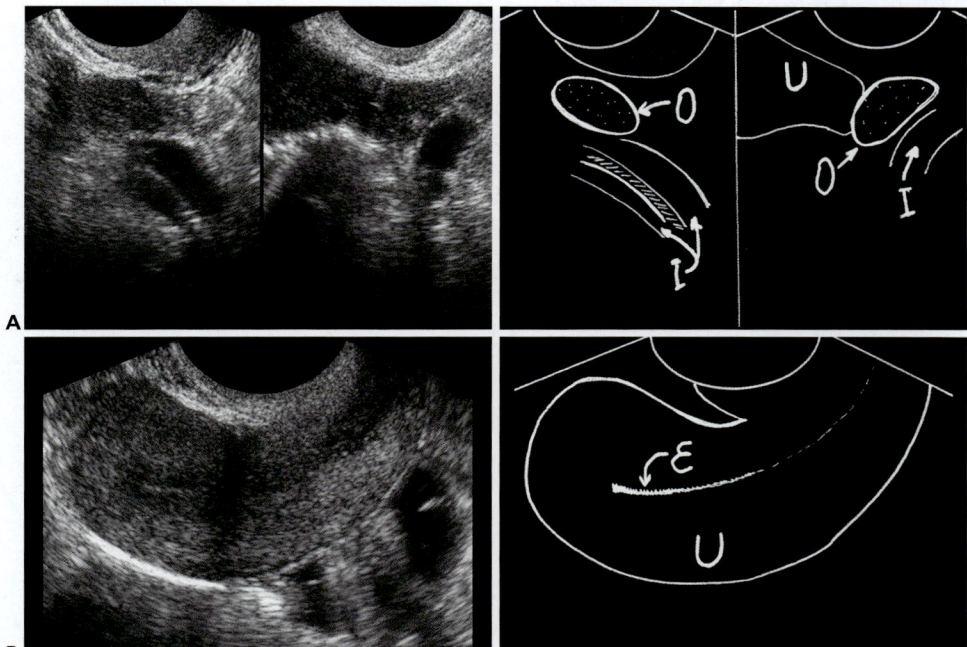

Figura 11.22. Exame transvaginal de rotina em paciente na pós-menopausa. Anatomia.
A: Os ovários (O) estão pequenos, sem folículos visíveis nos parênquimas. I = vasos ilíacos internos; U = útero.
B: O útero está pequeno, e o endométrio (E) está fino, sem sinais proliferativos.

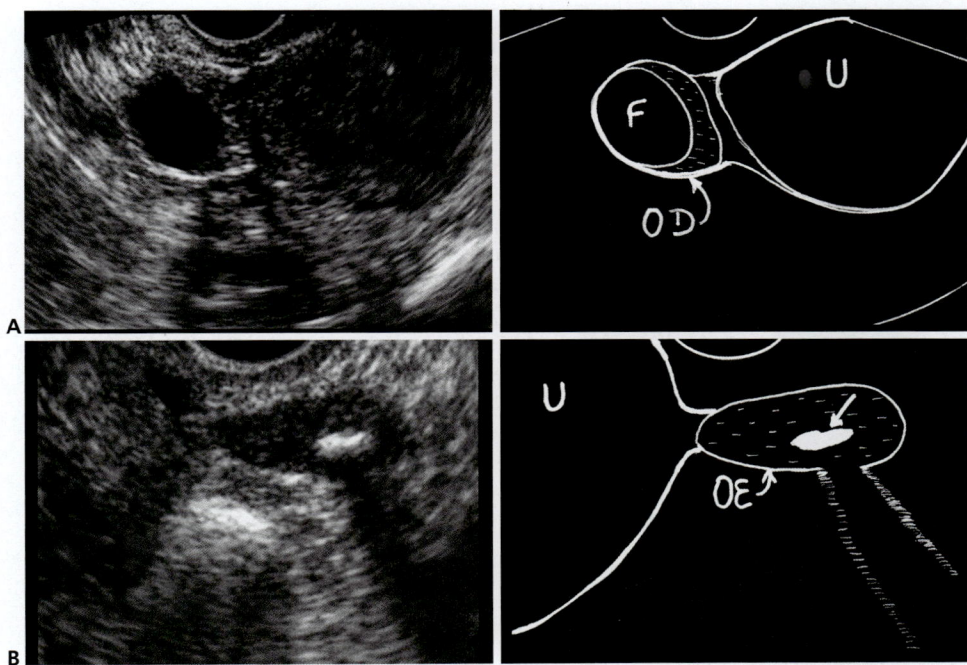

Figura 11.23. Exame transvaginal de rotina em paciente na pós-menopausa. Anatomia.
A: O ovário direito (OD) está pequeno e apresenta folículo desenvolvido (F), sem outras alterações. U = útero.
B: O ovário esquerdo (OE) está pequeno e apresenta calcificação (seta) em seu parênquima, sem significado clínico (provável processo cicatricial antigo).

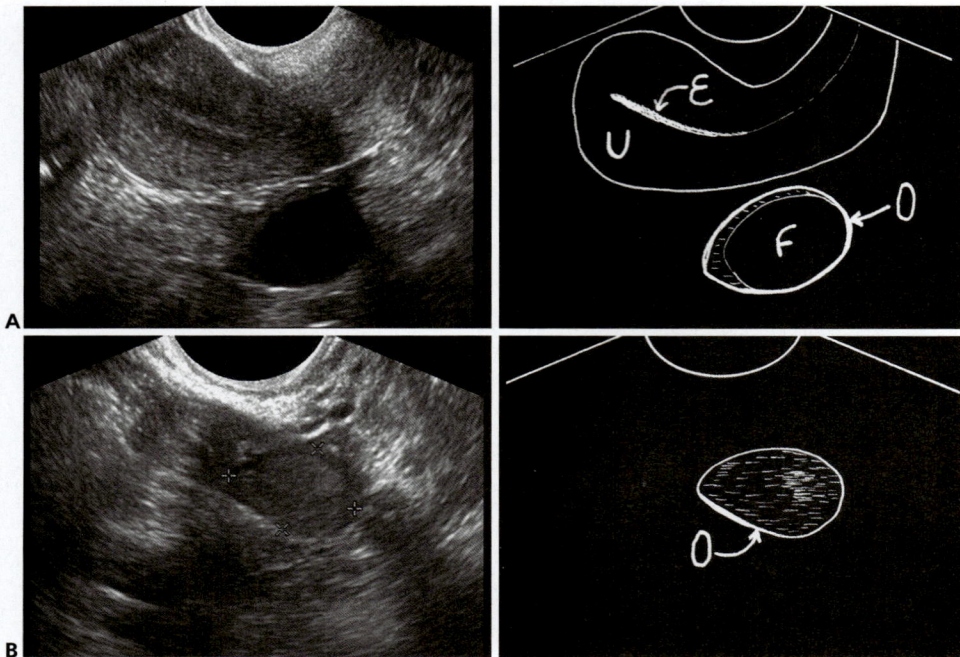

Figura 11.24. Exame transvaginal de rotina na pós-menopausa.
A: Corte longitudinal do útero (U), com endométrio (E) fino normal. Um dos ovários (O) está posterior ao útero e apresenta folículo desenvolvido (F).
B: O outro ovário está pequeno, com o parênquima compacto. Os medidores revelam diâmetros de 1,8 × 1,3 × 1,4 cm (volume normal de 1,7 cm³).

> Os folículos induzidos pelo FSH elevado da pós-menopausa são típicos, com paredes finas e lisas, com interior anecoico. Medem entre 10 e 35 mm de diâmetro interno médio e não têm importância clínica. Quando acima de 35 mm, são considerados folículos hidrópicos e passam a merecer vigilância para monitorar a evolução ao longo do tempo.

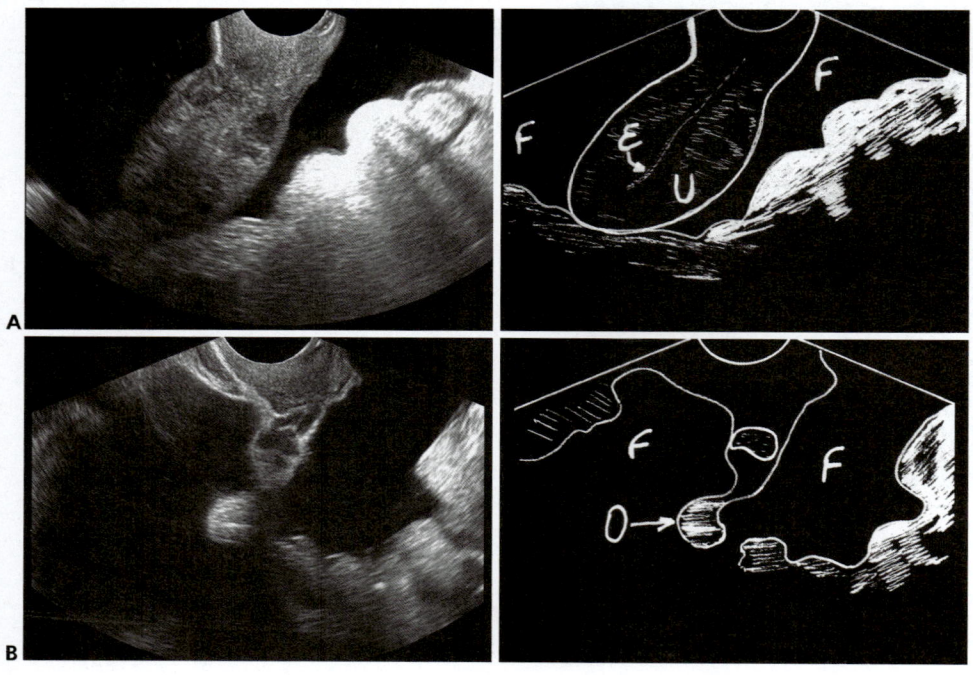

Figura 11.25. Exame transvaginal de rotina em paciente de 62 anos, com queixa abdominal indefinida, inapetência e pequeno aumento do volume abdominal.
A: Corte longitudinal do útero (U), com endométrio (E) fino e miométrio heterogêneo típico. O útero está flutuando em fluido (F) peritoneal livre (ascite).
B: Os dois ovários (O) estão atrofiados. A imagem mostra um deles.

> A presença de ascite é facilmente demonstrada pela ecografia, mesmo em pequenos volumes insuspeitos pelo exame clínico. Tanto a via transabdominal como a transvaginal são excelentes. As três causas mais comuns da ascite são: doença hepática, doença cardíaca e neoplasia (ovariana e do tubo digestório são as mais frequentes).
> O estudo excluiu neoplasia ovariana. A avaliação ecográfica abdominal revelou doença hepática difusa crônica com hipertensão do sistema porta (esplenomegalia e varizes). O diagnóstico final foi de cirrose causada por hepatite crônica autoimune, desencadeada por hepatite medicamentosa.
> A ecografia é inócua, versátil e confiável. Pode-se avaliar, rapidamente, qualquer local do corpo, prestando um grande auxílio para a detecção de inúmeras enfermidades.

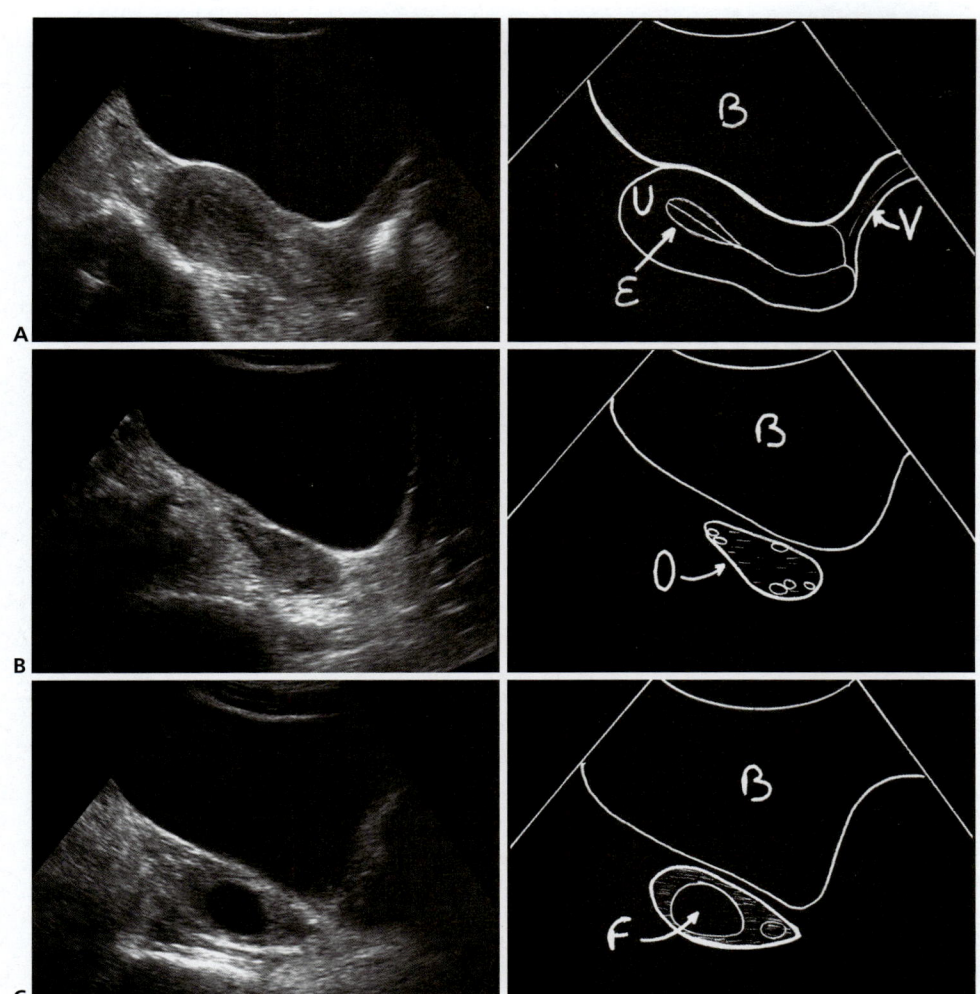

Figura 11.26. Exame de rotina em paciente no 13º dia do ciclo menstrual. Deseja engravidar e quer saber se vai ovular. Avaliação transabdominal (imagens A, B e C), seguida pela via transvaginal (imagem D).
A: Corte longitudinal do útero (U). Observe o endométrio (E) com padrão proliferativo normal. Apesar da via transabdominal, foi possível avaliar com clareza a fase endometrial. B = bexiga; V = vagina.
B: O ovário esquerdo (O) está normal, contendo pequenos folículos recrutados.
C: O ovário direito apresenta folículo (F) de 18 mm.
(Continua.)

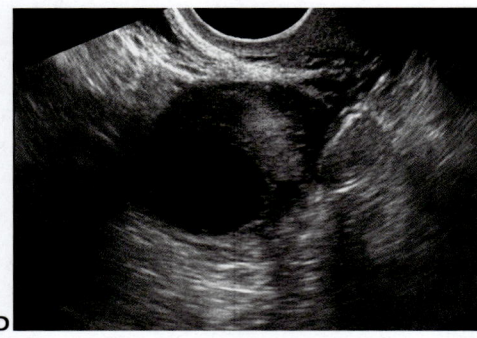
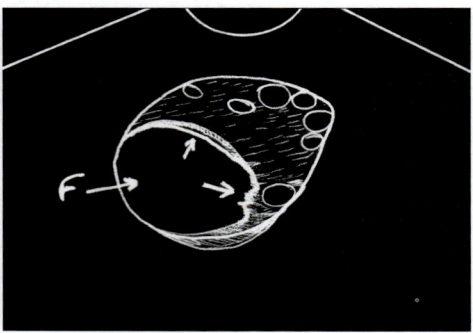

Figura 11.26. *(Continuação)*
D: O folículo apresenta a capa granulosa interna (setas) com destacamento da teca interna e irregularidades, claramente demonstradas pela via vaginal. Note a presença concomitante de folículos recrutados.

> A conclusão óbvia é de folículo maduro, na iminência da ovulação. Podemos dividir, por convenção, o crescimento folicular medido pelo diâmetro interno médio (basta a média de dois diâmetros no maior plano), nas seguintes etapas:
> - Folículos recrutados (número variável em ambos os ovários): 3 a 5 mm.
> - Folículos selecionados, em crescimento, quase sempre em número de 1 a 3: 6 a 10 mm.
> - Folículo com boa probabilidade de ovulação, geralmente único: 11 a 17 mm.
> - Folículo maduro, geralmente único: 18 a 26 mm.
> - Folículo maduro, com baixa probabilidade de gravidez: 27 a 35 mm.
>
> A monitoração do crescimento folicular espontâneo, para fins de inseminação (natural ou artificial), deve ser, preferencialmente, pela via transvaginal. O número de exames é variável e depende da velocidade do crescimento do folículo, pois a duração da fase folicular é muito variável. Por esse motivo, o primeiro exame deve ser entre os dias 3 e 5 do ciclo, mesmo que a paciente estiver menstruada.
>
> Durante o crescimento folicular, ocorre um processo endógeno de competição e inibição química entre os folículos selecionados, de sorte que, quase sempre, apenas um deles prossegue o desenvolvimento até a maturação. Por esse motivo, a ocorrência natural de gestação múltipla é pequena.
>
> O folículo maduro, na iminência da ovulação, passa a sofrer contrações na camada elástica da teca externa. Por esse motivo, a granulosa interna, que circunda o fluido central, sofre descolamentos e enrugamentos, indicando ruptura iminente, com ovulação num prazo médio de 18 horas. Portanto, a monitoração ecográfica da ovulação espontânea, aumenta sensivelmente as taxas de gestação, tanto por coito, como por inseminação artificial. A identificação do *cumulus oophorus*, visível em cerca de 25% dos casos, aumenta a chance de gravidez.
>
> Coincidindo com o folículo maduro, devemos ter um endométrio com padrão trilaminar e espessura de, no mínimo, 6 mm, bem como um canal cervical contendo muco.
>
> Quando o folículo maduro ultrapassa os 26 mm de diâmetro, a chance de gravidez cai rapidamente, pois a célula ovo termina a divisão meiótica e se torna refratária à fecundação. Diâmetros foliculares acima de 35 mm são anormais, sendo considerados folículos hidrópicos estéreis.

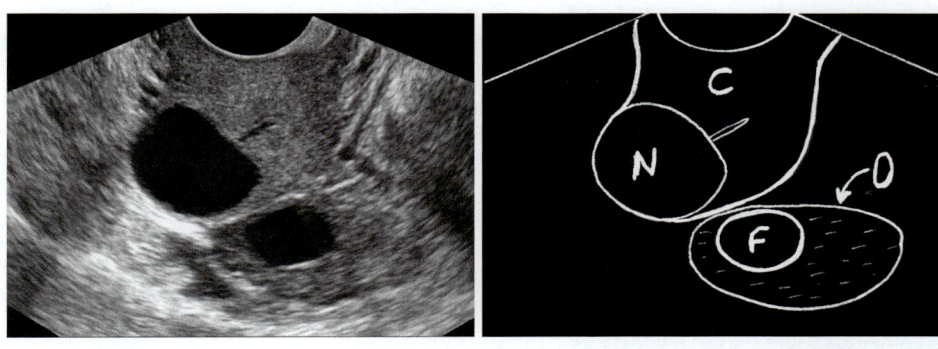

Figura 11.27. Exame transvaginal de rotina no sétimo dia do ciclo menstrual. Corte transversal na altura do orifício interno do colo uterino (C). Observe o grande cisto de Naboth (N) na parede posterior do colo, simulando um folículo ovariano. Um dos ovários (O) está no fundo de saco posterior e contém um folículo em desenvolvimento (F), com 9 mm de diâmetro.

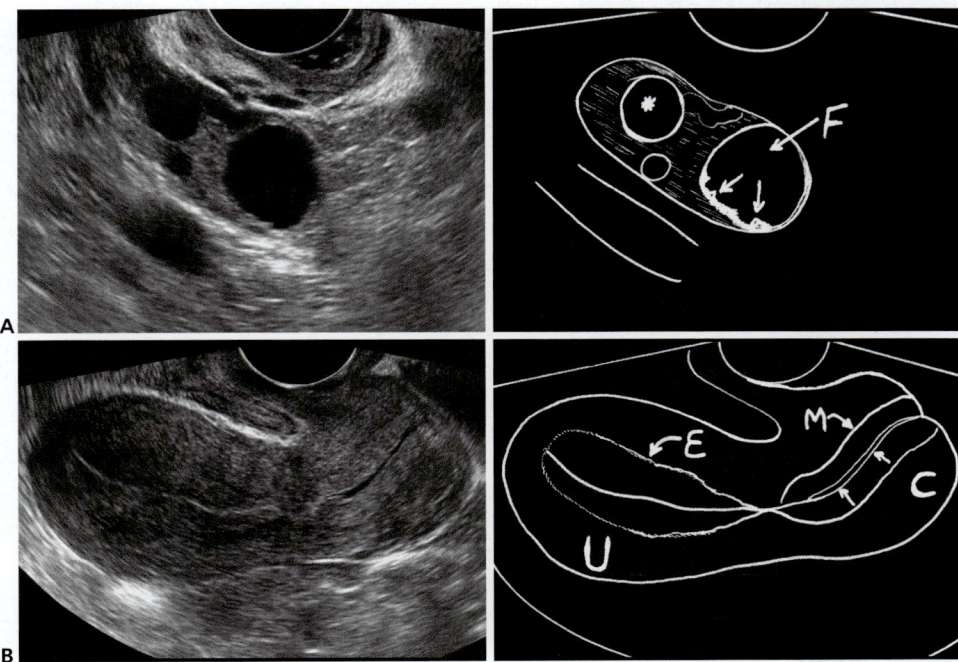

Figura 11.28. Exame transvaginal para determinar o dia fértil.
A: Corte longitudinal do ovário direito, após monitoração do crescimento folicular. Observe o folículo maduro (F), medindo 20 mm, com a granulosa enrugada (setas). Um dos folículos selecionados ficou estagnado em 9 mm (*). Note pequeno folículo recrutado.
B: Corte longitudinal do útero (U). O endométrio (E) tem padrão trilaminar e mede 12 mm de espessura. O colo (C) apresenta mucosa (M) homogênea e muco em sua luz (setas).

> Conforme descrito anteriormente, o conjunto de achados indica a máxima probabilidade para a fecundação. A paciente retornou com seis semanas de amenorreia, portando uma gravidez tópica com embrião vivo.

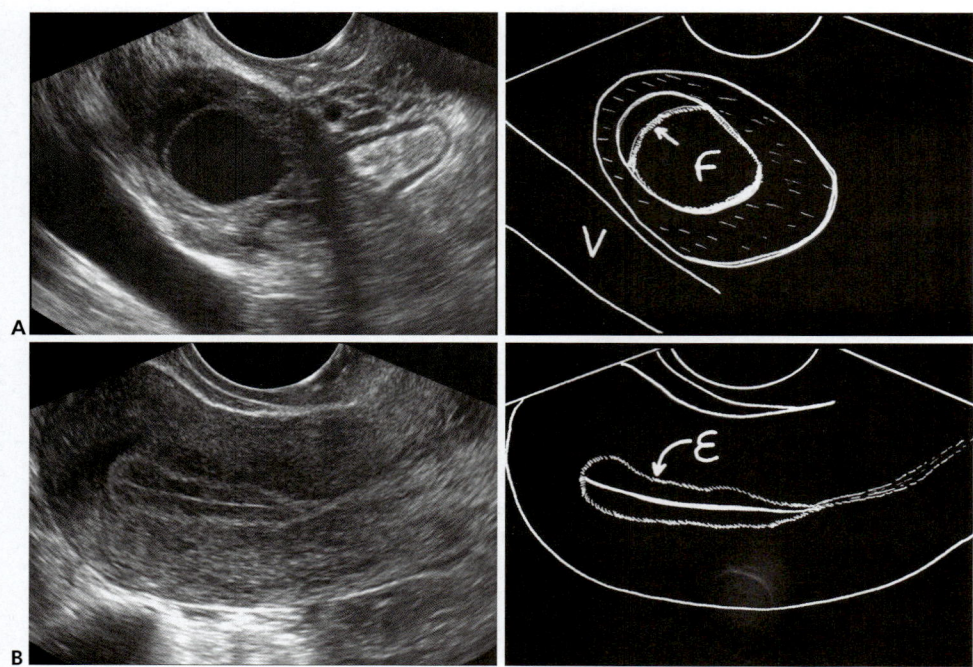

Figura 11.29. Exame transvaginal de rotina no 15º dia do ciclo.
A: O ovário direito contém folículo maduro (F) com extenso descolamento da camada granulosa (seta), indicando a iminência da ovulação. V = veia ilíaca interna.
B: Corte longitudinal do útero. O endométrio (E) apresenta padrão trilaminar normal, com espessura de 11 mm.

> Na histologia, a parede folicular apresenta três camadas:
> - A camada interna, fina, que rodeia a cavidade folicular com fluido, denominada granulosa.
> - A camada intermediária, de espessura variável, conforme a fase do ciclo, denominada teca interna, com predomínio de células secretoras hormonais.
> - A camada externa, denominada teca externa, com predomínio de tecido fibroelástico, responsável pela ruptura folicular na ovulação.
>
> Na iminência da ovulação, a angiogênese perifolicular rápida, a grande produção de fluidos e as contrações da teca externa provocam enrugamentos e áreas de descolamento da granulosa, os quais sinalizam a finalização da fase folicular.

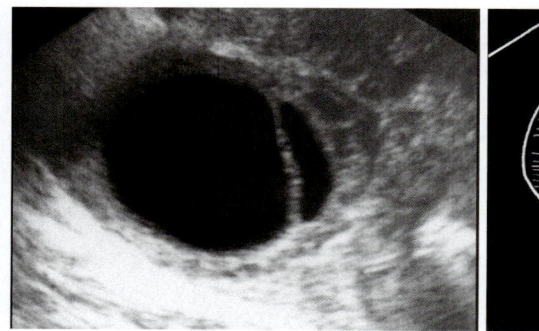 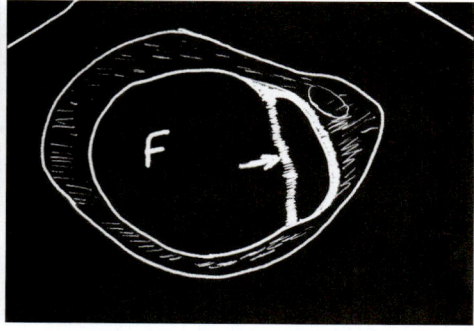

Figura 11.30. Exame transvaginal mostrando o ovário contendo folículo maduro (F). Observe o grande descolamento da granulosa (seta), indicando a iminência da ovulação.

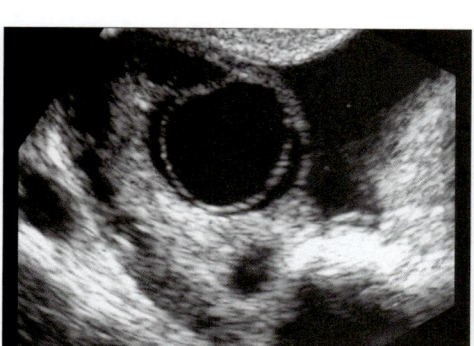 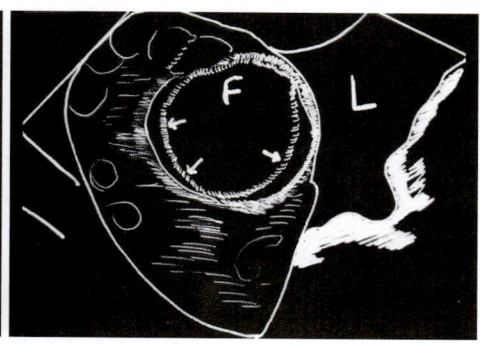

Figura 11.31. Ovário contendo folículo (F) com descolamento quase total da granulosa (setas), a qual dá a impressão de flutuar dentro da cavidade folicular. Note a presença de líquido livre na cavidade pélvica (L), ocorrência comum no período periovulatório.

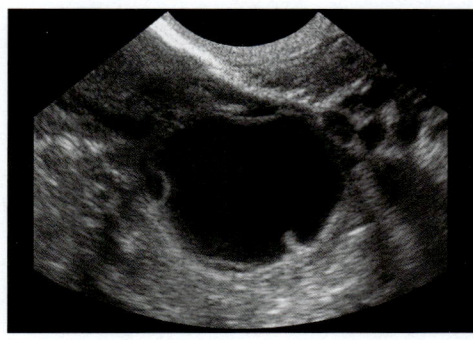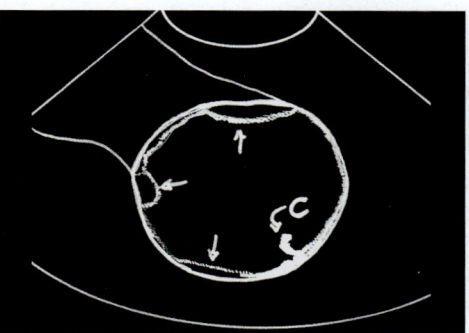

Figura 11.32. Exame transvaginal finalizando a monitoração do ciclo ovariano, para detectar o dia da ovulação. O ovário esquerdo contém folículo maduro com 24 mm de diâmetro médio. A granulosa apresenta focos de descolamento (setas). Observe a presença do *cumulus oophorus* (C), o ninho celular que contém o ovócito.

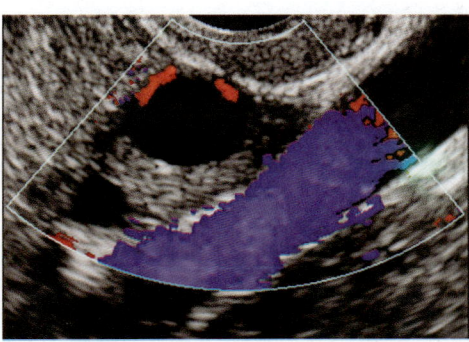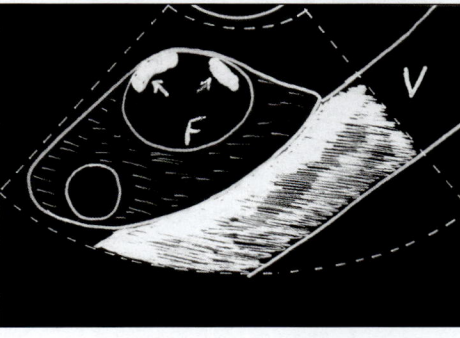

Figura 11.33. Exame transvaginal de rotina. Observe o ovário esquerdo contendo folículo (F) com 10 mm de diâmetro médio. O mapa vascular mostra a presença de pequenos vasos em sua parede (setas). O folículo recrutado, logo abaixo, não apresenta vasos. V = veia ilíaca interna.

O mapa vascular tem grande utilidade para o estudo do desenvolvimento folicular. Permite identificar os folículos ativos, diferenciando-os dos inativos. Além disso, avalia a qualidade do folículo, ao identificar o padrão angiogênico durante o crescimento e maturação. A sequência normal da angiogênese na parede folicular é a seguinte:
- *Folículos entre 8 e 12 mm:* pelo menos dois vasos curtos ou um longo.
- *Folículos entre 13 e 17 mm:* pelo menos três vasos na parede.
- *Folículos maduros:* além dos vasos simples, nota-se área com novelo vascular.

A granulosa é avascular. Na imagem anterior, parece que os vasos estão na granulosa, adentrando a cavidade folicular. Trata-se de artefato relacionado com a diferença entre a velocidade do som no tecido e no fluido folicular, induzindo o computador a fazer cálculo errado das distâncias, desenhando os vasos com pequenas diferenças de posicionamento. Na realidade, a neoangiogênese, relacionada com o crescimento folicular, ocorre na camada tecal.

No folículo maduro, o surgimento de área com novelo vascular indica a luteinização incipiente pré-ovulatória, relacionada com o pico de produção do LH, que ocorre 24 horas antes da ruptura folicular. O mapa vascular tem estreita relação com a fisiologia ovariana.

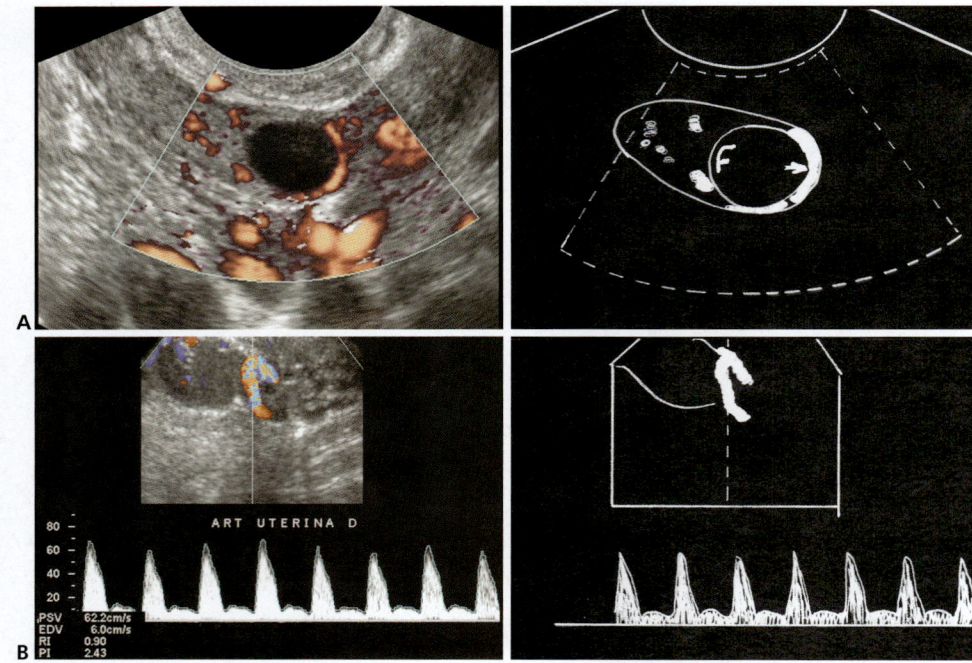

Figura 11.34. Exame transvaginal de rotina em paciente que deseja engravidar.
A: O ovário direito apresenta folículo (F) de 10 mm de diâmetro. O mapa vascular revela vaso longo (seta) acompanhando a curvatura da parede folicular. O achado indica folículo ativo normal.
B: O estudo Doppler das artérias uterinas mostra índices de pulsatilidade normais (IP ≤ 3,00). Na imagem está documentada a artéria uterina direita. O achado indica perfusão uterina adequada para eventual gravidez.

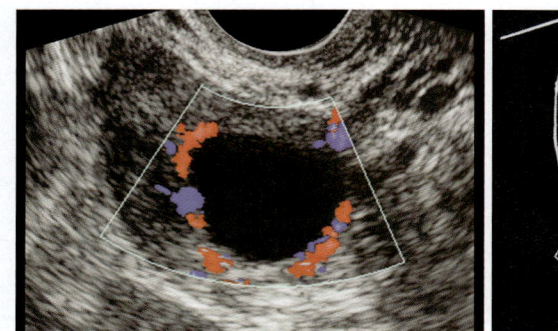
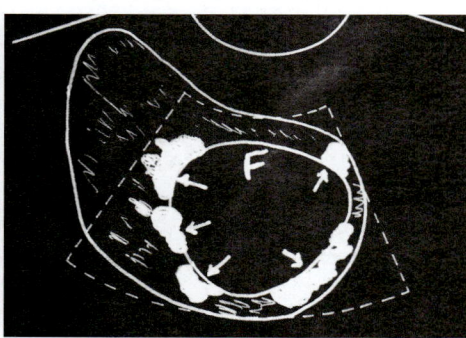

Figura 11.35. Exame transvaginal. O ovário direito apresenta folículo (F) de 16 mm. O mapa vascular revela mais do que três vasos na parede folicular (setas). O achado indica folículo com excelente atividade, com grande probabilidade de ocorrer ovulação.

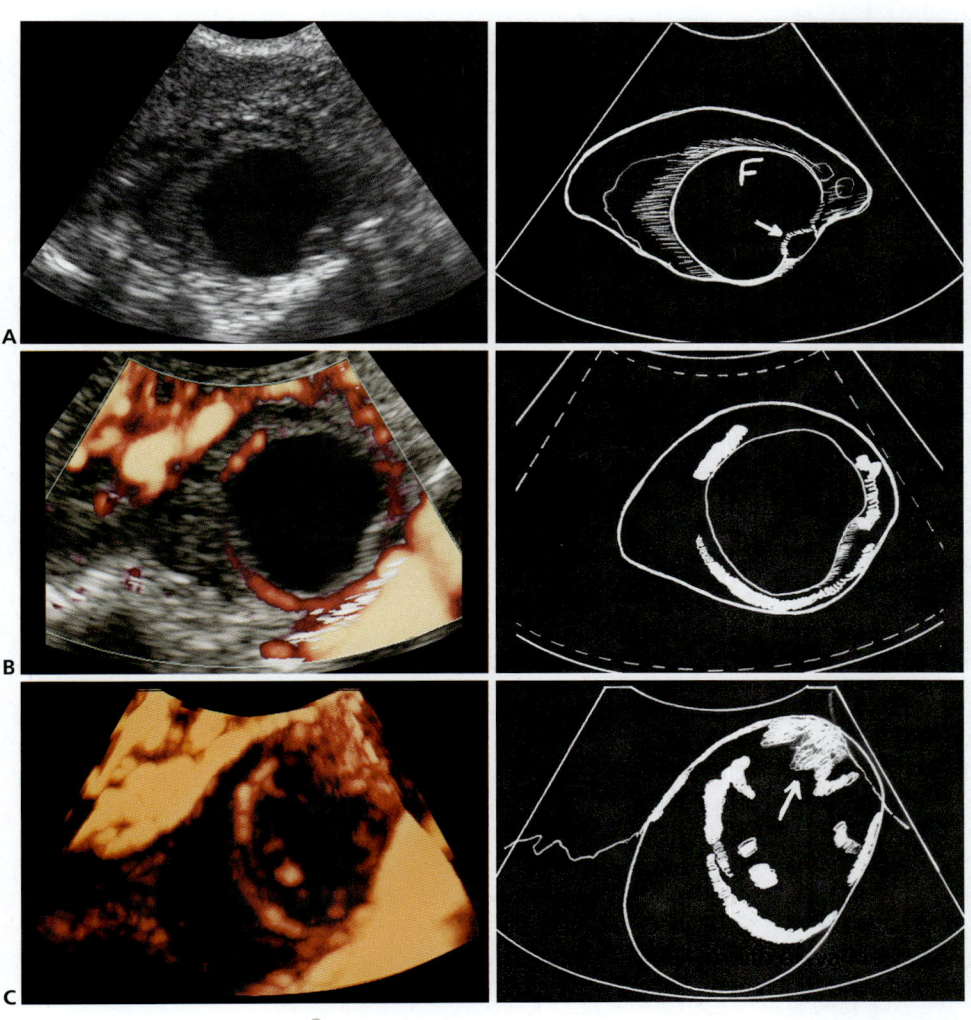

Figura 11.36. Exame transvaginal no oitavo dia do ciclo.
A: O ovário esquerdo contém folículo (F) de 18 mm. Observe a granulosa interna com irregularidades e pequeno descolamento (seta).
B: Mapa vascular com o Doppler colorido por amplitudes. A teca interna mostra um bom desenvolvimento vascular.
C: Mapa vascular 3D. Observe o grande número de vasos na parede folicular, bem como o aspecto "em bolo" no canto superior (seta).

> A conclusão é de um folículo maduro, na iminência de romper. A paciente está no oitavo dia do ciclo e, portanto, a ovulação será mais precoce.
> Esse caso ilustra bem a questão prática do dia da ovulação. O ciclo ovariano tem as duas fases:
> - A fase folicular, que se inicia com a menstruação e termina com a ovulação.
> - A fase lútea, que se inicia com a ovulação e termina com o início da menstruação.
>
> No clássico ciclo de 28 dias, cada fase dura 14 dias, e a ovulação ocorre no 14º dia. Geralmente a fase lútea é estável, durando 14 dias. A fase folicular tem duração variável, influenciando a duração do ciclo menstrual. O ciclo menstrual normal varia de 21 a 35 dias e, portanto, a fase folicular pode durar desde 7 a até 21 dias. Portanto, a ovulação normal pode ocorrer entre o 7º dia (para ciclos de 21 dias) e o 21º dia (para ciclos de 35 dias).
>
> Muitas mulheres apresentam ciclos menstruais estáveis, com ovulações previsíveis, dependendo do padrão individual. Entretanto, algumas têm ciclos variáveis, não sendo possível prever o dia da ovulação, salvo realizando controle ecográfico do ciclo, com o primeiro exame até o quinto dia do ciclo, no máximo. Em casos excepcionais, a ovulação pode ocorrer dentro dos primeiros cinco dias do ciclo, havendo relatos comprovados de gestação graças a coito único durante a menstruação. Temos caso de gestação com coito único no segundo dia da menstruação.
>
> Como já referido, a fase lútea é estável, com duração de 14 dias. Fases lúteas curtas, pouco frequentes, indicam insuficiência do corpo lúteo e podem impossibilitar a implantação de um ovo, gerando esterilidade.
>
> A ultrassonografia transvaginal com Doppler é uma excelente ferramenta para avaliar a fase folicular final. Os seguintes parâmetros podem ser estudados rapidamente:
> - A anatomia, a biometria e o mapa vascular endometrial.
> - A mucosa endocervical e a presença de muco no seu canal.
> - A análise espectral das artérias uterinas.
> - A anatomia, a biometria e o mapa vascular do folículo.
>
> A presença de parâmetros normais, a identificação do dia da ovulação e a inseminação (natural ou artificial) nessa data levam à máxima probabilidade de gestação.

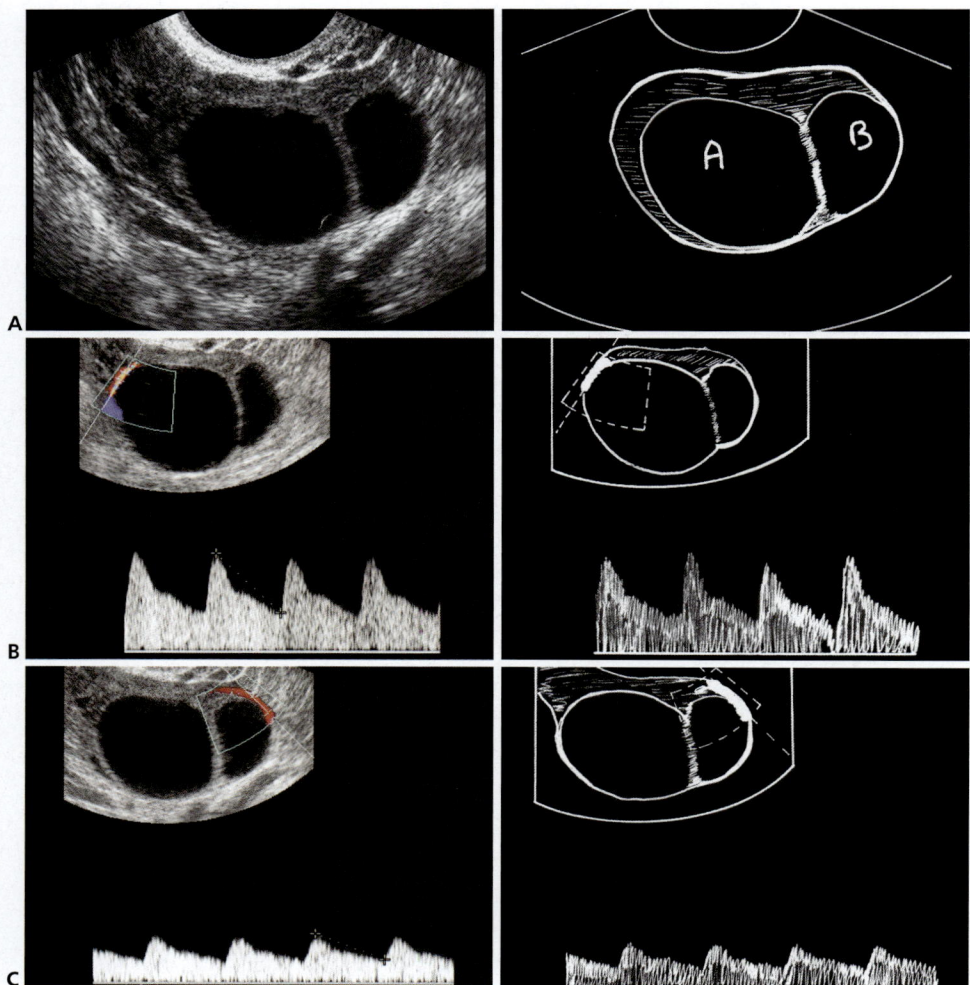

Figura 11.37. Exame transvaginal de rotina em paciente de 26 anos. Está no 12º dia do ciclo.
A: O ovário esquerdo contém dois folículos, um com 22 mm (A) e outro com 14 mm (B).
B e C: O mapa vascular de cada folículo mostra que ambos estão ativos, com vasos longos em suas paredes. A análise espectral registra fluxos arteriais com diástoles altas, com resistividades moderadas (entre 0,50 e 0,60), indicando boa perfusão sanguínea nos folículos.

> Visualmente, a diferença de tamanho dos folículos parece ser maior. Lembre-se que cada folículo deve ser medido em separado, nos maiores diâmetros (planos de corte diferentes para cada um). O diâmetro referido é a média dos dois maiores diâmetros transversais, para cada folículo.
> Apesar da diferença biométrica, o estudo Doppler revela que ambos estão ativos, indicando que pode ocorrer ovulação. O maior está prestes a ovular, o que poderá levar à inibição do outro. Portanto, a possibilidade de gestação gemelar é baixa. Entretanto, existem casos de ovulação múltipla, com fecundação e implantação em dias diferentes. Esse fenômeno raro, chamado superfecundação, é possível, e a paciente não está livre da gestação múltipla. Caso não a deseje, será melhor evitar o risco, utilizando métodos contraceptivos de barreira.
> O mapa vascular com o Doppler colorido é suficiente para indicar a vitalidade folicular. A análise espectral não agrega informações para ampliar o diagnóstico da qualidade folicular, não sendo necessária a sua utilização.

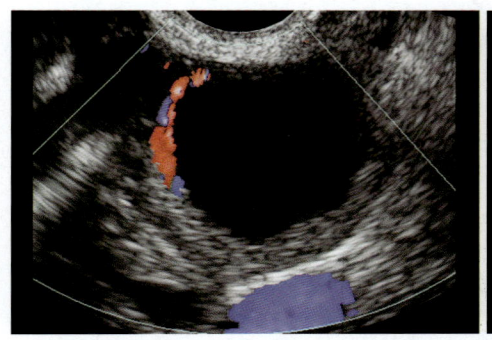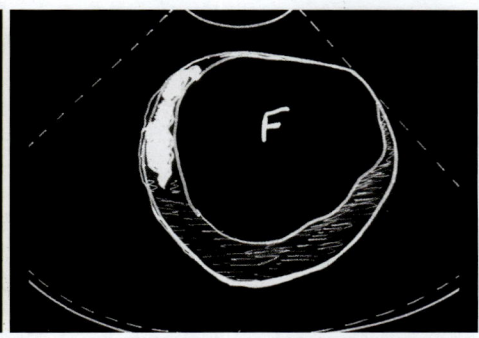

Figura 11.38. Exame transvaginal de rotina. O ovário direito contém folículo com 20 mm (F). O mapa vascular com o Doppler colorido por frequências revela vasos normais na parede folicular. O folículo está maduro com sinais de ovulação próxima.

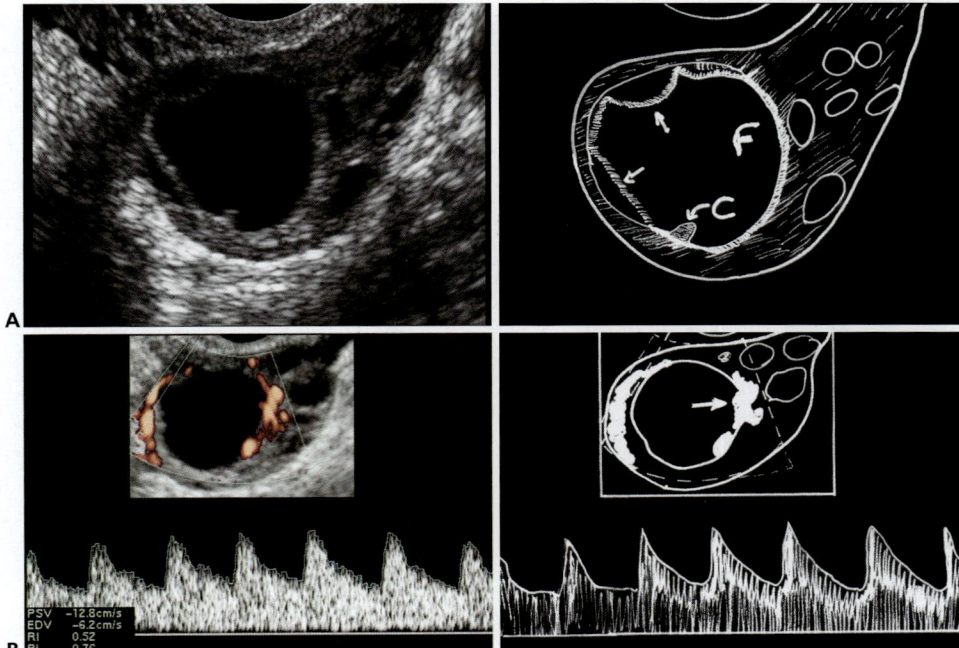

Figura 11.39. Exame transvaginal de rotina no meio do ciclo menstrual.
A: O ovário direito contém folículo maduro (F), com 19 mm de diâmetro médio. Observe o *cumulus oophorus* (C) e a granulosa com grande área de descolamento (setas). Os achados indicam iminência da ovulação.
B: O mapa vascular com o Doppler colorido por amplitude revela vascularização abundante e pequeno bolo de vasos (seta) na parede folicular, confirmando a plena vitalidade da estrutura e provável ovulação em menos de 24 horas.

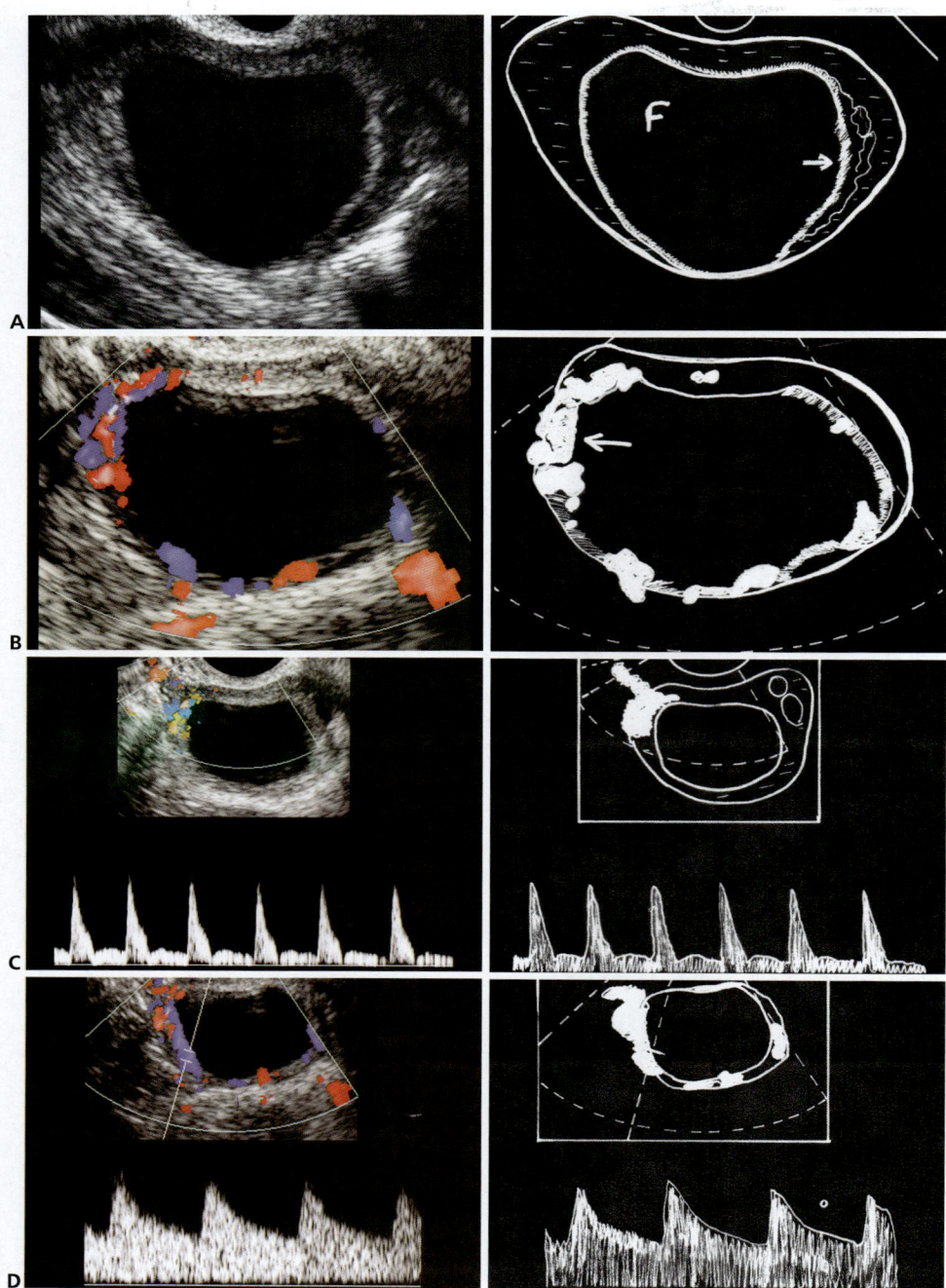

Figura 11.40. Paciente realizando exames ecográficos seriados para detecção da ovulação espontânea. Último exame transvaginal.
A: O ovário direito mostra folículo (F) de 24 mm. Observe o descolamento da granulosa (seta).
B: O mapa vascular com o Doppler colorido por frequências revela grande número de vasos e o típico bolo (seta) indicador da luteinização pré-ovulatória.
C: Análise espectral da artéria ovariana no infundíbulo.
D: Análise espectral de artéria na parede folicular.

> Os achados indicam folículo normal na iminência da ovulação: diâmetro folicular, destacamento da granulosa e mapa vascular. A ovulação deverá ocorrer nas próximas 18 horas. A chance de gravidez é a melhor possível (40 a 60%), caso não exista algum fator de esterilidade no casal.
> A análise espectral da artéria ovariana infundibular sofre pouca interferência relacionada com o desenvolvimento folicular, não tendo aplicação prática. A análise espectral dos vasos na parede folicular tampouco acrescenta informações úteis para a avaliação da estrutura. O mapa vascular é suficiente para a avaliação.

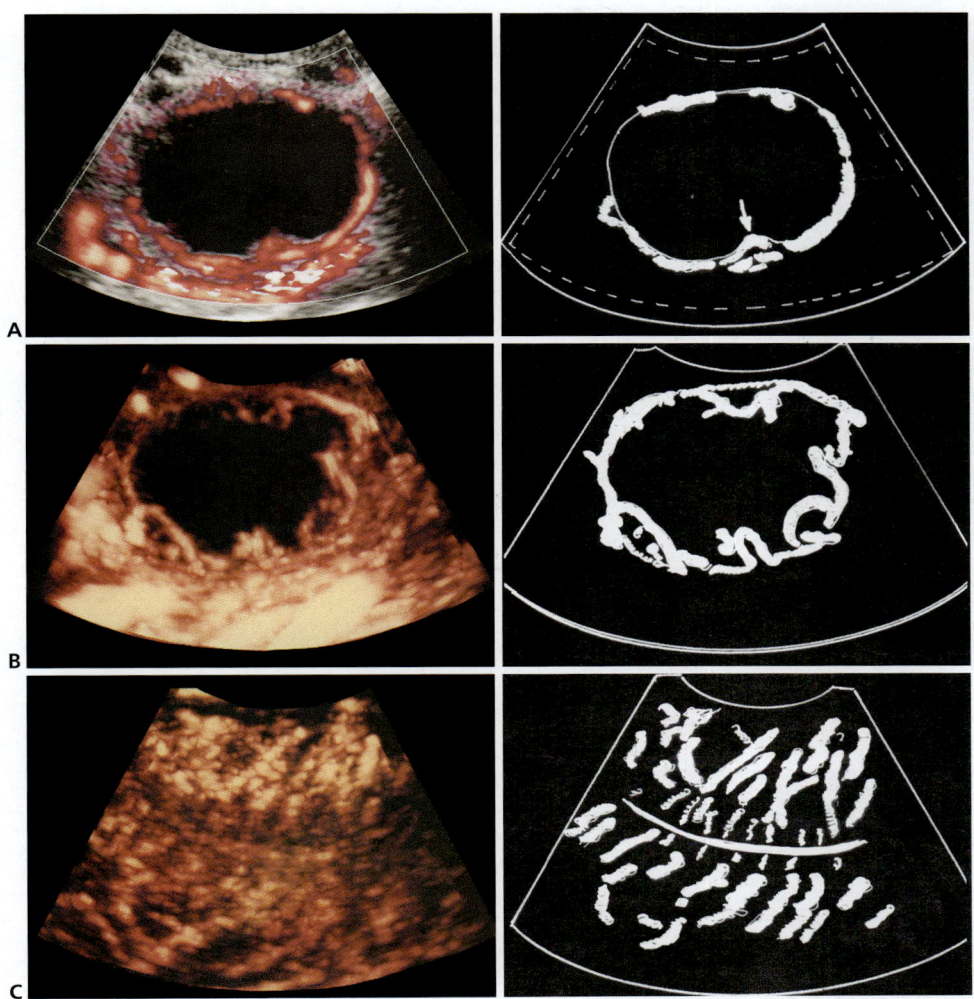

Figura 11.41. Exame transvaginal em paciente com folículo maduro, na iminência da ovulação. Ensaio iconográfico com o mapa vascular obtido com o Doppler colorido por amplitudes.
A: Mapa vascular bidimensional, demonstrando a neoformação vascular pré-ovulatória, bem como o novelo vascular da luteinização inicial (seta).
B: Mapa vascular tridimensional com subtração da escala de cinzas, demonstrando a fantástica neoformação vascular em visão espacial 3D.
C: Corte longitudinal do útero. Mapa vascular 3D com subtração da escala de cinzas. Observe a vascularização estupenda do endométrio trilaminar, com os vasos normais penetrando as camadas funcionais, até as camadas superficiais, as quais juntas formam a linha central (interface entre as duas paredes).

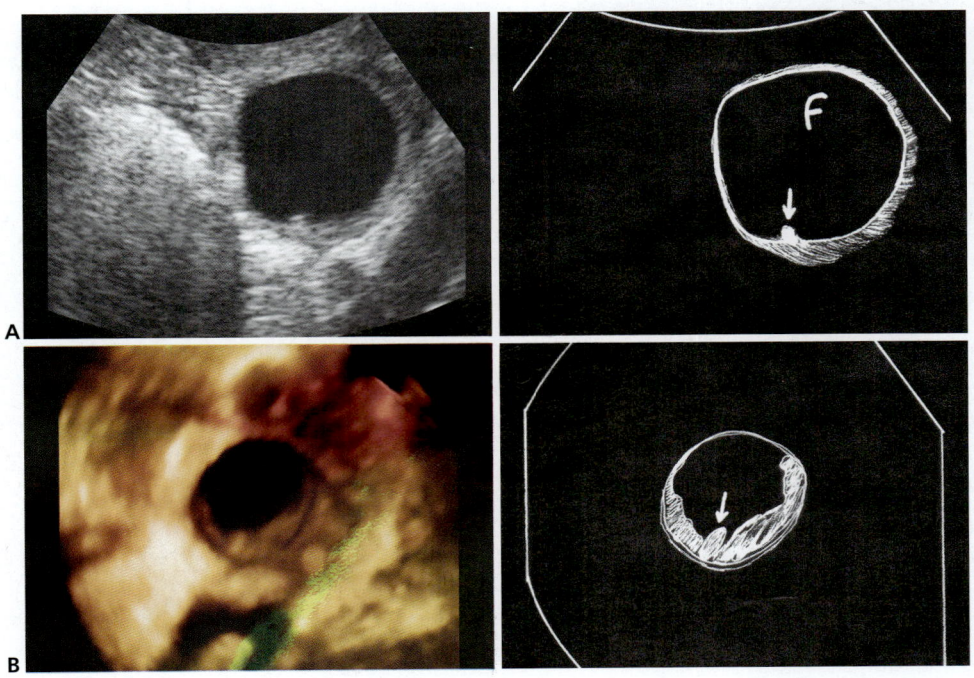

Figura 11.42. Exame transvaginal de rotina, no 16º dia do ciclo menstrual.
A: O ovário esquerdo contém folículo maduro (F). Observe o *cumulus oophorus* (seta).
B: Imagem volumétrica 3D mostrando o folículo. O método permite realizar uma endoscopia virtual. Observe parte da superfície interna do folículo, com ênfase no *cumulus*.

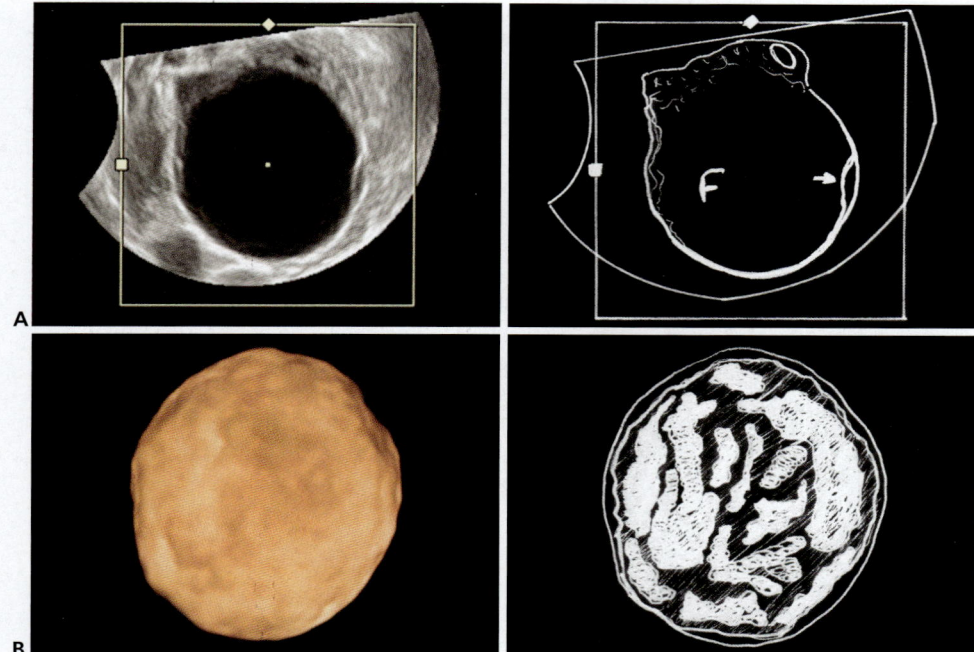

Figura 11.43. Exame transvaginal do ovário contendo folículo maduro. Cortesia: Prof. Fernando Bonilla-Musoles.
A: Observe a imagem bidimensional do folículo (F), com foco de descolamento da granulosa (seta).
B: Imagem volumétrica 3D, com subtração da escala de cinzas e inversão do modo de visualização, conservando-se apenas a parede folicular, permitindo uma visão tridimensional exclusiva do folículo, bem como calcular o seu volume.

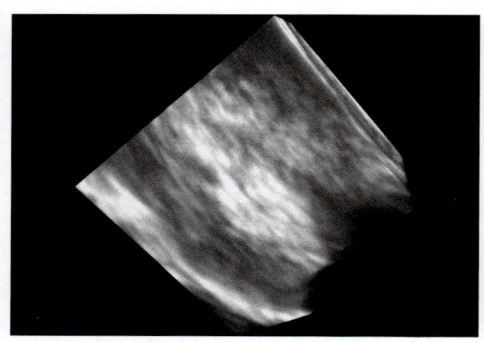
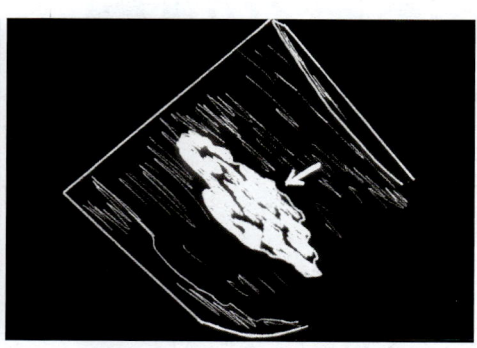

Figura 11.44. Exame transvaginal de um folículo maduro. Endoscopia virtual da superfície interna de um quadrante do folículo. Observe a superfície interna enrugada da camada granulosa, com ênfase ao *cumulus oophorus* (seta).

> As Figuras 11.41 a 11.44 demonstram algumas aplicações interessantes da ecografia tridimensional, dentre as várias possibilidades oferecidas pela técnica:
> - Mapa vascular 3D com subtração da escala de cinzas.
> - Endoscopia virtual da superfície interna das estruturas com cavidades, contendo fluidos.
> - Modo de inversão, com subtração da escala de cinzas e volumetria das cavidades, contendo fluidos.
>
> Alguns argumentam que, nessa questão da avaliação folicular, o estudo tridimensional não altera o diagnóstico obtido com a escala de cinzas e o Doppler convencional. Entretanto, as imagens obtidas são tão impressionantes pela beleza, que vale a pena enriquecer os exames com os recursos disponíveis. A documentação diversificada, com imagens impressionantes pela riqueza artística, causa impacto visual positivo e agrega valor ao nosso trabalho, além de facilitar a visualização dos detalhes descritos.

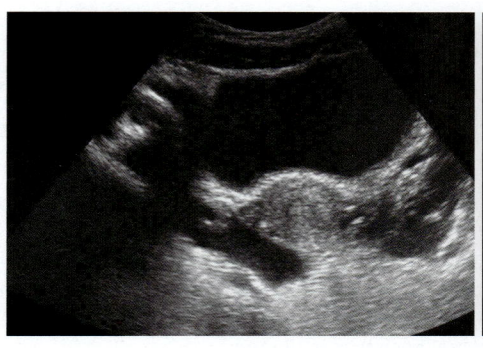 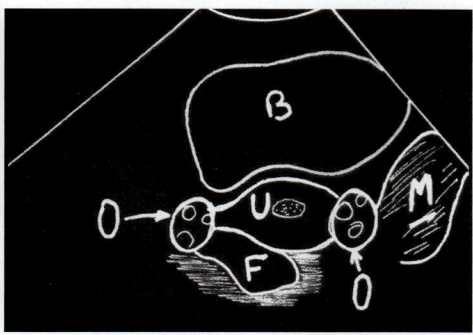

Figura 11.45. Exame transabdominal em paciente realizando controle seriado para detectar o dia da ovulação. Corte transversal oblíquo. No início do exame havia folículo de 25 mm no ovário direito (não documentado). Durante o exame ocorreu a ruptura do folículo, extravasando o fluido (F) para a cavidade pélvica, uma feliz coincidência comprovando a ovulação. B = bexiga; U = útero; O = ovários direito e esquerdo; M = músculo psoas.

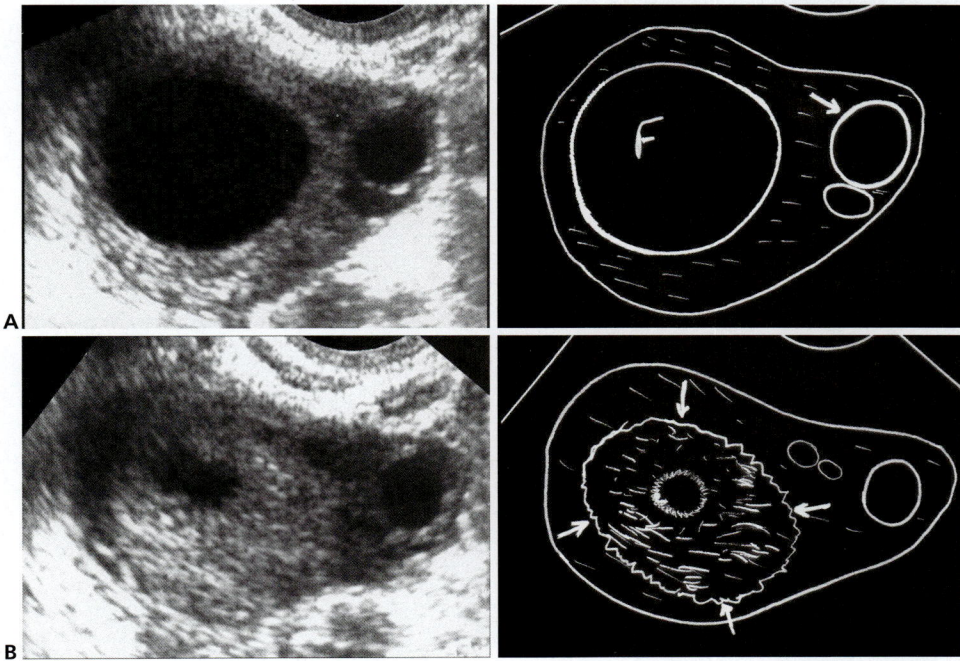

Figura 11.46. Exame transvaginal em paciente realizando controle seriado para detectar o dia da ovulação.
A: O ovário esquerdo contém folículo maduro (F), medindo 21 mm de diâmetro. Observe a presença de um segundo folículo pequeno (seta), sem desenvolvimento, inibido pelo folículo dominante. Horário da foto: 16h53m.
B: Um minuto após (16h54m), o folículo havia rompido e, em seu lugar, pode-se observar a presença do corpo lúteo, com a típica cavidade central rodeada pela camada ecogênica espessa da teca luteinizada (setas). A ovulação ocorreu durante o exame, em tempo muito curto (menos de um minuto).

> Pergunta óbvia: como é possível a formação do corpo lúteo imediatamente após a ruptura folicular? Na realidade, o desenvolvimento do corpo lúteo começa 24 horas antes da ruptura folicular, com o pico do LH que antecede a ovulação. Portanto, a luteinização tecal se inicia um dia antes da ovulação, e, quando esta ocorre, já se pode notar o corpo lúteo no local onde estava o folículo maduro.
> Decorridas 48 horas após o pico do LH, se não ocorrer a ovulação, a luteinização da teca perifolicular progride, caracterizando um ciclo anovulatório bifásico, com a ocorrência do folículo luteinizado não roto, erradamente chamada de "síndrome LUF" (não é síndrome, e a sigla está em inglês).
> Quando identificamos um folículo maduro, com sinais de iminência da ovulação, essa deve ocorrer no prazo de até 24/36 horas, para haver a possibilidade da fecundação. Se não ocorrer a ovulação nesse prazo, o ovócito termina a segunda fase da divisão meiótica e se torna refratário à fecundação.

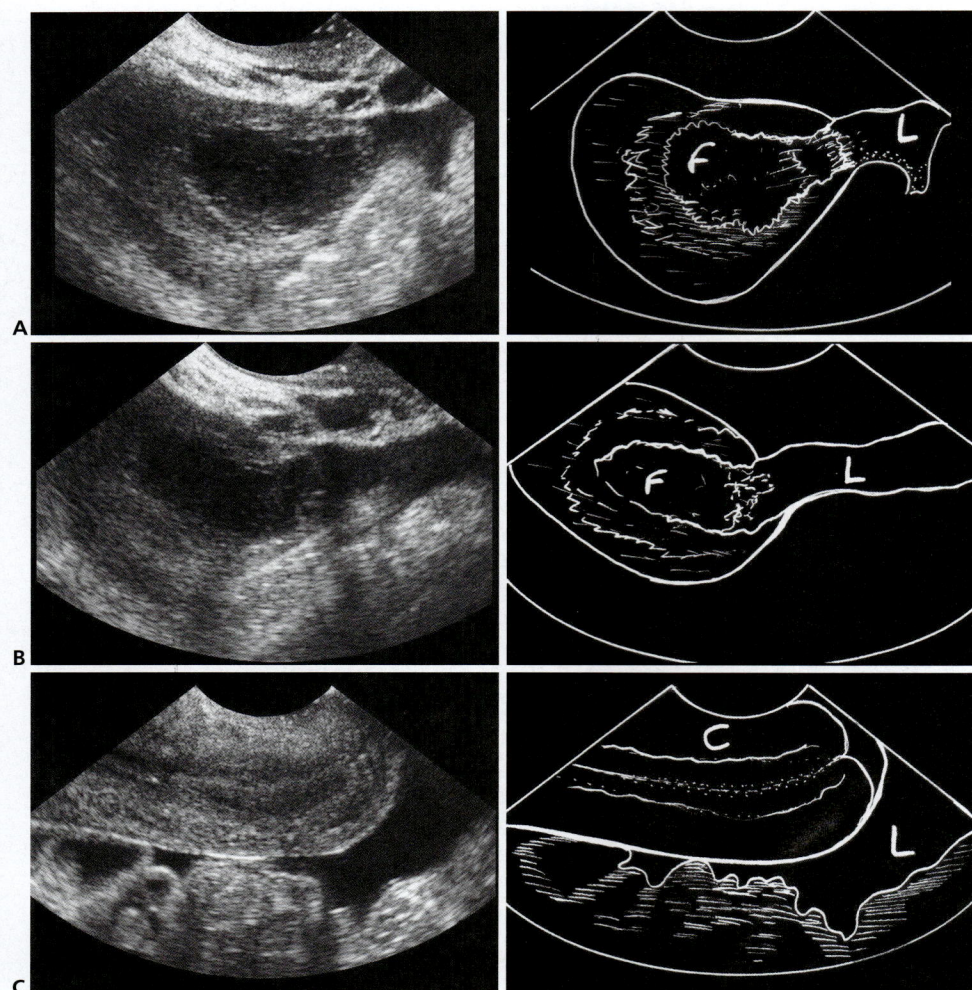

Figura 11.47. Exame transvaginal em paciente realizando controle seriado para detectar o dia da ovulação. O ovário direito continha folículo maduro, o qual rompeu espontaneamente durante o exame.
A: Observe o folículo (F) com a parede irregular, e o local da ruptura começando a vazar o líquido (L).
B: Segundos após, a abertura na parede folicular se amplia, e o líquido continua o vazamento.
C: Corte longitudinal do colo uterino (C). Em poucos minutos, o fundo de saco posterior passa a conter o líquido escoado da cavidade folicular. Nesse exame, foi possível assistir a ovulação.

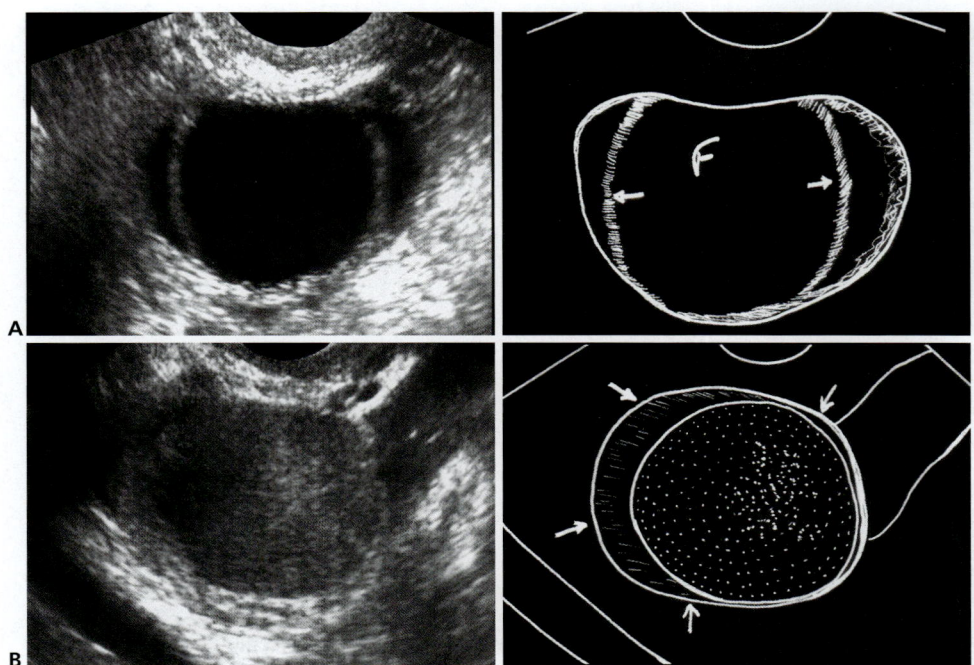

Figura 11.48. Exame transvaginal em paciente realizando controle seriado para detectar o dia da ovulação.
A: O ovário direito apresenta folículo (F) maduro, na iminência da ovulação. Observe a capa granulosa quase toda descolada (setas).
B: No dia seguinte, 20 horas após o exame anterior, observe a cavidade folicular distendida por conteúdo denso, padrão arenoso, com a teca interna ecogênica (setas), com espessura variável.

> Conclusão: houve ruptura folicular (provável ovulação) e distensão da sua cavidade por sangue, o qual ainda não apresenta o aspecto rendilhado, típico da formação do coágulo, pois o sangramento deve ter ocorrido há muito pouco tempo. O diagnóstico diferencial é com cisto endometrioide, o qual foi excluído graças ao estudo seriado (imagens A e B).
> O sangramento da ovulação pode provocar dor aguda, não tendo nada a ver com a dismenorreia e a dor pélvica crônica, relacionadas com a endometriose. Em dúvida, faça novo exame após a menstruação (terceiro ao quinto dia): o sangramento ovulatório desaparece, a endometriose persiste e fica mais exuberante. Lembre-se: a correlação clínico-ecográfica é fundamental para um diagnóstico correto.
> O diagnóstico da ovulação é fundamentado no achado de folículo maduro, seguido das possibilidades:
> - Ruptura durante o exame, notando-se o extravasamento do fluido folicular para a cavidade pélvica.
> - No dia seguinte, o folículo foi substituído por um corpo lúteo típico (as imagens de corpo lúteo serão apresentadas em breve).
> - Ruptura de arteríola da parede folicular, durante o processo mecânico da ovulação, levando ao reenchimento da cavidade folicular com sangue, gerando confusão com endometriose. O folículo luteinizado não roto também pode encher-se com sangue, mas é muito mais raro (esse tópico será abordado mais adiante, no presente capítulo).

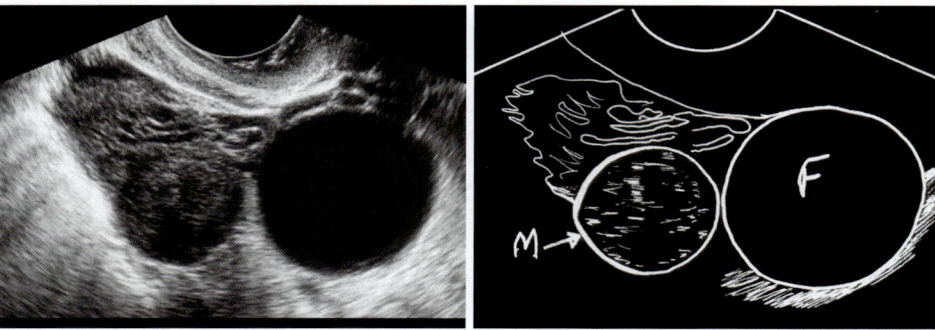

Figura 11.49. Exame transvaginal em paciente realizando controle seriado para detectar o dia da ovulação. O folículo dominante (F) cresceu no ovário esquerdo, ultrapassou a faixa normal de tamanho (18 a 26 mm), e, agora, está com 29 mm de diâmetro médio (baixa possibilidade de gravidez). Corte longitudinal parauterino à esquerda. Observe a presença de mioma intraligamentar (M) e o ovário esquerdo com o folículo em fase de senescência.

! O mioma intraligamentar pouco interfere com a fertilidade, pois não tem relação com a tuba ou com o endométrio.

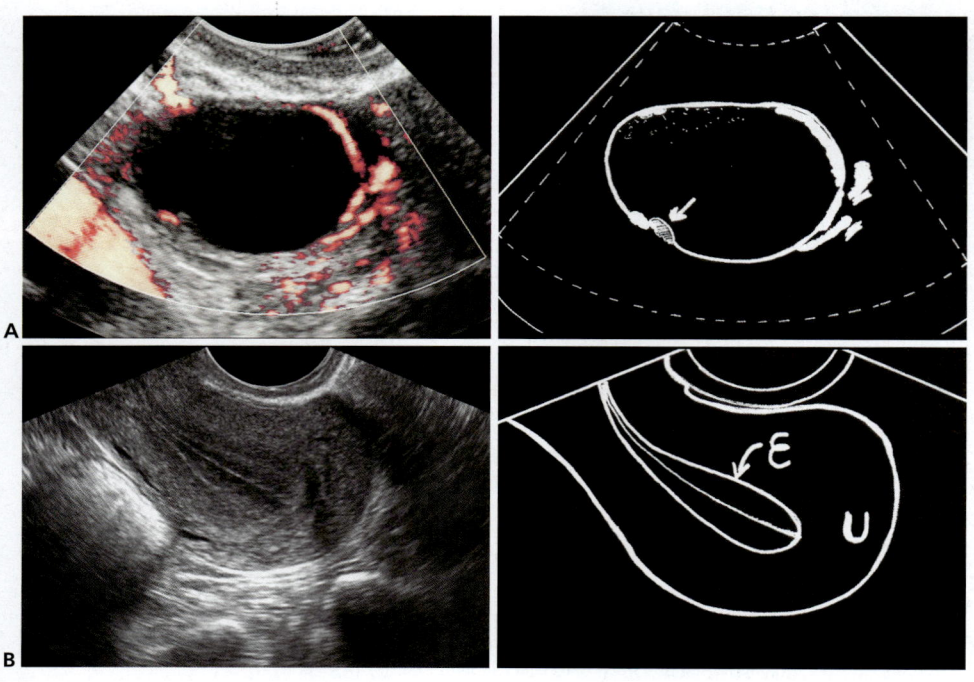

Figura 11.50. Casal com esterilidade sem causa aparente. Está realizando controle seriado para detectar o dia da ovulação.
A: O ovário direito apresenta folículo maduro. Observe o *cumulus oophorus* (seta). O mapa vascular, com o Doppler colorido por amplitudes, mostra angiogênese perifolicular normal e o típico bolo vascular, indicativo do pico pré-ovulatório de LH. Os achados indicam iminência de ovulação.
B: Corte longitudinal do útero retrovertido (U). O endométrio (E) está normal, com o padrão trilaminar.

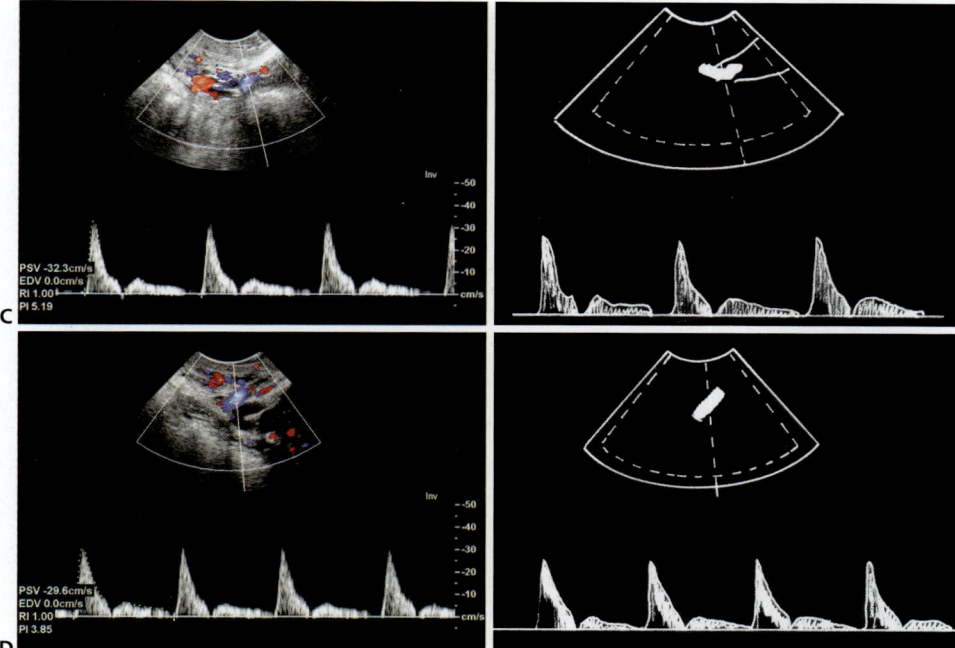

Figura 11.50. *(Continuação)*
C e D: A análise espectral das artérias uterinas revela fluxos anormais, com altos índices de pulsatilidade (5,19 e 3,85).

> O achado de análise espectral alterada em ambas as artérias uterinas indica que essa paciente apresenta fator vascular de esterilidade, graças a prováveis alterações imunológicas antifosfolípides ou trombofilia. O manejo do caso muda totalmente, levando à investigação laboratorial e ao emprego de AAS e anticoagulantes. Posteriormente, com o tratamento adequado, a paciente teve gestação normal.
>
> Esse caso é antológico. A maioria dessas mulheres não passa pela investigação com o Doppler. Os exames básicos indicam normalidade. Não conseguem gravidez espontânea. Fazem inseminação, não conseguem gestar. Terminam submetidas à fertilização "*in vitro*", não conseguem gestar ou, quando gestam, têm abortos ou prematuros. Só então, são direcionadas para a investigação dos fatores imunológicos.
>
> Quantos atos invasivos, despesas e frustrações desnecessárias. O estudo Doppler, técnica simples, não invasiva e de baixo custo, está indicado nas seguintes situações:
> - Esterilidade sem causa aparente.
> - Nuligesta com mais de 35 anos.
> - Hipertensão arterial crônica.
> - Abortamento de repetição.
> - Natimorto na primeira gestação, sem causa aparente.
> - Prematuro sem causa aparente (útero anatomicamente normal).
> - Primeira gravidez com recém-nascido pequeno para a idade, sem causa aparente.
> - Gravidez anterior com pré-eclâmpsia.
> - Primigesta com mais de 35 anos, apresentando sangramento no primeiro trimestre.
> - Insucesso na reprodução assistida.
> - etc.

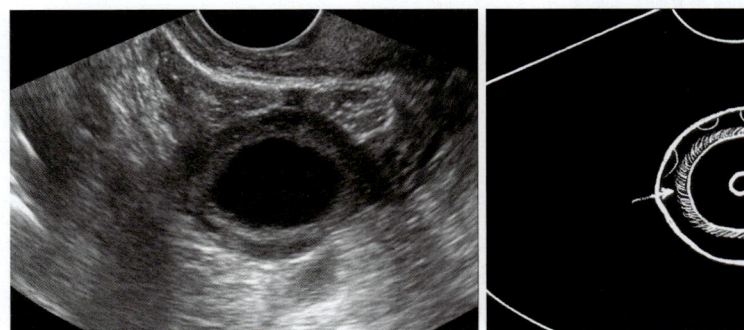

Figura 11.51. Exame transvaginal de rotina. Anatomia. O ovário direito apresenta imagem de corpo lúteo (C). Observe a cavidade com fluido, originada da cavidade folicular, com anel ecogênico de tecido periférico, a teca luteinizada (setas).

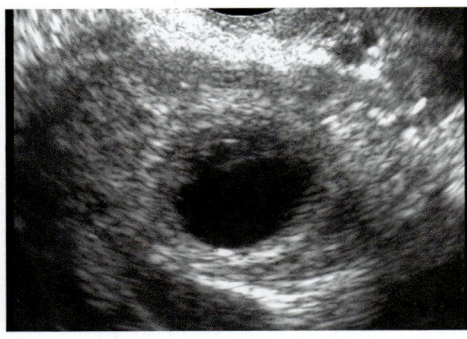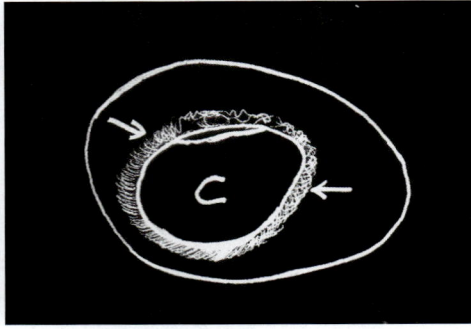

Figura 11.52. Exame transvaginal de rotina. Anatomia. O ovário direito apresenta imagem de corpo lúteo (C). Observe a cavidade com fluido, originada da cavidade folicular, com anel ecogênico de tecido periférico, a teca luteinizada (setas).

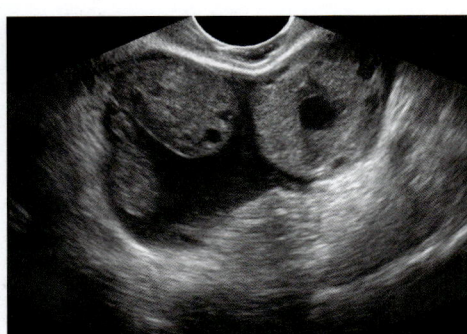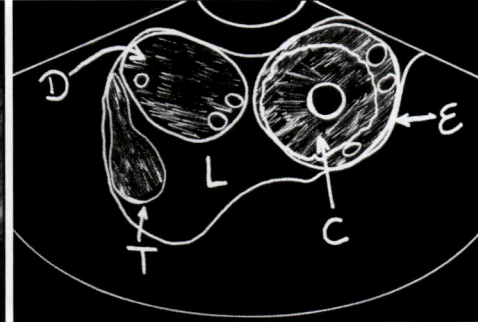

Figura 11.53. Paciente assintomática, com antecedente de histerectomia. Exame transvaginal de rotina. O ovário direito (D) está normal, contendo pequenos folículos recrutados. O ovário esquerdo (E) está normal, apresentando corpo lúteo (C), com pequena cavidade contendo fluido. O líquido livre no fundo de saco (L) está relacionado com a fase lútea normal. Observe a tuba direita (T), contrastada pelo fluido peritoneal.

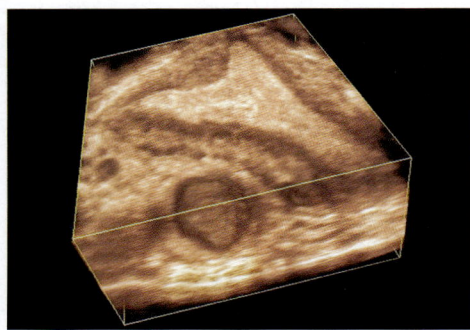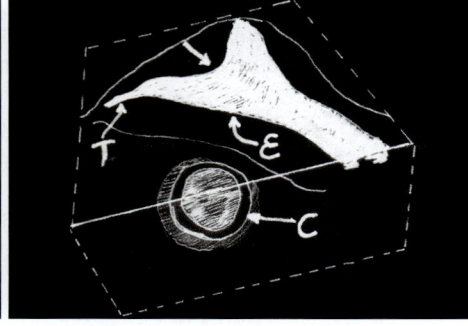

Figura 11.54. Exame transvaginal de rotina, em paciente na fase lútea. Imagens volumétrica tridimensional. O útero está cortado no plano coronal. Observe o endométrio (E), com seu fundo apresentando padrão arqueado (seta), uma variante normal. A tuba intramural (T) está visível. O ovário, apresentado na imagem, está cortado nos planos coronal e axial, e contém corpo lúteo (C) com o anel tecal rodeando a cavidade líquida.

> ! Lembre-se: a imagem volumétrica 3D inverte o lado, pois é apresentada em espelho. Portanto, a tuba e o ovário, mostrados à direita, são na realidade os anexos esquerdos. Essa é uma imagem magnífica, com grande número de detalhes anatômicos apresentados de forma nítida.

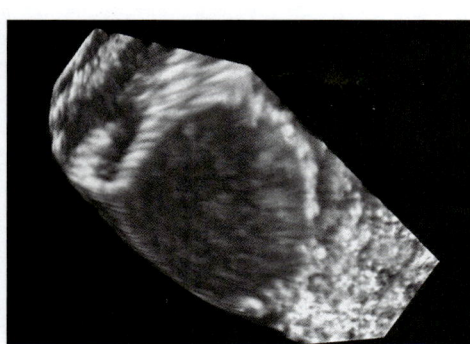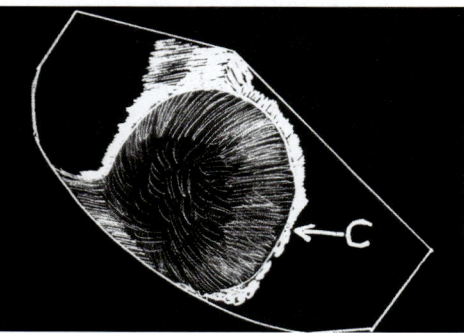

Figura 11.55. Exame transvaginal de rotina. Imagem volumétrica 3D revelando parte de um corpo lúteo normal (C). A técnica permite a realização de uma endoscopia virtual das estruturas ocas, contendo fluido. Observe a superfície interna da parede do corpo lúteo, com o enrugamento e granulações típicas do desenvolvimento tecal.

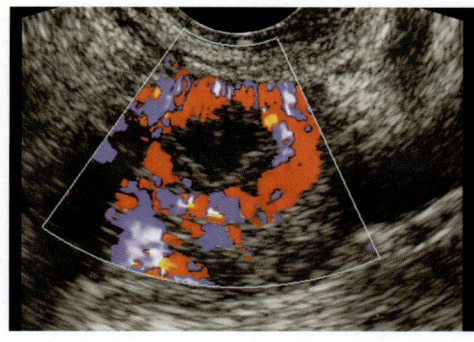
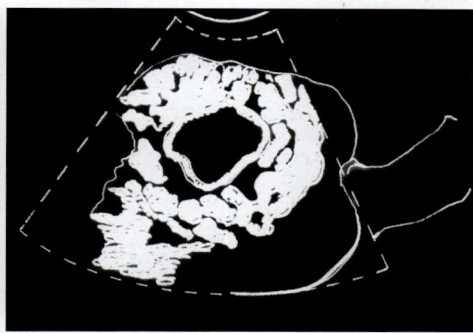

Figura 11.56. Exame transvaginal de rotina. Anatomia. O ovário esquerdo apresenta imagem de corpo lúteo. Observe a cavidade com fluido, originada da cavidade folicular, com anel ecogênico de tecido periférico, a teca luteinizada. O mapa vascular, obtido com o Doppler colorido por frequências, revela a neoangiogênese intensa na parede do corpo lúteo, indicando o desenvolvimento normal da estrutura.

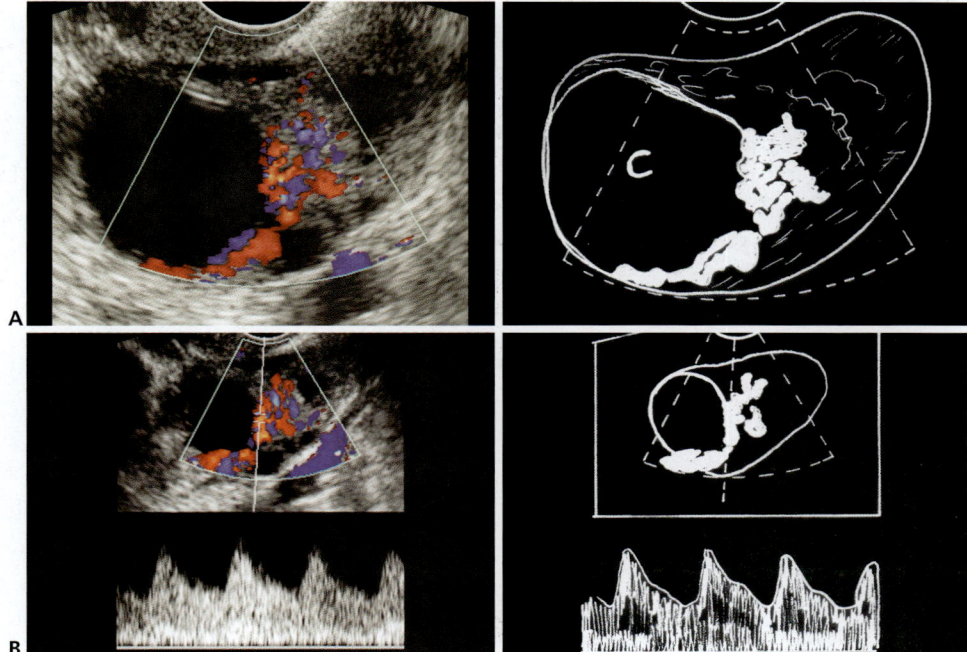

Figura 11.57. Exame transvaginal de rotina.
A: O corpo lúteo (C) apresenta cavidade líquida com 30 mm de diâmetro. O mapa vascular revela neoangiogênese intensa em sua parede.
B: A análise espectral, em artéria da parede lútea, mostra curvas de velocidades com diástoles elevadas, indicando baixa resistividade vascular. Os achados indicam corpo lúteo normal, em plena atividade.

Quais são as características ecográficas de um corpo lúteo normal? Os seguintes detalhes são significativos:
- *A cavidade:* pode estar ausente (aspecto "sólido") ou presente (aspecto "cístico"), medindo até 35 mm de diâmetro médio.
- *O conteúdo da cavidade:* desde fluido anecoico até fluido denso grumoso (restos hemáticos).
- *A parede:* anel ecogênico decorrente de luteinização tecal, com espessura irregular, medindo entre 3 e 7 mm.
- *O mapa vascular:* a neoangiogênese, promovida pela luteinização tecal, é intensa e forma um belo anel vascular múltiplo, rodeando a cavidade lútea.
- *A análise espectral das artérias do anel vascular:* mostra curvas de velocidades com diástoles cheias e impedâncias baixas.

O corpo lúteo termina seu desenvolvimento ao redor do quinto dia após a ovulação, coincidindo com o início da implantação do ovo na camada funcional do endométrio.

Um corpo lúteo pode simular uma neoplasia ovariana: estrutura mista, com tecido irregular, com angiogênese intensa e curvas espectrais de baixa resistividade. Uma dica prática para não confundi-lo com neoplasia: o endométrio estará luteinizado, induzido pela produção hormonal do corpo lúteo. A neoplasia ovariana, com raríssimas exceções (luteomas funcionantes), não induz à luteinização endometrial.

Ainda em dúvida? Marque um retorno gratuito, para reavaliar o ovário ao redor do quinto dia do ciclo menstrual seguinte. A menstruação é o sinal clínico de que ocorreu a atrofia do corpo lúteo, o qual não estará mais presente ou com dimensões comparativas bem reduzidas (mais de 50% de redução). A neoplasia não sofre interferência alguma do ciclo menstrual, continuando sua evolução para pior.

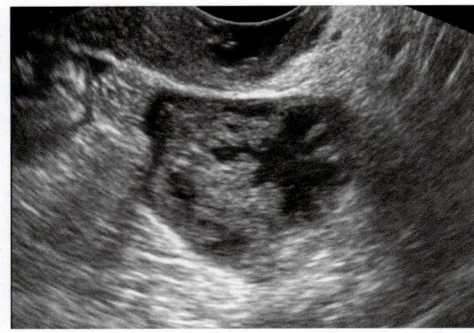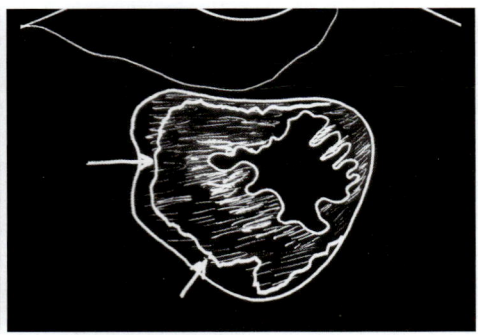

Figura 11.58. Exame transvaginal de rotina. Anatomia. O ovário esquerdo apresenta corpo lúteo com proliferação irregular de teca, com áreas espessas (setas). O controle pós-menstrual mostrou a involução da estrutura, confirmando a hipótese de corpo lúteo.

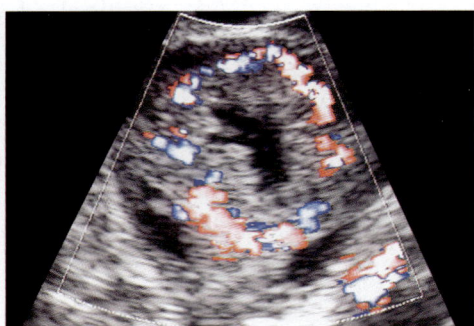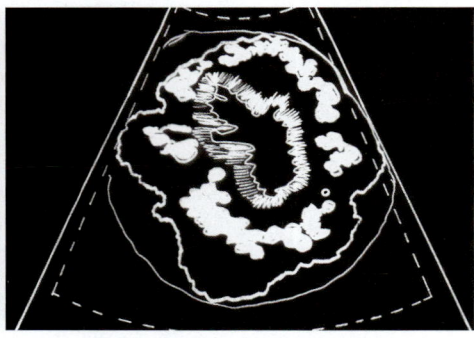

Figura 11.59. Exame transvaginal de rotina. Ovário contendo corpo lúteo com cavidade mínima e camada tecal com grande proliferação anelar (setas). O mapa vascular revela a neoangiogênese típica em anel.

> ❕ Esse corpo lúteo parece ter uma angiogênese mais escassa. Cuidado: antes de questionar o desenvolvimento da estrutura, verifique a calibração do equipamento. É necessário testar a curva de ganho do Doppler colorido, bem como a frequência de repetição de pulsos (velocidade), aumentando a sensibilidade do registro. Muitas vezes, a calibração básica automática não está adequada ao paciente em questão, podendo induzir a erro de interpretação.

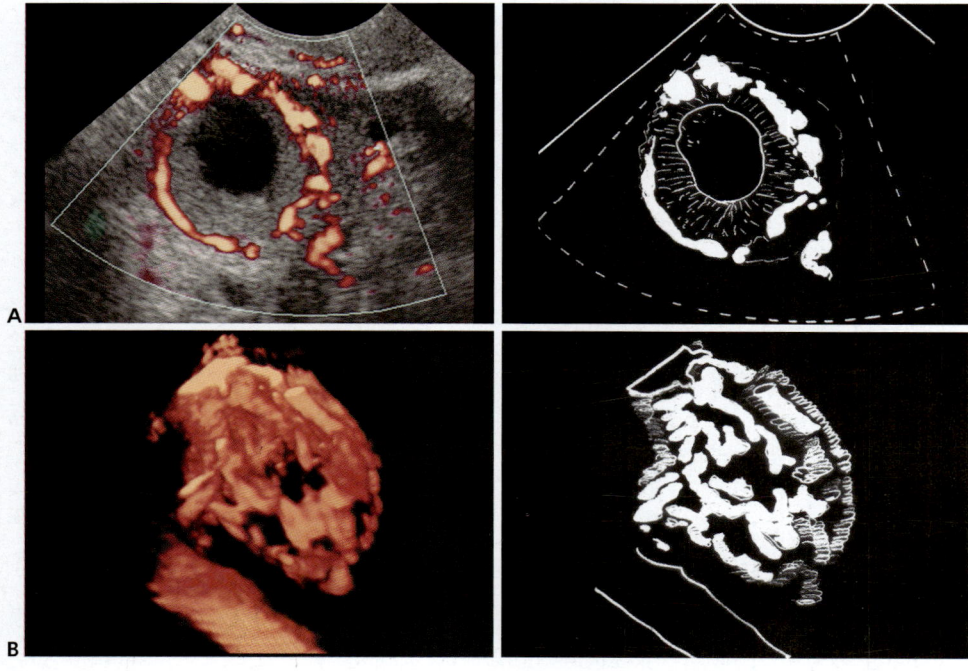

Figura 11.60. Exame transvaginal de rotina.
A: O ovário contém corpo lúteo. Observe as duas características de normalidade: a parede (teca + granulosa) com espessura normal, e a vascularização em anel.
B: O mapa vascular 3D, obtido com o Doppler codificado por amplitudes, demonstra a grande quantidade de vasos neoformados na camada tecal.

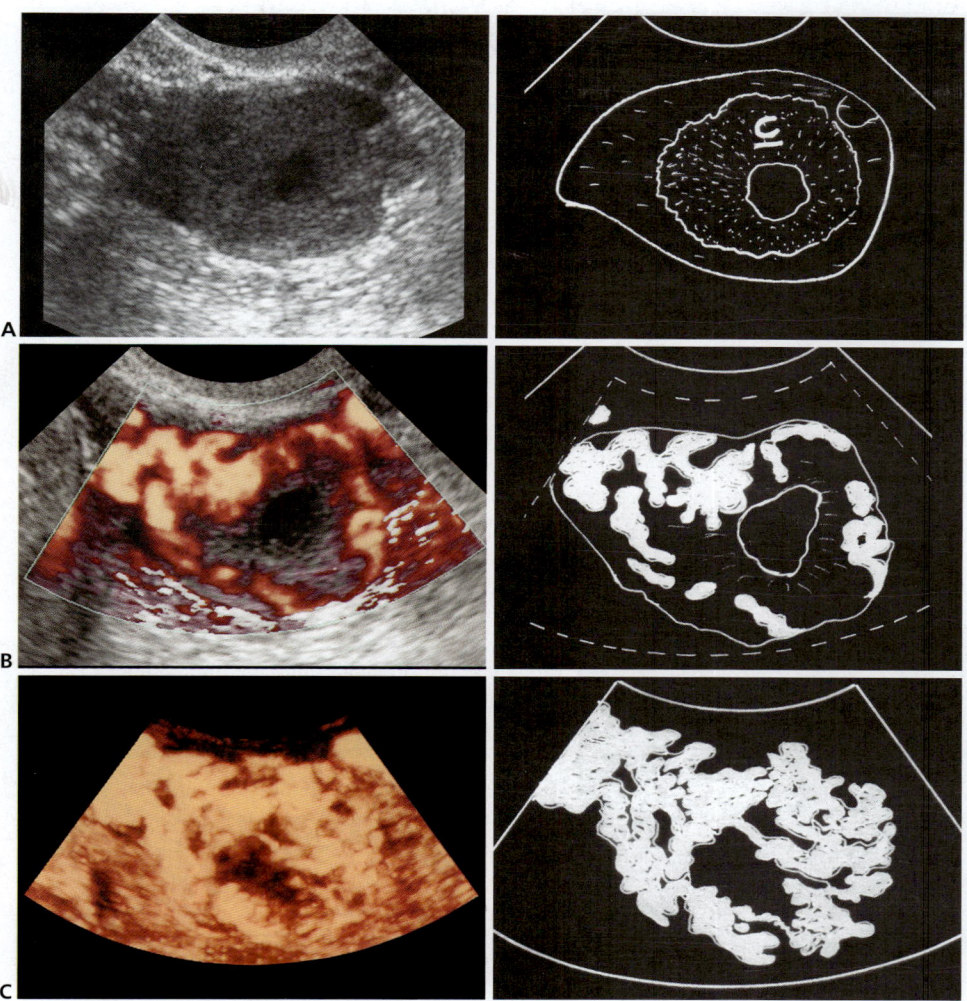

Figura 11.61. Exame transvaginal de rotina. Ensaio iconográfico de um corpo lúteo normal.
A: O ovário contém corpo lúteo (C) com pequena cavidade de fluido e parede com espessura normal.
B: O mapa vascular mostra grande quantidade de vasos.
C: O mapa vascular 3D demonstra a neoangiogênese fantástica.

! Uma avaliação apressada pode levar ao falso diagnóstico de neoplasia ovariana. A correlação com o endométrio, o qual apresentará padrão luteinizado, reforçará a hipótese de corpo lúteo.

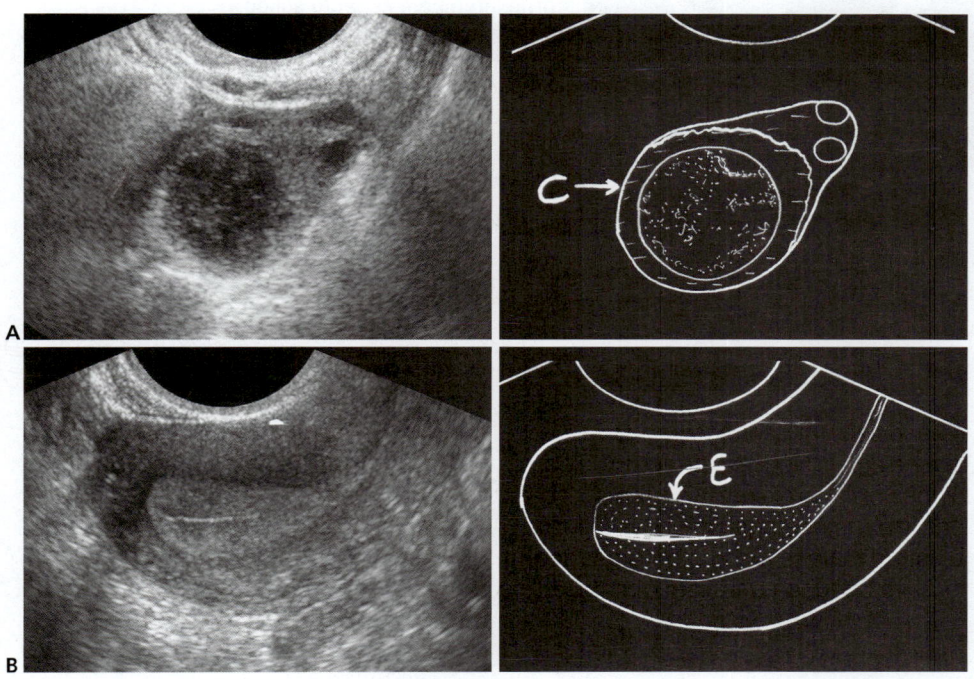

Figura 11.62. Exame transvaginal de rotina dois dias após a ovulação.
A: O ovário direito apresenta corpo lúteo (C). Observe a cavidade contendo fluido com grumos em suspensão. Tratam-se de restos hemáticos decorrentes da ovulação com sangramento.
B: Corte longitudinal do útero. O endométrio está normal (E), com a camada funcional ecogênica e a linha central ainda visível (fase lútea inicial).

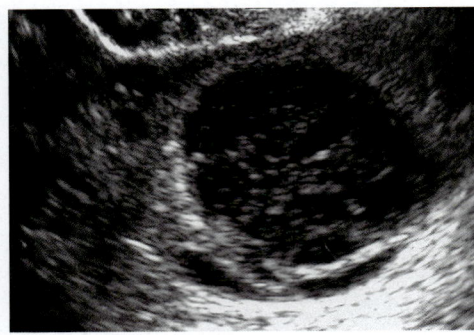 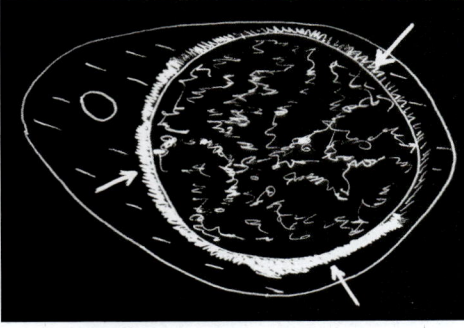

Figura 11.63. Exame transvaginal em paciente no 16º dia do ciclo menstrual. Refere dor pélvica há três dias. O ovário está aumentado, apresenta área anelar medindo 31 mm de diâmetro (setas), contendo "tecido" frouxo, de natureza a esclarecer.

! A paciente está no meio do ciclo, e o endométrio mostra padrão luteínico (imagem não apresentada). A correlação clínico-ecográfica é de ovulação com sangramento, daí a dor. O corpo lúteo apresenta hematoma organizado em sua cavidade, dando a impressão de neoplasia. Para o diagnóstico diferencial, a paciente voltou no quinto dia do ciclo seguinte, constatando-se a involução do corpo lúteo hemorrágico.

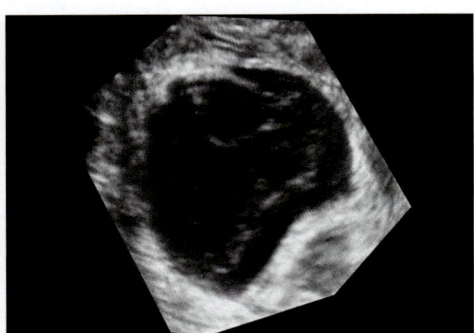 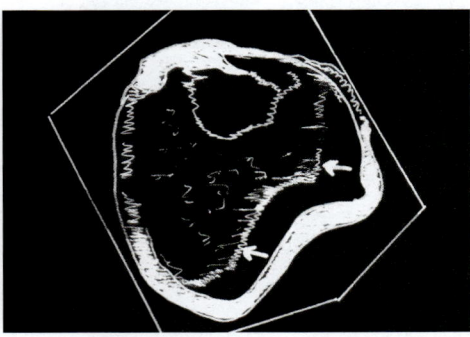

Figura 11.64. Exame transvaginal em paciente com queixa de dor pélvica aguda, de intensidade moderada. Imagem volumétrica 3D, mostrando ovário com corpo lúteo hemorrágico, com o coágulo iniciando a retração, formando interface (setas) com pequena quantidade de fluido anecoide (soro hemático).

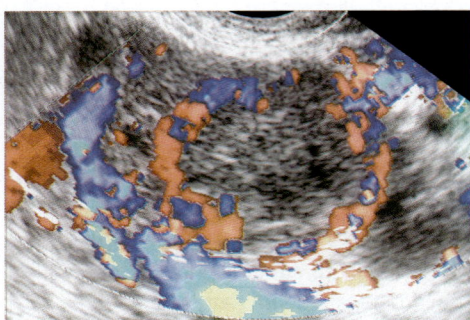 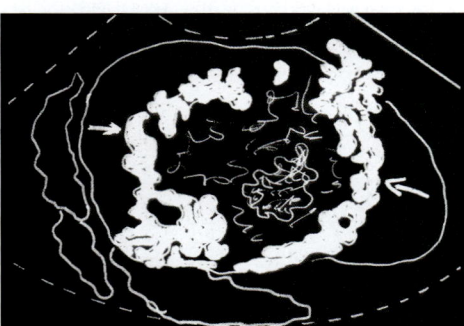

Figura 11.65. Exame transvaginal. Observe o ovário contendo nódulo de tecido (setas), simulando neoformação. O mapa vascular mostra angiogênese em anel. O endométrio apresenta padrão luteínico (imagem não apresentada). A conclusão é de um corpo lúteo com aspecto sólido.

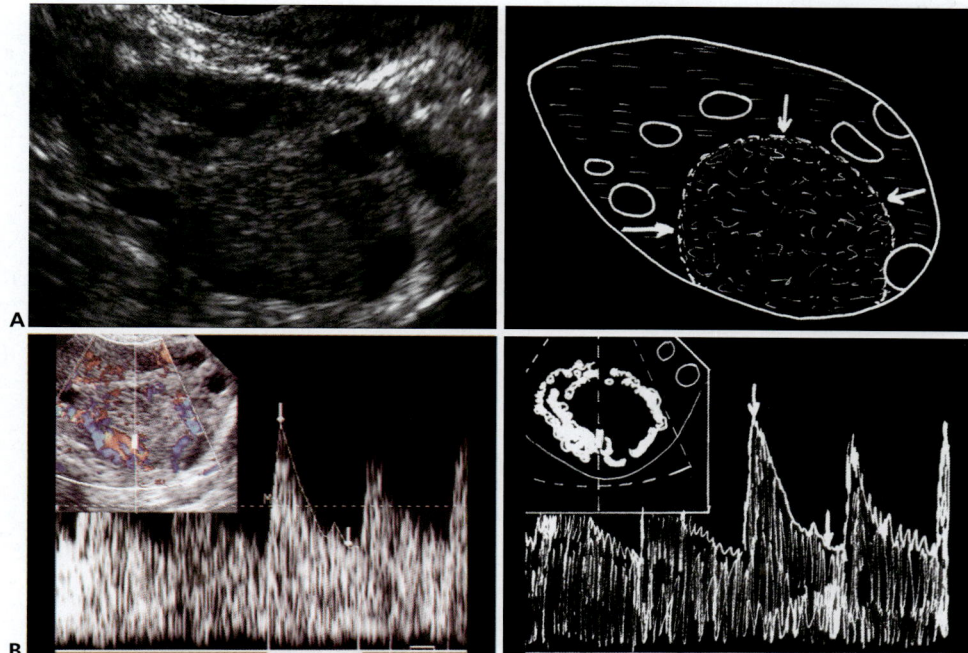

Figura 11.66. Exame transvaginal de rotina em paciente no 18º dia do ciclo.
A: O ovário esquerdo está aumentado (13,8 cm³) e apresenta nódulo de tecido (setas), com alguns folículos periféricos.
B: O mapa vascular mostra vasos em anel na periferia do nódulo. A análise espectral revela curvas de velocidades com impedância moderada (IR = 0,54 e IP = 0,84). O retorno no início do ciclo seguinte revelou ovário normal. A conclusão é de um corpo lúteo de aspecto sólido.

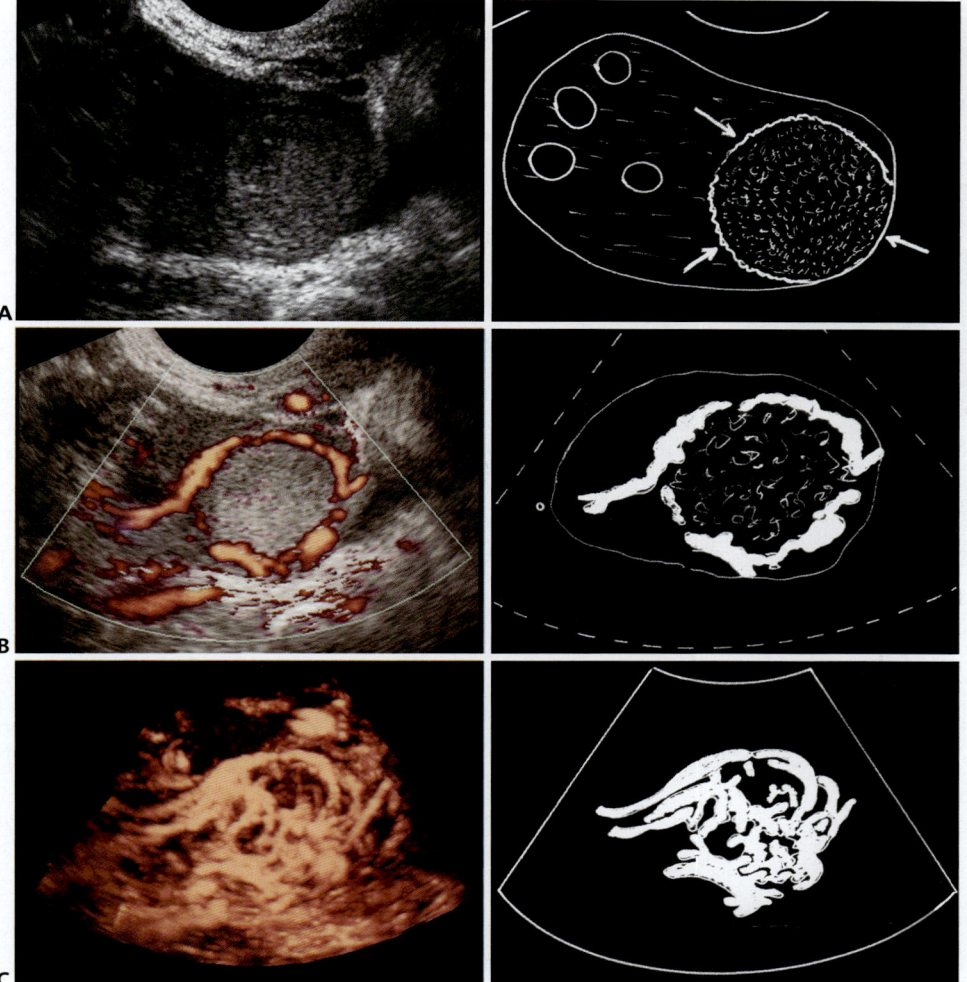

Figura 11.67. Exame transvaginal de rotina em paciente de 40 anos.
A: O ovário esquerdo está aumentado (15,3 cm³) e contém nódulo sólido homogêneo em seu parênquima (setas).
B: O Doppler de amplitudes revela mapa vascular formando anel periférico ao nódulo, não se identificando vaso no tecido interno.
C: O mapa vascular 3D revela a quantidade incrível de vasos na área em questão. Exame após a menstruação confirmou o desaparecimento espontâneo do nódulo (corpo lúteo sólido), excluindo as possibilidades de cisto endometrioide ovariano ou de neoplasia.

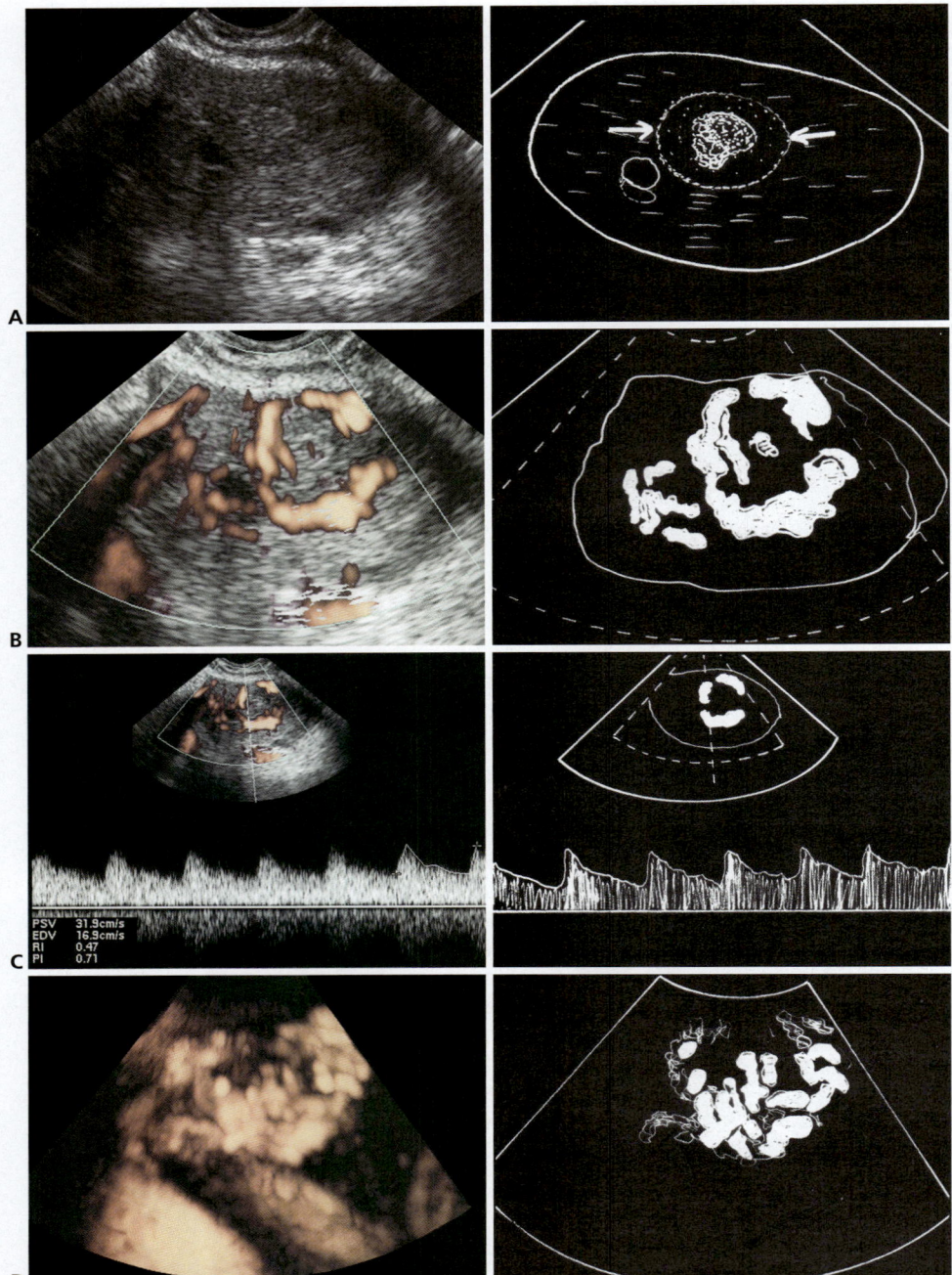

Figura 11.68. Exame transvaginal de rotina. Ensaio iconográfico de um corpo lúteo sólido.
A: O ovário direito está aumentado e apresenta área sólida heterogênea (setas) em seu parênquima.
B: O mapa vascular revela anel vascular na área sólida.
C: A análise espectral mostra curvas com impedância baixa (IR = 0,47 e IP = 0,71).
D: O mapa vascular 3D mostra o incrível bolo vascular neoformado. Exame após a menstruação confirmou o desaparecimento espontâneo do nódulo.

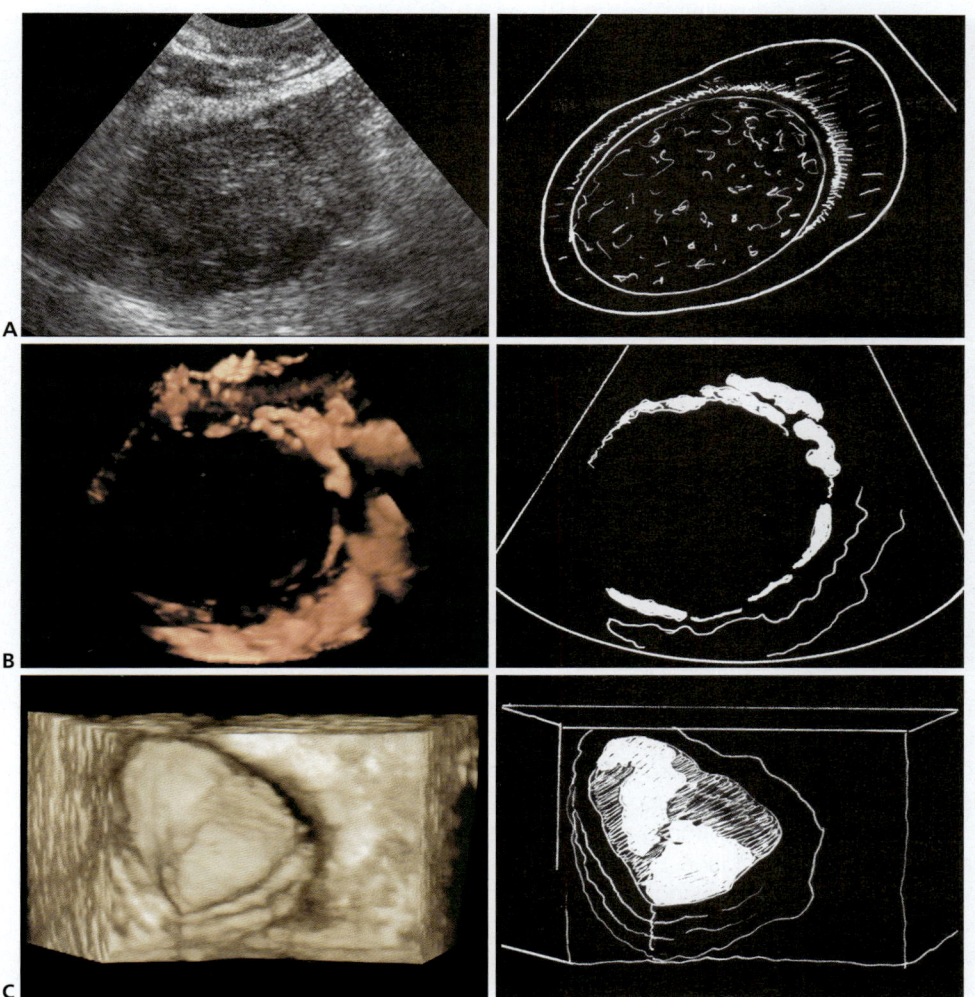

Figura 11.69. Paciente de 45 anos, com antecedente de histerectomia. Refere dor pélvica há três dias. Exame transvaginal.
A: O ovário direito está aumentado e apresenta nódulo sólido.
B: O mapa vascular 3D anel vascular periférico ao nódulo. Não se identificam vasos internos.
C: Imagem volumétrica 3D colocando em evidência o nódulo sólido.

> Esse caso é emblemático acerca da questão do diagnóstico diferencial entre um corpo lúteo e uma neoplasia ovariana. A ausência do útero não permite a correlação com o padrão endometrial. A idade da paciente indica que ainda pode haver ciclo ovulatório. A dor pélvica recente pode estar relacionada com a ovulação com sangramento.
>
> Como não há menstruação de referência, marcou-se retorno em quinze dias. O nódulo mostrou redução quase completa do tamanho, confirmando a hipótese de corpo lúteo.
>
> O corpo lúteo é muito caprichoso e pode apresentar uma variedade incrível em sua morfologia. A combinação entre a proliferação tecal variável, a angiogênese, rápida e intensa, e o conteúdo variável em sua cavidade produzem imagens de todos os tipos.
>
> Alguns aspectos são simples: paciente em idade reprodutiva, segunda metade do ciclo, endométrio luteinizado e vascularização formando anel periférico. A análise espectral mais atrapalha do que ajuda, pois revela vasos com impedância moderada a baixa, indicando risco para neoplasia.
>
> Em todo o mundo, muitas cirurgias são realizadas em razão da confusão com neoplasia. Corpos lúteos são removidos desnecessariamente, provocando mutilação e fatores cicatriciais de esterilidade.
>
> Um simples controle ecográfico comparativo após a menstruação, ou após 12 a 15 dias, mostra a regressão do corpo lúteo ou a persistência da neoplasia. Caso ocorra gravidez, haverá amenorreia, e o laboratório confirmará a suspeita clínica. Se o diagnóstico final for uma neoplasia, a espera de apenas duas semanas não provocará mudança no prognóstico da lesão.
>
> Portanto, não há justificativa para se remover imediatamente uma lesão ovariana, quando existe a possibilidade da ocorrência de um corpo lúteo atípico, o qual regredirá antes da menstruação, caso não ocorra gravidez.
>
> Uma pergunta: no que consiste o aspecto sólido do centro do corpo lúteo? Geralmente se trata da soma da granulosa com restos celulares e hemáticos, comprimidos e enluvados pela expansão proliferativa da teca. Como a angiogênese ocorre apena na teca, o mapa vascular revelará anel vascular periférico com ausência de vasos centrais, reforçando essa hipótese. A regressão espontânea do tumor será a última pá de cal a enterrar a possibilidade de uma neoplasia ovariana.

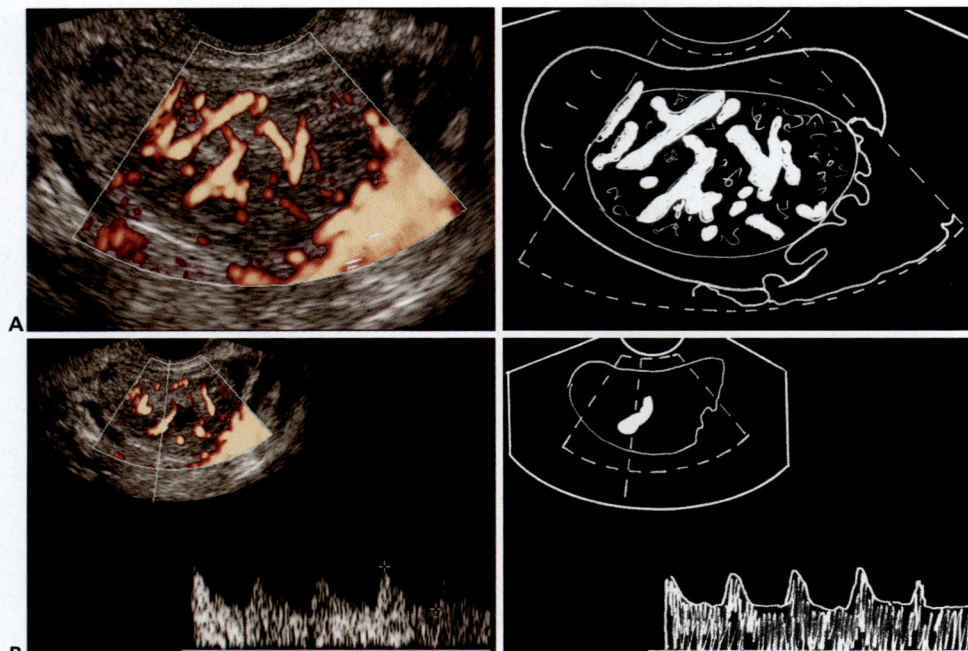

Figura 11.70. Exame transvaginal de rotina em paciente de 42 anos, com ciclos menstruais normais. Exame ginecológico normal.
A: O ovário direito apresenta aumento de volume (22 cm³), com padrão sólido. O mapa vascular revela muitos vasos dispersos por toda a lesão, sem o padrão anelar periférico.
B: A análise espectral revela impedância baixa, com IR = 0,48.

> Frente à suspeita de neoplasia, o ovário foi removido, com confirmação histológica da hipótese ecográfica (neoplasia, no caso um fibroma benigno). O estudo Doppler reforça a necessidade de intervenção cirúrgica, quando revela vascularização de risco. É muito útil para ampliar a análise das lesões, mas não deve ser utilizado como se fornecesse diagnóstico histológico de benignidade ou malignidade.
>
> Essa paciente tinha exame ginecológico normal e, no entanto, portava uma neoplasia ovariana. Qual é a sensibilidade do toque vaginal para identificar aumentos de volume do ovário? Com raras exceções, o ginecologista só perceberá aumento ovariano, quando o volume ultrapassar 30 a 40 cm³. Se a paciente tiver abdome difícil para o exame clínico, haverá mais dificuldade para a identificação de tumores, havendo casos de tumores com mais de 100 cm³ e toque ginecológico negativo.
>
> Portanto, a ecografia transvaginal é o exame de escolha para o rastreamento populacional precoce de tumores ovarianos.

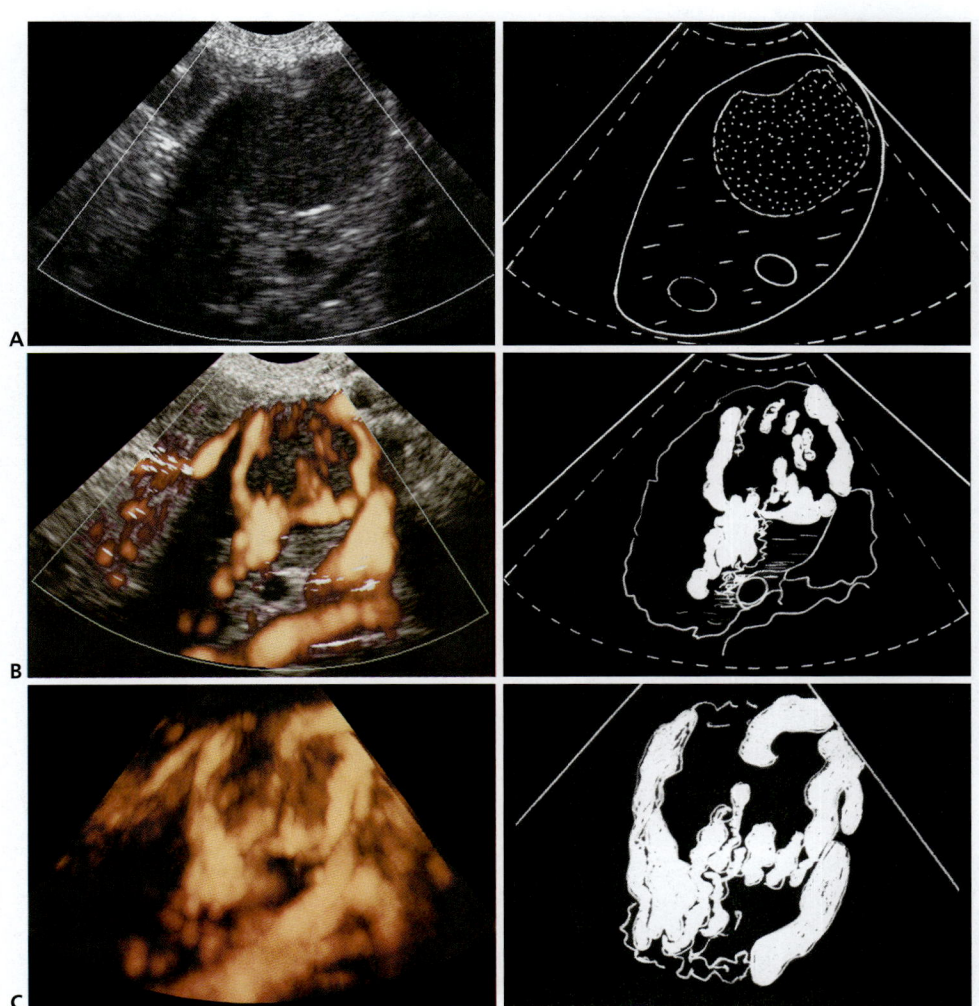

Figura 11.71. Exame transvaginal de rotina em paciente no dia 19 do ciclo menstrual.
A: O ovário esquerdo apresenta lesão com parede em anel e conteúdo grumoso homogêneo, levando à suspeita de cisto endometrioide ovariano assintomático.
B: O mapa vascular revela vasos abundantes na parede da lesão, com padrão anelar intenso, bem como alguns pequenos vasos no interior da lesão. O achado exclui a hipótese de endometriose.
C: O mapa vascular 3D reforça o achado da imagem B.

! A paciente está na segunda metade do ciclo. A hipótese é um corpo lúteo, mas os pequenos vasos no interior da lesão indicam a necessidade de descartar uma neoplasia. O retorno após a menstruação firmou o diagnóstico de corpo lúteo (a lesão desapareceu). O retorno gratuito para firmar o diagnóstico correto sai infinitamente mais barato do que as implicações médico-legais de uma cirurgia desnecessária, ainda mais para remover uma estrutura normal transitória.

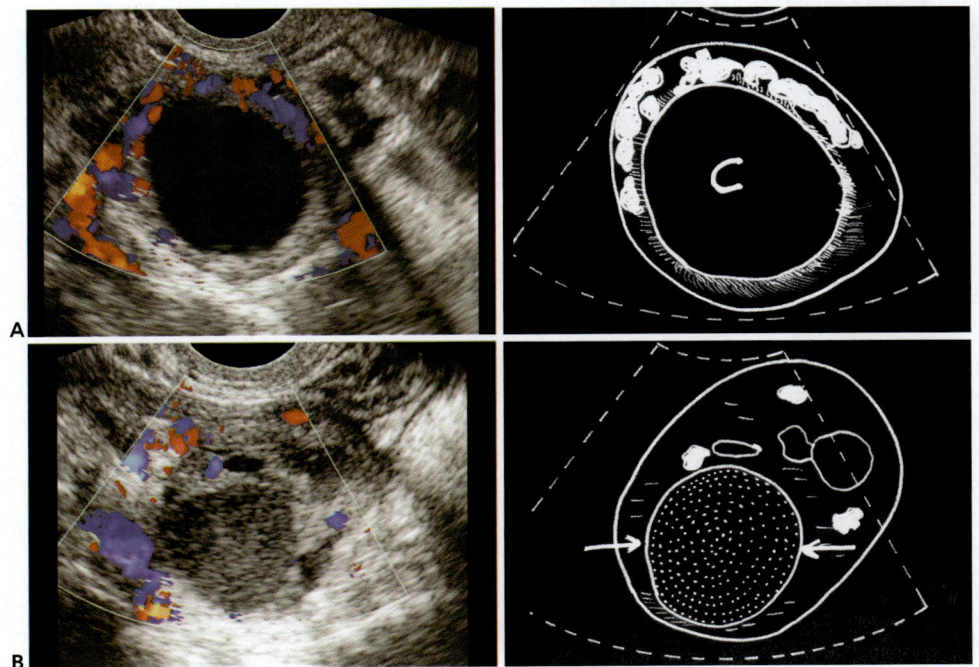

Figura 11.72. Exame transvaginal de rotina em paciente com queixa de esterilidade e dismenorreia. Está na segunda metade do ciclo menstrual.
A: O ovário esquerdo apresenta imagem de corpo lúteo (C), com o anel tecal vascularizado e a cavidade com fluido anecoide.
B: O ovário direito apresenta coleção grumosa densa (aspecto arenoso), com anel capsular fino e sem vasos (setas). A videolaparoscopia confirmou a hipótese de cisto endometrioide.

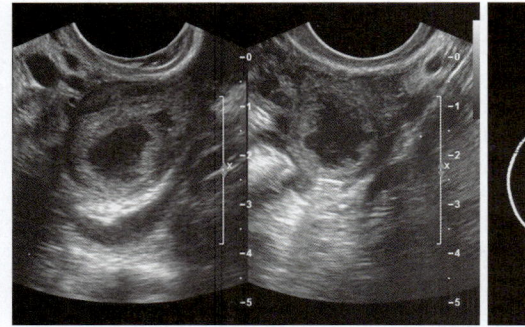
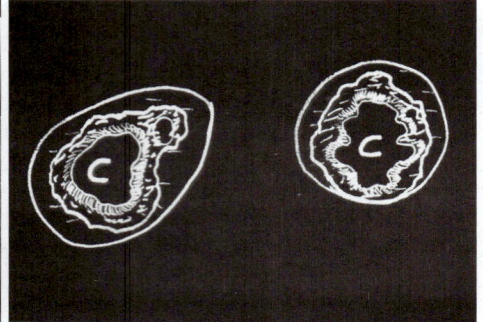

Figura 11.73. Exame transvaginal de rotina. Observe a presença de um corpo lúteo típico (C) em cada ovário. A paciente teve ovulação dupla, uma em cada ovário.

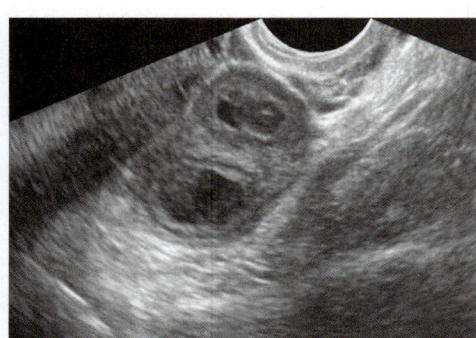
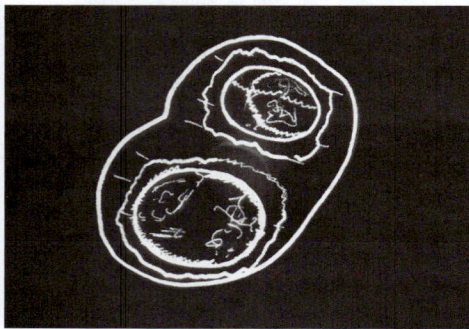

Figura 11.74. Paciente refere "dor do meio" (ovulação?) mais intensa no presente ciclo, localizada na fossa ilíaca esquerda. Exame transvaginal. O ovário esquerdo apresenta dois corpos lúteos típicos, indicando ovulação dupla no mesmo ovário, local da dor mais intensa.

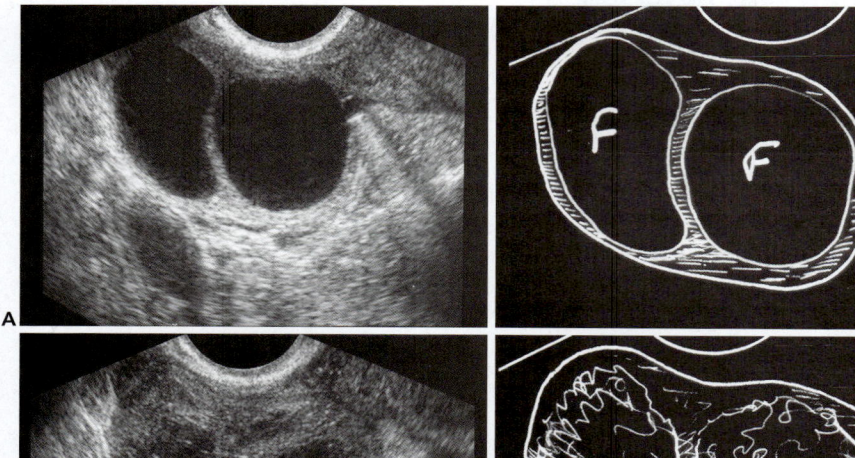

Figura 11.75. Exame transvaginal seriado para determinar o dia da ovulação, em ciclo espontâneo.
A: O ovário direito apresenta dois folículos maduros (F), medindo 19 e 22 mm de diâmetro médio.
B: No dia + 7 (fase lútea), observe os dois corpos lúteos típicos (C), indicando que houve ovulação dupla espontânea.

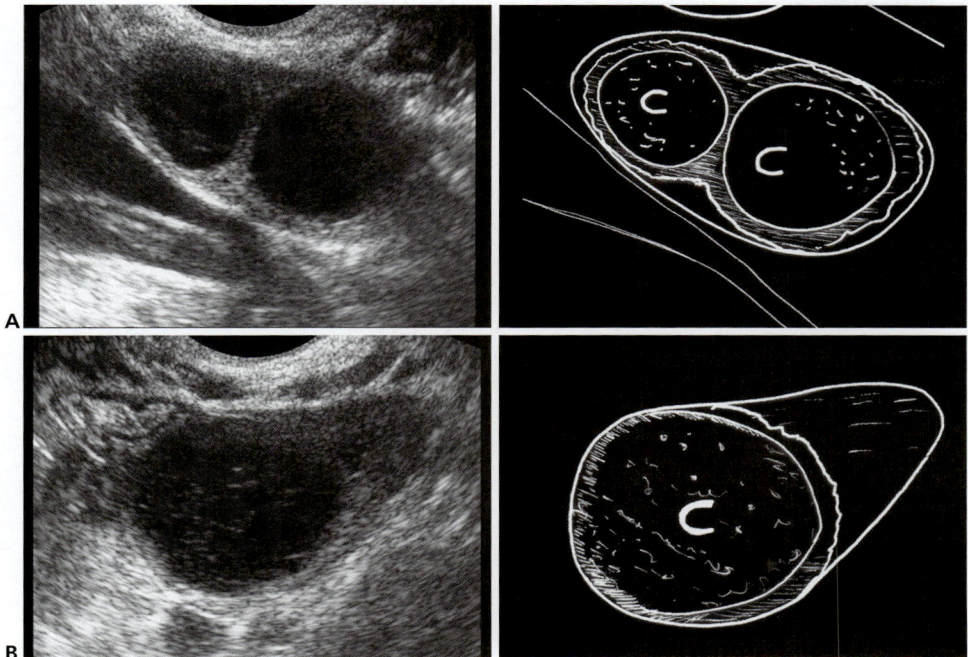

Figura 11.76. Exame transvaginal seriado para determinar o dia da ovulação, em ciclo espontâneo. A paciente apresentou crescimento e maturação de três folículos (!!!), dois à direita, e um à esquerda. O presente exame foi realizado no dia + 8 do ciclo (fase lútea).
A: O ovário direito apresenta dois corpos lúteos (C).
B: O ovário esquerdo apresenta um corpo lúteo. Houve ovulação tripla espontânea.

> ! A ovulação dupla e tripla em ciclos espontâneos é uma ocorrência incomum, explicando os casos de gestações múltiplas dizigóticas e trizigóticas espontâneas. Gestação quádrupla espontânea é raríssima.
> A ecografia transvaginal identifica essas ocorrências, dando oportunidade à paciente de optar entre tentar ou não uma gravidez múltipla.

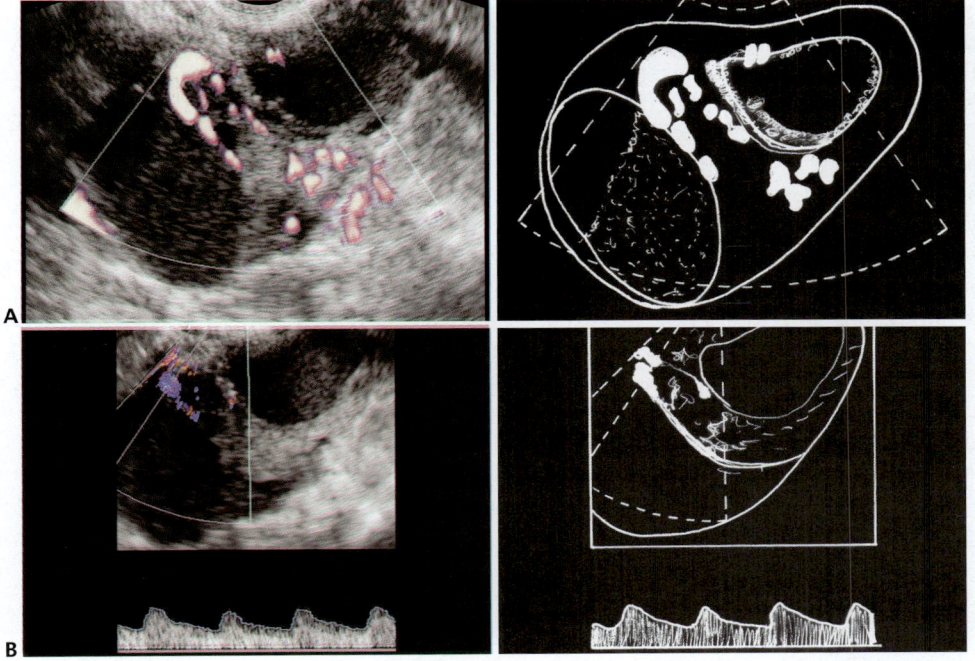

Figura 11.77. Exame transvaginal de rotina na segunda metade do ciclo menstrual.
A: O ovário direito apresenta duas estruturas anelares, com cavidades grumosas. O mapa vascular revela vasos nas cápsulas.
B: A análise espectral identifica artérias com impedância baixa (IR = 0,46).

> ! Como não existe uma angiogênese intensa das cápsulas, três hipóteses são possíveis: dois corpos lúteos, dois cistos endometrioides ou neoplasia cística biloculada. O retorno, no início do ciclo seguinte, confirmou a primeira hipótese, pois as lesões desapareceram espontaneamente.
> Os corpos lúteos são pródigos em simular outras doenças. O diagnóstico correto é fácil, bastando realizar o segundo exame após a menstruação.

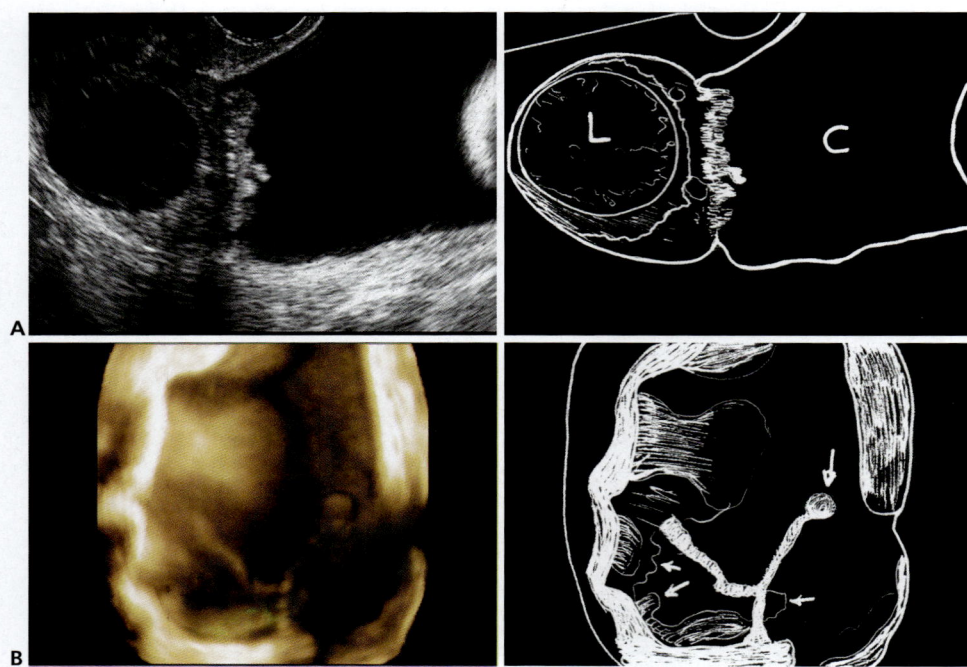

Figura 11.78. Paciente de 32 anos, com antecedente de histerectomia, referindo dor pélvica há vários meses. Exame transvaginal.
A: O ovário direito apresenta corpo lúteo (L), e está aderido a um cisto (C), o qual apresenta área de espessamento na cápsula.
B: A endoscopia virtual 3D do cisto revela septos finos e papilas (setas). O ovário esquerdo, não mostrado aqui, também foi identificado junto ao cisto.

> O conjunto (ovários e cisto) estava aderido em monobloco, doloroso à mobilização. Em vista do antecedente cirúrgico (histerectomia), aliado à identificação dos dois ovários, a primeira hipótese é a de um cisto de inclusão peritoneal, de origem inflamatória e não neoplásica.
> Esses cistos podem ter origem em situações que provoquem inflamação difusa na pelve, das quais podemos citar: cirurgias (histerectomia é a mais frequente), infecções (doença inflamatória pélvica) e endometriose grave complicada (ruptura de cistos endometrioides).
> Frequentemente são confundidos com neoplasia ovariana, gerando cirurgias com grande dificuldade técnica, pois o cisto faz parte do quadro aderencial grave ("pelve congelada"). Ao desfazer as aderências, o cirurgião não encontra o cisto, pois ele é componente do quadro aderencial, e não uma entidade com vida própria como a neoplasia. Essa situação gera conflito entre o cirurgião, a paciente e o ecografista, se esse citou a possibilidade de neoplasia.
> Portanto, em pacientes com os antecedentes descritos anteriormente, o ecografista sempre deve firmar por escrito a hipótese do cisto de inclusão peritoneal, para não gerar conflito futuro.
> Muitos utilizam nomenclatura diversa, como cisto mesotelial inflamatório ou peritonite pélvica crônica encarcerada. O nome cisto inflamatório de inclusão peritoneal é mais correto, pois indica a provável causa, e não provoca confusão. "Peritonite" é termo muito forte, gerando grande temor familiar de evolução para o óbito (não existe risco real de óbito). "Mesotelioma" causa confusão com a neoplasia peritoneal maligna (mesotélio, o revestimento das cavidades celômicas: peritônio, pleura e pericárdio), o qual é muito grave.

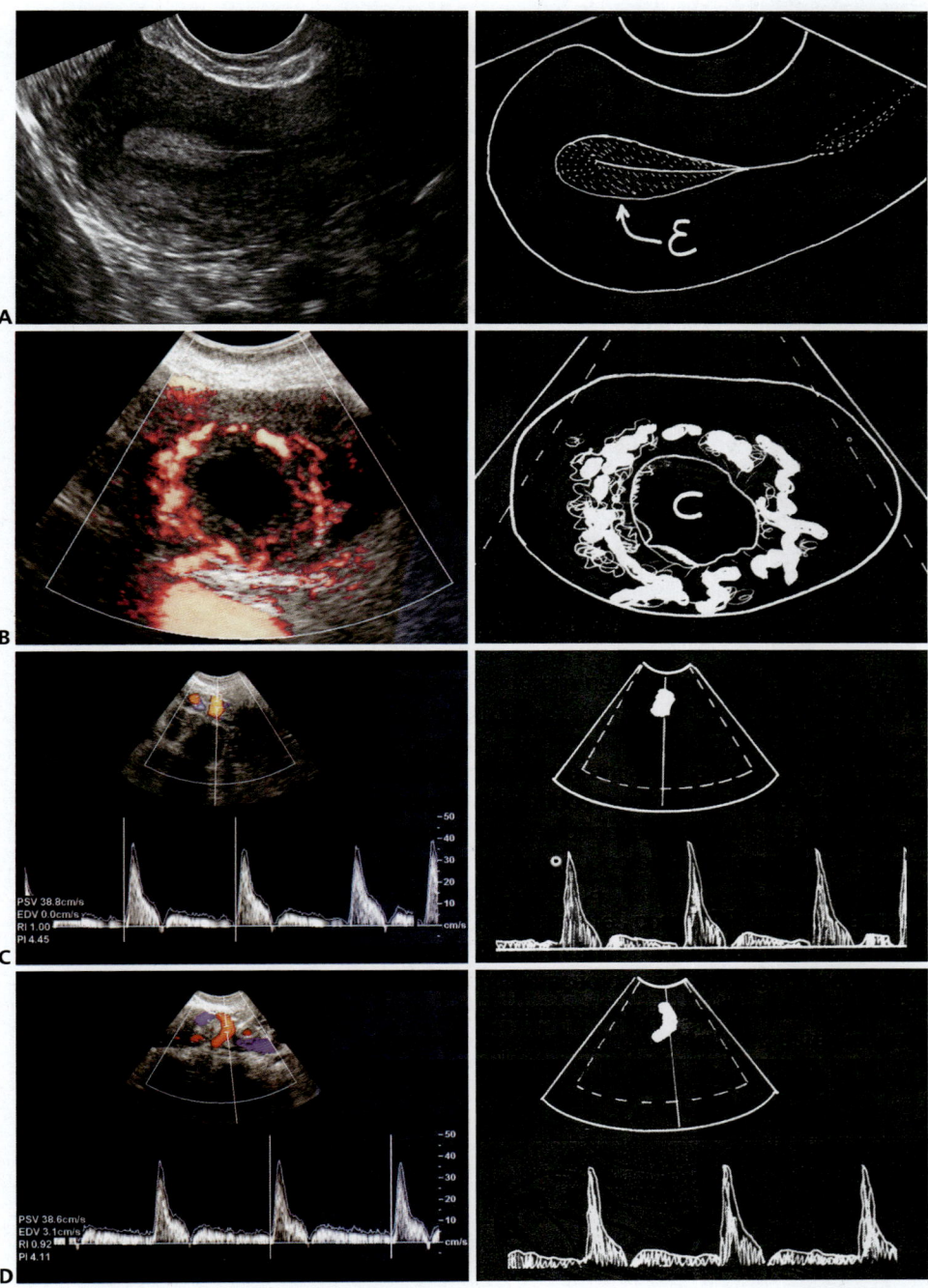

Figura 11.79. Casal com esterilidade sem causa aparente. Duas inseminações artificiais e uma fertilização *in vitro* com transferência de embriões (FIVETE), sem resultados. Exame transvaginal de rotina na segunda metade do ciclo.
A: Corte longitudinal do útero, normal, sem anomalias visíveis. O endométrio (E) apresenta padrão luteinizado e espessura normal.
B: O ovário direito contém corpo lúteo (C) com características ecográficas normais. A camada tecal apresenta angiogênese normal. A paciente refere nunca ter sido submetida a estudo de Doppler das artérias uterinas.
C e D: A análise espectral das artérias uterinas revela curvas com diástoles vazias. Os índices de pulsatilidade estão elevadíssimos (4,45 e 4,11), indicando distúrbio vascular uterino.

> O distúrbio vascular uterino está relacionado com esterilidade sem causa aparente, como no presente caso. Ver as observações em seguida à Figura 11.50. As imagens A e B indicam normalidade anatômica dos genitais internos, mas não levam à suspeita de anomalia vascular.
> Infelizmente, o casal foi conduzido diretamente à FIVETE, sem uma investigação básica, de baixo custo, qual seja o estudo uterino com Doppler para uma triagem de fatores vasculares. Depois de três meses utilizando ácido acetilsalicílico, ocorreu uma gravidez espontânea, com evolução adequada, e recém-nascido normal.

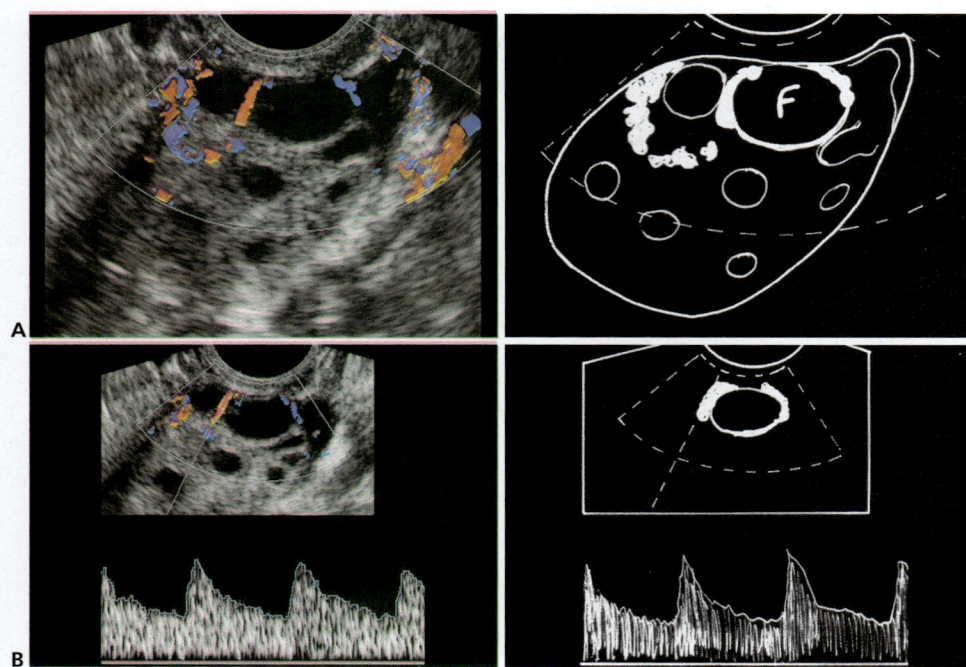

Figura 11.80. Exame transvaginal em paciente com esterilidade, ingerindo clomifeno para induzir a ovulação. Está no 13º dia de indução.
A: Apenas o ovário esquerdo apresenta um folículo com sinais de desenvolvimento, medindo 10 mm de diâmetro (F). Note a presença de pequenos folículos no parênquima ovariano. O mapa vascular revela que o folículo está ativo, com vasos neoformados em sua parede.
B: A análise espectral de artéria na parede folicular está normal, com impedância moderada (IR = 0,57 e IP = 0,87).

> A resposta ovariana tardia e pobre indica baixa reserva folicular. A idade da paciente tem importância nessa questão, pois, a partir dos 33 anos, a reserva folicular ovariana começa a decrescer, diminuindo as chances de gestação.
> A análise espectral é secundária para a avaliação da vitalidade folicular. O mapa vascular é suficiente ao revelar a neoformação vascular na teca interna da parede folicular.

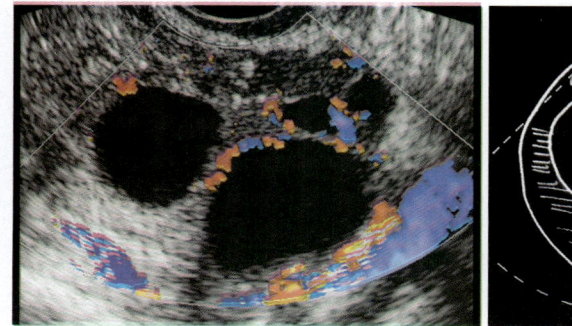
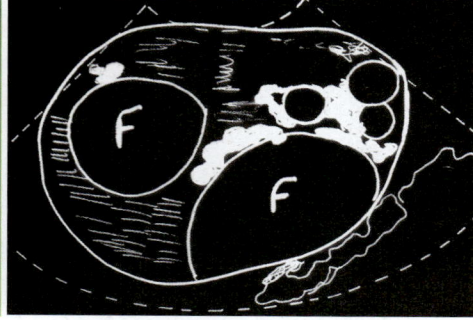

Figura 11.81. Exame transvaginal em paciente induzindo a ovulação com clomifeno. O ovário esquerdo apresenta dois folículos em desenvolvimento (F). O mapa vascular revela que o maior deles apresenta mais vasos em sua parede, indicando boa vitalidade.

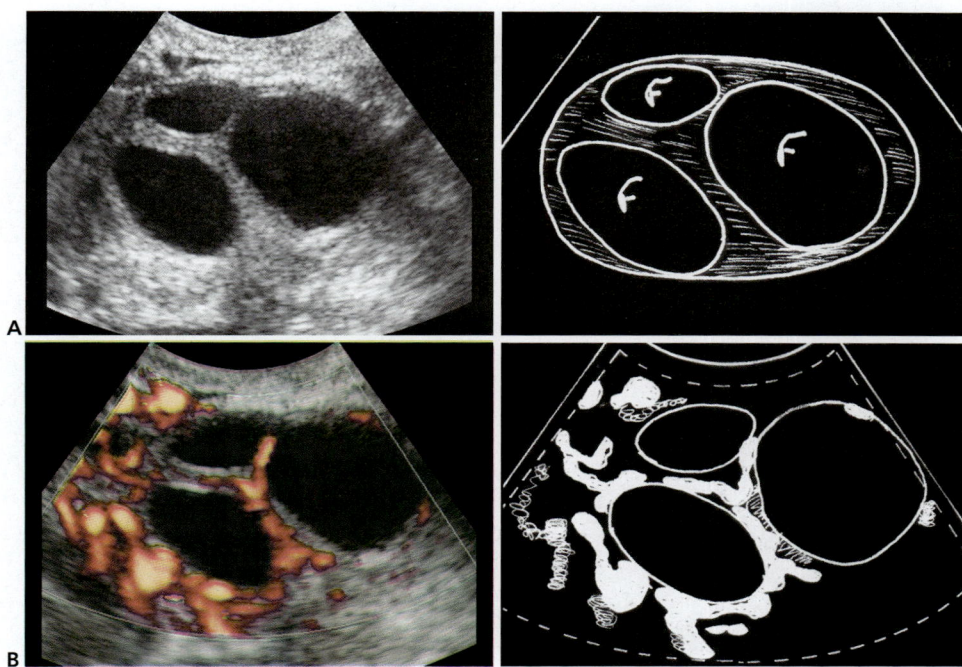

Figura 11.82. Exame transvaginal em paciente com esterilidade, ingerindo clomifeno para induzir a ovulação.
A: O ovário direito apresenta três folículos em desenvolvimento (F), com tamanhos diferentes.
B: O mapa vascular, utilizando o Doppler colorido por amplitudes, revela que o folículo mais ativo é o de tamanho intermediário, e não o maior.

> A resposta ovariana assincrônica, com folículos de tamanhos diferentes, é progressiva com a idade, estando relacionada com a reserva folicular.
> A indução da ovulação, para procedimentos mais simples, como a inseminação (natural ou artificial), é monitorada com a ecografia seriada. A programação dos exames é variável, dependendo do crescimento folicular, o qual não é fixo. O maior folículo, ao atingir 16 a 18 mm de diâmetro, é a referência para a administração da gonadotrofina coriônica para induzir a maturação final e a ovulação, quando, então, será realizada a inseminação. O mapa vascular, obtido com o Doppler colorido por frequências ou por amplitudes, revela que o folículo mais ativo (angiogênese mais exuberante) nem sempre é o maior. A aspiração seletiva, monitorada com o mapa vascular, mostra que os folículos menores (14 a 16 mm) também produzem bons ovócitos, quando sua angiogênese tecal é abundante.
> Portanto, o mapa vascular é importante ao indicar a vitalidade folicular. A probabilidade de gravidez aumenta quando temos pelo menos um folículo com boa vitalidade. Como já referido anteriormente, folículos sem angiogênese tecal são inativos e estéreis.
> Outra questão importante nas induções ambulatoriais com o clomifeno é a do número de folículos em desenvolvimento. Nas pacientes com reserva ovariana baixa, o número sempre é pequeno, como mostrado nos casos anteriormente. Por outro lado, nas pacientes jovens com reserva ovariana alta, pode ocorrer o desenvolvimento de mais de três folículos bem vascularizados. Isso é desejável na reprodução assistida, mas, na inseminação, perde-se o controle quanto ao número de óvulos fecundados, podendo ocorrer a implantação de dois ou mais ovos embrionados.
> As inúmeras complicações decorrentes da gestação múltipla são bem conhecidas. Quanto maior o número de fetos vivos, mais sombrio o prognóstico.
> A ovulação múltipla é facilmente detectada com a ecografia transvaginal. Infelizmente, ainda se induz a ovulação sem controle ecográfico, continuando a ocorrer gestações múltiplas com três ou mais fetos.

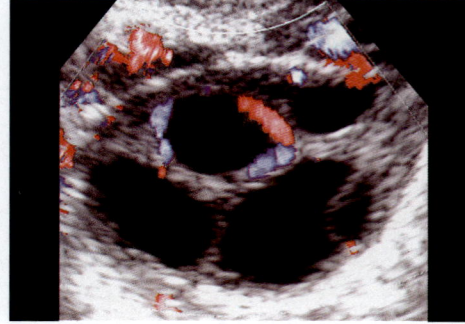
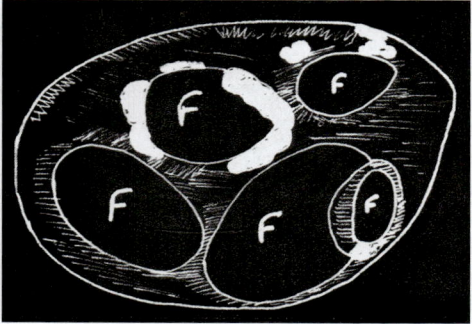

Figura 11.83. Indução ambulatorial da ovulação. O ovário direito apresenta cinco folículos (F) com tamanhos diferentes. Observe que o mapa vascular revela apenas um folículo ativo, o qual não é o maior, mas indica que existe chance de ovulação e fecundação.

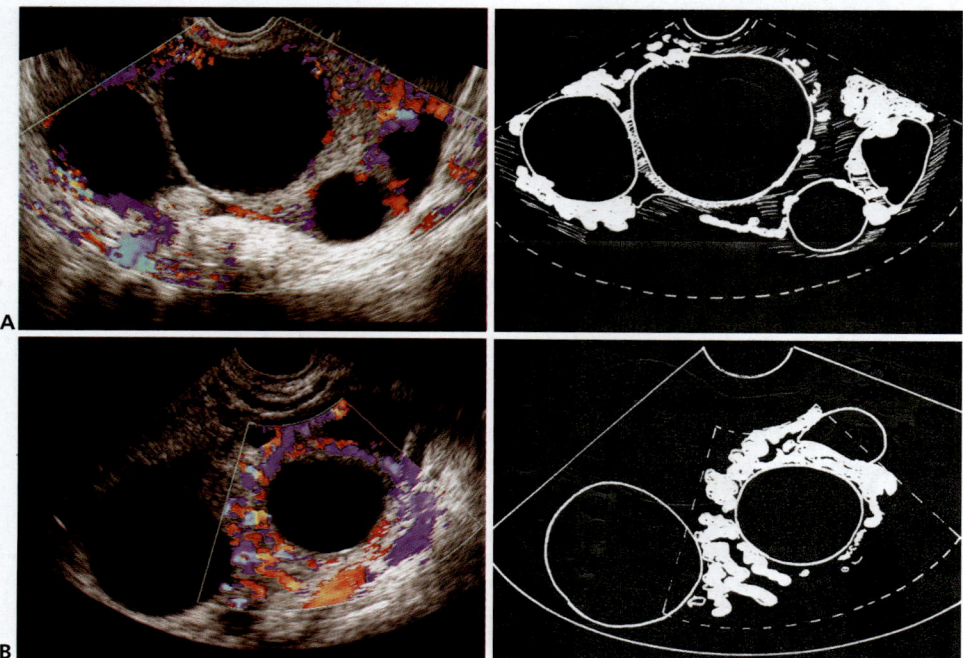

Figura 11.84. Indução da ovulação com clomifeno.
A: O ovário direito mostra quatro folículos vascularizados, com tamanhos diferentes. Os dois folículos pequenos, menores do que 10 mm, não são viáveis.
B: O ovário esquerdo apresenta dois folículos vascularizados. O mapa vascular mostra que o menor tem uma grande coroa vascular periférica.

> Teoricamente, essa paciente teria a possibilidade de ovulação quádrupla, com risco de gestação múltipla. Entretanto, o folículo "coroado" no ovário esquerdo indica luteinização, conforme explicado anteriormente. A luteinização espontânea de apenas um folículo, antes da administração da gonadotrofina coriônica, leva à inibição dos demais folículos. Como não houve ruptura folicular, a possibilidade de fecundação é quase nula. Provavelmente a paciente terá um ciclo anovulatório bifásico.
> O controle posterior revelou que não houve gravidez, conforme o previsto.

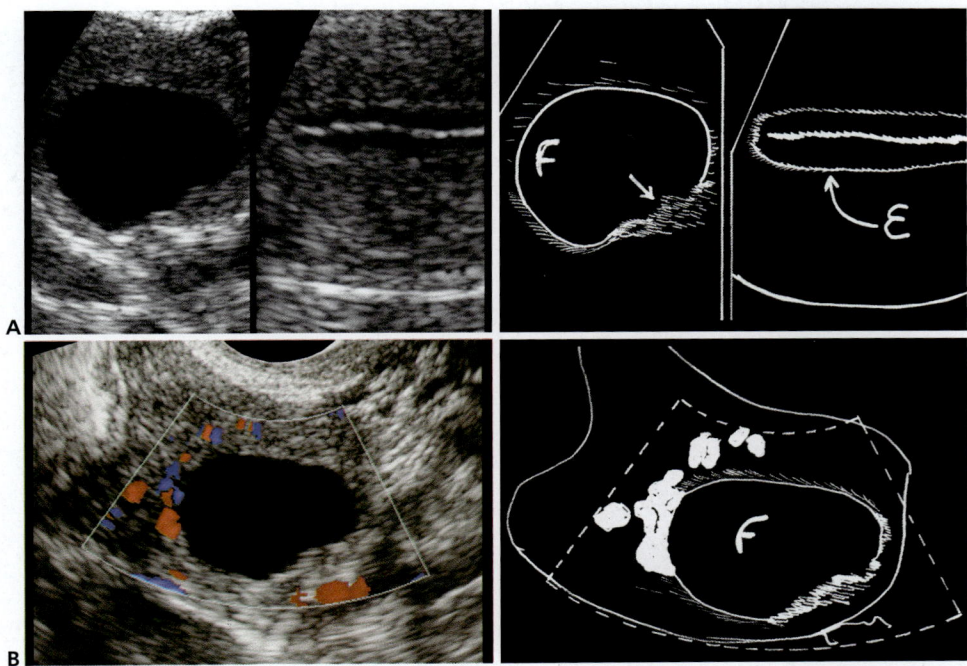

Figura 11.85. Paciente referindo que induziu a ovulação com clomifeno, entre o sexto e o décimo dia do ciclo. Exame transvaginal no décimo primeiro dia do ciclo.
A: O ovário direito mostra folículo (F) maduro, com irregularidades da granulosa (seta), indicando iminência de ovulação. O endométrio (E) tem o padrão trilaminar normal, mas com espessura insuficiente (5 mm).
B: O mapa vascular do folículo revela vascularização normal.

> O endométrio ideal para a implantação de um ovo deve ser homogêneo, com padrão trilaminar e medir um mínimo de 6 mm de espessura total (as duas capas). Pode parecer pouco, mas esse valor de corte está bem definido na prática clínica.
> O clomifeno pode inibir o crescimento endometrial, tornando necessária a complementação com estrogênio para induzi-lo. A falta do controle ecográfico durante a indução levou a essa situação insolúvel: ovulação iminente e um endométrio insatisfatório.
> Infelizmente, muitos ciclos ovarianos induzidos são perdidos, graças à economia de exames necessários para a condução adequada do caso.

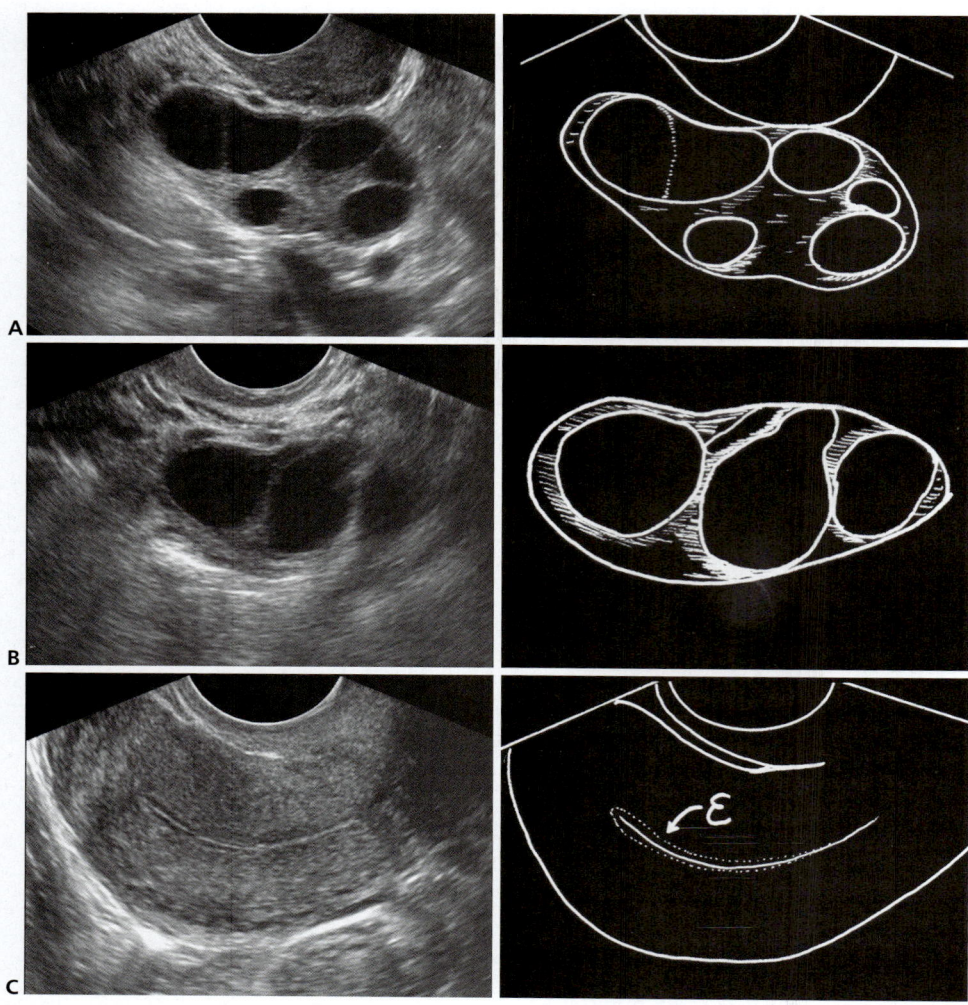

Figura 11.86. Exame transvaginal em paciente induzindo a ovulação com clomifeno. Está no décimo dia e não realizou o controle ecográfico do ciclo.
A e B: Os ovários apresentam vários folículos de tamanhos diferentes. O maior tem 17 mm, indicando o momento de se administrar a gonadotrofina coriônica.
C: Corte longitudinal do útero. O endométrio (E) está muito fino, medindo apenas 3 mm, o que inviabiliza uma possível implantação gestacional.

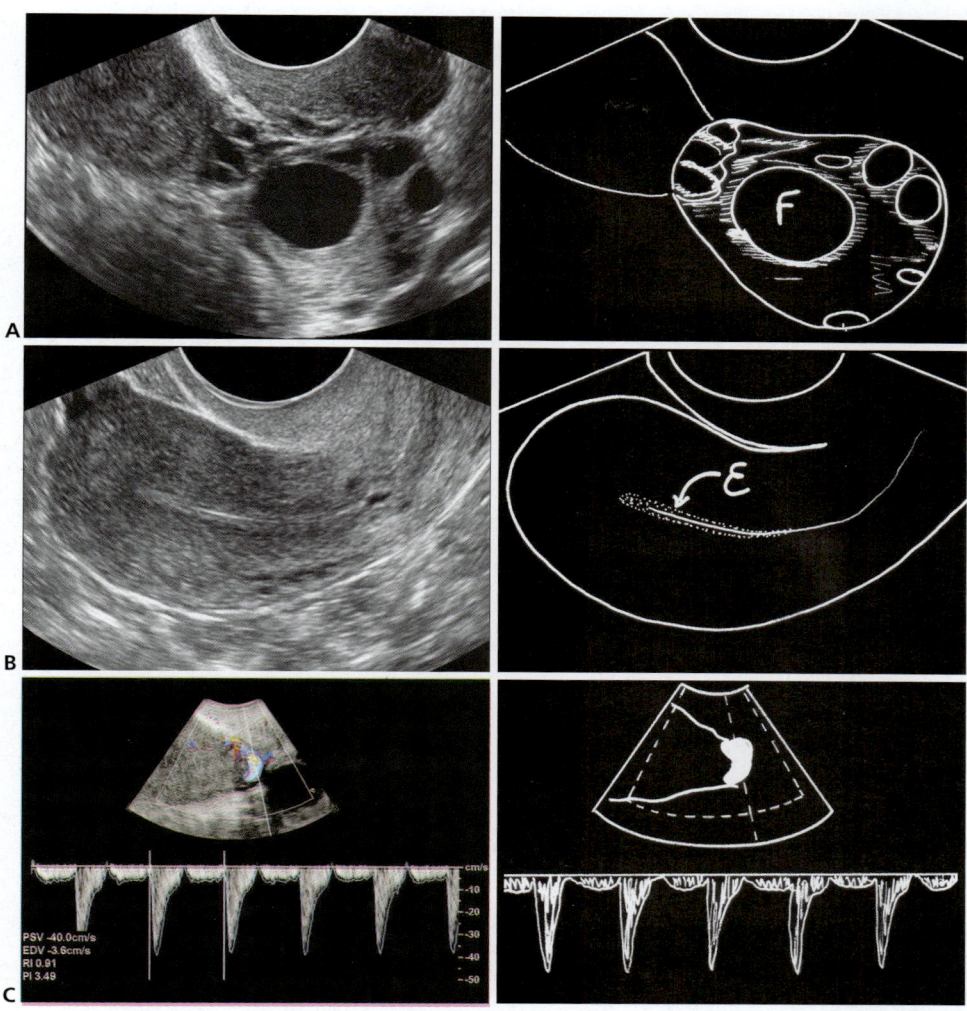

Figura 11.87. Paciente de 42 anos, induzindo a ovulação com clomifeno. Único exame transvaginal no 12º dia.
A: O ovário esquerdo contém o único folículo desenvolvido (F), medindo 19 mm. Os demais folículos estão parados, com diâmetros entre 4 e 6 mm.
B: Corte longitudinal do útero. O endométrio está fino (E), restrito às camadas basais, medindo 2,5 mm de espessura.
C: O estudo Doppler (não solicitado pelo clínico) revela artérias uterinas com curvas espectrais de alta impedância. A artéria esquerda tem IP = 3,49. A artéria direita tem IP = 3,41 (não mostrada).

> ❗ Mais uma vez, a falta de avaliação básica adequada e a ausência da monitoração do ciclo induzido podem terminar numa situação insolúvel, com chance remota de gravidez. Nesse caso, além do endométrio bloqueado pelo clomifeno, temos as artérias uterinas com pulsatilidades elevadas, indicando fator vascular grave (provável síndrome antifosfolípides ou trombofilia). Essas questões são frequentes em pacientes com idade acima de 35 anos e esterilidade sem causa aparente.

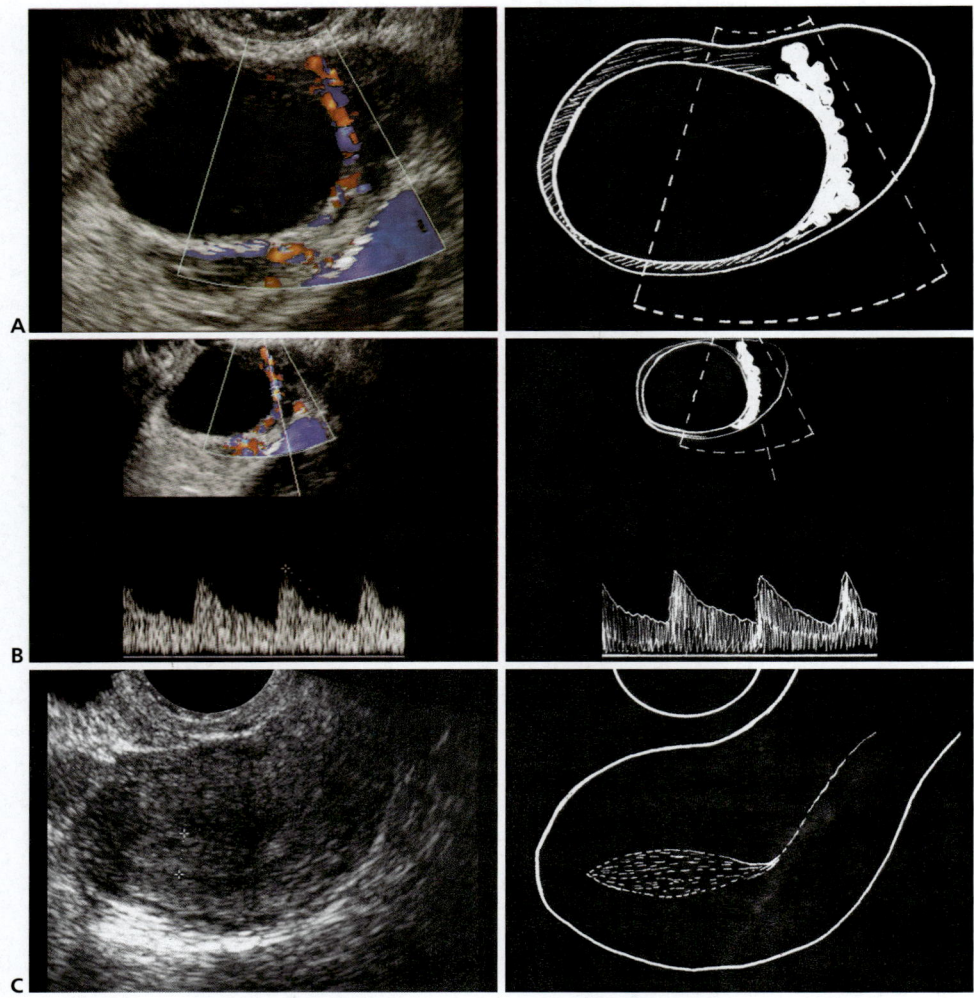

Figura 11.88. Paciente de 38 anos, com esterilidade sem causa aparente, induzindo a ovulação com clomifeno. Exame transvaginal único, no 14º dia do ciclo (!).
A e B: O ovário esquerdo apresenta o único folículo desenvolvido, maduro, medindo 23 mm. O mapa vascular (A) indica vascularização normal. A análise espectral (B) está normal.
C: O endométrio está ecogênico, sem o aspecto trilaminar, medindo 5,7 mm de espessura.

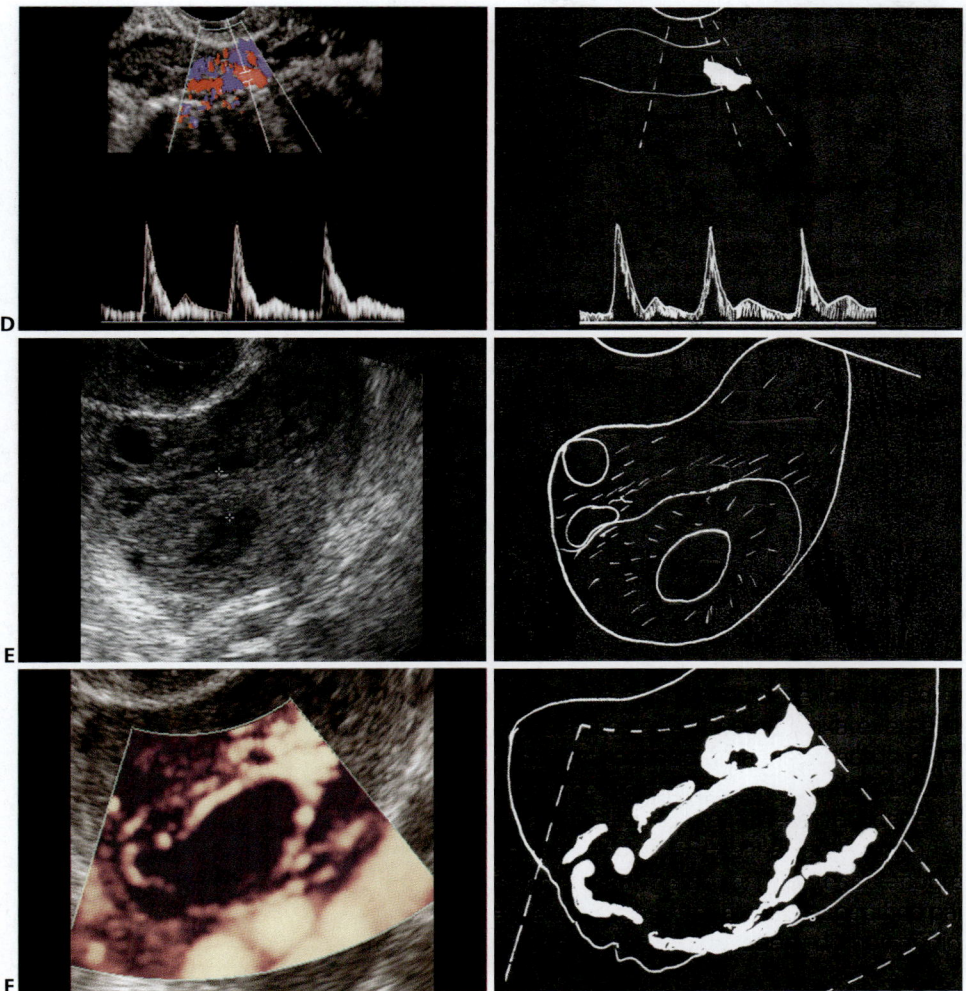

Figura 11.88. *(Continuação)*
D: As artérias uterinas (no exemplo, à direita) apresentam pulsatilidades anormais, elevadas (3,39 à direita), indicando fator vascular grave.
E e F: Retorno no 21º dia do ciclo. Observe o corpo lúteo normal, com capa tecaluteínica medindo 7,9 mm de espessura (E), bem como um mapa vascular adequado (F).

! Não houve gestação. Não adianta um ciclo ovariano normal, se a contraparte uterina não estiver sadia. O aparente sucesso da indução da ovulação foi inútil. Essa paciente pode beneficiar-se com um tratamento do fator vascular uterino (aspirina e, se necessário, anticoagulante). Ver comentários após a Figura 11.50.

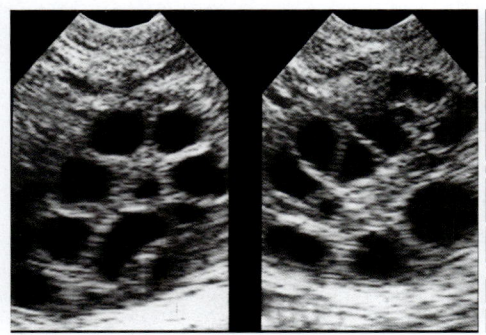 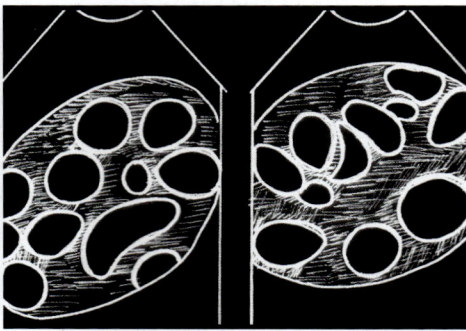

Figura 11.89. Exame transvaginal em paciente induzindo a ovulação com gonadotrofina para fins de reprodução assistida. Os dois ovários estão aumentados e apresentam mais de vinte folículos em desenvolvimento.

A indução da ovulação para a reprodução assistida (fertilização *in vitro*) é diferente, pois o objetivo é obter o maior número possível de ovócitos. A transferência dos embriões é padronizada em dois ou, eventualmente, três de cada vez, para diminuir o risco de gestação múltipla. Os embriões excedentes são congelados para novas transferências futuras.

Por esse motivo, procura-se produzir uma hiperestimulação ovariana cuidadosa para diminuir o risco de complicações advindas da intoxicação pela produção excessiva do estradiol.

O controle ecográfico é igual: vigilância do crescimento folicular, administração da gonadotrofina coriônica, quando o maior folículo medir 16 a 18 mm, quando então serão realizadas a punção dos folículos e aspiração dos ovócitos.

A hiperestimulação ovariana é considerada de grau leve quando:
- Os ovários estiverem aumentados graças à presença de vários folículos em crescimento, com até 7 cm de diâmetro.
- A paciente estiver assintomática ou com, no máximo, dor abdominal tolerável.
- Os níveis plasmáticos do estradiol estiverem aumentados, mas dentro dos limites seguros.

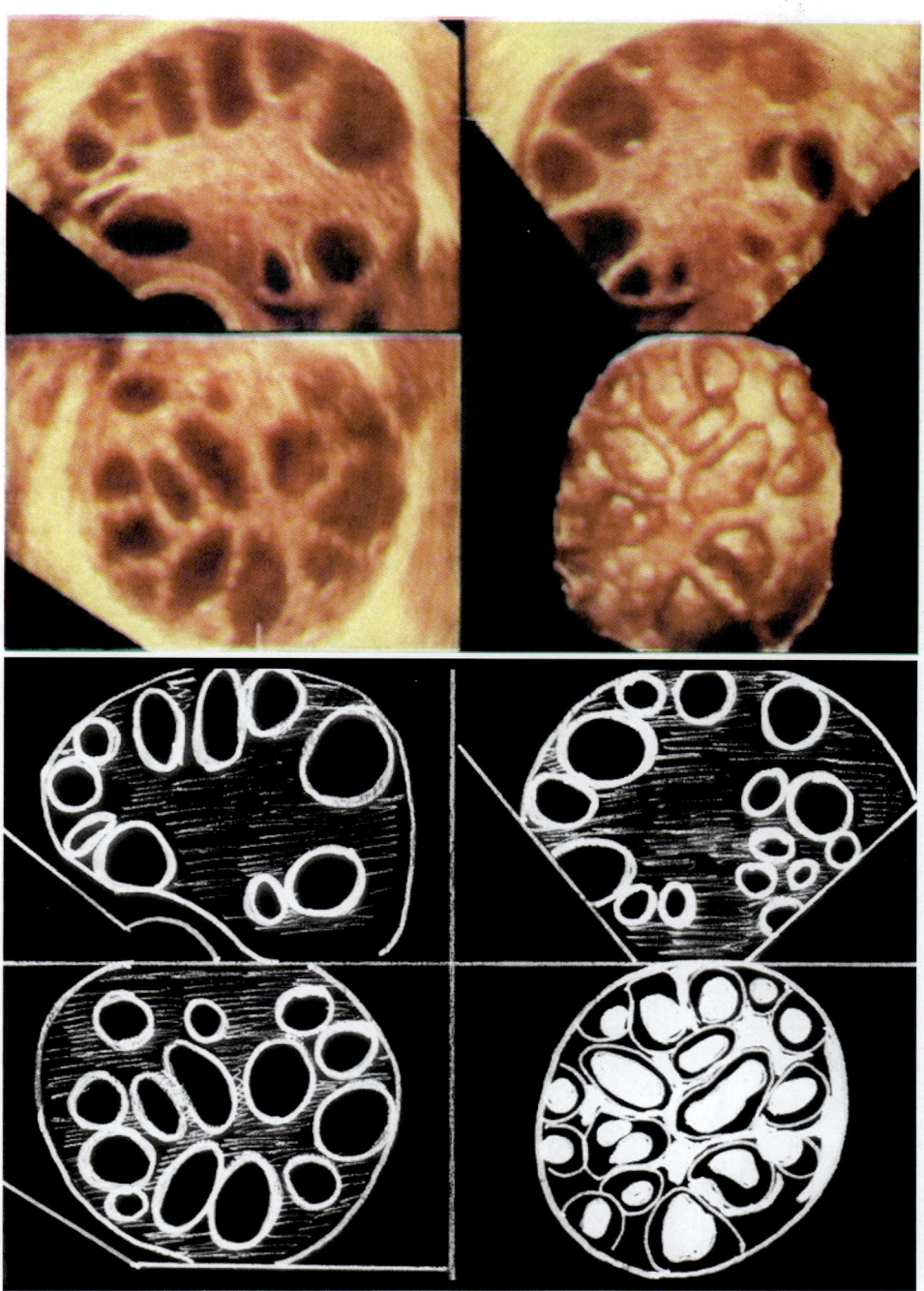

Figura 11.90. Exame transvaginal em paciente induzindo a ovulação com gonadotrofina para fins de reprodução assistida. Cortesia: Prof. Fernando Bonilla-Musoles. Estudo tridimensional de um dos ovários. Observe a grande quantidade de folículos em crescimento, documentados nos três planos ortogonais (imagens superior e inferior, à esquerda). A imagem volumétrica (inferior, à direita) mostra as cavidades foliculares em profundidade (endoscopia virtual).

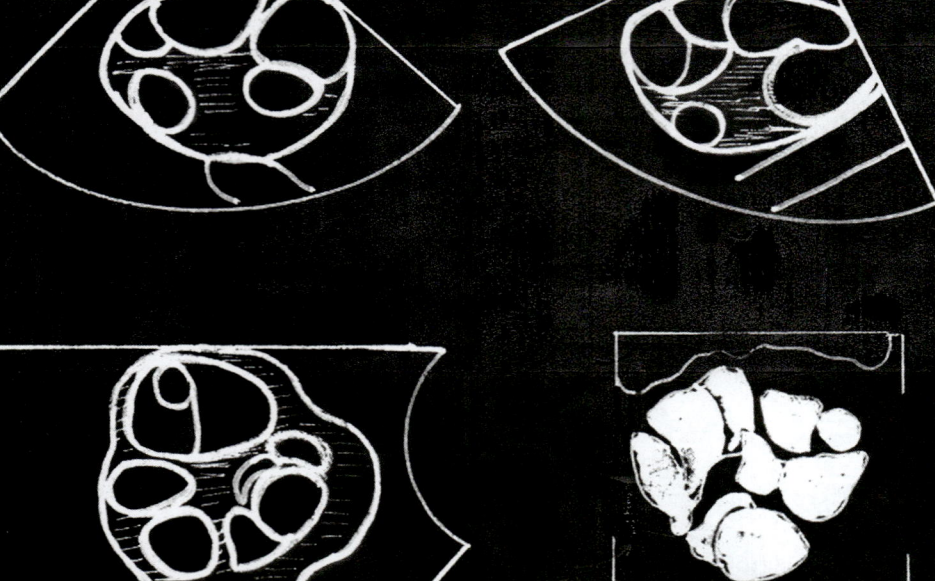

Figura 11.91. Exame transvaginal em paciente induzindo a ovulação com gonadotrofina para fins de reprodução assistida. Cortesia: Prof. Fernando Bonilla-Musoles. Estudo tridimensional de um dos ovários. Observe os folículos desenvolvidos, documentados nos três planos ortogonais (as duas imagens superiores e a inferior, à esquerda). A imagem volumétrica (inferior, à direita) mostra o recurso do modo de inversão.

! O modo de inversão, com subtração do parênquima ovariano, exibe os folículos pela suas superfícies, mostrando-os como se fossem "sólidos" e separados uns dos outros. É uma maneira fascinante de se observarem os folículos, pois o volume pode ser rodado em todas as direções, visualizando-se os folículos como se estivessem flutuando no espaço.

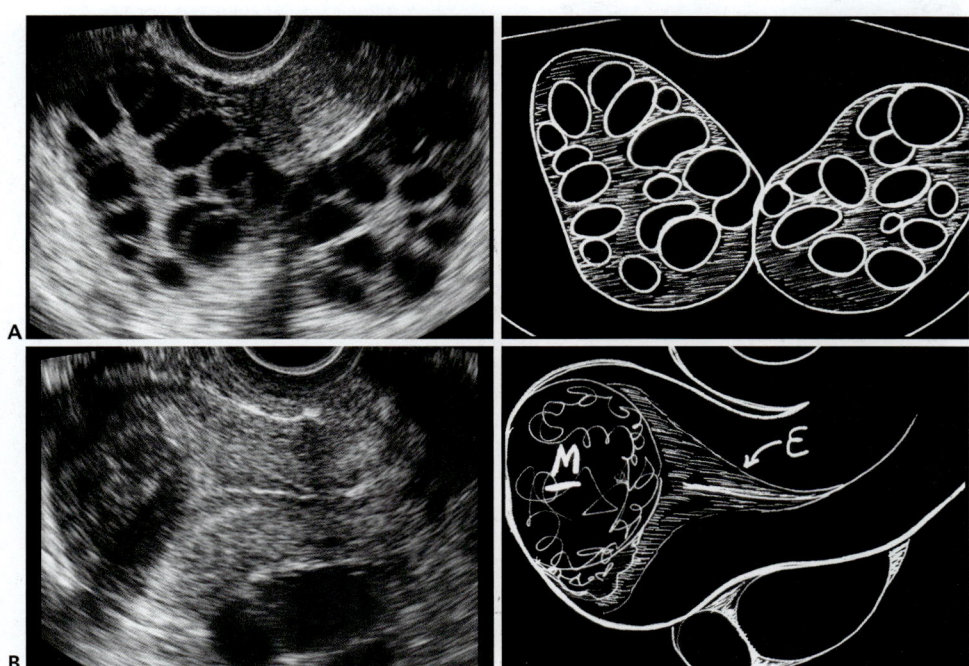

Figura 11.92. Exame transvaginal em paciente induzindo a ovulação com gonadotrofina para fins de reprodução assistida.
A: Os ovários estão hiperestimulados, aumentados, contendo inúmeros folículos em crescimento.
B: Corte longitudinal do útero. O endométrio (E) tem espessura normal e aspecto trilaminar. Observe o mioma (M) na parede do fundo uterino, comprimindo o terço superior do endométrio.

> O estradiol excessivo, decorrente da hiperestimulação ovariana, pode provocar um crescimento rápido do mioma e aumentar a compressão endometrial, levando a um fator adicional para interferir com o crescimento gestacional. É uma situação de difícil manejo, pois uma tentativa de remoção cirúrgica do mioma levará a uma invasão extensa da parede uterina, podendo comprometer a integridade do órgão.

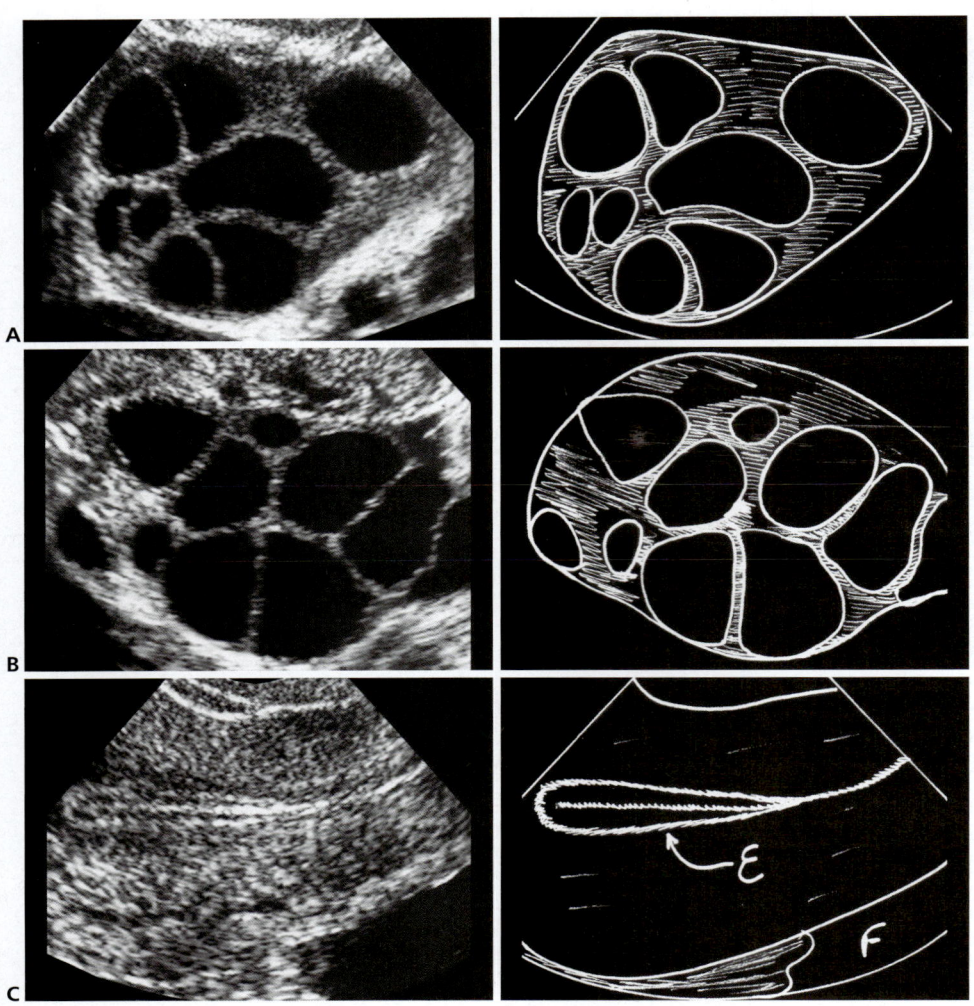

Figura 11.93. Exame transvaginal em paciente induzindo a ovulação com gonadotrofina para fins de reprodução assistida. Apresenta dor abdominal e náuseas, com episódios de vômitos.
A e B: Os ovários estão aumentados, acima do fundo uterino, mostrando inúmeros folículos desenvolvidos.
C: Corte longitudinal do útero. O endométrio (E) está normal, com padrão trilaminar. O fundo de saco contém fluido (F).

> A paciente apresenta quadro mais preocupante da hiperestimulação, necessitando de dosagem do estradiol para avaliação de riscos. A hiperestimulação é considerada de grau moderado quando:
> - Os ovários estiverem muito aumentados, localizados acima da pequena bacia (palpáveis pelo abdome), com diâmetros entre 8 e 12 cm.
> - A paciente apresentar distensão abdominal, dor, náuseas e vômitos (intoxicação pelo estradiol).
> - Os níveis do estradiol plasmático estiverem acima do limite de segurança. Deverá ser solicitada avaliação da função hepática, para excluir a hepatite química pelo estradiol, bem como o hematócrito para excluir a hemoconcentração (permeabilidade vascular aumentada, extravasando fluido para o extravascular).

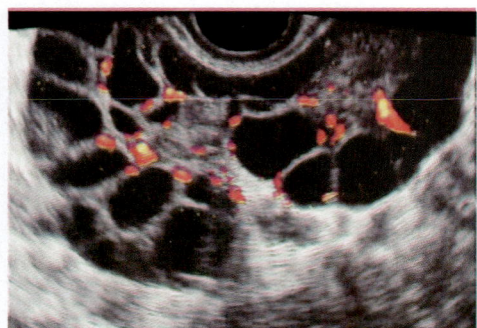 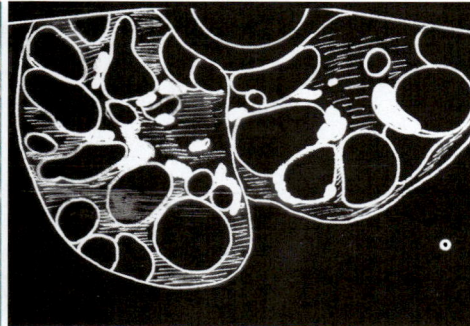

Figura 11.94. Exame transvaginal em paciente induzindo a ovulação para fins de reprodução assistida. Apresenta dor pélvica e náuseas. Os ovários estão aumentados e apresentam inúmeros folículos em crescimento. O mapa vascular revela alguns folículos com a neoangiogênese típica. A dosagem do estradiol revelou níveis no limite superior de segurança.

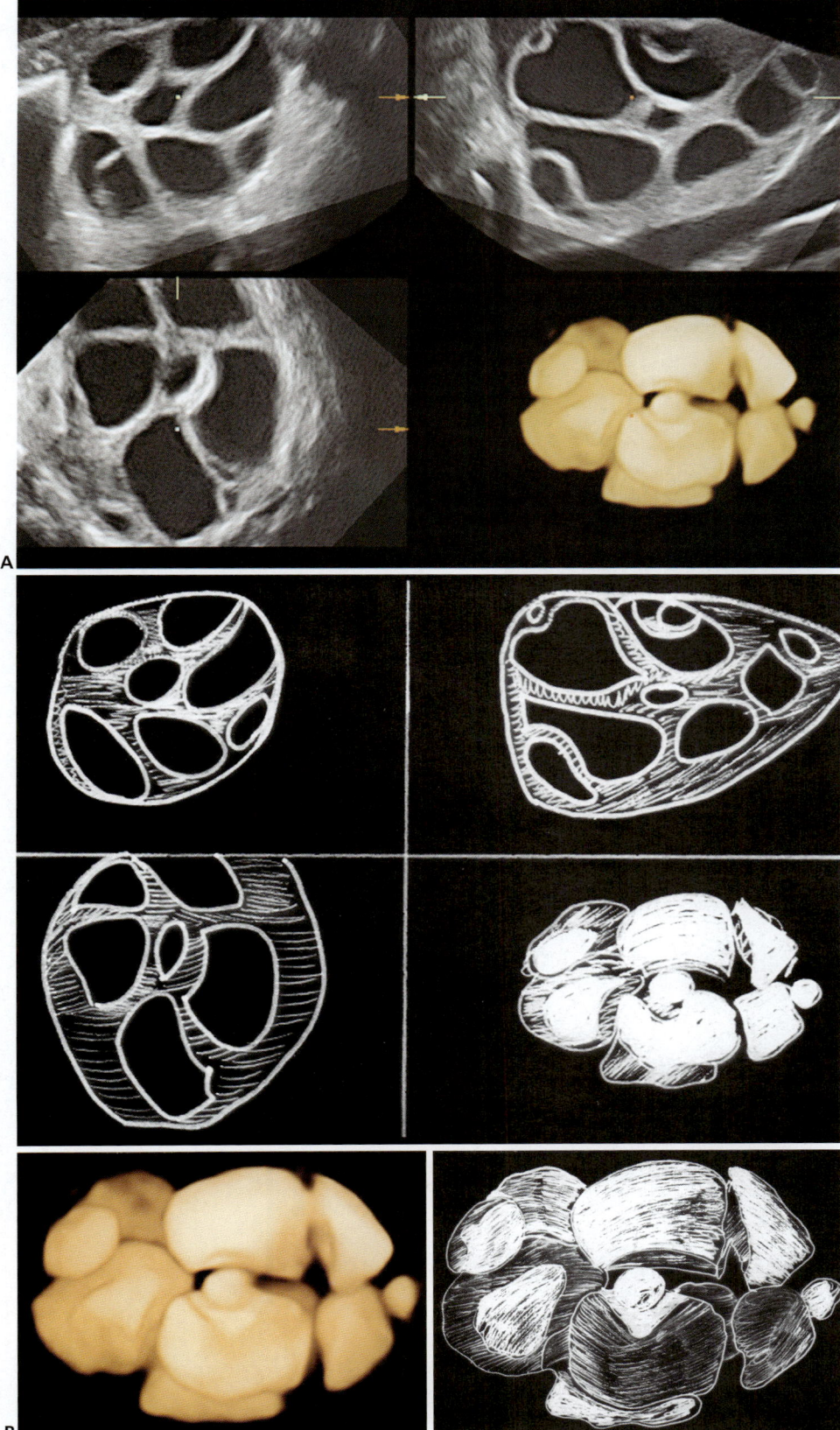

Figura 11.95. Exame transvaginal em paciente induzindo a ovulação com gonadotrofina para fins de reprodução assistida. Cortesia: Prof. Fernando Bonilla-Musoles.
A: Estudo tridimensional de um dos ovários. Observe os folículos desenvolvidos, documentados nos três planos ortogonais (as duas imagens superiores, e a inferior, à esquerda). A imagem volumétrica (inferior, à direita) mostra o recurso do modo de inversão.
B: A imagem volumétrica com o modo de inversão mostra com clareza os vários folículos com tamanhos variáveis, desde os pequenos inertes até os grandes normais, na fase de se indicar a administração da gonadotrofina coriônica.

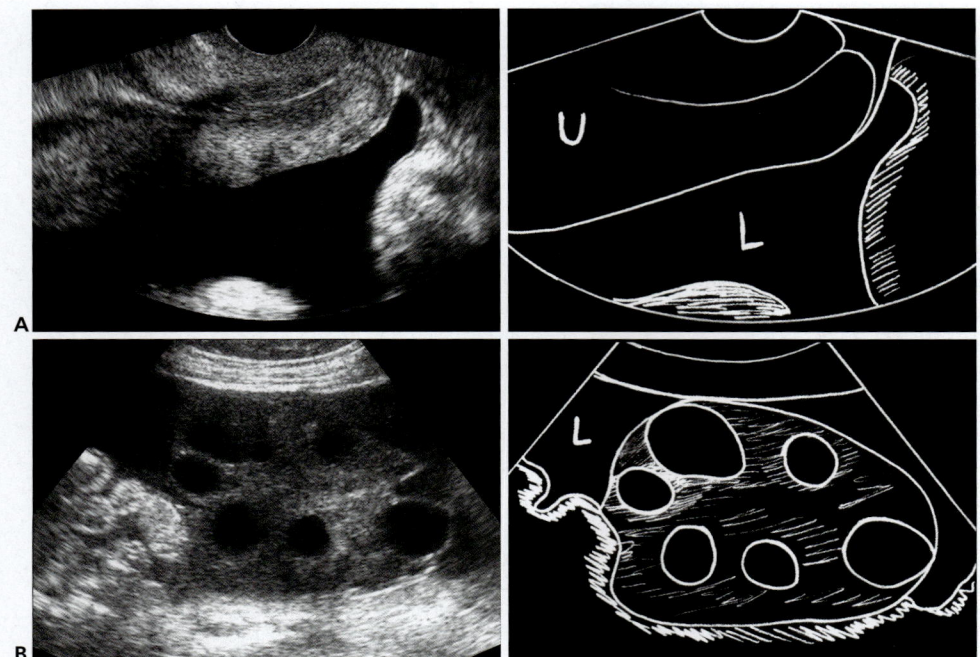

Figura 11.96. Exame transvaginal, complementado por transabdominal, em paciente induzindo a ovulação para fins de reprodução assistida. Tem queixas de dor e distensão abdominal, náuseas, dificuldade respiratória e episódios de vômitos e diarreia.
A: Corte longitudinal transvaginal do útero (U). Identifica-se grande quantidade de líquido (L), distendendo o fundo de saco posterior e rodeando o útero.
B: Imagem transabdominal identificando ovário com grande aumento de volume, localizado fora da pequena bacia, contendo inúmeros folículos em crescimento. O outro ovário estava do lado oposto, em idênticas condições.

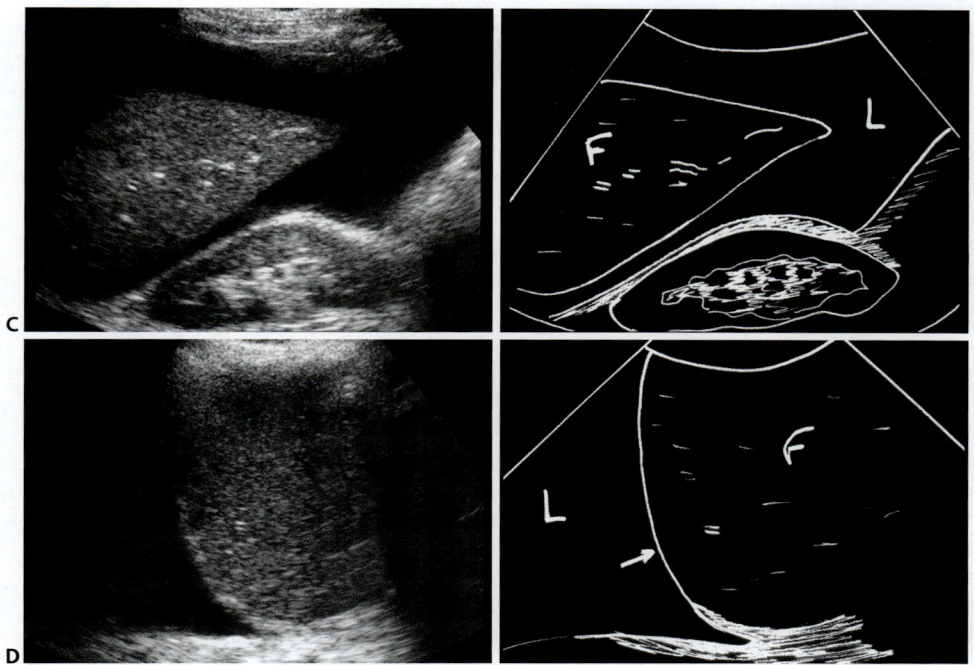

Figura 11.96. *(Continuação)*
C: Corte longitudinal no hipocôndrio direito. O fígado (F) está boiando em grande quantidade de líquido livre na cavidade peritoneal (ascite).
D: Corte longitudinal do fígado no hipocôndrio direito. Observe o grande derrame pleural, acima do diafragma (seta). No lado esquerdo também se identificou derrame pleural.

> Com a hipótese de hiperestimulação grave, a paciente foi internada para avaliação clínico-laboratorial. A hiperestimulação é considerada grave quando:
> - Os ovários estiverem muito aumentados, localizados acima da pequena bacia (palpáveis pelo abdome), com diâmetros acima de 12 cm.
> - A paciente apresenta dor e distensão abdominal, náuseas e vômitos e diarreia.
> - A ecografia identifica ascite e derrame pleural.
> - O estradiol está em níveis muito elevados.
> - O hematócrito está elevado, indicando hemoconcentração.
> - Os exames laboratoriais revelam alteração da função hepática.
>
> Os níveis altíssimos do estradiol levam a várias alterações graves, tais como:
> - Alteração do endotélio vascular, com extravasamento de fluidos e hemoconcentração, com risco de tromboembolia (coagulação intravascular disseminada).
> - Alteração dos epitélios celômicos e intestinais, provocando ascite, derrame pleural e diarreia.
> - Alteração da função hepática, graças à esteato-hepatite aguda induzida pelo estrogênio, podendo levar à falência hepática.
> - Toxemia, com náuseas e vômitos.
>
> O grande aumento volumétrico dos ovários provoca dor e colabora para aumentar o volume de fluido peritoneal e pleural (síndrome de Meigs).
>
> A hiperestimulação grave incide em cerca de 3% das mulheres em reprodução assistida. A paciente merece cuidados intensivos, pois corre risco de óbito por falência hepática e tromboembolismo. A ecografia é importante nesses casos, para identificar as dimensões ovarianas, a ascite e o derrame pleural.

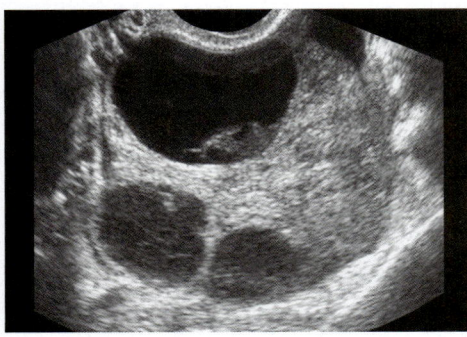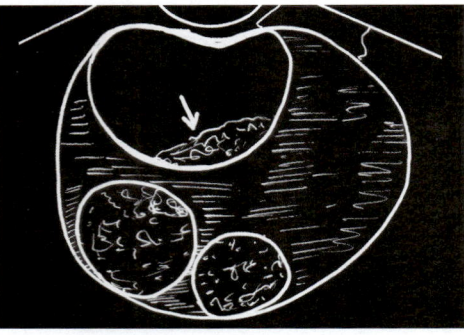

Figura 11.97. Paciente submetida à reprodução assistida. Exame transvaginal três dias após a aspiração dos folículos. O ovário está aumentado de volume. Notam-se três folículos. O maior contém pequeno coágulo retraído dentro do fluido (seta). Os outros dois estão repletos de material grumoso (sangue).

> A punção transvaginal com agulha grossa, para a aspiração dos ovócitos, provoca hematomas intrafoliculares e intraparenquimatosos. Essas alterações regridem depois de tempo variável, e os ovários voltam ao padrão normal. Sempre existirá o risco de extravasamento de sangue para o peritônio, aumentando a incidência dos fatores tuboperitoneais e aderenciais.

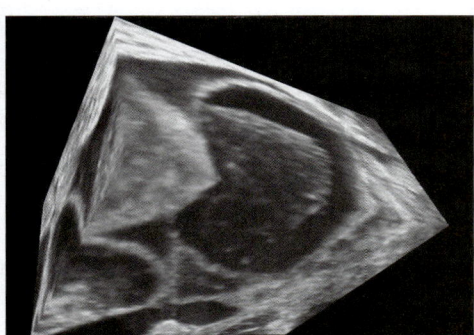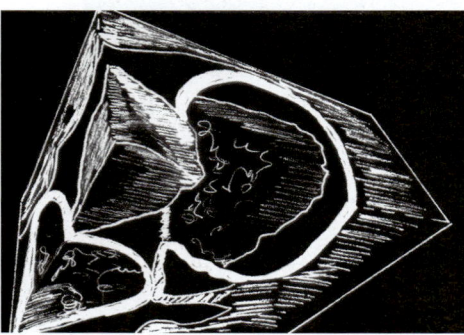

Figura 11.98. Paciente submetida à reprodução assistida. Exame transvaginal cinco dias após a aspiração dos folículos. Imagem volumétrica de um dos ovários, com visão espacial dos folículos aspirados, agora corpos lúteos, contendo coágulos sanguíneos retraídos (endoscopia virtual).

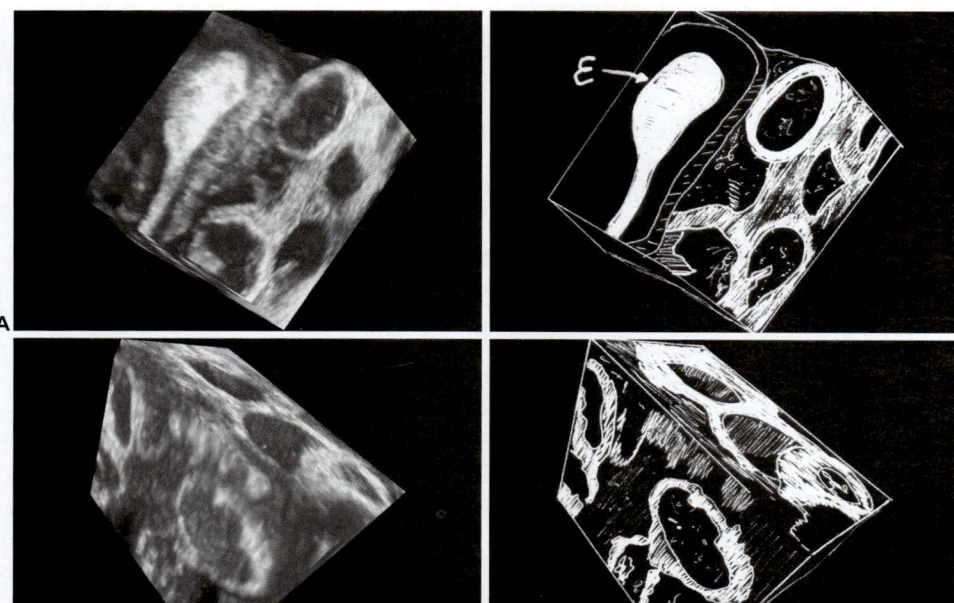

Figura 11.99. Paciente submetida à reprodução assistida. Exame transvaginal seis dias após a aspiração dos folículos.
A: Imagem volumétrica 3D. O útero está em plano coronal, com o endométrio (E) bem evidente (luteinizado). O ovário direito (imagem em espelho da técnica) apresenta vários corpos lúteos.
B: Imagem volumétrica do ovário esquerdo. Observe os vários corpos lúteos, com as típicas paredes grossas.

> Os folículos maduros, aspirados para a reprodução assistida, tornam-se corpos lúteos típicos entre o quinto e o oitavo dia após a aspiração folicular. Apesar disso, caso a paciente apresente gestação implantada no útero, tornou-se rotina a administração de progesterona suplementar, graças à instabilidade uterina, melhorando as taxas de sucesso nessas gestações.

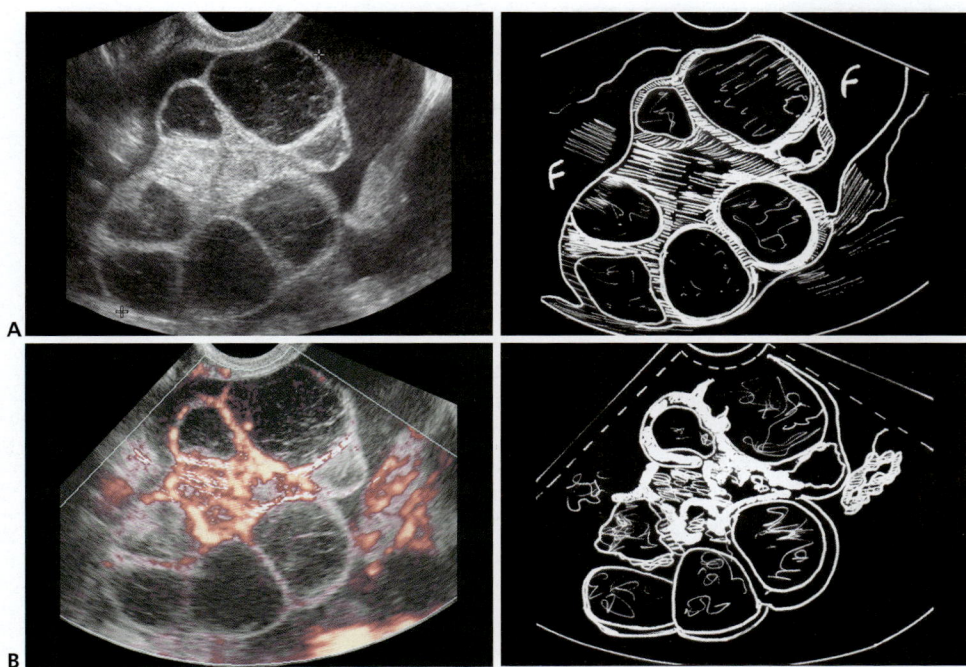

Figura 11.100. Paciente submetida à reprodução assistida. Teve hiperestimulação em grau moderado. Exame transvaginal cinco dias após a aspiração dos folículos.
A: Os ovários estão aumentados (apenas o esquerdo está sendo apresentado), boiando em fluido peritoneal (F). Os folículos luteinizados estão distendidos por sangue. As paredes são mais finas do que o normal para os corpos lúteos.
B: O mapa vascular mostra os anéis de luteinização em parte dos folículos, indicando luteinização incompleta.

> ! O achado de luteinização incompleta não tem importância clínica, pois caso ocorra gestação tópica, a paciente receberá suplementação de progesterona exógena. A ascite poderá prosseguir por tempo indefinido, desaparecendo durante o primeiro trimestre.
> É rara a persistência da ascite após o primeiro trimestre. Essa ocorrência implicará em investigação de outras causas para a ascite (por exemplo, cardíaca).

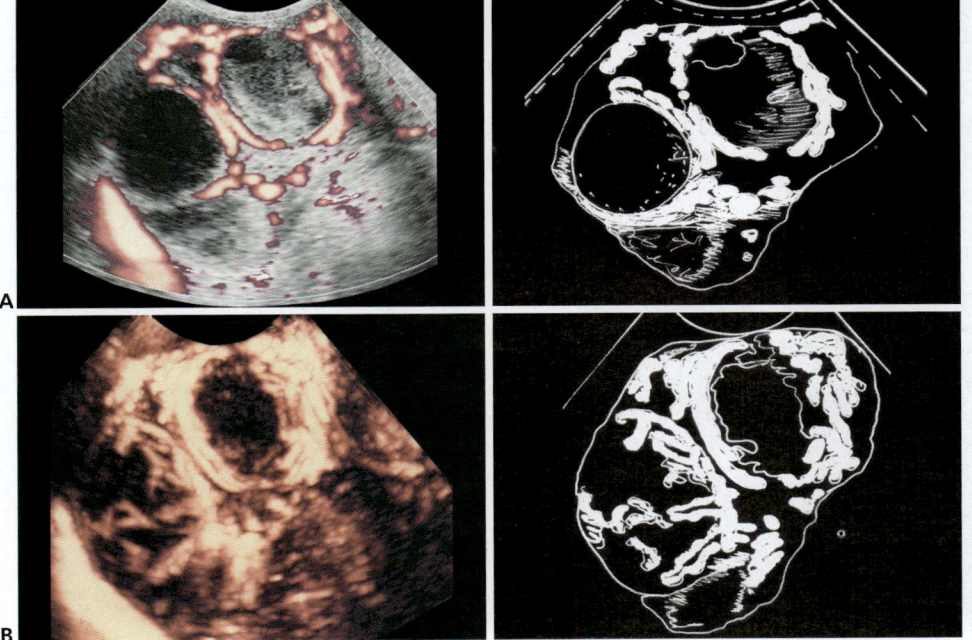

Figura 11.101. Paciente submetida à reprodução assistida. Exame transvaginal cinco dias após a aspiração dos folículos. Ambos os ovários estão semelhantes. Apenas o ovário direito está mostrado.
A: Observe os corpos lúteos com conteúdo hemático variável, decorrente das punções. O mapa vascular mostra um corpo lúteo com anel vascular mais exuberante.
B: Doppler 3D, colorido por amplitudes. Na imagem estão representados dois corpos lúteos, um mais ricamente vascularizado do que o outro.

> ! O achado induz a impressão de que possa existir corpo lúteo dominante em relação aos demais. Talvez seja possível, o que é um aspecto fascinante do ponto de vista fisiológico. Como já referido, essa questão é irrelevante, pois todas as gestantes de reprodução assistida receberão progesterona suplementar.

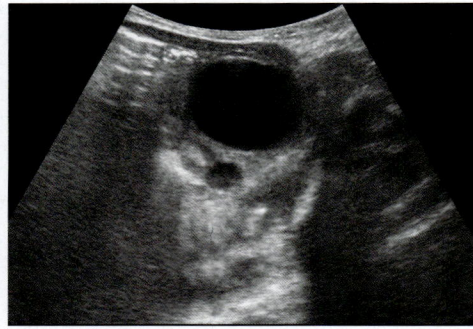 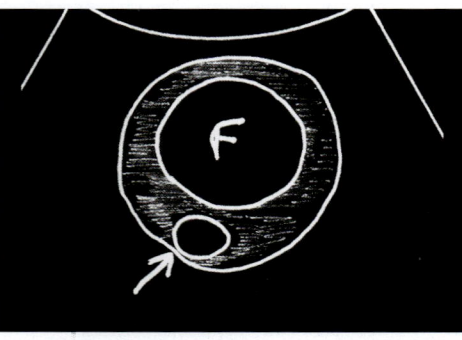

Figura 11.102. Exame transabdominal em recém-nascida a termo. Ecografia durante o pré-natal, no terceiro trimestre, revelou cisto pélvico fetal. Observe o ovário esquerdo contendo provável folículo retido, com 19 mm de diâmetro (F). Note folículo recrutado no parênquima ovariano (seta).

! Os "cistos" ovarianos congênitos são originários da estimulação crônica pelo HCG placentário. Podem ser uni ou bilaterais, uni ou multiloculados, persistindo na recém-nascida por três a seis meses. Portanto, a conduta lógica é a monitoração ecográfica até o desaparecimento do mesmo (três exames em média). A neoplasia ovariana congênita é mais rara e apresenta progressão, com alterações do volume e da arquitetura interna. Os folículos recrutados são comuns em toda ecografia, em qualquer idade.

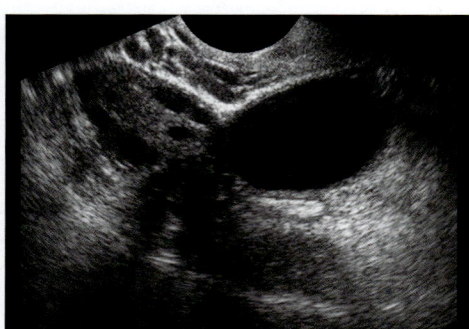 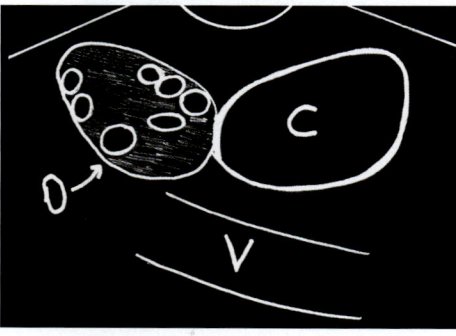

Figura 11.103. Exame transvaginal de rotina em paciente de 22 anos. O ovário direito (O) tem aspecto normal, notando-se alguns típicos folículos recrutados. Junto ao mesmo, observe um cisto (C) simples, com parede fina e lisa, semelhante a um folículo retido. V = veia ilíaca interna.

! Um cisto localizado junto ao ovário, independente do mesmo, móvel à manipulação dinâmica (transdutor + mão esquerda), geralmente é secundário a restos embrionários do paraovário ou das fímbrias tubárias, chamado de cisto paraovariano ou hidátide tubária.
A conduta usual é a monitoração ecográfica, pois tem baixa importância clínica. Caso exiba crescimento, deve ser removido para o diagnóstico histológico.

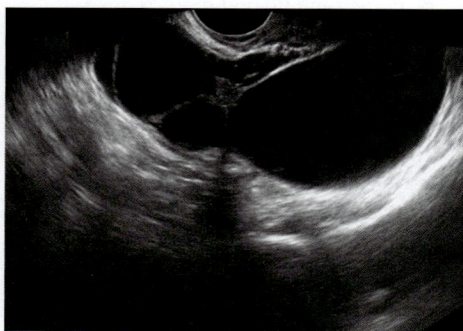 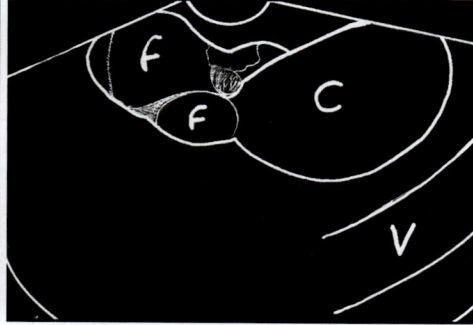

Figura 11.104. Exame transvaginal em paciente com exame ginecológico revelando aumento ovariano à esquerda. O ovário esquerdo está aumentado graças à presença de dois folículos (F) retidos. Junto ao ovário, na região infundibular, note o cisto (C) monocavitário, com cápsula fina e lisa, medindo 57 mm de diâmetro. V = veia ilíaca interna.

! A hipótese é de alteração ovariana funcional (folículos retidos) e de um cisto paraovariano (restos embrionários), móvel ao teste dinâmico. Foi realizada a remoção por videolaparoscopia, com confirmação da hipótese ecográfica.

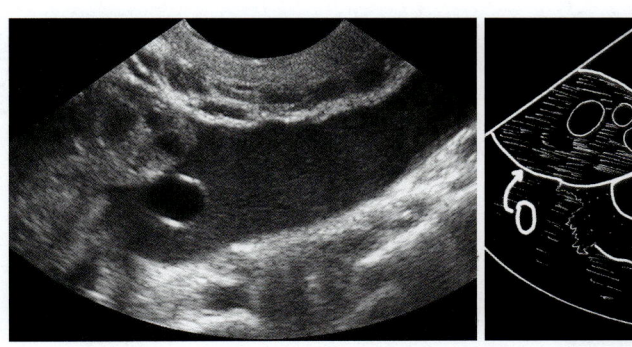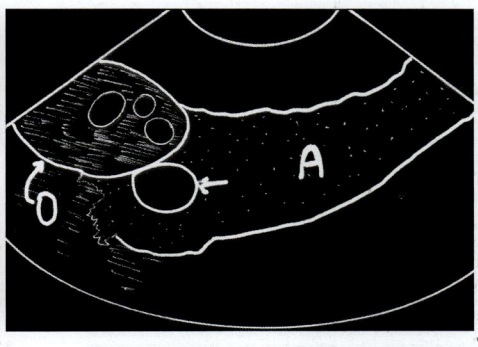

Figura 11.105. Exame transvaginal em paciente de 46 anos, com queixa de incômodo abdominal mal definido. Corte longitudinal paramediano à direita. Observe a presença de ascite (A). Os ovários estão normais, praticamente excluindo-se a presença de neoplasia para explicar a ascite. O ovário direito (O) apresenta folículos recrutados e pequeno cisto de resto embrionário adjacente (seta).

> Como já referido anteriormente (Figura 11.25), a presença de ascite é facilmente demonstrada pela ecografia, até mesmo pequenos volumes insuspeitos pelo exame clínico. Tanto a via transabdominal como a transvaginal são excelentes. As três causas mais comuns da ascite são: doença hepática, doença cardíaca e neoplasia (ovariana e do tubo digestório são as mais frequentes).
> A doença cardíaca, quando causa ascite, geralmente está sintomática, com o clássico cansaço aos esforços. Nesse caso, a avaliação posterior revelou doença hepática crônica, explicando o achado da ascite. A doença hepática difusa é muito comum na população, pois existem inúmeras causas de hepatite crônica, muitas vezes cursando assintomática por longo tempo.

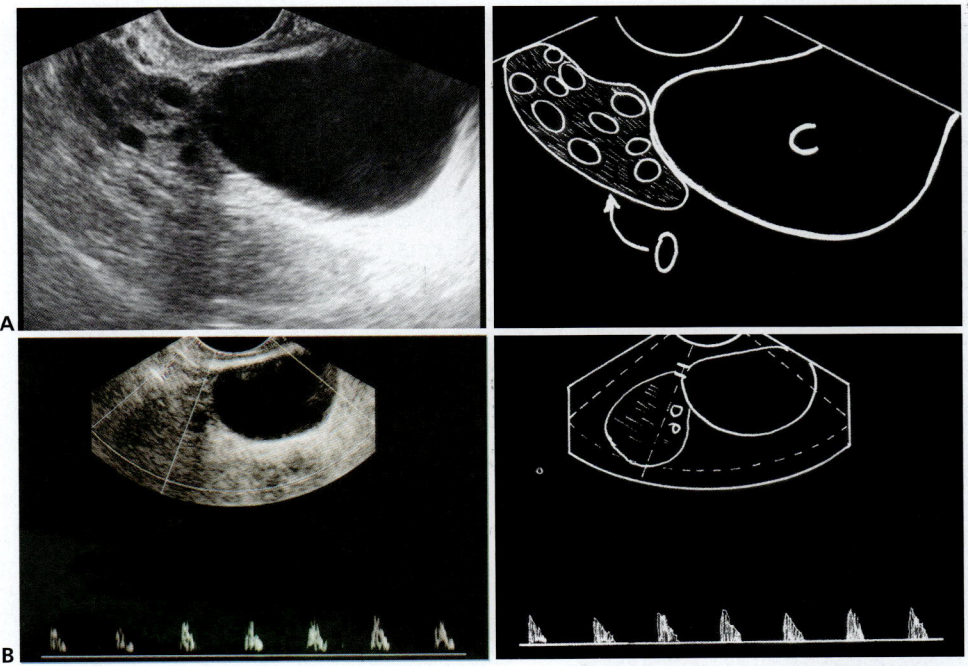

Figura 11.106. Exame transvaginal de rotina em paciente de 21 anos, em uso de anticoncepcional oral.
A: O ovário (O) mostrado na imagem apresenta vários folículos dispersos pelo parênquima. Observe o grande cisto (C) paraovariano.
B: O estudo Doppler revela raros vasos finos na cápsula, com fluxos diastólicos ausentes, indicando alta resistividade vascular e, portanto, baixo risco para o cisto.

> A paciente não tolerou emocionalmente o achado ecográfico de um "cisto". Foi submetida à videolaparoscopia cirúrgica, com remoção da lesão. O diagnóstico histológico foi de cisto de restos embrionários.
> Como já referido anteriormente, a palavra "cisto" pode causar estresse intolerável em muitas mulheres, devendo, sempre que possível, ser evitado o seu emprego no diagnóstico ecográfico. Nesse caso, o termo correto é mesmo o de um cisto.
> Os folículos, retidos no parênquima ovariano, são secundários ao uso do anticoncepcional oral. Esse tema será retomado posteriormente.

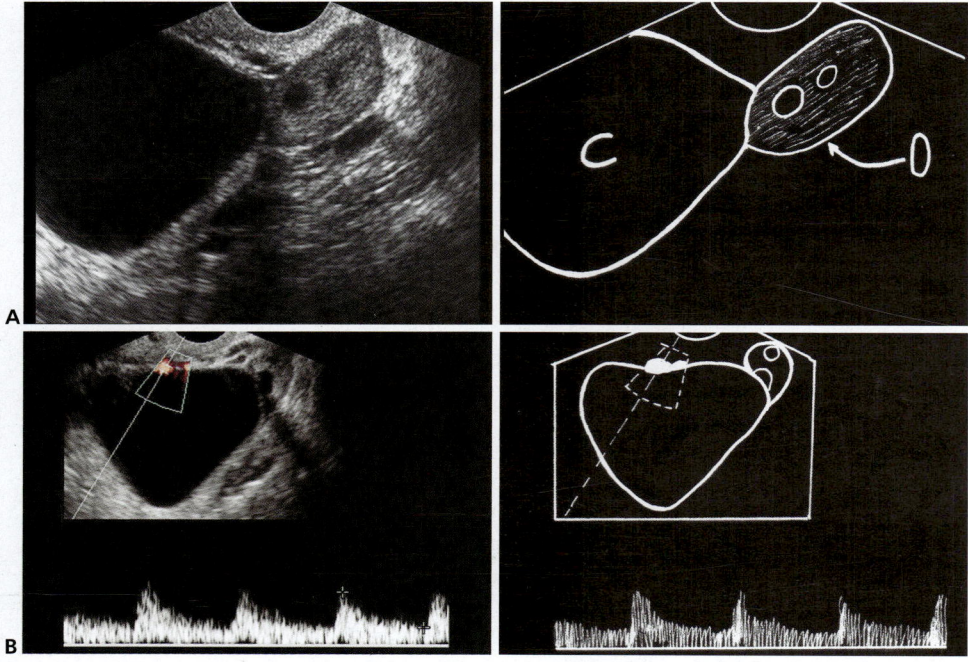

Figura 11.107. Exame transvaginal em paciente de 25 anos graças a achado ginecológico de ovário direito aumentado.
A: Corte longitudinal mostrando o ovário (O) e um cisto simples (C) monocavitário, com cápsulas fina e lisa.
B: O estudo Doppler revela vasos na cápsula com resistividade moderada (IR = 0,66).

! Frente ao achado, apesar da hipótese provável de cisto de resto embrionário, a paciente foi submetida a uma videolaparoscopia cirúrgica. O diagnóstico final foi de cisto paraovariano.

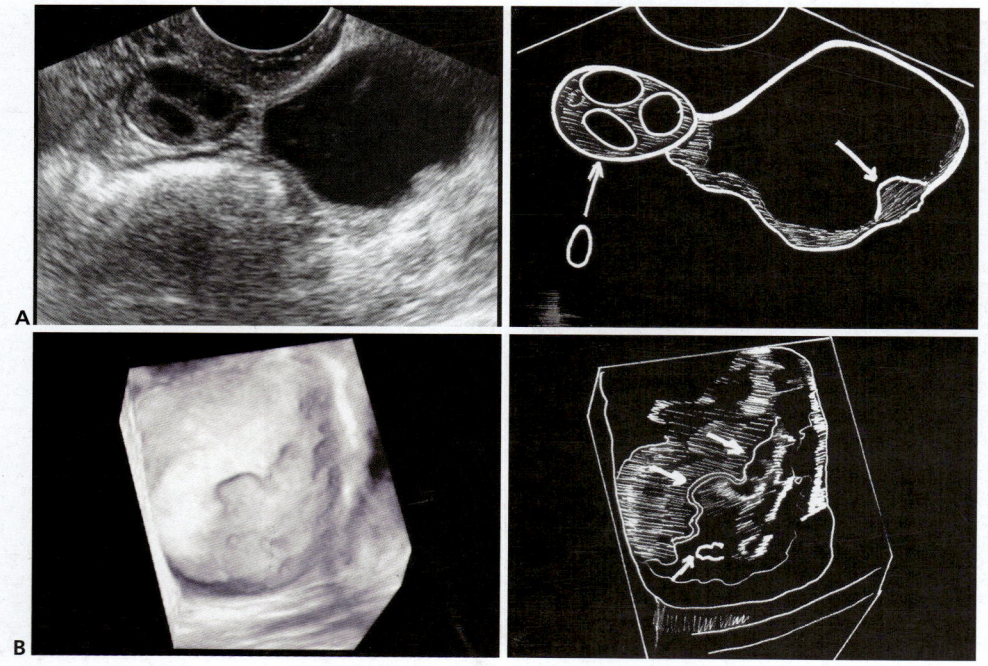

Figura 11.108. Exame transvaginal em paciente de 42 anos, com queixa de esterilidade. Está assintomática e refere ciclos menstruais normais. Investigação inicial no quinto dia do ciclo.
A: Corte transversal oblíquo do ovário esquerdo (O). Observe os três folículos com dimensões maiores do que o esperado para o início do ciclo. Junto ao ovário, observe o cisto monocavitário com papila em sua parede (seta).
B: Imagem volumétrica 3D. A endoscopia virtual da superfície interna do cisto mostra inúmeras papilas (setas).

! Ambos os ovários apresentam folículos maiores do que o esperado para um recrutamento normal. O achado indica uma reserva folicular baixa nos ovários, a qual está relacionada com a baixa fertilidade. Essa questão será explorada mais adiante.
A endoscopia virtual 3D mostra imagem fascinante da superfície interna do cisto. A primeira hipótese é a de um cisto de restos embrionários. A presença de papilas na parede do cisto indica risco aumentado para neoplasia.
O cisto foi removido para estudo histológico. O diagnóstico final foi de cisto de restos embrionários, com a incomum presença de papilas benignas na cápsula. Uma neoplasia em restos embrionários de paraovário é rara, mas não impossível.

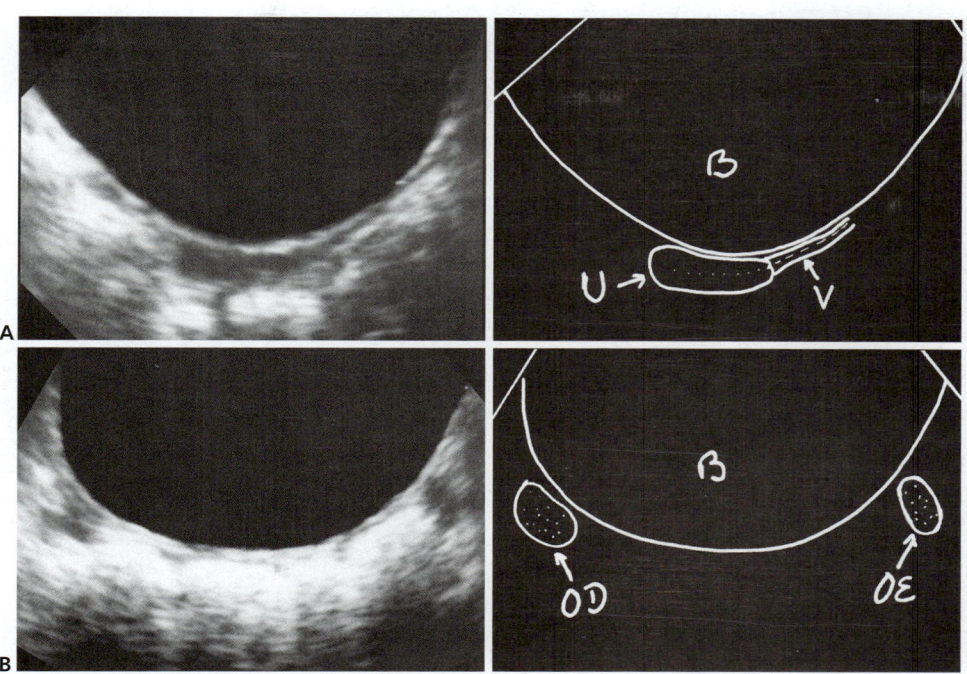

Figura 11.109. Paciente de 21 anos, com infantilismo sexual e amenorreia primária. Exame transabdominal.
A: Corte longitudinal. Observe a vagina (V) e o útero (U), com características infantis. A relação colo/corpo é infantil (2 × 1). B = bexiga.
B: Corte transversal. Os ovários (OD e OE) estão pequenos (menores do que 2 cm³), e não se identificam folículos recrutados.

> Os achados ecográficos indicam pelve feminina normal, com padrão infantil. A avaliação endocrinológica mostrou quadro de deficiência primária de gonadotrofinas.

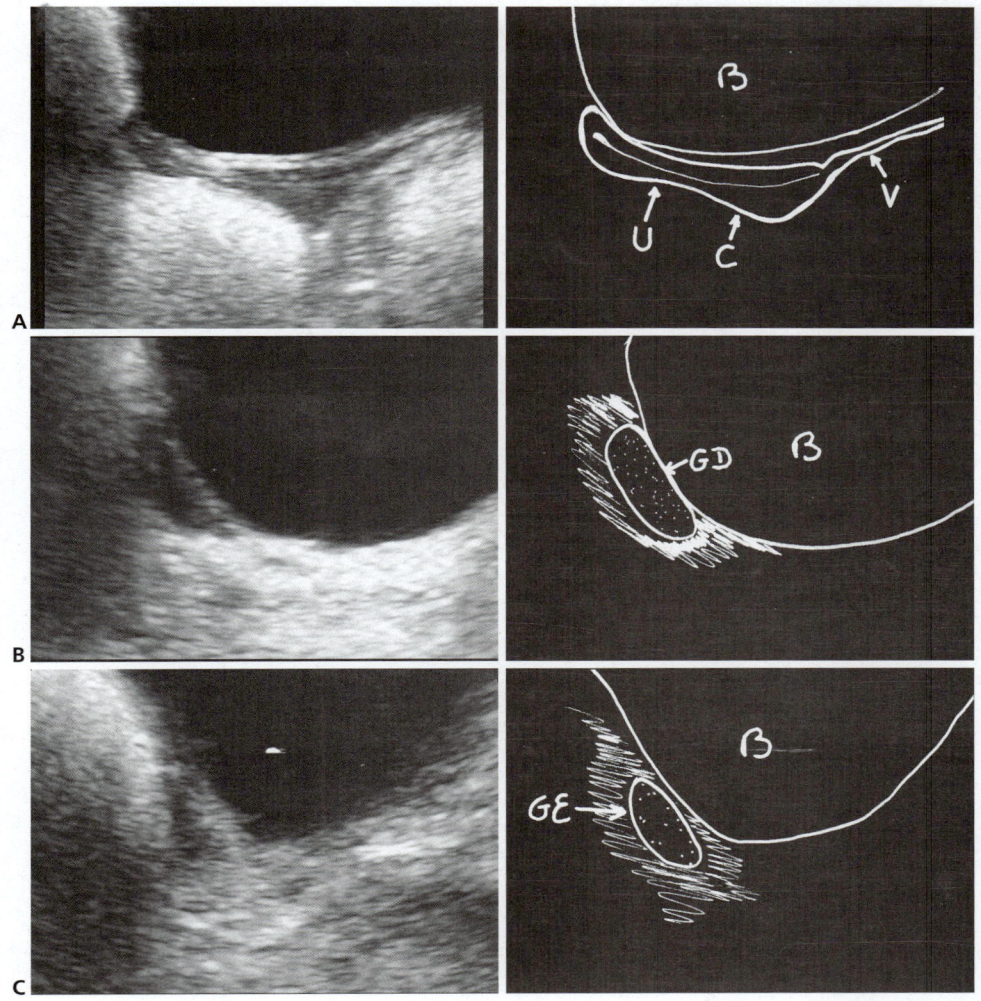

Figura 11.110. Paciente de 12 anos, com S. Turner, diagnosticada após o nascimento. Está utilizando hormônio do crescimento e tem estatura quase normal. Apresenta infantilismo sexual, pois ainda não iniciou tratamento específico para induzir o desenvolvimento e iniciar os ciclos menstruais. Exame transabdominal.
A: Corte longitudinal. Observe o útero infantil (U) com o colo (C) mais longo e mais calibroso do que o corpo uterino. A vagina (V) está normal para a infância (fina e suave). B = bexiga.
B e C: Gônadas direita (GD) e esquerda (GE), com grande ampliação, pois são minúsculas (menores do que 0,5 cm³).

> Nos casos de disgenesia gonadal, as gônadas têm formato alongado, em fita, e são minúsculas, pois apresentam apenas tecido amorfo, sem folículos. Existem exceções, onde as gônadas podem apresentar pequena reserva folicular, e as pacientes apresentam algum desenvolvimento sexual.

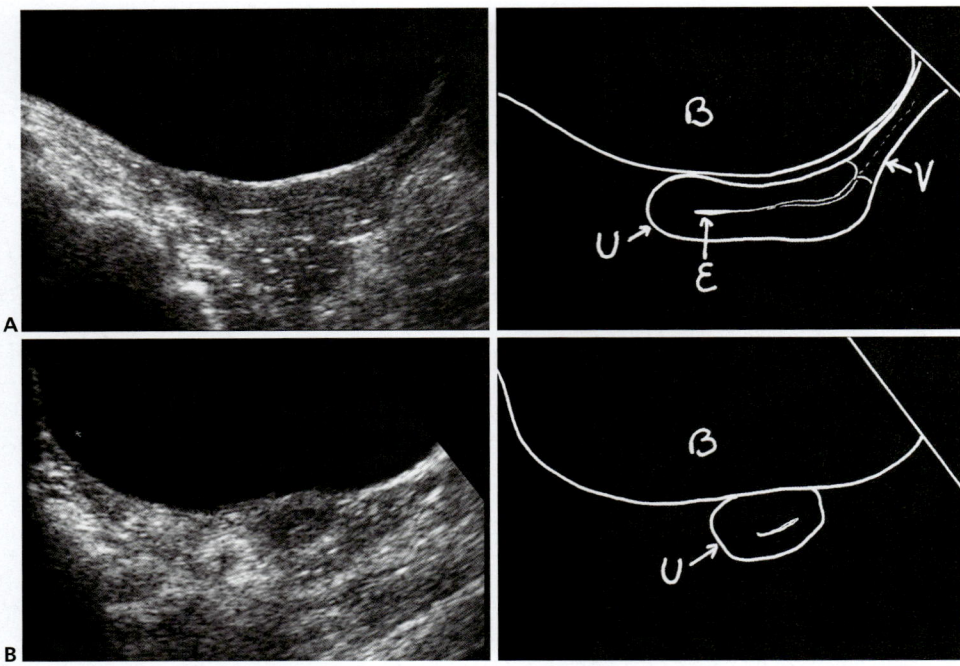

Figura 11.111. Paciente de 18 anos, com baixa estatura, infantilismo sexual e amenorreia primária. Apresenta fenótipo sugestivo de S. Turner, mas nunca realizou investigação diagnóstica! Exame transabdominal.
A: Corte longitudinal. Observe o útero pequeno (U), com padrão infantil (volume de 8 cm³ e relação colo/corpo de 2 × 1). O endométrio (E) está fino, sem sinais de desenvolvimento. V = vagina; B = bexiga.
B: Corte transversal. O útero está centrado, e não se identificam os ovários.

! A idade, o infantilismo sexual, a amenorreia primária, o fenótipo e os achados ecográficos indicam quadro de disgenesia gonadal. Realizado cariótipo com resultado 45X (S. Turner).

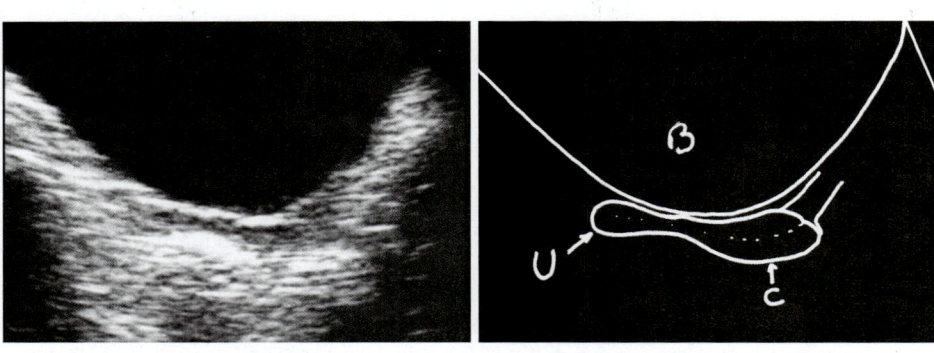

Figura 11.112. Paciente de 17 anos, com infantilismo sexual e amenorreia primária. Tem estatura e fenótipo normais. Exame transabdominal. Observe o útero infantil (U), com volume de 2,8 cm³ e relação colo/corpo de 2 x 1. C = colo uterino; B = bexiga.

! Os exames laboratoriais mostraram aumento das gonadotrofinas e diminuição dos hormônios ovarianos (ausência de função ovariana). Realizado cariótipo, que resultou 46XX (feminino normal). Realizada laparoscopia, com achado de gônadas em fita. O diagnóstico final foi de disgenesia gonadal pura XX.
As pacientes com disgenesia gonadal pura apresentam infantilismo sexual, amenorreia primária e o exame clínico de uma criança (apesar da idade) com aspecto feminino normal. O cariótipo é normal, podendo resultar feminino (46XX) ou masculino (46XY).
O emprego de ciclos substitutivos leva ao desenvolvimento dos caracteres sexuais femininos normais, mesmo nos casos com cariótipo masculino.

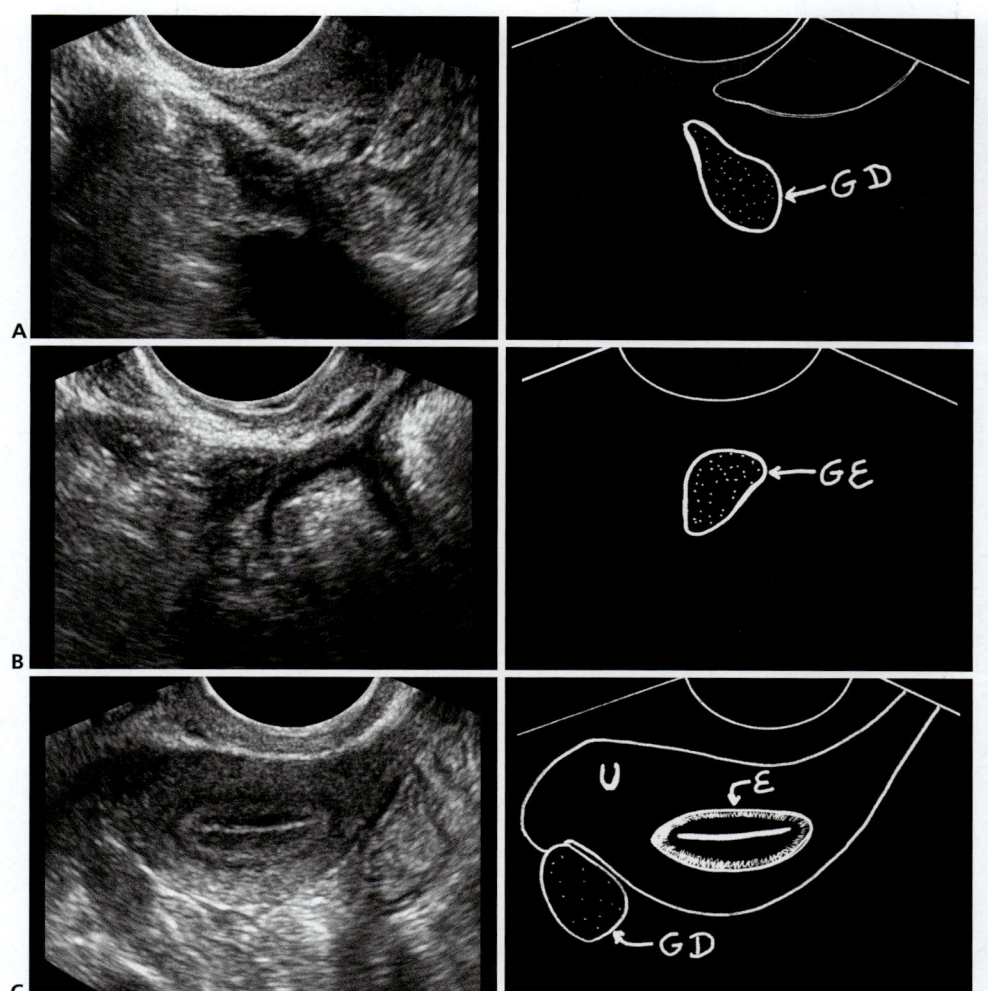

Figura 11.113. Exame transvaginal em paciente de 23 anos. Teve amenorreia primária, com infantilismo sexual. Na investigação, foi diagnosticada disgenesia gonadal pura 46XX. Obteve desenvolvimento sexual com ciclos substitutivos. Tem vida sexual ativa.
A e B: Gônada direita (GD) e gônada esquerda (GE), pequenas e amorfas.
C: Corte transversal. Observe o útero normal (U), com endométrio trilaminar (E).

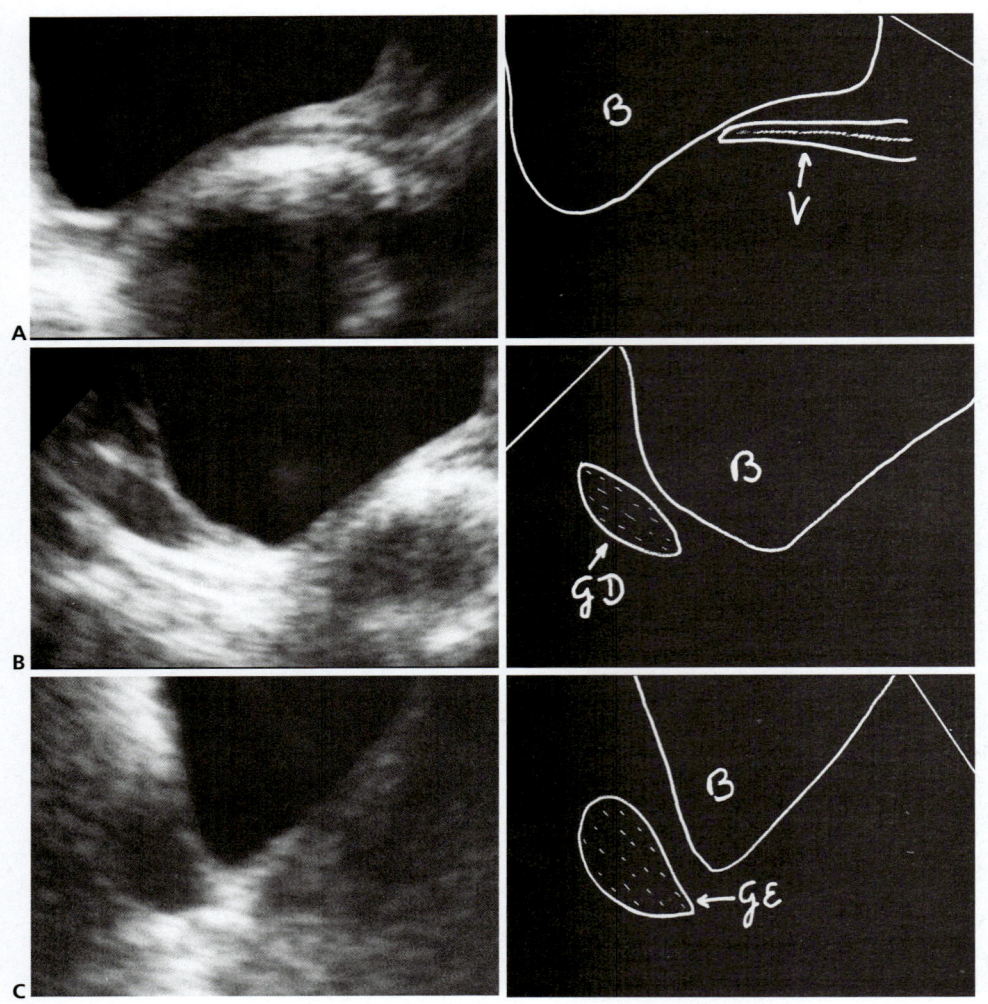

Figura 11.114. Paciente com desenvolvimento sexual secundário feminino e amenorreia primária. Exame transabdominal.
A: Corte longitudinal. Observe a vagina curta (V), terminando em fundo cego. Não identificamos o útero. A primeira impressão é de S. Mayer-Rockitansky. B = bexiga.
B e C: Observem as duas gônadas (GD e GE) em topografia ovariana habitual, mas não se identifica recrutamento folicular.

! Em vista do achado foi solicitada avaliação endocrinológica, resultando em esteroides femininos baixos e masculinos elevados. Foi solicitado cariótipo que resultou em 46XY. A biópsia de ambas as gônadas revelou testículos sem sinais de tecidos ovarianos. O diagnóstico final foi de Síndrome da Feminização Testicular, sem sinais de virilização. Nesse caso, foi fundamental a observação ecográfica de ausência de recrutamento folicular, o que evitou o diagnóstico errado de S. Mayer-Rockitansky.

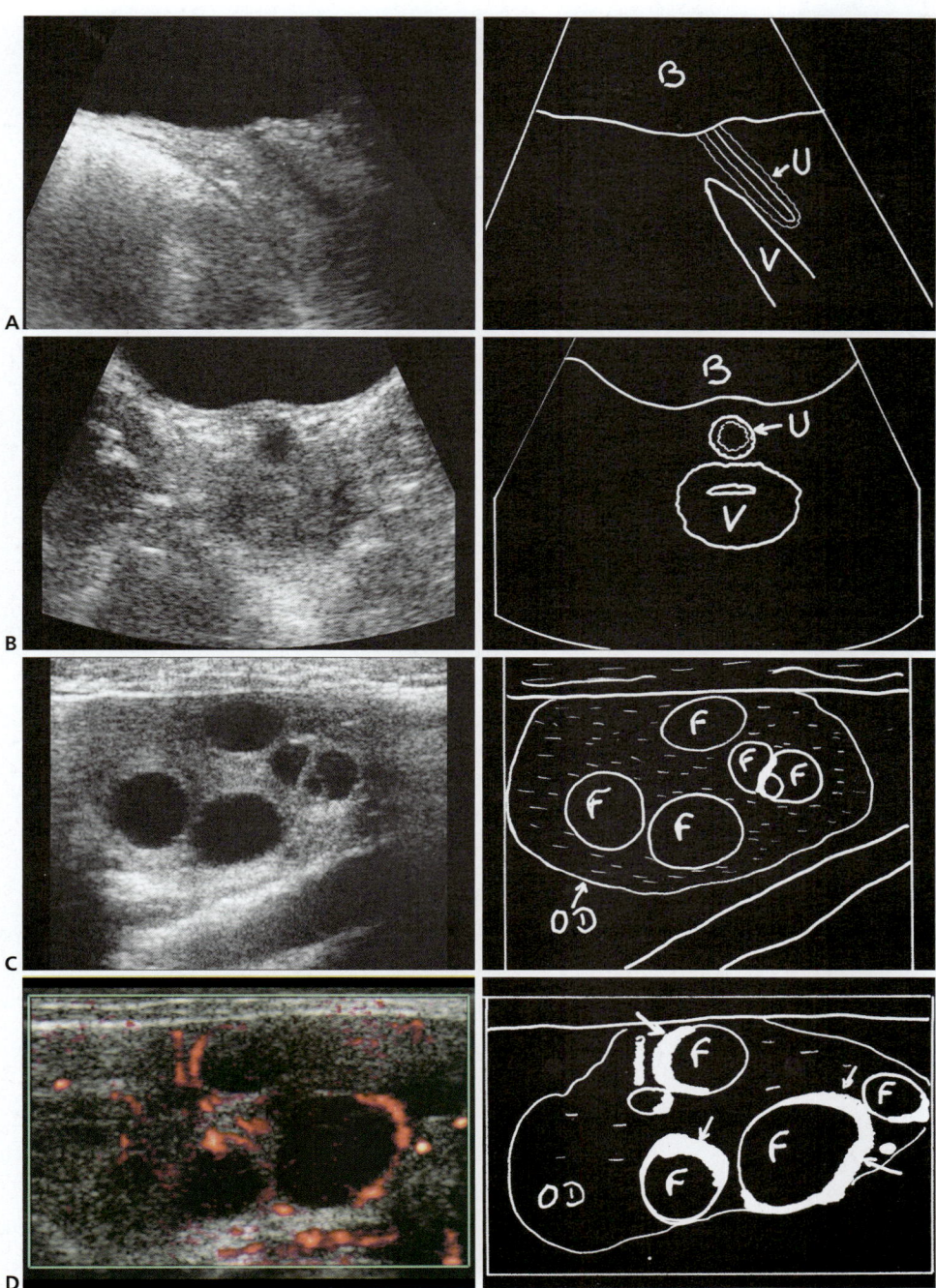

Figura 11.115. Paciente de 15 anos, com desenvolvimento sexual secundário normal desde os 12 anos. Refere que ainda não menstruou (amenorreia primária) e apresenta nódulo inguinal bilateral, com aumento cíclico de tamanho. Exame pélvico transabdominal e inguinal, com transdutor linear.
A: Corte longitudinal. Observe a vagina curta (V). Não identificamos o útero ou gônadas na pelve. B = bexiga; U = uretra.
B: Corte transversal sobre a uretra. Observe a bexiga, a uretra e a vagina.
C e D: Canal inguinal direito. Observe o ovário direito (OD), com vários folículos (F) e o mapa vascular com Doppler de amplitudes, mostrando vasos nas paredes foliculares (setas), o que indica folículos em crescimento. *(Continua.)*

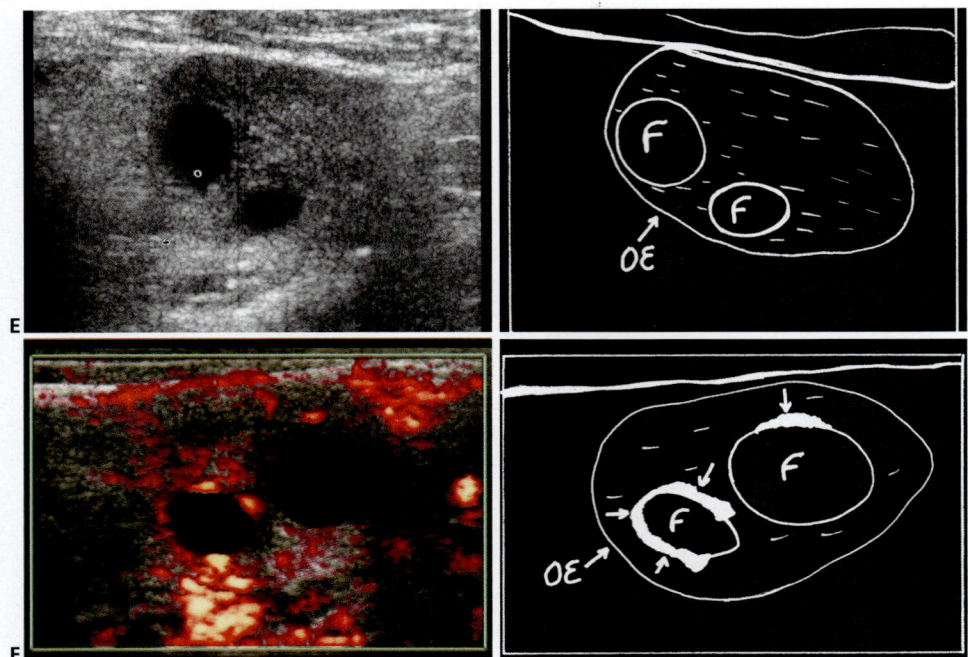

Figura 11.115. *(Continuação)*
E e **F**: Canal inguinal esquerdo. Observe o ovário esquerdo (OE), com vários folículos e o mapa vascular com Doppler de amplitudes, mostrando vasos nas paredes foliculares, o que indica folículos em crescimento.

> Este caso é muito interessante, pois hérnia ovariana inguinal é incomum, ainda mais quando bilateral. Necessita de investigação ampla, graças a risco de hermafroditismo. Cariótipo: 46XX. Dosagens hormonais: padrão feminino normal, sem alteração dos androgênios. Foi proposto ato cirúrgico para correção da hérnia e exame direto dos ovários para exclusão de eventual *ovotestis*. A conclusão final foi de S. Mayer-Rockitansky, com hérnia ovariana inguinal bilateral (raríssimo).
>
> Imagine as ovulações no canal inguinal e, mesmo, a possibilidade de cisto luteínico hemorrágico na virilha (roto no canal inguinal, então, seria um desastre). Na cirurgia, os ovários foram reposicionados na pelve, e os sacos herniários foram fechados.

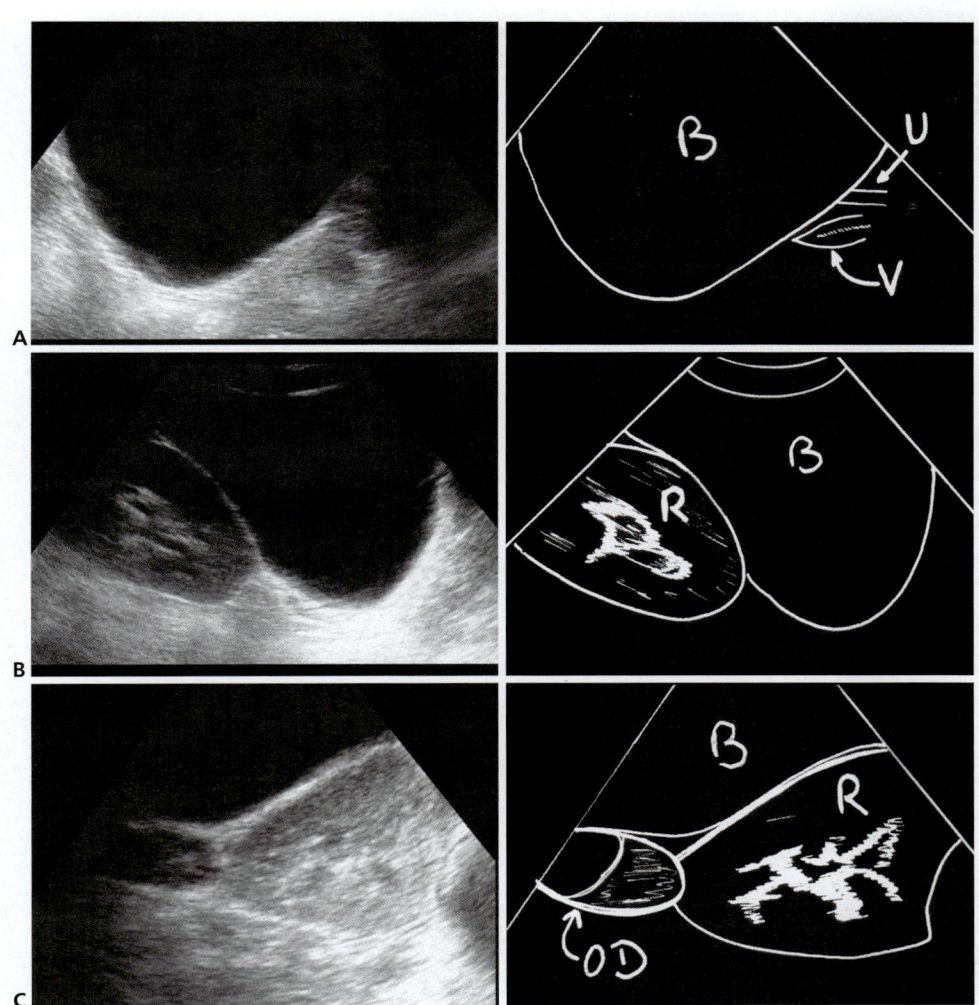

Figura 11.116. Paciente de 23 anos com queixa de amenorreia primária. Apresenta desenvolvimento corporal e exame clínico normais. Refere nunca ter tido relações sexuais. Os exames laboratoriais mostram hormônios femininos normais. Realizou ecografia em sua cidade, com o seguinte diagnóstico: ausência de útero, rim pélvico e ovários não identificados (!). Exame transabdominal.
A: Corte longitudinal na linha média. A vagina (V) é muito curta e não se identifica o útero. B = bexiga; U = uretra.
B: Corte longitudinal na linha média em direção ao promontório. Observe o rim pélvico (R) na linha média.
C: Corte transversal à direita na altura do terço inferior do rim. Observe o ovário direito (OD), contendo folículos recrutados. *(Continua.)*

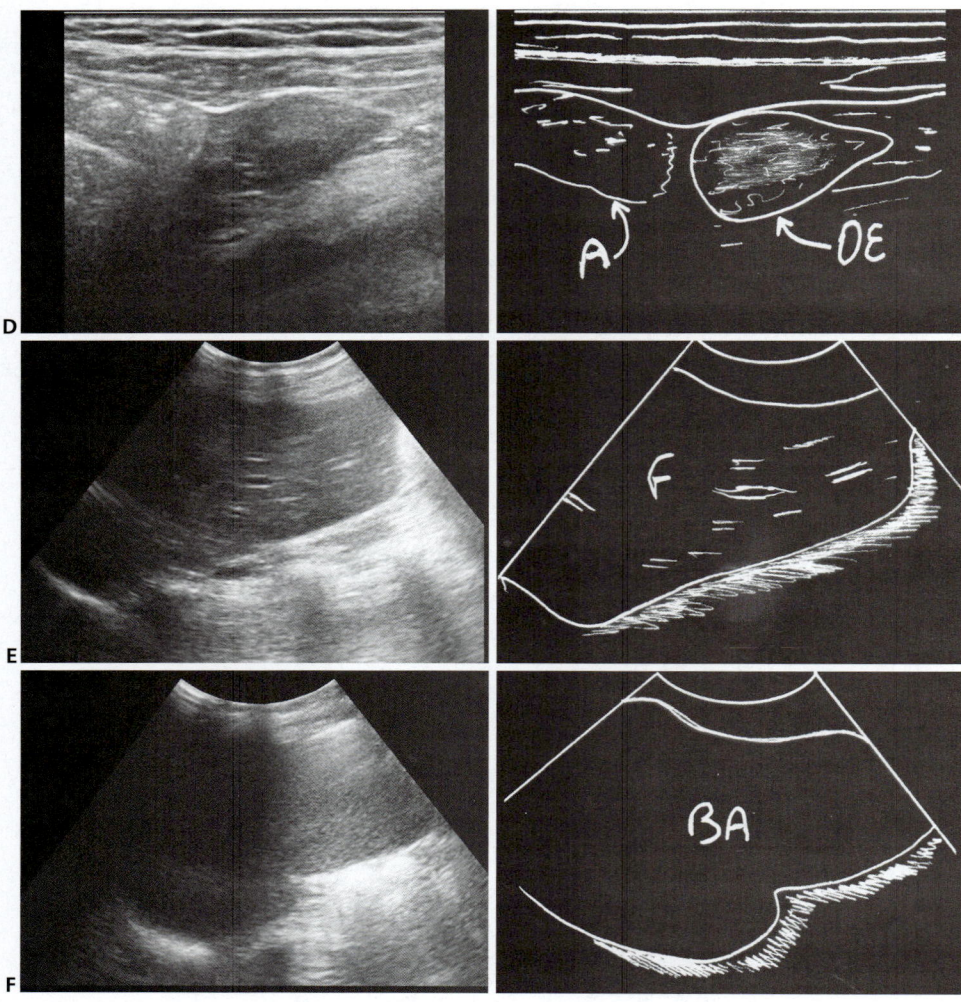

Figura 11.116. *(Continuação)*
D: Canal inguinal esquerdo avaliado com transdutor linear. Observe o ovário esquerdo (OE) herniado no canal inguinal, bem como alça intestinal (A) em linha com o ovário.
E: Loja renal direita. Nota-se apenas o fígado (F), não se identificando o rim direito.
F: Loja renal esquerda. Nota-se apenas o baço (BA), não se identificando o rim esquerdo.

> Esse caso é raríssimo e ilustra bem a necessidade de uma anamnésia minuciosa com a paciente. A mesma refere cirurgia de hérnia inguinal direita aos seis anos de idade e que o cirurgião havia comentado com a família que o ovário direito estava fora de posição. Essa informação foi útil, pois ao não se encontrar o ovário esquerdo na pelve, procurou-se o mesmo no canal inguinal.
> O diagnóstico final foi: S. Mayer-Rockitansky, rim pélvico único localizado na linha média, ovário direito na cavidade pélvica (hérnia ovariana inguinal direita corrigida na infância, por informação da paciente) e hérnia ovariana e intestinal inguinal esquerda.
> Lembre-se que o desenvolvimento espontâneo dos caracteres sexuais secundários indica que existe função gonadal. O fato de não se conseguir identificar a presença de gônadas (exame prévio realizado na paciente), não permite concluir pela sua ausência.
> O achado de tumor sólido na pelve, com formato ovoide, com ecos fortes centrais e parênquima hipoecogênico periférico (ver imagem B), sugere a hipótese de rim pélvico. A avaliação do abdome superior reforça essa hipótese, ao não se encontrar o rim correspondente em sua loja habitual. Em caso de dúvida, um estudo radiológico contrastado confirma a presença do rim na pelve.
> Já comentamos que o rim pélvico pode ser confundido com tumor e também pode provocar erros de conduta. No caso do rim pélvico único, o diagnóstico errado pode terminar em tragédia. Já tivemos caso de adolescente com diagnóstico ecográfico, em outra cidade, de tumor pélvico sólido, e o cirurgião removeu rim pélvico único. Posteriormente, examinamos a paciente na unidade de hemodiálise, pois o rim não pode ser recuperado para reimplante. O caso foi um "prato cheio" para o advogado da família.
> Lembre-se: em todas as pacientes com tumor pélvico sólido, é obrigatório avaliar as lojas renais. "A mulher também possui rim", o qual pode estar em localização ectópica.

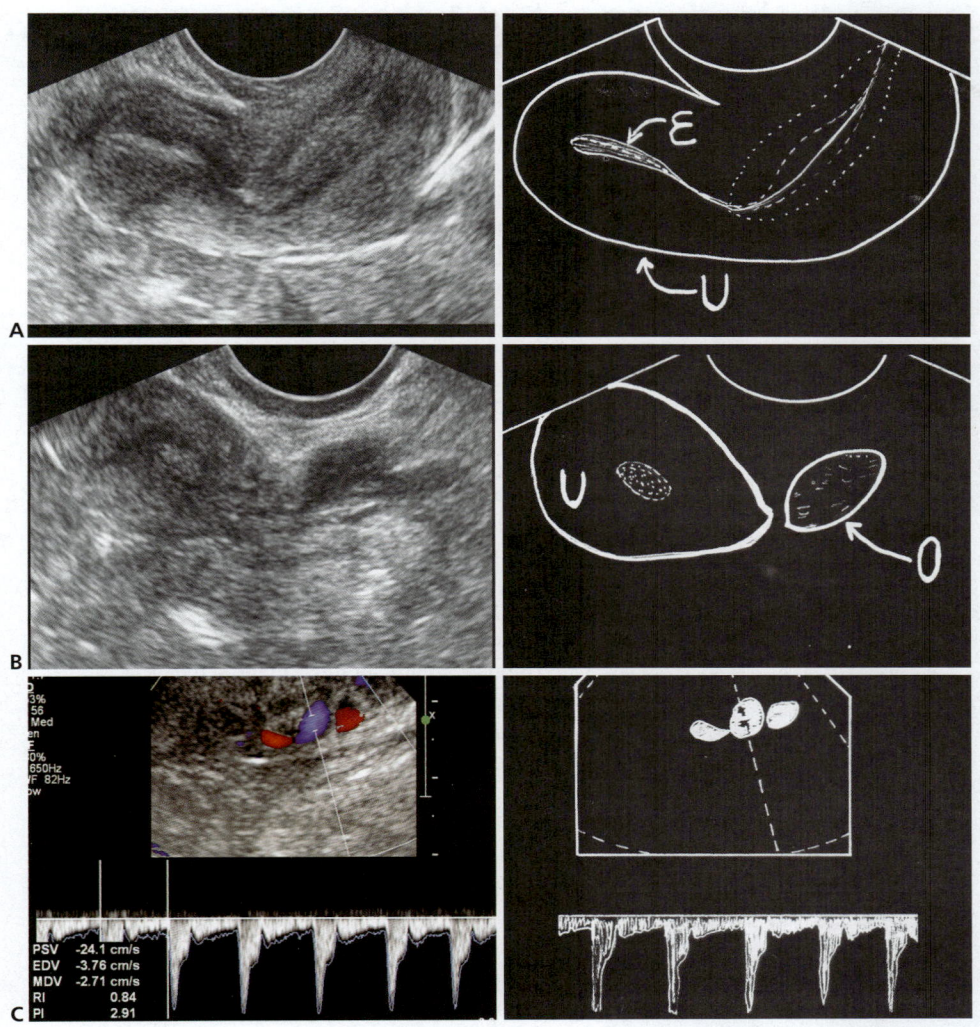

Figura 11.117. Paciente de 18 anos, com diagnóstico prévio de pan-hipopituitarismo primário. Tem baixa estatura com deformidades ósseas (nanismo hipofisário). Utiliza terapia hormonal múltipla. O ciclo substitutivo feminino permitiu algum desenvolvimento dos caracteres sexuais secundários, mas apresenta amenorreia primária. Refere atividade sexual regular. Exame transvaginal.
A: Corte longitudinal do útero (U). O volume uterino é de 19 cm³ (hipoplasia) e o endométrio (E) está fino, sem sinais proliferativos normais.
B: Corte transversal. Os ovários (O) estão pequenos, com volumes abaixo de 3 cm³ (na imagem podem-se observar o útero e o ovário esquerdo).
C: A análise espectral das artérias uterinas (na imagem, o registro da artéria uterina esquerda) revela curvas espectrais normais (IP = 2,91).

> ❕ A análise espectral das artérias uterinas indica ação estrogênica vascular normal. Entretanto, o ciclo substitutivo empregado está insuficiente para promover o desenvolvimento completo do útero e induzir as menstruações regulares. Para tal, será necessário utilizar esquema hormonal alternativo.
> Os ovários pequenos estão relacionados com o hipogonadismo hipogonadotrófico e não com possível disgenesia gonadal. Esses ovários devem ter folículos primordiais, os quais poderão ser estimulados com FSH exógeno, obtendo-se ovócitos para fins de fertilização *in vitro*, no futuro. Entretanto, se não ocorrer o desenvolvimento uterino, não será possível a transferência de embriões para o mesmo.

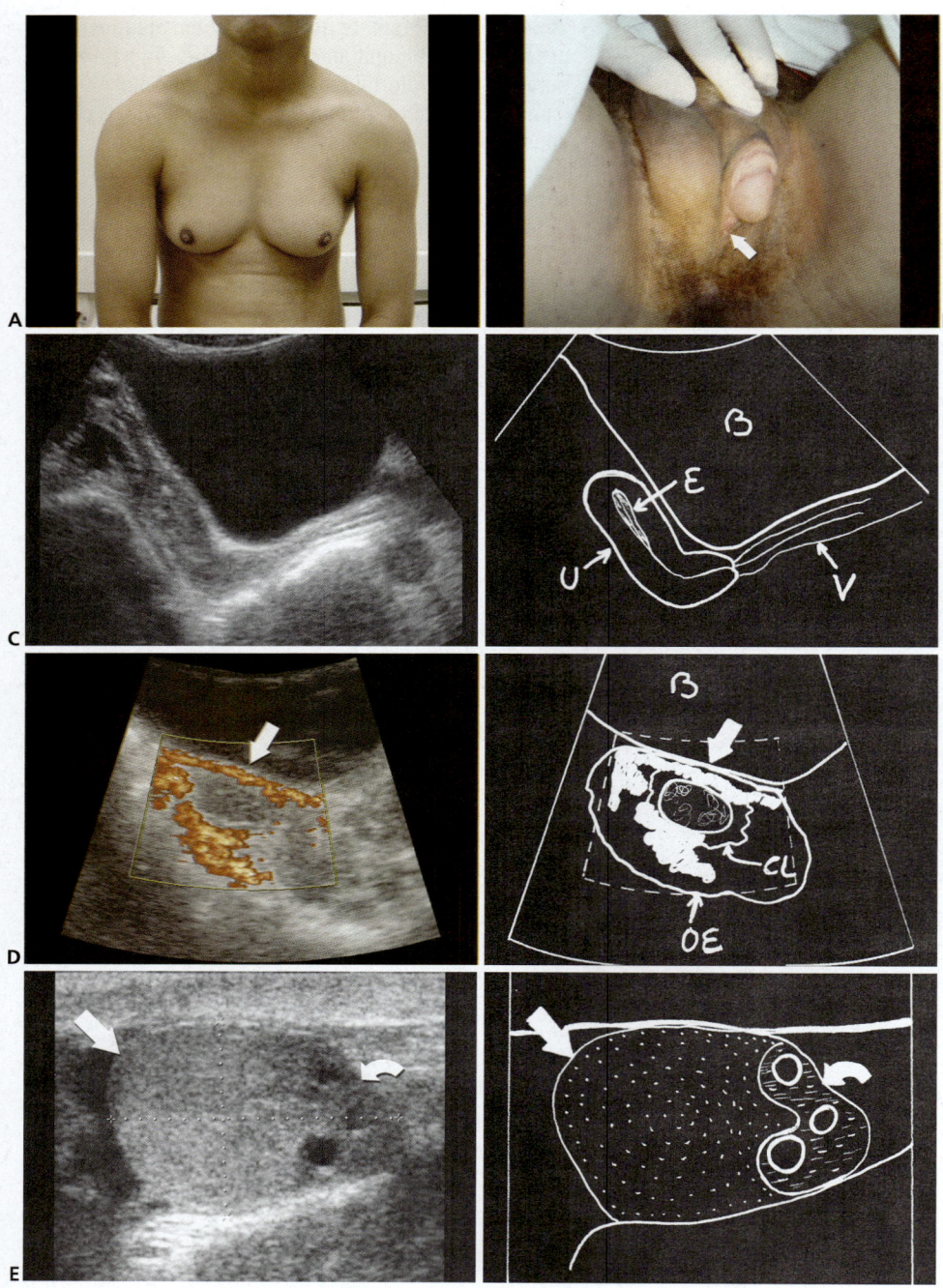

Figura 11.118. Avaliação de paciente com 21 anos, portador de genitália externa ambígua. Registrado, ao nascimento, como homem. Durante a puberdade, ocorreu desenvolvimento mamário com padrão feminino e de falo com padrão masculino. Posteriormente, começou a apresentar menstruações cíclicas. Ao exame clínico:
- Mamas com padrão feminino.
- Genitália externa: falo com padrão masculino, notando-se glande, prepúcio e hipospádia perineoescrotal. Logo abaixo do meato uretral, na linha média, apresenta orifício correspondente à abertura vaginal.
- Escroto com gônada à direita e vazio à esquerda.

A: Fotografia das mamas.
B: Fotografia da genitália externa. Note o pênis, o escroto fendido pela hipospádia, a gônada na bolsa testicular direita, a bolsa esquerda vazia e a abertura vaginal (seta).
C: Ecografia transabdominal, corte sagital. Observe o útero (U), o endométrio (E) e a vagina (V). B = bexiga.
D: Corte parassagital esquerdo com mapa vascular ao Doppler de amplitudes. Observe o ovário esquerdo (OE) e o corpo lúteo (CL), com anel vascular periférico típico (seta).
E: Bolsa testicular direita avaliada com transdutor linear. Observe a gônada com padrão misto: parte do parênquima, com ecotextura sugestiva de testículo (seta reta), e outra parte, com padrão de parênquima ovariano com folículos (seta curva).

Foi submetido à gonadectomia bilateral, com anatomopatológico revelando: *ovotestis* à direita e ovário à esquerda. O cariótipo revelou 46XX, sem alterações no bandeamento G. O diagnóstico final: hermafrodita verdadeiro. Cortesia: Dr. Cláudio Rodrigues Pires (Ultrasound Obstet Gynecol 2005;26:86-88 - © 2005 ISUOG, published by John Wiley & Sons, Ltd).

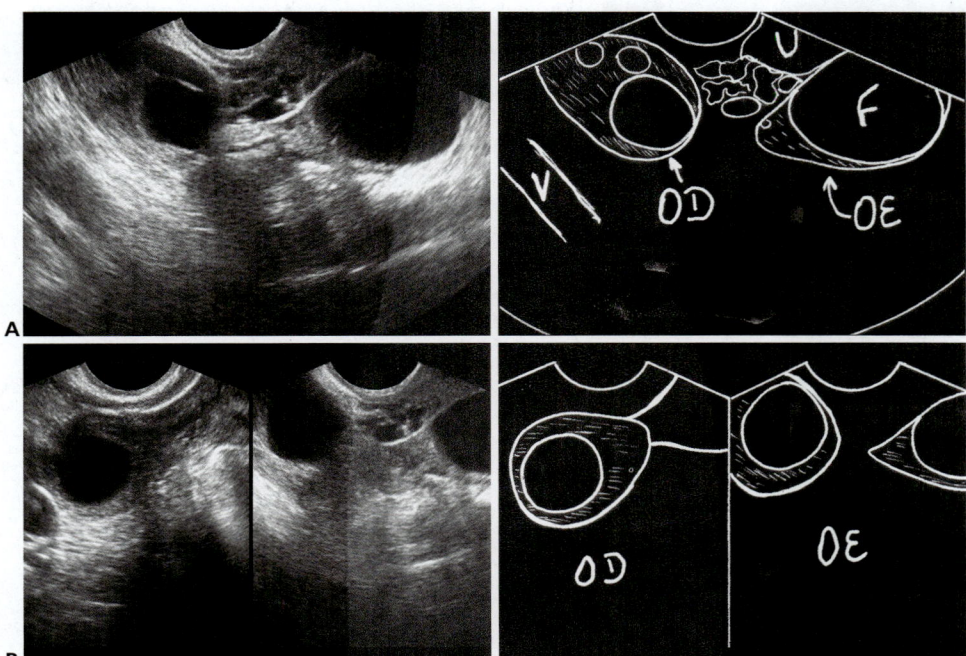

Figura 11.119. Exame transvaginal de rotina em paciente de 19 anos. Está no meio do ciclo menstrual.
A: Corte transversal oblíquo. O ovário direito (OD) contém folículo (F) em desenvolvimento. O ovário esquerdo (OE) está posterior ao útero e contém folículo maduro. U = útero; V = vasos ilíacos internos.
B: Na imagem à esquerda, corte transversal do ovário direito. Na imagem à direita, corte transversal oblíquo à esquerda, mostrando dois ovários (!) com um folículo maduro em cada.

> A duplicação ovariana, perfazendo três ovários é raríssima. A hipótese alternativa é um cisto de restos embrionários. Entretanto, cada uma das cavidades líquidas contém parênquima ao redor, tornando a questão da duplicação válida. Ainda mais: cada uma das estruturas contendo folículo com chance de ovular, implicando em risco de gestação trigemelar espontânea.
> Não ocorreu gravidez. Posteriormente, uma videolaparoscopia confirmou a duplicação ovariana, com o ovário supranumerário pequeno e parcialmente dentro do infundíbulo. Existem casos de mulheres portadoras de restos embrionários de tecido ovariano no retroperitônio, no trajeto do ureter.
> Tivemos caso de tumor no terço inferior do ureter direito, com obstrução e hidronefrose. A histologia revelou carcinoma em ovário ectópico invadindo o ureter, com os ovários tópicos normais.

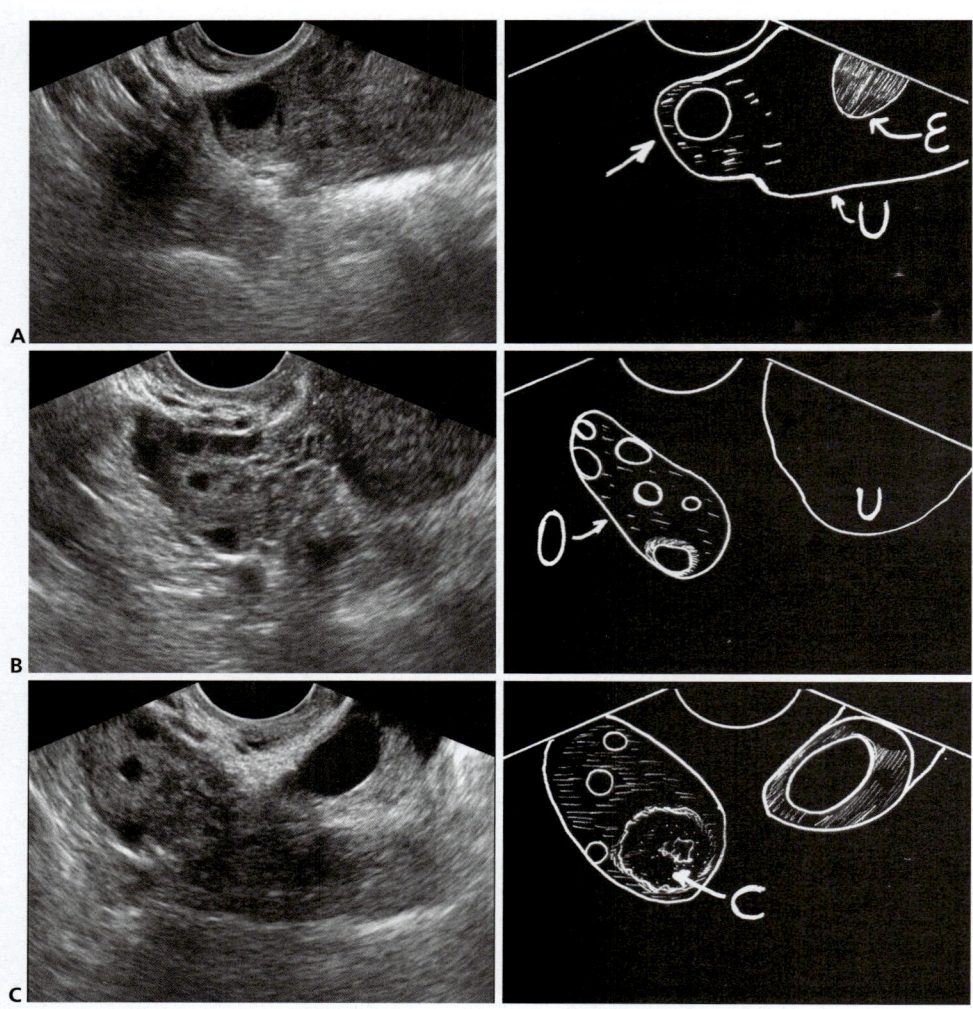

Figura 11.120. Exame transvaginal de rotina.
A: Corte transversal à direita. Junto ao corno uterino direito, observe estrutura ovoide (seta) sugestiva de ovário contendo folículo. U = útero; E = endométrio com padrão luteinizado.
B: Corte transversal à direita. Ao lado do útero, observe o ovário direito (O), contendo anel de tecido com pequena cavidade central, sugestiva de corpo lúteo.
C: Corte oblíquo à direita do útero. O ovário direito está bem destacado, contendo o corpo lúteo típico (C). Próximo ao ovário encontra-se a estrutura ovoide com a cavidade líquida interna.

> Observe a imagem A: a serosa do útero está englobando a estrutura ovoide, indicando que a mesma deve pertencer à parede uterina. Na imagem C, compare o parênquima do ovário com o do nódulo; são diferentes! Esses detalhes levam à conclusão de a estrutura em questão estar localizada na parede uterina. Como está próxima ao corno, pode corresponder a um cisto de restos embrionários da tuba intramural. A possibilidade de pequeno mioma com necrose central é improvável, pois o parênquima do "nódulo" é idêntico ao miométrio adjacente, além do fato de que o mioma geralmente é hipoecogênico. A hipótese de duplicação ovariana fica descartada.
> Do ponto de vista clínico, o achado ecográfico carece de importância, pois a paciente está assintomática e não deseja gestar. No próximo exame rotineiro (dentro de um ano) será feita a devida comparação.

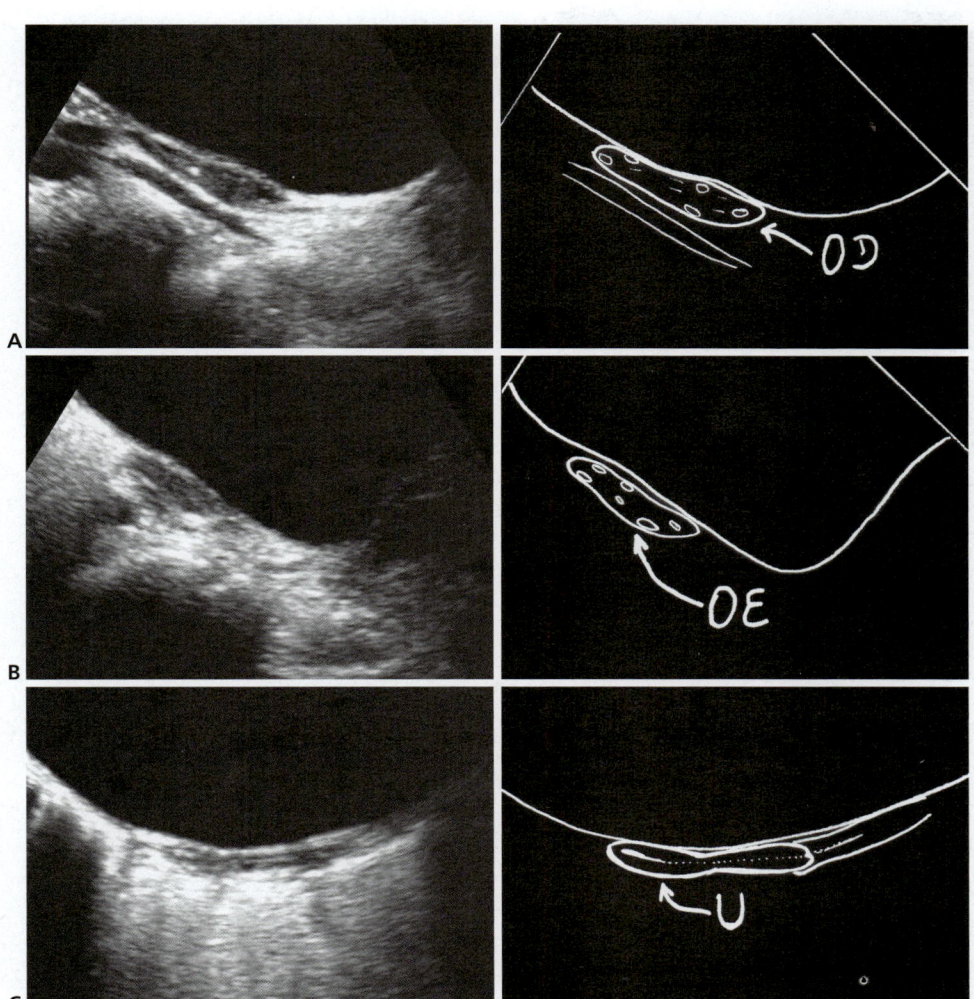

Figura 11.121. Exame transabdominal em criança de seis anos de idade. Anatomia.
A e **B:** O ovário direito (OD) e o esquerdo (OE) estão normais e contêm microfolículos recrutados, usuais em qualquer idade.
C: O útero (U) está normal (colo mais longo do que o corpo), com endométrio fino.

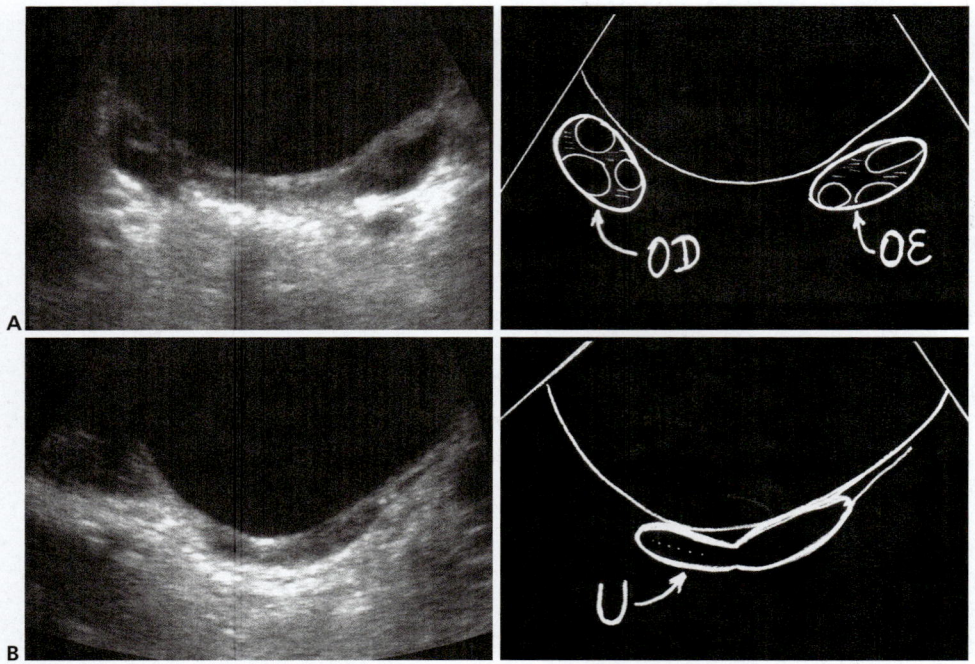

Figura 11.122. Criança de seis anos apresentando telarca. Exame transabdominal.
A: Corte transversal. Os ovários (D e E) estão aumentados e contêm folículos recrutados e em desenvolvimento.
B: Corte longitudinal do útero (U). O tamanho e as proporções estão normais para a infância. O endométrio está fino, imperceptível.

> Os ovários estão estimulados (ação gonadotrófica), indicando quadro de desenvolvimento funcional. Os esteroides ovarianos já estão induzindo à telarca, mas ainda estão insuficientes para estimular o desenvolvimento uterino.
> Os seguintes parâmetros são utilizados para avaliar a puberdade precoce:
> - Exame clínico: telarca, pubarca, vulva, axila, pele, estatura e proporções corporais.
> - Dosagens hormonais no sangue.
> - Avaliação radiológica da idade óssea.
> - Avaliação ecográfica da pelve: desenvolvimento ovariano (dimensões e folículos) e desenvolvimento uterino (dimensões e endométrio).

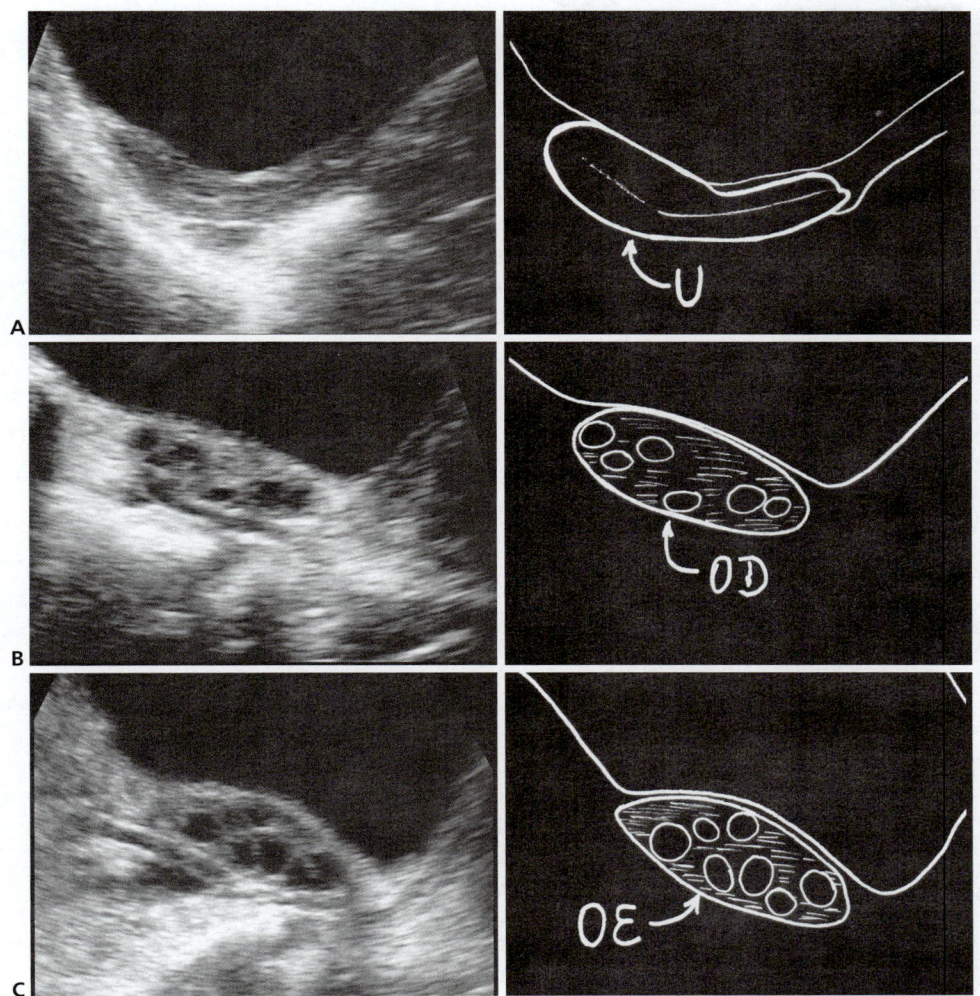

Figura 11.123. Criança de oito anos apresentando telarca, alterações dermatológicas da puberdade e pequena alteração das proporções corporais. Exame transabdominal.
A: Corte longitudinal do útero (U). O corpo uterino está igual ao colo, indicando desenvolvimento uterino (ação estrogênica). O endométrio ainda está fino.
B e **C:** Os ovários (D e E) estão desenvolvidos, contendo vários folículos em desenvolvimento.

> O diagnóstico de puberdade precoce foi finalizado com a dosagem hormonal (alterada) e a idade óssea radiológica (12 anos). Foi instituído bloqueio com análogo de GnRH. O achado do endométrio fino é importante, pois indica que a menarca ainda estava distante.

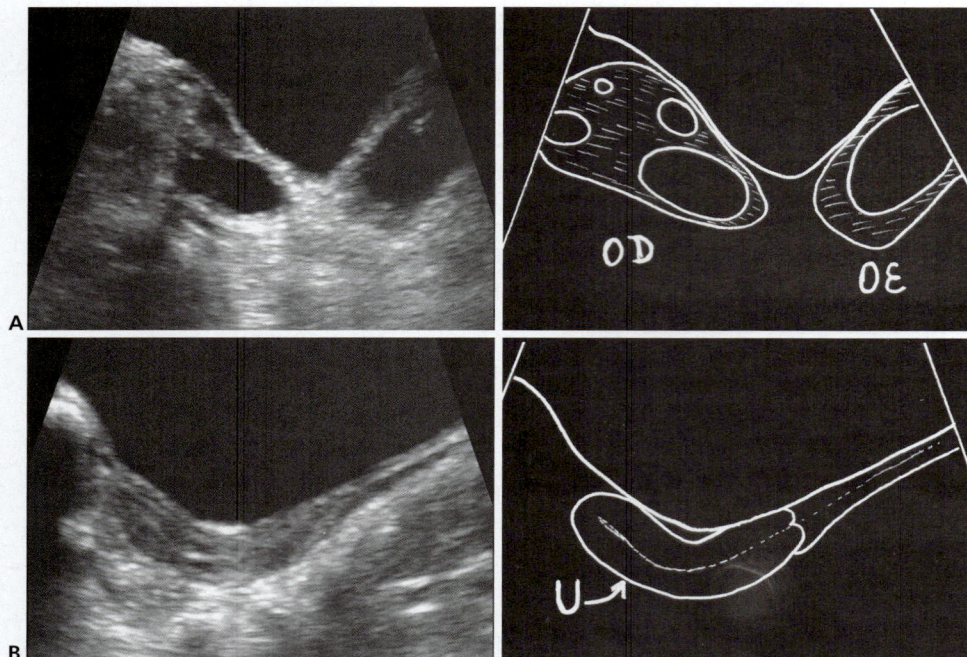

Figura 11.124. Criança de oito anos apresentando telarca, pubarca, alterações dermatológicas da puberdade e alteração das proporções corporais. Exame transabdominal.
A: Corte transversal. Os ovários (D e E) estão aumentados para a idade, apresentando folículos desenvolvidos, quase maduros.
B: Corte longitudinal do útero (U). O desenvolvimento uterino está mais avançado, com o corpo maior do que o colo. O endométrio ainda está fino, indicando que a menarca não está próxima.

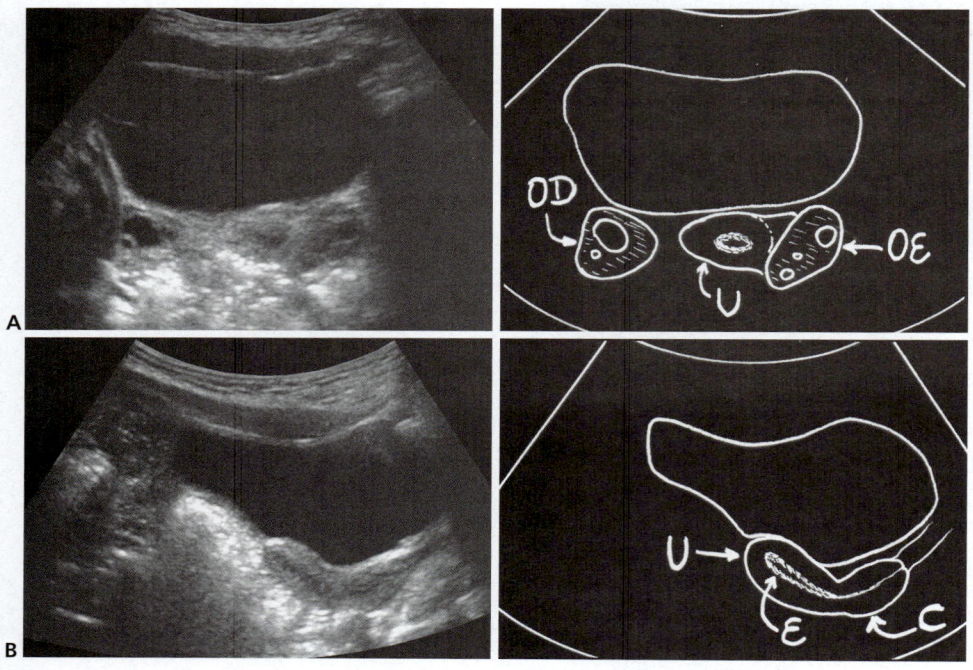

Figura 11.125. Criança de um ano e quatro meses, apresentando telarca e pubarca. Exame transabdominal.
A: Corte transversal. Os ovários (D e E) estão desenvolvidos, apresentando folículos em crescimento. U = útero.
B: Corte longitudinal do útero. O corpo está maior do que o colo (C), e o endométrio (E) está proliferado, indicando possibilidade de menarca.

> O quadro clínico e a ultrassonografia indicam puberdade avançada. Nessa idade, a causa mais provável é doença central, orientando a investigação para a sela túrcica.

Capítulo 11 ■ OS OVÁRIOS: PARTE 1 | 735

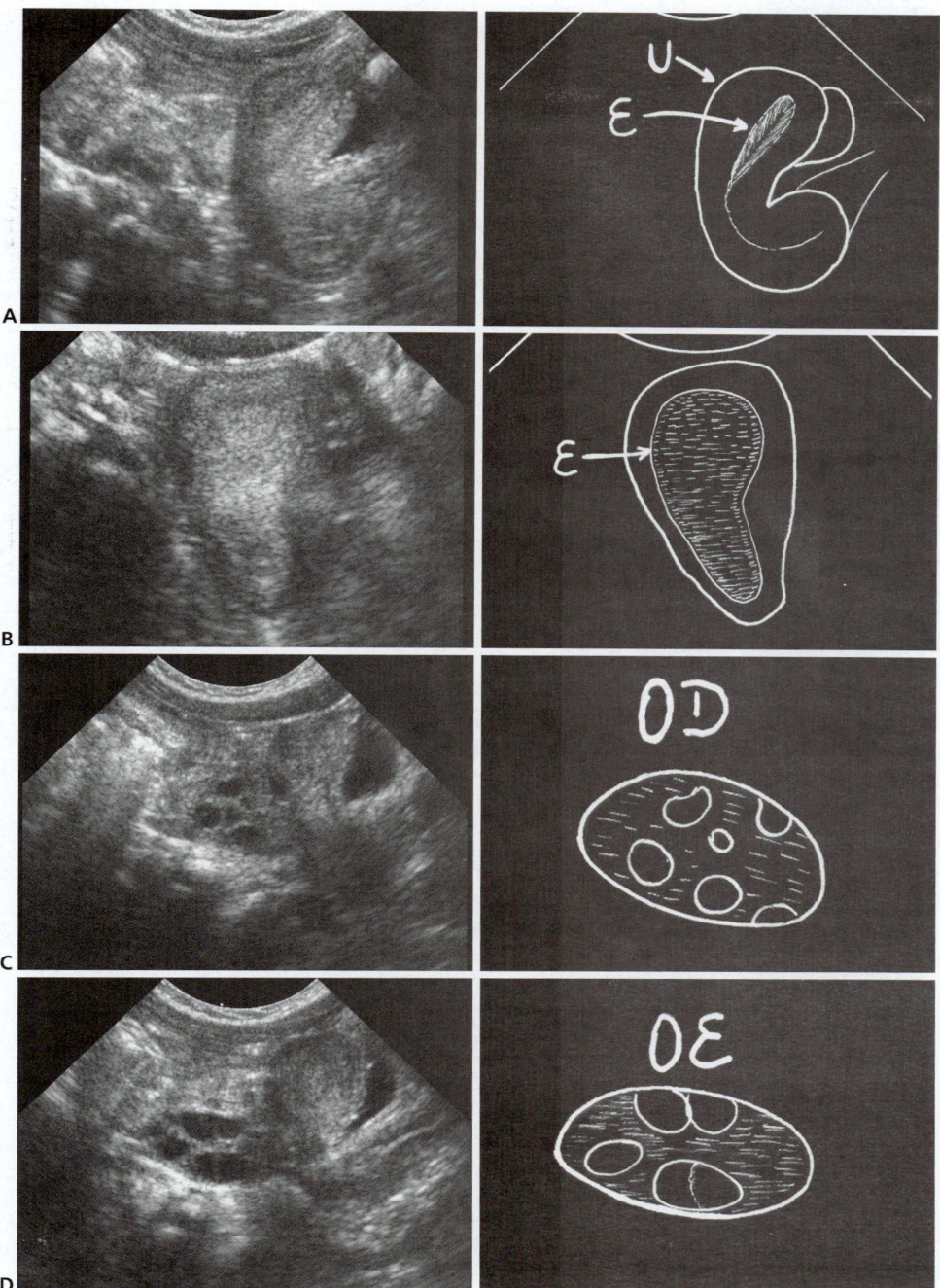

Figura 11.126. Recém-nascida com desenvolvimento mamário. Exame transabdominal.
A: Corte longitudinal do útero (U). A bexiga está vazia. Observe o desenvolvimento uterino, com o corpo maior do que o colo. O endométrio (E) está proliferado, indicando possibilidade de sangramento.
B: A bexiga vazia e o útero em AVF permitiram a obtenção do plano uterino coronal. Observe o grande desenvolvimento endometrial.
C e D: Os ovários (D e E) estão aumentados graças à presença de vários folículos recrutados e em desenvolvimento.

! A gonadotrofina coriônica, quando nos limites superiores, provoca quadro de puberdade no feto feminino. A recém-nascida pode apresentar telarca, pubarca e, eventualmente, menstruação. As mamas podem apresentar descarga mamilar láctea, popularmente chamada de "leite de bruxa".
A puberdade congênita é transitória, pois o estímulo gonadotrófico cessa após o nascimento (separação da placenta). Mesmo com menstruação e lactação, o quadro regride espontaneamente, desaparecendo totalmente após quatro a seis meses.

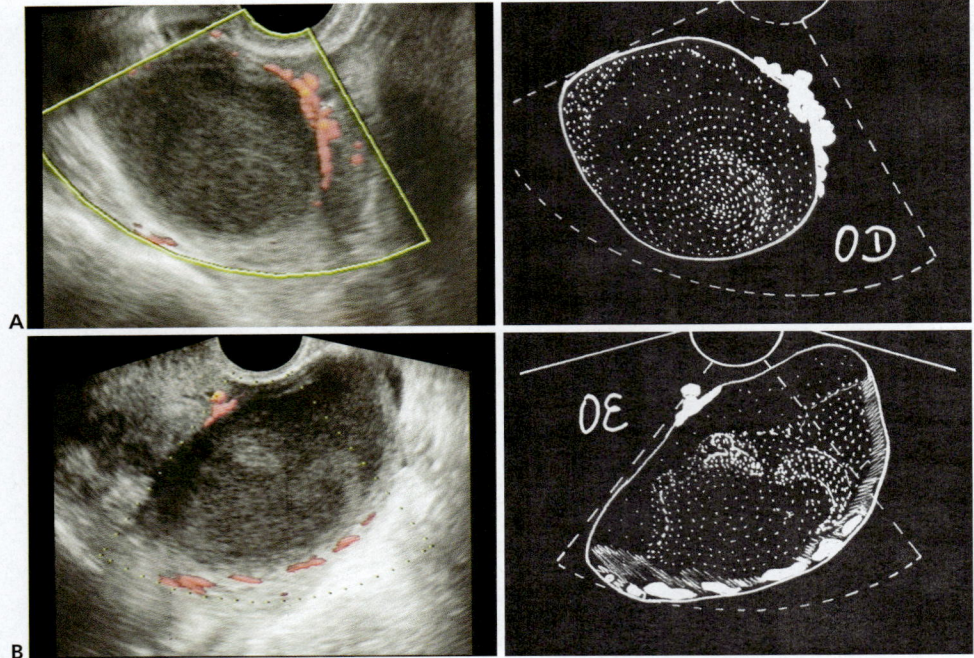

Figura 11.127. Exame transvaginal em paciente com quadro de dor pélvica intensa e febre. Caso cedido pelo Dr. Kleber Chagas (Salvador).
A e B: Os ovários direito (OD) e esquerdo (OE) estão aumentados de volume, contendo cisto uniloculado com conteúdo denso heterogêneo. Os mapas vasculares, com o Doppler colorido por amplitudes, revelam vascularização periférica capsular.

> Diagnóstico diferencial: cisto endometrioide, neoplasia cística e abscesso. O quadro clínico sugere infecção aguda abscedida. Apesar da raridade, um abscesso ovariano puro é possível, mais raro por ser bilateral simétrico.
> Foi indicada a intervenção cirúrgica e o achado foi abscesso ovariano bilateral, sem comprometimento tubário. A via de infecção não é pelo canal genital, pois o comprometimento seria tubo-ovariano, e não ovariano isolado. Talvez por via hemática.
> Mais uma surpresa: o diagnóstico microbiológico foi salmonelose! A *Salmonella sp.*, sem especificar o sorotipo, é uma enterobactéria causadora de infecção gastrointestinal, febre tifoide etc.. A principal via de infecção é pela ingestão de alimento contaminado. O ovo de galinha é um dos transmissores, pois a *Salmonella* se hospeda nos ovários da ave (que coincidência!).

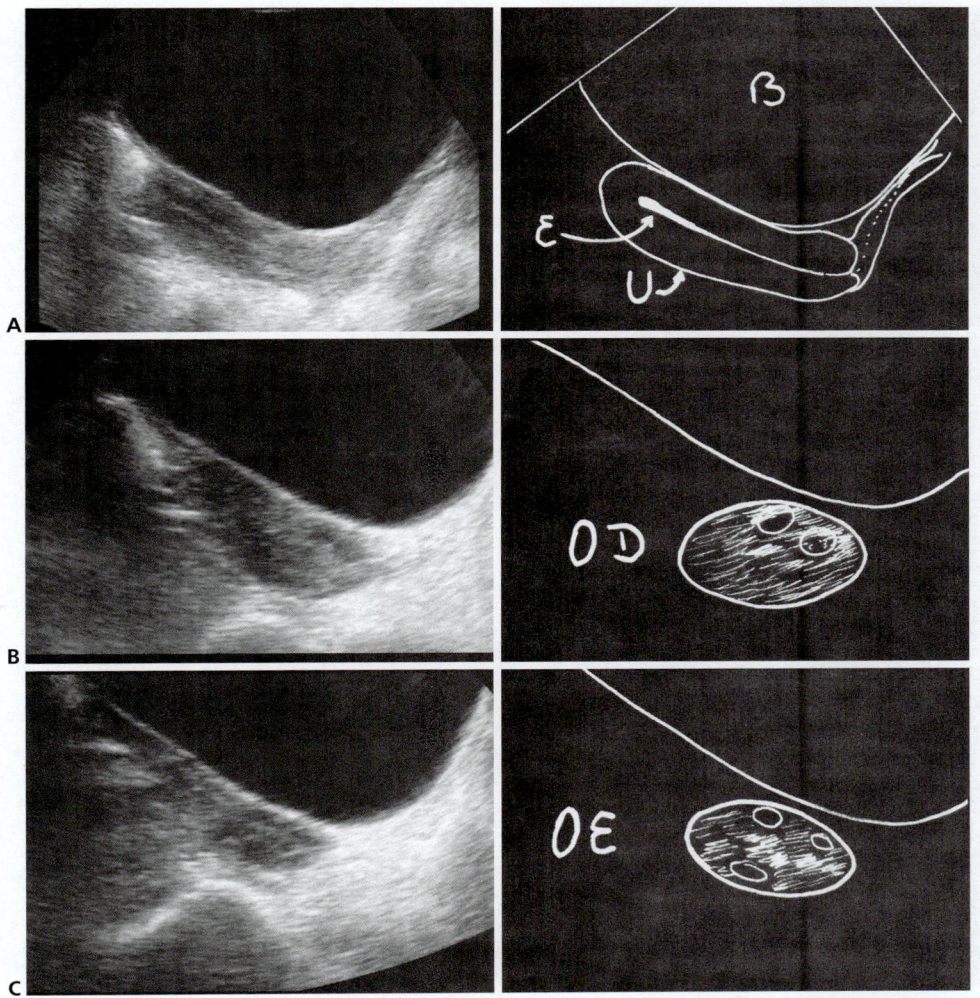

Figura 11.128. Exame transabdominal em paciente de 26 anos, com queixa de menstruações esporádicas e sintomas de climatério. Está em amenorreia há um ano. Teve desenvolvimento normal e menarca aos 13 anos, com ciclos menstruais regulares por poucos anos.
A: Corte longitudinal do útero (U). O útero tem volume do limite inferior, e o endométrio (E) está fino. B = bexiga.
B e C: Os ovários (D e E) estão pequenos, menores do que 3 cm³.

> Diagnóstico diferencial: disgenesia gonadal pura 46XX (ovários presentes com pequenos folículos visíveis), menopausa precoce graças à reserva folicular muito baixa, alteração funcional hipotalâmica etc.
> O FSH estava elevado, e o estrogênio estava baixo, excluindo alteração central, indicando falência ovariana. Foi realizada uma videolaparoscopia para exame dos ovários. A biópsia revelou a surpresa: ooforite crônica bilateral autoimune.
> O processo inflamatório levou ao rápido esgotamento ovariano e à menopausa precoce. Também é uma condição muito rara. Foi instituída terapia hormonal com ciclos substitutivos.
> Eventualmente, as pacientes com disgenesia gonadal (S. Turner ou disgenesia pura XX), podem ter desenvolvimento pubescente e algumas menstruações, graças à presença de pequena reserva folicular (formas incompletas dessas condições), quando então entram em menopausa. O diagnóstico da condição inflamatória excluiu essas hipóteses.
> Existem outras causas de menopausa precoce, as quais serão investigadas, em caso de não se chegar a um diagnóstico rápido.

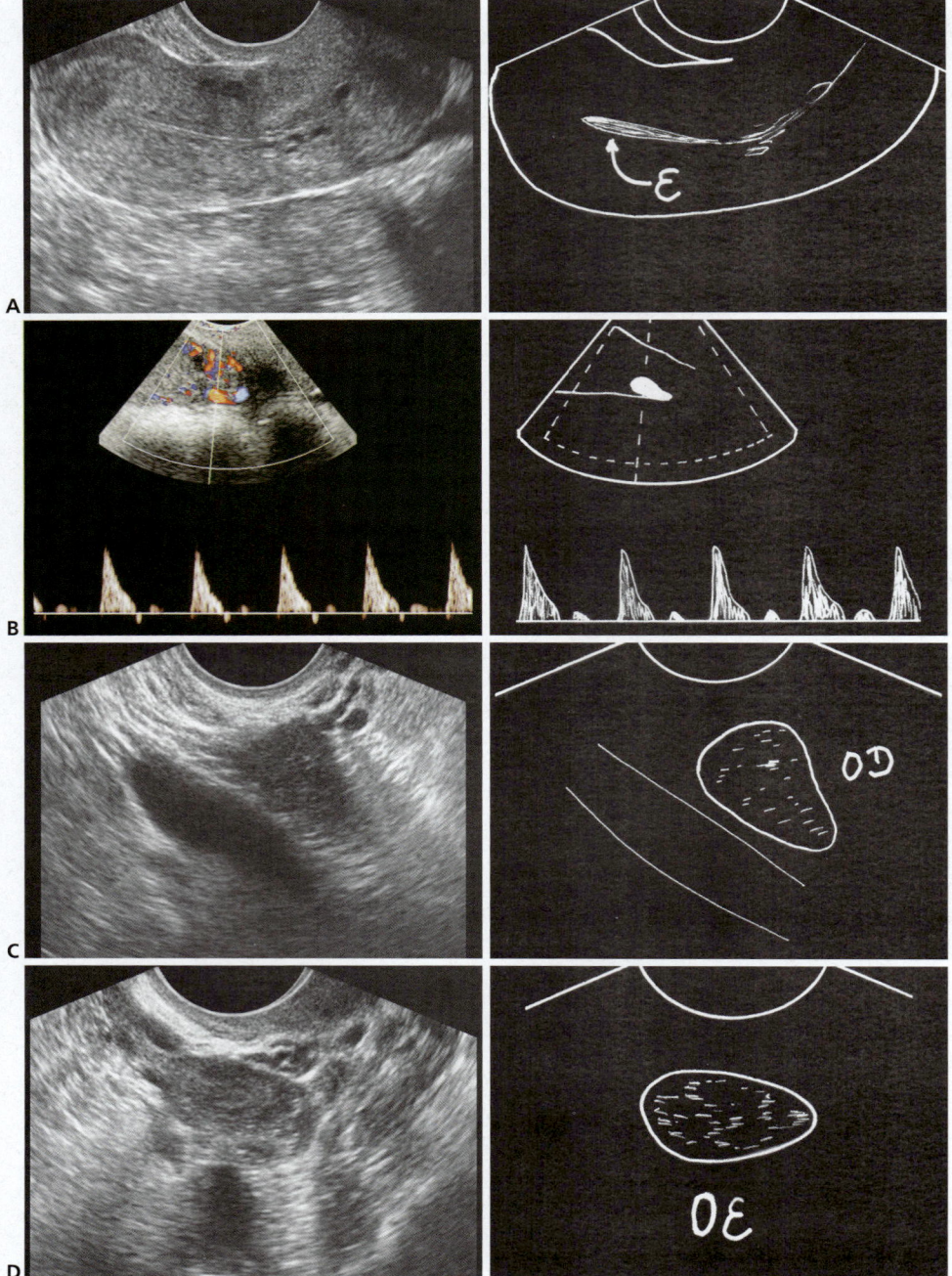

Figura 11.129. Paciente de 30 anos com queixa de amenorreia de seis meses e sintomas intensos de climatério. Tem ecografia normal há oito meses! Exame transvaginal.
A: Corte longitudinal do útero. O endométrio (E) está fino, sem sinais proliferativos.
B: A análise espectral das artérias uterinas mostra curvas vazias, indicando inatividade do útero.
C e D: Os ovários (D e E) estão pequenos, medindo 2 cm³ (D) e 3,0 cm³ (E). Não se identifica recrutamento folicular. O diagnóstico final foi menopausa precoce por doença autoimune.

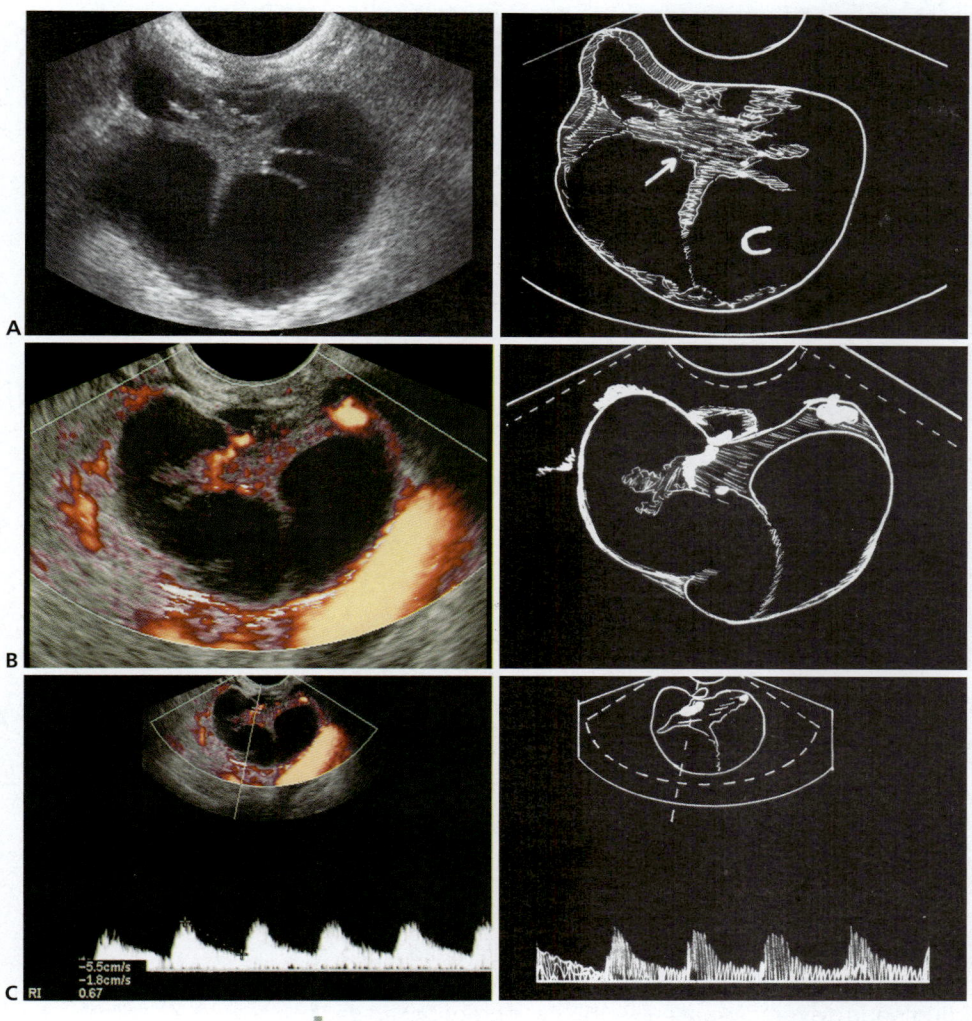

Figura 11.130. Exame transvaginal em paciente de 45 anos com queixa de dor pélvica. Tem antecedente de histerectomia total, graças a miomas.
A: Observe, junto ao fundo vaginal, o cisto (C) com septos finos radiais partindo de área de tecido homogêneo (seta).
B: O mapa vascular, obtido com o Doppler colorido por amplitudes, revela vasos na cápsula e na área tecidual interna.
C: A análise espectral de vaso no tecido interno revela curvas com impedância moderada (IR = 0,67).

> O achado sugere uma neoplasia ovariana cística septada. Entretanto, algumas considerações são importantes:
> - O antecedente de histerectomia total. Pode restar hematoma pós-operatório na pequena bacia, dando origem a um processo inflamatório pélvico.
> - A dor pélvica. Neoplasia ovariana só provoca dor tardiamente, quando avançada. Entretanto, pode haver associação de aderências dolorosas com neoplasia ovariana.
> - O cisto está fixo no fundo vaginal, doloroso à mobilização com o transdutor.
>
> Portanto, a primeira hipótese é um cisto inflamatório de inclusão peritoneal (cisto mesotelial inflamatório). Geralmente, esses cistos têm origem em processos inflamatórios pélvicos secundários a aderências provocadas por: hematoma em pós-operatório de histerectomia total, endometriose grave ou doença inflamatória pélvica grave.
>
> A exsudação inflamatória crônica somada às aderências múltiplas provoca o acúmulo de fluido entre as traves e a formação do cisto de inclusão com vasos sanguíneos dilatados pela inflamação. Quando o ovário está no meio das aderências, ele fica incluído dentro do "cisto", dando a imagem de uma "vegetação interna vascularizada", enganando a todos.
>
> A cirurgia encontrou uma pelve bloqueada pelas aderências, com fluido entre as traves, não se identificando neoplasia. O ovário removido apresentava processo inflamatório não infeccioso.
>
> Esses cistos costumam recidivar, pois o processo inflamatório é persistente. Na realidade, a melhor postura é uma boa correlação clínico-ecográfica e a monitoração seriada do cisto, antes de se indicar a intervenção.

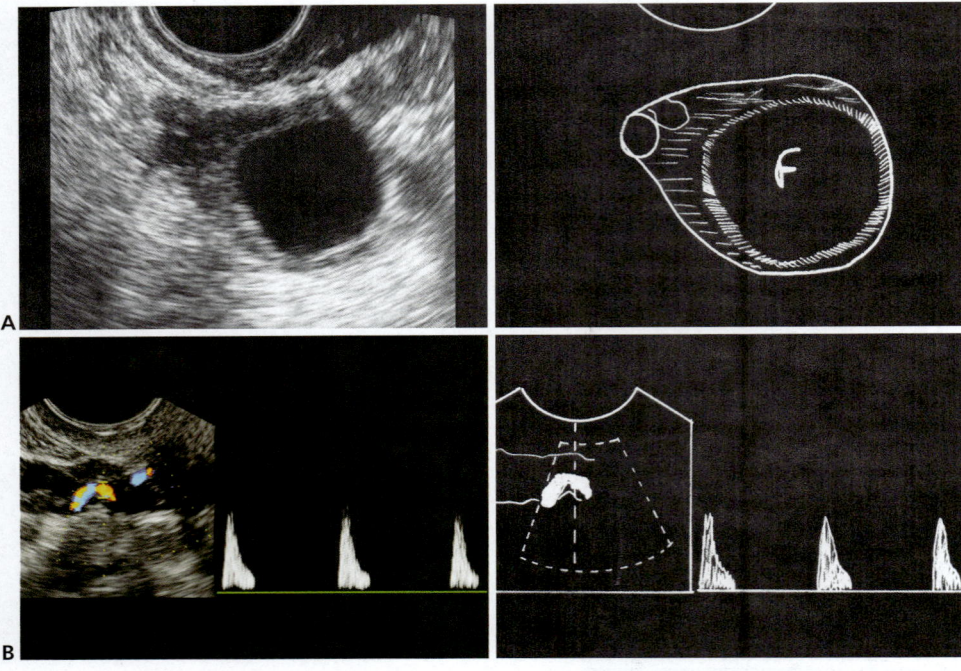

Figura 11.131. Exame transvaginal em paciente nuligesta, com queixa de esterilidade, com antecedente de endometriose. Exame no 17º dia do ciclo.
A: O ovário direito contém folículo (F) de 21 mm, indicando chance de ovulação espontânea.
B: O Doppler espectral das artérias uterinas revela curvas vazias, com pulsatilidades elevadas.

! Não houve ruptura folicular. O endométrio mostrou padrão amorfo, sem sinais de luteinização. As artérias uterinas alteradas indicam alto risco para fator vascular (S. antifosfolípides ou trombofilia).
A endometriose tem forte relação com alterações da foliculogênese: folículo luteinizado não roto (ciclo anovulatório bifásico), atresia folicular precoce, folículo vazio (não contém o ovócito), folículo retido ou hidrópico (ciclo anovulatório monofásico).
Não houve retenção folicular pós-menstrual. A hipótese de ciclo anovulatório monofásico (endométrio sem luteinização), com folículo desenvolvido vazio, é forte, mas não é possível o diagnóstico ecográfico de certeza, apenas presuntivo. Juntando a alteração vascular uterina, o prognóstico da esterilidade dessa paciente é ruim.

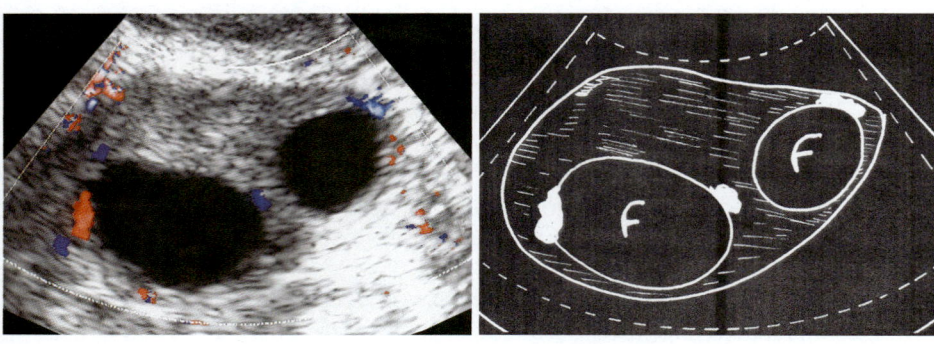

Figura 11.132. Exame transvaginal em paciente com esterilidade. Está induzindo a ovulação com clomifeno (10º dia). Houve o desenvolvimento de apenas dois folículos (F) no ovário esquerdo, os quais cessaram o crescimento. O mapa vascular mostra vascularização insuficiente nas paredes foliculares.

! O achado indica folículos estagnados, inertes, provavelmente vazios (sem ovócitos), indicando falha na resposta ovariana à indução da ovulação.

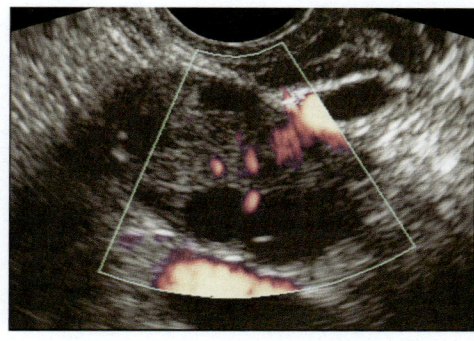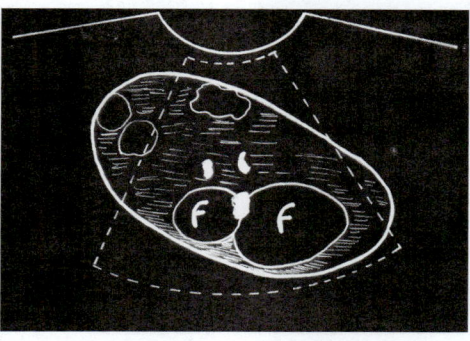

Figura 11.133. Exame transvaginal para monitorar a ovulação em ciclo espontâneo. Paciente de 31 anos, com queixa de esterilidade. Houve recrutamento e início do desenvolvimento de dois folículos (F) no ovário direito. O mapa vascular mostra angiogênese insuficiente nas paredes foliculares.

> ! O achado indica baixa atividade folicular. No exame seguinte, os folículos tinham desaparecido (atresia folicular precoce). Essa condição é comum nos ovários normais, quando os folículos excedentes sofrem inibição e atresia, e quase sempre resta um folículo ativo, o qual se desenvolve e ovula. Nesse caso, não houve ovulação, e o ciclo foi curto.
> A atresia folicular precoce é comum nas mulheres com endometriose e na indução da ovulação.

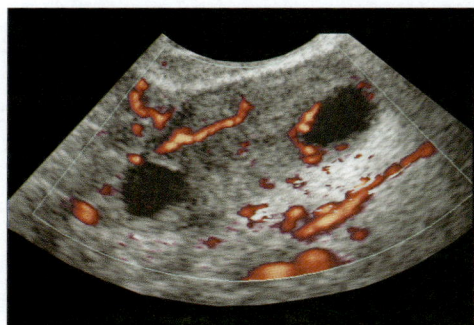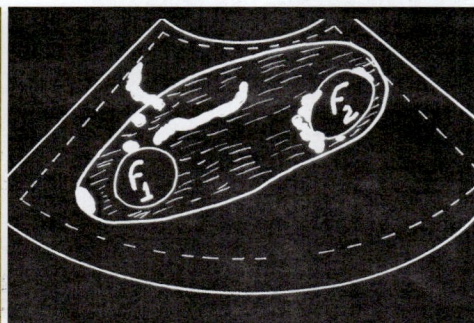

Figura 11.134. Exame transvaginal para monitorar a ovulação em ciclo espontâneo. O ovário contém dois folículos com mais de cinco milímetros (folículos em crescimento). O mapa vascular revela que um deles não mostra angiogênese na parede (F1), e o outro tem angiogênese normal (F2).

> ! O primeiro folículo regrediu (atresia precoce), e o segundo apresentou desenvolvimento normal e ovulação. O coito direcionado ao dia da ovulação resultou em gravidez normal.

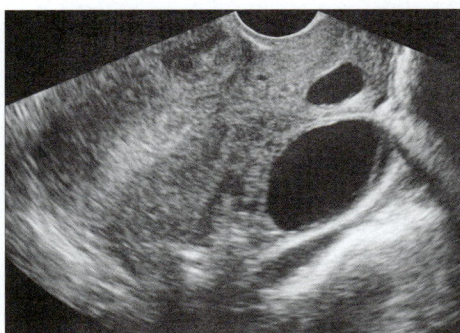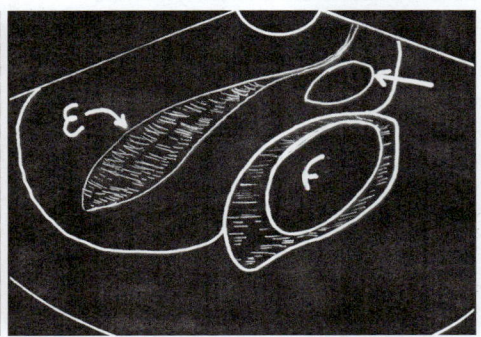

Figura 11.135. Exame transvaginal de rotina. Corte longitudinal do útero. O colo uterino apresenta cisto de retenção (seta). Um dos ovários está no fundo de saco posterior, e apresenta folículo (F) medindo 21 mm. Observe que o endométrio (E) está na fase lútea (ecogênico). O outro ovário (não mostrado) continha corpo lúteo típico.

> ! O achado indica a presença de folículo retido de ciclo anterior. O folículo retido mede entre 15 e 35 mm. Apresenta desenvolvimento, não sofre luteinização ou ruptura, e persiste nos ciclos seguintes, independente da regulação cíclica e das ovulações de outros folículos, bem como das menstruações.
> Apresenta raros vasos em sua cápsula, indicando baixa atividade, e, portanto, não tem importância clínica, pois não tem relação com neoplasia.
> A maioria ocorre de forma espontânea e pode persistir por tempo indeterminado, geralmente por alguns meses, quando desaparecem. A sua frequência é maior em pacientes com endometriose, com reserva folicular baixa, após indução com clomifeno ou em usuárias de dispositivo intrauterino medicado com progesterona.
> Não necessitam de acompanhamento seriado, bastando o controle rotineiro de rastreamento ginecológico. Têm alguma importância quando a paciente vai iniciar a indução da ovulação com gonadotrofina para reprodução assistida (podem interferir com a resposta ovariana), devendo ser aspirados no primeiro exame do ciclo.

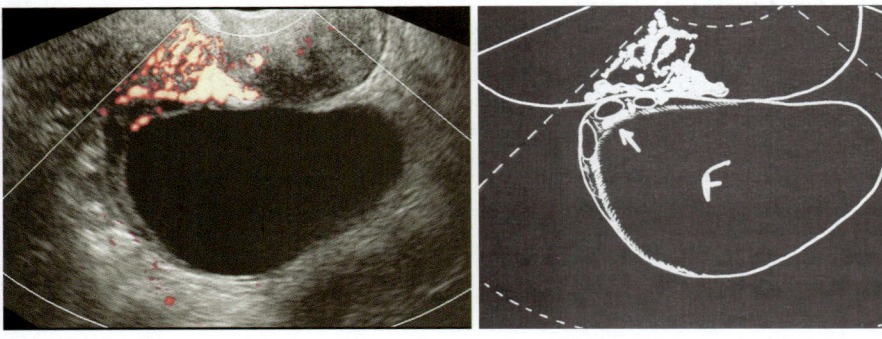

Figura 11.136. Exame transvaginal de rotina. Corte longitudinal paramediano do útero. Observe o folículo (F) no ovário, medindo 34 mm de diâmetro médio. O mapa vascular mostra apenas um pequeno vaso na cápsula folicular (seta), indicando a baixa atividade do folículo retido. Os demais vasos estão na parede uterina.

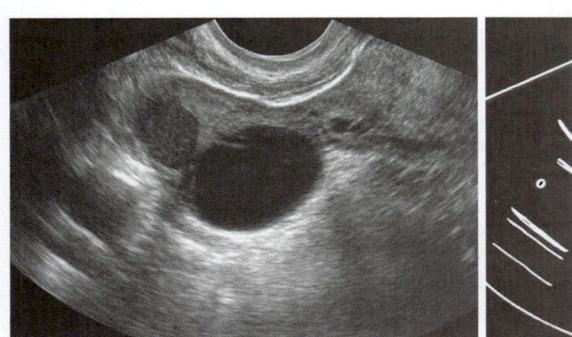
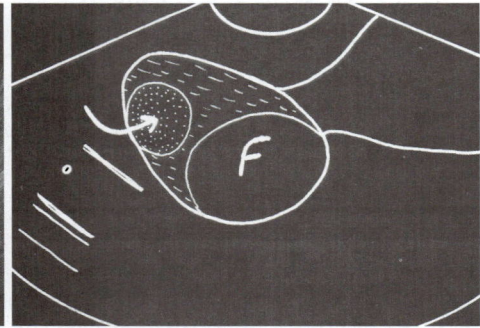

Figura 11.137. Exame transvaginal em paciente nuligesta, com queixa de dismenorreia. Corte transversal do ovário direito. Observe o típico foco de endometriose (seta) no parênquima ovariano, bem como a presença de um folículo (F) retido, medindo 26 mm de diâmetro médio.

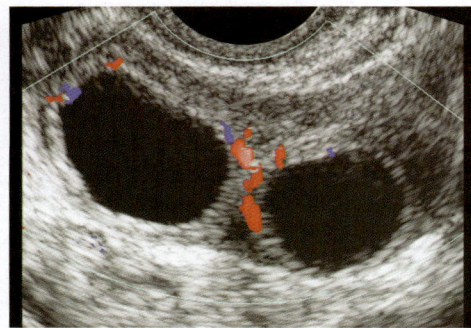
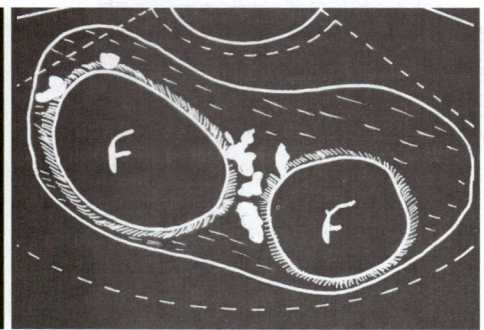

Figura 11.138. Exame transvaginal em paciente com queixa de esterilidade sem causa aparente. Utilizou um ciclo de clomifeno há três meses, sem resultado de gravidez. Observe os dois folículos retidos (F). O mapa vascular demonstra a inatividade desses folículos (raros vasos nas cápsulas).

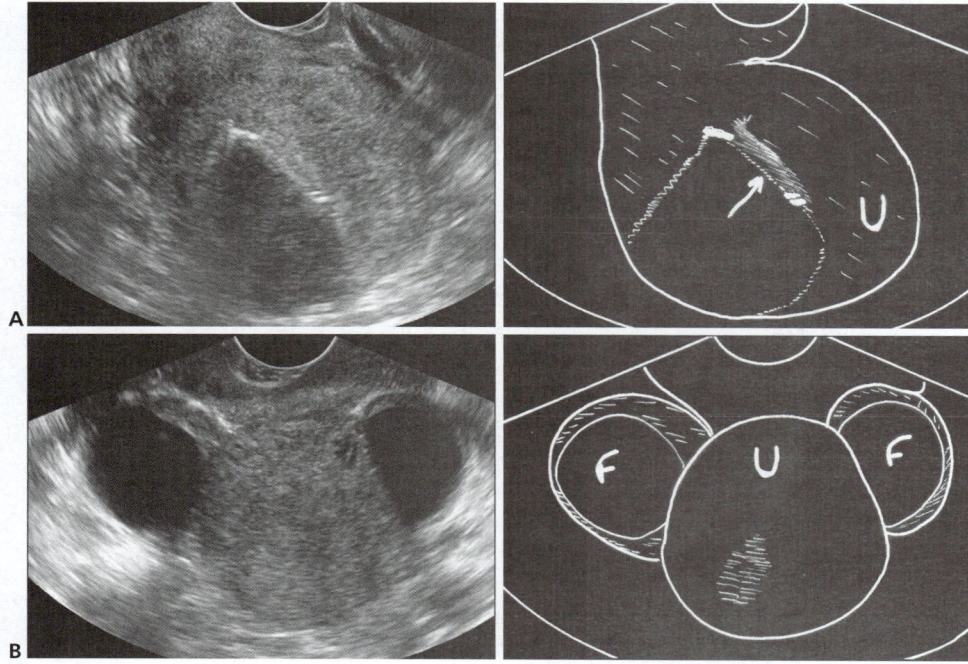

Figura 11.139. Exame transvaginal de rotina em paciente portador de dispositivo intrauterino medicado com progesterona.
A: Corte longitudinal do útero retrovertido (U). Observe o dispositivo (seta) na cavidade uterina, provocando a típica sombra acústica posterior.
B: Corte transversal no istmo uterino. Observe o folículo (F) retido em cada ovário.

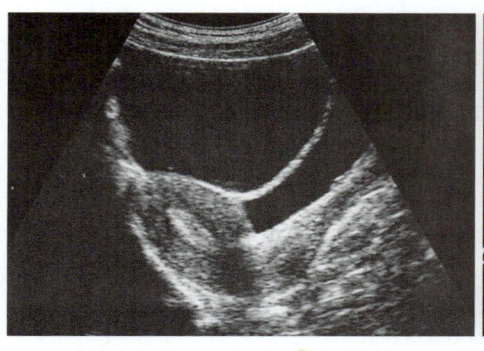 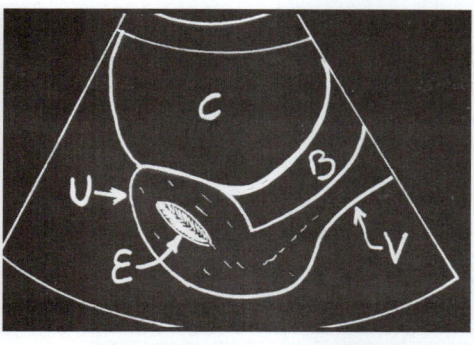

Figura 11.140. Exame transabdominal em paciente com diagnóstico clínico de ovário aumentado de volume. Corte longitudinal. A bexiga (B) apresenta pouco conteúdo urinário. Anterior ao útero (U), acima da bexiga, note o cisto (C) monocavitário, com parede fina e lisa, sem outras anormalidades visíveis. E = endométrio; V = vagina.

! Cistos ovarianos simples, monocavitários, com cápsula fina e lisa, sem outras anormalidades (espessamento irregular da cápsula, septo, papila ou vegetação), em geral correspondem aos cistos foliculares.
São iguais aos folículos retidos, com a particularidade de sofrerem crescimento contínuo por mais tempo. Portanto, seus diâmetros são maiores do que 35 mm, atingindo 70 mm ou mais. Depois de algum tempo, tornam-se inativos e podem permanecer estáveis por tempo indeterminado. O mapa vascular é importante para determinar a inatividade.
O diagnóstico diferencial é de neoplasia cística monocavitária. Por esse motivo, os cistos devem ser vigiados com exames seriados (3, 6, 12, 18 e 24 meses), para melhor decisão de conduta. A neoplasia sofrerá crescimento contínuo, além do aparecimento de alterações internas.
Podem sofrer involução espontânea. O bloqueio com anticoncepcional oral contínuo pode acelerar a sua atrofia. Como são de baixo risco para neoplasia (< 1 × 1.200), deve-se utilizar a denominação provisória de folículo hidrópico, reservando-se a palavra cisto para a eventual suspeita de neoplasia. A palavra cisto costuma causar muito estresse desnecessário nas pacientes. Na eventual persistência crônica do folículo hidrópico, deve-se ponderar uma possível remoção do mesmo, pesando-se o custo/benefício da intervenção.

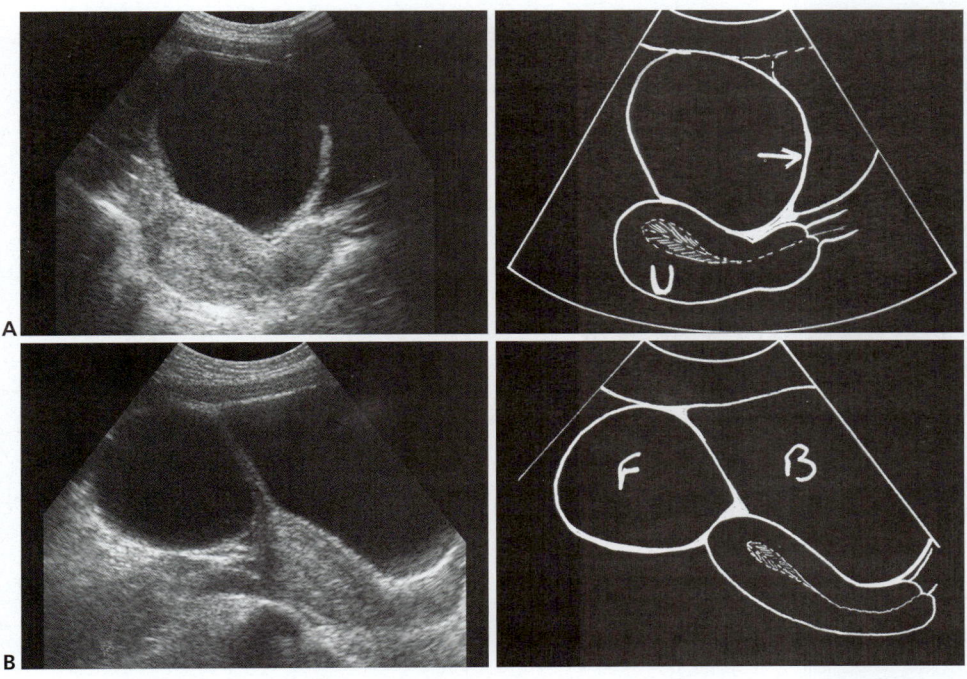

Figura 11.141. Exame transabdominal em paciente com massa palpável no abdome inferior.
A: Corte longitudinal do útero (U). Anterior ao útero, observe a estrutura contendo fluido, com imagem sugestiva de septo (seta). Pode corresponder a um cisto anterior ao útero, adjacente à bexiga vazia com urina residual.
B: Após enchimento adequado, a bexiga (B) ocupou o espaço anterior ao útero, deslocando o folículo hidrópico (F) para cima.

! O interessante, nesses casos, é o posicionamento na linha média, anterior ao útero, do folículo hidrópico. As neoplasias ovarianas raramente assumem essa localização, a qual fala a favor do folículo.
Se a bexiga estiver vazia, o folículo poderá ser confundido com ela, e o diagnóstico será negativo. O pior seria interpretar o falso septo (parede vesical junto à parede do folículo) como uma neoplasia ou uma bexiga septada.
Por via vaginal, essa confusão não ocorrerá, pois a bexiga estará visivelmente conectada à uretra, e o cisto estará separado, podendo-se inclusive fazer a manobra dinâmica com a mão esquerda na parede abdominal, provocando o deslocamento do cisto.

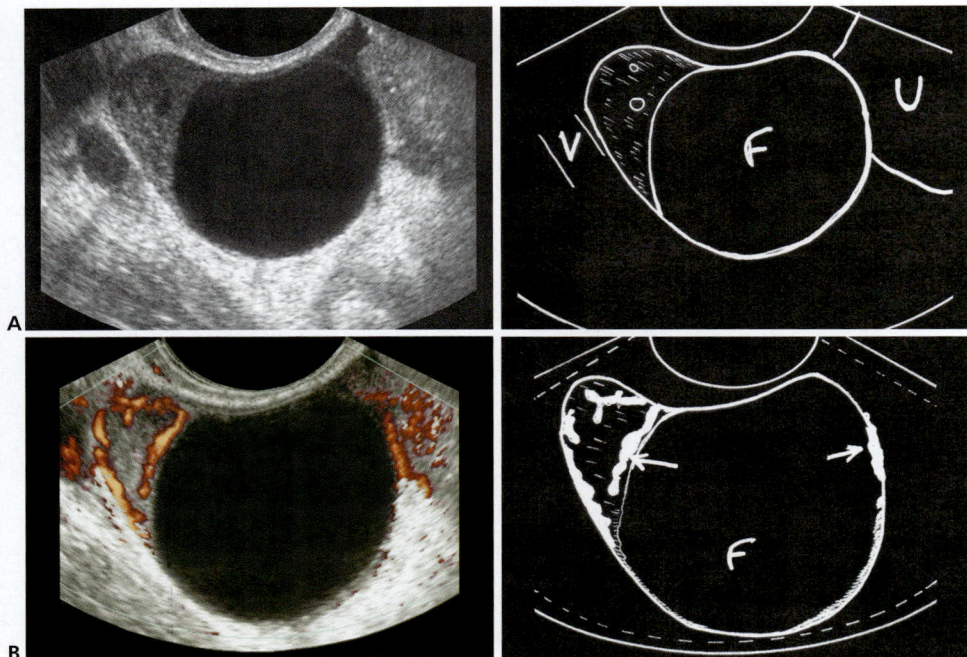

Figura 11.142. Exame transvaginal de rotina.
A: O ovário direito contém folículo (F) de 42 mm (hidrópico). U = útero; V = veia ilíaca interna.
B: O mapa vascular mostra vasos grandes na parede do folículo (setas).

> O folículo hidrópico é estéril, pois já ocorreu degeneração do ovócito. A presença de vasos grandes na parede indica que ainda está ativo, e poderá ocorrer crescimento contínuo por mais algum tempo, independente dos ciclos menstruais.
> O limite de tamanho de um folículo hidrópico é mera convenção. Alguns consideram até 50 mm, outros até 70 mm, como margem de tolerância para a vigilância. Acima desses limites, indica-se a intervenção para removê-los.
> Na realidade, o diagnóstico diferencial, entre um folículo hidrópico e uma neoplasia ovariana cística, se faz pela vigilância de sua parede e sua arquitetura interna, e não pelo tamanho. O folículo sempre terá cavidade única com parede fina e lisa, e com conteúdo de fluido homogêneo.
> Raros folículos hidrópicos terão diâmetros entre 70 e 120 mm. O maior que já vimos tinha 118 mm e sofreu regressão espontânea.

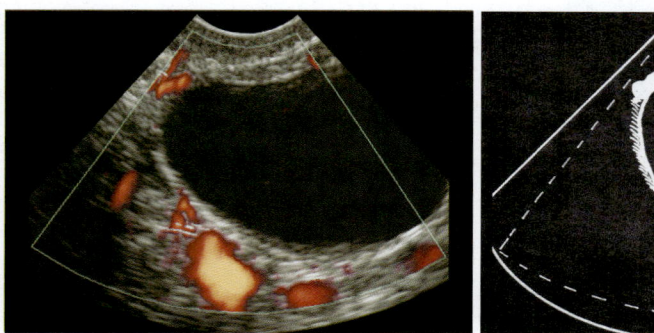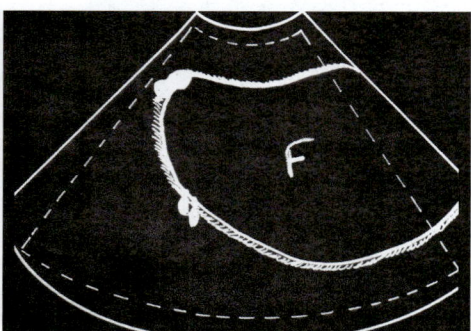

Figura 11.143. Exame transvaginal de rotina. O ovário contém folículo hidrópico (F). O mapa vascular revela poucos vasos pequenos em sua cápsula, indicando baixa atividade da estrutura. Os vasos maiores não pertencem à cápsula folicular.

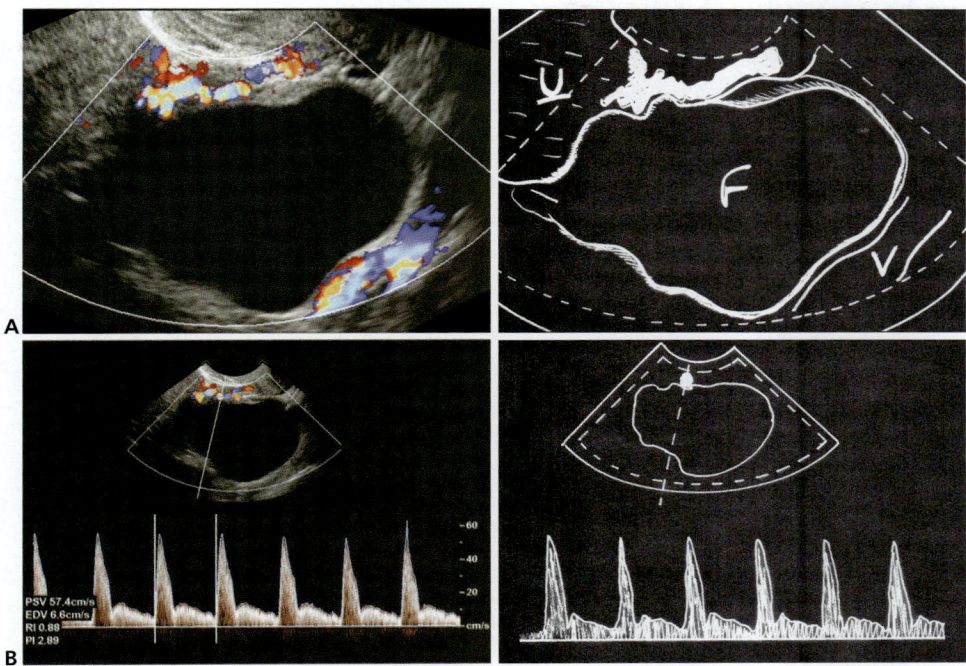

Figura 11.144. Exame transvaginal para controle evolutivo de folículo hidrópico, detectado em exame anterior.
A: Corte longitudinal ao lado do útero (U). O ovário contendo o folículo hidrópico (F) está posterolateral ao útero. O mapa vascular não identifica vasos na cápsula folicular, os quais são visíveis apenas na lateral do útero. V = veia ilíaca interna.
B: A análise espectral registra a artéria uterina na lateral do útero, com impedância normal (IP = 2,89).

! Esse caso mostra uma questão importante. Estruturas diferentes, muito vizinhas, podem ser somadas na imagem, criando problemas no diagnóstico. Observe que os vasos uterinos parecem fazer parte da parede folicular, gerando o falso diagnóstico de neoangiogênese perifolicular.
O exame dinâmico é interessante, pois estruturas vizinhas serão separadas. De qualquer modo, a análise espectral é típica para a artéria uterina: pico sistólico elevado, incisura protodiastólica e pulsatilidade típica. Uma artéria neoformada recentemente terá curvas espectrais com velocidades e impedâncias baixas. Na verdade, o folículo hidrópico está inativo, indicando baixo risco para neoplasia.

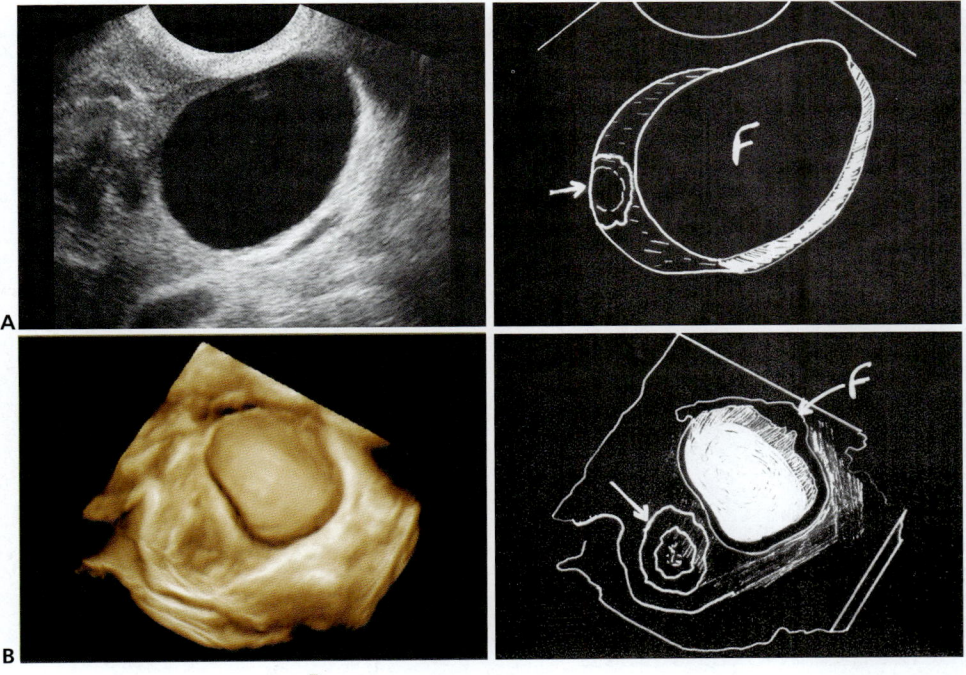

Figura 11.145. Exame transvaginal de rotina.
A: O ovário esquerdo contém folículo hidrópico (F). No parênquima ovariano visível, observe a pequena cavidade com anel ecogênico periférico (seta).
B: Imagem volumétrica 3D. A endoscopia virtual mostra a parede interna do folículo, totalmente lisa. Ao lado, no parênquima ovariano, a estrutura identificada na imagem 2D corresponde a um corpo lúteo, com o anel periférico típico.

! Um folículo hidrópico inativo não interfere com os ciclos ovarianos normais. Por isso, essas pacientes podem apresentar ciclos bifásicos e menstruações normais. O endométrio apresentava padrão luteinizado (não mostrado anteriormente), indicando o ciclo bifásico.
O folículo hidrópico ativo, produzindo esteroides, irá interferir com o ciclo ovariano, alterando o retrocontrole central e haverá distúrbios menstruais. Essa condição é rara. Geralmente, as neoformações ovarianas funcionantes são neoplasias verdadeiras e não folículos hidrópicos.

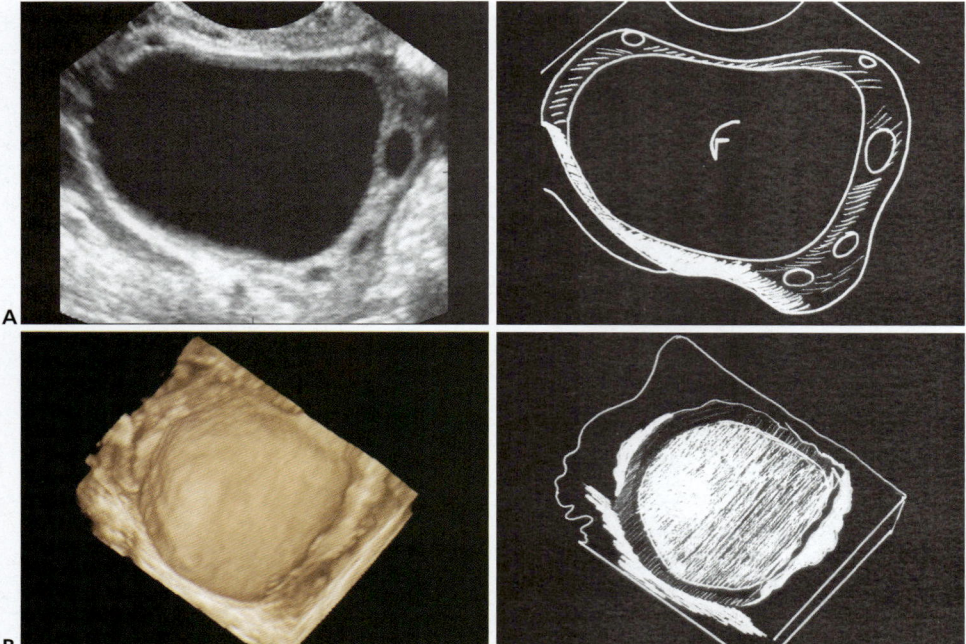

Figura 11.146. Exame transvaginal de rotina.
A: Observe o folículo hidrópico ovariano (F).
B: A endoscopia virtual 3D mostra a superfície folicular interna lisa.

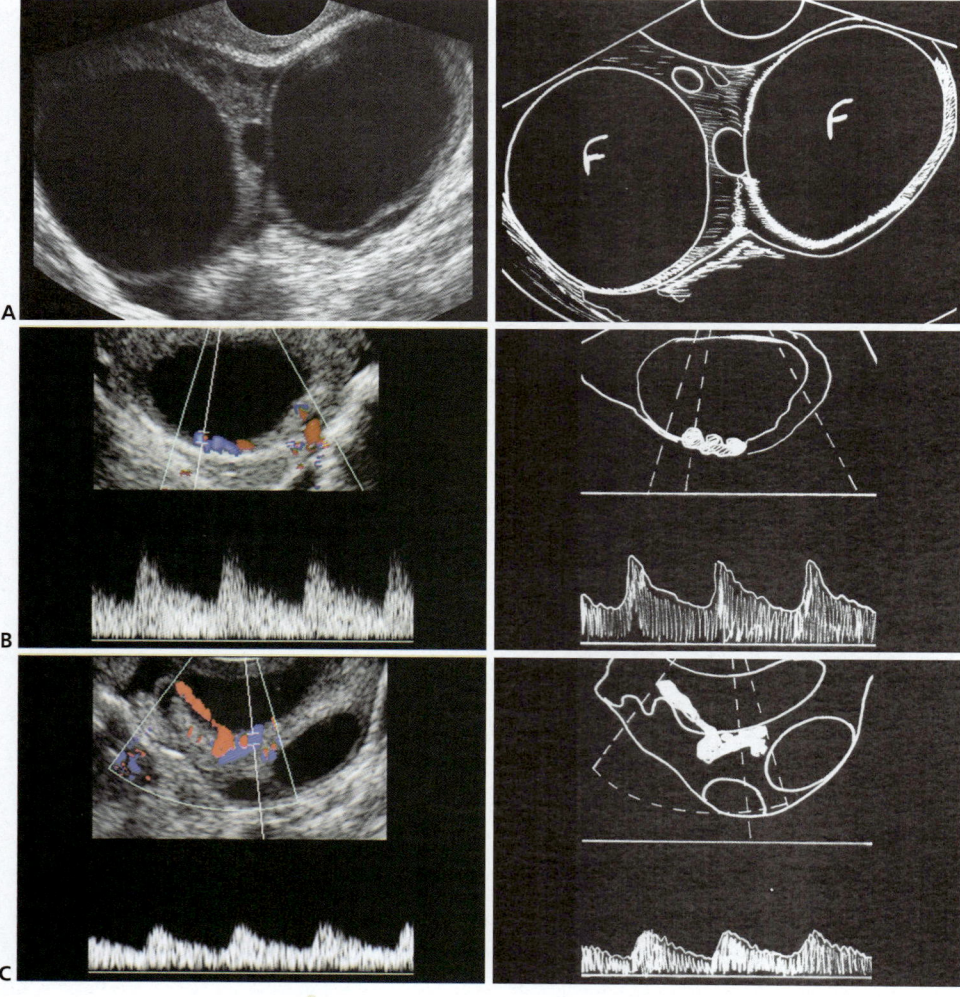

Figura 11.147. Exame transvaginal em paciente com aumento ovariano ao exame ginecológico.
A: O ovário apresenta dois folículos (F) hidrópicos (!!!), medindo 38 e 41 mm.
B e C: Análise espectral dos pequenos vasos neoformados nas paredes dos folículos.

> O estudo Doppler mostra que os folículos devem ser recentes, graças à presença da angiogênese ativa. Observe as curvas espectrais, com perfil cheio e impedância baixa, bem diferente da artéria uterina mostrada na Figura 11.144.
> Foi instituído o bloqueio com anticoncepcional oral. Os folículos regrediram em poucos meses.

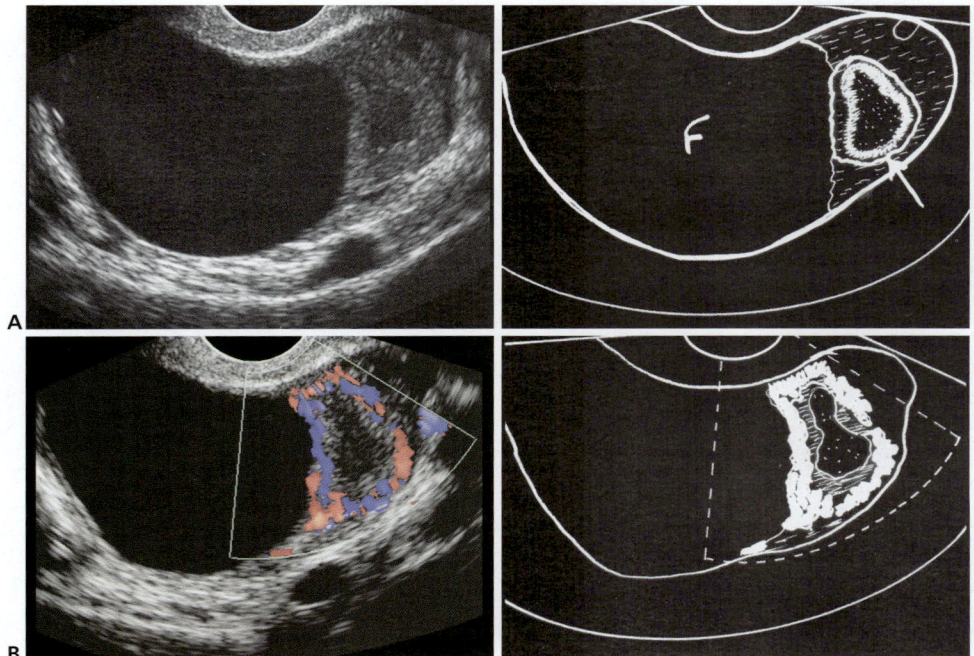

Figura 11.148. Exame ginecológico revelou massa pélvica. Paciente refere ciclos menstruais normais. Exame transvaginal.
A: O ovário apresenta grande folículo hidrópico (F), medindo 68 mm. Ao lado do folículo, observe a imagem de corpo lúteo típico (seta). O endométrio apresentava padrão luteinizado.
B: O mapa vascular mostra a neoangiogênese tecal característica. O folículo apresenta poucos vasos pequenos na parede, indicando baixa atividade.

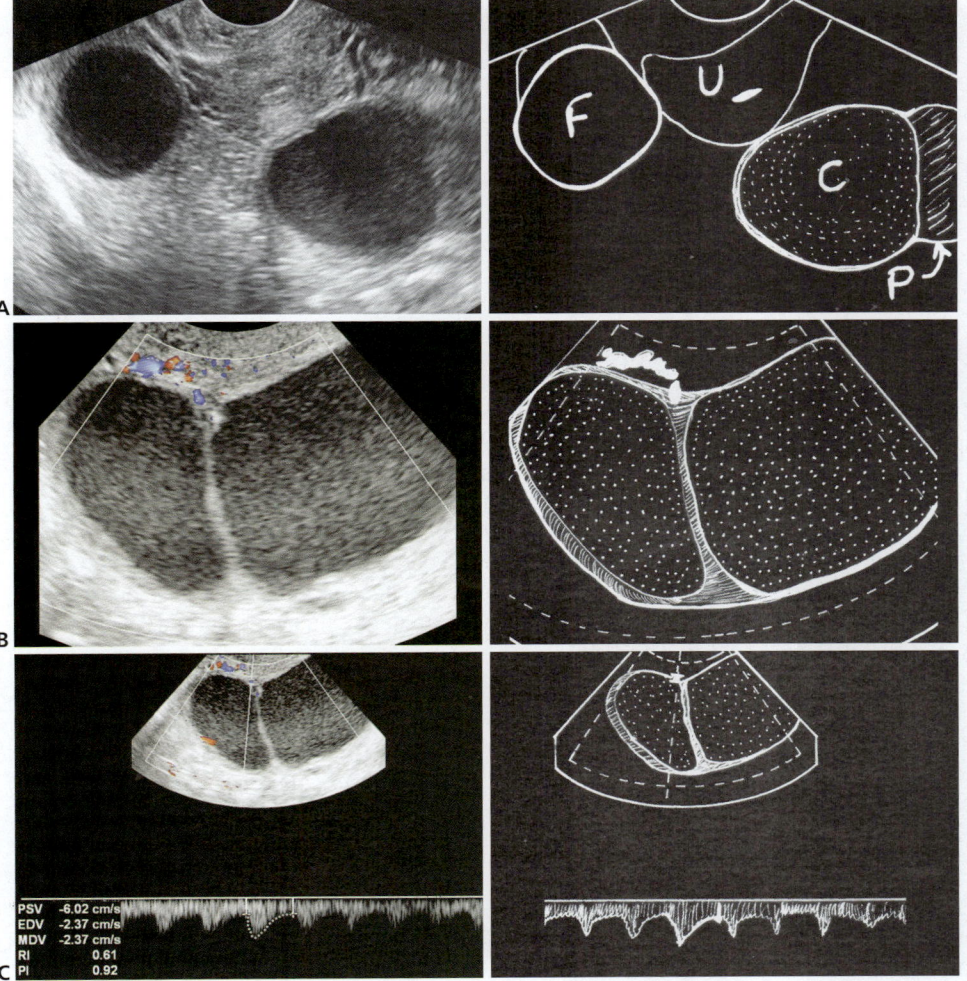

Figura 11.149. Exame transvaginal em paciente com queixa de esterilidade, dismenorreia intensa e dor pélvica crônica.
A: Corte transversal na altura do istmo uterino (U). O ovário direito contém folículo hidrópico (F), medindo 38 mm. O ovário esquerdo contém cisto (C) com conteúdo denso, com parte preservada do parênquima (P).
B: Corte longitudinal no ovário esquerdo. Observe o cisto denso septado. O mapa vascular revela raros vasos diminutos na cápsula.
C: A análise espectral revela resistividades moderadas.

! A hipótese mais provável é a de endometriose cística grave, com cistos confluentes, simulando uma neoplasia cística septada. O folículo hidrópico tem relação com a endometriose, assim como a esterilidade e o quadro clínico referido.
A intervenção cirúrgica confirmou a endometriose anexial esquerda.

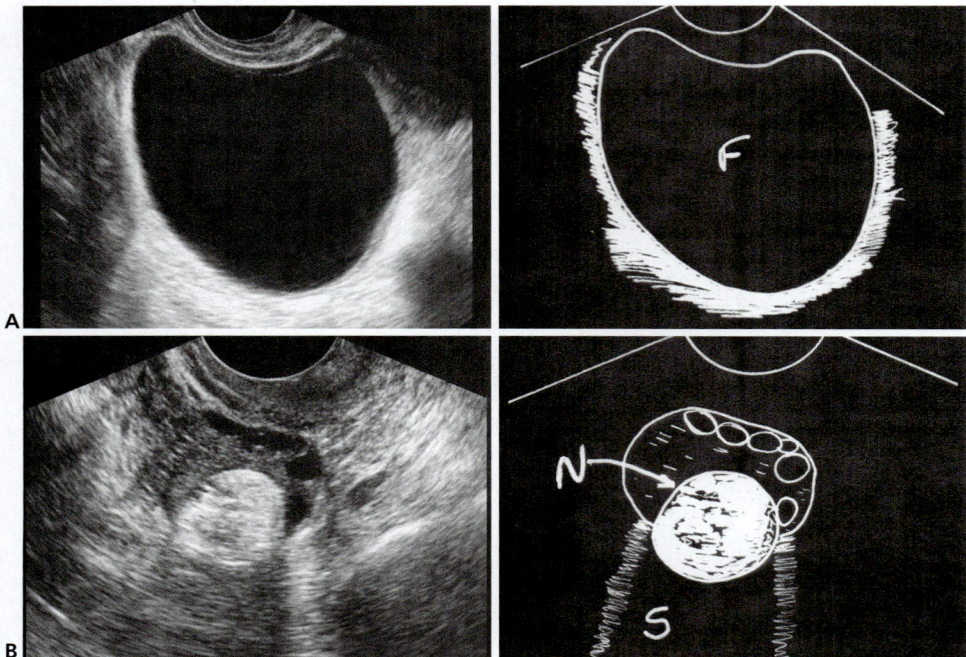

Figura 11.150. Exame transvaginal em paciente de 23 anos, com diagnóstico ginecológico de massa pélvica à direita. Está no quinto dia do ciclo menstrual.
A: O ovário direito contém grande folículo hidrópico (F), medindo 78 mm de diâmetro médio.
B: O ovário esquerdo apresenta nódulo (N) sólido hiperecogênico, com 23 mm de diâmetro, provocando atenuação posterior do feixe acústico (S).

> A hipótese para o achado no ovário esquerdo é a de um pequeno dermoide intraovariano (ver próximo capítulo). A melhor opção para o caso seria instituir um bloqueio com anticoncepcional oral e vigilância ecográfica seriada. O folículo hidrópico quase sempre regride espontaneamente, e o ovário volta ao normal. A vigilância ecográfica, por algum tempo, também é válida para o pequeno neoplasma do ovário esquerdo, antes de decidir por uma intervenção.
> A paciente, com medo de perder os dois ovários, solicitou a intervenção cirúrgica. O achado operatório confirmou as hipóteses ecográficas. A neoplasia do ovário esquerdo é mera coincidência, não tendo relação com o folículo hidrópico retido.

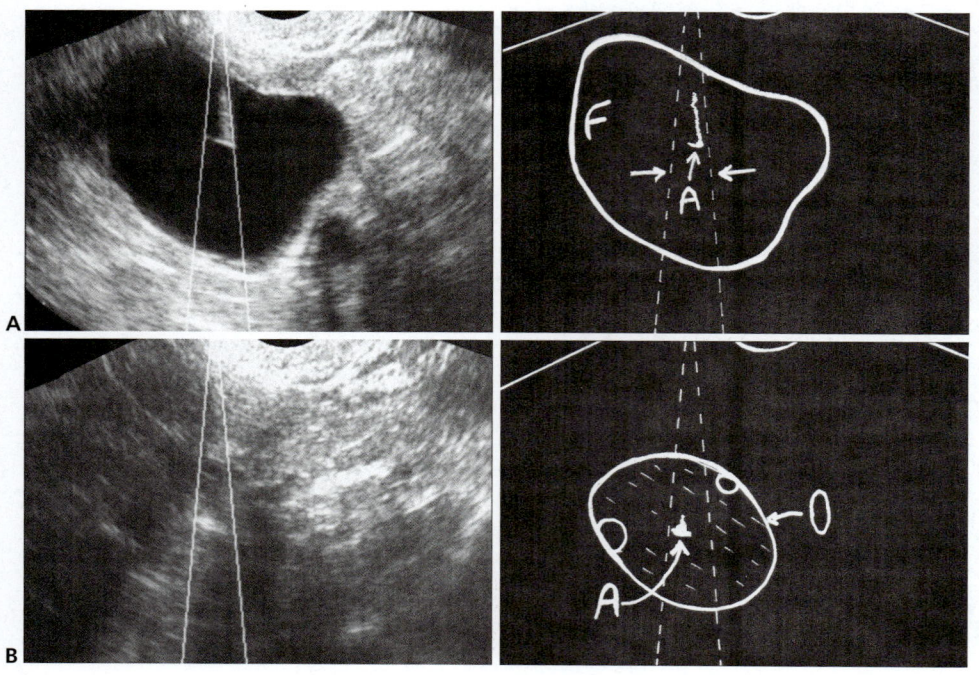

Figura 11.151. Paciente portadora de folículo hidrópico persistente. Foi indicada a aspiração do cisto por punção transvaginal.
A: O folículo hidrópico (F) foi puncionado, com orientação da guia eletrônica (setas) do equipamento. A ponta da agulha (A) está visível dentro do cisto folicular.
B: Houve aspiração completa do conteúdo do folículo, o qual desapareceu. Observe a ponta da agulha, agora dentro do ovário normal (O).

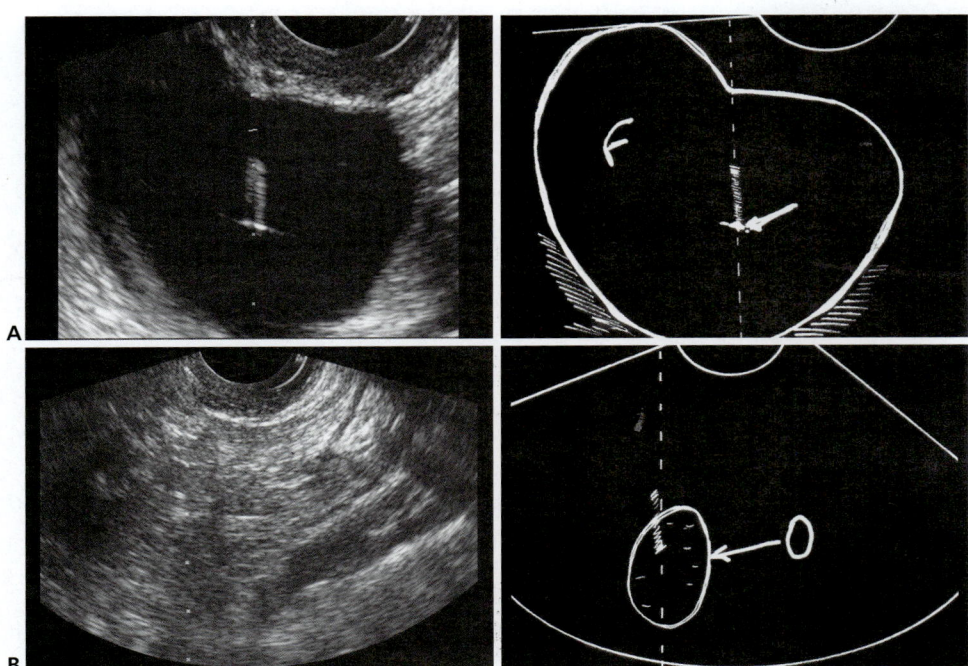

Figura 11.152. Punção transvaginal para aspirar um folículo hidrópico.
A: Observe o grande folículo hidrópico (F), com a ponta da agulha (seta) no centro da cavidade. A trajetória da agulha foi previamente marcada pela guia eletrônica.
B: O fluido foi totalmente aspirado, não se identificando mais o folículo. O = ovário residual.

> A aspiração do fluido desses folículos hidrópicos é um procedimento simples. Entretanto, existem algumas questões:
> - A punção do fundo de saco atravessa o peritônio pélvico. Algumas pacientes apresentam reações dolorosas intensas durante a punção. Outras apresentam reações neurogênicas, com hipotensão e desfalecimento.
> - A flora vaginal é levada para dentro do ovário, podendo dar origem a abscesso.
> - Ocorre recidiva do cisto em pelo menos um terço dos casos.
>
> O bloqueio com anticoncepcional oral e a vigilância ecográfica ainda é a melhor opção, pois a maioria desaparece espontaneamente. A única justificativa imperiosa para a punção e aspiração desses folículos é para iniciar a indução da ovulação na reprodução assistida.

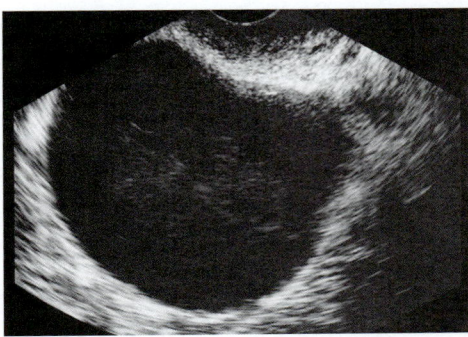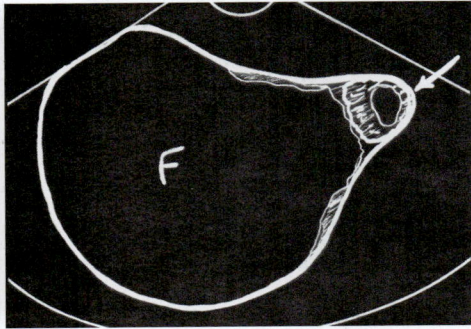

Figura 11.153. Paciente monitorou cisto folicular por seis anos (!). Foi realizada uma punção transvaginal e aspiração do cisto há quatro meses. Exame de controle. Observe a recidiva do folículo hidrópico (F) no mesmo ovário, bem como um corpo lúteo (seta) deslocado pelo folículo.

> A punção apenas aspira o fluido dentro do cisto folicular. Não remove o epitélio da cápsula, o qual se tiver alguma atividade provocará a recidiva. Não se pode excluir a hipótese de um novo folículo hidrópico, sem relação com o anterior, o que seria muito azar.
> Se houver indicação de intervenção em folículo hidrópico, a melhor opção é a videolaparoscopia, com remoção da cápsula.

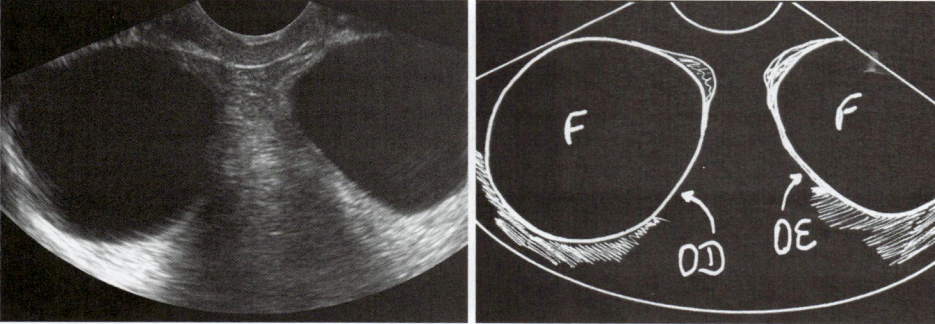

Figura 11.154. Exame transvaginal em paciente de 49 anos, com histórico de punção de folículo hidrópico do ovário esquerdo há seis meses. Corte transversal. Houve recidiva do folículo no ovário esquerdo (E). Por azar, agora o ovário direito (D) também apresenta um folículo hidrópico. Foi submetida a uma videolaparoscopia cirúrgica, confirmando o diagnóstico ecográfico.

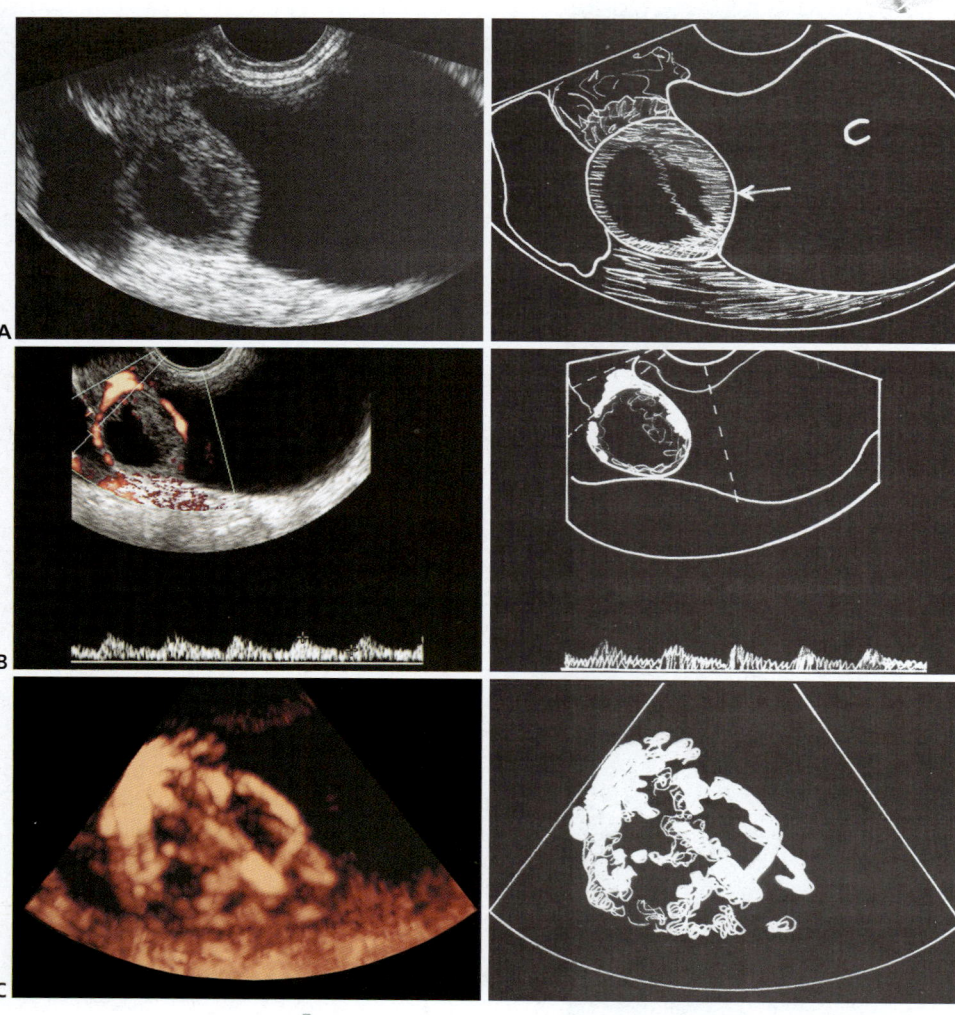

Figura 11.155. Exame transvaginal em paciente com antecedente de histerectomia, com queixa de dor pélvica crônica.
A: Junto ao fundo vaginal, observe o grande cisto (C), contendo área sólida interna com formação em anel (seta).
B: O mapa vascular mostra grande vascularização no anel em questão, com curvas espectrais de resistividade baixa (IR = 0,49).
C: O Doppler 3D, codificado por amplitudes, mostra claramente a grande quantidade de vasos na formação anelar.

! Antes de fazer a hipótese de neoplasia ovariana, lembre-se das considerações escritas anteriormente (volte à Figura 11.130). A hipótese mais provável, em paciente com antecedente de histerectomia e dor pélvica crônica, é a de um cisto inflamatório de inclusão peritoneal. A imagem anelar intracística pode corresponder a um corpo lúteo normal dentro de um ovário englobado pelo cisto.
Como não havia endométrio para conferir a fase lútea, solicitou-se retorno semanal para observar a estrutura. No segundo exame, o corpo lúteo havia desaparecido, restando o parênquima ovariano com folículo recrutado (novo ciclo). Lembre-se que o corpo lúteo tem vida média de 14 dias. A conclusão foi de um cisto de inclusão peritoneal, provocado por inflamação crônica nas aderências pélvicas.

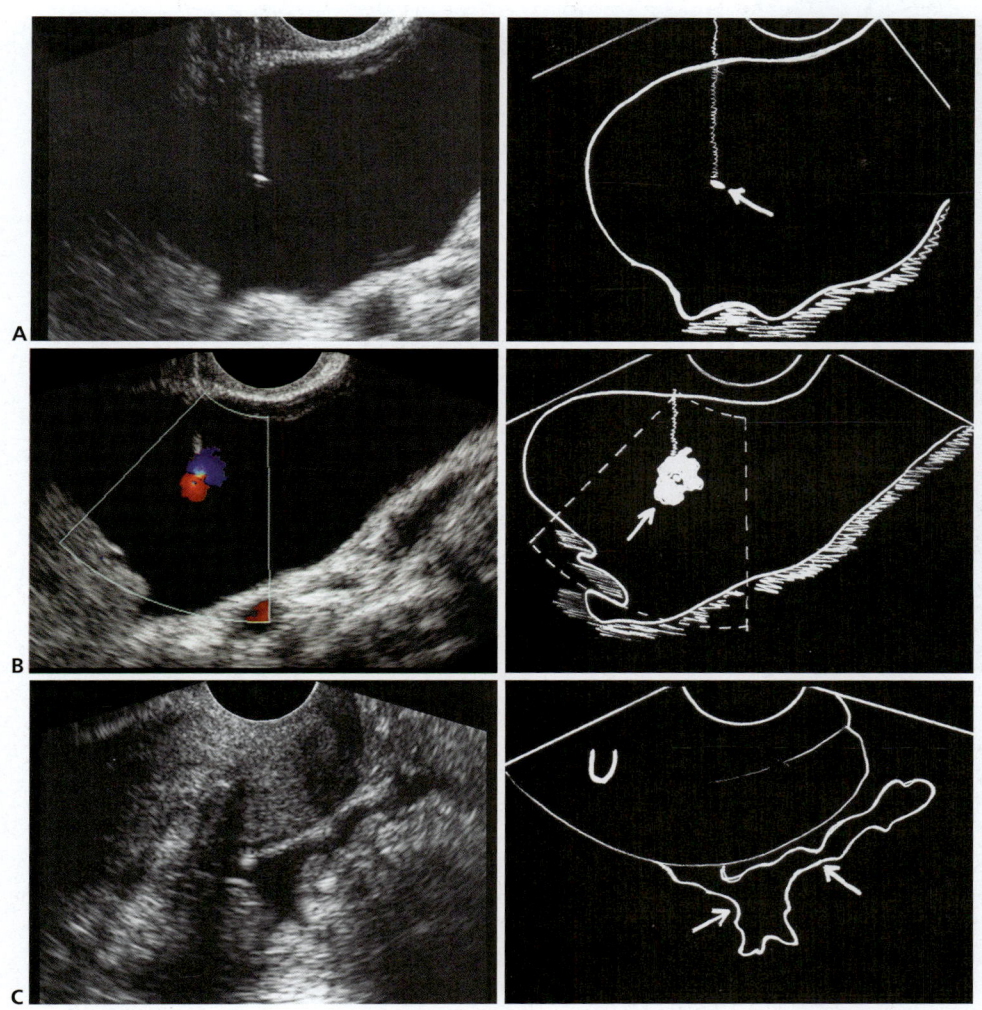

Figura 11.156. Paciente com antecedente de ooforectomia direita e salpingectomia bilateral (DIP crônica). Continua com dor e, em exame anterior, foi identificado um grande cisto simples, com aspecto de folículo hidrópico. Optou pela aspiração do cisto através de punção transvaginal guiada pela ecografia.
A: Observe o grande cisto e a agulha (seta) posicionada dentro dele.
B: Iniciou-Se uma aspiração lenta, com transferência do fluido para um reservatório, através de um cateter de dupla via com torneira, graças ao grande volume do cisto. O Doppler colorido mostra o turbilhão do fluido, ao ser aspirado pela ponta da agulha.
C: Corte longitudinal do útero (U). Ao final do procedimento, restou pequena quantidade de fluido no fundo de saco posterior (setas).

! Controle ecográfico, três meses após a aspiração, mostrou recidiva do cisto. Foi realizada uma intervenção cirúrgica. O diagnóstico final foi cisto inflamatório de inclusão peritoneal (cisto mesotelial inflamatório). Esse diagnóstico é previsível graças ao antecedente clínico-cirúrgico da paciente. Os cistos de inclusão peritoneal são septados. Cisto monocavitário é exceção e foi a causa da confusão, pois o ovário esquerdo não estava visível em razão das aderências pélvicas, levando à hipótese de cisto ovariano.

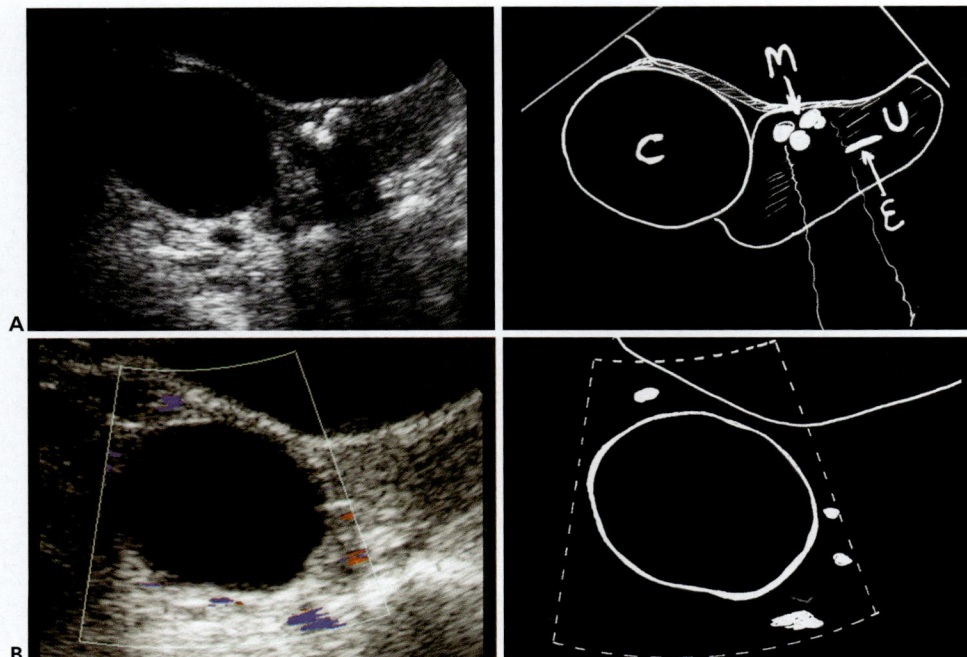

Figura 11.157. Paciente de 62 anos. Exame transabdominal de rotina. Não foi realizado o exame transvaginal graças à virgindade da paciente. Não utiliza terapia hormonal.
A: Corte transversal do útero (U). Observe o mioma calcificado (M), provocando a sombra acústica posterior. O endométrio (E) é uma linha fina, sem sinais de proliferação. O ovário direito apresenta cisto monocavitário de 46 mm (C), com cápsula fina e lisa.
B: O mapa vascular não revela vasos na cápsula do cisto.

> Mesmo na pós-menopausa, um cisto simples monocavitário tem baixíssimo risco de malignidade. Geralmente são folículos hidrópicos, pois os ovários ainda têm folículos primordiais residuais, e o FSH, persistentemente elevado da pós-menopausa, pode induzir à formação desses cistos funcionais.
> O manejo é o mesmo: vigilância com ecografia seriada (3, 6, 12, 18 e 24 meses), para monitorar o comportamento da entidade. Caso fique estável, o risco de malignidade é menor ainda, e um ato invasivo deverá ser ponderado com mais cuidado, principalmente se a paciente tiver fatores clínicos de risco.

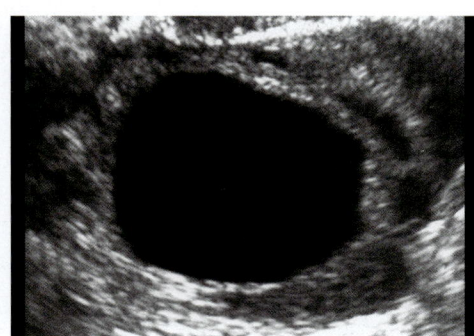 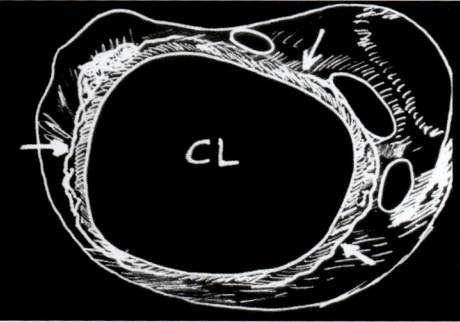

Figura 11.158. Exame transvaginal em paciente portadora de endometriose, com queixa de esterilidade. Está monitorando o ciclo. Houve desenvolvimento e maturação de um folículo, o qual não mostrou sinais ecográficos de ovulação. Ocorreu a luteinização do endométrio. O ovário apresenta corpo lúteo (CL) com cavidade do mesmo tamanho da cavidade folicular anterior. Observe a camada tecal (setas).

> A diferença entre um folículo e um corpo lúteo com cavidade anecoide é a espessura da parede. O folículo tem parede fina. O corpo lúteo tem paredes grossa e ecogênica. Além disso, o endométrio luteinizado denuncia a presença de corpo lúteo.
> Esse caso é típico de um ciclo anovulatório bifásico, com luteinização de um folículo desenvolvido e sem ruptura, denominado síndrome do folículo luteinizado não roto (LUFS, na sigla em inglês). Mais uma vez: o termo síndrome é incorreto, pois a condição não se enquadra na definição médica de síndrome.
> Essa condição é incomum em mulheres normais. É frequente em mulheres com endometriose, chegando a atingir 10% dos ciclos. Pode ocorrer também em mulheres com esterilidade sem causa aparente.

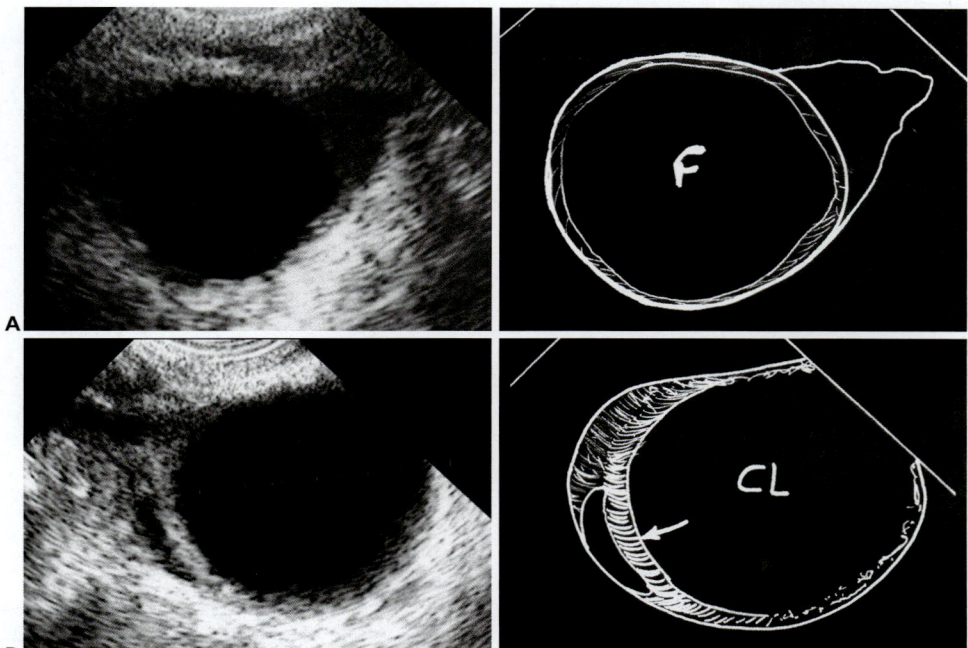

Figura 11.159. Paciente com esterilidade sem causa aparente, realizando monitoração transvaginal de ciclo espontâneo.
A: Observe o folículo maduro (F) com 25 mm de diâmetro.
B: O folículo não rompeu, e, após 72 horas, pode-se observar a luteinização do mesmo, caracterizando o folículo luteinizado não roto. O corpo lúteo (CL) apresenta o espessamento ecogênico da parede (seta), e a cavidade cresceu para 34 mm (secreção normal de fluido pela parede).

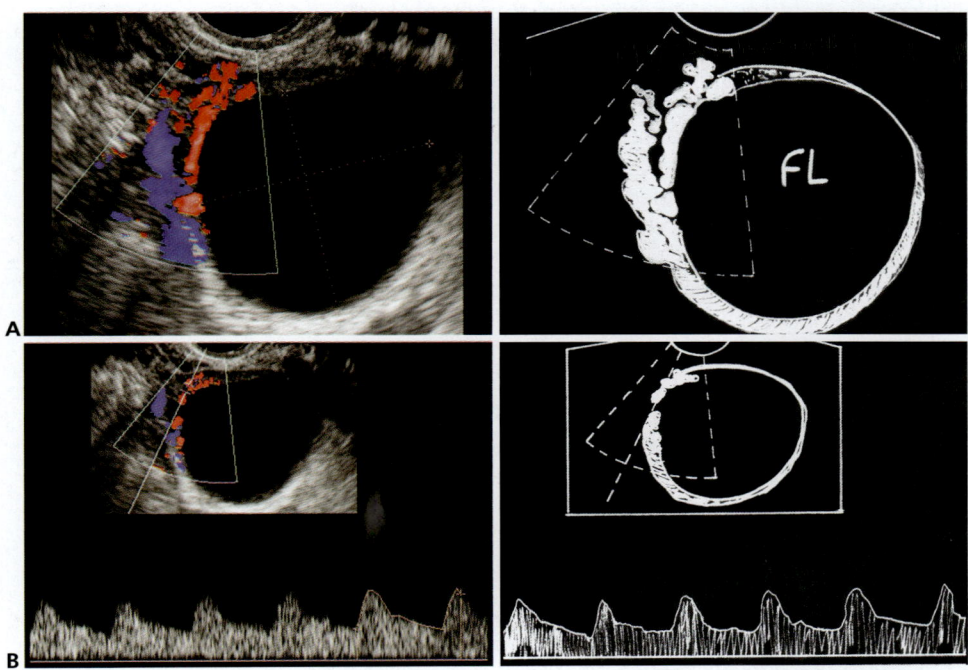

Figura 11.160. Mais um caso de paciente estéril, com endometriose, e ciclo bifásico anovulatório.
A: Folículo luteinizado não roto (FL). Observe a parede ecogênica e o mapa vascular revelando a neoangiogênese abundante, típica do corpo lúteo.
B: A análise espectral mostra curvas de velocidade com resistividade moderada a baixa.

> Como já referido anteriormente, o mapa vascular com o Doppler colorido é importante para revelar a atividade dos folículos e corpos lúteos, pois evidencia a neoangiogênese normal da teca. Quando inativos, o mapa vascular é pobre.
> O Doppler espectral não acrescenta informações práticas, tornando-se desnecessário. As pequenas artérias neoformadas na teca sempre terão resistividade entre 0,40 e 0,70, indicando boa perfusão sanguínea. Entretanto, não é possível quantificar o grau de atividade do tecido, não havendo correlação entre a curva espectral e a produção hormonal, infelizmente.

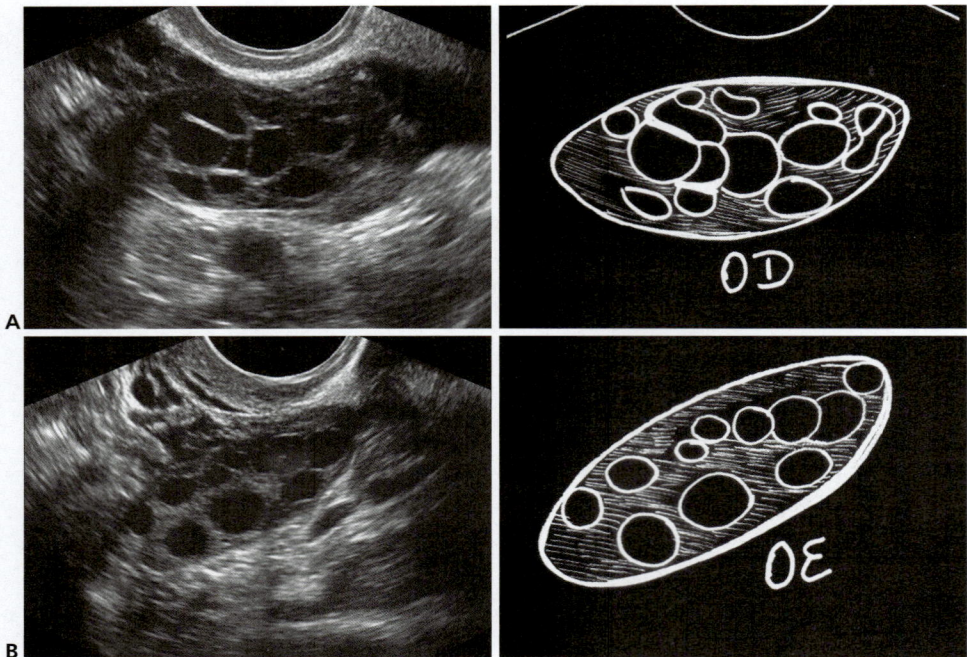

Figura 11.161. Exame transvaginal de rotina. Paciente de 26 anos, utilizando anticoncepcional oral (ACO) há três anos.
A e **B:** Ambos os ovários (OD e OE) estão no limite superior de volume normal, e apresentam inúmeros folículos dispersos aleatoriamente pelos parênquimas, medindo entre 5 e 10 mm.

> ❗ Esse é um caso típico de ovários multifoliculares. A retenção folicular múltipla é uma situação frequente em mulheres que utilizam ACO por tempo prolongado. Os folículos são inativos, resultantes do recrutamento e desenvolvimento inicial, quando, então, sofrem paralisia graças ao bloqueio do eixo endócrino.
> A correlação com a clínica é muito importante, pois esses casos têm relação com o uso de vários produtos farmacêuticos que interferem com o eixo endócrino: ACO, implantes de esteroides, progesterona de depósito, danazol, clomifeno, medicamentos psiquiátricos etc., bem como distúrbios simples da regulação do ciclo (adolescência e pré-menopausa) ou algumas doenças endócrinas.
> Esses ovários não estão enfermos, portanto esse diagnóstico carece de importância clínica, não devendo ser valorizado. Os ovários costumam retornar ao normal alguns meses após a interrupção dos produtos ou a resolução das questões endócrinas.
> A pior situação é quando alguns ecografistas desinformados confundem os ovários multifoliculares com os ovários policísticos, gerando confusão desnecessária. Essa questão será retomada mais adiante.

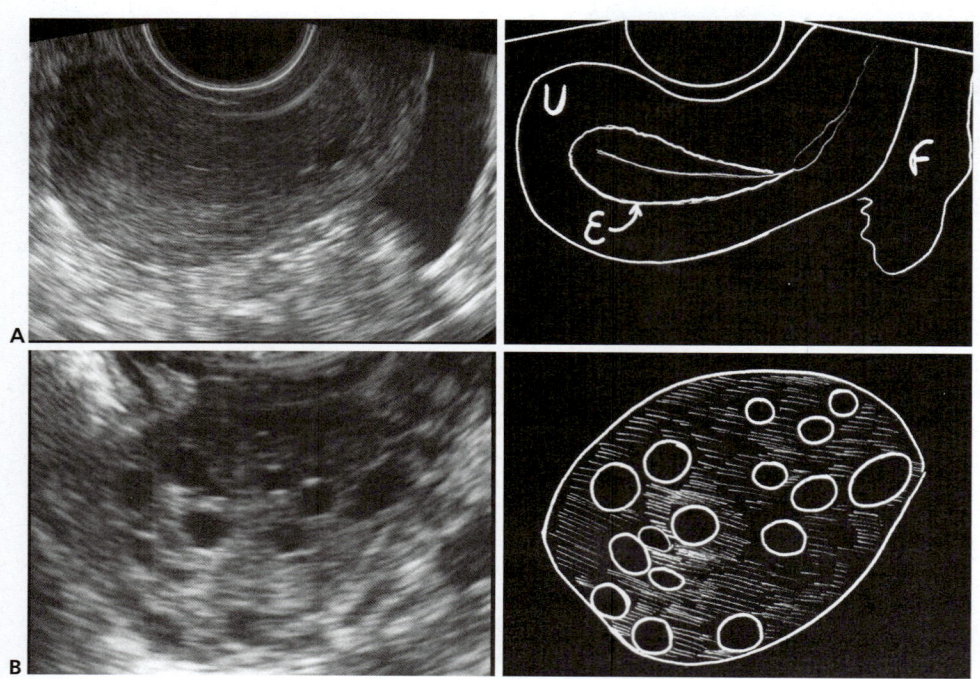

Figura 11.162. Adolescente de 15 anos, utilizando ACO graças à atividade sexual regular. Teve menarca aos 11 anos. Exame transvaginal.
A: Corte longitudinal do útero (U) com endométrio (E) normal. O fundo de saco posterior contém fluido (F), sem significado clínico.
B: Ovário com padrão multifolicular típico do emprego de ACO.

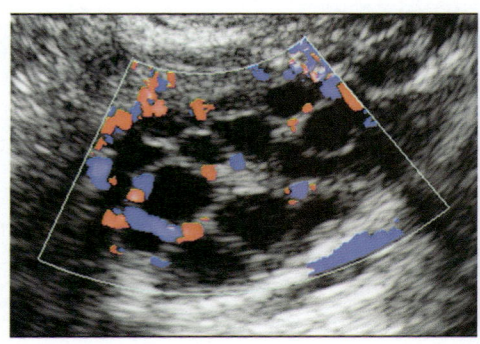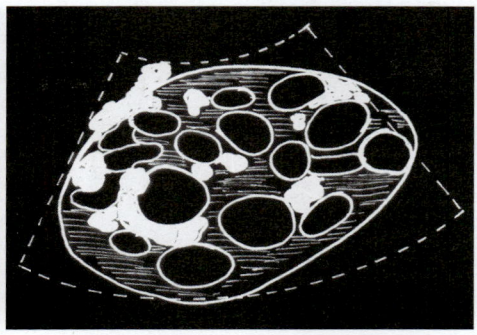

Figura 11.163. Exame transvaginal de rotina em paciente utilizando ACO. Observe o ovário com padrão multifolicular. O mapa vascular revela que os folículos estão inativos, com exceção de um deles, o qual apresenta vasos periféricos, indicando que deve ser o folículo mais recente.

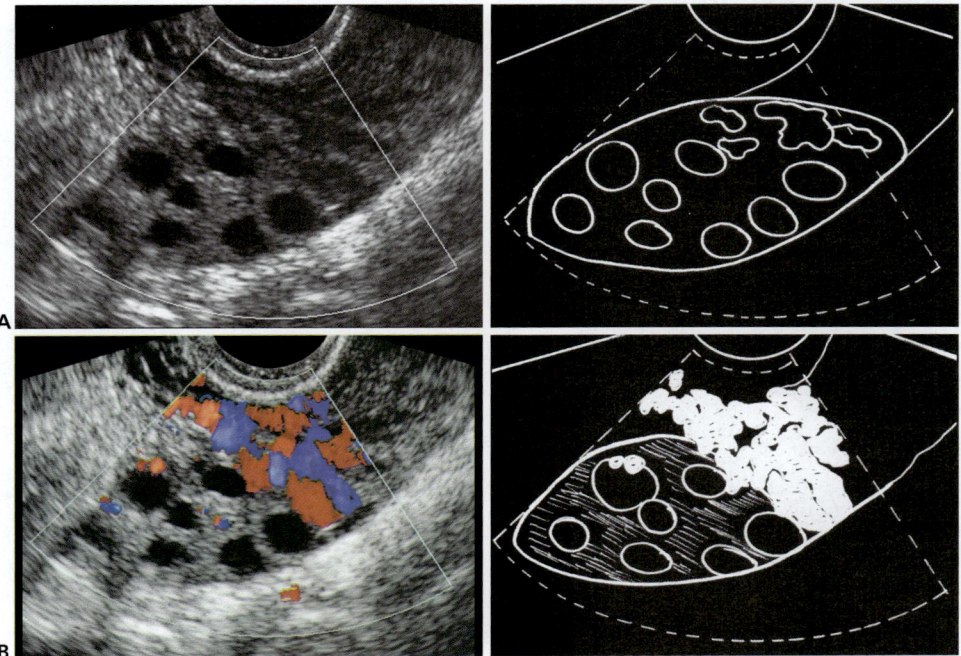

Figura 11.164. Exame transvaginal em paciente de 32 anos, com antecedente de duas gestações normais a termo. Refere emprego de ACO.
A: Observe o padrão multifolicular ovariano típico.
B: O mapa vascular, com o Doppler colorido por frequências, revela novelo venoso num dos polos do ovário.

! Na escala de cinzas, o corte do novelo venoso revela imagem em favo de mel, confundindo com retenção folicular, a qual está presente graças ao ACO, mas em menor quantidade. Como já referimos várias vezes, nunca chame um novelo venoso, comum em mulheres que tiveram gravidezes, de varizes pélvicas.

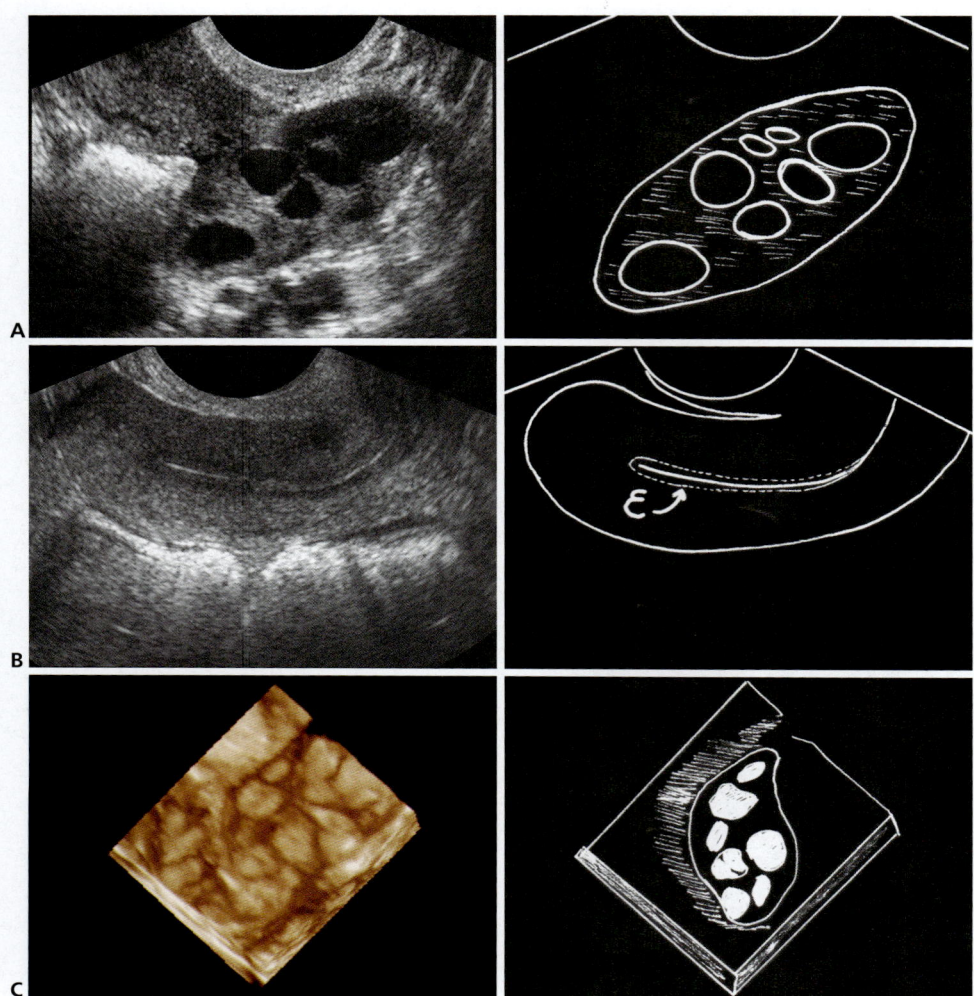

Figura 11.165. Paciente de 23 anos, utilizando ACO há cinco anos. Exame transvaginal de rotina. Refere diminuição significativa do fluxo menstrual. Está no décimo dia do ciclo.
A: Ovário com padrão multifolicular típico.
B: Corte longitudinal do útero. Observe o endométrio (E) fino, pouco desenvolvido.
C: Imagem volumétrica do ovário multifolicular, com o favo de mel típico.

> ! O emprego de ACO por tempo prolongado, sem intervalos de ciclos espontâneos, pode bloquear também o endométrio, o qual diminui progressivamente a proliferação. Portanto a redução do tempo e do volume da menstruação é usual. Algumas pacientes chegam a apresentar amenorreia. Os ciclos normais retornam algum tempo depois da suspensão do ACO.

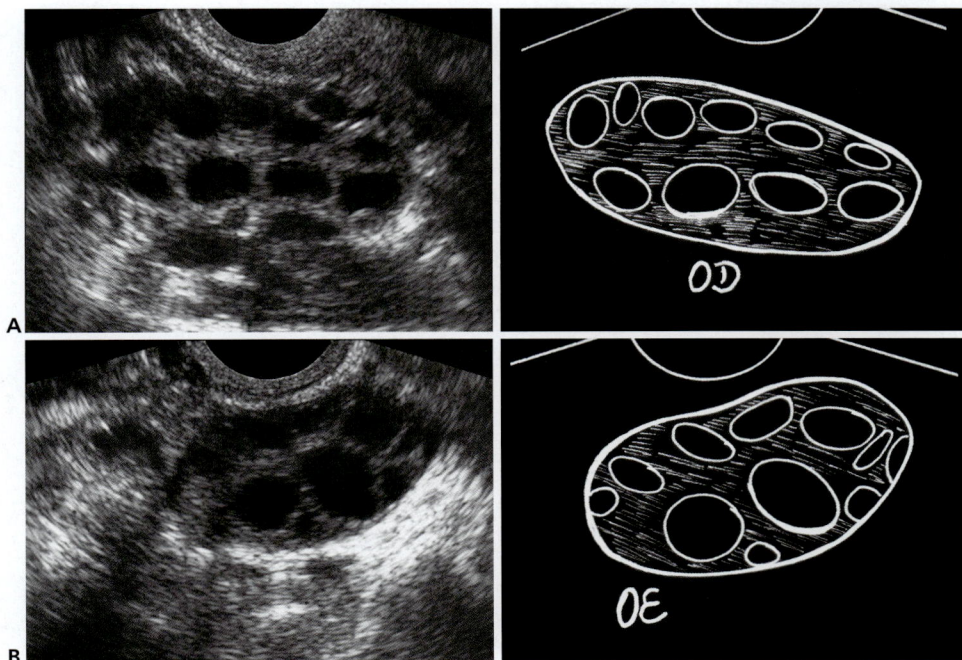

Figura 11.166. Exame transvaginal em paciente que induziu a ovulação com clomifeno em ciclo anterior, sem resultar em gravidez.
A e B: Ambos os ovários (OD e OE) apresentam padrão multifolicular, como consequência da indução da ovulação.

> O padrão multifolicular é mais frequente em pacientes que utilizaram o clomifeno em três ciclos seguidos. Como consequência, os ovários poderão ficar refratários a novas induções durante alguns meses.
> É incomum, mas pode ocorrer ovulação espontânea e gravidez após a suspensão do clomifeno, inclusive gestação múltipla. Tivemos caso de gestação trigemelar espontânea quatro meses após a suspensão do clomifeno, utilizado por três meses sem sucesso.

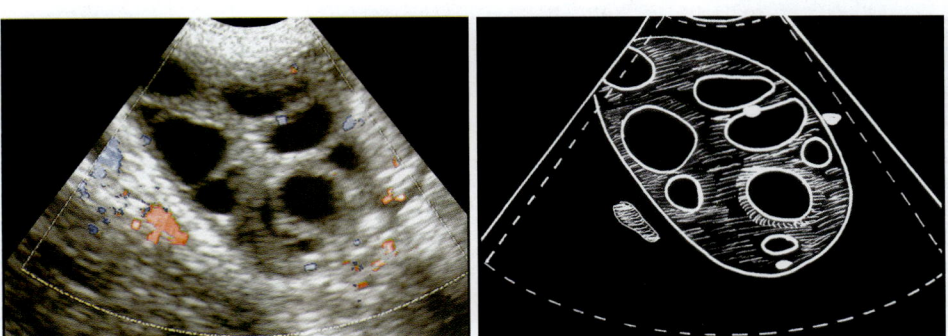

Figura 11.167. Exame transvaginal em paciente com endometriose. Está realizando bloqueio com danazol. Observe o ovário com os múltiplos folículos retidos. O mapa vascular revela que estão inativos.

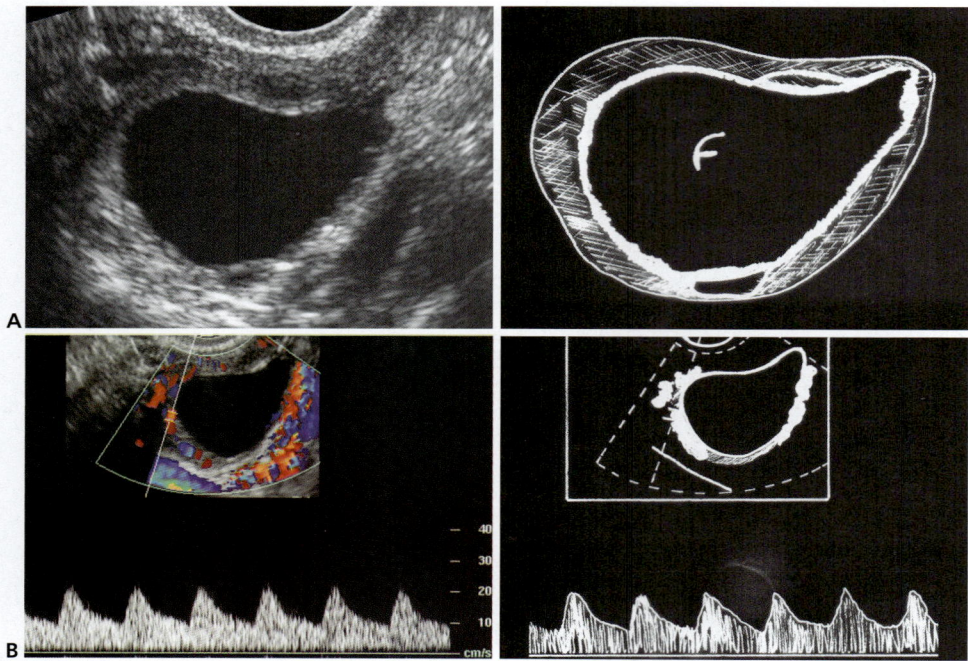

Figura 11.168. Exame transvaginal em paciente com endometriose. Está realizando bloqueio com danazol há 11 meses.
A: O ovário direito apresenta folículo de 23 mm (F), com características maduras, na iminência da ovulação. Observe o destacamento e o enrugamento da granulosa.
B: O mapa vascular mostra angiogênese perifolicular intensa, típico da iminência da ovulação. As curvas espectrais estão normais, com resistividade moderada (IR = 0,58).

! O eixo endócrino escapou do bloqueio, e existe possibilidade de ovulação, bem como de gestação. Em virtude da endometriose e do bloqueio, poderá ocorrer folículo luteinizado não roto.
Atualmente, não se utiliza o danazol, o qual foi substituído pelo bloqueio com análogos do GnRH, mais eficientes para promover o bloqueio do eixo endócrino, produzindo uma menopausa aguda artificial.
Novos produtos para tratamento da endometriose já estão disponíveis.

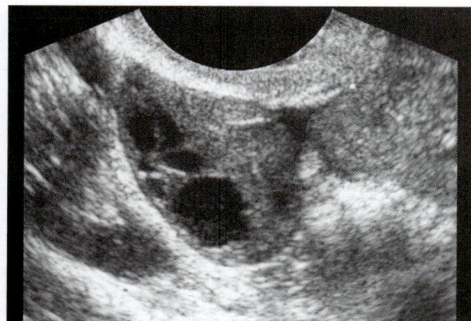 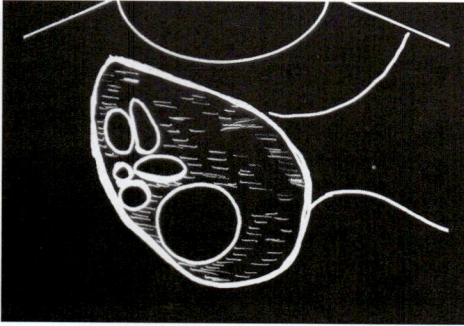

Figura 11.169. Exame transvaginal de rotina. Ambos os ovários apresentam folículos retidos (na imagem, o ovário direito).

! Inquirida sobre o uso de medicamentos, a paciente revelou que utiliza fórmula medicamentosa clandestina para induzir o emagrecimento. Essas "fórmulas" costumam associar vários produtos, entre eles inibidores do apetite (ação no sistema nervoso central) e hormônio tireoidiano (acelera o metabolismo). Pode ocorrer interferência no eixo endócrino ovariano e provocar a retenção folicular.

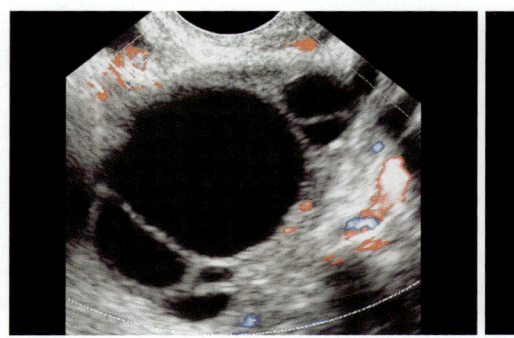 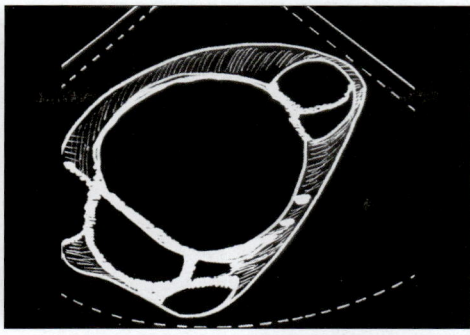

Figura 11.170. Exame transvaginal em paciente submetida a tratamento medicamentoso para doença psiquiátrica grave. Ambos os ovários apresentam vários folículos retidos, de diversos tamanhos, todos inertes, conforme comprova o mapa vascular de um dos ovários, como exemplo.

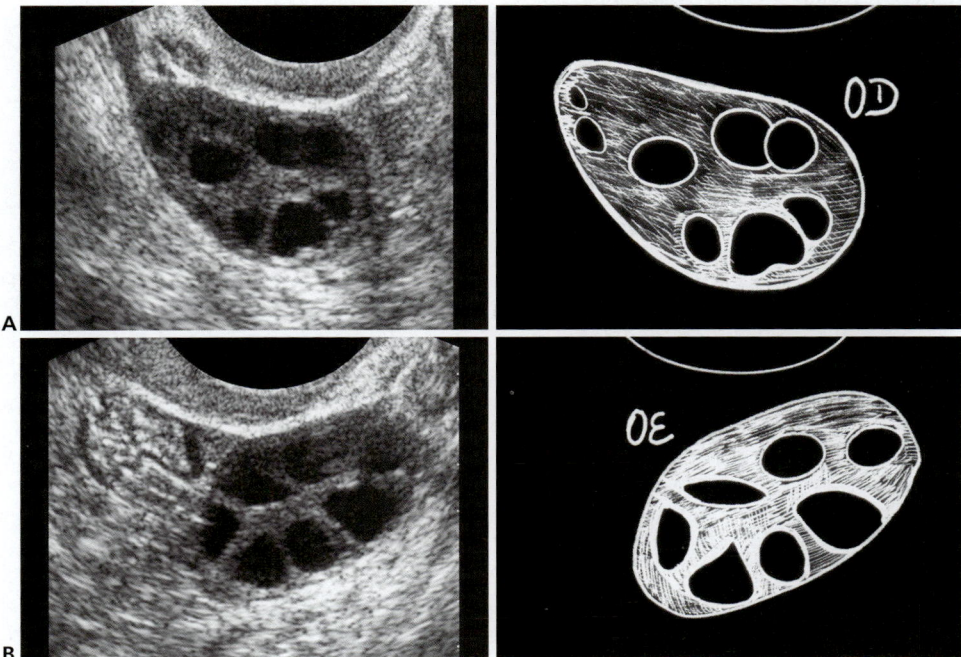

Figura 11.171. Paciente de 20 anos, apresentando hiperandrogenismo por alteração funcional das suprarrenais. Exame transvaginal.
A e B: Ambos os ovários (OD e OE) apresentam retenção folicular com padrão anatômico de favo de mel. Não estão aumentados de volume, e a distribuição folicular é aleatória no parênquima, sem o padrão morfológico dos ovários policísticos. Ovários multifoliculares, secundários ao distúrbio endocrinológico.

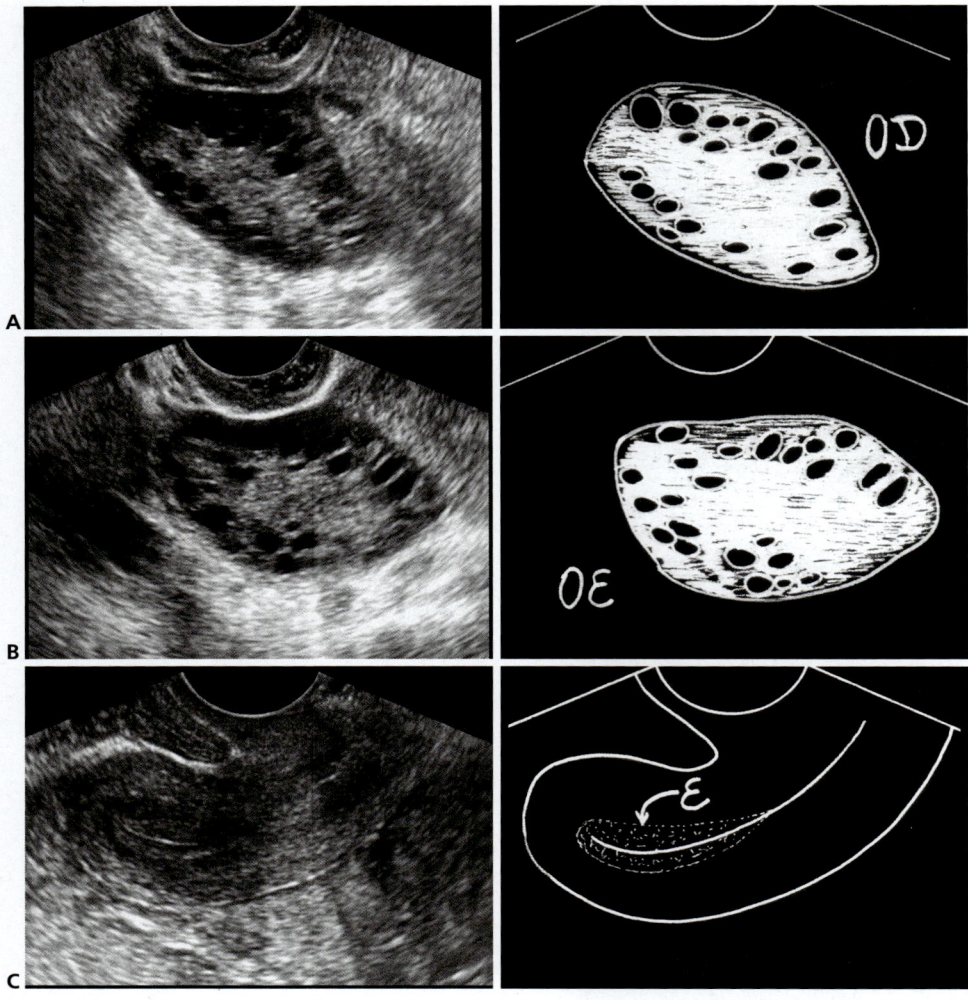

Figura 11.172. Exame transvaginal em paciente de 27 anos. Apresenta ciclos longos, de 90 dias em média, obesidade e sinais clínicos de hiperandrogenismo (hirsutismo e acne).
A e B: Ambos os ovários (OD e OE) estão aumentados de volume. Observe os estromas centrais ecogênicos, grosseiros e os colares periféricos de folículos retidos.
C: Corte longitudinal do útero. O endométrio (E) mede 6 mm de espessura, apesar da amenorreia referida.

> A conclusão é de síndrome dos ovários policísticos (SOP). Lembre-se que o diagnóstico básico da síndrome é clínico e laboratorial. A avaliação ecográfica ovariana é complementar, revelando o grau de comprometimento anatômico dos ovários, desde aspecto normal até alteração grave (padrão policístico típico com volume acima de 25 cm³).
>
> Entretanto, alguns serviços de Endocrinologia Ginecológica somente consideram o diagnóstico da síndrome quando os ovários apresentarem o padrão policístico. Na realidade, a alteração anatômica ovariana é secundária à disfunção endocrinológica. As pacientes que apresentam distúrbio menstrual, hirsutismo e esterilidade, com ou sem obesidade, e ecografia ovariana normal, entram na classificação da anovulação crônica hiperandrogênica, sem o padrão policístico. Por outro lado, algumas pacientes com ciclos regulares, sem hirsutismo, apresentam alteração ovariana policística. Não se deve fechar o diagnóstico ecográfico de ovários policísticos, pois as pacientes não apresentam as alterações clínicas. Nesses casos, o diagnóstico ecográfico provisório é de alteração funcional ovariana ou de anovulação crônica, de tipo a esclarecer, necessitando de investigação laboratorial adequada.
>
> Adolescentes com retenção folicular ovariana não devem ser rotuladas como portadoras da SOP, antes da investigação laboratorial para o diagnóstico correto. O rótulo SOP cria problemas emocionais, quando a adolescente se inteira, pela Internet, do que é a síndrome (futuro de amenorreia, obesidade, hirsutismo, esterilidade etc.). Nem sempre a retenção folicular da adolescência tem relação com a SOP, portanto o diagnóstico provisório de alteração funcional de tipo a esclarecer é mais prudente. Temos visto pacientes jovens fazendo uso de ciclos substitutivos por vários anos, graças a um diagnóstico ecográfico intempestivo de ovários policísticos.
>
> Muito pior, é o diagnóstico ecográfico absurdo de ovários policísticos em pacientes com retenção folicular múltipla, sem padrão anatômico policístico.
>
> Em outras palavras, o ecografista deve ter o bom-senso de fazer a correlação anatomoclínica, antes de criar rótulos emocionalmente graves para as pacientes. Lembre-se que as palavras "ovários policísticos" são reservadas exclusivamente para as pacientes portadoras da SOP.

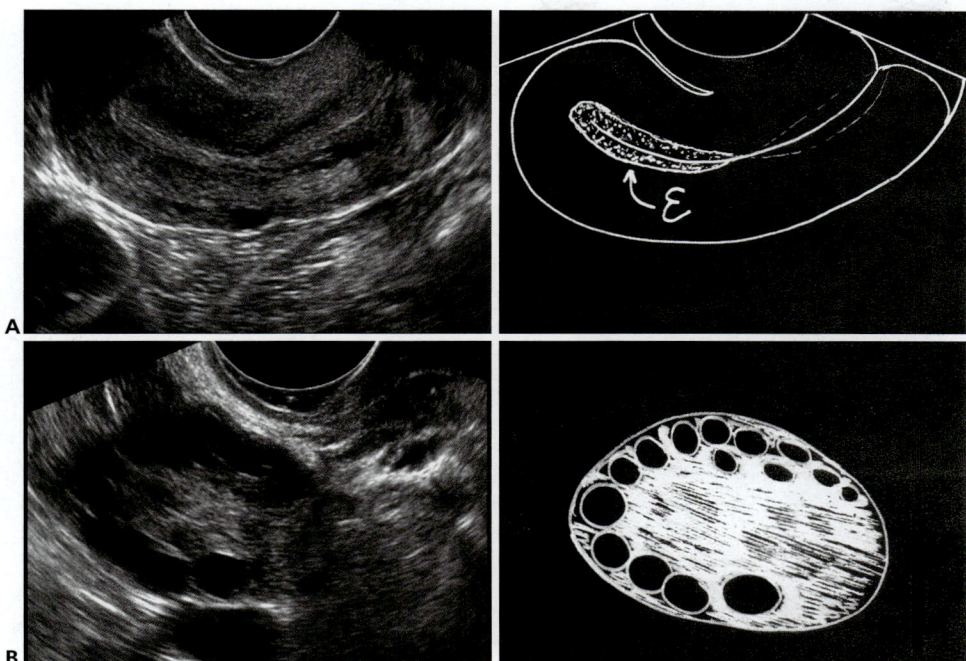

Figura 11.173. Avaliação ecográfica transvaginal em paciente com diagnóstico prévio de ovários policísticos. Está em amenorreia de quatro meses.
A: Corte longitudinal do útero. O endométrio (E) está fino (4 mm), ecogênico, compacto, secundário à alteração funcional.
B: Observe o ovário com o padrão policístico típico: aumentado de volume, colar periférico de folículos retidos e o estroma central ecogênico grosseiro (alteração proliferativa tecal).

> Muitos considerem necessário realizar a contagem folicular e a medição dos diâmetros. Isso é desnecessário, além de perda de tempo, pois a devida correlação anatomoclínica é suficiente. A alteração funcional neuroendócrina provoca a retenção folicular, e a proliferação tecal estromal empurra os folículos retidos para a periferia. Compare com os casos de retenção folicular simples, onde os folículos se distribuem aleatoriamente pelo parênquima ovariano, pois não há a proliferação tecal para forçar a localização folicular periférica.
> Os úteros das pacientes com SOP são pequenos, no terço inferior da normalidade. Apresentam endométrios mal desenvolvidos e, quase sempre, apresentam alteração da perfusão sanguínea, com impedâncias elevadas nas artérias uterinas. Portanto, além da anovulação crônica, ainda temos as alterações uterinas para reforçar a esterilidade.

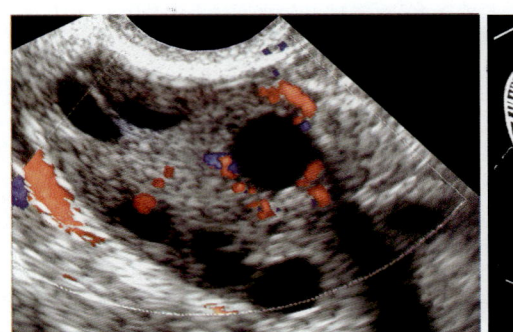
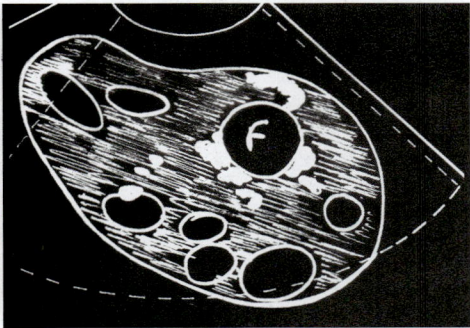

Figura 11.174. Exame transvaginal de rotina em paciente com a síndrome dos ovários policísticos. Não está utilizando ciclo substitutivo. O ovário apresentado na foto apresenta o padrão policístico, mas existe um folículo (F) maior mais dentro do parênquima. O mapa vascular mostra vasos na parede desse folículo, indicando que o mesmo está ativo e em desenvolvimento.

> As portadoras da SOP podem ter ciclos ovulatórios esporádicos e conseguirem gestação natural. O mapa vascular é uma ferramenta importante para demonstrar a vitalidade folicular, bem como a possibilidade de ovulação espontânea.

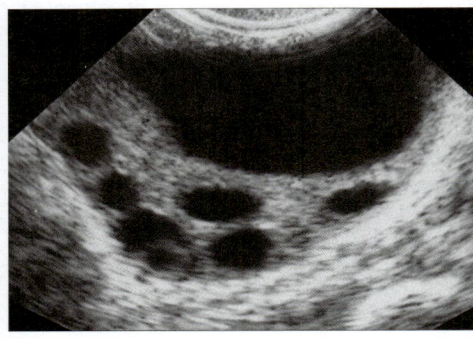 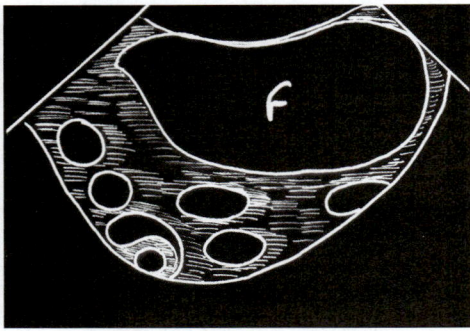

Figura 11.175. Exame transvaginal de rotina em paciente com a síndrome dos ovários policísticos. Não está utilizando ciclo substitutivo. Observe o ovário com um folículo maduro (F), indicando a possibilidade de um ciclo ovulatório espontâneo.

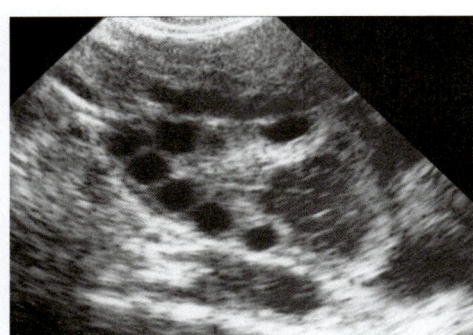 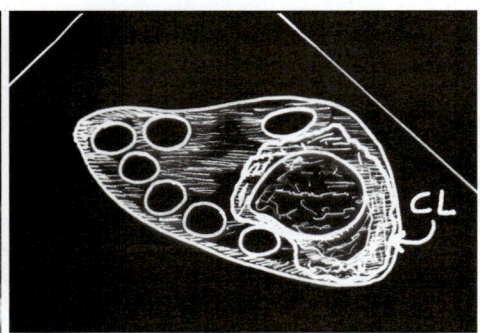

Figura 11.176. Exame transvaginal de rotina em paciente com SOP. Está no 25º dia de um ciclo espontâneo. Observe o ovário com os folículos retidos na periferia, bem como a presença de corpo lúteo típico (CL), indicando ciclo bifásico natural.

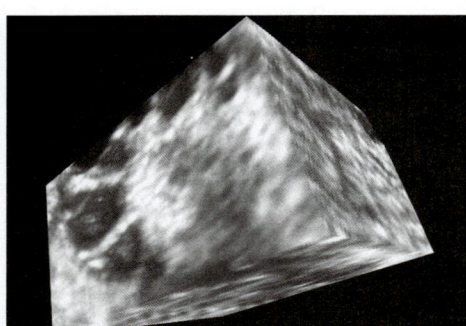 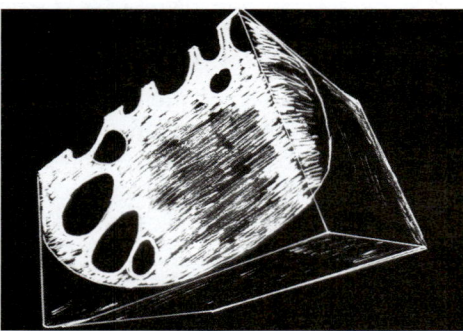

Figura 11.177. Imagem volumétrica, com os três planos ortogonais, de um ovário policístico. A visão espacial multiplanar revela com nitidez impressionante a proliferação tecal central, empurrando os folículos para a periferia ovariana.

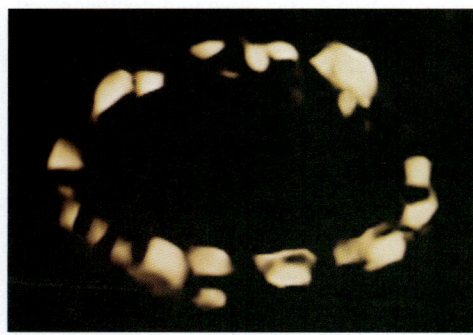 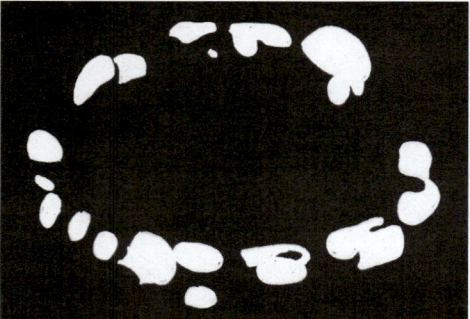

Figura 11.178. Exame transvaginal em paciente portadora de ovários policísticos. Imagem volumétrica magnífica, onde se utilizou o modo de inversão. A escala de cinzas foi eliminada, colocando-se em evidência apenas as paredes foliculares colorizadas. Os folículos formam um belo colar na periferia ovariana. Cortesia: Prof. Fernando Bonilla-Musoles.

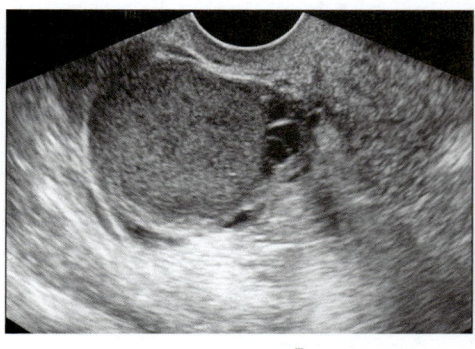 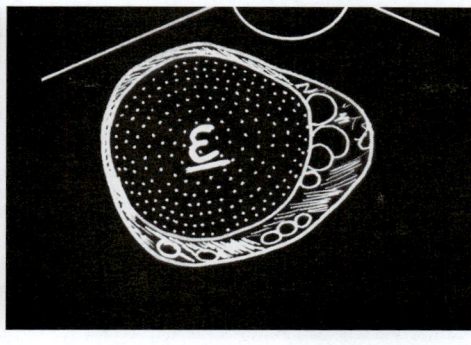

Figura 11.179. Paciente de 27 anos, obesa, com acne, referindo ciclos de 90 dias, com dismenorreia. Tem diagnóstico anterior de SOP. Exame transvaginal. O ovário direito está aumentado e apresenta cisto endometrioide típico (E), além dos pequenos folículos periféricos.

> Duas enfermidades difíceis de controlar. Além do quadro clínico-laboratorial-ecográfico de SOP, agora ocorre a endometriose para piorar a qualidade de vida e o futuro reprodutivo dessa paciente. Foi submetida à videolaparoscopia cirúrgica, com confirmação dos diagnósticos.

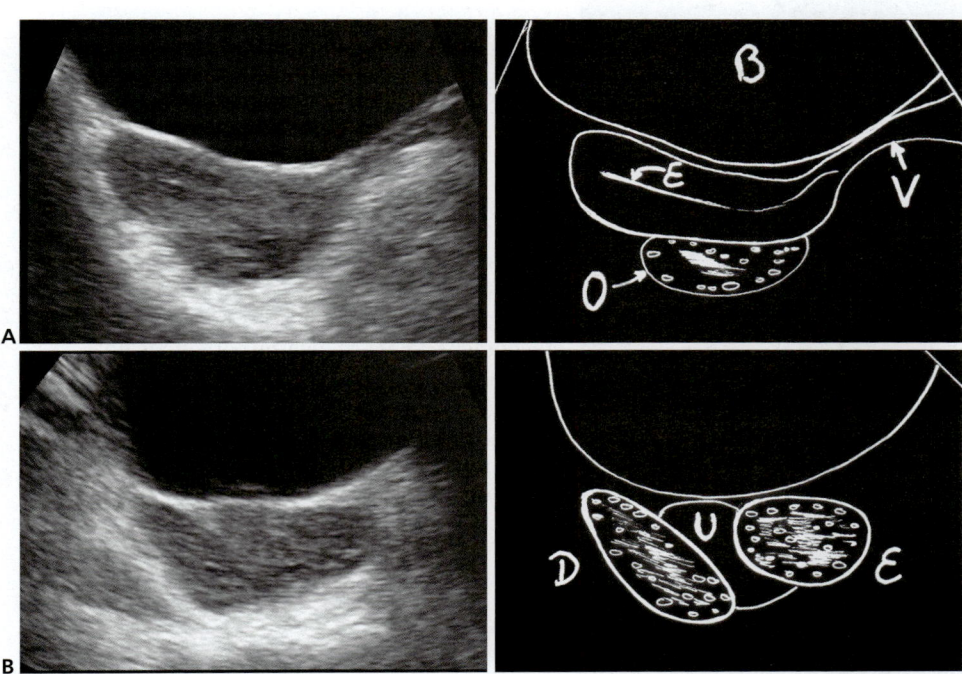

Figura 11.180. Exame transabdominal em adolescente de 14 anos. A mãe refere o início da puberdade há três anos, com desenvolvimento mamário e caracteres sexuais secundários normais. Ainda não teve a menarca. Apresenta obesidade e acne.
A: Corte longitudinal do útero. O endométrio (E) está fino, sem sinais proliferativos. Nota-se parte do ovário direito (O) posteriormente ao útero. B = bexiga; V = vagina.
B: Corte transversal na altura do istmo uterino (U). Os ovários (D e E) estão aumentados, ovalados e apresentam parênquima heterogêneo, graças à presença de inúmeros pequenos folículos distribuídos aleatoriamente.

> Na adolescência, como já referido, é comum o achado de folículos retidos nos ovários, graças ao eixo neuroendócrino imaturo. Todavia, os ovários não se apresentam aumentados, e os folículos são em menor número e maiores.
> A ausência da menarca, três anos após o início do desenvolvimento puberal, pode ser considerada como amenorreia primária. O primeiro objetivo do exame ecográfico é a exclusão de malformação. Nesse caso, a vagina e o útero estão normais. O endométrio fino indica baixo estímulo hormonal.
> Os achados ovarianos, somados à obesidade e à acne, sugerem alteração funcional do eixo neuroendócrino, mais grave do que a simples imaturidade da adolescência. A investigação laboratorial revelou hiperandrogenismo e alteração da relação glicemia/insulinemia. A conclusão final foi de síndrome dos ovários policísticos, de início precoce, provocando a amenorreia primária.
> Os folículos não estão deslocados para a periferia em virtude de ainda não haver a grande proliferação estromal central. Os ovários aumentados indicam alteração anatômica em andamento.

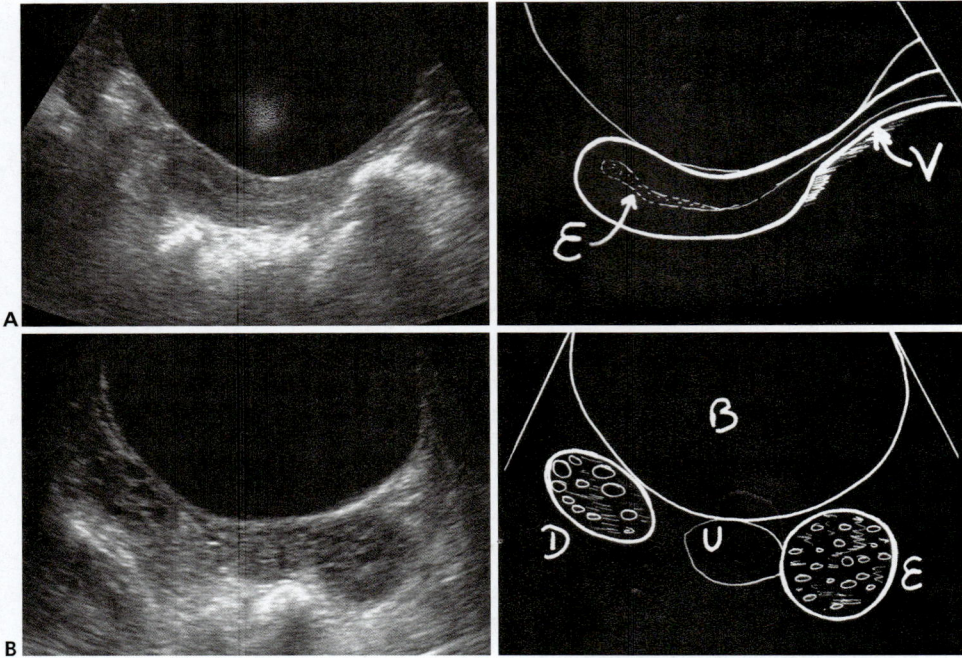

Figura 11.181. Exame transabdominal em adolescente de 15 anos. Refere apenas duas menstruações: a menarca há 18 meses, e a segunda há 10 meses. Portanto, está em amenorreia de dez meses. Apresenta obesidade e acne.
A: Corte longitudinal do útero, revelando endométrio (E) fino, sem sinais de ação hormonal. V = vagina.
B: Corte transversal. Os ovários (D e E) estão aumentados, ovalados, com parênquimas heterogêneos graças à presença de vários pequenos folículos distribuídos aleatoriamente. O diagnóstico final foi SOP. B = bexiga.

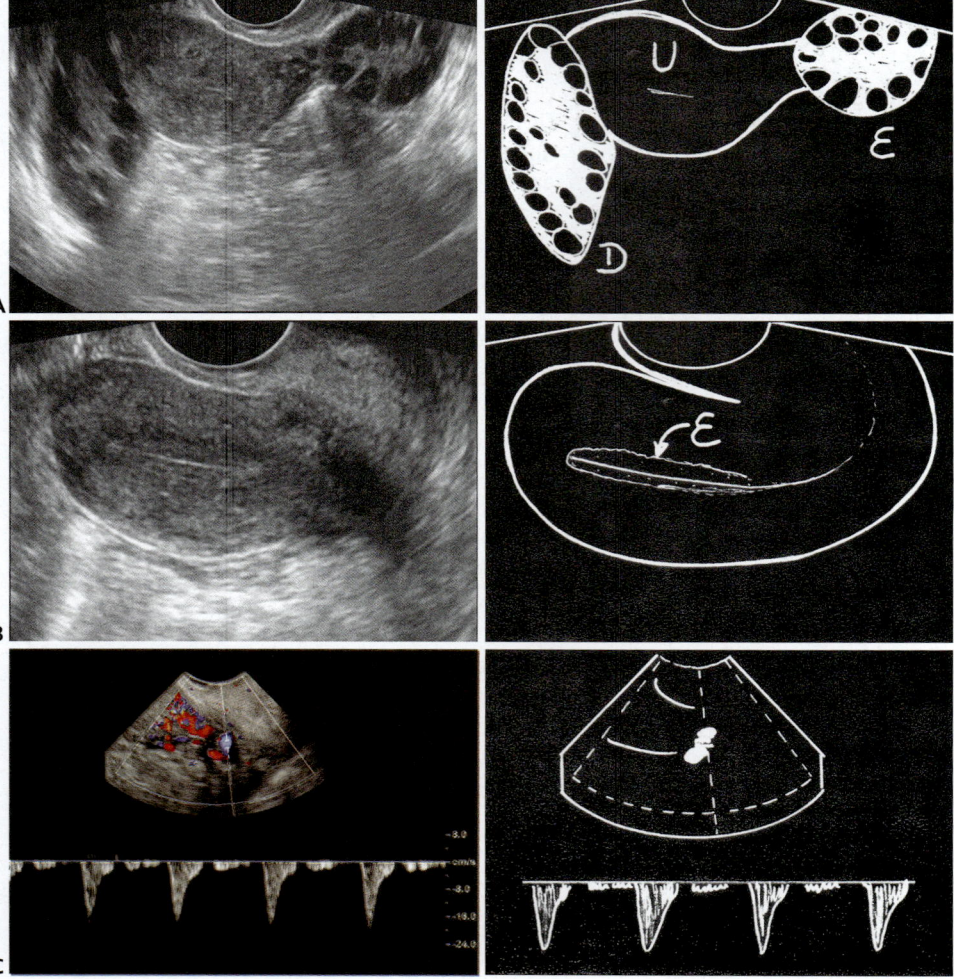

Figura 11.182. Exame transvaginal em paciente com amenorreia, hirsutismo e esterilidade. Não apresenta obesidade.
A: Corte transversal. Os ovários (D e E) estão aumentados e com os colares periféricos de folículos retidos. U = útero.
B: Corte longitudinal do útero. O endométrio (E) está fino, com 5 mm de espessura.
C: A análise espectral das artérias uterinas revela impedâncias elevadas, com índices de pulsatilidade entre 3,8 e 4,2.

> A esterilidade provocada pela SOP é agravada pelos achados uterinos: volume no limite inferior, endométrio inativo e baixa perfusão sanguínea. A indução da ovulação poderá falhar graças à baixa receptividade uterina à implantação gestacional. Antes de induzir a ovulação, será necessário estimular esse útero com ciclos substitutivos adequados.
> Caso ocorra gestação, repetir o estudo Doppler na sexta semana. Além da administração de progesterona gestacional, talvez seja necessário acrescentar o ácido acetilsalicílico para melhorar a perfusão decidual.

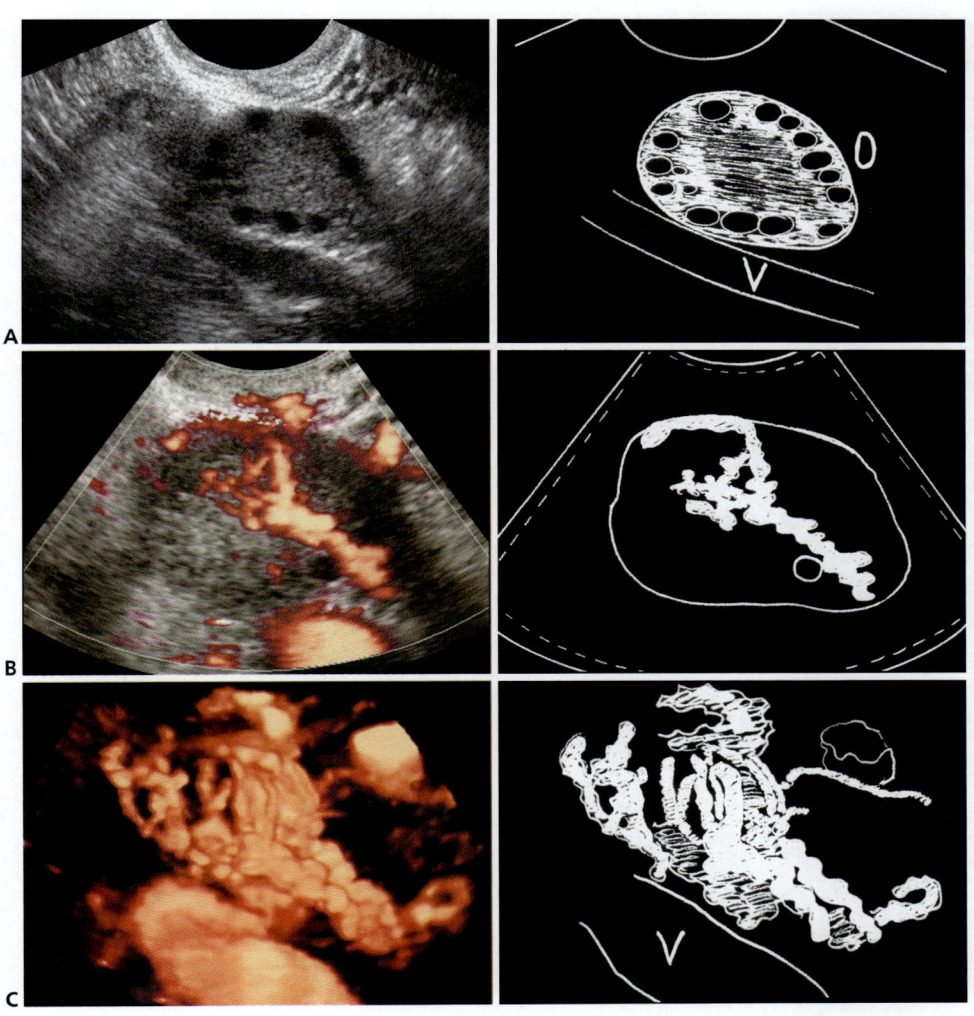

Figura 11.183. Exame transvaginal em paciente portadora de SOP, com queixa de esterilidade. O ginecologista solicitou exame de base, antes de iniciar a indução da ovulação.
A: Os ovários apresentam padrões típicos de SOP (na imagem, o ovário direito). V = veia ilíaca interna; O = ovário.
B: O mapa vascular, com o Doppler codificado por amplitudes, revela proliferação vascular estromal aumentada.
C: O mapa vascular 3D mostra, de forma mais completa, a grande proliferação vascular na área central do ovário.

> A imagem C é espetacular e com valor preditivo. A grande proliferação vascular no estroma ovariano central indica alto risco de hiperestimulação com o clomifeno. A indução da ovulação deverá ser monitorada para se tentar evitar a ocorrência de gestação múltipla grave. Se necessário, a paciente deverá ser encaminhada para a reprodução assistida, a qual permite limitar o número de embriões a serem transferidos para o útero, além de um melhor controle da estimulação e da qualidade endometrial.

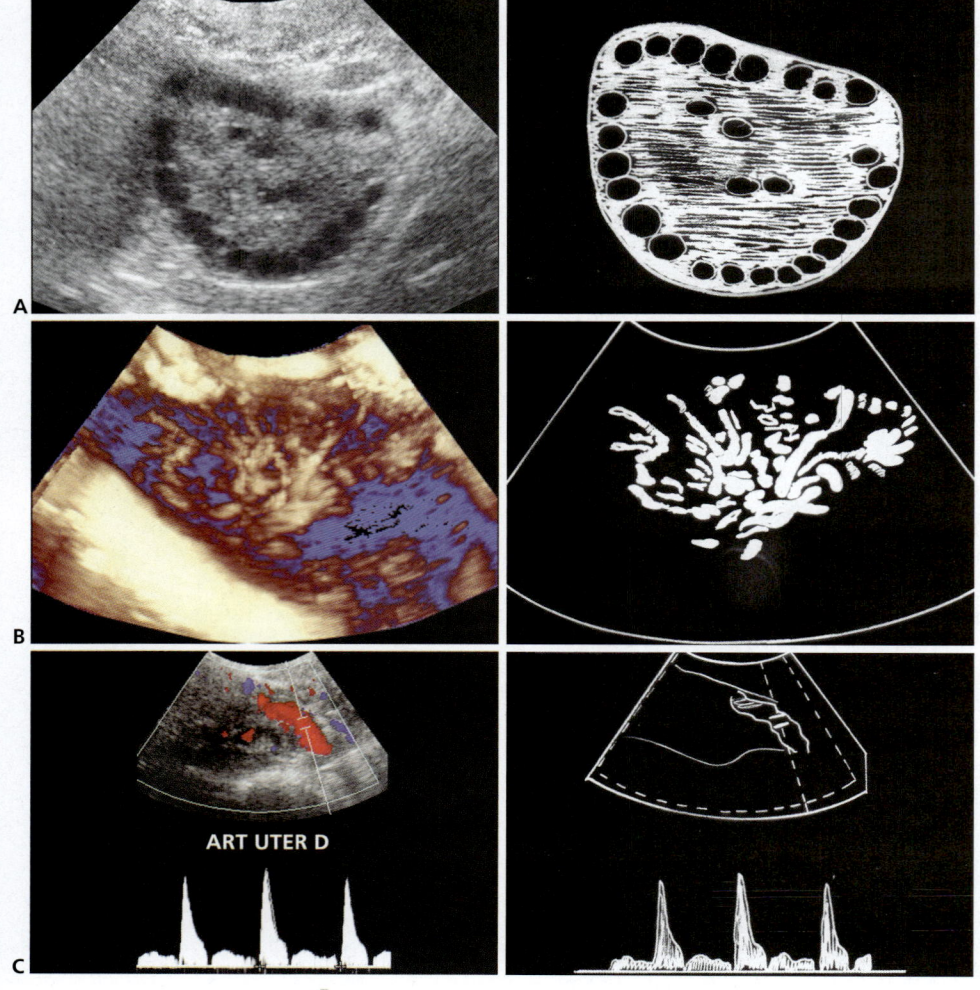

Figura 11.184. Exame transvaginal em paciente com a SOP e com queixa de esterilidade.
A: Observe o ovário aumentando, com estroma central aumentado e grosseiro, e o colar periférico de folículos retidos.
B: O mapa vascular tridimensional, com o Doppler codificado por amplitudes, revela a imagem magnífica da proliferação vascular aumentada na área central do ovário.
C: As artérias uterinas apresentam índices de pulsatilidade acima de 3,0.

! Conforme já referido, os achados indicam alto risco de hiperestimulação com o clomifeno, além da perfusão sanguínea uterina diminuída. Poderá ocorrer gestação múltipla em um útero incapaz.

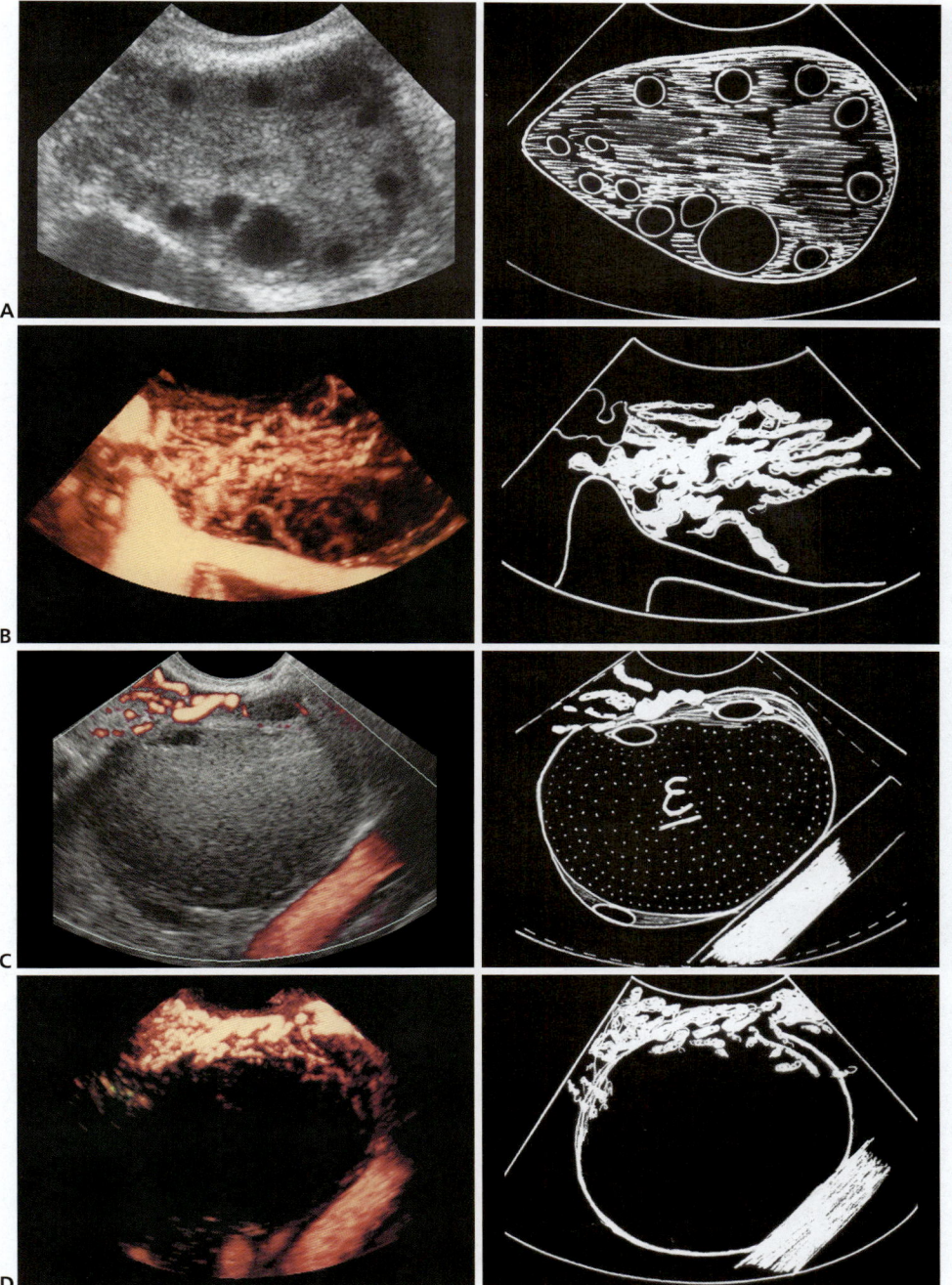

Figura 11.185. Paciente portadora de SOP, com queixa de dor pélvica crônica. Exame transvaginal.
A: O ovário direito apresenta padrão policístico típico.
B: O mapa vascular 3D revela a enorme proliferação vascular no estroma ovariano.
C: O ovário esquerdo apresenta grande cisto endometrioide (E). O mapa vascular revela raros vasos periféricos.
D: O mapa vascular 3D confirma a ausência de vasos dentro da lesão.

! O cisto endometrioide denso pode ser confundido com tumor sólido homogêneo. O mapa vascular, ao não revelar vasos sanguíneos dentro da lesão, exclui a hipótese de tumor sólido. Os vasos no topo da imagem D são abundantes, pois correspondem à soma dos vasos da lateral uterina com os da parede do cisto. O achado explica a dor pélvica crônica.

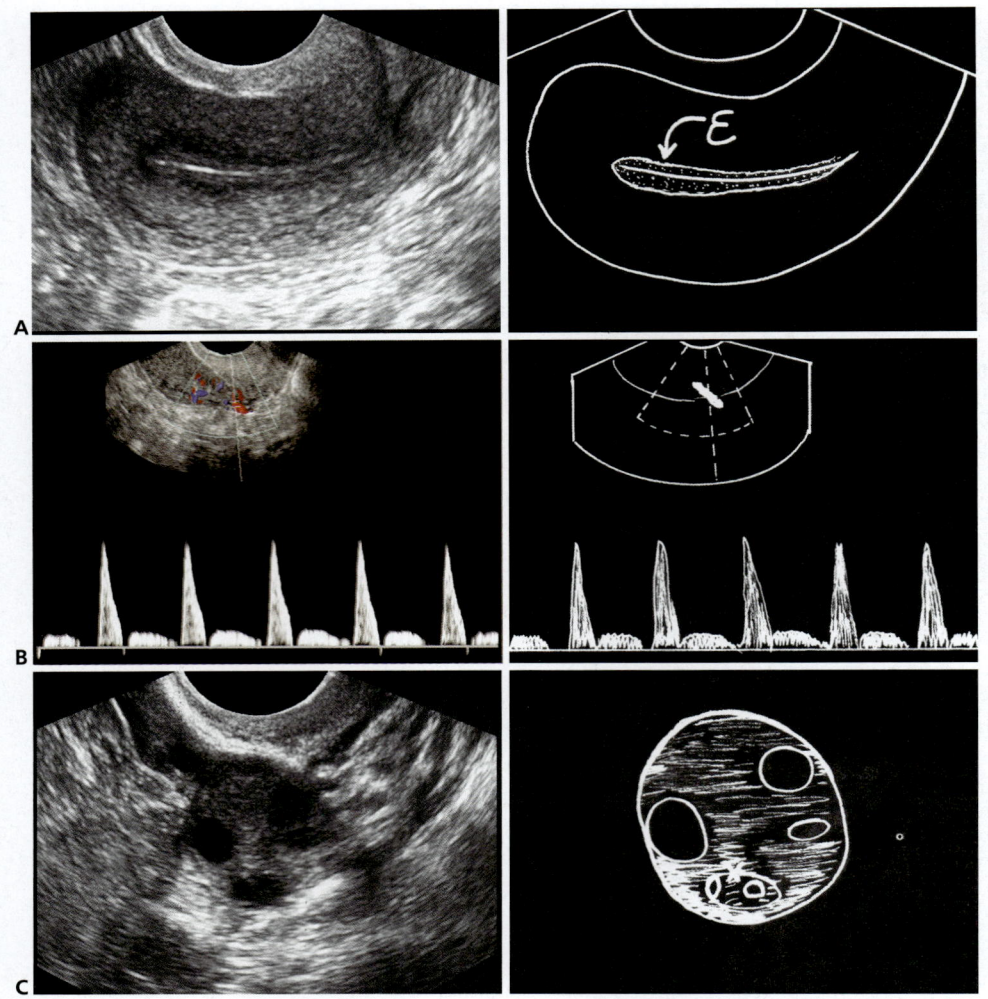

Figura 11.186. Exame transvaginal em paciente nuligesta de 42 anos, desejando engravidar. Está no quinto dia do ciclo menstrual.
A: Corte longitudinal do útero. O endométrio (E) está fino, sem camada funcional visível, adequado para o dia do ciclo. Não foram identificadas alterações anatômicas uterinas.
B: A análise espectral das artérias uterinas revela altos índices de pulsatilidade.
C: O ovário direito mostra dois folículos com seis milímetros, e raros folículos minúsculos.

! Dois fatores de esterilidade estão evidentes:
- Os índices de pulsatilidade nas artérias uterinas estão elevados, indicando provável fator vascular de esterilidade. Exames laboratoriais posteriores confirmaram essa hipótese. Por segurança, foi realizado novo estudo de Doppler no meio do ciclo, confirmando o achado.
- A presença de folículos maiores do que cinco milímetros, até o quinto dia do ciclo, indica reserva folicular baixa. Foi realizado um teste com clomifeno, o qual confirmou a baixa reserva folicular

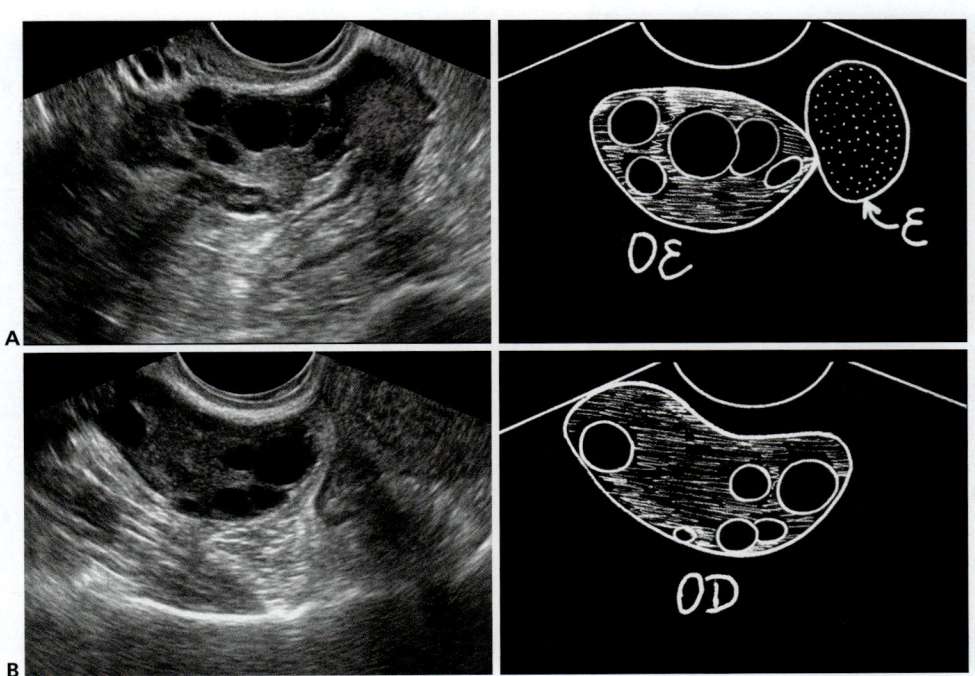

Figura 11.187. Exame transvaginal em paciente nuligesta de 41 anos, com queixa de esterilidade. Está no quinto dia do ciclo menstrual.
A: O ovário esquerdo (OE) apresenta cinco folículos, sendo um deles com sete milímetros. Ao lado do ovário, observe o cisto endometrioide com 1,5 cm de diâmetro (E).
B: O ovário direito (OD) apresenta cinco folículos, sendo um deles com cinco milímetros, e outro com seis milímetros.

> O achado, em fase precoce do ciclo, de folículos grandes nos ovários, indica reserva folicular baixa. A reserva baixa exerce um fraco retrocontrole neuroendócrino, provocando uma elevação do nível basal do FSH, o qual estimula o crescimento rápido de alguns folículos. Além disso, essa paciente apresenta um segundo fator de esterilidade, a endometriose.
> A dosagem plasmática do FSH basal (antes do quinto dia do ciclo) e uma videolaparoscopia confirmaram as hipóteses ecográficas.
> Lembre que o exame laboratorial mais específico para diagnosticar a baixa reserva folicular ovariana é a dosagem do hormônio antimülleriano.

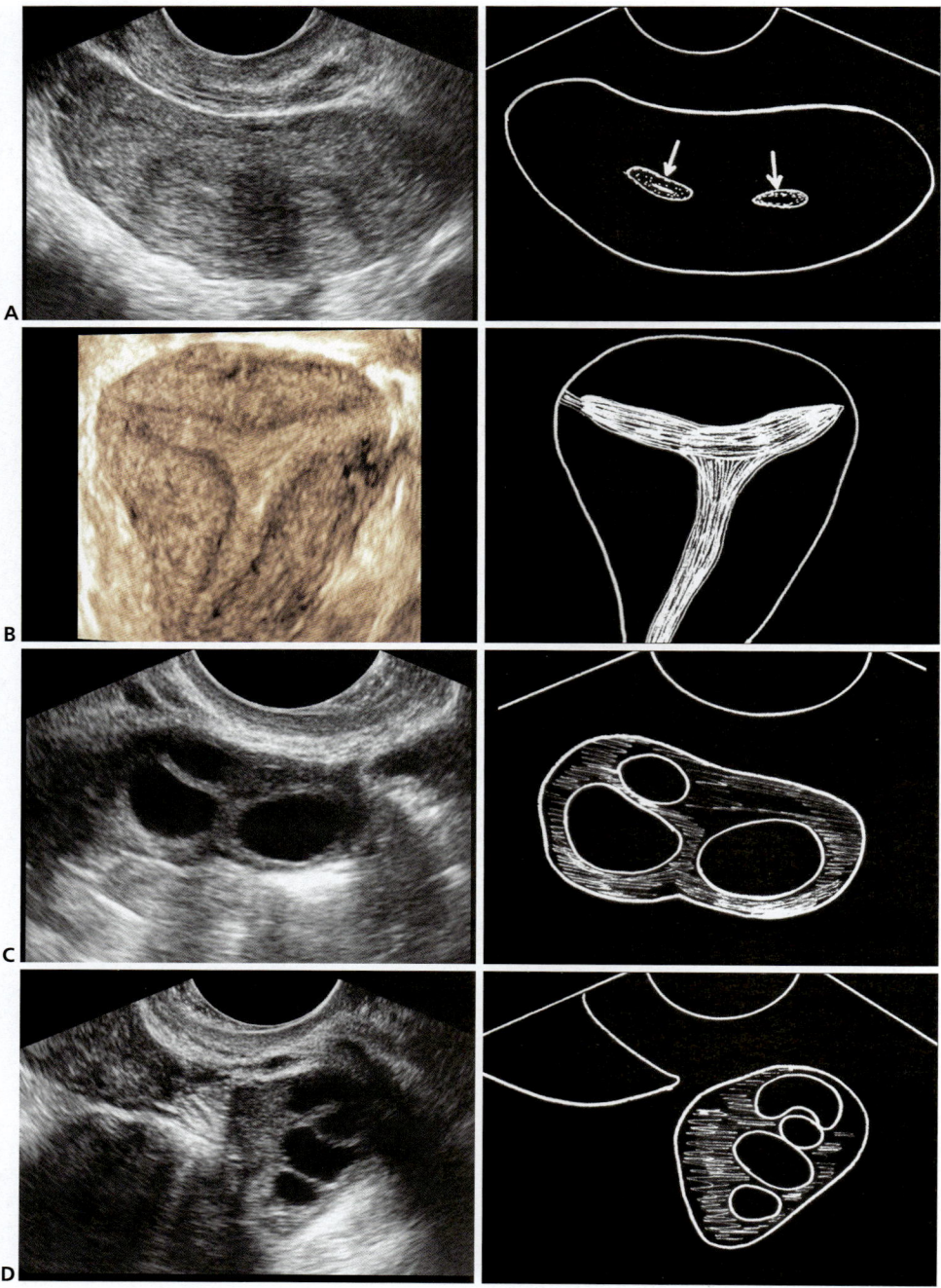

Figura 11.188. Exame transvaginal em paciente de 39 anos, com histórico de dois abortos espontâneos. Trouxe dois exames realizados em sua cidade: uma ecografia com diagnóstico de útero bicorne (?), e uma histerossalpingografia com diagnóstico de útero septado (?). Tem ciclos menstruais regulares, mas com duração de dois dias e volume sanguíneo pequeno. Está no quarto dia do ciclo.
A: Corte transversal do útero. Observe o eco endometrial duplo (setas), sugerindo duplicação uterina de tipo a esclarecer.
B: Plano coronal do útero, obtido com a ecografia 3D. O fundo uterino e o fundo endometrial indicam útero arqueado. A imagem coronal mostra o típico endométrio em "T", o chamado útero com padrão do dietilestilbestrol.
C e D: Os ovários (D e E) apresentam grandes folículos, inadequados para o quarto dia do ciclo.

> O endométrio em "T" apresenta uma cavidade útil muito pequena, estando relacionado com abortos espontâneos e partos prematuros. Infelizmente não há solução cirúrgica para esse tipo de útero.
> Os ovários indicam reserva folicular baixa, limitando a chance de nova gestação. Novamente, existem dois fatores importantes para causar a esterilidade dessa paciente.
> A ecografia 2D é útil para identificar a duplicação do eco endometrial, mas não serve para diagnosticar o tipo de anomalia uterina, assim como a histerossalpingografia. O plano coronal obtido com a ecografia 3D é o padrão ouro, para o diagnóstico correto. O achado de endométrio em "T" foi uma surpresa, pois essa anomalia é cada vez mais rara, porque foi abolido há vários anos o emprego do dietilestilbestrol. Todavia, podem ocorrer casos espontâneos, com esse padrão uterino peculiar.

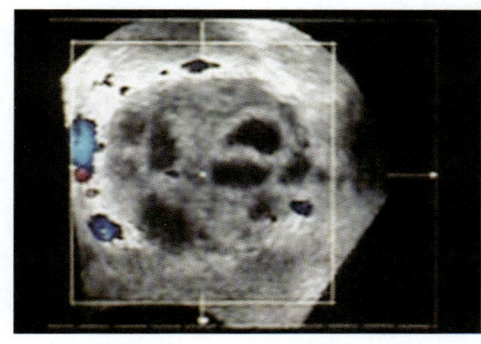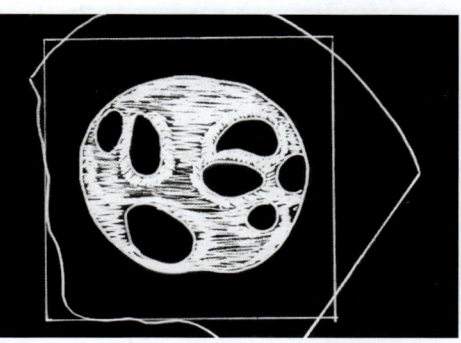

Figura 11.189. Exame transvaginal em paciente de 40 anos, com queixa de esterilidade. Está no quinto dia do ciclo. Cortesia: Prof. Fernando Bonilla-Musoles. Imagem 3D do ovário contendo alguns folículos grandes. O mapa vascular não revela vasos nas paredes foliculares, indicando baixa atividade. A dosagem do FSH basal estava elevada. A conclusão é de reserva folicular baixa.

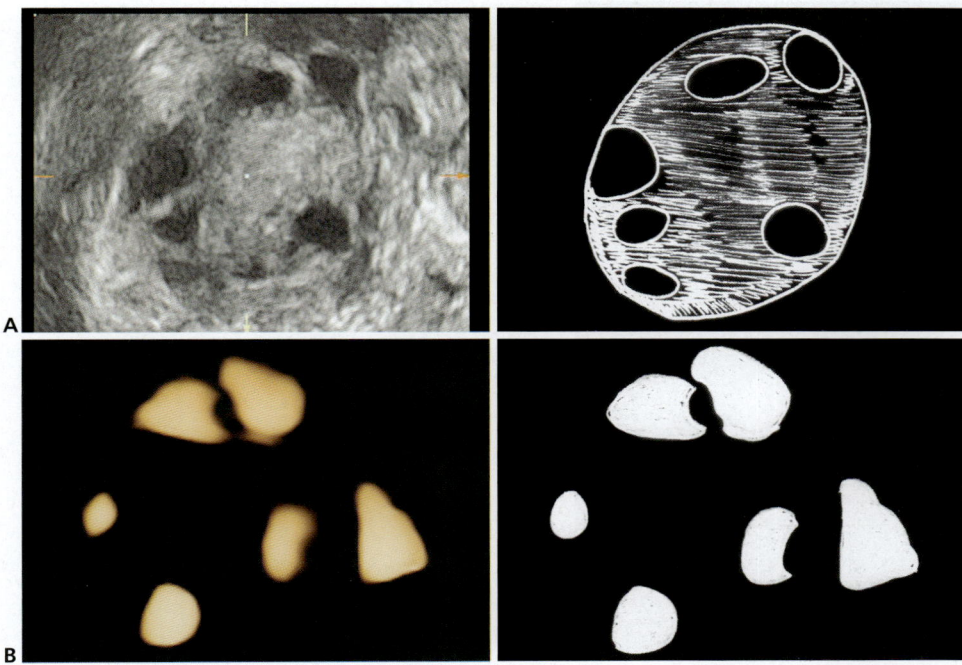

Figura 11.190. Exame transvaginal em paciente com reserva folicular baixa. Cortesia: Prof. Fernando Bonilla-Musoles.
A: O ovário apresenta alguns folículos grandes.
B: Imagem 3D em modo de inversão. Os folículos foram isolados pela técnica de inversão, tornando-se mais evidentes, demonstrando com clareza a baixa reserva folicular ovariana.

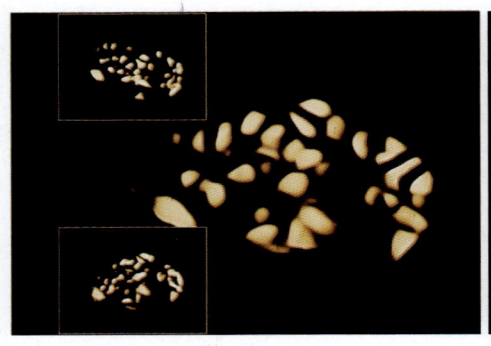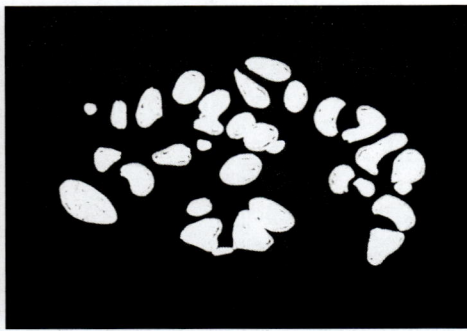

Figura 11.191. Exame transvaginal de rotina, no início do ciclo, em paciente com queixa de esterilidade. Cortesia: Prof. Fernando Bonilla-Musoles. Imagem 3D em modo de inversão. Observe a grande quantidade de folículos recrutados, com diâmetros ao redor de três milímetros, indicando reserva folicular normal. Compare com a imagem B da Figura 11.190.

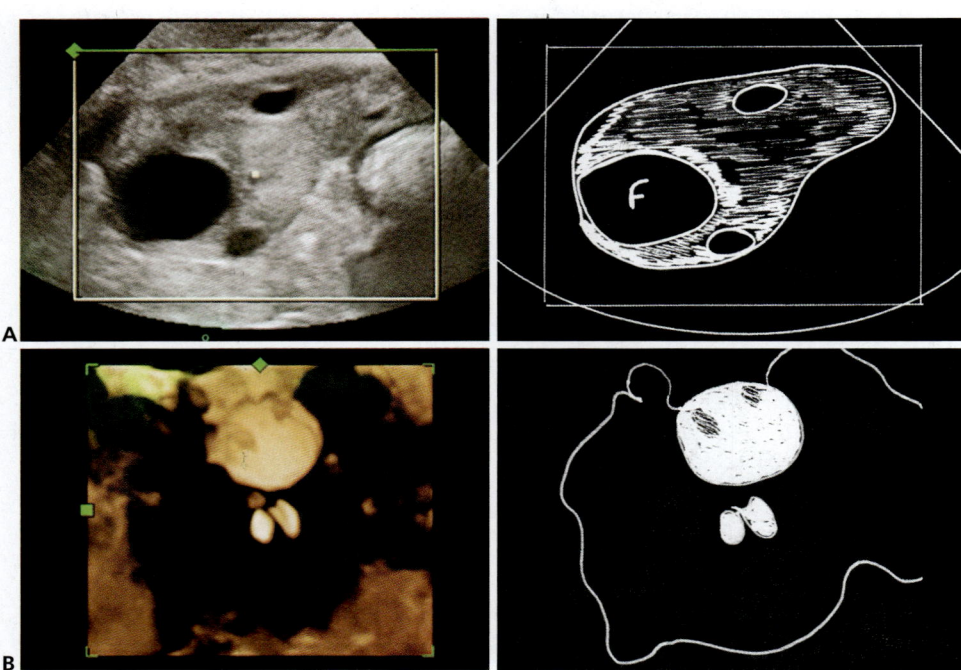

Figura 11.192. Exame transvaginal no início do ciclo em paciente estéril. Cortesia do Prof. Fernando Bonilla-Musoles.
A: Apenas o ovário direito apresenta recrutamento folicular. Note os dois folículos pequenos, e o grande com 10 mm de diâmetro (F).
B: A imagem 3D em modo de inversão revela com clareza a baixa reserva folicular.

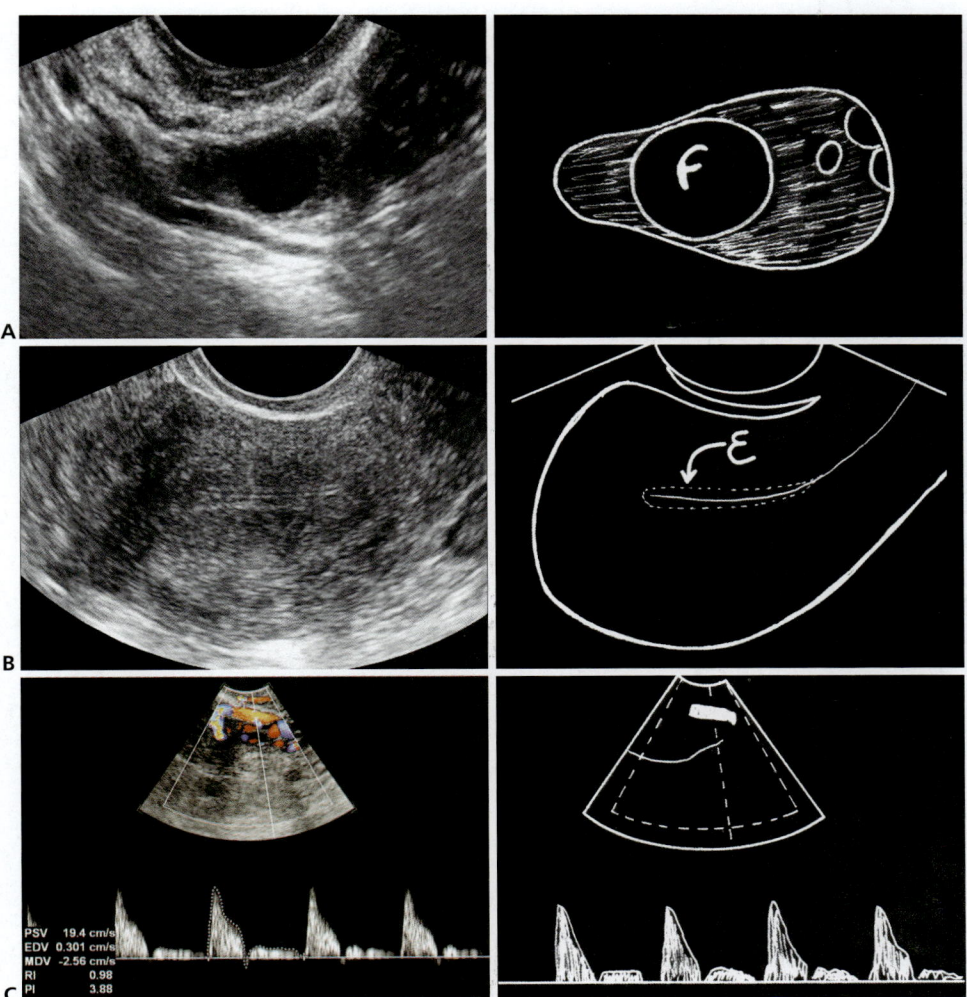

Figura 11.193. Exame transvaginal em paciente de 42 anos. Tem antecedente de gestação obtida por fertilização assistida, terminada em aborto espontâneo. Está no quinto dia de nova indução com clomifeno.
A: Apenas o ovário direito apresenta um folículo (F) de 12 mm. Não foram identificados outros folículos de qualquer diâmetro.
B: Corte longitudinal do útero. O endométrio (E) está fino, com espessura de apenas quatro milímetros.
C: A análise espectral das artérias uterinas revela índices elevados de pulsatilidade (3,88 na artéria direita).

> Os achados ecográficos indicam três problemas importantes: reserva folicular ovariana baixa, endométrio fino e fluxos arteriais uterinos pobres. A probabilidade de gestação implantada é quase nula. Caso ocorra implantação, a probabilidade de novo aborto é muito alta, pois o leito uterino apresenta problemas graves, além da probabilidade de fatores vasculares.
> Essa paciente deverá ser investigada quanto a fatores vasculares uterinos (principalmente síndrome antifosfolípides e trombofilia) e fatores endometriais. O útero deverá ser preparado para melhor recepção de uma gestação. Depois dessas ações, a questão da reserva folicular poderá ser solucionada por ovo-doação, pois essa questão é insolúvel.

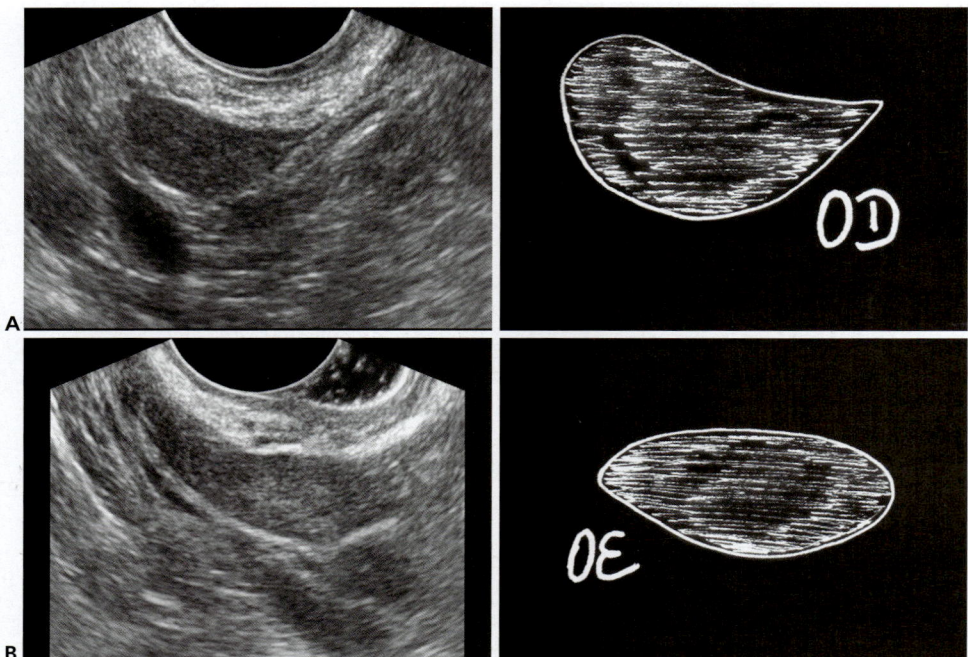

Figura 11.194. Paciente de 32 anos, submetida à quadrantectomia mamária direita há seis meses, graças a carcinoma ductal infiltrante. Frente à necessidade de radioterapia e quimioterapia, realizou uma indução da ovulação, conseguindo sete embriões, os quais estão congelados. No momento, está sob quimioterapia e refere amenorreia de 90 dias. Exame transvaginal.
A e B: Ambos os ovários estão pequenos (OD = 3,0 cm^3 e OE = 3,8 cm^3). Os parênquimas estão compactos e não se identifica folículo algum.

> A incidência de carcinoma mamário em mulheres em idade reprodutiva está em ascensão. A quimioterapia, quase sempre indicada, leva ao esgotamento folicular ovariano, bloqueando os folículos primordiais. Além de levar à esterilidade, geralmente ocorre a menopausa precoce, pois não existem mais folículos para formar o conjunto necessário à promoção dos ciclos menstruais.
>
> Algumas pacientes não sofrem o esgotamento ovariano. Entretanto, passam a fazer parte do grupo de alto risco para se tentar uma gestação, tanto do ponto de vista de recidiva da doença mamária, quanto do ponto de vista genético ovular e funcional uterino.

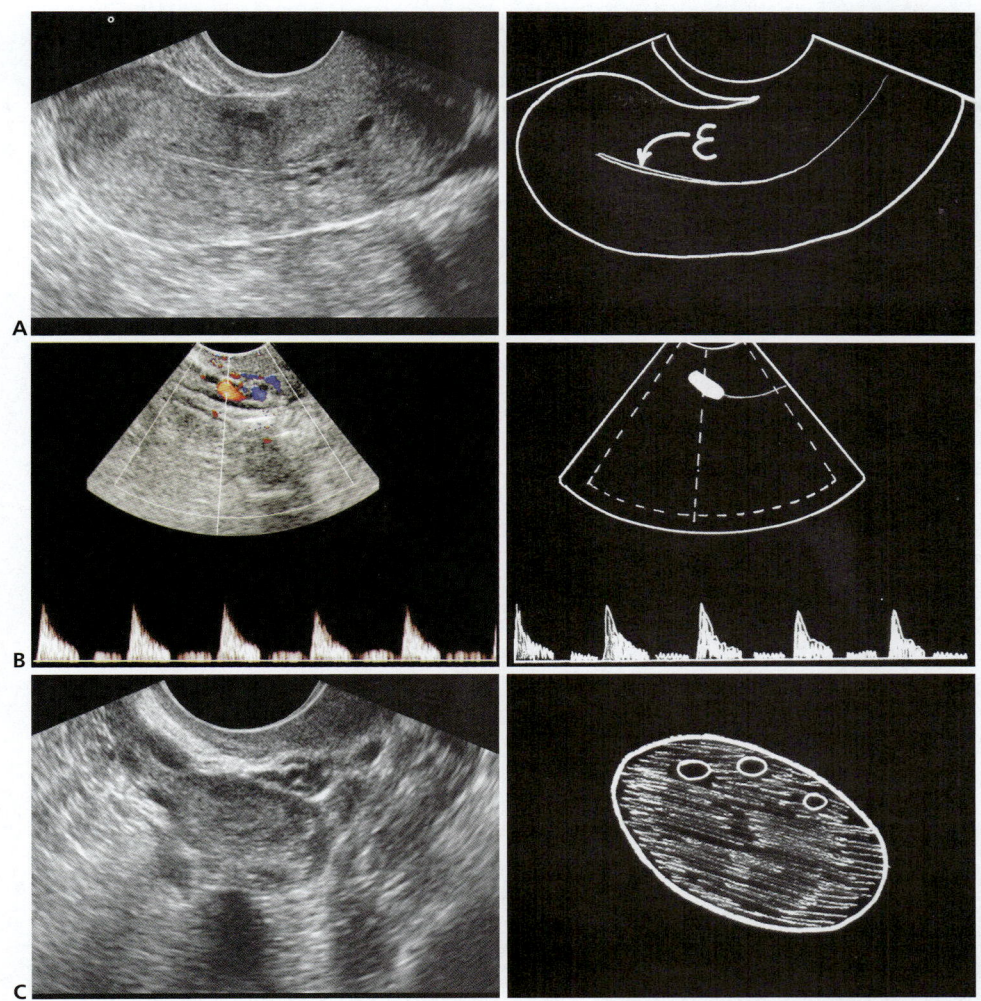

Figura 11.195. Paciente nuligesta de trinta anos de idade. Está em amenorreia espontânea de um ano e com quadro clínico de climatério. Exame transvaginal.
A: Corte longitudinal do útero. O volume uterino está no limite inferior (28 cm³). O endométrio (E) está fino, sem sinais de proliferação da camada funcional.
B: A análise espectral das artérias uterinas revela índices elevados de pulsatilidade.
C: Ambos os ovários (na imagem é mostrado apenas o ovário esquerdo) estão pequenos (D = 2,3 cm³ e E = 3,0 cm³). Não se identificam folículos de três ou mais milímetros.

! O útero está pequeno, o endométrio está fino, os fluxos arteriais uterinos estão baixos, e os ovários mostram esgotamento da reserva folicular. A conclusão é de provável menopausa precoce, por esgotamento ovariano. A avaliação laboratorial confirmou essa hipótese.
O número de ciclos menstruais depende do número de folículos primordiais contidos nos ovários por ocasião da menarca. Essa é a reserva folicular, a qual condicionará o prazo para a menopausa. Quanto menor a reserva folicular, mais cedo haverá o esgotamento ovariano, ocorrendo a menopausa.
Essa questão é de difícil previsão. O que se sabe é que, em média, a reserva folicular começa a decrescer a partir dos 33 anos de idade, e se torna crítica a partir dos 37 anos. Portanto, do ponto de vista da fisiologia, seria melhor que as mulheres ponderassem a questão reprodutiva antes dessa faixa etária.

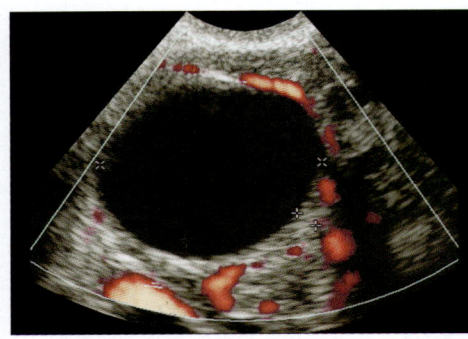
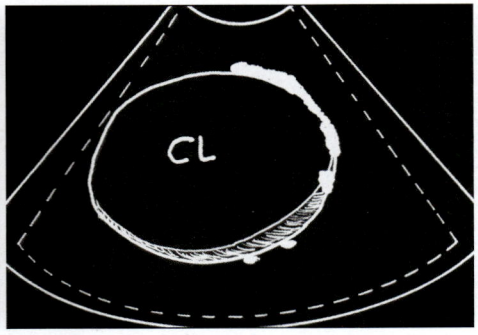

Figura 11.196. Exame transvaginal de rotina em paciente no 22º dia do ciclo. O endométrio apresenta padrão luteinizado (não mostrado aqui). O ovário direito mostra corpo lúteo com cavidade líquida de 26 mm (CL). A espessura da tecaluteínica é de 2,5 mm. O mapa vascular revela angiogênese escassa.

! A conclusão é de um corpo lúteo mal desenvolvido. A insuficiência do mesmo só poderá avaliada com a dosagem plasmática da progesterona. Um corpo lúteo normal apresenta cavidade de até 35 mm, parede com espessura mínima de 3 mm e mapa vascular, demonstrando angiogênese abundante.
Na reprodução assistida, essa avaliação carece de importância clínica, pois as pacientes fazem tratamento rotineiro com progesterona.
Nas gestações espontâneas precoces, a avaliação ecográfica do corpo lúteo é interessante. Apesar de que a insuficiência luteínica não ser frequente, o achado de um corpo lúteo mal desenvolvido deve ser referido, pois uma simples suplementação de progesterona previne um aborto espontâneo.

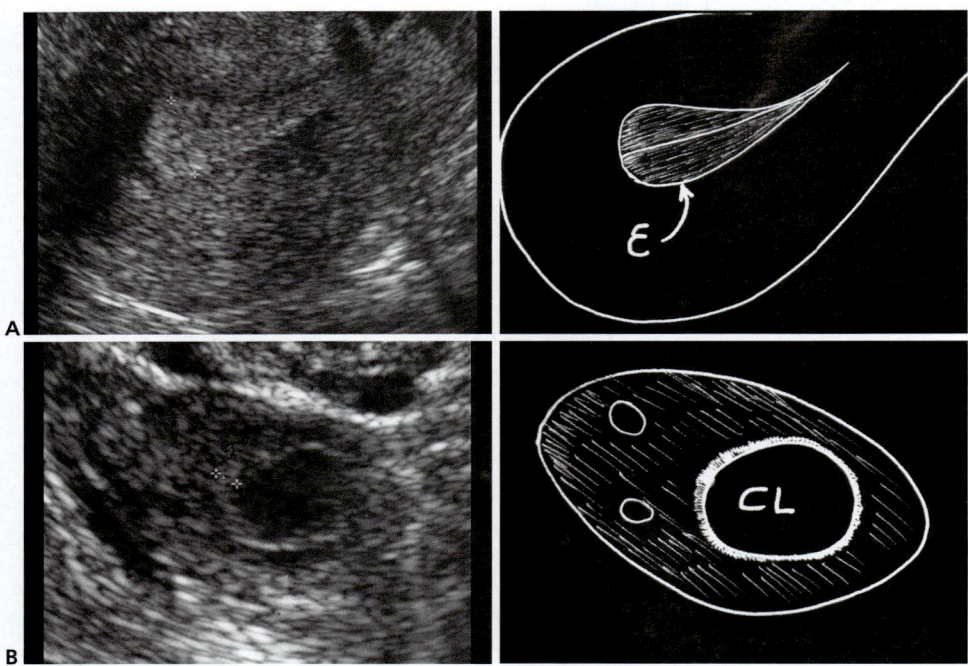

Figura 11.197. Exame transvaginal em paciente com queixa de esterilidade. Está no 23º dia do ciclo.
A: Corte longitudinal do útero. O endométrio (E) está normal e apresenta padrão luteinizado.
B: O ovário direito apresenta corpo lúteo mal desenvolvido (CL), com parede de apenas dois milímetros de espessura.

! O corpo lúteo insuficiente poderá gerar uma fase lútea mais curta, provocando uma menstruação antecipada, eliminando um possível ovo em fase inicial de implantação. O diagnóstico mais precoce de uma gestação pode ser realizado no 26º dia, com a dosagem do beta-HCG. A antecipação da menstruação pode provocar o chamado aborto ovular pré-clínico, aquele que ocorre antes da falha menstrual.

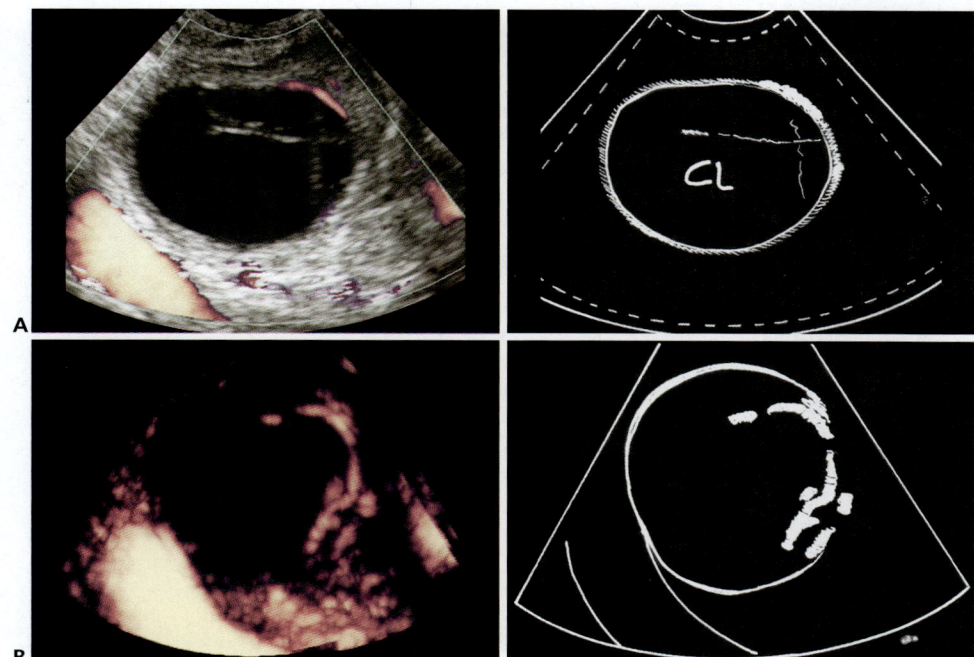

Figura 11.198. Exame transvaginal em paciente na sexta semana de gravidez.
A: O ovário direito apresenta corpo lúteo (CL) com cavidade líquida de 34 mm. O mapa vascular é pobre, e a parede mede apenas dois milímetros de espessura.
B: Mapa vascular 3D obtido com o Doppler codificado por amplitudes. A escassez vascular do corpo lúteo está bem demonstrada, com vasos visíveis em apenas um quadrante de sua parede.

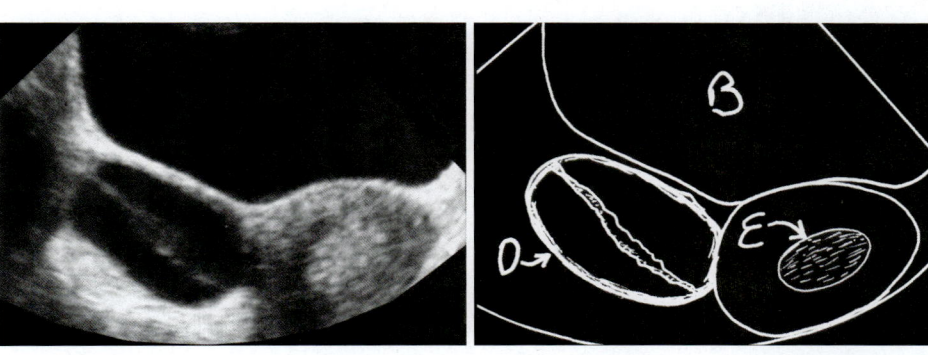

Figura 11.199. Exame transabdominal em paciente virgem de 19 anos. Refere atraso menstrual (45º dia). Corte transversal. O útero apresenta endométrio (E) com padrão luteinizado. O ovário direito (O) está aumentado de volume, mostrando "cisto septado". O ovário esquerdo estava normal. B = bexiga.

> Antes de aventar a hipótese de neoplasia cística septada, lembre-se do atraso menstrual e do endométrio luteinizado. A primeira possibilidade é a de um corpo lúteo atípico, por isso não utilize o termo "cisto", graças às conotações emocionais.
>
> Uma gravidez foi descartada pela dosagem plasmática do beta-HCG (negativa). Agora fica a hipótese de persistência do corpo lúteo.
>
> A persistência de um corpo lúteo, na ausência de gravidez, é pouco frequente. Entretanto, provoca atraso menstrual com sintomas leves de gravidez (pseudociese funcional), que deve ser investigada com o laboratório. O corpo lúteo persistente tem curta duração, sofrendo regressão espontânea em 50 a 70 dias. Assim, a melhor conduta é esperar pela menstruação, realizando um controle ecográfico para confirmar a involução do corpo lúteo. A neoplasia não regride, prosseguindo independente dos ciclos menstruais.
>
> O septo dentro do corpo lúteo pode corresponder a um destacamento da tecagranulosa para o interior da cavidade lútea, servindo apenas para criar confusão na interpretação da imagem ecográfica. Após a menstruação (52º dia), confirmou-se a regressão do corpo lúteo.

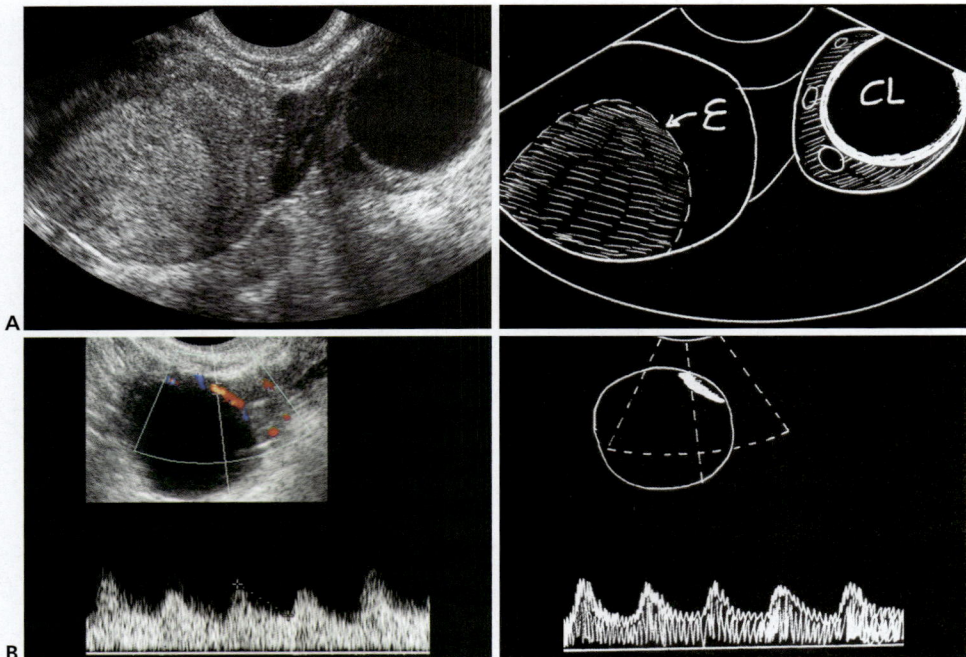

Figura 11.200. Paciente no 46º dia do ciclo, com sintomas vagos de gravidez e beta-HCG negativo. Exame transvaginal.
A: Corte transversal. O útero apresenta um grande endométrio (E) luteinizado. Observe o provável corpo lúteo (CL) no ovário esquerdo.
B: Os vasos neoformados, na parede do corpo lúteo, apresentam curvas espectrais típicas, com impedância moderada à baixa.

> A paciente menstruou dez dias após, confirmando a pseudociese por persistência do corpo lúteo, o qual desapareceu por completo. Graças à grande proliferação endometrial, a menstruação foi volumosa, com cólicas intensas e eliminação de membranas, correspondentes ao endométrio desabando aos pedaços (dismenorreia membranosa).
> Na imagem A, o endométrio parece atingir a serosa da parede posterior do útero. Na realidade, está ocorrendo uma soma do endométrio luteinizado com o reforço acústico do mesmo na parede uterina posterior, dando a impressão de "invasão" da parede uterina.
> Se não houvesse o beta-HCG negativo, poder-se-ia pensar em aborto espontâneo. Um exame histológico do material eliminado demonstraria endométrio decidualizado, mas não encontraria restos vilositários, confirmando a pseudociese.

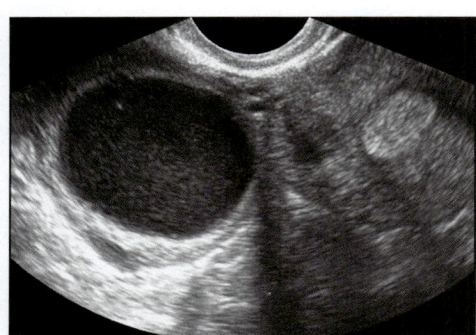 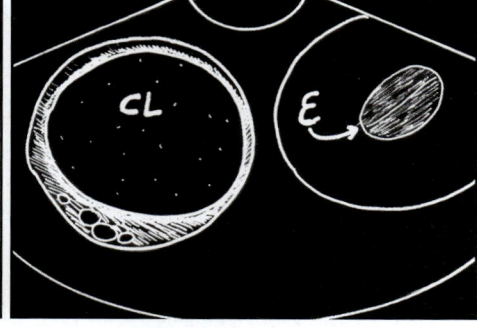

Figura 11.201. Exame transvaginal de rotina no 24º dia do ciclo. A paciente refere dor leve na fossa ilíaca direita. Corte transversal. O útero apresenta endométrio (E) com padrão luteinizado típico. O ovário direito apresenta corpo lúteo (CL) aumentado, com cavidade líquida, medindo 48 milímetros.

> O cisto luteínico apresenta, por convenção, cavidade líquida maior do que 35 mm. Geralmente apresenta conteúdo líquido com grumos finos suaves. A diferença com o folículo hidrópico é a parede mais grossa e ecogênica, bem como a correlação com o endométrio luteinizado. Além disso, como tem crescimento rápido, costuma provocar dor.
> Tem incidência populacional menor do que a do folículo hidrópico. Quase sempre dura o mesmo tempo que o corpo lúteo. A menstruação é o sinal clínico da sua involução. Por isso, o controle pós-menstrual deve ser rotineiro.

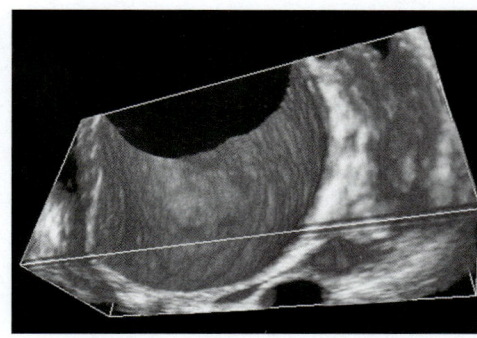 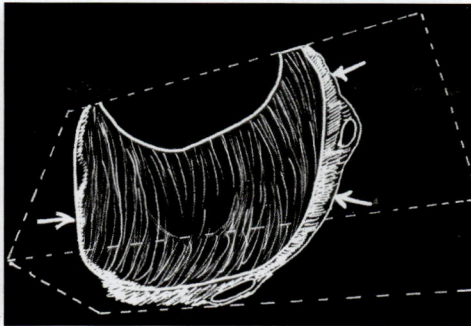

Figura 11.202. Exame transvaginal em paciente com dor na fossa ilíaca esquerda. Está na fase lútea, pois apresenta endométrio típico. Imagem volumétrica de um cisto luteínico. A endoscopia virtual tridimensional mostra com clareza a superfície interna do cisto, com o típico enrugamento da tecagranulosa luteinizada. A parede é grossa e ecogênica (setas).

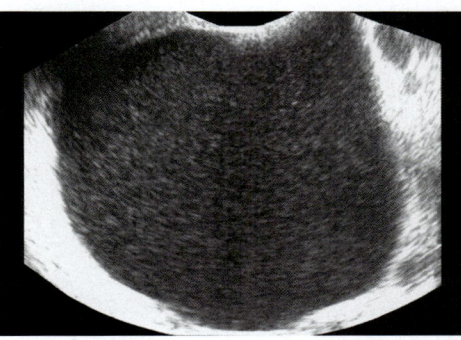 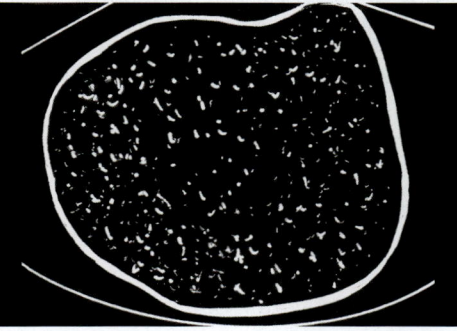

Figura 11.203. Paciente apresentando cisto monocavitário (C), contendo fluido denso repleto de grumos suaves. A hipótese inicial era um cisto luteínico, mas não houve regressão com a menstruação. Foram realizados três exames de controle num prazo de oito meses, e o cisto mostrou crescimento, atingindo 90 milímetros de diâmetro.

> Graças ao risco de neoplasia ovariana (por exemplo, cisto mucinoso monocavitário), indicou-se a remoção do cisto. O diagnóstico histológico foi uma surpresa: cisto luteínico simples.
> O corpo lúteo hidrópico retido, mostrando crescimento contínuo, a despeito das menstruações, é uma raridade. Como referido anteriormente, a persistência do corpo lúteo provoca a pseudociese hormonal, o que não aconteceu nesse caso. É um distúrbio funcional sem relação com neoplasia, apesar de existir neoplasia ovariana funcional, provocando distúrbios menstruais.

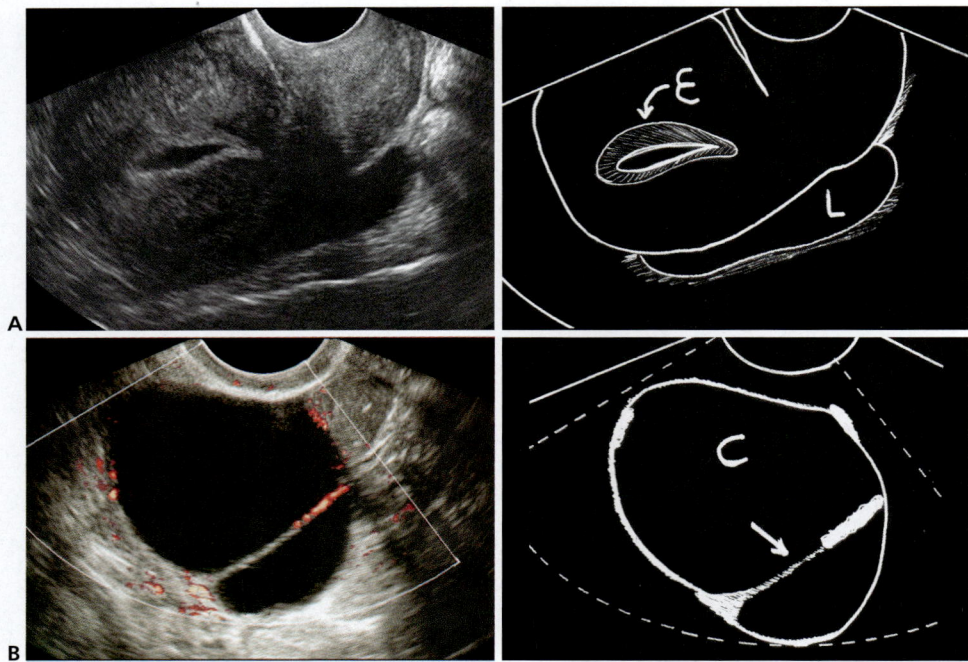

Figura 11.204. Paciente no vigésimo dia do ciclo, apresentando dor pélvica. Exame transvaginal.
A: Corte longitudinal do útero. O endométrio (E) está ecogênico e contém pequena quantidade de muco em sua cavidade. O fundo de saco posterior está distendido por líquido (L).
B: O ovário direito está aumentado de volume, apresentando cisto (C) com septo fino (seta). O mapa vascular mostra vasos na parede do cisto e no septo.

> ! O diagnóstico diferencial é de cisto luteínico com destacamento tecal e neoplasia cística septada. A conduta: controle ecográfico pós-menstrual. Houve desaparecimento do cisto, confirmando a hipótese de cisto luteínico com destacamento tecal. O vaso no septo faz parte da angiogênese normal do corpo lúteo, pois está na teca que sofreu destacamento, podendo induzir a erro de interpretação e conduta invasiva desnecessária.
> O fluido no fundo de saco está relacionado com o crescimento rápido do cisto luteínico. O muco na cavidade uterina não é frequente, mas tem relação com o endométrio secretor.

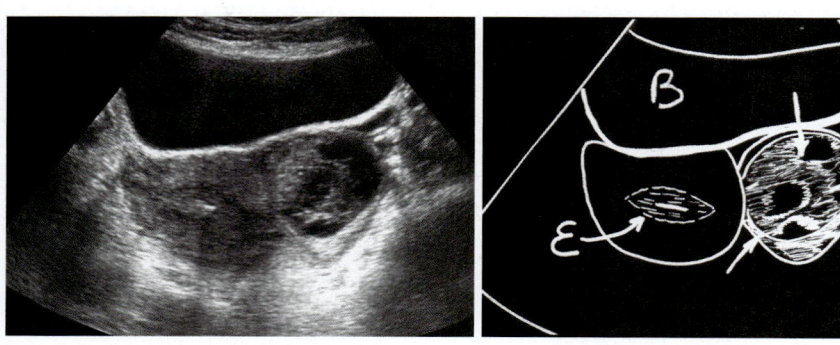

Figura 11.205. Exame transabdominal em paciente com queixa de dor intensa na pelve à esquerda, com início súbito. Está na segunda metade do ciclo. Corte transversal. O útero apresenta endométrio (E) com padrão secretor. O ovário esquerdo está aumentado de volume, contendo provável cisto luteínico, com o anel periférico (setas) e conteúdo amorfo grosseiro, com padrão misto. B = bexiga; M = músculo psoas.

> ! A hipótese é de cisto luteínico hemorrágico. A fase lútea, o endométrio secretor, o aumento ovariano e o corpo lúteo com conteúdo amorfo grosseiro formam um conjunto típico para fazer essa hipótese. O diagnóstico diferencial é de neoplasia ovariana.
> A conduta mais sensata é o tratamento clínico sintomático para a dor, aguardando a menstruação. Como já referido, a menstruação é o sinal clínico indicativo da atrofia do corpo lúteo. O controle ecográfico pós-menstrual confirmou a involução da lesão, encerrando o caso.
> Uma intervenção para remover o cisto luteínico hemorrágico causa mutilação ovariana desnecessária. A possibilidade de complicações com a conduta clínica simples é baixa. Poderá ocorrer ruptura do cisto hemorrágico ou torção ovariana, numa probabilidade menor do que 1:200 (< 0,5%). A vigilância irá surpreender a complicação, quando então será indicada a intervenção.
> A incidência de neoplasia ovariana em mulher na idade reprodutiva é mais baixa ainda (< 0,1%). O exame de controle para o diagnóstico diferencial será num prazo médio de 15 dias. O prognóstico de uma neoplasia ovariana não se altera num prazo tão curto, não havendo contraindicação para a vigilância clínica.

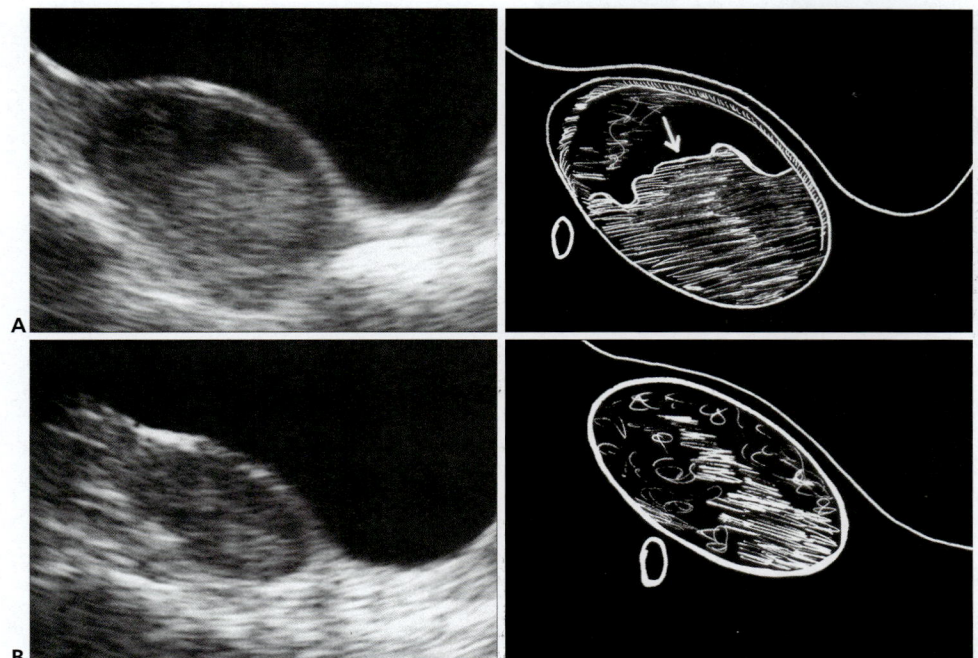

Figura 11.206. Paciente de 16 anos com queixa de dor pélvica intensa. Exame transabdominal.
A: O ovário direito (O) está aumentando de volume (120 cm³), aparentando um cisto luteínico hemorrágico, com coágulo interno retraído (seta).
B: Controle pós-menstrual, treze dias após o primeiro exame. O ovário mostra grande redução do volume (31 cm³), confirmando a hipótese do cisto hemorrágico. Após três meses, novo exame mostrou ovário normal (6 cm³).

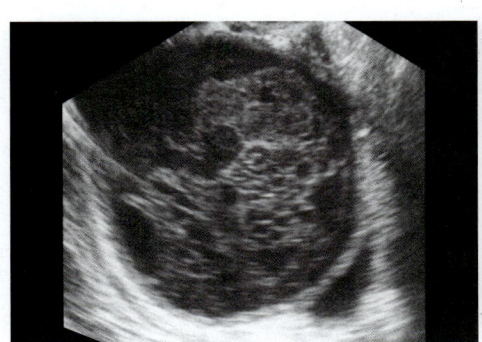 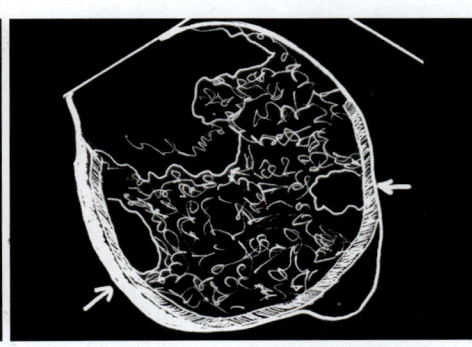

Figura 11.207. Paciente com queixa de dor pélvica intensa, com início súbito há dois dias. Está utilizando analgésico e anti-inflamatório. Exame transvaginal. O ovário esquerdo está enorme (453 cm³). Observe o anel ecogênico (setas), rodeando uma cavidade contendo fluido com material rendilhado.

> Está na fase lútea (endométrio ecogênico). Graças ao grande tamanho do cisto hemorrágico, o risco de ruptura é alto. A paciente recusou a proposta de cirurgia, decidindo aguardar a evolução com repouso e tratamento clínico. O controle pós-menstrual mostrou redução significativa do cisto (186 cm³). Após três meses, o ovário voltou à normalidade.
> Não há limite para o volume do hematoma, com quase meio litro nesse caso. Também não há garantia de complicação, como a ruptura, a qual provocará hemorragia peritoneal aguda e intervenção de emergência. Portanto, não há regras absolutas nesses casos.

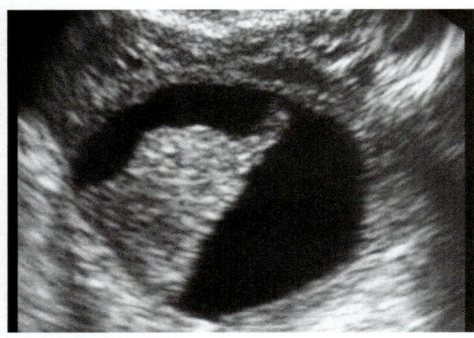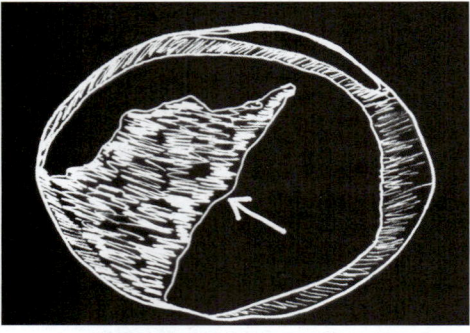

Figura 11.208. Paciente refere crise de dor pélvica aguda há uma semana. Utilizou analgésico e está assintomática. Exame transvaginal. O ovário esquerdo está aumentado, mostrando cisto monocavitário, contendo área sólida interna (seta).

> ! Está na fase lútea, evidenciada pelo endométrio secretor (imagem não mostrada). Não é necessário saber a data da última menstruação, basta examinar o endométrio. A primeira hipótese é de um cisto luteínico hemorrágico, com coágulo interno retraído (área "sólida"). O controle pós-menstrual revelou redução significativa do tamanho da lesão, afastando a possibilidade de neoplasia.

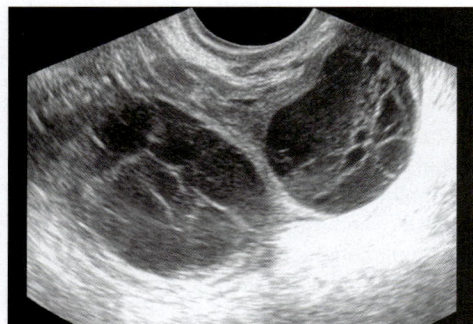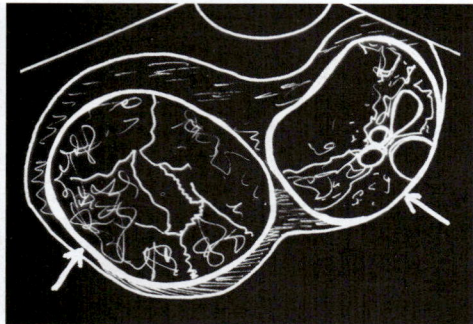

Figura 11.209. Exame transvaginal em paciente de 36 anos. Refere crise de dor aguda na fossa ilíaca esquerda há uma semana, persistindo com dor leve até hoje. Tem antecedente de ooforectomia direita graças a cisto hemorrágico íntegro (!). O ovário esquerdo apresenta dois cistos luteínicos hemorrágicos (setas).

> ! O achado indica ovulação dupla no ovário esquerdo, com a ocorrência de dois corpos lúteos hemorrágicos. Foram considerados como cistos, pois apresentam cavidades maiores do que 35 mm. Em caso de fecundação espontânea, poderá ocorrer gestação gemelar. O exame de controle pós-menstrual mostrou a redução dos cistos hemorrágicos. A complicação pode ocorrer em dobro, mas a evolução foi excelente.

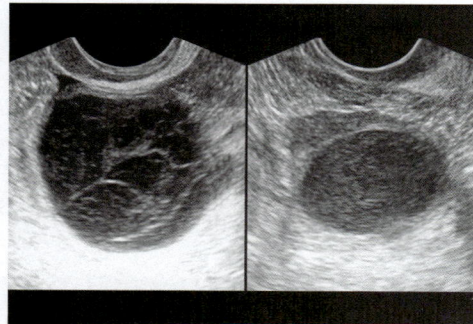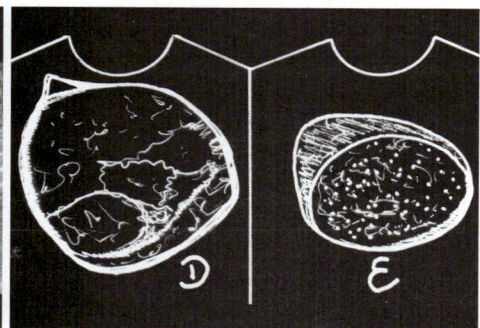

Figura 11.210. Paciente de 46 anos com antecedente de histerectomia total abdominal. Refere dor pélvica crônica e crise de dor aguda há três dias. Exame transvaginal. O ovário direito (D) apresenta cisto luteínico hemorrágico, com o padrão rendilhado do coágulo. O ovário esquerdo (E) apresenta cisto endometrioide, com o padrão granulado típico (aspecto arenoso).

> ! Os achados ecográficos explicam o quadro de dor crônica e a agudização recente. O cisto hemorrágico mostrou regressão espontânea. A paciente recusou a videolaparoscopia para remover a endometriose cística.

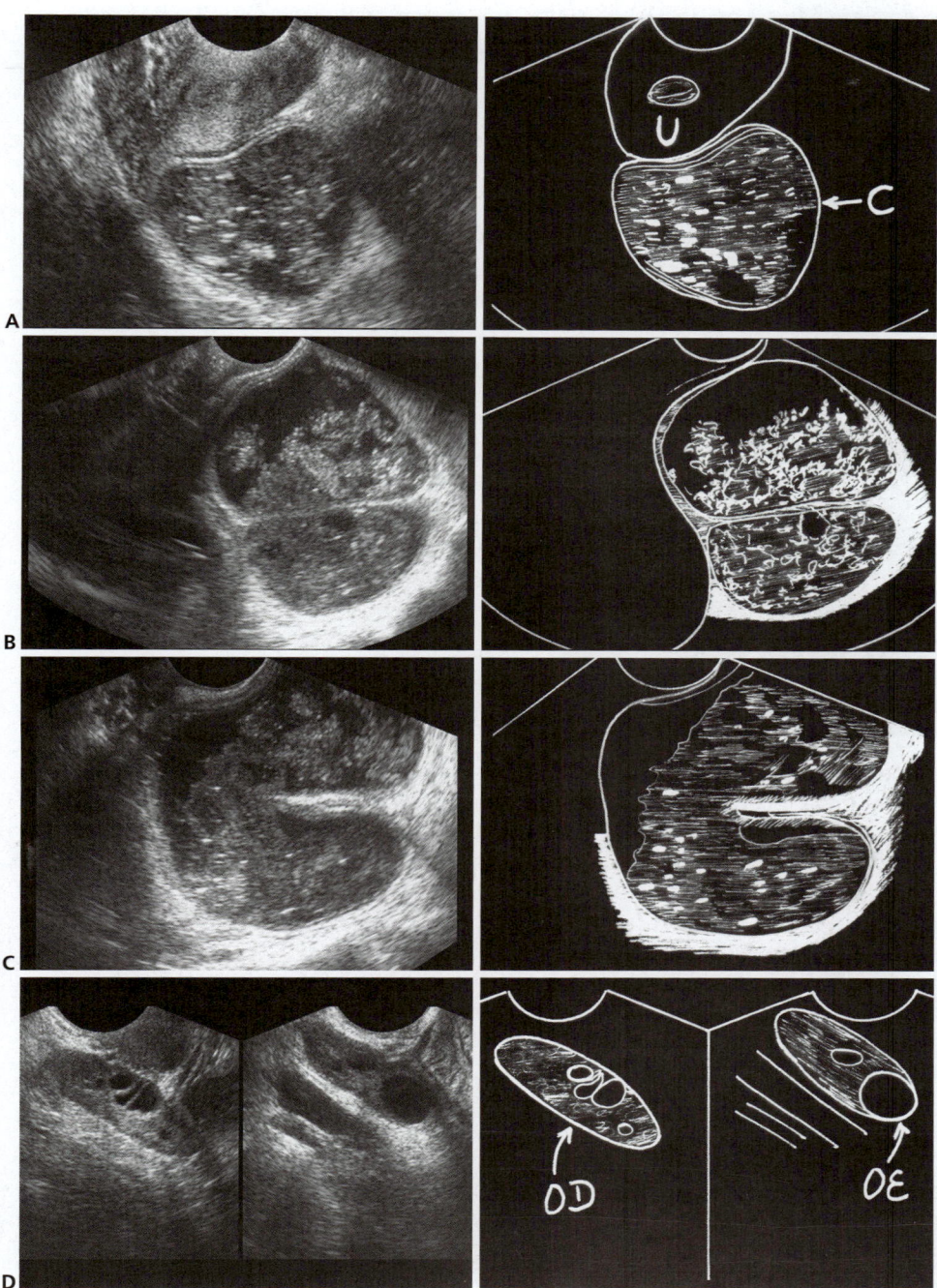

Figura 11.211. Exame transvaginal em paciente de 45 anos. Refere exame ecográfico há dois dias, em outro serviço, com diagnóstico de cisto hemorrágico. Recusou a proposta de cirurgia, pois não apresenta dor e tem ciclos menstruais regulares.
A: Corte transversal. Posterior ao útero (U), observe o suposto cisto (C) com conteúdo granulado.
B e C: Avaliado em ângulos diferentes, o cisto apresenta formato cilíndrico dobrado e lobulado. O conteúdo apresentava movimentos para cima e para baixo, à compressão com o transdutor. Além disso, dirigia-se para fora da pelve esquerda, dando a impressão de continuar para o abdome superior.
D: Os dois ovários (OD e OE), contendo folículos, foram identificados em suas topografias habituais.

! Esse é um caso exemplar. A realização de exame ecográfico apressado, e, sem a devida correlação com o quadro clínico, leva a diagnósticos estapafúrdios. Uma intervenção cirúrgica, com a hipótese de cisto hemorrágico, seria desastrosa.
A paciente não apresentou dor pélvica aguda (usual em cistos hemorrágicos), e os ovários foram identificados, com aspectos normais. O achado ecográfico aponta enfermidade do intestino grosso.
Frente à queixa de incômodo e dificuldade crônica com a evacuação intestinal, a paciente foi encaminhada para um proctologista. O diagnóstico foi de megacólon, necessitando de investigação para identificar a causa da enfermidade.

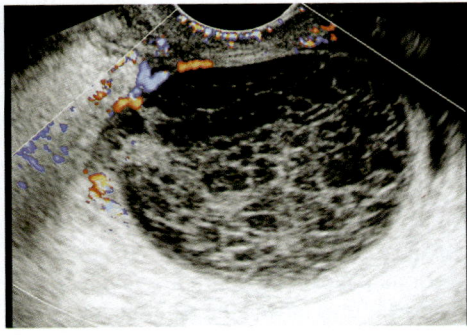 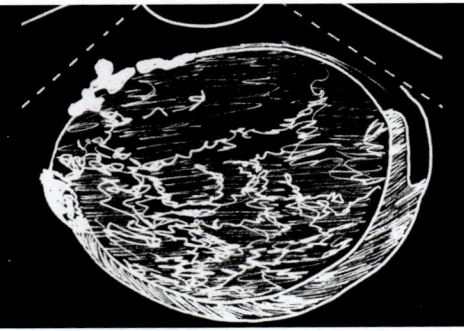

Figura 11.212. Exame transvaginal em paciente com dor pélvica aguda. Observe o cisto hemorrágico, com o coágulo interno de aspecto rendilhado típico. O mapa vascular revela vasos periféricos, na camada tecal.

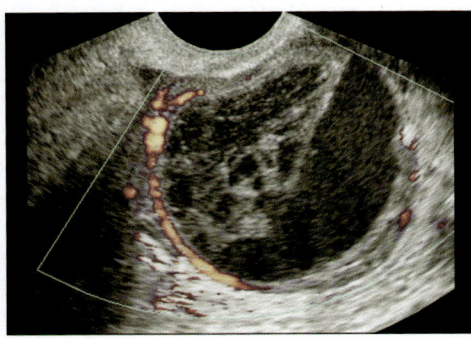 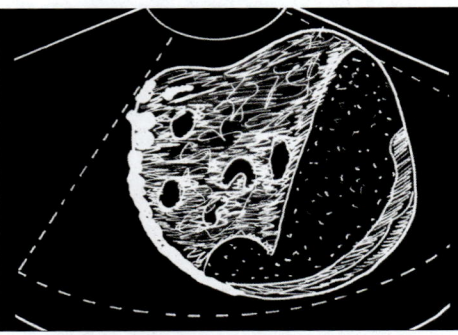

Figura 11.213. Exame transvaginal em paciente com dor pélvica aguda há três dias. Observe o cisto hemorrágico, com o coágulo interno começando o processo de retração, dando origem a um padrão misto. O mapa vascular mostra vasos apenas na cápsula tecal.

> O hematoma dentro do cisto luteínico é provocado pela distensão mecânica da cápsula, com ruptura da tecagranulosa interna, onde estão concentrados os vasos neoformados do corpo lúteo. O hematoma passa pelas seguintes etapas, em sua evolução antes de ocorrer a menstruação:
> - Coágulo fresco, com aspecto rendilhado, preenchendo toda a cavidade do cisto luteínico.
> - Retração inicial, com aspecto ainda rendilhado, mas já provocando o padrão misto, com área líquida separada (soro sanguíneo).
> - Retração final, com aspecto sólido, onde o fluido homogêneo predomina, e coágulo simula área de vegetação sólida na parede interna do cisto.
>
> O aspecto anatômico do coágulo retraído é muito variável, mas sempre fica a visão de um padrão misto. O diagnóstico diferencial sempre será de neoplasia ovariana, exigindo o controle pós-menstrual rotineiro.
>
> O mapa vascular com o Doppler colorido é muito útil, pois ao excluir a presença de vasos na suposta vegetação interna, reforça a hipótese de coágulo retraído. Uma área sólida dentro de uma neoplasia quase sempre apresentará neoformação vascular interna.

Capítulo 11 ■ OS OVÁRIOS: PARTE 1 | 785

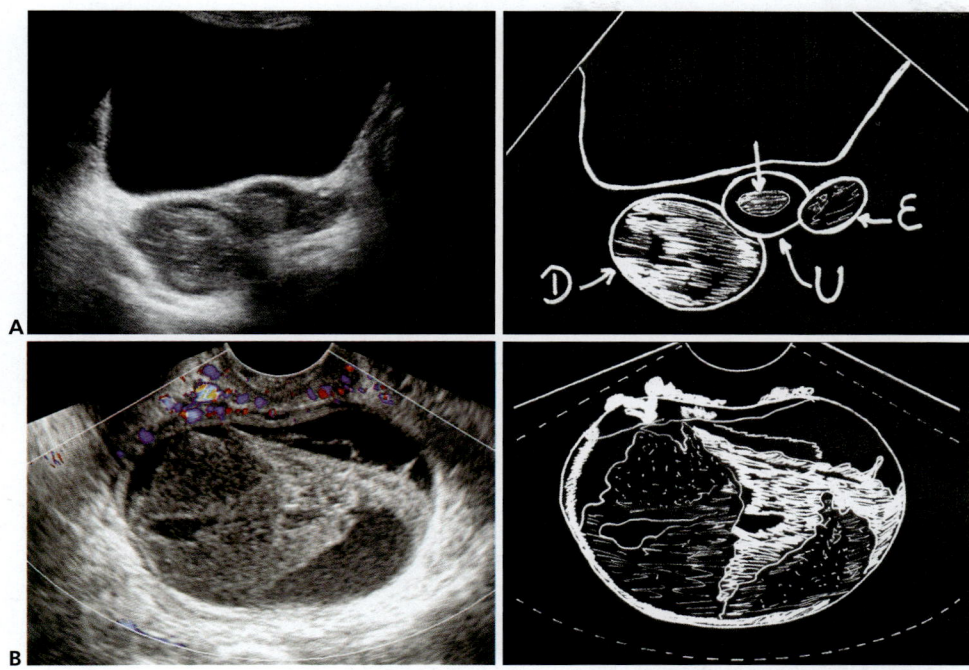

Figura 11.214. Adolescente de 16 anos apresentando dor pélvica aguda. Exame inicial transabdominal.
A: Corte transversal. O ovário direito está aumentado (D), com padrão sólido ecogênico. U = útero com endométrio secretor (seta); E = ovário esquerdo.
B: Complementação por via vaginal, pois a paciente refere atividade sexual regular. A qualidade da imagem transvaginal é nitidamente superior à da transabdominal. O mapa vascular mostra vasos na cápsula do cisto, mas não na área sólida interna.

! O aspecto da imagem transabdominal do ovário direito pode levar a duplo erro de interpretação: neoplasia ovariana (1) com hipótese de dermoide (2). Mesmo que não fosse possível a avaliação transvaginal, a dor aguda e o endométrio secretor forçam a primeira hipótese de um cisto hemorrágico. O controle ecográfico pós-menstrual mostrou redução significativa do tamanho da lesão. O mapa vascular foi útil para a conduta clínica de vigilância.

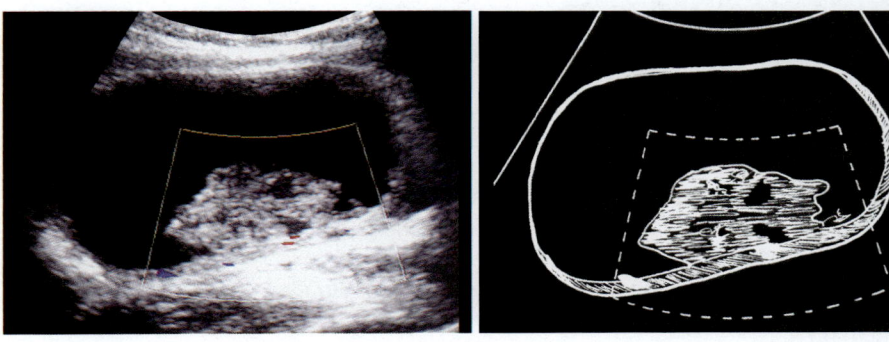

Figura 11.215. Exame transvaginal em adolescente de 12 anos, com queixa de dor pélvica aguda. Refere menarca há quinze meses e ciclo menstruais irregulares. Fez exame ecográfico em sua cidade de residência, com diagnóstico de tumor ovariano misto. A proposta de cirurgia foi recusada pela família. Observe o ovário com cisto de cápsula ecogênica. O mapa vascular não demonstra vasos na área sólida interna. A correlação com o quadro clínico sugere cisto luteínico hemorrágico. Controles ecográficos futuros mostram o desaparecimento do cisto, com normalização do ovário.

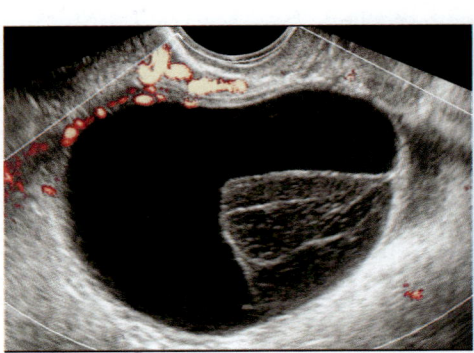 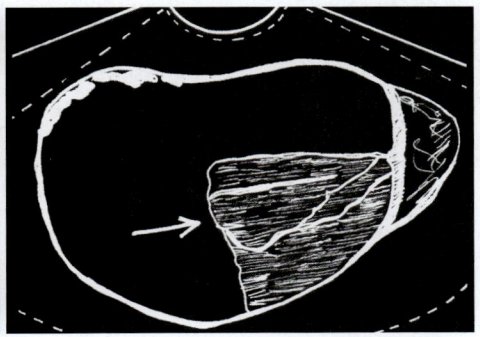

Figura 11.216. Cisto luteínico hemorrágico, na fase tardia, pré-menstrual. O mapa vascular mostra vasos na cápsula ecogênica. O coágulo retraído (seta) apresenta imagem caprichosa de área densa septada, mas sem vasos. O controle pós-menstrual mostrou a regressão da lesão.

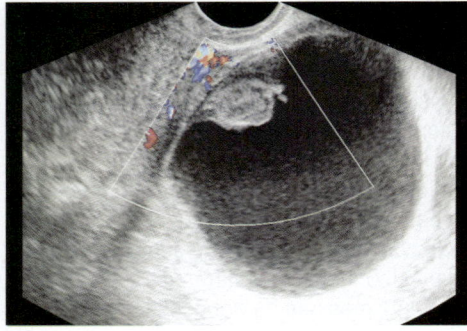
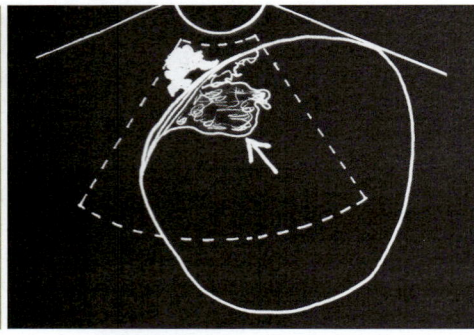

Figura 11.217. Paciente de 32 anos com dor forte na fossa ilíaca esquerda há vários dias. Tem ciclos regulares. Exame transvaginal. O ovário esquerdo apresenta grande cisto (247 cm³), com vegetação de aspecto sólido em sua parede interna (seta). O mapa vascular mostra vasos pequenos na cápsula ecogênica. A vegetação não possui vasos. A videolaparoscopia demonstrou um cisto luteínico com coágulo retraído.

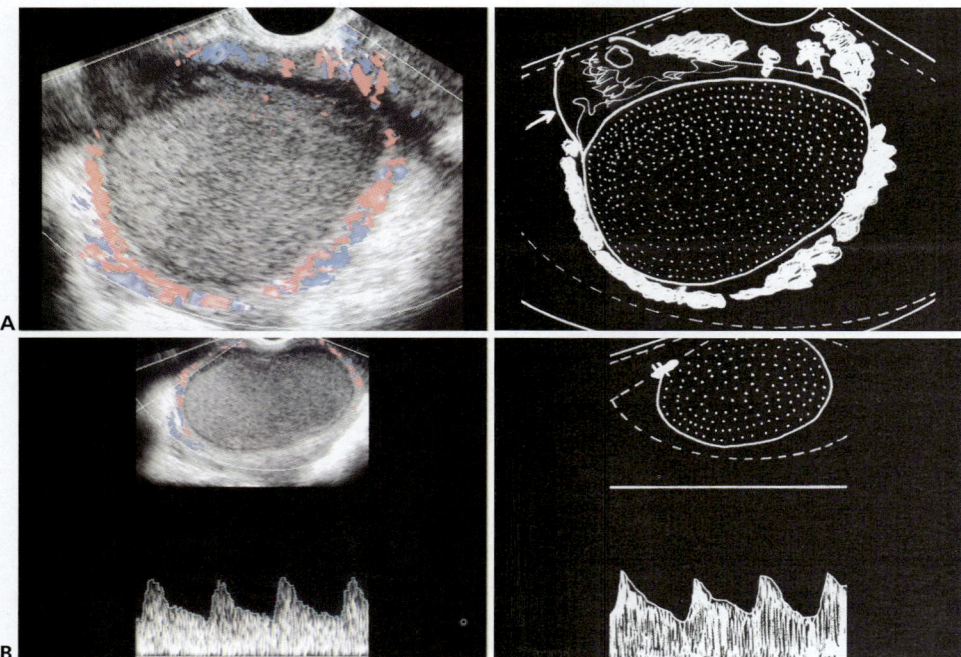

Figura 11.218. Paciente de 18 anos com dor pélvica aguda. Exame transvaginal.
A: O ovário direito apresenta cisto de 62 mm, repleto de material denso, com aspecto arenoso. O mapa vascular revela grande quantidade de vasos em toda a cápsula. Observe uma parte do ovário com aspecto normal (seta).
B: A análise espectral mostra fluxos arteriais com resistividade baixa (IR = 0,42).

> A anatomia em escala de cinzas sugere cisto endometrioide. Entretanto, o mapa vascular revela anel vascular intenso com resistividades baixa, sugerindo corpo lúteo. A dor pélvica aguda na fase lútea (não se esqueça do endométrio secretor) indica um cisto luteínico hemorrágico.
> A endometriose provoca dismenorreia e dor pélvica crônica, apesar de 10% dos casos serem assintomáticos. Além disso, pode haver associação entre corpo lúteo hemorrágico e endometriose.
> A dúvida foi resolvida com o estudo longitudinal. A lesão desapareceu totalmente em três meses, e não se identificaram focos de endometriose. Tratou-se de hematoma de aspecto atípico. Ao invés de aspecto rendilhado, mostrou aspecto arenoso, criando a confusão de interpretação.
> Novamente: o quadro clínico, a prudência e o bom-senso são importantes, evitando condutas invasivas intempestivas.

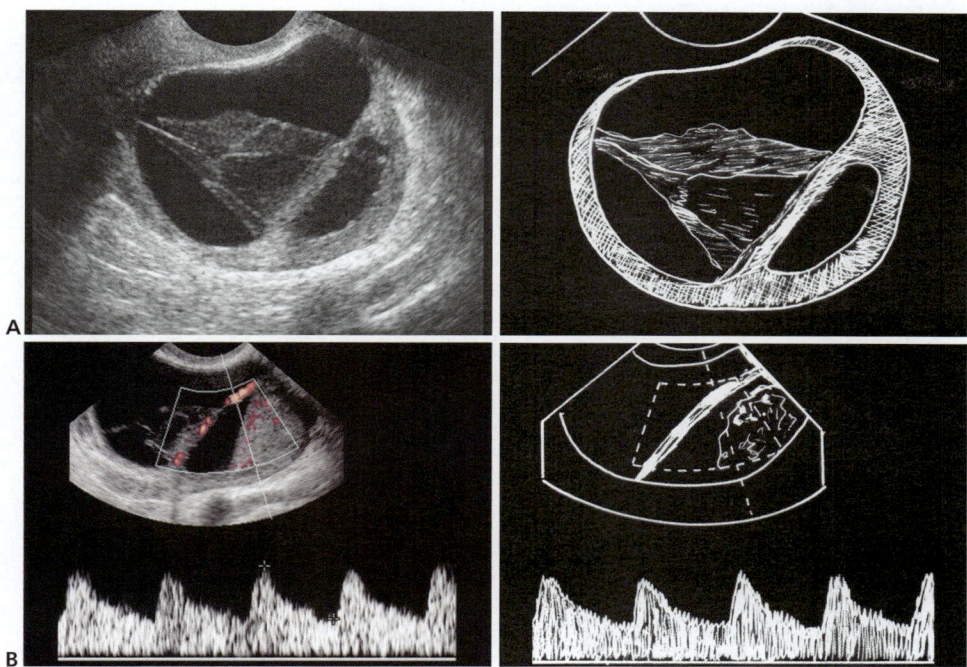

Figura 11.219. Exame transvaginal em paciente com queixa de dor pélvica há uma semana.
A: O ovário esquerdo apresenta imagem sugerindo neoplasia cística septada, com um septo grosso e, os demais, finos e delicados.
B: O mapa vascular mostra vasos no septo grosso, com resistividade moderada.

! A primeira hipótese é de uma neoplasia cística septada. Entretanto, a dor pélvica e o endométrio secretor indicam a possibilidade de corpo lúteo hemorrágico. O cisto mostrou regressão espontânea, confirmando a hipótese de corpo lúteo.
E o septo grosso vascularizado? A análise retrospectiva indica dois eventos: o cisto luteínico hemorrágico com o hematoma retraído (a imagem septada delicada), e um destacamento da teca interna, formando pequena cavidade de fluido entre as tecas interna e externa.
Esses dois eventos levaram à formação de uma estrutura ardilosa, podendo induzir a erro de interpretação e conduta. Os vasos no septo nada mais são do que a angiogênese normal da teca. A correlação anatomoclínica e a prudência foram importantes para a condução do caso.

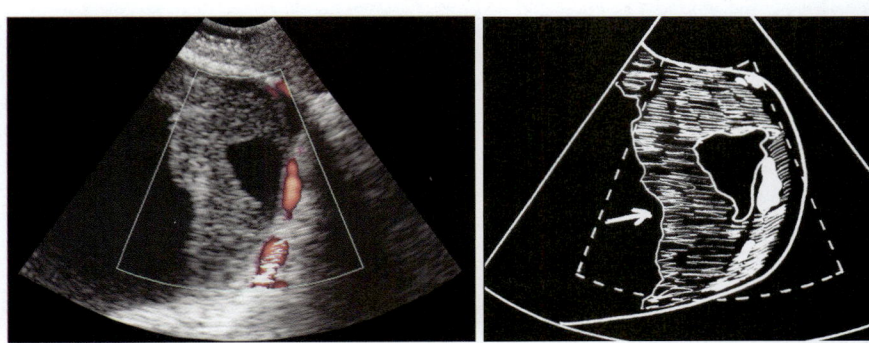

Figura 11.220. Cisto luteínico hemorrágico. O mapa vascular mostra vasos na cápsula. O coágulo retraído caprichoso não apresenta vasos (seta). Foi indicado controle ecográfico após a próxima menstruação.

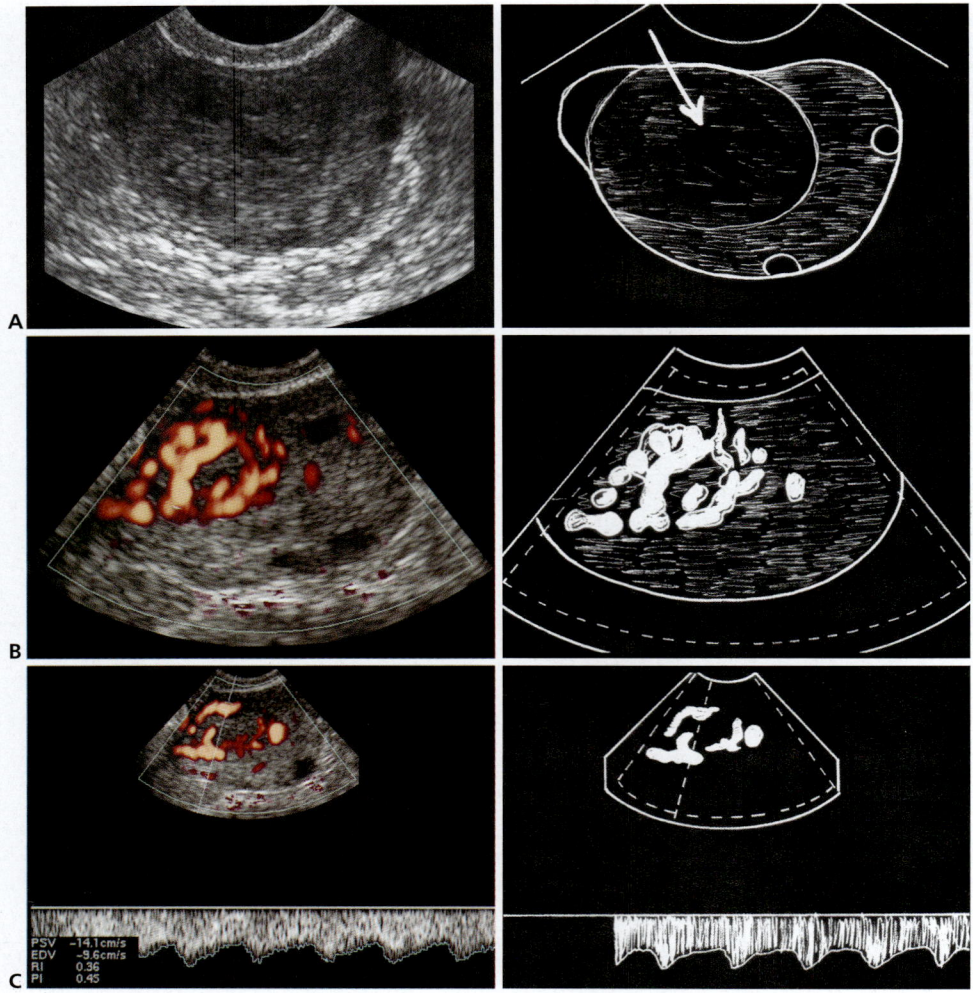

Figura 11.221. Novo exame transvaginal na paciente da Figura 11.220. Não retornou após a menstruação seguinte. Está na fase lútea de outro ciclo (endométrio secretor), três meses após.
A: O cisto luteínico hemorrágico desapareceu. No mesmo local, nota-se parênquima ovariano sólido heterogêneo (seta).
B: Mapa vascular com o Doppler colorido por amplitudes. Nota-se grande quantidade de vasos em anel.
C: A análise espectral revela fluxo arterial com resistividade baixa (IR = 0,36 e IP = 0,45).

> Esse caso é muito interessante, do ponto de vista da fisiologia ovariana. O cisto luteínico hemorrágico desapareceu completamente, com absorção total do hematoma e atrofia do corpo lúteo. Na mesma região do mesmo ovário, nota-se novo corpo lúteo, com angiogênese típica normal.
> Novamente: cuidado para não confundir corpo lúteo com neoplasia. O estudo longitudinal sempre será conclusivo para o diagnóstico diferencial.

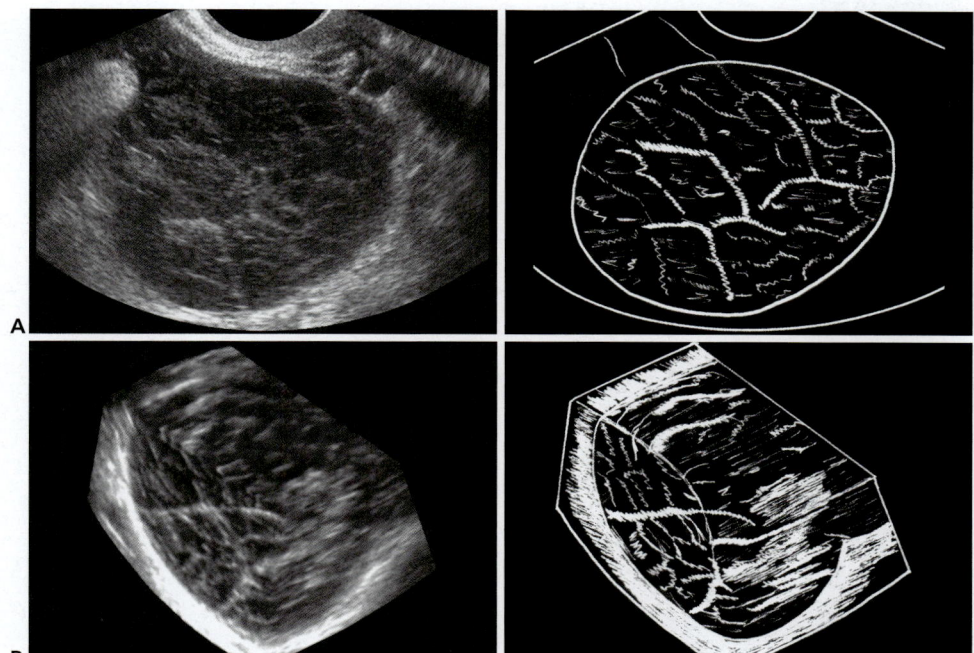

Figura 11.222. Exame transvaginal em paciente com dor pélvica aguda.
A: Cisto luteínico hemorrágico. O coágulo é recente, mostrando o típico aspecto rendilhado a preencher toda a cavidade do cisto.
B: Imagem volumétrica, mostrando o coágulo rendilhado nos três planos ortogonais.

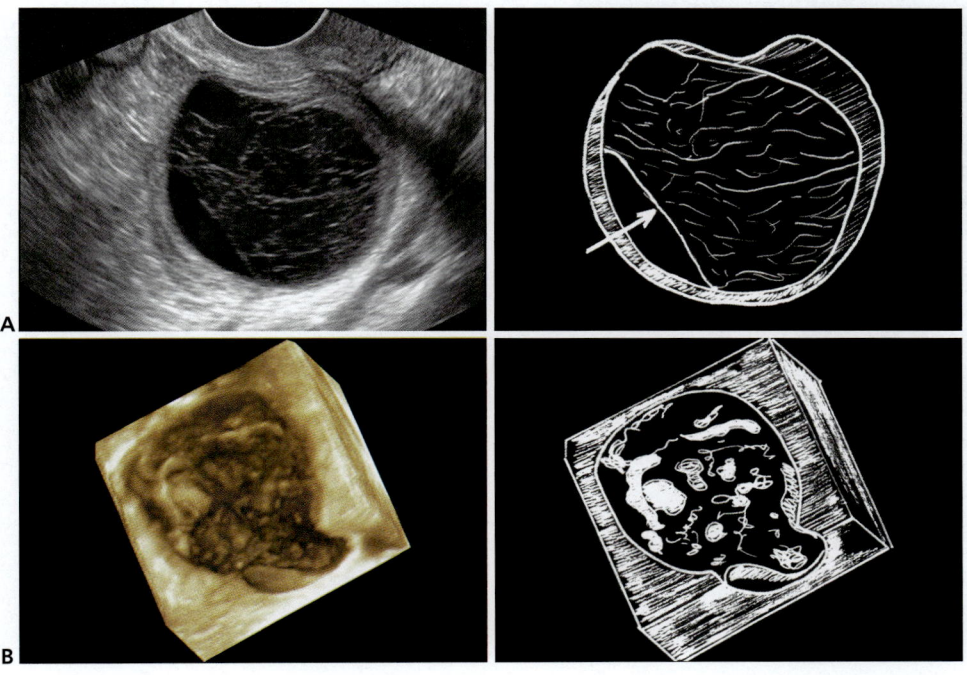

Figura 11.223. Cisto luteínico hemorrágico.
A: O coágulo está iniciando o processo de retração, fazendo interface com o soro (seta).
B: Os três planos ortogonais da imagem volumétrica mostram com clareza o coágulo heterogêneo, graças à retração inicial.

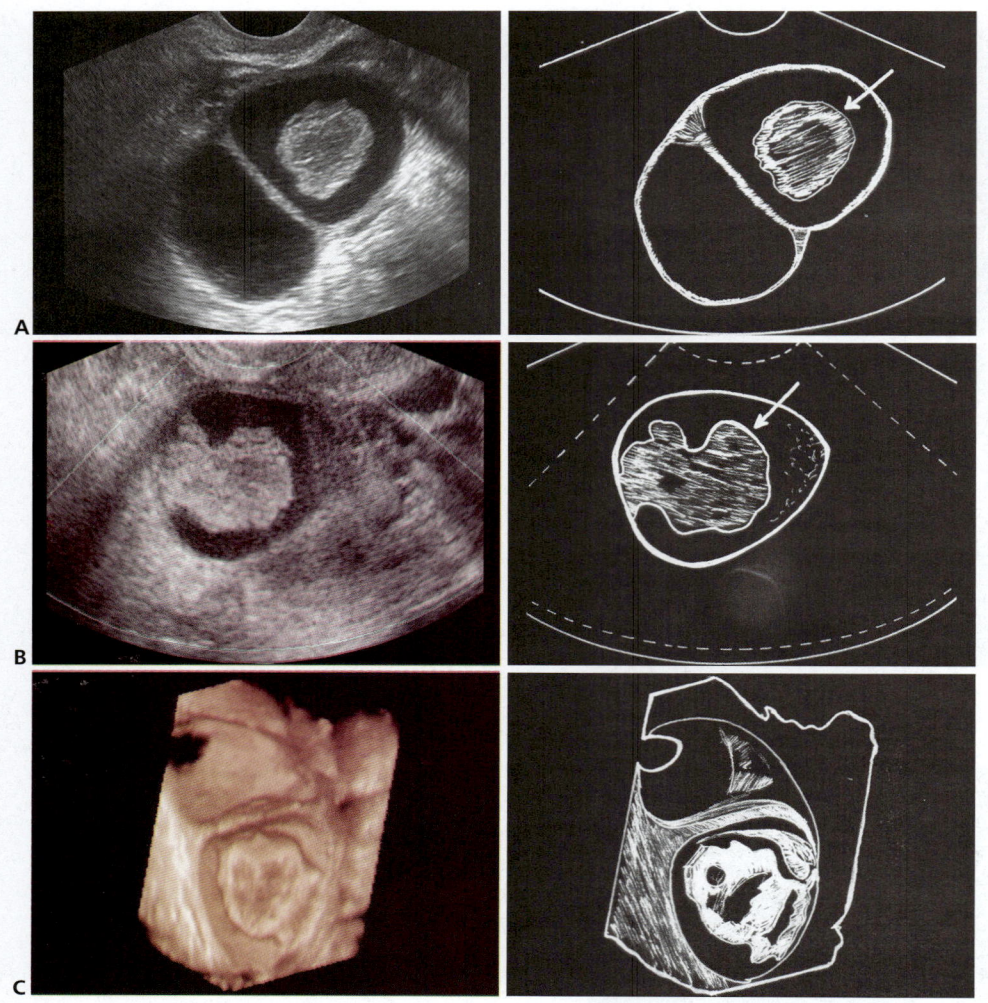

Figura 11.224. Exame transvaginal em paciente de 36 anos, com crise de dor pélvica há uma semana.
A: O ovário apresenta dois corpos lúteos, um deles com um coágulo (seta) em fase avançada de retração.
B: Observe o coágulo retraído, aderido na parede interna do corpo lúteo.
C: A imagem volumétrica é magnífica. Observe os dois corpos lúteos, com as paredes ecogênicas, bem como o coágulo retraído dentro de um deles.

> Os três últimos casos mostram claramente as fases evolutivas do hematoma dentro dos corpos lúteos. As imagens volumétricas são fantásticas. Não mudam o diagnóstico, mas trazem uma beleza imperdível. A última paciente iniciou um bloqueio do eixo gonadal com ciclo substitutivo, com temor de recorrência do problema, e o ovário voltou ao normal.

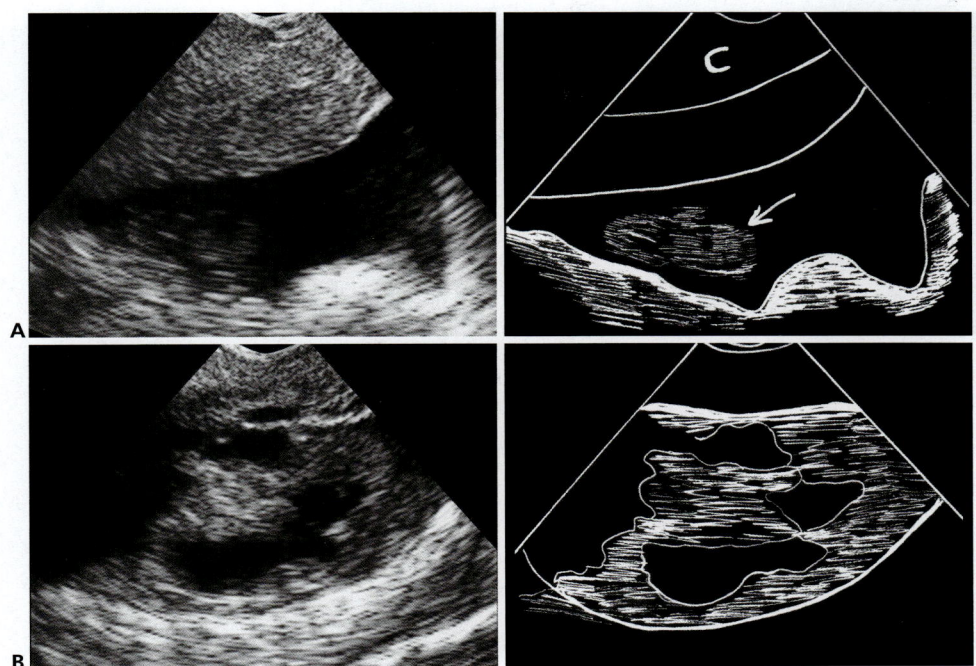

Figura 11.225. Paciente teve crise de dor pélvica aguda há três dias. Agora refere disseminação da dor pelo abdome inferior e sinais clínicos de dor peritoneal ao toque vaginal.
A: Corte longitudinal do útero. O fundo de saco posterior está distendido por líquido e mostra imagem sugestiva de coágulo boiando no fluido (seta). C = colo uterino. Refere dor à mobilização do colo com o transdutor.
B: O ovário apresenta anel de tecido irregular, com fluido ao redor.

! A correlação clínico-ecográfica sugere ruptura de cisto luteínico hemorrágico. A intervenção cirúrgica confirmou a hipótese. A ruptura do cisto hemorrágico é incomum quando comparada à incidência populacional dos cistos não rotos. Por esse motivo, compensa a conduta conservadora, pois a chance de regressão espontânea sem acidente é muito maior (> 99,5%).

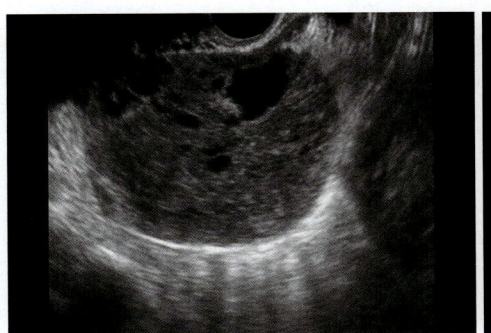 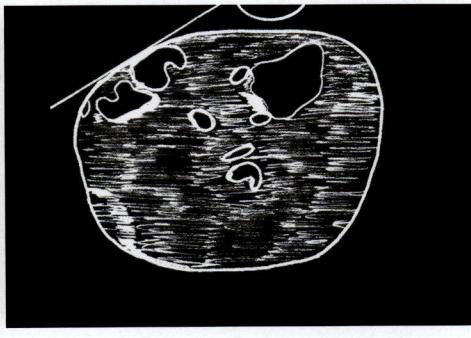

Figura 11.226. Exame transvaginal em paciente com dor pélvica intensa, de início agudo, a qual aumentou subitamente. Cortesia: Dr. Kleber Chagas. O ovário apresenta aumento do volume, com imagem sugestiva de cisto luteínico hemorrágico. Está muito doloroso à mobilização, com sinais de irritação peritoneal.

! Em virtude da intensidade progressiva do quadro clínico, a paciente foi submetida a uma intervenção, a qual revelou cisto hemorrágico torcido. A torção ovariana também é um evento incomum, tanto quanto a ruptura do cisto hemorrágico. É difícil a distinção ecográfica com o cisto hemorrágico sem torção, mas o quadro clínico evolutivo para pior é de grande auxílio para a conduta correta.

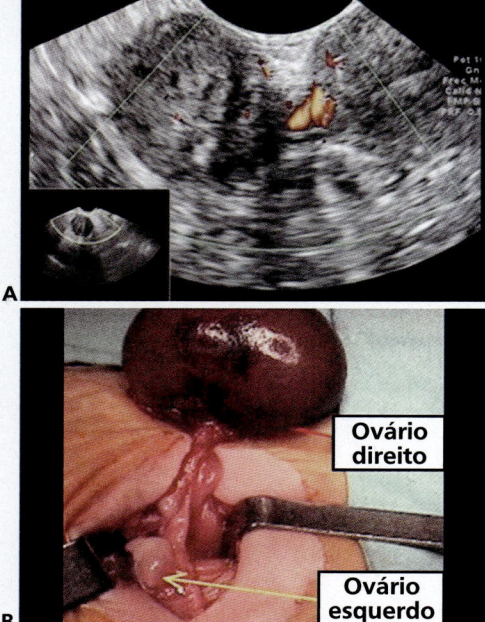
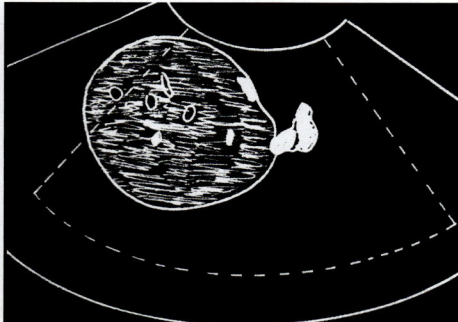

Figura. 11.227. Exame transvaginal em paciente com dor pélvica intensa, de início súbito, a qual está evoluindo com piora progressiva do quadro. Cortesia: Prof. Fernando Bonilla-Musoles.
A: Corte transversal. O ovário direito está aumentado, doloroso à mobilização, com ecotextura sugestiva de cisto hemorrágico. O mapa vascular revela vascularização escassa, quase ausente, indicando provável obstrução dos fluxos. Com suspeita de torção ovariana, a paciente foi encaminhada para uma intervenção cirúrgica.
B: Imagem intraoperatória. O ovário direito apresenta o cisto hemorrágico torcido, em fase congestiva aguda, com risco de necrose e ruptura secundária.

CAPÍTULO 12

Os Ovários: Parte 2

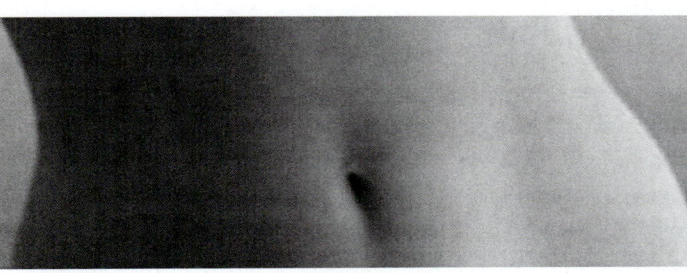
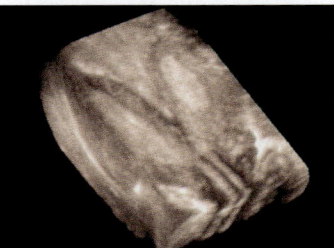
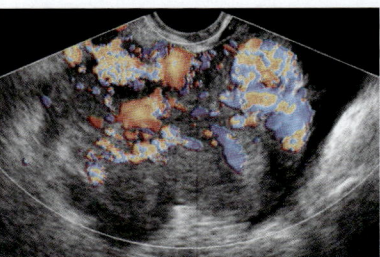

NEOPLASIAS

O câncer é hoje a maior causa de mortalidade feminina, sendo o de ovário o mais mortal, e também o mais silencioso dos tumores malignos da mulher, a maioria de origem desconhecida.

Sua frequência é proporcional à idade da paciente, isto é, a incidência vai se tornando maior com o passar dos anos (76% aparecem após a menopausa).

Em meninas com idade inferior a 16 anos, os tumores ovarianos são cerca de 1% de todas as neoplasias do aparelho genital feminino, embora sejam os tumores mais frequentes na infância e adolescência. Trinta por cento desses tumores são teratomas císticos ou dermoides. Aproximadamente 4% atingem meninas com idade inferior a 10 anos, sendo que metade responde por tumores malignos, como os disgerminoma, carcinoma, teratoma sólido e tumores de células da granulosa.

Estatisticamente, não é a neoplasia mais comum da mulher, pois responde por 6% de todos os cânceres e com uma incidência entre 10 a 20% de todos os ginecológicos. Entretanto é o mais letal.

Entre 20 e 30% dos tumores ovarianos encontrados em mulheres de qualquer idade são malignos. A maioria dos tumores malignos aparece em mulheres com idade entre 40 e 65 anos. Nas mulheres entre 20 a 45 anos, os tumores benignos são mais frequentes (± 80%).

Entre os cânceres do aparelho genital feminino, os de ovário só perdem para o carcinoma do colo uterino e do endométrio. Além disso, a maioria dessas neoplasias não é detectada em sua fase inicial, diminuindo assim a possibilidade de cura.

O fato de não haver ainda um método de diagnóstico confiável e de não existir a prevenção, o diagnóstico do câncer de ovário ocorre quase sempre em estádio avançado, quando já apresenta metástases e seu tratamento torna-se basicamente paliativo.

Alguns outros fatores também contribuem para a falta de diagnóstico precoce do câncer de ovário, entre eles a procura tardia ao ginecologista principalmente de mulheres solteiras (muitas delas virgens) levando à dificuldade do exame interno, como toque e exame ultrassonográfico transvaginal. Outro fator, um dos principais, é a própria ausência de sintomas. Sabe-se também que há uma incidência maior de câncer de ovário entre mulheres virgens ou com paridade baixa, diminuindo a incidência entre as multíparas e as com uso contínuo de anovulatórios.

A grande maioria dos tumores é afuncionante, embora possa haver tipos com atividade hormonal. Este é um dos fatores que levam as pacientes a apresentarem sintomatologia leve ou nenhuma, como já citado, passando assim despercebido na maioria das vezes. Aproximadamente 60% dos tumores ovarianos malignos, quando são detectados, já exibem propagação para fora do ovário.

A maioria dos carcinomas tem origem desconhecida, podendo ser secundários ou metastáticos, sendo o ovário um local comum para metástases de outros órgãos. Alguns tipos raros são de origem familiar.

O câncer ovariano pode ser dividido em quatro categorias: três com base nas células que o originam, e a quarta, os metastáticos. São elas: tumores de células epiteliais, de células germinativas, do estroma gonadal ou cordão sexual e os metastáticos, originários de outros órgãos.

Tumores de células epiteliais

Acometem mais as mulheres na pós-menopausa, apresentam um crescimento rápido e respondem por quase a totalidade dos cânceres de ovário (80%). Possuem nenhuma ou pouca sintomatologia. São eles: tumor seroso, tumor mucinoso, tumor endometrioide, tumor de células claras, tumor de Brenner e os indiferenciados.

Tumores serosos

Os **cistoadenomas serosos** são as neoplasias mais frequentes, sendo as apresentações benignas e limítrofes mais comuns em mulheres entre 20 e 50 anos, e os **cistoadenocarcinomas serosos** aparecem mais tardiamente. Em pacientes com antecedentes familiares podem aparecer mais precocemente. Há uma grande variação de suas apresentações morfológicas.

Os **cistos serosos simples**, chamados de **cistoma seroso**, são recobertos por epitélio seroso e aparecem com uma única cavidade, com parede fina e lisa. Entretanto, podem conter internamente uma papila verrugosa plana, atingindo 10 a 15 cm de diâmetro.

O **cistoadenoma seroso** pode ser uni ou multilocular, de tamanho variável, cujas paredes apresentam proliferações adenomatosas.

O **cistoadenoma em cacho de uva** é uma variante do cistoadenoma seroso, com característica histológica semelhante, diferindo morfologicamente, pois, além de multilocular, é multicístico. Os cistos são individuais e pedunculados, projetando-se da superfície do ovário para a cavidade peritoneal.

Os **cistos simples** (cistoma) e os **cistoadenomas serosos** são geralmente benignos, quando contêm paredes lisas e não apresentam projeções papilíferas visíveis. Os tumores limítrofes apresentam projeções papilíferas com tamanhos e quantidades variáveis, mas que tendem a crescer, e são sempre suspeitos.

Os **cistoadenocarcinomas serosos** apresentam-se como grandes massas sólidas ou com papilas grosseiras, irregularidades da cápsula e paredes espessas. A presença de calcificações é uma das características dos tumores serosos, mas não é única dos tumores malignos, já que calcificações isoladas são encontradas em formas sem malignidade.

Os **cistoadenocarcinomas serosos** constituem a maior parte dos tumores malignos do ovário (cerca de 40%). Não é certo se os carcinomas císticos serosos são sempre tumores primários, ou se são degeneração dos cistoadenomas benignos.

Tumores mucinosos

Os **cistoadenomas mucinosos** são mais raros que os serosos, e aparecem mais na metade da vida adulta, raramente na jovem e após a menopausa.

Os benignos e os limítrofes (*borderlines*) apresentam-se como tumores multiloculares com formações císticas de tamanhos variados e podem alcançar grandes volumes (raramente os de grande volume são malignos).

O **pseudomixoma peritoneal** é uma das grandes complicações dos tumores mucinosos, quando por causa indefinida (talvez por ruptura de um dos cistos) adere em superfícies peritoneais. Os casos de neoplasias limítrofes ou malignas tornam-se mais graves quando provocam aderências de várias vísceras, obstrução intestinal e ascite, fazendo com que o prognóstico fique mais sombrio. Acometem mais pacientes com idade avançada e se o crescimento for muito rápido pode levar a paciente à morte por ação mecânica.

Os **cistoadenocarcinomas mucinosos** apresentam-se mais sólidos e complexos e com limites indefinidos, diferente dos tumores serosos malignos, que mostram limites definidos possibilitando a visão de invasão.

Tumor endometrioide

É um tumor maligno que exclui a endometriose, que não é considerada uma neoplasia. Muitos tumores endometrioides são carcinoides, respondem por cerca de 20% dos tumores epiteliais de ovário, e 30% deles vêm acompanhados de câncer de endométrio, apesar de que nem sempre tenham dependência um do outro. Aproximadamente 15% dos tumores endometrioides aparecem simultâneos à endometriose. Apresentam-se como áreas sólidas e císticas semelhantes aos cistoadenocarcinomas em geral.

Tumor de Brenner

É raro (2% de todos os tumores ovarianos) e na maioria das vezes benigno, pode aparecer em qualquer idade, mas com maior frequência nas mulheres acima de 40 anos. Apresenta-se ecograficamente como imagem cística, contendo papilas no seu interior.

Tumor indiferenciado

Pouco frequente, geralmente maligno, apresenta-se como massa mista ou sólida, com limites irregulares.

Tumores de células germinativas

São tumores originários das células germinativas, que acometem pacientes mais jovens, representando 15 a 20% de tudos os tumores ovarianos. Dentre os benignos, comuns nesta classe, encontram-se os **cistos dermoides** e, entre os malignos, os **disgerminomas** e os **teratomas**, que são altamente agressivos.

Os **disgerminomas** são tumores indiferenciados, os **teratomas** são originários de tecidos embrionários, os **tumores do seio endodérmico** são originários de tecidos extraembrionários, e, os **coriocarcinomas**, originários de tecidos do trofoblasto. Dentre outros tumores menos frequentes, mas também altamente malignos, encontram-se o **carcinoma embrionário**, histologicamente semelhante aos tumores que se originam no testículo, e os **tumores mistos de células germinativas** que contêm várias combinações de disgerminomas, teratomas, tumor do seio endodérmico e coriocarcinoma.

Disgerminomas

Não são frequentes, respondem por cerca de 2% de todos os tumores malignos do ovário. É um tumor epitelial maligno e análogo ao seminoma testicular. Ocorrem às vezes em pacientes com disgenesia gonadal e com pseudo-hermafroditismo. Aparecem em qualquer idade, sendo mais comuns em jovens entre 10 a 30 anos.

São tumores sólidos, que variam de tamanho, podendo ser pequenos ou ocupar toda a pelve. Quando possuem rica vascularização, crescem rapidamente, e com isto às vezes apresentam áreas de degeneração. A sua disseminação se faz por via peritoneal, hemática e linfática. A grande maioria é unilateral.

Todos os disgerminomas são malignos, mas apenas um terço é agressivo, e o prognóstico é bom, quando não ocorre ruptura da cápsula e disseminação peritoneal.

Teratomas

Os teratomas podem ser benignos e malignos. Os teratomas maduros também conhecidos como cistos dermoides são quase na sua totalidade benignos.

Cerca de 15% dos casos é bilateral e aparecem nas jovens em idade reprodutiva. São cistos uniloculares que contêm pelos, material sebáceo, sendo comum encontrar estruturas dentárias e áreas de calcificação e cartilagem.

Apenas 1% dos tumores maduros sofre transformação maligna. Exemplo: carcinoma epidermoide (mais comum), carcinoma tireoidiano e melanoma.

Em alguns casos os tumores benignos se apresentam com aspecto sólido heterogêneo, ficando difícil a diferenciação com um tumor maligno.

Os teratomas imaturos, sólidos ou embrionários malignos diferem dos teratomas benignos, pois contêm tecidos que lembram o embrião e o feto. São formados por células pouco diferenciadas e com capacidade de proliferação muito intensa, frequentemente penetram na cápsula, disseminando-se e causando metástases.

Aparecem na adolescência, pré-puberdade e em mulheres jovens.

São tumores muito volumosos, predominantemente sólidos ou com áreas císticas por necrose. Pode conter em seu interior pelos, grumos, cartilagens, ossos e calcificações, portanto muito semelhante à sua forma benigna.

Tumores do seio endodérmico

São tumores raros de células germinativas. Acredita-se que derivam de um carcinoma embrionário multipotencial por seleção e diferenciação para a estrutura do saco vitelino.

São tumores de ovário que aparecem com maior frequência em crianças ou pacientes jovens, são agressivos e apresentam um crescimento muito rápido, portanto, quando descobertos já alcançaram grandes volumes. A queixa comum é exatamente o aumento do volume abdominal. Apresenta resposta razoável a quimioterapia.

Coriocarcinomas

Assim como os tumores do seio endodérmico, os coriocarcinomas são exemplos de diferenciações malignas de células germinativas. Os de origem primária são extremamente raros, geralmente associados a outros tumores de células germinativas. Os secundários, mais frequentes, são de origem placentária.

São tumores altamente agressivos e com grande incidência de metástases através da corrente sanguínea (pulmão, fígado, ossos e outros). Apresentam níveis elevados de gonadotrofinas coriônicas circulantes, que auxiliam no diagnóstico. Os primários, ao contrário dos tumores placentários, não respondem à quimioterapia, portanto, são muito letais.

Tumores do estroma gonadal ou do cordão sexual

São derivados do estroma ovariano, chamados de mesenquinomas ou tumores do cordão sexual. São tumores que reproduzem estruturas derivadas do estroma gonadal diferenciados sexualmente. São os **tumores das células da granulosa, das células da teca e das células de Sertoli-Leydig**. Por isso, podem ser tumores masculinizantes ou feminilizantes. Podem também originar-se de tecido estromal não diferenciado sexualmente (**fibromas ovarianos**).

Tumores de células da granulosa e da teca

Os tumores de células da granulosa podem aparecer em qualquer idade, embora sejam mais frequentes em mulheres entre 40 e 50 anos. Nesta faixa etária podem provocar hiperplasia endometrial e de mama, e câncer de endométrio, pelo aumento de liberação de estrogênio.

Em meninas antes da puberdade, onde aparecem com uma incidência de 5%, podem manifestar puberdade precoce. Não são muito agressivos, mas todos potencialmente malignos, ao contrário dos de células da teca que raramente são malignos. Estes tumores podem apresentar recidiva após 10 a 20 anos da cirurgia.

São tumores de grandes volumes, sólidos ou mistos, e apenas 3% são bilaterais.

Alguns tecomas são pequenos, sólidos, com crescimento lento e não funcionantes.

Tumores das células de Sertoli-Leydig

Também conhecidos como **androblastomas**, ocorrem em 1% de todos os tumores ovarianos. Com maior frequência, aparecem em pacientes jovens, entre 20 e 40 anos e raramente aparecem na infância. Mas quando acontece, podem bloquear o desenvolvimento sexual feminino normal. Em mulheres adultas, na grande maioria, provocam atrofia das mamas, amenorreia, esterilidade, queda parcial ou total do cabelo. A progressão da doença leva a um quadro de virilidade extrema. Oitenta a 90% dos casos apresentam hirsutismo, distribuição masculina de pelos, hipertrofia do clitóris e alteração da voz.

São de aspectos sólidos e geralmente unilaterais.

Fibromas

São os mais frequentes dos tumores derivados do tecido conectivo, representando 5% de todos os tumores ovarianos. Podem surgir em qualquer idade, porém predominam na menopausa.

São sólidos, com tamanho médio de 5 a 6 cm, e a bilateralidade ocorre em 2 a 10% dos casos. Frequentemente estão associados à síndrome de Meigs, constituida pela tríade: tumor ovariano sólido, ascite e derrame pleural.

Quase todos são benignos. Os fibrossarcomas são raros.

Tumores metastáticos

Cerca de 5 a 10% dos tumores ovarianos são metástases, e os mais comuns são os derivados do útero (endométrio), tuba e do ovário contralateral, portanto de origem ginecológica. As metástases de origem não ginecológica, mais comuns, são as provenientes de câncer de estômago (tumor de Krukenberg), de cólon, de mama e de linfoma.

Avaliação ultrassonográfica das neoplasias ovarianas

Embora o exame transvaginal seja o método de escolha para avaliar melhor e com maior nitidez as estruturas situadas na pelve, e, principalmente, dar maiores detalhes do parênquima ovariano, é importante salientar que é falho em algumas situações.

Os ovários, por serem órgãos móveis, podem estar deslocados de seus sítios habituais, encontrando-se altos e lateralizados, ficando assim fora da visão da sonda transvaginal.

Para corrigir esta falha, tenta-se a princípio a associação bimanual, isto é, com auxílio da mão esquerda procura-se trazer o ovário para a pelve menor. Em alguns casos não se tem êxito, mesmo com esta manobra, por dificuldade técnica (p. ex., paciente obesa, dor etc.), aconselhando-se a avaliação complementar por via abdominal, para não corrermos o risco de não localizarmos um possível ovário comprometido.

Na dúvida, é sempre prudente fazer avaliação transabdominal, pois uma vez estando esse ovário aumentado, pode-se localizá-lo até mesmo sem repleção vesical.

Alguns serviços adotam, como rotina, a repleção da bexiga e a varredura transabdominal prévia ao exame transvaginal. Essa rotina é questionável, pois é muito pequeno o número de pacientes em que se tem essa dificuldade, aumentando com isto desnecessariamente, o tempo do exame e gerando incômodo maior para a paciente, pela necessidade da repleção vesical.

A avaliação por via abdominal é realizada sempre em pacientes virgens, e, dependendo do caso, em pacientes com muito tempo de menopausa, sem reposição hormonal, por atrofia da vagina, pois a dificuldade de introdução da sonda pode provocar sangramento. Deve também ser realizada sempre na suspeita de tumor maligno, para avaliar melhor a extensão do mesmo. Além disso, o exame transabdominal permite a avaliação de todo o abdome e dos seios costofrênicos, para a identificação dos derrames, das disseminações peritoneais e das metástases.

A via transretal, embora não seja utilizada de rotina na clínica feminina, pode ser um recurso adicional para a avaliação pélvica, quando do impedimento do exame transvaginal.

Quando nos deparamos com uma alteração ovariana, seja de aspecto ou de volume, em paciente em idade reprodutiva, é sempre prudente reavaliarmos no início do próximo ciclo, pois, frequentemente, temos aumentos ovarianos associados a alterações funcionais e com aspectos ecográficos suspeitos.

Um ovário aumentado de tamanho, por alteração funcional, certamente irá modificar seu aspecto e diminuir de volume em um prazo de uma semana ou quinze dias ou após a menstruação (p. ex., os cistos funcionais e os hemorrágicos). O contrário não é verdadeiro para os casos de neoplasias ovarianas, sejam elas benignas ou malignas, onde no mesmo espaço de tempo verificaremos que o volume se encontrará inalterado ou levemente aumentado, de aspecto morfológico idêntico, caracterizando, portanto, um quadro não funcional. A revisão das alterações ovarianas funcionais pertence ao Capítulo 11.

Outro achado de massa ovariana que devemos sempre reavaliar é o cisto dermoide, encontrado frequentemente em pacientes jovens. Embora possua algumas variedades de apresentação, seu diagnóstico ecográfico não é difícil. Mas deve ser sempre reavaliado após uma semana ou quinze dias e de preferência após enema baixo, pois algumas imagens de cisto dermoide parecem bolo fecal e vice-versa.

É claro que, na primeira avaliação, poderemos encontrar alterações ovarianas que indicam tratar-se de um tumor de características neoplásicas.

Alguns tumores não são neoplasias. Tumor, na Anatomia Patológica, significa qualquer aumento volumétrico de tecido ou órgão proveniente de: malformação, obstrução, alteração funcional, inflamação, alteração vascular, gravidez e neoplasia. Assim, podemos identificar tumores não neoplásicos, como, por exemplo:

- Cistos funcionais, principalmente os luteínicos hemorrágicos.
- Massas inflamatórias (anexite aguda ou crônica).
- Hidrossalpinge pseudofolicular com aspectos disformes.
- Cisto mesotelial inflamatório (cisto de inclusão peritoneal).
- Endometriose.

- Gestação ectópica.
- Ectopia renal pélvica.
- Bolo fecal.
- Novelo de veias dilatadas.
- Divertículos (cólon e bexiga).
- Apendicite.
- Linfonodite mesentérica etc.

A lista é grande. A correlação com a clínica é de extrema importância para ajudar o ultrassonografista no diagnóstico diferencial. Não cabe à ultrassonografia dar diagnóstico histológico de qualquer massa ovariana, mas sim dar o máximo de informações possíveis, para que possamos auxiliar nas condutas e com isso melhorar a expectativa de vida para a paciente.

Vários autores usam critérios e formas de pontuações diversas para classificar um tumor, para a definição do risco de malignidade. Usamos em nosso serviço um sistema de pontuação, que na prática nos auxilia muito na avaliação de tumores anexiais.

Levamos em consideração os seguintes parâmetros:

- Tamanho ovariano.
- Período da vida.
- Morfologia do tumor.
- Avaliação Doppler (colorida e pulsatil).
- Por último, estamos utilizando avaliação tridimensional (morfológica e vascular), uma técnica pouco utilizada, mas com bastante perspectiva de auxílio diagnóstico.

Quanto ao tamanho

Nem sempre um ovário aumentado de volume é indicativo de malignidade em mulheres na idade reprodutiva. Temos grandes cistos ovarianos de natureza benigna (p. ex., cistoadenoma seroso, cisto dermoide).

É de grande importância o aumento de volume na infância e na menopausa. Na menopausa, o ideal seria um exame ultrassonográfico periódico rotineiro, para que possamos surpreender um crescimento ovariano, haja vista que, como já citamos anteriormente, os tumores de ovário são silenciosos e assintomáticos, e são descobertos incidentalmente. Considerando que o ovário deve estar atrofiado após um ano de amenorreia (quando fixamos a menopausa), a mensuração ovariana facilita um diagnóstico precoce de um possível câncer inicial ou em estágio tratável.

O ovário atrofiado apresenta um parênquima homogêneo, raramente encontramos imagem folicular residual, os limites ficam dificultados, às vezes se confundindo com a ecogenicidade difusa da pelve.

Temos para isso valores de corte para a menopausa, discutido por muitos autores sobre qual o valor ideal. Utilizamos, em nosso serviço, ovário superior a 5 cm³, outros autores usam valores superiores a 2,5 cm³ ou 3,5 cm³. Volumes superiores a 7 cm³ são significativos para a suspeita de neoplasia.

Período da vida

Devemos considerar que os dois extremos são críticos. Um achado de uma massa ovariana em uma criança ou em uma paciente na pós-menopausa sempre será suspeito e geralmente indicativo de tratamento cirúrgico.

Imagens císticas de conteúdo anecoico, paredes finas e lisas na pós-menopausa são frequentes e, se inalteradas após exame seriado, serão de baixo risco. Somente terão valor, se houver modificação de volume e de aspecto.

O achado de massas ovarianas na infância ou na pós-menopausa, sejam elas císticas, densas ou sólidas com septos ou papilas, será sempre de alto risco para malignidade.

Vale salientar, como já citamos no início desse capítulo, que metade dos achados em meninas com idade inferior a 10 anos é maligna, entre ela os teratomas embrionários e os disgerminomas.

Nas pacientes jovens em idade reprodutiva, os achados de massas ovarianas mais comuns são os cistos dermoides, que podem apresentar pequenos ou grandes aumentos de volume e com aspectos variados, confundindo, às vezes, o examinador pela sua complexidade. Neste caso, a avaliação Doppler colorida nos auxilia muito, pois estas massas não apresentam vascularização em seu interior.

Morfologia do tumor

As massas ovarianas podem apresentar-se como:

- *Cistos simples:* de conteúdo anecoico, com paredes finas e lisas.
- *Cistos densos:* quando o seu conteúdo apresenta ecos no interior, estes ecos podem ser causados por qualquer material liberado para dentro do mesmo, como: sangue, mucina, gordura, cabelo etc.
- *Cistos septados:* com septações finas e lisas ou septações grosseiras.
- *Cistos papilíferos:* contêm em seu interior papilas nas paredes ou nos septos. Podem ser únicas e pequenas, de difícil identificação, sem um bom aparelho e uma avaliação cuidadosa (neste caso o exame tridimensional auxilia muito). Aqueles que contêm papilas múltiplas e maiores são mais fáceis de diagnóstico, mas, provavel-

mente, se encontram em estádio mais avançado. Papila com mais do que 7 mm de diâmetro são denominadas de área sólida dentro do cisto, também chamadas de vegetação, indicando maior risco de malignidade.
- *Tumores mistos:* que apresentam componentes sólido e cístico, com predominância do cístico.
- *Tumores complexos:* que apresentam áreas císticas, sólidas, paredes grossas, septos, papilas ou vegetações, não necessariamente todas simultâneas.
- *Tumores sólidos:* que se apresentam como uma massa praticamente uniforme, maciça, assemelhando-se aos miomas, ou com pequenos componentes císticos.

Os **cistos dermoides** entram em três das categorias descritas anteriormente. Como cistos densos, quando apresentam em seu interior apenas gordura. Na categoria de tumores mistos, quando apresentam conteúdo interno, como gordura (área cística) e cartilagem (área sólida). Quando contêm vários componentes, como gordura, cabelo, dentes etc., se apresentam como um tumor complexo.

Quando os tumores ovarianos apresentam paredes espessadas, septações grosseiras, vegetações, aspectos mistos, sólidos e complexos, são considerados altamente suspeitos (alto risco).

Vascularização

Alguns conceitos sobre a vascularização dos tumores são básicos e unânimes, porém existe muita controvérsia entre os autores quanto ao uso do Doppler colorido e principalmente do Doppler pulsátil.

O câncer ovariano em fase inicial de oncogênese não apresenta vascularização (é avascular), faz sua troca com o tecido hospedeiro por difusão, nesta fase, portanto, o ovário mantém-se inalterado tanto do ponto de vista anatômico, como vascular, sendo essa a maior dificuldade de um possível diagnóstico precoce do câncer de ovário. Adquirem posteriormente, por processos fisiológicos, fatores para angiogênese, passando para uma fase posterior de desenvolvimento de nova rede vascular (neovascularização) e crescimento tumoral.

A rede vascular se modifica tanto do ponto de vista numérico, como do aspecto dos vasos já existentes, que modificam de calibre e morfologia, tornando-se tortuosos, apresentando também alterações internas como células tumorais.

Os vasos malignos mostram uma desorganização de sua apresentação, tortuosidade do trajeto, calibre grosso das pontas, obstruções e imagens saculares nos trajetos dos vasos. Não apresentam musculatura lisa.

A presença ou não de vasos, sua distribuição, a morfologia vascular, bem como a análise espectral devem ser sempre avaliadas.

Quanto à análise espectral (curvas de velocidade, registradas através do Doppler pulsátil), devemos ser meticulosos, pois algumas vezes este método pode confundir em vez de ajudar.

O ovário, na mulher em idade reprodutiva, é um órgão vascularizado e que possui modificações cíclicas dessa vascularização, como já citamos no Capítulo 11. Portanto, é difícil julgar um ovário com pequeno aumento de volume, com aspecto morfológico modificado e duvidoso apenas pela presença de vasos e índices baixos de resistividade. Os corpos lúteos possuem vascularização exuberante e índices de resistência moderados a baixos. Poderemos simplesmente estar frente a um ovário normal com suas variações de funções.

Em fase precoce, os tumores ovarianos não apresentam neovascularização e não apresentam aumento de volume, deixando, portanto, de ser um ovário suspeito ao exame ecográfico.

Quando apresentam aspecto suspeito, com certeza possuem neovascularização, mas nem todo aumento ovariano que apresenta vasos significa que seja uma neoplasia, com exceção da infância e da pós-menopausa.

Os cistos funcionais e os corpos lúteos são bem vascularizados, e possuem índices de resistência intermediários, portanto, como diferenciá-los?

Para isso seguimos um critério prático de avaliação e, em idade reprodutiva, sempre fazemos estudo seriado em diferentes fases do ciclo menstrual. Usamos, em nosso serviço, uma tabela simplificada de pontuações, que nos auxilia no julgamento de risco para um tumor de ovário.

Fatores de risco dos tumores ovarianos

- *Nota 1:* risco baixo.
- *Nota 2:* risco médio.
- *Nota 3:* risco alto.
  A) Período da vida:
   1. Infância: 3 pontos.
   2. Período reprodutivo:
      - Fase proliferativa: 2 pontos.
      - Fase secretora: 1 ponto.
   3. Menopausa: 3 pontos.
  B) Morfologia do tumor:
   1. Cisto simples: 1 ponto.
   2. Cisto denso: 2 pontos.

3. Cisto septado:
- Septo fino: 2 pontos.
- Septo grosso: 3 pontos.
4. Cisto com papilas ou vegetações: 3 pontos.
5. Tumor misto: 3 pontos.
6. Tumor complexo: 3 pontos.
7. Tumor sólido: 3 pontos.

C) Rede vascular (Doppler colorido):
1. Vasos não evidentes: 1 ponto.
2. Vasos somente na cápsula: 2 pontos.
3. Vasos no interior: 3 pontos.

D) Índices de impedância vascular (Doppler pulsátil) IR = índice de resistividade/IP = índice de pulsatilidade:
1. Altos (IR > 0,75/IP > 1,50): 1 ponto.
2. Médios (IR = 0,75 a 0,50/IP = 1,50 a 1,00): 2 pontos.
3. Baixos (IR < 0,50/IP < 1,00): 3 pontos.

Quanto maior a pontuação, maior o risco para malignidade do tumor. Não devemos esquecer os falsos tumores, listados anteriormente, pois poderão apresentar pontuação alta, causando erros de diagnóstico, sobretudo os corpos lúteos. O manejo dos corpos lúteos é muito fácil: basta novo exame após a próxima menstruação para confirmar a sua involução.

A ecografia tridimensional deve ser avaliada e pontuada pelas morfologias anatômica e vascular. A imagem tridimensional dos tumores ovarianos císticos é superior para a identificação de pequenas papilas e espessamentos e deveria ser empregada rotineiramente.

Além desses aspectos ecográficos, existe ainda o recurso dos contrastes para ultrassonografia. São constituídos de microbolhas gasosas, com diâmetro médio semelhante ao das hemácias. São gases inertes, sem efeitos colaterais, geralmente eliminados pelos pulmões. Após a injeção em veia periférica, circulam em todos os tecidos. Graças à dispersão nos capilares do tecido-alvo, provocam aumento da ecogenicidade do mesmo, proporcional à rede vascular ativa.

Essa característica do contraste leva à exibição do grau de angiogênese tecidual, o que permite estudar o comportamento vascular dos tumores ovarianos, criando mais um elemento para a aferição do risco tumoral.

Outro aspecto importante é punção transvaginal de cistos ovarianos. Apesar do baixo risco de malignidade que o cisto ovariano simples oferece, abandonamos esta prática por motivos bem fundamentados:

A) A simples punção não é terapêutica, no máximo diagnóstica. O epitélio da cápsula do cisto permanece no ovário, levando à recidiva com frequência indesejável.
B) Em 60% dos casos, a flora vaginal pode ser identificada dentro do ovário puncionado. Portanto, sempre existe o risco de infecção após a punção de um cisto ovariano.
C) O diagnóstico definitivo de uma massa ovariana sempre será pela histologia e não pela citologia do material aspirado. Apesar do baixo risco, existem carcinomas que se apresentam inicialmente como um pequeno cisto simples, com espessamento plano focal e invisível da cápsula. É preferível a monitoração seriada de um cisto ovariano, e optar por ressecção cirúrgica do mesmo caso, caso sofra alguma modificação suspeita.
D) A punção de um carcinoma cístico oferece alto risco de disseminação peritoneal. Portanto teremos modificação do estadiamento, do tratamento e da probabilidade de cura.

A ultrassonografia é uma excelente ferramenta para o estudo ovariano, mas não se devem esquecer os outros recursos de diagnóstico, como os marcadores bioquímicos e outros métodos de diagnóstico por imagem. A associação dos vários métodos aumenta a sensibilidade e a especificidade para o diagnóstico dos tumores ovarianos, para o estadiamento da doença maligna e para a detecção da recidiva após o tratamento.

Concluindo, é fundamental a correlação anatomoclínica com a imagem e o laboratório, e, sobretudo, muito bom-senso para definir uma intervenção cirúrgica em casos de aumento do volume ovariano.

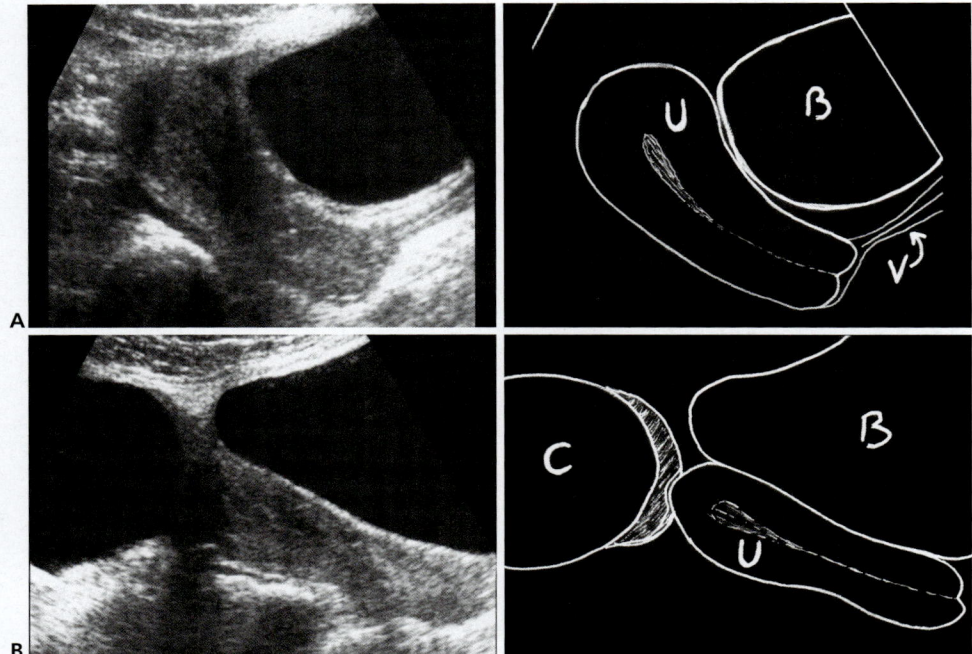

Figura 12.1. Exame transabdominal em paciente com toque ginecológico, indicando massa pélvica.
A: Corte longitudinal. Observe o útero (U), a vagina (V) e a bexiga (B). Não se identificlaram, com clareza, os ovários ou a suposta massa pelvica. Questionada, a paciente disse que não sentia a bexiga repleta.
B: Mesmo corte, após ingestão líquida e tempo necessário para a repleção vesical. Observe a bexiga repleta e o cisto simples (C), monocavitário, localizado na línha média, acima do fundo uterino.

> Não é frequente, mas um cisto ovariano pode ter localização na linha média, anteriormente ao útero. Se for monocavitário, sem alterações morfológicas internas, poderá simular a bexiga, a qual, por estar vazia, não será identificada corretamente. Na imagem B, a bexiga, agora repleta, expulsou o cisto para uma posição acima do fundo uterino. A "bexiga", na imagem A, era o cisto ovariano.
> Uma boa anamnese pode levar à melhor condução do caso. Outra questão importante: o clínico referiu a presença de massa pélvica. Nessa condição, pedir para a paciente esvaziar a bexiga será providencial, pois não haverá mudança no volume da suposta bexiga, levando ao questionamento óbvio sobre a repleção vesical. Exame apressado levaria ao erro do diagnóstico ecográfico.
> Sempre haverá a opção do exame transvaginal ou, se necessário, transretal.

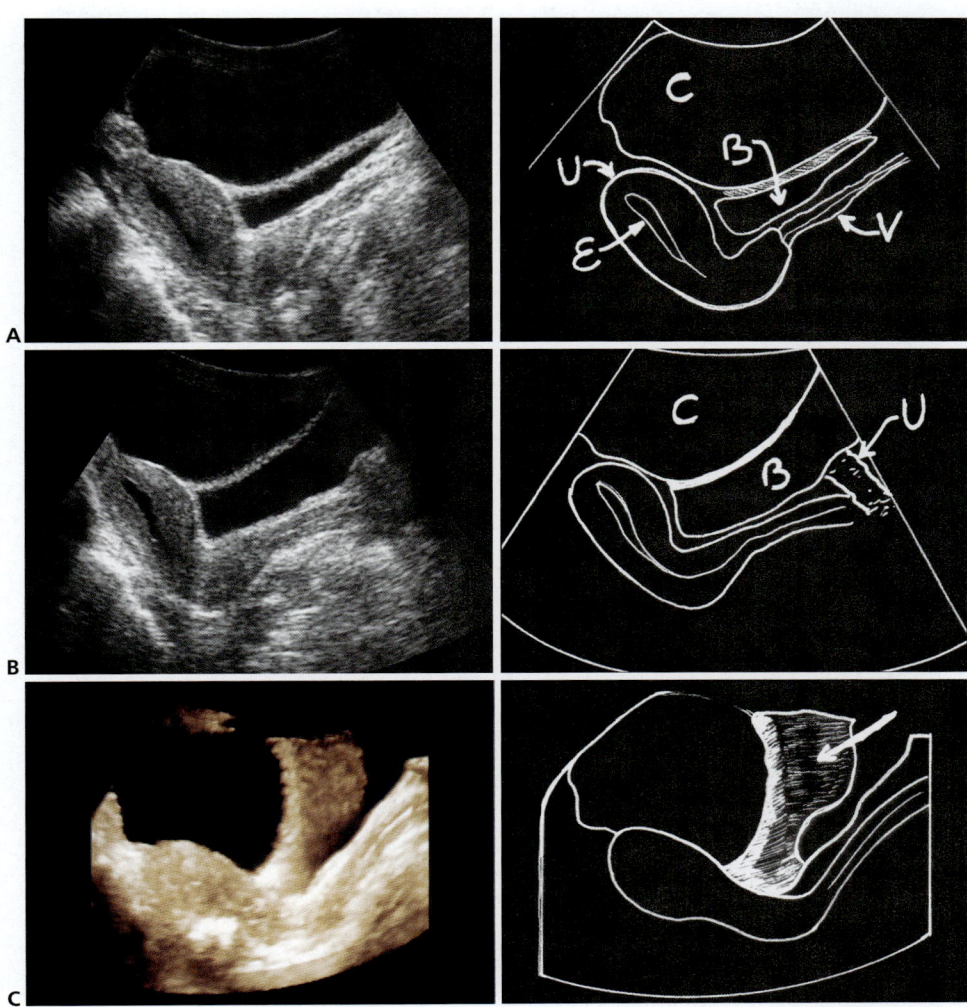

Figura 12.2. Exame transabdominal de rotina em paciente virgem na pós-menopausa.
A: Corte longitudinal do útero (U). Observe a bexiga (B) quase vazia, comprimida por cisto monocavitário (C), localizado na linha média, anteriormente ao útero. O endométrio (E) está fino e contém fluido secundário à atrofia cervical. V = vagina
B: Após algum tempo, a bexiga aumentou de volume, ficando mais visível, permitindo inclusive a identificação da uretra (U).
C: Imagem volumétrica 3D, mostrando o cisto adjacente à bexiga, com evidência para a superfície da mucosa vesical (seta).

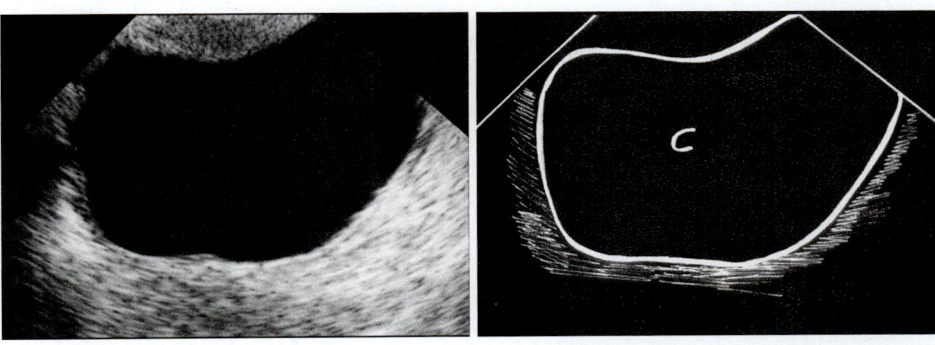

Figura 12.3. Exame transvaginal de rotina em paciente de 70 anos. Observe o cisto monocavitário (C), com parede fina, sem evidência de estruturas proliferativas internas.

! O risco de malignidade para esses cistos simples é muito baixo. O protocolo de investigação consiste na monitoração ecográfica periódica (3, 6, 12 e 24 meses) para surpreender alterações morfológicas, tais como: septo, papila, espessamento plano da cápsula, grumos múltiplos no fluido ou área sólida. Só então estaria indicada a remoção cirúrgica. Não mais optamos pela punção aspirativa simples, pelos motivos expostos no texto inicial do capítulo.

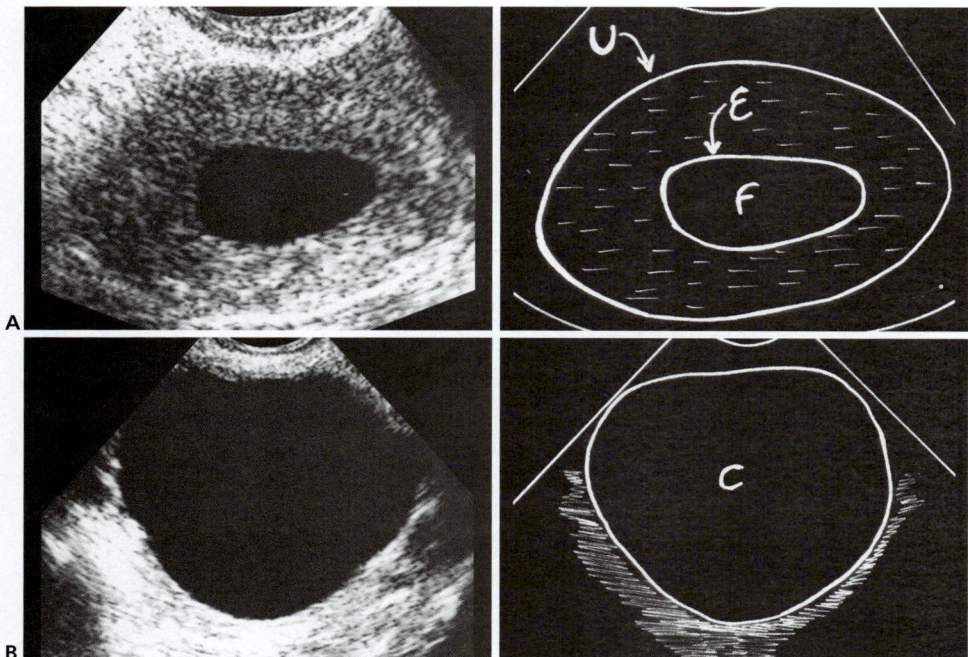

Figura 12.4. Exame transvaginal de rotina em paciente de 75 anos de idade.
A: Corte transversal do útero (U). A cavidade uterina está distendida por fluido (F), graças à atrofia cervical. O fluido permite observar com clareza o endométrio (E), o qual está fino (histerossonografia natural).
B: O ovário esquerdo apresenta cisto simples monocavitário (C), com conteúdo anecoico e parede fina.

> Além da monitoração da morfologia interna do cisto, utiliza-se o diâmetro médio do mesmo para indicação cirúrgica. Alguns centros utilizam 5 cm como valor de corte, outros utilizam 7 cm. A rigor, a evolução anatômica do cisto é mais importante do que o diâmetro. O estabelecimento de valor de corte funciona mais como uma postura médico-legal defensiva, do que um risco real aumentado, apesar de alguns referirem aumento do risco de malignidade com o aumento do tamanho do cisto, principalmente quando ultrapassa os 10 cm.
>
> Consideramos o diâmetro importante quando ocorre aumento progressivo do cisto nos exames seriados. Tamanho estável dá mais tranquilidade. Outra questão a ser pesada é o risco clínico para uma anestesia e cirurgia.

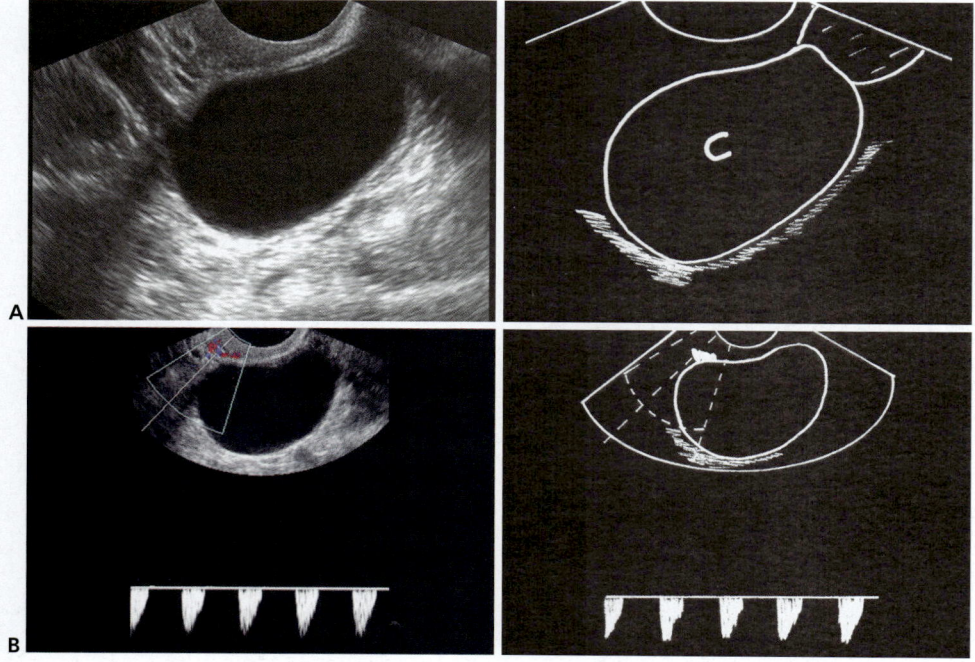

Figura 12.5. Exame transvaginal de rotina na pós-menopausa.
A: Observe o cisto simples monocavitário (C).
B: O mapa vascular mostra raros vasos finos e uniformes. A análise espectral revela ausência de fluxo diastólico (resistividade máxima).

> O estudo Doppler agrega segurança para se tomar uma conduta expectante, pois tem relação com o grau de atividade metabólica do cisto. O presente estudo indica risco baixo, dando mais segurança para a simples vigilância ecográfica do cisto.
>
> A ecografia rotineira, para o rastreamento da pelve feminina, tem um excelente custo/benefício, pois ao preço médico de um exame, avaliam-se os ovários e o útero, além das outras estruturas pélvicas, com uma acurácia aceitável.

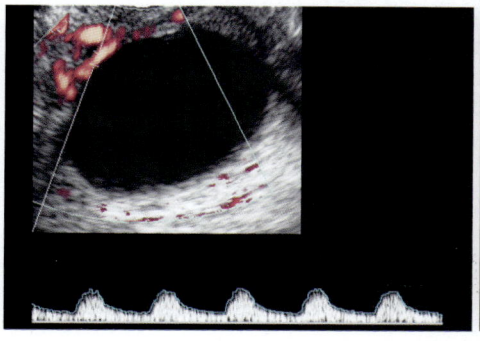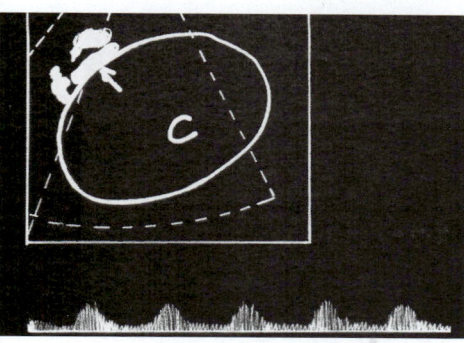

Figura 12.6. Exame transvaginal de rotina em paciente de 71 anos. Observe o cisto simples monocavitário (C), apresentando maior vascularização na cápsula (seta). A análise espectral mostra impedância entre moderada e alta (IR = 0,75 e IP = 1,42). Nesse caso, a monitoração ecográfica dever ser repetida a cada três a seis meses, para maior segurança. O diagnóstico final foi um cisto benigno.

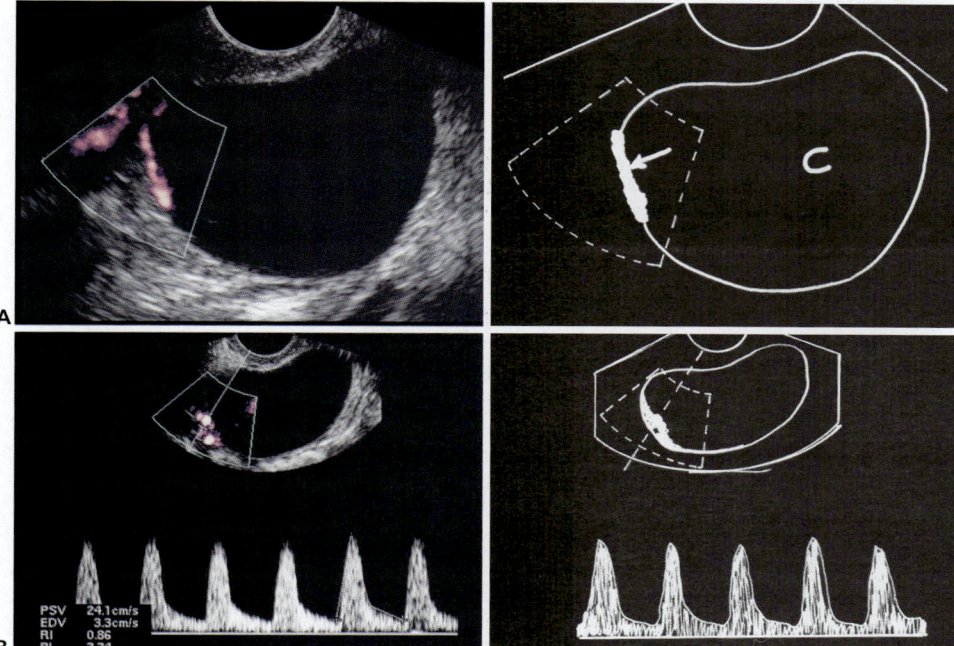

Figura 12.7. Exame transvaginal de rotina na pós-menopausa.
A: O mapa vascular do cisto simples monocavitário (C) revela vaso calibroso e comprido na cápsula (seta), indicando cisto em plena atividade.
B: A análise espectral revela impedância elevada (IR = 0,86 e IP = 2,24), contrapondo menor risco ao achado do mapa vascular. A evolução foi benigna.

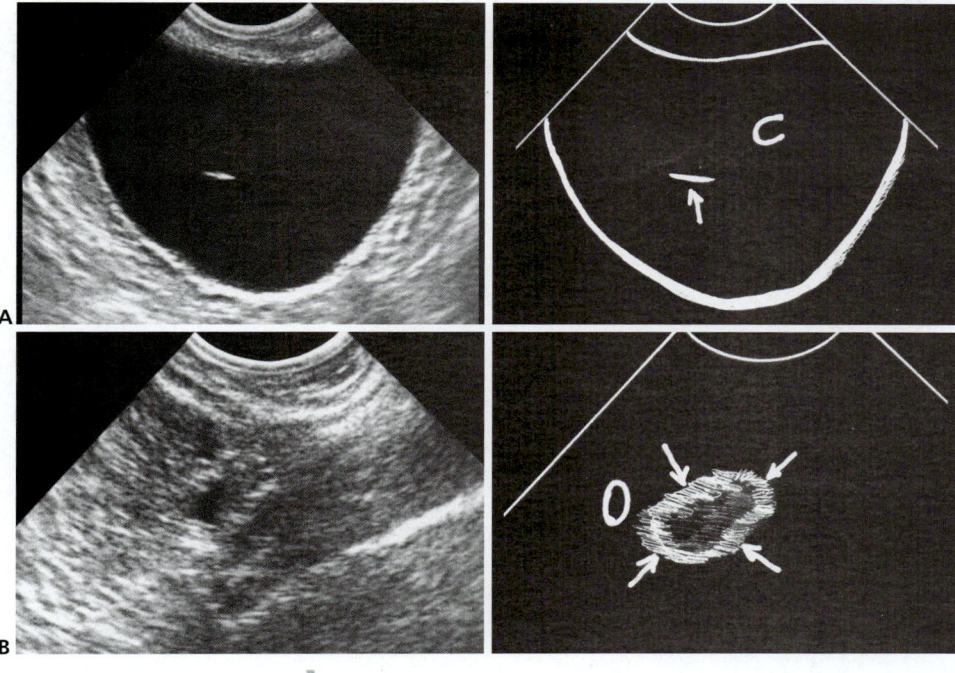

Figura 12.8. Paciente de 55 anos, portadora de cisto simples monocavitário, crônico e estável. Recusou a remoção cirúrgica, preferindo a punção aspirativa transvaginal.
A: Observe o cisto (C) e a ponta da agulha (seta) posicionada na região central do mesmo.
B: Ao final do esvaziamento, o ovário ficou visível (O), bem como a cápsula residual do cisto (setas).

> A punção aspirativa de cistos ovarianos monocavitários é uma prática rotineira nos Centros de Medicina Reprodutiva, conforme referido no Capítulo 11. Entretanto, essa conduta não é mais rotineira para os cistomas da pós-menopausa. O simples esvaziamento do cisto não é terapêutico, pois a cápsula fica retida no interior do ovário (imagem B). Outras questões estão referidas no texto inicial do presente capítulo.

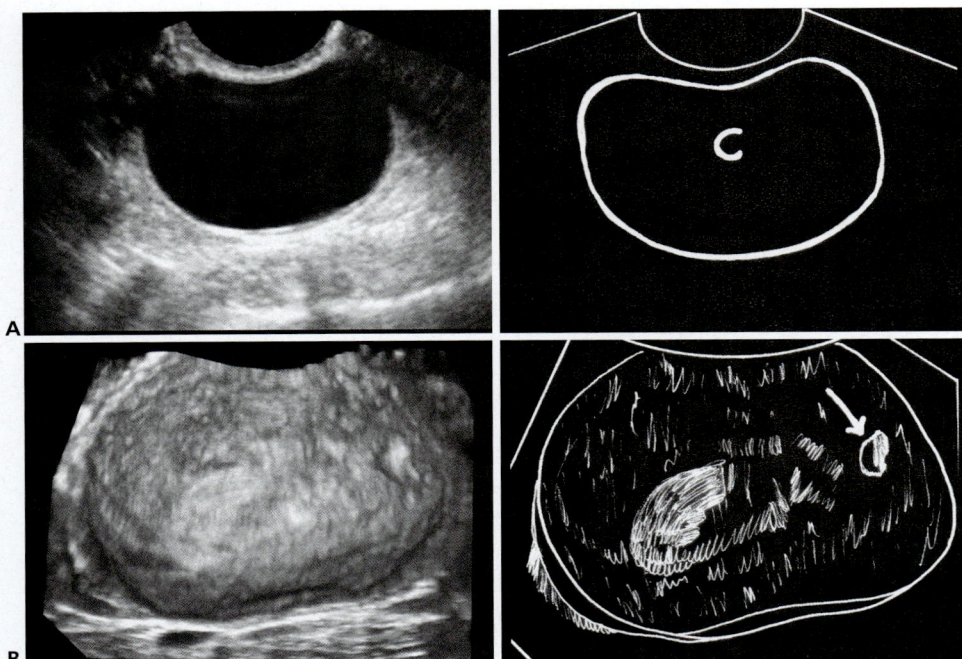

Figura 12.9. Exame transvaginal de rotina na pós-menopausa.
A: Observe o cisto monocavitário simples (C).
B: Endoscopia virtual 3D da superfície interna do cisto, revelando papila (seta) com clareza, a qual não estava muito visível na avaliação 2D.

> ! A endoscopia virtual tridimensional do cisto ovariano mostra, com clareza, a presença de pequenas papilas, mudando a avaliação do risco neoplásico desses cistos. É uma técnica simples, rápida e eficiente, pouco aumentando o tempo do exame. Basta dividir o cisto ao meio, como duas metades de uma laranja cortada, rodar as duas metades e avaliar a superfície interna de cada metade.

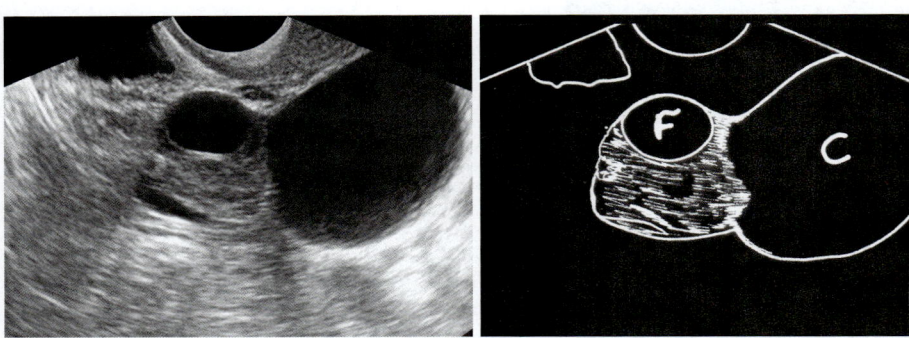

Figura 12.10. Exame transvaginal em paciente com diagnóstico prévio de cisto ovariano monocavitário. O ovário apresenta um folículo (F) e um cisto simples adjacente (C).

> ! Como o cisto e o ovário parecem independentes, torna-se necessário o diagnóstico diferencial de cisto de resto embrionário (paraovário ou hidátide tubária). A manobra dinâmica é útil nesses casos: pressiona-se a parede abdominal pélvica com a mão esquerda, provocando a mobilização das estruturas pélvicas. Nesse caso, o cisto separou-se do ovário, tornando possível a exclusão de um cisto monocavitário de origem ovariana.

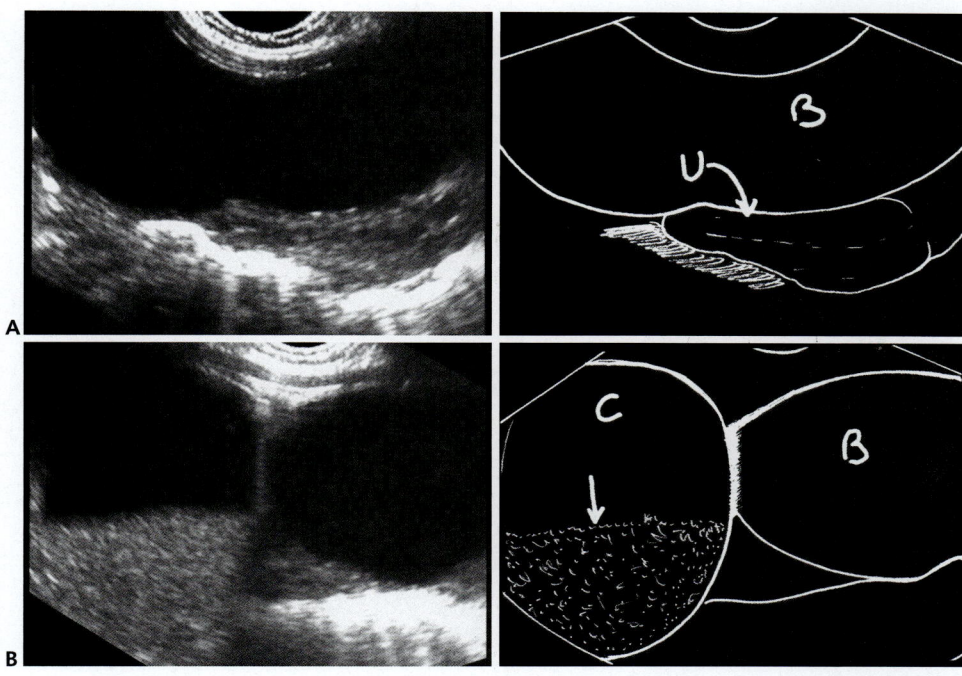

Figura 12.11. Exame transabdominal em lactente de 60 dias com massa pélvica palpável.
A: Corte longitudinal na linha média. O útero (U) apresenta características normais para a idade, com dimensões e relação colo/corpo típicas. B = bexiga.
B: Corte oblíquo. Acima e ao lado direito da bexiga, observe o cisto monocavitário (C) com conteúdo denso parcial, fazendo nível no interior do mesmo (seta).

> A principal hipótese, para os cistos ovarianos congênitos, é a de cisto funcional estimulado pela gonadotrofina coriônica. O diagnóstico diferencial é de teratoma cístico benigno ou eventual neoplasia de risco, além do cisto mesentérico e outras anomalias intestinais. Não se esquecer do rim pélvico anormal (p. ex., hidronefrose) e dos defeitos ureterovesicais.
> A conduta é expectante, com avaliação ecográfica trimestral. O cisto funcional regride. A neoplasia progride, necessitando de remoção para diagnóstico histológico. Houve regressão do cisto anterior.

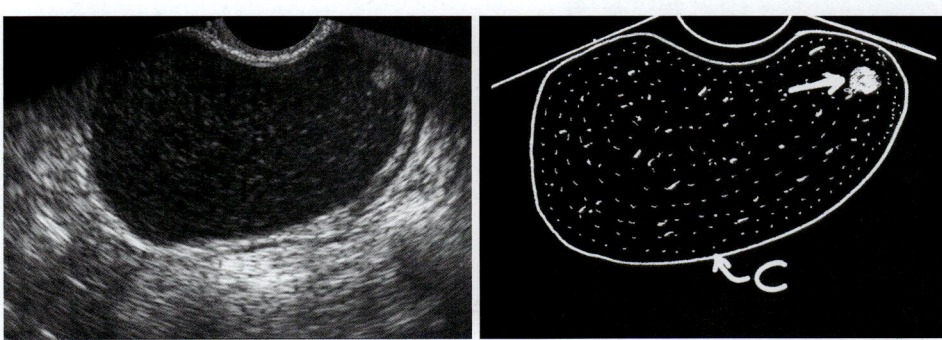

Figura 12.12. Exame transvaginal de rotina em paciente de 47 anos. Observe o cisto monocavitário (C) com conteúdo denso, finamente granulado, além de pequena papila isolada (seta).

> Os cistos monocavitários, com conteúdo denso, recebem um ponto a mais na classificação de risco. A pequena papila isolada foi determinante para se remover o cisto. O diagnóstico histológico foi um cistoadenoma mucinoso, monocavitário, benigno.

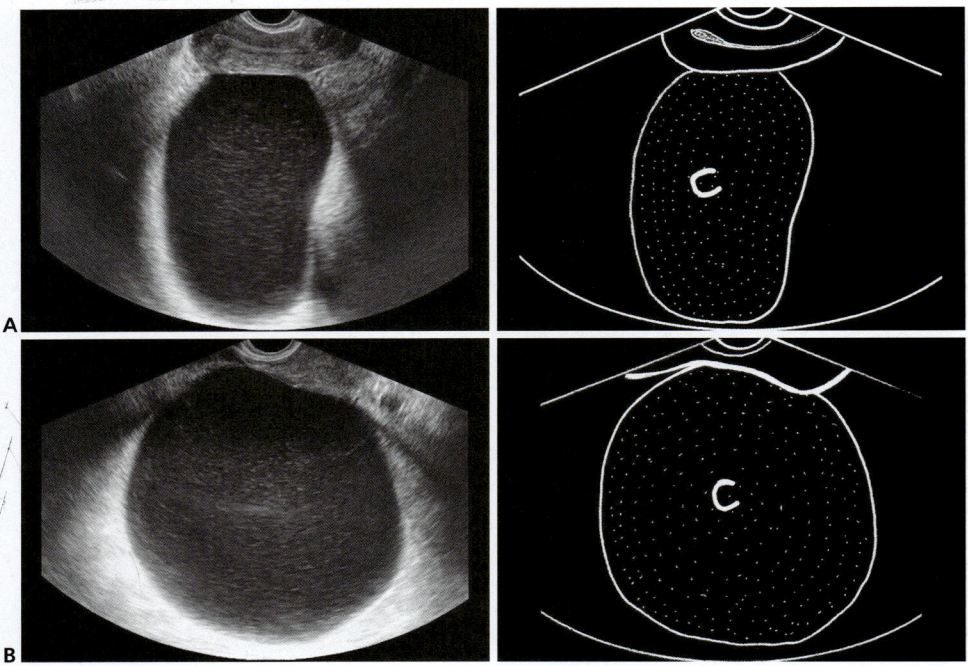

Figura 12.13. Paciente de 48 anos, com queixa de incômodo pélvico. O ginecologista tocou massa pélvica macia. Exame transvaginal.
A e **B:** Observe o grande cisto monocavitário retrouterino, com conteúdo denso finamente granulado (C).

> Indicou-se a remoção cirúrgica do cisto em razão de duas condições: diâmetro maior do que 7 cm e conteúdo denso. O diagnóstico histológico foi cistoadenoma mucinoso, monocavitário, benigno.
> Os cistos mucinosos são menos frequentes do que os serosos, mas podem atingir grandes dimensões, com litros de volume.

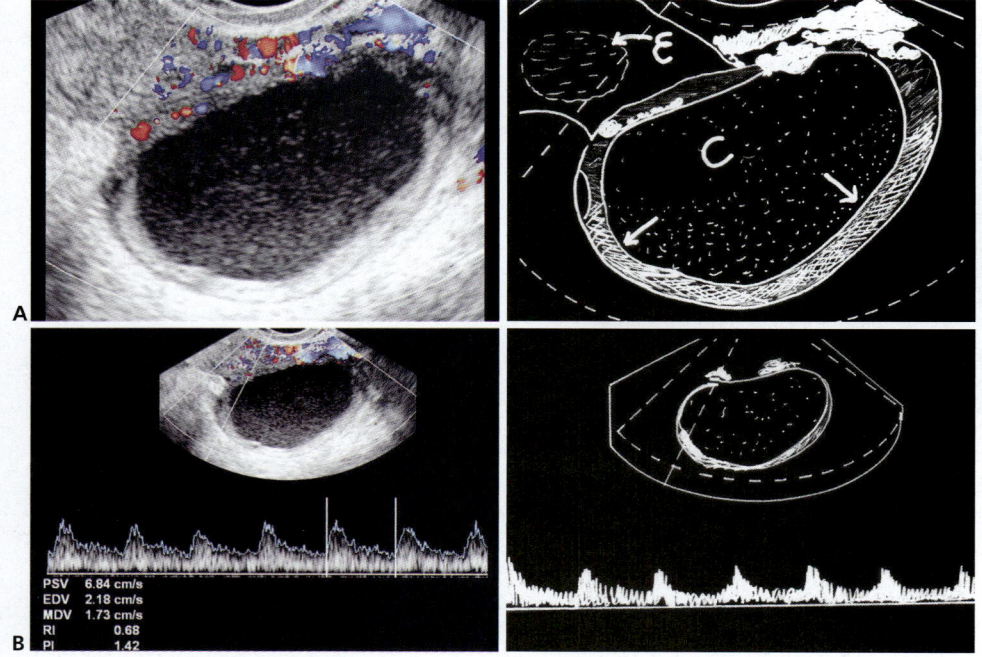

Figura 12.14. Paciente de 27 anos com dor na fossa ilíaca esquerda. Com a suspeita clínica de endometriose, foi realizada ecografia transvaginal.
A: Corte transversal. O ovário esquerdo apresenta cisto monocavitário (C), com parede grossa (setas), e conteúdo denso. O mapa vascular revela neoangiogênese na cápsula. O endométrio (E) tem padrão secretor.
B: A análise espectral arterial da cápsula do cisto revela impedância moderada (IR = 0,68 e IP = 1,42).

> O diagnóstico diferencial: corpo lúteo, cisto endometrioide e cistoadenoma. Uma ecografia de controle pós-menstrual revelou o cisto sem modificações, excluindo o corpo lúteo. O diagnóstico histológico foi de cistoadenoma mucinoso. O cisto endometrioide costuma ter enchimento com granulado mais ecogênico e vascularização menos evidente na cápsula, mas o diagnóstico diferencial é histológico.

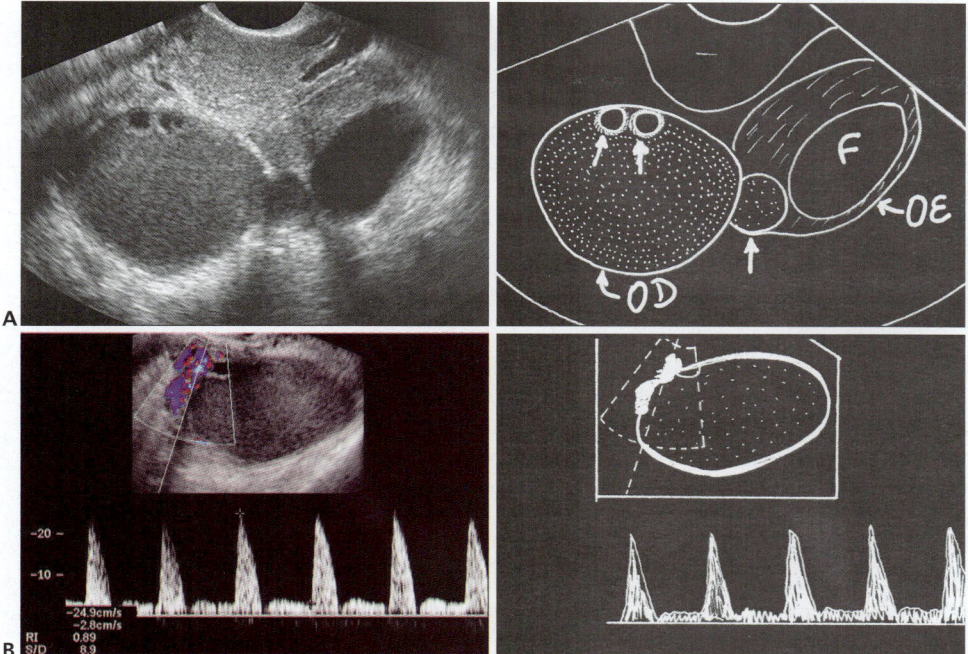

Figura 12.15. Exame transvaginal de rotina em paciente assintomática de 45 anos.
A: Corte transversal. O ovário direito (OD) está aumentado e contém cisto monocavitário denso, com dois pequenos cistos (setas) na face interna de sua capsula (folículos?). O ovário esquerdo (OE) está aumentado, contendo provável folículo maduro (F) e pequeno cisto denso na superfície (seta).
B: O cisto ovariano direito apresenta vasos abundantes na cápsula, com impedância elevada (IR = 0,89).

! O ato cirúrgico revelou cistoadenoma mucinoso bilateral. O diagnóstico diferencial é de cisto endometrioide, o qual pode ser assintomático. Em 10 a 15% dos casos, os cistoadenomas são bilaterais. Mesmo unilateral, pode haver recorrência no ovário contralateral, devendo haver vigilância para o diagnóstico precoce.

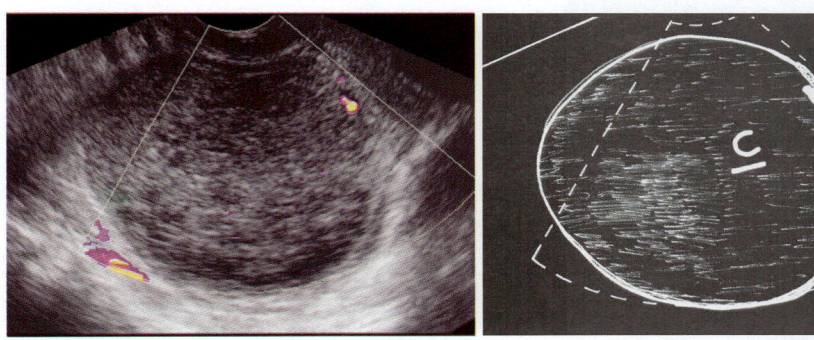

Figura 12.16. Paciente de 50 anos, com queixa de dor pélvica aguda. Refere ciclos menstruais regulares. Exame transvaginal. O ovário direito está aumentado, doloroso à mobilização com o transdutor e apresenta cisto monocavitário (C), com conteúdo denso, heterogêneo. O mapa vascular revela poucos vasos periféricos.

! Frente à hipótese de cisto luteínico hemorrágico, foi sugerida ecografia de controle após a menstruação. Com o argumento de risco de ruptura, o ovário foi removido. O diagnóstico final foi de cisto luteínico hemorrágico. A remoção ovariana, em tese, foi desnecessária (ver Capítulo 11). Diagnóstico diferencial: corpo lúteo, endometriose ou neoplasia ovariana.

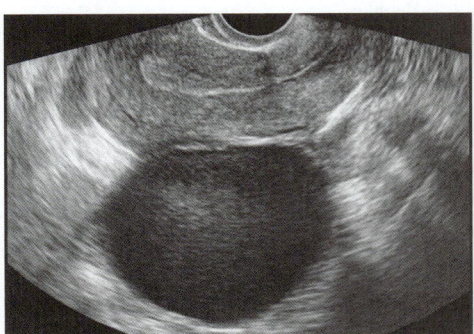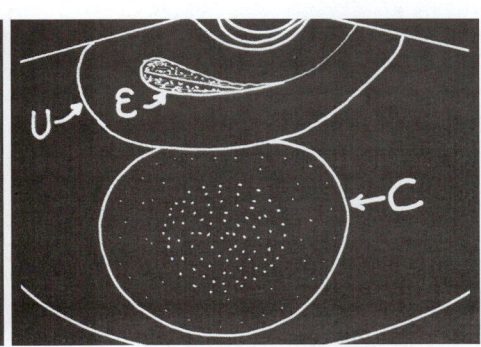

Figura 12.17. Exame transvaginal de rotina em paciente de 41 anos, assintomática, com ciclos menstruais normais. Corte longitudinal do útero (U). O endométrio (E) tem padrão periovulatório. Posterior ao útero note o cisto monocavitário denso (C), finamente granulado. À manobra dinâmica, o cisto está fixo, não se separando do útero.

! A paciente foi submetida à videolaparoscopia cirúrgica. O achado foi um cisto endometrioide. É um caso de cisto endometroide não típico, pois o conteúdo é suave, além do fato de que a paciente não apresenta quadro clínico.

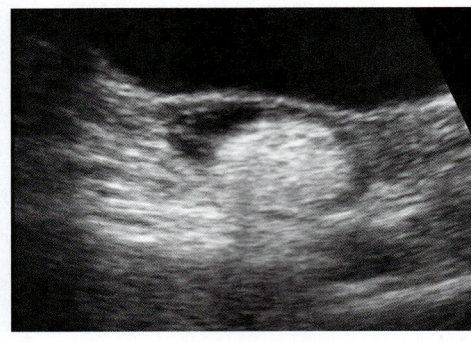 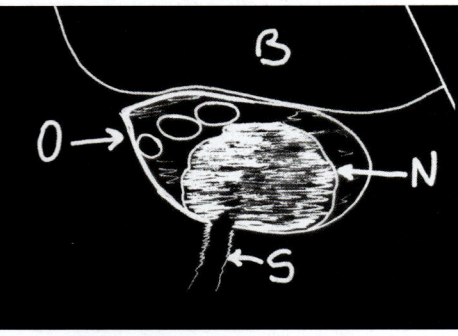

Figura 12.18. Exame transabdominal de rotina em paciente de 14 anos. O ovário direito (O) apresenta nódulo hiperecogênico (N) com pequena sombra posterior (S). O nódulo está rodeado por parênquima ovariano normal, com folículos recrutados. B = bexiga.

! A hipótese é de um pequeno dermoide intraovariano. Nódulo hiperecogênico com sombra acústica posterior é fortemente sugestivo da hipótese anterior. O diagnóstico diferencial é de tecoma ovariano benigno.
A presença de parênquima ovariano normal é um dado importante, pois se pode remover o tumor, preservando o tecido normal, sem realizar uma ooforectomia total.
A prudência indica controle ecográfico em três e seis meses, para monitorar a evolução. Embora pouco frequente, já tivemos casos de involução do nódulo, excluindo a hipótese de neoplasia (provável corpo lúteo hemorrágico crônico). O diagnóstico final foi um dermoide benigno.

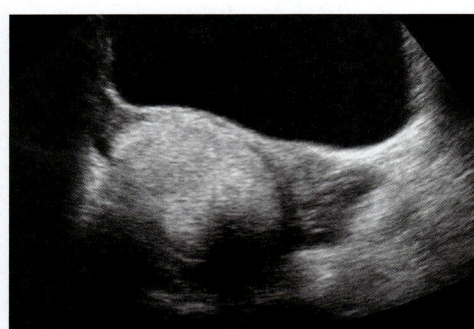 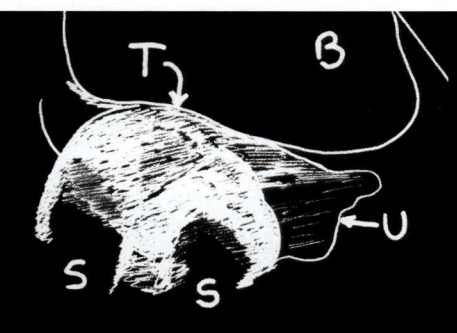

Figura 12.19. Exame transabdominal em paciente de 21 anos. Corte transversal. O ovário direito está aumentado de volume, contendo tumor hiperecogênico (T) com focos de sombra posterior (S). Não se identifica tecido ovariano residual. U = útero; B = bexiga.

! A remoção do tumor confirmou a hipótese de teratoma maduro benigno. Felizmente foi possível preservar uma pequena porção de tecido ovariano normal.
Nas cirurgias de teratomas maduros, sempre que possível, é importante preservar parênquima ovariano normal. A finalidade é manter uma reserva folicular para a função reprodutiva.

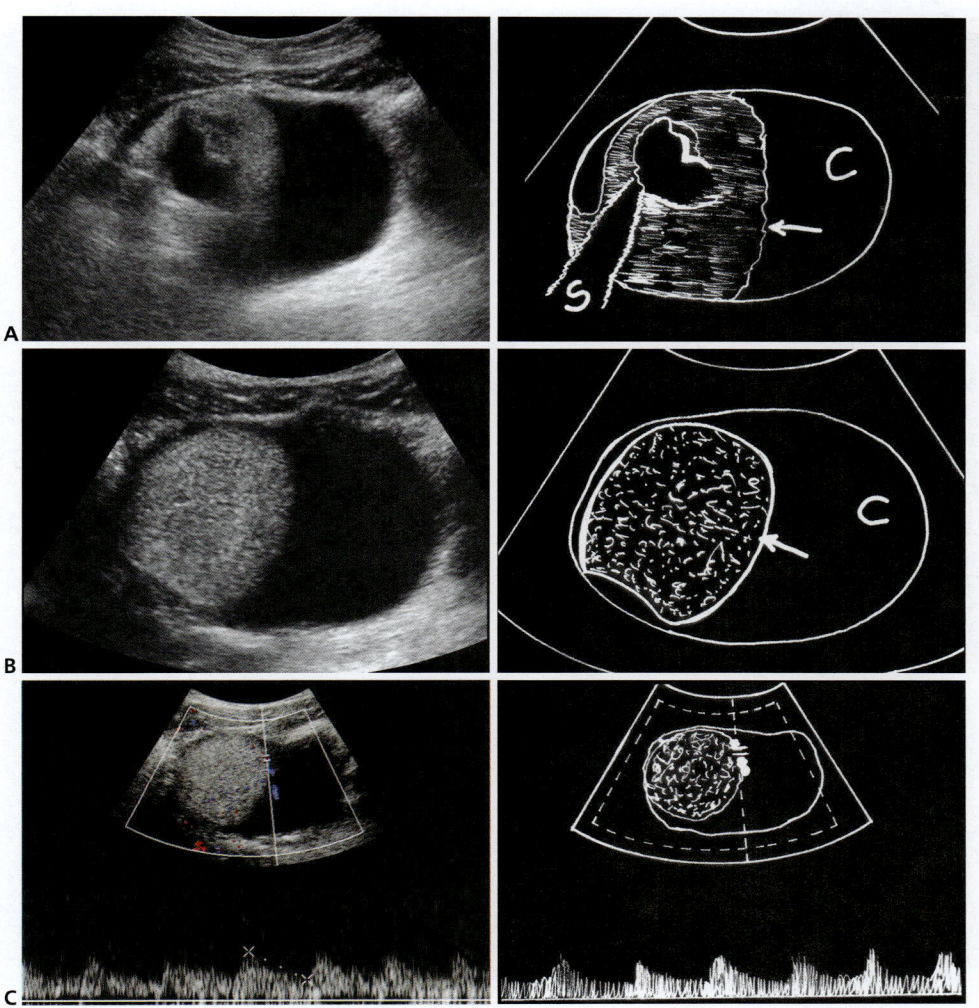

Figura 12.20. Exame transabdominal em paciente de 16 anos, com queixa de dor pélvica.
A: Observe o cisto ovariano com padrão misto (C), cístico/sólido. A área sólida (seta) provoca sombra (S) posterior variável.
B: Em outro ângulo, a área sólida se mostra homogênea, hiperecogênica.
C: Análise Doppler. O mapa vascular é pobre, com raros vasos na periferia da área sólida e análise espectral com resistividade de 0,60 (moderada).

! A faixa etária e a morfologia do tumor levam à hipótese de teratoma cístico maduro (cisto dermoide), confirmada com a cirurgia. O estudo Doppler revela a baixa atividade angiogênica desses tumores, indicando baixo risco de malignidade.

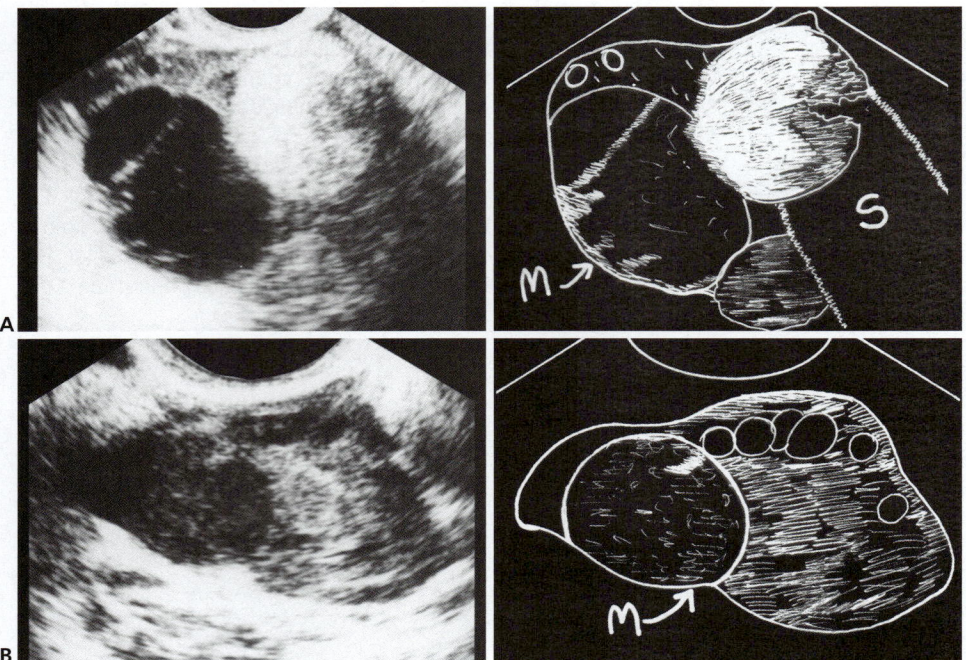

Figura 12.21. Paciente de 26 anos, com dor pélvica.
A: O ovário direito apresenta massa predominantemente sólida (M). Note a área redonda, hiperecogênica, com sombra posterior (S).
B: O ovário esquerdo também apresenta massa predominantemente sólida (M), de aspecto distinto e sem sombra posterior.

> A hipótese é um teratoma bilateral, e o marcador é a área hiperecogênica com sombra posterior. O azar é a bilateralidade e as dimensões, causando preocupação quanto à impossibilidade de preservação ovariana.
> Existe também o risco de outro tipo de diagnóstico histológico para o ovário esquerdo. O achado cirúrgico foi teratoma maduro bilateral, e não foi possível preservar parênquima ovariano normal, levando à menopausa precoce.
> A grande variância na apresentação das imagens desses tumores está ligada aos vários tipos de tecidos presentes (componentes epidérmicos com cabelos, tecido adiposo e os diversos tecidos conjuntivos).

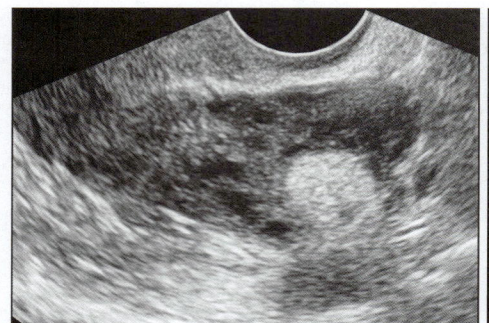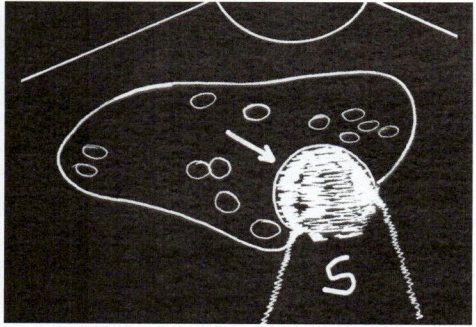

Figura 12.22. Paciente de 22 anos, com antecedente de ooforectomia direita há oito meses (dermoide), em uso de anticoncepcional oral. Exame transvaginal de rotina. O ovário esquerdo apresenta pequeno nódulo interno (seta), ecogênico, com sombra posterior (S).

> Frente à possibilidade de novo dermoide no ovário contralateral, a paciente foi submetida à videolaparoscopia cirúrgica. O ovário foi aberto, identificando-se o nódulo suspeito. O diagnóstico histológico foi teratoma maduro.
> Em cerca de 10 a 15% os dermoides são bilaterais ou ocorrerá novo tumor no futuro. A vigilância ecográfica é muito importante, para surpreender essas recorrências tumorais em tempo para a preservação de parênquima ovariano. Os casos avançados, como o da Figura 12.21, são ruins, pois a regra é a ooforectomia total bilateral, provocando a esterilidade e a menopausa precoce.

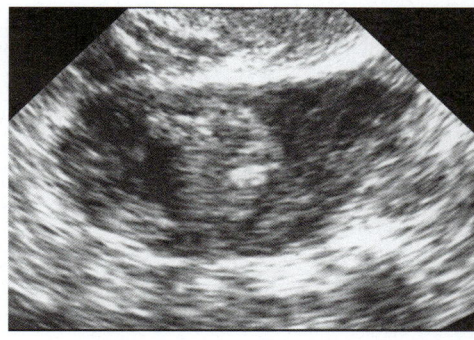 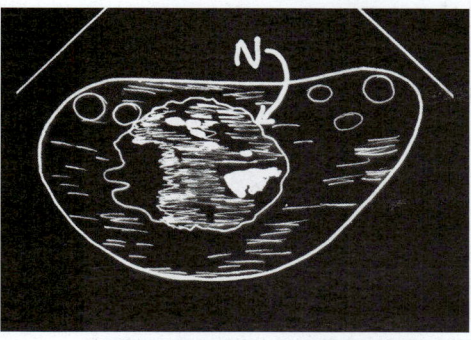

Figura 12.23. Exame transvaginal de rotina em paciente de 25 anos de idade. Observe o nódulo (N) ecogênico, heterogêneo, localizado na região central do ovário.

! Foi realizada uma minilaparotomia. O cirurgião, ao se deparar com superfície ovariana normal, concluiu pela normalidade e comunicou à família que o diagnóstico ecográfico foi falso positivo, provocando grande discussão quanto à eficiência da ultrassonografia.
Deveria ter aberto o ovário. Um ano após, o tumor estava com 90 cm³. Foi realizada a ooforectomia total, com diagnóstico histológico de teratoma maduro.
A ecografia é um método seguro para identificar aumento volumétrico subclínico do ovário. Os volumes ovarianos normais, segundo a faixa etária, são:
- *Infância:* até 2 cm³.
- *Adolescência:* 2 a 5 cm³.
- *Período reprodutivo*: 3 a 9 cm³.
- *Pós-menopausa:* 1 a 5 cm³.

No exame clínico, considera-se ovário aumentado, quando maior do que 4 cm de diâmetro. Esse tamanho corresponde a um volume de 33,28 cm³, portanto, muito acima da detecção ecográfica (5 cm³, em média). Em pacientes com abdomes "difíceis", o exame clínico é ineficiente, pois não identifica ovários de até 150 cm³, não sendo útil para o rastreamento precoce de neoplasia ovariana.

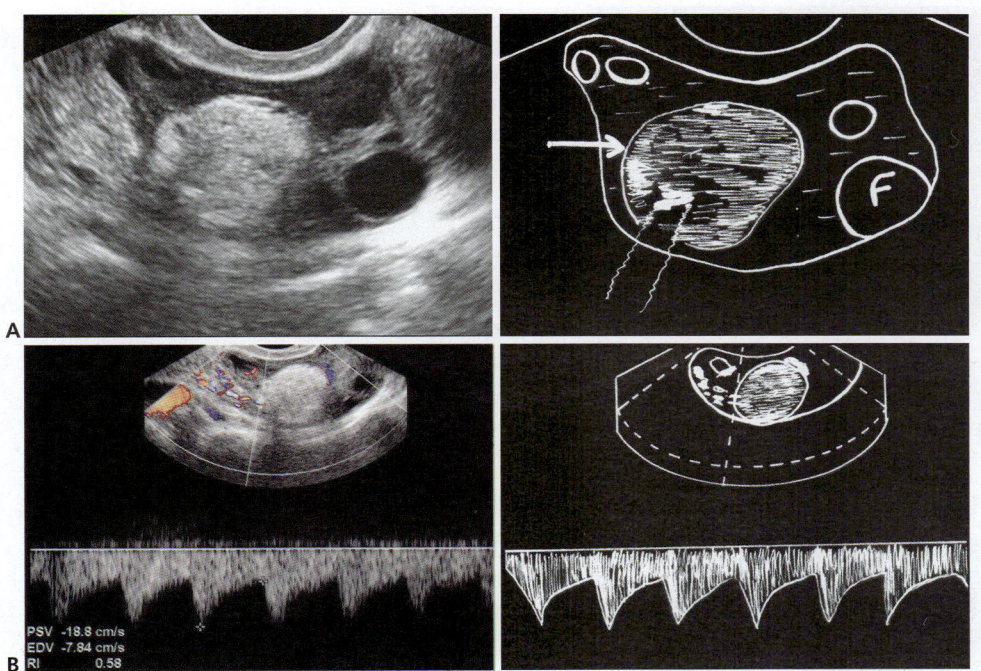

Figura 12.24. Exame transvaginal de rotina, em paciente com ciclos normais. Exame ginecológico normal.
A: O ovário direito está aumentado, com volume de 17 cm³. Observe o nódulo intraparenquimatoso (seta), hiperecogênico, com limites regulares e pequena sombra acústica posterior. Grande parte do parênquima ovariano tem aspecto normal, com folículos recrutados e um folículo em desenvolvimento (F).
B: O mapa vascular mostra poucos vasos pequenos na periferia do nódulo. O parênquima ovariano apresenta os vasos estromais normais. A análise espectral revela curvas de resistividade moderada (IR = 0,58).

! O achado incidental desses nódulos ecogênicos dentro do parênquima ovariano provoca discussão sobre a conduta. Enquanto houver parênquima ovariano normal bem visível, pode-se monitorar a evolução do nódulo (três meses, seis e mais seis meses). Se houver crescimento evidente, bem como diminuição da faixa de parênquima normal, será melhor remover o nódulo, preservando-se o ovário residual normal. Esses nódulos podem apresentar um crescimento muito lento.
Outros profissionais preferem indicar, de imediato, uma videolaparoscopia cirúrgica para abrir o ovário e remover o nódulo.
O diagnóstico diferencial: dermoide, luteoma e cisto luteínico hemorrágico em fase avançada de regressão. Outras neoplasias raramente apresentam essa morfologia. O cisto hemorrágico desaparece espontaneamente.

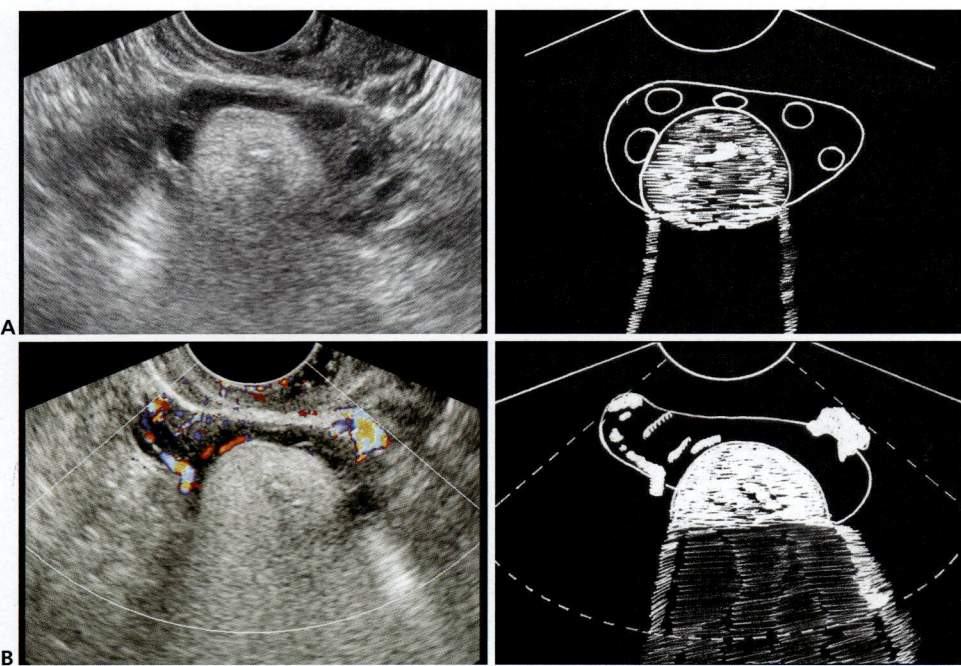

Figura 12.25. Paciente de 24 anos, utilizando anticoncenpcional oral há tres anos. Exame transvaginal de rotina.
A: O ovário contém nódulo hiperecogênico intraparenquimatoso, com atenuação acústica posterior, e com boa quantidade de parênquima preservado.
B: O mapa vascular revela apenas os vasos normais intraparenquimatosos.

> Na imagem A, note a atenuação acústica posterior. Na imagem B, note o reforço acústico posterior. A explicação dessa mudança está em pequena alteração do ângulo de insonação, mudando o artefato retrotumoral de absorção da energia (atenuação) para um misto de reverberação e espelho (reforço). Os artefatos da transmissão acústica são muito caprichosos e variáveis. O diagnóstico final foi um dermoide.

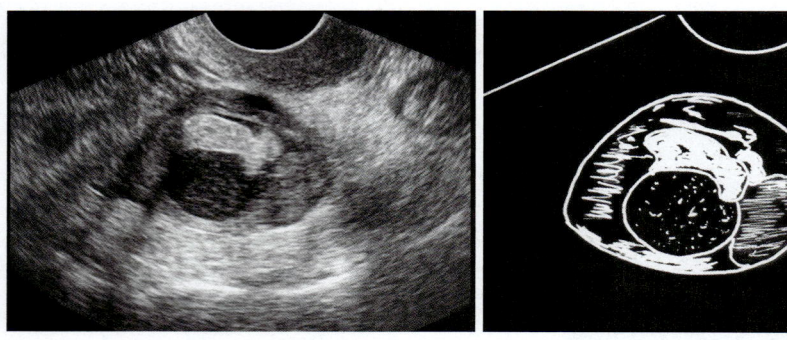

Figura 12.26. Exame transvaginal de rotina em paciente de 28 anos. Corte oblíquo no ovário esquerdo. O volume está aumentado (22 cm³), o parênquima está fino e comprimido por nódulo com morfologia tríplice: área fluida densa, área sólida hiperecogênica e área sólida suave.

> Graças ao desaparecimento do parênquima normal, indicou-se a remoção cirúrgica do tumor. O diagnóstico foi teratoma cístico maduro. Foi possível preservar parte do parênquima ovariano.

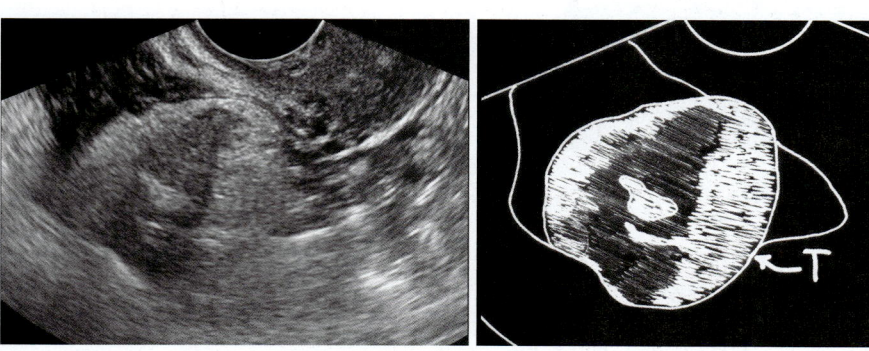

Figura 12.27. Exame transvaginal de rotina em paciente de 22 anos. Observe o ovário aumentado, contendo tumor hiperecogênico, heterogêneo (T). O diagnóstico histológico foi teratoma maduro.

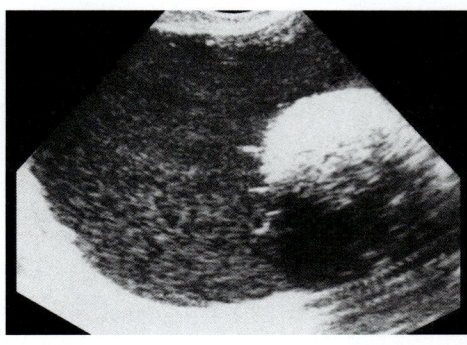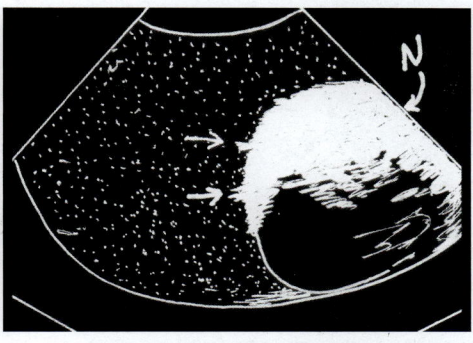

Figura 12.28. Exame transvaginal em paciente com ovário aumentado ao exame ginecológico. Observe o padrão misto do tumor, com a maior área contendo fluido grumoso denso. No interior do cisto, observe o nódulo (N) hiperecogênico com espículas em sua superfície (setas) e sombra acústica posterior.

> ! Essa é a imagem mais característica do teratoma cístico maduro (dermoide). A área cística densa contém gordura. O nódulo sólido ecogênico espiculado corresponde ao bolo de cabelos. Nesse tipo de tumor, predominam os componentes epidérmicos.

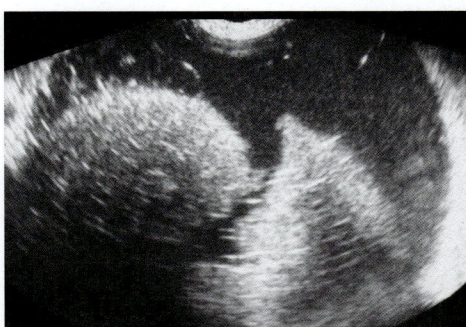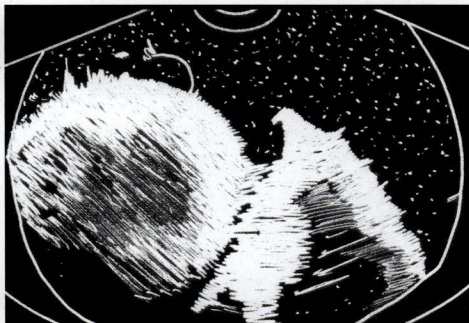

Figura 12.29. Outro exemplo do teratoma cístico maduro típico. Apresenta dois nódulos ecogênicos espiculados, com sombra acústica posterior, imersos dentro do fluido denso.

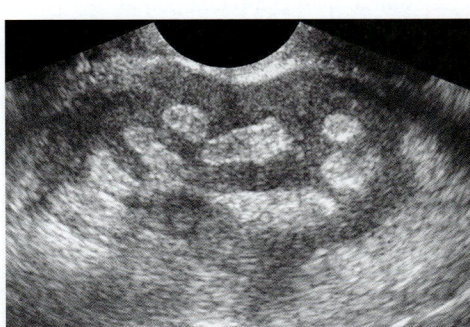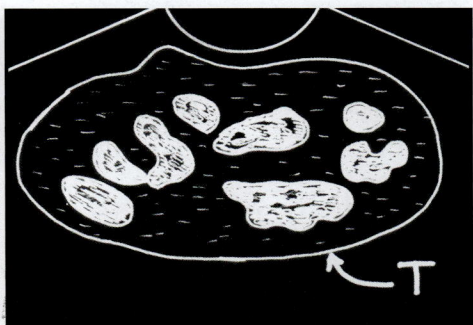

Figura 12.30. Exame transvaginal de rotina em paciente de 32 anos. Observe o tumor ovariano (T) medindo 79 cm³ (toque negativo!), contendo várias áreas ecogênicas dispersas dentro de "tecido" homogêneo, hipoecogênico.

> ! O tumor foi removido. Consistia em um cisto repleto de gordura líquida com bolas de gordura solidificada, flutando dentro do fluido. Um teratoma cístico maduro. A grande variância da arquitetura dos teratomas está relacionada com os vários tipos de tecidos presentes nesses tumores.

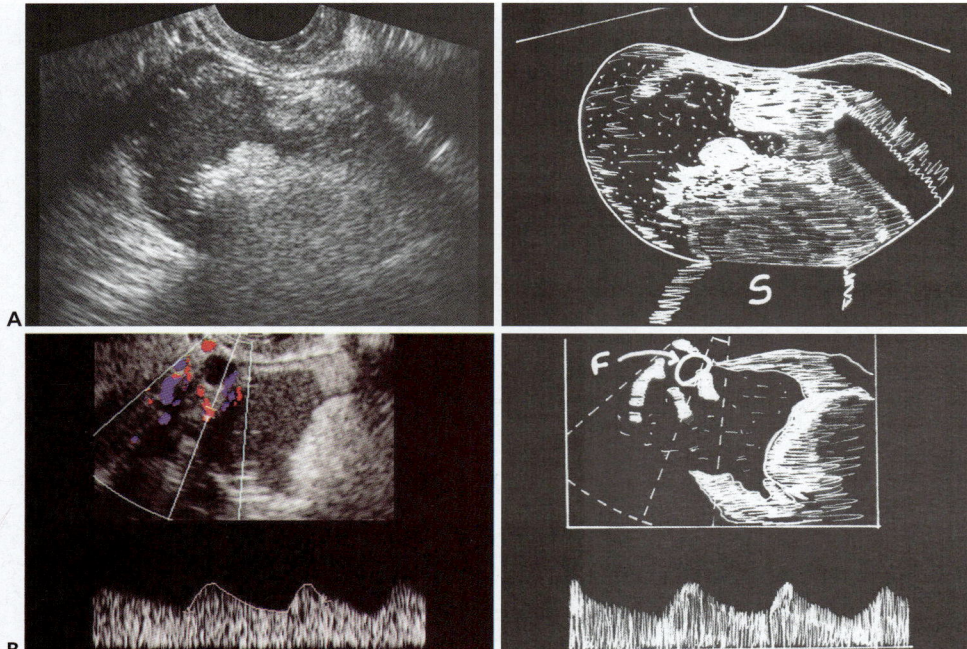

Figura 12.31. Exame transvaginal de rotina.
A: Observe o tumor com área ecogênica e com sombra acústica (S).
B: Em um dos lados do tumor, note a pequena área de parênquima ovariano normal, contendo folículo (F) e vasos típicos no estroma. A análise espectral mostra curvas com resistividade baixa (IR = 0,41 e IP = 0,55). Não existem vasos dentro do tumor, indicando menor risco.

! Além da ausência de vasos internos no tumor, a sombra acústica é um sinalizador de benignidade. A cirurgia revelou um teratoma cístico maduro. Foi possível preservar o pedaço de parênquima ovariano normal.

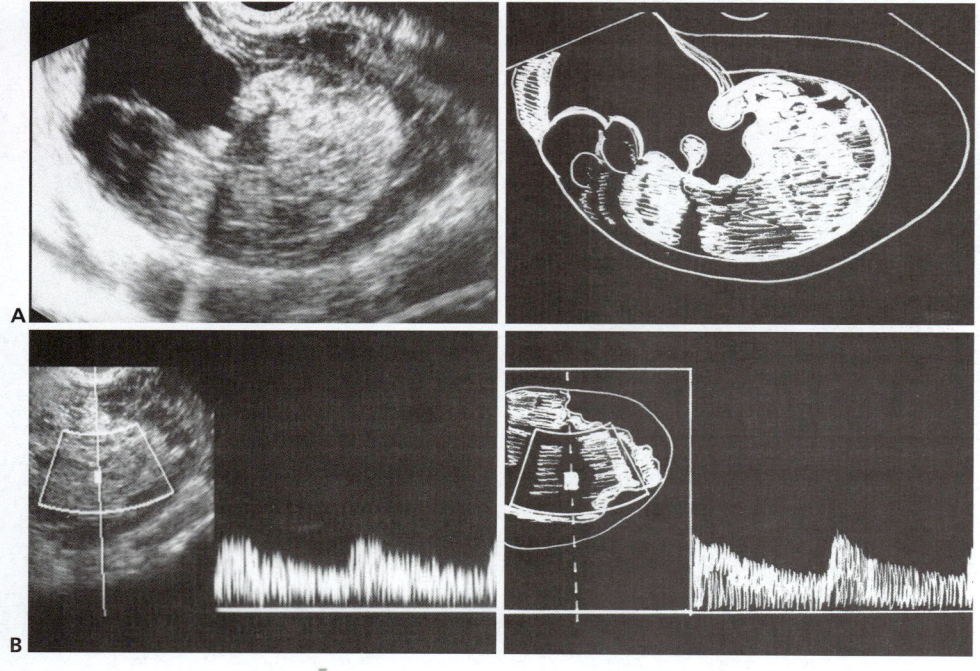

Figura 12.32. Exame transvaginal em paciente com queixa de peso na pelve e períneo. Toque ginecológico identificou massa pélvica.
A: Observe o tumor sólido com componentes distintos (área sólida hiperecogênica, área cística septada e área cística anecoide).
B: O estudo Doppler identificou vaso dentro do componente sólido com resistividade moderada (IR = 0,63).

! O tumor misto tem componentes císticos e sólidos, mas com predomínio dos cistos. Quando predomina o sólido, a denominação passa a ser sólida. A paciente é jovem, e a área sólida hiperecogênica dentro do tumor lembra um teratoma. O vaso no interior da área sólida causa preocupação. Não existe sombra acústica.
A remoção cirúrgica do tumor revelou um teratoma benigno, com componentes teciduais maduros. Esses tumores podem apresentar qualquer tipo de tecido. Quando predominam os epiteliais, são os dermoides. Quando predominam os de origem mesenquimal, mas maduros, são os teratomas sólidos. Esses podem conter qualquer tipo de tecido, inclusive glândulas, tecido neurepidérmico etc.

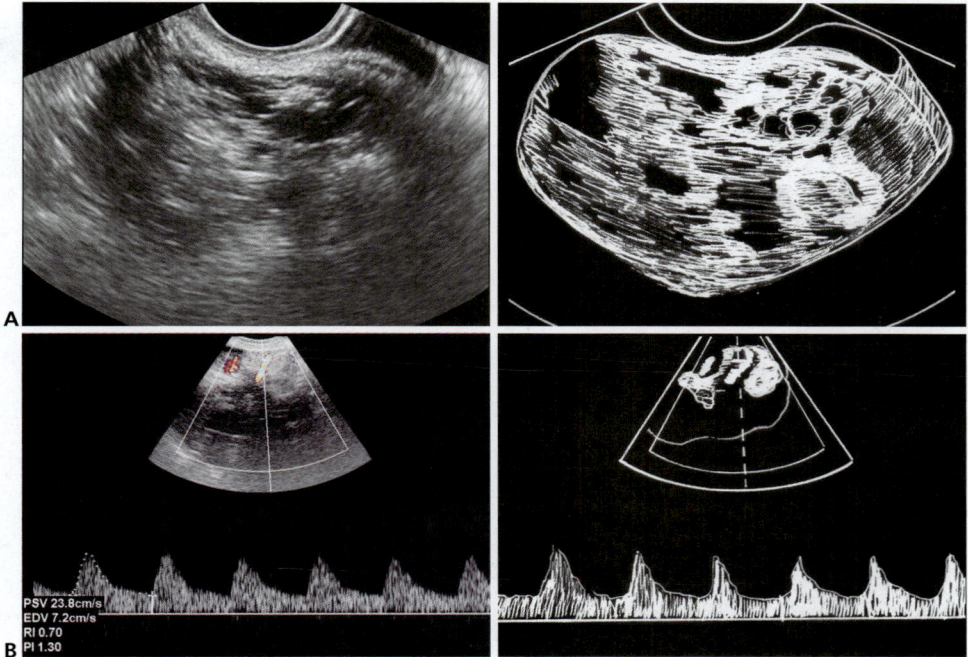

Figura 12.33. Paciente de 22 anos com ovário aumentado ao exame ginecológico. Exame transvaginal.
A: Observe o tumor sólido hiperecogênico, sem sombra acústica posterior.
B: O mapa vascular revela vasos grossos dentro do tumor, com impedâncias moderadas (IR = 0,70 e IP = 1,30).

! O diagnóstico histológico foi teratoma sólido maduro benigno. O ovário contralateral deverá ser monitorado por tempo indeterminado, pois existe risco de até 15% de novo teratoma nesse ovário, eventualmente com padrão imaturo maligno.

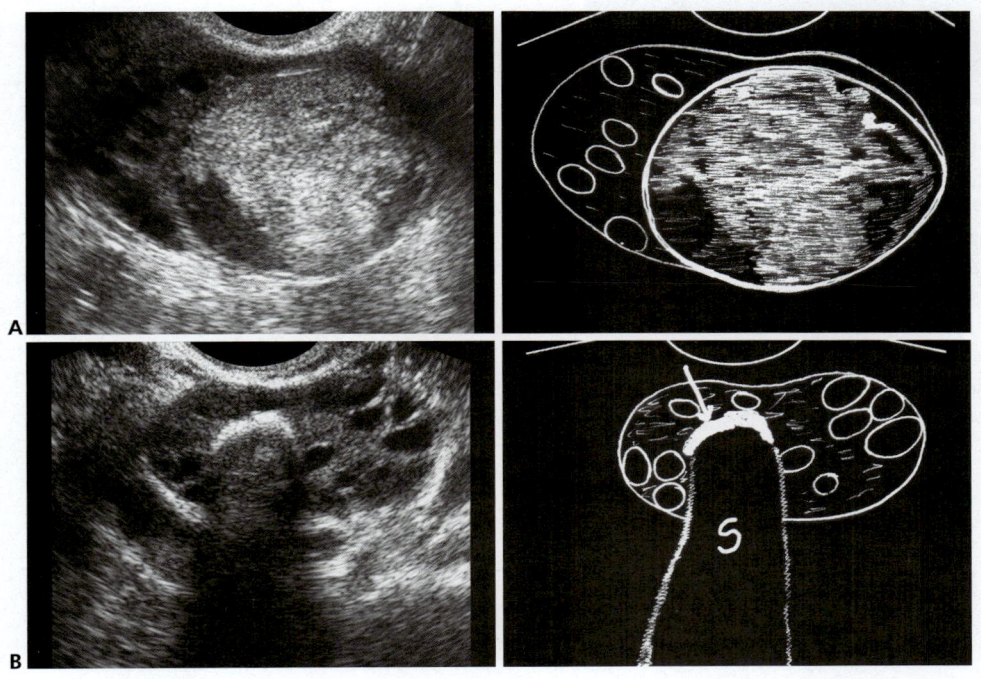

Figura 12.34. Paciente de 26 anos. Exame transvaginal de rotina.
A: O ovário direito apresenta nódulo hiperecogênico, bem delimitado, sem alteração na transmissão acústica posterior, com parte do parênquima normal preservado, contendo folículos.
B: O ovário esquerdo contém folículos retidos, pois a paciente está utilizando anticoncepcional oral. No centro do ovário, nota-se pequeno nódulo sólido ecogênico (seta), com sombra posterior total (S).

! O achado ecográfico (lesão bilateral) indica urgência de remoção cirúrgica. O ovário esquerdo deverá ser aberto para identificar-se o pequeno nódulo central. O diagnóstico histológico foi teratoma maduro benigno bilateral. Os ovários foram preservados para as funções endócrina e reprodutiva. Mais uma vez: o caso merece vigilância anual permanente, em razão do risco de novo teratoma.

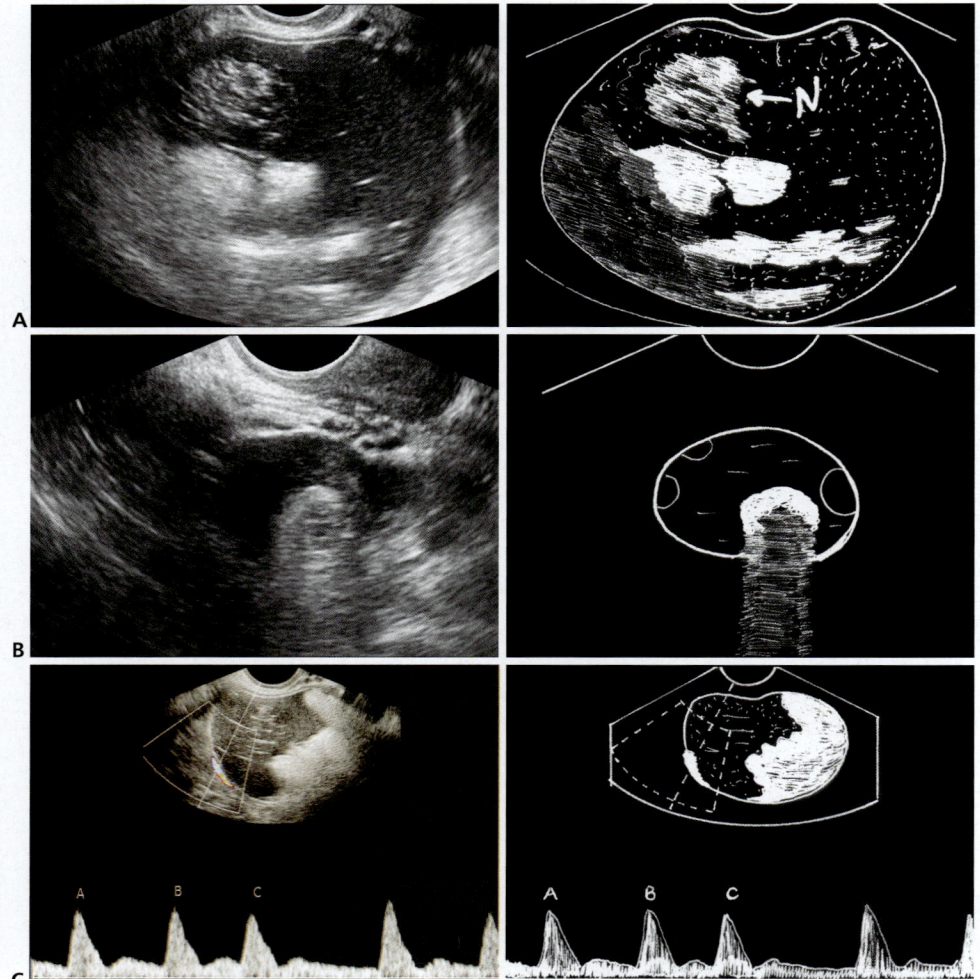

Figura 12.35. Exame trasvaginal em paciente com aumento do ovário esquerdo.
A: Observe o grande tumor com arquitetura típica de um teratoma cístico maduro: cisto denso contendo nódulo ecogênico espiculado (N) e vários nódulos hiperecogênicos "flutuando" dentro do fluido.
B: O ovário contralateral apresenta nódulo hiperecogênico interno, com "reforço" posterior.
C: O mapa vascular do tumor ovariano esquerdo revela raros vasos uniformes, com curvas espectrais de resistividade alta (baixo risco).

> O diagnóstico histológico foi teratoma benigno bilateral, com o típico dermoide à esquerda.
> Uma novidade: a análise espectral do vaso tumoral revela bradiarritmia arrítmica cardíaca na paciente. Observe os intervalos variáveis de tempo entre os picos sistólicos, desde ciclos cardíacos com tempo normal até ciclos com tempo muito longo. As artérias tumorais, mesmo que neoformadas, refletem o ciclo cardíaco da paciente. O tumor não tem coração próprio, por isso a frequência dos seus batimentos arteriais é a mesma do coração da paciente. Já tivemos casos em que a bradiarritmia era crítica, levando a paciente com urgência ao cardiologista e instalação de marca-passo cardíaco.

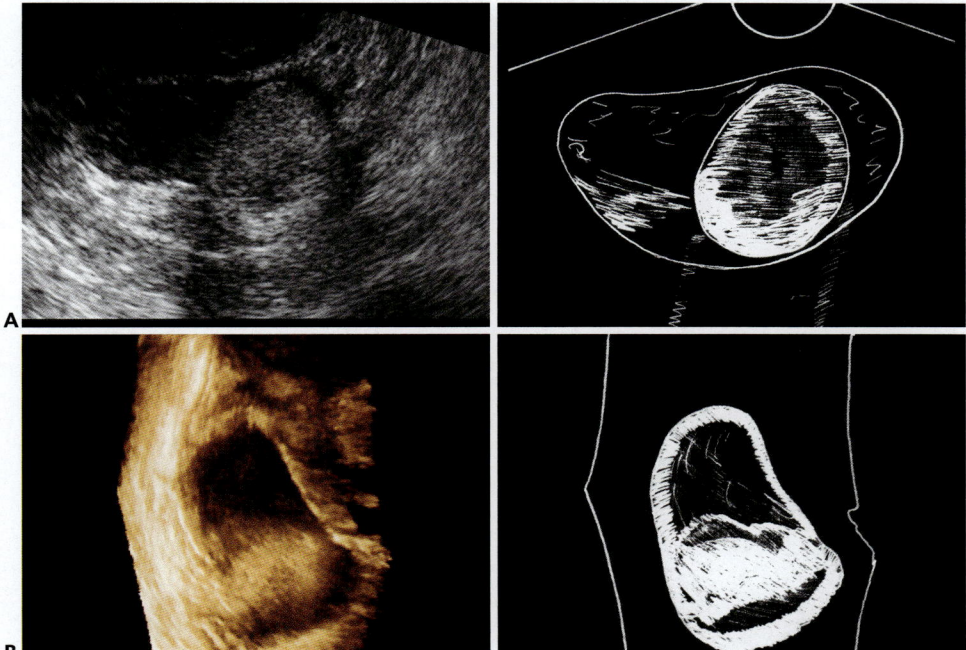

Figura 12.36. Exame transvaginal de rotina.
A: O ovário esquerdo está aumentado e contém nódulo ecogênico com leve atenuação acústica posterior.
B: Imagem volumétrica 3D. Aplicando-se o recurso da transparência, o nódulo apresenta contorno espiculado, típico do bolo de cabelos do dermoide.

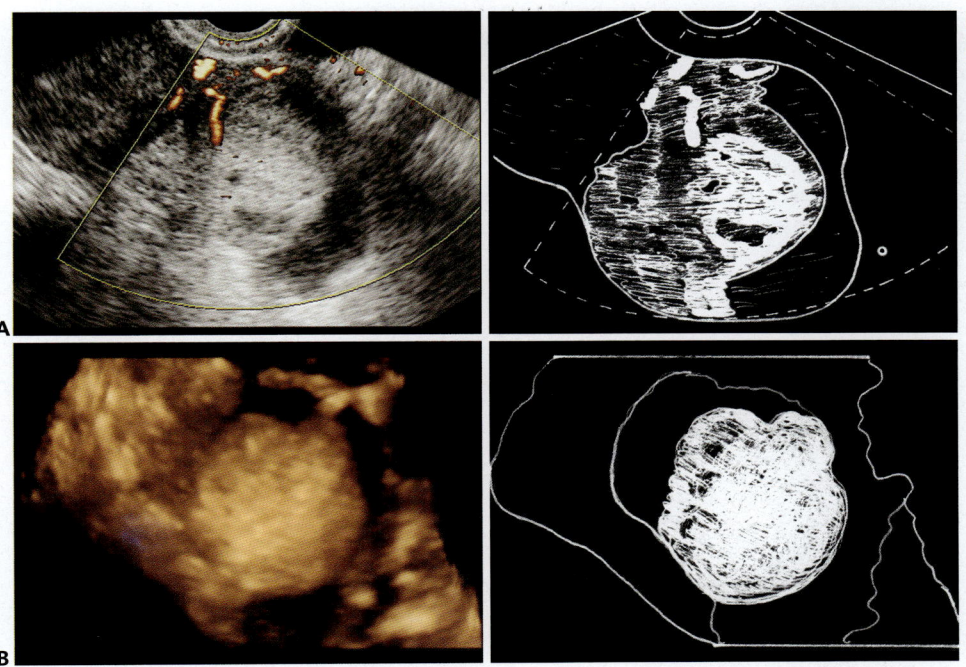

Figura 12.37. Exame transvaginal de rotina.
A: O ovário esquerdo está aumentado, apresentando área ecogênica central. O mapa vascular revela vaso grosso adentrando a área-alvo.
B: Imagem volumétrica 3D com transparência, demonstrando a área tumoral com limites levemente irregulares.

! Diagnóstico diferencial: teratoma ou neoplasia de outro tipo, apresentando neoangiogênese de risco. O diagnóstico histológico foi um teratoma sólido, benigno, com componente tireoidiano (!).

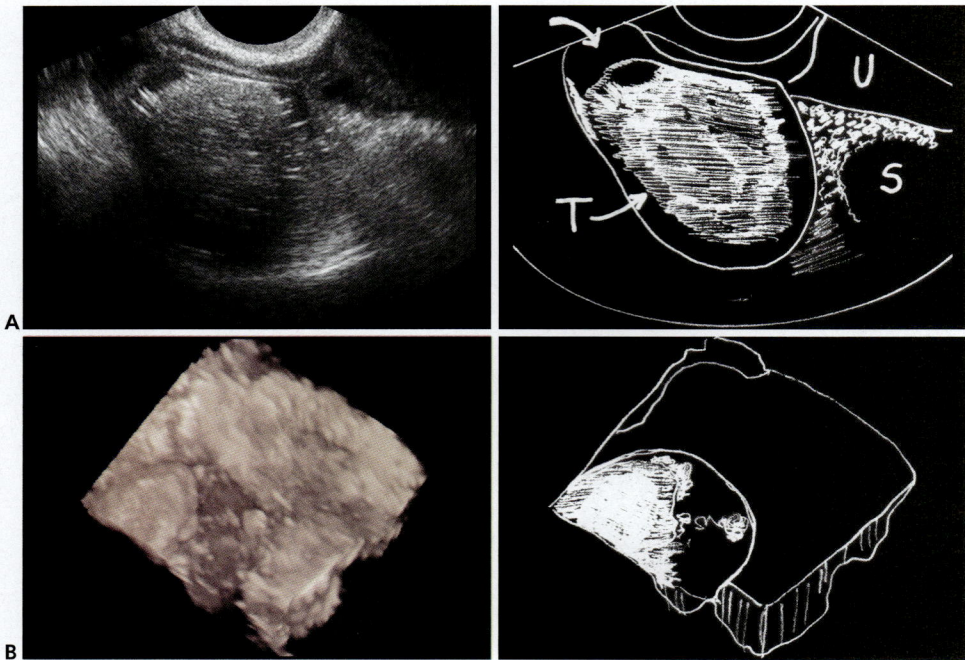

Figura 12.38. Exame transvaginal de rotina.
A: O ovário direito está aumentado, contendo tumor ecogênico com contornos espiculados (T), notando-se pequena área de parênquima normal residual (seta). U = útero; S = sigmoide repleto.
B: Imagem volumétrica com transparência, mostrando o tumor com limites irregulares e espículas.

> A hipótese é teratoma maduro benigno, confirmada pela histologia. Foi possível preservar parte do parênquima ovariano. Volte à imagem A: atente que o sigmoide repleto é parecido com o teratoma. O ecografista deve estar atento ao hábito intestinal da paciente, bem como o tempo desde a última evacuação, para não confundir bolo fecal com teratoma. Muitos teratomas são evacuados espontaneamente com o preparo intestinal pré-operatório, levando a intervenções desnecessárias, com achados de pelves normais.
> Não esqueça: em dúvida, indique preparo intestinal e reexamine a paciente para não correr o risco de um diagnóstico falso, com posterior cobrança pelo erro.

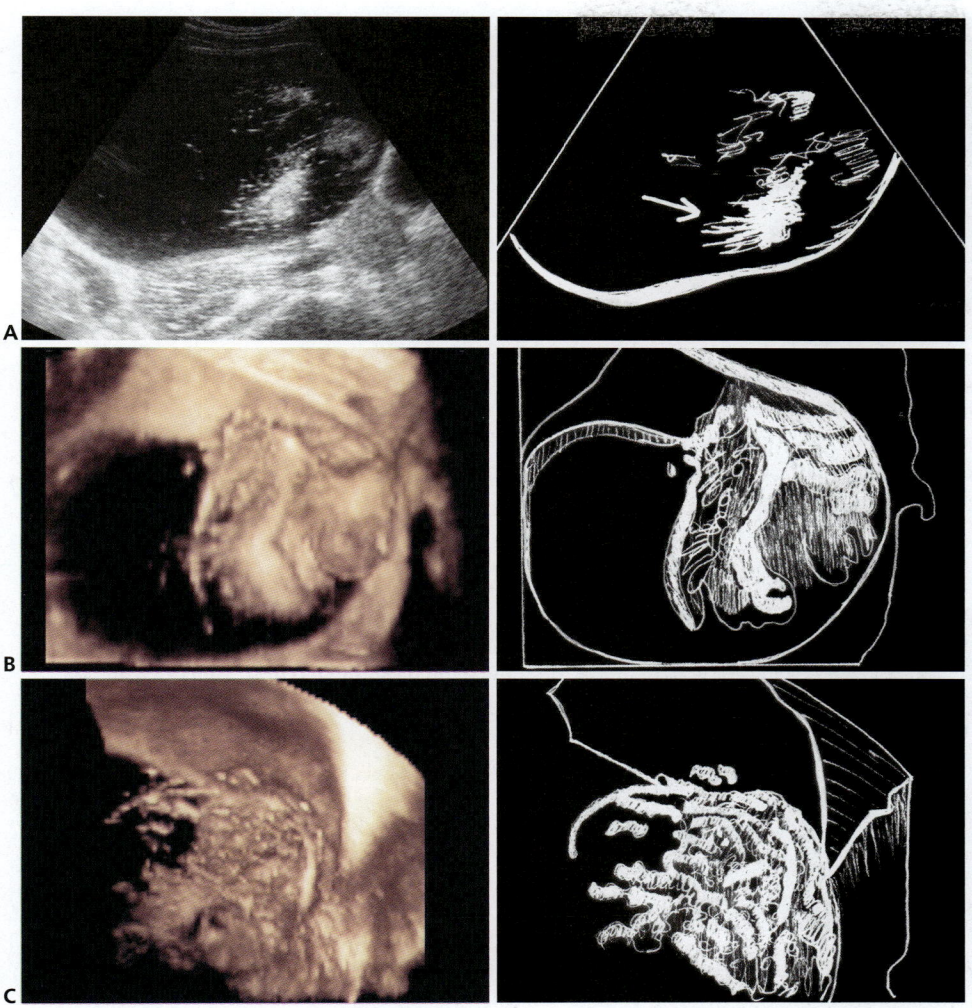

Figura 12.39. Paciente de 22 anos com queixa de dor e sensação de peso na pelve. Não foi examinada pelo clínico. Exame transvaginal.
A: Observe o grande cisto, contendo filamentos soltos e o típico bolo de cabelos (seta), levando à hipótese de cisto dermoide.
B e C: Imagem volumétrica 3D, realizando uma endoscopia virtual do bolo de cabelos.

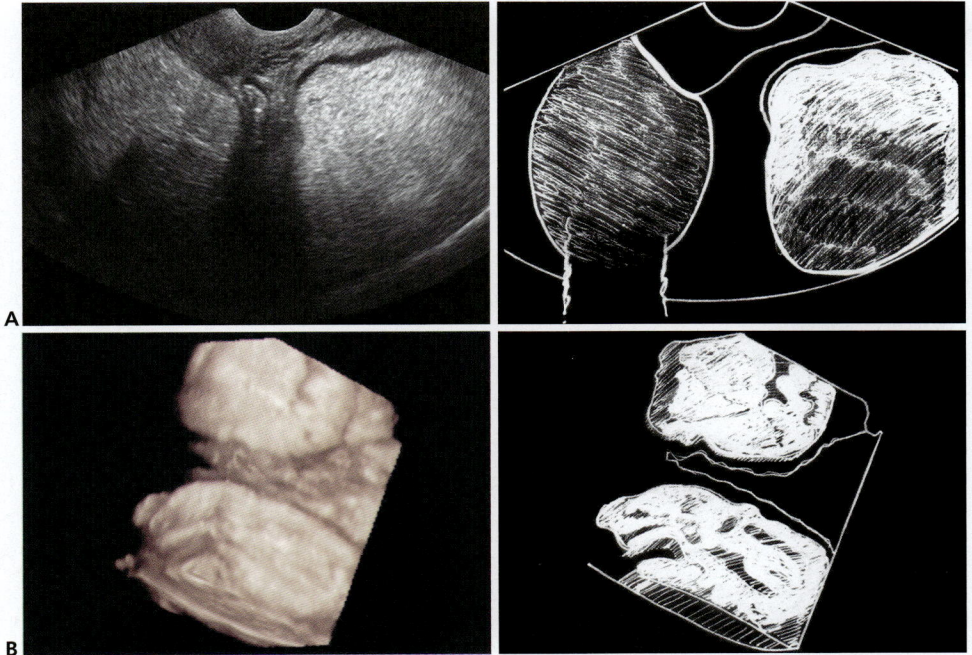

Figura 12.40. Exame transvaginal de rotina.
A: Corte transversal na altura do istmo uterino. Os dois ovários estão aumentados graças à presença de tumores sólidos ecogênicos, com sombra acústica à direita.
B: Imagem volumétrica 3D. Os dois tumores apresentam limites irregulares, mas bem definidos.

> A paciente é jovem, levando à hipótese mais provável de teratoma ovariano bilateral. A sombra acústica à direita reforça a impressão diagnóstica. A cirurgia confirmou a presença de teratoma sólido, benigno, bilateral. Só foi possível conservar pequena quantidade de parênquima ovariano bilateral, reduzindo drasticamente a reserva folicular. Essa condição preocupa quanto ao futuro reprodutivo e à provável menopausa precoce.

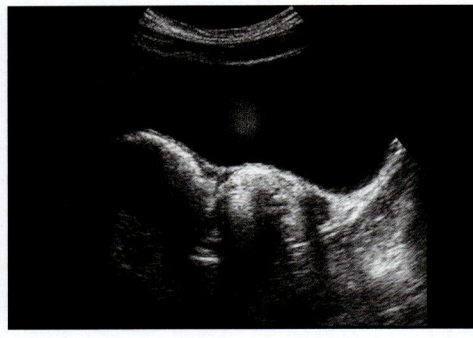 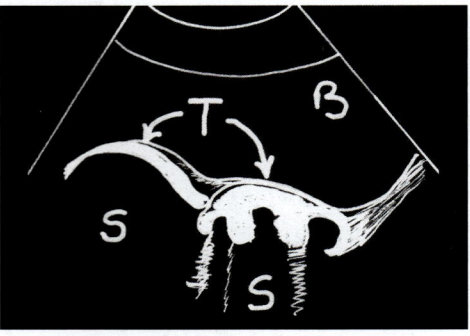

Figura 12.41. Exame transabdominal em paciente virgem de 16 anos, com queixa de dor pélvica. Corte longitudinal à esquerda do útero. Observe os tumores ecogênicos (T), com sombras acústicas posteriores (S). B = bexiga.

! Foi realizado um preparo intestinal e, no reexame, restou um tumor heterogêneo, ecogênico, com sombra posterior. O outro tumor foi evacuado com o preparo intestinal. O diagnóstico final foi um teratoma maduro, benigno. Esse caso reforça a importância do preparo intestinal nesses casos específicos de tumores ecogênicos.

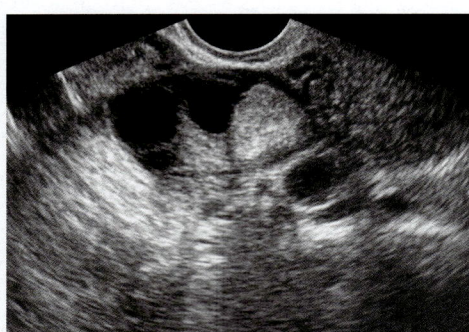 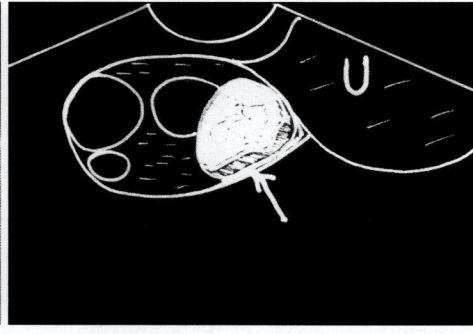

Figura 12.42. Exame transvaginal de rotina em paciente de 30 anos. O ovário direito apresenta nódulo sólido ecogênico (seta), além de três folículos normais. U = útero.

! Como o nódulo é pequeno e intraparenquimatoso, foi agendado retorno em 90 dias para monitoração. A paciente, ansiosa, voltou em 30 dias, quando foi constatado o desaparecimento do nódulo. Tratava-se de corpo lúteo hemorrágico atípico, o qual desapareceu espontaneamente. O controle ecográfico dessas lesões ovarianas pequenas é sempre benéfico, evitando intervenções desnecessárias.

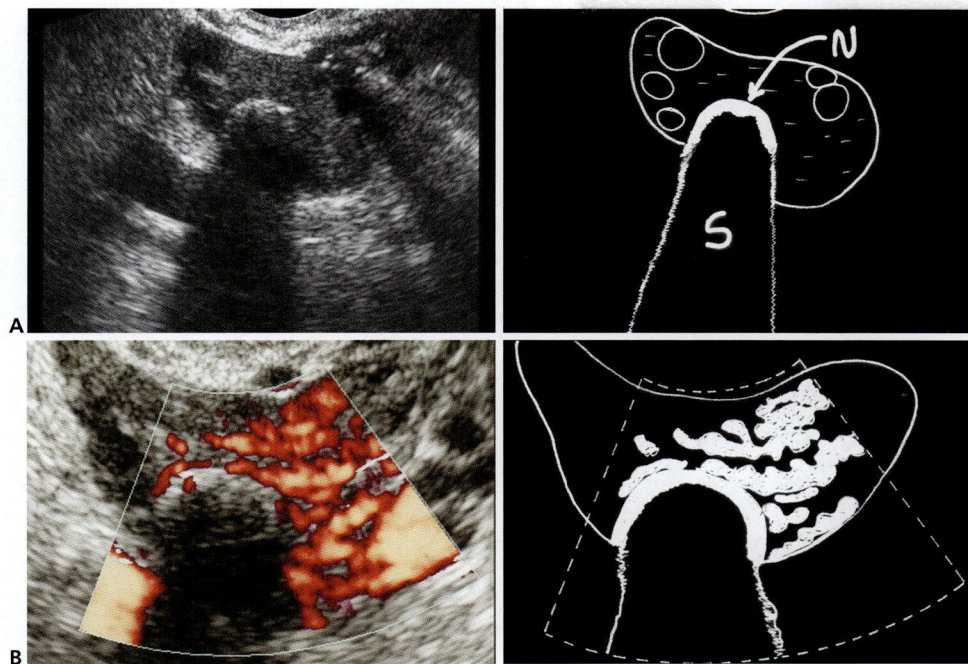

Figura 12.43. Exame transvaginal em paciente com diagnóstico prévio de nódulo ecogênico com sombra acústica posterior, localizado no parênquima do ovário direito.
A: O ovário direito, após 18 meses de monitoração, persiste com o nódulo (N) sem modificações no tamanho ou na arquitetura. S = sombra acústica posterior.
B: O mapa vascular mostra a vascularização do estroma ovariano, bem como vasos na periferia do nódulo.

> Em virtude da persistência do nódulo e da ansiedade da paciente, foi realizada uma videolaparoscopia cirúrgica, com remoção da lesão. O diagnóstico histológico foi um granuloma inflamatório, inespecífico, fibrosado e calcificado (lesão inativa). Apesar de incomum, esse é mais um tipo de lesão para a lista de diagnóstico diferencial. Lembre-se que, com exceção do teratocarcinoma (raro), não existe neoplasia ovariana maligna que provoque sombra acústica posterior.

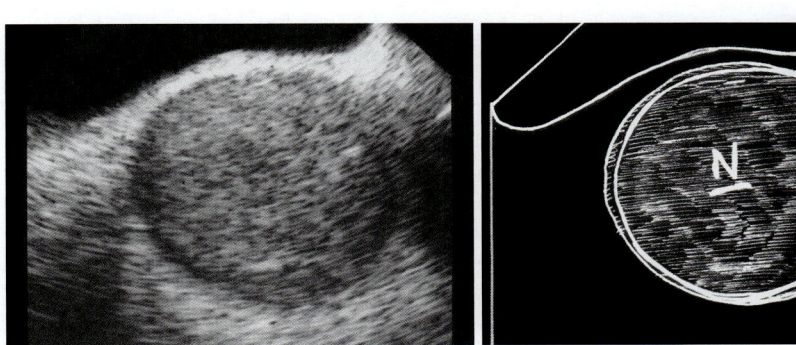

Figura 12.44. Exame transabdominal em paciente de 13 anos, com queixa de dor pélvica. Observe o ovário aumentado de volume, todo tomado por neoplasia (N) sólida, ecogênica, homogênea, com limites definidos e com reforço acústico posterior.

> Voltou para controle em três meses, e a massa aumentou o volume, mas não modificou as características. A ooforectomia total revelou um diagnóstico histológico de teratoma maduro benigno. Esse é um caso invertido. A suspeita inicial foi de neoplasia de risco, e o diagnóstico final foi um dermoide. Nessa faixa etária, os tumores sólidos homogêneos têm maior risco de malignidade (por exemplo, disgerminoma).

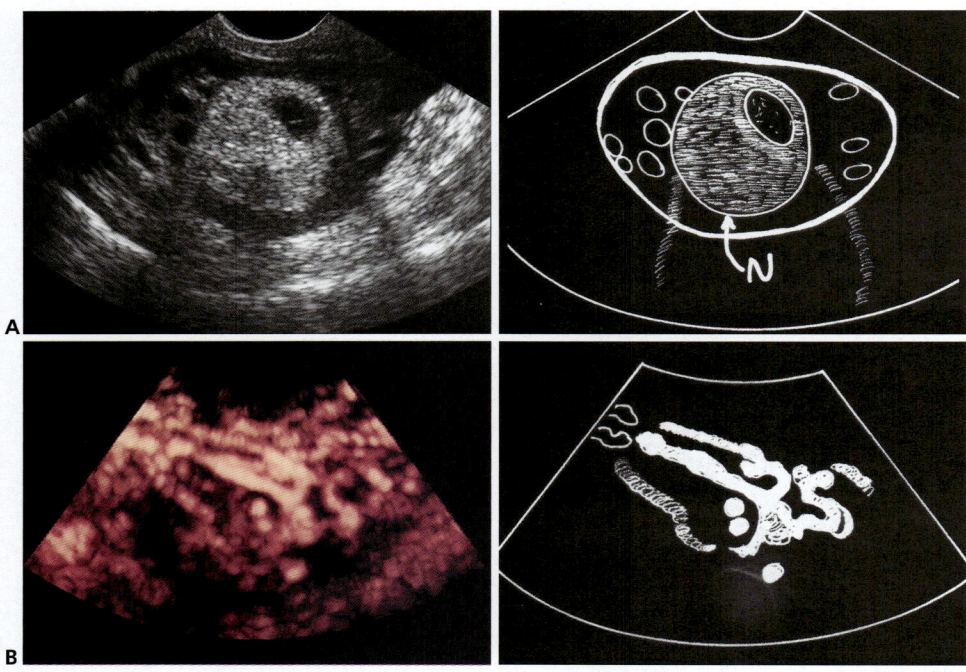

Figura 12.45. Exame transvaginal de rotina em paciente de 46 anos.
A: O ovário direito está aumentado, com volume de 26 cm³. Observe o nódulo ecogênico (N) no centro do ovário, rodeado de parênquima normal, mostrando folículos recrutados. Há leve atenuação parcial posterior do feixe acústico.
B: Mapa vascular com o Doppler codificado por amplitudes. Observe a grande quantidade de vasos grossos e irregulares (atípicos) no interior do nódulo.

> Pela imagem A, a hipótese principal é um teratoma benigno. A imagem B mostra angiogênese de alto risco para malignidade, a qual, aliada à idade da paciente, indica a necessidade urgente de diagnóstico histológico.
> O ovário foi removido. O diagnóstico final foi um tecoma limítrofe. O tecoma tembém é chamado de luteoma (células da teca luterínica). O mapa vascular foi definitivo para a conduta cirúrgica em bom tempo. O Doppler sempre será um recurso importante, pois demonstra o padrão vascular das lesões proliferativas ovarianas.

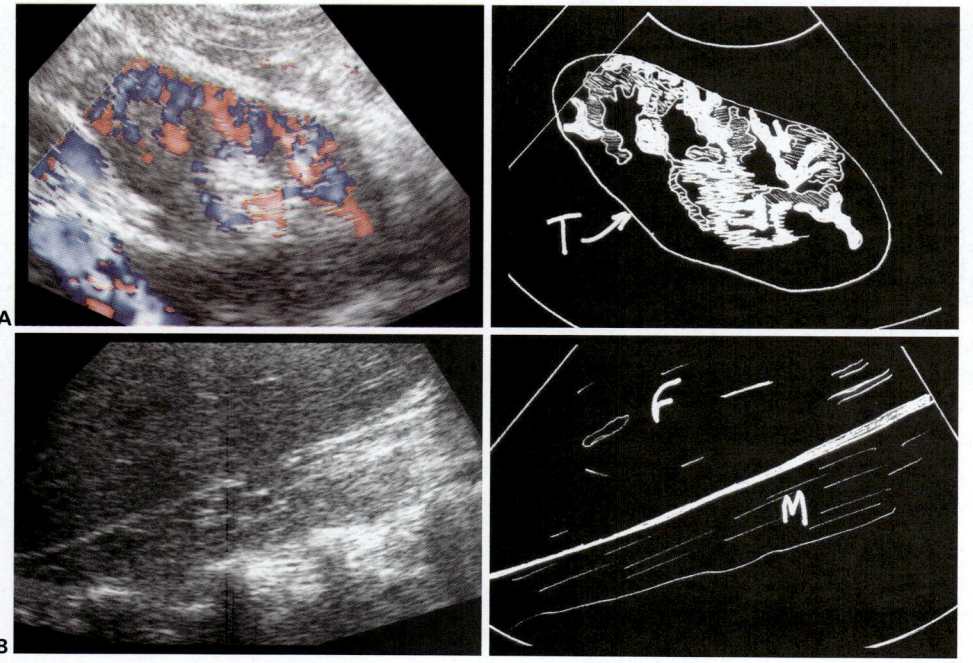

Figura 12.46. Exame transvaginal em paciente com diagnóstico prévio, em outro serviço, de cisto dermoide no ovário direito.
A: Observe o tumor ovoide (T) anexial à direita. A área central é hiperecogênica, a qual está rodeada por tecido uniforme, com espessura simétrica. O mapa vascular mostra uma rede em leque, com os vasos retos bifurcando em "Y". A morfologia do tumor e o padrão vascular sugerem um rim ectópico na pelve.
B: A loja renal direita está vazia, o que confirma a ectopia renal. F = fígado; M = músculo quadrado lombar.

> A incidência populacional de rim pélvico é alta (cerca de 1:1.200). Portanto, essa é uma possibilidade forte, que merece pesquisa sempre que se identifica tumor sólido com anel simétrico de tecido uniforme, rodeando um maciço ecogênico central. Mais uma vez, o Doppler é uma ferramenta importante, pois o padrão vascular renal é típico, com vasos retos distribuidos em leque.
> Uma urografia excretora confirmou o diagnóstico de rim pélvico. O diagnóstico ecográfico errado, confundindo rim pélvico com neoplasia ovariana, é muito grave, pois induz intervenção desnecessária e, o que é pior, o cirurgião pode remover o rim localizado no retroperitônio pélvico.
> Não esqueça de que pode haver associação com anomalia uterina congênita.

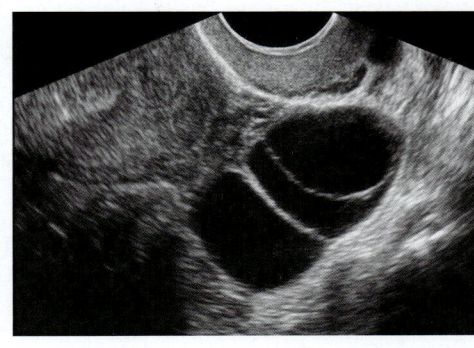 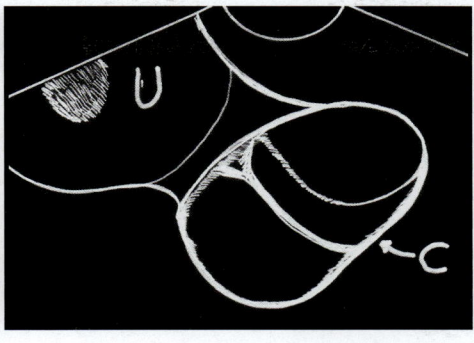

Figura 12.47. Exame transvaginal de rotina em paciente de 42 anos. Corte transversal. O ovário esquerdo está aumentado de volume (53 cm³) e apresenta cisto septado (C). Não se identifica parênquima ovariano, indicando total compressão do mesmo. U = útero.

! O cisto septado é mais importante do que o monocavitário. Quase sempre corresponde a uma neoplasia. Outras hipóteses são: mega-hidrossalpinge inflamatória septada, cisto de inclusão peritoneal, cisto tecaluteínico, resíduo de estimulaçao da ovulação, cisto do mesentério, cisto tubo-ovariano (sequela de abscesso tubo-variano), sequela de endometriose etc.
Antes de decidir por uma intervenção, torna-se importante a devida correlação anatomoclínica. A neoplasia sempre será removida. Os cistos relacionados com os processos inflamatórios (por exemplo, infecção ou endometriose), ao provocarem dor pélvica crônica, também deverão ser removidos. Outras questões deverão ser ponderadas com cuidado.
Nas pacientes em idade reprodutiva, pode-se optar por bloqueio do ciclo menstrual por seis meses, com controle ecográfico trimestral, adicionando-se tratamento anti-inflamatório nas que apresentem dor pélvica.

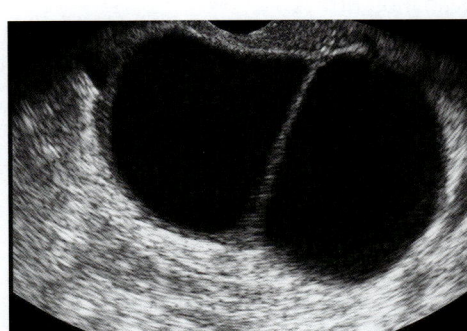 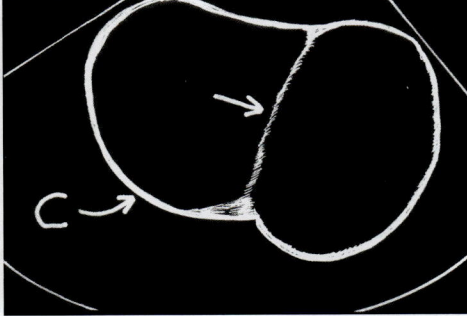

Figura 12.48. Exame transvaginal de controle, em paciente com diagnóstico prévio de cisto ovariano septado. Está bloqueando o ciclo com anticoncepcional oral. Observe o cisto (C) com septo fino (seta). Em comparação com o exame anterior (há seis meses), houve crescimento significativo do volume do cisto. O cisto foi removido, com resultado histológico de cistoadenoma seroso.

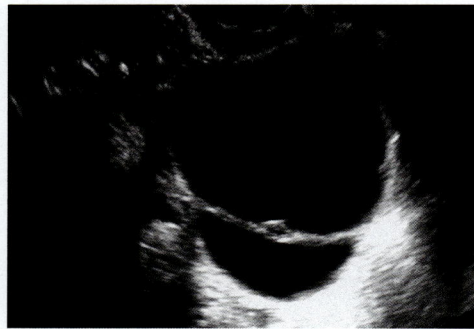 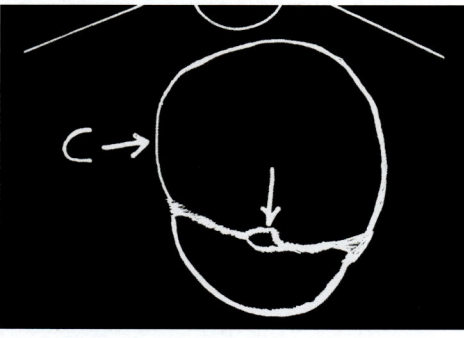

Figura 12.49. Exame transvaginal de rotina em paciente de 77 anos. Observe o cisto ovariano septado (C), com pequena área circular no meio do septo (seta). O resultado foi um cistoadenoma seroso benigno.

> Os tumores ovarianos (neoplásicos ou não) podem ser classificados, segundo sua morfologia ecográfica, em:
> - Cistos monocavitários:
>   - Anecoides.
>   - Densos.
> - Cistos septados.
>   - Simples: apenas septos com conteúdo anecoide ou denso:
>   - Com papilas.
>   - Com áreas sólidas.
>   - Com papilas e áreas sólidas.
> - Mistos: áreas císticas e áreas sólidas, com predomínio dos cistos.
> - Complexos: áreas císticas, sólidas, septos, papilas e paredes espessas.
> - Sólidos: parênquima sólido maciço ou com pequenos cistos.
>
> As definições para os tumores mistos e os complexos são semelhantes, pois os tumores mistos também podem conter septos e papilas. Portanto, por motivos práticos, passaremos a classificar os tumores ovarianos em: cistos monocavitários, cistos septados, mistos (englobando os complexos) e sólidos.
>
> Os contornos dos tumores (limites das paredes) também são importantes:
> - *Regulares:* contornos lisos, visíveis em toda a extensão.
> - *Irregulares:* espículas, saliências e reentrâncias.
> - *Imprecisos:* falhas do contorno, dando a impressão de disseminação para a cavidade peritoneal.
>
> Os cólons repletos podem atrapalhar a detecção e a classificação anatômica dos tumores ovarianos. A anamnese é importante (hábito intestinal da paciente) e, se necessário, é prudente indicar um preparo intestinal.

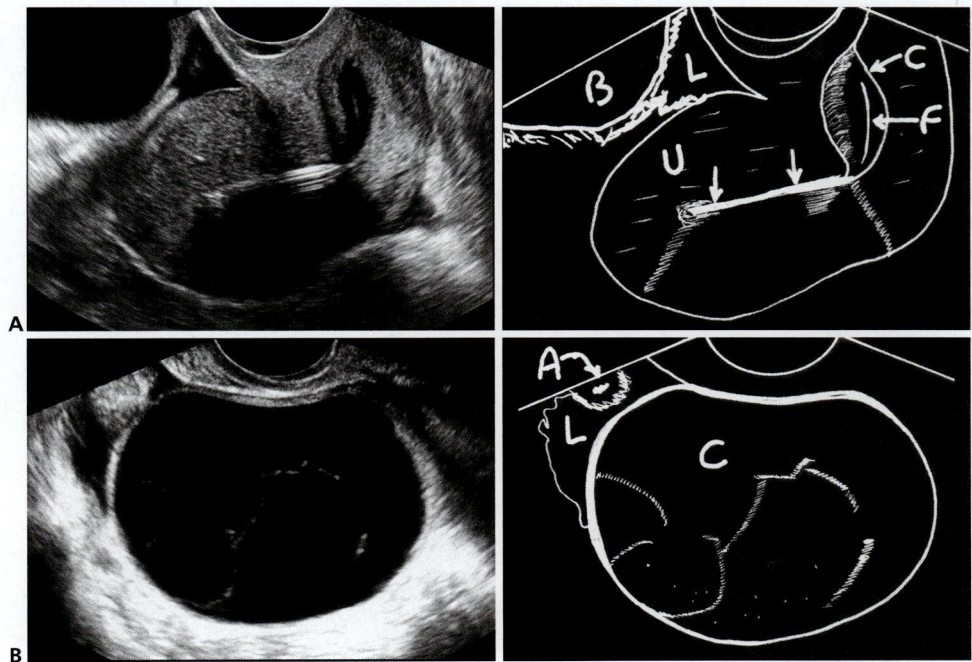

Figura 12.50. Exame transvaginal de rotina. A paciente refere portar dispositivo intrauterino medicado com progesterona.
A: Corte longitudinal do útero (U). Observe o dispositivo (setas) corretamente posicionado na cavidade uterina. O canal cervical (C) contém muco, podendo identificar-se o fio do dispositivo (F) no meio do fluido. B = bexiga; L = pequena quantidade de líquido no fundo de saco anterior.
B: Observe o cisto ovariano (C) com septos finos e paredes lisas, com contornos regulares. L = líquido peritoneal livre; A = alça intestinal.

! A progesterona liberada pelo dispositivo pode vir associada à alteração ovariana funcional. O padrão morfológico do cisto indica maior probabilidade de neoplasia, somado ao fato de que a paciente não tem antecedentes ginecológicos clínicos ou cirúrgicos.
O fluido lívre no peritônio, fora do fundo de saco posterior, sempre indica alguma anormalidade.
Exame de controle após três meses revelou pequeno crescimento do cisto, o qual foi removido. O diagnóstico histológico foi de cistoadenoma seroso, benigno.

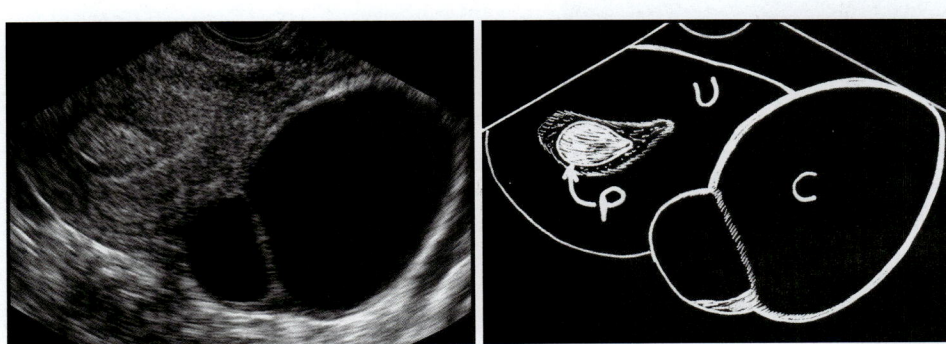

Figura 12.51. Exame transvaginal em paciente de 41 anos, com queixa de aumento do fluxo menstrual e dismenorreia. Corte transversal. O útero (U) apresenta imagem típica de pólipo endometrial (P). O ovário esquerdo está aumentado em razão da presença de cisto anecoide septado (C). O pólipo e o cisto foram removidos por videoendoscopia dupla.

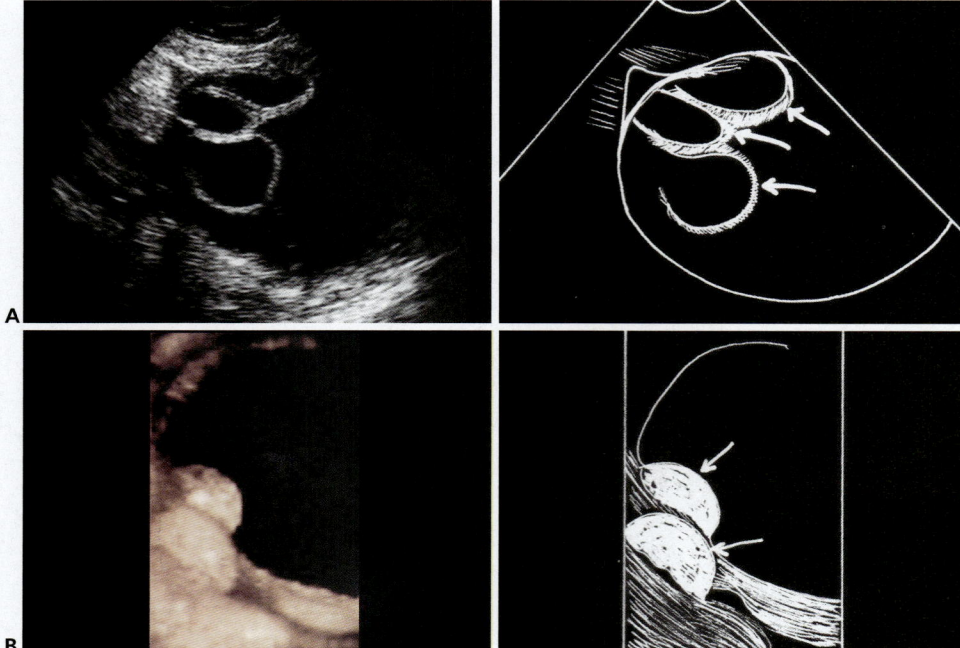

Figura 12.52. Exame transvaginal de rotina em paciente de 58 anos, sem terapia hormonal.
A: Grande cisto ovariano, com mais de 10 cm de diâmetro. Observe os três septos circulares (setas) num dos quadrantes do cisto.
B: Imagem volumétrica 3D. A endoscopia virtual do quadrante, onde estão os septos, permite visualizar a superfície dos septos dentro do cisto maior, formando imagem de "bolas" aderidas na superfície interna da parede do cisto.

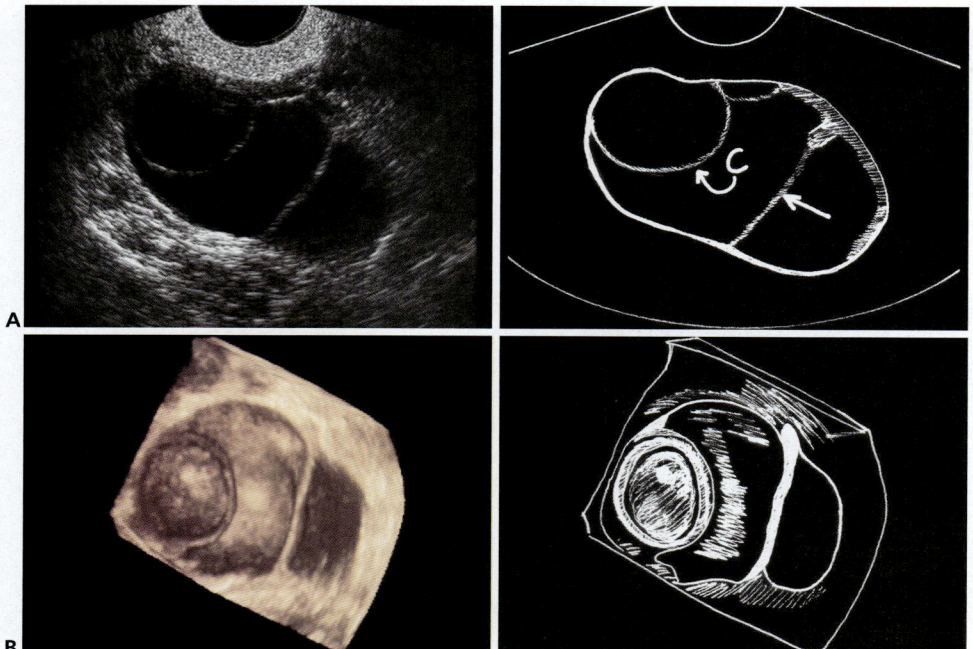

Figura 12.53. Exame transvaginal de controle, em paciente com antecedente de cisto septado.
A: O cisto apresenta dois tipos de septos: circular (C) e ligando paredes opostas (seta).
B: Endoscopia virtual 3D. O corte foi no mesmo plano da imagem 2D.

> Observe a superfície interna da cavidade formada pelo septo circular e das cavidades formadas pelo septo linear. A superfície interna do septo circular está mais irregular do que as outras, detalhe que não foi mostrado na imagem 2D. Essas irregularidades indicam maior risco, indicando com mais veemência a remoção do cisto, o qual foi benigno.
> A remoção dos cistos ovarianos benignos é uma conduta adequada. Primeiro, o diagnóstico final é sempre histológico. Segundo, uma neoplasia ovariana benigna pode evoluir, ao longo do tempo, para uma lesão maligna.

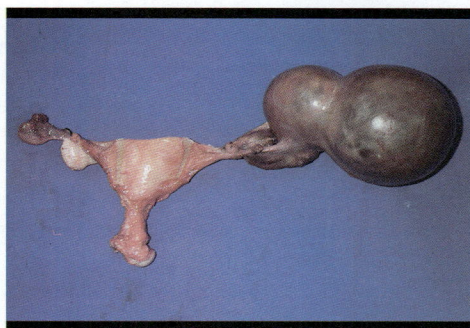

Figura 12.54. Peça cirúrgica de uma pan-histerctomia graças à presença de um cisto septado no ovário esquerdo. Cortesia: Dr. Francisco Ciro R. C. Prado Filho. Diagnóstico histológico: cistoadenoma seroso, benigno. Observe a superfície lisa e regular do cisto.

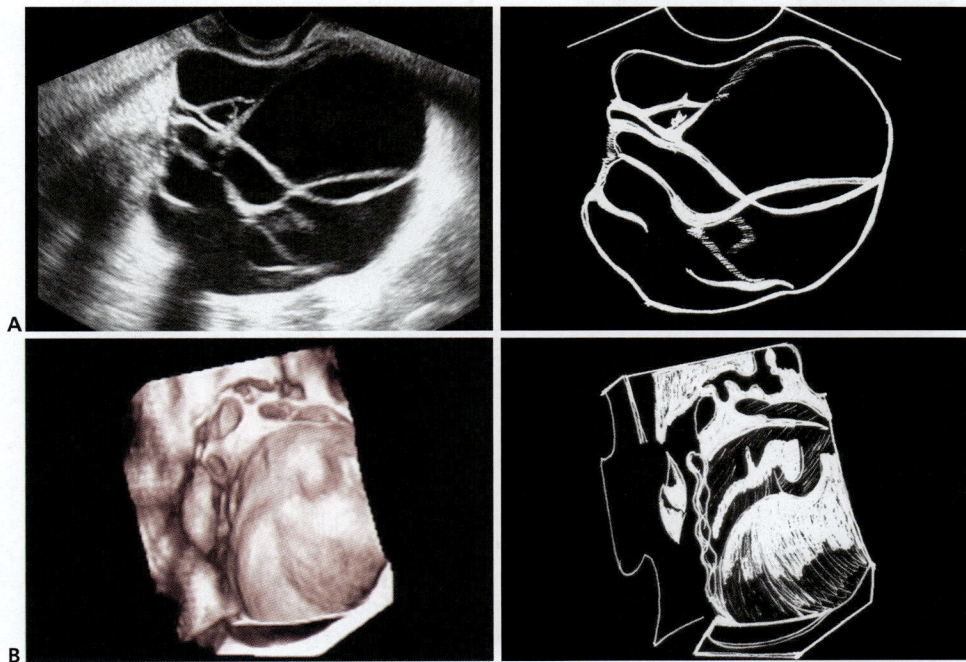

Figura 12.55. Exame transvaginal de rotina em paciente de 63 anos.
A: Observe o grande cisto septado, com limites regulares e volume de 210 cm³.
B: Endoscopia virtual 3D, exibindo imagem belíssima do interior do cisto, com suas múltiplas cavidades formadas pelos septos. As "bolas" internas são septos circulares, vistos pela superfície externa, dentro do cisto maior.

> Temos três fatores de risco: a idade da paciente, o tamanho do tumor e a morfologia do mesmo. O diagnóstico histológico foi um cistoadenocarcinoma seroso limítrofe ("borderline"), ou seja, nem benigno e nem maligno. Na pós-menopausa, os ovários atrofiados têm volume abaixo de 5 cm³. Entre 5 e 7 cm³, merecem vigilância ecográfica. Acima de 7 cm³ são suspeitos, passando para a análise da morfologia do tumor e, havendo risco, realizando a análise histológica.

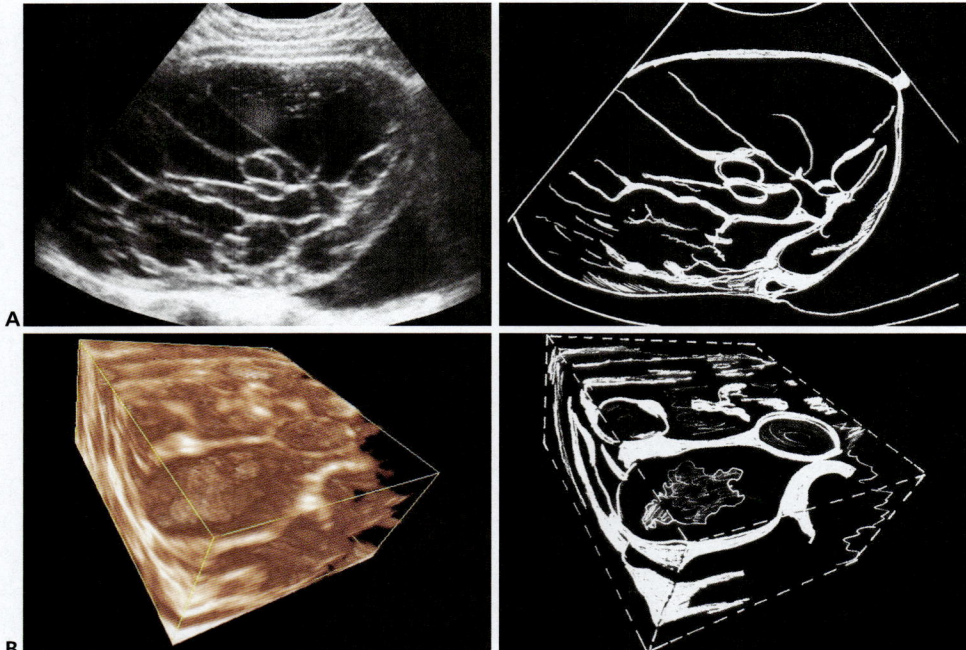

Figura 12.56. Paciente de 24 anos, com queixa de dor pélvica e sensação de peso no baixo ventre. O ginecologista identificou uma grande massa pélvica.
A: Observe o grande cisto anecoide multiloculado, com limites regulares e volume de 487 cm³.
B: Endoscopia virtual 3D, exibindo o interior do cisto. Observe as pequenas irregularidades nas superfícies internas dos septos.

> A endoscopia virtual é uma técnica simples, com aquisição rápida do volume e pós-processamento. Acrescenta a visão mais nítida da superfície interna dos cistos, reforçando a indicação clínica de remoção cirúrgica. A faixa etária indica menor risco, mas não contraindica a intervenção. O diagnóstico histológico foi um cistoadenoma seroso, benigno.

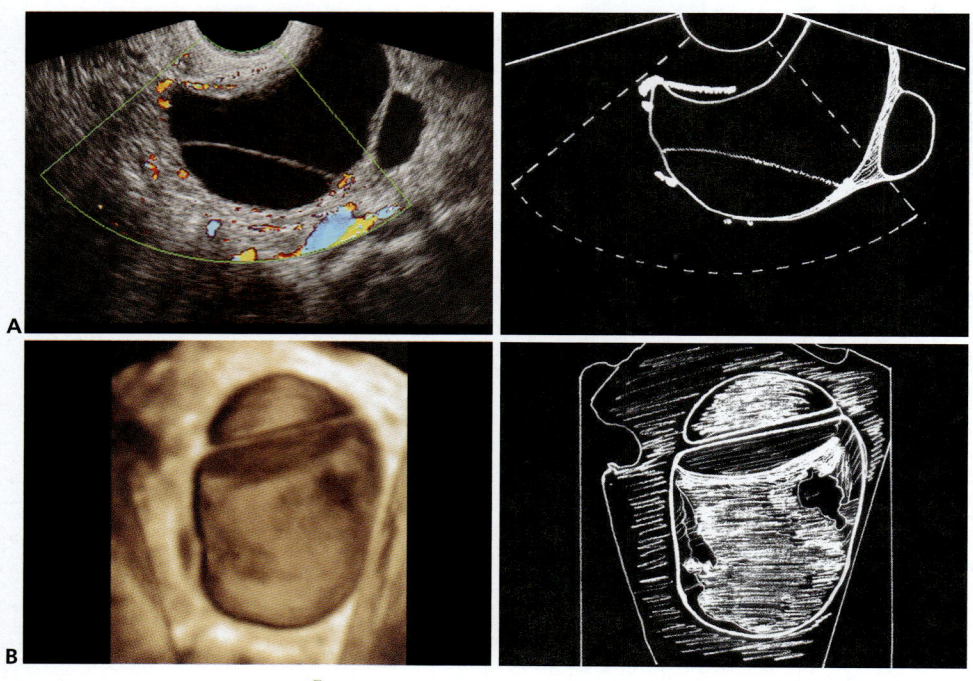

Figura 12.57. Exame transvaginal de rotina em paciente de 36 anos.
A: O ovário esquerdo apresenta cisto septado, anecoide, triloculado, com volume de 93 cm³. O mapa vascular revela raros vasos pequenos e finos na cápsula.
B: Endoscopia virtual mostrando as duas cavidades maiores, com superfícies internas, lisas.

> O mapa vascular com o Doppler colorido (por frequências ou por amplitudes) é uma ferramenta simples, rápida e importante para aferir a angiogênese dos tumores ovarianos. De um modo simples e prático, os padrões angiogenéticos podem ser assim classificados:
> - Ausência de vasos (os vasos existem, mas são invisíveis).
> - Vasos pequenos escassos na cápsula e/ou dentro do tumor.
> - Vasos abundantes na cápsula e/ou dentro do tumor.
>
> A idade da paciente, o padrão morfológico e o mapa vascular indicam baixo risco. Um controle ecográfico trimestral foi instituído. O cisto mostrou crescimento lento, sem modificação dos padrões (padrão benigno). Graças ao crescimento constante, foi removido e teve diagnóstico histológico de cistoadenoma seroso, benigno.

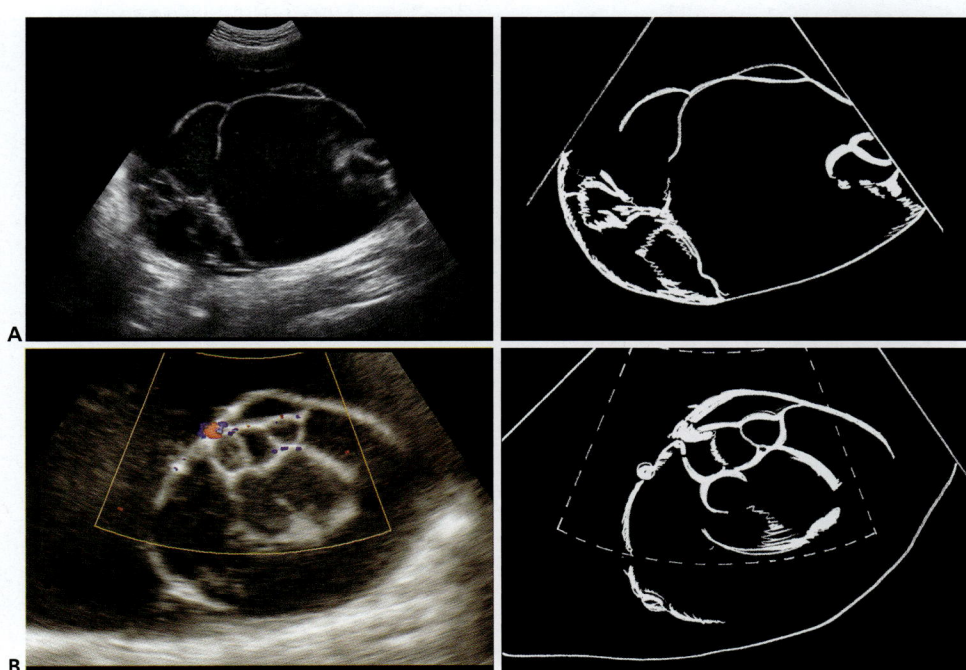

Figura 12.58. Paciente de 45 anos, com grande massa pélvica palpável. Exame transabdominal.
A: Oberve o grande cisto anecoide multisseptado, com volume de 1.345 cm³.
B: Mapa vascular de um setor interno do septo, mostrando vasos pequenos escassos nos septos.

> ! Os padrões indicam risco moderado, mas, infelizmente não tivemos acesso ao diagnóstico histológico da lesão. A questão primária importante é a aferição ecográfica do tamanho, padrão morfológico e padrão vascular do tumor.

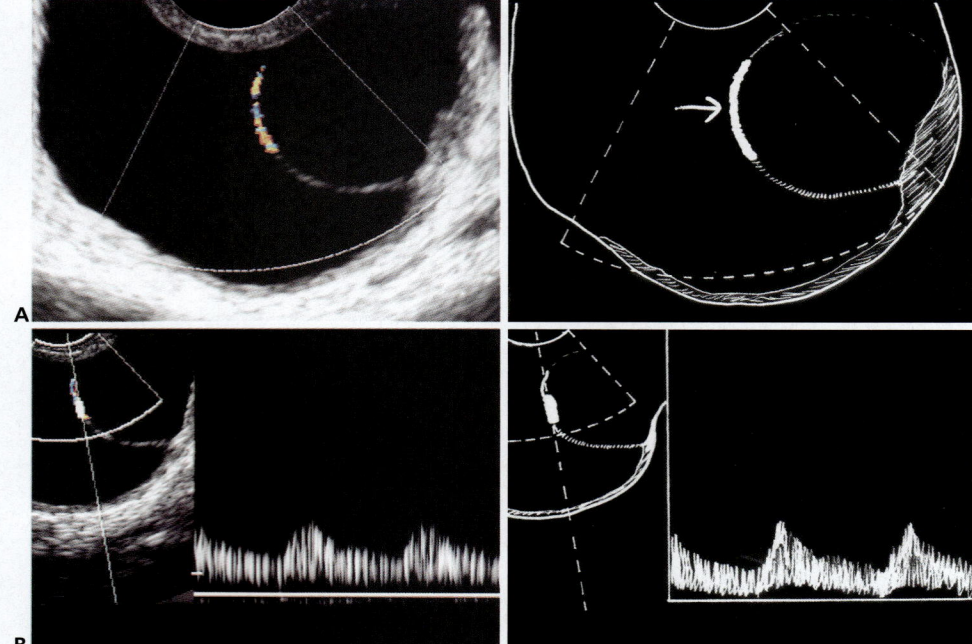

Figura 12.59. Exame transvaginal de rotina em paciente de 32 anos.
A: Observe o cisto anecoide biloculado, com volume de 168 cm³. O mapa vascular revela vaso fino, uniforme, localizado no septo (seta).
B: A análise espectral mostra que o vaso é uma artéria, com índice de resistividade de 0,54.

> Uma questão prática: observe que na foto não existe o acionamento do medidor para calcular os índices de impedância. Então, como resolver essa questão?
> Para calcular o índice de resistividade, o procedimento é simples. Use uma régua escolar simples sobre a foto e meça a altura, em milímetros lineares, do pico sistólico e da diástole final. Com uma calculadora, lance na fórmula IR = S – D/S os milímetros medidos com a régua. O resultado será o mesmo que o aparelho calcularia, utilizando as medidas das velocidades. O cálculo do índice de pulsatilidade sobre a foto é mais complicado. Será necessário utilizar um planímetro para calcular a área do ciclo cardíaco, convertê-la em um círculo e medir o diâmetro do círculo, o qual será a velocidade média (mesmo procedimento que o aparelho faz quando se utiliza o medidor de área para avalir o ciclo cardíaco). A fórmula matemática será: IP = S – VM/S.
> Na realidade, se curva espectral revelar um perfil regular, sem incisura, o índice de resistividade será suficiente.
> Qual é a real importância em se utilizarem os índices de impedância para avaliar o risco de malignidade nos tumores ovarianos? O tema é contraditório, pois muitos tumores ovarianos benignos (neoplásicos ou não) revelam índices baixos de impedância. Com isso, a especificidade da análise espectral é baixa.
> Por outro lado, não importa se a neoplasia é benigna, pois a indicação de remoção é indiscutível. Dentro dessa visão, a análise espectral soma pontos, pois é mais interessante a sensibilidade alta para triar os casos de risco, do que a especificidade para maior garantia de malignidade.

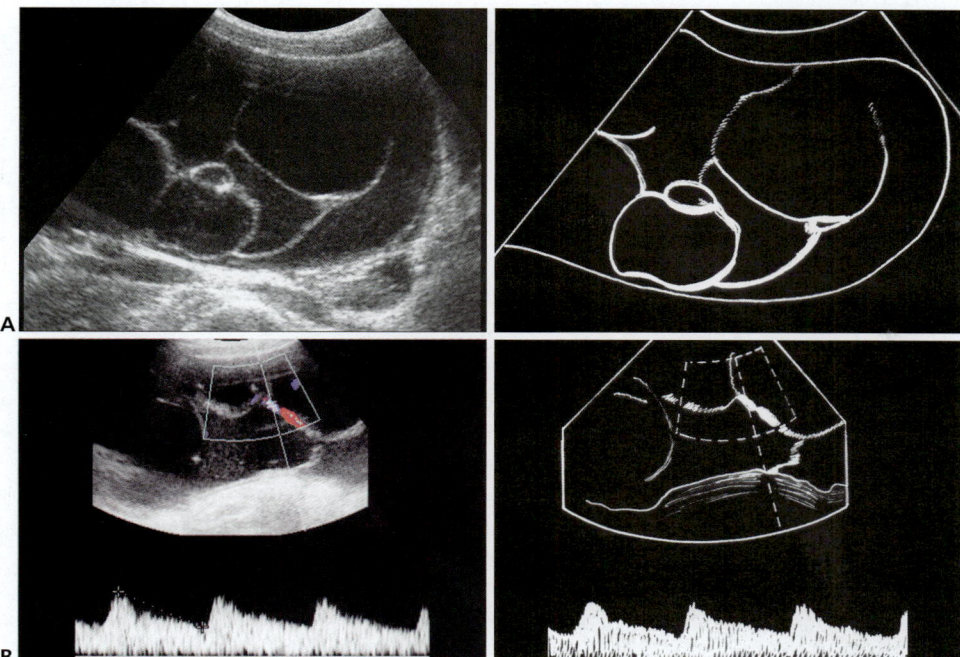

Figura 12.60. Exame transabdominal em paciente com queixa de dor pélvica e sensação de peso no baixo ventre. Virgem na pós-menopausa. Não fez exame ginecológico.
A: Observe o grande cisto septado, anecoide, com volume de 860 cm³.
B: O mapa vascular mostra poucos vasos regulares nos septos, e a análise espectral apresenta índice de resisitividade de 0,54. Ambos os parâmetros indicando risco médio, os quais somados à morfologia do tumor e à faixa etária, levam à indicação de remoção cirúrgica do tumor.

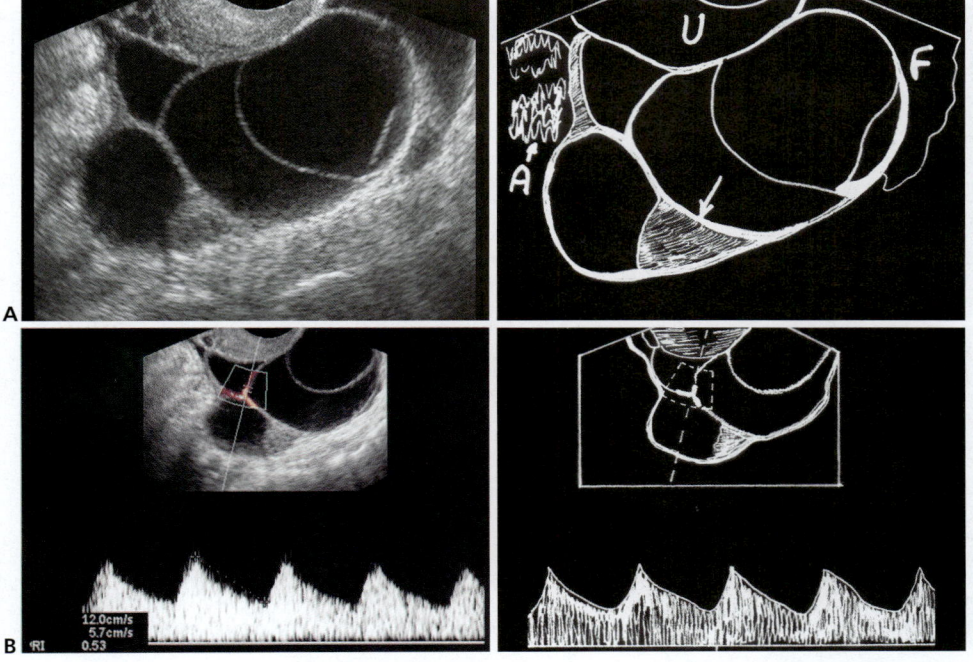

Figura 12.61. Exame transvaginal de rotina em paciente na pós-menopausa.
A: Observe o cisto anecoide, septado, contendo área sólida interna (seta). Note, ainda, a presença de fluido livre (F) no fundo de saco. U = útero; A = alças intestinais.
B: O mapa vascular mostra poucos vasos regulares nos septos, e a análise espectral apresenta índice de resisitividade de 0,53.

> O que é uma papila? E uma área sólida? Ambos são constituidos de tecido sólido. Por convenção, a diferença está no tamanho da estrutura. Existem dois valores de corte, aceitos por autores distintos:
> - Papila mede até 7 mm, e área sólida mede acima desse valor.
> - Papila mede até 9 mm, e área sólida mede acima desse valor.
>
> Preferimos o segundo valor de corte, pois não existe diferença significante entre eles. A razão é prática: é fácil lembrar que papila mede milímetros, e área sólida mede centímetros.
>
> Um cisto septado sem outros elementos, ou um com até três papilas apresentam riscos semelhantes. Por outro lado, cisto com 4 ou mais papilas e/ou uma ou mais áreas sólidas apresentam risco maior.

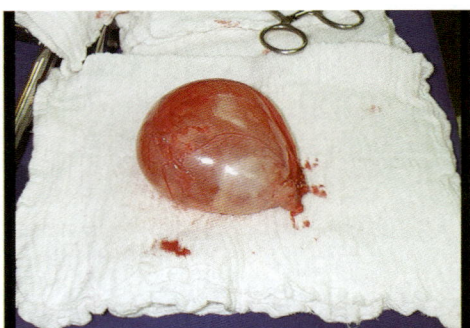

Figura 12.62. Cistoadenoma seroso, septado, benigno, removido de paciente jovem. Cortesia: Dr. Francisco Ciro R. C. Prado Filho.

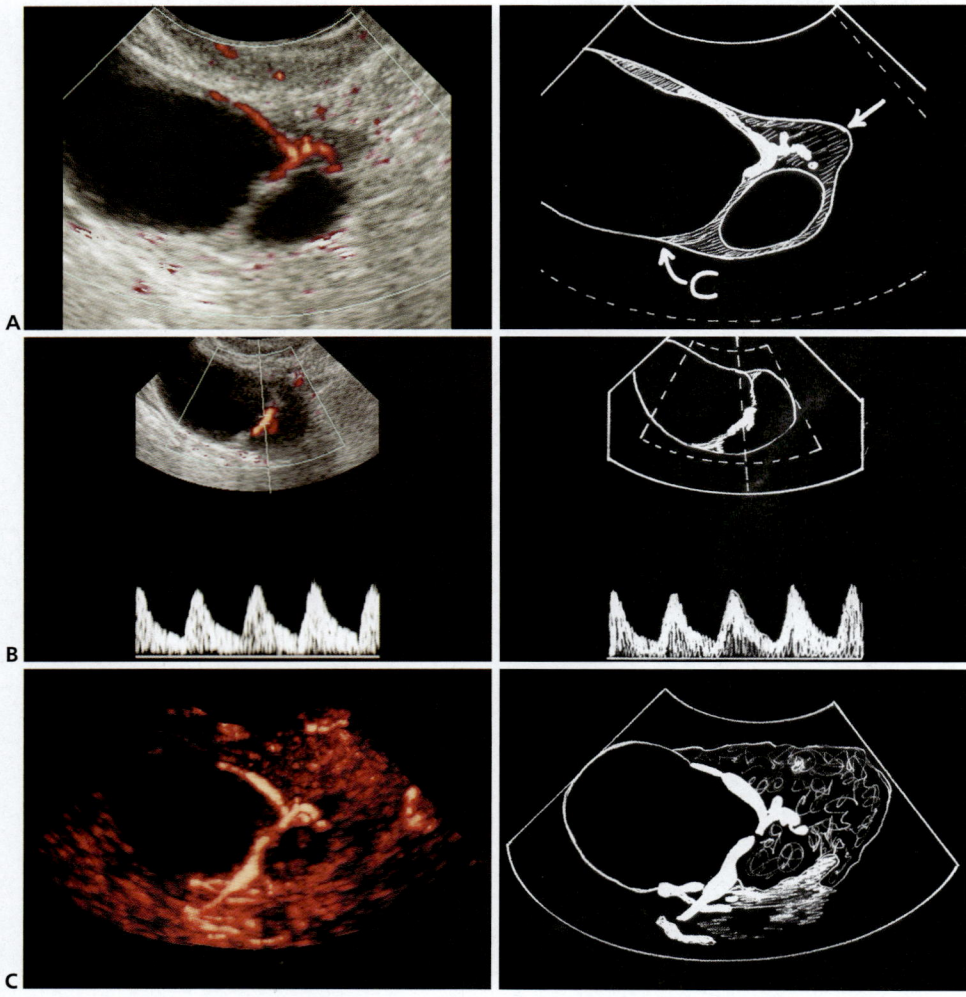

Figura 12.63. Exame transabdominal de rotina em paciente virgem de 59 anos.
A: Observe o cisto septado, biloculado (C), com área sólida. O mapa vascular revela vasos grossos na cápsula e no septo. A área sólida (seta) mostra pequeno bolo de vasos.
B: A análise espectral mostra curvas com impedância moderada (IR = 0,69 e IP = 1,16).
C: Doppler colorido 3D codificado por amplitudes, com subtração da escala de cinzas. Observe os vasos com calibre variável.

> ! Apesar de todos esses parâmetros indicando maior risco, o resultado histológico foi benigno, para benefício da paciente.
> Na pós-menopausa, a análise espectral é mais interessante, porque as lesões tumorais não neoplásicas não existirão ou são muito raras (corpo lúteo, endometriose, massa infecciosa, cisto inflamatório etc.). Também não existirão os hormônios ovarianos, os quais aumentam a perfusão sanguínea pélvica. Os tumores ovarianos quase sempre serão neoplasias, assim estaremos estudando a perfusão dos vasos neoformados.
> No presente caso, em mulher na pós-menopausa, a análise espectral indicou provável tumor benigno, o qual foi confirmado pela histologia.

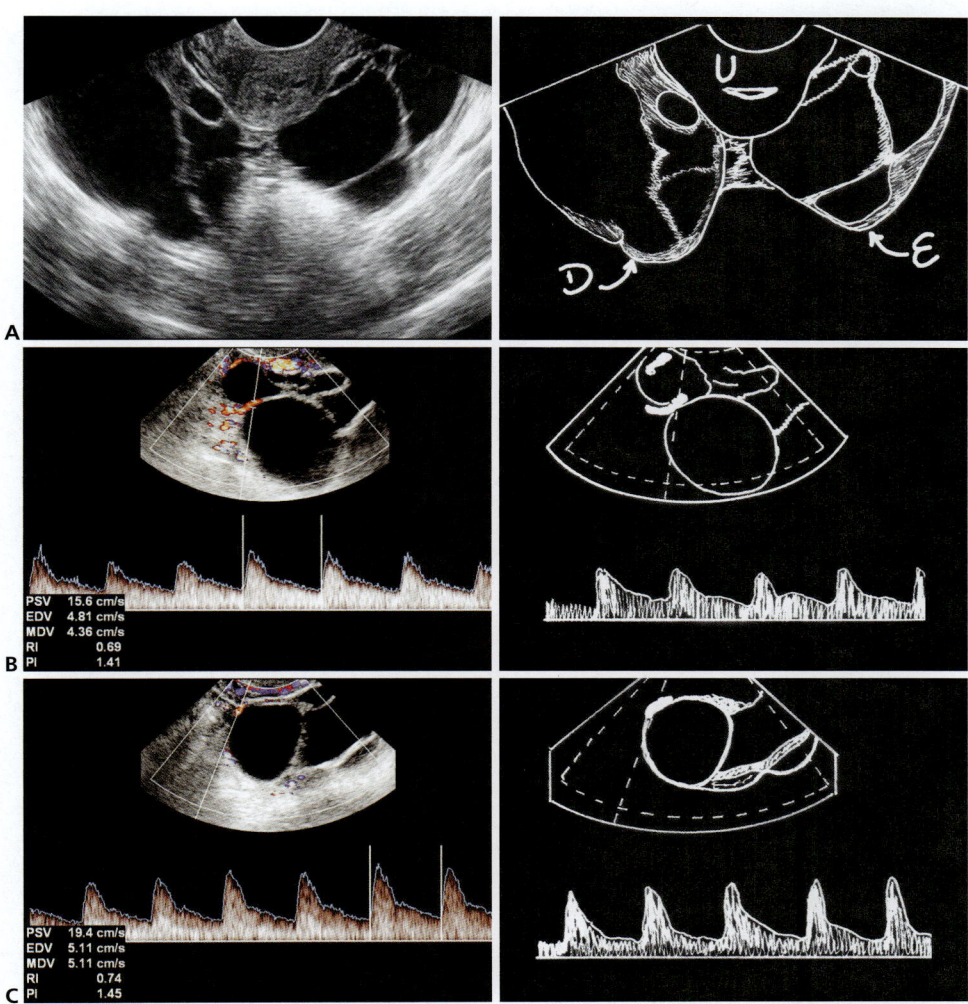

Figura 12.64. Paciente de 20 anos, assintomática, nuligesta e com ciclos regulares. Exame transvaginal de rotina (toque ginecológico negativo).
A: Corte transversal na altura do istmo uterino (U). Observe o cisto septado multiloculado anecoico bilateral. D = ovário direito; E = ovário esquerdo.
B: Ovário direito. O mapa vascular revela vasos periféricos e internos. A análise espectral mostra impedância moderada (IR = 0,69 e IP = 1,41).
C: Ovário esquerdo. O mapa vascular revela vasos somente na cápsula, com impedância moderada (IR = 0,74 e IP = 1,45).

! A paciente passou a utilizar anticoncepcional oral contínuo e, após seis meses de amenorreia, voltou para controle ecográfico. Ambos os tumores aumentaram de volume. Lamentavelmente, foi necessário remover ambos os ovários, com resultado histológico benigno. Ambos os tumores eram cistoadenomas serosos. Lembre-se que a bilateralidade desses tumores não é rara.

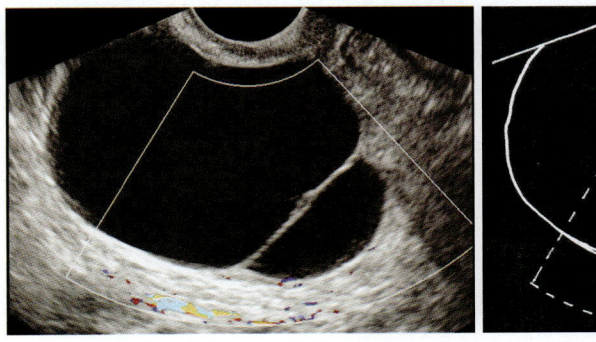
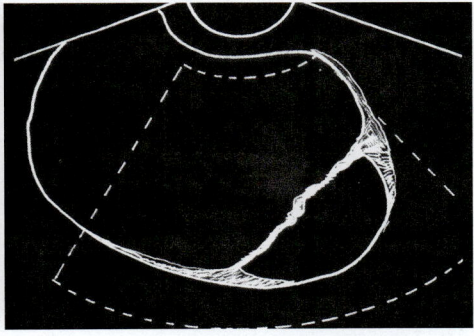

Figura 12.65. Exame transvaginal de rotina em paciente assintomática de 79 anos. O ovário direito apresenta cisto anecoide septado, com 112 cm³ de volume. O mapa vascular não demonstra vasos tumorais.

! Apesar de informada acerca do baixo risco do tumor, a paciente solicitou que fosse removido. O diagnóstico histológico foi um cistoadenoma seroso, benigno.

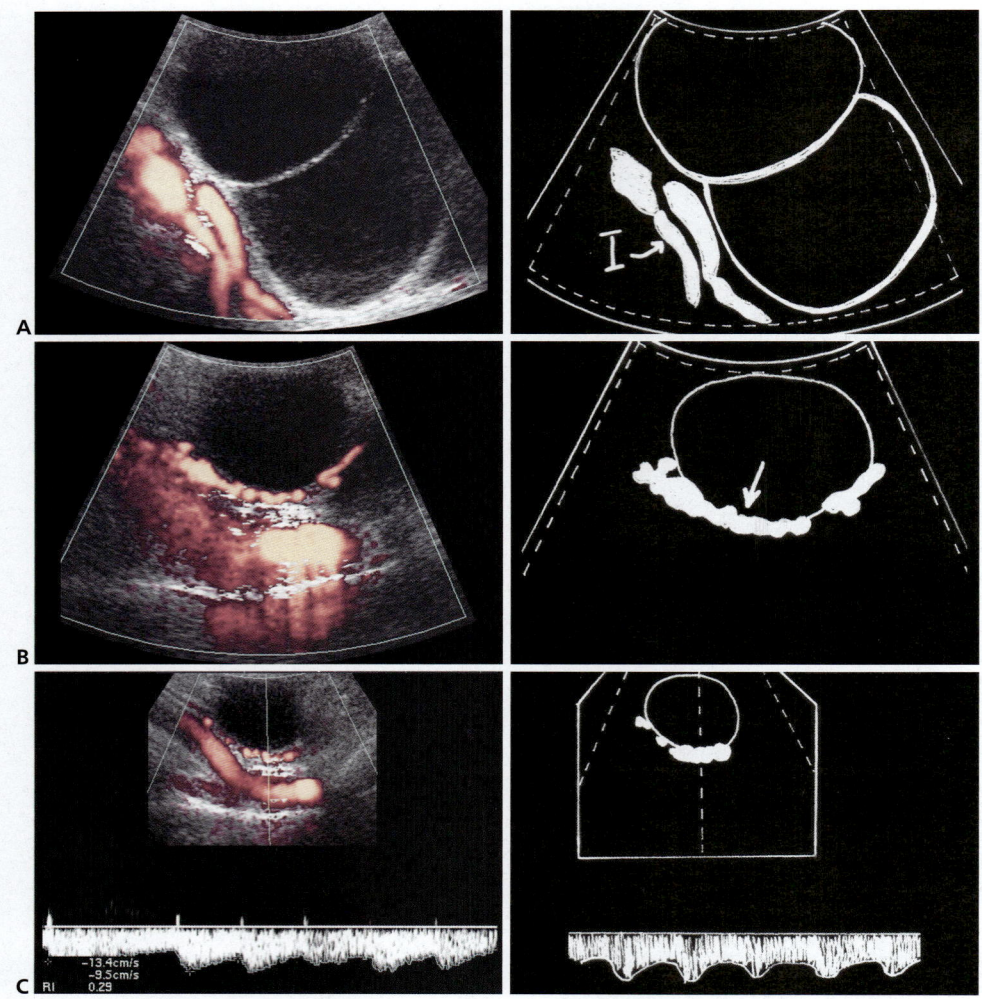

Figura 12.66. Exame transabdominal de rotina em paciente de 72 anos.
A: Observe o cisto septado, biloculado, com volume de 237 cm³. O mapa vascular não demostra vasos tumorais. I = vasos ilíacos internos.
B: A injeção, em veia periférica, de contraste para ultrassom (Levovist®) permitiu identificar um vaso em saca-rolha na parede do cisto (seta).
C: A análise espectral mostra uma artéria com impedância baixa (IR = 0,29).

> Os contrastes para ultrassom consistem em microbolhas gasosas, carreadas ou não por partículas sólidas, as quais têm diâmetros semelhantes às hemácias. Graças ao diâmetro, as microbolhas circulam em toda a rede vascular, inclusive capilar. As bolhas gasosas fornecem interfaces de altíssima impedância acústica, aumentando em cerca de 250 vezes a ecogenicidade do sangue. Por esse motivo, permitem identificar vasos invisíveis aos sistemas convencionais, como nessa paciente.
> O cisto foi removido e, apesar dos fatores de risco, o diagnóstico foi benigno. A pergunta óbvia: o uso do contraste foi decisivo para a indicação cirúrgica? Não, nessa paciente, com idade de 72 anos e apresentando cisto septado volumoso. Em pacientes jovens, o uso do contraste é interessante, para melhor selecionar os casos que irão à ressecção cirúrgica, daqueles que serão conduzidos para uma vigilância ecográfica.

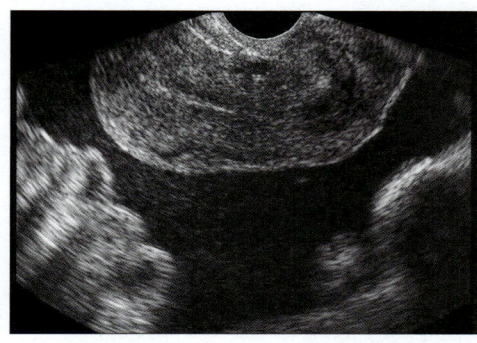 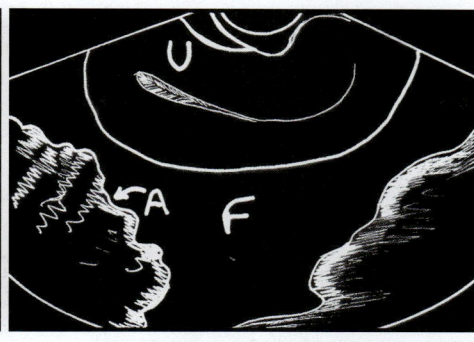

Figura 12.67. Exame transvaginal de rotina, em paciente na pós-menopausa. Corte longitudinal do útero (U). Observe a grande quantidade de fluido (F) rodeando o útero. A = alças intestinais.

> O diagnóstico é de ascite. Pequena quantidade de líquido no fundo de saco não corresponde à ascite em mulher jovem, mas sempre deve ser levada em consideração na pós-menopausa. Quando o fluido rodeia o fundo uterino, o diagnóstico será sempre de ascite, independente da idade. O achado ecográfico de ascite numa mulher leva a três hipóteses principais: neoplasia ovariana, ou de outra origem, quando disseminada na cavidade abdominal (p. ex., tumor de Krukenberg), doença hepática crônica ou insuficiência cardíaca. Em termos populacionais, a doença hepática crônica é a causa mais comum de ascite, com mais de dois terços dos casos.
> A ecografia abdominal total é muito interessante nesses casos. Permite identificar uma neoplasia com confiabilidade, a qual será mais visível graças ao contraste natural da ascite. Também é um excelente método para o diagnóstico da doença hepática, pois quando há ascite, a mesma já se encontra em fase avançada, com hipertensão do sistema porta. A insuficiência cardíaca, cursando com ascite, também estará em fase avançada, com a paciente apresentando sintomas clínicos.

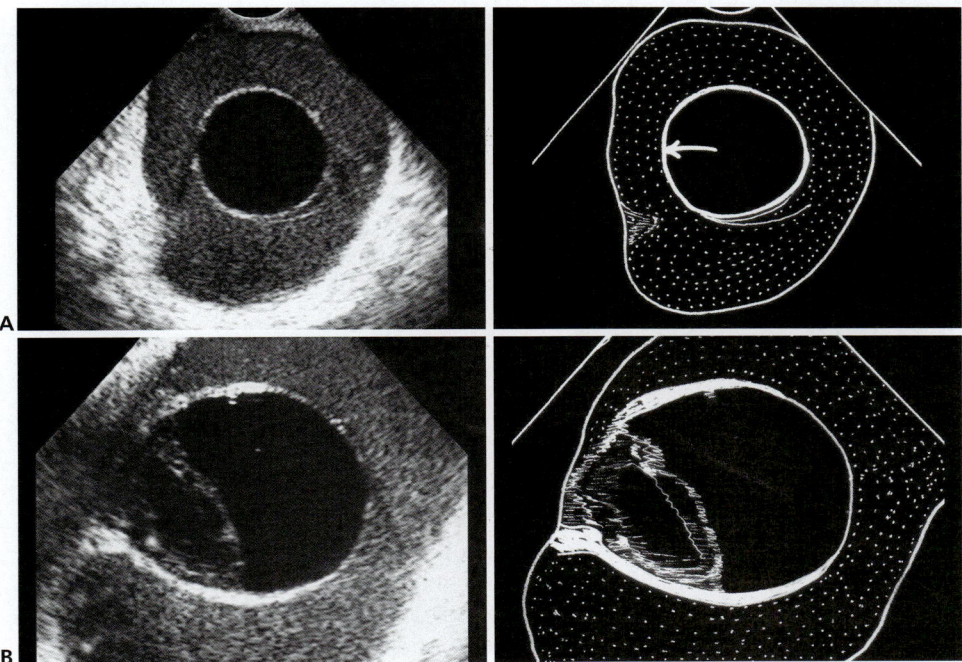

Figura 12.68. Exame transvaginal de rotina em paciente na pós-menopausa.
A: Observe o grande cisto ovariano com conteúdo denso, apresentando um septo circular (seta), caprichoso, com conteúdo anecoido, localizado no centro do cisto.
B: No local em que o septo circular tem origem na parede do cisto, existem septos finos irregulares.

> Do ponto de vista do risco neoplásico, o diagnóstico é de um cisto denso septado em mulher na pós-menopausa, o que levou à remoção cirúrgica do mesmo. O diagnóstico histológico foi de um cistoadenoma mucinoso benigno.

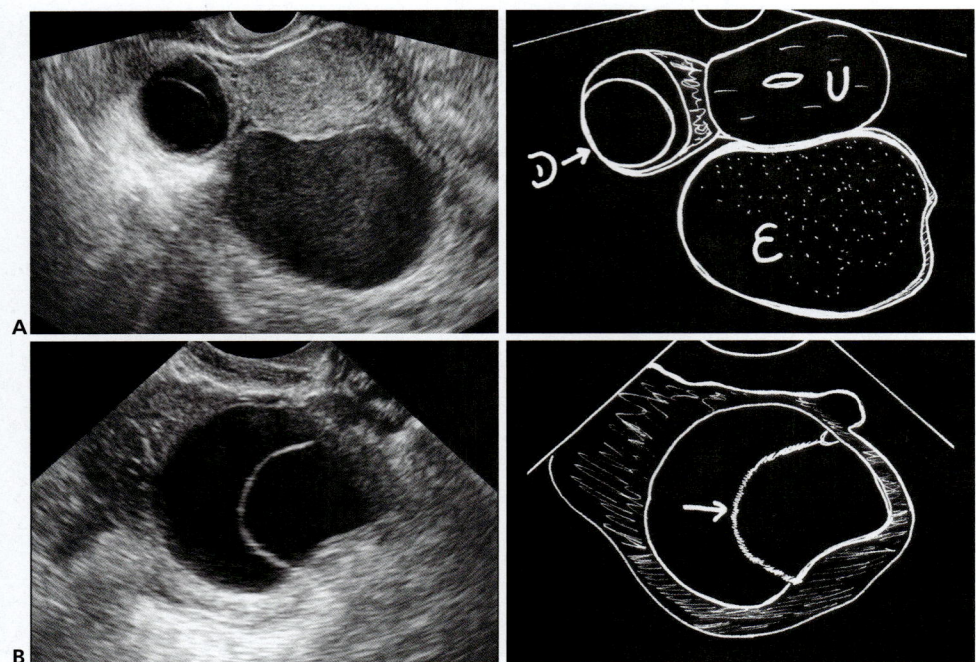

Figura 12.69. Exame transvaginal de rotina em paciente de 42 anos.
A: Corte transversal. O ovário esquerdo (E) está retrouterino, aumentado, contendo cisto monocavitário com conteúdo denso homogêneo. O ovário direito (D) apresenta cisto com septo circular e conteúdo anecoide. U = útero.
B: Imagem ampliada do ovário direito, mostrando o septo circular (seta).

> O diagnóstico histológico foi de cistoadenoma mucinoso, benigno, bilateral. A bilateralidade das neoplasias ovarianas é frequente, atingindo 10 a 15% dos casos. O ecografista deve estar atento, pois pode ocorrer uma neoplasia bem evidente num dos ovários, e a contralateral, ser pequena e pouco visível.
> Além disso, o acometimento do segundo ovário poderá ocorrer muito tempo após a remoção da neoplasia unilateral (benigna ou limítrofe). A vigilância do ovário residual é uma norma prudente, através da ecografia periódica. A neoplasia maligna também pode ser bilateral, mas a conduta será a ressecção radical, e a ecografia seriada será indicada para surpreender recidivas do tumor, com avaliações de todo o abdome.

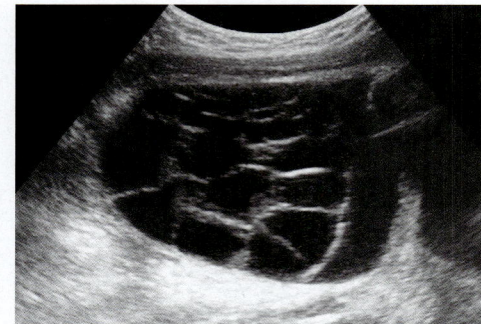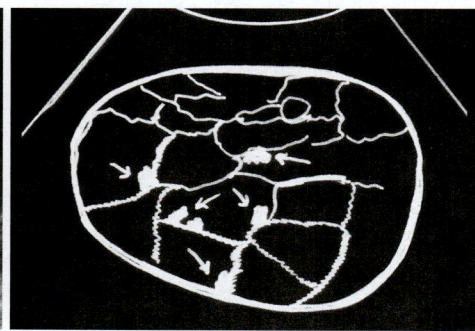

Figura 12.70. Paciente de 16 anos, com queixa de dor pélvica. Apresenta massa palpável. Exame transabdominal. Observe o grande cisto septado, multiloculado, além de pequenas papilas nos septos (setas).

> A faixa etária (infância e adolescência) indica maior risco para neoplasia maligna. Além disso, o cisto septado com mais de três papilas aumenta o risco. O cisto foi removido e, felizmente, o diagnóstico histológico foi cistoadenoma mucinoso, benigno. Como já referido, o ovário contralateral deverá ser monitorado periodicamente.

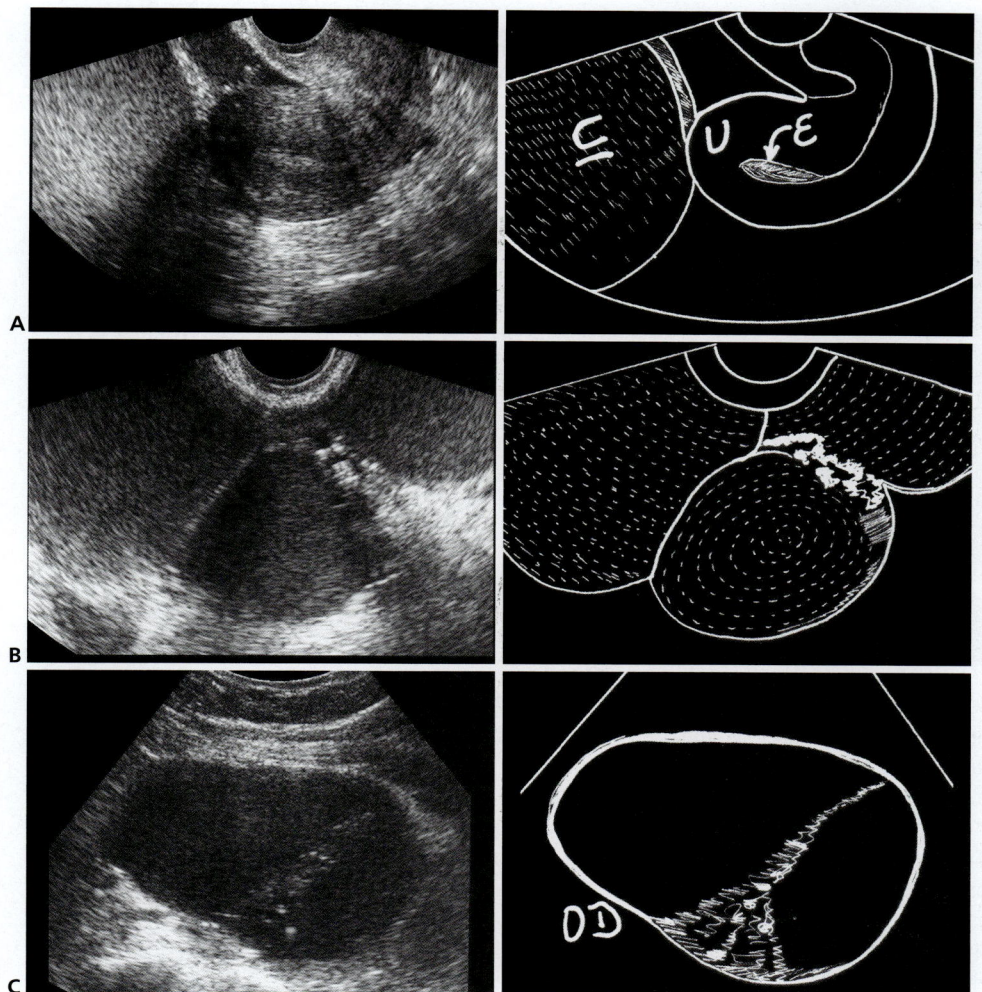

Figura 12.71. Paciente de 58 anos com exame ginecológico positivo para um tumor pélvico. Exame transvaginal.
A: Corte longitudinal na linha média. O útero (U) está atrofiado, e o endométrio (E) está fino. Acima do fundo uterino, note o grande cisto com conteúdo denso (C).
B: O cisto predomina à esquerda do útero e apresenta septos finos e grossos.
C: O ovário direito (OD) está aumentado, cístico e com septo grosso.

> A faixa etária (pós-menopausa) e a morfologia dos cistos indicam maior risco de malignidade. Foi realizada uma cirurgia ampla. Felizmente o diagnóstico foi de cistoadenoma mucinoso bilateral benigno. Lembre-se que os fatores de risco para malignidade não são absolutos.

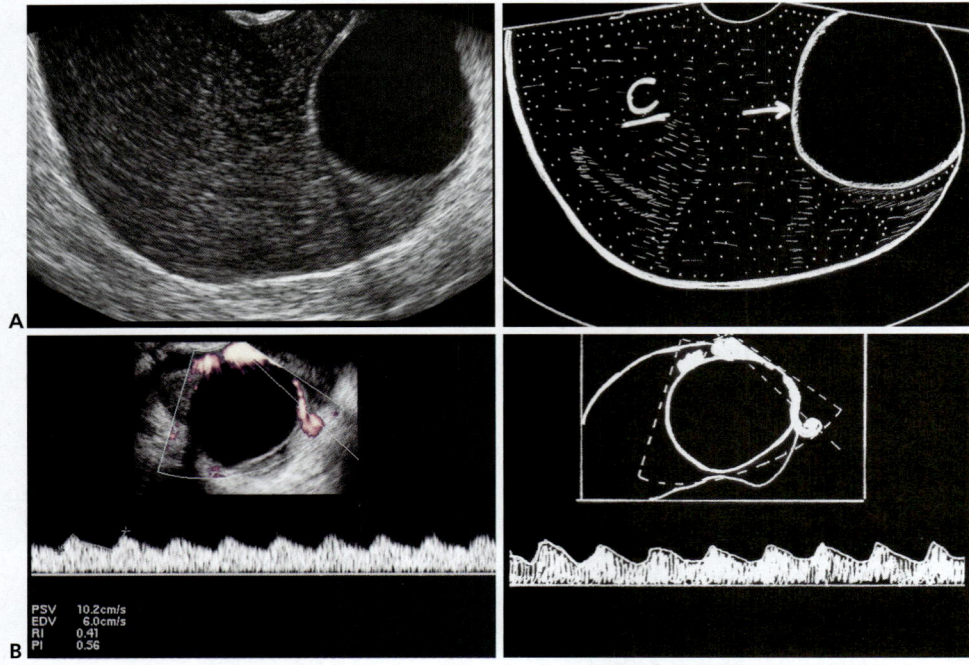

Figura 12.72. Exame transvaginal de rotina em paciente de 50 anos.
A: Observe o grande cisto (C) com conteúdo denso, apresentando um septo circular (seta).
B: O mapa vascular revela vaso grosseiro no septo circular. A análise espectral desse vaso revela uma artéria com impedância baixa (IR = 0,41 e IP = 0,56).

> É interessante notar que muitos septos intracísticos contêm artérias e veias em sua trajetória. Os achados indicam alto risco: idade, morfologia do cisto, mapa vascular e análise espectral. O diagnóstico histológico foi de cistoadenoma mucinoso, benigno.
>
> O mapa vascular obtido com o Doppler colorido por frequências ou por amplitudes demonstra dois aspectos interessantes: a localização e a morfologia da rede vascular. A localização pode ser revista na descrição após a Figura 12.57. A morfologia pode ser classificada em dois padrões:
>
> - Vasos provavelmente benignos:
>   - Presença de musculatura.
>   - Diâmetro uniforme.
>   - Terminação em ponta fina.
>   - Trajeto regular.
>   - Distribuição periférica.
> - Vasos provavelmente malignos:
>   - Ausência de musculatura.
>   - Diâmetro variável.
>   - Dilatações focais (pseudoaneurismas).
>   - Trajeto irregular.
>   - Distribuição central.
>   - Obstruções.

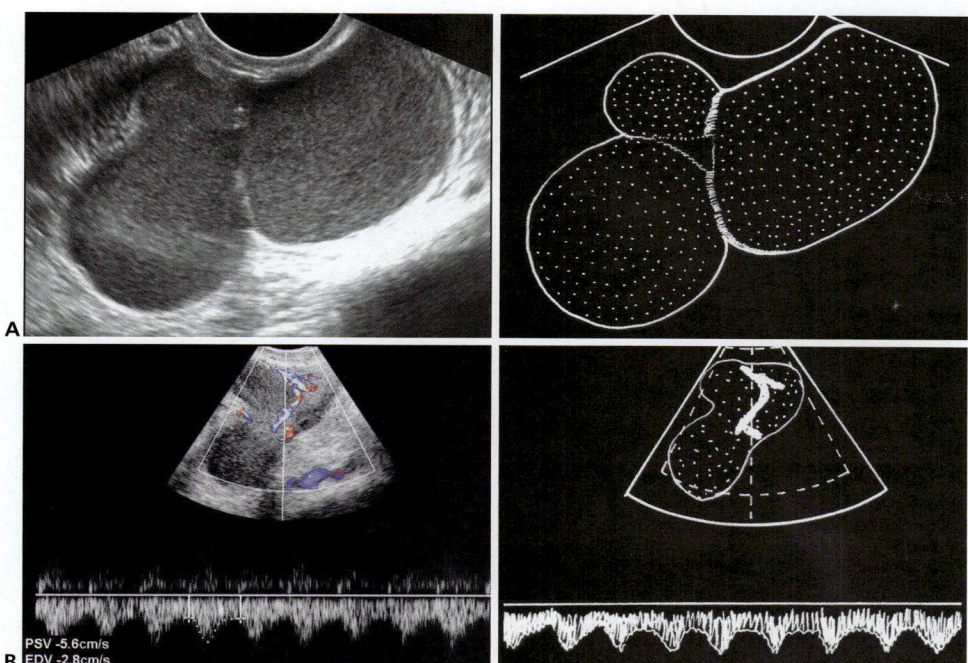

Figura 12.73. Exame transvaginal de rotina em paciente de 52 anos. Refere menopausa há quatro anos e utiliza terapia hormonal.
A: Observe o grande cisto denso septado.
B: O mapa vascular revela vasos com morfologia de risco. O índice de resistividade está no limite inferior (0,50). O diagnóstico histológico foi de cistoadenoma mucinoso, benigno.

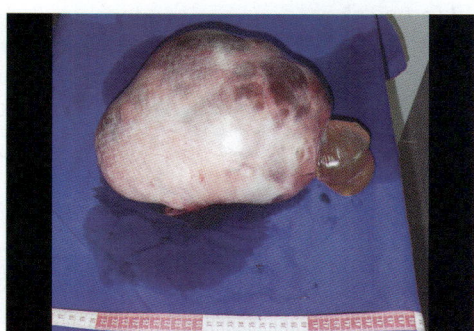

Figura 12.74. Cistoadenoma mucinoso, septado, benigno, removido de paciente na pós-menopausa. Cortesia: Dr. Francisco Ciro R. C. Prado Filho.

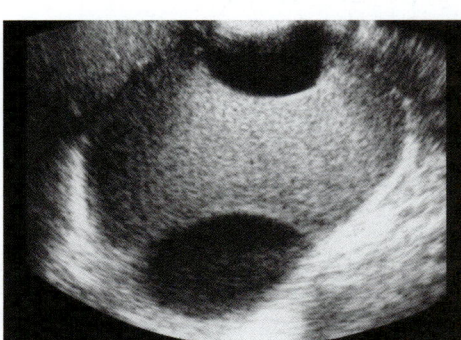
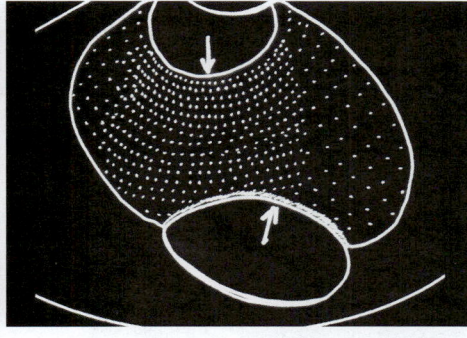

Figura 12.75. Exame transvaginal de rotina em paciente de 29 anos. O ovário esquerdo (E) está aumentado graças à presença de cisto denso com dois septos circulares (setas), delimitando cavidades menores anecoides.

> Os cistos septados, densos, apresentam alguns caprichos morfológicos:
> - Septos transversais ou longitudinais delimitam cavidades densas.
> - Septos circulares delimitam cavidades anecoicas, como no presente caso. Veja também as Figuras 12.68 e 12.72.
>
> O diagnóstico histológico foi de cistoadenoma mucinoso, mas poderia ser um cisto dermoide.

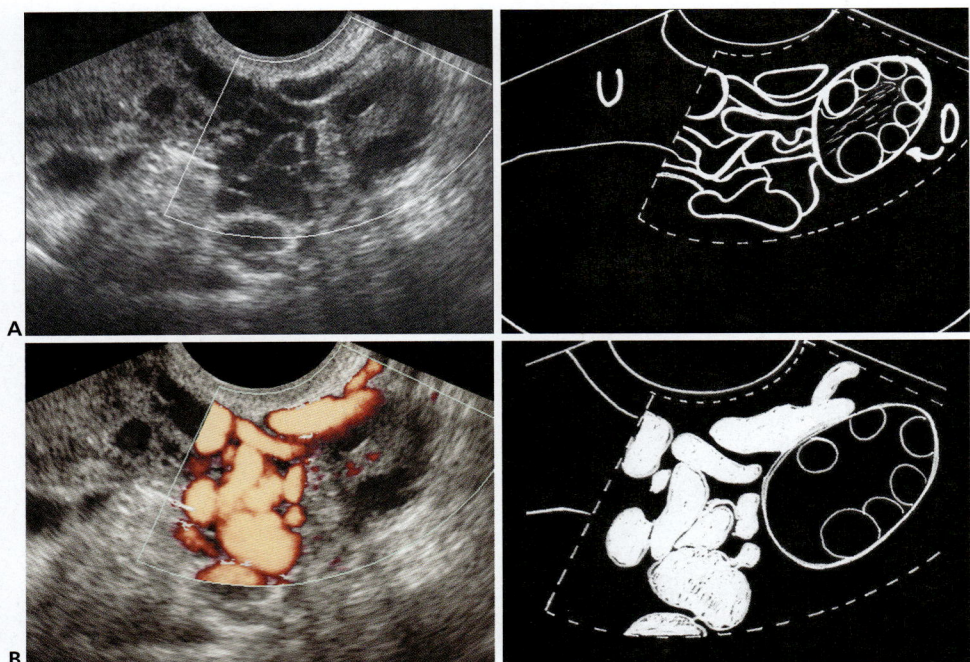

Figura 12.76. Exame transvaginal de rotina em paciente de 42 anos, com antecedente de duas gestações normais.
A: Corte transversal. Entre o útero (U) e o ovário esquerdo (O), observe a área cística septada.
B: Mapa vascular com Doppler colorido por amplitudes. Trata-se de novelo venoso, formando bolo entre o útero e ovário.

> ! Os novelos venosos formam imagens caprichosas que podem simular hidrossalpinge ou cistos ovarianos septados. O mapa vascular é definitivo para o diagnóstico diferencial.
> Outro ponto importante, já discutido em outros capítulos: se a paciente for assintomática, nunca faça o diagnóstico de varizes pélvicas. É um diagnóstico inútil, não altera a conduta clínica e provocará transtornos emocionais desnecessários nas pacientes.

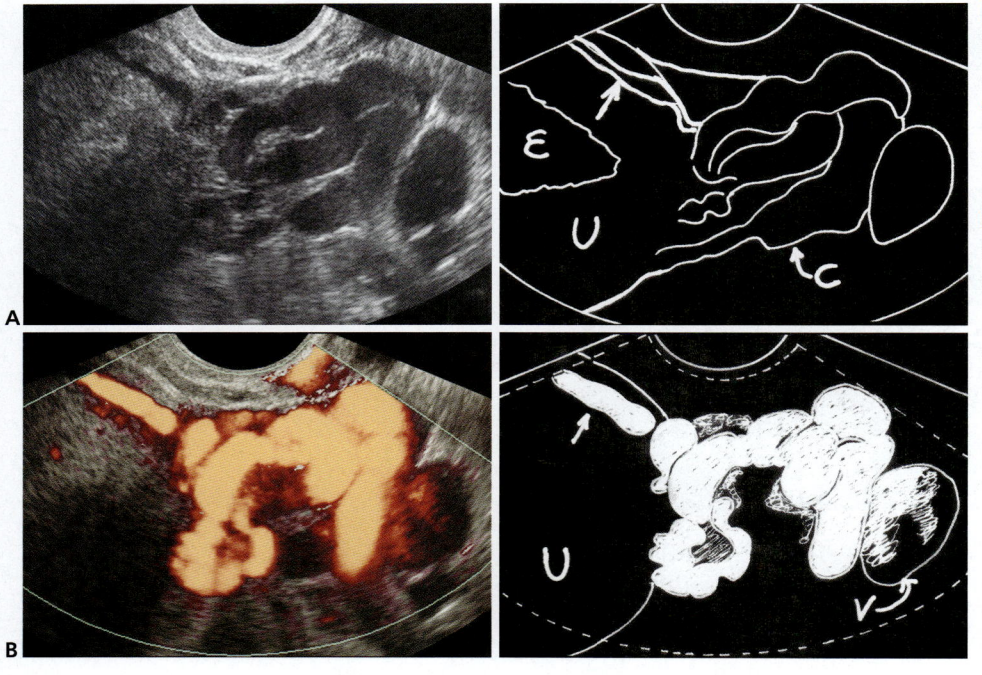

Figura 12.77. Exame transvaginal em paciente com diagnóstico ecográfico, em outro serviço, de cisto ovariano esquerdo, septado.
A: Corte transversal. À esquerda do útero (U), note o "cisto" septado (C), com limites irregulares e imagem tubular (seta) saindo do útero e adentrando o cisto. E = endométrio.
B: Mapa vascular com o Doppler colorido por amplitudes. Trata-se de novelo venoso e não de um cisto ovariano. V = veia ilíaca interna.

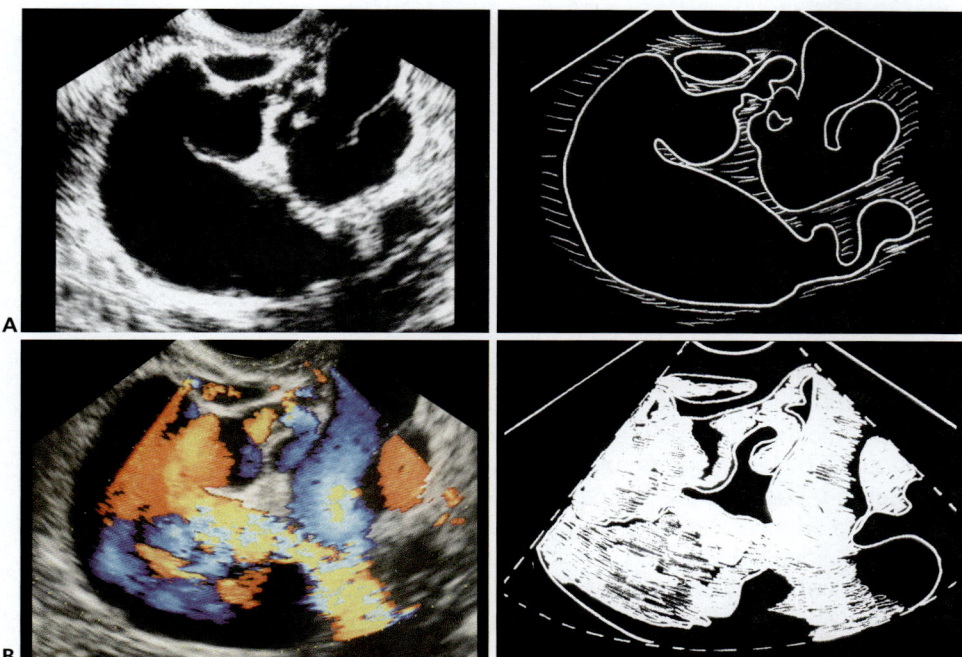

Figura 12.78. Exame transvaginal em paciente com queixa de dor pélvica crônica.
A: Observe o grande cisto com septos irregulares de espessura variável.
B: Mapa vascular com o Doppler colorido por frequências. Trata-se de um grande novelo venoso.

> Graças à queixa clínica de dor pélvica crônica, o diagnóstico ecográfico foi de uma massa varicosa anexial. Ampliando a anamnese, a paciente referiu que a dor é leve ao despertar, piorando ao longo do dia, o que reforça o diagnóstico de varizes.

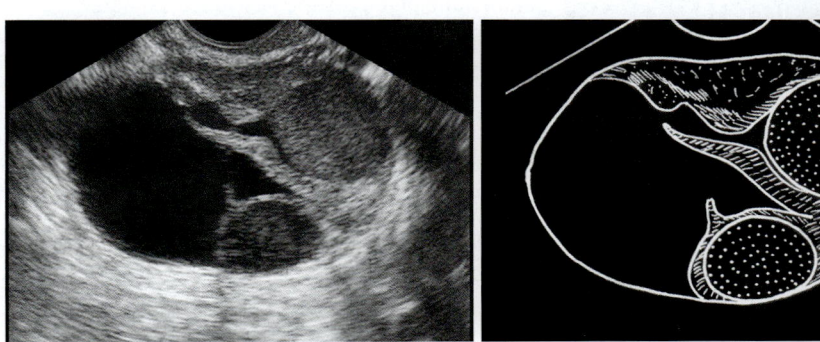

Figura 12.79. Exame transvaginal de rotina. O ovário direito está aumentado de volume e contém cisto septado, alternando áreas anecoides com áres densas.

> A hipótese é de uma neoplasia cística septada. Uma curiosidade: ao contrário do referido anteriormente, agora os septos circulares delimitam cavidades densas.
> O diagnóstico histológico foi de endometriose e não neoplasia. A paciente está em idade reprodutiva, não tem queixas, o que induziu o ecografista à hipótese de provável neoplasia. A endometriose pode ser assintomática em 10% dos casos e também se apresenta com uma infinidade de variantes morfológicas, o que explica o presente caso. Os septos circulares eram, na verdade, os focos de endometriose cística. A área anecoide correspondia a folículo retido (alteração funcional comum na endometriose).

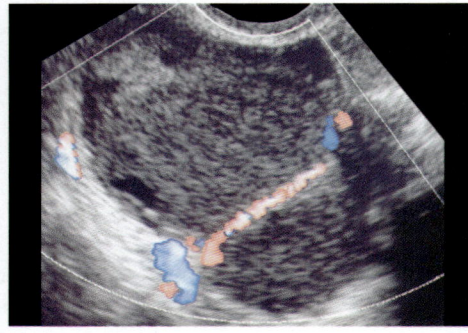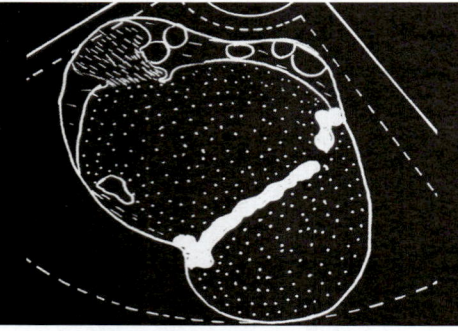

Figura 12.80. Exame transvaginal de rotina em paciente de 31 anos, com queixa vaga de incômodo pélvico. Observe o cisto septado denso. O mapa vascular revela vaso grosso no septo (seta).

> Com hipótese de neoplasia ovariana, a paciente foi submetida à intervenção cirúrgica. O diagnóstico foi de endometriose cística. Tratava-se de ovário com dois cistos endometrioides confluentes. O vaso estava no falso septo, na verdade parênquima ovariano comprimido entre os dois cistos. O cisto septado quase sempre corresponde a uma neoplasia. As hipóteses são: mega-hidrossalpinge inflamatória septada, cisto de inclusão peritoneal, cisto tecaluteínico, resíduo de estimulaçao da ovulação, cisto do mesentério, cisto tubo-ovariano (sequela de abscesso tubo-ovariano), endometriose, neoplasia cística etc.

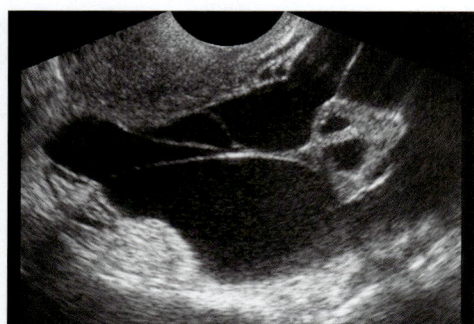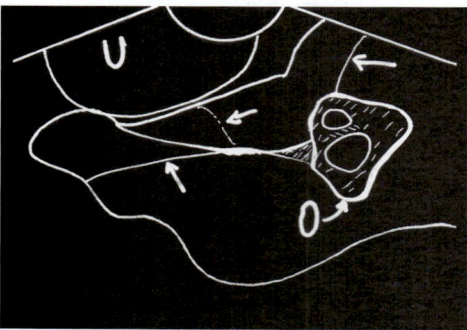

Figura 12.81. Paciente com antecedente de doença inflamatória pélvica aguda, persistindo com dor pélvica crônica. Exame transvaginal. Corte transversal do útero (U). Observe o grande cisto pélvico com septos finos (setas). Um dos ovários (O), denunciado pela presença de folículos, está pendurado dentro do cisto, preso nos septos finos.

> A correlação anatomoclínica sugere um cisto pélvico de inclusão peritoneal, originado no processo inflamatório crônico ativo. Os septos são as traves de aderências distendidas pela produção crônica de fluido exsudativo do processo inflamatório. Também pode ser chamada de ascite pélvica encarcerada pelas aderências.

Capítulo 12 ■ OS OVÁRIOS: PARTE 2

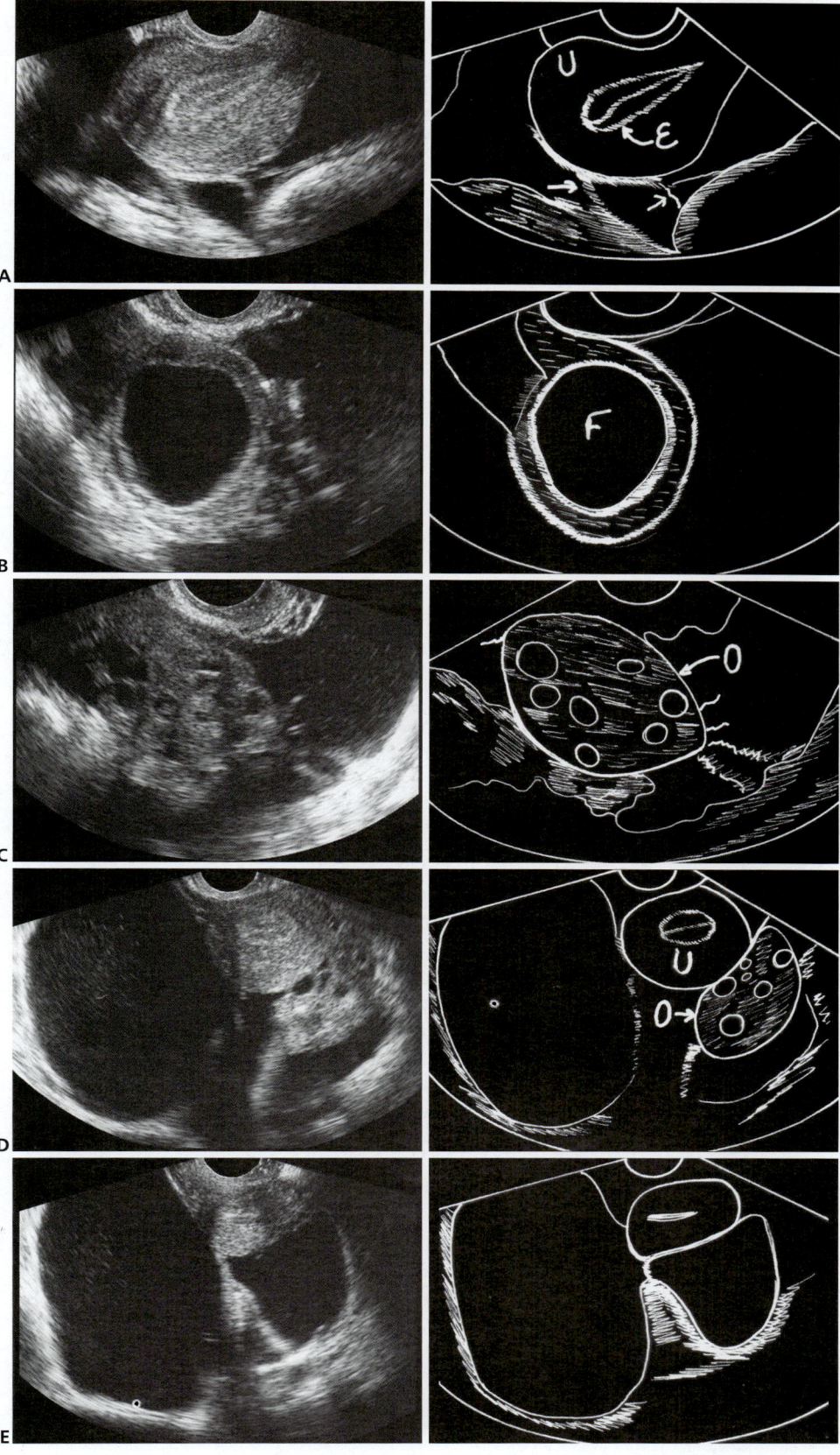

Figura 12.82. Exame transvaginal em paciente de 27 anos, com queixa de dor pélvica crônica. Refere antecedente de apendicite supurada, complicada com peritonite.
A: Corte longitudinal do útero (U). O endométrio (E) tem padrão trilaminar periovulatório. O útero está envolvido por ascite com finas traves (setas).
B: O ovário direito contém folículo (F) maduro.
C: O ovário esquerdo (O) contém pequenos folículos recrutados e está envolvido por grande quantidade de fluido peritoneal septado.
D: Corte transversal. Observe o útero, o ovário esquerdo retrouterino e a grande quantidade de fluido com os septos.
E: Corte transversal do colo uterino. O fundo de saco posterior está distendido por grande quantidade de fluido septado.

> O útero e os ovários foram claramente identificados. Estão relacionados com grande quantidade de fluido septado. Os antecedentes da peritonite pélvica e da dor crônica sugerem a presença de ascite inflamatória pélvica encarcerada. Não havia fluido livre no abdome superior.
> A paciente foi submetida a uma videolaparoscopia cirúrgica. O achado foi de ascite pélvica septada, encarcerada nas aderências. Não se identificou neoplasia.

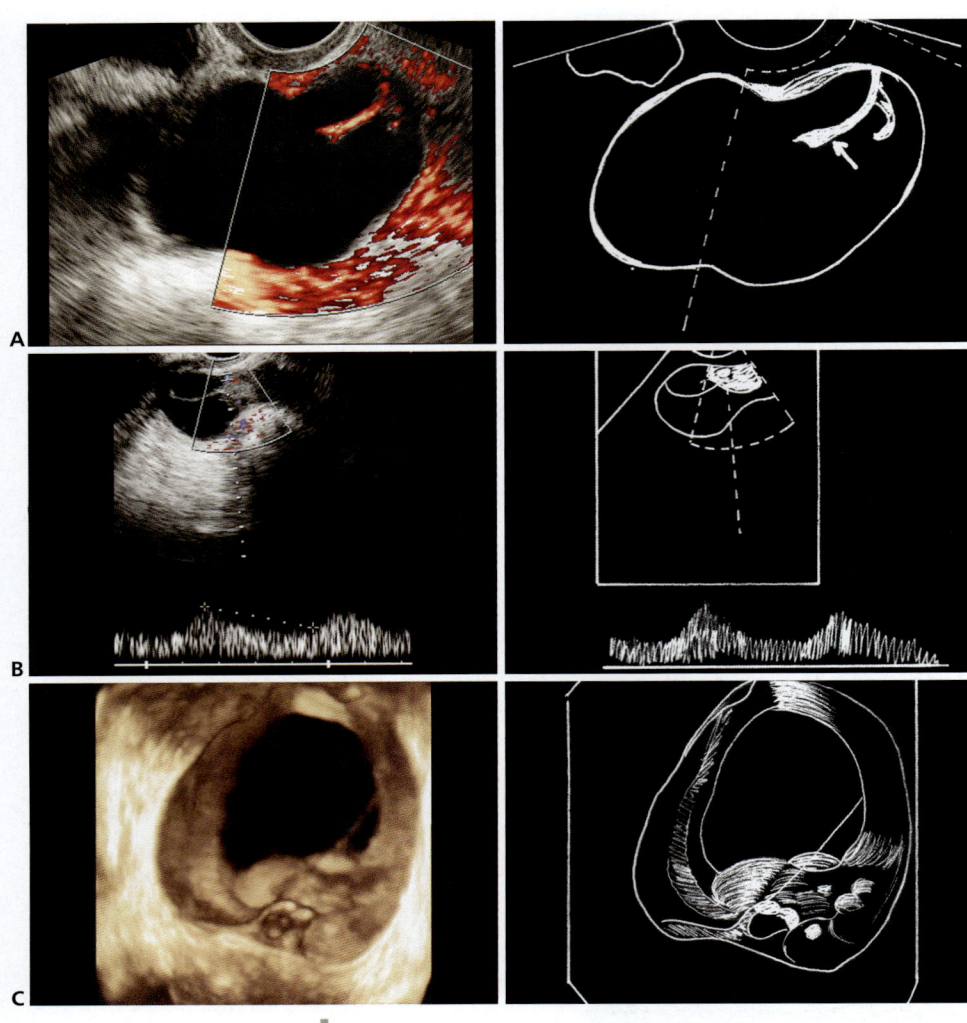

Figura 12.83. Exame transvaginal em paciente de 56 anos, com queixa de dor pélvica. Refere antecedente de histerectomia + ooforectomia direita há 23 anos.
A: Corte longitudinal na linha média. Note o cisto septado no fundo de saco. O mapa vascular revela vasos irregulares na cápsula e no septo (seta). Na inserção do septo na cápsula, note a área sólida com alguns vasos.
B: A análise espectral de artéria na área sólida revela baixo índice de resistividade (IR = 0,37).
C: Endoscopia virtual 3D do cisto. Observe as papilas, a área sólida e as cúpulas de septos circulares.

! O achado é fortemente suspeito para neoplasia maligna. O diagnóstico cirúrgico foi um cisto inflamatório benigno de inclusão peritoneal (pseudomesotelioma inflamatório).

O grande ensinamento desse caso é a correlação anatomoclínica. Pacientes com antecedente de histerectomia, abscesso pélvico de origem ginecológica ou intestinal (apendicite supurada, abscesso diverticular etc..), endometriose grave com pelve congelada etc., podem desenvolver os cistos inflamatórios de inclusão peritoneal, com arquiteturas semelhantes às neoplasias ovarianas de risco. O relatório ecográfico deve conter observação, alertando para o diagnóstico diferencial.

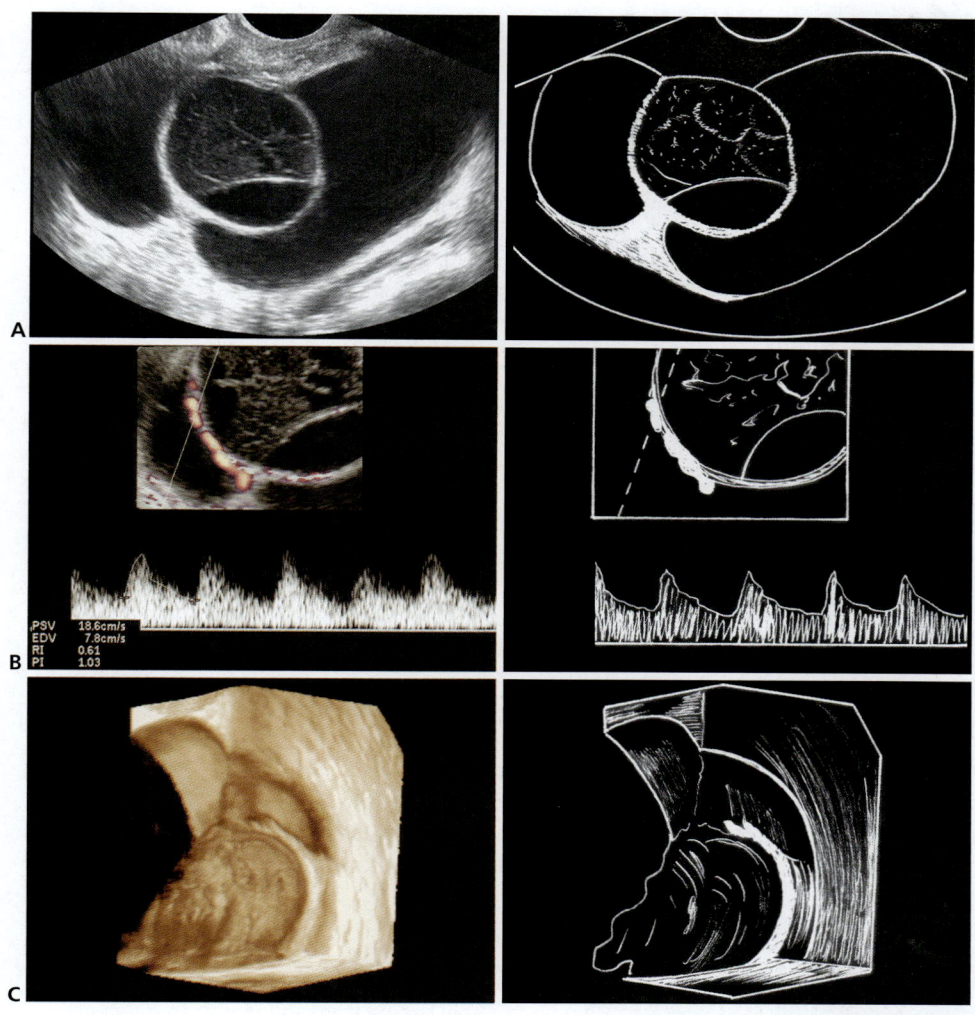

Figura 12.84. Exame transvaginal em paciente com queixa de dor pélvica crônica. Tem antecedente de histerectom a.
A: Observe o grande cisto septado com septos circulares e conteúdo variável (de anecoide a denso).
B: O mapa vascular demonstra vasos nos septos. Os índices de impedância são intermediários (IR = 0,61 e IP = 1,03).
C: Endoscopia virtual 3D do cisto. Imagem belíssima, mostrando a superfície interna da cápsula (lisa) e dos septos (irregular com papilas).

! O diagnóstico foi um pseudocisto mesotelial inflamatório. Esses cistos são de difícil remoção, pois são decorrentes de processos inflamatórios crônicos exsudativos. Na maioria das vezes, o cirurgião desfaz as aderências, aspira o fluido contido nas cavidades, mas não encontra uma neoplasia cística verdadeira. Por isso, é prudente sempre colocar a observação com o diagnóstico diferencial no relatório de exame.

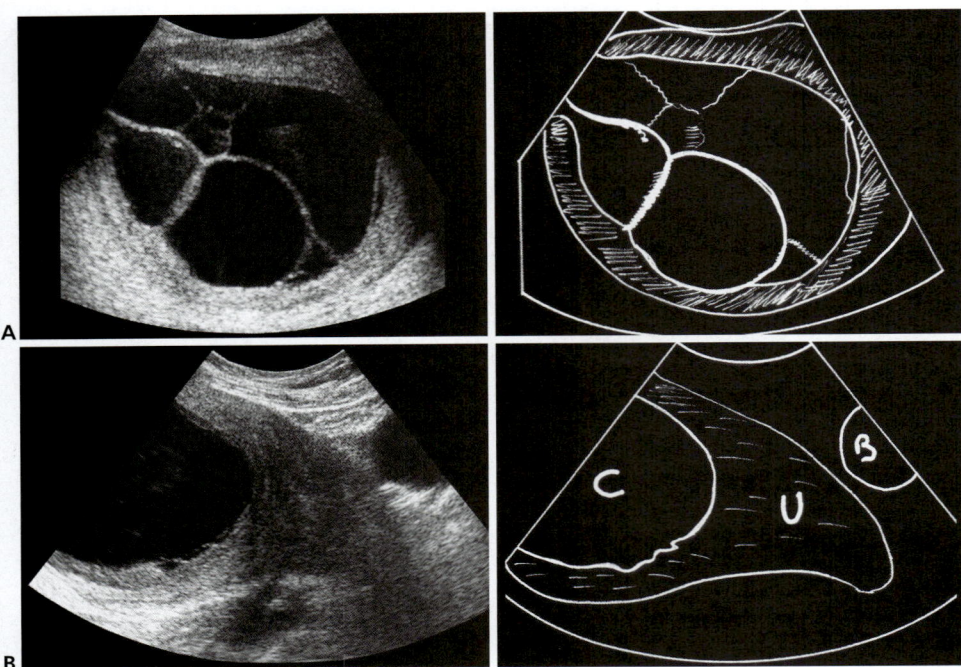

Figura 12.85. Exame transabdominal em paciente de 38 anos, com queixa de dor pélvica e sensação de peso no baixo ventre, bem como diminuição da capacidade vesical.
A: Corte transversal acima do fundo uterino. Observe o grande cisto septado.
B: Corte longitudinal. A bexiga (B) está pouco repleta (paciente refere que não consegue maior enchimento). O útero (U) apresenta, em sua metade superior, grande mioma com degeneração cística (C).

! Volte à imagem A: observe que o cisto tem uma cápsula muito espessa, formada por tecido homogêneo (músculo?). Na imagem B, observe a serosa uterina contornando o miométrio, o qual rodeia o cisto.
Os miomas com degeneração cística podem simular neoplasia ovariana cística, septada, notadamente os subserosos pedunculados. Eventualmente não será possível a diferenciação, e a cirurgia será inevitável, para a obtenção do diagnóstico histológico.

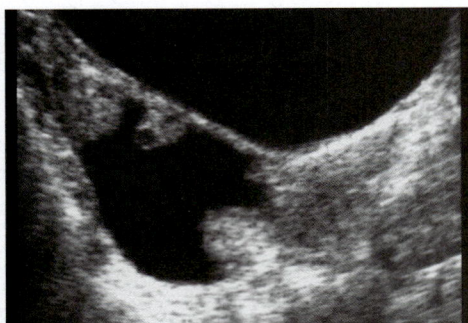
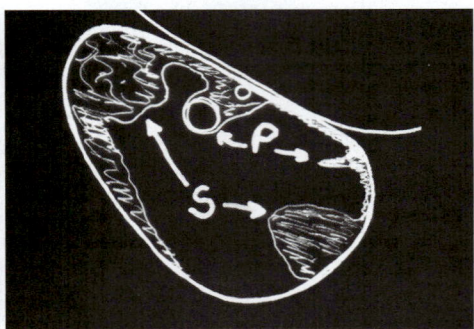

Figura 12.86. Exame transabdominal de rotina em paciente de 67 anos. Observe o cisto ovariano de 39 cm³, contendo duas papilas (P) e duas áreas sólidas (S).

! A papila e a área sólida têm a mesma morfologia. A diferença é apenas o tamanho: a papila mede até 9 milímetros, e a área sólida mede 1,0 centímetro ou mais. Cistos com mais do que três papilas e/ou uma área sólida apresentam maior risco de malignidade.

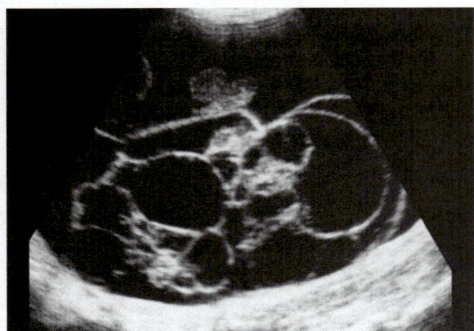
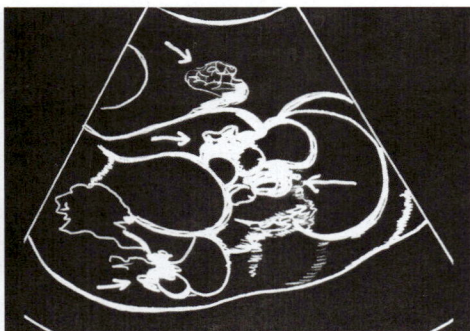

Figura 12.87. Exame transabdominal em paciente na pós-menopausa, sem exame ginecológico prévio. O grande cisto ovariano septado apresenta várias áreas sólidas (setas) crescendo na superfície dos septos. O diagnóstico histológico foi de cistoadenoma seroso, benigno.

Capítulo 12 ■ OS OVÁRIOS: PARTE 2 | 847

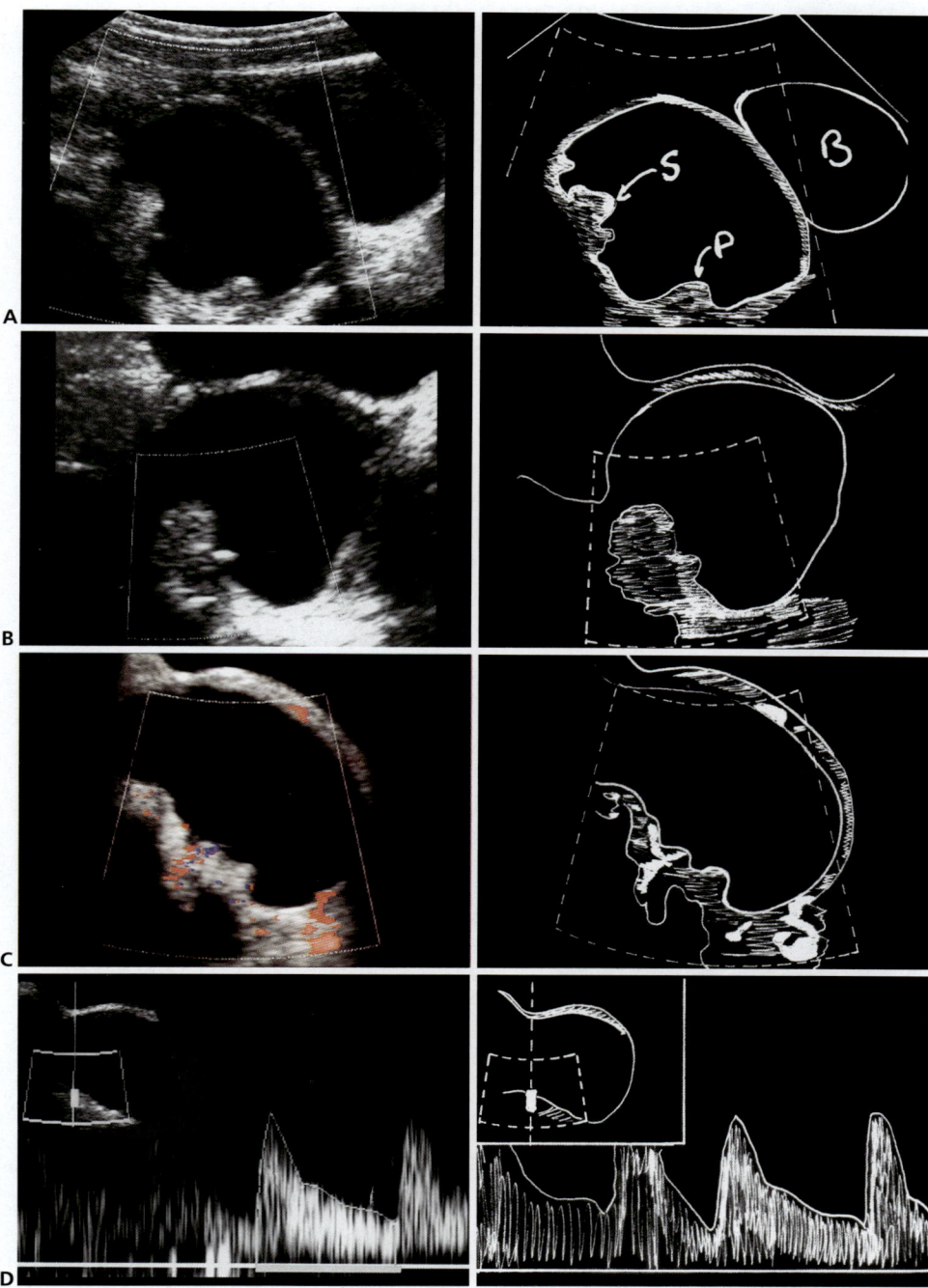

Figura 12.88. Exame transabdominal em criança de sete anos, com queixa de dor pélvica.
A: Observe o cisto ovariano monocavitário, apresentando papila (P) e área sólida (S). O mapa vascular não detectou vasos. B = bexiga. Exame em 27 de abril.
B: Em 7 de outubro, o cisto mostrou aumento de volume, com raros vasos identificados no mapa vascular.
C e D: Em 25 de novembro, o cisto estava maior, e surgiram vários vasos nas áreas sólidas e na cápsula. A análise espectral revelou impedância intermediária (IR = 0,72 e IP = 1,38).

! A monitoração mostrou claramente a evolução da neoplasia. Após o segundo exame, indicou-se a remoção cirúrgica, mas o pai da garota não concordou. Após o terceiro exame, ficou claro o aumento do risco neoplásico, sendo então feita a remoção, resultando em cistoadenoma seroso limítrofe ("borderline"). A vigilância periódica não mais demonstrou neoplasia contralateral. Hoje a paciente está casada e com um filho.

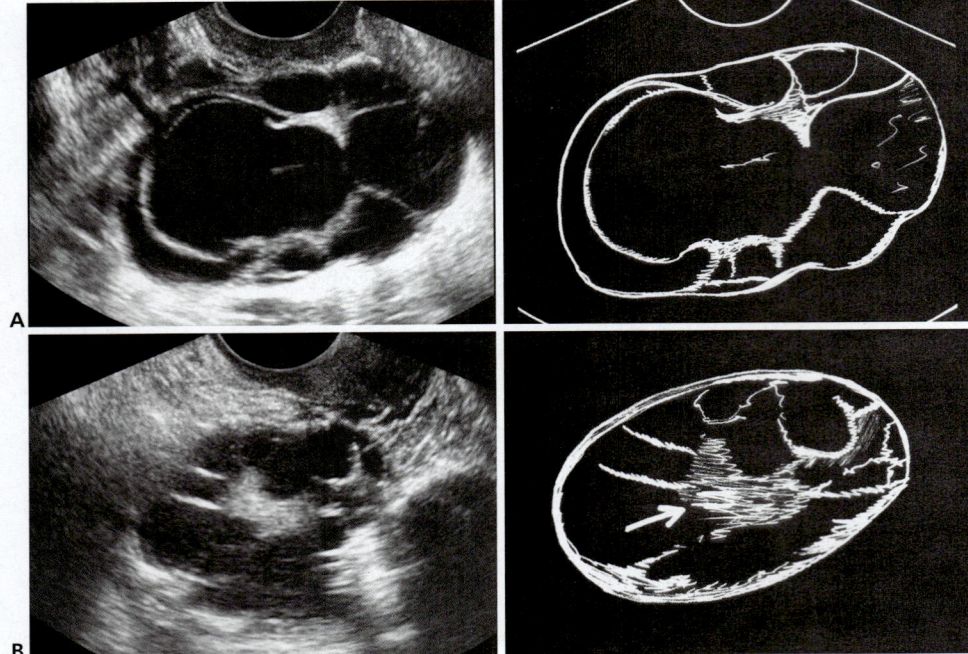

Figura 12.89. Exame transvaginal de rotina em paciente de 60 anos, assintomática.
A: O ovário esquerdo está aumentado, cístico, septado, notando-se espessamentos focais nos septos.
B: O ovário direito está aumentado, cístico, septado, notando-se área sólida na região central (seta). O diagnóstico histológico foi de cistoadenoma seroso, benigno, bilateral.

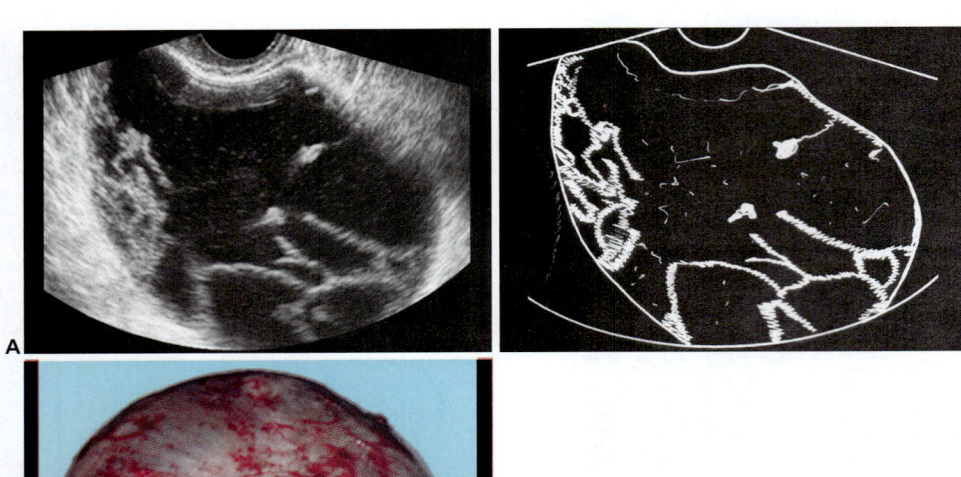

Figura 12.90. Exame transvaginal em paciente de 48 anos, com diagnóstico clínico de massa pélvica. Cortesia: Dr. Luiz Eduardo Machado.
A: Observe o grande cisto septado com pequenas papilas internas.
B: Peça cirúrgica.

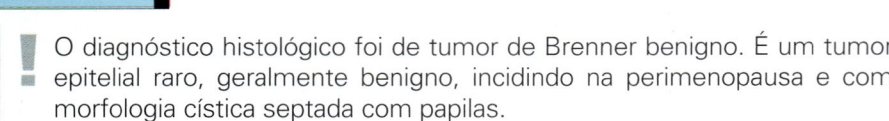

! O diagnóstico histológico foi de tumor de Brenner benigno. É um tumor epitelial raro, geralmente benigno, incidindo na perimenopausa e com morfologia cística septada com papilas.

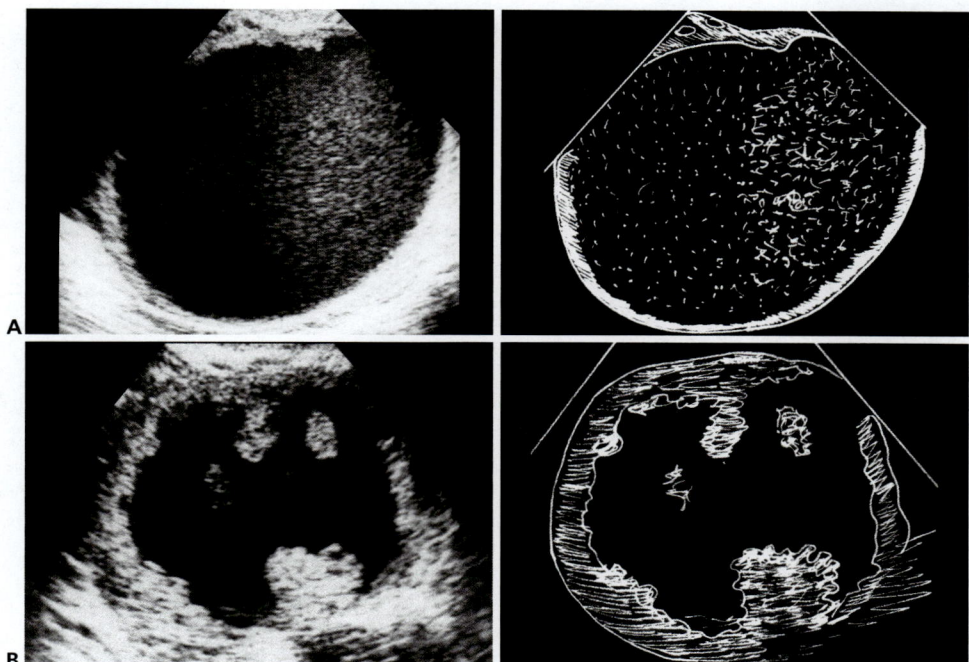

Figura 12.91. Exame transvaginal de rotina em paciente na pós-menopausa.
A e B: Observe o grande cisto denso, contendo áreas sólidas e papilas.

> O diagnóstico histológico foi de um cistoadenoma mucinoso, "borderline" (limítrofe). Os cistos ovarianos septados, contendo papilas e/ou áreas sólidas, podem corresponder a três possibilidades:
> - Cistos benignos.
> - Cistos limítrofes.
> - Carcinomas em estágios iniciais.
>
> Os carcinomas em estágios mais avançados geralmente são tumores mistos ou sólidos (Valentin L Gynecol Oncol 2000;102:41-48).

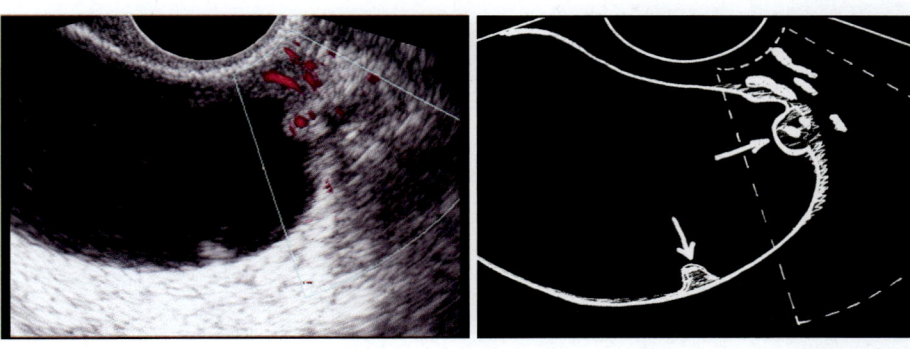

Figura 12.92. Exame transvaginal de rotina em paciente assintomática. Observe o cisto monocavitário com papilas (setas). O mapa vascular mostra pequenos vasos na cápsula e na papila. O diagnóstico histológico foi de cistoadenoma seroso benigno.

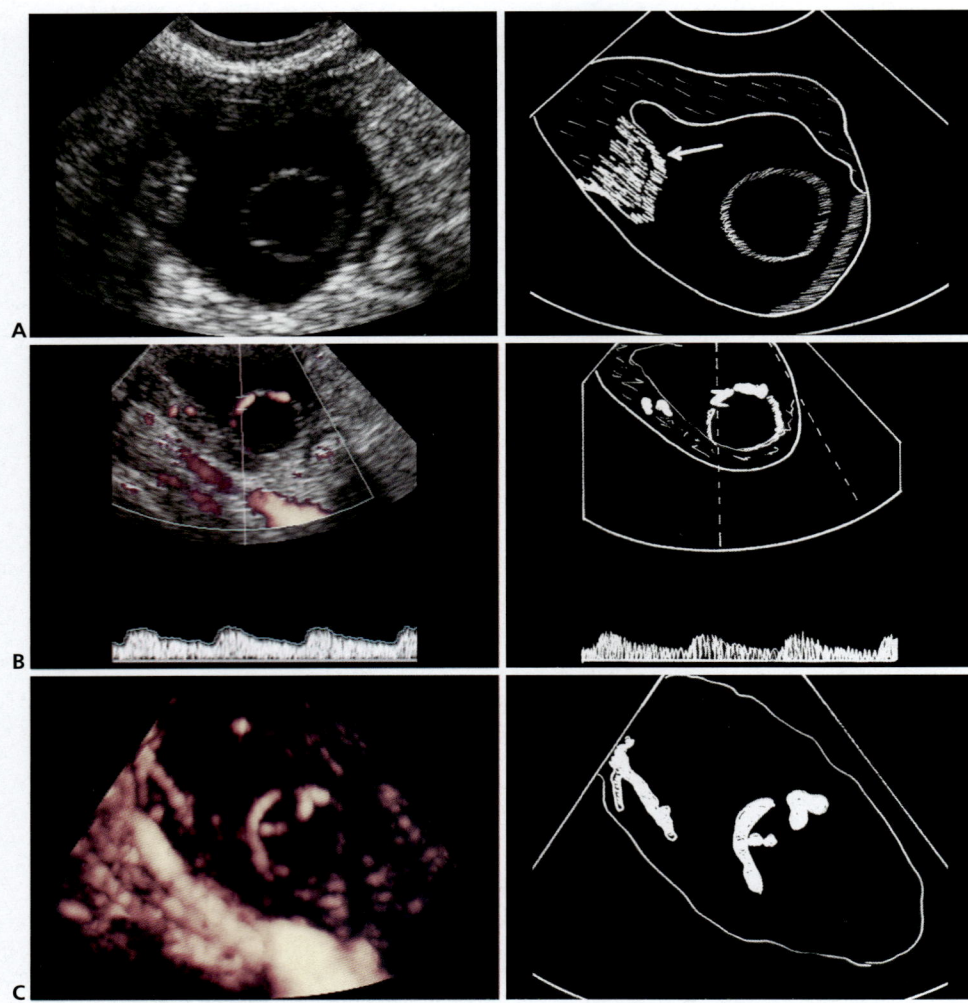

Figura 12.93. Exame transvaginal de rotina em paciente de 48 anos.
A: Observe o cisto ovariano de 57 cm³, contendo septo circular e área sólida (seta).
B: Análise espectral de artéria no septo circular, revelando impedância intermediária (IR = 0,53 e IP = 0,77).
C: Mapa vascular do cisto obtido com Doppler 3D e subtração da escala de cinzas. Na área sólida existem vasos com calibre variável. Os demais vasos são uniformes. O diagnóstico histológico foi de cistoadenoma seroso, benigno.

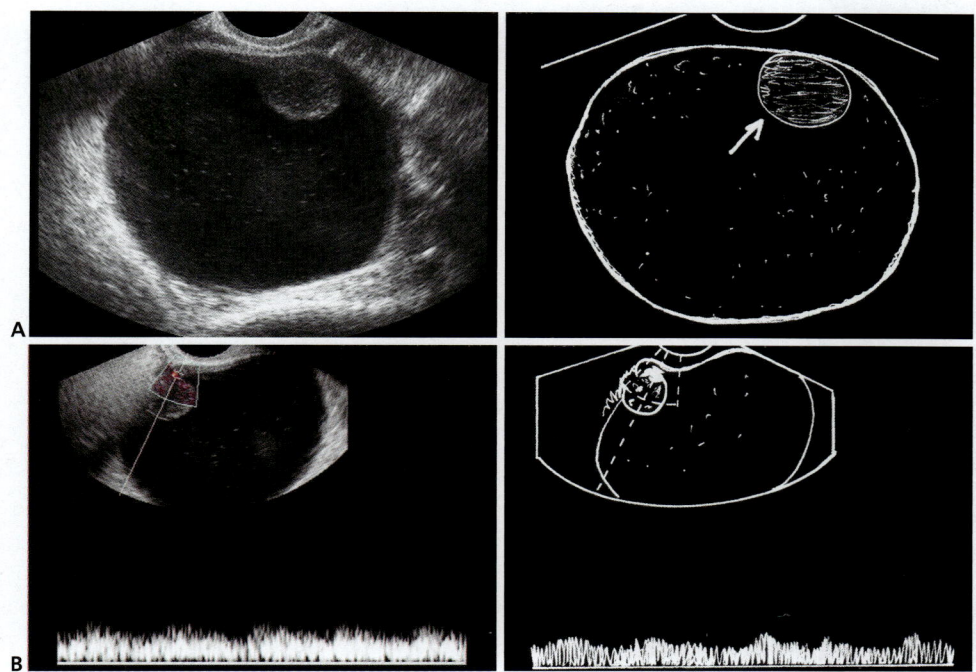

Figura 12.94. Exame transvaginal de rotina em paciente de 72 anos.
A: Observe o grande cisto monocavitário com conteúdo levemente denso, bem como a área sólida na cápsula (seta).
B: O mapa vascular mostra vasos na área sólida. Note a artéria com baixa impedância, com índice de resistividade de 0,31.

> O diagnóstico foi de cistoadenocarcinoma mucinoso estádio IA. A agressividade dos carcinomas ovarianos pode ser classificada em dois graus (Shin & Kurman Am J Pathol 2004;164:1511-1518):
> - Baixo grau;
>   - Precursor: tumor benigno ou limítrofe.
>   - Crescimento lento.
>   - Grandes dimensões.
>   - Confinado ao ovário.
>   - Disseminação ausente ou tardia.
> - Alto grau:
>   - Precursor: não (neoplasia recente).
>   - Crescimento rápido.
>   - Pequenas dimensões.
>   - Agressividade elevada.
>   - Disseminação precoce.
>
> A ultrassonografia é excelente para o diagnóstico precoce dos carcinomas de baixo grau. A taxa de detecção precoce dos carcinomas de alto grau é baixa, graças ao crescimento rápido e disseminação precoce. Muitas vezes, o carcinoma é pequeno e pouco evidente, mas já se encontra no estádio III ou IV.

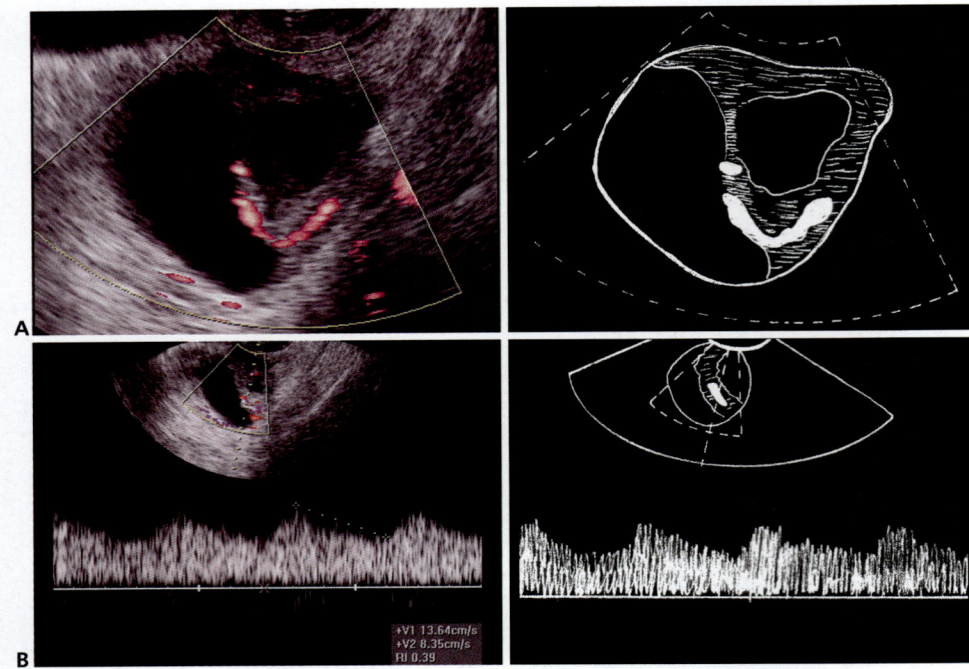

Figura 12.95. Exame transvaginal de rotina em paciente de 50 anos.
A: Observe o cisto septado de 42 cm³, com espessamento sólido na parede. O mapa vascular revela vasos irregulares.
B: O índice de resistividade é de 0,39. O diagnóstico foi de carcinoma IA.

> ❗ Detalhe importante: a paciente teve a menopausa há quase três anos, com quadro clínico e exames laboratoriais concordantes. Portanto, a conclusão é de uma neoplasia ovariana.
>
> O mesmo achado, em paciente com ciclos regulares, exige a exclusão de um corpo lúteo, pois, o anel de tecido contendo vasos pode corresponder a essa estrutura. A cavidade de fluido, adjacente ao "corpo lúteo", pode ser um folículo retido. Nessa situação seria indicado um retorno após a menstruação.
>
> O achado ecográfico deve ser inserido no contexto clínico, para aumentar a acurácia do método.

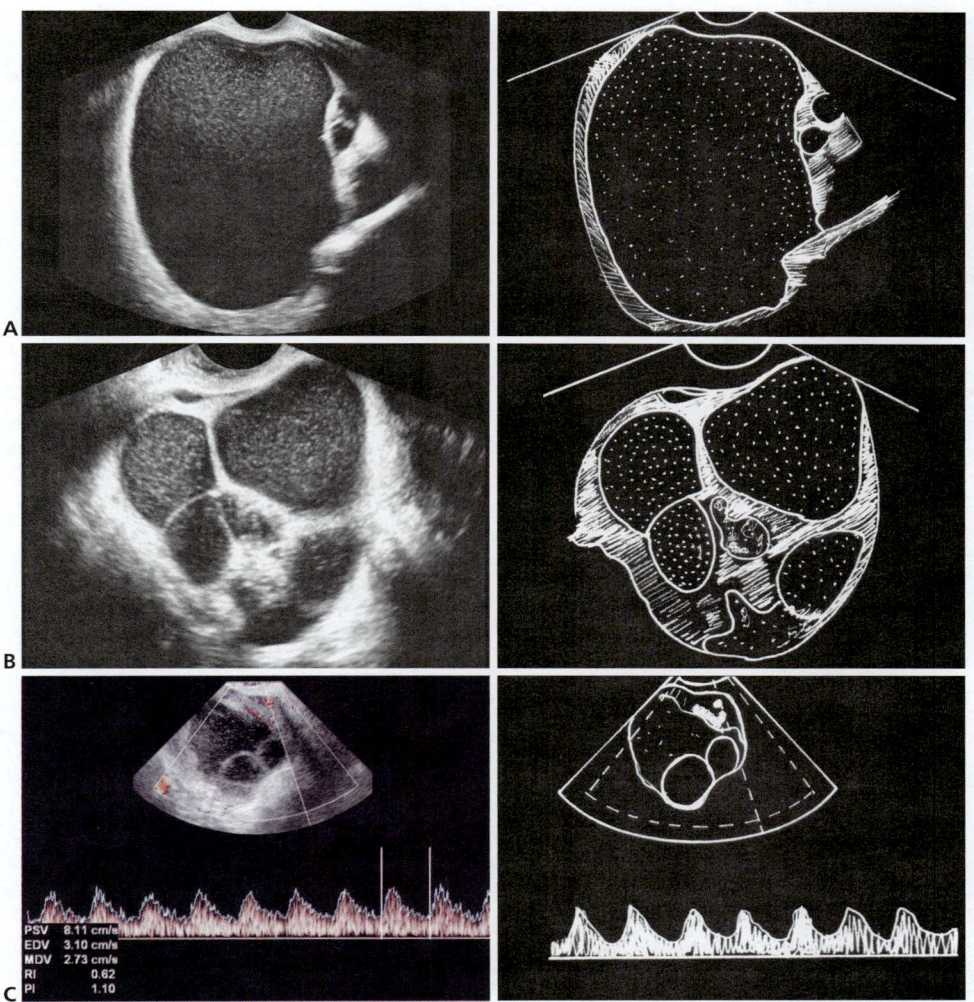

Figura 12.96. Paciente nuligesta de 43 anos. Exame ecográfico há seis meses revelou cisto monocavitário simples. Exame transvaginal de controle.
A e B: Houve aumento significativo do volume do cisto, o qual mudou totalmente sua morfologia, surgindo vários septos e áreas sólidas, bem como conteúdo denso.
C: O mapa vascular revela poucos vasos uniformes na periferia do tumor, com impedâncias moderadas (IR = 0,62 e IP = 1,10).

! A remoção do cisto revelou diagnóstico histológico de cistoadenoma mucinoso benigno, sem atipias. O rastreamento ecográfico permitiu erradicar uma neoplasia com risco de evolução maligna. Provavelmente enquadrar-se-ia no grupo de carcinomas de baixo grau.

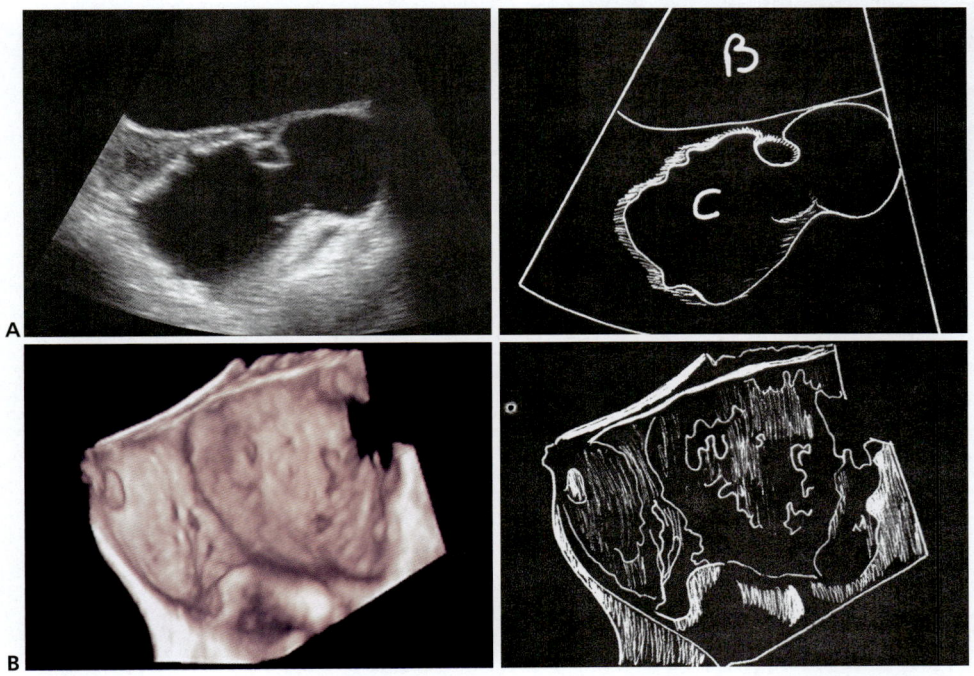

Figura 12.97. Exame transabdominal de rotina em paciente de 16 anos.
A: O ovário esquerdo está aumentado, contendo cisto septado (C). B = bexiga.
B: A endoscopia virtual tridimensional revelou com clareza várias papilas pequenas na superfície interna do cisto. O diagnóstico histológico foi de cistoadenoma seroso benigno.

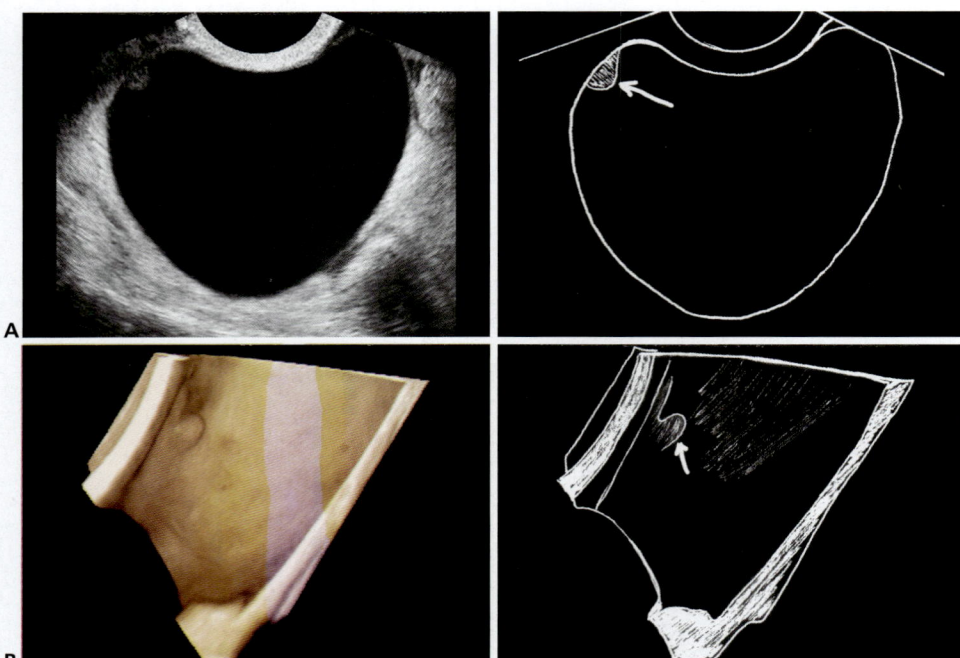

Figura 12.98. Exame transvaginal de rotina em paciente na pós-menopausa.
A: O ovário esquerdo apresenta cisto monocavitário anecoide, notando-se papila (seta) em sua superfície interna.
B: A endoscopia virtual 3D revelou apenas uma papila isolada. O diagnóstico histológico foi de cistoadenoma seroso, benigno.

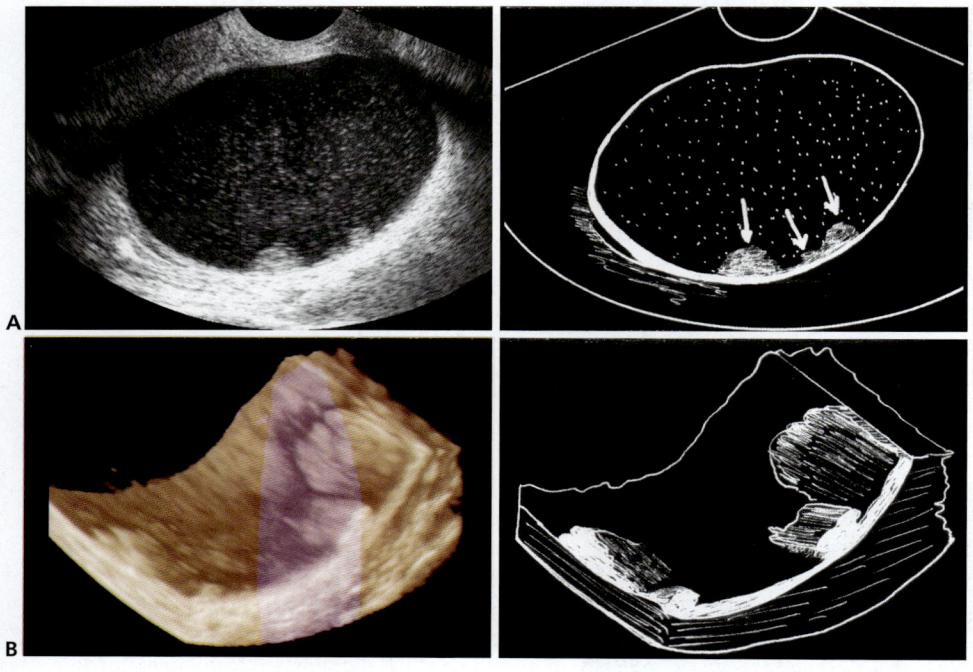

Figura 12.99. Exame transvaginal rotineiro em paciente de 25 anos.
A: O ovário esquerdo apresenta cisto monocavitário denso com papilas em sua cápsula (setas).
B: Endoscopia virtual 3D com transparência para eliminar a opacidade do conteúdo denso. Identificaram-se várias papilas e áreas sólidas, que estavam pouco visíveis na avaliação 2D.

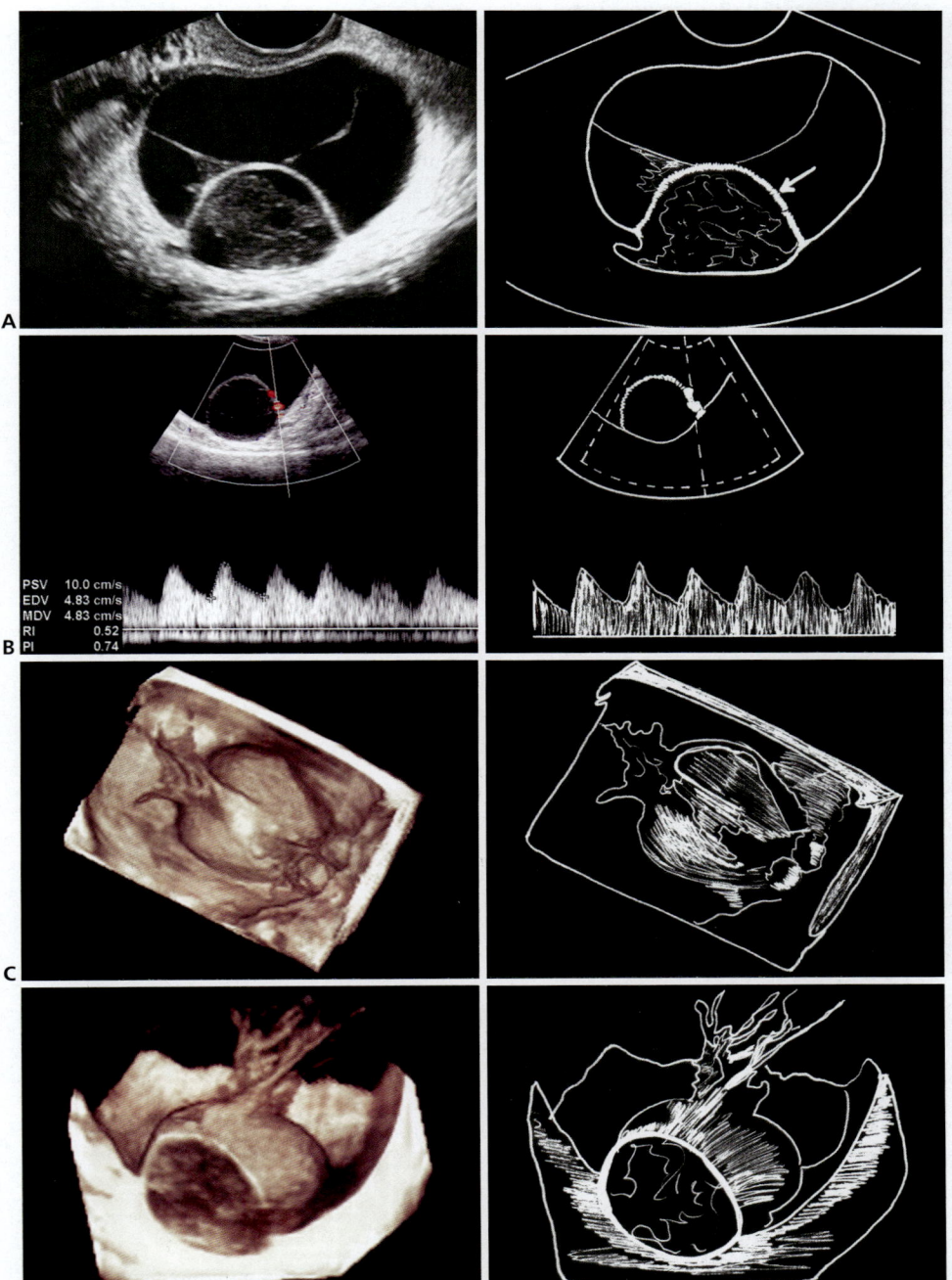

Figura 12.100. Exame transvaginal de rotina em paciente de 49 anos.
A: Observe o cisto ovariano septado, contendo septo circular (seta), delimitando área densa.
B: A curva espectral de artéria no septo circular mostrou índices de impedância entre moderados e baixos (IR = 0,52 e IP = 0,74).
C e D: A endoscopia virtual 3D mostrou imagens magníficas do interior do cisto, evidenciando papilas e áreas sólidas, bem como inúmeros septos finos. O diagnóstico histológico foi de cistoadenoma seroso, benigno.

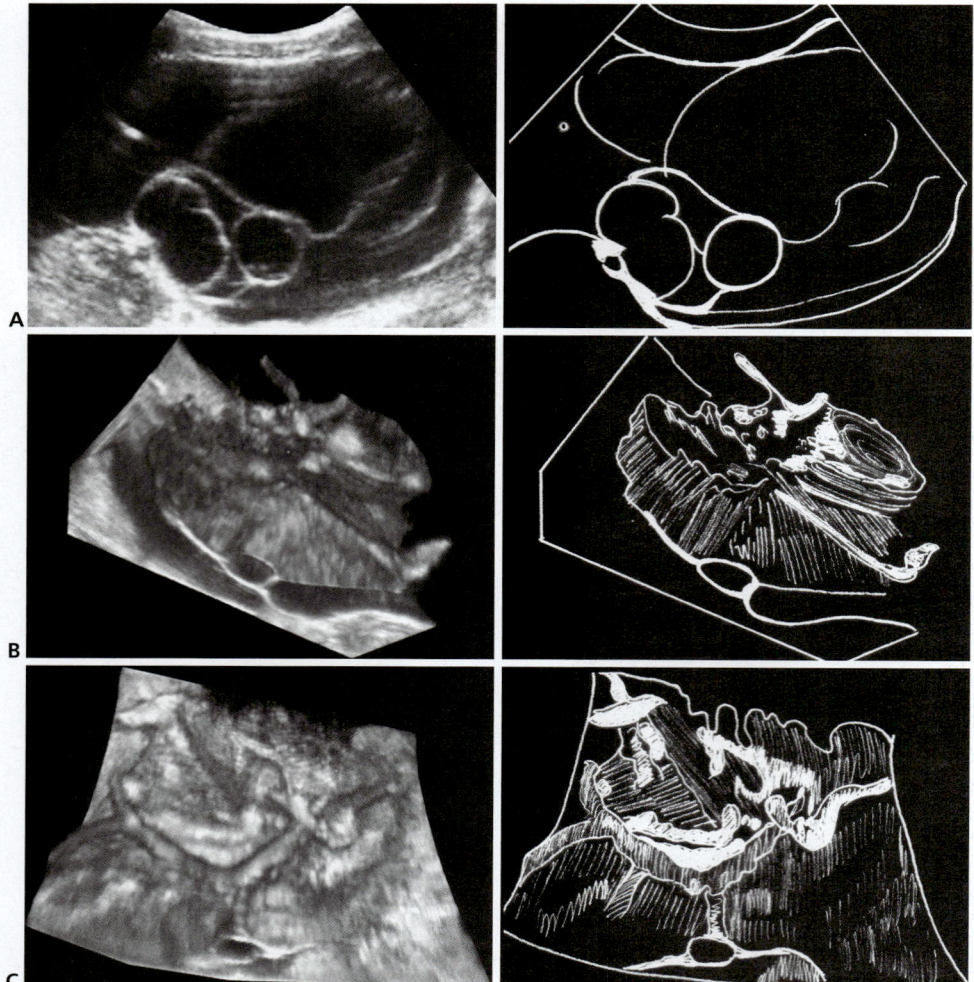

Figura 12.101. Exame transabdominal em paciente de 54 anos, sem exame clínico prévio.
A: Observe o grande cisto septado, com volume de 863 cm³ (mais de 10 cm de diâmetro médio).
B e **C:** Endoscopia virtual 3D. Observe a morfologia interna caprichosa, com septos circulares, septos tubulares, papilas e áreas sólidas.

> A endoscopia virtual tridimensional é uma técnica simples, rápida e eficiente para mostrar com clareza impressionante a arquitetura interna dos cistos ovarianos. Essa técnica é mais sensível para demonstrar a presença de papilas e áreas sólidas, aumentando a acurácia para o rastreamento dos cistos com maior risco para malignidade. As Figuras 12.97 a 12.101 demonstram a validade da endoscopia virtual.

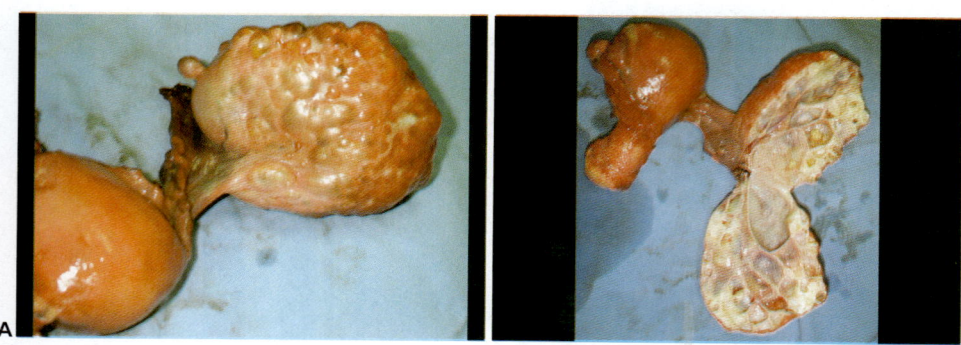

Figura 12.102. Cistoadenoma mucinoso septado limítrofe ("borderline"), removido de paciente em idade reprodutiva. Cortesia: Dr. Francisco Ciro R. C. Prado Filho.

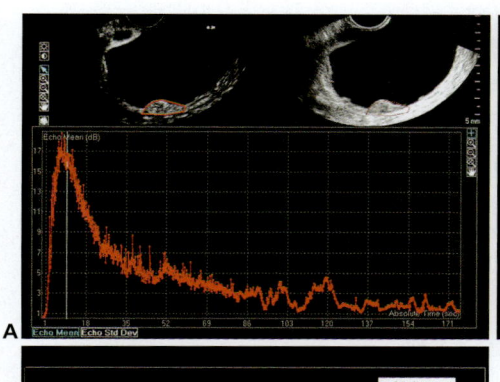
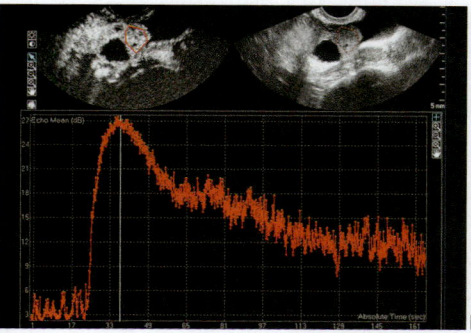
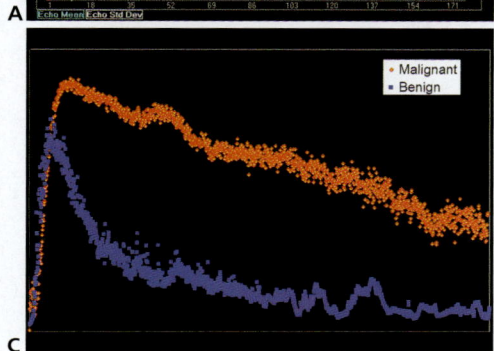

Figura 12.113. Avaliação de áreas sólidas em tumores ovarianos com a utilização de contraste ultrassonográfico injetado em sangue periférico (Definity®), avaliando-se os picos de incremento e os tempos de incremento e de eliminação do contraste (Fleicher AC et al. J Ultrasound Med 2008; 27:1011-1018, © 2008 by the American Institute of Ultrasound in Medicine). Cortesia: Dr. Arthur C. Fleischer.
A: Cisto monocavitário com área sólida. A imagem superior esquerda mostra o cisto realçado pelo contraste. A imagem superior direita mostra o cisto antes da injeção do contraste. A curva cinética do contraste revela incremento com pico menor e lavagem rápida do contraste. O diagnóstico histológico foi benigno.
B: Neoplasia ovariana sólida. A imagem superior esquerda mostra o tumor realçado pelo contraste. A imagem superior direita mostra o tumor antes da injeção do contraste. A curva cinética do contraste revela incremento com pico maior e lavagem lenta do contraste. O diagnóstico histológico foi maligno.
C: Comparação entre uma curva cinética de neoplasia maligna (vermelho) e uma curva cinética de neoplasia benigna (azul). As diferenças entre os tumores benignos e os malignos foram significativos.

> A utilização de contrastes permite estudar o aumento da ecogenicidade dos tecidos e os tempos de circulação do produto nos tumores ovarianos. Acrescenta mais um elemento para a diferenciação entre os tumores ovarianos benignos e malignos. O lado negativo dessa técnica é o alto custo dos contrastes para ultrassonografia, bem maior do que o dos contrastes para os outros métodos de diagnóstico por imagem.

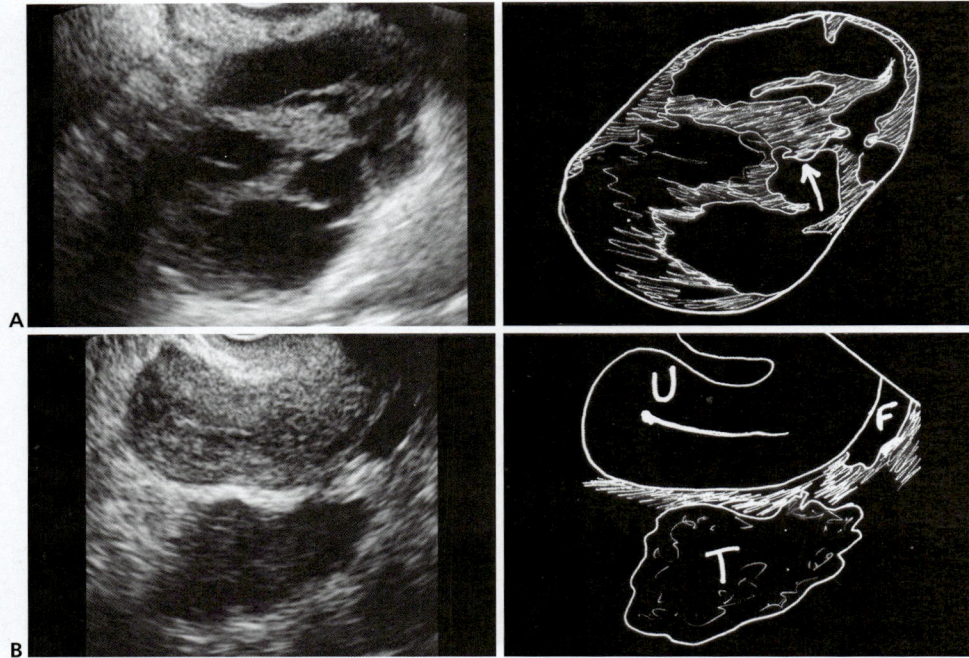

Figura 12.114. Exame transvaginal de rotina em paciente na pós-menopausa. Cortesia: Dr. Arildo Correa Teixeira.
A: Cisto ovariano septado com área sólida central (seta).
B: Corte longitudinal do útero (U). Observe o tumor hipoecogênico (T) retrouterino, com limites irregulares. O fundo de saco contém pequeno volume de fluido (F).

! O diagnóstico histológico foi de cistoadenocarcinoma seroso estádio IIC. A ecografia com suas várias opções (2D, 3D, Doppler e contrastes) permite classificar os tumores ovarianos em benignos ou malignos com boa confiabilidade. Existem várias pontuações descritas na literatura. No texto inicial descrevemos uma pontuação simples para avaliar o risco do tumor. D Timmerman *et al.* (Ultrasound Obstet Gynecol 2008;31:681-690) classificam os tumores ovarianos em dois grupos:

1. Padrões morfológicos das neoplasias benignas:
   - Cisto unilocular.
   - Cisto com componente sólido menor do que sete milímetros.
   - Sombra acústica retrotumoral.
   - Cisto multiloculado regular menor do que dez centímetros.
   - Vascularização invisível.
2. Padrões morfológicos das neoplasias malignas:
   - Tumor sólido irregular.
   - Ascite.
   - Cisto com mínimo de quatro papilas.
   - Cisto multiloculado misto maior do que 10 centímetros.
   - Vascularização abundante.

Essas regras são aplicáveis em 76% dos tumores, com uma sensibilidade de 95% e uma especificidade de 91%. Em 24% dos tumores os padrões foram mistos e não foi possível classificá-los.

Esses autores não valorizam o Doppler espectral graças aos resultados contraditórios e não significativos. Nas mulheres em idade reprodutiva temos muitos tumores não neoplásicos com Doppler falso positivo (corpo lúteo, tumores inflamatórios, endometriose, cisto mesotelial inflamatório etc.). Com a devida correlação anatomoclínica podemos excluir muitos casos falso-positivos. Na pós-menopausa os tumores não neoplásicos têm uma incidência muito baixa, predominando as neoplasias verdadeiras. Nessa faixa etária, poderemos utilizar o Doppler espectral e agregar informações úteis.

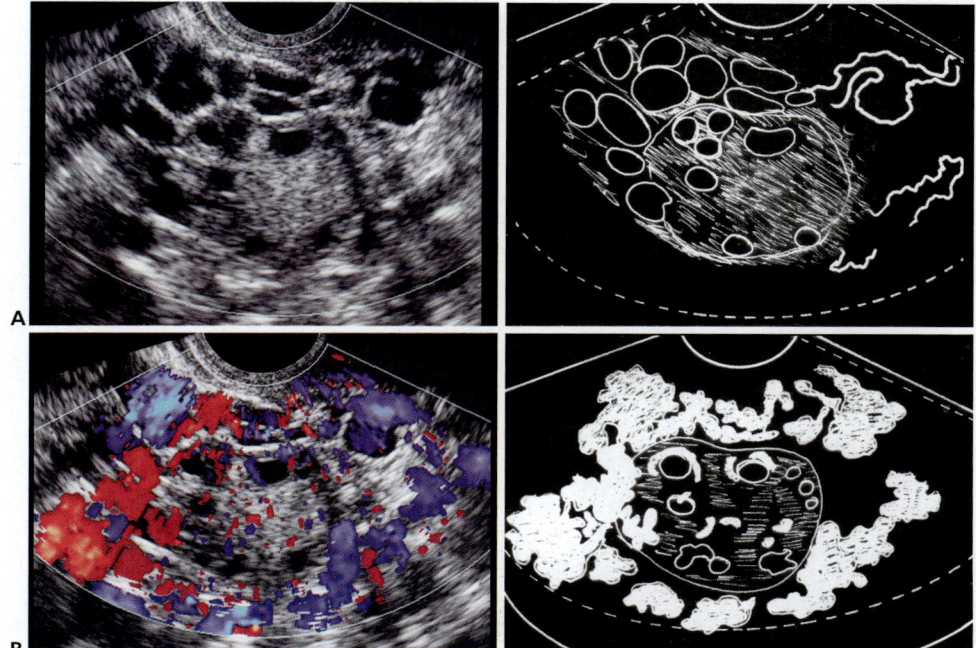

Figura 12.115. Exame transvaginal em paciente assintomática. Tem diagnóstico ecográfico, em outro serviço, de neoplasia ovariana mista.
A: O ovário esquerdo aparenta estar aumentado e apresenta padrão morfológico misto.
B: O mapa vascular mostra que o ovário é normal, revelando bolo venoso adjacente, fazendo corpo com o mesmo. Falsa neoplasia ovariana.

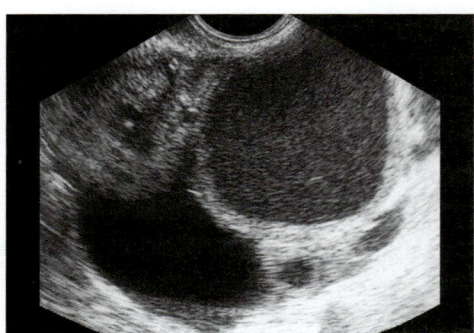 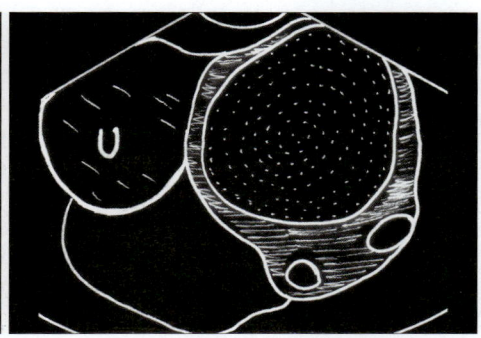

Figura 12.116. Exame transvaginal em paciente em idade reprodutiva, com queixa de dor pélvica crônica. Observe o cisto ovariano septado à esquerda, com conteúdo denso suave em uma das cavidades. U = útero.

> Em idade reprodutiva, a incidência de tumores não neoplásicos é alta. Deve-se sempre questionar essa possibilidade. Entretanto, algumas pacientes não apresentam histórico típico, levando à hipótese de neoplasia. O diagnóstico final, nesse caso, foi endometriose grave, com cisto endometrioide, aderências e fluido encarcerado entre as traves de aderências. Outra falsa neoplasia.

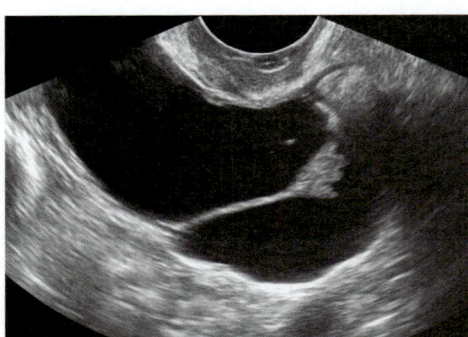 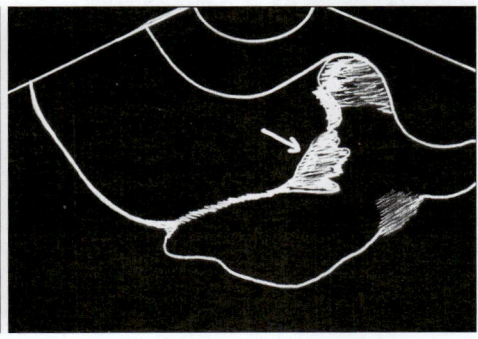

Figura 12.117. Exame transvaginal em paciente com queixa de dor pélvica crônica. Tem antecedente de histerectomia. Observe o grande cisto septado com área sólida (seta), localizado no fundo de saco junto ao fundo vaginal. A correlação anatomoclínica sugere cisto inflamatório de inclusão peritoneal. A hipótese constou no relatório ecográfico, como diagnóstico diferencial da suposta neoplasia ovariana. A paciente, por temor, exigiu a remoção do cisto. O achado cirúrgico foi negativo para neoplasia. Outra falsa neoplasia.

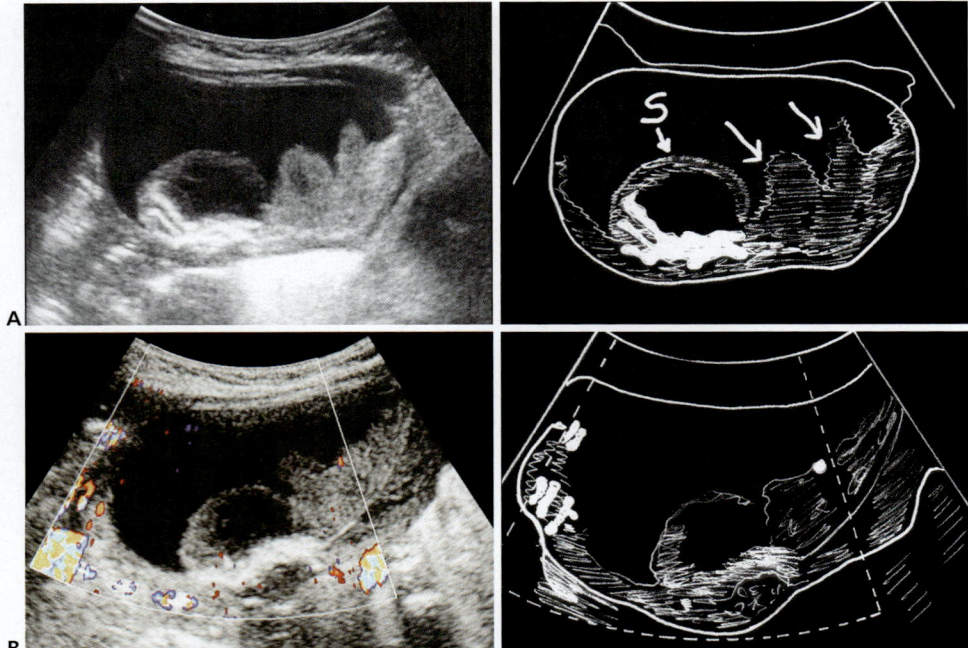

Figura 12.118. Exame transabdominal em lactente de 90 dias. Tinha diagnóstico ecográfico pré-natal de cisto ovariano com espessamento focal da parede.
A: Observe o tumor misto com septo circular grosso (S) e áreas sólidas (setas).
B: O mapa vascular revela pequena quantidade de vasos finos localizados no espessamento da parede e áreas sólidas. O diagnóstico histológico foi um teratoma cístico benigno.

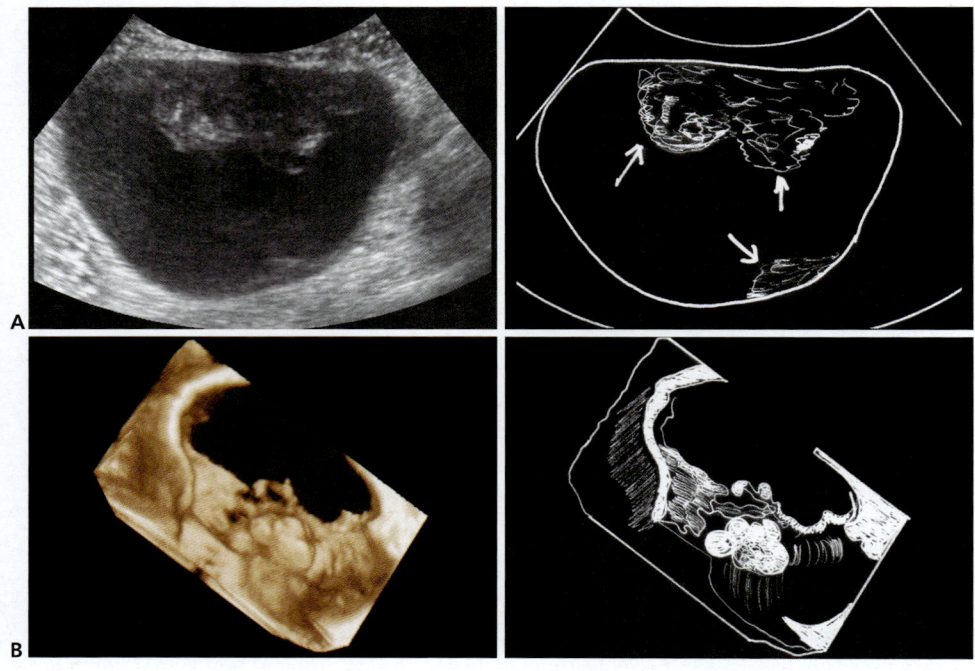

Figura 12.119. Exame transabdominal em adolescente de 15 anos com suspeita clínica de tumor pélvico.
A: Observe o tumor misto, com componente sólido (setas) menor do que o cístico. O volume é grande, medindo 344 cm³.
B: Endoscopia virtual 3D. Observe os componentes sólidos lobulados, contidos dentro do cisto. O diagnóstico histológico foi de um teratoma cístico benigno.

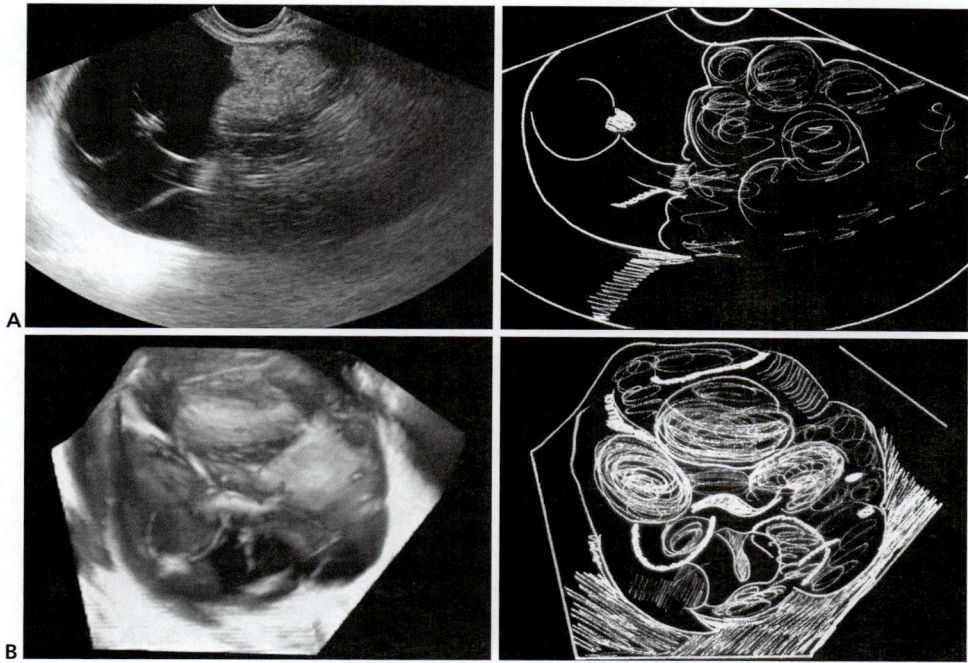

Figura 12.120. Paciente de 18 anos, com queixa de dor pélvica e toque ginecológico, identificando grande tumor pélvico. Exame transvaginal.
A: Observe o tumor com componente cístico septado e grande área sólida lobulada, provocando atenuação acústica posterior.
B: Endoscopia virtual 3D. Através de área cística, observe a complexidade do tumor: septos, áreas sólidas nos septos, papilas e a grande área sólida lobulada.

! O diagnóstico histológico foi de um teratoma benigno. A atenuação acústica posterior à área sólida fala a favor de tumor benigno. Os tumores ovarianos malignos raramente provocam sombra acústica posterior. Quando presente, o diagnóstico geralmente é de um teratoma benigno.

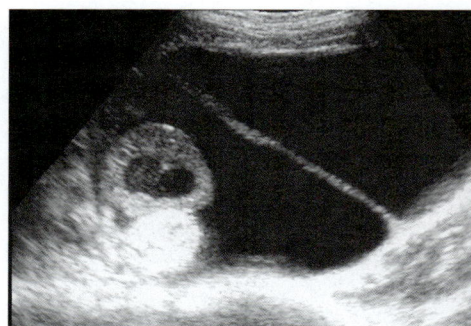 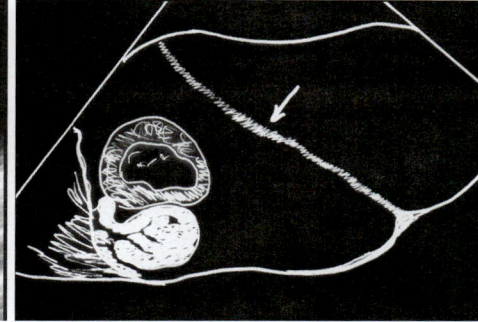

Figura 12.121. Adolescente de 17 anos com queixa de dor pélvica. Exame transabdominal. Observe o grande tumor misto, com área cística septada (seta) dominante, e as áreas sólidas lobuladas, com densidades variáveis.

! A hipótese básica é um teratoma cístico benigno. Como não há sombra acústica, o risco de outro tipo de neoplasia é alto. O tumor foi removido e, para surpresa, o diagnóstico histológico foi um cistoadenoma seroso limítrofe ("borderline").
Esse caso é emblemático, mostrando que a pronta remoção dos tumores anexiais é sempre uma conduta válida e prudente. A permanência desse tumor poderia levar à evolução para um carcinoma mais grave. O ovário contralateral deve ser monitorado permanentemente graças ao risco de nova neoplasia.

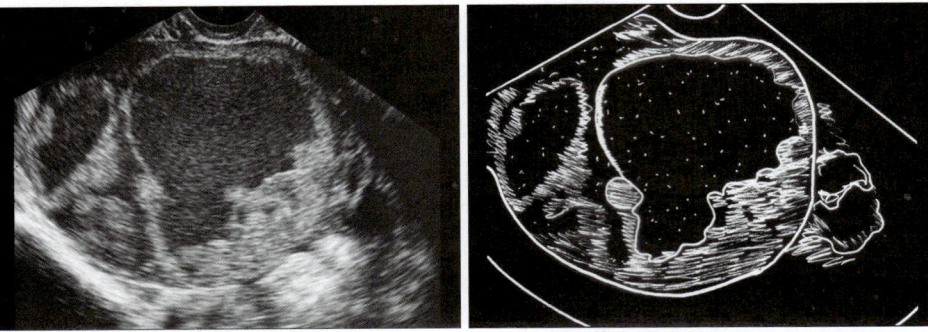

Figura 12.122. Paciente de 17 anos com queixa de dor pélvica. Tem diagnóstico prévio, em outro serviço, de endometriose. Exame transvaginal. Observe o grande tumor cístico com septos irregulares, papilas, áreas sólidas e conteúdo denso. Cortesia: Dr. Kleber Chagas.

> ! Lembre-se que os tumores ovarianos em jovens são mais graves. É muito raro, aos 17 anos de idade, um enorme cisto endometrioide com conteúdo tão complexo como esse. A primeira hipótese é uma neoplasia ovariana. O diagnóstico histológico foi de um cistoadenocarcinoma mucinoso estádio IC.

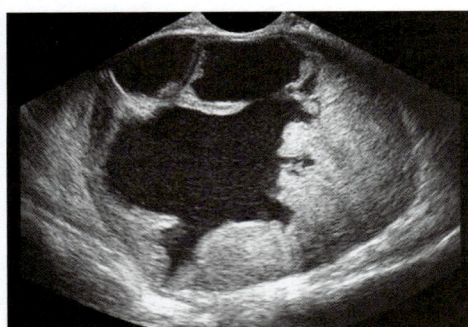
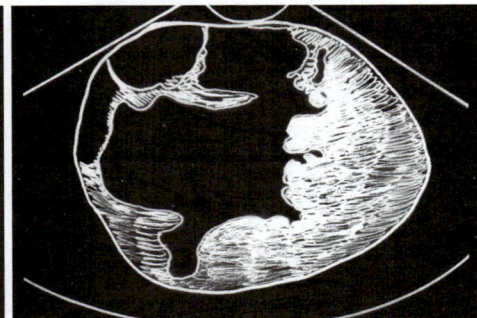

Figura 12.123. Exame transvaginal de rotina em paciente de 49 anos. Observe o grande tumor misto, com contornos regulares. A área cística contém septos, papilas e áreas sólidas. O diagnóstico foi um carcinoma. Cortesia: Dr. Luiz Eduardo Machado.

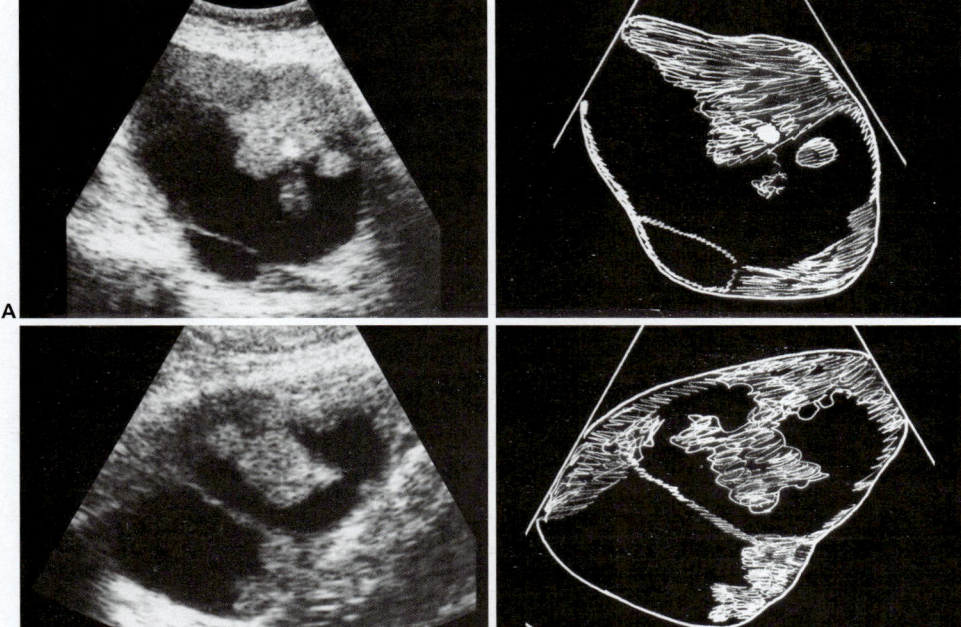

Figura 12.124. Exame transabdominal de rotina em paciente virgem na pós-menopausa.
A e B: Ambos os ovários estão aumentados, com padrões morfológicos de tumores mistos de alto risco para malignidade.

> ! O diagnóstico final foi de carcinoma bilateral estádio IIC. Os ovários aumentados são bem visíveis, mesmo à ecografia transabdominal, principalmente aqueles com algum componente cístico. Os carcinomas menos visíveis são os agressivos, de alto grau, já disseminados com tamanhos ainda pequenos.

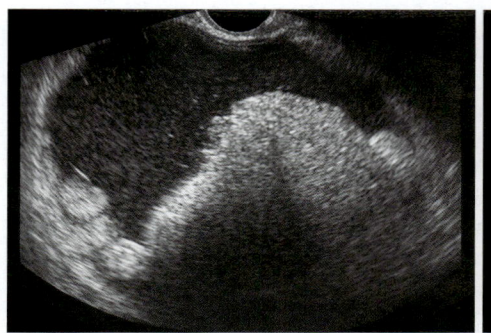 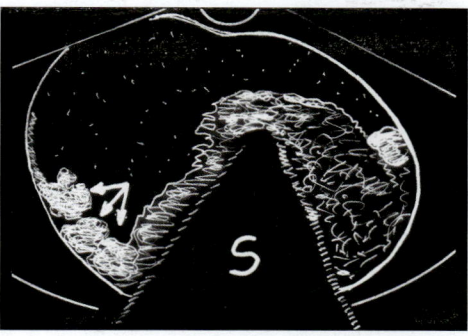

Figura 12.125. Exame transvaginal, em paciente de 41 anos, graças ao achado clínico de tumor pélvico. Observe o grande tumor misto, com área sólida maior, provocando sombra acústica posterior (S). O componente cístico do tumor tem conteúdo denso e áreas sólidas em sua cápsula (setas).

! A sombra acústica posterior é um sinal fortemente sugestivo de benignidade do tumor. Mesmo assim, as dimensões e a arquitetura interna do tumor são indicativas de remoção cirúrgica com urgência. O achado histológico foi de um teratoma benigno.

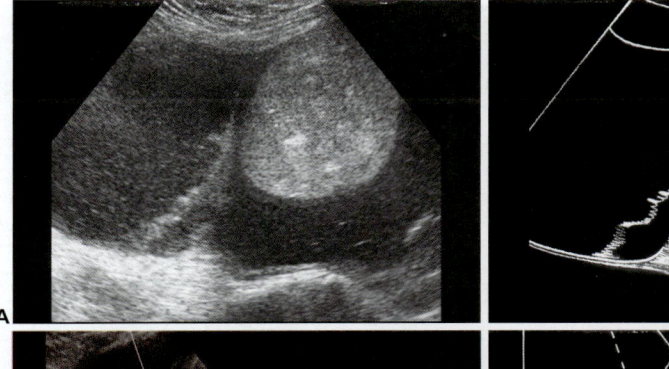 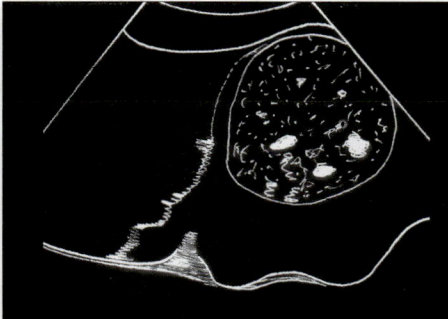
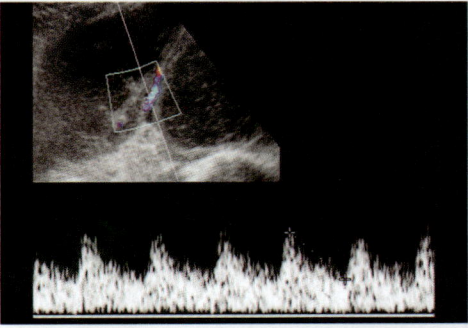 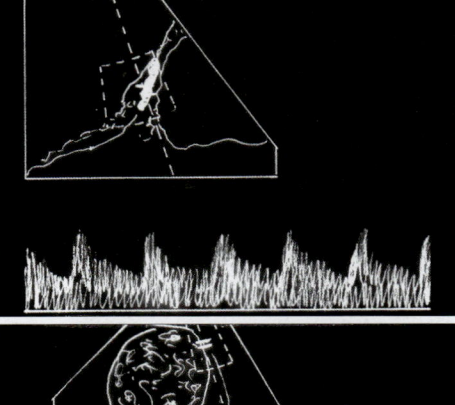
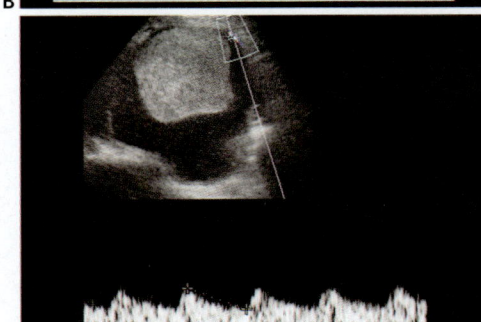 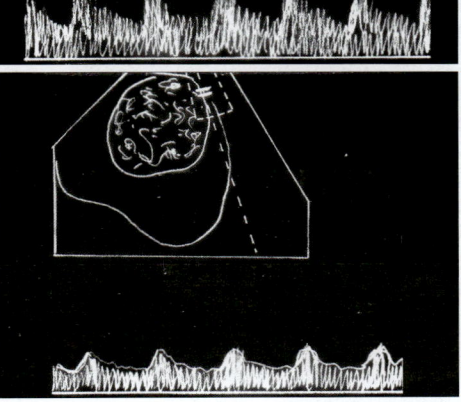

Figura 12.126. Exame transvaginal de rotina em paciente de 37 anos.
A: Observe o grande tumor ovariano misto, contendo septos, papilas e grande área sólida.
B e C: O mapa vascular revela raros vasos finos. A análise espectral mostra artérias com IR entre 0,46 e 0,57.

! A faixa etária e o estudo Doppler sugerem tumor benigno. A morfologia interna sugere tumor maligno. Portanto, esse tumor não se enquadra especificamente em probabilidade de benignidade ou de malignidade. Foi indicada a remoção, e o achado histológico foi de um teratoma maduro benigno. Com exceção da sombra acústica, os teratomas apresentam morfologia que dificulta a sua classificação.

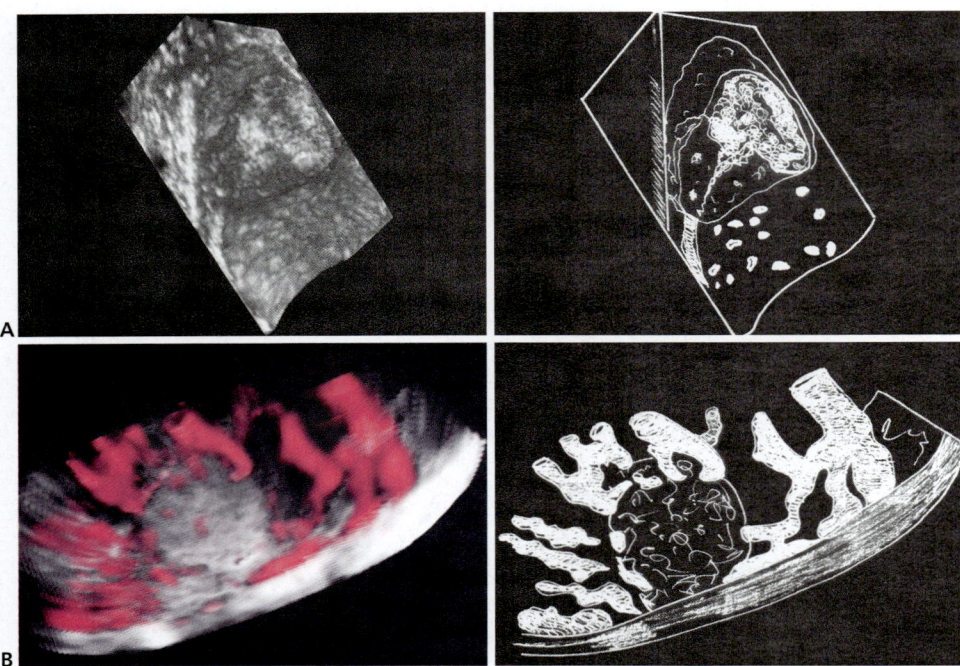

Figura 12.127. Exame transvaginal de rotina em paciente de 32 anos. Foi identificado um tumor ovariano misto e indicado complementação com ecografia tridimensional.
A: Observe o grande componente sólido dentro do cisto. A endoscopia virtual 3D revela grande número de papilas na cápsula da área cística.
B: Mapa vascular 3D associado à endoscopia virtual com transparência parcial. A área sólida do tumor apresenta grande quantidade de vasos grossos irregulares.

> A imagem B é maravilhosa. A transparência eliminou a maior parte da área sólida, restando apenas um pequeno componente arredondado mais denso. Com isso, os vasos parecem flutuar dentro de um falso fluido criado pela aplicação da transparência.
> Os achados indicam alto risco para malignidade. Entretanto, o diagnóstico histológico foi de um teratoma benigno.

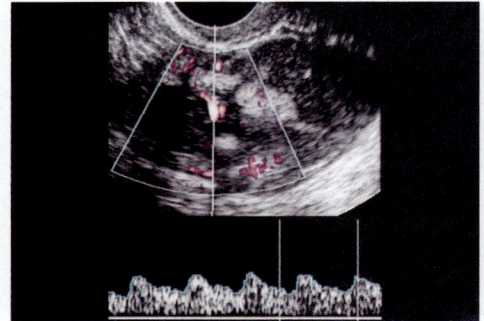 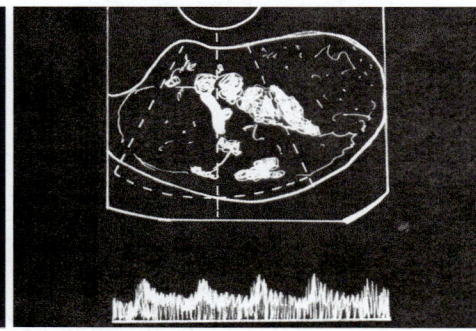

Figura 12.128. Exame transvaginal de rotina em paciente de 47 anos. Observe o tumor ovariano complexo, contendo áreas císticas densas, áreas sólidas, papilas e septo. O mapa vascular revela moderada quantidade de vasos regulares internos, com resistividade baixa (IR = 0,42 e IP = 0,56).

> O tumor foi classificado como de alto risco para malignidade. Apesar disso, o diagnóstico histológico foi de um teratoma benigno. Os teratomas são tumores extremamente variáveis em sua morfologia graças aos componentes histológicos diferentes, podendo assumir padrões de todos os tipos possíveis. A única característica tipicamente benigna é a sombra acústica posterior, quando existente.

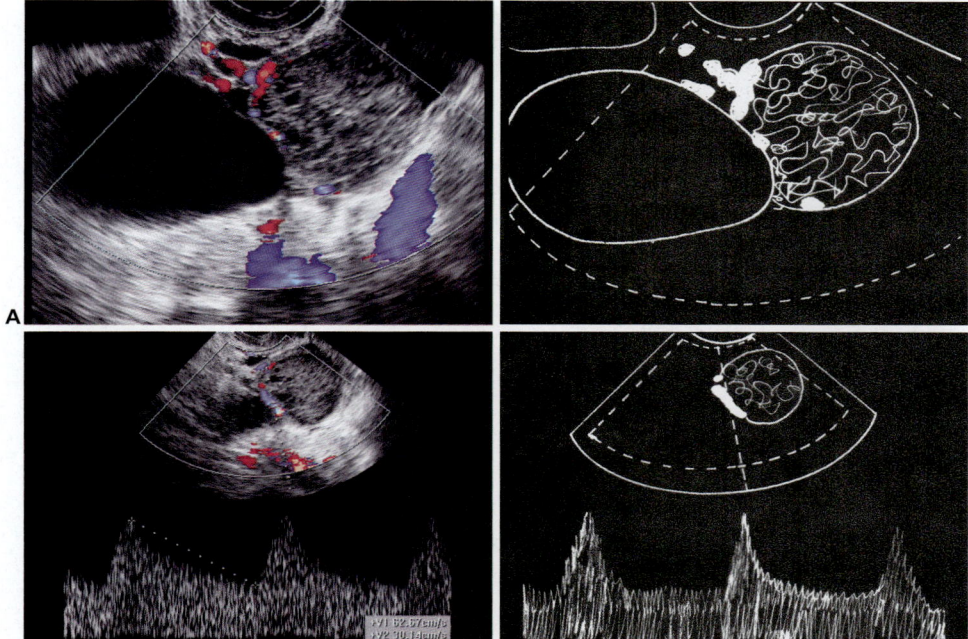

Figura 12.129. Exame transvaginal de rotina em paciente de 56 anos.
A: Observe o tumor misto. O mapa vascular revela poucos vasos uniformes na periferia da área sólida.
B: A análise espectral mostra curvas de risco moderado (IR = 62,67 cm/s – 30,14 cm/s/62,67 cm/s = 0,519). O diagnóstico histológico foi benigno.

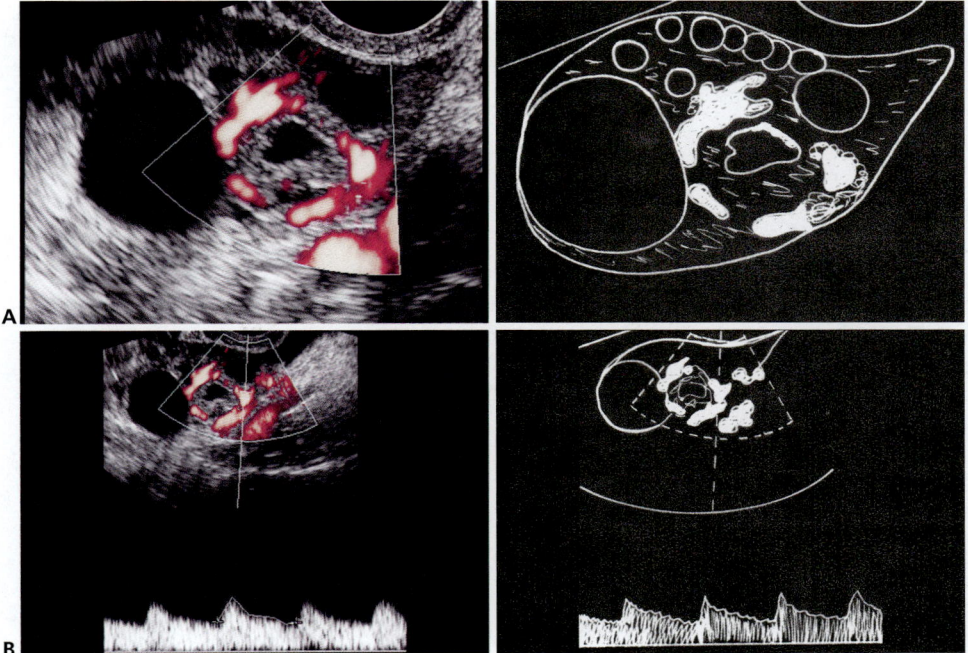

Figura 12.130. Exame transvaginal de rotina em paciente com 43 anos.
A: Observe o tumor misto (também denominado complexo). O mapa vascular revela vasos abundantes internos.
B: A análise espectral mostra impedância limítrofe (IR = 0,50 e IP = 0,76).

> A paciente apresenta ciclos menstruais, o que leva à interpretação de um corpo lúteo (imagem em anel com vasos) com um folículo retido adjacente. No retorno após a menstruação, a lesão não havia regredido, e a paciente solicitou a remoção da mesma. O diagnóstico histológico foi de cistoadenoma seroso, benigno.

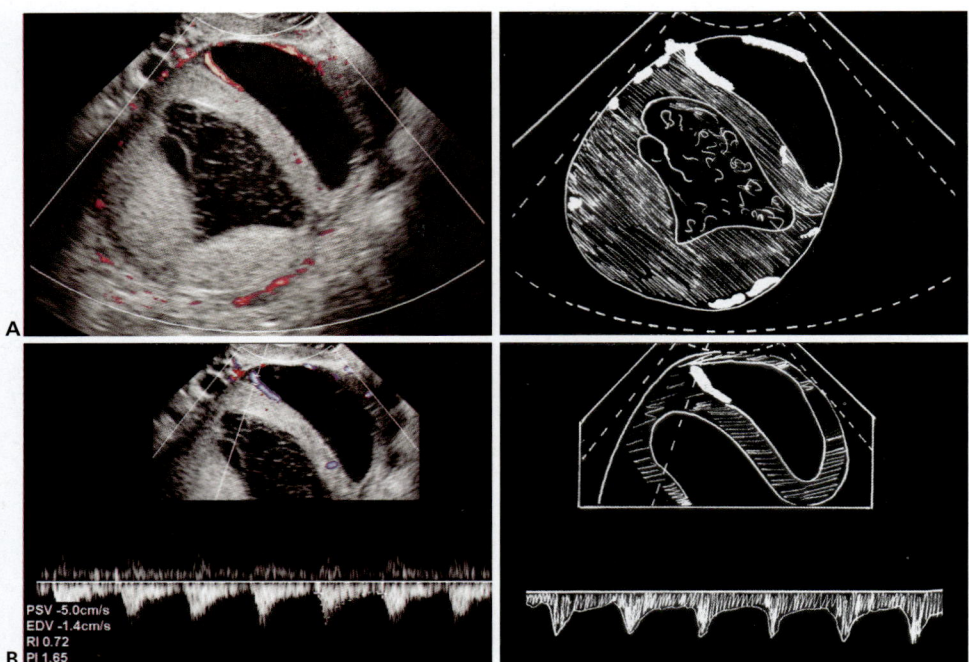

Figura 12.131. Exame transvaginal de rotina em paciente de 31 anos.
A: Observe o tumor ovariano misto. A morfologia revela áreas císticas, septos grossos, cápsula espessa, áreas sólidas e trabeculado fino dentro de área cística. O mapa vascular revela vasos finos uniformes.
B: A análise espectral mostra impedância moderada/alta (IR = 0,72 e IP = 1,65).

> Muitos classificam esses padrões morfológicos com a denominação de tumor complexo. Prefirimos utilizar apenas a denominação de tumor misto, pois em termos de risco para malignidade, ambas as classificações são semelhantes. O padrão da escala de cinzas sugere malignidade. O estudo Doppler sugere benignidade. O diagnóstico histológico foi de um cistoadenoma seroso, benigno.

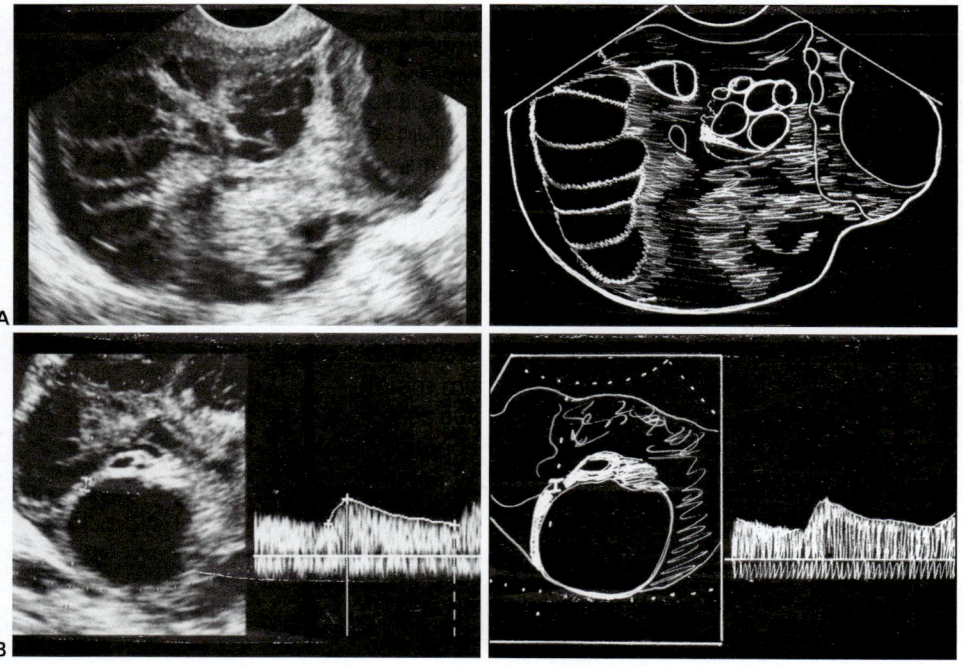

Figura 12.132. Exame transvaginal de rotina em paciente de 48 anos com clínica de climatério. A última menstruação foi há dois anos.
A: Observe o grande tumor ovariano misto, com 600 cm³ de volume.
B: O estudo Doppler revelou grande número de vasos internos, com impedância baixa (IR = 0,46).

> Utilizando qualquer das classificações de risco, a conclusão é por alto risco de malignidade. O diagnóstico histológico, por sorte para a paciente, foi um cistoadenoma seroso, benigno. Mesmo que todos os fatores sejam para benignidade ou para malignidade, a acurácia não é de 100%.

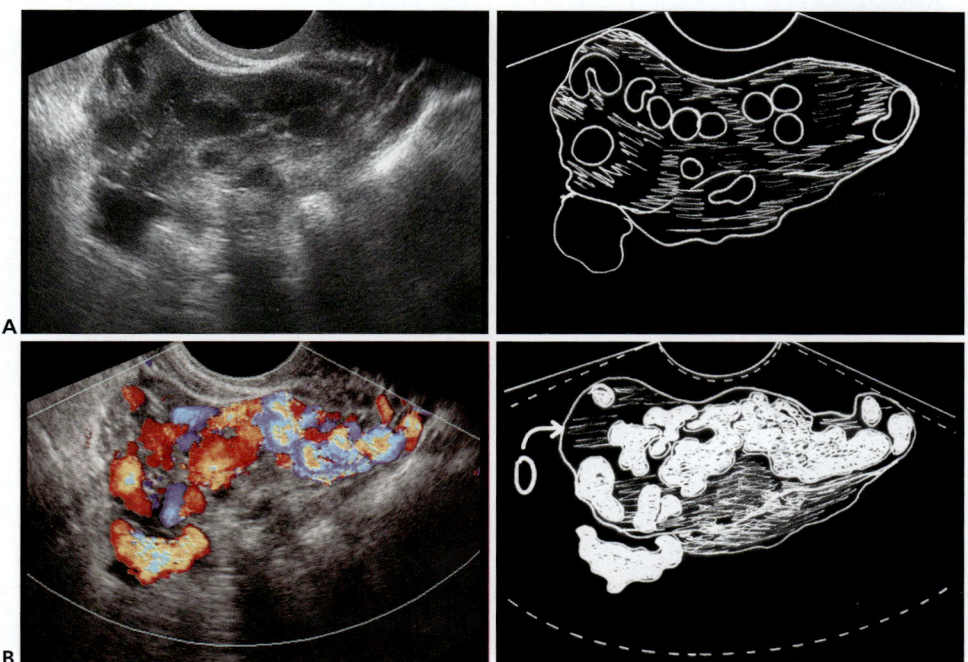

Figura 12.133. Exame transvaginal de rotina em paciente de 39 anos, assintomática, com antecedente de três gestações normais.
A: Observe o tumor predominantemente sólido, com limites irregulares, com 56 cm³ de volume.
B: Mapa vascular com o Doppler colorido por frequências.

! A imagem A indica alto risco para neoplasia maligna (tumor sólido irregular). O mapa vascular (B) revela que o "tumor sólido" é um bolo de veias calibrosas e tortuosas, envolvendo o ovário (O). O achado não é raro em mulheres que tiveram gestações a termo. A paciente está assintomática, portanto não faça o diagnóstico de varizes pélvicas. Deixe a mulher em paz.
Não se esqueça de utilizar todas as ferramentas disponíveis. A taxa de diagnósticos errados irá cair sensivelmente.

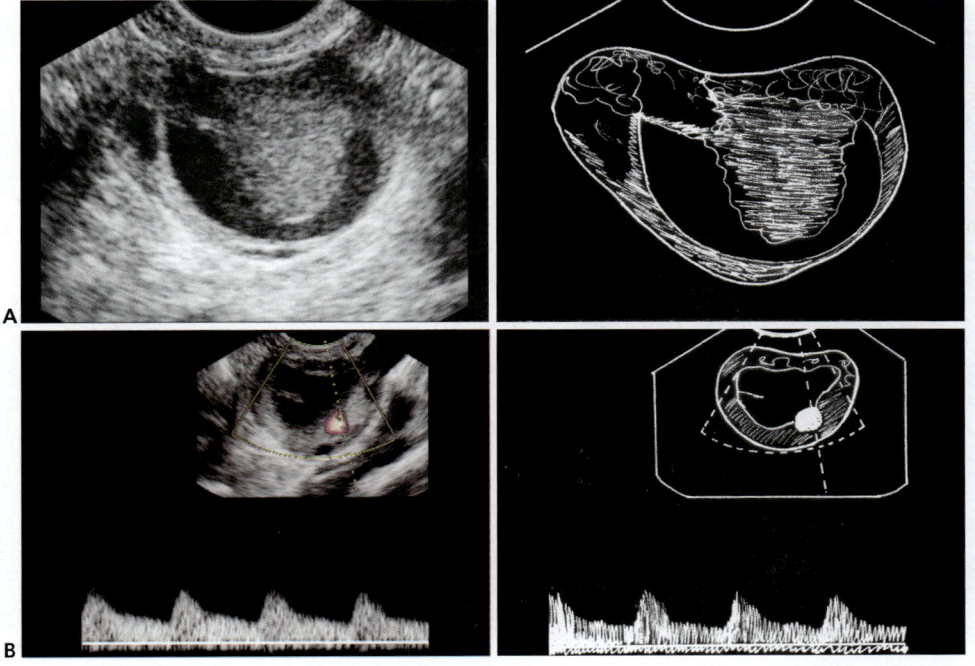

Figura 12.134. Exame transvaginal de rotina em paciente assintomática de 25 anos.
A: Observe a neoplasia mista, com área sólida interna. O volume ovariano é de 28 cm³. Como a paciente estava na fase lútea, foi solicitado um controle após a próxima menstruação.
B: Exame no sexto dia do ciclo seguinte. O tumor persiste sem mudança de volume. Identifica-se vaso com impedância baixa (IR = 0,49).

! Graças à fase lútea, a primeira hipótese para o achado ecográfico (imagem A) é um corpo lúteo hemorrágico com coágulo retraído em seu interior. Deve-se repetir a ecografia na fase proliferativa do ciclo seguinte. O corpo lúteo desaparece, e a mulher menstrua, iniciando novo ciclo. A persistência do tumor (imagem B), sem modificação do volume, firma a hipótese de provável neoplasia. O achado histológico foi um teratoma cístico benigno.
Nas mulheres em idade reprodutiva, a possibilidade de tumores não neoplásicos é muito grande. O corpo lúteo existe em todo ciclo bifásico e pode simular facilmente uma neoplasia (ver Capítulo 11).

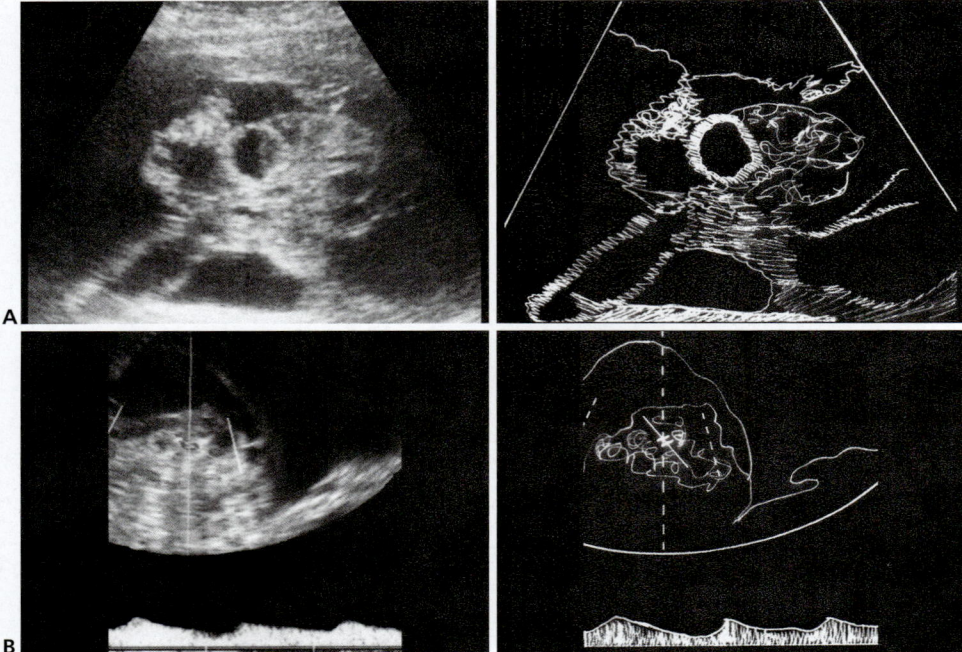

Figura 12.135. Paciente de 23 anos com dor pélvica e tumor suprapúbico palpável. Exame transabdominal.
A: Observe o grande tumor misto (2.000 cm³ de volume).
B: As áreas sólidas do tumor apresentam grande quantidade de vasos com impedância baixa (IR = 0,40).

> Os parâmetros indicam alto risco para malignidade. Infelizmente, o diagnóstico foi um cistoadenocarcinoma IC. O grande volume do tumor e o estádio I indicam tumor de baixo grau de agressividade. Foi submetida a tratamento radical, e o resultado terapêutico foi bom, com evolução de cinco anos sem recidiva.

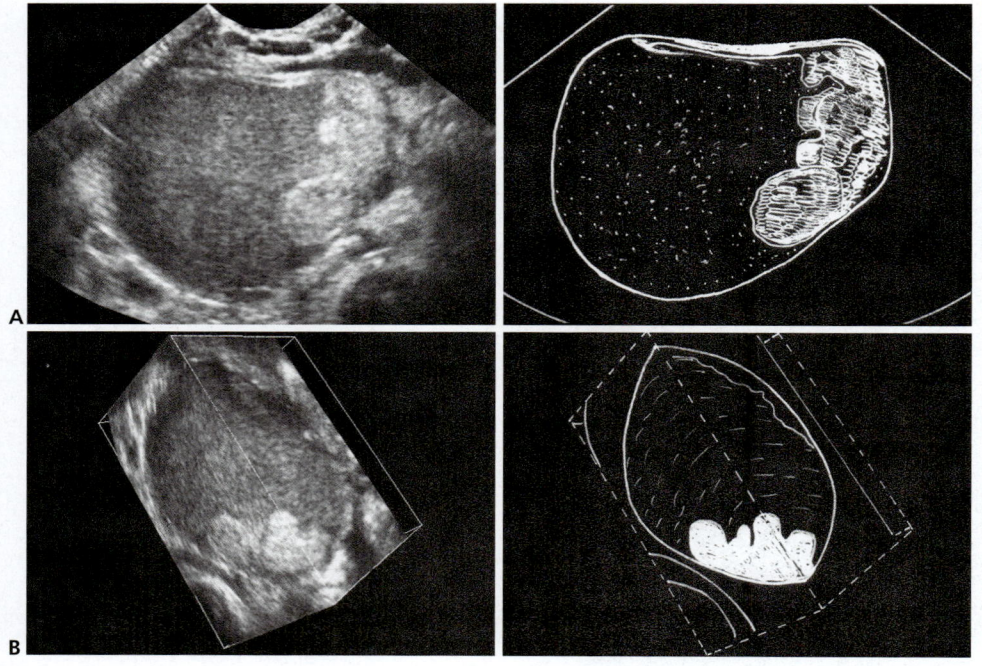

Figura 12.136. Exame transvaginal de rotina em paciente de 48 anos.
A: Observe o tumor misto, contendo área sólida densa lobulada e área cística densa.
B: Imagem volumétrica 3D, demonstrando a visão espacial mais nítida do tumor. O diagnóstico histológico foi de cistoadenocarcinoma mucinoso estádio IA.

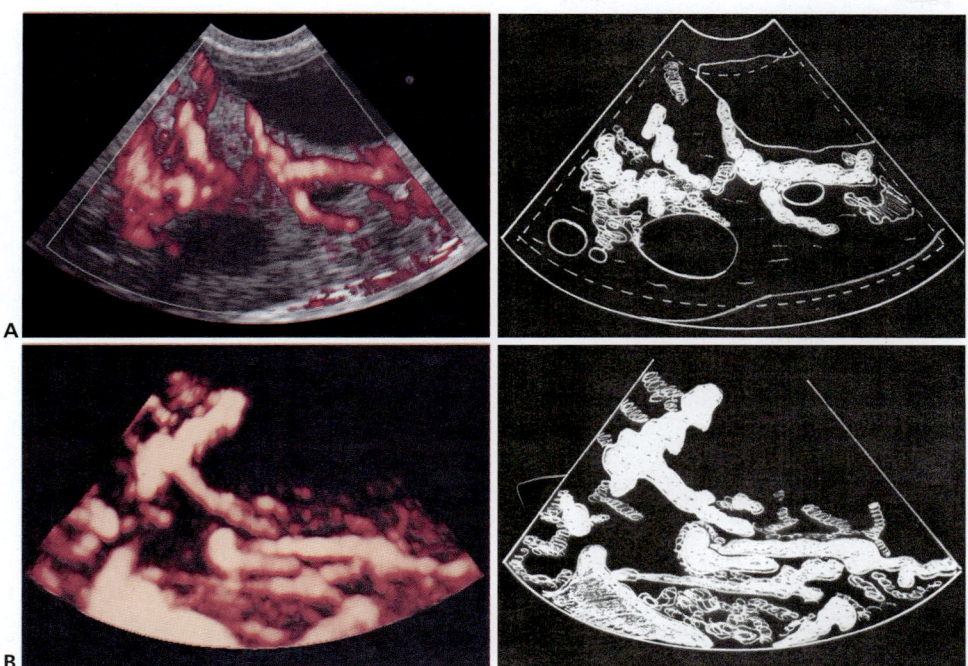

Figura 12.137. Exame transvaginal de rotina em paciente de 56 anos.
A: Observe o tumor ovariano misto. O mapa vascular revela grande quantidade de vasos atípicos na área sólida.
B: Doppler 3D com subtração da escala de cinzas, demonstrando com clareza o bolo vascular atípico, indicando neoformação vascular de alto risco. O diagnóstico histológico foi de um carcinoma estádio IA.

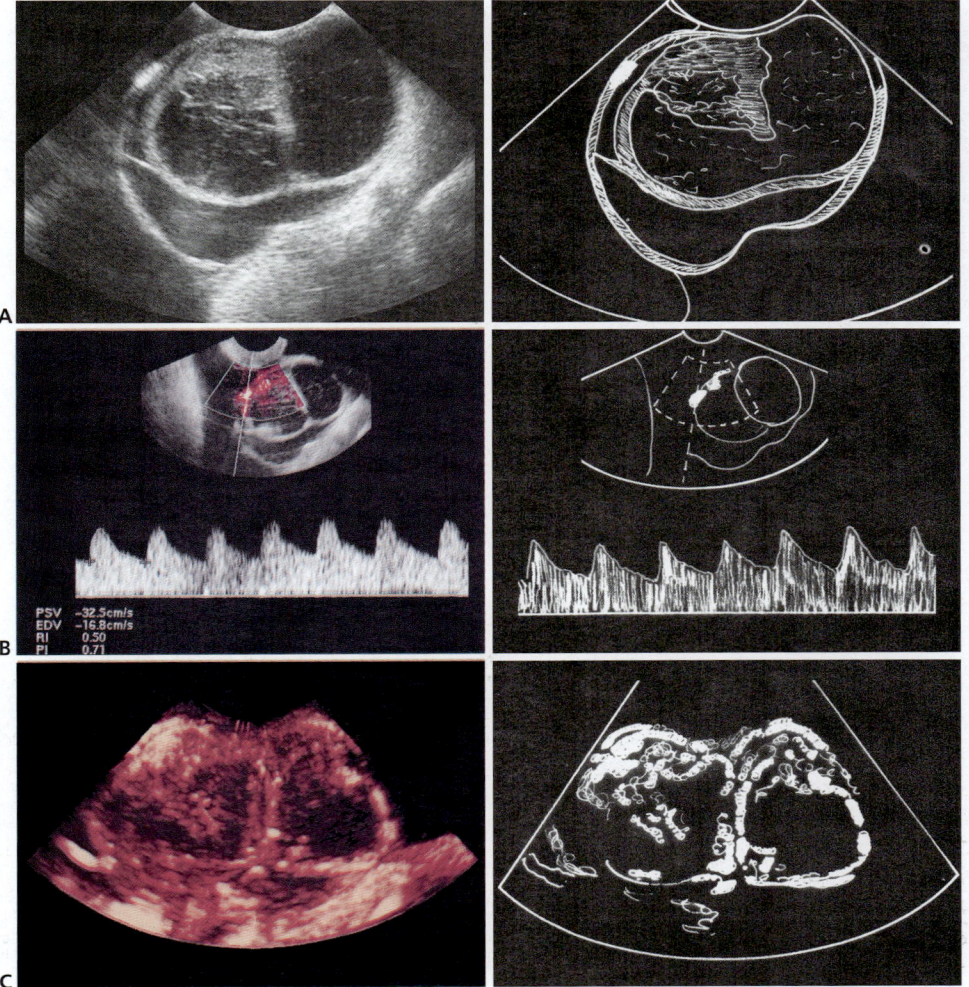

Figura 12.138. Exame transvaginal de rotina em paciente de 46 anos.
A: Observe o cisto septado contendo área sólida dentro de septo circular (tumor misto). Adjacente ao cisto nota-se fluido peritoneal livre (ascite).
B: O mapa vascular mostra grande quantidade de vasos com índices baixos de impedância (IR = 0,50 e IP = 0,71).
C: Doppler 3D codificado por amplitudes, com subtração da escala de cinzas. Note a quantidade monumental de vasos neoformados dispersos por todo o tumor.

> Ao todo, são quatro elementos de alto risco: tumor misto, ascite, neoangiogênese abundante e impedância baixa. A remoção cirúrgica revelou, por sorte, uma neoplasia "borderline" (limítrofe). A paciente preferiu ampliar a cirurgia num segundo tempo, baseando-se no risco de recidiva do outro lado (cerca de 15 a 20%), encerrando a questão.

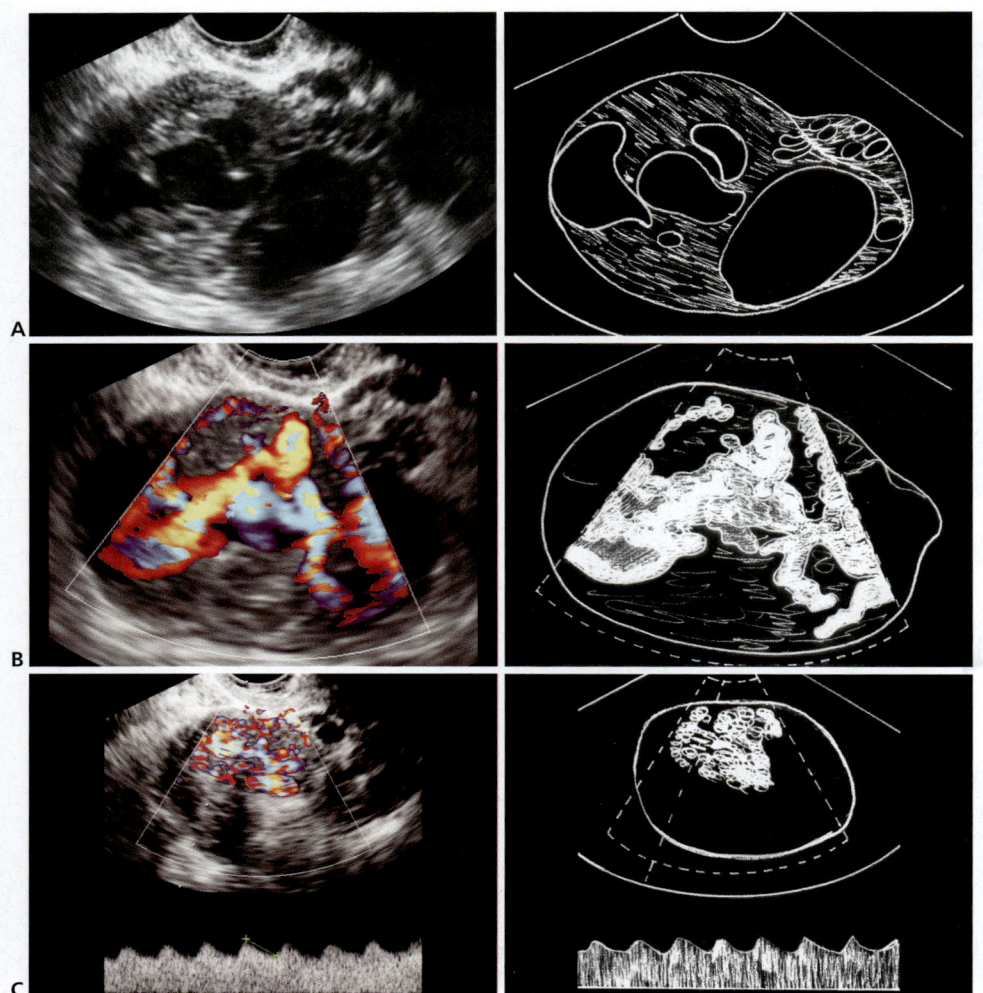

Figura 12.139. Exame transvaginal em paciente de 28 anos, com queixa de dor pélvica. Não realizou exame ginecológico.
A: Observe o tumor ovariano com limites irregulares e o interior com padrão misto ("complexo").
B: O mapa vascular mostra enorme quantidade de vasos grossos internos.
C: A análise espectral mostra artérias internas com baixíssima resistividade (IR = 0,29).

> Resistividades abaixo de 0,30 geralmente são encontradas em neoplasia trofoblástica invasora. O laboratório revelou CA-125 muito elevado e beta-HCG negativo. O diagnóstico histológico foi um carcinoma estádio IIC, indicando neoplasia agressiva de alto grau.

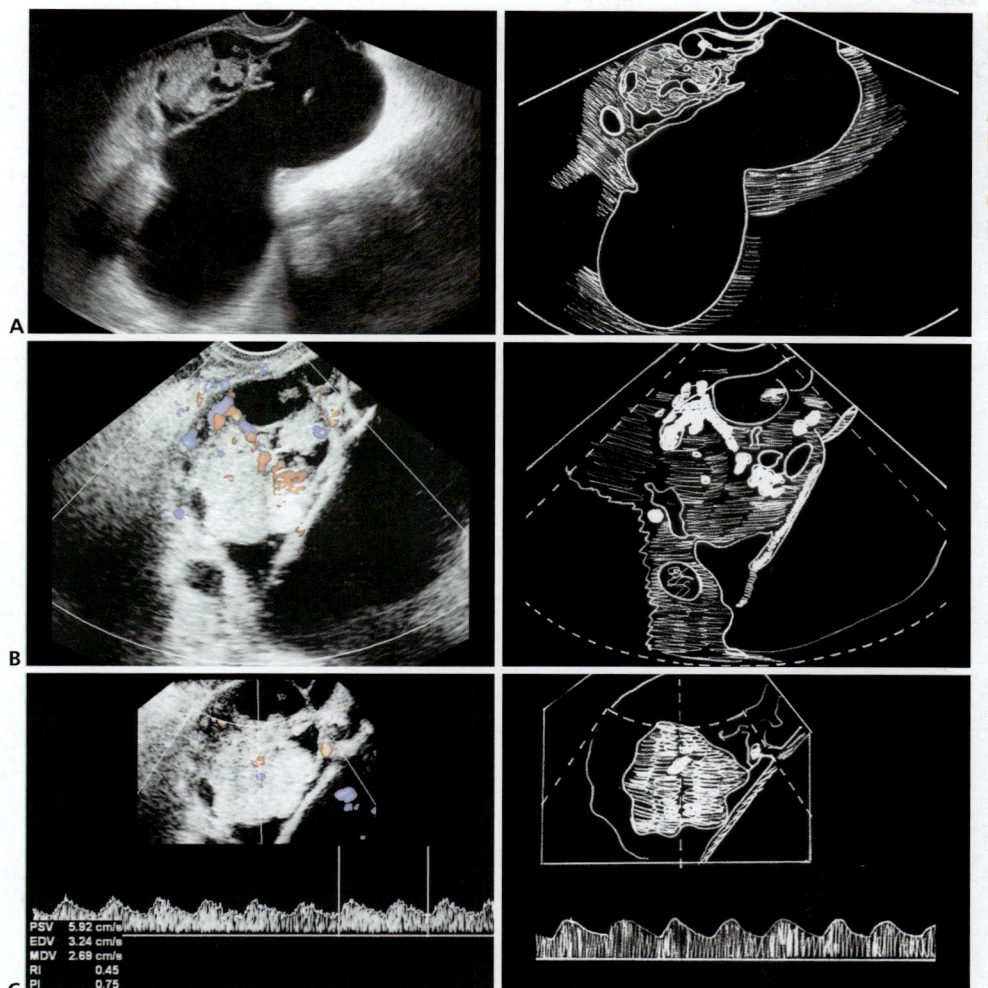

Figura 12.140. Paciente de 58 anos com antecedente de histerectomia há 20 anos, com queixa de dor pélvica há seis meses. Exame transvaginal.
A: Observe o grande tumor ovariano misto (157 cm³).
B: O mapa vascular mostra quantidade moderada de vasos na área sólida.
C: A análise espectral revela índices baixos de impedância (IR = 0,45 e IP = 0,75).

! Em virtude do antecedente de histerectomia, o diagnóstico diferencial inclui o cisto de inclusão peritoneal. Essa hipótese é menos provável graças à presença da grande área sólida. O diagnóstico final foi de cistoadenocarcinoma seroso, estádio IC.

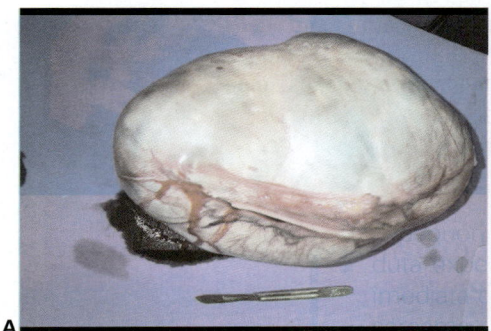
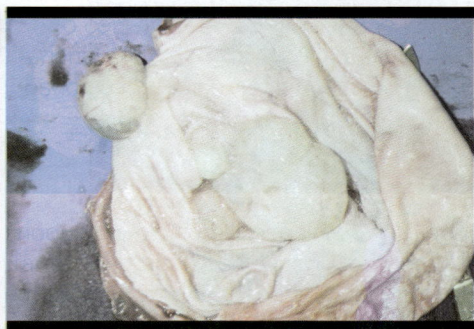

Figura 12.141. Carcinoma estádio IC, com padrão histológico misto (seroso/mucinoso).
Cortesia: Dr. Francisco Ciro R. C. Prado Filho.

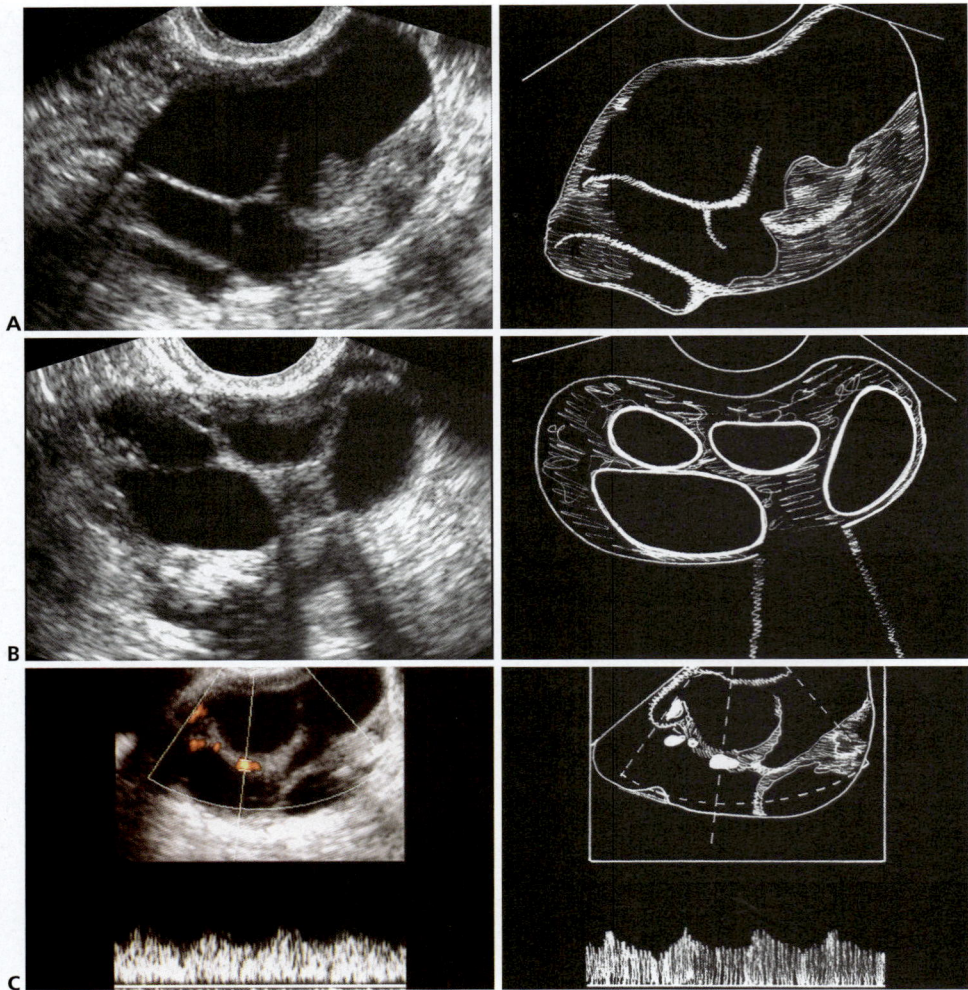

Figura 12.142. Exame transvaginal de rotina em paciente de 65 anos.
A-C: Neoplasia ovariana bilateral mista, com vasos internos e índices baixos de resistividade (IR = 0,33). O diagnóstico final foi de cistoadenocarcinoma seroso bilateral estádio IB.

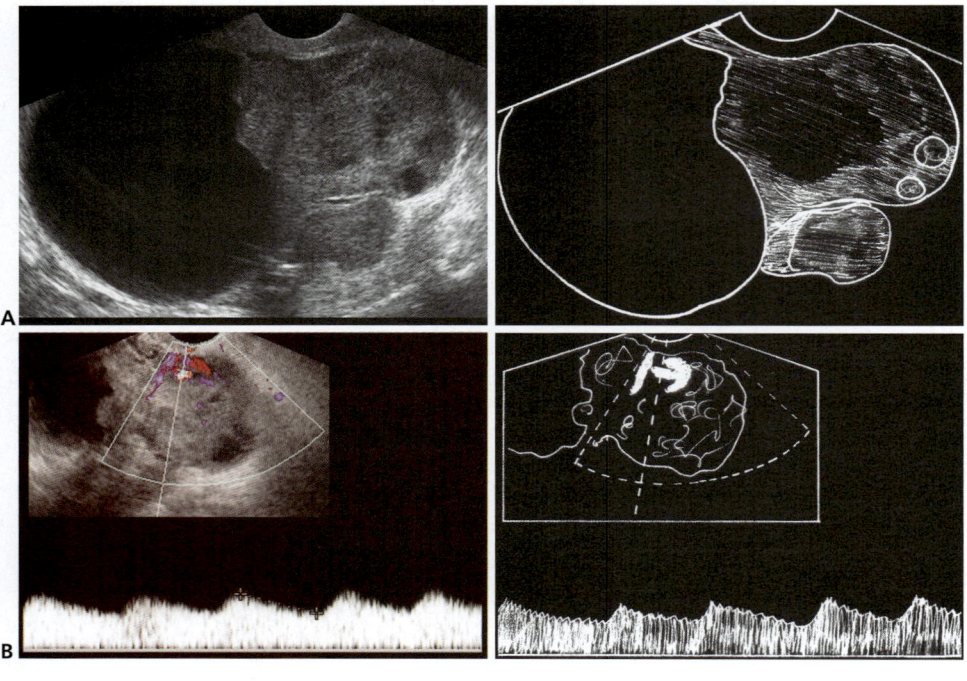

Figura 12.143. Exame transvaginal em paciente de 88 anos com queixa de perda de peso. Exame ginecológico inconclusivo.
A: Observe o grande tumor ovariano misto, com volume de 723 cm³ (!).
B: A área sólida apresenta vasos com resistividade muito baixa (IR = 0,33). O diagnóstico histológico foi de carcinoma ovariano, estádio IC.

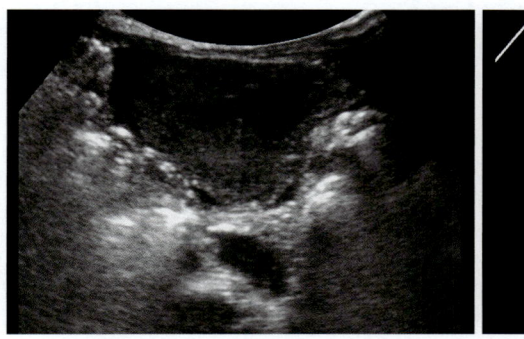 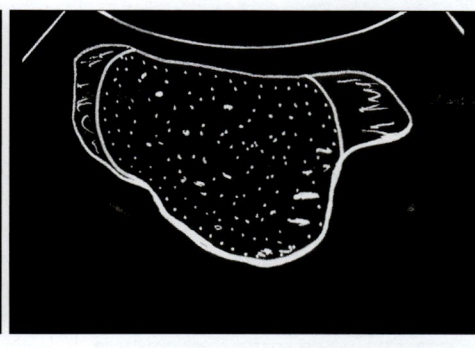

Figura 12.144. Exame transabdominal em recém-nascida. Tem histórico de diagnóstico pré-natal de massa pélvica, adjacente à bexiga. Observe o ovário esquerdo aumentado, com padrão sólido levemente heterogêneo e limites definidos.

! O diagnóstico histológico foi de teratoma sólido benigno. A incidência de neoplasias ovarianas na infância é menos frequente. Todavia, a probabilidade de malignidade é maior, sendo imperioso o diagnóstico histológico em todos os casos.

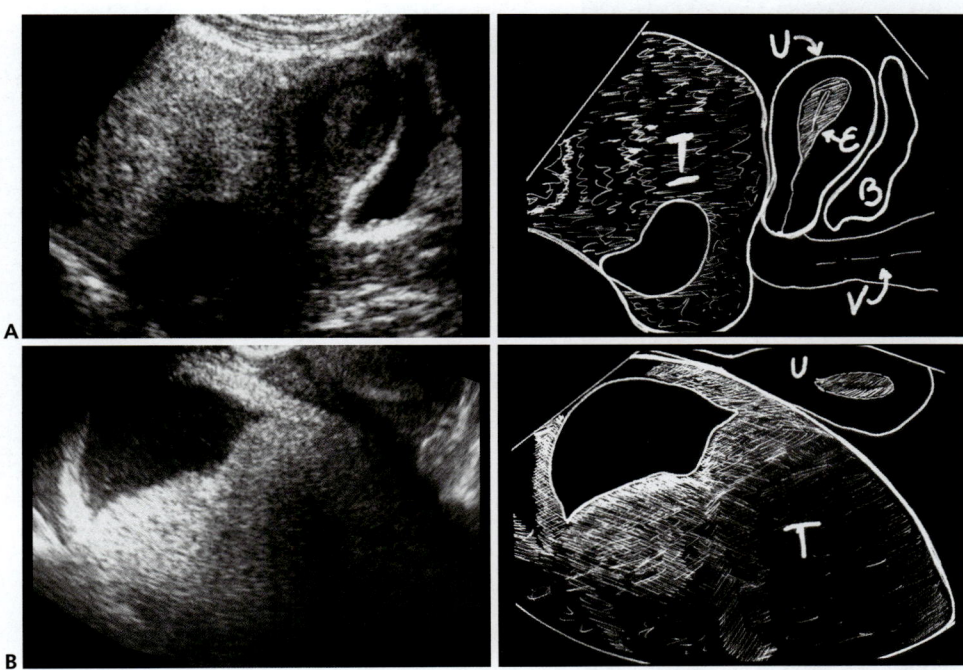

Figura 12.145. Exame transabdominal em paciente de 19 anos. Apresenta aumento de volume do baixo ventre, sensação de peso na pelve e massa dura palpável.
A: Corte longitudinal na linha média. Observe o tumor sólido ecogênico (T), com pequena área cística, localizado acima do útero (U) e com limites regulares. O endométrio (E) tem padrão secretor. B = bexiga; V = vagina.
B: Corte transversal oblíquo de baixo para cima. O tumor apresenta área mais densa, provocando atenuação posterior. Os limites regulares e a sombra acústica falam a favor de benignidade. A hipótese ecográfica de teratoma benigno foi confirmada com a remoção do tumor.

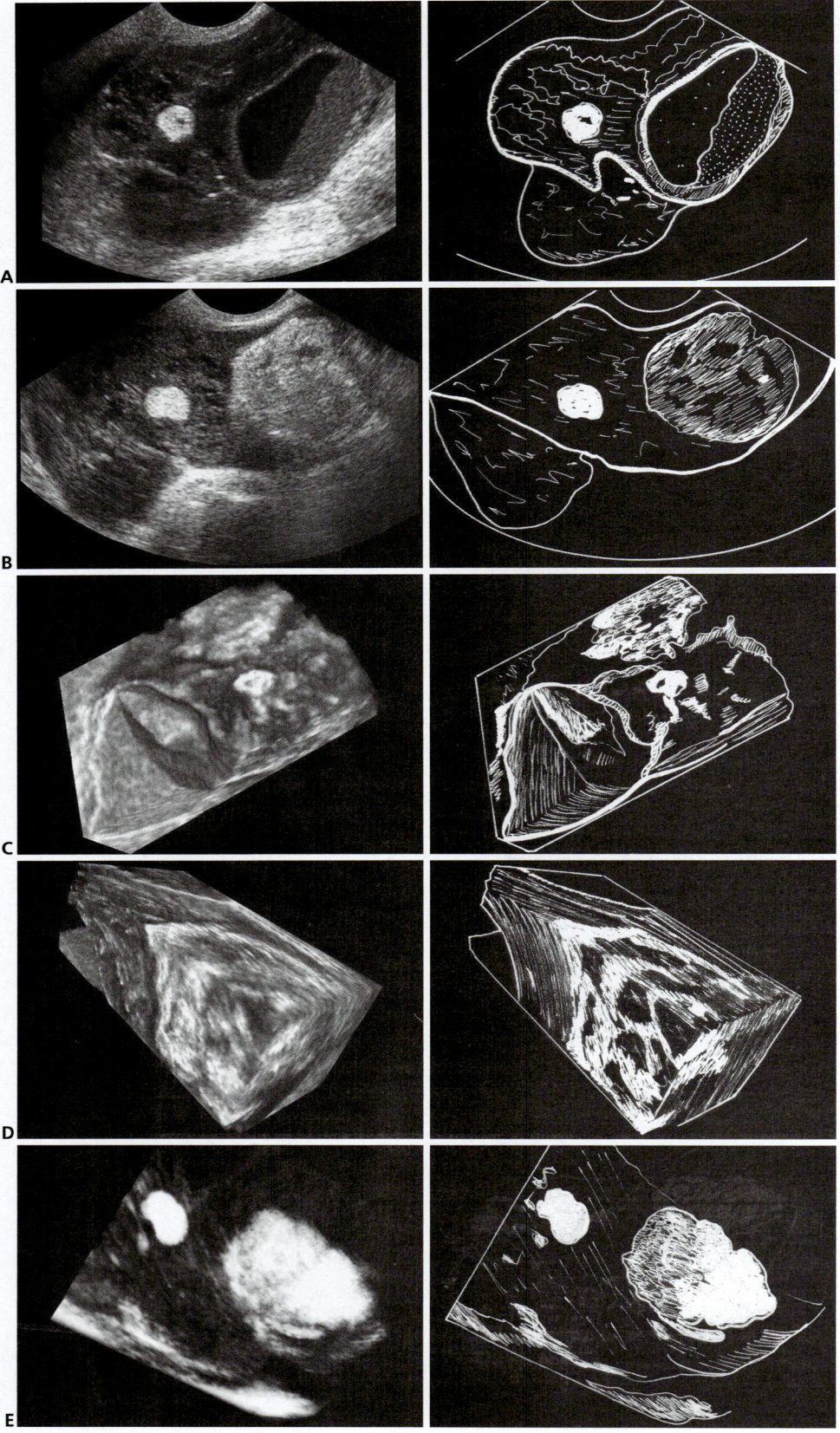

Figura 12.146. Exame transvaginal em paciente referindo sensação de peso na pelve. Toque ginecológico: massa pélvica endurecida.
A e **B:** Observe o grande tumor com limites regulares, com interior mostrando: tecido sólido com textura irregular, cisto com nível separando fluido anecoide de material denso, pequeno nódulo hiperecogênico e grande nódulo ecogênico.
C e **D:** Imagens volumétricas, mostrando em profundidade as diferentes estruturas internas reveladas nas imagens 2D.
E: Imagem volumétrica com a função de transparência. O tecido mole e o cisto desapareceram, ficando em destaque as duas áreas ecogênicas. Esse é o típico teratoma mostrado de forma magnífica, utilizando-se várias opções do estudo ecográfico.

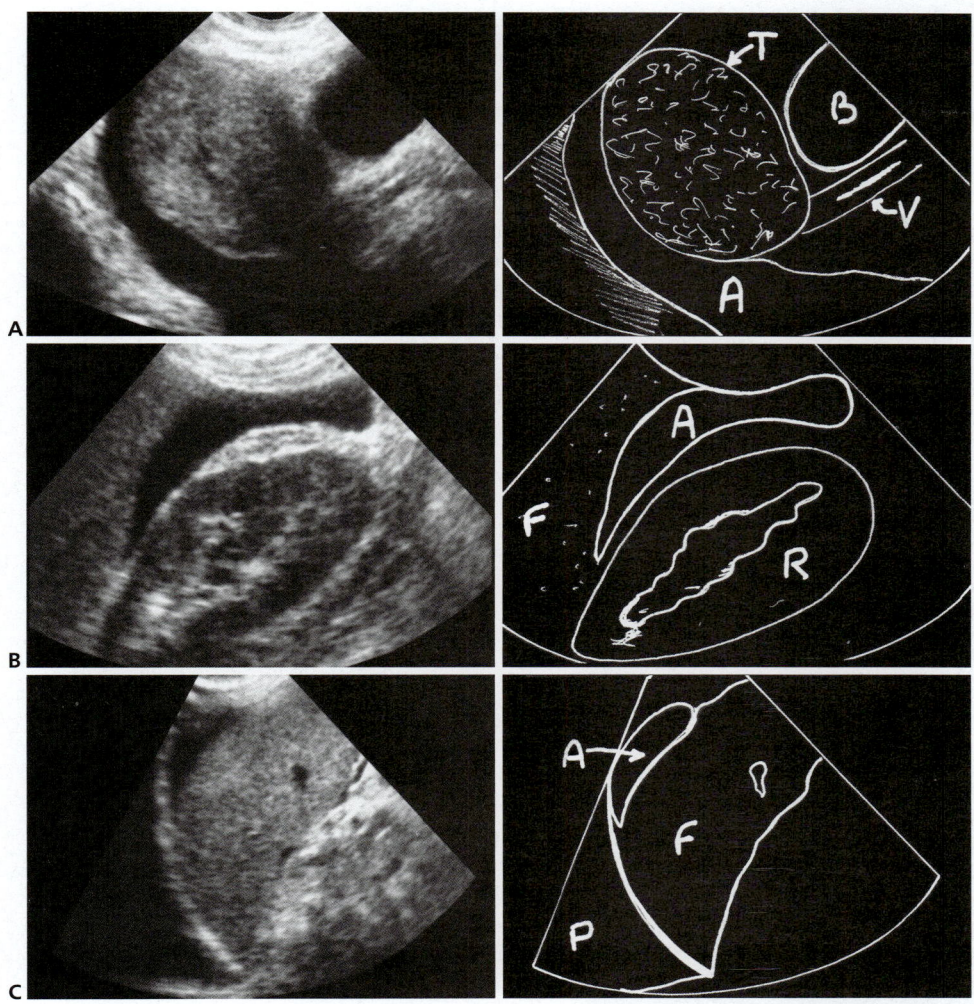

Figura 12.147. Exame transabdominal realizado em 1983, utilizando transdutor setorial mecânico rotativo.
A: Corte longitudinal paramediano oblíquo para a direita. Observe o tumor ovariano (T) sólido, com limites regulares e interior homogêneo, rodeado por ascite (A). B = bexiga; V = vagina.
B: Corte longitudinal do fígado (F) e do rim direito (R). A ascite está insinuada entre ambos os órgãos (espaço hepatorrenal).
C: Corte longitudinal do lobo direito do fígado. A ascite está insinuada entre a parede abdominal anterior, a superfície hepática e o diafragma. P = derrame pleural.

> Observe o derrame pleural (P) acima do diafragma.
> Síndrome de Meigs: tumor sólido ovariano, ascite e derrame pleural. Apesar dos derrames, o tumor sólido homogêneo com limites regulares fala a favor de benignidade. O diagnóstico histológico foi de fibroma benigno unilateral. O fibroma pode ser bilateral em 10 a 15% dos casos.

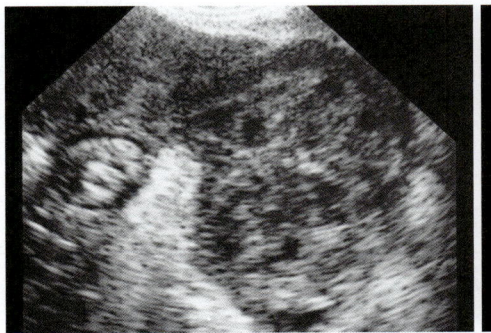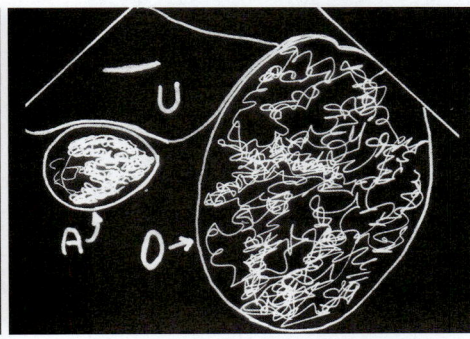

Figura 12.148. Exame transabdominal de rotina realizado em 1982, utilizando transdutor setorial mecânico rotativo. A paciente está na pós-menopausa. Corte transversal do útero (U) e do ovário esquerdo (O), o qual está aumentado, com limites regulares e textura interna heterogênea. A = alça intestinal.

> Graças ao risco de malignidade (tumor sólido na pós-menopausa), o ovário foi removido. O diagnóstico final foi de carcinoma estádio IA (ausência de invasão da cápsula e lavado peritoneal negativo). O rastreamento ecográfico do ovário na pós-menopausa trouxe real benefício para as pacientes, com maior taxa de detecção dos estádios iniciais e maior sobrevida.
> Jacobs IJ *et al.* finalizaram um estudo em 1999, de sete anos de rastreamento para câncer de ovário. Foram 10.977 mulheres no grupo-controle (apenas toque ginecológico anual) e 10.958 mulheres no grupo rastreado (ultrassonografia transvaginal e CA-125). A detecção de estádios iniciais foi de 10% no grupo-controle e de 31,3% no grupo rastreado. A sobrevida média foi de 41,8 meses no grupo-controle e de 72,9 meses no grupo rastreado.

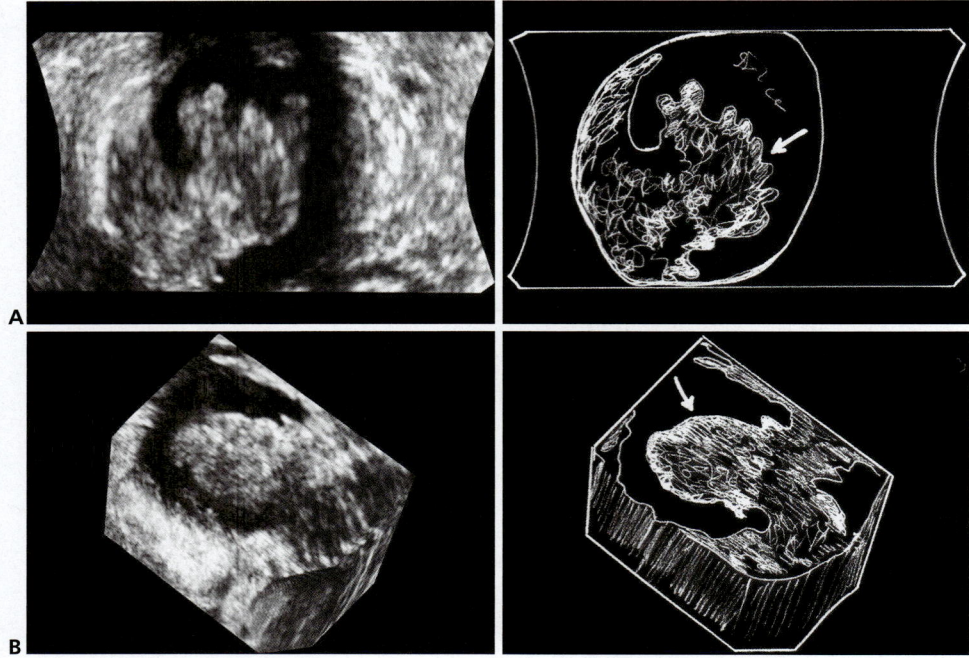

Figura 12.149. Exame transvaginal de rotina em paciente na pós-menopausa. Toque ginecológico normal.
A: Plano coronal do ovário esquerdo, obtido com o exame 3D. O ovário está aumentado, com cápsula lisa e área sólida dominante (seta), vegetando dentro de fluido.
B: Imagem volumétrica do tumor mostrando a grande vegetação sólida dentro do cisto, dominando a maior parte do volume (tumor sólido). O diagnóstico final foi de carcinoma estádio IA.

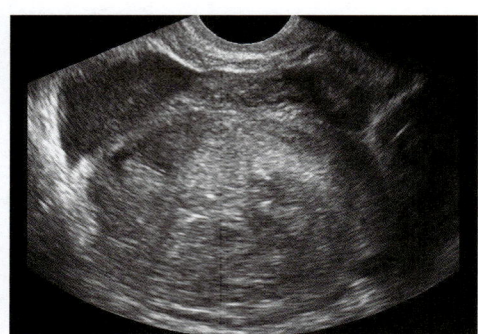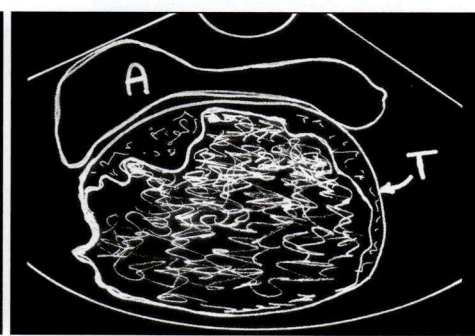

Figura 12.150. Exame transvaginal de rotina em paciente assintomática de 39 anos. O ovário direito está aumentado (125 cm³), revelando tumor sólido (T) com limites irregulares e com fluido ascítico denso (A) periférico. O diagnóstico final foi de carcinoma estádio IC (presença de tumor na superfície ovariana e células malignas no líquido ascítico).

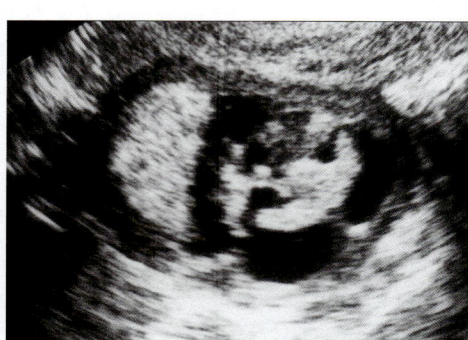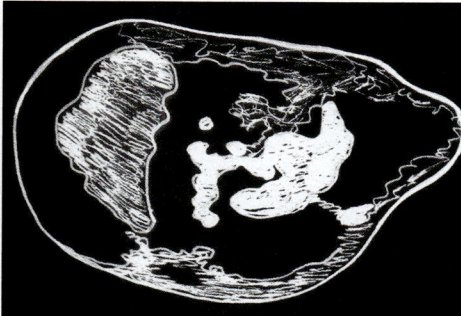

Figura 12.151. Paciente realizou punção transvaginal de cisto simples em outro serviço, com diagnóstico citopatológico benigno. Exame transvaginal de controle após seis meses. O ovário apresenta tumor misto, que foi removido por laparotomia. O diagnóstico final foi de carcinoma estádio IC com células positivas no lavado peritoneal.

> A punção transvaginal de cisto ovariano monocavitário deve ser evitada, pois apresenta os seguintes inconvenientes:
> - Pequena taxa de exame citológico falso negativo (caso em questão).
> - Liberação de células neoplásicas para a cavidade peritoneal (provável caso em questão).
> - Não é terapêutica, pois o cisto apresenta recidiva (não se remove a cápsula com a punção).
>
> A melhor postura é a monitoração ecográfica, como já descrito anteriormente.

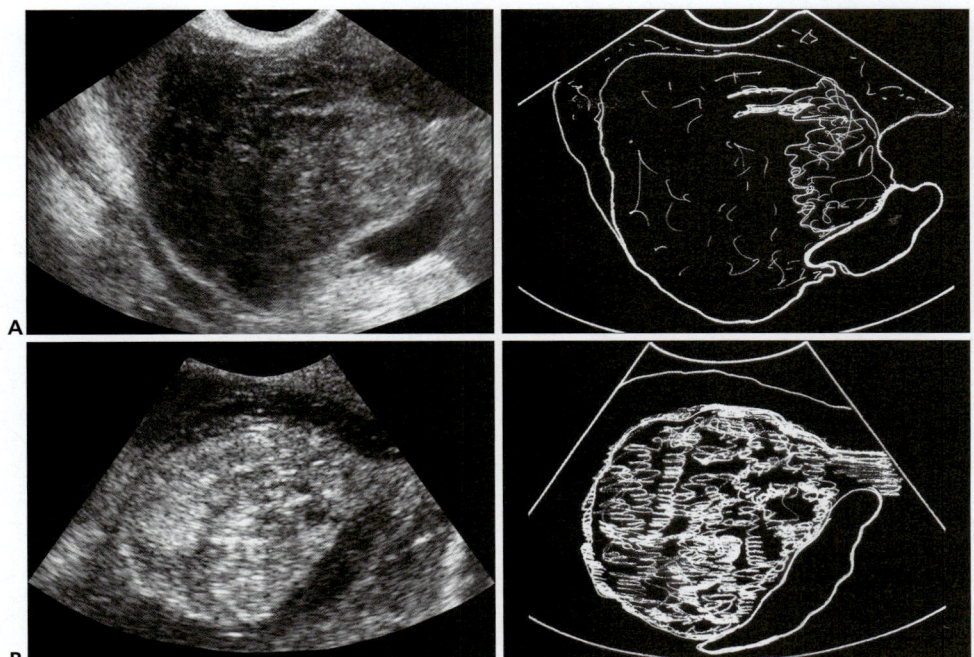

Figura 12.152. Exame transvaginal de rotina em paciente na pós-menopausa.
A: O ovário esquerdo está aumentado de volume, sólido, com limites irregulares e pequeno conteúdo periférico de fluido.
B: Segundos após a injeção de contraste ultrassônico em veia periférica (Levovist®), a área central do tumor mostrou um aumento significativo da ecogenicidade, indicando neoangiogênese de alto risco. O diagnóstico final foi de carcinoma estádio IC.

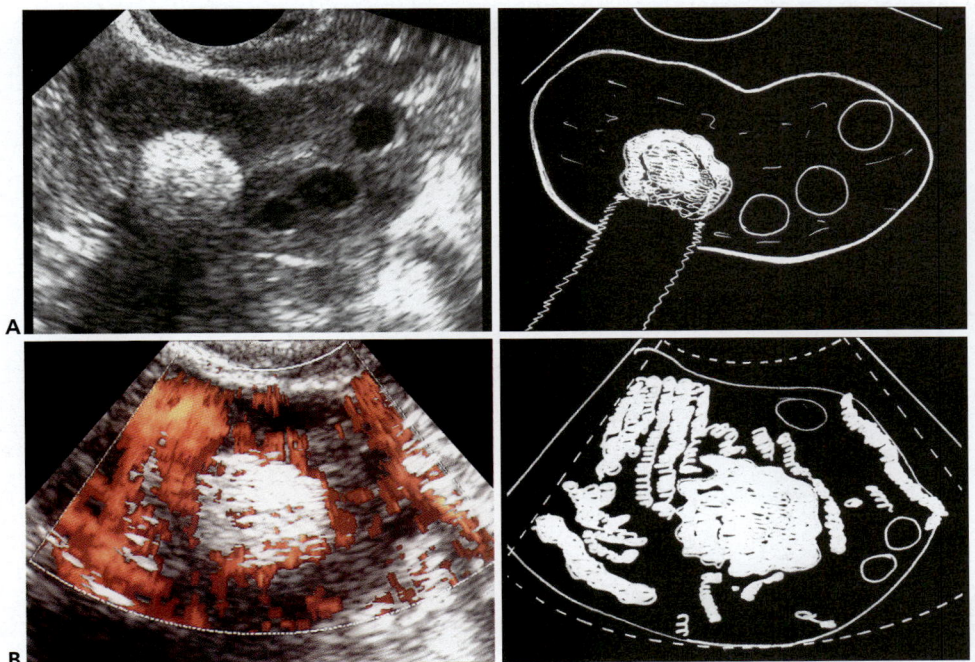

Figura 12.153. Exame transvaginal de rotina em paciente assintomática de 43 anos.
A: O ovário direito apresenta pequeno nódulo hiperecogênico central, com sombra acústica posterior, que indica grande possibilidade de um pequeno dermoide benigno. Foi sugerido controle ecográfico em seis meses.
B: A paciente retornou um ano após. O nódulo aumentou de tamanho. O mapa vascular mostra grande quantidade de vasos no parênquima ovariano e ao redor do nódulo, com pequenos vasos adentrando o mesmo.

> ! Persiste a sombra acústica, fortemente sugestiva de benignidade. A quase totalidade das neoplasias malignas não apresenta sombra posterior. A hipótese de dermoide fica secundária frente ao achado do mapa vascular. O ovário foi removido. O diagnóstico final foi de luteoma benigno, também chamado de tecoma. O luteoma costuma apresentar neoangiogênese semelhante ao corpo lúteo (ambos se originam das células tecais), mas é uma neoplasia, devendo ser removido. Tecoma maligno é raro.

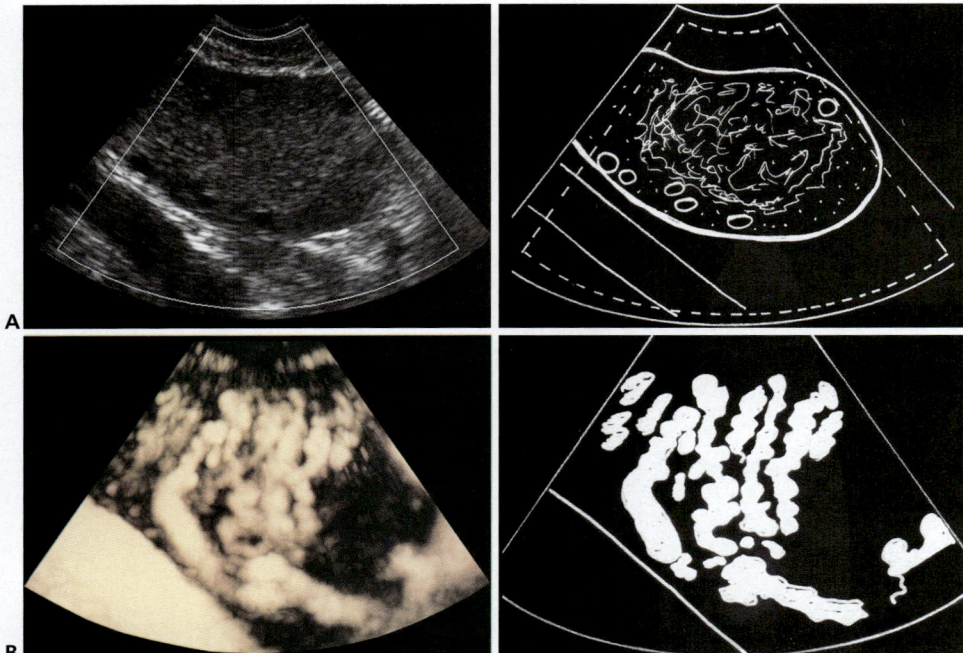

Figura 12.154. Exame transvaginal de rotina em paciente de 32 anos.
A: O ovário direito está aumentado e apresenta área sólida central com textura mais grosseira do que o parênquima ovariano normal.
B: Doppler 3D com exclusão da escala de cinzas. Observe a grande quantidade de vasos atípicos na área sólida central.

> Foi realizado controle após a menstruação (diagnóstico diferencial de corpo lúteo) e não houve modificação da lesão. O ovário foi removido, e o diagnóstico histológico foi de um tecoma. Esses tumores são benignos e crescem lentamente, podendo atingir grandes dimensões, com baixo risco de malignização.

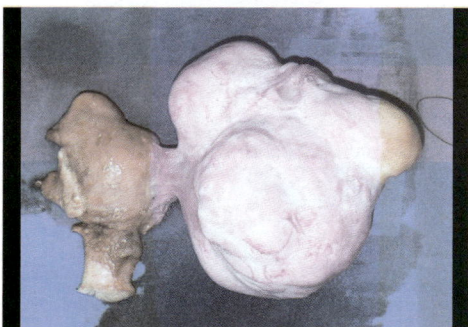

Figura 12.155. Grande tecoma benigno.
Cortesia: Dr. Francisco Ciro R. C. Prado Filho.

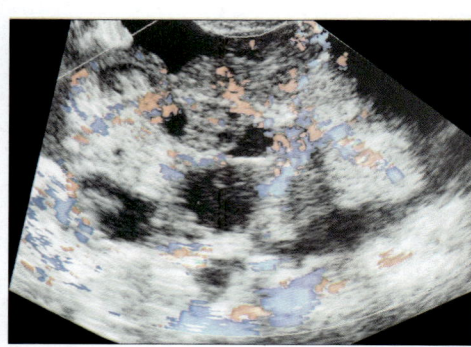
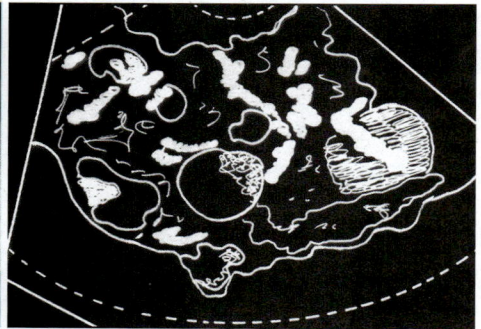

Figura 12.156. Exame transvaginal em paciente com dor pélvica. Observe o tumor ovariano sólido, com limites irregulares, com pequenas projeções superficiais, bem como líquido ascítico periférico. O mapa vascular apresenta grande quantidade de vasos tortuosos no tecido tumoral. O diagnóstico final foi de carcinoma estádio IIC (extensão pélvica com líquido peritoneal positivo).

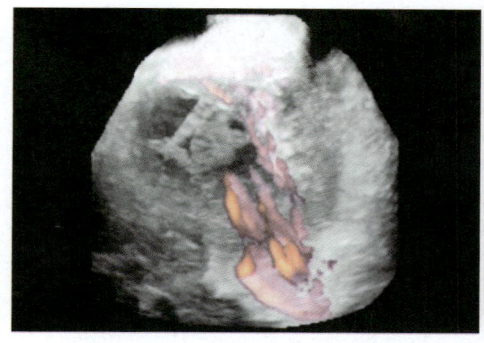
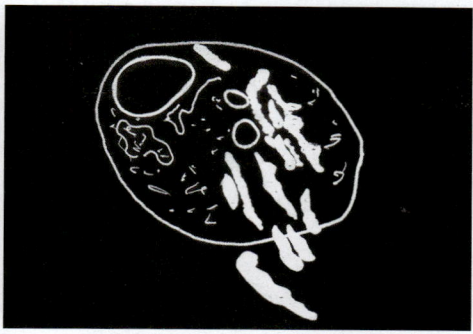

Figura 12.157. Imagem volumétrica de tumor sólido com limites definidos e vasos retos terminando em ponta fina. Os achados são intermediários entre características benignas e malignas. O diagnóstico histológico foi de um adenoma benigno.
Cortesia: Dr. Luiz Eduardo Machado.

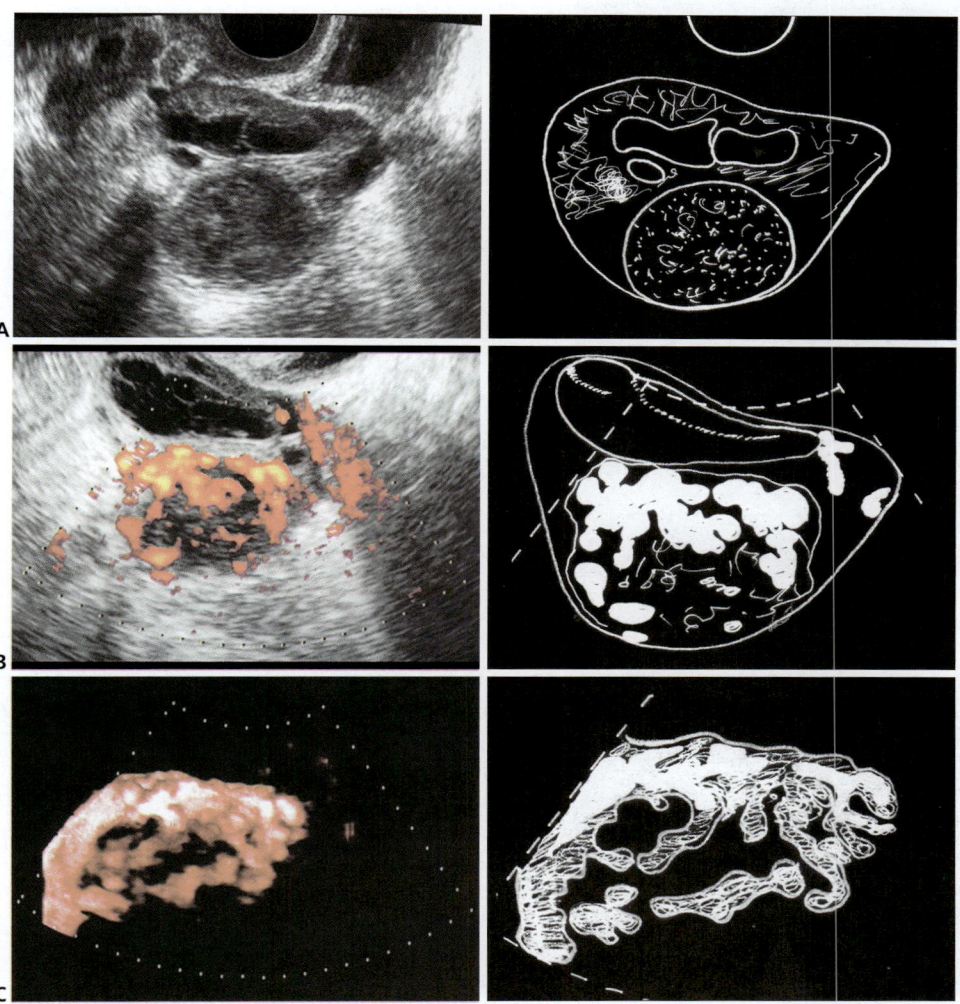

Figura 12.158. Exame transvaginal de rotina.
Cortesia: Dr. Luiz Eduardo Machado.
A: Ovário aumentado de volume, contendo nódulo sólido, hipoecogênico, com limites regulares.
B: O nódulo apresenta grande quantidade de vasos enovelados.
C: O mapa vascular 3D, com exclusão da escala de cinzas, mostra o enorme novelo vascular.

! O pequeno nódulo sólido com limites regulares poderia induzir a uma conduta expectante. O mapa vascular foi contundente, levando à remoção imediata do ovário. O diagnóstico histológico foi surpreendente: um raro sarcoma do estroma ovariano. A conduta expectante seria trágica, pois esses tumores disseminam rapidamente graças à rica angiogênese interna, formalmente demonstrada pelo Doppler colorido por amplitudes.

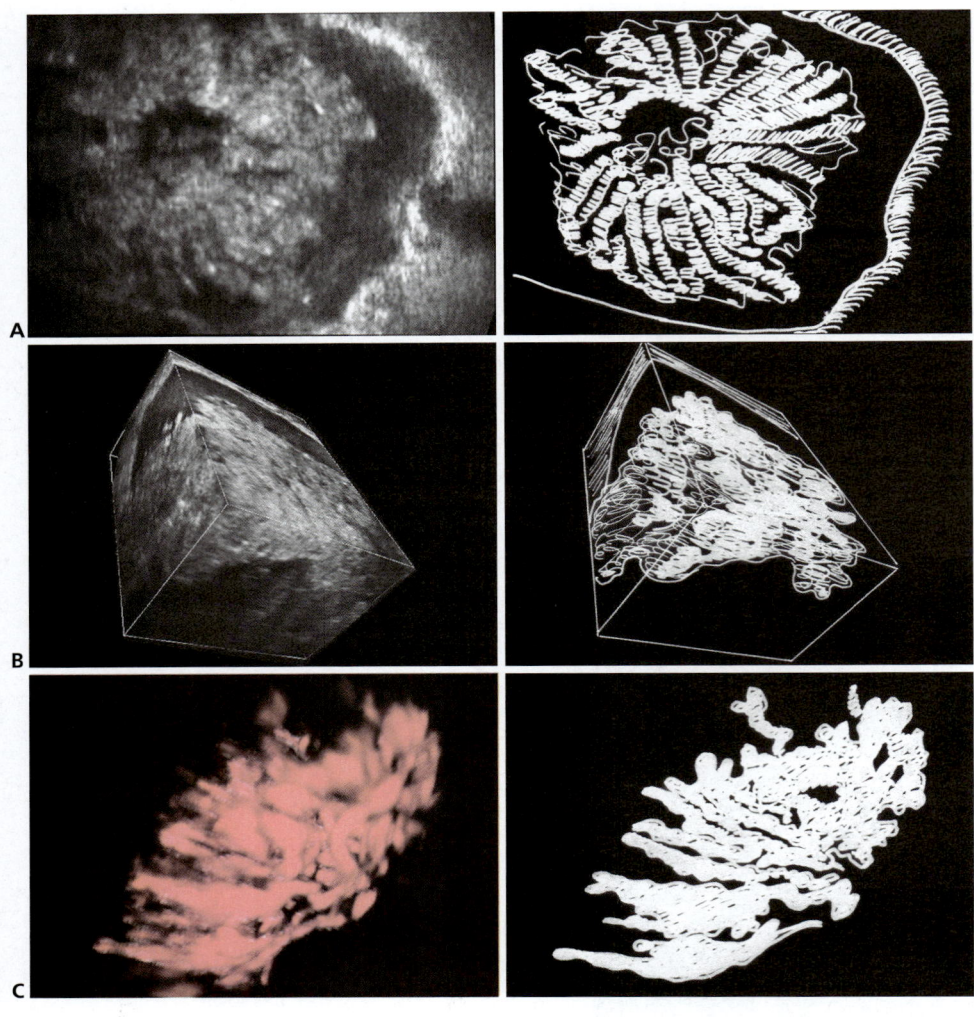

Figura 12.159. Paciente de 59 anos com queixa de dor e aumento do volume abdominal. Exame transvaginal.
A: Plano coronal (3D) de grande tumor ovariano sólido, com projeções para fora de sua superfície e rodeado por ascite.
B: Imagem volumétrica do tumor com sua superfície estrelada, dando a impressão de disseminação para a cavidade peritoneal.
C: O mapa vascular 3D, com exclusão da escala de cinzas, mostra a fascinante angiogênese tumoral, com grande bolo de vasos atípicos. O diagnóstico final foi de carcinoma estádio IIIB.

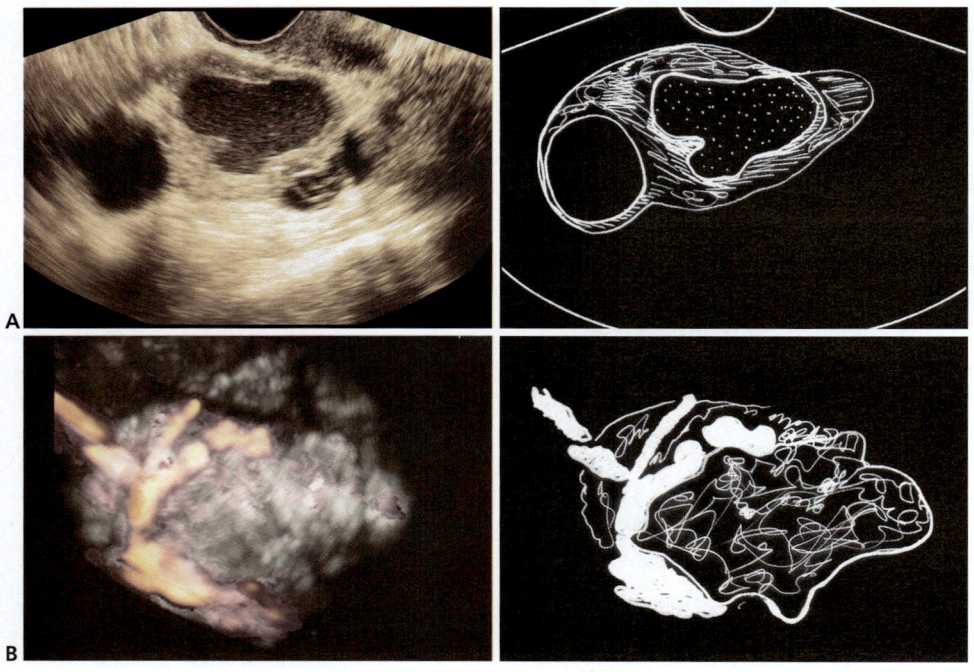

Figura 12.160. Paciente de 42 anos, com diagnóstico, em outro serviço, de cisto endometrioide ovariano bilateral. Recusou cirurgia e está realizando bloqueio hormonal há vários meses. Exame transvaginal de controle. Cortesia: Dra. Cláudia Tanure Ferreira da Silva.
A: O ovário esquerdo está aumentado, contendo cisto com conteúdo denso suave, e cápsula irregular com pequena papila interna, além de folículo retido.
B: Imagem volumétrica do ovário esquerdo, associando a escala de cinzas e o mapa vascular. Apenas parte da cápsula do cisto apresenta vasos curvos.

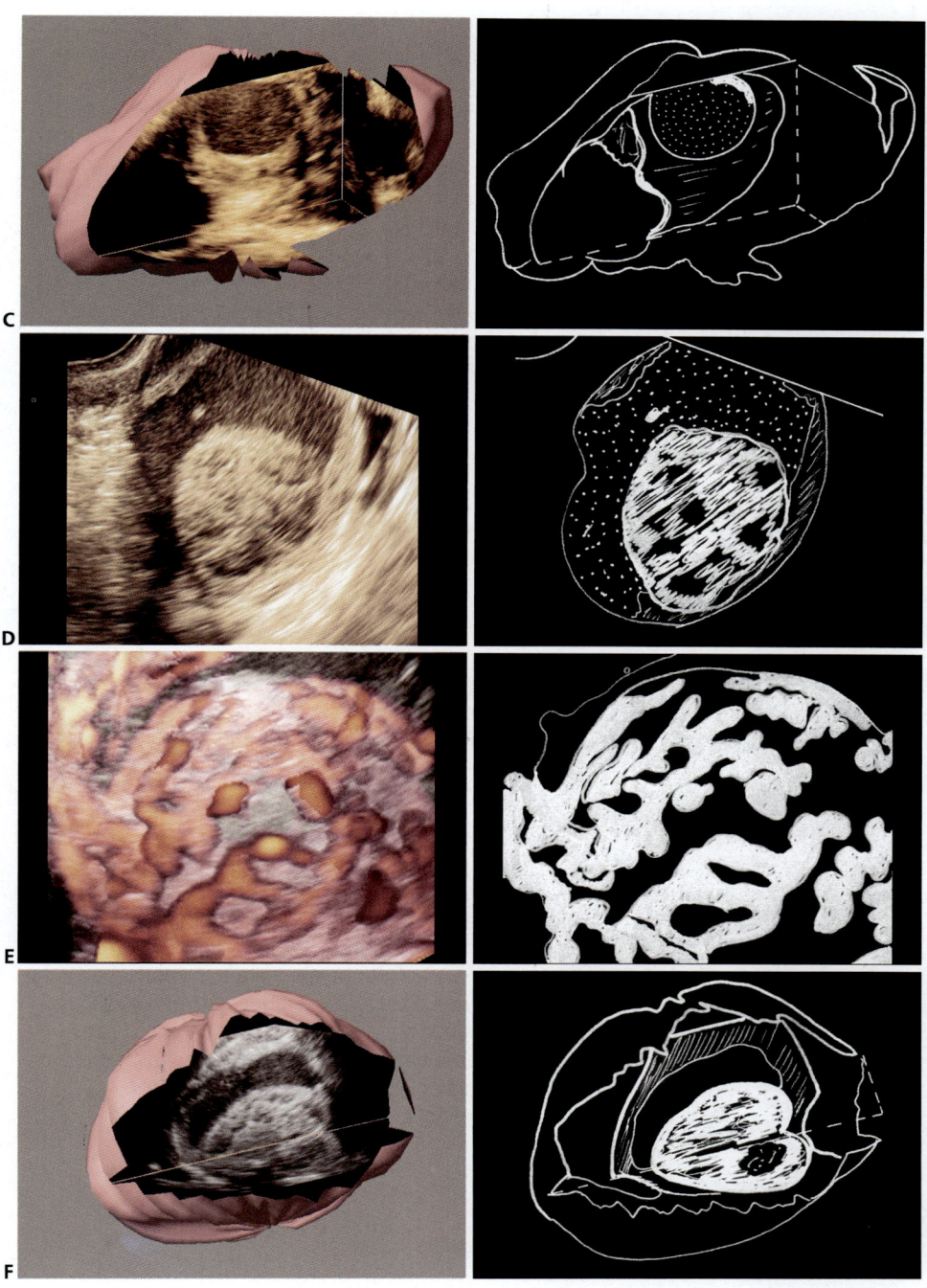

Figura 12.160. *(Continuação)*
C: Imagem volumétrica do ovário esquerdo, colocando em evidência o cisto denso.
D: O ovário direito está aumentado, contendo cisto denso com grande área sólida interna.
E: Mapa vascular 3D, mostrando grande concentração de vasos atípicos no ovário direito, notadamente na área sólida.
F: Imagem volumétrica do ovário direito, colocando em evidência a área sólida intracística.

! O achado no ovário esquerdo pode corresponder à endometriose não típica. Entretanto, os achados no ovário direito são fortemente sugestivos de neoplasia de alto risco para malignidade. A hipótese de endometriose não é válida, pois a grande área sólida interna fala fortemente a favor de neoplasia. O Doppler foi de grande valia para demonstrar a neoangiogênese no ovário direito. Achado cirúrgico: adenocarcinoma estádio IIA à direita e endometriose à esquerda.

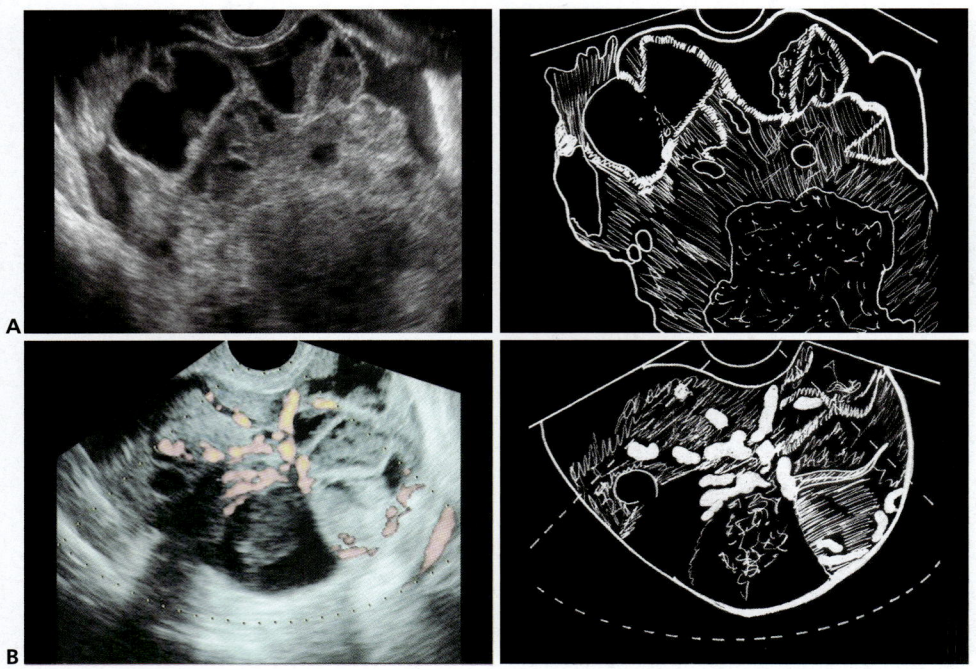

Figura 12.161. Paciente de 40 anos, com diagnóstico, em outro serviço, de mioma intraligamentar, tendo sido realizadas punção e alcoolização do tumor. Está com dor e aumento do volume abdominal. Cortesia: Dr. Kleber Chagas.
A: Observe o grande tumor anexial sólido, com área cística septada e pequena ascite periférica. Houve crescimento significativo do volume tumoral, ao contrário do que se esperaria com a alcoolização de mioma.
B: O mapa vascular mostra vasos atípicos no centro do tumor, ao contrário da esperada trombose provocada pelo procedimento prévio.

> A hipótese é de neoplasia ovariana, apesar de um mioma intraligamentar degenerado participar do diagnóstico diferencial. O crescimento tumoral rápido impôs a necessidade de diagnóstico histológico, o qual foi adenocarcinoma endometrioide estádio IIC. A alcoolização de miomas não é um procedimento padrão, constante dos protocolos de conduta. A remoção cirúrgica é a opção geralmente utilizada (videolaparoscopia ou laparotomia).

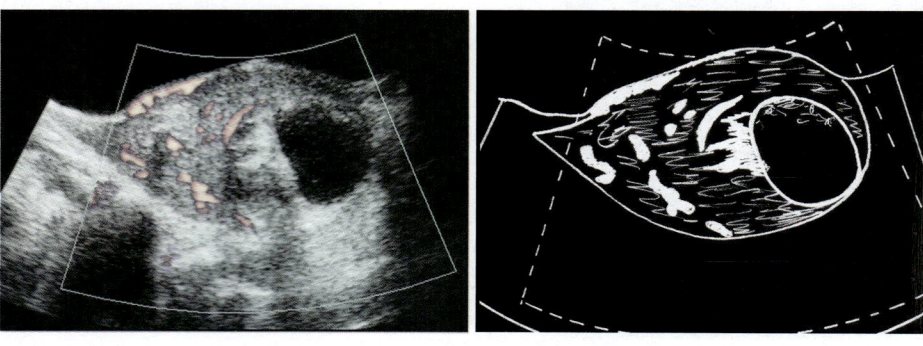

Figura 12.162. Criança de cinco anos com queixa de dor pélvica. Exame transabdominal, mostrando tumor sólido no ovário direito com alguns vasos irregulares centrais. O diagnóstico histológico foi de neoplasia do seio endodérmico limítrofe ("borderline").

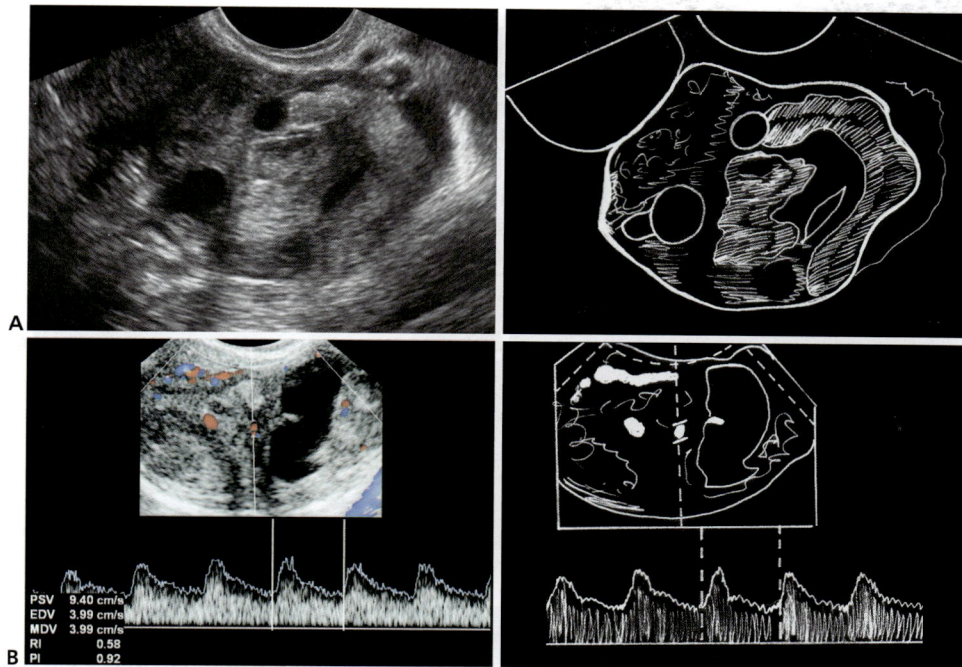

Figura 12.163. Paciente assintomática de 36 anos. Exame transvaginal de rotina.
A: Corte transversal. O ovário esquerdo está aumentado de volume, contendo tumor sólido heterogêneo com limites regulares. A ecotextura é interessante, formando fita de tecido e área sólida ecogênica, com estroma ovariano de permeio e pequenos folículos. U = útero.
B: O estudo Doppler mostra pequenos vasos nas áreas irregulares, com análise espectral, revelando impedância moderada limítrofe. O diagnóstico final foi de teratoma sólido imaturo com focos "borderlines".

> ! As neoplasias "borderlines" não são benignas e não são malignas, sendo consideradas como intermediárias. Oferecem risco aumentado de reincidência no ovário contralateral. Deve-se manter vigilância do ovário residual por tempo indeterminado. Já tivemos caso de acometimento contralateral, vinte anos após a remoção do primeiro ovário. Nas pacientes com mais de 45 anos, deve-se ponderar a necessidade de remoção do ovário residual por videolaparoscopia (pouco invasiva).

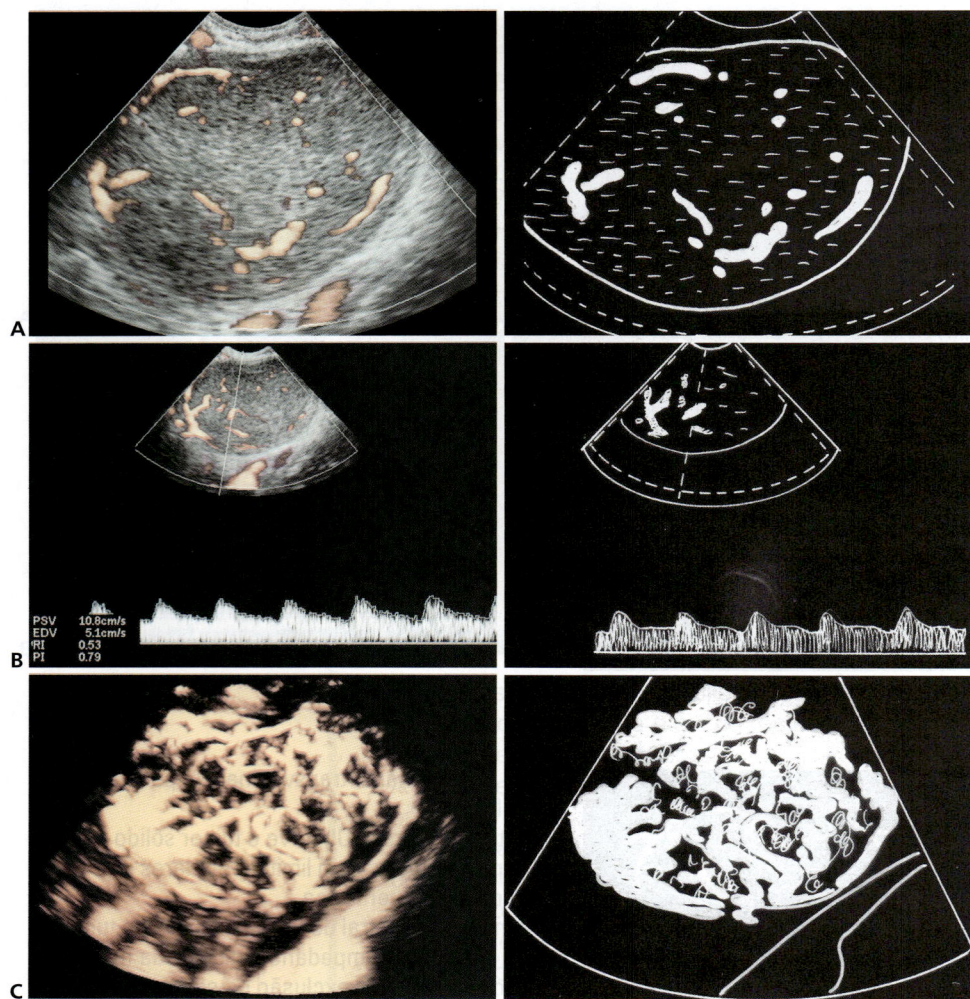

Figura 12.167. Paciente de 45 anos com diagnóstico de grande cisto endometrioide em outro serviço. Exame transvaginal para controle e estudo Doppler. Cortesia: Dr. Luiz Eduardo Machado.
A: Observe o grande tumor sólido homogêneo, com limites regulares. Pode corresponder a um cisto endometrioide típico (aspecto interno granulado), mas o mapa vascular excluiu essa hipótese, pois existem vasos de calibre variável dentro do tumor.
B: A análise espectral revelou curvas com resistividade moderada (IR = 0,53) e pulsatilidade baixa (IP = 0,79).
C: Doppler 3D com exclusão da escala de cinzas. Observe a grande quantidade de vasos atípicos dentro do tumor. O diagnóstico histológico foi de carcinoma estádio IA, de baixo grau.

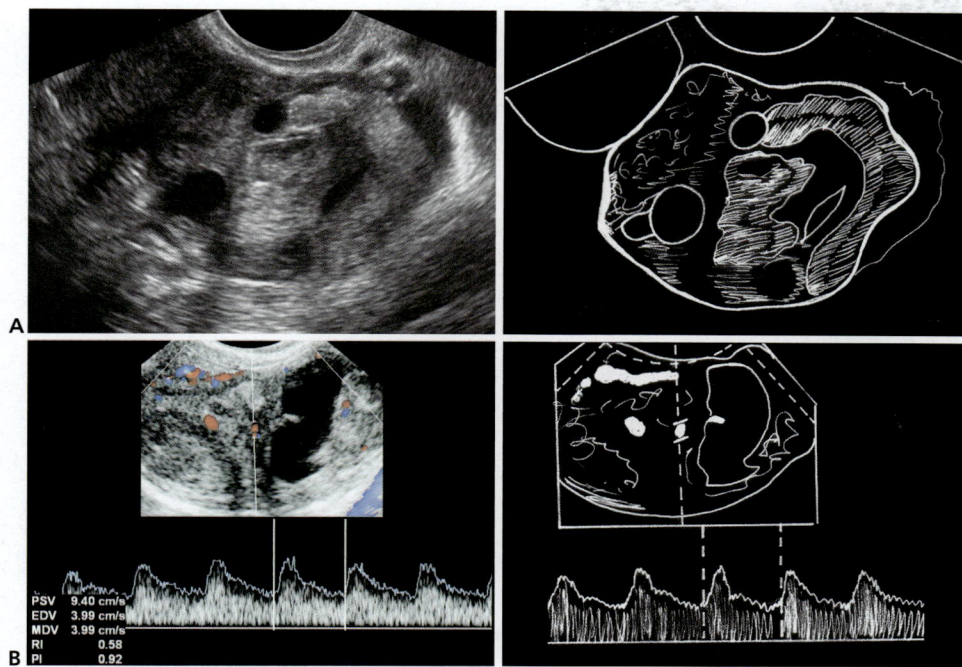

Figura 12.163. Paciente assintomática de 36 anos. Exame transvaginal de rotina.
A: Corte transversal. O ovário esquerdo está aumentado de volume, contendo tumor sólido heterogêneo com limites regulares. A ecotextura é interessante, formando fita de tecido e área sólida ecogênica, com estroma ovariano de permeio e pequenos folículos. U = útero.
B: O estudo Doppler mostra pequenos vasos nas áreas irregulares, com análise espectral, revelando impedância moderada limítrofe. O diagnóstico final foi de teratoma sólido imaturo com focos "borderlines".

> ! As neoplasias "borderlines" não são benignas e não são malignas, sendo consideradas como intermediárias. Oferecem risco aumentado de reincidência no ovário contralateral. Deve-se manter vigilância do ovário residual por tempo indeterminado. Já tivemos caso de acometimento contralateral, vinte anos após a remoção do primeiro ovário. Nas pacientes com mais de 45 anos, deve-se ponderar a necessidade de remoção do ovário residual por videolaparoscopia (pouco invasiva).

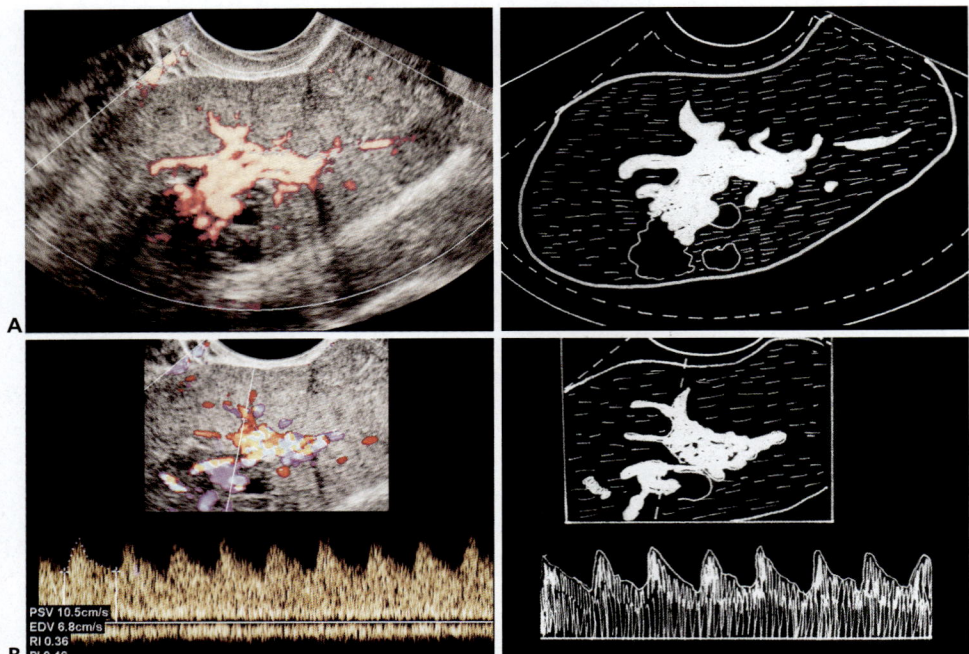

Figura 12.164. Exame transvaginal de rotina em paciente de 32 anos.
A: Neoplasia sólida homogênea, com limites regulares, situada no ovário esquerdo. O mapa vascular mostra bolo de vasos atípicos no centro do tumor.
B: A análise espectral dos vasos centrais mostra curvas com impedâncias muito baixas (IR = 0,36 e IP = 0,46), indicando alto risco de malignidade.

! O diagnóstico histológico foi de cistoadenoma seroso sólido "borderline". Em vista do risco para o ovário residual, a paciente decidiu por removê-lo através de videolaparoscopia.

A análise espectral dos tumores pélvicos é contraditória, quando utilizada em pacientes na idade reprodutiva, pois lesões não neoplásicas têm incidência mais elevada. Alterações ovarianas funcionais, massas inflamatórias, cistos endometrioides e miomas na superfície uterina externa podem exibir impedância moderada ou baixa, criando confusão com as neoplasias verdadeiras. Mesmo neoplasias benignas podem apresentar impedâncias suspeitas.

Entretanto, essas doenças, pela necessidade imperiosa de diagnóstico diferencial de neoplasias malignas, devem ser removidas, com exceção das alterações funcionais, as quais devem ser monitoradas (ver Capítulo 11). A paciente deve ficar feliz, caso o diagnóstico histológico indique lesão benigna. A ressonância magnética é um método excelente para explorar os tumores anexiais e agregar valor no diagnóstico diferencial. Ainda assim, muitos profissionais indicam a remoção para encerrar a questão, pois as pacientes ficam obcecadas com a ideia de malignização futura, além dos quadros de dor pélvica crônica.

Após a menopausa, a questão fica quase exclusivamente entre as neoplasias, pois as outras possibilidades desaparecem. Mesmo os miomas persistentes apresentam baixa atividade, sendo raros os que mantêm atividade semelhante ao período reprodutivo. Se a paciente utilizar terapia hormonal, é importante questionar o tipo e o grau de influência nas doenças pélvicas preexistentes.

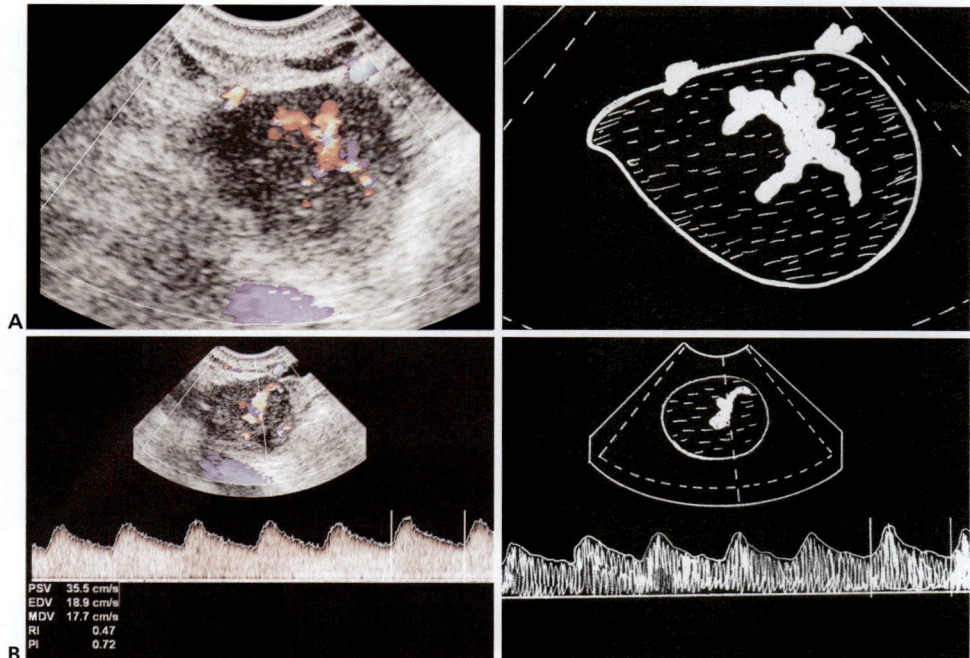

Figura 12.165. Paciente de 45 anos com queixa de dor na fossa ilíaca esquerda. Fez dosagem do CA-125 com resultado de 78 (elevado). Exame transvaginal por suspeita clínica de endometriose.
A: O ovário esquerdo apresenta pequeno aumento de volume (13 cm³), com padrão sólido, notando-se vasos aberrantes na região central.
B: A análise espectral revela curvas com impedância baixa (IR = 0,47 e IP = 0,72). Foi solicitado controle ecográfico em três meses entre o quinto e o oitavo dia do ciclo (diagnóstico diferencial de corpo lúteo), mas a paciente não retornou.

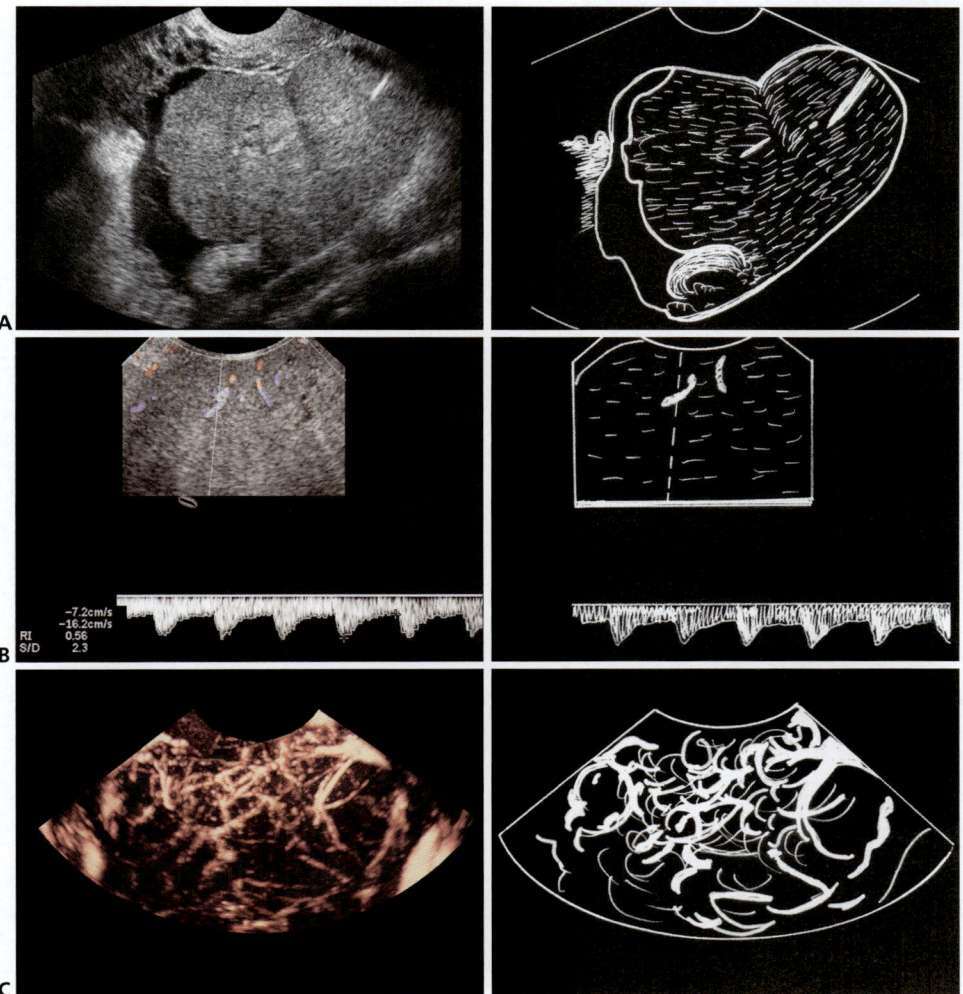

Figura 12.166. Exame transvaginal em paciente com dor pélvica.
A: Corte transversal. Observe o tumor sólido ovariano esquerdo, com limites regulares e pequena ascite periférica.
B: A análise espectral de vasos internos do tumor revela curvas com impedância moderada (IR = 0,56).
C: O Doppler 3D com exclusão da escala de cinzas, mostra rede vascular abundante, com vasos finos regulares, indicando baixo risco. O diagnóstico histológico foi de um fibroma benigno.

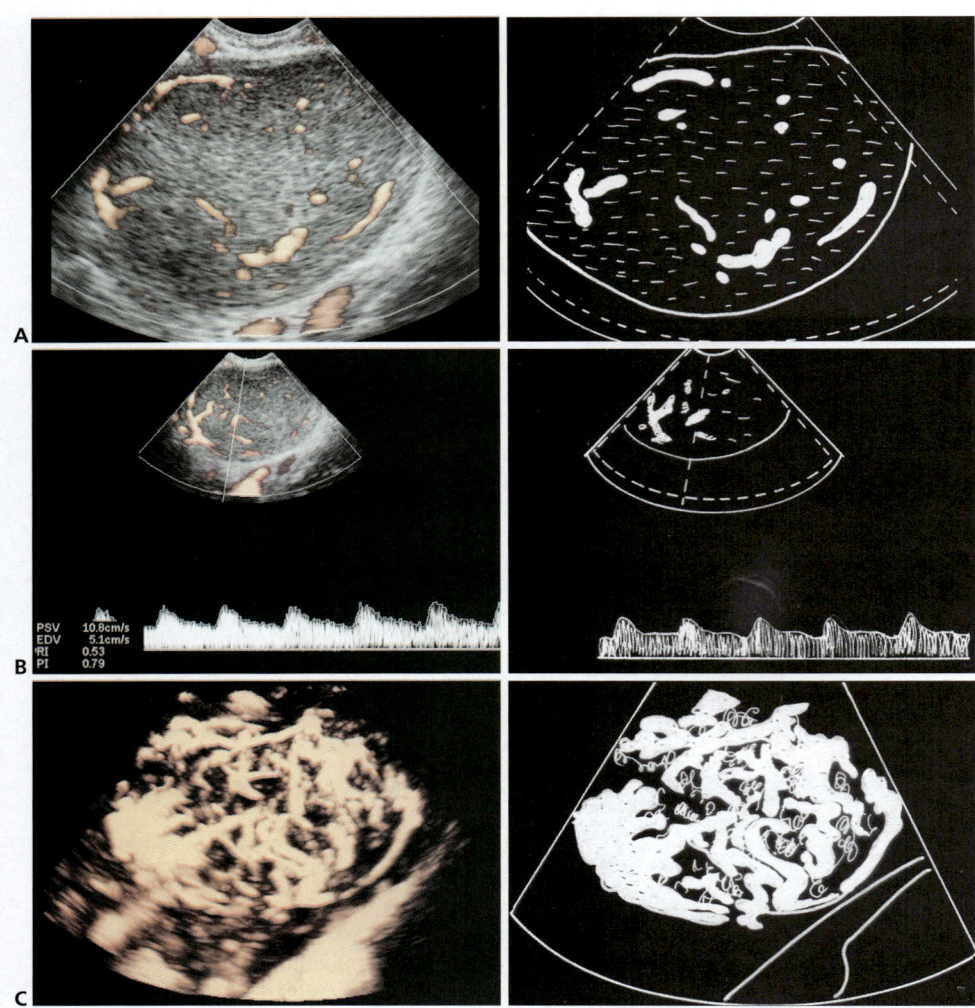

Figura 12.167. Paciente de 45 anos com diagnóstico de grande cisto endometrioide em outro serviço. Exame transvaginal para controle e estudo Doppler. Cortesia: Dr. Luiz Eduardo Machado.
A: Observe o grande tumor sólido homogêneo, com limites regulares. Pode corresponder a um cisto endometrioide típico (aspecto interno granulado), mas o mapa vascular excluiu essa hipótese, pois existem vasos de calibre variável dentro do tumor.
B: A análise espectral revelou curvas com resistividade moderada (IR = 0,53) e pulsatilidade baixa (IP = 0,79).
C: Doppler 3D com exclusão da escala de cinzas. Observe a grande quantidade de vasos atípicos dentro do tumor. O diagnóstico histológico foi de carcinoma estádio IA, de baixo grau.

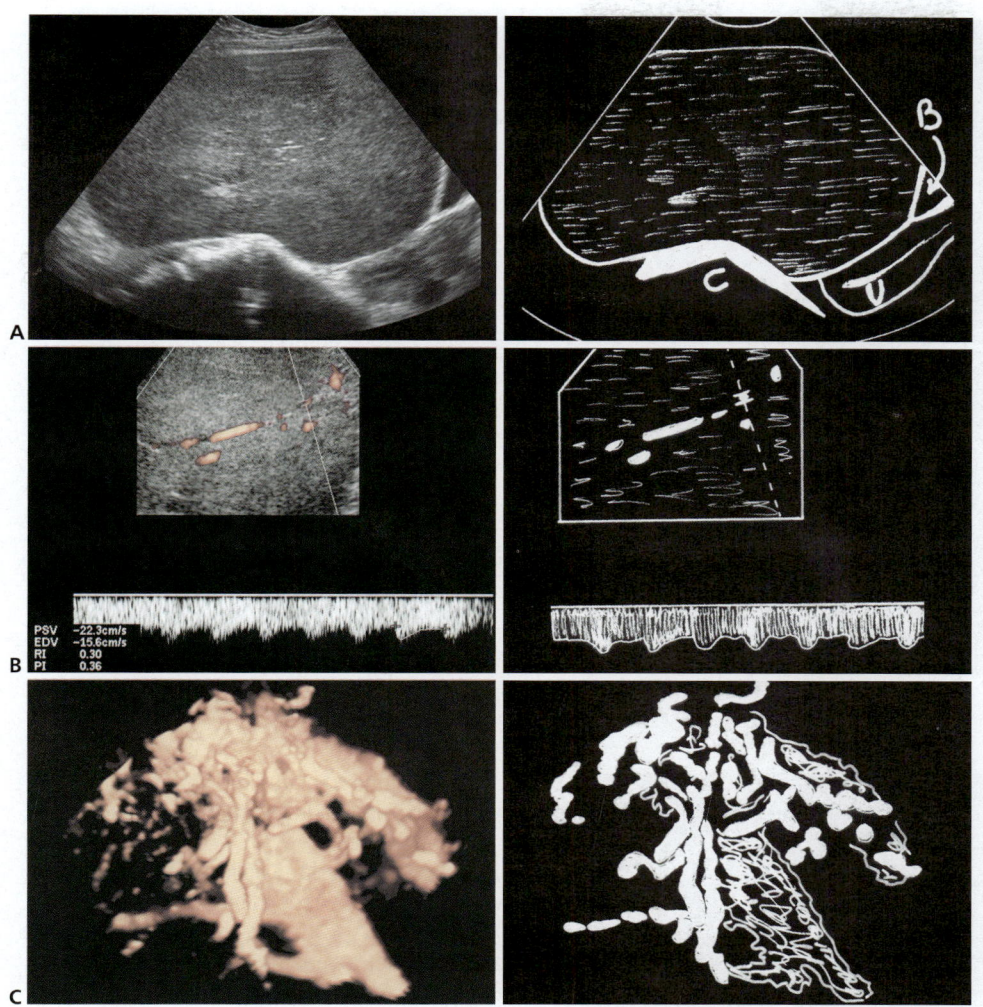

Figura 12.168. Exame transabdominal em paciente de 17 anos. Apresenta aumento do volume do baixo ventre e massa dura palpável.
A: Corte longitudinal na linha média. Observe o grande tumor sólido, homogêneo, com limites regulares, situado na frente do útero (U), apoiado sobre a coluna vertebral (C). B = bexiga.
B: A análise espectral revela impedâncias muito baixas (IR = 0,30 e IP = 0,36).
C: O Doppler 3D revela bolo monumental de vasos atípicos.

! O diagnóstico diferencial principal é entre neoplasia ovariana e mioma subseroso gigante. O diagnóstico histológico foi de disgerminoma maligno com cápsula regular íntegra, sem células na cavidade peritoneal (estádio IA). Pelo crescimento volumoso ainda no estádio IA, trata-se de neoplasia de baixo grau.

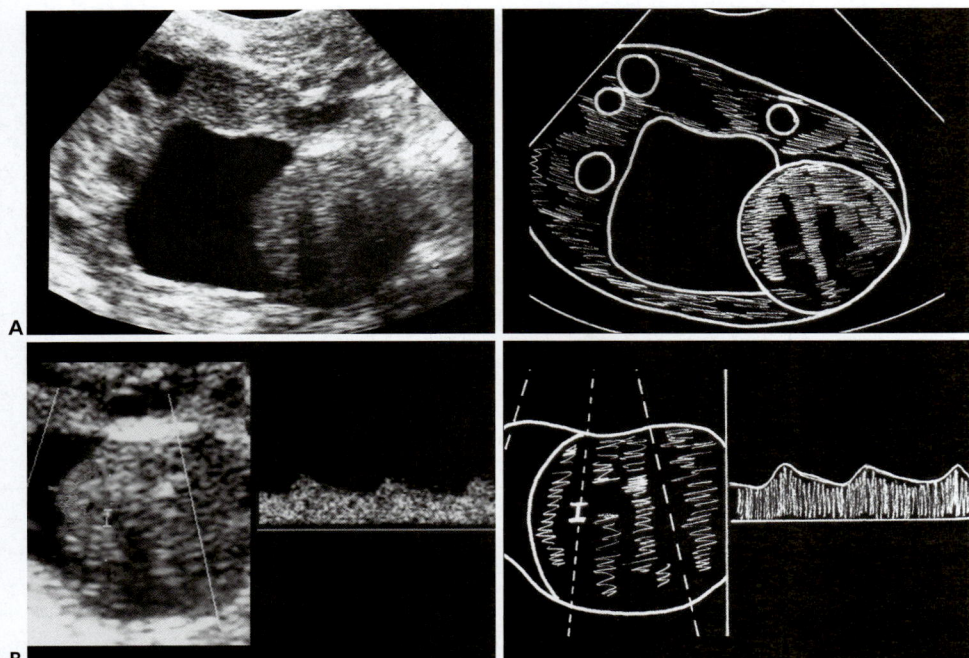

Figura 12.169. Exame transabdominal em paciente de 21 anos, com queixa de dor pélvica e massa palpável.
A: Observe o tumor ovariano com padrão misto, com grande área sólida interna.
B: A análise espectral revela resistividade muito baixa (IR = 0,30 e IP = 0,58). Diagnóstico histológico: adenocarcinoma estádio IC (lavado peritoneal positivo). Neoplasia de alto grau (mau prognóstico).

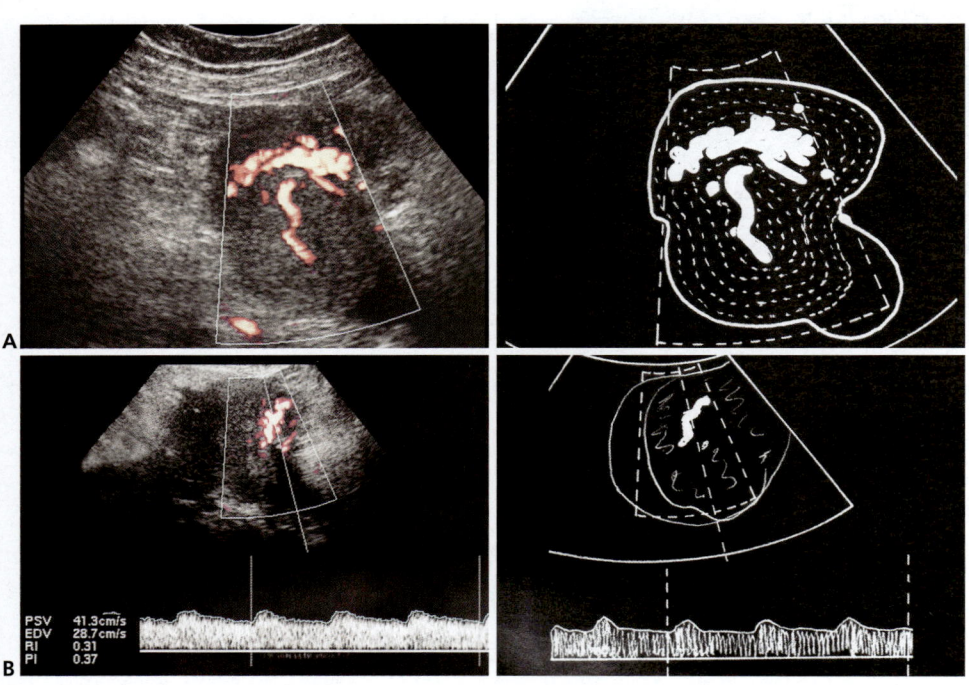

Figura 12.170. Exame transvaginal de rotina em paciente assintomática de 55 anos, com histórico de menopausa aos 49 anos.
A: Observe o tumor ovariano sólido com 17,2 cm^3. O mapa vascular revela vasos atípicos no centro do tumor.
B: A análise espectral mostra curvas com impedâncias baixíssimas (IR = 0,31 e IP = 0,37). Diagnóstico histológico: carcinoma estádio IA. Esse é um exemplo típico do benefício do rastreamento ecográfico.

> Na pós-menopausa, a questão fica centralizada no diagnóstico diferencial de benigno ou de maligno. Nessa situação, a análise espectral apresenta utilidade. Apenas 25% dos tumores ovarianos malignos apresentam IR < 0,40 (Bhatt *et al.* Ultras Clin, 2006;3:201). Procurando aumentar a sensibilidade, em detrimento da especificidade, utilizamos os seguintes patamares para os índices de impedância (resistividade e pulsatilidade), levando-se em consideração o valor mais baixo encontrado:
> - *Impedância alta:* IR > 0,75/IP > 1,50.
> - *Impedância média:* IR = 0,75 a 0,50 e IP = 1,50 a 1,00.
> - *Impedância baixa:* IR < 0,50/IP < 1,00.

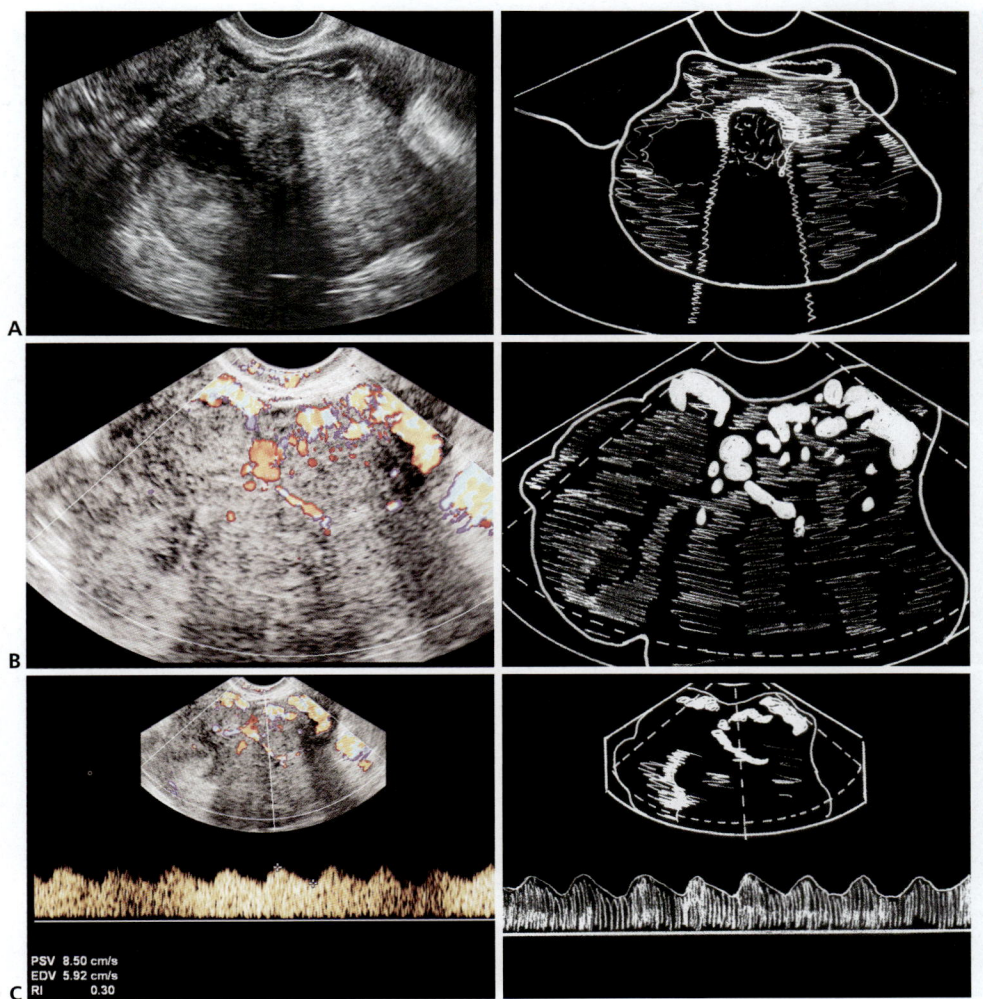

Figura 12.171. Exame transvaginal de rotina em mulher de 54 anos.
A: Corte transversal do ovário esquerdo, apresentando grande tumor sólido, com ecotextura heterogênea, com área apresentando sombra acústica, e com limites apresentando pequenas irregularidades.
B: O mapa vascular é escasso, mas com alguns vasos atípicos.
C: A análise espectral mostra resistividade baixíssima (IR = 0,30).

! O diagnóstico final foi de teratoma imaturo maligno, com invasão da cápsula e células peritoneais (estádio IC). A sombra acústica, considerada como fator de benignidade, não teve valor nesse caso (exceção). A análise espectral colaborou com a aferição do risco.

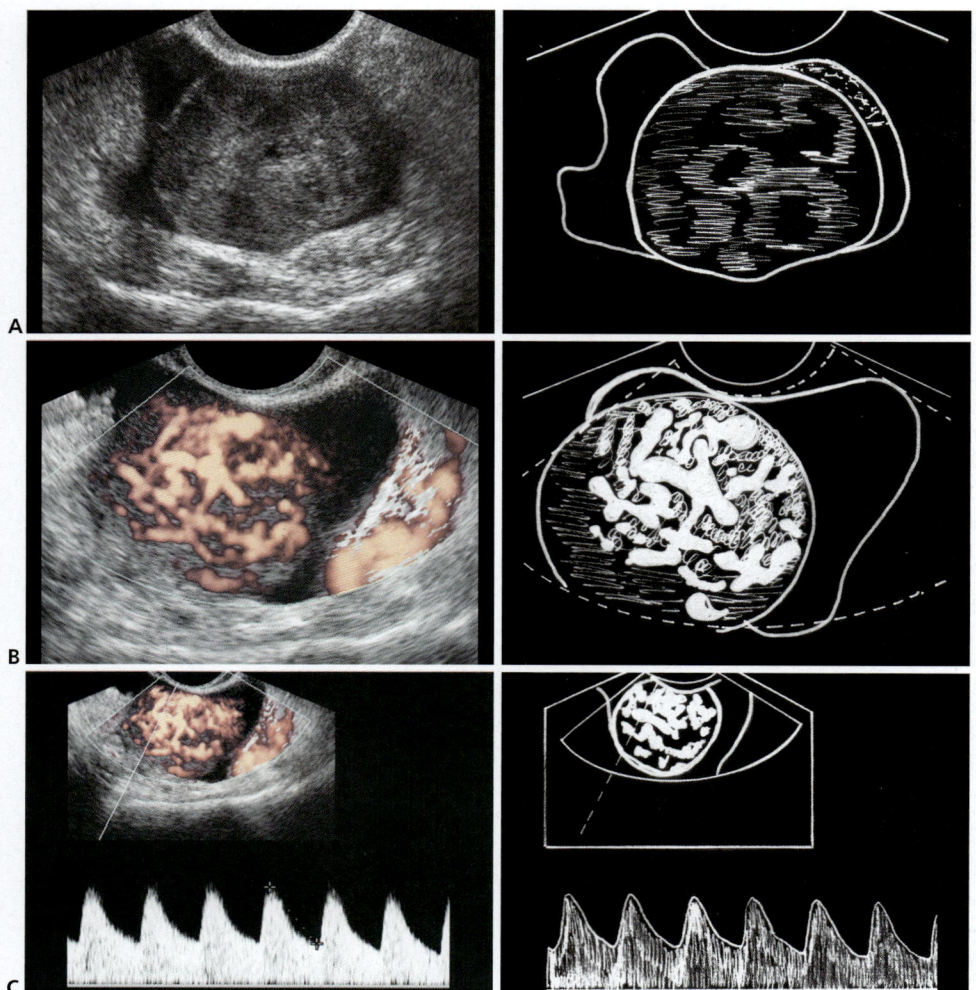

Figura 12.172. Exame transvaginal de rotina em paciente de 45 anos. Teve menopausa aos 38 anos.
A: Pequeno tumor sólido no ovário esquerdo (27 cm³), com ascite periférica.
B: O mapa vascular mostra grande concentração de vasos irregulares por todo o tecido.
C: A análise espectral revela resistividade moderada (IR = 0,58).

> A pós-menopausa, o tumor sólido e o mapa vascular somam pontos para indicar alto risco de malignidade. A resistividade > 0,50 perde o valor frente aos outros parâmetros. O diagnóstico final foi de adenocarcinoma seroso estádio IC (alto grau para um tumor pequeno).

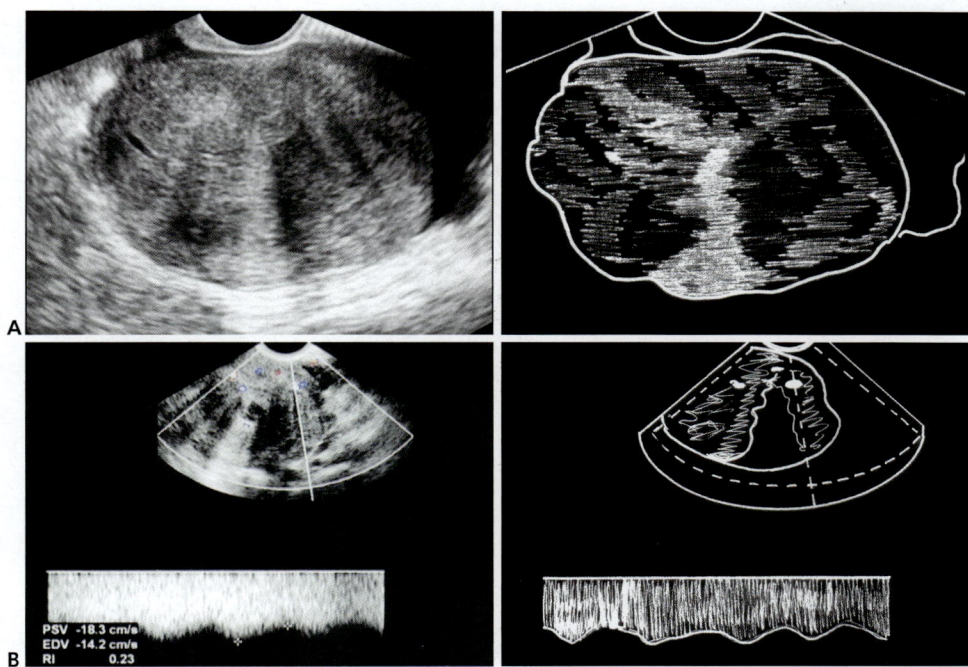

Figura 12.173. Exame transvaginal de rotina em paciente de 51 anos. Tem histórico de histerectomia aos 40 anos, mas teve clínica de insuficiência ovariana aos 48 anos e está realizando terapia hormonal.
A: O ovário esquerdo apresenta tumor sólido com limites regulares e volume de 78 cm³.
B: O mapa vascular mostra poucos vasos pequenos dentro do tumor, mas a análise espectral apresenta resistividade baixíssima (IR = 0,23).

> Apesar do mapa vascular pobre, os fatores de risco para malignidade são altos. O diagnóstico histológico foi de tecoma benigno! Esse diagnóstico explica a análise espectral, pois as estruturas derivadas das células da teca (corpo lúteo e tecoma) sempre apresentam angiogênese com baixa impedância.
> Esse caso é importante, pois comprova que nem todos os tumores sólidos da pós-menopausa são malignos. As regras ultrassonográficas para a classificação dos tumores ovarianos são aplicáveis em 76% dos casos (Timmerman D et al. Ultrasound Obstet Gynecol 2008;31:681-690), um índice excelente, mas lembre-se que 24% dos casos escapam da classificação.
> As únicas situações em que podemos afirmar, com segurança, sobre a malignidade de um tumor ovariano, são quando nos deparamos de forma clara com os tumores estádios III e IV, já no primeiro exame.

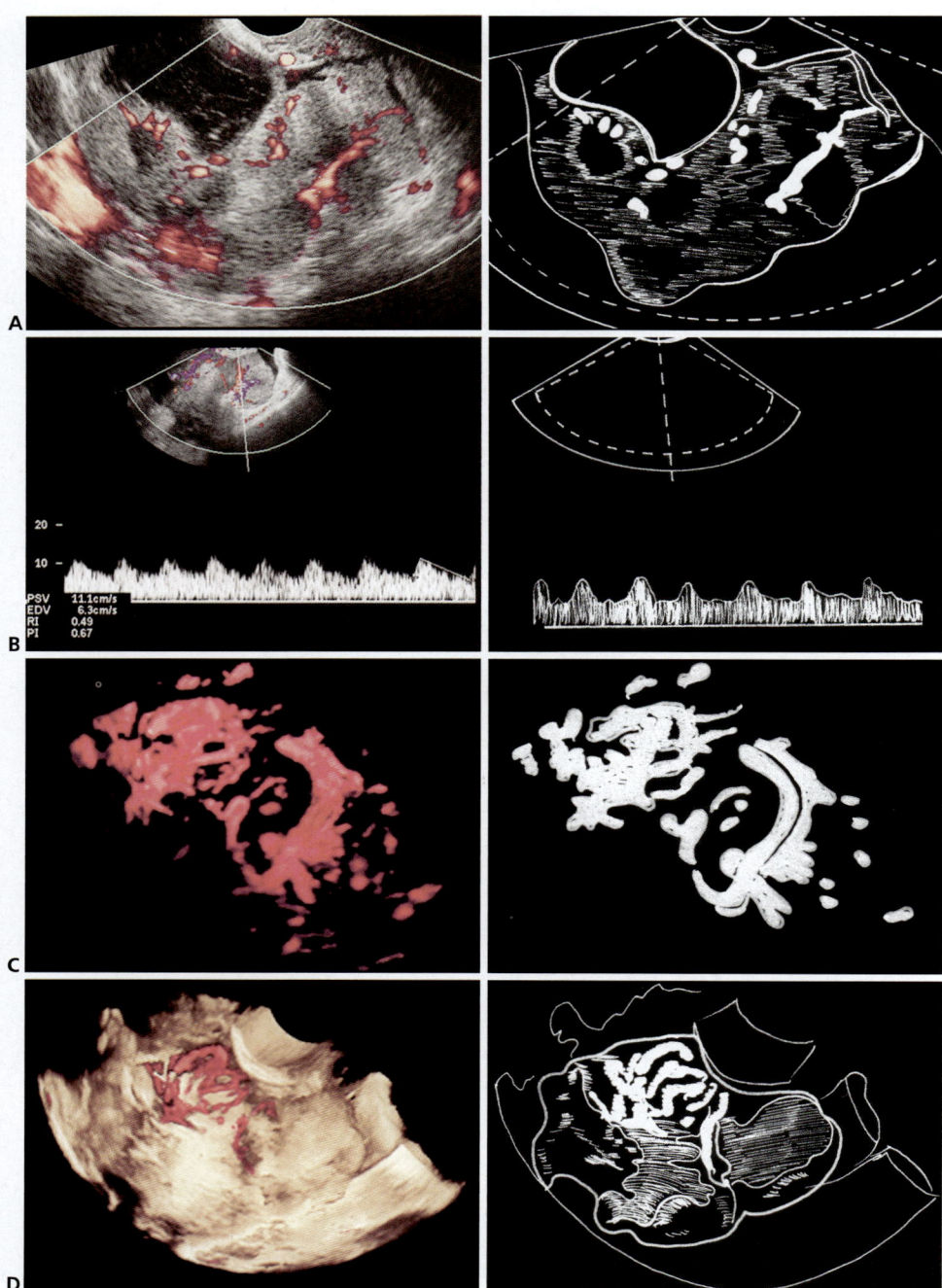

Figura 12.174. Exame transvaginal em paciente com queixa de dor pélvica. Cortesia: Dr. Luiz Eduardo Machado.
A: O ovário direito apresenta grande tumor sólido, com limites irregulares. O mapa vascular revela vasos atípicos.
B: A análise espectral revela índices baixos de impedância (IR = 0,49 e IP = 0,67).
C: O mapa vascular mostra grande bolo de vasos aberrantes.
D: Belíssima imagem volumétrica combinando a escala de cinzas com o mapa vascular. Observe os limites irregulares do tumor. O diagnóstico final foi de adenocarcinoma estádio IIC.

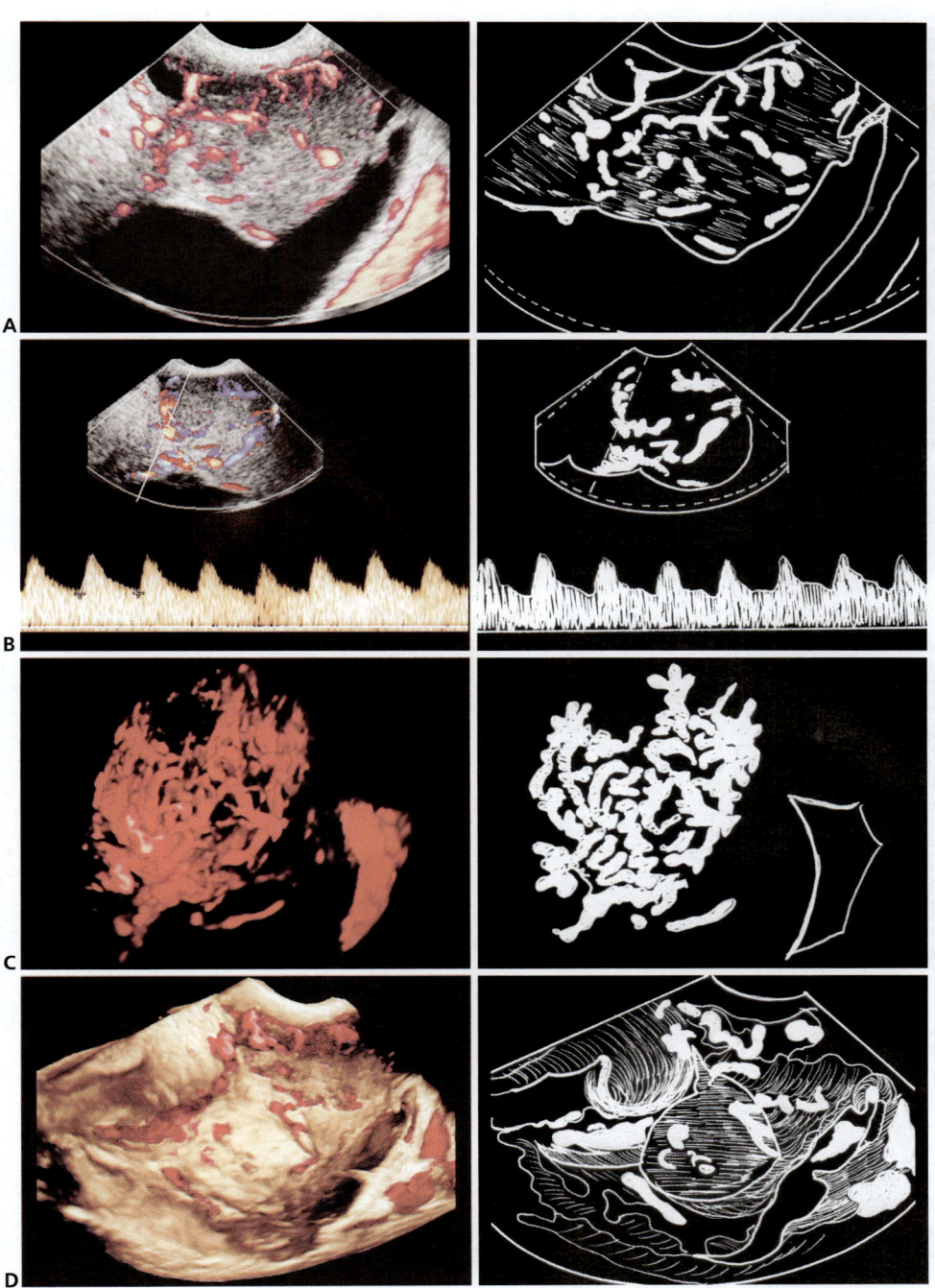

Figura 12.175. Exame transvaginal de controle em paciente com antecedente de remoção parcial do ovário esquerdo, com diagnóstico de uma neoplasia "borderline". Não realizou complementação cirúrgica posterior. Cortesia: Dr. Luiz Eduardo Machado.
A: Recidiva da neoplasia, com grande área sólida repleta de vasos neoformados.
B: A análise espectral mostra índices baixos de impedância (IR = 0,49 e IP = 0,68).
C: O mapa vascular 3D exibe a agressiva neoangiogênese na área sólida.
D: Belíssima imagem volumétrica combinando a escala de cinzas com o mapa vascular. O diagnóstico final foi de adenocarcinoma estádio IIIA!

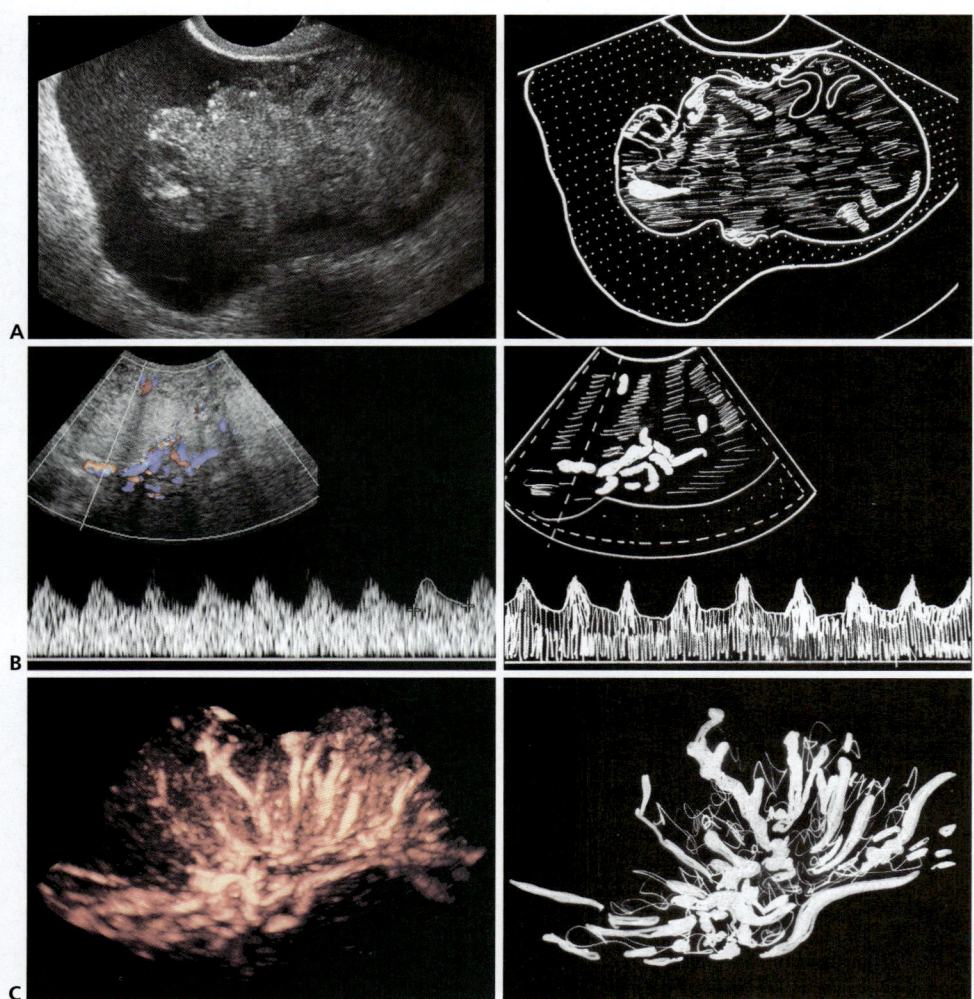

Figura 12.176. Paciente de 59 anos com aumento do volume abdominal. Exame transvaginal.
A: Observe o enorme tumor ovariano sólido (565 cm³), rodeado por ascite densa. A ascite serviu como contraste para demonstrar a superfície tumoral com pequenas irregularidades (invasão da cápsula).
B: A análise espectral mostra vasos internos do tumor com impedância baixa (IR = 0,38 e IP = 0,49).
C: O mapa vascular 3D revela a agressiva neoangiogênese tumoral. O diagnóstico final foi de adenocarcinoma estádio IIIB.

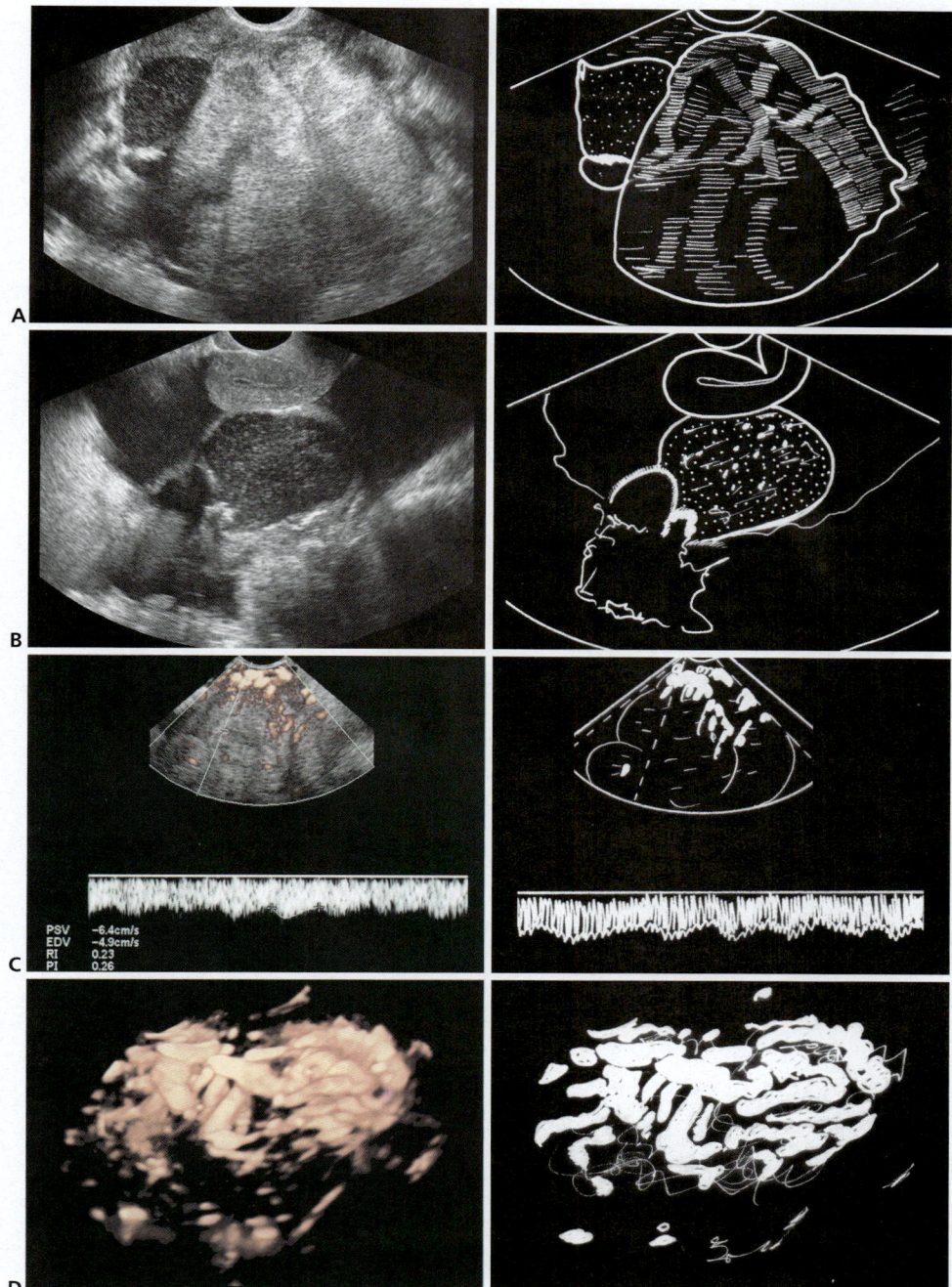

Figura 12.177. Paciente de 61 anos com dor e aumento do volume abdominal. Exame transvaginal.
A: Observe o enorme tumor ovariano sólido (632 cm³). Não é possível separar com clareza a superfície tumoral dos órgãos adjacentes (provável invasão pélvica).
B: Corte longitudinal do útero atrofiado (U). A ascite está contrastando a parte retrouterina do tumor. Observe os sinais de aderência na superfície intestinal.
C: A análise espectral mostra curvas com baixíssima impedância (IR = 0,23 e IP = 0,26).
D: O mapa vascular 3D revela a agressiva neoangiogênese tumoral. O diagnóstico final foi de adenocarcinoma estádio IIIC.

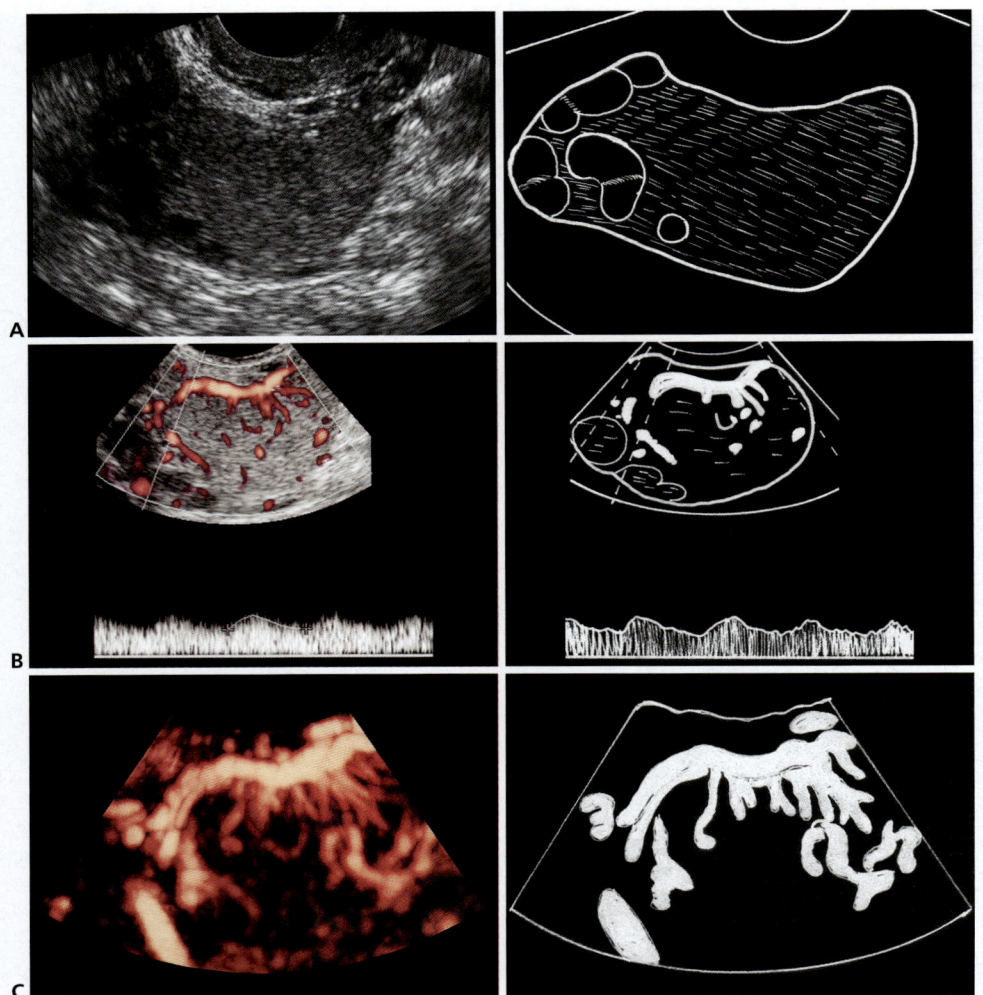

Figura 12.178. Exame transvaginal de rotina em paciente de 70 anos.
A: O ovário direito apresenta pequeno tumor sólido (22 cm³), com limites regulares.
B: A análise espectral mostra curvas com baixa impedância (IR = 0,36 e IP = 0,48).
C: O mapa vascular 3D revela um grande vaso atípico, do qual partem inúmeros vasos menores para a região central do tumor. O diagnóstico final foi de carcinoma estádio IA.

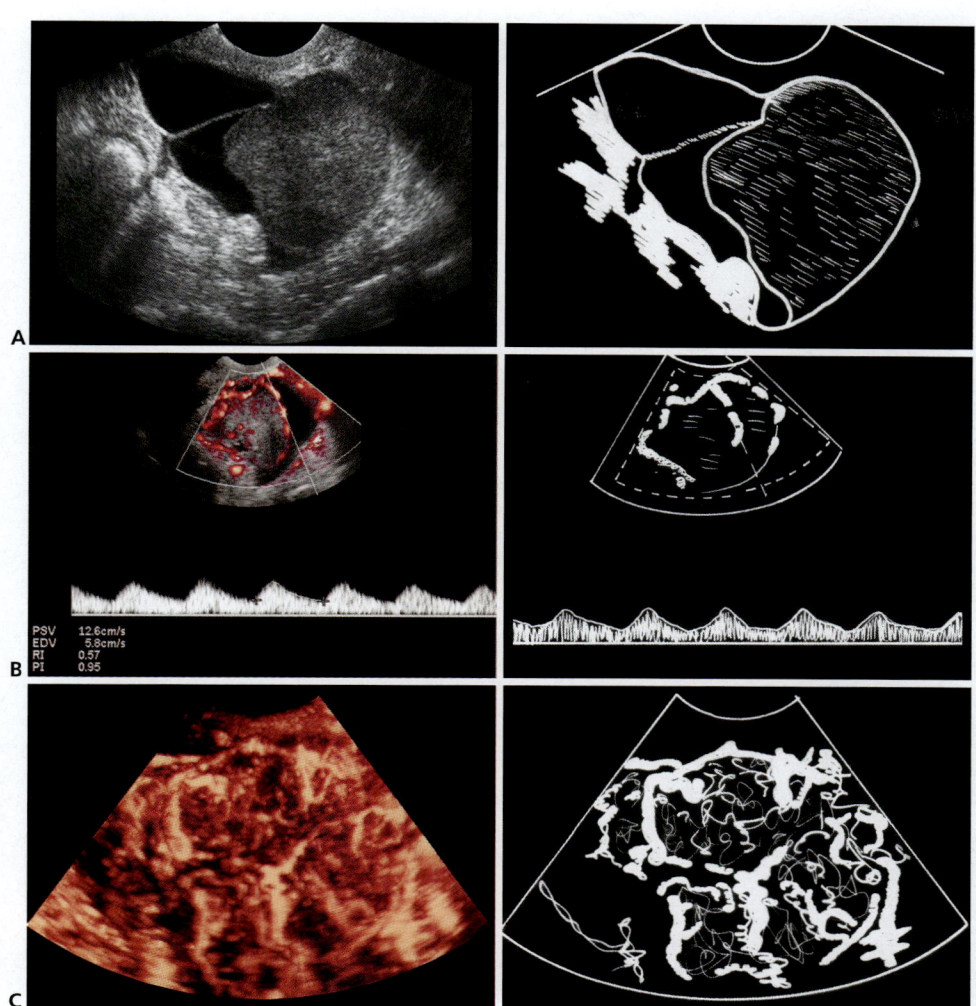

Figura 12.179. Exame transvaginal de rotina em paciente de 73 anos.
A: Observe o tumor ovariano sólido (38 cm³), com ascite septada adjacente (aderência).
B: A análise espectral mostra resistividade média (0,57) e pulsatilidade baixa (0,95).
C: O mapa vascular 3D de neoangiogênese tumoral monumental. O diagnóstico final foi de adenocarcinoma estádio IC.

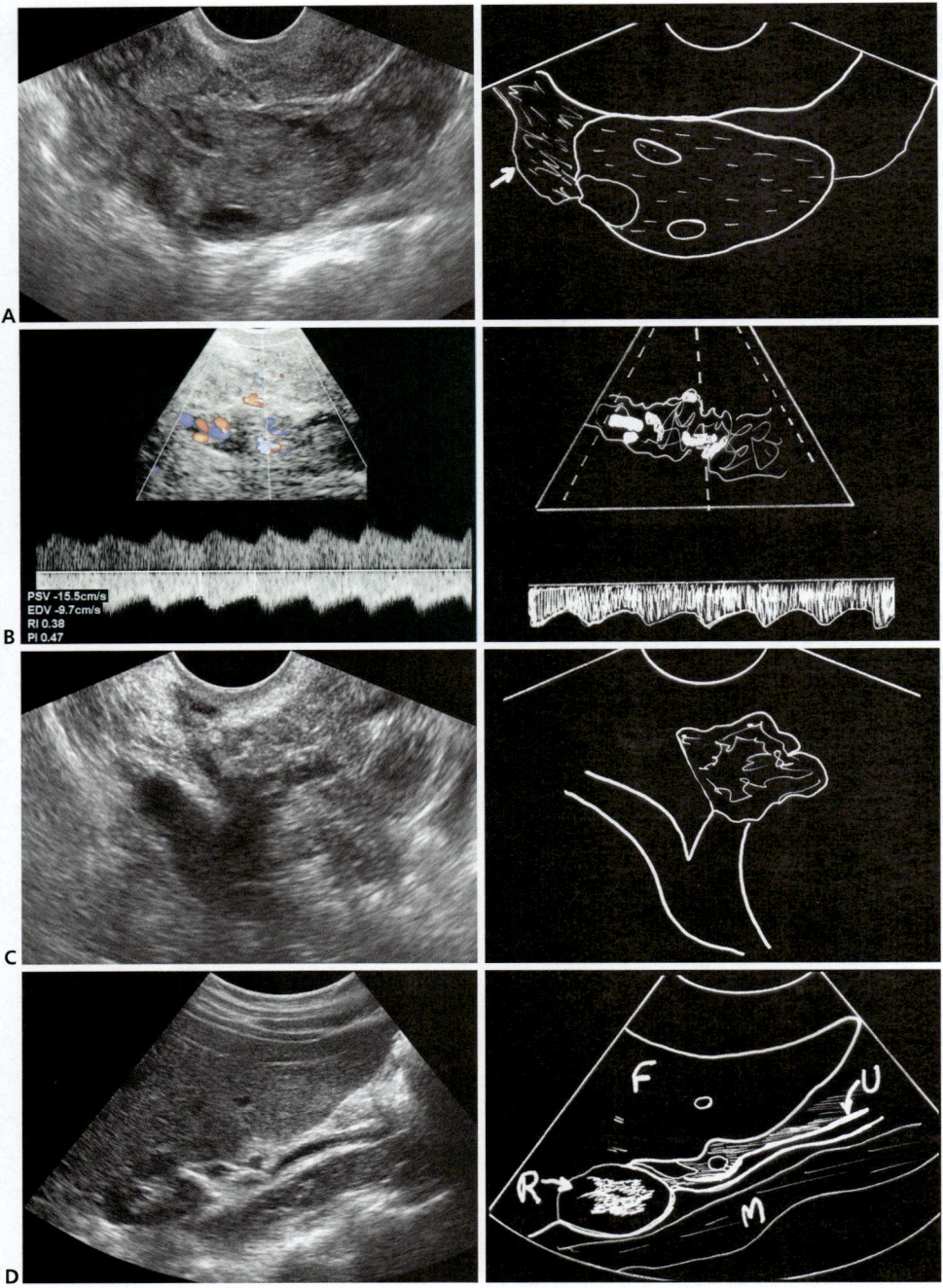

Figura 12.180. Paciente de 49 anos, com queixa de dor em fossa ilíaca direita com irradiação lombar. Ultrassonografia transvaginal.
A: O ovário direito tem volume normal, entretanto parece estender-se para a parede pélvica pelo infundíbulo (seta).
B: Na região da possível invasão, existem vasos com impedância baixa (IR = 0,38 e IP = 0,47).
C: Juntos aos vasos ilíacos, onde está a área em questão, nota-se tecido heterogêneo em topografia do cruzamento ureteral.
D: Exame transabdominal, corte longitudinal na loja renal direita. Observe o ureter (U) dilatado abaixo do polo inferior do rim. F = fígado; R = parte do rim direito; M = músculo quadrado lombar.

> O rim direito apresentava hidronefrose leve. Com a hipótese de obstrução do ureter pélvico por possível neoplasia, a paciente realizou uma urografia excretora, com resultado idêntico (obstrução do ureter pélvico). Laparotomia: neoplasia retroperitoneal estenosando o ureter. Diagnóstico histológico: carcinoma ovariano anaplásico de alto grau. O carcinoma pode ter se originado de restos embrionários gonadais no retroperitônio, invadindo para os dois lados (ureter pélvico e infundíbulo ovariano). A paciente foi submetida à cirurgia radical e quimioterapia. Dois anos depois, houve recidiva com disseminação peritoneal extensa, linfonodos acometidos e metástases hepáticas.

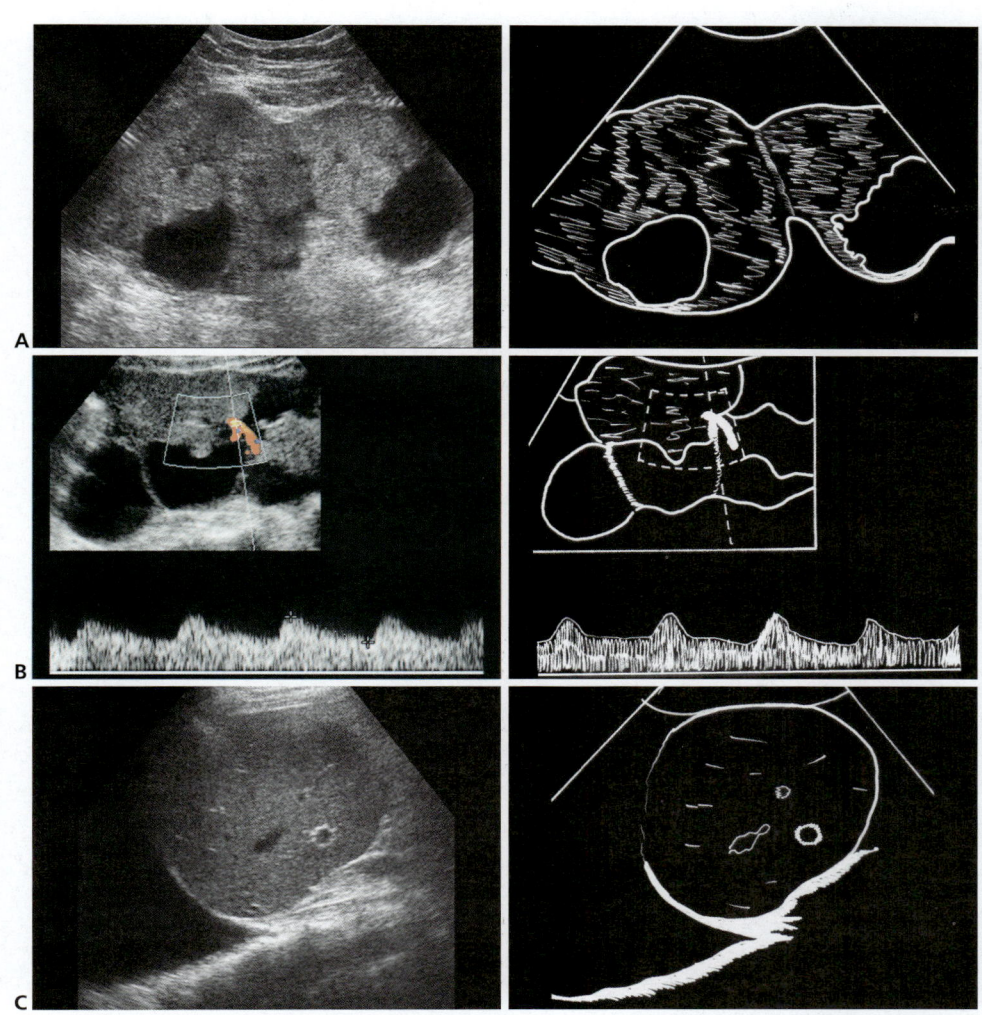

Figura 12.181. Paciente de 52 anos com queixa de dor pélvica e dispneia. Exames transvaginal e transabdominal.
A: Corte transversal. Observe o tumor sólido ovariano bilateral. Os ovários estão aderidos entre si (não se separam com a mobilização com o transdutor).
B: A análise espectral revela resistividade baixa (IR = 0,46).
C: Corte longitudinal do fígado. Observe o grande derrame pleural, explicando a dispneia. O derrame era bilateral, e não havia ascite. O diagnóstico foi de adenocarcinoma ovariano bilateral. O fluido pleural apresentou células malignas (estádio IV).

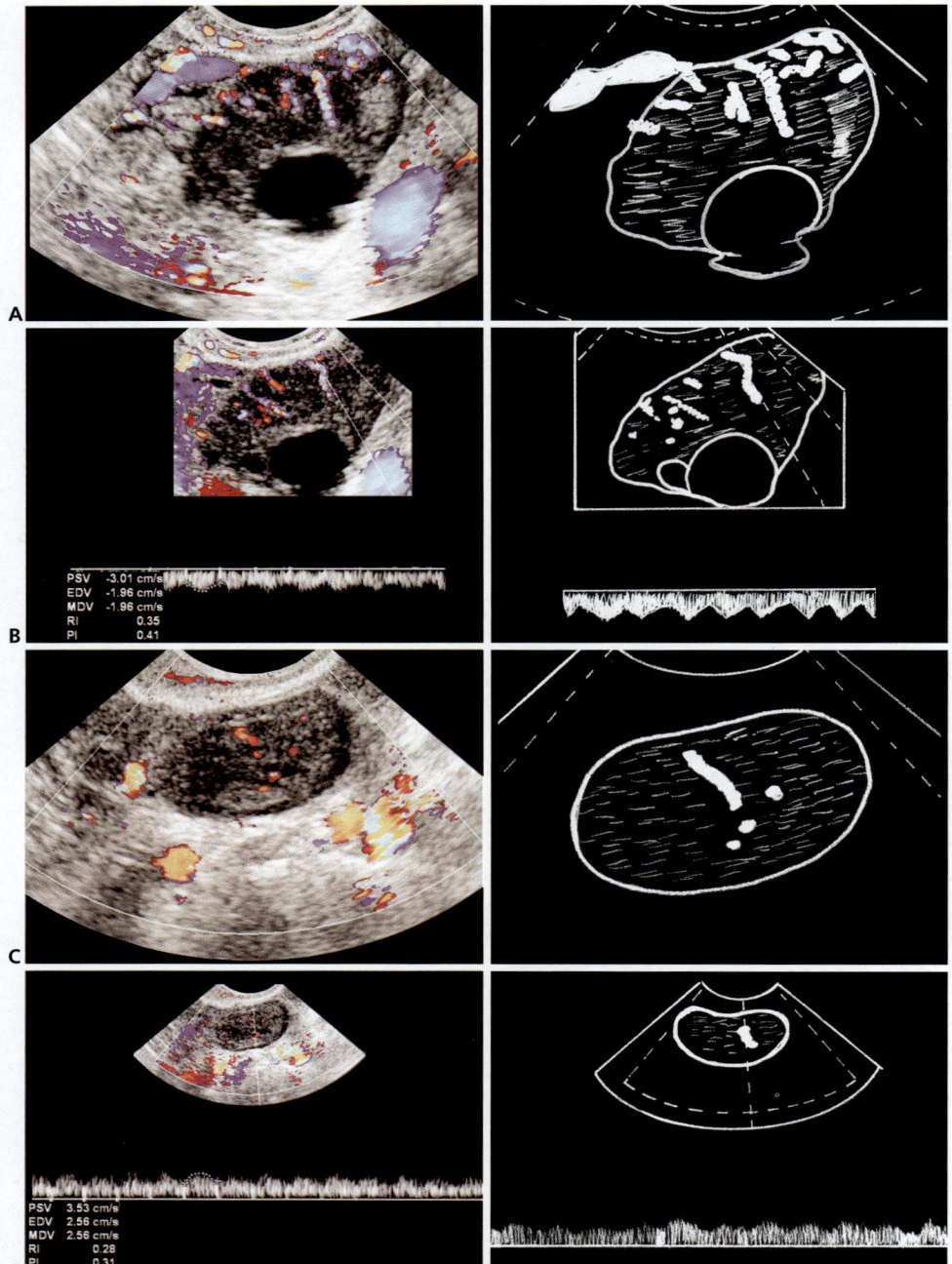

Figura 12.182. Exame transvaginal de rotina em paciente assintomática de 62 anos.
A: O ovário direito está aumentado (18 cm³) e com padrão sólido. O mapa vascular mostra vasos em saca-rolhas no tecido tumoral (atípicos).
B: A análise espectral revela impedâncias baixas (IR = 0,35 e IP = 0,41).
C: O ovário esquerdo está aumentado (11 cm³) e com padrão sólido. O mapa vascular mostra alguns vasos com dilatações focais (atípicos).
D: A análise espectral revela impedâncias muito baixas (IR = 0,28 e IP = 0,31). O diagnóstico final foi de carcinoma estádio IB (bilateral, sem invasão da cápsula e sem células peritoneais).

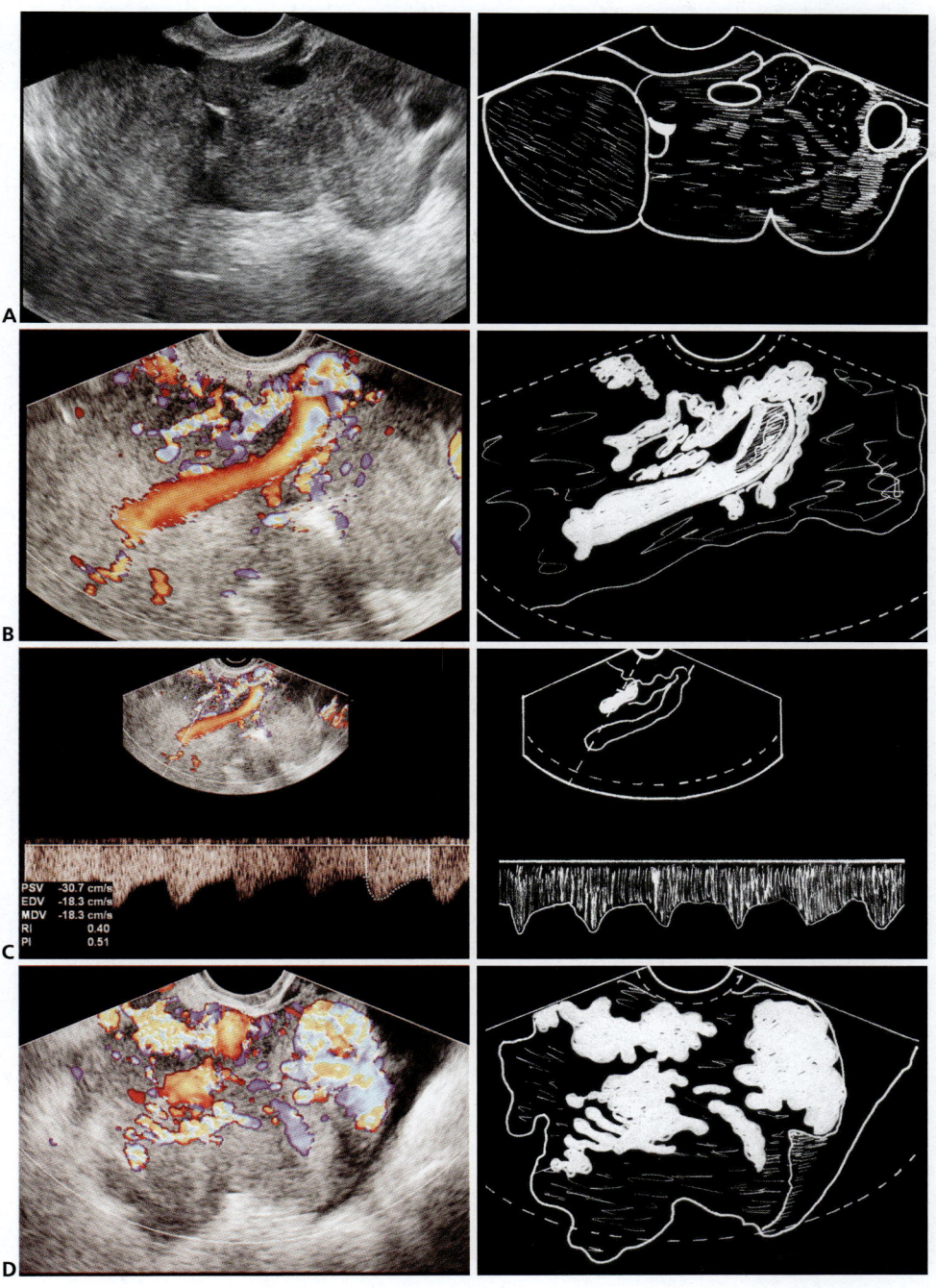

Figura 12.183. Exame transvaginal em paciente de 45 anos, com queixa de dor pélvica. Tem antecedente de histerectomia total há 12 anos (útero miomatoso).
A: Corte transversal. Observe o tumor sólido ovariano bilateral. Os ovários estão aderidos entre si, sem mobilidade à compressão com o transdutor.
B: O mapa vascular do ovário direito mostra grande quantidade de vasos com diversos calibres, dilatações focais e saca-rolhas, bem como uma veia imensa central (fluxo contínuo na escala dinâmica de cor).
C: A análise espectral mostra impedância baixa (IR = 0,40 e IP = 0,51).
D: O mapa vascular do ovário esquerdo é totalmente aberrante, com "bolas" coloridas, semelhantes às fístulas da neoplasia trofoblástica uterina invasora.

! O diagnóstico histológico foi de coriocarcinoma bilateral estádio IIIB (metástases peritoneais fora da pelve). Esses tumores são raros e muito agressivos, com evolução rápida e letal. Os mapas vasculares explosivos, vistos nas imagens B e D, são bem típicos da agressividade tumoral.

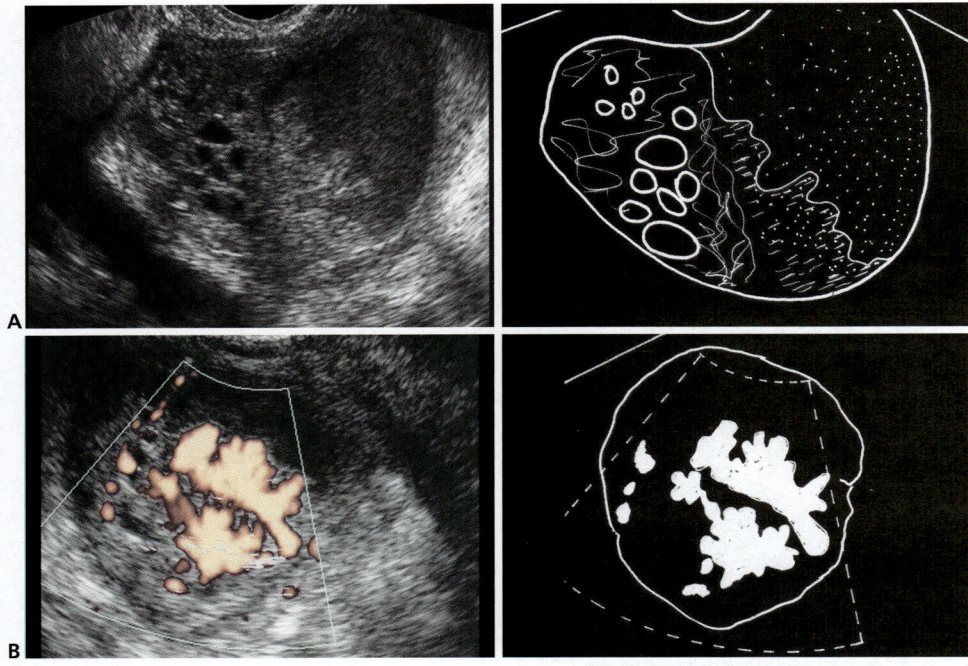

Figura 12.184. Exame transvaginal em paciente de 24 anos portadora de DIU. Quadro clínico evolutivo há 10 dias: dor pélvica, vômitos, diarreia e febre.
A: Na fossa ilíaca direita, nota-se tumor contendo parênquima ovariano (folículos), área sólida heterogênea e área hipoecogênica finamente granulada (fluido denso?).
B: O mapa vascular revela, na área sólida, bolo vascular com padrão atípico.

! A correlação clínico-ecográfica sugere abscesso pélvico. O achado cirúrgico confirmou um abscesso tubo-ovariano. O mapa vascular revelou as dilatações vasculares reacionais ligadas ao processo inflamatório grave. Observando-se apenas as imagens, sem conhecer o quadro clínico, o profissional faria a hipótese de neoplasia ovariana. A correlação anatomoclínica é essencial para o bom diagnóstico ecográfico. Não conversar com o paciente é um erro fatal para a boa prática.
O termo tumor é muito amplo, significando qualquer aumento de tamanho de tecido ou órgão relacionado com malformação, obstrução, inflamação, dilatação vascular, tecido ectópico, depósito anormal, alteração funcional, neoplasia etc. Além disso, não se pode ficar restrito ao exame básico em escala de cinzas. Devem-se utilizar todos os recursos disponíveis nos equipamentos (Doppler e 3D, por exemplo), além do controle seriado para monitorar a evolução do achado no primeiro exame (por exemplo, distúrbios funcionais).
Não esqueça que os outros órgãos pélvicos podem portar anormalidades, simulando alteração ovariana.

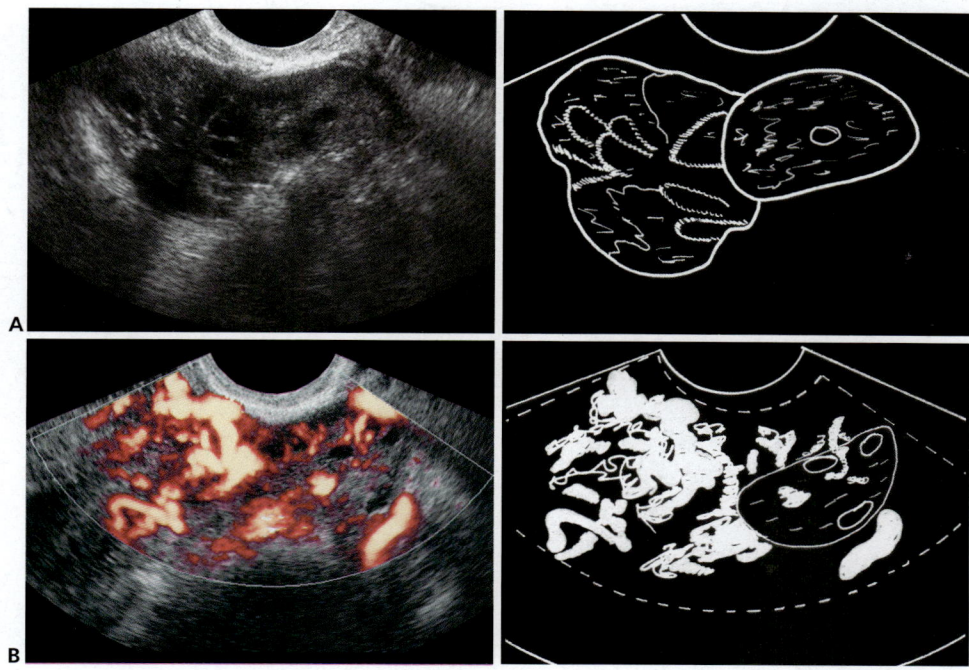

Figura 12.185. Exame transvaginal em paciente com diagnóstico, em outro serviço, de tumor ovariano sólido. O ginecologista solicitou exame de controle, por não conseguir tocar o tumor.
A: Observe o tumor ovariano sólido com limites irregulares.
B: O mapa vascular revela a real natureza do tumor. Trata-se de bolo vascular ligamentar adjacente ao ovário, o qual está normal, não exibindo neoplasia.

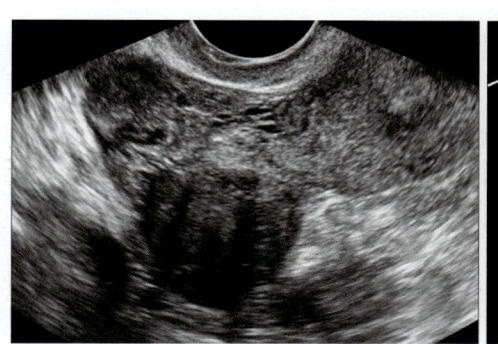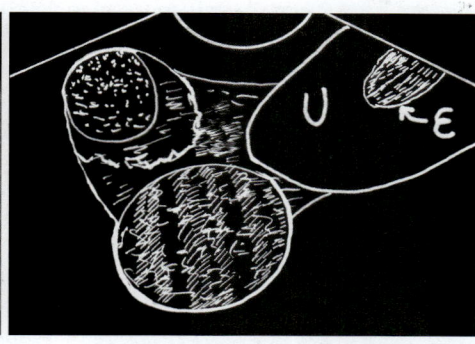

Figura 12.186. Exame transvaginal de rotina em paciente de 41 anos. Corte transversal. O ovário direito apresenta tecido heterogêneo com área hipoecogênica no polo superior, bem como um nódulo sólido na sua superfície adjacente ao útero (U). E = endométrio secretor.

> O endométrio com padrão secretor fala a favor de um corpo lúteo (imagem no polo superior do ovário). O nódulo sólido pode corresponder a uma neoplasia ovariana ou a um mioma, entre outras hipóteses. A paciente foi submetida a uma videolaparoscopia cirúrgica: o tumor sólido adjacente ao ovário e ao útero correspondeu a um mioma intraligamentar e não a uma neoplasia ovariana. Na dúvida, os tumores sólidos devem ser removidos para o diagnóstico histológico definitivo.

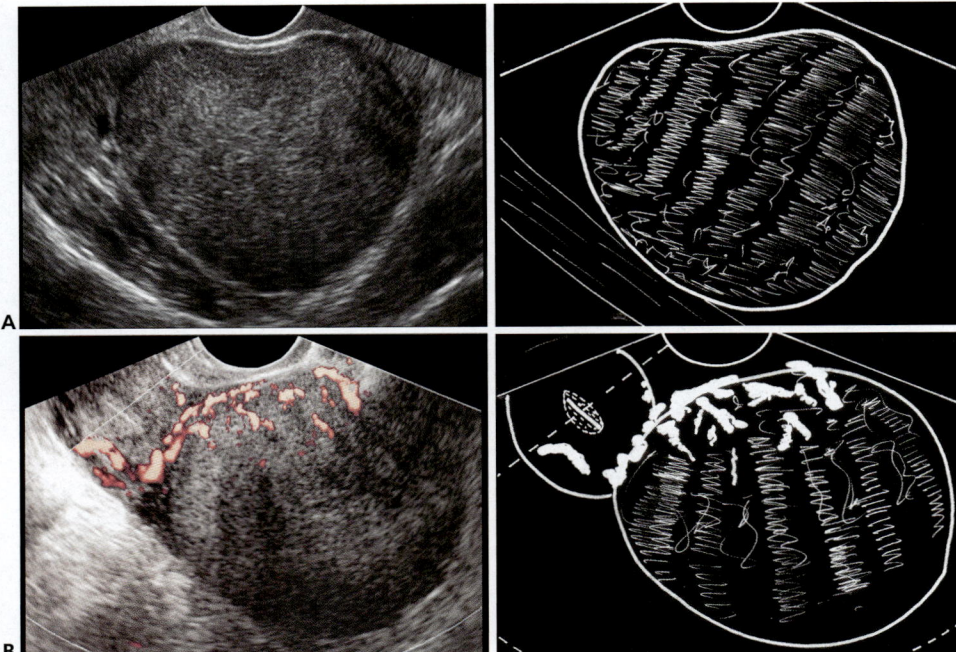

Figura 12.187. Paciente de 32 anos com queixa de incômodo na fossa ilíaca esquerda. Exame transvaginal.
A: Corte longitudinal parauterino à esquerda. Observe o grande tumor sólido com limites definidos.
B: Corte transversal. O tumor está deslocando o útero (U). O mapa vascular esclareceu a dúvida: observe os vasos partindo da parede uterina e circundando o tumor.

! A imagem é típica de um mioma intraligamentar (os vasos partem da parede uterina), excluindo uma neoplasia ovariana (os vasos nunca partem da parede uterina).

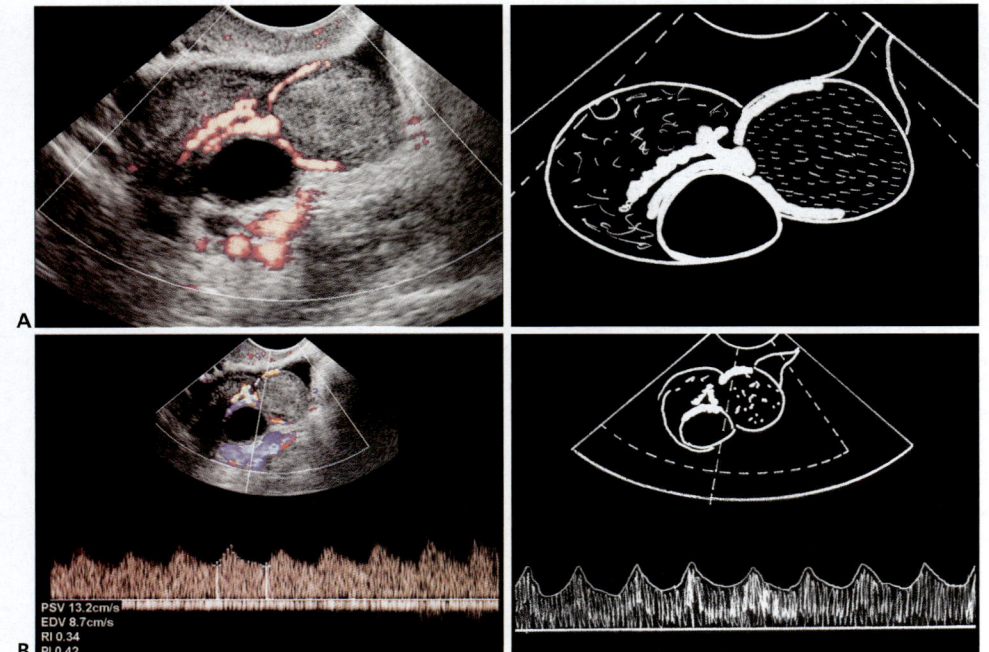

Figura 12.188. Exame transvaginal em paciente com queixa de dismenorreia intensa.
A: O ovário esquerdo está aumentado e apresenta um nódulo sólido homogêneo. O mapa vascular mostra vasos partindo do parênquima ovariano e rodeando o nódulo (provável foco de endometriose, por correlação clínica).
B: A análise espectral mostra impedância baixa (IR = 0,34 e IP = 0,42).

! A videolaparoscopia revelou um cisto endometrioide. O cisto de endometriose pode simular uma neoplasia sólida homogênea com limites regulares. O mapa vascular é importante: a endometriose somente apresenta vasos periféricos, já a neoplasia sólida terá vasos no parênquima interno. A impedância baixa está relacionada com a vasodilatação inflamatória da endometriose.

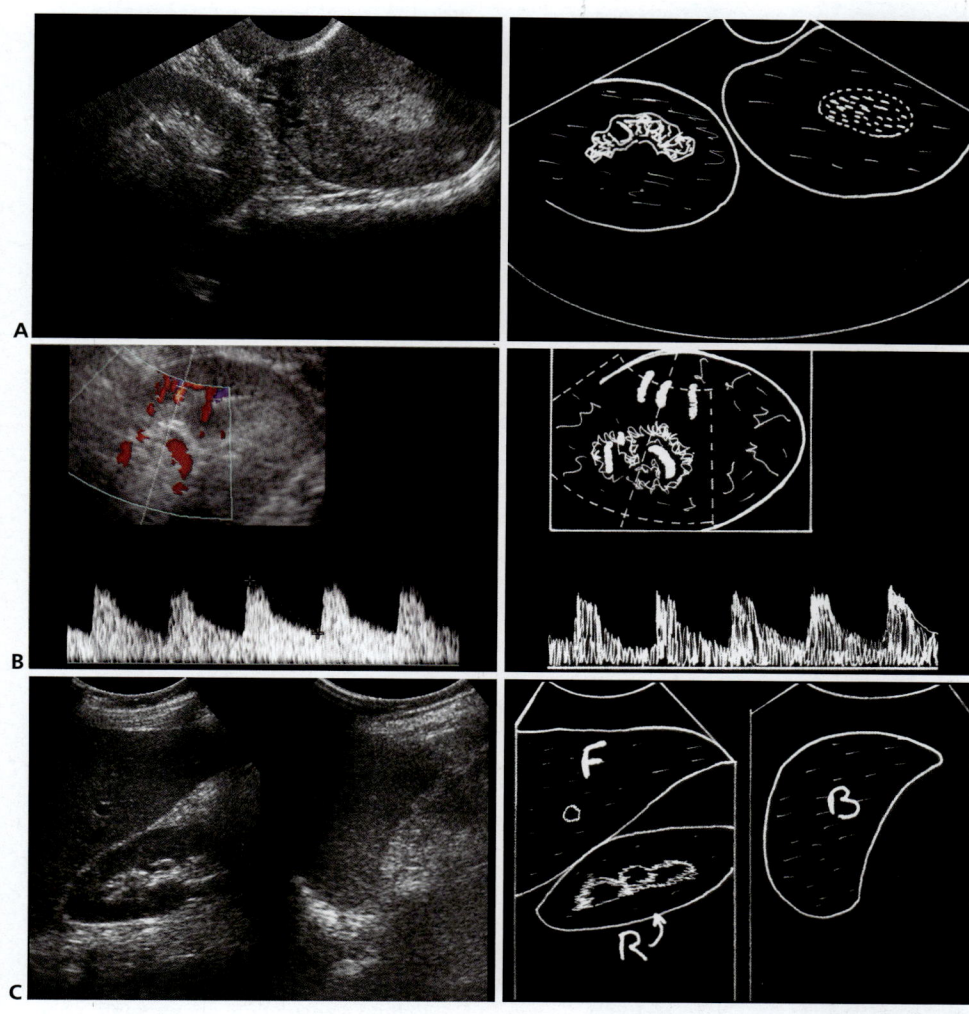

Figura 12.189. Exame transvaginal de rotina em paciente assintomática de 37 anos.
A: Corte transversal. À direita do útero (U), observe o tumor sólido ovoide, com limites regulares e área ecogênica central. E = endométrio secretor.
B: O mapa vascular mostra vasos retos em leque. A análise espectral mostra impedância média (IR = 0,62).
C: Para descartar um rim pélvico, foi realizada complementação ecográfica do abdome superior. Na imagem à esquerda, observe o fígado (F) e o rim direito (R). Na imagem à direita, observe o baço (B) e a loja renal vazia.

! O achado de tumor pélvico ovoide, com limites regulares, área ecogênica central e vasos retos em leque impõe diagnóstico de rim pélvico. Outras possibilidades: neoplasia ovariana, neoplasia intestinal, útero didelfo etc. As neoplasias apresentam mapa vascular tumultuado, e o útero didelfo tem dois colos, com continuidade entre o corpo e o colo. A ecografia do abdome superior é importante para o diagnóstico diferencial, pois a ausência de um ou ambos os rins leva à hipótese de ectopia renal.
Nesse caso, temos uma questão interessante: observe que o rim está na pelve direita. Temos duas possibilidades: ectopia renal esquerda cruzada (o ureter se insere do lado esquerdo do trígono vesical) ou agenesia renal esquerda associada à duplicação renal direita com ectopia (ambos os ureteres estão do lado direito e não existe ureter do lado esquerdo ou existe apenas um coto ureteral esquerdo em fundo cego). Um estudo radiológico contrastado confirmou a ectopia renal esquerda cruzada.

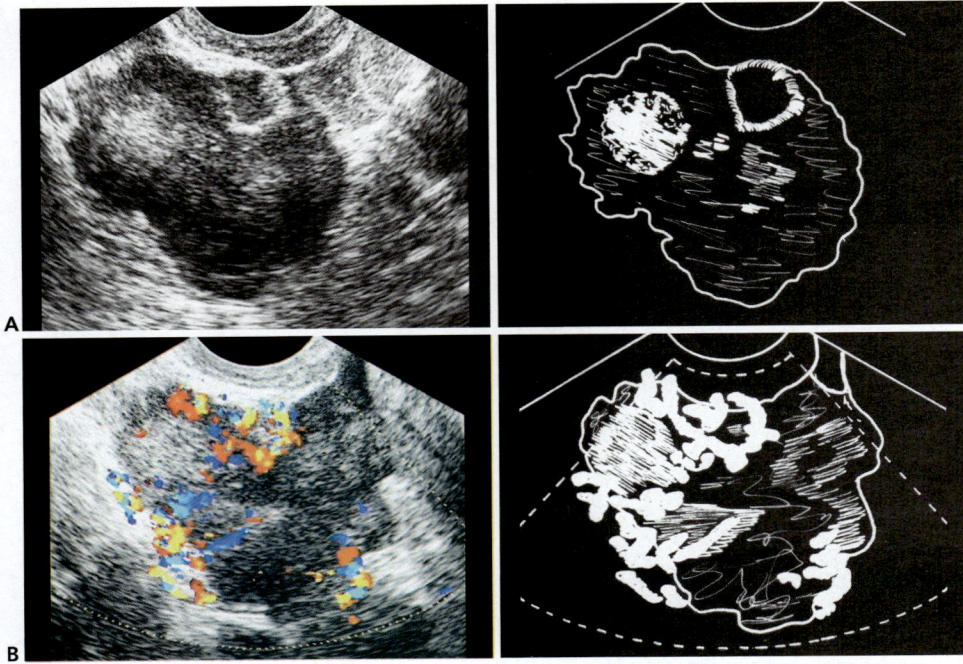

Figura 12.190. Exame transvaginal em paciente com dor pélvica. Cortesia: Dr. Edson Rossini Iglézias.
A: Observe o tumor com limites irregulares, localizado em topografia anexial direita.
B: O mapa vascular mostra vasos atípicos no tumor.

! Com hipótese de neoplasia ovariana, a paciente foi submetida à laparotomia. O diagnóstico histológico foi neoplasia maligna de íleo, adjacente ao ovário direito.
A pelve abriga inúmeros órgãos e tecidos: intestinos, aparelho urinário, vasos sanguíneos, tecido mesotelial, tecido adiposo, linfonodos, nervos etc., além dos genitais internos. Qualquer uma dessas estruturas poderá gerar um tumor, causando confusão com tumor ovariano.

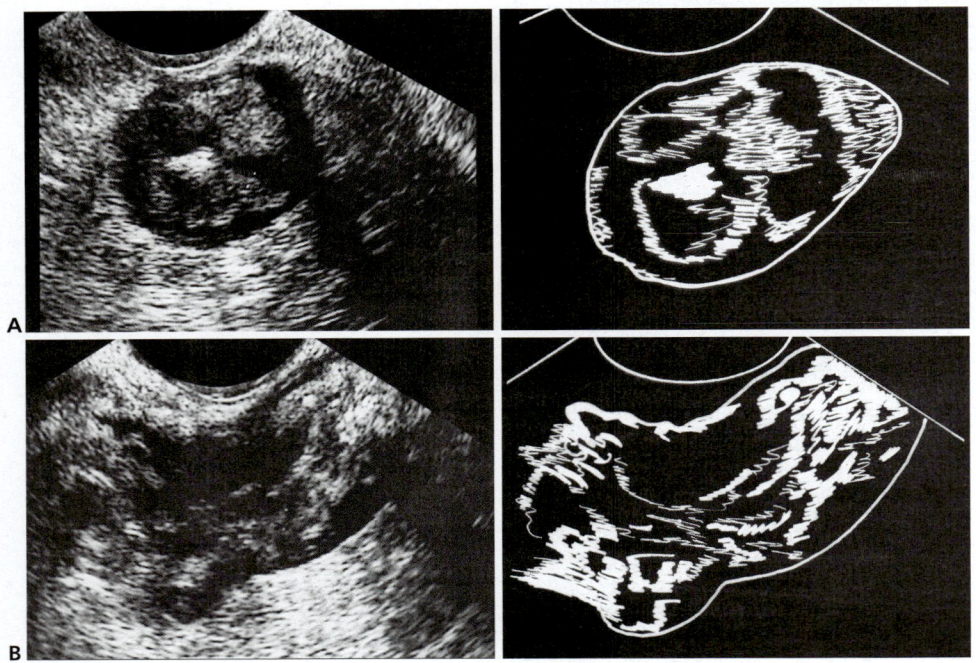

Figura 12.191. Exame transvaginal em paciente com dor pélvica. Cortesia: Dr. Edson Rossini Iglézias.
A: Corte transversal em topografia anexial esquerda, demonstrando tumor sólido com textura heterogênea.
B: Corte longitudinal oblíquo do tumor. Notam-se áreas irregulares no contorno, bem como continuidade para cima e para baixo. A suspeita é de neoplasia do sigmoide, confirmada com o diagnóstico histológico, o qual demonstrou invasão da serosa e dos linfonodos adjacentes.

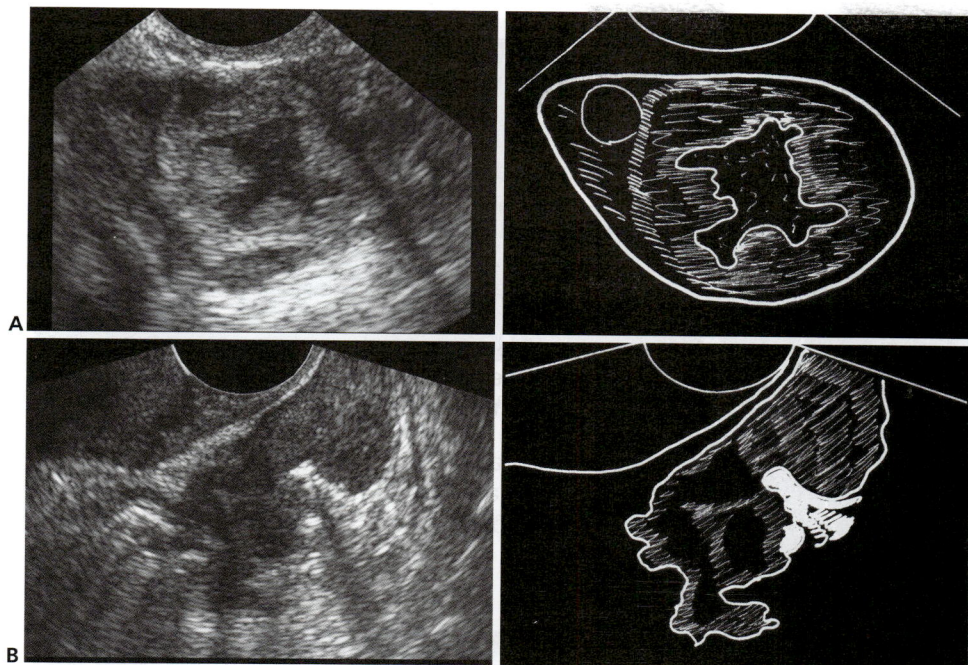

Figura 12.192. Exame transvaginal em paciente de 39 anos, com queixa de dor pélvica e perineal, bem como sangramento nas fezes.
A: O ovário direito apresenta corpo lúteo típico, com o anel de espessura irregular e fluido central com grumos.
B: Corte longitudinal no fundo de saco posterior. A parede do reto apresenta lesão hipoecogênica de limites irregulares, com invasão da cavidade pélvica. A endoscopia revelou neoplasia extensa na metade superior do reto. O diagnóstico final foi de carcinoma com invasão do fundo de saco e dos tecidos perirretais.

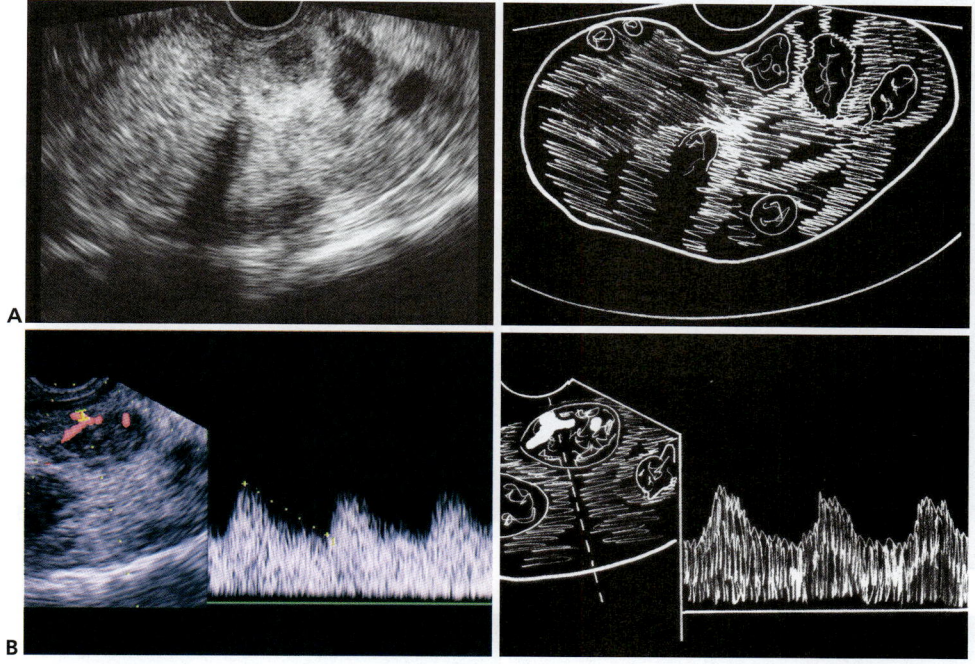

Figura 12.193. Exame transvaginal em paciente de 38 anos. Tem queixa de incômodo pélvico, e o ginecologista tocou massa anexial esquerda.
A: Corte longitudinal à esquerda, mostrando grande tumor sólido (624 cm³).
B: A análise espectral revela resistividade baixa (IR = 0,43). O achado cirúrgico foi de ovário esquerdo normal e um grande tumor retroperitoneal. O diagnóstico foi de lipoleiomioma retroperitoneal benigno.

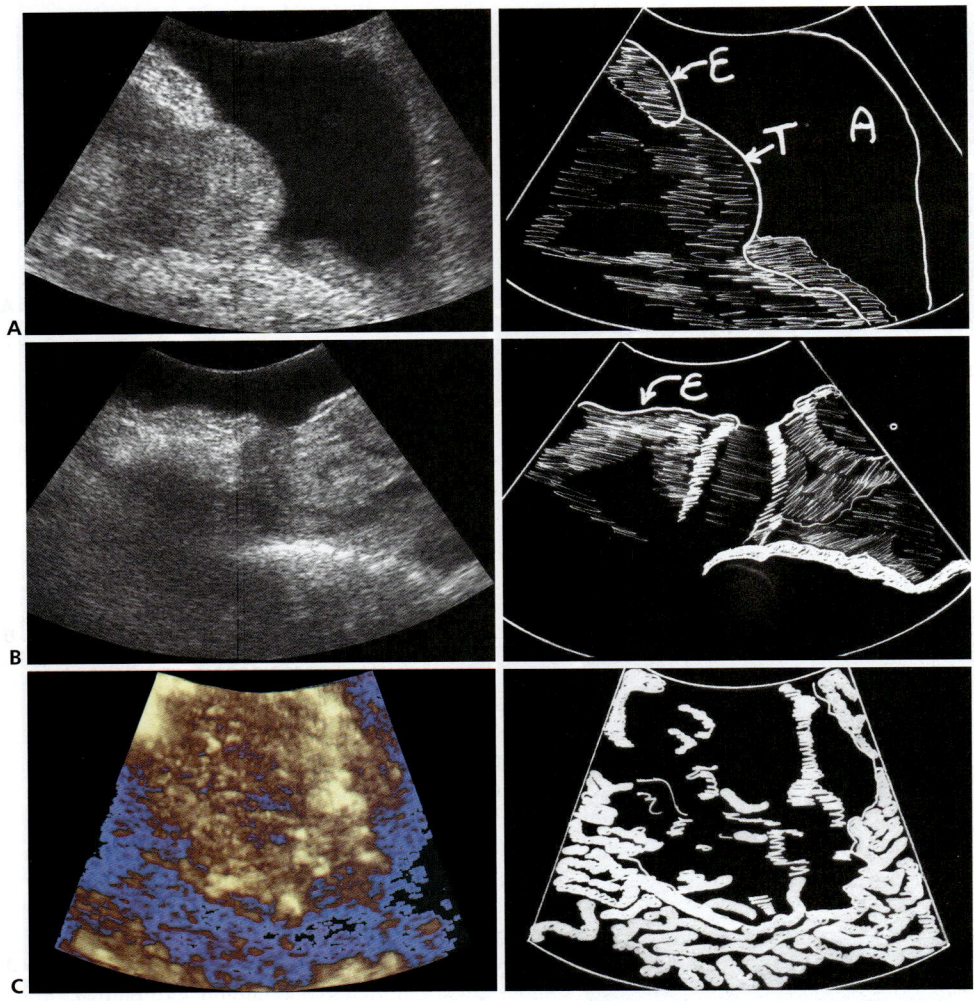

Figura 12.198. Exame transabdominal em paciente de 72 anos, com queixa de aumento do volume abdominal e dor difusa.
A: Grande tumor sólido (T) fora da pequena bacia e ascite (A). E = epíploo aderido ao tumor.
B: A ascite serviu como contraste. Observe o epíploo espessado e aderido ao polo superior do tumor.
C: Mapa vascular 3D reforçado pelo eco-realçador Levovist®, demonstrando quantidade incrível de vasos atípicos dentro do tumor. O diagnóstico final foi de carcinoma ovariano estádio IIIC.

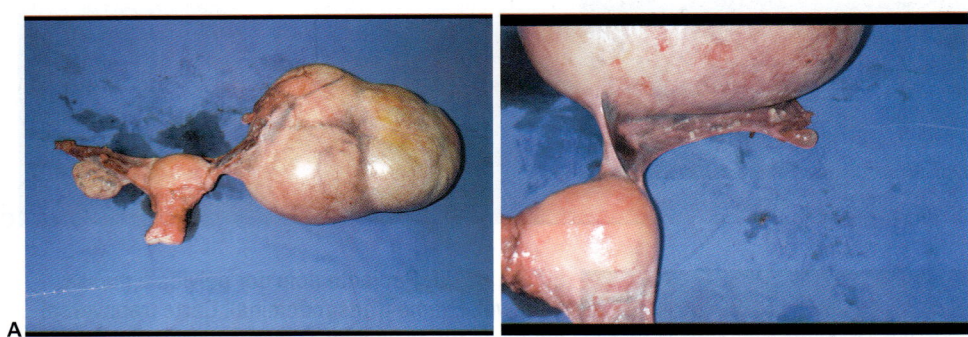

Figura 12.199. Carcinoma de células germinativas com implantes tubários. Cortesia: Dr. Francisco Ciro R. C. Prado Filho.

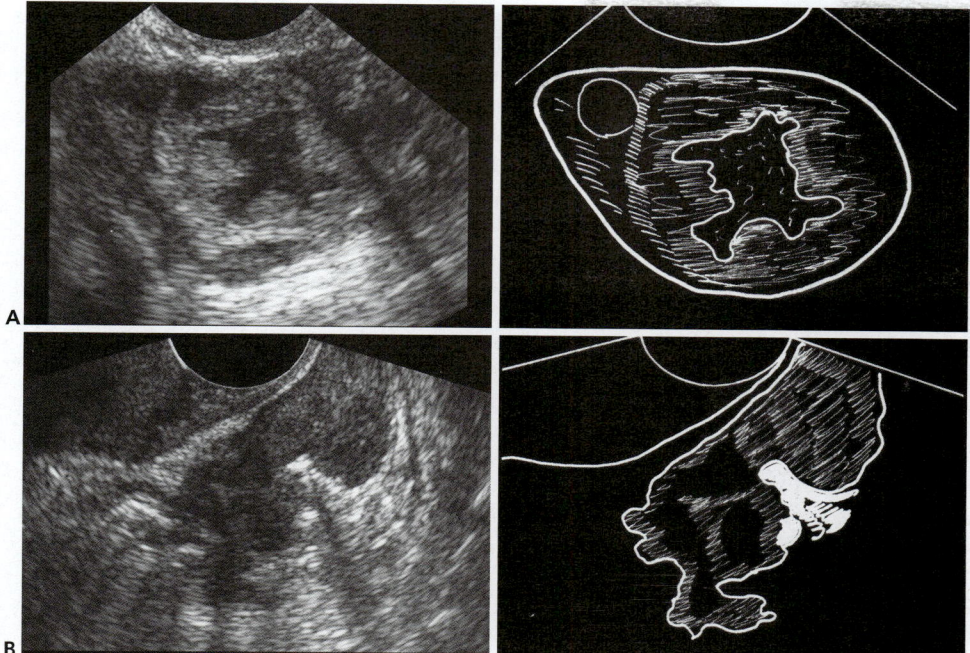

Figura 12.192. Exame transvaginal em paciente de 39 anos, com queixa de dor pélvica e perineal, bem como sangramento nas fezes.
A: O ovário direito apresenta corpo lúteo típico, com o anel de espessura irregular e fluido central com grumos.
B: Corte longitudinal no fundo de saco posterior. A parede do reto apresenta lesão hipoecogênica de limites irregulares, com invasão da cavidade pélvica. A endoscopia revelou neoplasia extensa na metade superior do reto. O diagnóstico final foi de carcinoma com invasão do fundo de saco e dos tecidos perirretais.

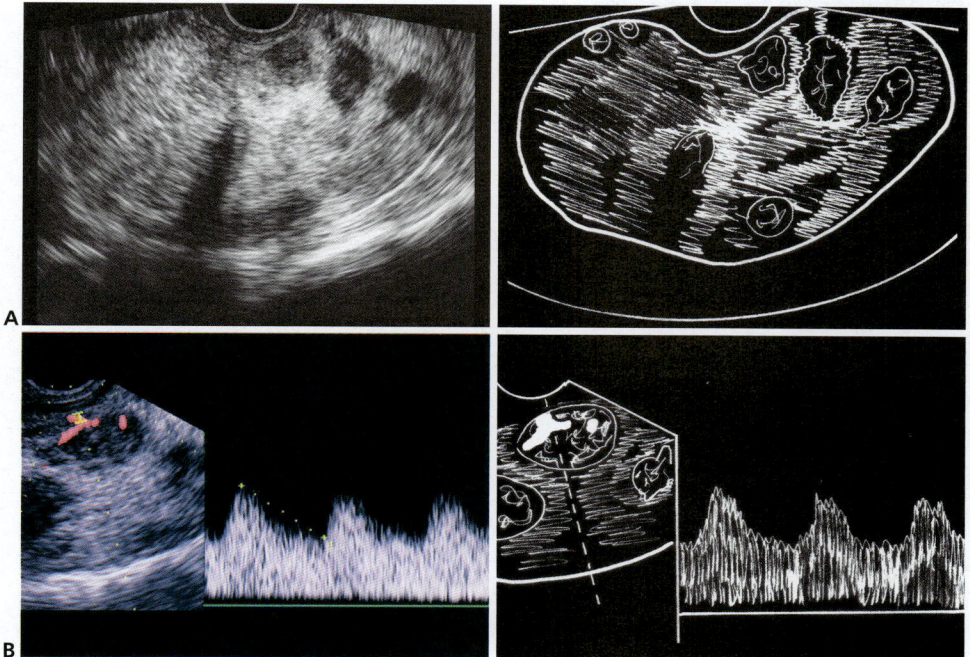

Figura 12.193. Exame transvaginal em paciente de 38 anos. Tem queixa de incômodo pélvico, e o ginecologista tocou massa anexial esquerda.
A: Corte longitudinal à esquerda, mostrando grande tumor sólido (624 cm³).
B: A análise espectral revela resistividade baixa (IR = 0,43). O achado cirúrgico foi de ovário esquerdo normal e um grande tumor retroperitoneal. O diagnóstico foi de lipoleiomioma retroperitoneal benigno.

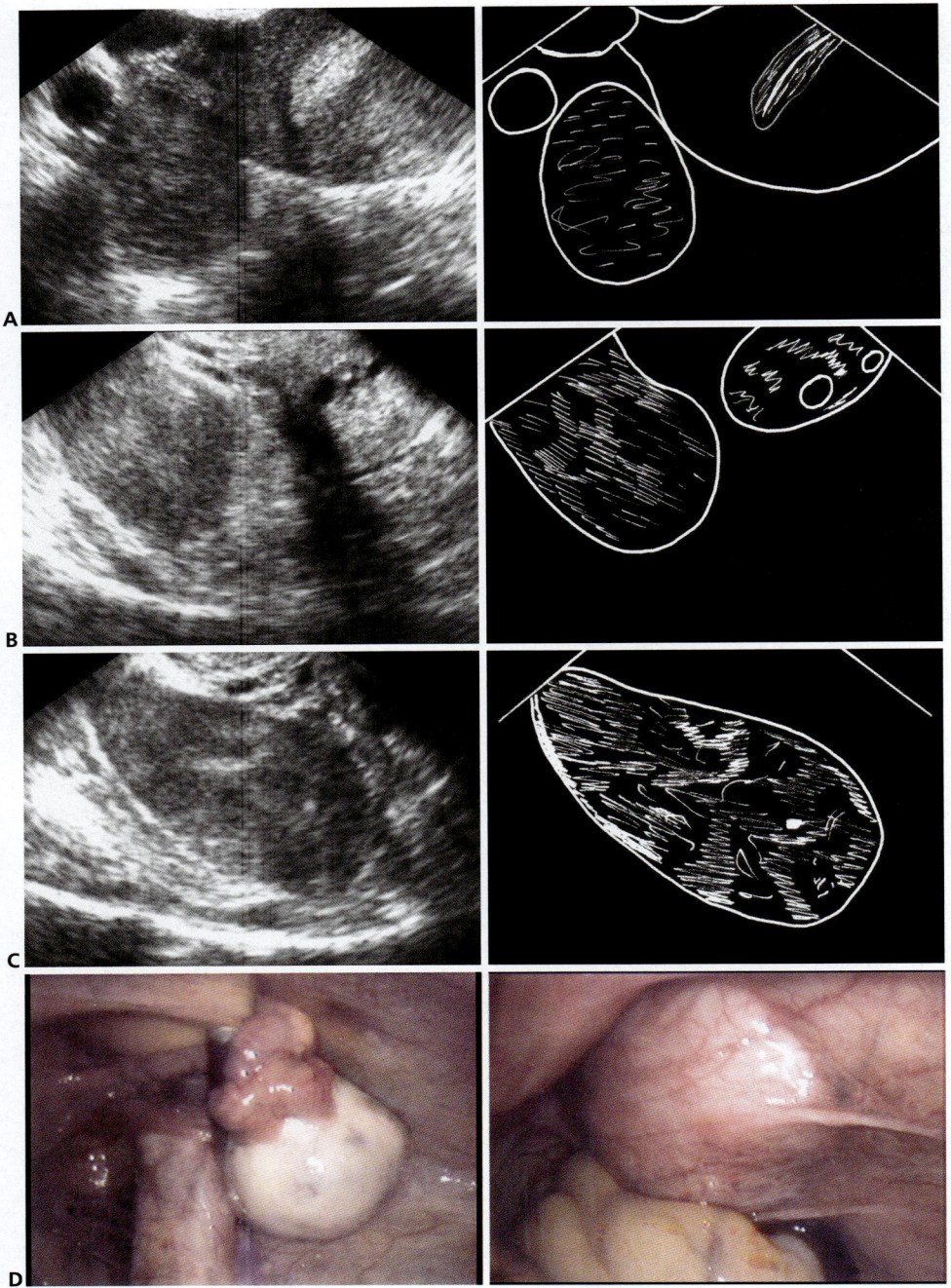

Figura 12.194. Exame transvaginal de rotina.
A: Corte transversal. O ovário direito apresenta tumor sólido de 19 cm³.
B: Corte transversal um pouco acima do anterior. Observam-se duas estruturas: o tumor, junto à parede pélvica lateral, e o provável ovário direito com pequenos folículos.
C: Corte longitudinal do tumor, com provável localização retroperitoneal.
D: Videolaparoscopia demonstrando o ovário direito normal.
E: Videolaparoscopia: o tumor está localizado no retroperitônio. O diagnóstico histológico foi de um neuroma benigno.

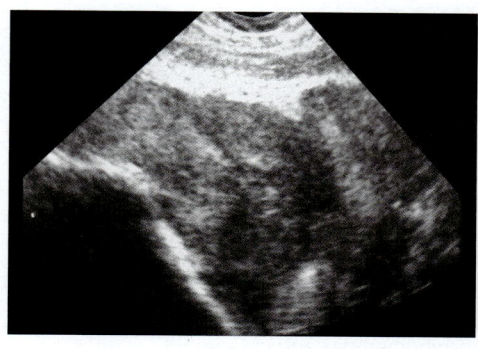 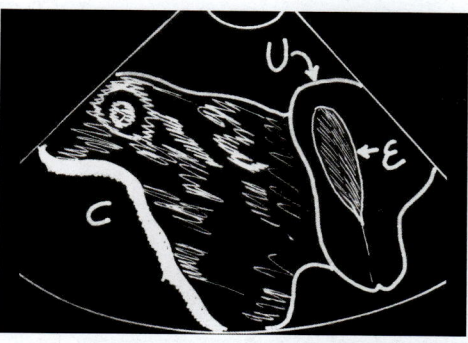

Figura 12.195. Paciente com queixa de incômodo pélvico. Exame transabdominal com transdutor setorial mecânico rotativo. Corte longitudinal na linha média. Observe o grande tumor hipoecogênico, com limites regulares, localizado sobre a coluna, posterior ao útero (U).
E = endométrio; C = coluna vertebral.

! As hipóteses mais frequentes: rim pélvico na linha média (retroperitônio), neoplasia intestinal e neoplasia ovariana. Os rins estavam presentes e normais em suas localizações usuais. Um tumor intestinal tão grande provoca queixa específica. O achado cirúrgico foi um schwannoma benigno no retroperitônio pré-sacro (neoplasia da bainha de nervo). Impressionante!

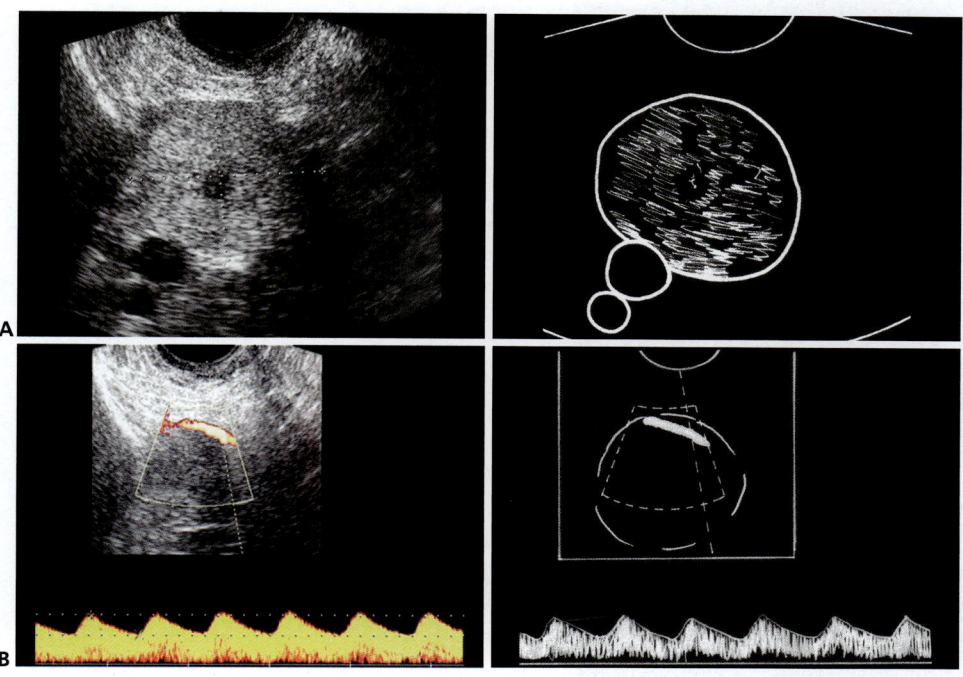

Figura 12.196. Exame transvaginal de rotina em paciente portadora de sarcoidose (doença de Boeck-Schaumann). A sarcoidose é uma doença de evolução crônica, causa desconhecida, podendo comprometer quase todos os órgãos. Forma granulomas carnosos, parecendo sarcomas, ou tubérculos, mas sem caseificação.
Cortesia: Dr. Edson Rossini Iglézias.
A: Corte transversal na fossa ilíaca direita. Observe o nódulo hiperecogênico, adjacente aos vasos ilíacos internos (V).
B: A análise espectral mostra resistividade baixa (IR = 0,42). Havia outros nódulos semelhantes adjacentes. Diagnóstico histológico: sarcoidose em linfonodos retroperitoneais.

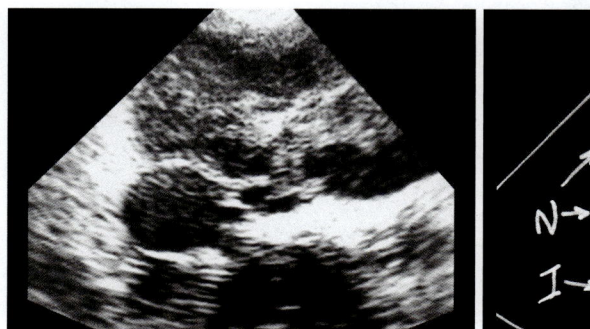 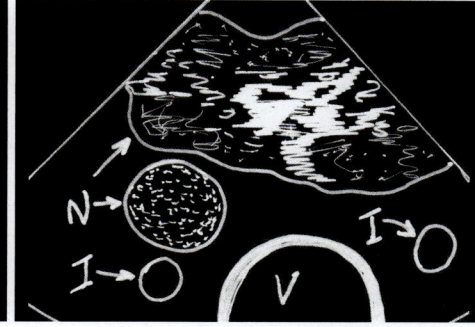

Figura 12.197. Paciente com dor pélvica e massa palpável. Exame transabdominal. Corte transversal acima do fundo vesical. Observe o grande tumor sólido, logo abaixo da bifurcação da aorta. À direita, junto aos vasos ilíacos comuns, note o nódulo hipoecogênico redondo (provável linfonodo acometido). V = vértebra; N = linfonodos; I = ilíaca comum. O diagnóstico final foi carcinoma ovariano estádio IIIC (metástases em linfonodos regionais e/ou metástases peritoneais fora da pelve, com diâmetros maiores do que 2 cm).

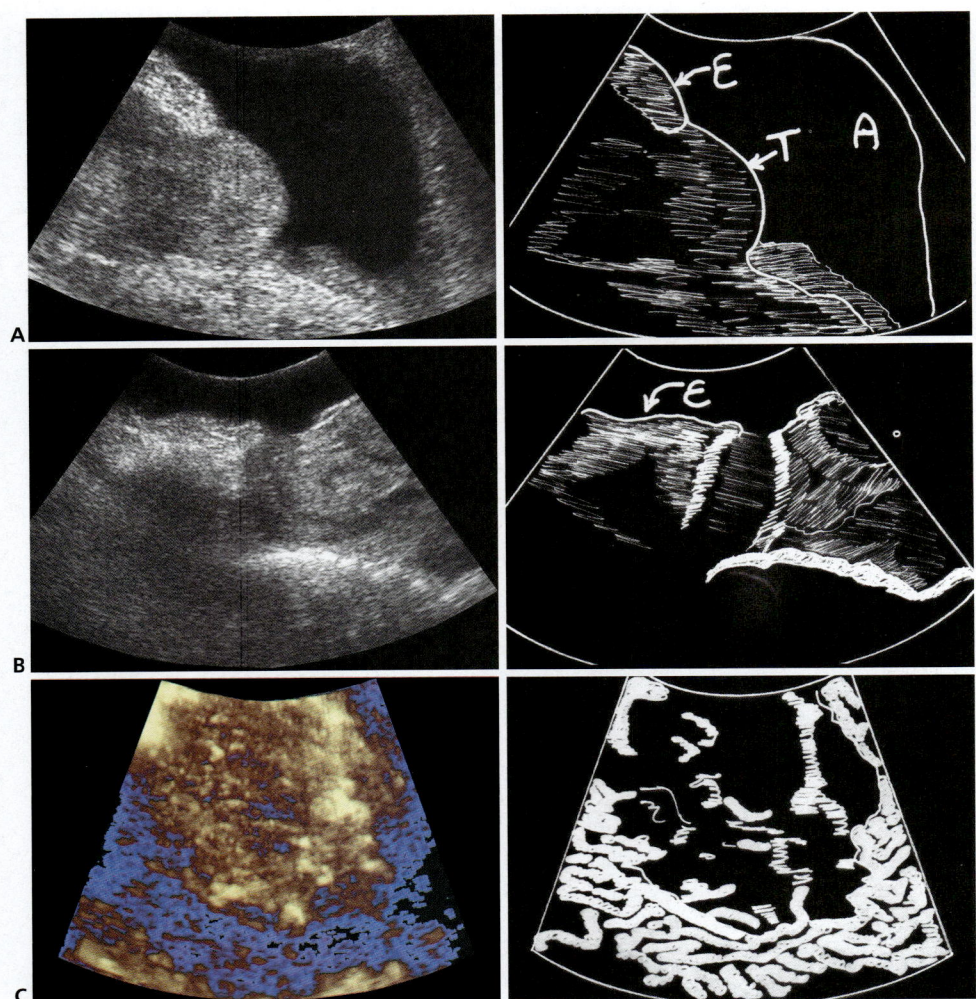

Figura 12.198. Exame transabdominal em paciente de 72 anos, com queixa de aumento do volume abdominal e dor difusa.
A: Grande tumor sólido (T) fora da pequena bacia e ascite (A). E = epíploo aderido ao tumor.
B: A ascite serviu como contraste. Observe o epíploo espessado e aderido ao polo superior do tumor.
C: Mapa vascular 3D reforçado pelo eco-realçador Levovist®, demonstrando quantidade incrível de vasos atípicos dentro do tumor. O diagnóstico final foi de carcinoma ovariano estádio IIIC.

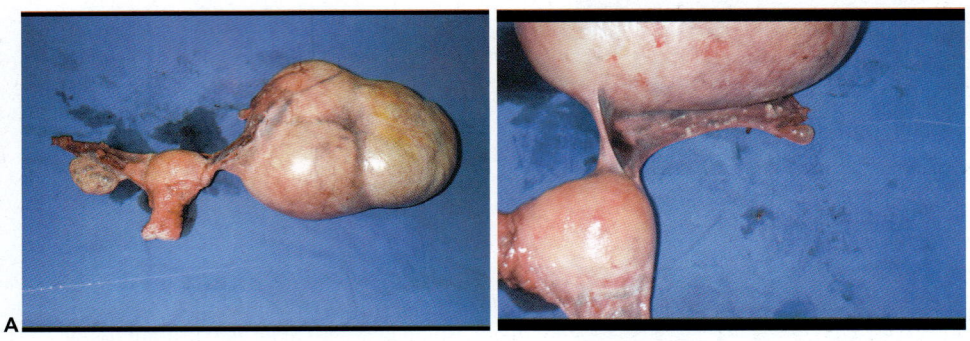

Figura 12.199. Carcinoma de células germinativas com implantes tubários. Cortesia: Dr. Francisco Ciro R. C. Prado Filho.

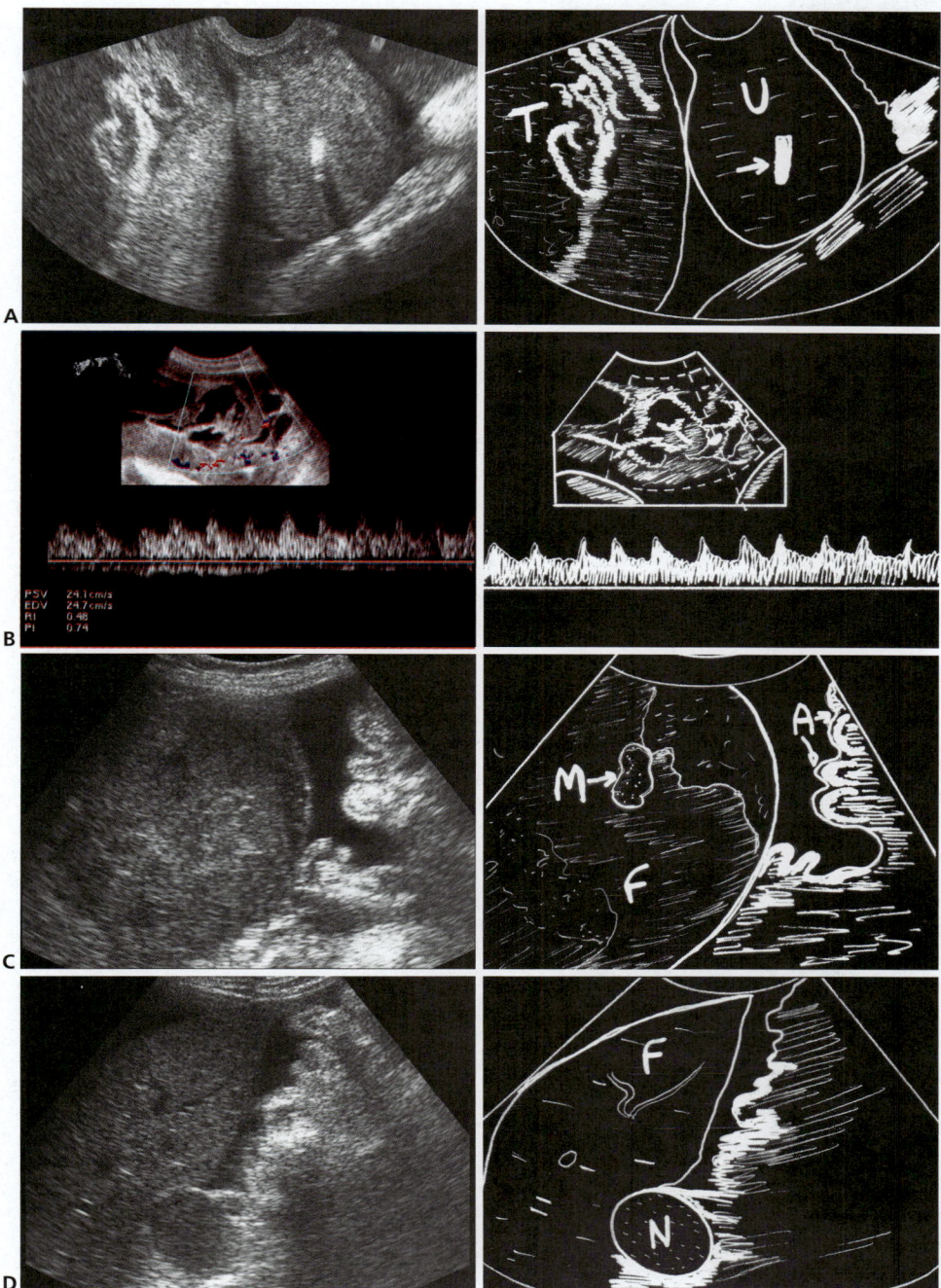

Figura 12.200. Exames transvaginal (**A** e **B**) e transabdominal (**C** e **D**) em paciente com aumento do volume abdominal.
A: Corte longitudinal. O útero (U) está mediovertido (fundo para baixo) e contém DIU (seta). Junto à parede uterina anterior, observe o grande tumor ovariano (T).
B: A análise espectral revela impedância baixa (IR = 0,48 e IP = 0,74).
C: Corte oblíquo no lobo direito hepático. Observe as alças intestinais (A) flutuando na ascite. O parênquima hepático apresenta metástase (M). F = fígado.
D: Observe o grande linfonodo alterado junto ao hilo hepático (N). O diagnóstico final foi de carcinoma ovariano estádio IV.

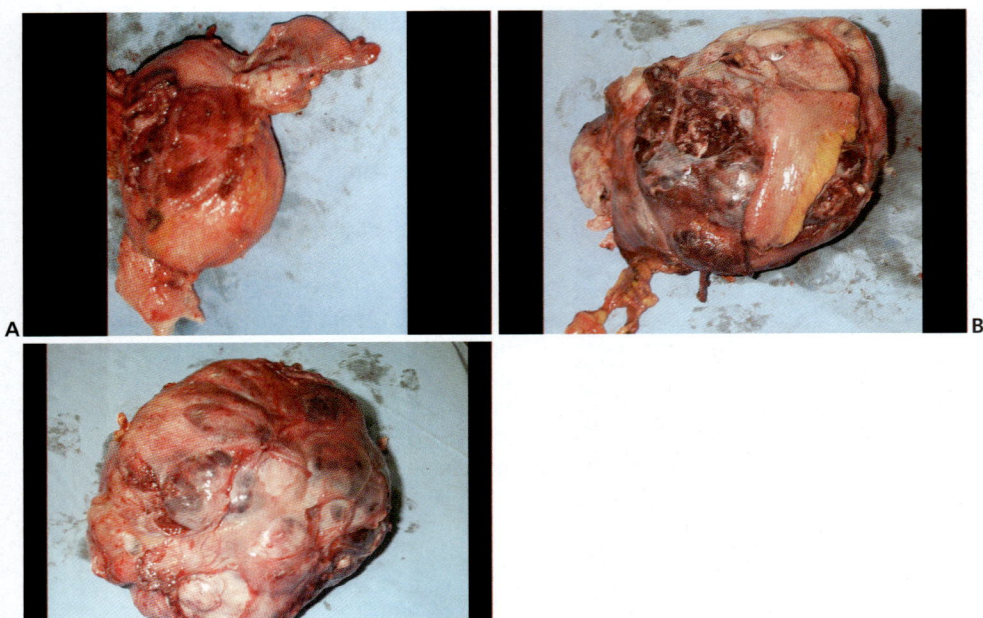

Figura 12.201. Carcinoma mucinoso ovariano com invasão do íleo. Cortesia: Dr. Francisco Ciro R. C. Prado Filho.

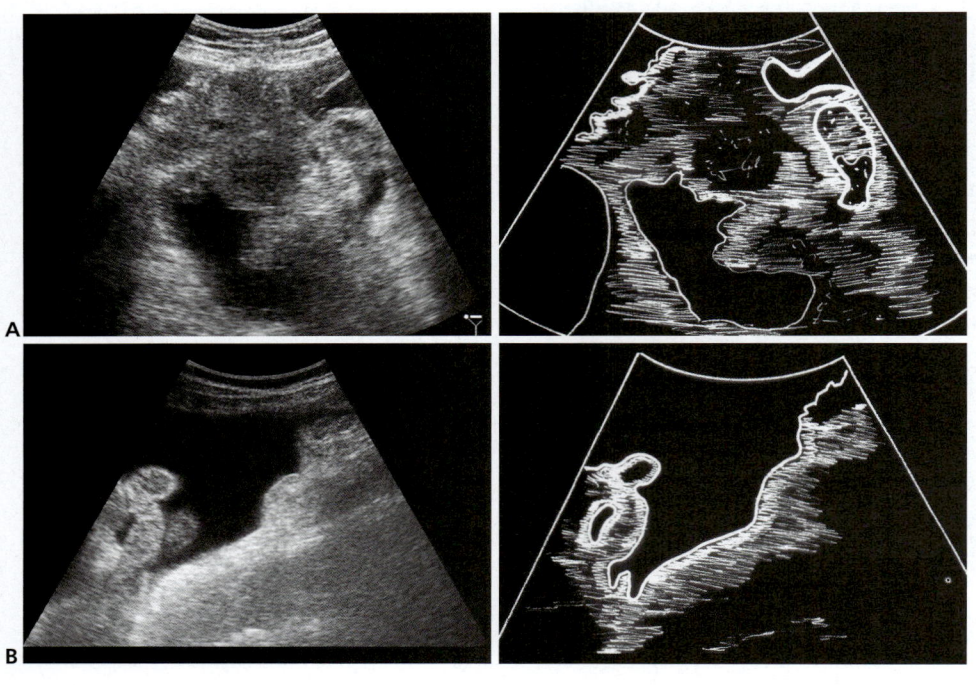

Figura 12.202. Paciente de 41 anos, com dor abdominal e pélvica, e distensão abdominal. Exames transabdominal (**A** e **B**) e transvaginal (**C, D, E** e **F**).
A: Corte transversal acima do fundo vesical. Observe o tumor sólido com limites irregulares e aderências.
B: Ascite volumosa.

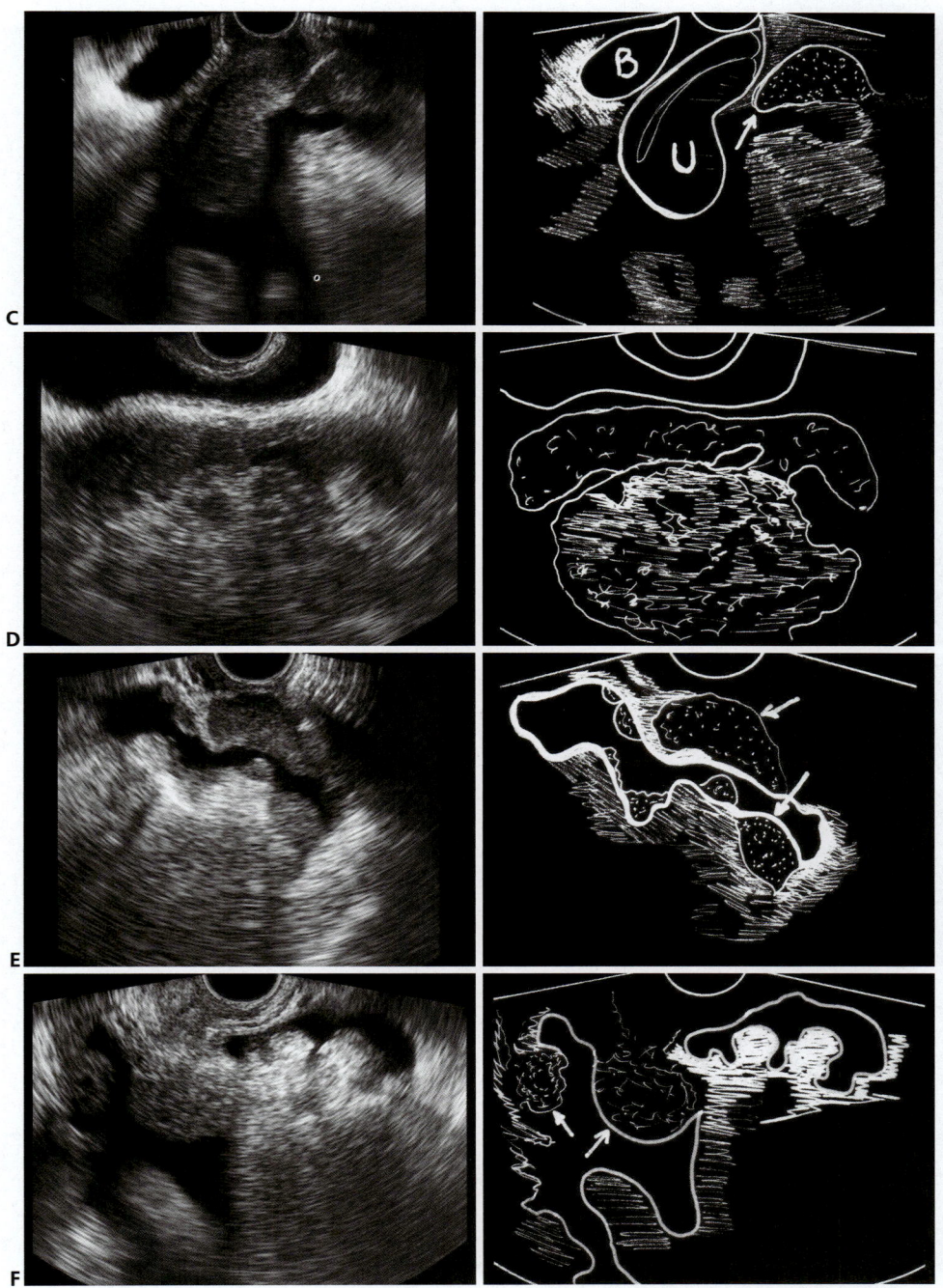

Figura 12.202. *(Continuação)*
C: Corte longitudinal do útero mediovertido (U), com ascite ao redor e implante tumoral no fundo de saco posterior (seta). B = bexiga.
D: Região central do tumor sólido.
E: Implantes tumorais no fundo de saco e no intestino (setas).
F: Implantes tumorais peritoneais (setas). O diagnóstico final foi de carcinoma ovariano estádio IIIC.

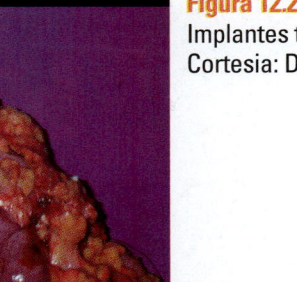

Figura 12.203. Carcinoma ovariano estádio IIIC. Implantes tumorais no sigmoide.
Cortesia: Dr. Francisco Ciro R. C. Prado Filho.

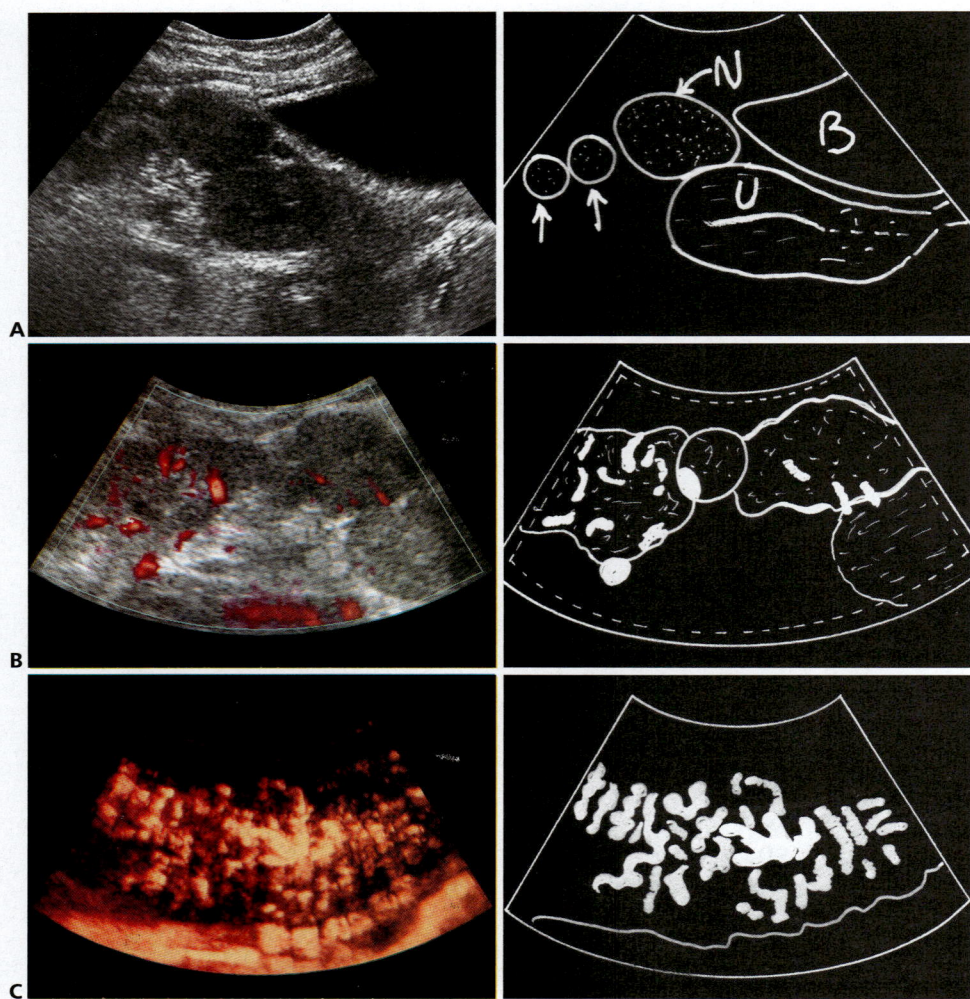

Figura 12.204. Paciente de 36 anos com queixa de dor pélvica. Solicitação de exame transabdominal com hipótese clínica de mioma.
A: Corte longitudinal do útero (U). Observe o nódulo sólido (N) junto à face anterior do fundo uterino, além de outros menores no sentido cranial (setas). B = bexiga.
B: São vários pequenos nódulos em "cacho de uvas". O mapa vascular revela poucos vasos.
C: O mapa vascular 3D potencializado pelo eco-realçador Levovist® revela grande quantidade de vasos atípicos dentro dos nódulos. O achado cirúrgico foi de um carcinoma ovariano estádio IIIC, com evolução rápida e agressiva.

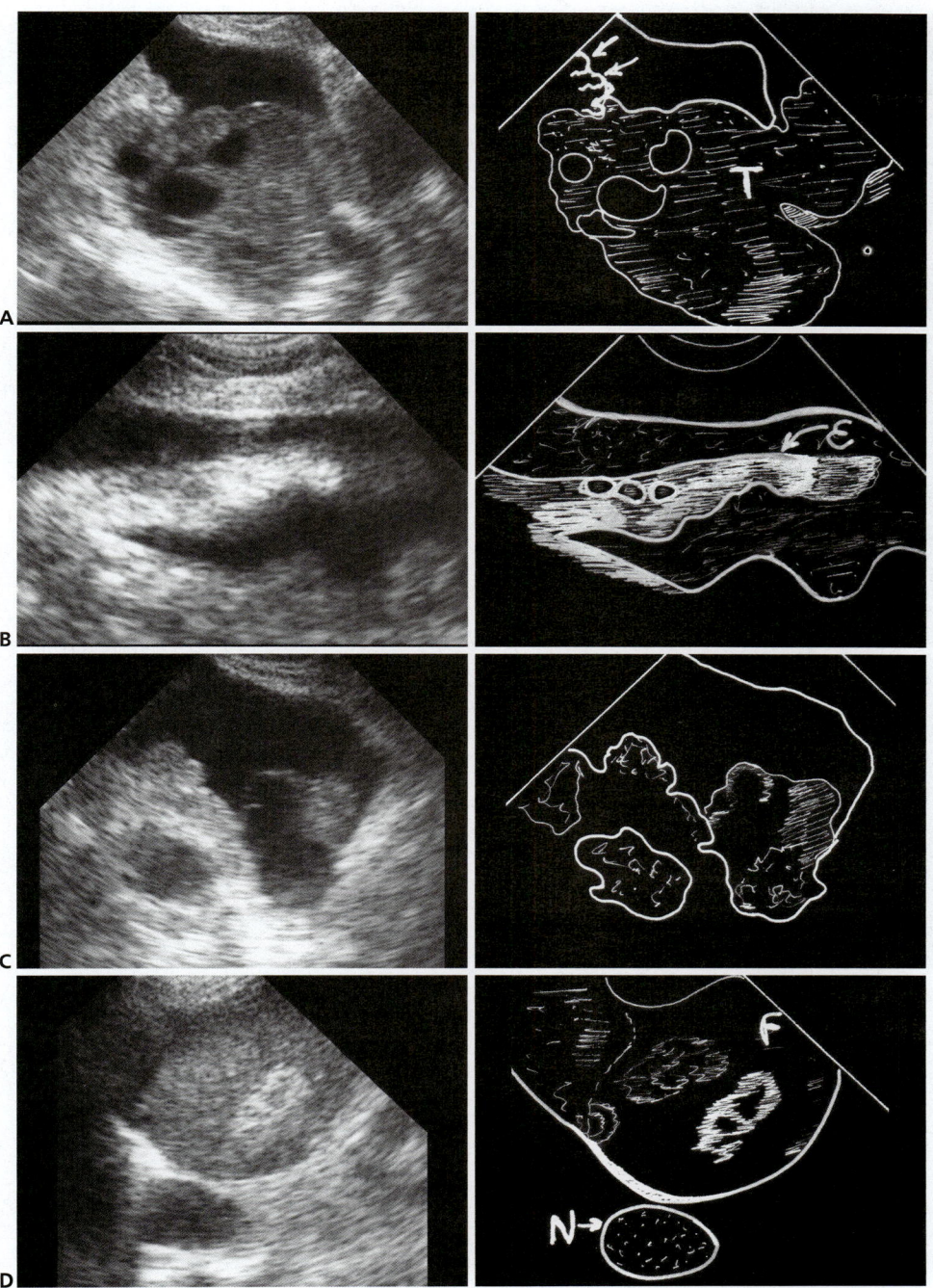

Figura 12.205. Exame transabdominal em paciente de 63 anos, com queixa de dor pélvica e aumento do volume abdominal.
A: Observe o tumor sólido ovariano (T) com limites irregulares e fazendo corpo com as alças intestinais (setas), apesar da ascite, a qual deveria produzir interface de fluido entre as estruturas (prováveis aderências).
B: Corte longitudinal no hipogástrio, mostrando o epíploo espessado (E), com nódulos hipoecogênicos.
C: A ascite forneceu o contraste para demonstrar o grande nódulo peritoneal.
D: Corte longitudinal no lobo direito do fígado (F). O parênquima hepático está heterogêneo e apresenta nódulos de ecogenicidade variável. Acima do diafragma, observe o nódulo hipoecogênico (N) no seio costofrênico. O diagnóstico final foi de carcinoma ovariano estádio IV, com acometimentos abdominal e torácico.

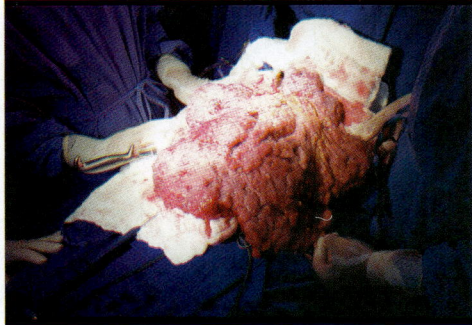

Figura 12.206. Carcinomatose peritoneal ovariana. Na imagem, o omento (epíploo, redenho) está completamente tomado pelo carcinoma.
Cortesia: Dr. Francisco Ciro R. C. Prado Filho.

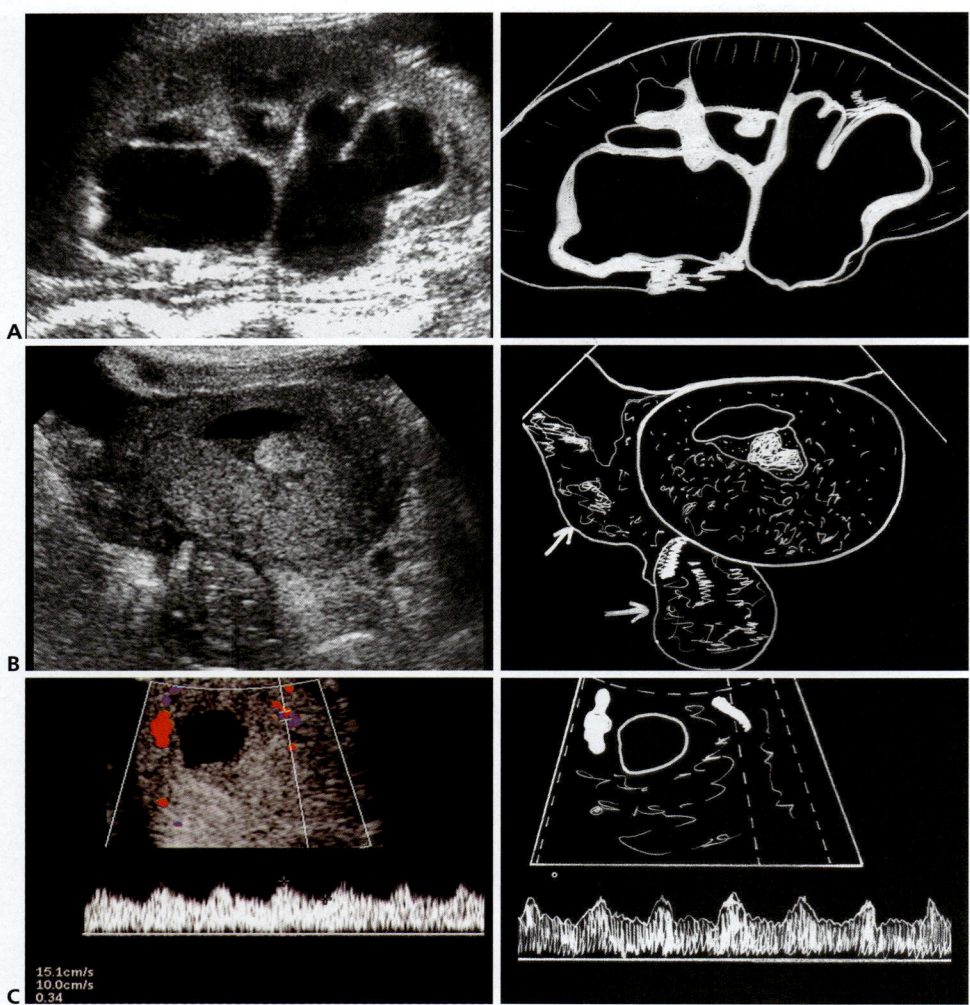

Figura 12.207. Paciente de 47 anos com queixa de dor lombar à esquerda. O urologista solicitou uma ultrassonografia do aparelho urinário.
A: O rim esquerdo apresenta hidronefrose de grau moderado (compressão da medular).
B: A causa da obstrução urinária é de um tumor ovariano sólido, com sinais de invasão periférica, com nódulos de invasão pélvica (setas).
C: A análise espectral revela impedância tumoral muito baixa (IR = 0,34).

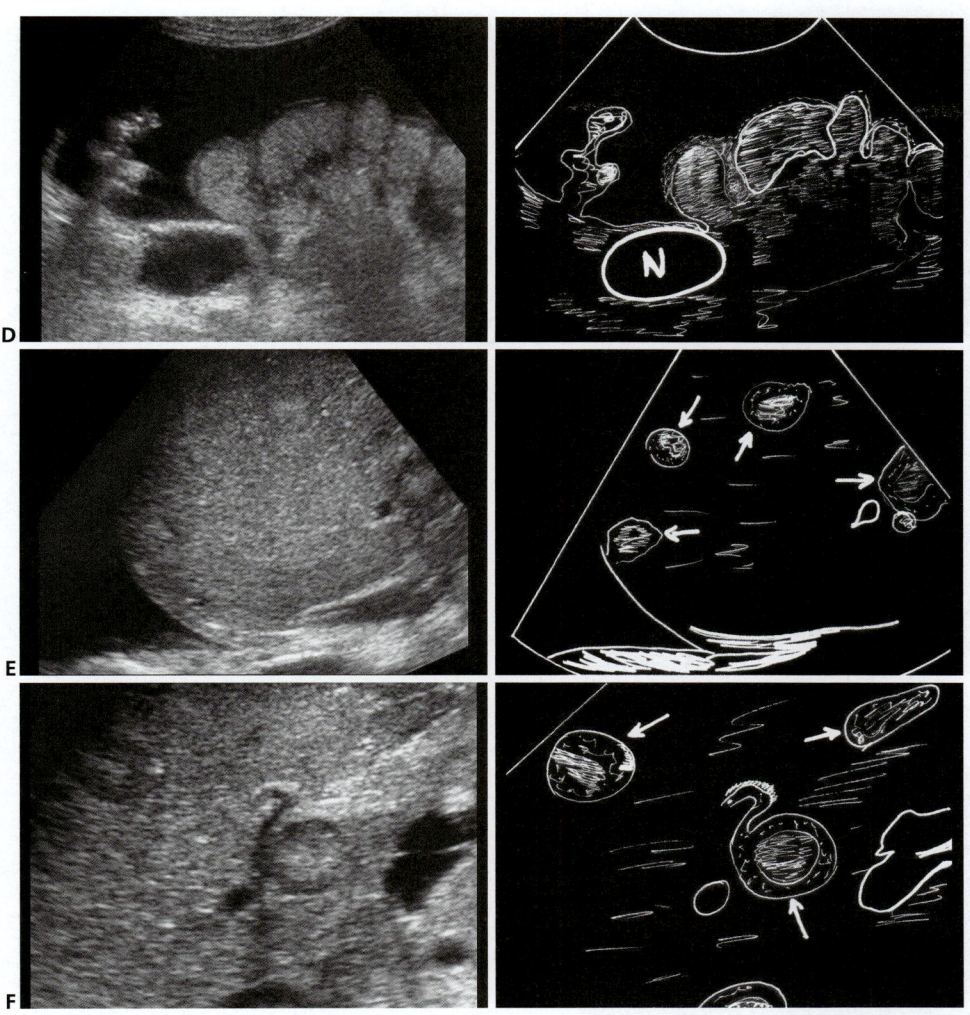

Figura 12.207. *(Continuação)*
D: Observe a ascite. No retroperitônio, note o grande linfonodo hipoecogênico (N).
E: Corte longitudinal do lobo direito do fígado. Note o derrame pleural (síndrome de Meigs: tumor sólido ovariano + ascite + derrame pleural). No parênquima hepático, observe as metástases (setas).
F: Fatia ampliada de parte do parênquima hepático, demonstrando com clareza as metástases.

> ⚠ A ultrassonografia é um método fantástico. Em poucos minutos, de forma prática e direta, pode-se explorar desde os seios costofrênicos até o fundo de saco pélvico, incluindo a parede abdominal, a uretra, a vagina e o assoalho pélvico. Podemos utilizar os transdutores convexos (abdominal e vaginal) e o transdutor linear, lançando mão dos vários métodos (2D, 3D, Doppler, contrastes etc.).
> Esse caso ilustra bem a versatilidade do método. Exame solicitado: avaliação do aparelho urinário graças à queixa de dor lombar. Diagnóstico ecográfico: hidronefrose obstrutiva, carcinoma ovariano estádio IV, invasão múltipla (pélvica, linfonodos e hepática) e síndrome de Meigs. Tudo isso em alguns minutos, com diagnóstico imediato, inclusive com a emissão do relatório de exame.
> Esse é um exemplo do carcinoma ovariano de alto grau, agressivo, com disseminação rápida, em estágio avançado no momento do diagnóstico inicial.

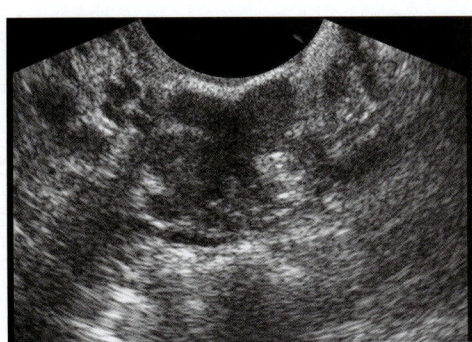 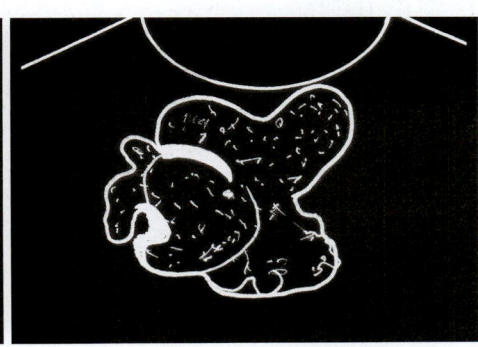

Figura 12.208. Exame transvaginal de controle em paciente tratada de carcinoma ovariano (cirurgia e quimioterapia). Corte transversal no fundo de saco peritoneal. Observe o pequeno tumor, hipoecogênico, lobulado e com limites irregulares. A videolaparoscopia confirmou a hipótese de recidiva pélvica do carcinoma.

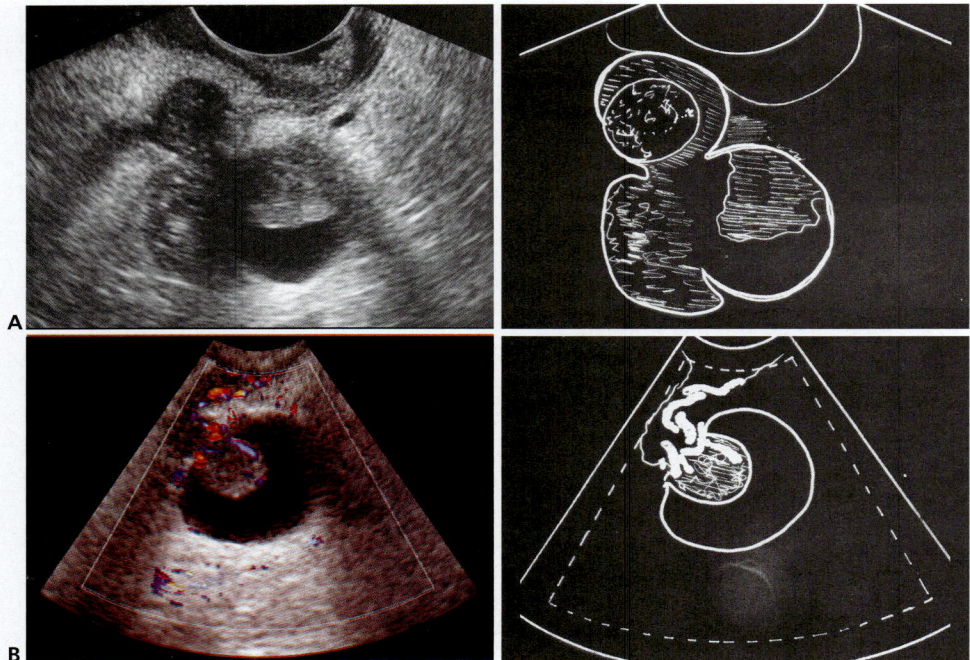

Figura 12.209. Exame transvaginal de controle em paciente de 64 anos, submetida a uma pan-histerectomia há três meses, graças a um carcinoma embrionário no ovário esquerdo.
A: Na topografia anexial esquerda, observe o tumor sólido lobulado, com provável origem em implante peritoneal pélvico.
B: O mapa vascular revela a neoangiogênese tumoral, a partir do retroperitônio, migrando para dentro da área sólida. O diagnóstico final foi de recidiva pélvica do carcinoma.

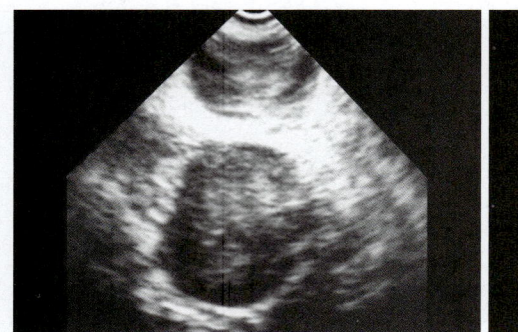
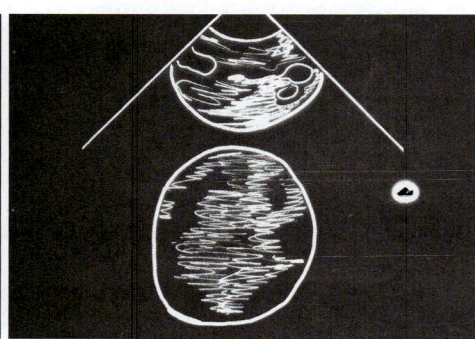

Figura 12.210. Exame transabdominal de controle em paciente tratada de carcinoma ovariano há um ano. Corte transversal suprapúbico. Observe os dois tumores sólidos: um na parede abdominal, e outro na cavidade pélvica. O diagnóstico final foi de recidiva do carcinoma na cicatriz da parede abdominal e na cavidade pélvica.

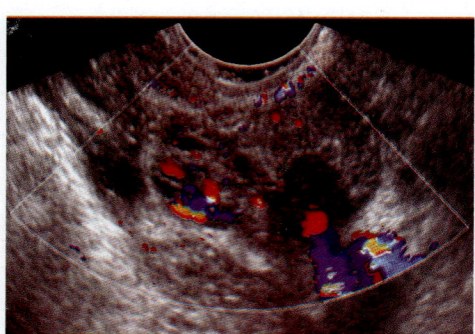
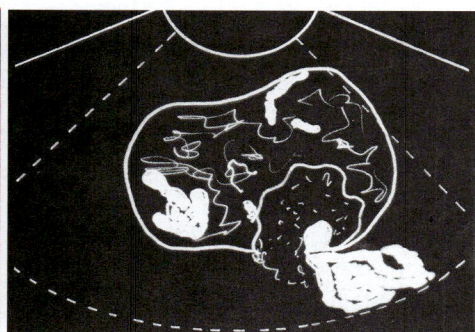

Figura 12.211. Exame transvaginal de controle em paciente submetida à cirurgia de carcinoma ovariano há 9 meses. Está em quimioterapia até o momento. Observe o tumor sólido vascularizado na pelve. Videolaparoscopia: recidiva do carcinoma.

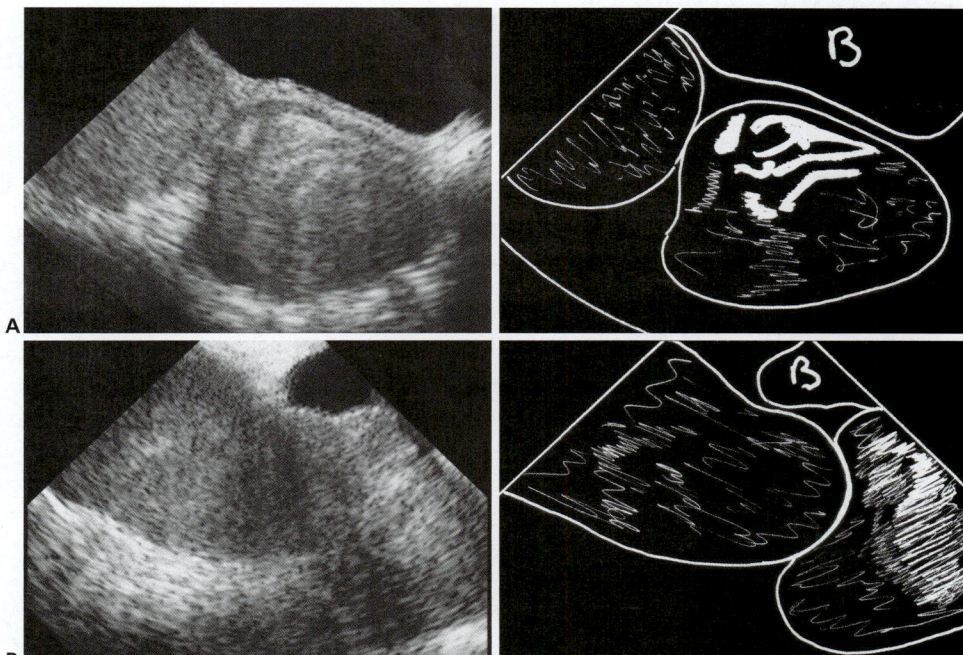

Figura 12.212. Criança de 9 anos operada há um ano (carcinoma germinativo). Exame transabdominal de controle.
A e **B:** Observe as grandes massas sólidas presentes nas fossas ilíacas e no abdome inferior. B = bexiga. O diagnóstico histológico foi de recidiva em linfonodos retroperitoneais.

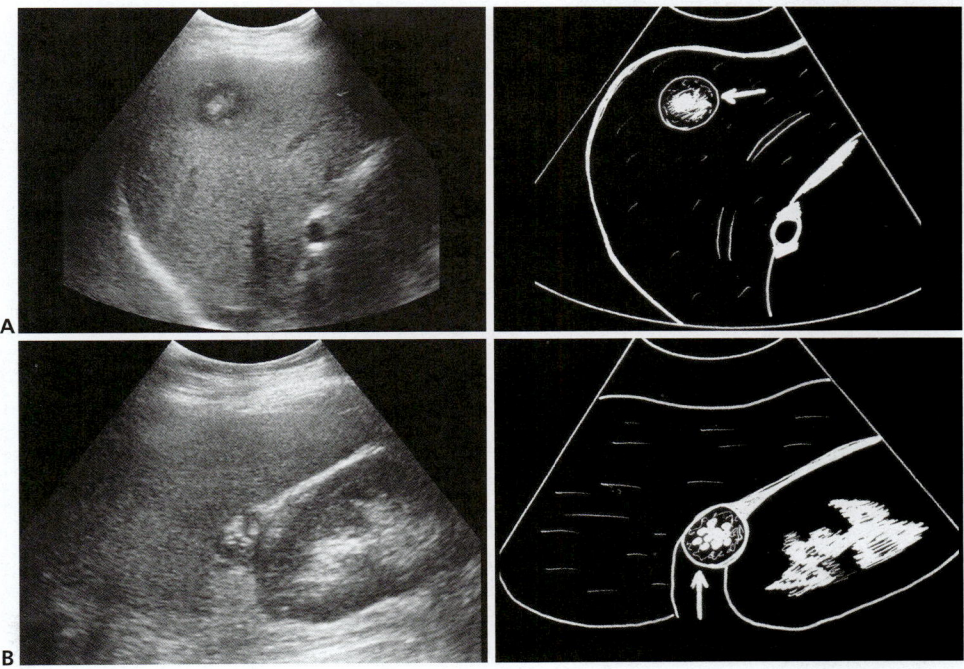

Figura 12.213. Paciente tratada de carcinoma ovariano há 2,5 anos (cirurgia + quimioterapia + radioterapia). Exame do abdome superior.
A: Observe a metástase típica no lobo direito do fígado (seta).
B: Na prega peritoneal hepatorrenal existe outro implante (seta).

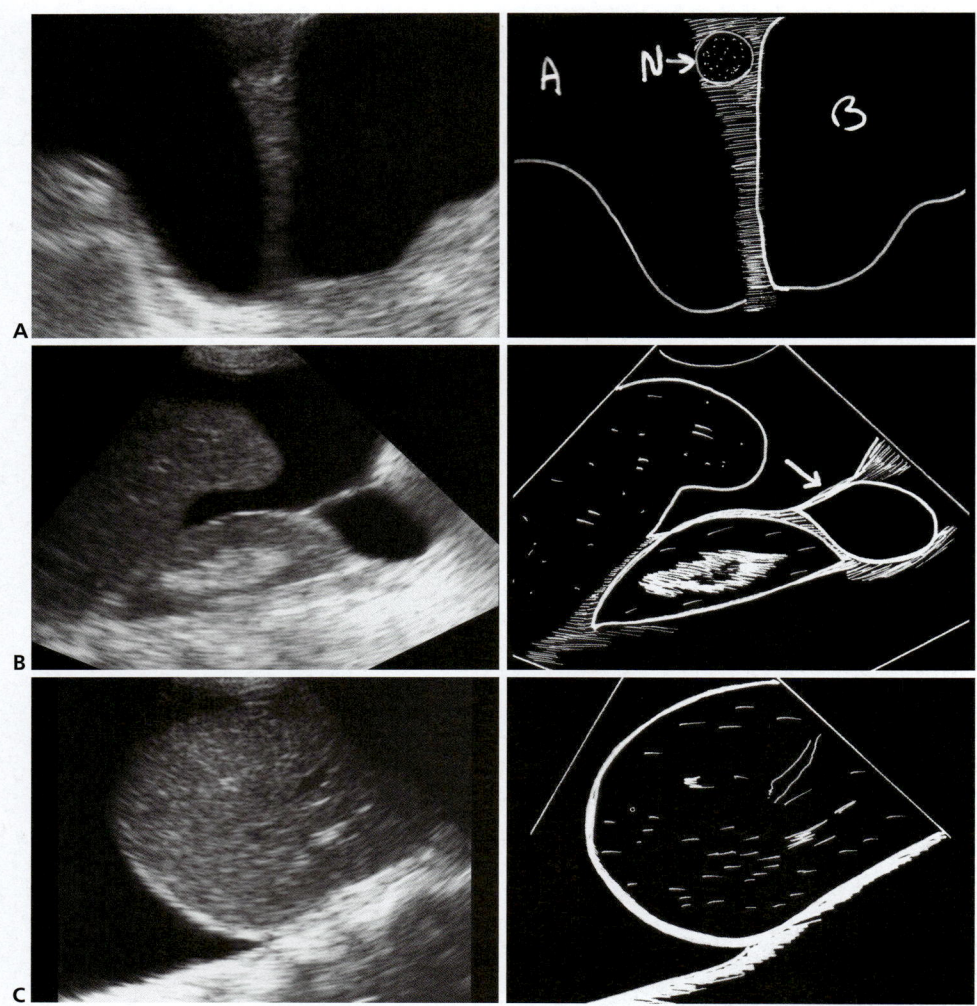

Figura 12.214. Paciente tratada de carcinoma de ovário (cirurgia + quimioterapia). Exame transabdominal de controle.
A: Corte longitudinal na linha média da pelve. Observe a ascite (A) fazendo corpo com a bexiga repleta (B). Observe o nódulo (N) implantando na parede vesical externa.
B: Corte longitudinal do fígado e do rim. A ascite está insinuada na prega peritoneal hepatorrenal e mostra claramente uma trave de aderência (seta).
C: Corte longitudinal do lobo direito do fígado. Observe o grande derrame pleural. Uma segunda laparotomia ("second look") comprovou a recidiva do carcinoma ovariano.

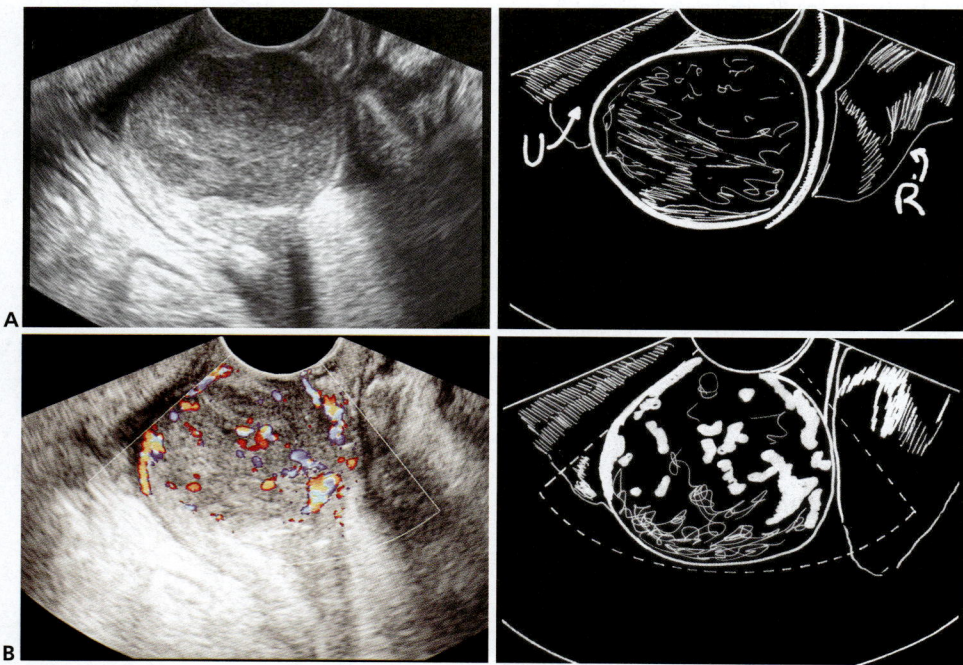

Figura 12.215. Paciente tratada de carcinoma de ovário há três anos (cirurgia + quimioterapia + radioterapia). Refere dor pélvica e urgência miccional.
A: Observe o grande nódulo sólido na parede vaginal anterior, deslocando a uretra e demais estruturas do assoalho pélvico. U = uretra; R = reto.
B: O mapa vascular demonstra a neoangiogênese tumoral. A biópsia confirmou a recidiva do carcinoma ovariano, nesse local incomum e crítico. Iniciou nova radioterapia e quimioterapia, sem resultados, vindo a falecer em poucos meses.

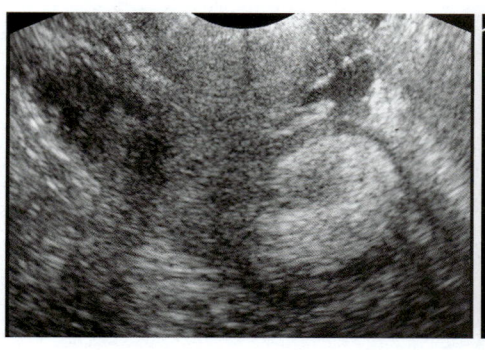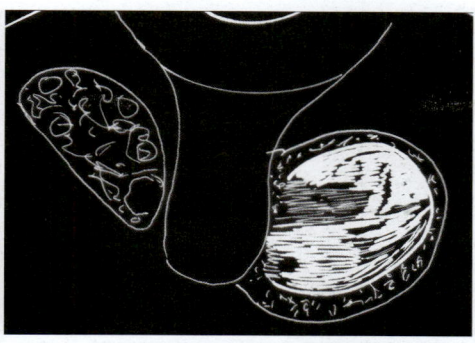

Figura 12.216. Exame transvaginal de rotina em paciente de 64 anos. Tem antecedente de carcinoma do sigmoide tratado há quatro anos (cirurgia + quimioterapia). O ovário esquerdo apresenta tumor sólido hiperecogênico. O diagnóstico histológico foi de metástase do carcinoma intestinal (metástase de Krukenberg).

> As metástases respondem por 5 a 10% das neoplasias malignas do ovário. A maioria procede do próprio aparelho genital (endométrio, tuba e ovário contralateral). A ecotextura pode ser de dois tipos (Testa *et al.* Ultras Obstet Gynecol 2007;29:505-511):
> - *Sólidas:* estômago, mama, útero, linfoma e melanoma.
> - *Heterogêneas (presença de mucina):* cólon, reto e trato biliar.
>
> No caso acima, a metástase intestinal era sólida hiperecogênica.

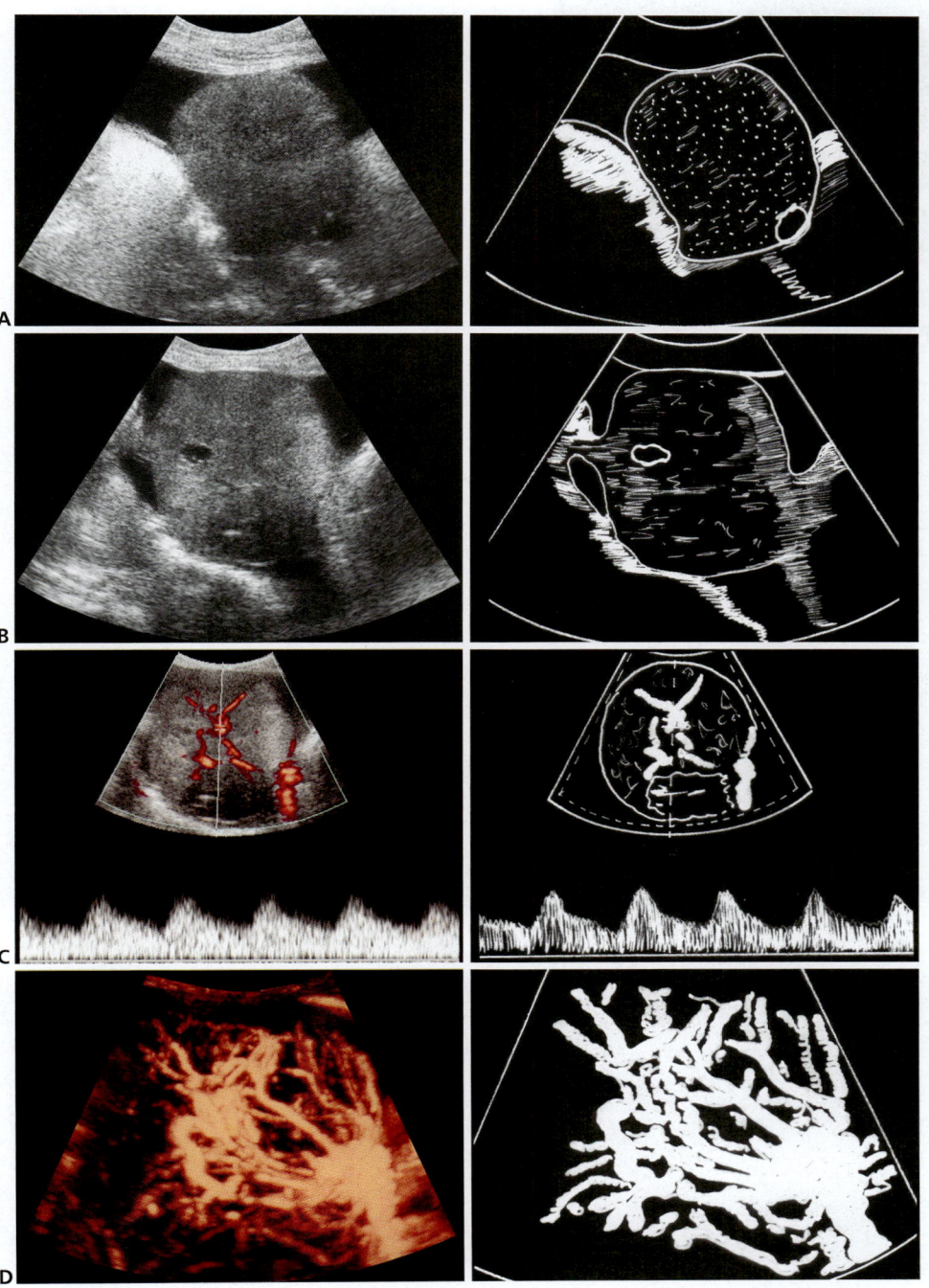

Figura 12.217. Paciente tratada de carcinoma gástrico há dois anos. Apresenta queixa de dor pélvica. Exame transabdominal.
A e B: O ovário direito (**A**) e o esquerdo (**B**) apresentam-se aumentados de volume, com padrão sólido e com ascite ao redor.
C: A análise espectral demonstra impedância baixa (IR = 0,42).
D: O mapa vascular tridimensional mostra grande quantidade de vasos centrais. O diagnóstico histológico foi de metástase de Krukenberg bilateral.

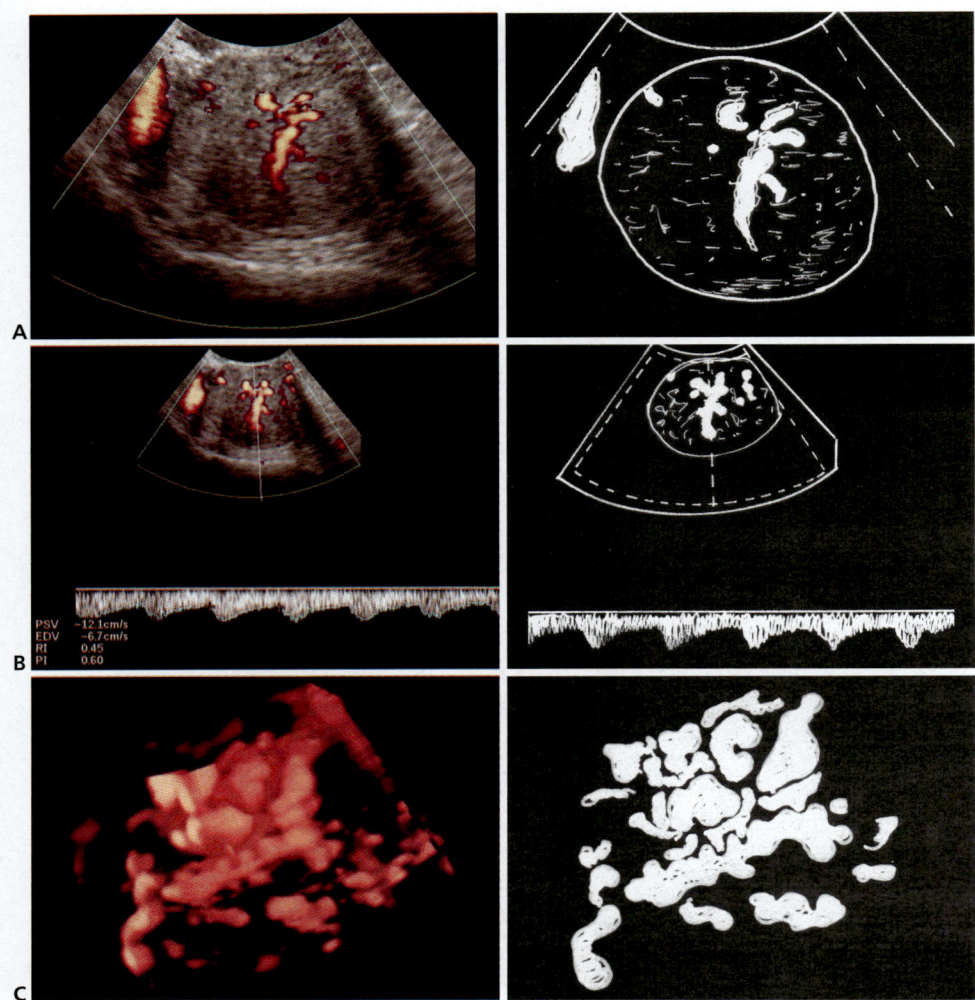

Figura 12.218. Paciente de 50 anos com histórico de remoção de melanoma na perna direita há onze anos. Há um ano e meio removeu linfonodo metastático inguinal direito e foi submetida à quimioterapia. Exame transvaginal de rotina.
A: O ovário direito apresenta tumor sólido. O mapa vascular revela vaso central atípico.
B: A análise espectral mostra impedância baixa (IR = 0,45 e IP = 0,60).
C: O mapa vascular tridimensional mostra a abundância de vasos atípicos na região central do tumor.

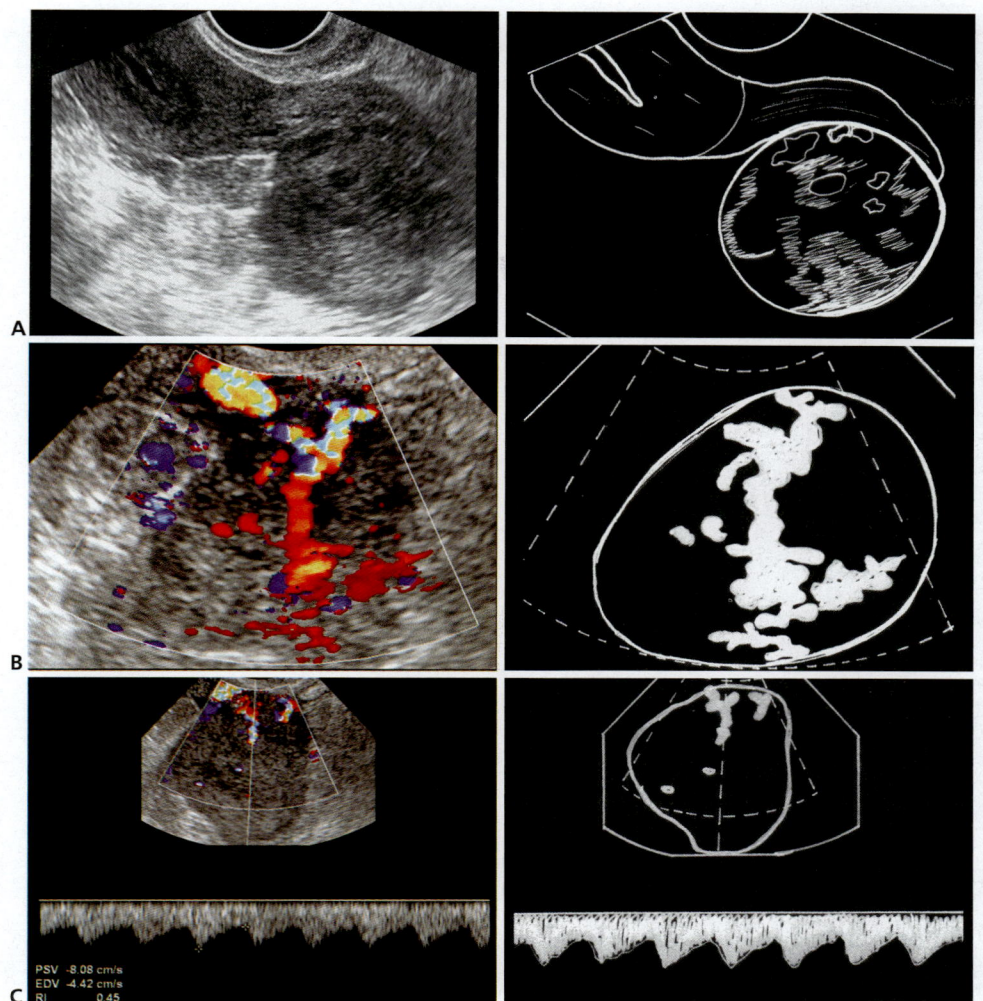

Figura 12.219. Paciente tratada de carcinoma mamário há quatro anos. Exame transvaginal de rotina.
A: O ovário esquerdo apresenta tumor sólido.
B: O mapa vascular mostra grande vaso atípico central.
C: A análise espectral revela impedância baixa (IR = 0,45). Com o diagnóstico de metástase ovariana (videolaparoscopia diagnóstica, sem remoção das lesões peritoneais múltiplas), foi instituída quimioterapia.

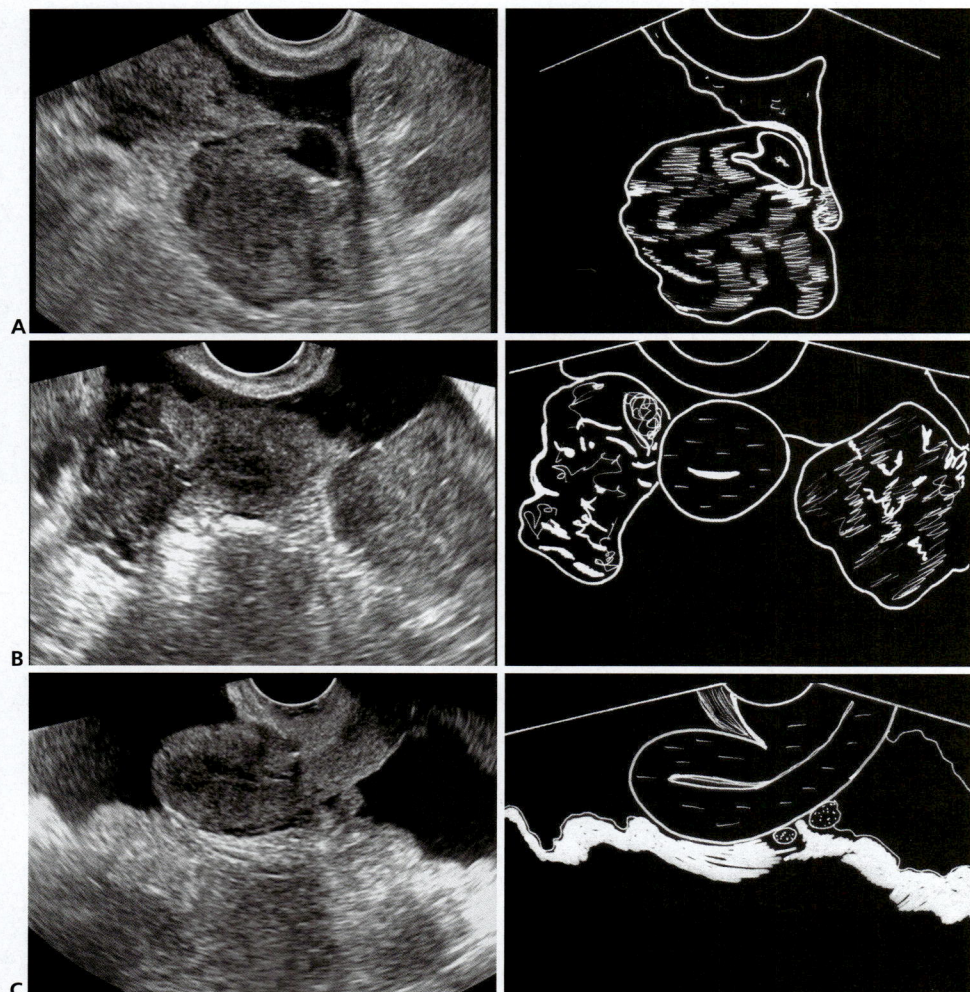

Figura 12.220. Mesma paciente da Figura 12.219. Exame transvaginal de controle após quatro meses de quimioterapia.
A: Persiste o tumor sólido do ovário esquerdo e surgiu ascite.
B: Corte transversal. O ovário direito apresenta tumor sólido, não aparente no exame anterior.
C: Corte longitudinal do útero. A ascite forneceu o contraste necessário para visualizar implantes na superfície intestinal. Apesar da quimioterapia, as lesões estão progredindo, indicando elevada agressividade do tumor.

CAPÍTULO 13

A Iatrogenia

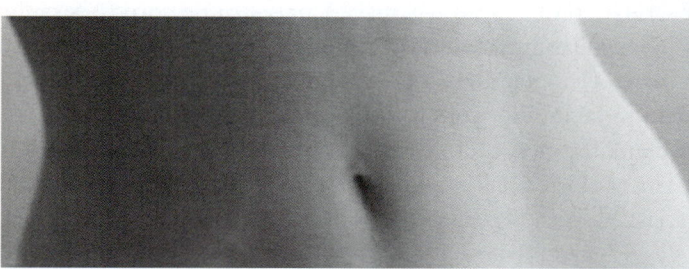
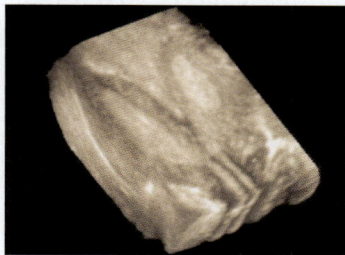
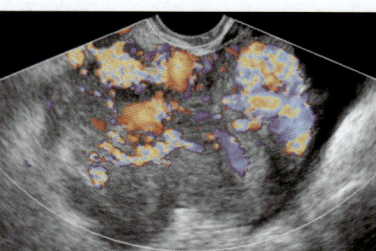

Com a colaboração especial de Clodoaldo Cadete

A definição de iatrogenia é simples: é uma anormalidade provocada no paciente por qualquer tipo de tratamento médico.

A maior parte das cirurgias em Tocoginecologia é realizada de forma programada, após preparo adequado, no intuito de ocorrer a mínima ou nenhuma complicação que modifique o curso natural das fases de cicatrização. Apesar de todos os cuidados com a antissepsia, medicamentos e assistência pós-cirúrgica, existem muitos casos de alterações que promovem intensa ansiedade na paciente e na equipe médica, decorrentes de modificações no curso natural da cicatrização, podendo levar a complicações reais que, caso não sejam devidamente identificadas e tratadas, podem deixar sequelas graves, dolorosas, incapacitantes ou até mesmo levar à morte.

Além das questões relacionadas com a cicatrização, podem ocorrer acidentes durante os procedimentos, ou reações adversas ao uso de medicamentos e/ou produtos químicos.

A ultrassonografia é uma ferramenta de estimado valor nesses casos, principalmente quando o médico realiza os exames direcionados especificamente à área cirúrgica ou ao local da queixa da paciente, diagnosticando imagens de sequelas que antes não eram percebidas. Para isso, é necessária a utilização de transdutores variados, na tentativa de individualizar as imagens em todos os planos anatômicos viscerais e parietais (retroperitônio, cavidade abdominal, parede abdominal, períneo, região glútea etc.).

A cicatrização da ferida é um fenômeno muito bem conhecido. As alterações são praticamente as mesmas em todos os tecidos, desde a pele até os órgãos internos. Inicia-se com a exsudação sanguínea e linfática, com elevação da temperatura local e aumento da permeabilidade vascular, produzindo infiltração aquosa. Posteriormente ocorrerá fagocitose de detritos e síntese de material proteico, dando início à fase de proliferação, com surgimento de colágeno em abundância e de outras substâncias, começando a reparação da área lesada, produzindo tecido com tensão muito próxima da original. Os fatores que alteram a cicatrização são:

- Fechamento técnico imperfeito.
- Pressão intra-abdominal aumentada.
- Infecção.
- Distúrbio circulatório.
- Neoplasia maligna.
- Idade.
- Função hepática alterada.
- Distúrbio metabólico genético.
- Avitaminose.
- Esclerodermia e doenças do tecido conectivo.
- Antibióticos.

- Hormônios.
- Citostáticos.
- Anticoagulantes e fibrinolíticos.
- Irradiação.

Vários fatores locais modificam a qualidade da resposta do organismo e a adequação da resposta inflamatória reparadora. A diminuição do suprimento sanguíneo que não supre adequadamente o local cirúrgico com os elementos bioquímicos e celulares necessários à proliferação tecidual. A presença de corpos estranhos, como o próprio fio de sutura que é envolvido por células inflamatórias, dificultando a cicatrização. A característica do tecido que está sendo suturado e a perfeita cooptação das bordas também são fatores decisivos para uma boa reparação. Todos esses fatores podem ser agravados com a presença de infecção bacteriana.

A idade deve ser levada em conta, provavelmente graças a fatores de suprimento sanguíneo inadequados, por doenças, como a arteriosclerose, ou deficiência nutricional, já que alguns estudos não comprovam alterações na cicatrização em diferentes faixas etárias. Muitos outros fatores podem interferir na cicatrização:

- Distúrbios hematológicos, como a anemia.
- Diabetes melito.
- Distúrbios nutricionais.
- Distúrbios da função hepática.
- Uso de hormônios (esteroides da suprarrenal).
- Neoplasia maligna.
- Uso de citostáticos.
- Tratamento radioterápico.

Os distúrbios da cicatrização mais comuns são os hematomas, a necrose do tecido adiposo, as infecções com formação de abscessos e as reações a corpo estranho (fio cirúrgico, prótese, órtese ou mesmo objeto esquecido durante a cirurgia).

A ultrassonografia pode ser muito útil no diagnóstico precoce, orientando o melhor tratamento, acompanhando a evolução, monitorando a melhor época de intervenção corretiva, guiando o ato de punção de coleções, evitando, muitas vezes, atos cirúrgicos mais agressivos.

HEMATOMA

O hematoma é uma complicação comum em todo tipo de cirurgia. Resulta da hemorragia no local da incisão cirúrgica. Pode ser difuso dentro do parênquima do órgão, ou formar coleção livre em alguma cavidade natural ou provocada pela distensão do vazamento sanguíneo (retroperitoneal, intraperitoneal, intraligamentar, dentro de cavidade orgânica ou na parede abdominal). A imagem ecográfica do hematoma é variável, dependendo do tempo de evolução. O hematoma pode ser pequeno, grande ou múltiplo.

Inicialmente, o hematoma apresenta-se como uma coleção anecoide, produzindo reforço acústico posterior (como qualquer cisto). A formação posterior de coágulos produz ecos sólidos internos, podendo ocupar até toda a cavidade. Após alguns dias, com a retração e a dissolução dos coágulos, há a conversão em coleção de aspecto denso, podendo ser confundida com massa sólida. Após algumas semanas, pode ocorrer a absorção espontânea do fluido, restando áreas de fibrose e calcificações no local, ou pode restar uma coleção fluida anecoide (seroma crônico).

O ecografista pode localizar o hematoma, informando sobre o tamanho, aspecto interno e localização do mesmo. Quando a coleção tornar-se homogênea, pode ser realizada uma drenagem guiada pela ultrassonografia.

No hematoma da parede abdominal, é importante utilizar transdutor de alta frequência, para definir com maior clareza o plano em que o mesmo se encontra (intramuscular, subaponeurótico ou subcutâneo). Para avaliar a pelve, é útil utilizar o transdutor transvaginal, combinado com o convexo transabdominal.

Uma complicação importante é a contaminação bacteriana do hematoma, evoluindo para a formação de um abscesso. A presença de gás no interior da coleção indica infecção mais grave.

SEROMA E LINFOCELE

O seroma é fruto da evolução de um hematoma, quando não ocorre a absorção espontânea do fluido, evoluindo para a liquefação total do sangue. É uma cavidade anecoide única ou trabeculada, residual no local onde existia o hematoma. É de fácil identificação ecográfica, devendo-se informar a localização, a arquitetura interna e o tamanho. O método é importante para orientar punção aspirativa do seroma.

A linfocele é semelhante ao seroma (cavidade anecoide única ou trabeculada), ocorrendo nos locais onde foram removidos linfonodos e ductos linfáticos, geralmente no retroperitônio. O diagnóstico diferencial com o seroma é feito pela aspiração e análise do fluido. A diferenciação é mais fácil, quando havia um hematoma agudo no local da atual coleção, indicando um seroma.

INFECÇÃO

A infecção do sítio cirúrgico constitui a principal causa de distúrbio da cicatrização, principalmente na parede abdominal, onde a incisão se torna a porta principal de entrada dos microrganismos. A infecção pode surgir nas camadas da parede ou no parênquima do órgão operado, podendo evoluir para um abscesso (infecção primária). Pode também surgir em outro distúrbio local da cicatrização, como as coleções hemáticas ou na reação inflamatória dos fios cirúrgicos, que predispõem à invasão e proliferação bacteriana (infecção secundária).

O abscesso forma uma massa heterogênea, com mudança da textura interna em virtude do tempo de evolução, apresentando fases evolutivas que muitas vezes se confundem com o hematoma. O diagnóstico diferencial é pelo quadro clínico: dor, febre, inflamação local e tempo de evolução. O abscesso pode ter contorno irregular, com paredes finas ou grossas, com uma ou mais cavidades, as quais podem confluir com o amadurecimento.

A ultrassonografia é útil para identificar um abscesso. A sua ecotextura é variável, dependendo do local onde se encontra e do tempo de evolução. Na fase inicial da supuração (que representa a necrose tecidual inicial), pode ser ecogênico. Com a maturação (liquefação) pode ter flocos em suspensão, ficando anecoide na fase final. A presença de gás (infecção por anaeróbios) provoca reverberação posterior. A presença de corpo estranho provoca sombra acústica posterior.

O ecografista deve informar sobre a localização, a dimensão e a arquitetura interna (fase de maturação). Quando a coleção está liquefeita, indica a melhor fase para a drenagem, a qual poderá ser realizada com orientação ecográfica.

CORPO ESTRANHO

O processo de absorção do material de sutura, a reação inflamatória ao material de prótese e o esquecimento acidental de material cirúrgico alteram o tempo de cicatrização e elevam a morbidade dos pacientes.

Nos fios de sutura, o tipo de material e a sensibilidade individual da paciente alteram o grau tecidual de resposta cicatricial. A ultrassonografia pode identificar a formação de coleções, de fístulas, de granulomas inflamatórios, de nódulos de fibrose cicatricial e de calcificações. O rastreamento da parede abdominal é importante nos casos de quadros dolorosos anormais. A paciente aponta o local onde está a provável alteração (local mais doloroso). Muitas vezes, as lesões não são palpáveis, e o ecografista pode marcar a exata localização das mesmas, algumas vezes com a utilização de marcação com fios de aço em anzol.

Com o passar do tempo, essas lesões podem formar áreas de fibrose intensa com calcificações, comprometendo terminações nervosas, sendo causa de dor constante. Na parede abdominal, as lesões pequenas não palpáveis podem ser identificadas com o transdutor linear de alta frequência, também utilizado nas lesões perineais e vulvares. As alterações da parede vaginal, da uretra, anorretal e da pelve menor são estudadas com o transdutor vaginal.

A ecografia é muito útil no acompanhamento de próteses e na detecção de material esquecido durante a cirurgia.

HÉRNIA INCISIONAL

É uma complicação comum, incidindo em 5 a 14% das pacientes operadas. A história e o exame físico são evidentes. Pode provocar dor local, e a protrusão é mais evidente com manobra de esforço ou com a paciente em pé.

A hérnia incisional tem maior incidência nas obesas, nas diabéticas, nas desnutridas, nas cirurgias de urgência e nas cirurgias infectadas.

A ecografia tem melhor resultado com o transdutor linear de alta frequência, explorando a paciente com manobra de esforço ou em pé. Também é útil para explorar a tela intraparietal de contenção e a recidiva da hérnia operada.

CICATRIZ DE CESÁREA

A cicatriz miometrial e a parede vesical podem ser exploradas com o transdutor transvaginal, e a cicatriz parietal com o transdutor linear.

Podemos identificar as complicações já descritas, tais como o hematoma, o seroma, o abscesso e as reações ao corpo estranho.

Outras duas complicações já foram referidas em capítulos anteriores: a retração interna da cicatriz miometrial, formando uma hérnia da mucosa uterina em direção à serosa, e os implantes endometriais, provocando endometriose na parede abdominal e na parede posterior da bexiga.

OUTRAS COMPLICAÇÕES

As curetagens uterinas, em geral, não apresentam complicações. Eventualmente, podem ocorrer algumas complicações, tais como:

- Trauma cervical durante a dilatação instrumental do colo, provocando hematoma.
- Perfuração uterina. A perfuração uterina pode ser silenciosa, sem ocorrência adicional. Pode evoluir para hematoma doloroso (subseroso ou peritoneal), abscesso ou, raramente, formar fístula (vesical, intestinal etc.).

- Sinequia total ou parcial. A aderência completa entre as paredes uterinas provoca amenorreia. A aderência focal costuma ser silenciosa, podendo ser descoberta em ecografia de rotina ou na avaliação armada da cavidade uterina (histerossonografia, histerossalpingografia ou histeroscopia).

Intervenções ginecológicas no colo uterino, tais como a eletrocauterização (pouco utilizada hoje em dia) e a amputação (carcinoma *in situ*), podem provocar obstrução com retenção do fluxo menstrual.

A hemorragia levando ao choque hipovolêmico durante uma cesariana pode provocar a amenorreia secundária à necrose hipofisária (síndrome de Sheeham).

Raramente ocorre acidente na colocação do dispositivo intrauterino (DIU). Pode ocorrer perfuração parcial da parede uterina, com o DIU inserido dentro do miométrio. Nessa situação, as contrações uterinas podem fazer o DIU migrar para a cavidade peritoneal.

A laqueadura tubária pode complicar com hidrossalpinge inflamatória, provocando dor pélvica crônica. A hidrossalpinge também pode ser uma ocorrência após a histerectomia.

O parto vaginal é fonte de várias complicações, principalmente quando prolongado e forçado além do óbvio bom-senso. As mais comuns estão ligadas ao afrouxamento do assoalho pélvico, provocando a uretrocele, a cistocele, a retocele e o prolapso uterino. As rupturas traumáticas do parto podem comprometer o colo uterino, a vulva e o esfíncter anal.

As intervenções para corrigir os prolapsos e a incontinência urinária podem levar a problemas de cicatrização (granulomas cicatriciais), estenose uretral e fístulas, além de corpo estranho na bexiga.

O cisto de inclusão peritoneal é uma complicação tardia das cirurgias que cursaram com hematoma, abscesso e aderências pélvicas. Trata-se de uma ascite pélvica provocada por exsudação inflamatória, encarcerada pelas aderências, simulando neoplasia ovariana cística septada e provocando dor pélvica crônica.

As aderências pélvicas são complicações frequentes em pós-operatório, causando dor pélvica crônica e/ou obstrução intestinal. A ecografia somente identifica os casos graves e típicos, conforme já discutido em capítulos anteriores.

Podemos identificar a pubeíte dolorosa, geralmente causada por afastadores metálicos, utilizados em cirurgias maiores e demoradas, notando-se espessamento do periósteo e da cartilagem de sínfise.

A obstrução do ureter pélvico pode ser causada por ligadura cirúrgica, geralmente em histerectomias, ou por fibrose retroperitoneal, provocada por radioterapia. A ecografia identifica a dilatação ureteral a montante, bem como a hidronefrose secundária, monitorando ainda o resultado da desobstrução ureteral.

A punção transabdominal de hematomas ou de abscesso pélvicos pode provocar perfuração acidental de vísceras ocas, complicando com abscessos adicionais ou fístulas.

Temos ainda complicações nos músculos glúteos, secundárias a injeções de medicamentos: o granuloma inflamatório e a miosite difusa.

Tratamento hormonal inadequado na pós-menopausa pode provocar proliferação endometrial indesejada e hemorragia genital. Caso o colo tenha sofrido estenose por atrofia, ocorrerá retenção do sangue e quadro doloroso graças ao hematométrio.

A indução da ovulação para fins reprodutivos poderá provocar quadro de hiperestimulação grave (grau 3), colocando em risco a saúde ou a vida da mulher, decorrente das complicações, tais como: ascite, derrame pleural, hepatite pelos altos níveis de estradiol, coagulação intravascular disseminada, insuficiência renal e óbito.

Na realidade, o número e a variedade das complicações provocadas pelas intervenções são muito grandes. Procuramos fazer um apanhado de forma prática e objetiva das principais que podem ser encontradas na prática diária.

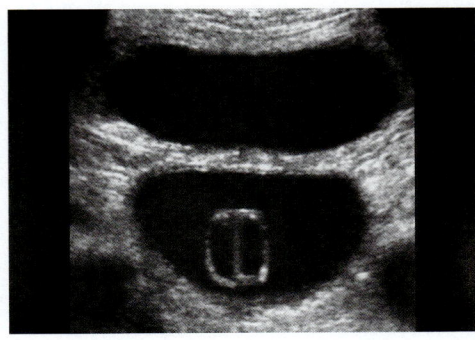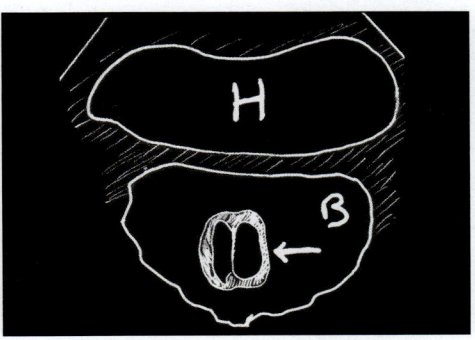

Figura 13.1. Parede abdominal. Massa dolorosa em pós-operatório recente de histerectomia. Corte transversal transabdominal com transdutor convexo. Observe o hematoma agudo (H), típico, com aspecto anecoide cístico. B = bexiga; seta = sonda vesical.

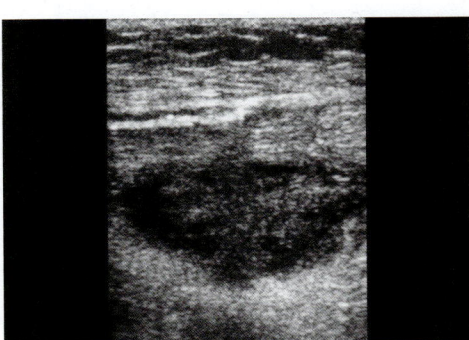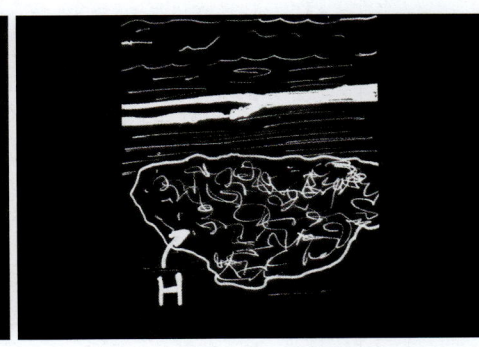

Figura 13.2. Paciente com queixa de dor na parede abdominal. Está no pós-operatório de laparotomia. Exame transabdominal com transdutor linear. Cortesia: Dr. Clodoaldo Cadete. Observe o pequeno hematoma (H) dentro do músculo reto abdominal, apresentando-se como uma coleção de aspecto denso.

! O diagnóstico diferencial é de endometriose em cicatriz de cesariana. O histórico de pós-operatório de laparotomia e a dor contínua eliminam a questão. A punção aspirativa sela o diagnóstico correto, ao retirar sangue liquefeito, pois os coágulos já se dissolveram.

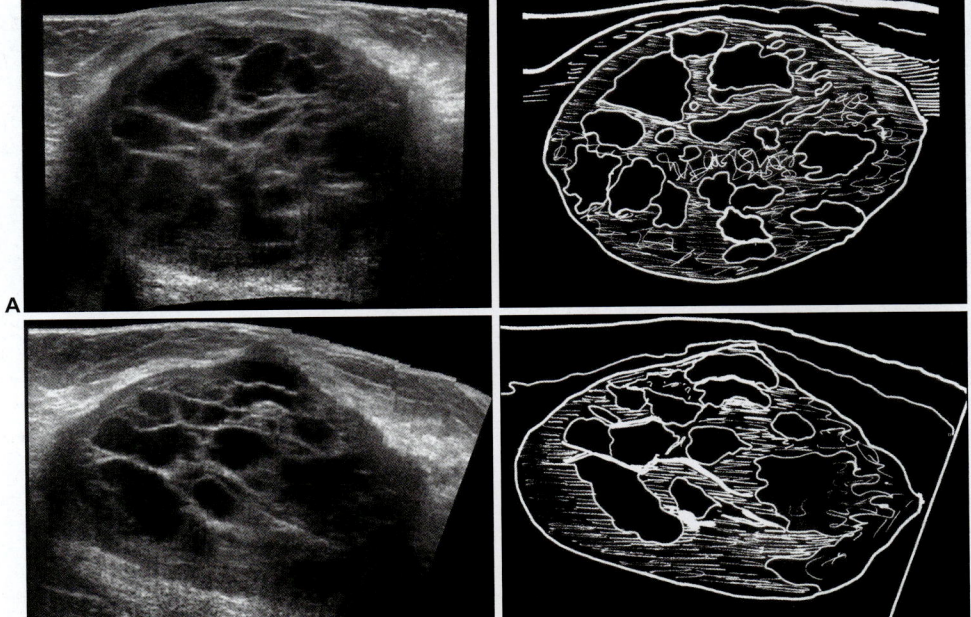

Figura 13.3. Grande hematoma subaponeurótico organizado na parede abdominal. Exame transabdominal com transdutor convexo. Imagens panorâmicas.
A: Corte transversal.
B: Corte longitudinal.

! O hematoma recente organizado mostra características típicas de coleção trabeculada, com aspecto rendilhado, semelhante a cistoadenoma ovariano multiloculado. A diferença será sempre o histórico e a localização da lesão. A paciente estava no pós-operatório de pan-histerectomia.

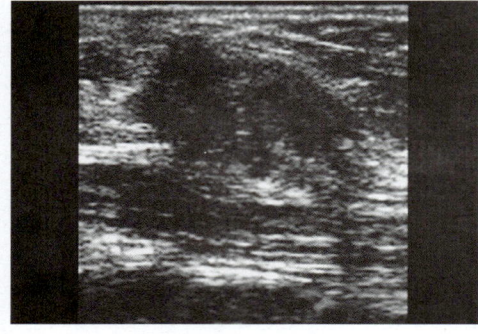 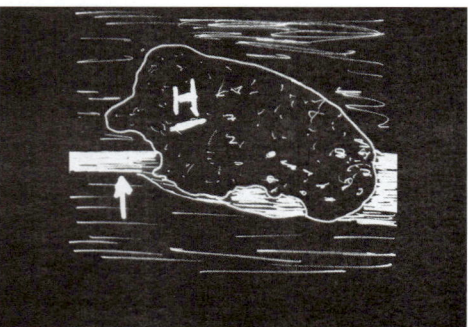

Figura 13.4. Exame da parede abdominal com transdutor linear. Paciente em pós-operatório com área dolorosa. Cortesia: Dr. Clodoaldo Cadete. Observe o hematoma (H) localizado no tecido subcutâneo e na aponeurose (seta).

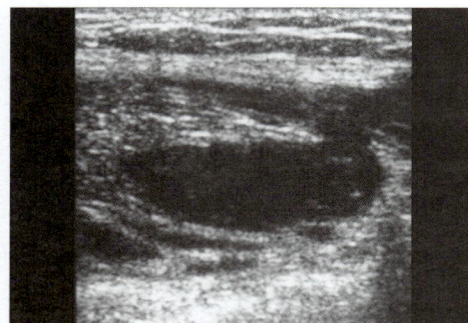 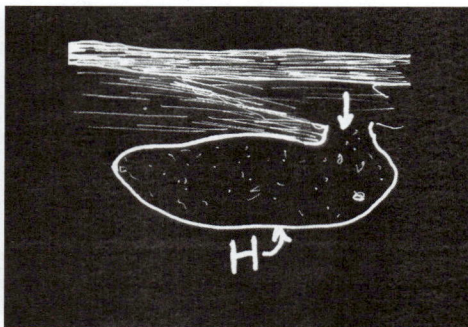

Figura 13.5. Pós-operatório de videolaparoscopia. Exame da parede abdominal com transdutor linear. Cortesia: Dr. Clodoaldo Cadete. Observe o hematoma (H) em fase de liquefação, intramuscular, com área de fistulização através da aponeurose (seta).

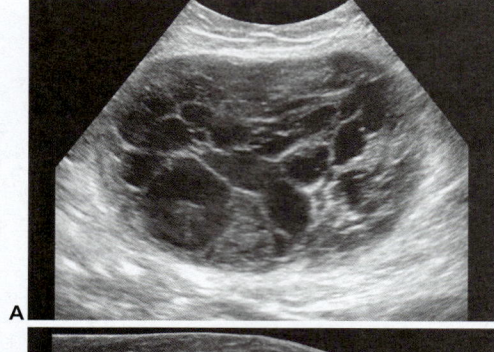 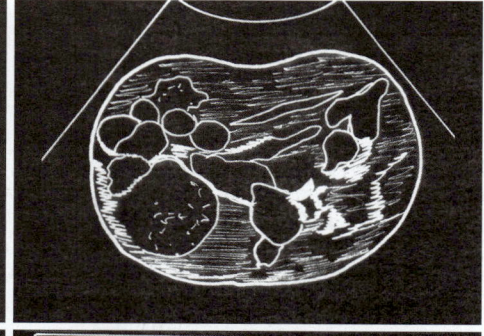
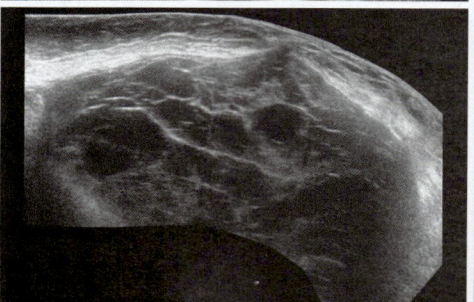
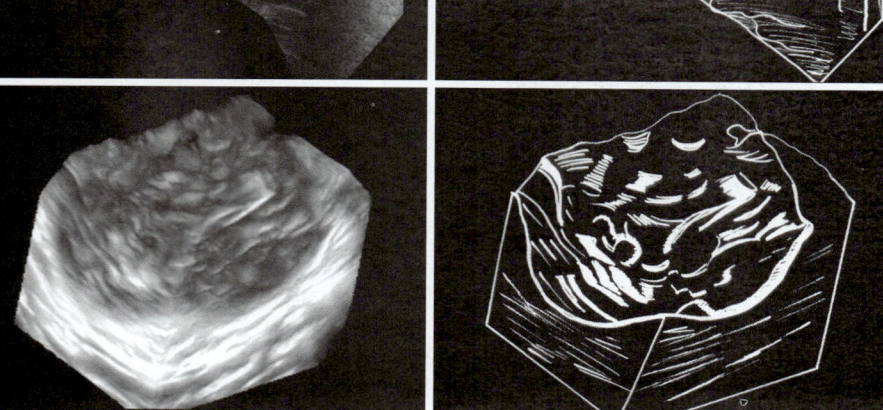

Figura 13.6. Grande hematoma organizado na parede abdominal. Exame em pós-operatório com transdutor convexo.
A: Imagem bidimensional simples.
B: Imagem bidimensional panorâmica. Observe o ponto de fistulização em direção à pele (seta).
C: Imagem volumétrica 3D. O hematoma organizado produz imagem em múltiplos casulos (favo de mel).

Capítulo 13 ■ A IATROGENIA | 939

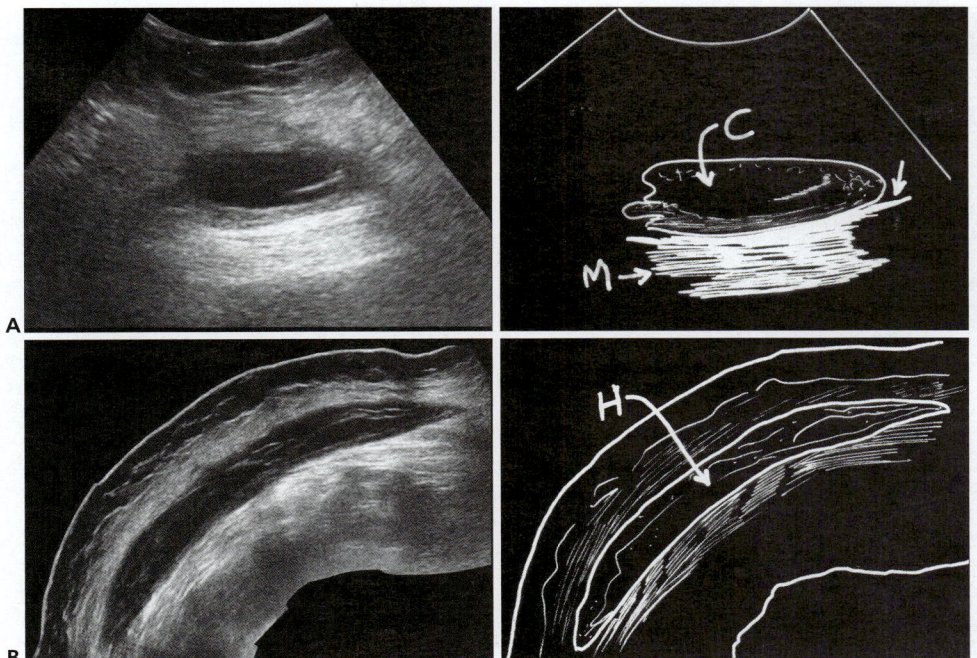

Figura 13.7. Pós-operatório de dermolipectomia abdominal inferior. Paciente refere cordão duro e doloroso. Exame da parede com transdutor convexo.
A: Corte longitudinal sobre a incisão cirúrgica transversal. Observe a coleção liquefeita no tecido subcutâneo (C), sobre a aponeurose (seta).
M = músculo reto abdominal.
B: Corte transversal com a técnica panorâmica, ao longo da incisão cirúrgica transversal. Observe o hematoma tubular (H) no subcutâneo, acompanhando a incisão.

! O diagnóstico de hematoma em incisão de cirurgia plástica é importante. A persistência prolongada do mesmo provoca cicatrização irregular, com imperfeições, podendo gerar deformidades da parede.

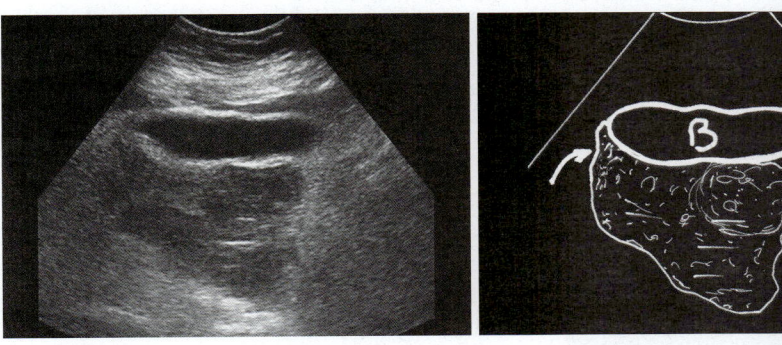

Figura 13.8. Paciente em pós-operatório de histerectomia há 48 horas. Refere dor pélvica intensa. Exame transabdominal. Corte transversal. Posteriormente à bexiga (B), observe o grande hematoma (H) com traves finas e grumos, em fase inicial de organização, localizado na loja uterina.

! Observe que o hematoma está dissecando em direção à parede lateral direita da pelve, insinuando-se junto à face lateral da bexiga (seta). Esse detalhe sugere que o hematoma é retroperitoneal. Se fosse intraperitoneal teria alças intestinais fazendo corpo.
O hematoma retroperitoneal pode dar origem a um seroma trabeculado crônico doloroso (cisto mesotelial inflamatório ou cisto de inclusão peritoneal), simulando uma neoplasia ovariana.

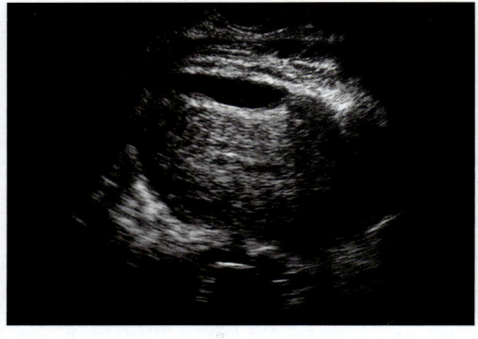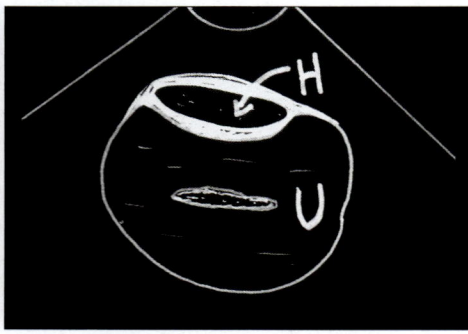

Figura 13.9. Paciente em pós-operatório de cesariana, referindo dor pélvica intensa. Cortesia: Dr. Clodoaldo Cadete. Exame transvaginal. Corte transversal. Observe o hematoma anecoide (H), localizado no istmo uterino (U).

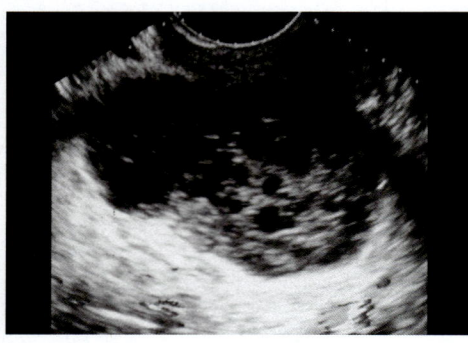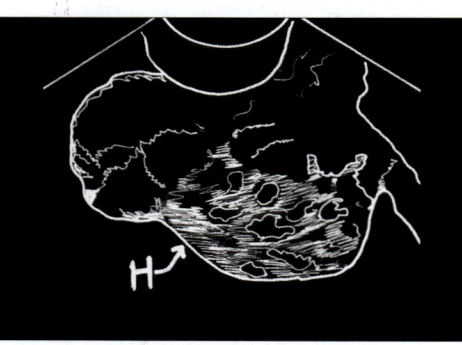

Figura 13.10. Paciente em pós-operatório de ooforectomia, referindo dor pélvica intensa. Cortesia: Dr. Clodoaldo Cadete. Exame transvaginal. Corte longitudinal junto à parede pélvica. Observe o hematoma (H) na região do infundíbulo ovariano.

> ❗ O hematoma, em fase inicial de organização, tem aspecto sólido, simulando neoplasia. Parece, inclusive, que o ovário não foi retirado. O diagnóstico é óbvio, graças ao histórico. Está bem delimitado, sem alças intestinais de permeio, indicando localização retroperitoneal, com provável origem a partir da artéria ovariana.
> Quanto à questão de neoplasia ou de ovário residual, é necessária uma nova ecografia após a resolução do hematoma. Muito cuidado com a descrição, pois o hematoma organizado pode induzir a diagnósticos falsos, criando situações constrangedoras.

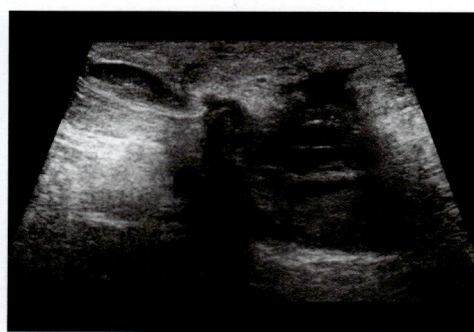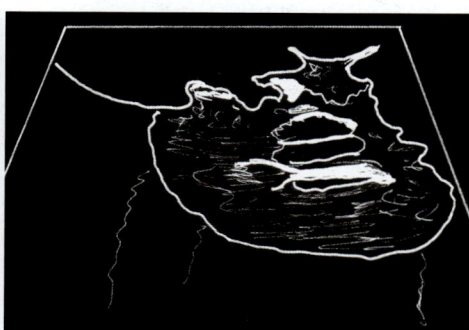

Figura 13.11. Pós-operatório de histerectomia há 20 dias. Dor na parede abdominal e massa endurecida no local. Transdutor linear. Observe a massa hipoecogênica, de aspecto sólido, com limites irregulares, áreas císticas internas e um misto de sombra e reforço acústicos posteriores.

> ❗ O diagnóstico é de paniculite com esteatonecrose. A esteatonecrose quase sempre se torna crônica, com inflamação periférica, calcificações grosseiras e focos de liquefação da gordura (cistos de óleo). A remoção é discutível, pois pode gerar novos focos de esteatonecrose e deformações grosseiras da parede. Uma opção prudente seria fazer tratamentos medicamentosos e monitorar a evolução ao longo do tempo. Dificilmente ocorre a absorção completa da lesão, restando massa calcificada no local.

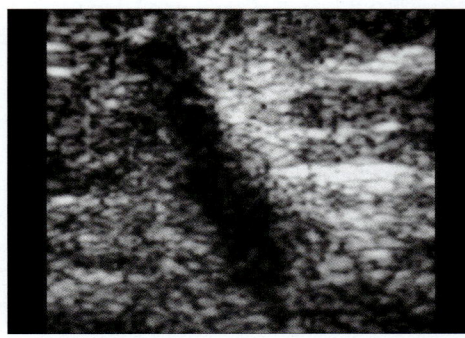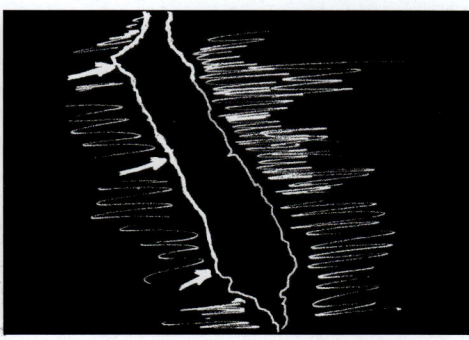

Figura 13.12. Videolaparoscopia pélvica há quatro meses. Paciente refere dor no local da introdução do trocarte auxiliar pélvico. Exame com transdutor linear. Cortesia: Dr. Clodoaldo Cadete. Observe o edema tubular (setas), delimitando com perfeição o trajeto do trocarte na parede abdominal. Trata-se de processo inflamatório persistente na perfuração das camadas parietais.

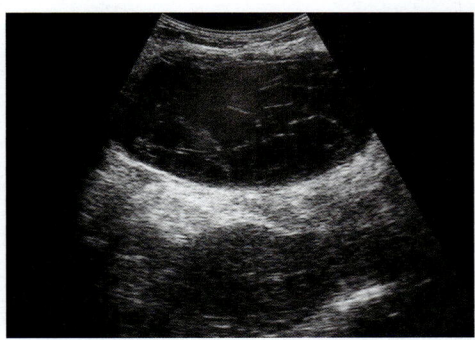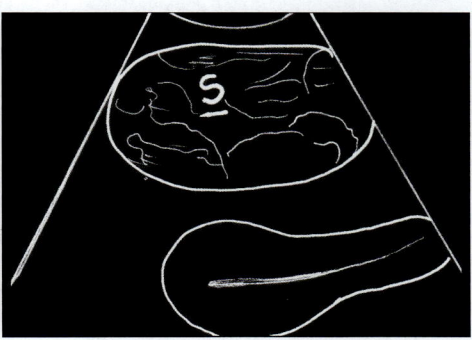

Figura 13.13. Cesariana há 35 dias. Massa palpável na parede abdominal. Exame transabdominal com transdutor convexo. Observe o seroma parietal (S) com finas trabéculas internas, originado de hematoma pós-operatório.

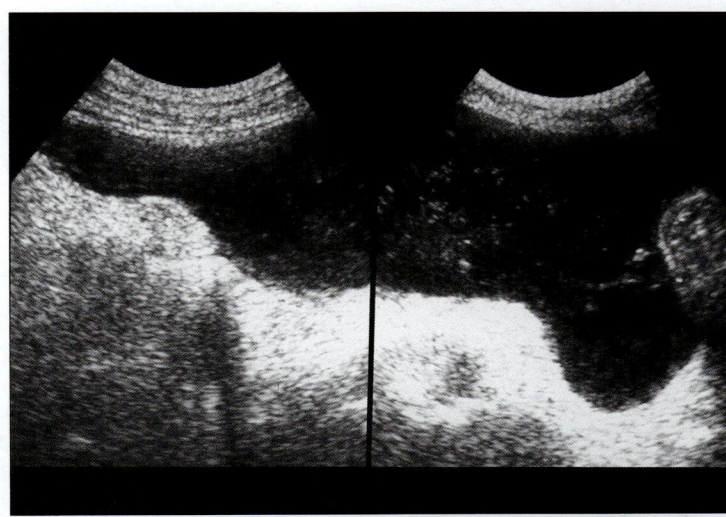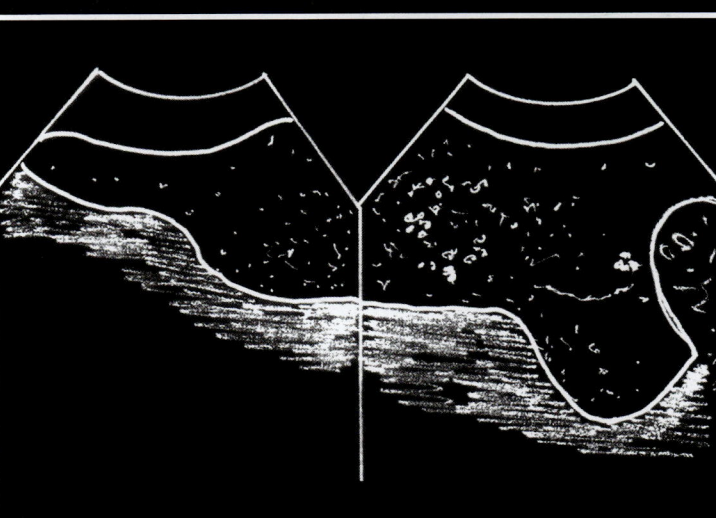

Figura 13.14. Exame transabdominal com transdutor convexo. Imagem dupla longitudinal demonstrando grande seroma em goteira parietocólica esquerda e fossa ilíaca esquerda. Cortesia: Dr. Clodoaldo Cadete.

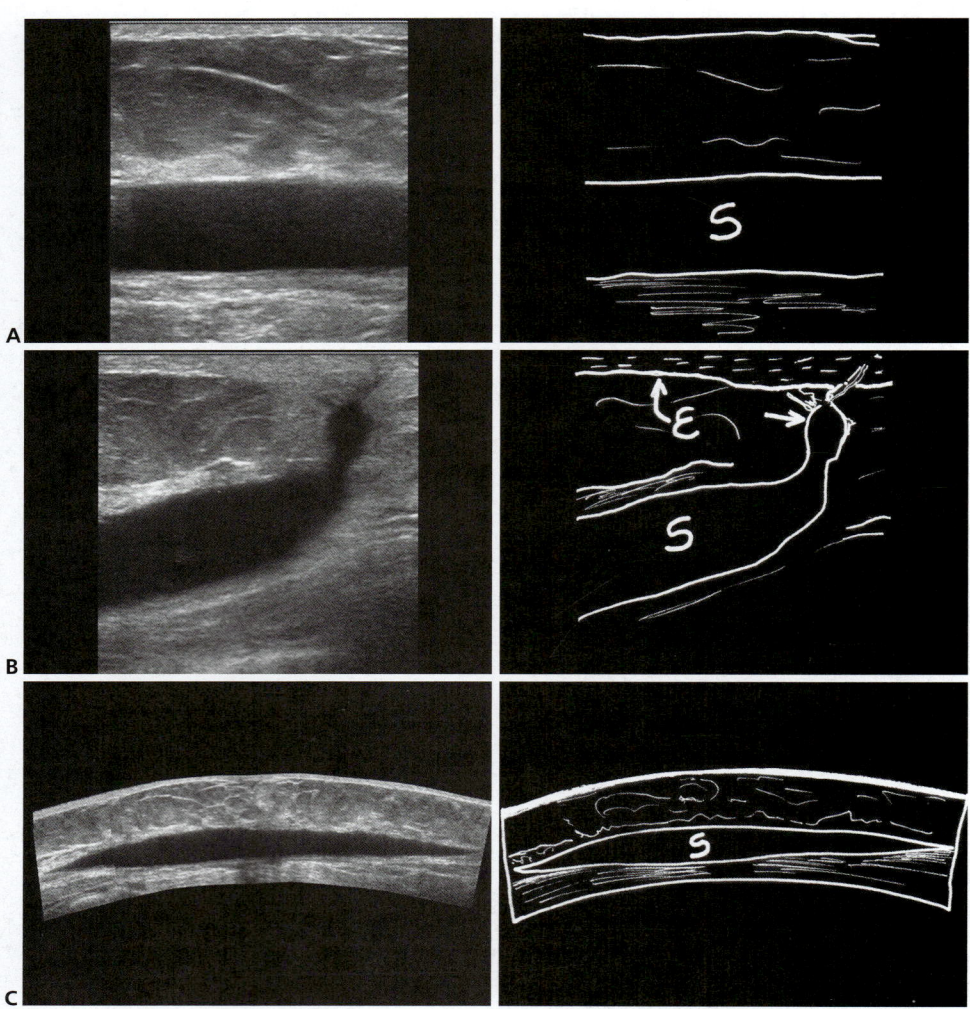

Figura 13.15. Grande seroma crônico (S) em parede abdominal, junto à aponeurose. Exame com transdutor linear.
A: Corte transversal.
B: Corte longitudinal. Observe o local em que a coleção está insinuada na incisão subcutânea (seta), quase formando fístula cutânea. E = epiderme.
C: Corte transversal. Imagem panorâmica do seroma.

! O seroma pode esvaziar espontaneamente, após a evolução para uma fístula cutânea. Se houver paniculite crônica, a fístula pode tornar-se crônica, eliminando fluido constantemente. A complicação mais grave é a contaminação bacteriana, transformando o seroma em grande abscesso.

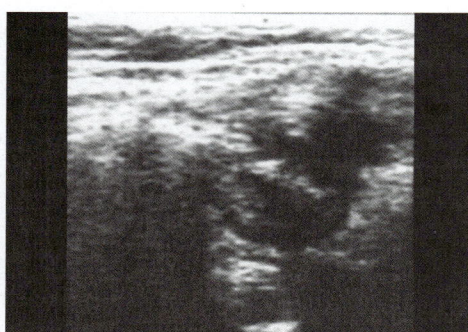 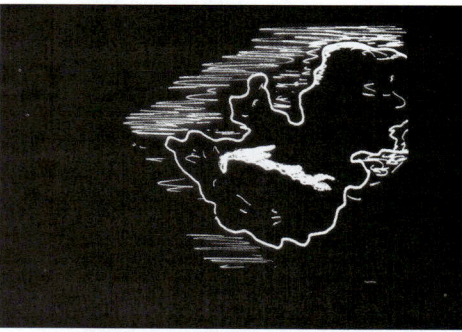

Figura 13.16. Pós-operatório evoluindo com dor na parede abdominal, plastrão palpável no local e quadro febril. Exame transabdominal com transdutor linear. Observe a coleção densa, com limites irregulares, sugestiva de abscesso.

! A punção aspirativa confirmou a hipótese de abscesso parietal em incisão cirúrgica. A imagem é semelhante a um hematoma. O quadro clínico fecha o diagnóstico diferencial.

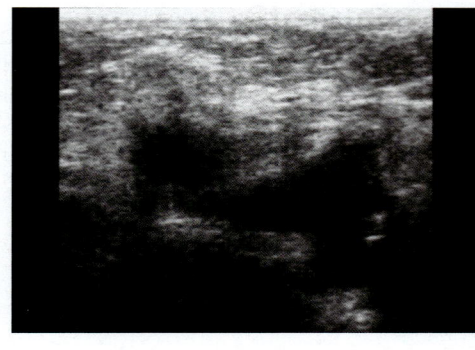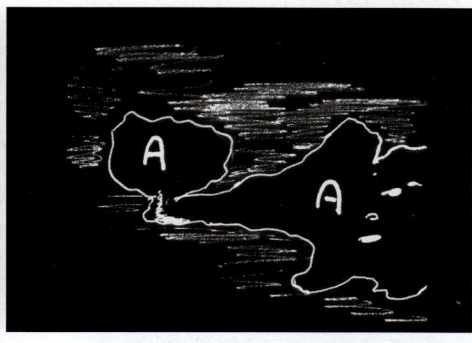

Figura 13.17. Pós-operatório evoluindo com dor na parede abdominal, plastrão palpável no local e quadro febril. Exame transabdominal com transdutor linear. Observe os abscessos (A) em fase de maturação, com conteúdo líquido anecoide.

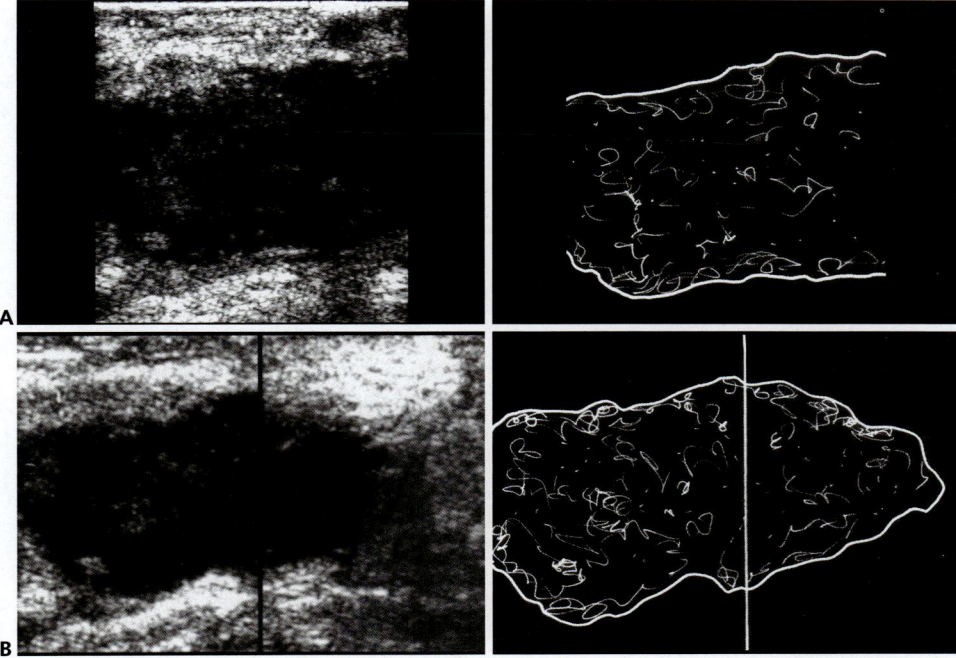

Figura 13.18. Paciente com febre e grande massa parietal palpável no local de incisão cirúrgica. Exame com transdutor linear. Cortesia: Dr. Clodoaldo Cadete.
A e B: Observe o grande abscesso maduro, liquefeito, quase anecoide.

! O abscesso maduro é similar ao hematoma maduro. O diagnóstico diferencial é realizado pelo quadro clínico e pela punção aspirativa. Grandes abscessos podem exigir drenagem invasiva e colocação de dreno para manter o esvaziamento contínuo do pus, acelerando o processo de cura.

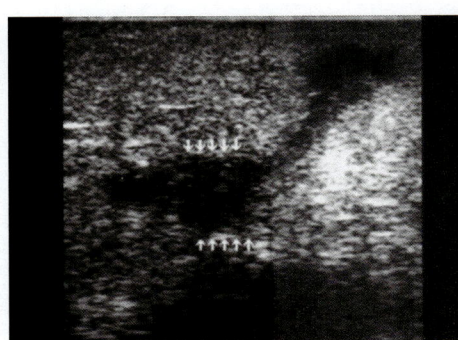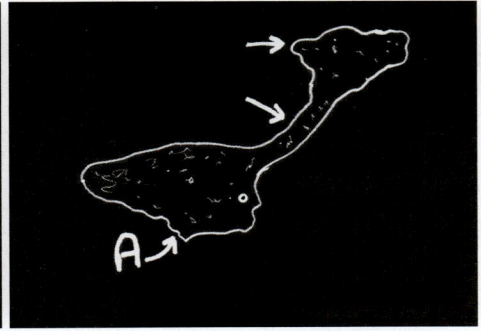

Figura 13.19. Pós-operatório de cesariana. Observe o abscesso parietal (A) drenando para o exterior através de fístula cutânea (setas) espontânea.

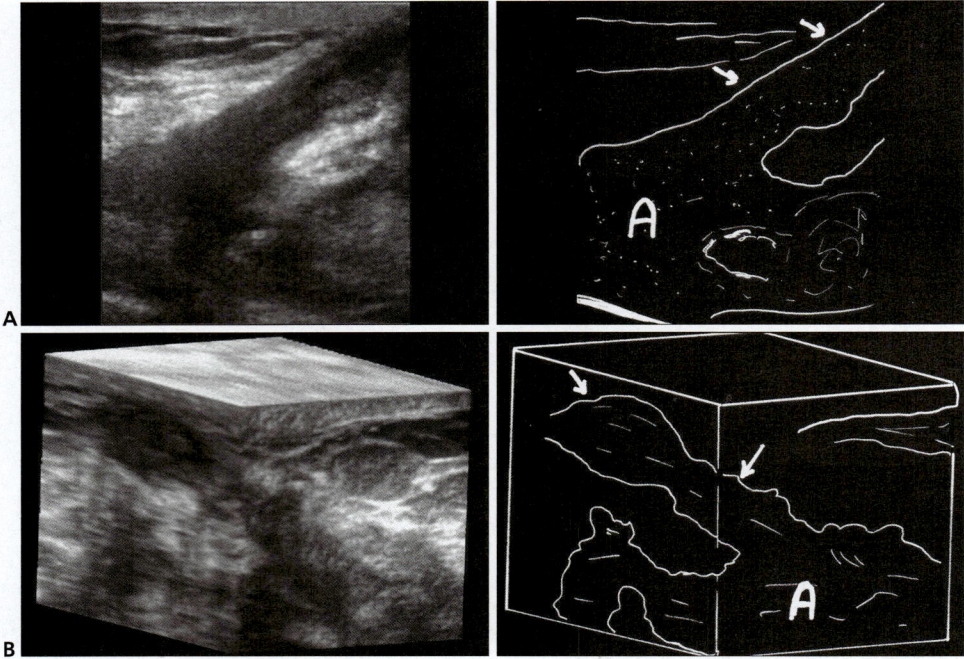

Figura 13.20. Pós-operatório evoluindo com dor na parede abdominal, plastrão palpável no local e quadro febril. Exame transabdominal com transdutor linear.
A: Grande abscesso parietal (A), com trajeto fistuloso (setas) em direção à pele, mas ainda sem perfuração da mesma.
B: Imagem volumétrica com os três planos ortogonais. Magnífica perspectiva tridimensional, mostrando a superfície cutânea e o trajeto fistuloso atingindo a face interna da pele.

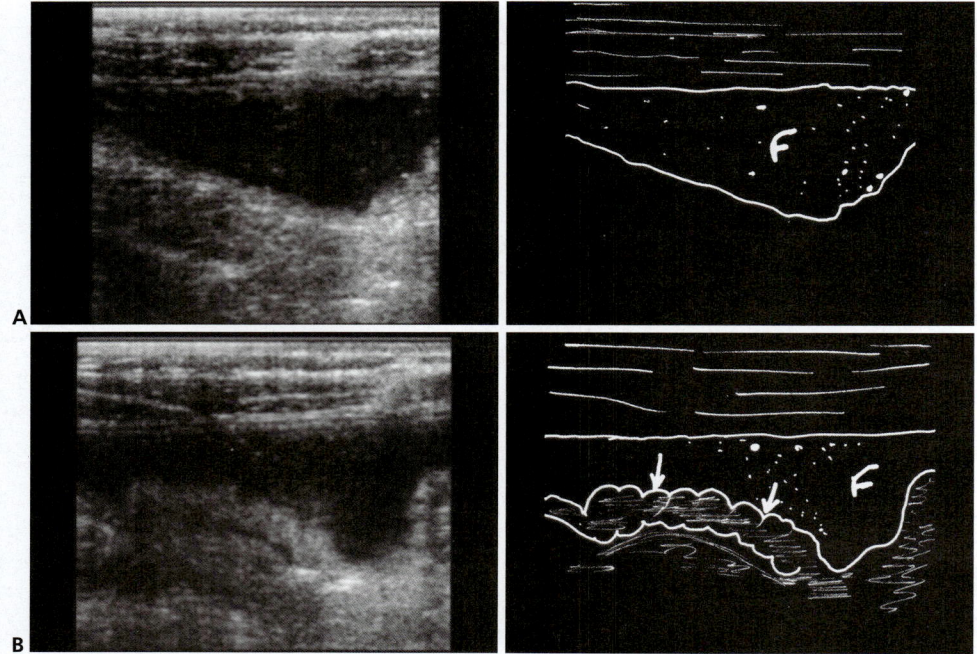

Figura 13.21. Paciente no pós-operatório evoluindo com febre e sinais de irritação peritoneal. Exame transabdominal com transdutor linear. Cortesia: Dr. Clodoaldo Cadete.
A: Corte longitudinal na goteira cólica. Observe a coleção de fluido (F) na cavidade peritoneal.
B: Corte transversal. Observe a alça intestinal (setas) livre na coleção peritoneal.

! A compressão com o transdutor provoca sinais de reação peritoneal intensa. A investigação invasiva demonstrou quadro de peritonite, com fluido purulento entre as alças intestinais.

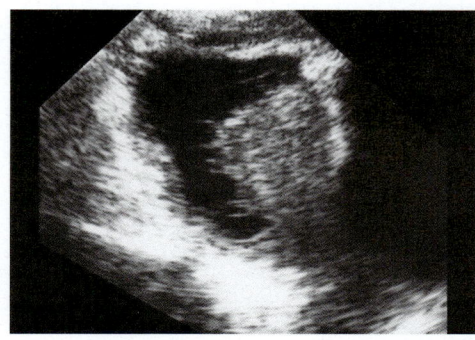 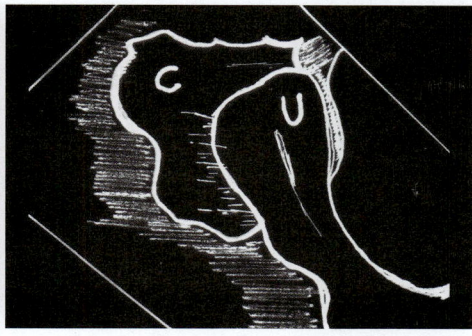

Figura 13.22. Pós-operatório de ooforectomia por neoplasia benigna. Paciente evoluindo com dor pélvica intensa e febre alta. Exame transabdominal com transdutor convexo. Corte longitudinal do útero (U). Observe a coleção (C) rodeando a parede posterior e o fundo do útero, com cápsula visível e traves finas aderidas à seroso uterina. O diagnóstico final foi abscesso pélvico aderido ao útero.

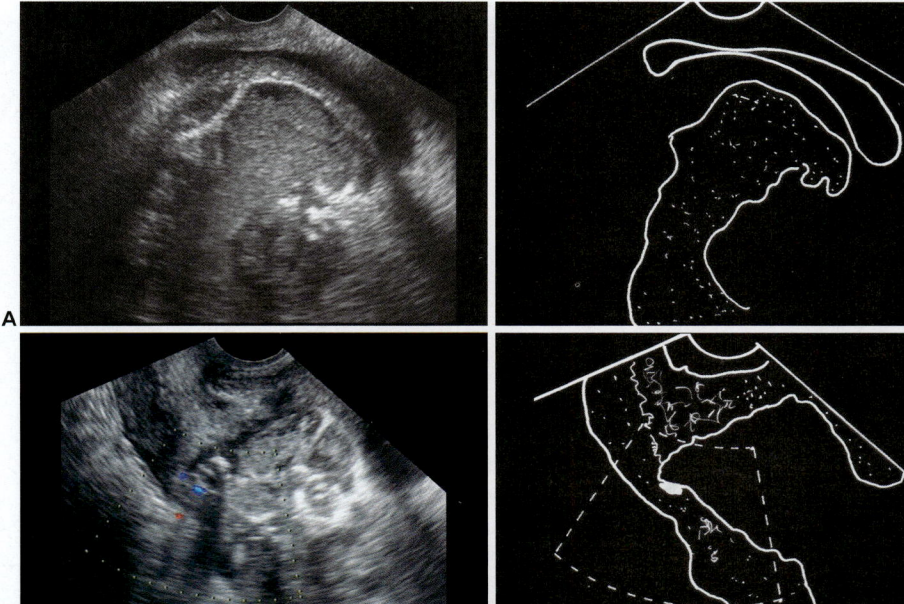

Figura 13.23. Histerectomia há 25 dias. Dor pélvica intensa e febre. Exame transvaginal. Cortesia: Dr. Clodoaldo Cadete.
A e B: Cortes transversal e longitudinal, demonstrando grande abscesso pélvico, confirmado com intervenção e drenagem do mesmo.

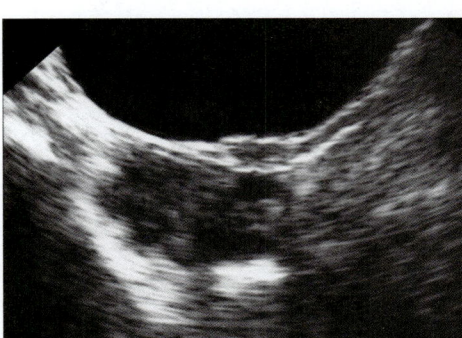 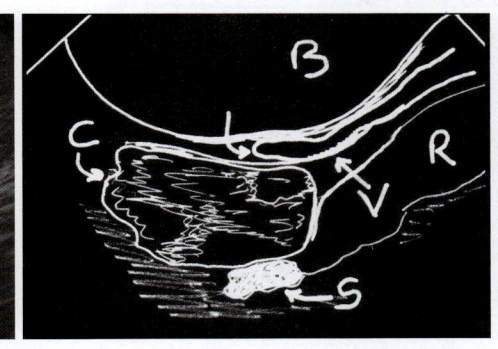

Figura 13.24. Histerectomia total abdominal. Dor pélvica intensa e febre. Exame transabdominal. Corte longitudinal. Observe a coleção densa (C) localizada no fundo de saco pélvico, insinuada por trás do fundo vaginal (seta). B = bexiga; V = vagina; R = reto; S = sigmoide.

> ! O diagnóstico diferencial é de hematoma organizado. O quadro clínico fala a favor de abscesso, o qual foi confirmado com a drenagem do mesmo.

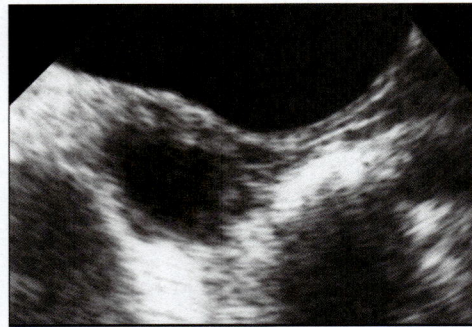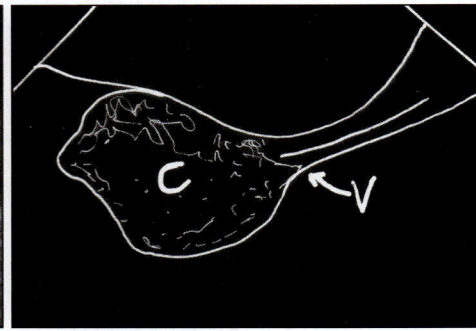

Figura 13.25. Histerectomia total há um ano. Desde então, refere perdas episódicas de pus pela vagina. Exame transabdominal com transdutor convexo. Corte longitudinal. Observe a coleção (C) encapsulada junto ao fundo da vagina (V). O diagnóstico final foi de abscesso crônico fistulizado para a vagina, explicando as descargas purulentas episódicas.

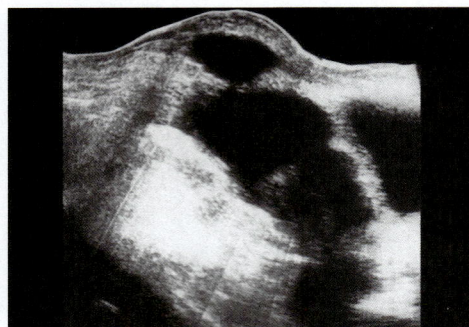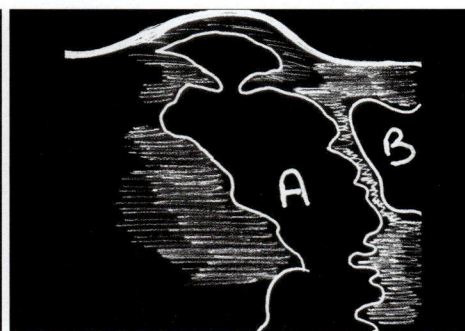

Figura 13.26. Pós-operatório de histerectomia total abdominal: distensão abdominal, massa palpável, febre, toxemia e dor intensa. Exame transabdominal com imagem panorâmica obtida por equipamento estático, utilizando transdutor monocristal de 3 MHz (ano de 1979). Corte longitudinal. Observe o enorme abscesso pélvico/abdominal (A), penetrando dentro da parede abdominal (fístula). B = bexiga.

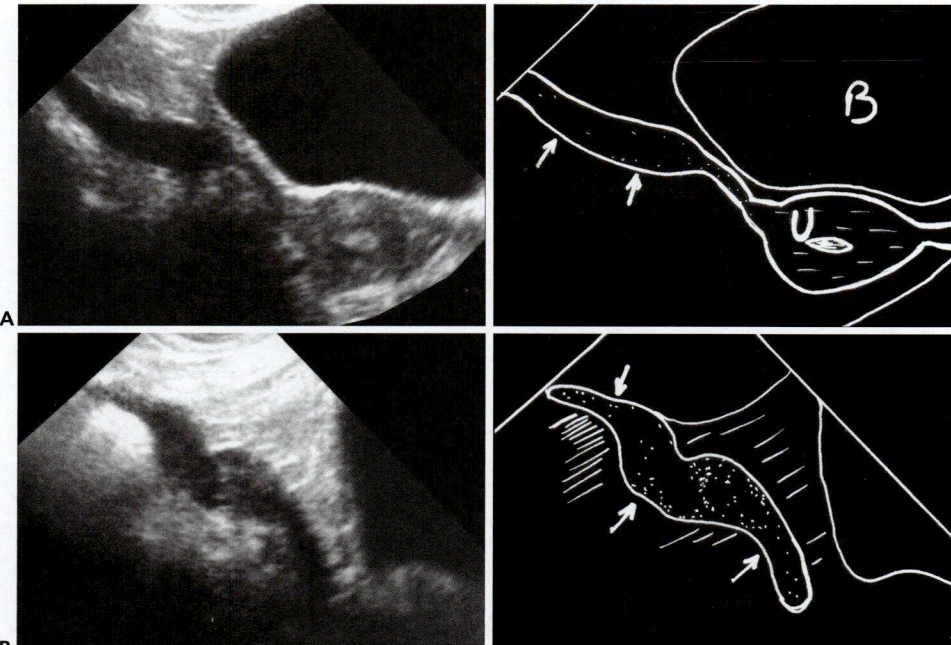

Figura 13.27. Pós-operatório de salpingo-ooforectomia esquerda decorrente de abscesso tubo-ovariano agudo. Refere dor pélvica, febre e apresenta plastrão doloroso suprapúbico à esquerda. Exame transabdominal com transdutor convexo setorial mecânico rotativo.
A: Corte transversal. Observe a coleção tubular partindo da lateral uterina, adentrando a parede abdominal paravesical (setas). U = útero; B = bexiga.
B: Corte transversal paravesical à esquerda. Observe a fístula atingindo o tecido adiposo subcutâneo (setas).

! Foi mantida em tratamento medicamentoso. Ocorreu a formação de fístula cutânea, drenando pus, necessitando de nova intervenção para a resolução do caso.

Capítulo 13 ■ A IATROGENIA | 947

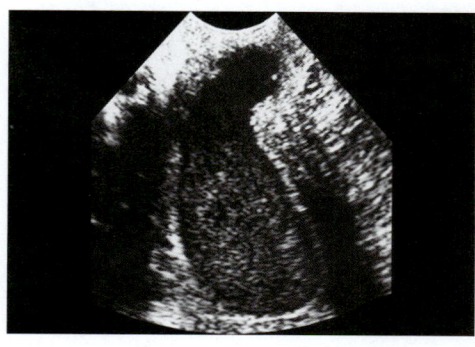 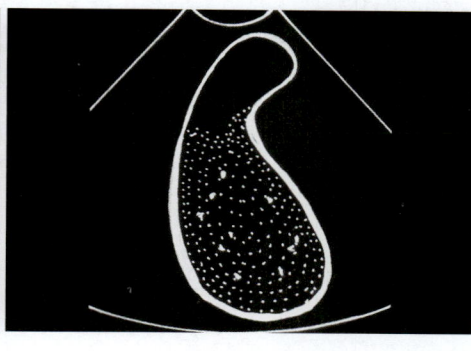

Figura 13.28. Pós-operatório de amputação cervical graças a carcinoma cervical *in situ*. Apresenta dor pélvica intensa e febre. Nega eliminação de material pela vagina. Exame transvaginal. O útero está mediovertido, por isso a disposição vertical com o fundo para baixo. Observe a grande dilatação da cavidade uterina, a qual contém fluido denso repleto de grumos.

> ! Diagnóstico diferencial: hematométrio ou piométrio. A febre remete à segunda hipótese. Foi submetida à histerectomia, e o achado cirúrgico foi de útero distendido por grande quantidade de pus. A paciente teve alto risco de complicar para choque séptico, mas a evolução foi satisfatória.

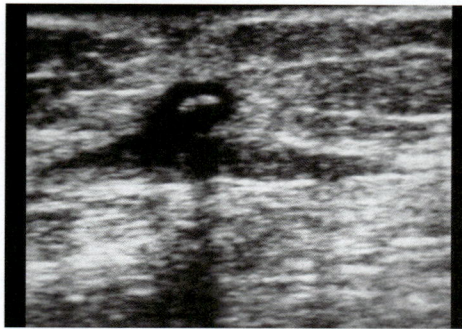 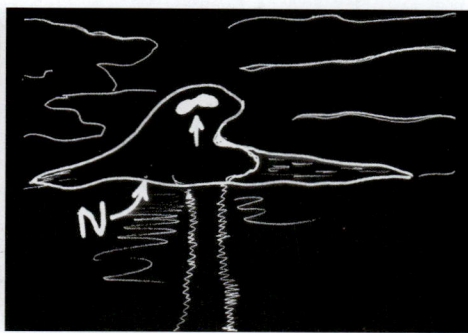

Figura 13.29. A paciente apresenta nódulo doloroso crônico na parede abdominal, desde cirurgia há sete anos. Exame da parede com transdutor linear. Cortesia: Dr. Clodoaldo Cadete. Observe o nódulo hipoecogênico (N), com envolvimento da aponeurose, contendo material ecogênico (seta) provocando sombra acústica. O nódulo foi removido, e o diagnóstico final foi de granuloma crônico com fio cirúrgico no centro.

> ! Apesar da utilização de fio absorvível, algumas pacientes desenvolvem granulomas inflamatórios crônicos, englobando pedaços de fio, impedindo a absorção completa do mesmo. Esses nódulos podem ser inertes, mas alguns provocam dor crônica, devendo ser removidos.

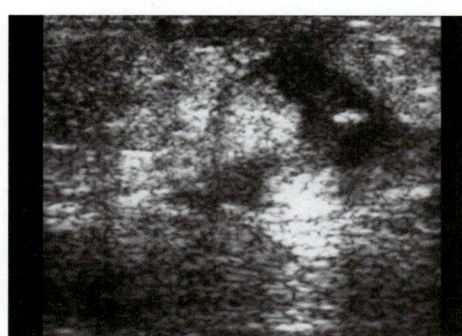 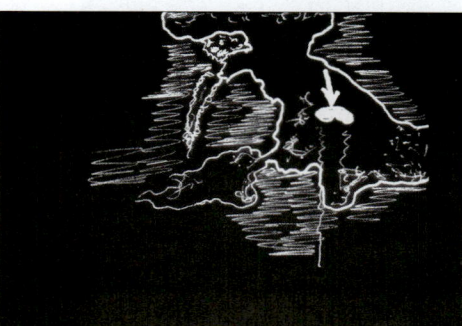

Figura 13.30. Nódulo doloroso na parede, com reação inflamatória cutânea. Exame com transdutor linear. Observe a coleção infiltrando os tecidos adjacentes, com limites irregulares, contendo fio cirúrgico na região central (seta). O diagnóstico final foi de abscesso da parede abdominal envolvendo o fio de sutura.

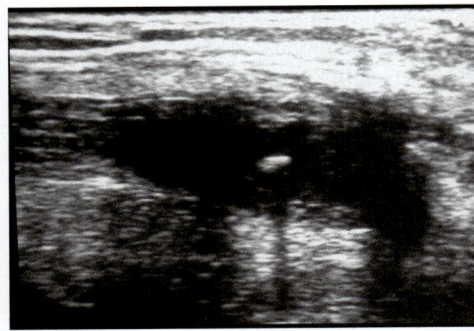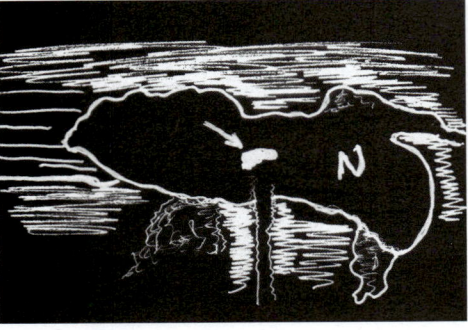

Figura 13.31. Nódulo doloroso crônico na parede abdominal. Cortesia: Dr. Clodoaldo Cadete. Exame com transdutor linear. Observe o grande nódulo hipoecoide (N), contendo fio cirúrgico no centro (seta). A compressão com o transdutor provoca dor, e o nódulo não muda sua forma (sólido).

> ❗ O diagnóstico histológico foi de granuloma inflamatório crônico contendo fio cirúrgico. Os granulomas são hipoecogênicos, simulando coleção de fluido. A compressão com transdutor auxilia no diagnóstico diferencial entre abscesso (amassa) e granuloma crônico (não amassa). À palpação clínica, nota-se nódulo duro. A remoção é necessária, quando existe dor crônica no local.

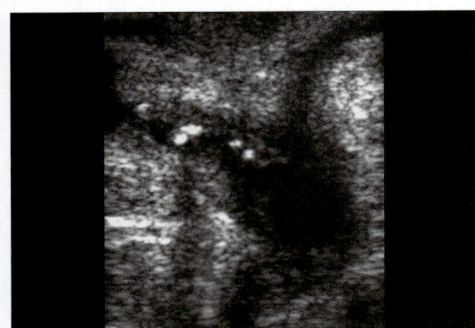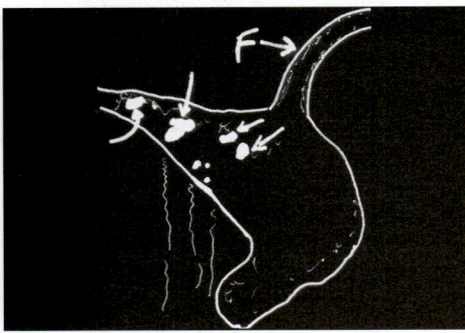

Figura 13.32. Histerectomia total abdominal há seis meses. Apresenta fístula cutânea drenando pus desde então. Exame com transdutor linear. Observe o abscesso crônico contendo pedaços de fio cirúrgico (setas), e a fístula (F) atingindo a pele.

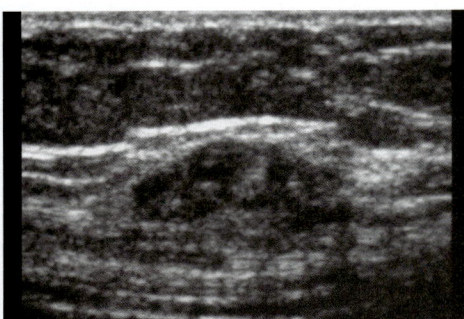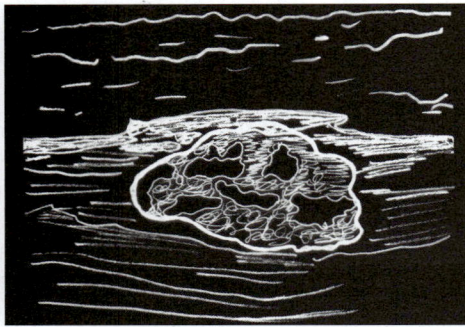

Figura 13.33. Cesariana há um ano. Apresenta nódulo doloroso na parede abdominal. Exame com transdutor linear. Cortesia: Dr. Clodoaldo Cadete. Observe o nódulo ovoide dentro do músculo reto abdominal, doloroso à compressão com o transdutor.

> ❗ Hipóteses: endometriose implantada na cicatriz cirúrgica (antecedente de cesariana) ou granuloma inflamatório provocado por fio cirúrgico. Não foi possível identificar com clareza a presença de fio dentro do nódulo. O quadro doloroso constante fala a favor de granuloma. A endometriose apresenta exacerbação cíclica da dor durante as menstruações. Ambas as lesões dolorosas devem ser removidas. O diagnóstico final foi de granuloma inflamatório.

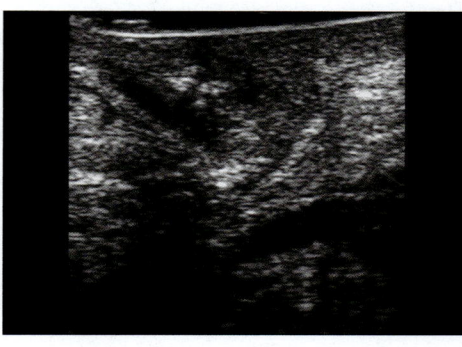 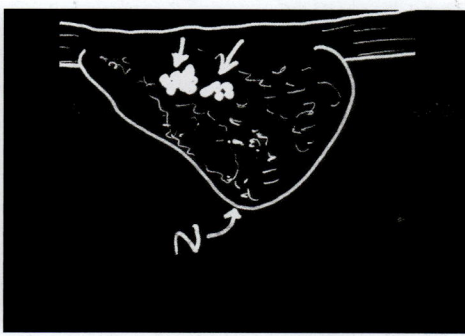

Figura 13.34. Histerectomia total há dez anos. Paciente refere dispareunia desde então. Exame transvaginal. Cortesia: Dr. Clodoaldo Cadete. No fundo da vagina, observe o nódulo (N) contendo fio cirúrgico (setas). O formato da imagem é semelhante ao de um transdutor linear. Isso é graças à grande ampliação do local, para demonstrar, com mais clareza, os detalhes do nódulo. O diagnóstico final foi de granuloma inflamatório de corpo estranho (fio cirúrgico).

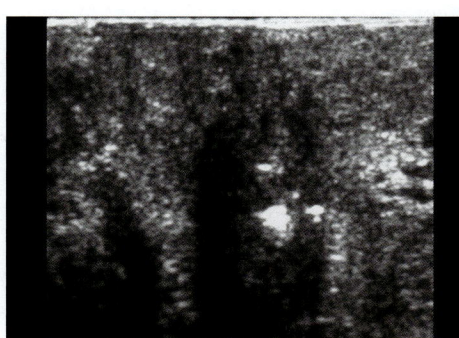 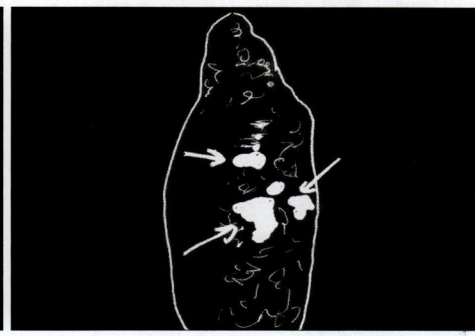

Figura 13.35. Antecedente de retirada da uma das glândulas de Bartholin. Apresenta nódulo doloroso crônico no grande lábio operado. Exame da vulva com transdutor linear. Cortesia: Dr. Clodoaldo Cadete. Observe o granuloma inflamatório contendo fio cirúrgico (setas), localizado no grande lábio vulvar, doloroso à compressão com o transdutor.

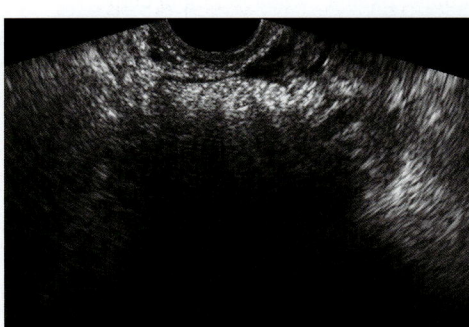 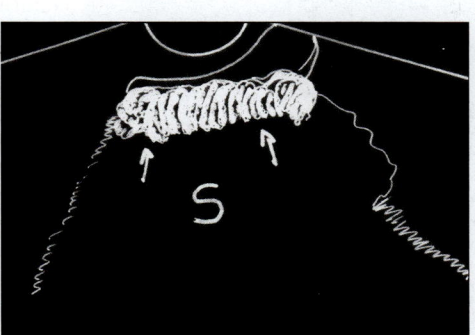

Figura 13.36. Cesariana há oito anos. Dor crônica na fossa ilíaca esquerda. Exame transvaginal. Observe a estrutura ecogênica alongada (setas), provocando grande sombra acústica posterior (S).

> Hipóteses: fezes sólidas no sigmoide, teratoma cístico maduro, abscesso crônico ou corpo estranho (provável compressa cirúrgica). Se a paciente tiver queixa de constipação intestinal, é prudente realizar preparo intestinal, enema baixo e reexame ecográfico. Se forem fezes intestinais, o tumor será eliminado, o que não ocorreu no presente caso. O antecedente de dor crônica desde a cirurgia fala a favor de corpo estranho. Detalhe: observe o aspecto de enrolamento da estrutura ecogênica (provável compressa). Não faça referência a corpo estranho no relatório, pois o fato será categoricamente negado após a cirurgia, colocando a paciente e sua família em conflito com o ecografista. Portanto, é mais prudente descrever como massa sólida, com área ecogênica interna, provocando forte sombra acústica posterior, de natureza a esclarecer (relato puramente descritivo do achado, sem mentiras). Não é obrigatório que o ecografista faça hipótese histológica, sujeita a erro ou a problema psicopatológico. Frente à descrição simples do achado, o clínico tomará as providências que julgar necessário, sem desdobramentos futuros para o ecografista. O diagnóstico final foi uma compressa cirúrgica.

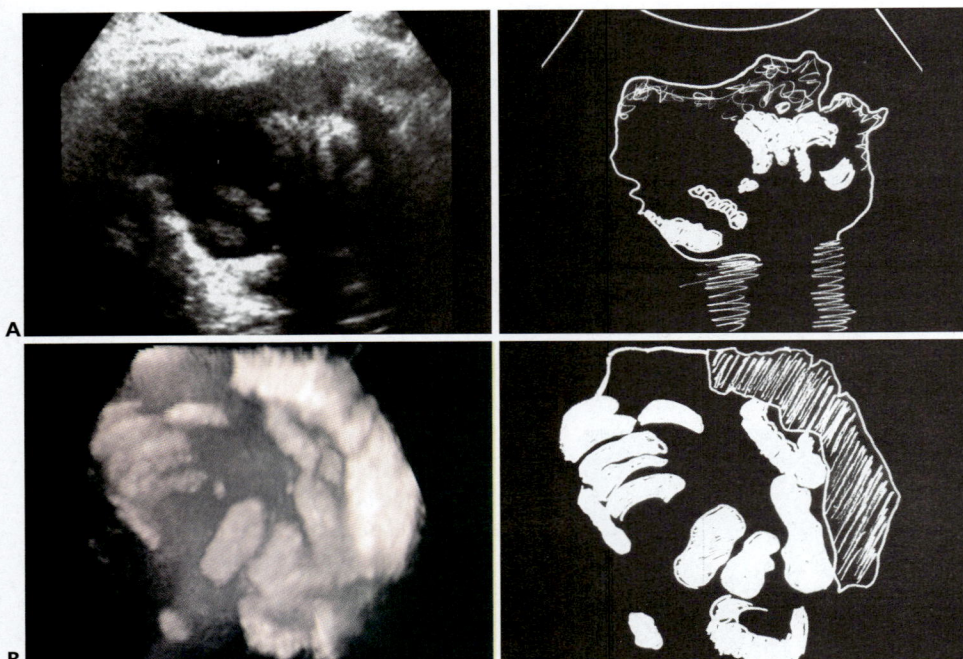

Figura 13.37. Antecedente de histerectomia. Apresenta dor crônica no abdome inferior. Exame transabdominal com transdutor convexo.
A: Observe a grande massa, com padrão misto, contendo fluido e áreas sólidas ecogênicas com sombra acústica posterior.
B: Imagem magnífica volumétrica com transparência. Observe a compressa cirúrgica com o típico enrolamento para servir como afastador das alças intestinais durante a cirurgia.

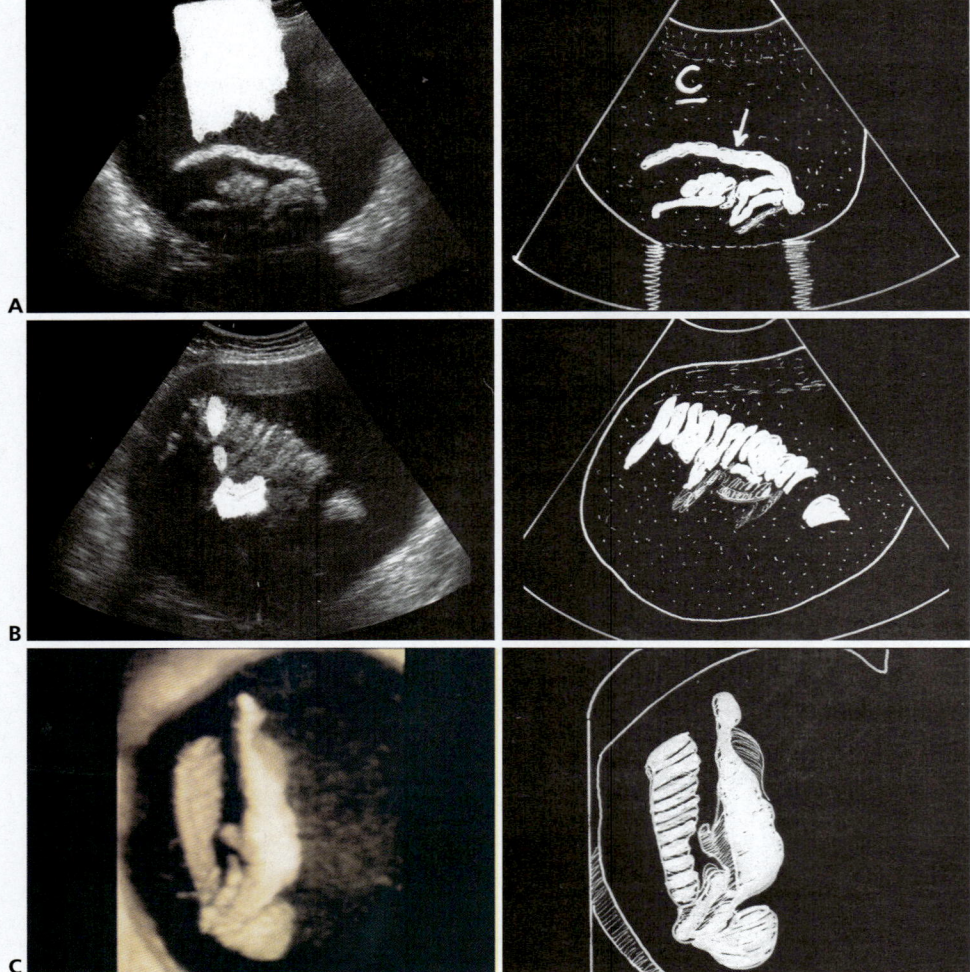

Figura 13.38. Dor crônica no abdome inferior. Massa dolorosa palpável no mesogástrio. Antecedente de histerectomia. Exame transabdominal com transdutor convexo.
A: Observe o grande cisto (C) contendo estrutura hiperecogência com sombra acústica posterior (seta).
B: Tangenciando a estrutura ecogênica, note a imagem caprichosa do enrolamento típico da compressa cirúrgica dentro do cisto.
C: Imagem volumétrica do cisto, mostrando a compressa em visão espacial do enrolamento e dobraduras.

> ! A compressa foi isolada pelo organismo, dentro de um cisto gerado pelo exsudato inflamatório. Outra possibilidade, menos comum, é a "fagocitose" da compressa pelo intestino grosso. Nessa condição, poderá ocorrer obstrução intestinal e emergência médica, ou então a paciente vai evacuar a compressa, alguns anos depois da cirurgia (incrível!).

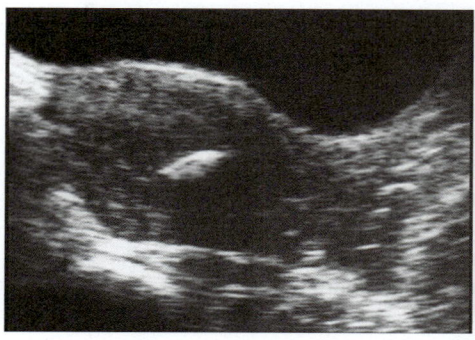 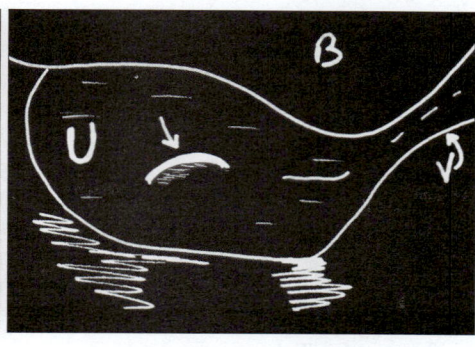

Figura 13.39. Exame transabdominal de rotina em paciente assintomática. Tem antecedente de cesariana. Corte longitudinal do útero. Observe o objeto hiperecogênico (seta), levemente curvo, produzindo sombra acústica, localizado na região central do útero (U). B = bexiga; V = vagina.

> ! Trata-se de um corpo estranho. Pode ser pedaço de DIU, fragmento de objeto introduzido no útero (aborto provocado, espátula de coleta, fio cirúrgico etc.). A paciente nega qualquer procedimento direcionado à cavidade uterina. Radiografia simples revela pedaço de agulha metálica, provavelmente relacionada com a cesariana. Entretanto, já identificamos agulha na pelve de paciente que nunca foi operada ou submetida a procedimentos endoscópicos (mistérios da Medicina). De qualquer maneira, o obstetra ficou em situação difícil e, felizmente, a paciente não levou a questão adiante na justiça.

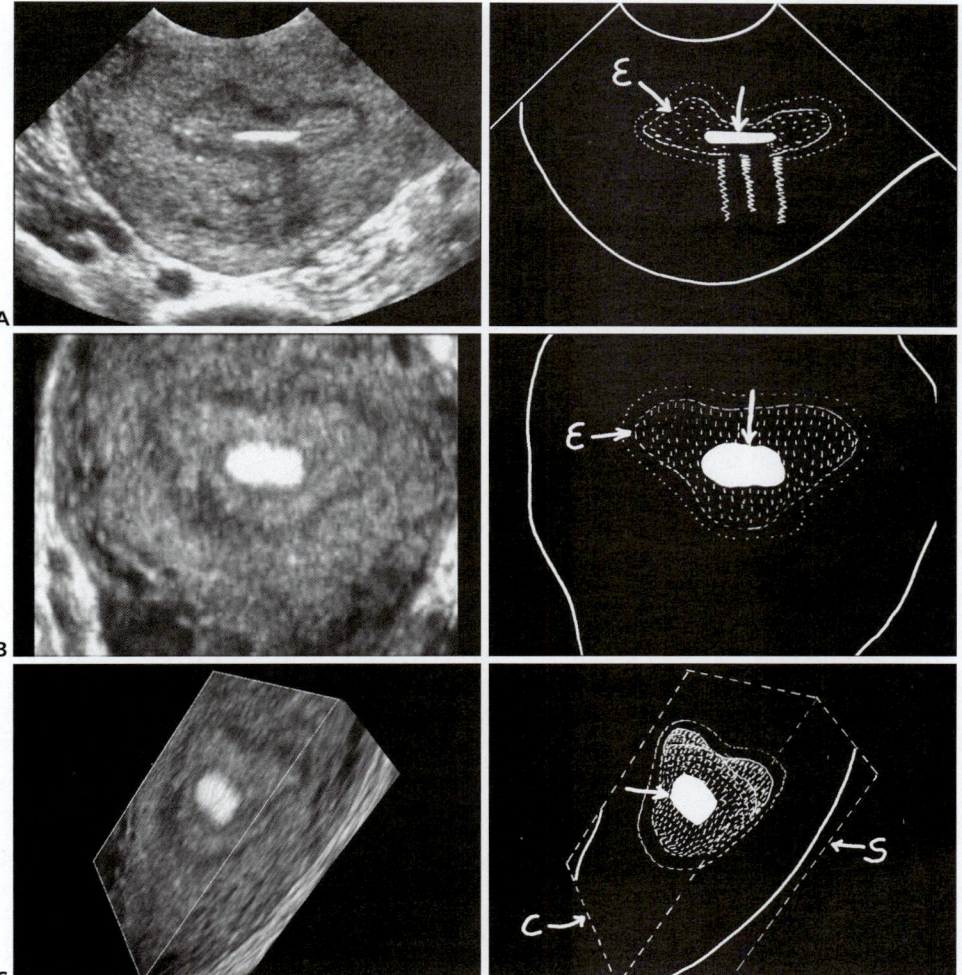

Figura 13.40. Exame transvaginal de rotina.
A: Corte transversal do útero. O endométrio (E) contém em sua cavidade um corpo estranho linear (seta), ecogênico e com pequena sombra acústica posterior.
B: Plano coronal 3D. Observe a metade superior do endométrio e o corpo estranho com formato ovoide.
C: Imagem volumétrica 3D do útero, com destaque aos planos coronal (C) e sagital (S). O corpo estranho ovoide está bem evidente. A paciente não se lembra de qualquer manipulação da cavidade uterina.

> ! Foi removido um corpo de espátula plástica de coleta citológica endometrial (!), o que caracteriza má prática do ginecologista que abandonou o corpo estranho na cavidade uterina, e não comunicou à paciente. O sensato seria comunicar o fato e tomar as providências necessárias para a remoção do objeto.

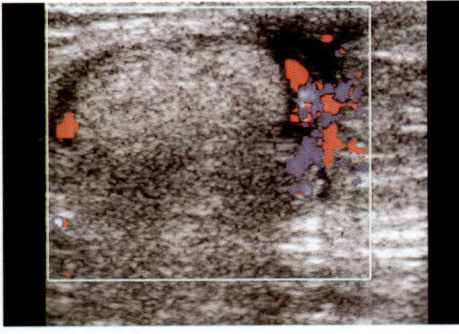 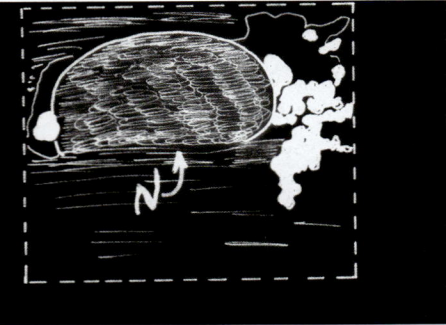

Figura 13.41. Paciente refere nódulo doloroso na linha média infraumbilical, que surgiu após histerectomia. O nódulo aumenta de volume com manobra de esforço. Exame com transdutor linear. Observe o nódulo ecogênico (N), homogêneo, com vasos periféricos, localizado no tecido subcutâneo, que aumenta de volume com a manobra de esforço. Não se identificou peristaltismo. O diagnóstico final foi de hérnia incisional contendo epíploo, sem alça intestinal no saco herniário.

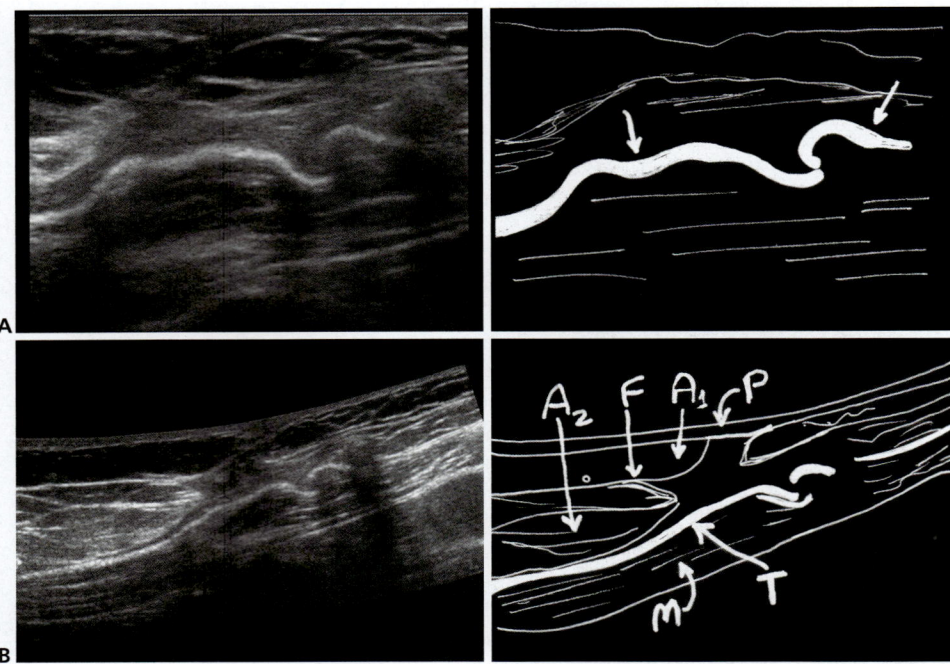

Figura 13.42. Hérnia incisional recorrente. Nova cirurgia com colocação de tela. Exame transabdominal com transdutor linear.
A: Observe a tela (setas) com perfil ondulado graças à pressão abdominal.
B: Imagem panorâmica mostrando as camadas da parede: pele (P), tecido adiposo superficial (A_1), fáscia superficial (F), tecido adiposo profundo (A_2), fáscia profunda substituída pela tela (T) e músculo (M).

> A avaliação ecográfica das telas de contenção é importante. O objetivo é procurar a presença de fluido ao redor do corpo estranho, indicando exsudato inflamatório e risco de infecção secundária. No pós-operatório recente, pode haver sangue adjacente à tela.

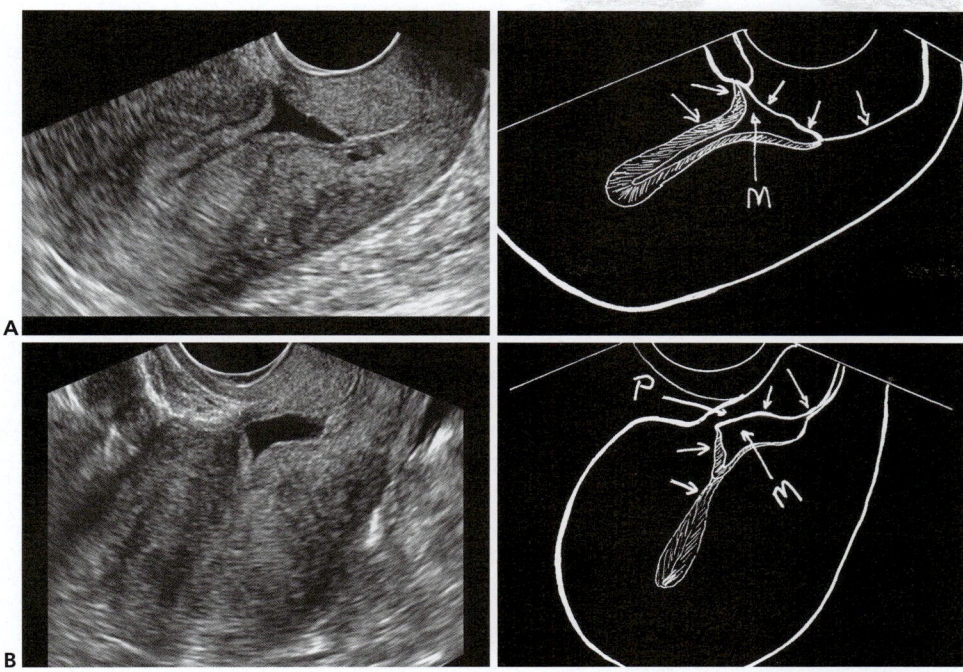

Figura 13.43. Exame longitudinal transvaginal do útero. A cicatriz de cesariana está retraída em direção à serosa, formando cavidade comunicante com a luz uterina.
A: O muco natural (M) está preenchendo a luz uterina e continuando para dentro da cavidade na cicatriz. Observe o endométrio (setas) atapetando a superfície interna da cavitação e continuando com a mucosa endocervical.
B: Fazendo pressão suave com o transdutor, o muco se deslocou para dentro da cavidade, permitindo uma melhor visão dela. Observe o endométrio continuando com a mucosa cervical (setas). A parede uterina (P) está muito fina nesse local.

> ❗ A retração da cicatriz de cesariana é incidental. Está relacionada com deficiência da reparação natural da incisão cirúrgica na profundidade do miométrio. Provoca um grande afinamento da parede uterina, formando uma cavidade no istmo, com aproximação entre a mucosa e a serosa. Podemos entender o risco de ruptura silenciosa do útero em gestação futura, e a gravidade que o caso assume se ocorrer implantação do ovo dentro desse local (acretismo placentário grave, o qual pode perfurar o útero e penetrar na parede vesical). Para mais informações, acesse o texto no início do capítulo.

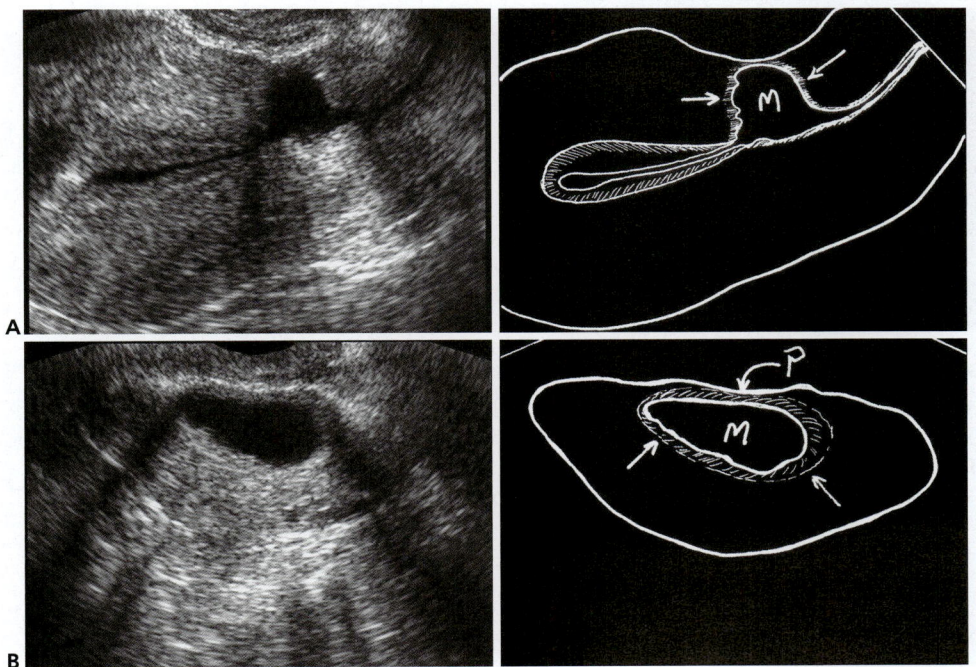

Figura 13.44. Exame transvaginal do útero.
A: Corte longitudinal. Observe a cavidade (setas) dentro da cicatriz de cesariana, aberta para o canal uterino e cheia de muco (M).
B: Corte transversal. A imagem mostra com clareza a fina parede uterina residual (P) anterior à cavidade dentro da cicatriz.

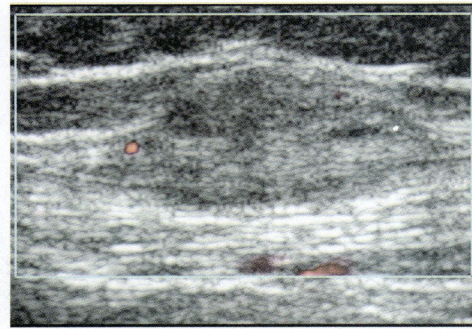 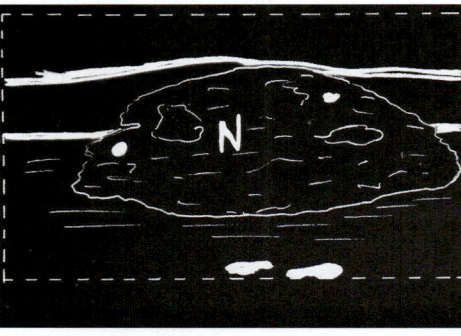

Figura 13.45. Paciente com antecedente de cesariana, referindo nódulo na parede abdominal, o qual aumenta de tamanho e fica doloroso durante as menstruações. Avaliação da parede abdominal com transdutor linear. No local indicado pela paciente, nota-se nódulo sólido (N), com limites mal definidos. O mapa vascular, com Doppler codificado por amplitudes, revela raros vasos minúsculos.

> A incisão cirúrgica de cesariana é alvo frequente de implantes endometriais. Muitas pacientes apresentam a queixa de nódulos na cicatriz cirúrgica, dolorosos nas menstruações. A correlação clínico-ecográfica é fundamental, pois o diagnóstico diferencial é de neoplasia de partes moles parietais. O mapa vascular colabora ao demonstrar a rarefação vascular dos nódulos endometrioides. A punção aspirativa por agulha fina fecha o diagnóstico. Esses nódulos parietais apresentam pequena ou nenhuma resposta à inibição medicamentosa. Geralmente, o tratamento consiste na remoção cirúrgica dos mesmos.

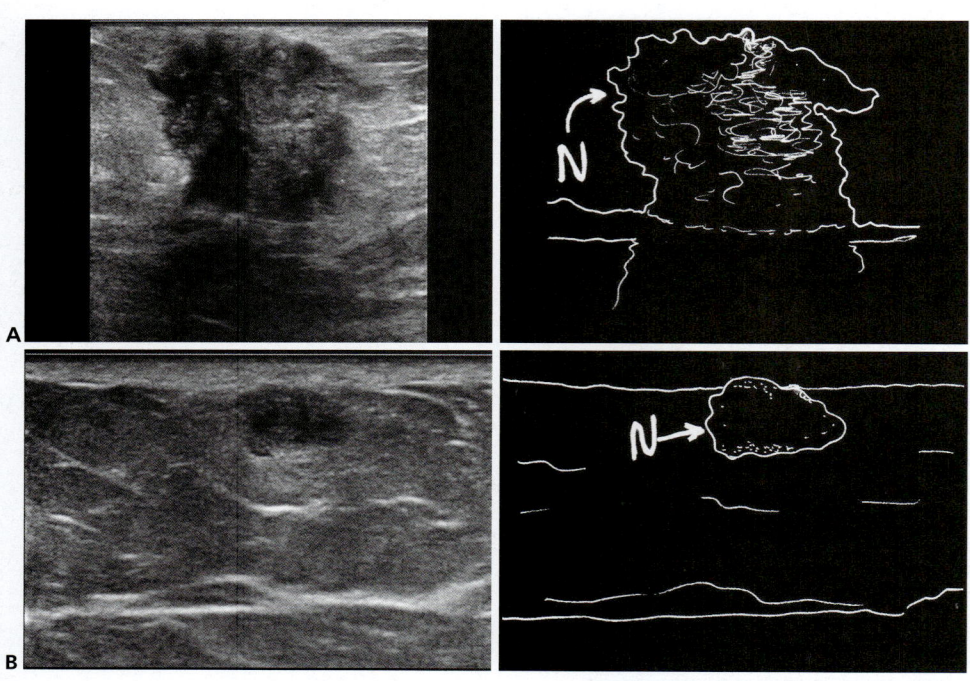

Figura 13.46. Paciente com queixa de dois nódulos palpáveis em cicatriz de cesariana, dolorosos durante as menstruações. As imagens A e B, obtidas com transdutor linear, mostram os dois nódulos no tecido adiposo subcutâneo (N). O nódulo na imagem A é de grandes dimensões. O diagnóstico histológico foi de endometriose.

> O diagnóstico histológico é fundamental. A despeito do quadro clínico, esses nódulos são semelhantes às neoplasias dos tecidos superficiais, inclusive aos sarcomas, tal como na imagem A, onde o nódulo mostra sinais de invasão periférica. Lembre-se que a endometriose também apresenta características periféricas invasoras, mesmo sendo benigna.

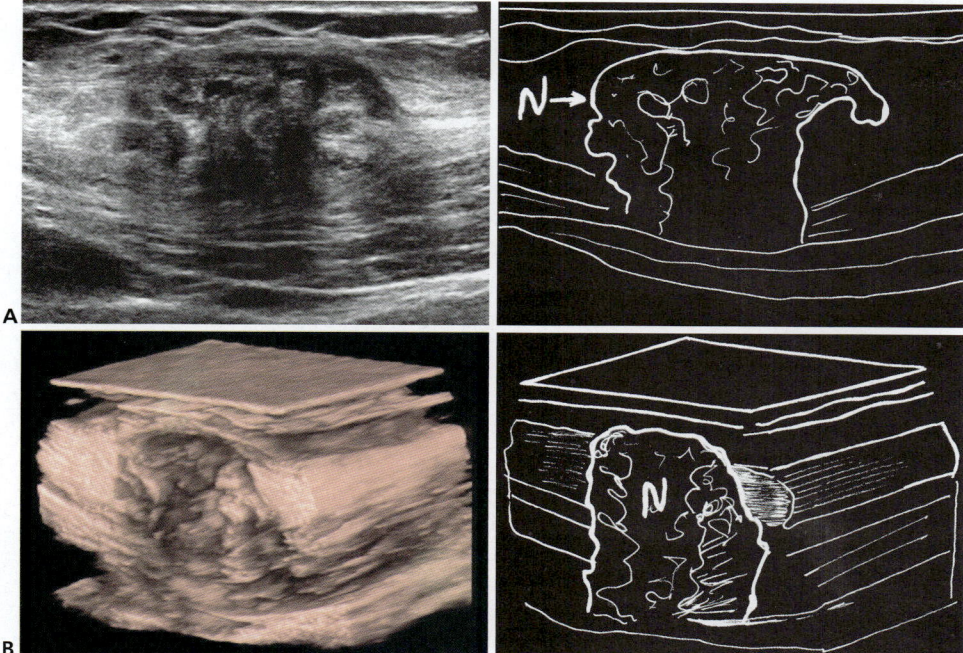

Figura 13.47. Grande nódulo doloroso palpável na cicatriz de cesariana.
A: Imagem 2D do nódulo (N), obtida com o transdutor linear.
B: Imagem 3D com os três planos ortogonais. O nódulo apresenta características invasoras periféricas, mas o diagnóstico histológico foi de endometriose.

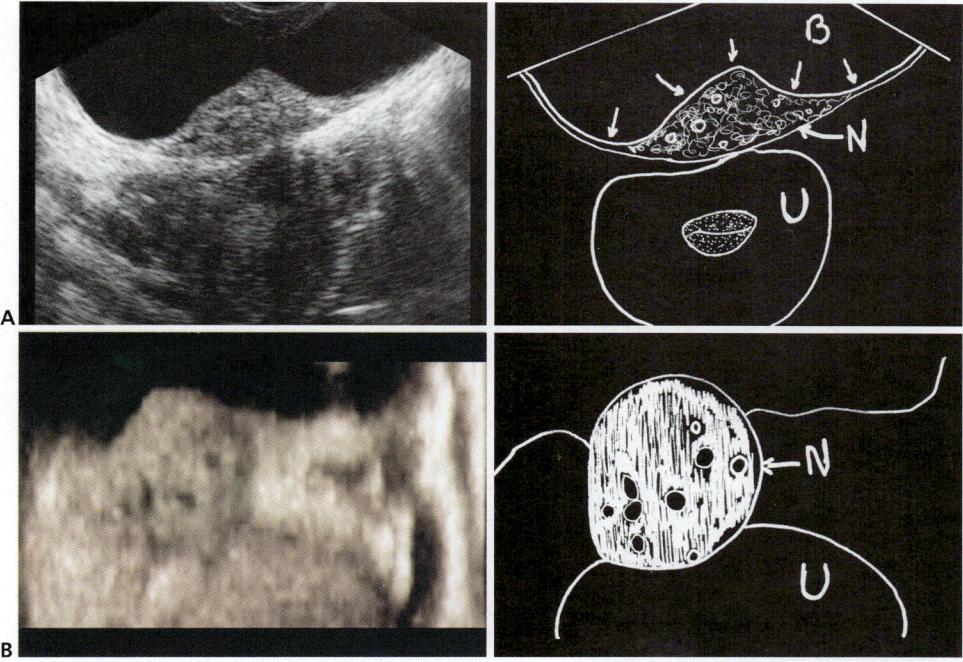

Figura 13.48. Cerca de um ano após cesariana, a paciente passou a apresentar dor quando a bexiga estava repleta e também durante o seu esvaziamento, além de dispareunia. O quadro piora durante as menstruações. O exame laboratorial mostrou urina normal. Exame transabdominal com a bexiga repleta.
A: Corte transversal na altura do istmo uterino (U). Observe o nódulo (N) localizado na parede vesical, sobre o útero, coberto pela mucosa vesical (setas). B = bexiga.
B: Imagem volumétrica 3D. O nódulo é denso e com microcistos dispersos. A correlação clínico-ecográfica sugere implante de endometriose na parede vesical externa, provocado pela cesariana, confirmado na cistoscopia no terceiro dia menstrual e na exploração cirúrgica.

> Apesar do grande número de cesarianas em nosso país, é incomum o implante de endométrio no leito cirúrgico vesicouterino, provocando focos de endometriose. O local mais comum é na cicatriz da parede abdominal, onde a paciente nota nódulo doloroso durante as menstruações. Na parede vesical justauterina, como o presente caso, é mais raro.

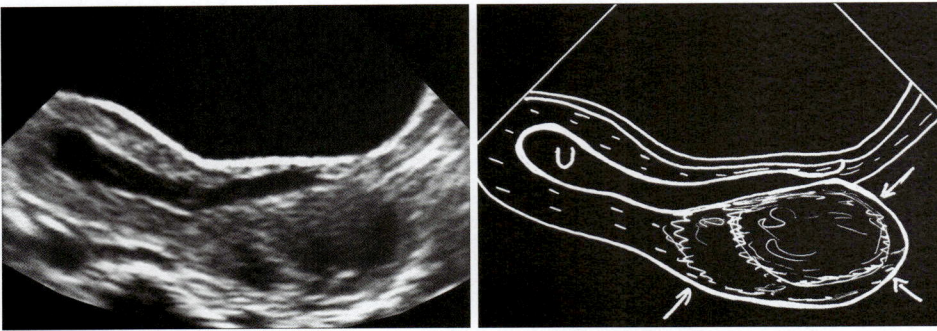

Figura 13.49. Paciente de 38 anos submetida a uma curetagem há 50 dias decorrente de aborto retido. Apresenta dor pélvica intensa. Dilatação da cavidade uterina (U) graças à obstrução do colo por um hematoma (setas) na parede posterior (trauma cervical durante o procedimento de dilatação para a curetagem).

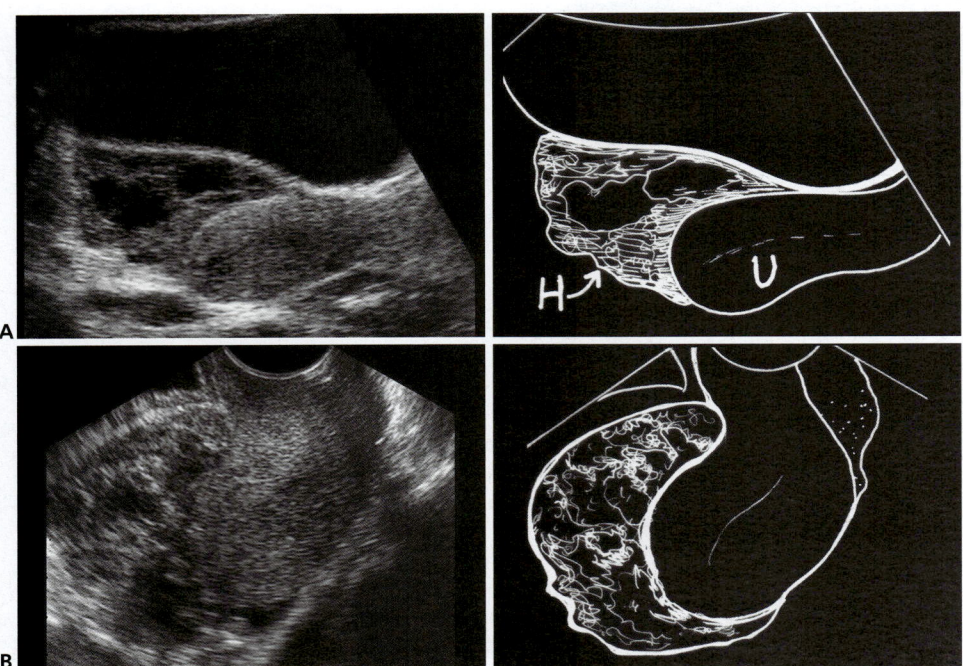

Figura 13.50. Curetagem há dois dias decorrente de aborto incompleto. Refere dor pélvica intensa.
A: Exame transabdominal: corte longitudinal do útero. Observe o hematoma organizado (H) junto ao fundo uterino (U).
B: Exame transvaginal: corte longitudinal do útero. O hematoma está encapsulado e aderido ao útero, acompanhando a curvatura do mesmo. Não se identifica sangue livre no fundo de saco. A conclusão é de perfuração uterina, sem ruptura da serosa, com formação de hematoma subseroso. Foi realizada drenagem por videolaparoscopia.

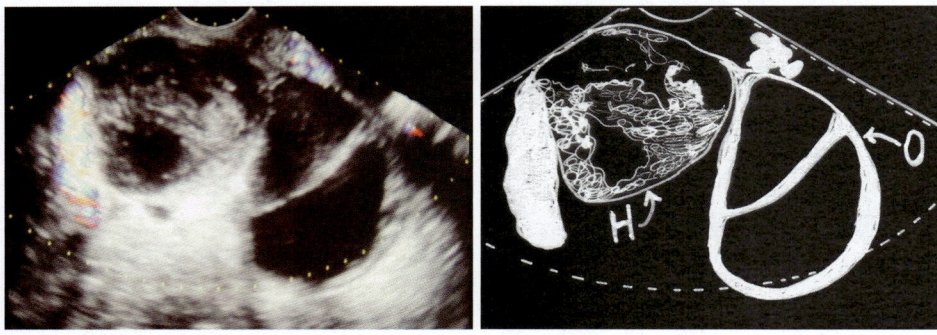

Figura 13.51. Dor pélvica intensa após curetagem graças a aborto incompleto. Exame transvaginal. Cortesia: Dr. Clodoaldo Cadete. Corte transversal da fossa ilíaca direita. Observe o hematoma organizado intraligamentar (H), deslocando o ovário direito (O) para a linha média retrouterina. O diagnóstico final foi de perfuração uterina.

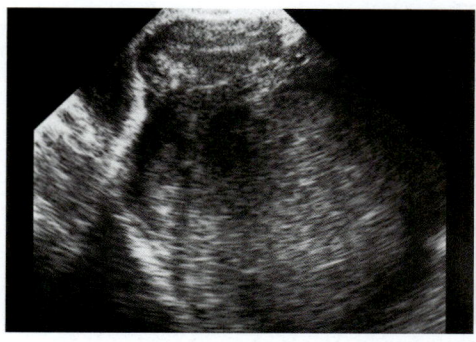 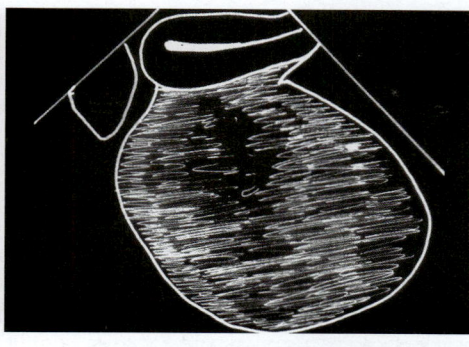

Figura 13.52. Dor pélvica intensa após curetagem decorrente de aborto incompleto. Exame transvaginal. Corte longitudinal do útero. Observe a grande massa ocupando toda a pelve retrouterina.

> A massa tem aspecto sólido. As hipóteses são: hematoma gigante, cisto endometrioide e neoplasia ovariana. A paciente havia realizado ecografia transvaginal antes da curetagem, para confirmação do aborto incompleto e não havia a massa pélvica. A conclusão óbvia é de perfuração uterina e grande hematoma pélvico, com limite bem definido, provavelmente encapsulado pela serosa uterina, confirmado posteriormente.

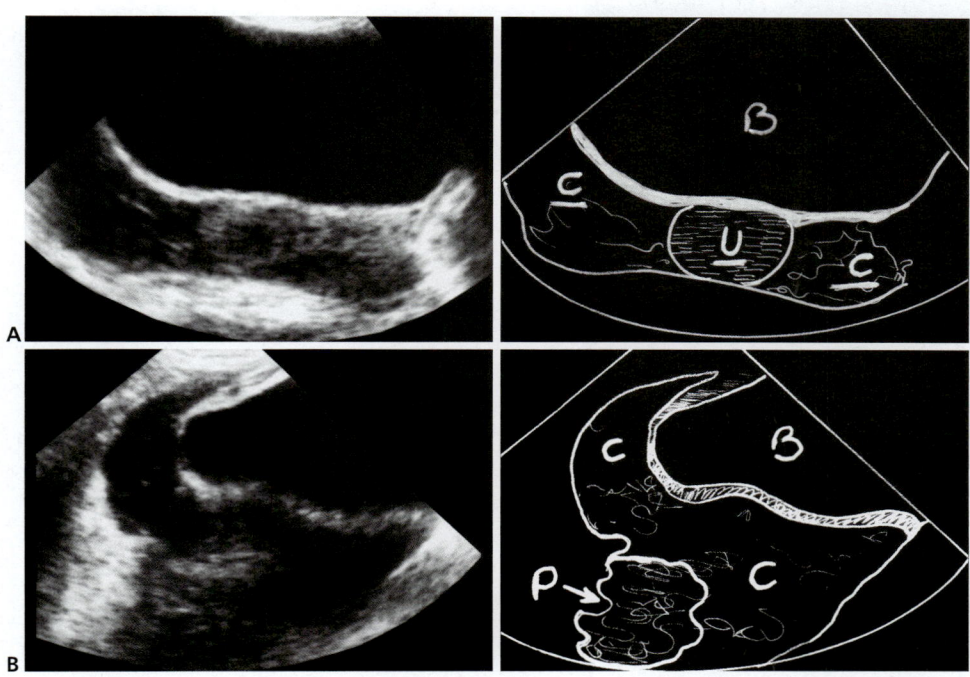

Figura 13.53. Paciente submetida, há três dias, à curetagem por causa de aborto infectado. Apresenta febre alta, dor pélvica difusa intensa, dificuldade para esvaziar a bexiga e reação peritoneal. Exame transabdominal.
A: Corte transversal do colo uterino (U). Observe a grande coleção (C) no fundo de saco posterior, subindo pela lateral direita da bexiga (B).
B: Corte transversal paravesical à direita. A coleção está insinuada entre a bexiga, o músculo psoas (P) e a parede pélvica lateral esquerda.
Conclusão: provável perfuração uterina e peritonite pélvica, com grande abscesso dissecante. A paciente teve choque séptico, mas sobreviveu com os tratamentos cirúrgico e clínico.

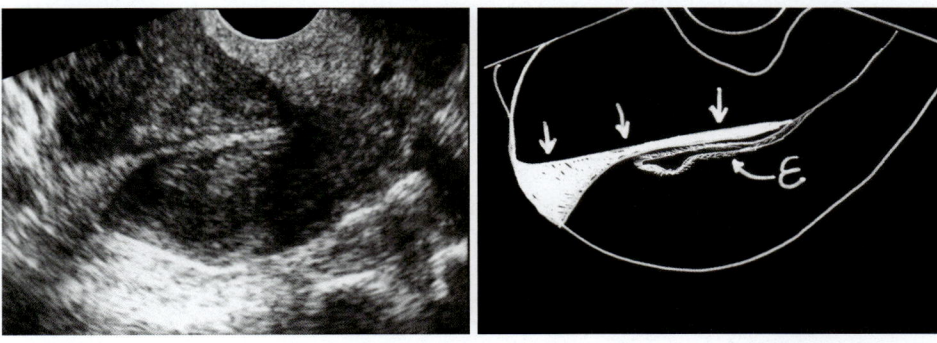

Figura 13.54. Curetagem causada por aborto incompleto há três semanas. Exame transvaginal graças a o clínico ter suspeitado de perfuração uterina acidental. Corte longitudinal do útero. Observe o endométrio fino (E). Note o trajeto ecogênico (setas) realizado pelo instrumento ao provocar a perfuração. Não se identifica hematoma ou fluido no fundo de saco posterior.

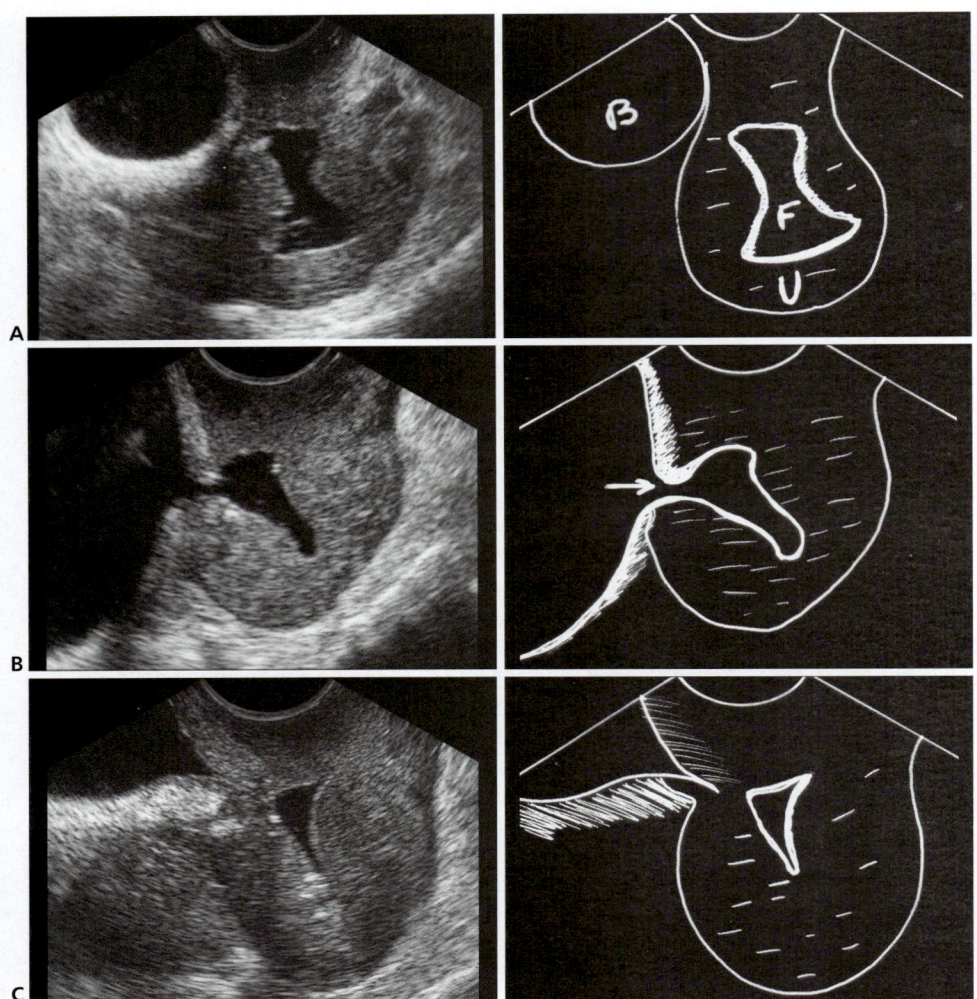

Figura 13.55. Paciente com antecedente de curetagem por aborto infectado, com septicemia e tratamento clínico. Após a alta, passou a apresentar perda urinária pela vagina, quando apresentava bexiga repleta. Exame transvaginal.
A: Corte longitudinal do útero (U), com a bexiga (B) quase vazia. Observe a presença de fluido (F) na cavidade uterina. O exame foi interrompido e solicitou-se à paciente para ingerir água e esperar o enchimento vesical máximo.
B: Com a bexiga totalmente repleta, foi possível identificar a fístula (seta) vesicouterina, comunicando a luz vesical com a cavidade uterina.
C: Reavaliação após o esvaziamento vesical. Observe o desaparecimento da comunicação vesicouterina (colabamento da fístula).

> A paciente referia exames anteriores em outros serviços, todos normais. O clínico estava questionando incontinência urinária. O diagnóstico correto da fístula só foi possível porque ouvimos com atenção a queixa da paciente e tivemos a paciência de realizar um exame triplo. Infelizmente, a maioria dos profissionais não quer "perder tempo" com o paciente.

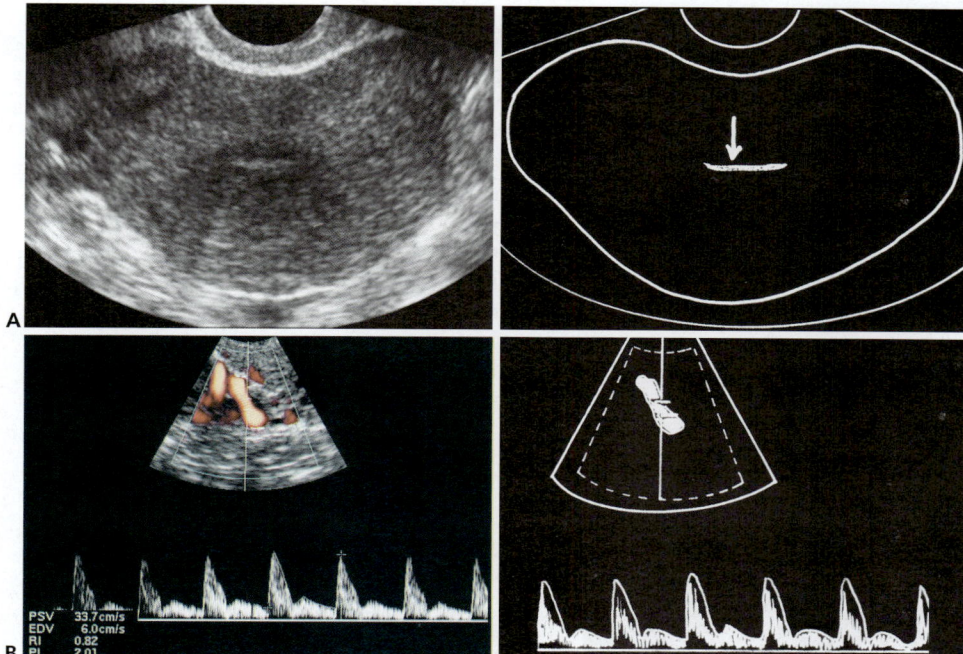

Figura 13.56. Exame transvaginal em paciente com antecedente de aborto incompleto e duas curetagens. Está em amenorreia após os procedimentos uterinos.
A: Corte transversal do útero. Não identificamos as camadas endometriais, apenas se nota a linha central (seta).
B: O Doppler espectral das artérias uterinas mostra fluxos com impedâncias normais (IR = 0,82 e IP = 2,01), o que fala contra uma hipofunção hormonal como causa da amenorreia. A hipótese ecográfica de sinequia total foi confirmada com estudo radiológico contrastado e posterior histeroscopia.

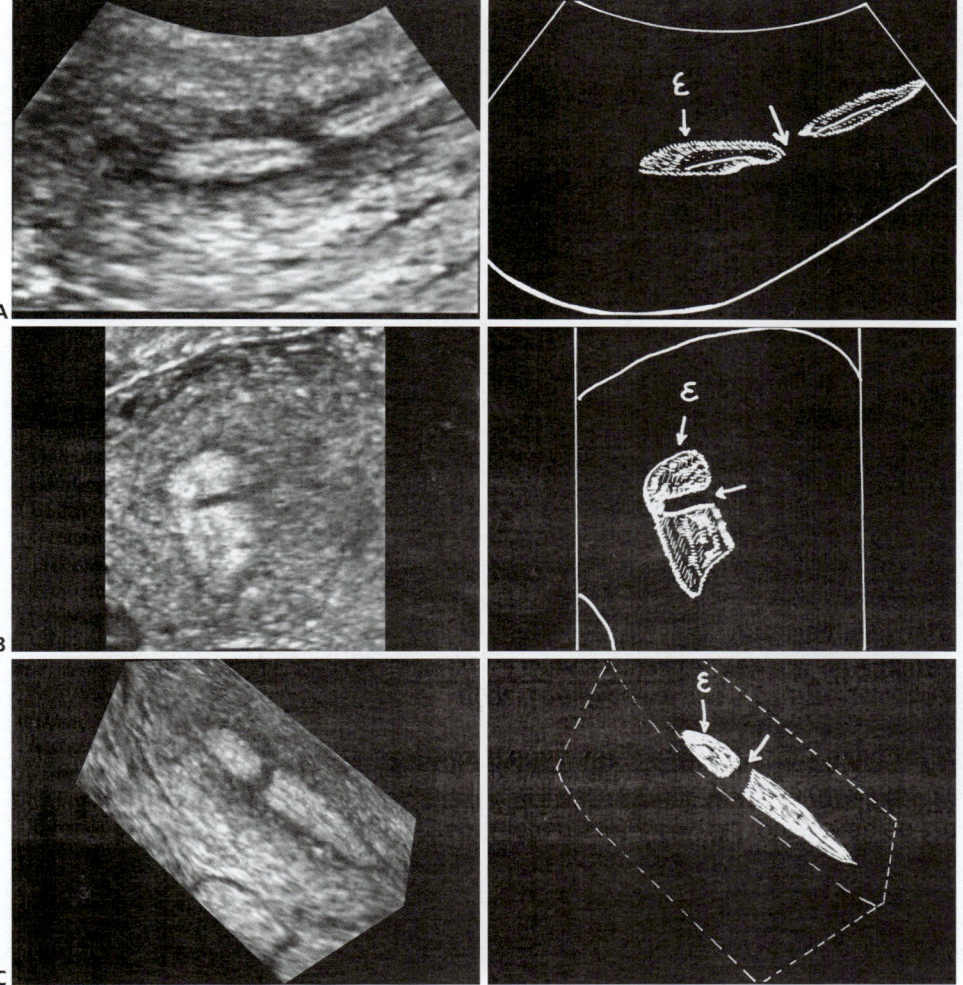

Figura 13.57. Exame transvaginal de rotina.
A: Corte longitudinal do útero. O endométrio (E) apresenta padrão secretor e mostra interrupção em seu terço médio, com aspecto de adesão entre as paredes musculares (seta).
B: Corte coronal obtido com imagem 3D. Observe a interrupção na área central do endométrio.
C: Imagem volumétrica 3D. Observe o foco de sinequia a provocar interrupção no eco endometrial. O diagnóstico foi confirmado com histeroscopia.

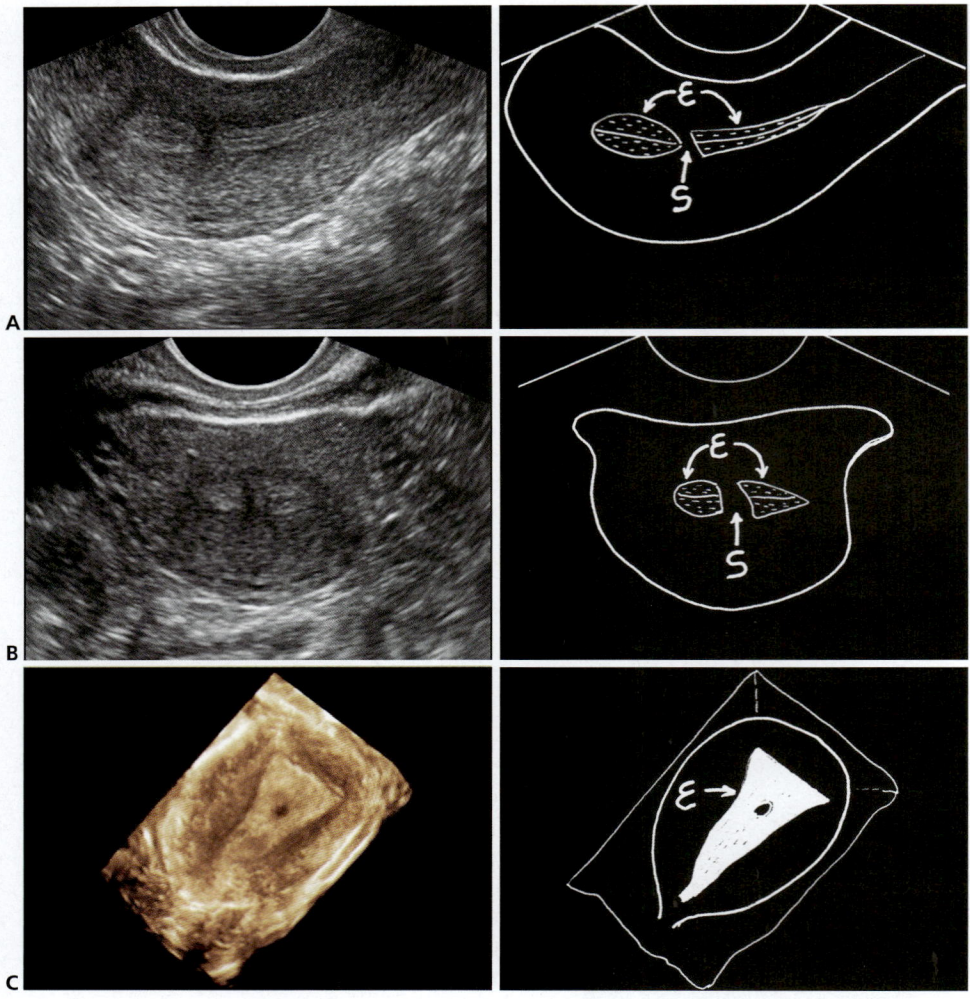

Figura 13.58. Exame transvaginal de rotina, em paciente de 27 anos. Tem antecedente de curetagem graças a aborto incompleto.
A: Corte longitudinal do útero. Observe o endométrio trilaminar (E), com interrupção em seu trajeto, sugestiva de foco de sinequia (S).
B: Corte transversal a mostrar a sinequia.
C: Imagem volumétrica 3D, com plano coronal sobre o endométrio. A sinequia tem localização central no endométrio e simula um orifício no mesmo. A imagem volumétrica é caprichosa, podendo simular um cisto ou mesmo um pequeno saco gestacional. Nesse caso, as imagens 2D (A e B) são típicas e não deixam dúvidas.

! Observando-se apenas a imagem B, pode-se pensar em septo uterino, a duplicar o eco endometrial. Entretanto, o corte longitudinal (imagem A) leva ao diagnóstico correto, pois não existe septo uterino que interrompa o eco endometrial no sentido longitudinal.

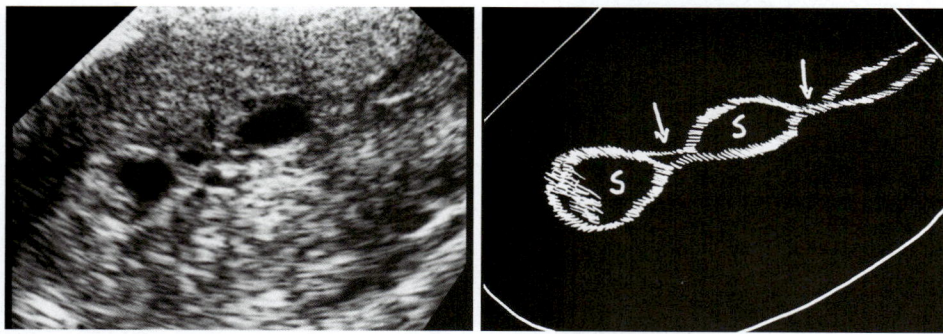

Figura 13.59. Paciente com antecedente de curetagens e suspeita clínica de sinequia. Exame transvaginal com histerossonografia. Corte longitudinal do útero. A solução salina (S) produziu um bom contraste na cavidade endometrial e revelou focos de adesão entre as paredes uterinas (setas), confirmando a hipótese de sinequia parcial.

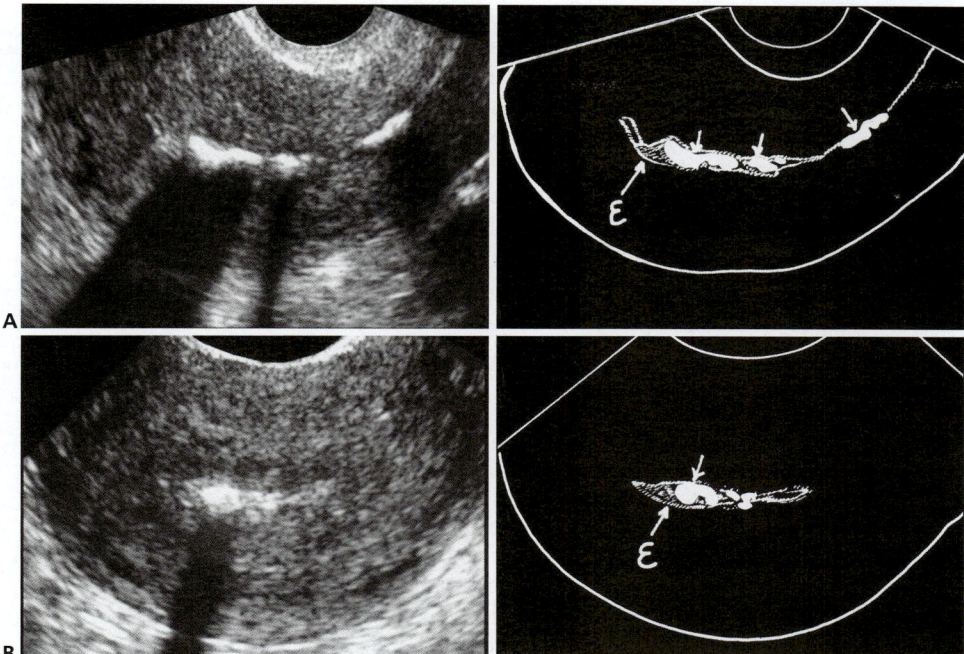

Figura 13.60. Paciente com antecedente de três curetagens. Refere hipomenorreia e dismenorreia. Exame transvaginal.
A: Corte longitudinal do útero. O endométrio (E) está heterogêneo, fino, com limites irregulares da camada basal, e com calcificações lineares grosseiras (setas).
B: Corte transversal do útero, mostrando as mesmas alterações. A hipótese ecográfica de sinequia parcial, associada à metaplasia óssea do endométrio, foi confirmada com a histeroscopia e o estudo histológico.

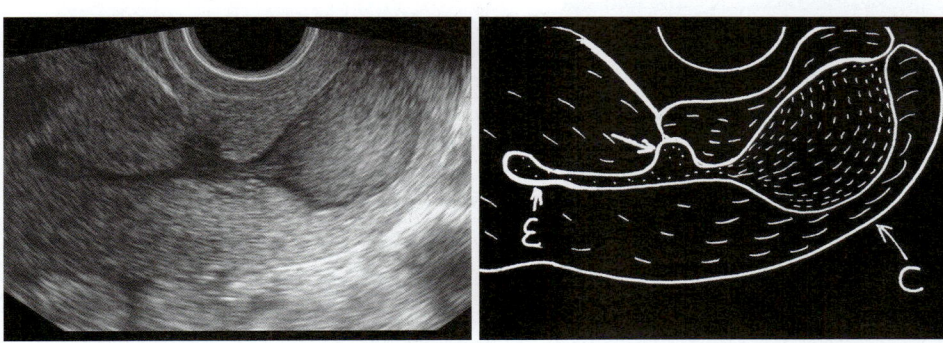

Figura 13.61. Exame transvaginal em paciente com dor pélvica e menstruações escassas e prolongadas. O quadro surgiu após ter sido submetida à eletrocauterização da ectocérvice graças a ectrópio extenso. Exame transvaginal. Corte longitudinal do útero mostrando cavidade endometrial (E) dilatada por fluido, a qual continua com grande dilatação do canal cervical (C). Note a cicatriz de cesariana com invaginação da mucosa, graças à retração cicatricial, dando a impressão de estar "aberta" (seta). O diagnóstico final foi de estenose cicatricial do colo uterino.

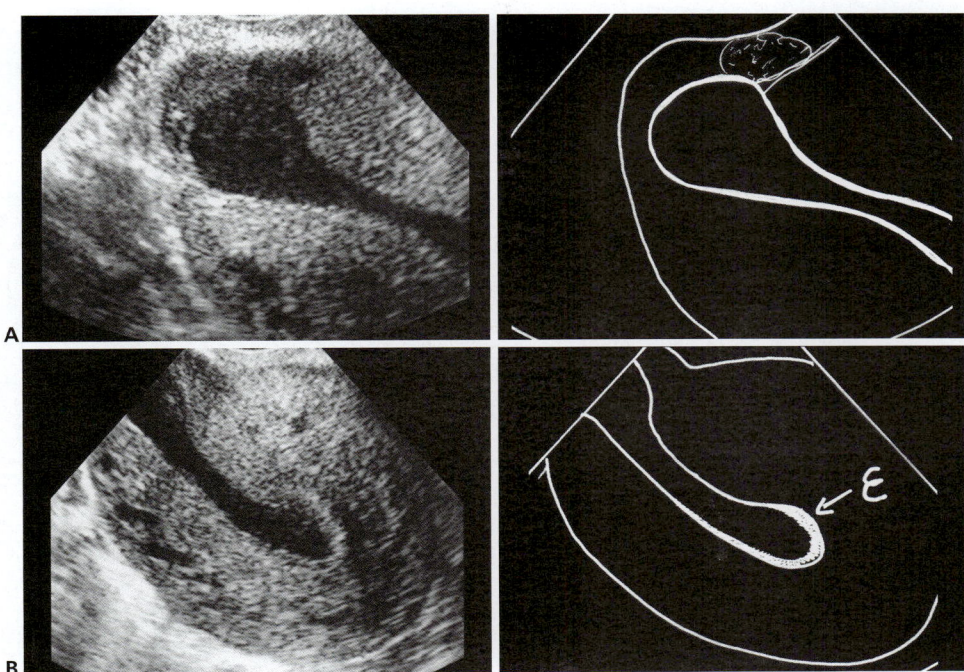

Figura 13.62. Conização cervical há seis meses graças a um carcinoma *in situ*. Paciente teve menopausa há menos de dois anos. Exame transvaginal de rotina.
A: Útero retrovertido: corte longitudinal do colo. Observe o canal cervical com dilatação até próximo ao orifício cervical externo.
B: Corte longitudinal do corpo uterino. Observe a cavidade uterina distendida por fluido. O endométrio (E) está fino. O diagnóstico é de estenose cicatricial do orifício externo do colo, com dilatação do canal uterino por muco.

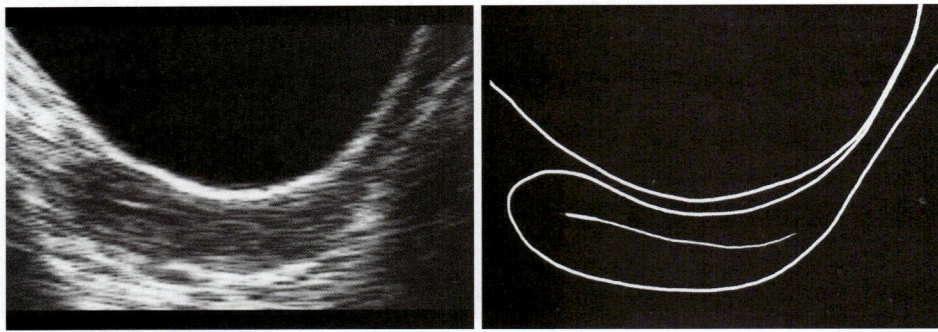

Figura 13.63. Paciente de 31 anos com histórico de choque hipovolêmico há dois anos, durante cesariana. Está em amenorreia desde então. Não teve lactação. Exame transabdominal. Observe o útero pequeno, com endométrio fino, sem sinais de proliferação. O diagnóstico final foi de síndrome de Sheeham.

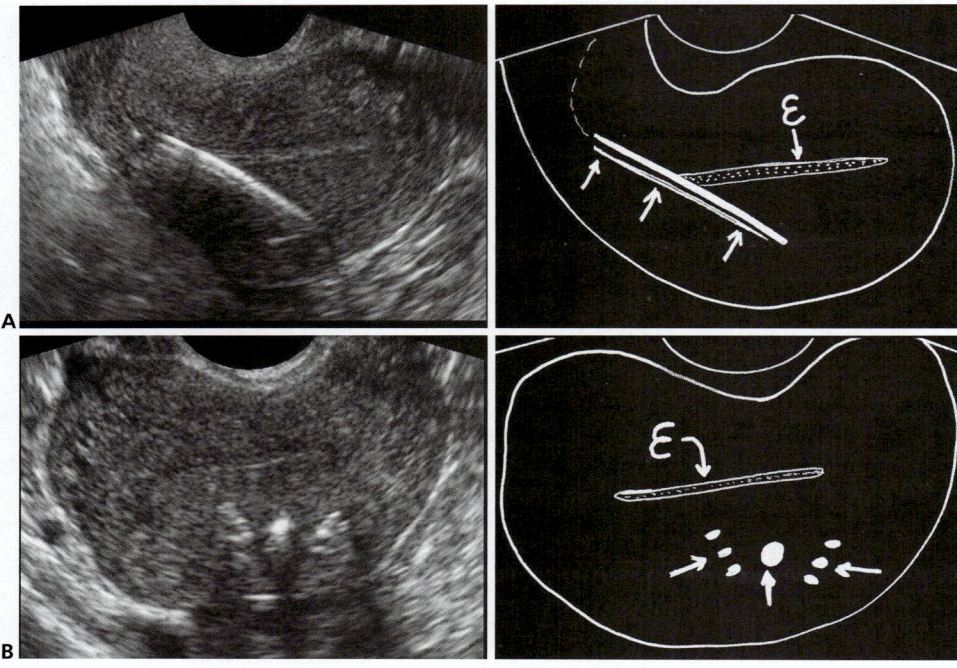

Figura 13.64. Paciente refere fortes dores pélvicas, após recente inserção de DIU tipo "T" de cobre. Exame transvaginal.
A: Corte longitudinal do útero, em retroversoflexão. Observe o endométrio (E) com padrão pós-menstrual (fino e sem a camada funcional). O dispositivo (setas) está inserido dentro da parede miometrial anterior (não esqueça que o útero está retroversofletido). Esse tipo de útero oferece maior risco para a inserção dos dispositivos, pois o ângulo entre o colo e o corpo é invertido e mais acentuado.
B: Corte transversal do útero. O dispositivo está dentro da parede anterior do miométrio, distal em relação ao transdutor (novamente: lembre-se que o útero é retroversofletido). O eco redondo hiperecogênico é a haste longitudinal, e os ecos mais suaves são as hastes horizontais. Ocorreu a inserção intramiometrial do DIU.

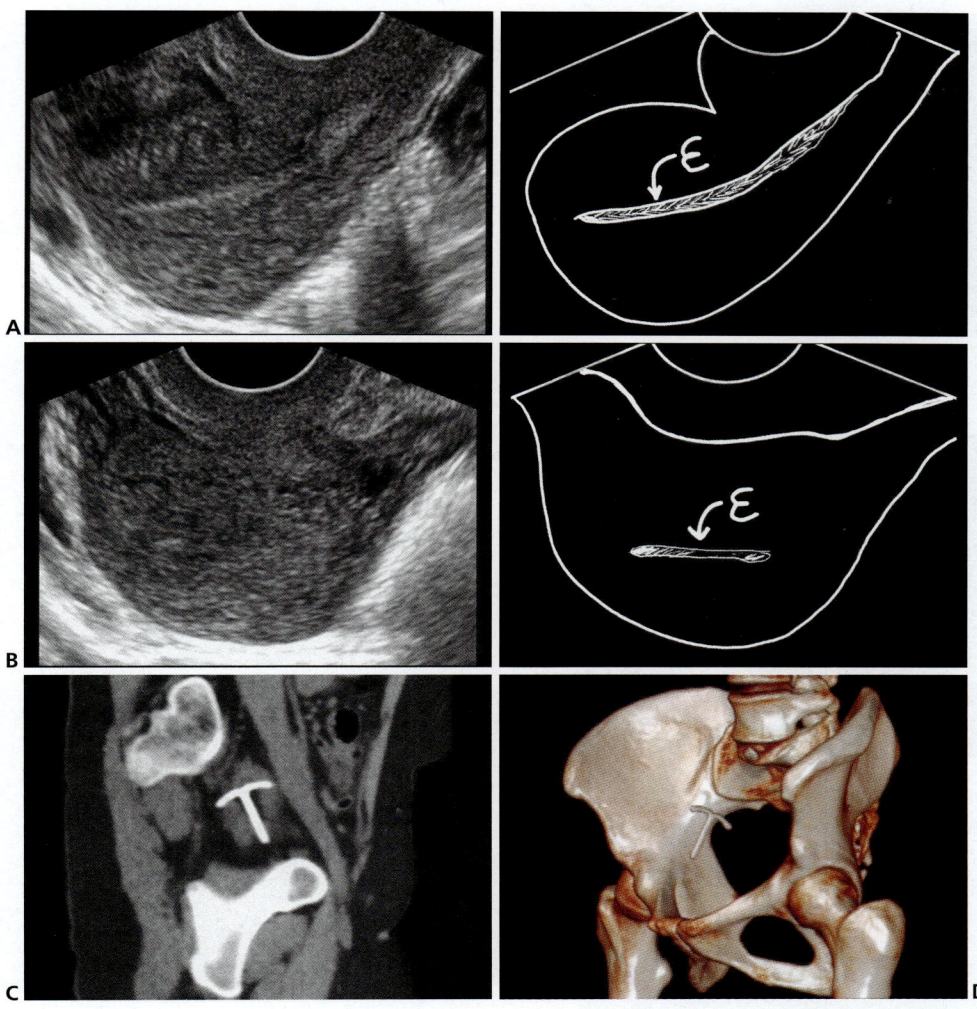

Figura 13.65. Paciente refere ter inserido DIU medicado com progesterona (Mirena®) há seis meses, com quadro doloroso na inserção e durante alguns dias, tendo usado medicação analgésica. Está em amenorreia, indicando ação hormonal local. Exame transvaginal de rotina para verificar a posição do dispositivo.
A e B: Cortes longitudinal e transversal do útero. O endométrio (E) está fino. Não foi possível identificar o DIU intra ou extrauterino. A paciente refere que não eliminou o dispositivo. Foi sugerida avaliação radiológica para procurar o artefato no abdome.
C: Imagem bidimensional obtida com tomografia por Raios X. Observe a imagem típica do dispositivo, em posição elevada na pelve.
D: Reconstrução 3D da pelve com exclusão dos tecidos moles. A imagem magnífica da tomografia 3D mostra o esqueleto do quadril e o dispositivo flutuando em posição alta na pelve.

> Provavelmente ocorreu a inserção intramiometrial do DIU. As contrações espasmódicas uterinas provocaram a expulsão do dispositivo para a cavidade peritoneal. Com os movimentos viscerais e corporais, o dispositivo sofreu migração para a região lateral direita da pelve maior. A videolaparoscopia o identificou junto ao ceco.
> Esse caso mostra que a progesterona desse artefato tem efeito mais amplo no organismo, e não somente ação endometrial local. Houve circulação do hormônio para manter a amenorreia. Algumas pacientes apresentam ação dermatológica androgênica do medicamento, desenvolvendo acne facial e dorsal, um efeito colateral indesejado do produto (iatrogenia).

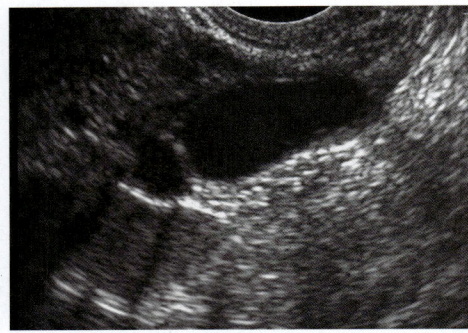 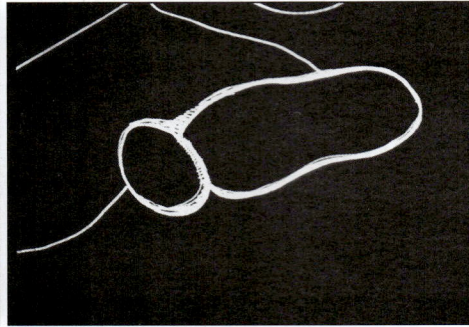

Figura 13.66. Paciente com antecedente de laqueadura tubária na última cesariana. Apresenta queixa de dor em fossa ilíaca esquerda. Exame transvaginal. Corte transversal do corno uterino esquerdo. Observe a hidrossalpinge à esquerda, secundária à laqueadura. A tuba foi removida com videolaparoscopia.

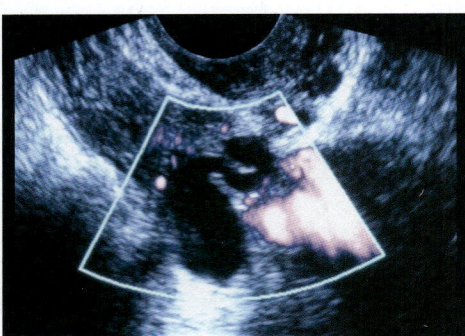 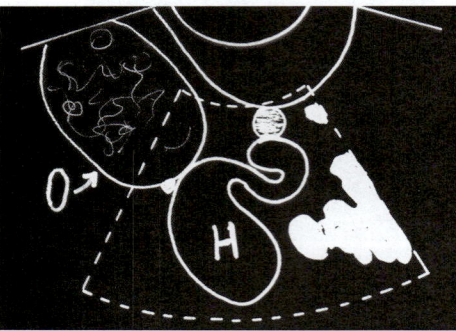

Figura 13.67. Paciente com antecedente de histerectomia. Refere dor pélvica e dispareunia. Exame transvaginal. Cortesia: Dr. Clodoaldo Cadete. Observe a hidrossalpinge tortuosa (H), presa à pexia vaginal. O mapa vascular confirma a hidrossalpinge, ao excluir um vaso sanguíneo. O = ovário.

> Os procedimentos cirúrgicos envolvendo as tubas uterinas podem gerar processos inflamatórios crônicos, evoluindo para hidrossalpinge, por obstrução das fímbrias. Em caso de dor pélvica crônica, a demonstração ecográfica da hidrossalpinge é uma indicação para a sua remoção.

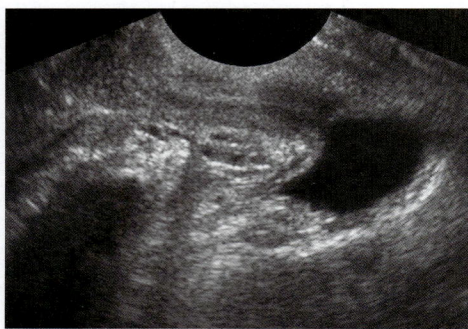 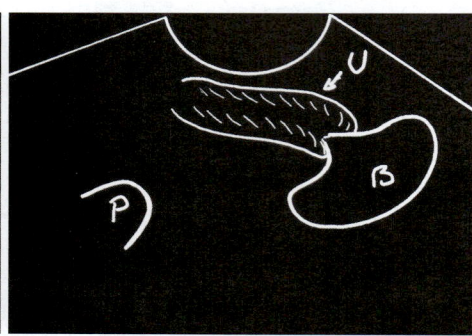

Figura 13.68. Paciente com queixa de incontinência urinária de esforço. Exame longitudinal translabial. A bexiga (B) está vazia, com pequeno volume de urina residual. Durante a manobra de esforço, a bexiga e a uretra (U) descem abaixo do púbis (P). Note que a uretra assume trajeto horizontal, paralelo à vulva, e quase entre os seus lábios (uretrocele grave).

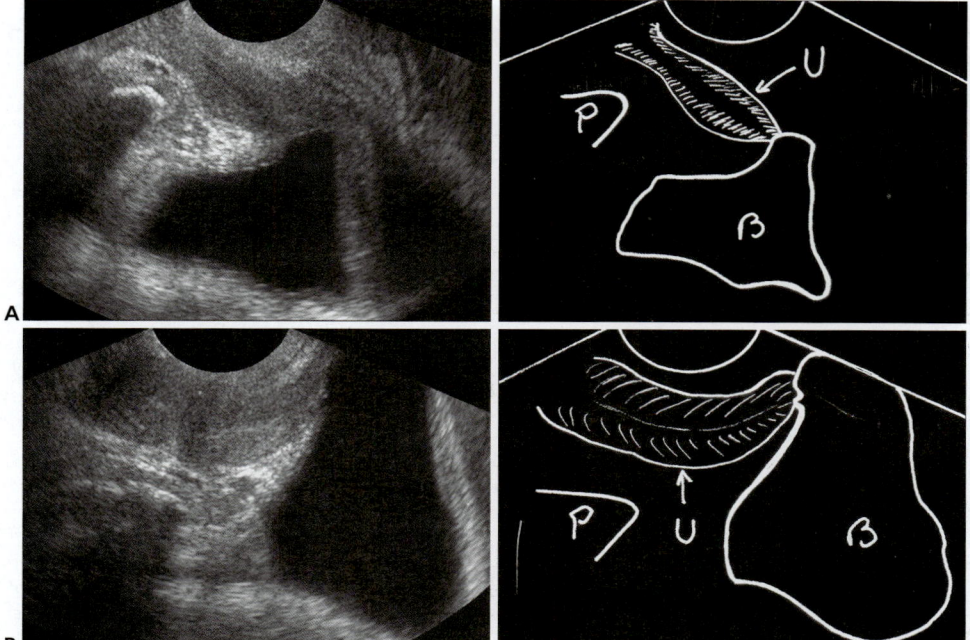

Figura 13.69. Paciente com queixa de incontinência urinária de esforço. Exame longitudinal translabial.
A: Imagem obtida em repouso. Uretra (U) e bexiga (B) deslocadas em direção à vulva. P = púbis.
B: Imagem obtida durante a manobra de esforço. A bexiga sai pela vulva, e a uretra assume trajeto oblíquo invertido. Uretrocistocele grave.

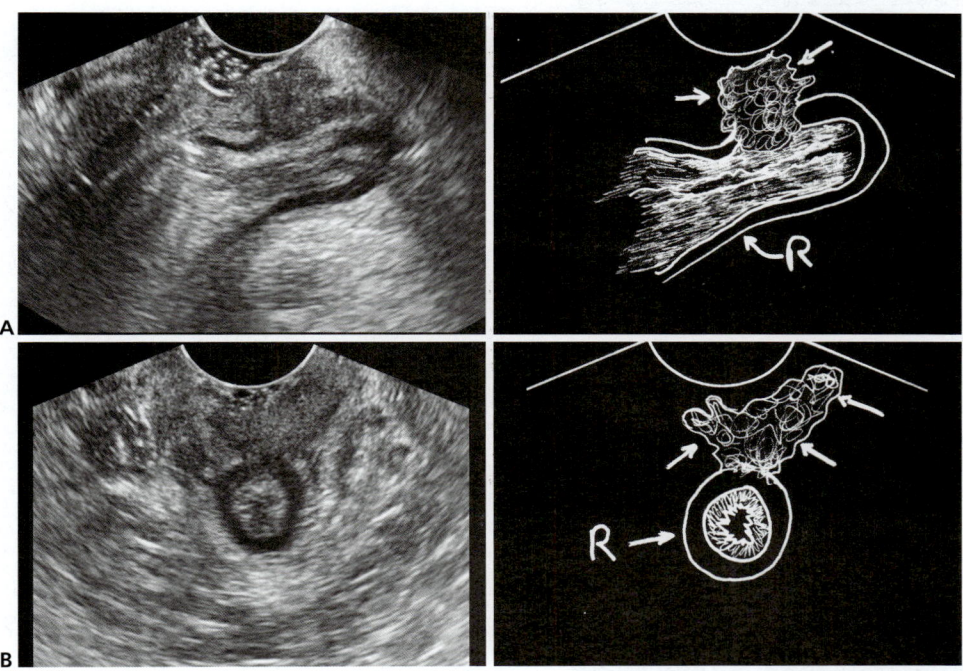

Figura 13.70. Paciente com antecedente de deiscência de episiotomia, infecção e cicatrização por segunda intenção. Refere dor crônica no períneo. Exame transperineal.
A: Corte longitudinal do canal retal (R). Observe o tecido heterogêneo (setas), amorfo, de limites irregulares, localizado entre a pele do períneo e o canal intestinal. A paciente refere dor à compressão deste tecido com o transdutor.
B: Corte transversal. O tecido amorfo mostra adesão entre a pele e a parede do reto. O ginecologista e o proctologista opinaram a favor de remover esse tecido, como tentativa de resolver o quadro doloroso, mas a paciente recusa qualquer intervenção, alegando que vai formar nova cicatriz dolorosa.

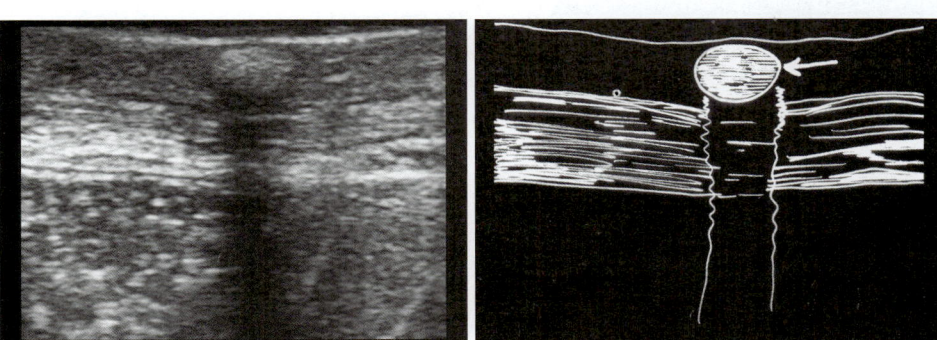

Figura 13.71. Paciente com antecedente de colpoperineoplastia. Refere ponto doloroso na parede vaginal posterior. Exame transvaginal. Cortesia: Dr. Clodoaldo Cadete. Parede vaginal posterior muito ampliada. Note o pequeno granuloma cicatricial (seta), o qual foi removido, cessando o problema.

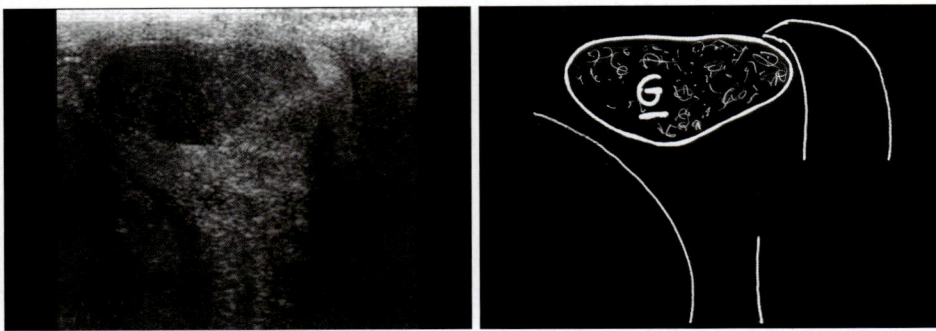

Figura 13.72. Paciente com antecedente de colpoperineoplastia. Refere nódulo doloroso entre a vagina e o reto. Exame transperineal com transdutor linear. Cortesia: Dr. Clodoaldo Cadete. Observe o grande granuloma (G) residual da sutura perineal posterior.

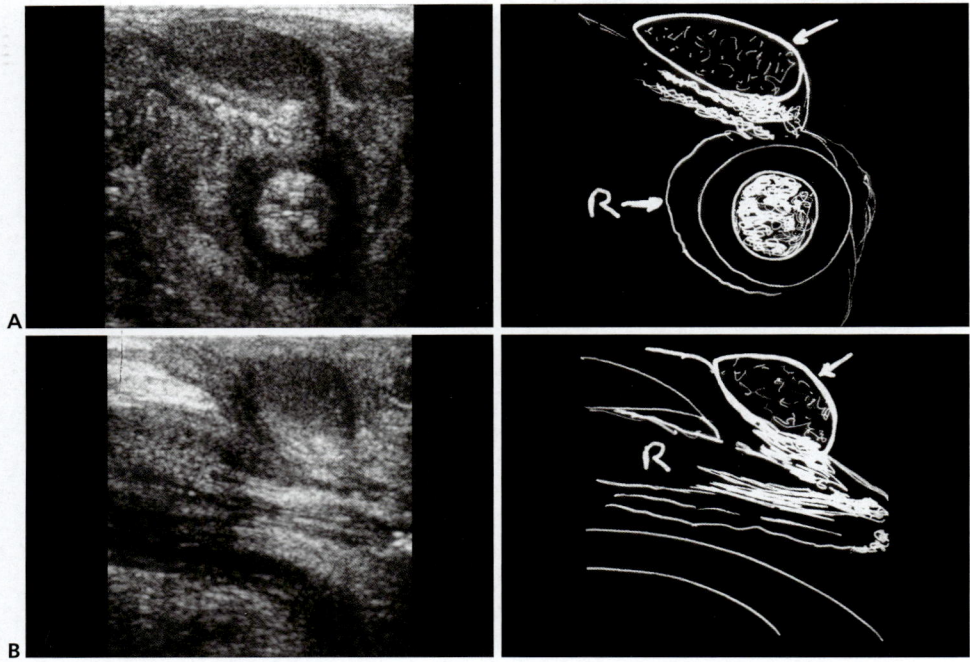

Figura 13.73. Paciente com antecedente de colpoperineoplastia. Refere nódulo doloroso entre a vagina e o reto. Exame transperineal com transdutor linear. Cortesia: Dr. Clodoaldo Cadete. Observe o granuloma (seta) residual da sutura perineal posterior, aderido à parede do reto (R).
A: Corte transversal.
B: Corte longitudinal.

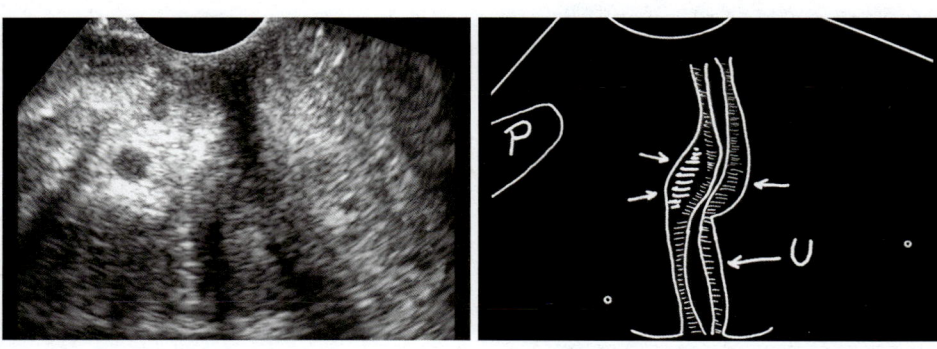

Figura 13.74. Paciente com queixa de dificuldade miccional após colpoperineoplastia para corrigir uma cistocele. Observe a uretra (U) tortuosa e com provável estenose em seu terço médio (setas), evidenciada pela maior ecogenicidade da musculatura do local. P = púbis.

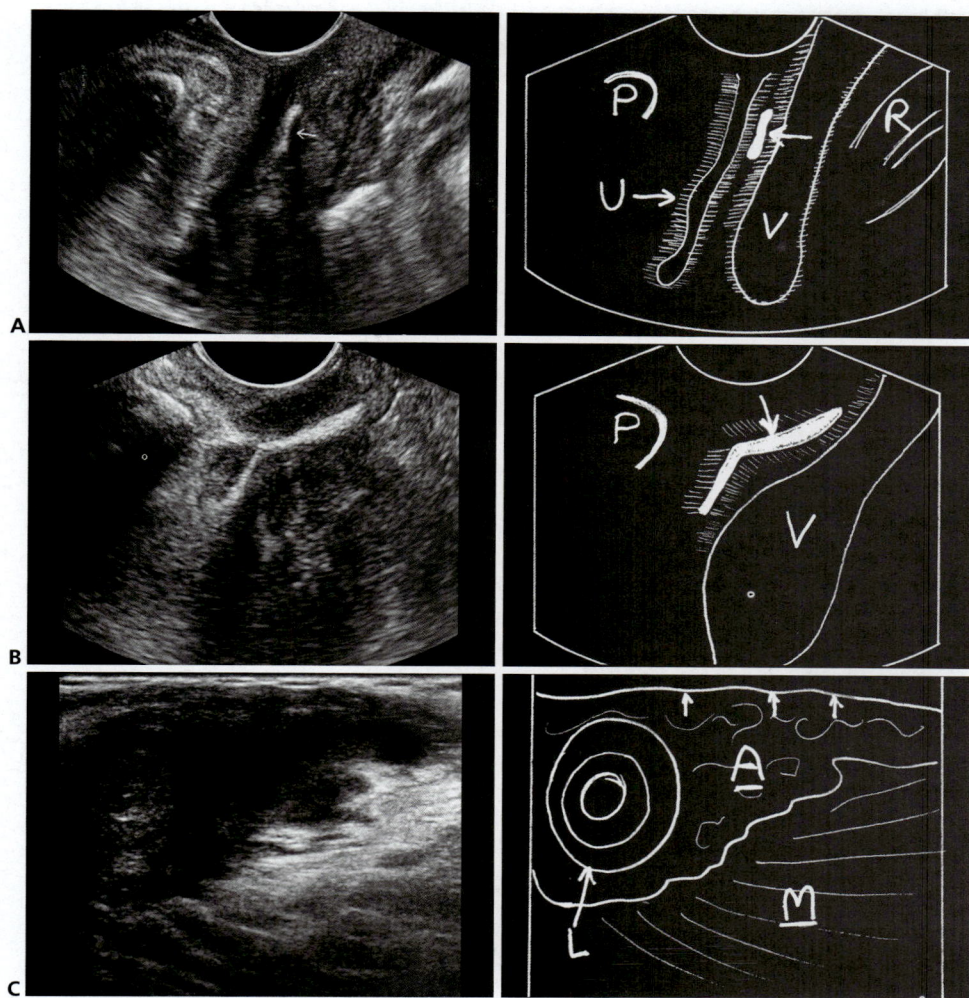

Figura 13.75. (Figura 2.31). Paciente de 52 anos, na pós-menopausa e sem terapia hormonal. Há dois anos realizou colocação de "sling" para correção de incontinência urinária. Desenvolveu reação alérgica ao material, com formação de fístula na virilha esquerda. Foi submetida à drenagem da fístula e remoção da banda esquerda do "sling". Refere que a banda direita faz saliência na parede vaginal e que apresenta incômodo no grande lábio vulvar esquerdo e uma área endurecida abaixo do mesmo.
A: Corte longitudinal transvulvar. Observe a uretra (U) bem posicionada em relação ao púbis (P) e o "sling" (seta) junto à parede anterior da vagina (V). R = reto.
B: Corte longitudinal oblíquo à direita. Observe a parede lateral da vagina e o "sling" a fazer saliência sobre a mesma.
C: Corte transversal no grande lábio vulvar esquerdo e na raiz da coxa, com transdutor linear. Observe o grande lábio (L) edemaciado e área (A) inflamatória hipoecogênica, sobre o músculo adutor (M) e infiltrando a pele (setas). Persiste o processo inflamatório alérgico, agora acometendo o grande lábio e os tecidos superficiais da face medial da coxa, com tendência à fistulização cutânea.

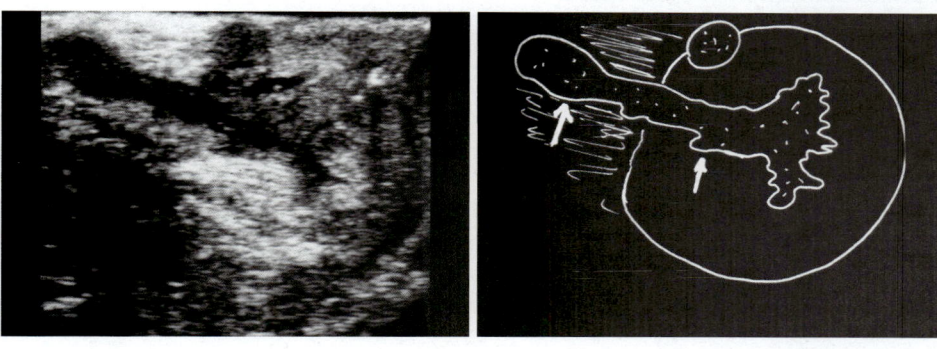

Figura 13.76. Paciente com antecedente de colpoperioneoplastia acidentada com lesão da parede intestinal. Exame transperineal com transdutor linear. Cortesia: Dr. Clodoaldo Cadete. Observe a fístula anoperineal residual do acidente cirúrgico (setas).

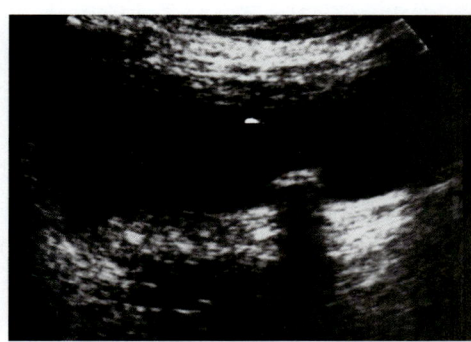 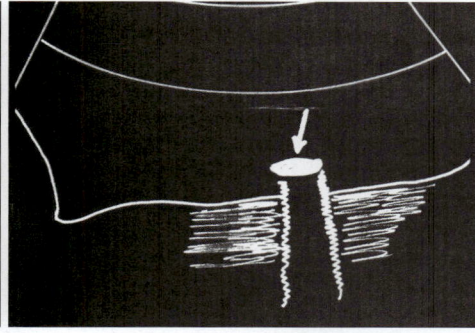

Figura 13.77. Paciente com antecedente de cistopexia transabdominal. Refere incômodo na bexiga, quando está repleta e durante o esvaziamento da mesma. Exame transabdominal. Observe a imagem de fio cirúrgico (seta) transfixando a mucosa vesical, provocando sombra acústica.

! O diagnóstico diferencial é de cálculo vesical. A mudança para decúbito lateral não provocou rolamento do cálculo. Além disso, o quadro clínico não é de cálculo vesical. A cistoscopia confirmou a presença de fio cirúrgico.

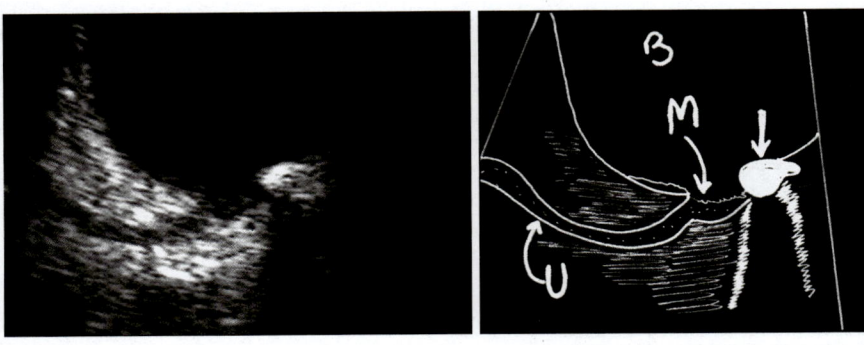

Figura 13.78. Paciente com antecedente de cistopexia transabdominal. Refere incômodo na bexiga, quando está repleta e durante o esvaziamento da mesma, além de dor pélvica à direita. Exame transabdominal. Observe a imagem de fio cirúrgico (seta) transfixando a mucosa vesical, provocando sombra acústica, localizado junto ao meato ureteral direito (M). B = bexiga; U = ureter. A hipótese foi confirmada com cistoscopia.

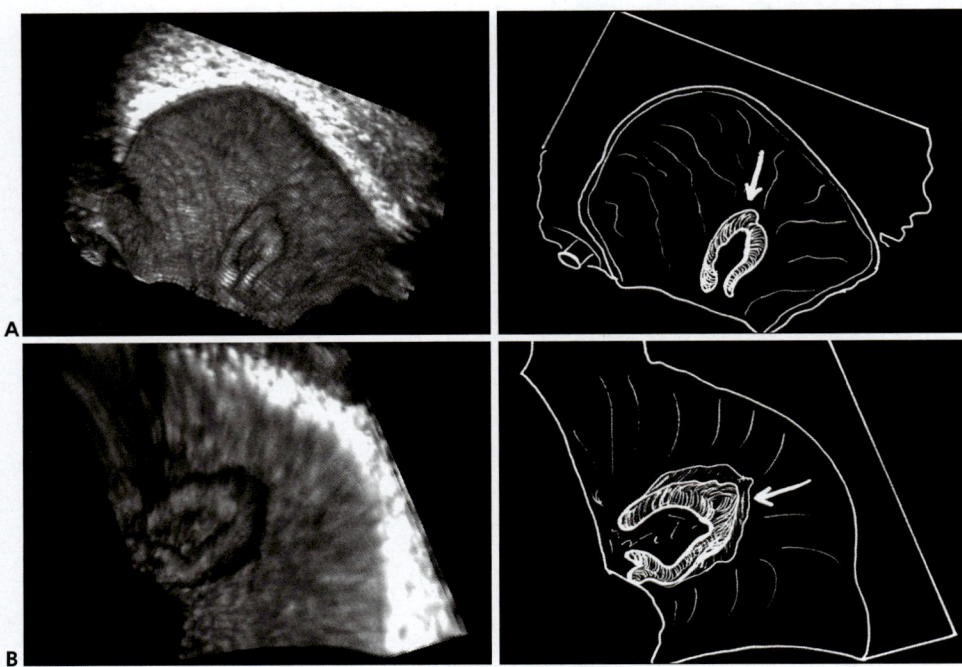

Figura 13.79. Paciente com antecedente de cistopexia transabdominal. Refere crises de urgência miccional e dor ao enchimento e ao esvaziamento da bexiga. Exame transabdominal. **A** e **B:** Cistoscopia virtual com 3D. Imagens magníficas da superfície interna da bexiga, mostrando alça de fio cirúrgico (seta) transfixando a mucosa vesical.

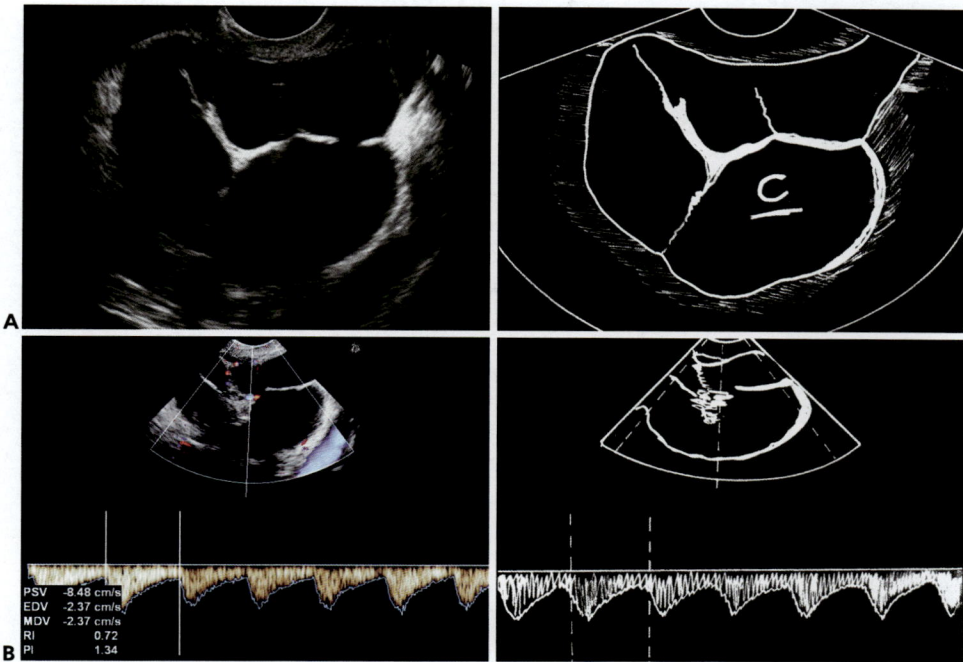

Figura 13.80. Paciente com antecedente de pan-histerectomia graças a carcinoma de endométrio, queixando-se de dor pélvica. Exame transvaginal.
A: Observe o grande cisto septado (C), localizado junto ao fundo vaginal.
B: O mapa vascular mostra vasos finos nos septos, com curvas espectrais de resistividade moderada.

> ❗ Nesse caso, a hipótese de cisto de inclusão peritoneal é dominante, pois a paciente não possui mais os ovários, removidos juntamente com o útero. Mesmo que o diagnóstico histológico tenha sido de uma neoplasia maligna, a hipótese acima é mantida. A recidiva de câncer se apresenta, em quase 100% das vezes, como tumor sólido, não como cisto septado. A conduta deve ser expectante, monitorando-se a evolução do cisto, pois a sua remoção cirúrgica é sempre complicada pelas aderências, e pode ocorrer recidiva posterior.

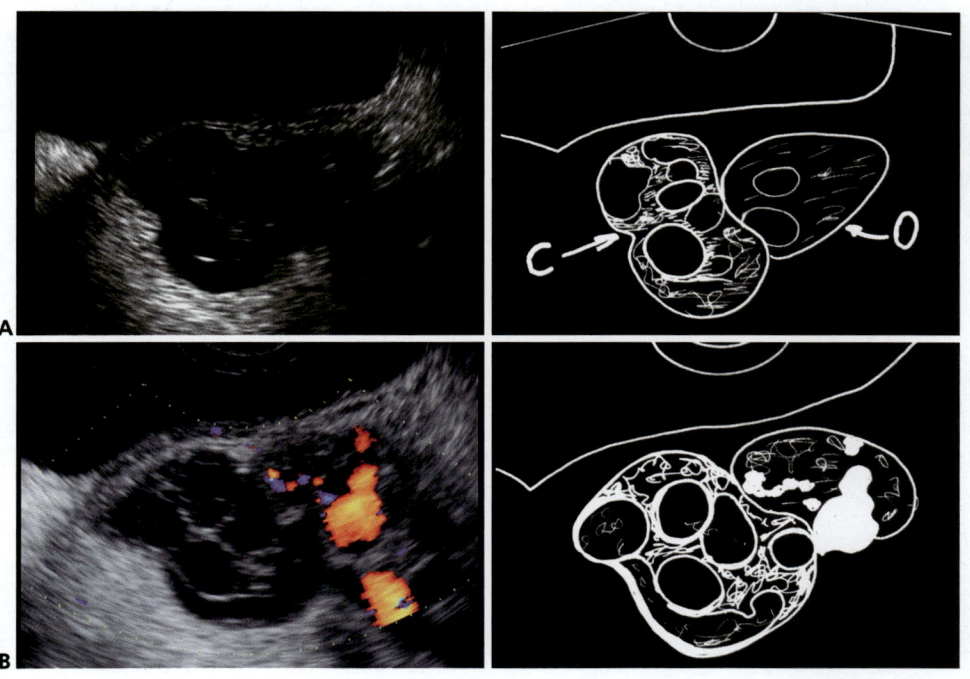

Figura 13.81. Paciente com antecedente de remoção de piossalpinge aguda à esquerda. Refere dor em fossa ilíaca esquerda. Exame transvaginal.
A: Observe a presença de cisto septado (C) adjacente ao ovário esquerdo (O).
B: O mapa vascular exclui a hipótese de bolo de veias dilatadas.

> ❗ O cisto parece ser externo ao ovário, levando à hipótese de cisto de inclusão peritoneal, graças ao antecedente de infecção e cirurgia. A conduta expectante foi rejeitada pela paciente, e a videolaparoscopia confirmou o cisto inflamatório.

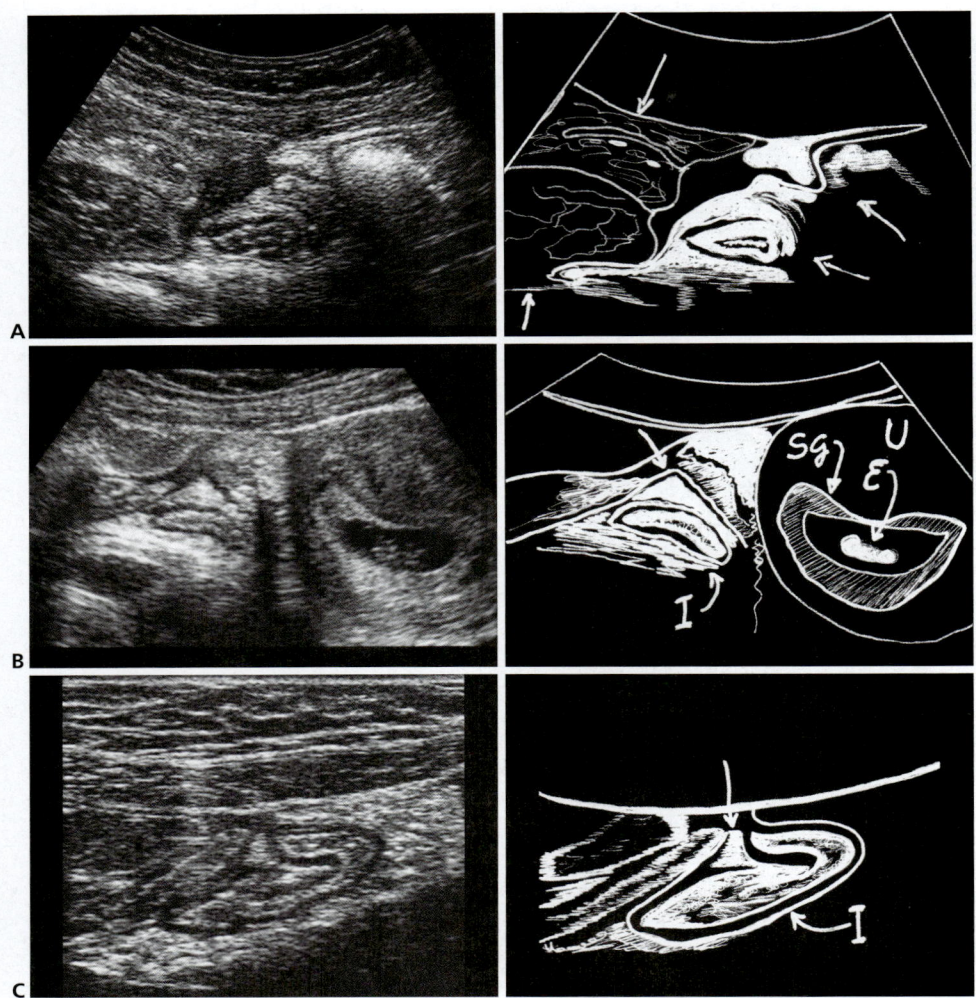

Figura 13.82. Gestante operada por suspeita clínica de apendicite. Não fez ecografia pré-operatória para avaliação da pelve. Achado cirúrgico: apêndice normal e corpo lúteo hemorrágico no ovário direito. Evolução com dor intensa no abdome inferior. Exame transabdominal. Cortesia: Dr. Edson Rossini Iglézias.
A: Observe as alças delgadas no hipogástrio (setas), distendidas por líquido e gás.
B: Corte transversal da fossa ilíaca direita. Observe o íleo (I) com formato triangular, formando o bico típico de aderência (seta). O útero (U) contém saco gestacional (SG) com embrião vivo (E).
C: Corte longitudinal na fossa ilíaca direita, utilizando transdutor linear. Observe a alça ileal vazia e com o bico de aderência.

! Alça delgada vazia, fixa, dolorosa à mobilização e "bicuda" significa aderência. Necessitou de nova intervenção cirúrgica: suboclusão intestinal por brida, com íleo encarcerado.
Novamente: intervenção cirúrgica às pressas, sem utilização dos métodos diagnósticos amplamente disponíveis, pode redundar em complicações graves. Nesse caso, a causa da dor, na pelve direita, era o corpo lúteo hemorrágico, o qual não deve ser removido, pois levará ao aborto por privação da função lútea.

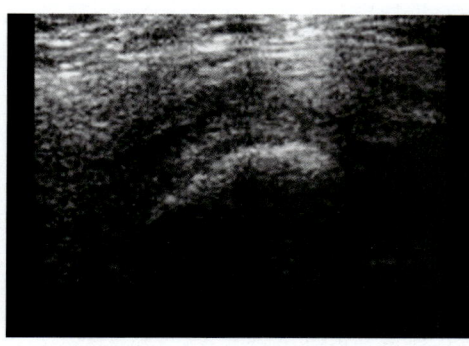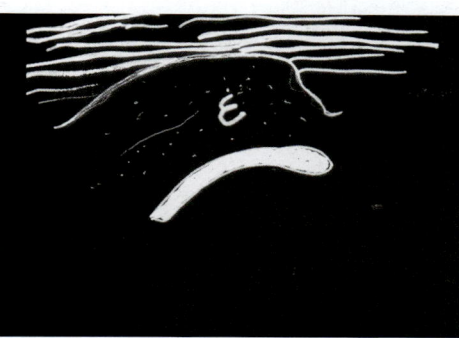

Figura 13.83. Paciente com antecedente de histerectomia. Apresenta dor crônica no púbis. Exame com transdutor linear. Cortesia: Dr. Clodoaldo Cadete. Observe o grande espessamento do periósteo pubiano (E), com focos de fibrose e edema. O diagnóstico é de pubeíte crônica.

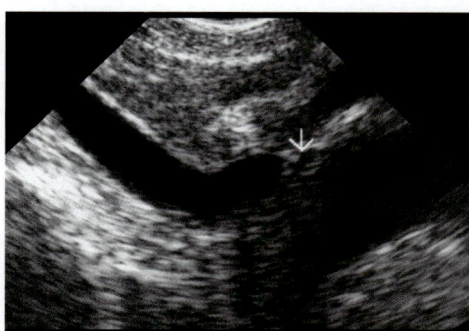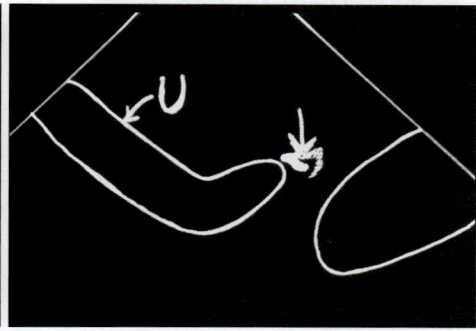

Figura 13.84. Paciente com antecedente de histerectomia total, queixando-se de dor lombar esquerda, com irradiação para a pelve. Exame transabdominal. Observe o ureter esquerdo (U) dilatado até o ponto da ligadura cirúrgica do mesmo na pelve (seta).

> ! O ureter cruza o paramétrio superior, em direção ao trígono vesical. Do ponto de vista anatômico, se o mesmo estiver muito próximo à parede lateral do terço superior do colo uterino, haverá o risco de uma ligadura acidental da via urinária durante a histerectomia. É muito importante valorizar qualquer queixa de dor lombar e realizar uma ecografia do aparelho urinário. O método é excelente para identificar dilatações das vias urinárias.
> A ligadura ureteral provocará hidronefrose progressiva, a qual se tornará grave com duas a três semanas de evolução. Portanto, o tempo ideal para o diagnóstico é de uma a duas semanas, quando a dilatação estará bem visível, e numa fase perfeitamente reversível com a desobstrução ureteral, evitando a perda renal. Lembre-se que, se houver condenação em processo indenizatório, o custo será bem maior em caso de perda renal.

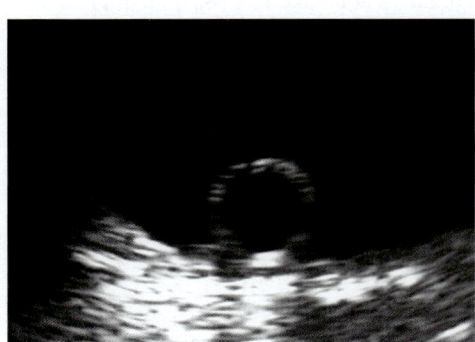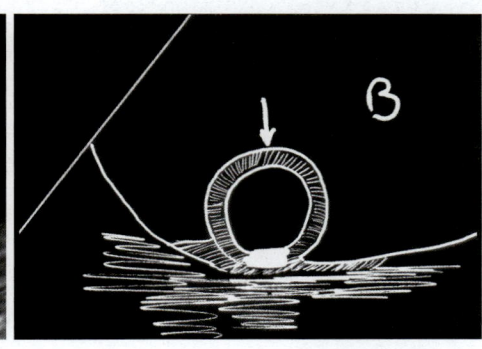

Figura 13.85. Ligadura acidental do ureter durante histerectomia, com diagnóstico em tempo hábil e cirurgia reparadora. Exame transabdominal. Observe, dentro da bexiga (B), o cateter ureteral (seta) para manter o fluxo, enquanto ocorre a cicatrização, prevenindo estenose ureteral cicatricial pós-cirúrgica.

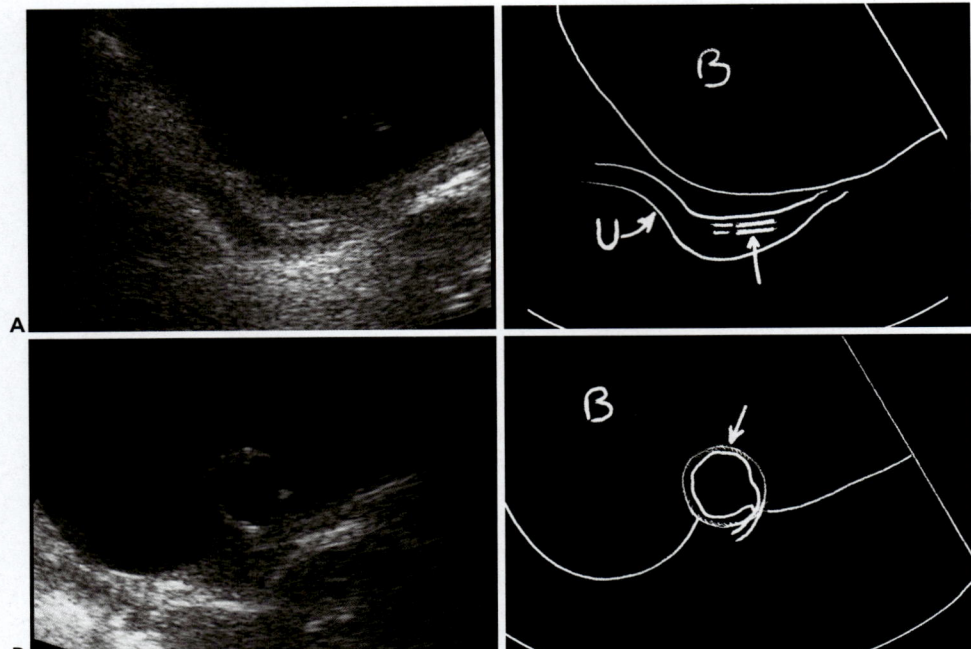

Figura 13.86. Paciente tratada de carcinoma do sigmoide, tendo sido submetida à radioterapia pélvica. Refere dor pélvica crônica e, desde há alguns dias, dor lombar bilateral. O diagnóstico foi de obstrução ureteral bilateral, por fibrose actínica retroperitoneal pélvica. Está com cateter no ureter direito. Exame transabdominal.
A: Observe a bexiga repleta (B), o ureter inferior direito (U) dilatado, e o cateter (seta) em sua luz.
B: Observe o cateter (tipo *pig tail*) emergindo do meato ureteral.

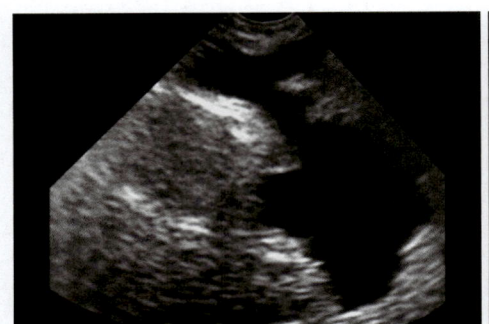 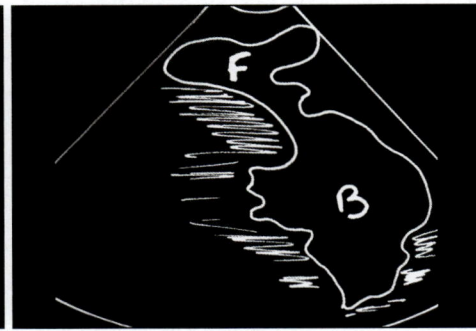

Figura 13.87. Punção transabdominal de abscesso peritoneal com perfuração acidental da bexiga. A infecção do trajeto da punção levou à complicação maior, evoluindo para uma fístula vesicoparietal. B = bexiga; F = fístula. Exame transabdominal com transdutor setorial mecânico rotativo de 5 MHz.

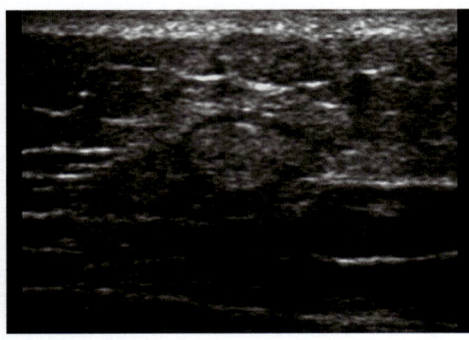 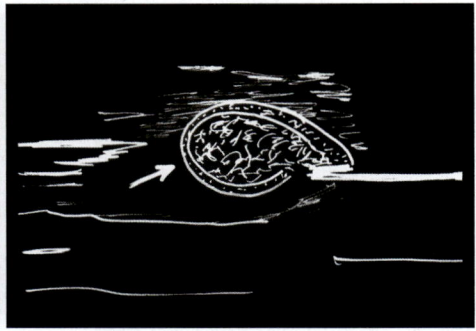

Figura 13.88. Granuloma cicatricial (seta) doloroso desde injeção de antibiótico na região glútea há oito meses. Exame do glúteo com transdutor linear. Cortesia: Dr. Clodoaldo Cadete.

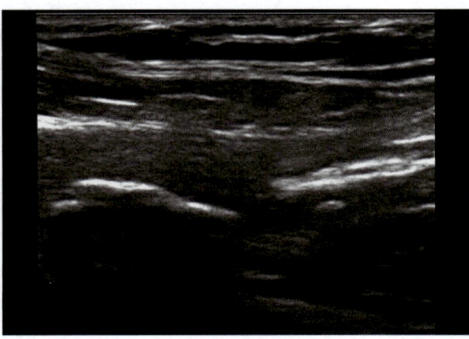 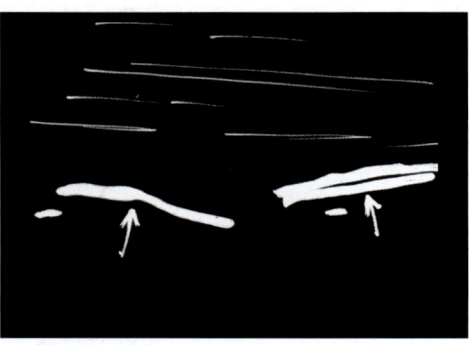

Figura 13.89. Miosite ossificante no glúteo (setas) graças à antibioticoterapia injetável. Dor crônica há dois anos. O músculo sofreu metaplasia óssea. Exame com transdutor linear.

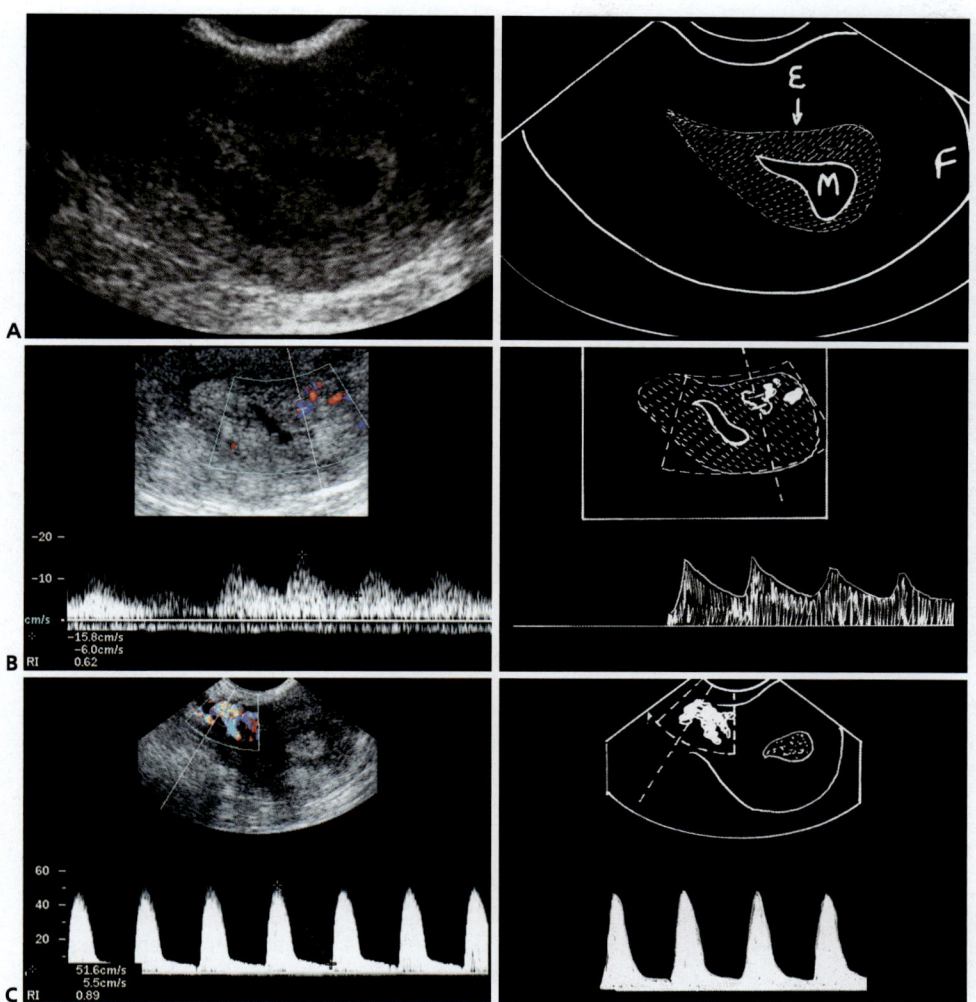

Figura 13.90. Exame transvaginal em paciente de 63 anos, utilizando estrógenos conjugados e com queixa de sangramento irregular.
A: Corte longitudinal do útero retroversofletido. O endométrio (E) está proliferado e com muco em sua cavidade (M). A espessura total do endométrio é de 17 mm, e do muco é de 4 mm. Portanto, a espessura real do endométrio é de 13 mm, acima do limite máximo. F = fundo uterino.
B: O mapa vascular revela vasos, penetrando o endométrio, e curvas espectrais, indicando fluxos elevados.
C: O Doppler espectral das artérias uterinas mostra fluxos normais para a terapia hormonal.

! Sugere-se suspender o hormônio. A paciente teve sangramento abundante e, após 45 dias, o endométrio mediu 4 mm (normal). Esse caso é um bom exemplo de terapia hormonal inadequada.

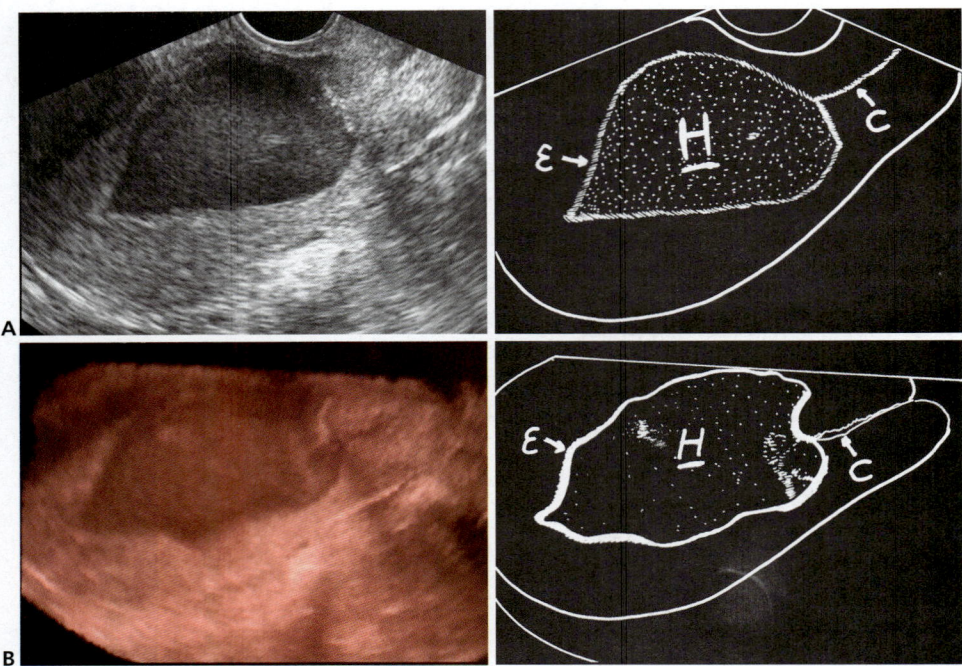

Figura 13.91. Exame transvaginal em paciente de 67 anos que nunca havia utilizado hormônio. Estava com perda de massa óssea e episódios de pequeno sangramento, graças à atrofia genital. O ginecologista introduziu hormônio para tentar melhorar o quadro clínico e, após alguns meses, a paciente começou a apresentar crises de dor pélvica. Exame transvaginal.
A: Corte longitudinal do útero. Observe o endométrio normal (E) e cavidade uterina distendida por grande quantidade de líquido repleto de finos grumos H = hematométrio; C = canal cervical.
B: Imagem volumétrica tridimensional do útero. Observe o grande hematométrio.

! Foi tentada a dilatação do canal cervical, sem sucesso. O útero foi retirado, e o exame anatomopatológico confirmou a estenose cervical e o hematométrio. A ação da terapia hormonal foi intensa no endométrio e levou ao sangramento, com evolução para o hematométrio, graças à estenose cervical.

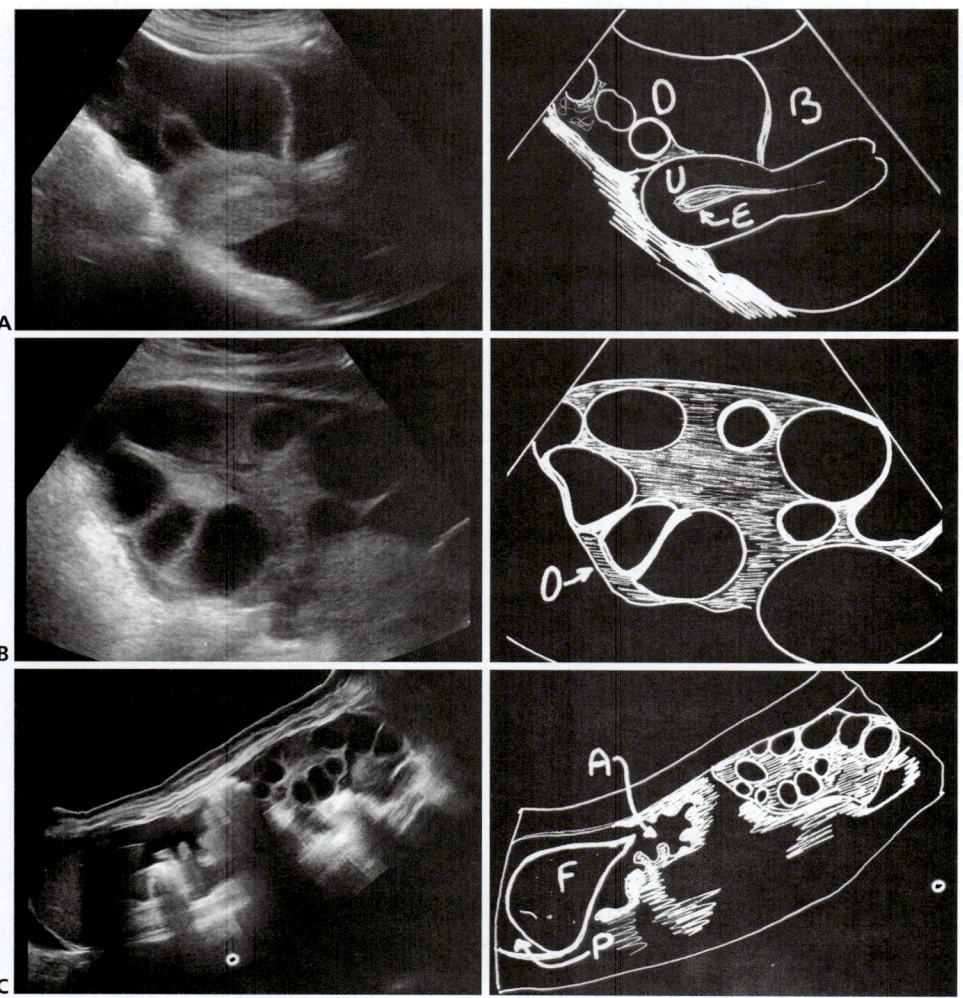

Figura 13.92. Paciente submetida à indução da ovulação, reprodução assistida e transferência de dois embriões há duas semanas, com beta-HCG positivo ontem. Exame transabdominal de urgência: está com dor abdominal difusa, distensão abdominal, edema de membros inferiores, náuseas e vômitos.
A: Corte longitudinal do útero (U). O endométrio (E) está com padrão secretor. O fundo de saco posterior está distendido por fluido. Parte de um dos ovários (O) está anterior ao útero. B = bexiga.
B: O ovário direito está alto, fora da pelve, com padrão de hiperestimulação, medindo 13,8 cm de diâmetro médio.
C: Imagem panorâmica didática, demonstrando o ovário direito, a ascite (A), o fígado (F) e o derrame pleural direito (P).

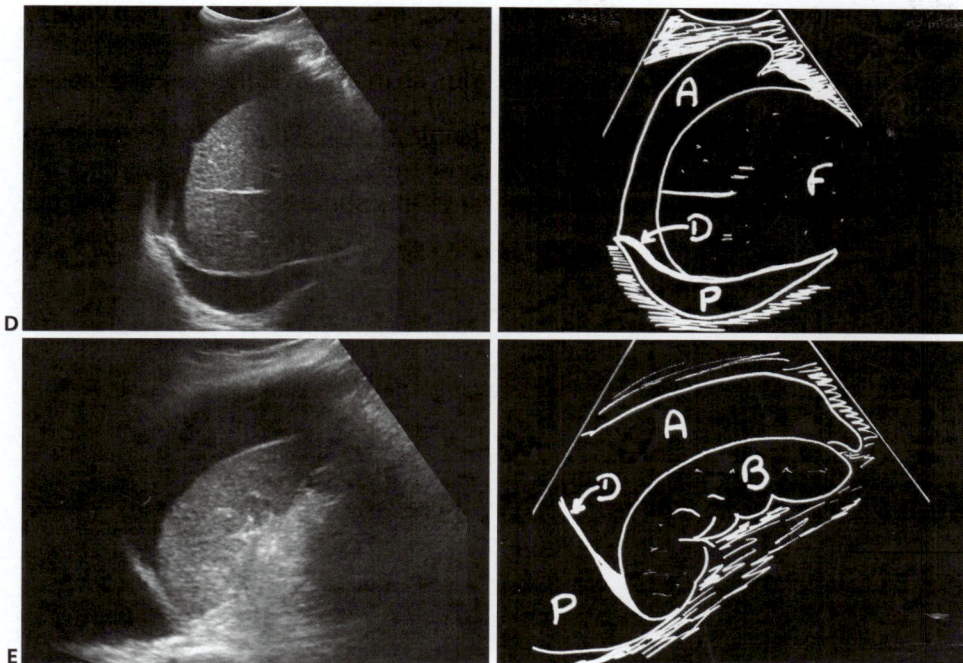

Figura 13.92. *(Continuação)*
D: Corte transversal oblíquo do lobo direito do fígado, mostrando a ascite e o derrame pleural no seio costofrênico direito. D = diafragma.
E: Corte longitudinal no baço (B), mostrando a ascite e o derrame pleural esquerdo.

! O diagnóstico é de hiperestimulação ovariana grave (grau 3), complicada com a manutenção do estímulo gonadotrófico coriônico (beta-HCG positivo). O diagnóstico da hiperestimulação grave é realizado mediante os seguintes quesitos:
- Ovários aumentados (> 12 cm de diâmetro), localizados fora da pelve.
- Ascite e derrame pleural (síndrome de Meigs).
- Hematócrito elevado (hemoconcentração) graças ao extravasamento de fluido para o espaço extravascular (ação do estradiol em quantidade elevada).

A paciente apresenta sério risco de complicações adicionais: hepatite química (estradiol muito elevado) com insuficiência hepática e coagulação intravascular disseminada (hemoconcentração grave) com insuficiência renal. Foi internada imediatamente para avaliação clinicolaboratorial e manutenção do estado geral. Teve aborto espontâneo, e o quadro regrediu sem complicações adicionais.

ÍNDICE REMISSIVO

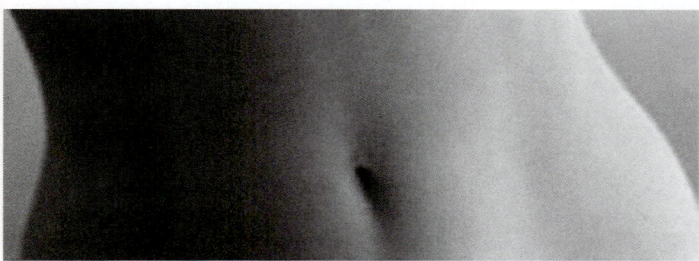
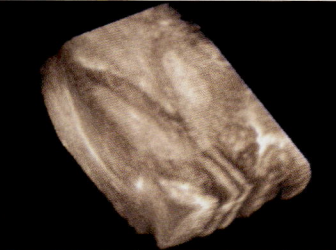
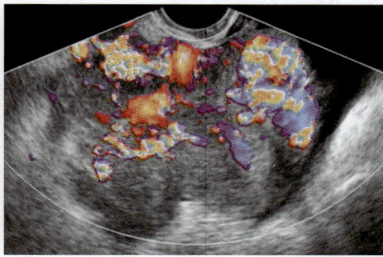

A

Abortamento
  de repetição, 331
    causa vascular para, 331
  espontâneo, 279
    antecedente de, 278
  habitual, 153, 331
    sem causa, 153, 331
      aparente, 153
      identificável, 331
Aborto
  antecedente de, 354
    com curetagem uterina, 354
  espontâneo, 142, 162, 163, 280, 282, 284, 300, 301, 358, 975
    de 17 semanas, 142
      antecedente de, 142
    incompleto, 162, 163, 358
      curetagem por, 163, 358
      na 10ª semana, 162
    na primeira gravidez, 284
    paciente com antecedente de, 280, 300, 301
      com gestação inicial, 301
  incompleto, 162, 277
    curetagem uterina por, 162
  inevitável, 542
  infectado, 543
    curetagem por, 543
  provocado, 388
    na 16ª semana, 388
  retido, 89
    curetagem por, 89
Abscesso(s)
  crônico, 946
    fistulizado, 946
      para a vagina, 946
  dissecante, 543
    grande, 543
      peritonite pélvica com, 543
  drenagem de, 525
  em fase de maturação, 943
    com conteúdo líquido anecoide, 943
  maduro, 943
    liquefeito, 943
  na ampola tubária, 526
  na pelve, 531
  no abdome inferior, 531
  pélvico, 258
  pélvico/abdominal, 946
  peritoneais, 526, 528
  tubário, 526
    bloqueado, 526
      pelas vísceras pélvicas, 526
  tubo-ovariano, 258, 523, 525, 528, 533, 946
    à direita, 523
      endomiometrite aguda complicada com, 523
    agudo, 946
    crônico, 528
      residual, 528
    útero duplo com, 258
    bilateral, 523
Absorvente
  intravaginal, 24
Ácido
  acetilsalicílico, 153, 155, 330
    de baixa dosagem, 153
    emprego de, 153
ACO (Anticoncepcional Oral), 341, 342, 754, 810
  bloqueio por uso prolongado do, 156
    do eixo hipotálamo-hipófise-gonadal, 156
  sem intervalos, 754
    de ciclos espontâneos, 754
ACOG (Colégio Americano de Obstetrícia e Ginecologia), 212
Acretismo
  placentário, 166
Adenocarcinoma
  do colo uterino, 120
  do endométrio, 447
    com invasão miometrial, 447
      até a serosa uterina, 447
      profunda, 447
  endometrial, 455
    com invasão grave, 455
      da pelve, 455
      do útero, 455
  endometrioide, 445
    do endométrio, 445
  estádio IC, 905
  estádio IIA, 889
  estádio IIIA, 901
  estádio IIIB, 902
  estádio IIIC, 903
  invadindo o miométrio, 452
  seroso, 472, 898
    estádio IC, 898
    papilífero, 472
  vaginal, 37
    em lactente, 37
Adenomiose, 128, 142, 144, 449, 582
  achados sugestivos de, 141
  caso típico de, 146
  cisto de, 172
  na parede anterior, 340
  pólipo endometrial e, 418
    associação entre, 418
  típica, 143
  útero com, 145
Aderência(s)
  bico de, 543
  pélvicas, 353, 536
Adolescência
  endométrio na, 316
  hemorragia da, 336
    disfuncional, 336
Adolescente
  com ciclos menstruais, 659
    normais, 659
  com dor pélvica, 9-12
    cíclica, 9, 11
    intensa, 10, 11
  com queixa, 246, 252
    de dismenorreia, 246, 252
      intensa, 246, 252
  com sangramento vaginal, 36
  de 12 anos, 321
  de 13 anos, 255, 283
    com dismenorreia, 255
    com hemorragia genital, 283
  de 14 anos, 270
    com desenvolvimento sexual normal, 270
      com dor pélvica intensa, 270
      sem menarca, 270
Agenesia, 1
  da vagina, 7, 8, 15, 16, 78, 270, 271
    com útero presente, 16
    da metade inferior, 15
    endodérmica, 7
  de útero, 6, 7
  do colo uterino, 73, 78
  do ectocérvice, 231
  ovariana, 650
  renal, 12, 19, 237, 244, 245, 247, 252, 255, 257, 259, 272
    direita, 12, 244, 245, 247, 257, 259, 272
      útero didelfo com, 244
    homolateral, 252
    ipsolateral, 252
  ureteral, 255
    total, 255
AIDS (Síndrome da Imunodeficiência Adquirida), 531
Alça(s)
  do íleo, 552
    normal, 552
    peristaltismo da, 552

intestinais, 552
  normais, 552
    características ecográficas de, 552
Alteração(ões)
  vasculares, 129
    ação de medicamentos, 129
    aneurismas, 129
      arteriais, 129
    angiomatose, 130
      miometral, 130
    esterilidade, 129
      sem causa aparente, 129
    MAV, 129
    trombose, 129
    veias calibrosas, 129
Amenorreia, 318, 342
  de 10 semanas, 273
    paciente de 18 anos com, 273
      e sintomas de gravidez, 273
  de 6,5 semanas, 272
    útero bicorne com, 272
      unicolo, 272
  de 9 semanas, 250
    útero didelfo com, 250
  de 7 semanas, 250
  espontânea, 775
    de 1 ano, 775
  por uso de progesterona, 156
    de depósito, 156
  primária, 78, 301, 302, 304-306, 650
    central, 650
    com caracteres sexuais secundários, 78
      normais, 78
    desenvolvimento sexual secundário e, 306
      feminino, 306
    infantilismo sexual e, 304, 305
Ampola
  tubária, 526
    abscesso na, 526
Amputação
  plana, 124
    por carcinoma *in situ*, 124
    do colo uterino, 124
Análogo(s)
  de GnRH, 157
    bloqueio com, 157
      de endometriose, 157
    para bloquear, 157
      o útero, 157
Ancoragem
  fita plástica de, 59, 60
    inserção de, 59, 60
Androblastoma(s), 795
Anel
  contraceptivo, 24
    intravaginal, 24
Anemia, 218
  aumento do fluxo menstrual e, 171
  grave, 169
    hipermenorreia e, 169
Aneurisma(s)
  arteriais, 129
    no miométrio, 129
Anexite
  aguda, 518-520, 523, 525, 526, 528, 529
    à direita, 520
    à esquerda, 518, 520
    bilateral, 518
    intensa, 525, 526
    tratamento de, 529
  crônica, 534, 536
    com desvio do útero, 536
      e aderências intestinais, 536
    exsudativa, 534
Angiogênese
  de alto risco, 822
    para malignidade, 822

insuficiente, 741
  nas camadas, 741
    foliculares, 741
  mais escassa, 686
    corpo lúteo com, 686
Angiomatose
  em sítio placentário, 162, 163
    nodular, 162, 163
  miometral, 130, 164, 165
    difusa, 164
      benigna, 164
      induzida pela gestação, 164
    pela placentação, 164, 165
Anomalia(s)
  congênitas, 221-313, 650, 822
    dos ovários, 650
    uterinas, 221-313, 822
      anatomia, 224, 225
      classificação das malformações, 222
Anovulação
  crônica, 332
    esterilidade por, 332
Aparelho
  urinário, 313
    com infecção urinária, 313
      recorrente, 313
Apendicite
  aguda, 550
    fases evolutivas, 550
  pélvica, 549
    aguda, 549
  perfurada, 552
    abscesso por, 552
  suspeita clínica de, 543
    gestante operada por, 543
Artéria(s)
  dorsal, 49
    do clitóris, 49
  ilíaca, 158
    interna, 158
  uterinas, 136, 137, 153, 158, 350, 683
    análise espectral das, 683
    Doppler da, 136, 137, 153, 158
      colorido, 153
      pulsátil, 153, 158
    faixas de impedância para, 350
    resistividade da, 350
      moderada, 350
Arteriografia
  embolização por, 194
    do mioma, 194
Ascite, 835
  pélvica, 529, 574, 578, 608
    encarcerada, 574, 608
      septosa e, 608
    septada, 529, 578
      bloqueada, 578
  periférica, 898
    tumor sólido com, 898
      no ovário esquerdo, 898
  presença de, 666
  volumosa, 920
Asherman
  síndrome de, 358
Assoalho
  pélvico, 54, 56
    flacidez do, 56
    sustentação do, 54
      alteração da, 54
Associação
  de Erlyn-Werner, 222
Atresia
  folicular, 741
    precoce, 741
Atrofia
  cervical, 135, 426
  da ectocérvice, 92

com estenose, 92
  do orifício cervical externo, 92
endometrial, 92
genital, 98, 349
  grave, 98
miometrial, 135
uterina, 136
  avançada, 136

B

Balão
  do cateter, 70
  de Foley, 70
Bexiga, 17, 25, 47, 52, 55
  caída, 54
    com dificuldade de esvaziamento, 54
      sem IUE, 54
  carcinoma invadindo a, 117
  dificuldade para esvaziar a, 38, 54, 63, 69, 70
    e dor pélvica, 38
    sem IUE, 54
  divertículo da, 30
  insinuação da, 54
    no espaço retopúbico, 54
  repleta, 50, 54
  retificação da, 49
    na manobra de esforço, 49
    Valsalva, 49
  superfície interna da, 50
    ecografia 3D da, 50
Bloqueio
  com danazol, 758
  de endometriose, 157
    com análogo de GnRH, 157
  do eixo, 156, 157, 342
    endócrino gonadal, 342
    gonadal, 157
      central, 157
      eficiente, 157
    hipotálamo-hipófise-gonadal, 156
      por uso prolongado, 156
        do anticoncepcional, 156
  hormonal, 343
  medicamentoso, 192, 193, 344, 639
    do eixo endócrino, 639
      ovariano, 639
  mioma em tratamento de, 191, 192
    com danazol, 191, 192
Brenner
  tumor de, 848
    benigno, 848
Brida
  amniótica, 358

C

Calcificação(ões), 203, 433, 534
  cicatricial, 61
    posterior, 61
  de aspecto tubular, 85
  endometrial, 363
  granuloma com, 84
    antigo, 84
  no terço médio, 85
    da mucosa endocervical, 85
Cálculo
  no ureter, 495
  uretral, 46
Camada(s)
  do endométrio, 324
  miometrial, 324
    periendometrial, 324
    tecaluteínica, 580
      descolamento da, 580
Canal
  anal, 47

cervical, 77, 86, 87, 97-99, 101, 178, 264, 266, 335
   coágulos no, 86, 88
   direção do, 77
      inversão da, 77
   duplo, 264, 266
      útero bicorne com, 264, 266
   estenose do, 335
   massa alongada no, 87
      e pedunculada, 87
   mioma dentro do, 101, 178
   pólipos no, 98
   polipose múltipla do, 97
endocervical, 140
inguinal, 232
   gônada no, 232
Câncer
   ovariano, 600
      incidência de, 600
         após a menopausa, 600
Caractere(s)
   sexuais, 6, 14
      secundários, 6, 14
         desenvolvimento normal dos, 6, 14
Carcinoma, 418
   cervical, 109, 110, 112, 113, 121, 125, 126
      estádio 1, 109
      estádio 2, 110
      recidiva do, 125, 126
   com invasão, 915
      do fundo de saco, 915
      dos tecidos perirretais, 915
   de células claras, 70
      da uretra, 70
   de colo uterino, 111, 113-119, 121, 123-125
      cirurgia radical para, 124, 125
         antecedente de, 124, 125
      com invasão, 111, 121
         da pelve, 121
         do corpo uterino, 121
         dos paramétrios, 111
      e invasão pélvica, 125
         à direita, 125
      estádio 2, 114
      estádio 3, 116
      estádio 4, 116, 118
      estádio 5, 115
      in situ, 123, 124
         amputação plana por, 124
      invadindo, 117, 118
         a bexiga, 117-119
         a vagina, 118, 119
         o corpo uterino, 118, 119
         o reto, 118, 119
         os paramétrios, 118
   de endométrio, 22, 443
   de mama, 440
      antecedente de, 440
         e uso de tamoxifeno, 440
   de ovário, 71
   do endométrio, 218, 458, 462
      com invasão, 462
         ligamentar, 462
         vesical, 462
      in situ, 458
      nas paredes do útero, 218
   do urotélio, 563
      com invasão local, 563
         extensa, 563
   ductal, 774
      infiltrante, 774
         quadrantectomia mamária por, 774
   em ovário, 729
      ectópico, 729
         invadindo o ureter, 729
   embrionário, 794
   endometrial, 146, 160, 164, 443, 445, 449, 450, 455, 456, 458, 460, 462, 464, 539

      alto risco para, 456
      com invasão miometrial, 443, 450, 455, 456
         pequena, 455, 456
      estádio 2, 464
         recidiva na fossa ilíaca esquerda, 464
      focal, 445
      invasor, 164, 449
      recidiva do, 464, 466, 539
         grave, 466
   estádio IA, 883, 904
   estádio IIC, 878
   focal, 445
      microinvasor, 445
   germinativo, 927
   invasor, 112
      do colo uterino, 112
   mamário, 931
   mucinoso, 920
      ovariano, 920
         com invasão do íleo, 920
   ovariano, 71, 906, 919, 923, 927
      anaplásico, 906
      de alto grau, 906
      estádio IV, 919, 923
      metástase de, 71
   tubário, 514
   uretral, 71
      recidiva do, 71
         pélvica, 71
   vaginal, 36, 38
   vulvar, 41
      com invasão dos linfonodos, 41
         inguinais, 41
      em massa de linfonodos, 41
      vulvectomia em razão de, 41
Carcinomatose
   peritoneal, 923
   ovariana, 923
Carcinossarcoma
   do colo uterino, 123
Cateter
   de Foley, 70, 501
      balão do, 70
      pediátrico, 501
Cauterização
   cervical, 353
      alongamento após, 353
         do período menstrual, 353
      dismenorreia após, 353
Cavidade
   abdominal, 466
      disseminação na, 466
         da recidiva do carcinoma endometrial, 466
   endometrial, 10, 87, 140, 178, 181
      dilatação da, 87
      duplicação da, 10
      mioma na, 178, 181
   uterina, 152, 176, 395
      mioma na, 176
      pólipo enluvado pela, 152, 395
         endometrial, 152
Célula(s)
   claras, 70
      da uretra, 70
         carcinoma de, 70
   da teca luterínica, 822
   tumores de, 794
      da granulosa, 795
      da teca, 795
      de Sertoli-Leydig, 795
      germinativas, 794
Cervicite
   aguda, 74
   crônica, 74
Cesariana
   31º dia após, 139
      queixa de dor pélvica, 139

   antecedente de, 139, 954
   cicatriz de, 86, 93, 128, 139-141, 400, 635, 935, 937
      abertura da, 400
         pólipo endometrial parido na, 400
      adequada, 139
      cavidade na, 141
      cavitação na, 140
      com invaginação, 86
         da mucosa, 86
      endometriose em, 937
      nódulo doloroso na, 635
      retração da, 141
      retraída, 140
   pós-operatório de, 943
Choque
   hipovolêmico, 345, 544, 545
      por ruptura ectópica, 544
      por atonia uterina pós-parto, 345
Cicatriz(es)
   calcificada, 61
      na uretra, 61
   da parede abdominal, 126
      recidiva na, 126
         de carcinoma, 126
   de cesariana, 86, 93, 128, 139-141, 400, 635, 935, 937
      abertura da, 400
         pólipo endometrial parido na, 400
      adequada, 139
      cavidade na, 141
      cavitação na, 140
      com invaginação, 86
         da mucosa, 86
      endometriose em, 937
      nódulo doloroso na, 635
      retração da, 141
      retraída, 140
   retração das, 139
      falso nódulo por, 139
Ciclo(s)
   anovulatórios, 336, 614
      e quadro de esterilidade, 614
      hiperestrogênicos, 336
   hipomenorreicos, 302, 303
      com desenvolvimento sexual, 302, 303
         normal, 302, 303
   induzido, 330
   menstruais, 285, 659
      normais, 285, 659
         adolescente com, 659
         em nuligesta, 285
         em paciente de 41 anos, 199
   monofásicos, 321
      hiperestrogênicos, 321
         na puberdade, 321
   ovariano, 648, 705
      normal, 705
         sem contrapartida uterina, 705
Cirrose
   por hepatite crônica, 666
      autoimune, 666
Cirurgia
   com sondagem vesical, 61
   de Wertheim-Meigs, 124-126
      antecedente de, 124
   para carcinoma, 124, 125
      do colo uterino, 124
         radical, 124, 125
Cistite
   recorrente, 633
Cisto(s)
   agrupados, 81
   anecoide, 825, 829-831
      biloculado, 830
      multisseptado, 829
      septado, 825, 831
         removido por videoendoscopia, 825

anexial, 617
　esquerdo, 617
complexos, 824
crônico, 40
　recorrente, 40
da glândula, 40
　de Bartholin, 40
de adenomiose, 172
de degeneração, 438
　miometral, 438
de endometriose, 28, 80, 246, 597, 600
　no septo retovaginal, 28
　útero e, 246, 597
　　didelfo, 246
　velho, 600
de Gartner, 1
de inclusão, 2, 529, 540, 578, 696, 751
　peritoneal, 529, 540, 578, 696, 751
　　secundário à manipulação cirúrgica, 540
　　inflamatório, 751
de Naboth, 30, 31, 73, 78, 669
　cervical, 30, 78
de paraovário, 512, 578
de restos embrionários, 578, 650
de retenção, 45, 78-80, 83, 84, 97, 104, 106
　com conteúdo denso, 104
　da glândula de Skene, 45
　no colo residual, 106
　no lábio anterior, 78
　　junto ao orifício externo, 78
　no lábio posterior, 97
　no terço médio, 78, 79
　　do colo uterino, 79
　　do lábio posterior, 78
　no útero, 80
densos, 578, 593
　homogêneos, 578
　　no parênquima ovariano, 578, 593
　　　heterogêneo, 593
dermoides, 569, 794, 809, 819, 822
　no ovário direito, 822
do orifício interno, 63
em colar de contas, 80
endometriais, 2, 142, 152
endometrioide, 29, 89, 247, 571, 574, 577, 583, 585,
　591, 597, 603, 604, 606, 641, 643, 645, 763, 786,
　806, 807, 888, 889, 912, 957
　análogo para bloquear, 643
　　de GnRH, 643
　atípico, 598
　bilateral, 888, 889
　central, 591
　　e folículos periféricos, 591
　confluentes, 597, 641
　　paredes de, 641
　não típico, 807
　no fundo de saco posterior, 29
　　adentrando o septo retovaginal, 29
　no ovário, 574, 583, 643
　　direito, 574, 583
　　esquerdo, 643
　ovariano, 571, 645
　punção de, 577
　　TV, 577
　residual, 577
　típico, 606, 763
　tratamento de, 643
　velho, 604
extraovarianos, 578
　diagnóstico diferencial de, 578
funcional, 805
　estimulado, 805
　　pela gonadotrofina coriônica, 805
glandular, 40
　simples, 40

hemorrágico, 580, 783, 784, 792, 811
　agudo, 580
　torcido, 794
inflamatório, 844
　benigno, 844
　　de inclusão peritoneal, 844
luteínico, 481, 545, 569, 580, 614, 778, 781, 784,
　786-788, 791, 807
　com coágulo retraído, 786
　hematoma no, 784
　hemorrágico, 481, 545, 569, 580, 781, 786-788, 791,
　　807
　　agudo, 481
　　roto, 545
　　ruptura do, 791
　　torcido, 791
　não roto, 614
mesotelial, 529, 578, 751
　inflamatório, 529, 548, 751
mistos, 824
monocavitário, 598, 716, 751, 801, 806, 807, 824, 854
　anecoide, 854
　denso, 807
　no ovário esquerdo, 598, 806
　retrouterino, 806
mucinoso, 577, 806
mucosos, 1, 73
　de retenção, 73
na ectocérvice, 80, 107
　anterior, 80
na parede posterior, 31, 63, 93
　da uretra, 63
　da vagina, 31
　do colo uterino, 93
no introito vaginal, 31
　no final da gestação, 31
no miométrio, 142
ovariano, 260, 493, 716, 743, 751, 804, 805, 809, 824,
　835, 840, 861
　com conteúdo denso, 835
　congênito, 716, 805
　endoscopia virtual do, 804
　　3D, 804
　misto, 260, 809
　　cisto/sólido, 809
　monocavitários, 743
　septado, 824, 840
　simples, 743
ovário aderido ao, 696
paraovariano, 481, 482, 716, 718
　septado, 481, 482
pélvico, 716
　fetal, 716
peritoneal, 529
　de origem inflamatória, 529
septados, 824, 827, 832, 834
　biloculado, 832, 834
　　com área sólida, 832
　no ovário esquerdo, 827
　　pan-histerectomia por, 827
septoso, 478, 529
serosos, 472, 794, 806
　paratubários, 472
　simples, 794
simples, 29, 30, 513, 794, 800, 802, 803
　monocavitário, 800, 802, 803
　　crônico, 803
　　estável, 803
　　mapa vascular do, 803
　　no ovário esquerdo, 802
　na parede vaginal, 29, 30
　　posterior, 30
　no fundo de saco anterior, 30
　　da vagina, 30
　retrouterino, 513
sólidos, 824
submucosos, 98

único, 589
　septoso, 589
　　no ovário esquerdo, 589
Cistoadenocarcinoma(s)
　estádio IA, 860
　IC, 876
　mucinosos, 794, 851, 876
　　estádio IA, 851, 876
　serosos, 794, 827, 858, 866, 880
　　bilateral, 880
　　　estádio IB, 880
　　　estádio IIC, 866
　　limítrofe, 827
Cistoadenoma(s)
　em cacho de uva, 794
　mucinoso, 589, 794, 805, 806, 807, 835, 838, 856
　　benigno, 835, 838
　　bilateral, 807
　　monocavitário, 589, 805
　　　benigno, 805
　　septado, 856
　　　limítrofe, 856
　ovariano, 937
　　multiloculado, 937
　serosos, 794, 824, 825, 832, 854, 861, 874, 892
　　benigno, 824, 825, 832, 854, 861, 874
　　　bilateral, 861
　　borderline, 892
　　septado, 832
　　sólido, 892
Cistocele, 53, 69
　aumento da, 54
　colpoperineoplastia para corrigir, 59
　dificuldade miccional após, 59
　grave, 56, 58
　　cistoscopia virtual na, 58
　　　por ecografia 3D, 58
　leve, 52, 57
Cistoma(s)
　da pós-menopausa, 803
　seroso, 794
Cistoscopia, 69
　com biópsia, 69
　　mioma, 69
　virtual, 50
　　por ecografia 3D, 50
Climatério, 317
　quadro clínico de, 775
Clitóris, 48
　artéria do, 49
　　dorsal, 49
　vasos do, 49
Clomifeno
　endométrio bloqueado pelo, 703
　hiperestimulação por, 766
　indução com, 333, 334, 698
　　da ovulação, 333, 334, 698
　　e complementação com estrogênio, 334
Coágulo(s), 176
　no canal cervical, 86
　retraído, 784, 786
　　cisto luteínico com, 786
　sanguíneo, 86, 337, 338
　　na cavidade uterina, 337, 338
Coito
　incontinência no, 57
　　urinária, 57
Coleção
　inflamatória, 528
　trabeculada, 937
Cólica(s)
　e sangramento, 178
　　escuro, 178
　intensa, 178, 231
　　e sangramento irregular, 178
　no baixo ventre, 87
　　sangramento irregular e, 87

ÍNDICE REMISSIVO | **981**

pélvicas, 90
  na pós-menopausa, 90
    com TH, 90
Colo Uterino, 24, 73-126
  agenesia do, 78
  alterações, 73, 74
    benignas, 73
    malignas, 74
  amputação plana do, 124
    por carcinoma *in situ*, 124
  anatomia, 75, 76
    puberdade inicial, 75
    útero adulto, 75
    útero infantil, 75
  anomalias, 73
    congênitas, 73
  carcinoma do, 111, 113-119, 121, 124, 125
    cirurgia radical para, 124, 125
      antecedente de, 124, 125
    com invasão, 111, 121
      dos paramétrios, 111
      da pelve, 121
      do corpo uterino, 121
    estádio 2, 114
    estádio 3, 116
    estádio 4, 116, 118
    estádio 5, 115
    invadindo, 117, 118
      a bexiga, 117-119
      a vagina, 118, 119
      o corpo uterino, 118, 119
      o reto, 118, 119
      os paramétrios, 118
  carcinossarcoma do, 123, 126
    pan-histerectomia por, 126
  com dois canais, 78
  fibrossarcoma do, 122
  hipoplasia do, 78
    grave, 78
  residual, 105, 106, 107
    com cistos de retenção, 106
    com granuloma inflamatório, 106
    com miomas, 107
    normal, 105
  ressecção do, 123
    em cone, 123
      pelo carcinoma *in situ*, 123
  terço médio do, 79
    cisto de retenção no, 79
  toque ginecológico do, 84
    área endurecida ao, 84
  tumor no, 109
    com limites irregulares, 109
    heterogêneo, 109
Colpite, 22
  intensa, 21
Colpoperineoplastia
  antecedente de, 59, 966
    sem queixa de incontinência, 59
      anterior, 59
      posterior, 59
  para corrigir uma cistocele, 59, 966
    dificuldade miccional após, 59, 966
Compressa
  cirúrgica, 540
    esquecida na cavidade, 540
      abdominal, 540
Compressão
  do tecidos, 204
    posteriores, 204
      do útero, 204
Congestão
  venosa, 147, 150, 159, 541, 542
    crônica, 542
      por varizes pélvicas, 542
    no períneo, 541

    no trato genital, 541
      inferior, 541
    pélvica, 147, 150, 159
      aguda, 159
Constipação
  intestinal, 187, 663
    crônica, 663
    dor pélvica e, 187
Contração(ões)
  miometrial, 134
    focal, 134
    transitória, 134
  uterinas, 325
Contraste(s)
  para ultrassom, 834
  ultrassonográfico, 865
    injetado, 865
      em sangue periférico, 865
Coriocarcinoma(s), 217-219, 794
  bilateral, 909
    estádio IIIB, 909
  em leito placentário, 166
Corpo
  estranho, 23, 319, 388, 935, 951
    linear, 388
    no endométrio, 319
    ovoide, 951
    vagina com, 23
      em pré-adolescente, 23
  lúteo, 543, 569, 601, 679, 684, 688, 776, 787
    cístico, 569
    com angiogênese mais escassa, 686
    formação do, 679
      após ruptura folicular, 679
    hemorrágico, 543, 688, 787
    mal desenvolvido, 776
    normal, 684
    sólido, 690
      ensaio iconográfico do, 690
  uterino, 78, 112, 121
    atrofiado, 112
    com hematométrio, 78
    invasão do, 121
      pelo carcinoma, 121
Corpus albicans
  atípico, 538
Corrimento
  vaginal, 81, 518
    de padrão infeccioso, 81
    purulento, 81, 518
    e dispareunia, 81
Criança, 3
  de 6 anos, 321
  de 10 anos, 3
  de 2 anos e 8 meses, 229
    palpação em, 229
      de tumor na pelve, 229
  de 8 meses, 306
    com genitália ambígua, 306
  sangramento em, 37, 38
    genital, 37, 38
  útero de, 3, 132
    de 4 anos, 132
    de 7 anos, 3
Criptorquia
  bilateral, 307
    em lactente, 307
      de 6 meses, 307
Crohn
  doença de, 557
Cumulus
  oophorus, 677, 678
Cúpula
  vaginal, 108
    prolapso de, 108
      em histerectomia total, 108

Curetagem, 277
  antecedente de, 960
  dilatação para, 89
    trauma cervical na, 89
  por aborto, 89, 142, 163, 358, 957, 960
    espontâneo, 142, 163
      incompleto, 163
    incompleto, 957, 960
    infectado, 957
    retido, 89
  uterina, 162, 220, 354
    por aborto, 162, 220, 354
      antecedente de, 354
      espontâneo, 220
      incompleto, 162

D

Danazol, 191, 192
  bloqueio com, 344
Defeito(s)
  ureterovesicais, 805
Deficiência
  primária, 303, 719
    de gonadotrofinas, 303, 719
Definity*, 865
Degeneração
  adiposa, 201, 206
  cálcica, 195
    periférica, 195
      mioma com, 195
  cística, 196-198, 336
    central, 197
      com septos finos, 197
    mioma com, 196, 198
    simples, 336
  fibroadiposa, 426
  fibrosa, 201, 206
  lipomatosa, 211
    mioma com, 211
Derrame
  pleural, 883
Desenvolvimento
  corporal, 659
    normal, 659
      aos 13 anos, 659
  pubescente, 658
    aos doze anos, 658
  sexual, 226, 227, 231, 306, 308, 309
    normal, 226, 227
      amenorreia primária e, 226, 227
    secundário, 231, 306, 308, 309
      feminino, 306
      normal, 231, 308, 309
Desestabilização
  uretral, 57
    por corpo estranho intravaginal, 57
    e flacidez do diafragma muscular, 57
Deslocamento
  da bexiga, 52, 54
  da uretra, 51-54
    anormal, 51, 52
      na manobra de esforço, 51, 52
    grave, 53
      em direção à vulva, 53
    do orifício uretral, 52
    interno, 52
Dia fértil
  exame para determinar o, 669
Diafragma
  muscular, 57
    flacidez do, 57
  pélvico, 51
    tônus muscular no, 51
  vaginal, 25
    anticoncepcional, 25
Dietilestilbestrol, 2, 223, 298, 300, 770

Dificuldade
  miccional, 59
    após colpoperineoplastia, 59
      para corrigir uma cistocele, 59
  para esvaziar a bexiga, 38, 54, 63, 69, 70
    e dor pélvica, 38
    sem IUE, 54
  para iniciar a micção, 34
    crescente, 34
DIP (Doença Inflamatória Pélvica)
  aguda, 521
  crônica, 751
  dor pélvica, 515-565
    causas, 516
      ginecológicas, 516
      intestinais, 517
      neurológicas, 517
      obstétricas, 517
      ortopédicas, 517
      psicológicas, 517
      urinárias, 517
    infecção pélvica, 515
    retroperitônio, 517
Discinesia
  uterina, 134, 135, 340
Disfunção(ões)
  da micção, 44
Disgenesia
  gonadal, 304, 305, 650, 721, 737
    pura, 305, 721, 737
Disgerminoma(s), 794
  maligno, 895
    com cápsula regular íntegra, 895
      sem células na cavidade peritoneal, 895
      estádio IA, 895
Dismenorreia
  após curetagem, 354
  e aumento do fluxo menstrual, 181, 186, 198, 261
  intensa, 78, 236, 246, 252, 257, 260
    adolescente com queixa de, 246, 252
    com crises de dor aguda, 260
      insuportável, 260
    paciente de 15 anos com queixa de, 236
  membranosa, 778
  paciente com, 245, 275
    de 16 anos, 275
  progressiva, 272
  queixa de, 139, 142, 144, 146, 171, 176, 187, 189, 235, 255
    e hipermenorreia, 144, 189
    em adolescente, 255
      de 13 anos, 255
    em paciente nuligesta, 139, 187, 235
      e dispareunia, 187
    esterilidade e, 171
  tardia, 176
Dispareunia, 33
  corrimento vaginal e, 81
    purulento, 81
  profunda, 82, 135, 150, 175
    queixa de dismenorreia e, 187
      em paciente nuligesta, 187
    variável, 27
Dispositivo
  endoceptivo, 319
Distúrbio(s)
  da foliculogênese, 651
    atresia folicular, 651
      precoce, 651
    folículo, 651, 652
      hidrópico, 652
      luteinizado não roto, 652
      retido, 651, 652
        múltiplos, 652
      vazio, 651
    ovários policísticos, 652
    reserva folicular, 653
      baixa, 653
    ruptura folicular, 651
      sem liberação do ovócito, 651
  da luteogênese, 653, 654
    corpo lúteo, 653, 654
      cístico, 654
      hemorrágico, 654
      insuficiente, 653
      persistente, 654
  funcional, 318
    do endométrio, 318
  menstrual, 210
  ovarianos, 321, 614
    funcionais, 321, 614
      endometriose e, 614
      na puberdade, 321
DIU (Dispositivo Intrauterino), 319
  adjacente ao saco gestacional, 371
  alça do, 277
    perfurando o miométrio, 277
  baixo, 368
    mal posicionado, 368
  e eletrocauterização, 89
    do ectocérvice, 89
  e septo uterino, 290, 291
    parcial, 290, 291
  em posição invertida, 379
  endoceptivo, 365
    Mirena®, 365
      útero com, 365
  fio-guia do, 374
    no canal cervical, 374
  inserção de, 297
    exame após a, 297
  inserção do, 963
    intramiometrial, 963
  inserido há 2 dias, 382
    com dor no procedimento, 382
  medicado, 368, 825, 963
    com progesterona, 825, 963
  normoposicionado, 297
  paciente portadora de, 277, 290, 371, 742
    com atraso menstrual, 371
    com dores de intensidade variável, 277
      fora do período menstrual, 277
    medicado com progesterona, 742
  rodado, 377
  simples, 368
  tipo T de cobre, 372, 386
    corrosão do, 372
      na cavidade endometrial, 372
    inserção de, 386
      com dores pélvicas constantes, 386
    remoção do, 372
      por vídeo-histeroscopia, 372
Diverticulite
  abscedida, 101
    crônica, 101
  pseudotumoral, 555
Divertículo
  da bexiga, 30
  da mucosa, 62
    uretral, 62
  infecção em, 65, 66
    crônica, 65, 66
  processo inflamatório em, 552
  uretral, 46, 63
Doença
  autoimune, 330
    investigação para, 330
  de Crohn, 557
  hepática, 666
    difusa, 666
      crônica, 666
  inflamatória, 651
    ovariana, 651
  proliferativa, 336
    endometrial, 336
Doppler
  avaliação, 648
    vascularização e, 648
      do ovário, 648
  colorido, 30, 136, 137, 153
    das artérias uterinas, 137, 153
      e pulsátil, 153
    por frequências, 30
      mapa vascular por, 30
  em paciente com esterilidade, 138
  espectral, 136, 138, 159
    da veia ilíaca, 159
      interna, 159
    das artérias uterinas, 136
  no diagnóstico diferencial, 664
    entre estruturas vasculares, 664
    e anomalias teciduais, 664
  pulsátil, 158
    da artéria uterina, 158
  uterino, 351
    interpretação do, 351
      e achados anatômicos, 351
      e medicamentos ingeridos, 351
Dor
  à mobilização cervical, 82
    e dispareunia profunda, 82
  aguda, 260
    insuportável, 260
      dismenorreia intensa com crises de, 260
  crises de, 257
    após as menstruações, 257
      com eliminação de pus sanguinolento, 257
  crônica, 547
    no períneo, 547
  intensa, 64, 81
    à micção, 64
    à mobilização, 81
      do colo uterino, 81
  lombar, 116
    à esquerda, 116
  pélvica, 9-12, 14, 15, 18, 23, 38, 41, 81, 86, 89, 98, 119, 123, 124, 139, 147, 168, 169, 172, 187, 199, 231, 253, 254, 258, 349
    aguda, 23
      e febre, 23
    após vulvectomia, 41
      em razão de carcinoma vulvar, 41
    cíclica, 18, 231
      intensa, 231
      paciente com, 18
    com irradiação, 38
      para o períneo, 38
    crises de, 349
    crônica, 147
    e dispareunia, 81, 89, 172
      e aumento do fluxo menstrual, 172
    e sangramento genital, 123
    em adolescente, 9, 10, 11, 12
      cíclica, 9, 11, 15
      intensa, 10, 11, 15
    intensa, 14, 89, 124, 254, 258
      crises cíclicas de, 254
      e cíclica, 14
      e febre, 124
    irradiando para o quadril, 119
      e períneo, 119
    mal definida, 199
      aumento de fluxo menstrual e, 199
    por estenose, 86
      do orifício cervical externo, 86
    queixa de, 139, 168, 169, 187
      31º após cesariana, 139
      e constipação intestinal, 187

e dor para evacuar o intestino, 187
paciente de 13 anos, 169
útero miomatoso com, 168
perineal, 27
na menstruação, 27
peritoneal, 791
ao toque vaginal, 791
retal, 28
e sangue nas fezes, 28
na menstruação, 28
vaginal, 27, 33
às relações sexuais, 33
na menstruação, 27
Droga(s)
com ação vascular, 351
Duplicação(ões)
com imperfuração, 19
uterina, 19
vaginal, 19
da cavidade, 10, 291
endometrial, 10
uterina, 291
ovariana, 650, 729
uterina, 252, 261, 262, 269, 277
vaginal, 239, 243
Duplicidade
do colo uterino, 73

E

Ecografia
3D, 50, 58, 282
cistoscopia virtual por, 50, 58
da superfície interna, 50
da bexiga, 50
de septo uterino, 282
parcial, 282
TV, 281
convencional, 281
Eco-realçador
endovenoso, 190
Ecovist®
HSSG com, 502, 503, 505, 508
Ectocérvice
anterior, 80
cisto na, 80
atrofia da, 92
com estenose, 92
do orifício cervical externo, 92
eletrocauterização do, 89
DIU e, 89
Ectopia
renal, 229
pélvica, 229
bilateral, 229
Edema
do periósteo, 565
da sínfise púbica, 565
focos de, 82, 94
hipoecogênico, 82
Eixo
bloqueio do, 156, 157, 342
endócrino, 157, 342
gonadal, 342
rápido, 157
gonadal, 157
central, 157
eficiente, 157
hipotálamo-hipófise-gonadal, 156
por uso prolongado, 156
do anticoncepcional, 156
endócrino, 660, 758
assincrônico, 660
hipotálamo-hipófise-gonadal, 303
hipofunção do, 303

Eletrocauterização
do ectocérvice, 89
DIU e, 89
Embolização
do mioma, 194
por arteriografia, 194
Embrião(ões), 250
transferência de, 134, 330
5º dia após, 134
Endocervicite, 94
aguda, 81, 82
crônica, 83, 84, 85
ativa, 84
com área de ossificação, 85
da mucosa, 85
ossificante, 85
Endométrio, 315-388, 389-469
adolescência, 316
adulta, 316
na pós-menopausa, 317
climatério, 317
menopausa, 317
pós-menopausa, 317
pré-menopausa, 317
período reprodutivo, 316
menstrual, 316
pós-ovulatória, 316
proliferativa, 316
periovulatória, 316
precoce, 316
secretora, 316
alterações do, 391
malignas, 391
amenorreia, 318
análise espectral, 317
anatomia, 321-326
atrofiado, 336, 415, 426
com degeneração fibroadiposa, 426
bipartido, 176
bloqueado, 703
pelo clomifeno, 703
capa posterior do, 393
nódulo na, 393
carcinoma de, 22
com padrão, 82, 224, 323
proliferativo, 323
avançado, 323
inicial, 323
secretor, 82, 224
compressão do, 171
pelo mioma, 171
corpos estranhos, 319
outros, 319
de má qualidade, 360
desenvolvido, 321
além do esperado, 321
distúrbio funcional do, 318
DIU, 319
ecotextura, 317
em forma de T, 223, 298-301, 770
endoceptivo, 319
endometriose, 320
endometrite, 319
enrugamento do, 325
por contração focal, 325
do útero, 325
espessura, 317
hemorragia, 318
na pós-menopausa, 318
hiperecogênico, 324
hiperplasia, 390
impróprio, 330
para a implantação, 330
de desenvolvimento de gravidez, 330
inadequado, 329
para a implantação, 329
infância, 315

mapa vascular, 317
metaplasia óssea, 319
mioma, 390
normal, 82, 346
na pós-menopausa, 346
pólipo, 389, 616
proliferação do, 341
simples, 341
proliferado, 433
puberdade, 316
recém-nascida, 315
rede vascular do, 327
normal, 327
região central do, 341
nódulo na, 341
sem desenvolvimento, 333
e baixa perfusão sanguínea, 333
do útero, 333
sinequia, 319
superfície do, 336
interna, 336
normal, 336
tamoxifeno, 390
ação do, 390
ou similares, 390
Endometriose, 79, 320, 567-646, 841, 954
achado cirúrgico, 604
agressiva, 639
minúsculos focos residuais, 639
não identificados, 639
atípica, 538
avaliação da, 568, 569
com Doppler, 569
ultrassonográfica, 568
bloqueio de, 157
com análogo de GnRH, 157
cervical, 627
em colo residual, 627
cirurgia prévia de, 641
em paciente nuligesta, 641
de 27 anos, 641
cística, 27, 587
na parede vaginal, 27
cisto de, 28, 80, 246, 597, 600
no septo retovaginal, 28
útero e, 246, 597
didelfo, 246
velho, 600
classificação da, 567
criatividade arquitetural da, 599
diagnóstico diferencial, 569
cisto, 569
dermoides, 569
luteínico hemorrágico, 569
corpo lúteo, 569
cístico, 569
fibroma do ovário, 569
neoplasia ovarianas, 569
outras, 569
em cicatriz de cesárea, 937
focos de, 108, 567, 613, 614, 620, 622, 627, 629, 646
e extensão da doença, 567
extrapélvicos, 646
invadindo o fundo vaginal, 629
na parede, 613, 614, 620, 622, 646
abdominal, 646
intestinal, 613, 614, 620, 622
no parênquima, 629
do ovário esquerdo, 629
nos ligamentos uterossacro, 614, 620
esquerdo, 614
paramétrio, 620, 627
direito, 627
superior, 620
velho, 108
grave, 27, 28, 84, 571, 596, 612, 620, 629
com antecedente de histerectomia, 28, 629

com focos ovarianos, 571
  bilaterais, 571
 com inúmeros focos, 571
  na parede do sigmoide, 571
  peritoneais, 571
 com invasão de estruturas, 620
 com ooforectomia à direita, 28, 629
  no fórnice vaginal, 629
   posterior, 629
  no fundo de saco, 27
   vaginal posterior, 27
  no ovário retrouterino, 27, 629
  recidiva da, 629
 gravidade da, 623
  acometendo toda a pelve, 623
   posterior, 623
 implante de, 547
  na parede vesical, 547
   por cesariana, 547
 na altura do istmo, 631
  uterino, 631
 na parede, 631
  retal, 631
  vesical, 631
 não típica, 889
 no fundo de saco, 631
  anterior, 631
 no ovário, 641
  esquerdo, 641
 no septo retovaginal, 631
 ovariana, 593, 599, 617, 641
  bilateral, 593, 617
   profunda, 617
 paciente portadora de, 344, 645
  em amenorreia, 344
   por análogo de GnRH, 344
   submetida a bloqueio, 344, 645
    com danazol, 344, 645
 pélvica, 572, 608
  com processo aderencial, 608
   intenso, 608
  grave, 572
 peritoneal, 574
  superficial, 574
 primária, 637, 639
  da região umbilical, 637
  na adolescência, 639
 profunda, 572, 574, 598, 610, 617, 623, 633
  grave, 623
  implantação da, 610
   locais de, 610
  invadindo o ligamento, 598
   uterossacro, 598
  lesões de, 617
  primária, 633
 salpingo-ooforectomia graças à, 505
  direita, 505
   antecedente de, 505
 suspeita clínica de, 806
 tratamento da, 569, 639
  por videolaparoscopia, 639
   controle ecográfico do, 639
 vasodilatação da, 912
  inflamatória, 912
 vesical, 633
  primária, 633
  secundária à cesariana, 633
Endometrite, 319
 aguda, 518
 crônica, 352
  e miomas, 352
   associação da, 352
 sequela de, 351
 sincicial, 162
  com proliferação vascular, 162
   intensa, 162

Endomiometrite
 aguda, 523
  complicada com abscesso, 523
   tubo-ovariano à direita, 523
Endoscopia
 virtual, 804, 856
  3D, 804, 856
   do cisto ovariano, 804
Enterite
 aguda, 555
Erlyn-Werner
 associação de, 222
 síndrome de, 1, 19, 237, 252, 253, 255, 258-260
  características da, 252
  com imperfuração, 258-260
   à direita, 258-260
  variante da, 237, 255
Erro
 ecográfico, 108
Esfíncter
 uretral, 51
  interno, 51
   tônus muscular no, 51
Esgotamento
 ovariano, 775
Espaço
 de Retzius, 47, 56
 retropúbico, 47, 54
  insinuação no, 54
   da bexiga, 54
Espessamento
 endometrial, 321, 395, 436, 438, 452, 458
  com cistos, 452
  na puberdade, 321
  verdadeiro, 438
   por uso de tamoxifeno, 438
 parietal, 558
  intestinal, 558
Esplenomegalia, 666
Esteatonecrose
 paniculite com, 940
Estenose(s)
 actínica, 124
  do terço médio, 124
   da vagina, 124
 cervical, 336, 349, 974
 do canal cervical, 335
 do orifício cervical, 76, 86, 89-93
  externo, 76, 86, 89-93
   atrofia da ectocérvice com, 92
   dor pélvica por, 86, 89
   em paciente idosa, 92, 93
  no colo uterino, 74
 ureteral, 971
  cicatricial, 971
  pós-cirúrgica, 971
Esterilidade
 e dismenorreia, 171
 e queixa de aumento do fluxo menstrual, 170, 206
 e útero septado, 263
 fatores de, 768
 investigação de, 488
  inicial, 488
 paciente com, 20, 138, 234, 287, 326, 327, 505-507, 509, 510
  de 32 anos, 20
  de 37 anos, 287
   nuligesta, 287
  Doppler em, 138
  histerossonografia em, 326, 327
  HSSG em, 505-507, 509, 510
   com duplo contraste, 507
 por anovulação crônica, 332
 por ooforectomia total, 810
  bilateral, 810

 primária, 296
  paciente com queixa de, 296
   assintomática, 296
 queixa de, 281, 388
 sem causa aparente, 129, 154, 329, 330, 353
Estimulação
 ovariana, 655
  pela gonadotrofina coriônica, 655
  residual, 655
Estrogênio
 complementação com, 334
  indução da ovulação e, 334
   com clomifeno, 334
Estrógeno(s)
 conjugados, 349
  injeções intramusculares de, 349
   em paciente de 51 anos, 349
Estroma
 cervical, 121
  sarcoma do, 121
Estudo
 Doppler, 683
  indicação, 683
 ecográfico, 315
  do endométrio, 315
   adolescência, 316
   adulta, 316
   infância, 315
   na pós-menopausa, 317
   puberdade, 316
   recém-nascida, 315
 ovariano, 662
  sigmoide no, 662
Esvaziamento
 vesical, 54
  espontâneo, 54
  na manobra de esforço, 54

F

Fase
 lútea, 326, 328, 684, 687, 781
  inicial, 687
 proliferativa, 325
  avançada, 325
Feblólito(s)
 colar de, 136
 em cadeia, 135
Feminização
 testicular, 650
Fertilização
 in vitro, 134, 155, 227, 330, 332, 706
  doar óvulos para, 227
  indução da ovulação e, 134, 155, 330, 706
  paciente submetida à, 134
   sem sucesso, 155
  punção de folículos para, 332
Fibrolipomioma, 206
Fibroma(s), 796
 benigno, 883
  unilateral, 883
 do ovário, 569, 692
  benigno, 692
 ovarianos, 795
Fibromioma(s), 130, 187, 421
Fibrose, 203
 focos de, 421
Fibrossarcoma
 de alto grau, 215
 do colo uterino, 122
Fístula
 por reação alérgica, 60
  na virilha esquerda, 60
 retoperineal, 558
Fluido(s)
 genitais, 13

Fluxo(s)
  menstrual, 170, 171, 176, 181, 198, 206, 260, 337
    aumento do, 170, 171, 176, 181, 198, 206, 260, 337
      dismenorreia e, 181, 198, 260
      e anemia, 171
      há 6 meses, 337
      queixa de, 176, 206
  venosos, 500
    lentos, 500
Foco(s)
  de degeneração, 112
    miomas com, 112
  de edema, 82, 94
    hipoecogênico, 82
  de endometriose, 108, 567, 613, 614, 620, 622, 627
    e extensão da doença, 567
    na parede intestinal, 613, 614, 620, 622
    no paramétrio direito, 627
    nos ligamentos uterossacros, 614, 620
      esquerdo, 614
    velho, 108
  de metaplasia, 82
    por inflamação crônica, 82
      cartilaginosa, 82
      óssea, 82
  hipoecogênicos, 610
    irregulares, 610
    lombricoides, 610
    ovoides, 610
  peritoneais, 593
    superficiais, 593
Foley
  cateter de, 70
    balão do, 70
Folículo(s)
  com excelente atividade, 672
  em fase de senescência, 682
  hídrico, 603
    retido, 603
  hidrópicos, 614, 743-751, 778
    induzidos, 666
      pelo FSH elevado, 666
      da pós-menopausa, 666
    luteinizados, 614
      não rotos, 614
  maduro, 673, 678
    na iminência de romper, 673
  perfusão sanguínea nos, 674
  periféricos, 591
    cisto endometrioide e, 591
      central, 591
  punção de, 332
  retido, 578, 614, 639, 742
    baixa atividade do, 752
    para fertilização in vitro, 332
  tamanho dos, 674
    diferença de, 674
Foliculogênese
  distúrbios da, 651
    atresia folicular, 651
      precoce, 651
      folículo, 651, 652
        hidrópico, 652
        luteinizado não roto, 652
        retido, 651, 652
          múltiplos, 652
        vazio, 651
      ovários policísticos, 652
      reserva folicular, 653
        baixa, 653
      ruptura folicular, 651
        sem liberação do ovócito, 651
Formação(ões)
  polipoides, 103, 107
Fossa
  ilíaca, 41

direita, 41
  tumor na, 41
Fundo de Saco
  posterior, 29, 77
    grande cisto endometrioide no, 29
      adentrando o septo retovaginal, 29
    presença de líquido no, 77
  vaginal, 27, 30
    anterior, 30
      cisto simples no, 30
    posterior, 27
      endometriose grave no, 27
Fundo uterino
  mioma no, 167, 207
    parietal, 167, 207
      posterior, 207
  normal, 224
  único, 285
Fundo
  endometrial, 224
    normal, 224
Funil, 58
  alargamento do, 53
  aumento do, 53
  imagem do, 53

G

Gartner
  cistos de, 1
Genitália
  ambígua, 21, 306
    congênita, 21
    criança com, 306
      de 8 meses, 306
    recém-nascido com, 21
  externa, 307, 310
    ambígua, 310
    padrão masculino, 307
      testículos não identificados, 307
Gestação(ões)
  angiomatose induzida pela, 164
    miometrial difusa, 164
      benigna, 164
  de 7 semanas, 274
  e DIU, 371
  final da, 31
    cisto no, 31
      no introito vaginal, 31
  hipertrofia decorrente das, 132
    funcional, 132
  múltiplas, 699, 766
    em útero incapaz, 766
Gestante
  e septo uterino, 292, 293
    parcial, 292, 293
      de 16 semanas, 292
      de 18 semanas, 292
      de 24 semanas, 293
      de 35 semanas, 293
      de 9 semanas, 292
  operada, 543
    por suspeita clínica, 543
      de apendicite, 543
GIST (Tumor Maligno do Estroma Gastrointestinal Ileal), 560
Glândula(s)
  cisto da, 40, 45
    de Bartholin, 40
    de Skene, 45
      de retenção, 45
  maduras, 324
  mucosas, 62
    periuretrais, 62
Gônada
  mista, 650
  no canal inguinal, 232

Gonadotrofina(s)
  coriônica, 655, 711
    ação da, 656
    administração de, 711
    residual, 655
      estimulação ovariana pela, 655
  deficiência primária de, 303, 719
Granuloma, 83
  antigo, 84
    com calcificações, 81
  infeccioso, 538
    micose, 538
    outros agentes específicos, 538
    tuberculose, 538
  inflamatório, 84, 85, 106, 538, 948
    cicatrizado, 538
    crônico, 948
      com fio cirúrgico, 948
    no colo residual, 106
    processo cicatricial de, 85
  residual, 966
    da sutura perineal, 966
      posterior, 966
Gravidez, 250
  desenvolvimento de, 330, 334
    endométrio impróprio para, 330
    prognóstico para, 334
      péssimo, 334
  diagnóstico de, 330
    laboratorial, 330
      sem evolução clínica, 330
  ectópica, 544-546
    íntegra, 544
    na tuba direita, 544
    rota, 545
  molar, 219
    tratada, 219
      antecedente de, 219
  sintomas vagos de, 778
    e beta-HCG negativo, 778
  tubária, 546

H

Hemangioma(s), 2, 31-33
Hematocolpo
  gigante, 9, 11
  por septo transverso, 12
Hematoma, 934
  agudo, 937
  anecoide, 940
  gigante, 957
  na região, 940
    do infundíbulo ovariano, 940
  pélvico, 957
  subaponeurótico, 937
Hematométrio, 10, 349
  bilateral, 270, 271
  gigante, 11
  útero com, 231
Hematossalpinge, 231
  bilateral, 270, 271
Hematúria, 119
Hemoperitônio
  agudo, 545
  por ruptura ectópica, 544
Hemorragia, 88
  disfuncional, 86, 321, 336, 337, 340, 341
    da adolescência, 336
    da pré-menopausa, 337
    intensa, 86
    na puberdade, 321
    transitória, 337
  e anemia, 215
  genital, 283
    em adolescente de 13 anos, 283

grave, 166
    2 meses após o parto, 166
    na pós-menopausa, 318
    paciente na pós-menopausa com, 216
    uterina, 219
        com antecedente de mola hidatiforme, 219
Hepatite
    crônica, 666
        autoimune, 666
            cirrose por, 666
        medicamentosa, 666
Hermafrodita
    verdadeiro, 310
Hermafroditismo
    risco de, 309
Hérnia
    incisional, 935
    ovariana, 232, 309, 650
        inguinal, 232, 309, 650
            congênita, 650
            síndrome de Mayer-Rokitansky com, 309
Hidátide(s), 482, 513
    de Morgagni, 472, 475, 476, 512, 513
        presa à tuba, 512, 513
    tubária, 513, 578, 716
        enorme, 513
Hidrocolpo
    útero com, 13
    vagina com, 8, 11
Hidrometrocolpo
    gigante, 9
Hidronefrose, 116, 805
    à direita, 119, 120
    bilateral, 117
    leve, 245, 906, 312
    moderada, 495
        com compressão, 495
            da medular renal, 495
    sinais de, 464
Hidrossalpinge, 471, 476-494, 496, 500, 840
    aderida, 486
        ao ovário, 486
    bilateral, 489
    com aderência, 480
        ao intestino, 480
        ao ovário, 480
    crônica, 484
Hímen
    complacente, 257
    imperfurado, 1, 7-9, 11, 223, 269, 313
        em adolescente, 9
        em lactente, 313
            de 4 meses, 313
        em recém-nascida, 9
        útero bicorne com, 269
            unicolo, 269
Hiperestimulação
    ovariana, 709, 974, 975
        e crescimento rápido, 709
            do mioma, 709
        grave, 974, 975
    por clomifeno, 766
Hipermenorreia, 342
    após curetagem, 354
    e anemia grave, 169
    na adolescência, 660
    paciente com, 185, 189, 209, 660
        em ciclos regulares, 660
            aos 12 anos, 660
        queixa de, 144, 146, 159, 161, 176, 189
            e dismenorreia, 144, 176, 189
            e dor pélvica, 161
                em nuligesta, 161
Hiperplasia
    adenomatosa, 433, 435, 452
        atípica, 435
        cística, 452

cística, 431, 440
    benigna, 431, 440
endometrial, 349, 408, 415
    cística, 415
    simples, 349
simples, 321, 429
    do endométrio, 429
    na puberdade, 321
Hipertensão
    do sistema porta, 666
Hipertrofia
    do colo uterino, 73
    funcional, 132
    do útero, 132
        decorrente das gestações, 132
Hipofunção
    do eixo, 303
        hipotálamo-hipófise-gonadal, 303
Hipogonadismo
    hipogonadotrófico, 727
        ovários pequenos por, 727
Hipomenorreia, 156
Hipoplasia
    grave, 78
    do colo uterino, 78
    uterina, 223, 242, 243, 302, 303
        bilateral, 242, 243
        primária, 302, 303
Hipospádia(s)
    grave, 306
    e vagina ectodérmica residual, 306
        sexo masculino com, 306
    perineoescrotal, 306
    pseudovaginal, 306
Hipotonia
    uretral, 57
    uretrocele e, 57
Histerectomia, 161, 175, 215, 228
    abdominal, 540
        total, 540
            com dor no baixo ventre, 540
    antecedente de, 6, 22, 23, 28, 58, 61, 105, 107, 540, 684, 696, 844, 971
        com calcificação cicatricial, 61
        com IUE, 58
        e ooforectomia direita, 844
        endometriose grave com, 28
    parcial, 105
    subtotal, 107
    ligadura durante, 971
        acidental, 971
        o ureter, 971
    paciente submetida à, 92
    recente, 937
        pós-opertório de, 937
            massa dolorosa em, 937
    total, 108, 909, 946, 948
        abdominal, 946, 948
            pós-operatório de, 946
        antecedente de, 909
        prolapso em, 108
            de cúpula vaginal, 108
Histeroscopia, 170, 355
    com biópsia, 162
    com remoção, 393
        de pólipo endometrial, 393
    mioma removido por, 178, 505
    virtual, 436
Histerossalpingografia, 281
    obstrução tubária, 616
        bilateral, 616
    radiológica, 20, 234, 505
        com diagnóstico de útero unicorne, 20
Histerossonografia, 411, 436
    com salina, 415
    em paciente com esterilidade, 326
    natural, 91-93, 209, 458

TV, 501
    com soro fisiológico, 501
    vantagem da, 411
HSSG (Histerossonossalpingografia), 472, 501
    com duplo contraste, 501, 504, 507
        em paciente com esterilidade, 507
    com Ecovist®, 502, 503, 505, 508
    com microbolhas, 511
        para confirmação de laqueadura, 511
    em paciente com esterilidade, 505, 506, 509, 510

I

Iatrogenia, 933-975
    hematoma, 934
    cicatriz de cesárea, 935
    corpo estranho, 935
    hérnia incisional, 935
    infecção, 935
    linfocele, 934
    outras complicações, 935
    seroma, 934
Imperfuração
    à direita, 258, 259, 268
        síndrome com, 258, 259
            de Erlyn-Werner, 258, 259
        vagina dupla com, 268
    com duplicação, 19
        uterina, 19
        vaginal, 19
    vaginal, 252
Incisura
    protodiastólica, 350
Incômodo
    indefinido, 69
        na uretra, 69
    queixa de, 34, 62, 68
        na micção, 68
        na região vaginal, 34
        uretral, 62
Incompetência
    istmocervical, 74
Incontinência
    paciente sem queixa de, 59
        com antecedente de colpoperineoplastia, 59
            anterior, 59
            posterior, 59
    urinária, 57, 60
        aos mínimos esforços, 57
        correção de, 60
            sling para, 60
        na menstruação, 57
        no coito, 57
        sem repleção vesical, 57
Indução
    da ovulação, 134, 155, 330, 332-334, 649, 698, 706, 709
        com clomifeno, 333, 334, 698
            e complementação com estrogênio, 334
        com gonadotrofina, 709
        e fertilização in vitro, 134, 155, 706
            paciente submetida à, 134
            sem sucesso, 155
Infância
    endométrio na, 315
Infantilismo
    sexual, 304, 305, 719
        e amenorreia primária, 304, 305, 719
Infecção, 935
    aguda, 82
        microabscessos na, 82
    genital, 84, 352, 518
        alta, 352, 518
            grave, 352
        baixa, 84
            recorrente, 84
    reparação da, 82

microcalcificações no processo de, 82
    cicatriciais, 82
urinária, 63, 64, 245, 255, 313
    aguda, 64
    episódios de, 245
    recorrente, 63, 255, 313
Inflamação
    crônica, 82
        focos de metaplasia por, 82
            cartilaginosa, 82
            óssea, 82
    vasodilatação provocada pela, 521
Inseminação
    artificial, 330
Instabilidade
    uretral, 63, 66
        urgência miccional e, 66
            com perda de urina, 66
Intersexo, 232
Intestino
    aderência ao, 480
        hidrossalpinge com, 480
Introito
    vaginal, 31
        cisto no, 31
            no final da gestação, 31
Intussuscepção, 559
Invaginação
    da mucosa, 86
        cicatriz com, 86
            de cesariana, 86
    intestinal, 559
Invasão
    da transição retossigmoide, 622
    dos paramétrios, 111
        pelo carcinoma, 111
            do colo uterino, 111
    miometrial, 455
        até a serosa uterina, 455
    pélvica, 125
        à direita, 125
            carcinoma de colo e, 125
    retal, 118
    vesical, 118
IP (Índice de Pulsatilidade), 136
    calcular o, 830
IR (Índice de Resistividade)
    calcular o, 830
IUE (Incontinência Urinária de Esforço), 44, 51-53, 68
    correção de, 59, 60
        com *sling*, 59, 60
            com ancoragem, 59, 60
    por uretrocele, 51

J

Jato Urinário
    fino, 69
        e lento, 69
JUV (Junção Ureterovesical), 563
    esquerda, 116
        invasão da, 116

K

Krukenberg
    tumor de, 835

L

Lábio
    anterior, 78
        cistos de retenção no, 78
            junto ao orifício externo, 78
    posterior, 79, 97
        cisto de retenção do, 79, 97
            no terço médio, 79

Lactente
    com sangramento, 37
        genital, 37
    de 60 dias, 805
        com massa pélvica, 805
            palpável, 805
    de 4 meses, 313
        hímen imperfurado em, 313
Laparotomia
    estenose actínica, 124
        do terço médio, 124
            da vagina, 124
        grande piométrio, 124
            até o terço vaginal, 124
                superior, 124
    para remoção do corno, 237
        não comunicante, 237
Laqueadura
    tubária prévia, 511, 512
        confirmação de, 511
            HSSG com microbolhas para, 511
Leiomiofibroma
    tubário, 514
Leiomioma(s), 34, 35, 130, 472
Leiomiosarcoma, 131, 216
    vaginal, 37
Lesão(ões)
    de endometriose, 617, 618
        profunda, 617
    endometrioides, 618
    lombricoide extensa, 616, 631
        na parede do sigmoide, 616, 631
            alto, 616
            inferior, 631
        no septo retovaginal, 631
    pequena, 587
        no parênquima, 587
            com aspecto cístico arenoso, 587
    proliferativas, 822
        ovarianas, 822
    ulcerada, 41
        vulvar, 41
            na virilha direita, 41
    vermiforme, 616, 631
        hipoecogênicas, 631
Levovist*, 190, 834
Ligamento
    uterossacro, 598
        endometriose invadindo o, 598
            profunda, 598
Linfocele, 934
Linfonodo(s)
    acometimento do, 468
        grave, 468
    alterados, 538
    ativados, 538
        no retroperitônio, 538
            pélvico, 538
    ilíacos, 113
        invasão dos, 113
    inguinais, 41
        invasão dos, 41
            carcinoma vulvar com, 41
        massa de, 41
            carcinoma vulvar em, 41
    metastático, 930
        inguinal, 930
            direito, 930
    retroperitoneais, 927
        recidiva em, 927
            de carcinoma germinativo, 927
Lipoleiomioma
    retroperitoneal, 915
        benigno, 915
Lipoma
    invasivo, 561
        com focos de necrose, 561

Lipomatose, 203
Lipomioma(s), 130, 187-189, 211
    com ecotextura suave, 201
    hiperecogênicos, 201
LUF (Folículo Luteinizado não Roto)
    síndrome, 679
Luteinização
    pré-ovulatória, 676
Luteogênese
    distúrbios da, 653, 654
        corpo lúteo, 653, 654
            cístico, 654
            hemorrágico, 654
            insuficiente, 653
            persistente, 654
Luteoma, 822
    benigno, 538
        de evolução lenta, 538

M

Malformação(ões)
    de Mayer-Rockitansky, 222, 223
    mülleriana, 243
        complexa, 243
    uterinas, 222
        classificação das, 222
Manipulação
    mecânica, 135
        útero hipersensível à, 135
    uterina, 135
        sensação dolorosa à, 135
Manobra
    de esforço, 49, 51
        Valsalva, 49
Mapa
    vascular, 30, 104, 188, 330, 549
        por Doppler, 30, 107, 188, 330, 549
            colorido, 30, 188
            das alças intestinais, 549
            espectral, 330
Massa
    alongada, 87
        e pedunculada, 87
            no canal cervical, 87
    anexial, 600
        direita, 600
    cervical, 89
        achocolatada, 89
        e dolorosa, 89
    cística, 441
        trabeculada, 441
    com limites irregulares, 218
    dolorosa, 937
        em pós-operatório recente, 937
            de histerectomia, 937
    endometrial, 408, 462
        enluvada pelo corpo uterino, 408
        moldada pelo corpo uterino, 408
    hiperecogênica, 426
        heterogênea, 426
            no corpo uterino, 426
    ovoide, 468
        no abdome superior, 468
    parietal, 943
        palpável, 943
            na incisão cirúrgica, 943
    pélvica, 9, 806, 829, 861
        macia, 806
        palpável, 9, 829
            recém-nascida com, 9
    predominantemente sólida, 810
    varicosa, 841
        anexial, 841
    violácea, 33
        na vagina, 33

MAV (Malformação Arteriovenosa), 160, 161, 164
  no miométrio, 129
  primária, 164
Mayer-Rockitansky
  malformação de, 222, 223
  síndrome de, 8, 78, 222, 226-233, 271, 301, 302, 306, 309, 311, 312
    com hérnia ovariana inguinal, 309
      bilateral, 309
    com rim pélvico único, 311
      vicariante, 311
    diagnóstico errado de, 306
    forma clássica da, 232
    variante da, 78, 231, 301, 302
Meato(s)
  ureterais, 50
Medicação
  anti-hipertensiva, 158, 403
  para hipertensão, 205, 351
    arterial, 205, 351
Medicamento(s)
  ação de, 129
    no miométrio, 129
  tipos de, 158
  e perfusão uterina, 158
Megacólon, 783
Mega-Hidrossalpinge, 478, 482, 484
Megapólipo, 99, 426
  benigno, 94, 395
    endocervical, 94
  enluvado, 395
    pelo útero atrofiado, 395
  invertido, 400
    para cima, 400
Melanoma
  histórico de remoção de, 930
Menarca, 316
  há 10 dias, 321
  há 30 dias, 659
    aos 13 anos, 659
  há 6 meses, 253
  paciente com 12 anos sem, 269
Menopausa, 317
  aos 37 anos, 345
    em TH combinada, 345
      contínua, 345
  incidência após, 600
    de câncer ovariano, 600
  precoce, 335, 775, 810
    espontânea, 335
      paciente de 31 anos com, 335
    por ooferectomia total, 810
      bilateral, 810
Menstruação, 141
  dor na, 27
    perineal, 27
    retal, 28
      e sangue nas fezes, 28
    vaginal, 27
Meso
  tubário, 476
    restos embrionários no, 476
Mesossalpinge
  rede vascular do, 525
Mesotelioma
  adenomatoide, 472
  inflamatório, 529
Metaplasia
  focos de, 82
    cartilaginosa, 82
    óssea, 82
  óssea, 74, 85, 319, 363, 433
    da mucosa, 85
    placas da, 363
Metástase(s)
  de carcinoma, 71
    ovariano, 71

  hepáticas, 466, 906
  ovariana, 931
  peritoneais, 909
    fora da pelve, 909
Metrorragia
  intensa, 181
Micção
  dificuldade para iniciar a, 34
    crescente, 34
  disfunções da, 44
  dor intensa à, 64
    infecção urinária e, 64
      aguda, 64
  incômodo na, 61, 68
    uretral, 61
      por pólipos, 61
Microabscesso(s)
  cicatrizados, 351, 534
  na infecção, 82
    aguda, 82
Microcalcificação(ões)
  cicatriciais, 82
    no processo de reparação, 82
      da infecção, 82
  em colar de contas, 351, 352
    na camada basal, 351, 352
  endometriais, 352
Micropênis
  em lactente, 307
  de 6 meses, 307
Mio-Hipertrofia
  difusa, 139
    sem causa aparente, 139
Mioma(s), 33, 35, 69, 94, 130, 176, 196, 207, 350
  achados dos, 172
    anatômicos, 172
    clínicos, 172
  benigno, 202
  bloqueio de, 191
  calcificado, 130, 493
  cervical, 100, 104, 175
    pequeno, 104
    volumoso, 100
  com áreas hiperecogênicas, 421
  com calcificação, 201
    periférica, 201
      fina, 201
  com degeneração, 195, 196, 198, 199, 211
    cálcica, 195
      periférica, 195
    cística, 196, 198, 199
      central, 198
    lipomatosa, 211
  com focos de degeneração, 112
  com hiperecogenicidade grosseira, 202
  com infiltração, 188
    adiposa, 188
  compressão por, 171
    do endométrio, 171
  controle de, 198
  cornuais, 130, 291
  crescimento de, 180, 184
    controle de, 180
    rápido, 184
  degenerados, 130
  dentro do canal, 101, 178
    cervical, 101, 178
  diagnóstico prévio de, 212
  DIU e, 377
    Mirena*, 377
  e esterilidade, 206
  em paciente virgem, 190
  embolização do, 194
    por arteriografia, 194
  grandes, 169, 172, 188, 194, 199, 204
    adentrando o ligamento largo, 188
    junto aos vasos ilíacos, 188

    em adolescentes, 169
    em adultas, 169
      jovens, 169
    em nuligesta, 194
    parietal anterior, 199
      com degeneração cística central, 199
    subseroso, 204
      posterior, 204
    útero retrovertido e, 172
      paciente assintomática e, 172
  hiperatividade do, 186
    sinais de, 186
  hipervascular, 164
  hipervascularizado, 218
  intraligamentares, 130, 174, 175, 182, 200, 208, 539, 682, 912
    com degeneração cística, 539
  intramucoso, 101, 176-178, 210, 340, 413, 424
    central, 176
      com endométrio bipartido, 176
    pedunculado, 177
  intramurais, 130
  na área central, 185
    do útero, 185
  na cavidade, 176, 181
    endometrial, 181
    uterina, 176
  na parede, 100, 169
    cervical, 100
      anterior, 100
    do útero, 169, 205
      anterior, 205
      posterior, 169
  na pós-menopausa, 200
    sem TH, 200
      evolução dos, 200
  no centro do endométrio, 176
  no colo uterino, 74, 107, 108
    em posição cranial ao, 108
    residual, 107
  paracervical, 102
    esquerdo, 102
      intraparametrial, 102
      intraligamentar, 102
  parido, 104, 105, 130, 178
    pelo orifício cervical, 104, 105
      externo, 104, 105
  parietal, 167, 169-171, 173, 183, 186, 195, 200-203, 207, 212, 352, 360, 397
    anterior, 171, 183, 201, 203, 360
      com bolo de calcificações, 203
    corporal, 169
    lateral, 170, 200, 212, 397
      à direita, 212
      esquerdo, 397
    no fundo uterino, 167
    posterior, 169, 170, 173, 200, 202, 203, 207, 352
      com degeneração lipomatosa, 202
      no fundo uterino, 207
    submucoso, 195, 201
      anterior, 195
  pedunculados, 130, 170, 173, 178, 182, 183
    intramucosos, 178
    lateral, 183
      esquerdo, 183
    posterior, 173
    seroso, 170
      no fundo uterino, 170
  posterolateral, 196
    direito, 196
  removido, 178, 505
    por histeroscopia, 178, 505
  submucosos, 130, 171, 177, 181, 193, 421
    séssil, 177
  subseroso, 101, 130, 167, 173, 174, 177, 180, 185, 197, 202, 625

anterolateral, 185
  direito, 185
 em útero mediovertido, 167
 intraligamentar, 167
  esquerdo, 167
 na face anterior, 180
 pedunculados, 174
 pequenos, 625
 posterior, 101, 167, 173, 197, 202
 tratamento do, 191, 193
  com medicamentos bloqueadores, 191
 vascularização do, 190
Miométrio, 127-220
 adenomiose, 128
 alterações vasculares, 129
  ação de medicamentos, 129
  aneurismas, 129
   arteriais, 129
  angiomatose, 130
   miometral, 130
  esterilidade, 129
   sem causa aparente, 129
  MAV, 129
  trombose, 129
  veias calibrosas, 129
 anatomia, 132-138
 cesariana, 128
  cicatriz de, 128
 glândulas encarceradas no, 142
 leiomiossarcoma, 131
 mioma, 130
 sarcoma, 131
Mirena*
 inserção de, 383
  com muita dor, 383
   persiste há vários dias, 383
 rodado, 377
 útero com DIU, 365
  endoceptivo, 365
Mola
 hidatiforme, 219
  antecedente de, 219
   na hemorragia uterina, 219
  recidiva da, 219
Morgagni
 hidátides de, 472, 475, 476, 512, 513
  presa à tuba, 512, 513
Muco
 amarelado, 81
 anecoide, 76
 endocervical, 76
  quantidade de, 76
   variação normal da, 76
 no canal cervical, 76
 presença de, 77, 140
 vaginal, 99
  aumento do, 99
Mucosa(s)
 área de ossificação da, 85
  endocervicite com, 85
   crônica, 85
 cervical, 83
  com microcalcificações, 83
  espessada, 83
 com microcalcificações, 83
 edemaciada, 81
 endocervical, 76, 77, 82, 83, 85, 98
  com limites, 83
   irregulares, 83
   mal definidos, 83
  com microcalcificações, 82, 83
  com pequeno anel, 83
   de parede ecogênica, 83
  edemaciada, 82
   e irregular, 82
  exuberante, 77
  heterogênea, 83

normal, 76
 região da, 82
  hipervascularização na, 82
 relevo interno da, 77
 terço médio da, 85
  grande calcificação no, 85
 grosseira, 83
 invaginação da, 86
  cicatriz com, 86
  de cesariana, 86
 irregular, 81, 83
  hipoecogênica, 81
 metaplasia da, 85
  óssea, 85
 periuretrais, 62
  glândulas, 62
 pontos nas, 82
  hiperecogênicos, 82
 uretral, 61, 62
  divertículo da, 62
  pólipo na, 61
Mulher
 adulta, 75, 132
  útero de, 75, 132
   nulípara, 132
 na pós-menopausa, 137
  submetida à TH cíclica, 137
   com menstruações normais, 137
Musculatura
 da uretra, 50
  estriada, 50
  lisa, 50
 voluntária, 48
  do diafragma muscular, 48
  pélvico, 48

N

Nanismo
 hipofisário, 727
Neoangiogênese, 429, 606
 fantástica, 687
 na cápsula, 806
Neoplasia(s)
 agressiva, 878
  de alto grau, 878
 borderline, 901
 cística, 598, 787
  septada, 787
 com neoangiogênese de risco, 817
 de alto risco, 889
  para malignidade, 889
 de baixo grau, 895
 do ovário, 793
  tumores de células, 793, 794
   epiteliais, 793
   germinativas, 794
  tumores, 795
   do cordão sexual, 795
   do estroma gonadal, 795
   metastáticos, 796
 intraovariana, 538
 na uretra, 46
 ovariana, 539, 569, 598, 599, 739, 796, 880, 912, 957
  avaliação ultrassonográfica das, 796
   fatores de risco, 798
   morfologia, 797
   período da vida, 797
   tamanho, 797
   vascularização, 798
  bilateral, 880
   mista, 880
  cística septada, 599, 739
   bilateral, 599
   de alto risco, 598
   direita, 539
 retroperitoneal, 906

estenosando o ureter, 906
 sólida, 35
  heterogênea, 35
 trofoblástica, 160, 164, 218, 878
  invasiva, 160, 164
  invasora, 878
 vaginais, 33
Neoplasma, 84, 101
 endocervical, 87
Neovagina, 232
Neovaginoplastia, 228
 com retalho, 8, 232, 233
  cutâneo, 8
  de âmnio, 233
  de pele, 232
   da região glútea, 232
Nódulo(s)
 amolecido à palpação, 32
  na parede posterior, 32
   da vagina, 32
 com anel ecogênico, 84
  periférico, 84
 com centro hipoecogênico, 84
 doloroso, 948
  crônico, 948
   na parede abdominal, 948
 duro, 41
  na virilha direita, 41
 ecogênico, 61, 66, 341, 397, 811, 813
  espiculados, 813
  na região central, 341
   do endométrio, 341
  na uretra, 61, 66
  no parênquima ovariano, 811
 endurecido, 70
  anterior à vagina, 70
 hiperecogênico, 31, 41, 188, 625, 813, 815
  com espículas, 813
  confluentes, 625
   junto à serosa posterior do útero, 625
  no terço inferior, 31
   da vagina, 31
 hipoecogênico, 179
 indolor, 40
  no grande lábio, 40
   direito, 40
 inguinal, 308, 309
  bilateral, 308, 309
 intraparenquimatoso, 811
 misto, 160
 na parede vesical, 633
  sobre o istmo uterino, 633
 no tabique, 28
  retovaginal, 28
 ovoides, 538
  junto à parede pélvica, 538
  posterolateral, 538
 presença de, 108
  com limites definidos, 108
   com inúmeros pontos hiperecogênicos, 108
   e conteúdo denso, 108
 sólido, 29, 33, 41, 813, 815, 954
  ecogênico, 813, 815
   espiculado, 813
  homogêneo, 41
  na parede abdominal, 954
  no fundo de saco, 29
   posterior, 29
  no terço médio, 33
   da vagina, 33
  vaginal, 34
   posterior, 34
   duro ao toque, 34
Novelo(s)
 de varizes, 62
  periuretrais, 62
 venoso, 840

O

Óbito
  por ruptura ectópica, 544
Obstrução
  bilateral, 506
    das tubas uterina, 506
  do ureter pélvico, 906
    por possível neoplasia, 906
  tubária, 353, 360, 489, 501, 507, 616
    bilateral, 360, 489, 501, 616
    esquerda, 507
Ooforectomia, 247
  à direita, 28, 508, 751, 810
    antecedente de, 810
    endometriose grave com, 28
    graças à endometriose, 508
  direita, 844
    histerectomia e, 844
  total, 810, 811
    bilateral, 810
      esterilidade por, 810
      menopausa precoce por, 810
Ooforite
  crônica, 737
    bilateral, 737
      autoimune, 737
Orifício
  cervical externo, 76, 86, 89-93, 104, 105
    estenose do, 76, 86, 89-93
      atrofia da ectocérvice com, 92
      dor pélvica por, 86, 89
      em paciente idosa, 92, 93
      mioma parido pelo, 104, 105
  cervical interno, 368
    localização do, 368
  externo, 77, 78, 95
    cistos de retenção junto ao, 78
      no lábio anterior, 78
    do colo, 95
      pólipo exteriorizando pelo, 95
  interno, 51, 52, 54, 58, 63, 77
    altura do, 51, 52
      ao púbis, 51, 52
    cisto do, 63
    da uretra, 52, 58
      aberto, 58
    mais baixo, 54
      que o externo, 54
  uretral, 47, 48, 50, 52
    interno, 47, 48, 50, 52
      deslocamento do, 52
      fechado, 48
Ovário(s), 647-932
  aderência ao, 480
    hidrossalpinge com, 480
  anatomia, 655-658, 661, 662, 684-686
  anomalias congênitas, 650
  atrofiados, 666
  aumentado, 815
    ao exame ginecológico, 815
  carcinoma de, 71
  centro do, 822
    nódulo ecogênico no, 822
  ciclo ovariano, 648
  com folículo maduro, 670
  direito, 718, 822
    aumentado, 718, 822
  distúrbios, 651, 653
    da luteogênese, 653
    foliculogênese da, 651
  doença inflamatória, 651
    ovariana, 651
  ectópico, 729
    carcinoma em, 729
      invadindo o ureter, 729
  esquerdo, 520, 538, 589, 686, 806, 817, 901
    aderência do, 520
    ao útero, 520
  aumentado, 817
    com nódulo ecogênico, 817
  com cisto, 589, 806
    com conteúdo granulado, 589
    monocavitário, 806
  com corpo lúteo, 686
  com formação nodular ecogênica, 538
    em anel, 538
  remoção parcial do, 901
    antecedente de, 901
  estudo do, 707
    3D, 707
  fibroma do, 569
  hidrossalpinge aderida ao, 486
  indução da ovulação, 649
  multifoliculares, 754
  neoplasias, 793
    tumores de células, 793, 794
      epiteliais, 793
      germinativas, 794
    tumores, 795
      do cordão sexual, 795
      do estroma gonadal, 795
      metastáticos, 796
  normais, 731
    com microfolículos recrutados, 731
  pequenos, 727
    por hipogonadismo, 727
      hipogonadotrófico, 727
  policísticos, 754, 761
    diagnóstico prévio de, 761
  puberdade precoce, 651
  região central do, 811
    nódulo na, 811
      ecogênico, 811
      heterogêneo, 811
  retrouterino, 27
    endometriose grave no, 27
  tumor do, 200, 247
    direito, 247
    sólido, 200
  vascularização, 648
    e avaliação Doppler, 648
Ovo
  anembrionado, 251
    à direita, 251
      útero didelfo com, 251
Ovotestis, 232, 309, 310, 650, 724, 728
Ovulação, 224, 330
  dia da, 681, 694
    controle para detectar o, 681
    em ciclo espontâneo, 694
  dupla, 694
    espontânea, 694
    no mesmo ovário, 694
    nos dois ovários, 694
  durante exame, 679
  em ciclo espontâneo, 741
  iminência da, 676
  iminente, 701
    e endométrio insatisfatório, 701
  indução da, 134, 155, 330, 332-334, 649, 698, 706, 709
    com clomifeno, 333, 334, 698
    e complementação com estrogênio, 334
    com gonadotrofina, 709
    e fertilização *in vitro*, 134, 155, 330, 706
      paciente submetida à, 134
      sem sucesso, 155
  próxima, 675
    sinais de, 675

P

Paciente
  adulta, 661
  no final da menstruação, 661
    ciclos regulares, 661
  com 12 anos, 269, 304
    com caracteres sexuais secundários normais, 269
      não teve menarca, 269
    com síndrome de Turner, 304
  com 22 anos, 276
    grávida de 10 semanas, 274
  com abortos espontâneos, 284, 288, 299
    na primeira gravidez, 284
    e feto prematuro na segunda, 284
  com amenorreia, 212, 226, 764
    de 10 meses, 764
    de 7 semanas, 212
    hirsutismo, 764
    e esterilidade, 764
    primária, 226
    e desenvolvimento sexual normal, 226
  com antecedente de deiscência, 547
    de episiotomia, 547
      cicatrização por segunda intenção, 547
      infecção, 547
  com desenvolvimento sexual normal, 303
    e ciclos hipomenorreicos, 303
  com dificuldade para engravidar, 265
  com dismenorreia, 245
  com esterilidade, 206, 234, 329, 352
    e queixa de aumento do fluxo menstrual, 206
    sem causa aparente, 329
  com gestação, 274
    de 7 semanas, 274
  com gestação inicial, 301
    e antecedente de aborto espontâneo, 301
  com hipermenorreia, 185, 189, 209
  com queixa de corrimento, 518
    vaginal, 518
    purulento, 518
  com queixa de esterilidade, 281, 296
    primária, 296
    assintomática, 296
  de 13 anos, 169
    com queixa de dor abdominal, 169
  de 14 anos, 260
    com menarca aos 12 anos, 260
  de 15 anos, 236, 308, 309
    com desenvolvimento sexual secundário normal, 308, 309
    desde os 12 anos, 308, 309
    com queixa de dismenorreia, 236
      intensa, 236
  de 16 anos, 275, 301
    com amenorreia primária, 301
    com caracteres sexuais normais, 301
    desde os 12 anos, 301
    com queixa de dismenorreia, 275
  de 17 anos, 302, 305
    com desenvolvimento sexual normal, 302
      com ciclos hipomenorreicos, 302
    com infantilismo sexual, 305
    e amenorreia primária, 305
  de 18 anos, 273, 304
    com amenorreia de 10 semanas, 273
    e sintomas clínicos de gravidez, 273
    com baixa estatura, 304
    com infantilismo sexual, 304
    e amenorreia primária, 304
  de 20 anos, 302
    com desenvolvimento sexual normal, 302
    com amenorreia primária, 302
  de 21 anos, 165, 303, 310
    com genitália externa ambígua, 310
    com infantilismo sexual, 303
    e amenorreia primária, 303
    com menarca aos 18 anos, 303
    e menstruações a cada 90 dias, 303
    parto prematuro de 24 semanas, 165
    sangramento anormal persistente, 165

de 23 anos, 169, 305, 341
    com amenorreia primária, 305
        e infantilismo sexual, 305
    com hipermenorragia, 169
        e anemia grave, 169
    usa ACO, 341
        há menos de 1 ano, 341
de 27 anos, 242
    nuligesta, 242
        assintomática, 242
de 31 anos, 330, 335, 345
    com esterilidade, 330
        sem causa aparente, 330
    com histórico de choque hipovolêmico, 345
        por atonia uterina pós-parto, 345
    com menopausa precoce, 335
        espontânea, 335
de 32 anos, 354
    com antecedente de parto vaginal a termo, 354
        e abortos espontâneos incompletos, 354
de 34 anos, 261
    com queixa de dismenorreia, 260
        e aumento do fluxo menstrual, 260
de 35 anos, 340
    com hemorragia há 20 dias, 340
de 38 anos, 187
    nuligesta, 187
        com queixa de dismenorreia, 187
de 39 anos, 300
    com histórico de abortos espontâneos, 300
de 41 anos, 199
    assintomática, 199
        com ciclos menstruais normais, 199
de 42 anos, 773
    com antecedente de gestação por fertilização, 773
        terminada em aborto espontâneo, 773
de 43 anos, 338
    com hemorragia há um mês, 338
de 47 anos, 337
    com hemorragia há 12 dias, 337
    refere aumento do fluxo menstrual, 337
        há 6 meses, 337
de 48 anos, 199
    com aumento do fluxo menstrual, 199
        e dor pélvica mal definida, 199
de 49 anos, 339
    com queixa de aumento do fluxo menstrual, 339
        e sangramento intermenstrual, 339
de 51 anos, 349, 350
    em TH, 350
    utilizando injeções intramusculares, 349
        de estrógenos conjugados, 349
de 52 anos, 211
    com dor pélvica, 211
de 54 anos, 346
    com TH há 3 anos, 346
        assintomática, 346
de 57 anos, 346
    com TH há 5 anos, 346
        assintomática, 346
de 63 anos, 348
    utilizando estrógenos conjugados, 348
        com queixa de sangramento irregular, 348
de 67 anos, 212
    com sangramento, 212
        tipo água de carne, 212
de 70 anos, 205
    em tratamento com medicação, 205
        para hipertensão arterial, 205
de 73 anos, 334
    sem TH, 334
        com episódio de pequeno sangramento, 334
em idade reprodutiva, 138
    Doppler em, 138
em uso de ACO, 342
    há 4 anos, 342
        com amenorreia, 342
            por vários anos, 342
                sem pausas, 342
estéril, 267
idosa, 92, 122
    com estenose, 92
        do orifício cervical externo, 92
    com sangramento genital, 122
    sem tratamento hormonal, 92
na pós-menopausa, 90, 112, 121, 157, 158, 200, 204, 216, 429
    com hemorragia, 216
    com sangramento genital, 121
    em TH, 90, 157, 204
        com cólicas pélvicas, 90
        com dor pélvica, 204
        com sangramento vivo, 90
    há 3 anos, 429
        com episódio de sangramento, 429
        sem TH, 429
    sem TH, 91, 92, 112, 200
        assintomática, 112
no período ovulatório, 327
nuligesta, 139, 235, 285, 287, 775
    com 37 anos, 287
        com esterilidade, 287
    com ciclos menstruais normais, 285
    com queixa de dismenorreia, 139, 235
    com 30 anos, 775
        com quadro de climatério, 775
        em amenorreia espontânea de 1 ano, 775
portadora de DIU, 277, 290
    com dores de intensidade variável, 277
        fora do período menstrual, 277
portadora de endometriose, 343
    submetida a bloqueio, 343
        do eixo gonadal, 343
portadoras de mioma, 207
submetida à indução, 134
    da ovulação, 134
    e fertilização *in vitro*, 134
Pan-Hipopituitarismo
    primário, 727
Pan-Histerectomia, 22, 126, 662
    antecedente de, 70, 541, 969
        por carcinoma de endométrio, 541, 969
    peça cirúrgica de, 827
        cisto septado, 827
            no ovário esquerdo, 827
    por carcinossarcoma, 126
        do colo uterino, 126
Paniculite
    com esteatonecrose, 940
Paramétrio(s)
    edemaciados, 81
    invasão dos, 111
        carcinoma com, 111
            do colo uterino, 111
Parametrite
    aguda, 81
Parede(s)
    abdominal, 126, 937
        cicatriz da, 126
            recidiva de carcinoma na, 126
    do sigmoide, 622
        endometriose na, 622
    folicular, 670, 741
        angiogênese insuficiente nas, 741
        com três camadas, 670
    posterior, 169
        do útero, 169
            grande mioma na, 169
    vaginal, 25, 27, 29, 30
        cisto simples na, 29
        endometriose na, 27
            cística, 27
        posterior, 25, 30
            cisto simples na, 30
            dilatações venosas na, 25
Parênquima(s)
    focos de endometriose, 596
        desorganizando o, 596
    ovarianos, 664
        na pós-menopausa, 664
    pequena lesão no, 587
        com aspecto cístico, 587
            arenoso, 587
Pelve
    invasão da, 121
        pelo carcinoma, 121
    posterior, 623
        endometriose acometendo toda a, 623
    tumor na, 229
        palpação de, 229
    veias na, 151
        calibrosas, 151
Pênis
    minúsculo, 307
        em lactente, 307
            de 6 meses, 307
Perfuração
    uterina, 957
Perfusão
    uterina, 153, 154, 157, 672
        adequada para gravidez, 672
        diminuição da, 153, 154
        sanguínea, 157
Períneo
    congestão venosa no, 541
        por varizes, 541
Período
    periovulatório, 76
    reprodutivo, 316
        adulta no, 316
            endométrio na, 316
        fase adulta do, 316
            menstrual, 316
            pós-ovulatória, 316
            proliferativa, 316
                periovulatória, 316
                precoce, 316
            secretora, 316
Peristaltismo
    uterino, 379
Peritonite
    pélvica, 543, 957
        com grande abscesso, 543, 957
        dissecante, 543, 957
Permeabilidade
    tubária, 326, 327, 504
        bilateral, 504
Peso
    na uretra, 69
        sensação de, 69
    queixa de, 34, 62
        na região vaginal, 34
Piométrio
    até o terço vaginal, 124
        superior, 124
Piossalpinge, 471
    remoção de, 969
        antecedente de, 969
Piossalpingite
    aguda, 519
Plastrão
    palpável, 943
Pólipo(s), 2
    benigno, 341, 418
    diagnóstico de, 393
        ecográfico, 393
    endocervicais, 95, 96
    endometrial, 92, 95, 152, 170, 176, 350, 393, 397, 400, 411, 418, 825

benigno, 92, 393, 397
   e adenomiose, 418
      associação entre, 418
   enluvado, 152
      pela cavidade uterina, 152
   parido, 400
      na abertura da cicatriz da cesariana, 400
   remoção de, 393
      histeroscopia com, 393
   removido, 825
      por videoendoscopia, 825
   enluvado, 395, 403, 411, 415
      na cavidade uterina, 395
      pela mucosa, 411
      pelo útero, 403, 415
         atrofiado, 403
   ensaio iconográfico de, 406
   exteriorizando, 95
      pelo orifício externo, 95
         do colo, 95
   na uretra, 66, 67, 68
   no canal cervical, 98
   no colo uterino, 74, 93, 94, 98, 106
      residual, 106
   no terço superior, 97
      do canal cervical, 97
   uretral, 46, 61
      na mucosa, 61
Polipose
   endocervical, 103
   múltipla, 97
      do canal cervical, 97
Pós-Menopausa, 317
   hemorragia na, 318
Pré-Menopausa, 317
PRF (Frequência de Repetição de Pulsos)
   diminuição do, 500
Processo
   aderencial, 589
      pélvico, 589
   cicatricial, 85
      de granuloma, 85
         inflamatório, 85
   inflamatório, 84, 538, 552, 574
      crônico, 538
         com aderências, 538
      em divertículo, 552
      pélvico, 574
   proliferativo endometrial, 395
      grave, 395
Progesterona, 155, 330
   de depósito, 156, 343
      por 3 meses, 156
         amenorreia por, 156
   DIU medicado com, 825
Prolapso
   de cúpula vaginal, 108
      em histerectomia total, 108
Proliferação
Proliferação(ões)
   endometriais, 395, 418, 429
      ativa, 429
      extensas, 395
      grave, 418
   vascular, 162
      intensa, 162
         endometrite sincicial com, 162
Promontório, 105, 132
Pseudocisto
   mesotelial, 845
      inflamatório, 845
Pseudomesotelioma
   inflamatório, 844
Pseudomixoma
   peritoneal, 794
Pubarca, 316, 657
   aos 8 anos, 734

com 1 ano e 4 meses, 734
   inicial, 658
   aos 11 anos, 658
Pubeíte, 565
   crônica, 97
Puberdade
   ciclos na, 321
      monofásicos, 321
         hiperestrogênicos, 321
   distúrbios ovarianos na, 321
      funcionais, 321
   endométrio na, 316
   espessamento na, 321
      endometrial, 321
   hemorragia disfuncional na, 321
   hiperplasia simples na, 321
   inicial, 75
   precoce, 651, 733
Púbis, 48
   uretra e, 51, 52
      distância entre, 51, 52
Punção
   aspirativa, 803
      de cistos ovarianos, 803
         monocavitários, 803
   TV, 577, 714, 751
      com agulha grossa, 714
         para aspiração dos ovócitos, 714
      de cisto, 577, 751
         endometrioide, 577

Q

Quadrantectomia
   mamária direita, 774
      por carcinoma ductal, 774
         infiltrante, 774

R

Rabdomioma(s), 2
Recém-nascida
   com abaulado na vulva, 9
   com hímen imperfurado, 9
   com massa pélvica, 9
      palpável, 9
   endométrio na, 315
Recém-nascido
   com genitália ambígua, 21
Recrutamento
   folicular, 655
Rede
   vascular, 327, 328
      do endométrio, 327, 328
         normal, 327
         visibilidade da, 328
Refluxo
   vesicoureteral, 230, 245, 255, 312, 313
      grau 3, 230
      grau dois, 245
      no rim ectópico, 313
Região
   cervical, 80
      vasos abundantes na, 80
   ístmica, 140
      uterina, 140
   istmocervical, 211
      grande tumor na, 211
      hiperecogênico, 211
   vaginal, 34
      queixa na, 34
         de incômodo, 34
         de peso, 34
Repleção
   vesical, 57
      incontinência sem, 57
         urinária, 57

Reprodução
   assistida, 711, 714
      paciente submetida à, 714
Reserva
   folicular, 650
      muito baixa, 650
Resposta
   corporal, 657
      uterina, 657
   ovariana, 698, 699
      assincrônica, 699
      tardia, 698
      e pobre, 698
Ressecção
   em cone, 123
      do colo uterino, 123
         pelo carcinoma *in situ*, 123
Resto(s)
   embrionários, 476, 482, 512, 578, 650
      cistos de, 578, 650
      no meso tubário, 476
   vilositários, 162, 164
      persistência de, 162
      retidos, 164
Retalho
   cutâneo, 8
      neovaginoplastia com, 8
Retenção
   cistos de, 45, 78-80, 83, 84, 97, 104, 106
      com conteúdo denso, 104
      da glândula de Skene, 45
      no colo residual, 106
      no lábio anterior, 78
         junto ao orifício externo, 78
      no lábio posterior, 97
      no terço médio, 78, 79
         do colo uterino, 79
         do lábio posterior, 78
      no útero, 80
   folicular, 758
      por uso de fórmulas para emagrecer, 758
   placentária, 142
      curetagem por, 142
   urinária, 54
Reto, 47
Retocolite
   ulcerativa, 558
Retocolonoscopia, 617
Retossigmoide
   com fezes, 105
Retroperitônio
   pélvico, 538
      linfonodos ativados no, 538
Retzius
   espaço de, 47, 56
Rim
   direito, 279
      retroperitoneal, 279
   ectópico, 313, 822
      na pelve, 822
      refluxo no, 313
         vesicoureteral, 313
   esquerdo, 245, 257, 259
      vicariante, 245, 257, 259
   pélvico, 230, 311, 312, 805, 822
      anormal, 805
      único, 230, 311
         vicariante, 311
Rockitansky
   síndrome de, 222
Rockitansky-Kuster-Hauser
   síndrome de, 222
Ruptura
   de cisto luteínico, 791
      hemorrágico, 791
   ectópica, 544
      choque hipovolêmico por, 544

S

Saco
  gestacional, 251
    anembrionário, 251
Sactossalpinge, 481
Salmonelose, 736
Salpingectomia
  bilateral, 751
Salpingite
  à esquerda, 519
  aguda, 519
Salpingooforite
  aguda, 525
Salpingo-ooforectomia
  direita, 505
    antecedente de, 505
      graças à endometriose, 505
  esquerda, 946
    pós-operatório de, 946
Sangramento
  escuro, 178
    e queixa de cólicas, 178
  genital, 37, 38, 121-123
    dor pélvica e, 123
    em criança, 37, 38
    em idosa, 122
    em lactente, 37
    na pós-menopausa, 121
  intermenstrual, 339
    aumento do fluxo menstrual e, 339
      significativo, 339
  irregular, 87, 110, 112, 178, 213
    e cólica, 87, 178
      intensa, 178
    no baixo ventre, 87
  uterino, 159, 214, 217, 218
    anormal, 217
    irregular, 159, 218
      com períodos abundantes, 218
    e trombose venosa, 159
  vaginal, 36, 38, 119
    irregular, 38
  vivo, 90
    na pós-menopausa, 90
      com TH, 90
Sangue
  nas fezes, 28
    dor retal e, 28
    na menstruação, 28
Sarcoma
  botrioide, 38, 131
  do estroma, 121, 469
    cervical, 121
    endometrial, 469
  do miométrio, 131
  estádio do, 468
  miometral, 212-214, 218
Seio
  endodérmico, 795
    tumores do, 795
Septo
  corporal, 284
    grosso, 284
      com colo normal, 284
  endocervical, 78, 285
  endometrial, 285
  intervaginal, 255, 256, 259
    remoção do, 256, 259

hemoperitônio por, 544
óbito por, 544
folicular, 324, 679, 681
formação após, 679
  do corpo lúteo, 679

retovaginal, 25, 28, 29
  cisto endometrioide adentrando o, 29
    no fundo de saco posterior, 29
  cisto no, 28
    de endometriose, 28
total, 78
  útero com, 78
transverso, 1, 12
  hematocolpo por, 12
uterino, 73, 277, 278-283, 285, 286, 288, 290-293
  parcial, 278-282, 290, 292, 293
    DIU e, 290, 291
    gestante e, 292, 293
    vídeo-histeroscopia de, 282
  ressecção do, 282
    por vídeo-histeroscopia, 282
  total, 277, 283, 285, 286, 288
uterovaginal, 287, 289
  total, 287, 289
vagina com, 9
vaginal, 9, 11-14, 223, 248, 286
  longitudinal, 9, 248
  parcial, 248
    útero didelfo e, 248
  total, 286
  transverso, 11-14, 223
Seroma, 934
Sertoli-Leydig
  células de, 795
  tumores de, 795
SIDA (Síndrome da Imunodeficiência Adquirida), 531
Siderólito(s)
  de hemossiderina, 108
Sigmoide
  alto, 616
    parede do, 616
      lesão lombricoide extensa na, 616
  no estudo ovariano, 662
Sinal(is)
  degenerativos, 203
    típicos da atrofia, 203
      calcificações, 203
      fibrose, 203
      lipomatose, 203
Síndrome
  de Asherman, 358
  de Erlyn-Werner, 1, 19, 237, 252, 253, 255, 258-260
    características da, 252
    com imperfuração, 258-260
      à direita, 258-260
    variante da, 237, 255
  de feminização testicular, 306, 722
    sem virilização, 306
  de Mayer-Rockitansky, 8, 78, 222, 226-233, 271, 301, 302, 306, 309, 311, 312
    com hérnia ovariana inguinal, 309
      bilateral, 309
    com rim pélvico único, 311
      vicariante, 311
    diagnóstico errado de, 306
    forma clássica da, 232
    variante da, 78, 231, 301, 302
  de Meigs, 883
  de Rockitansky, 222
  de Rockitansky-Kuster-Hauser, 222
  de Turner, 304, 305, 737
    em paciente, 304
      de 12 anos, 304
      de 18 anos, 304
Sinequia, 319, 353, 354-357, 360
  foco de, 960
  parcial, 960
  pós-curetagem, 354
  quadro de, 142
  suspeita clínica de, 960
  total, 358
  trave de, 358

uterina, 358
  total, 358
Sínfise
  púbica, 47-49, 565
    periósteo da, 565
      edema do, 565
Skene
  glândula de, 45
    cistos da, 45
      de retenção, 45
Skenite, 46
Sling
  colocação de, 59, 60
    na IUE, 59, 60
    para correção, 60
      de incontinência urinária, 60
Sondagem
  vesical, 61
    cirurgia com, 61
SOP (Síndrome dos Ovários Policísticos), 652, 760-766
  e endometriose, 763
  esterilidade por, 764

T

TA (Transabdominal), 2
  exames, 6
    amenorreia primária, 6
    caracteres sexuais secundários, 6
    desenvolvimento normal dos, 6
Tabique
  retovaginal, 26, 28
    nódulo no, 28
Tamoxifeno
  ação do, 390
    ou similares, 390
  alterações relacionadas com, 436
    uterinas, 436
  uso crônico do, 438
    com queixa de sangramento, 438
Teca
  luteinizada, 683
  luterínica, 822
    células da, 822
Tecido(s)
  embrionário, 233
    totipotente, 233
  posteriores do, 204
    do útero, 204
      compressão dos, 204
Tecoma
  benigno, 886
  limítrofe, 822
Telarca, 316
  aos 10 anos, 657
  aos 8 anos, 733, 734
  aos 6 anos, 732
  com 1 ano e 4 meses, 734
  inicial, 658
  aos 11 anos, 658
Teratoma(s), 472, 794, 795
  benigno, 869, 871
  cístico, 805, 809, 813
    benigno, 805
    maduro, 809, 813
  maduro, 810, 811, 815, 871
    bilateral, 810, 815
      benigno, 815
  ovariano, 819
    bilateral, 819
  sólido, 815, 817, 819
    benigno, 817, 819
      bilateral, 819
    com componente tireoidiano, 817
    maduro, 815
      benigno, 815

Testículo
    intra-abdominal, 307
TH (Terapia Hormonal), 317
    combinada, 345
        contínua, 345
    escape uterino, 347
    inadequada, 348, 973
    na pós-menopausa, 90
        com cólicas pélvicas, 90
        com sangramento vivo, 90
    paciente em, 90, 157, 204, 346, 347, 350
        aos 54 anos, 346
        aos 57 anos, 346
        de 51 anos, 350
            assintomática, 350
        na pós-menopausa, 90, 157, 204, 347
            com cólicas pélvicas, 90
            com dor pélvica, 204
            com sangramento vivo, 90
    paciente sem, 334, 429
        com hemorragia, 216
        com sangramento genital, 121
        de 73 anos, 334
            com episódio de pequeno sangramento, 334
            na pós-menopausa, 91, 92, 112, 200, 429
                assintomática, 112
                com episódio de sangramento, 429
TNM (Tumor Primário/Nódulo Linfático/Metástase a Distância), 862
Tônus
    muscular, 51
        no diafragma, 51
            pélvico, 51
        no esfíncter uretral, 51
            interno, 51
Toque
    ginecológico, 81, 84, 142, 352
        com dor, 81
            à mobilização do colo, 81
        do colo uterino, 84
            área endurecida ao, 84
        mioma, 352
        útero aumentado, 142
            e doloroso, 142
    vaginal, 207, 208
        mioma percebido ao, 207
        tumor percebido em, 208
            anexial esquerdo, 208
Torção
    das tubas, 472
TR (Transretal), 2
Transdutor
    convexo, 40
        de alta frequência, 40
    linear, 41
    setorial, 883
        mecânico, 883
            rotativo, 883
    TV, 5, 6, 17
    vaginal, 5
Transição
    retossigmoide, 622
        invasão da, 622
Trato
    genital, 541
        inferior, 541
            congestão venosa no, 541
Trauma
    cervical, 89
        na dilatação, 89
            para curetagem, 89
Traumatismo(s)
    alterações por, 73
        estruturais, 73
            da mucosa, 73
Trígono
    vesical, 50

Trombofilia
    alto risco para, 154
    investigação para, 330
Trombose
    pélvica, 129
    venosa, 158, 159
        profunda, 158, 159
            sangramento uterino e, 159
Tuba(s)
    uterinas, 471-514
        adenocarcinoma seroso, 472
            papilífero, 472
        agenesia unilateral, 471
        anatomia, 473-475
        cistos serosos, 472
            paratubários, 472
        direita, 544
            gravidez ectópica na, 544
        esquerda, 519
            com processo inflamatório, 519
        extranumerárias, 471
        hidátides de Morgagni, 472
        hidrossalpinge, 471
        hipoplasia, 471
        HSSG, 472
        leiomioma, 472
        mesotelioma adenomatoide, 472
        piossalpinge, 471
        porção da, 474
            intramural, 474
            ístmica, 474
        processos inflamatórios, 471
        teratoma, 472
        torção, 472
Tuberculose
    pélvica, 538
        com acometimento linfonodal, 538
Tumor(es)
    contornos dos, 824
        imprecisos, 824
        irregulares, 824
        regulares, 824
    das células, 794, 795
        da granulosa, 795
        da teca, 795
        de Sertoli-Leydig, 795
        germinativas, 794
        mistos, 794
    de Brenner, 848
        benigno, 848
    de células, 793, 794
        da granulosa, 795
        da teca, 795
        de Setoli-Leydig, 795
        epiteliais, 793
            de Brenner, 794
            endometrioide, 794
            indiferenciado, 794
            mucinosos, 794
            serosos, 794
        germinativas, 794
            coriocarcinomas, 795
            disgerminomas, 794
            do seio endodérmico, 795
            teratomas, 795
    de Krukenberg, 835
    de origem placentária, 220
    de ovário, 247
        direito, 247
    dependência dos, 169
        hormonal, 169
    do cordão sexual, 795
    do estroma gonadal, 795
        fibromas, 796
    do seio endodérmico, 794
    endurecido ao toque, 35
        em topografia vaginal, 35

    hiperecogênico, 211
        na região istmocervical, 211
    inflamatório, 533
        tubo-ovariano, 533
    metastáticos, 796
    na fossa ilíaca, 41
        direita, 41
    na pelve, 229
        palpação de, 229
    no colo uterino, 109
        heterogêneo, 109
        e com limites irregulares, 109
    ovariano, 101, 196, 230, 260, 514, 533, 600, 692, 798, 813, 824, 865, 874, 878, 880, 883, 886
        avaliação em, 865
            de áreas sólidas, 865
        classificados, 824
            pela morfologia ecográfica, 824
        com limites irregulares, 878
        esquerdo, 533
        fatores de risco dos, 798
        misto, 874, 880
        rastreamento populacional de, 692
            precoce, 692
        remoção do, 260
        sólido, 101, 230, 883, 886
            no fundo de saco posterior, 101
    ovoide, 822
        anexial, 822
            à direita, 822
    pélvico, 587, 869
        detectado em exame, 587
            ginecológico, 587
    sólido, 29, 37, 38, 200, 230, 883, 898, 909
        do ovário, 200
        homogêneo, 38
        na pelve, 230
        na pós-menopausa, 883
        no ovário esquerdo, 898
            com ascite periférica, 898
        ovariano, 909
            bilateral, 909
    suprapúbico, 876
        palpável, 876
    uretral, 70
        recidiva do, 70
            pélvis, 70
    vaginal, 38
Turner
    síndrome de, 304, 305, 737
        em paciente, 304
            de 12 anos, 304
            de 18 anos, 304
TV (Transvaginal), 2
    ecografia, 281
        convencional, 281
    histerossonografia, 501
        com soro fisiológico, 501
    punção, 577, 803
        aspirativa, 803
            de cisto simples, 803
            de cisto endometrioide, 577
    transdutor, 5, 6, 17

U

UICC (União Internacional contra o Câncer), 862
Ultrassom
    contrastes para, 834
Ultrassonografia
    3D, 225
Ureter
    dilatado, 116
    intramural, 563
        com cálculo alongado, 563
Uretra, 25, 26, 43-71
    aberta, 57

anatomia, 43, 44
  ultrassonográfica, 43
anormalidades, 45
  avaliação pós-cirúrgica, 46
  cálculo uretral, 46
  cistos de retenção, 45
    da glândula de Skene, 45
  divertículo uretral, 46
  neoplasia, 46
  pólipo uretral, 46
  skenite, 46
  uretrite, 46
  varizes parauretrais, 45
avaliação, 44
  ultrassonográfica, 44
células claras da, 70
  carcinoma de, 70
deslocamento da, 51-53
  anormal, 51, 52
    na manobra de esforço, 51, 52
  grave, 53
    em direção à vulva, 53
dobrada, 56
  ventralmente, 56
e púbis, 51, 52
  distância entre, 51, 52
e vagina, 62
  cisto entre, 62
fisiopatologia, 45
incômodo na, 69
  indefinido, 69
infecção na, 65, 66
  crônica, 65, 66
IUE, 44
micção, 44
  disfunções da, 44
musculatura da, 50
  estriada, 50
  lisa, 50
nódulo na, 61, 66
  ecogênico, 61, 66
orifício interno da, 52
  abertura do, 52
    na manobra de esforço, 52
parede da, 63
  posterior, 63
    cisto, 63
pólipo na, 66-68
posição da, 48
  normal, 48
procedimento diagnóstico, 45
remoção da, 70
  cirúrgica, 70
retificação da, 49
  na manobra de esforço, 49
    Valsalva, 49
sensação de peso na, 69
varizes na, 61
Uretrite, 46
Uretrocele, 51-53
  com hipotonia, 57
    uretral, 57
  grave, 54
  intravesical, 63
  menos grave, 56
Uretrocistocele, 54, 55
Uretrografia
  radiológica, 62
    contrastada, 62
Urgência
  miccional, 61-63, 66
    e instabilidade uretral, 66
      com perda de urina, 66
    por pólipos, 61
Urina
  perda de, 48
    involuntária, 48

residual, 54
retenção de, 48
  voluntária, 48
Urografia
  excretora, 906
Urotélio
  carcinoma do, 563
    com invasão local, 563
      extensa, 563
Útero(s), 77
  agenesia do, 7, 8
  antevertido, 91, 132, 262
  arqueado, 222, 294-297, 770
    com rotação, 297
      no eixo longitudinal, 297
  atrofiado, 201, 203, 395, 403
    megapólipo enluvado pelo, 395
    pequeno e, 203
    pólipo enluvado pelo, 403
  aumentado, 124, 142, 213
    de volume, 124
      com grande coleção líquida, 124
    e amolecido, 213
    e doloroso, 142
      ao toque ginecológico, 142
  bicorne, 222, 244, 252, 261, 262, 264, 266-269,
    272-274, 277, 279-281, 287
    bicolo, 244, 252, 261, 267, 268, 274
      com colo único, 274
    unicolo, 262, 264, 266, 269, 272, 277, 279, 281
      com amenorreia de 6,5 semanas, 272
      com canal cervical duplo, 264, 266
      com ectopia renal direita, 279
      com hímen imperfurado, 269
    variantes do, 273
  bloquear o, 157
    análogos para, 157
  com adenomiose, 144, 145
  com DIU, 365, 368
    baixo, 368
    Mirena®, 365
  com grande aumento de tamanho, 216
    e hemorragia, 216
  com hematométrio, 231
  com hidrométrio, 13
  com miomas, 144, 167, 174
    intraligamentares, 174
    parietal, 167
      no fundo uterino, 167
  com padrão do dietilestilbestrol, 770
  com septo total, 78
  contração focal do, 325
    enrugamento do endométrio por, 325
    simulando pólipo, 325
  de criança, 132
    de 4 anos, 132
  de mulher adulta, 75, 132
    nulípara, 132
  de multípara, 132
    assintomática, 132
  de recém-nascida, 132
  didelfo, 17, 18, 222, 239-244, 246, 248-252, 254, 255,
    265, 266
    com agenesia renal, 244
      à direita, 244
    com amenorreia, 250
      de 9 semanas, 250
    com ovo anembrionado, 251
      à direita, 251
    com septo vaginal, 248
      parcial, 248
    e cisto de endometriose, 246
    vagina dupla e, 241-243, 246
  duplo, 247, 275, 276
  em medioversão, 133, 201
  em retroversão, 201
  em retroversoflexão, 134

máxima, 134
moderada, 134
estudo do, 325
  3D, 325
exame 3D do, 225
hipersensível, 135
  à manipulação mecânica, 135
hipoplásico, 223
hipoplástico, 223
imagem volumétrica do, 224
  3D, 224
independentes, 250
infantil, 75, 223
ligamento do, 473
  redondo, 473
malabarista, 400
mediovertido, 124, 167, 325, 365
  com DIU, 365
  com mioma, 167
miomatoso, 167, 168, 197, 909
  com dor pélvica, 168
  com pouca capacidade vesical, 168
  histerectomia total por, 909
na pós-menopausa, 135, 136
  sem reposição hormonal, 135, 136
    em anteversoflexão, 135
    em retroversão, 136
parede do, 169, 205
  anterior, 205
    mioma na, 205
  posterior, 169
    grande mioma na, 169
perfusão do, 333, 347
  excessiva, 347
  sanguínea, 333
    baixa, 333
periferia do, 149
  veias calibrosas na, 149
presente, 16
  agenesia da vagina com, 16
preservação do, 169
removido, 435, 436
retroversofletido, 91, 133, 141, 242, 243, 337, 350
  com forte desvio lateral, 242, 243
    bilateral, 242, 243
retrovertido, 77, 85, 154, 172, 178, 203, 205, 280
  com mioma, 178
    na cavidade endometrial, 178
  com rotação laterolateral, 280
  e grande mioma, 172
    em paciente assintomática, 172
rudimentar, 223, 301, 302
  primário, 301, 302
septado, 222, 263, 264, 290, 294
  diagnóstico prévio de, 264
  esterilidade e, 263
tecidos posteriores do, 204
  compressão dos, 204
unicorne, 15, 20, 222, 233-238, 270, 271
  antecedente de, 237
    com um corno não comunicante, 237
  clássico, 233
  com corno direito dominante, 270, 271
    com corno esquerdo sem comunicação com o,
      270, 271
  com um corno normal, 235, 236
    e outro comunicante, 236
    e outro hipoplástico, 235
  diagnóstico de, 20
    histerossalpingografia radiológica com, 20
  variante de, 235, 236

V

Vaboth
  cisto de, 30, 31, 669
    cervical, 30

Vagina, 1-41, 47
  agenesia da, 78
    e do útero, 8
  alterações, 1
    benignas, 1
    malignas, 2
  anatomia, 3-6
    antecedente de histerectomia, 6
    exame TA, 3, 4, 6
      em adulta, 3, 4
      em criança, 3
      na amenorreia primária, 6
    transdutor TV, 5, 6
  anomalias, 1
    congênitas, 1
  apêndice, 2
  avaliação, 2
    ultrassonográfica, 2
  com corpo estranho, 23
    em pré-adolescente, 23
  com hidrocolpo, 8, 11
  com septo longitudinal, 9
    em adolescente, 9
  dupla, 1, 17, 18, 241-243, 246, 248, 268
    com imperfuração, 268
      à direita, 268
    e útero didelfo, 241-243, 246
    imperfurada, 18
  ectodérmica, 6, 7, 306
    residual, 306
    agenesia da, 7, 15
      metade inferior da, 15
  esquerda, 257
    com hímen complacente, 257
  massa na, 33
    violácea, 33
  mülleriana, 6
  nódulo anterior à, 70
    endurecido, 70
  parede da, 32
    posterior, 32
      nódulo na, 32
  residual, 7
  septada, 1
  terço inferior da, 31
    nódulo no, 31
      hiperecogênico, 31
  terço médio da, 33, 124
    estenose actínica do, 124
    nódulo na, 33
      sólido, 33
  uretra e, 62
    cisto entre, 62
Varize(s), 666
  na uretra, 61
  parauretrais, 45
  pélvicas, 542
    congestão venosa por, 542
      crônica, 542
  periuretrais, 62
    novelos de, 62
  provocando congestão venosa, 541
    no períneo, 541
    no trato genital, 541
      inferior, 541
  uterinas, 150
Vascularização
  do ovário, 648
    e avaliação Doppler, 648
Vaso(s)
  anômalos, 218
  com fluxo arterial, 80
    na região cervical, 80
  do clitóris, 49
Veia(s)
  bolo de, 664
    infundibulares, 664
    ligamentares, 664
  calibrosas, 26, 129, 146-149, 151, 496-498
    e tortuosas, 146
    na pelve, 151
    na periferia do útero, 149
    no tabique retovaginal, 26
  dilatadas, 81
    bolo de, 81
  grande, 499
    com trajeto idêntico ao da tuba, 499
  hipogástrica, 158
  ilíaca, 158, 159, 663
    análise espectral da, 63
    comum, 158
      trombose na, 158
    interna, 158, 159
      Doppler espectral da, 159
  miometriais, 152
  periféricas, 135
    obstrução das, 135
Velocidade(s)
  registro de, 500
  capacidade de, 500
Vídeo-Histeroscopia
  de septo uterino, 282
    parcial, 282
    ressecção por, 282
  remoção por, 372
    de DIU tipo T de cobre, 372
Virgoscopia
  com cânula, 283
  de histeroscópio, 283
Virilha
  direita, 41
    grande nódulo na, 41
      duro, 41
      lesão vulvar na, 41
      ulcerada, 41
  esquerda, 60
    fístula na, 60
      por reação alérgica, 60
Volume
  3D, 225
  aumentado, 124, 895
    de útero, 124
      com grande coleção líquida, 124
    do baixo ventre, 895
      e massa dura palpável, 895
  ovariano, 664, 811
    normais, 811
  uterino, 157
Vulva
  abaulado na, 9
    em recém-nascida, 9
  deslocamento em direção à, 53
    da uretra, 53
  exame da, 40
Vulvectomia
  em razão de carcinoma vulvar, 41

W

Wertheim-Meigs
  cirurgia de, 124-126
    antecedente de, 124